国家出版基金项目
NATIONAL PUBLICATION FOUNDATION

中医良方大典

总 主 编 严世芸

副总主编 王庆其

胡鸿毅

【肿瘤卷】

本卷主编 陈 熠

ZHONGYI
LIANGFANG DADIAN

上海科学普及出版社

中医良方大典编辑委员会

中医良方大典·肿瘤卷
编辑委员会

序言 | Preface

习近平总书记指出,中医药学是中国古代科学的瑰宝,也是打开中华文明宝库的钥匙,凝聚着深邃的哲学智慧和中华民族几千年的健康养生理念及其实践经验。中医药学是中华优秀文化的学术结晶和杰出代表,传承和发扬中医药学的丰富遗产,守正创新,是建设健康中国,维护人民健康的重要内容。

方剂是中药临床应用的最基本方式,是中医基础与临床的桥梁课程。作为一门讲求经验性、感悟性的学科,方剂是集历代医家临床经验之大成者,是中医研究成果最为直观的表现。古今就方剂药物的籍著不下数千种,方剂数以万计。随着现代科学技术的迅猛发展,中医药研究方法和研究手段推陈出新,方剂学从基础到临床也有了长足的进步和提高。

遣方用药是中医取效的关键之一。丰富的临床实践,总结出了众多的有效方剂和用药经验。为了记录中医方药研究新成果,推广、应用和研究经验良方,上海科学普及出版社集聚上海中医界大师、领军人才、教授和博导,组成了一支实力雄厚的编写队伍。这些专家学者在各自的研究领域均为学科带头人,教学、临床科研双肩挑,术有专攻,成果丰硕,有口皆碑。由总主编严世芸领军,副总主编王庆其、胡鸿毅统稿,隆重推出《中医良方大典》(全六卷)。分设肿瘤卷、内科一卷、内科二卷、外科卷、妇科卷和儿科卷,总字数 600 余万字,涵盖 900 余个病种,收入方剂 2 万余则。

《中医良方大典》(全六卷)对 1949—2018 年间我国中医类、中西医结合类杂志以及医学论文专刊等资料中的临床治疗经验和所刊方药进行系统梳理,通过归类比较,去粗存精,选出良方,编撰成书。以改革开放后的中医研究成果为重点,彰显现代;从文献学角度、中西医结合角度等多方面展开论述;其书资料翔实、内容宏富、脉络清晰、重点突出;综概之其科学性、系统性、权威性和实用性汇聚一身,尤为可贵。编著以临床现代医学病名设置体例,以中医期刊、中医专著、中医年鉴为参阅,词条以现代西医病名体现。每一病症原则上分为概述、辨证施治、单方、经验方、中成药、预防用药等六部分。深入阐述,追根溯源;一病多方,选择性强;理法方药,逻辑性强;重点突出,实用性强;集治法大成,可读性强。以方引方,以方出药,以方带法,以方讲病,以方述理,引领读者传承中医良方,弘扬中医药精髓,领略中医药的博大神奇。

中医药是一门虽然古老却历久弥新、学术长青的学科,至今仍发挥着重要防病治病,养生保健的作用。这次在抗击新冠肺炎疫情中又发挥了重要作用,成为中国方案的亮点,产生了重大海内外学术影响。作为一部综合性的大型方剂参考丛书,囊括内科、外科、妇科、儿科、伤科等中医学各学科,可谓学术百花齐放,文采多姿多彩。其内容丰富,融辨证施治、单方、经验方、中成药、预防用药,分类清晰,操作性强。该宏著不仅是广大中医药工作者和普通读者查阅参考的现代工具书,为临床医疗、教学、科研和养生保健提供了便利,也是全国各大图书馆的必备馆藏。"良方"在手,释难解惑,启迪后学;"大典"在案,用之于民,惠之于民。希望丛书的问世,能成为广大读者朋友的良师益友,以推动我国中医药文化事业健康科学地发展。

中国工程院　院　　士　张伯礼
天津中医药大学　校　　长
中国中医科学院　名誉院长
庚子年暑月于天津团泊湖畔

前言 | Foreword

　　肿瘤疾病尤其是癌症,严重威胁人类的生命,至今因得不到有效防治而发病率仍呈上升趋势,已成为常见病、多发病。半个多世纪以来,为了攻克癌症这个堡垒,广大中医药工作者在继承前辈的基础上,创制了成千上万则有效方剂,取得显著成效,已为世界瞩目。

　　近年来,有不少医家对肿瘤经验良方进行了不同程度的收录、编写,对于经验良方的保存和流传起到了促进作用。但由于时间及条件的局限,尚缺少系统整理。随着肿瘤疾病日益猖獗,中医治疗大量加入,治疗肿瘤的单方、验方迅猛发展,许多宝贵的方剂、经典的病例散见于报纸、杂志及专著中。医生和患者往往为了寻找某一个验方而疲于奔波,许多简便易行的有效方剂不能及时推广应用。

　　有鉴于此,当上海科学普及出版社策划出版《中医良方大典》时,总主编严世芸决定分设肿瘤卷并提出指导意见,而蒋惠雍社长为本卷的保质保量完成又提供了一些必要条件,这些为本卷的顺利完成和及时出版奠定了良好的基础。

　　本卷力求全、新、验、信。"全",本卷是目前肿瘤方剂容量最全的一部中医专著,包含 32 种病种,5 900 余方。"新",取材新,以近年来取得的最新成果为主,包括重新进行验证或公认有效的古代方剂。"验",凡有临床应用资料及各种科学实验者,均一一说明,以便读者选用。"信",即可靠性,每一方剂均标明文献出处,必要时加按语说明;对既没有临床验证,又缺少理论依据,来源出处又不明者,概不予收录。

　　本卷编写体例总体上与丛书其他各卷一致,分概述、辨证施治、经验方、单方、中成药五大板块。考虑到肿瘤疾病(本卷基本以癌症为主体)危重性较大,处方又十分庞杂,对于缺少专业知识的一般群众来说很难把握,为此,我们在分卷前加了"概论",对肿瘤良方的产生与发展、配伍特点与组方思想扼要介绍,以帮助读者有一个大致了解,便于作出适当选择。各论以 32 种现代肿瘤常见病、多发病为目,每一目均含概述、辨证施治、经验方、单方、中成药等内容。鉴于肿瘤的预防涉及癌前病变、环境污染、遗传、精神因素、不良嗜好等多种原因,内容繁复且具不确定性,故本卷不再论述。

希望本卷不仅能成为一般家庭及肿瘤患者的保健用书，还能成为医学界从事医疗、教学、科研工作人员的参考著作，使中医治疗肿瘤的成果得到及时总结和广泛推广。

本卷在编纂中得到不少专家和相关人员的指导和帮助，尤其是上海市中医文献馆大数据中心周晴、《中国中医药年鉴》(学术卷)编辑部、上海科学普及出版社陈星星等为本书资料的收集提供了全力支持，对于部分参考文献作者分享的内容资源，在此一并表示衷心感谢！由于时间仓促，难免存有疏漏不足之处，恳请读者不吝指正。

陈　熠

2020 年 7 月

凡例 | General Statements

一、《中医良方大典》分为《中医良方大典·肿瘤卷》《中医良方大典·内科一卷》《中医良方大典·内科二卷》《中医良方大典·外科卷》《中医良方大典·妇科卷》和《中医良方大典·儿科卷》六卷，系统梳理了1949—2018年间的中医治疗成果。各卷均以现代西学病症为条目，从中医期刊、中医专著中收集良方。每一条目内容分为概述、辨证施治、经验方、单方、中成药、预防用药等六方面。

二、《中医良方大典》遵循去粗存精之原则，收录病症900余种，方剂2万余则。方剂从组成、治疗方法、临床观察等方面进行详细阐述，均有文献可依。

三、《中医良方大典》中，"单方""经验方"按药味数量区分："单方"指包含3味药及以下的方剂，"经验方"指包含3味药以上的方剂。

四、《中医良方大典》收录的临床病例一般以常见而资料又较全者为主，某些少见而确有参考价值的特殊病例亦予以收录。

五、《中医良方大典》收录的无方名方剂，采用"某某经验方"或"某某病方"命名的原则。如果此类方剂有多则，在"某某经验方""某某病方"后加上"1""2""3"等序号，依次排列。

六、《中医良方大典》引用的文献中，凡未说明方剂的煎服法，均为常规煎服法，即每日1剂，水煎服，分2次服用。书中未说明煎服法的方剂，不再一一说明。

七、《中医良方大典》收录的中药材，一般根据《中国药典》的命名；为体现道地药材，则保留原文献的写法，如广木香、云茯苓、川黄连等。凡列入国家保护动物名录的动物药材，均改用药效相似的其他药材替代，或说明"现禁用"。

八、《中医良方大典》中的剂量均使用现行的法定计量单位，原文献中的"钱""两"已换算成"克"（1钱＝3克，1两＝30克）。剂量单位均使用汉字表述，如"mmHg"为"毫米汞柱"，"ml"为"毫升"、"cm"为"厘米"等。

九、《中医良方大典》参考文献的著录格式如下：

（一）期刊类

1. 作者一名,著录格式为:

第一作者.文献题名[J].期刊名,年,卷(期):起止页码.

2. 作者多名,且同时注明通讯作者的文献,著录格式为:

第一作者,通讯作者,等.文献题名[J].期刊名,年,卷(期):起止页码.

3. 作者多名,但未注明通讯作者的文献,著录格式为:

第一作者,等.文献题名[J].期刊名,年,卷(期):起止页码.

文献的作者包括单位名或组织名。

(二)专著类

1. 主编一名,著录格式为:

主编.书名[M].出版地:出版单位,出版年:起止页码.

2. 主编多名,著录格式为:

主编,等.书名[M].出版地:出版单位,出版年:起止页码.

(三)论文集

著录格式为:第一作者,等.文献题名[C].出版地:出版单位,出版年:起止页码.

(四)学位论文

著录格式为:第一作者,等.文献题名[D].出版地:出版单位,出版年:起止页码.

(五)专利文献

1. 专利申请者或所有者一名,著录格式为:

专利申请者或所有者.专利题名:专利国别,专利号[P].公告日期或公开日期.

2. 专利申请者或所有者多名,著录格式为:

专利申请者或所有者,等.专利题名:专利国别,专利号[P].公告日期或公开日期.

目录 | Contents

概

论

第一篇 肿瘤经验良方的产生与发展

中医药是一个伟大的宝库,它凝聚着中华民族几千年与疾病斗争的智慧结晶。方剂是中医理、法、方、药体系的重要组成部分,肿瘤经验良方更是中医方剂中具有特色的分支之一,它的产生和发展与整个中医药体系的形成和发展紧密相连,是我国古代医家和人民群众与肿瘤长期斗争的结果。

近年来,由于肿瘤已成为严重危及人类生命的主要疾病,因此,其经验良方也随着人们奋发努力而取得了更多成果。追溯这方面的历史,对总结、继承前人成果,指导肿瘤的中医证治,具有重要的借鉴意义。

肿瘤经验良方的产生

我国记载肿瘤最早的文献是距今3 500多年的殷商甲骨文,当时就有"瘤"字出现,该字从"疒""留"发展而来,说明那时对该病已有"留聚不去"的认识。周代《周礼·天官》中论述医生职责分工时,谈到了"疡医掌握肿疡……之齐",肿疡包含了肿瘤。至今,日本、韩国、朝鲜受我国传统医学影响,仍将肿瘤称之为"肿疡"。当时对"肿疡"采用内治与外治相结合的方法,内治"以五毒攻之,以五气养之,以五药疗之,以五时节之";外治则以"祝药、劀、杀之剂","祝"是用药外敷;"劀"是除去脓血;"杀"是用药蚀其恶肉。其中"祝""杀"二法也是后世治疗肿瘤的常法。以上所说的"剂"已包含了配方的含义。"五毒攻之、五气养之、五药疗之"均为治疗肿瘤经验良方的雏形。

先秦时期的中医奠基之作《黄帝内经》中记载了"昔瘤""肠覃""石瘕""癥瘕""癖结"等多种与某些肿瘤临床表现相似的病种。当时对肿瘤的病因,已经有多方面的认识,大致可归纳为以下几个方面。

1. 外邪侵害 如《灵枢·九针论》言:"四时八风之客于经络之中,为瘤病者也。"《灵枢·刺节真邪》载:"虚邪之入于身也深,寒与热相搏,久留而内著……有所结,气归之,卫气留之,不得复反,津液久留,合而为肠瘤,久者数岁乃成,以手按之柔。有所结,气归之,津液留之,邪气中之,凝结日以易甚,连以聚居,为昔瘤,以手按之坚。"

2. 水土不适 如《吕氏春秋·尽数》曰:"轻水所,多秃与瘿人(包括甲状腺肿瘤)。"

3. 饮食不调 如《素问·异法方宜论》载:"东方之域……皆安其处,美其食……其病皆痈疡。"古代痈疡包括现在的某些体表溃疡的肿瘤。

4. 情志失常 如《灵枢·百病始生》篇言:"内伤于忧怒,则气上逆,气上逆则六输不通,温气不行,凝血蕴里而不散,津液涩渗,著而不去,而积皆成矣。"

当时还对有些肿瘤引起的症候进行了探索,如《素问·通评虚实论》曰:"隔塞闭绝,上下不通,则暴忧之病也。"《灵枢·五变》篇载:"人之善病肠中积聚者,何以候之?少俞答曰:皮肤薄而不泽,肉不坚而淖泽,如此则肠胃恶,恶则邪气留止,积聚乃作。"说明当时医家已开始注意到局部肿瘤所引起的全身症状及反应。

当时对肿瘤的病机也有了一定的认识,如《灵枢·水胀》就对某些肿瘤的病机做了具体的探讨。如"肠覃何如?岐伯曰:寒气客于肠外,与卫气相搏,气不得荣,因有所系,癖而内著,恶气乃起,息肉乃生。""石瘕生于胞中,寒气客于子门(子宫),

子门闭塞,气不得通,恶血当泻不泻,衃以留止,日以益大,状如怀子,月事不以时下。"这些论述为后世温经散寒、行气活血等验方的产生奠定了初步基础。

《难经》继承和发展了《黄帝内经》的理论,归纳五脏之"积"的临床表现,并对积聚的预后也作了简单的判断,认为"积者,阴气也,故沉而伏,五脏所生,其始发有常处,其痛不离积部,肿块上下有所始终,左右有穷处,死不治;聚者,阳气也,阳浮而动,六腑所生,其始发无根本,其痛无常处,可移动,虽困可治。"这在当时来说,对临床判断肿瘤的恶性还是良性确有较大的实用意义。不过,《难经》与《黄帝内经》一样,基本上是一部理论著作,没有方剂方面的内容。

1973年底,长沙马王堆三号汉墓出土了大批医药帛书,其中就有专门的方剂著作——《五十二病方》《养生方》《杂疗方》等。经考证,这些帛书都是汉文帝十二年(公元前168年)下葬的,多为先秦医著,说明当时方剂已独立成为中医体系中的一个分支。《五十二病方》中尤以外科病为多见,书中记载的方剂大都是由两味药以上组成的,其中包括治疗肿瘤的一些方剂,如治疽病(包括部分肿瘤病)方之一,便由白蔹、黄芪、芍药、桂、姜、椒、茱萸7味药组成,并根据疽病的不同类型,调整主药的剂量,提出"骨疽倍白蔹,肉疽倍黄芪,肾疽倍芍药",体现了早期验方的辨证论治思想。

肿瘤经验良方的发展

汉唐时期,由于中医理论基础已基本奠定,故有力地推动了临床的发展,中医进入了一个大总结、大分科的时期,方剂专著开始盛行。

在甘肃出土的汉代武威医简中,就有记载治疗肿瘤的经验良方。如"治心腹大积,上下行如虫状大恳(痛)方,班长毛(即斑蝥)十枚,地胆一枚,桂一寸,凡三物皆并治合和使病者宿,毋食,旦饮药,一刀圭,十日壹饮药如有徵当出。"早在《神农本草经》一书中,斑蝥就有"破癥瘕"的记载,近年已制成斑蝥素,用于肝癌、肺癌、食道癌、乳癌、肠

癌的治疗,均有一定疗效。

东汉张仲景对肿瘤与非肿瘤在临床表现和预后方面的区别有进一步的认识。如《金匮要略·五脏风寒积聚病脉证并治》篇中载:"积者,脏病也,终不移。聚者,腑病也,发作有时,展转痛移,为可治。谷气者,胁下痛,按之则愈,复发为谷气。诸积大法,脉来细而附骨者,乃积也。"积和聚,都是体内的肿块,但积病在脏,痛有定处,推之不移,多属血分,为阴凝所结。聚病在腑,痛无定处,发作有时,推之能移,时聚时散,多属气分,为气滞所聚。前者病程较长,病情较重,治疗较难;后者病程较短,病情较轻,治疗较易。谷气为谷气壅塞脾胃,肝气郁结,故胁下痛,按摩之则气机得以疏通,胁痛暂可缓解,但不久气又复结而痛再作,必须消其谷气才能根治其痛。积病属阴,故"脉来细而附骨",即细而沉伏,供作临床诊断参考,十分有用。

晋代葛洪在《肘后备急方》中用"海藻酒方疗颈下卒结囊,渐大,欲成瘿者(甲状腺肿大)"有较强特异性。

唐代孙思邈所著的《千金要方》《千金翼方》及王焘所著的《外台秘要》,可谓是对唐以前经验良方所作的一次大总结。仅《外台秘要》一书就收集防治甲状腺疾病的经验良方36首。《千金要方》《千金翼方》最大的贡献是在各种肿瘤病的治疗中荟萃了许多经验良方,不但有治疗"乳痈坚(乳岩)方",还有"妒乳方",仅《千金翼方》一书中治疗噎膈的方剂就有28首,反胃方剂16首,其中不少处方至今用于食道癌、胃癌患者仍有一定疗效。其他各种肿瘤也大多有论述,如《肝脏·坚症积聚第五篇》中有44方,有些方剂使用的药物现证实均有明显疗效,如太乙神明陷冰丸,其中就有鬼臼、蜈蚣、蜥蜴、斑蝥、犀角(水牛角代)、麝香、大黄、人参等。现代药理表明,这些药物都具有不同程度的抗癌作用。值得注意的是,《千金》所收集的验方中有较多的虫类药,如蜈蚣、䗪虫、斑蝥、蜣螂、蜥蜴等,为后世用虫类药治疗癥瘕积聚及现代的癌肿提供了宝贵的经验。

南宋乾道六年(1170年),在东轩居士《卫济

宝书》中第一次用了"癌"字,将其作为一个特定的病名。"癌"字的应用,说明到宋代医家们对恶性肿瘤已有了基本的认识。

金元四大家的学术思想对肿瘤的辨证论治和经验良方组成起到很大影响,促进了肿瘤治疗的发展。

寒凉派刘完素以火热致病学说为肿瘤的清热解毒治疗提供了依据。临床表明,恶性肿瘤的中、晚期患者,常有发热、疼痛、肿瘤增大、局部灼热疼痛、口渴、便秘、舌质红绛、苔黄、脉数等热性症候,即有热毒内蕴表现,应以清热解毒治疗。大量中草药筛选表明,抗肿瘤活性物质也以清热解毒类中药为多。

攻邪派张从正在《儒门事亲》中明确提出:"积之成也,或因暴怒喜悲思恐之气",把精神因素作为病因之一,而这种关系只是近年才引起西医的重视。张从正认为"病之一物,非人身素有之也,或自外而入,或由内而生,皆邪气也,邪气加诸身,速攻可也,速去之可也。"肿瘤是邪毒瘀结于内,所以临床用以毒攻毒、破坚散结等方药。

补土派李杲认为"人以胃气为本",故主张温补脾胃。癌症患者多为老年,老年患者脾胃气虚居多,加之肿瘤的恶性消耗,不可能专用攻削损其正气,故"扶正固本"为治癌一大要法。扶正固本最重要的就是要补脾胃之气,这对延缓病程、提高生存率、为患者争取更多治疗时机非常有益。张元素言:"壮人无积,虚人则有之。"此虽指一切积滞,但也包括肿瘤在内。罗天益师承张元素、李东垣,故所撰《卫生宝鉴》强调"凡人脾胃虚弱,或饮食过常,或生冷过度不能克化,致成积聚结块"。故后世治疗肿瘤,多脾胃调补之方。

滋阴派朱震亨《丹溪心法》认为,积聚痞块是由"痰饮、血块"积滞而成,所以治疗当用"降火,清痰,行死血块。块去须大补,不可用下药,徒损真气,病亦不去,当用消积药使之融化,则根除矣"。朱氏大补喜用人参,消积行血常用大黄、朴硝(制成膏丸,软坚而不泻)、三棱、莪术、桃仁、红花、水蛭、鳖甲、硇砂、南星等。朱氏的所谓痞块,虽非专指肿瘤,但确也包括肿瘤。现在治疗食管癌方中

用硇砂,治肝癌方中用鳖甲,治宫颈癌中用三棱、莪术等,皆有一定疗效,此与朱氏处方用药有一定渊源关系。

《圣济总录·瘿瘤门》从气血流行的角度作了论述,认为"瘤之为义,留滞而不去也。气血流行不失其常,则形体和平,无或余赘。及郁结壅塞,则乘虚投隙,瘤所以生。初为小核,寝以长大,若杯盂然,不痒不痛,亦不结强。方剂所治,与治瘿法同,但瘿有可针割,而瘤慎不可破尔"。强调体虚与气血失畅,因此扶正与活血亦为治疗肿瘤两大重要方法,验方之设,也多以此为据。

明清时期,对肿瘤发病原因有进一步认识。如清代何梦瑶在《医碥》言:"好热饮人,多患膈证""酒客多噎膈,好热酒者尤多,以热伤津液,咽管干涩,食不得入也",说明已认识到长期酗酒,特别是热饮的长期刺激,可使食管受损,而导致癌变。明代叶文龄《医学统旨》中也提到"酒面失燠,黏滑难化之物,滞于中宫,损伤脾胃,渐成痞满吞酸,其则为噎膈、反胃"。明代《外科正宗》中提到唇癌(茧唇)的产生与过食高热煎炒的肥甘厚味有关。申斗垣在《外科启玄》一书中明确论述了体质、年龄与肿瘤发病预后的关系,他指出:"癌发初起时,不作寒热疼痛,紫黑色不破,里面先自黑烂,二十岁后不慎房事,积热所生,四十岁以上,血亏气衰,厚味过多,所生十全一二,皮黑者难治,必死。"赵献可在《医贯》中曰:"唯男子年高者有之,少无噎膈。"中医认为,年龄越大,其脾胃功能越差,肾气越衰,机体功能容易失调,容易受到致癌因素的影响而发病。因此,明代张景岳在《景岳全书》中载:"脾肾不足及虚弱失调之,多有积聚之病",这些观点对肿瘤患者的辨证论治都有较大的指导作用。清代余景和《外证医案汇编》在论失荣证时谈到:"其起之始,不在脏腑,不变形躯,正气尚旺。气郁则理之,血郁则行之,肿则散之,坚则消之。久则身体日减,气虚无精,顾正消坚散肿,其病日深,外耗于卫,内夺于营,滋水淋漓,坚硬不化。温通气血、补托、软坚,此三者,皆郁则达之之义也。不但失荣一证,凡郁证治法,俱在其中矣。"这说明清代对肿瘤的证治,已把行气活血、补托、软坚均作为

郁者达之、处方遣药的原则,具有重要的临床意义。

随着中医理论和辨证论治的发展,各种治疗肿瘤的名方验方也应运而生,不断发展,如陈实功《外科正宗》的蟾酥丸、王维德《外科证治全生集》的犀黄丸等,均为治疗肿瘤的有名验方。

近几十年来,由于现代肿瘤诊断技术的飞跃发展,对肿瘤的中医证治更是如虎添翼,辨病与辨证结合论治的方法更是全面地反映了疾病本质。通过大量的临床实践和实验研究,使得中医治疗肿瘤的经验良方更科学、更灵验。

第二篇 肿瘤经验良方的组方思路与配伍特点

古今肿瘤验方,成百上千,或流传于民间,或发掘于秘传,或研制于医家,其小至单味药组成,大至则包含了数十味药物,其组方的思路、配伍的方法,均可从中医关于肿瘤的理、法、方、药诸方面加以分析归纳。

中医学认为肿瘤的产生外因有外邪、邪毒,饮食不洁、失节;内因有五脏六腑蓄毒,七情刺激,气血流行失常,正气虚弱,不能抵抗外侮。外因通过内因,导致机体阴阳失调,脏腑经络气血功能障碍,引起气滞、血瘀、痰凝、湿聚、热蕴、毒结而形成肿瘤,使人体进一步虚弱。

针对肿瘤产生的病因病机,纵观各类验方在组方时大多采用清热解毒、理气化滞、活血化瘀、软坚散结、化痰软坚、健脾化湿、扶正培本等治疗方法,并针对不同的肿瘤选择不同的药物,在肿瘤发展的不同阶段选择不同的治法,或一法独用,或数法配合,以增强治疗效果。在选择配伍时,往往以主要治法为中心,针对主要治法的长处与短处选择配伍药物,以扬长避短。

现代医学新近研究也表明:在肿瘤的生长、复发及转移过程中,肿瘤新生血管的生成起着非常重要的作用,同时也是一个复杂的生理病理过程。自 1997 年美国佛克曼(Folkman)提出"肿瘤血管依赖性假说"以来,人们对肿瘤血管生成的认识也逐渐加深。肿瘤生长需要丰富的血液供应,这就要求有新的血管生成,一旦血管长入肿瘤,肿瘤的血液供应由弥散获取变为灌注,肿瘤生长的体积将难以控制。同时,在肿瘤转移方面也同样依赖血管生成,因此阻止肿瘤新生血管的生成和破坏已有的肿瘤血管,从而切断肿瘤的营养供应,起到抑制肿瘤生长和转移作用,已成为治疗肿瘤的研究热点。[①]

更可喜的是这种研究已经根据中医药的理论,从单味药物向药性相同的一类药物延伸,目前比较集中的有清热药、活血药、攻毒药三大类,研究发现这三大类药物中的不少药物具有抗肿瘤血管生成的作用,进一步证实了中医治疗肿瘤经验良方思路和配伍的重要性,同时也为中医治疗肿瘤拓展了思路。

以清热解毒为主的组方思路与配伍特点

中医认为热毒内蕴可以导致肿瘤。外界热邪侵犯人体,或其他外邪伤及人体后化火化热,或者过食辛热食物,或内伤七情郁而化火,邪火及邪热郁结日久而成热毒,热毒内蕴机体脏腑经络,郁而不散,导致营卫不和,经络阻塞,气血瘀滞等情况。如果热毒郁结较甚或气血虚弱不能透毒外出,以致毒滞难化,久而久之渐成肿核或癥瘕积块,血遇火则凝,津液遇火则灼液成痰,气血痰浊壅阻经络脏腑,遂成肿瘤。

临床上可见实火、虚火两种。实火症见高烧,渴喜热饮,面目红赤,便秘溲赤,口干苔黄,舌红脉数;虚火症见午后低热,五心烦热,咽干盗汗,舌尖微红。实火证从肿瘤局部看为疼痛加剧,肿瘤增大;虚火证为瘀毒内陷,形成阴虚恶液,翻花溃烂,经久不愈,皮肉腐黑,流汁清稀。

---

① 程磊,邓玉华. 具有抗肿瘤血管生成作用的三大类中药研究现状和思考[J]. 中国当代医学,2014,21(19):187-190.

从现代医学看,肿瘤的形成与病毒和一些致癌毒素有关,肿瘤代谢过程中也会产生毒素。肿瘤发展过程中,因供血不足引起坏死液化、溃烂,以及手术后易产生炎症,放射治疗后产生一系列"火"的症状,这些均与中医热毒之说有关。

针对上述情况,采用清热解毒法治疗。常用方剂为普济消毒饮、消痈汤、五味消毒饮、黄连解毒汤等。常用药物为黄连、黄芩、大黄、金银花、白毛藤、半枝莲、白花蛇舌草、山豆根、败酱草、野菊花、蒲公英、穿心莲、七叶一枝花、垂盆草、鱼腥草、全瓜蒌、龙葵、臭牡丹皮、紫草根、肿节风、冬凌草、虎杖、大青叶、青黛等。

临床观察与实验研究表明,清热解毒药物具有直接抗癌作用及调节机体内部失衡,提高机体免疫功能,还具有直接抗菌抗病毒的作用,临床上不但能达到抗菌消炎的目的,而且大都没有抗生素的不良反应。有些癌症患者因感染发热应用抗生素无效,采用中医清热解毒药物后往往能收到较好效果。清热解毒药物能将人体摄入或体内产生的毒素排除,减轻手术、化疗的不良反应,增强机体免疫力。

近年来,在中药抗肿瘤血管方面的研究表明清热药、活血药、攻毒药等三类中药应用及研究比较多。清热药如白花蛇舌草具有清热解毒、活血化瘀、利尿消肿和抗癌肿等功效,是治疗肿瘤常用的单味中药,临床主要用于治疗肿瘤和炎性疾病。实验表明白花蛇舌草提取物可以下调 MMP-2 及 MMP-9 的表达,抑制新生血管生成,起到抗肿瘤侵袭转移的作用;同时,白花蛇舌草还能下调血管内皮细胞和结肠癌细胞 VEGF 的表达,对肿瘤血管的生成有明显的抑制作用。其他清热药,如半枝莲、蒲公英、垂盆草、穿心莲、山慈菇等都有类似功效。

因此,肿瘤经验良方中采用清热解毒法较为多见。有的单采用清热解毒药形成单方,如冬凌草、青黛、雷公藤、天花粉、喜树果等。也有的在复方中以清热解毒法为主进行组方,在配伍时要照顾热毒的一些特点,因热毒易于损伤阴液,故可酌配沙参、麦冬、知母、地骨皮等滋阴药起养阴清热的作用;热毒易与湿邪胶结,故可用茯苓、薏苡仁、泽泻等药起清热利湿的作用;邪热深入营血,又当与牡丹皮、生地黄、赤芍、紫草根、白茅根等同伍而起到清热凉血的作用;热毒内蕴也会造成气血循行壅滞,而瘀血的病理状态又能引起热毒郁结,两者互为因果,因此,在清热解毒药中配伍活血化瘀药物,可流通血脉,改善循环,增加肿瘤组织的血液灌流量,提高癌细胞含氧量,从而增强癌细胞对放射治疗的敏感性;同时也有利于将化疗药品顺利输送到病变部位,发挥其抗癌效应;改善肿瘤组织及周围循环,促进新陈代谢后的废物排泄,从而促进炎症的提前吸收和修复,增强清热解毒的功能。清热解毒药有苦寒败胃之虞,尚可配伍和胃健脾之品,如党参、白术、茯苓、甘草、陈皮、砂仁、大枣、生姜等,对于病久正虚者,配伍扶正培本之品,如黄芪、枸杞子、黄精、地黄、女贞子,以求正盛而邪退。

以活血化瘀为主的组方思路与配伍特点

《医林改错》指出:"结块者,必有形之血",从中医学来看,瘀血可导致肿瘤的形成,因七情所伤,气机失于流畅,气滞而致血行不畅,久则瘀滞而成肿瘤;感受六淫之邪,血受寒则凝结成块,血受热则煎熬成块;或久病入络,也会导致瘀血留滞,形成肿瘤;或因饮食不当,损伤胃肠而血凝肠外,凝不散而成积块;或由跌扑损伤,血出凝结成块。

临床上可见到局部肿胀,或有肿物痞块,痛有定处,舌质紫黯,舌有瘀点瘀斑,脉弦或弦涩。

进一步研究发现,癌细胞释放物容易引起血液高凝,血液高凝状态又为癌栓转移创造条件。药物抗凝可以提高癌症治愈率,减少复发率,延长生存期。

针对上述情况,采用活血化瘀法治疗。常用方剂为膈下逐瘀汤、血府逐瘀汤、通窍活血汤、化瘀汤等。常用药物有川芎、丹参、桃仁、红花、当归、生蒲黄、三棱、莪术、肿节风、喜树果、乳香、没药、血竭、地龙、五灵脂、土鳖虫、斑蝥、水蛭、虻虫等。

经过临床观察与实验研究，活血化瘀药物的药理作用是多方面的。如能降低血小板的黏附聚集性，降低纤维蛋白的含量，增加纤维蛋白的溶解，增加血流量，改善血液循环及机体高血凝状态，使肿瘤细胞处于抗癌药物及机体免疫功能的控制下，借以提高疗效。活血化瘀具有杀灭癌细胞、增强免疫功能的双重作用。

近年来，中药抗肿瘤血管方面的研究表明，中药活血药同样也有抗肿瘤血管生成的作用。如莪术具有活血化瘀、消肿止痛的功效，莪术油和莪术醇都是从中药莪术中提取的有效成分。实验结果显示，莪术油对小鼠 S180 肉瘤有一定的抑制作用；对肿瘤微血密度（MVD）均有明显的抑制作用，并可降低血管内皮生长因子（VEGF）和碱性成纤维细胞生长因子（bFGF）的表达。莪术可有效抑制血管内皮细胞的增殖和成管。温莪术还能促进细胞中一氧化氮（NO）和一氧化氮酶（NOS）的生成，证实了莪术的抗肿瘤及抗血管生成的效果。其他如红花、丹参、姜黄、川芎等活血药也有同样类似的抗肿瘤血管生成的作用。

目前，活血化瘀已成为临床上治疗肿瘤的常用方法。在使用上应根据病因、症状、部位、病程和患者体质等具体情况与其他药物配伍应用。如因寒致血瘀，须与温热药如桂枝、生姜、吴茱萸等配伍；因气滞而血瘀，须与理气药如乌药、香附、枳壳等配伍；因气虚而致血瘀者，可配伍益气扶正中药如黄芪、茯苓、党参等，取其能提高机体抗病能力，调整酶系统，以促进自身免疫功能。

以扶正培本为主的组方思路与配伍特点

恶性肿瘤虽然发生于局部，但实质上是全身性疾病在局部的体现。肿瘤的形成与正气虚弱有着密切关系。内外致病因素相互影响，但其中占主要地位的是机体阴阳失调，正气虚弱。《黄帝内经》言："正气存内，邪不可干，避其毒气""邪之所凑，其气必虚"。《医宗必读·积聚》篇言："积之

成，正气不足，而后邪踞之。"所以，癌症的发生、发展是一个正虚邪实的过程，其病灶局部表现为邪实过程，而患者整体的表现多见正虚。正气虚弱是形成肿瘤的内在根据，这与现代医学认为免疫功能的降低，特别是细胞免疫和体液免疫能力的下降是相同的。机体对局部细胞的病变失去了"免疫监督"，体内的 T 细胞不能随时将突变的癌细胞消灭，导致癌症的发生与发展。同时，化疗、放疗、手术治疗均给人体的体质带来一定影响，造成体力与抗病力下降。所以中医药的扶正培本治疗能够弥补这方面的不足。

临床上，虚证患者的表现有多种多样，有气虚、血虚、阴虚、阳虚等。治疗时当辨其所属，施以相应的治法，如益气养血、养阴生津、温肾助阳等。

1. 益气养血

适用于气血亏虚者，尤其是肿瘤中晚期患者，或因手术、放疗、化疗后，正气虚弱，气血不足，头晕目眩，四肢无力。常用方剂为四君子汤、补中益气汤、四物汤、当归补血汤。常用药物有党参、黄芪、炙甘草、太子参、人参、熟地黄、当归、白芍、黄精、制首乌等。

临床上，应根据兼症进行配伍加减。如兼有血瘀者，用益气养血药时配合活血化瘀药物，不仅可增强补气生血之功，且能祛瘀生新，改善血液循环，抑制结缔组织增生，阻止肿瘤的发生和发展。

2. 养阴生津

中晚期肿瘤患者由于过度消耗，营养摄入不足，手术及放疗、化疗的损伤，津亏阴虚的表现更为突出。症见手足心热，低热盗汗，口干咽燥，心烦失眠，干咳无痰，或痰中带血，大便干结，舌质红、少苔或舌光无苔，脉细数。常用方剂有增液汤、地黄饮子、沙参麦冬汤、大补阴丸、六味地黄丸等。常用药有北沙参、天冬、麦冬、玄参、百合、石斛、玉竹、生地黄、龟甲、鳖甲、天花粉、皮尾参、西洋参等。

根据阴虚易生内热的特点，在运用养阴生津药时配伍以清热药。如在大补阴丸中用知母、黄柏，六味地黄丸中用牡丹皮。同时，因为养阴之品易滋腻碍胃，故须辅以健脾理气药物，如陈皮、佛

手、广木香等，使之滋而不腻，补而不滞。

3.温肾助阳

肿瘤患者久病阴损及阳，或术后及化疗后表现为虚寒证及机能减退、代谢降低等，如畏寒肢冷，面色㿠白，乏力身倦，腰膝酸软，气短而喘，腹痛冷泄，小便清长，夜尿频数，阳痿早泄，脉细沉乏力，舌质淡胖。常用方剂为金匮肾气丸、右归丸等。常用药物为附子、肉桂、鹿角、淫羊藿、仙茅、锁阳、巴戟天、补骨脂、薜荔果等。

根据阴阳互根理论，晚期癌症患者见阳虚而阴亦常常不足，所以在使用温肾补阳药时，应配合补阴药，如熟地黄、龟甲、山茱萸、菟丝子等，使阳根于阴，阳有所附，并可借阴药的滋润以制补阳药的温燥。

临床观察与实验研究表明，扶正培本法能明显提高肿瘤患者的生存率。如应用健脾益肾中药合并化疗治疗Ⅲ期胃癌术后，生存率较单用西药的疗效有所提高；应用健脾理气中药配合放疗治疗原发性肝癌，其生存率显著高于非理气健脾方药或对照组；应用扶正方药合并化疗治疗食管癌，滋阴、益气、温肾、抗癌法治疗原发性肺癌，扶正生津汤配合放疗治鼻咽癌，扶正中药及辅助放、化疗治疗宫颈癌、乳腺癌、恶性淋巴瘤等，其生存率均有相当地提高。恶性肿瘤患者在放、化疗后，机体受到很大损伤，应用中医扶正培本治疗可大大减轻放、化疗不良反应，使患者顺利完成疗程，并且对稳定机体内环境的平衡具有良好的作用。手术是治疗恶性肿瘤的重要手段，但可造成机体创伤，从而导致某些后遗症或并发症。扶正培本能提高肿瘤患者的免疫功能，改善术前或术后症状，减轻手术后遗症；能提高淋巴细胞增殖和网状内皮系统活力，从而增加对外界恶性刺激的抵抗力；能保护和改善骨髓造血功能，提高血液细胞成分；能提高内分泌体液的调节功能，促进垂体—肾上腺皮质功能；能调节患者机体内环腺苷酸和环鸟苷酸（CAMP/CGMP）的比值，有利于抑制癌细胞的生长，具有双向调节作用；能提高机体物质代谢，某些扶正方药有直接抑癌、控制癌细胞浸润和转移的作用，同时有可能预防肿瘤的发生和发展。

以软坚散结为主的组方思路与配伍特点

肿瘤形成后，聚结成块，有的坚硬如石，故称之为"岩"。对此，《黄帝内经》很早就提出了"坚者消之……结者散之"的治法，以后逐渐形成软坚散结之法。软坚散结药物能使块状物先软化，以后逐渐消散。此类药物一般属于咸味药，故中医称"咸能软坚"。常用方剂有夏枯草膏、芎芍丸。常用药物有昆布、鳖甲、龟甲、牡蛎、甲片、僵蚕、海藻、莪术、夏枯草、瓦楞子等。

临床观察与实验研究发现，一部分软坚散结药物具有直接抗癌作用，而且能调整人体免疫功能。

软坚散结药物在临床上较少单独应用，所以配伍显得尤为重要。一般说来，要根据产生块状物的原因来选择配伍的药物。如因热而结者，配伍用清热药以清热散结；因寒而结者，配伍用温阳药物以温阳散结；因毒致结者，配伍用解毒药物以解毒散结；因痰而结者，配伍用化痰药以化痰散结；因气滞而结者，配伍用理气药以理气散结；因瘀而结者，配伍用化瘀药以化瘀散结；因食滞而结者，配伍用消导药以消导散结。

以化痰消积为主的组方思路与配伍特点

中医认为，痰是由于人体脏腑器官功能失调，气血津液运行不畅，停滞于局部而形成的病理产物；反之这些病理产物成为某些肿块积聚产生的病因。痰可以分为有形之痰与无形之痰。由气管内咯出的痰即有形之痰，稽留在体内的痰为无形之痰。这些痰阻滞气血流行，流窜经络，妨碍脏腑功能，变生诸疾，病情演变到一定程度可形成积聚肿块。

临床上可见到以痰凝为主的病症，若痰浊犯肺则咳嗽痰多，痰留在胃则呕恶痰涎，痰留胸胁则胸胁痞满胀痛，痰阻咽喉、痰气交阻则为梅核气，痰流注肌肤筋骨则可生阴疽、鹤膝风等。痰火互结则生瘰疬、瘿瘤、痰核、痰包等。常用方剂为海藻玉壶汤、内消瘰疬丸。常用药物有瓦楞子、海蛤壳、蛇六谷、海浮石、黄药子、天南星、山慈菇、炙鳖甲、葶苈子、白芥子、皂角刺、茯苓、山海螺。

动物实验表明，有不少化痰药物具有直接抗癌作用，有的能促进病理产物和炎症的吸收。在具体运用时，要根据痰的性质、部位以及患者的兼症进行配伍。因脾虚生痰者配伍白术、茯苓等健脾药物以健脾化痰；因气滞而痰气交阻者配伍陈皮、佛手、砂仁、蔻仁等以理气化痰；因痰火胶结者可配蒲公英、鱼腥草、黄芩、金银花等清热解毒药物，或知母、沙参等养阴清热药以清热化痰；因寒生痰者，配伍桂枝、干姜等温热药物以温化寒痰。此外，配伍软坚药称化痰软坚，配伍通经药物称化痰通络。

以健脾化湿为主的组方思路与配伍特点

人体感受外界湿浊之气，或脾气虚弱而生内湿，久之阻滞气血，积聚成块，形成肿瘤。《灵枢·水胀》篇言："癖而内着，恶气乃起，息肉乃生。"

临床上，湿聚的主症为胸闷腹胀，食欲不振，消化不良，呕恶，口黏，四肢沉重，足肿，大便清薄，小便短少，舌苔厚腻，脉象濡缓。常用方剂为平胃散、藿香正气散、三仁汤。常用药物有苍术、川朴、陈皮、茯苓、砂仁、木香、泽泻、香附、佛手、土茯苓、香橼、山楂、神曲、枳壳、白扁豆、佩兰、桂枝等。

动物实验表明，许多化湿药有直接抗癌作用，有的虽无直接抗癌作用，但能使癌细胞内的 cAMP 含量升高及使动物的单核巨噬细胞系统吞噬活性维持在正常水平，有促进抗体形成的作用。还有的可明显提高化疗药物的抗肿瘤效果，大大提高抑瘤率。

在配伍方面，有水肿、胸水、腹水等情况应与猪苓、泽泻、大腹皮、桑白皮等利水消肿药物一起运用。如脾气不升，胃气不降而兼见短气懒言，崩漏带下，脱肛便溏等，可配伍党参、黄芪、升麻、炙甘草等升阳补气药；如脾虚湿滞，气机不畅，症见

胸脘胀闷及两胁疼痛等，则可与枳壳、香附、川楝子、合欢皮等行气宽中药一起应用；如脾虚痰凝而有恶心呕吐，痰多黏腻，咯痰不爽等症，则可与半夏、生姜、瓜蒌、竹茹等化痰止呕药一起应用。

以理气化滞为主的组方思路与配伍特点

许多肿瘤的初始原因为气滞。由七情所伤或饮食失调可引起气机阻滞，气血流行不畅，脏腑功能失调，因而百病丛生，肿瘤亦因此而产生。

临床上不少肿瘤患者早期可见到气滞症状。如胃癌、食道癌患者可见胸脘胀闷、嗳气、恶心呕吐等；肠癌患者常有下腹部胀痛，大便里急后重等症；乳腺癌患者有乳房胀痛或乳房肿块作胀等症。一般脉象弦滑或弦细，舌苔薄白或薄腻。

理气化滞法常用方剂为丁香透膈散、五膈宽中散、香砂宽中汤等。常用药有橘皮、橘叶、枳壳、香附、川楝子、大腹皮、八月札、佛手、枸橘梨、香橼、青皮、白蔻仁、玫瑰花、延胡索、木香、刀豆子、路路通、绿萼梅等。

配伍方面，尚须根据病情兼夹的不同予以适当的配伍。如兼痰者，配伍化痰药以理气化痰；兼湿者，配伍化湿药以理气化湿；兼瘀者，配伍化瘀药以理气化瘀。理气药大多辛香而温燥，重用、久用会有化燥、伤阴、助火等弊病，可适当配伍养阴药物。

以毒攻毒为主的组方思路与配伍特点

人体吸收外界种种毒素会导致肿瘤的形成；反之，各种原因形成的肿瘤，久而久之亦能因淤积邪毒与正气相搏。治疗方法除了清除邪毒之外，历代医家及民间流传许多治疗癌症的方法及药物大都以攻毒祛邪为多见。毒陷邪深，非攻不克，常用一些有毒之品，性峻力猛，即所谓"以毒攻毒"之法。邪毒瘀结所致肿瘤，大多是阴邪之毒，所以攻毒祛邪多用辛温大热有毒之品，取开结拔毒、攻坚

蚀疮、破瘀散结、消除肿块之效。

现代医学研究认为中医的活血药、清热药、攻毒药具有抗肿瘤血管生成作用。攻毒药如蜈蚣，具有息风镇痉、攻毒散结、通络止痛等功效。现代药理研究表明蜈蚣具有抗真菌和抗肿瘤作用。蜈蚣提取液能抑制裸鼠肝癌 Bel-7404 移植瘤和裸鼠 MCF-7 人异位乳腺癌模型种植瘤的生长，其机制与抑制肿瘤血管生成、促进肿瘤细胞凋亡有关。其他如蟾酥、斑蝥、蝎毒、土鳖虫、天龙等攻毒药有类似的功效。

以毒攻毒的药物较多，广泛应用于临床的中药大致分三类。动物药中有全蝎、蜈蚣、斑蝥、红娘子、天龙、蛇毒、河豚油、蟾蜍、土鳖虫、蝼蛄、水蛭；金石矿物类药物有雄黄、硇砂、砒霜、轻粉；本草植物类药有藤黄、藜芦、常山、毛茛、狼毒、蓖麻、马钱子、蛇六谷、巴豆、干漆、洋金花、石胡荽、生半夏、生南星、生附子、急性子、雪上一枝蒿、乌头、钩吻、六方藤、八角莲、芫花、大戟等。

临床观察和实验研究表明，这些药物大多对癌细胞有直接的细胞毒作用，有的能干扰肿瘤细胞的蛋白质和核酸代谢，有的能在体外抑制肿瘤细胞的呼吸，有的能诱导噬菌体的产生，防止白细胞下降，使癌灶周围巨噬细胞增多，提高机体免疫作用。不少药物使用后，可以使肿物缩小，症状改善，寿命延长。

应用有毒药物有一定危险性，尤其是一些有毒药物，其治病的有效剂量与中毒剂量很接近。因此，必须慎重掌握有效剂量，取得疗效后应适可而止，即《黄帝内经》所言："大毒治病，十去其六……无使过之，伤其正也。"继之使用小毒或无毒药物，并结合扶正药物，逐步消灭残余癌细胞。以前，一些有毒药物多作局部外用，目前逐渐掌握其用法用量后，已可用于内服。另有不少药物还制成注射剂，总之均须结合扶正药物使用。

第三篇 抗肿瘤经验良方的最佳选择

临床和实验研究证明，合理的综合治疗措施比单一的治疗措施如手术或放疗或化疗等疗效要好。临床上选择中医、西医及放、化疗法综合应用，取长补短，以增强疗效，减少复发和转移，并提高远期疗效。因此，中医经验良方在肿瘤的综合治疗中占有重要地位。中医经验良方是以中医辨证施治理论为指导，注重整体与局部的联系，攻补兼施。经临床验证，可减轻病痛，提高生命质量，且不良反应少，患者易于接受。然而，一些中药验方也有不良反应，若用之不当反而增强患者的痛苦，所以选用最佳验方很有必要。目前临床上使用的抗肿瘤经验良方种类繁多，可分为传统经验良方、民间经验良方及近年研制的经验良方，也可分为内治方、外治方，还可分为协定方、辨证加减方及中成药等，均需辨证应用。

手术前后中医经验良方的选择

手术治疗是大多数恶性肿瘤治疗的主要手段之一，早期的恶性肿瘤靠手术尚能根治，而中、晚期恶性肿瘤则需在手术前后采用必要的中西医综合治疗措施以利于巩固和提高疗效。

1. 术前经验良方的选择

手术的成功与否直接关系到近期和远期疗效，故用术前放疗、化疗手段控制肿瘤生长或使肿瘤缩小、局限，或免疫治疗等措施，提高手术成功率，扩大手术适应证。临证实践表明，不少中医经验良方的应用，也能获同样的效果。

（1）术前扶正调理经验良方的选择

肿瘤是全身性疾病的局部表现，肿瘤患者必然会有全身气血阴阳失调的表现，以整体正虚而局部邪实为特点，现代医学研究也认为大多数肿瘤患者往往免疫功能低下（即正虚），影响手术的成功与恢复。另外，肿瘤患者除了有肿块、疼痛、出血、继发感染、发热、贫血、营养不良、水电解质紊乱等伴发症状外，往往还有精神紧张、恐惧、压抑、急躁、失眠、纳差等，都对手术产生不利影响。因此手术前选用具有扶正调理作用的验方，使全身气血阴阳得以调和，脏腑功能得以调整，减轻或消除伴发症状，控制不良的精神情绪，改善全身状况如营养、免疫状态，从而扩大手术适应证，提高手术切除率，减轻手术创伤，减少术后并发症、后遗症。实验研究证明，一些扶正中药如补中益气汤、十全大补汤、当归补血汤等，能促进机体免疫功能，提高网状内皮系统和巨噬细胞活力，调节内分泌，保护和改善造血功能等，术前应用可提高手术成功率和术后生存率，预防术后转移，提高生命质量。

福州市第一医院在消化道癌术前，针对不同病情，应用扶正健脾、滋阴润燥、降逆止呕方法，如胃癌术前1～2周即开始服理胃化结汤，改善患者的全身和局部症状，增强体质，改善精神状态，为手术创造了有利条件，并使原先不具备手术适应证的患者也可接受手术治疗，再行手术则手术顺利，后遗症减少，达到了提高生命质量和延长生命的目的。北京中医药大学东直门医院在消化道恶性肿瘤术前用黄芪注射液，实验发现用后能提升白细胞数，增强末梢血液中 T 细胞脂酶活性和细胞免疫功能，提高患者术前的抗病能力，临床应用能改善症状，增强体质，提高机体免疫功能，有利于术后的康复。中国中医科学院广安门医院通过电镜和组织学观察表明,肺癌术前2周开始用具有大补肺气、润肺滋水、补益脾肾、扶正强壮作用的复方生脉注射液,有激活和保护巨噬细胞功能的作用,临床观察表明可加强癌巢内外免疫细胞的浸润和免疫反应,使癌细胞退变坏死,从而提高手术切除率及预防术后转移。术后5年生存率提高,给药组与对照组相比较有显著差异。

(2)术前抗癌抑癌经验良方的选择

恶性肿瘤具有浸润性和扩散性的特点,给手术切除增加了难度。术前采用控制肿瘤生长,使肿瘤缩小、局限,以期提高手术切除率,减少术后转移、复发。现代医学用术前放疗、化疗等方法,不可避免会产生一系列不良反应。中医除了选用具有提高免疫功能、增强抵抗力而使癌细胞生长受抑制的验方(如食道癌术前应用担子菌多糖体制成的"494"冲剂)外,还可选用具有直接抗癌抑癌作用的中药验方,既可达到抑癌的效果,又可减少不必要的损伤。

河北医科大学第四医院胸外科在食道癌术前应用斑蝥酸钠注射液静脉注射,每日1次,连续两周,总量7毫克或14毫克,此药对食道鳞癌细胞有破坏作用,药后手术,术后5年生存率为45.8%,而单纯手术未用斑蝥酸钠者注射液5年生存率仅为17.9%。研究发现,当斑蝥酸钠总量达21毫克时,术后5年生存率反而降到10.0%,可能是本品用量过大也会降低机体免疫力之故。胃癌术前用鸦胆子油乳剂静脉注射,与不给药及5-FU化疗组比较,发现鸦胆子组的癌灶内坏死变化和坏死程度均与化疗组相似,有癌灶破坏作用,另外使主要症状明显减轻,白细胞计数上升无下降,体液免疫增强;而化疗组则治疗前后症状无明显差异,白细胞计数下降无上升等,表明术前用中药抗癌抑癌较术前化疗有着同样功效而不良反应小的特点。

2. 手术后经验良方的选择

(1)术后康复经验良方的选择

由于恶性肿瘤手术范围较大,手术损伤也较普通手术为大,这给本来已经正虚的患者带来更大的创伤。手术耗气伤血,脏腑功能受影响,或表现为脾胃损伤、阴血亏损、气虚多汗、气阴两虚等。

选用以扶正为主的验方加以调养,如养血生津、益气固表、健脾和胃、滋补肝肾等作用的验方,可促进体力恢复和术后伤口愈合,使重建和恢复机体内环境的稳定,早日康复,并提高免疫力,为术后进一步治疗创造条件。

宁波市第二医院针对肺癌术后常出现神疲乏力、少气懒言、语声咳声低微、自汗盗汗、气短纳差、动则喘促、干咳少痰、痰稀色白且黏、口干饮水不多、大便艰涩难解、舌红少苔、脉细虚数或虚大无力等气阴两虚为主的证候,拟用三参生脉饮加减,使术后症状改善,体力恢复,得以早日康复。消化道癌术后常出现腹胀、纳差、便秘等脾胃不和、脾胃气虚等为主的证候,则可选用调理脾胃为主的方剂,如补中益气汤、四君子汤之类,使腹胀等病理状态得以改善,增进食欲,术后营养状况也相应改善。

恶性肿瘤的术后并发症,常因病情程度、发病部位、手术部位和方式不同而各异,可根据辨证施治理论而选用相应验方,如自汗易感用玉屏风散、嗳气呃逆用旋覆代赭汤,术后发热、咳嗽等都有相应的辨证验方,起调整脏腑功能、增强机体抗病能力、促进术后恢复的作用。

(2)术后扶正抗癌经验良方的选择

一部分早期恶性肿瘤尚能通过手术切除,但大多数恶性肿瘤发现时已是中晚期,难以单靠手术达到根治的目的。即使主要癌灶切除了,但术后残余癌组织由于术中机械性刺激造成血流中有活力的癌细胞增加,加上手术创伤,组织抵抗力降低,细胞免疫力降低,导致复发和转移,故现代医学常依靠放疗、化疗直接抑制或杀死残余癌细胞,但毒性大,造成脏腑气血阴阳失调,抵抗力下降。中医认为术后元气大伤,正不达邪,余邪留恋,导致复发转移,可选用以扶正为主、祛邪为辅的验方,以充分调动机体内的防御能力,靠自身的免疫能力抑制残余癌细胞活力,控制和消灭残留癌细胞,也可巩固手术效果,防止复发和转移,提高生命质量,延长生存期。

浙江省胃癌术后中药治疗协作组在胃癌术后两周开始服用人参香茶片,前3个月每次5片,每日 3 次,3 个月后每次 3 片,每日 3 次。与术后化疗者对比,延长生存期为优,治疗过程中精神、体力、胃纳的恢复和增加体重等方面均明显优于术后化疗者。解放军 71 医院研究认为,肿瘤手术创伤导致血液瘀滞,在血瘀状态下增加了癌细胞的复发和转移的机会,因而用具有活血化瘀、清热解毒等作用的山苦瓜根片以防止恶性肿瘤术后复发,取得一定疗效。上海第一医科大学等也观察到胃癌患者手术前后处血瘀状态,术后加用小金丸活血化瘀,可增强机体抗凝、纤溶能力,改善血瘀状态,提高治疗效果。湖北省肿瘤医院采取辨证与辨病相结合的方法,对中晚期胃癌术后患者单独用扶正祛邪方剂(黄芪、党参、云茯苓、白术、薏苡仁、赤白芍、藤梨根、七叶一枝花、神曲、炒谷麦芽、山楂、枳壳、陈皮)加减,坚持长期服药(2～3 年甚至更长则效佳)以巩固疗效,防止复发转移,最后达到治愈目的。

总之,在恶性肿瘤术后,患者坚持长时期服用以扶正为主、抗癌为辅的中医验方,可提高机体抗癌能力,治愈疾病,延长生命。

以放射治疗为主
中医经验良方的选择

放射线治疗也是恶性肿瘤治疗的主要手段之一,一些对放射线敏感的肿瘤,如早期鼻咽癌、舌癌、声带癌、宫颈癌、淋巴肉瘤、未分化型肺癌等,放射治疗有望根治,有的 5 年生存率达 90% 以上。另外一些癌症在术前、术中、术后应用放疗,也都收到较好效果。但是,由于肿瘤组织中乏氧细胞的存在,有的肿瘤原发灶在放疗之后仍未能完全控制,又由于放射线在杀死癌细胞的同时会破坏正常的组织细胞,表现为正气受损、邪毒稽留征象,临床实践证明一些中医验方具有有效的放射增敏、放射增效、放射防护的作用。

1. 放疗中经验良方的选择

(1) 放射增敏经验良方的选择

肿瘤组织主要依靠血管包绕在肿瘤外周,通过毛细血管长入肿瘤组织而提供营养。由于肿瘤生长速度过快,血管跟不上肿瘤的生长,使实体瘤中血液循环差,血供不足,部分肿瘤细胞因缺乏营养及氧的供应,细胞氧张力逐渐降低而成为乏氧细胞,使肿瘤组织中乏氧细胞的比例增加(正常组织内乏氧细胞约 1%,而瘤体内的乏氧细胞约 10%～50%)。一些乏氧细胞的氧张力低到足以保护细胞不受照射的影响而产生强烈的放射拮抗性,使放射敏感性明显降低。而且,在放射疗程完成后的某个适合的条件下,这些乏氧细胞又可进入细胞周期增殖而引起肿瘤复发。因此,临床上力图寻找减少进而消灭乏氧细胞的方法,以提高放射敏感性,避免和减少复发转移。现代医学利用化学和物理方法(如加化学药物、加温)与放射综合应用,或采用高线性能量传递放射治疗,增强放射线对肿瘤细胞的杀灭效应。由于一些化学放射增敏剂毒性较大,不利于临床扩大应用,即可选择具有放射增敏作用的中医方剂与放射治疗联用。中医研究表明,恶性肿瘤患者本身有微循环障碍和血液流变性改变,细胞聚集性增加,血液处于高凝状态,瘤体血流循环差,血供不足,瘤细胞缺氧,一些活血化瘀中药能扩张肿瘤组织周围毛细血管,改善微循环和血液流变性,使肿瘤组织周围的血液灌注量增加,提高了乏氧细胞的氧含量,减轻或消除乏氧状态,增强了放射敏感性,从而使总放射剂量减少,疗程缩短,疗效提高,相应减少不良反应,减轻患者的痛苦。

湖南医学院附一院在鼻咽癌放疗前用有活血化瘀作用的川红注射液静脉滴注,滴完后半小时内进行放疗,至肉眼观察鼻咽原发灶消失停用川红注射液,仍继续完成放疗。观察比较川红组与单放组,鼻咽癌原发灶消失所需放射剂量川红组为 2 609～8 015 拉德,平均(4 387.5±164.5)拉德,而单放组为 2 796～6 896 拉德,平均(5 312.5±233.8)拉德,两组有显著性差异。结论是静脉滴注川红注射液后能使肿瘤区血流量增加,血运改善,从而对放疗发挥一定的增敏作用。湖南省肿瘤医院也用以活血化瘀为主的通窍活血汤,从放疗开始之日即服,每日 1 剂,至放疗结束之日停服中药,并设单纯放疗为对照组,放射方法及剂量相同,结果当放射剂量达 45 戈瑞后,中药组鼻咽癌鼻咽部肿块消退率明显优于对照组。

(2) 放射增效经验良方的选择

放疗的疗效除了与肿瘤类型、细胞分化程度及上述乏氧细胞含量有关外,还与肿瘤患者的全身状况、肿块临床情况有关。患者精神状况不佳、营养不良、肝肾功能不全等,对放射敏感性均差,还有的患者体质虚弱,免疫力低下,不能耐受放射刺激而产生严重的放疗不良反应而不得不中途停止放疗。中医认为是正气虚弱,正不胜邪之故。因此,在放疗的同时,选择以调理扶正作用为主的验方,如补气养血、健脾和胃、滋阴生津、补肝益肾等以扶助正气,提高机体的免疫功能和骨髓造血功能,改善患者的精神、营养状态,增强患者对放射线的耐受性,保证完成全程放疗。

中国中医研究院广安门医院选用活血化瘀、扶正培本中药组成的扶正增效方,配合放射治疗头、颈、胸部恶性肿瘤,放疗之日起服药,每日 1 剂,连续服用 4 周以上。结果除了发现在同样的放射剂量情况下,用中药组的肿块消退有效率比单放疗明显提高外,放疗过程中易出现的倦怠乏力、体重下降、咽干咽痛、吞咽疼痛、食欲不振、恶心呕吐等全身反应,放疗后外周血白细胞下降、免疫淋巴细胞下降等发生率均较单纯放疗的发生率低,全程放疗完成率 94.6%,较对照组 89.2% 高。对 S180 小鼠进行抑瘤实验表明,扶正增效方加射的抑瘤率明显高于单纯照射,而单用此方则无抑瘤作用,说明扶正方有一定的放射增效作用。通过对小鼠白细胞、脾重、骨髓有核细胞数及巨噬细胞吞噬功能影响的观察,也证明本方对白细胞、骨髓造血功能、脾脏免疫功能有保护作用及减少放射线对巨噬细胞的损伤和提高机体免疫功能,从而提高放疗效果的作用。北京肿瘤研究所用局部放疗配合六味地黄汤,全身化疗配合金匮肾气丸治疗小细胞肺癌,完全缓解率、病灶消失率均较单纯西医治疗为好,统计学上有显著差异。放疗时加用益气养阴汤、扶正生津汤等,对提高鼻咽癌的近期、远期疗效均有意义,且坚持放疗后长期服药更有利于临床治愈。

另外,在放疗的同时加用具有抑癌抗癌作用的验方,也能提高放疗效果。军事医学科学院附属医院在食道癌放疗时加服牛黄散,与单纯放疗、单纯放疗加化疗对照,近期疗效无明显差异,而 3 年存活率、5 年存活率较单纯放疗有显著差异。紫草根对宫颈癌放疗有一定的增效作用,并能减轻放射反应。

(3) 放射防护经验良方的选择

由于电离辐射直接引起或由于照射引起循环障碍,出现一系列全身性或局部性不良反应,此类放射损伤会影响放疗效果,并产生后遗症,所以在放射过程中,放射防护剂的应用也很重要。中医认为,放射线为热性杀伤物质,放疗后热毒内郁,郁而化火,火能灼津,阴津亏虚,导致气滞血瘀。经观察,急性放射损伤早期有微循环障碍、血液流变性改变、细胞聚集性增加等特点,认为血瘀是放射损伤的一种早期病理征象,又是加重损害的重要因素,所以早期活血化瘀治疗可改善血循环障碍,有利放射损伤的修复。另外,放疗往往出现骨髓抑制,外周白细胞急剧下降,免疫功能抑制等,表明放射损伤还有损伤正气而致虚损的病理征象。临床观察发现,放疗导致正气损伤,在早期放射剂量不大时以气虚、脾虚为主,而后期放射量达根治量时则以肝肾阴虚为主。由此,放疗的同时选用以活血化瘀、扶正固本为主的验方,能减轻或避免放射损伤,起放射防护作用。

上海医科大学研究在放射的同时配用益气祛瘀方,能减轻神疲乏力、食欲减退、发热等放射病的主要表现,对 75 戈瑞照射剂量的保护系数为 2.25。新华医院毛承越发现放射时服用西洋参,也能避免和减少放疗不良反应。实验证明,β-胡萝卜素能降低放射线对机体组织损伤,同时提高放射线对肿瘤的治疗效果。

在放疗过程中,由于放射线对各种器官组织造成的损害不同,出现一些特殊的症状,则宜针对性地选用验方。

2. 放疗后经验良方的选择

(1) 放疗后扶正抗癌经验良方的选择

放疗后,由于乏氧细胞存在或体质虚弱等原

因,少数癌细胞残存,在适当时机这些细胞会再次增殖引起复发或转移。中医认为,放疗后正气受损,余邪稽留,一旦正虚不能祛邪外达,则邪毒亢盛,导致肿瘤复发和转移。因此,放疗后选择扶正祛邪的验方可以提高机体免疫功能,激发机体自身的抗癌能力,消除残余癌细胞,改善和调整脏腑功能,保持气血阴阳平衡,巩固放疗效果,预防转移及复发,从而提高远期疗效。

放疗全程完成后,特别是早期有部分残存癌细胞,表现为局部肿块、淋巴结等,应以祛邪抗癌为主;若病情基本稳定,则应以扶正为主,佐以抗癌以巩固疗效,以辨证施治为法,分型论治。广州医学院第一附属医院在鼻咽癌放疗后颈部有淋巴结或鼻咽部有肿物时,辨证选用软坚散结汤、白莲解毒汤、抗癌散、化毒散、定癌散等经验良方,症状消退后则用固本培元汤为主,5年存活率达55.8%。

(2)针对放疗不良反应经验良方的选择

放射线在杀伤肿瘤细胞的同时,对正常组织细胞也有相当的破坏作用,出现大量不良反应。由于机体各组织对放射线的耐受性不同,放射剂量、放射面积、放射部位、射线种类及患者体质不同,产生的不良反应也不同,须辨证地选用这类验方。中医认为,放射线属热邪,热毒内侵,郁而化火,轻则津液受伤,重则损及真阴,且影响脾胃运化功能,脾胃失运,气血生化不足,所以放疗后不良反应有气虚、血亏、阴虚津少、脾虚、肾虚、肝肾阴虚等多种证候。在全身可出现头晕头痛、神疲乏力、自汗盗汗、纳欲减退、恶心呕吐、便秘腹泻、失眠、外周血白细胞下降等,治疗选择健脾和胃、益气养阴为主的验方;当血象下降明显时,可选益气养血、滋补肝肾为主的验方。在局部表现为放射性炎症,如在皮肤出现红斑、脱皮、色素沉着、溃疡以及纤维化;在黏膜,病变涉及口腔、牙龈、鼻、咽、消化道、泌尿道、生殖系统,出现充血、水肿、糜烂、溃疡、出血,临床表现为口干、咽痛、吞咽困难、腹痛腹泻、便秘、尿血等症状。另外还有放射性肺炎及肺纤维化、放射性骨髓炎、放射性肝损、放射性脑脊髓炎、截瘫或颅脑神经麻痹等。治疗时以养阴清热为主,结合不同病变部位、症状,

辨证地使用验方。研究证明,鸡血藤制剂用于放疗后白细胞下降,有收效迅速持久的特点;广州中药一厂生产的鼻咽灵、广州市中医医院研制的养津饮,对放疗引起的口干咽痛、口腔炎、口腔溃疡、纳呆等不良反应有明显疗效。

以化疗为主治疗
中医经验良方的选择

用化学抗癌药物治疗也是恶性肿瘤常用治法之一,分全身性化疗和局部化疗,可单独使用,也可与手术、放疗等综合应用。化疗药物的选择性不强,在杀死癌细胞的同时不可避免地会杀伤正常的组织细胞,尤其是成血细胞和免疫活性细胞,降低了机体的抗病能力,产生一系列不良反应。另外,抗癌药物的最大剂量也只能杀灭90%～99.9%的癌细胞,残存的癌细胞会在适当时机继续增殖,导致复发和转移。选用中医中药有助于保护正常组织细胞,增强化疗效果,提高治疗水平。

1.化疗增敏经验良方的选择

化学抗癌药物的抗癌有效率并非百分之百,不仅与肿瘤细胞的病理类型有关,更与抗癌药物的抗癌活性有关,临床选用具有提高化疗药物的抗癌活性、增强化疗敏感性的经验良方可提高疗效。

河南医学院第一附属医院临床观察到,冬凌草制剂(糖浆、片剂、甲素)和化疗药物联合使用治疗晚期食管癌,经与单用化学药物对比发现,单用化疗药物的有效率为42.9%,而冬凌草与环磷酰胺、争光霉素联用的总有效率为44.3%,与平阳霉素、消瘤芥联用的总有效率为86.8%,证明冬凌草对平阳霉素、消瘤芥有抗癌增敏作用。山西大同医专药理室等实验观察,至灵胶囊与环磷酰胺、长春新碱联用,可增其抗癌活性,并能改善恶性肿瘤患者的睡眠、纳少、乏力、出汗等症状,增强免疫反应,防治白细胞下降,使患者坚持完成化疗;抗炎灵与争光霉素、环磷酰胺联用治疗食道癌也能提高疗效。

2.减轻化疗不良反应经验良方的选择

化学抗癌药在杀死癌细胞的同时,对正常细

胞也造成损害,产生各种不良反应,尤其是骨髓抑制和免疫功能下降,有的甚至因不良反应严重而不得不中途停止化疗而影响治疗。再者,恶性肿瘤患者本身身体虚弱,有严重贫血或肝肾功能不全等,对化疗耐受性差,加上恐惧、消极、烦躁等不良情绪,都会影响化疗的正常进行。选择具有扶正调理、改善体质,如健脾和胃、益气固本、滋补肝肾、补精益髓等作用的验方,使脏腑气血阴阳得以调整,并消除不良情绪,确保全程化疗的完成。

中国中医研究院广安门医院研制的健脾益肾冲剂用于晚期胃癌术后,化疗前一周至化疗完成后一周,每日服 2 包(每包 30 克),可明显减轻化疗对机体的不良反应,提高机体对化疗药物的耐受能力,化疗疗程完成率为 95%,改善全身状态和消化、造血及部分免疫功能。北京中医医院拟定的升血汤,益气健脾,滋补肝肾,与化疗配用,有明显减轻化疗不良反应的效果。

大量临床和实验研究证明,一些扶正固本的中药方剂,如十全大补汤、补中益气汤、四君子汤等,虽无直接杀伤癌细胞的作用,但能改善机体的病理状态,增强机体抵抗力,调节机体免疫功能,促进 T 细胞/B 细胞的比值,增强淋巴细胞转化率,保护骨髓正常功能,从而减轻化疗不良反应,增强疗效。

3. 化疗后经验良方的选择

(1) 化疗后扶正抗癌经验良方的选择

化疗全程完成后,大部分肿瘤细胞被杀灭,少数残余癌细胞需依靠机体本身的抵抗力以消灭之。由于化疗对正常细胞尤其是免疫活性细胞的损害,机体免疫功能被抑制,抵抗力下降,机体处在"正虚邪实"状态,非但不能消灭残存癌细胞,而且一旦正不胜邪,邪毒亢盛,癌细胞增殖而转移和复发,故应选择具有扶正固本、增强体质、提高免疫功能及解毒抗癌的验方,促进机体恢复,预防复发转移,提高生命质量和远期疗效。

福州市第一医院研制的理胃化结汤,具有扶正和抗癌作用,在手术前后及化疗中应用,临床观察发现,化疗完成后仍坚持长期服药则疗效更佳。

存活 5 年的患者中,有 75%服中药理胃化结汤超过 30 个月。

(2) 针对化疗后不良反应验方的选择

化疗后,由于各种化疗药物的毒性不同,与各器官的亲和力及敏感性不同,使用化学药物的制剂不同,病情程度不同,机体的耐受性不同等,使各器官受累的程度、产生的不良反应都不同,治疗要有针对性,临床要以辨证施治为法则。化疗不良反应大致表现为局部皮炎、肿痛、坏死、静脉炎、静脉条索状改变或永久性闭塞,骨髓抑制如白细胞、血小板下降,消化道反应如恶心呕吐、食欲减退、腹泻、口腔炎、肠炎或溃疡,肝肾功能损害,皮肤色素沉着、角化、脱发,心动过速、早搏、心功能衰竭,肢体运动障碍,免疫功能低下等。

福州市第一医院经多年临床实践,反复实验和筛选,总结出比较实用有效的扶正解毒纠偏方剂益气补血健脾汤,适用于各种化疗引起的不同系统的不良反应,可根据化疗反应损害器官部位的不同病证,哮病加减吉林集安制药厂生产的人参注射液或人参片用于放、化疗后,使患者一般状态改善,体质增强,减少白细胞下降的有效率为 64.6%;骨髓抑制、免疫抑制等可用针对性验方如升血宁、升白冲剂、升血调元汤等。

以中医中药治疗为主的经验良方的选择

一些中晚期恶性肿瘤,由于发现较晚,失去手术、放疗、化疗的机会;或病情严重,体质虚弱,严重贫血,恶病质等,不能耐受手术、放疗、化疗者;或惧怕手术、放疗、化疗者;一些如浅表部位的恶性肿瘤,中医中药具有特殊疗效者,均可选用中医验方以控制肿瘤生长,减轻患者痛苦,提高生命质量,延长生存期。这类验方大都是从古医籍、民间中发掘,通过临床实践验证而研制出来的,临床上均须根据中医理论辨证选用。

1. 扶正为主经验良方的选择

《黄帝内经》云:"正气存内,邪不可干,避其毒气""邪之所凑,其气必虚"。《医宗必读》亦云:"积之成也,正气不足而邪气踞之。"恶性肿瘤的形成,与人体气血阴阳不和,脏腑功能失调,正气虚弱,七情刺激有关,导致外邪乘虚而入,使气滞、血瘀、湿聚、痰凝、热毒,最后导致肿瘤的发生;而且中晚期恶性肿瘤,病程已久,正气大伤,以致出现恶性贫血、恶病质、极度衰竭等,与现代医学研究认为恶性肿瘤患者的免疫功能较正常人低下的结果相符。另外,肿瘤能否在体内扩散和发展,取决于邪正相搏,孰胜孰负,邪气胜则实,正气夺则虚。选用扶正为主的验方,即治本之道,包括益气养血、养阴生津、滋补肝肾、温肾助阳、健脾益气等法,用四君子汤、六味地黄丸、生脉饮、十全大补汤、参芪注射液等。研究表明,一些扶正培本药具有提高机体的细胞免疫功能,保护骨髓造血功能,增强机体自身的防御抗癌能力,从而达到抗癌抑癌、延长生命的作用。因此,针对部分中晚期恶性肿瘤患者,身体虚弱,不能耐受或接受西医治疗手段,则拟用扶正药为主的验方。

龙华医院等发现临床上恶性肿瘤患者常有一些共同的症状,如疲乏无力、面色少华、脘腹不舒、隐隐作痛、腹胀、便溏或泄泻,辨证为脾虚。因此,健脾益气法用于恶性肿瘤的治疗是有可靠理论根据和临床实效的。四君子汤常为首选之方,实验发现四君子汤对胃癌细胞有一定的杀伤作用。

肿瘤的形成、复发和转移都与人的正气盛衰有关,而正气的盛衰与脾肾两脏关系密切。肾为先天之本,贮藏人体之精华;脾为后天之本,主气血之生化。先天不足,后天失养,则正气亏虚,不能抵御外邪,选择应用健脾益肾、益气养血等法。中国医学科学研究院肿瘤研究所用扶正中药黄芪、女贞子水提剂,能增强患者低下的 T 淋巴细胞功能;用补肾补气血方治中晚期癌肿患者,其巨噬细胞吞噬率、淋巴细胞转化率均有提高。

2. 抗癌抑癌经验良方的选择

一些中医药的抗癌作用已被世人所公认,如喜树果对胃癌、冬凌草对食管贲门癌、莪术对宫颈癌、天花粉对葡萄胎、农吉利对皮肤癌等,均有疗效显著、不良反应少、针对性强等特点,临床上被广泛应用于肿瘤的治疗。其他如蟾酥、斑蝥、鸦胆子、长春花、山豆根等,也都有较明显的抗癌作用。抗癌药物的功效各不相同,其组成的验方也各不同,有清热解毒、活血化瘀、软坚散结、化痰除湿、以毒攻毒、扶正固本等。除了应用针对性药物外,须根据疾病的标本虚实、轻重缓急,辨证地应用不同的药物和不同的验方,方能取得满意的疗效。如皮肤癌以局部症状为主,全身症状不甚明显,则以局部抗癌治疗为主。

湖南中医药大学第二附属医院用源自《外科正宗》"三品一条枪"的五虎丹外敷,治疗皮肤癌有效率达 79.1%,实验观察对癌细胞有杀伤作用,可使癌细胞凝固后引起癌组织结痂,致痂皮下瘢痕愈合而达抗癌目的。江西妇幼保健院等用五虎丹治疗早期宫颈癌,205 例中有 190 例达到临床治愈。拮抗丸对中晚期失去手术指征或不能进行放化疗或放化疗无效,或不愿手术、放化疗者,有改善症状、缩小包块、减轻疼痛、延长生命等作用。还有平消片、天仙丸、锦棉片、莲花片、梅花点舌丹、抗白丹、神农丸等,都是以抗癌抑癌为主的抗肿瘤验方。

3. 扶正抗癌经验良方的选择

恶性肿瘤是全身性疾病在局部的表现,往往是本虚而标实,治疗上亦须标本兼顾,扶正与祛邪同用。(1)抗癌验方与扶正验方同用或交替使用。泰安市结核病防治院等单位治疗晚期肺癌,拟抗癌药为主组成的金岩丸合扶正方剂康复汤,结果总有效率 87.5%;李岩治晚期胃癌以扶正方药为主,配以蟾酥制剂和白蛇六味丸,获较好疗效。(2)抗癌祛邪与扶正药合而组成方剂。山西省肿瘤医院合扶正培本、活血化瘀、清热解毒、消肿止痛、软坚散结等方药组成复方白龙汤,用于消化道恶性肿瘤的有效率为 74%;浙江省中医药研究所等根据肺主气,司呼吸,主宣肃,通调水道的理论,认为肺癌往往肺气亏损,阴津不足,拟益气养阴,扶正补虚,佐以抗癌的扶肺煎治疗中晚期肺癌,经 5 年追踪观察,发现有改善免疫功能(服药后 B 淋转、T 淋转、C3 均有明显提高作用,与单纯化疗组对比有显著差异)及改善临床症状的作用,第 2～5 年的生存率明显高于化疗组,有显著差异;湖南省肿瘤医院根据"肺为娇脏,喜燥恶湿",拟养阴清热的肺复方治原发性支气管肺癌78例,瘤体稳定率70%,症状改善、病灶稳定55例,1年以上生存率59%,2年以上生存率19%;解放军总医院用参草扶正抗癌冲剂治疗恶性肿瘤,其生存率与结合手术、放疗、化疗者大致相同,临床症状的缓解或消失的有效率为96%,治疗前后免疫指标及血象均有改善。

4. 恶性肿瘤常见症状的经验良方的选择

恶性肿瘤患者除局部肿块外,还常伴有疼痛、出血、发热、咳嗽、呕吐、腹胀、消瘦、贫血等症状。不同部位的肿瘤还会出现一些特殊症状,如食管贲门癌多见食道梗阻、吞咽困难,喉癌多见声音嘶哑等。应用针对性验方以缓解症状,减轻痛苦,临床应用价值较高。如癌性疼痛,除内治外,常用外治方如消肿止痛膏、癌症镇痛散、蟾酥膏、镇痛消肿膏、宝珍膏、冰片酒等,可用于各种晚期肿瘤引起的疼痛及肿块。上消化道出血用大黄粉,肺癌胸水用二石二贝泻肺汤,肝癌腹水用直肠净化液灌肠,贫血用升血膏、升血调元汤,食道癌梗阻用开管散、开道散、食道通等。

总之,抗肿瘤经验良方在肿瘤治疗中占有重要地位,只要注重辨证、辨病施治,合理应用,即能达到较为满意的临床效果。

各论

脑　肿　瘤

概　述

颅内肿瘤为颅内各种组织的原发性肿瘤和身体其他部位转移到颅内的继发性肿瘤。本病可见于任何年龄，好发年龄在 30～50 岁。颅内肿瘤的发病率占全身各个部位肿瘤的 1.8%，在尸体解剖材料中脑肿瘤占 1.3%～20%。脑肿瘤可起源于颅内脑、脑膜、神经、血管及脑的附件，或者由身体的其他组织转移侵入颅内而发生，在所有脑肿瘤分类中以胶质瘤为多，脑膜瘤、垂体鞘瘤、神经鞘瘤、颅咽管瘤等依次减低。颅内肿瘤发生于大脑半球的机会最多，其后依次为蝶鞍区、小脑（包括小脑蚓部、脑桥、小脑角）、脑室、脑干。[①]

其病因至今尚未完全明确，大多认为与遗传因素、病毒感染、物理因素（辐射、头部外伤）、化学因素及先天发育等多种因素有关。

脑肿瘤临床表现可归纳为颅内压增高与局灶症状两大类。颅内压增高主要表现为头痛、呕吐与视盘水肿"三主征"。头痛以阵发性头痛渐进性加重为特点，后期可表现为持续性头痛，主要以夜间及清晨发作，部位多见于额部、枕后及双颞。呕吐常呈喷射性，多在头痛剧烈时出现。严重者不能进食，食后即吐。患者常可因持续呕吐而出现失水。幕下肿瘤出现呕吐要比幕上肿瘤早且频繁。儿童患者呕吐也较成年患者常见。视盘水肿是颅内压增高的重要体征，早期可无明显症状，持续存在可引起视神经继发性萎缩，表现为视盘逐渐变得苍白，视力开始减退，视野向心性缩小。除了以上"三主征"外，颅内压增高还可出现复视、智力减退、情绪淡漠、大小便失禁、意识障碍及库欣（Cushing）反应。局灶症状因肿瘤部位不同而各异，额叶损害的症状主要为随意运动、语言表达及精神活动三方面；顶叶肿瘤主要引起中枢性感觉障碍，主侧可出现格斯特曼综合征（Gerstmann syndrome，GSS），非主侧出现躯体和空间辨别障碍；颞叶肿瘤症状多样，可产生颞叶癫痫、视幻觉、视野缺损，主侧半球可出现感觉性失语；枕叶肿瘤主要表现为视觉障碍；基底节肿瘤主要表现为运动减少、表情僵硬、眼睑退缩、肢体强直与共济失调；间脑肿瘤可出现记忆力减退、反应迟钝、痴呆和嗜睡，累及内囊可引起偏瘫、偏盲、偏身感觉障碍的"三偏"综合征；胼胝体肿瘤可出现进行性痴呆、失用症、人格改变；松果体肿瘤可出现四叠体上丘综合征、动眼神经核麻痹、阿-罗瞳孔等症状；脑干肿瘤表现为交叉性麻痹，桥脑肿瘤可出现自发性水肿或垂直性眼震；小脑半球肿瘤表现为患侧肢体协调动作障碍、躯干性共济失调；桥小脑角区肿瘤表现为眩晕、听力下降及眼球震颤；鞍区肿瘤典型表现为内分泌失调伴视野改变；脑室肿瘤常以颅内压增高为主要表现。[②]

脑肿瘤诊断应包括定位与定性两部分。患者的临床症状与体征是定位诊断的主要依据，病史、病程特点是肿瘤定性诊断重要依据，最终结合特殊检查结果来明确神经系统肿瘤的性质及所在部位。常见的检查方法有：头颅 CT、头颅 MRI[③]、

① 杨学军. 解读《世界卫生组织中枢神经系统肿瘤分类（2016 年）》[J]. 中国神经精神疾病杂志，2016，42（6）：321-329.
② 汤钊猷. 现代肿瘤学[M]. 第三版. 上海：复旦大学出版社，2011：845-887.
③ 崔静. 中枢神经细胞瘤的 MR 影像特征分析[J]. 放射学实践，2012，27（1）：6-30.

放射性核素脑扫描（PET）[1]、超声[2]、脑脊液检查脱落细胞、肿瘤标志物检查[3]及肿瘤组织病理检查[4]。

脑肿瘤按组织起源可分七大类：神经上皮组织起源的肿瘤；颅神经及脊柱旁神经的肿瘤；脑膜肿瘤；淋巴造血系统肿瘤；生殖细胞肿瘤；鞍区肿瘤；转移性肿瘤。临床工作中，脑肿瘤的病理组织学界限常不清楚，如某些分化很好的肿瘤可没有包膜；许多浸润肿瘤可以生长缓慢近似良性表现；原发性肿瘤常单个生长，而转移性肿瘤常为多发，可同时或先后向多处生长，形成彼此不相联系的独立病灶。脑肿瘤的分类由于各种肿瘤的组织发生与病理特征不同，其良性与恶性特性也不一样。神经上皮组织起源的肿瘤，如神经胶质瘤中的多形性胶质瘤生长快，恶性程度高，预后极差，病程仅有数月；转移瘤属晚期，预后更差；而鞍区肿瘤、脑膜肿瘤、生殖细胞瘤因组织来源特性，多表现为侵袭性低，生长较缓慢，预后一般较好。目前反映肿瘤组织恶性程度的主要分级方法为 St. Ann - Mayo 改良法：Ⅰ级，增值指数很低，单纯手术可治愈；Ⅱ级，有一定侵袭性，增值指数不高，但常复发；Ⅲ级，出现间变特征及显著的核分裂相，生存期 2～3 年；Ⅳ级，出现血管生成、坏死，生存期明显缩短。[5]

脑肿瘤临床需与脑脓肿、原发性癫痫、婴儿脑积水、脑血管病、慢性硬膜下血肿、神经系统炎症、脑蛛网膜炎、球后视神经炎、脑寄生虫病、良性颅内压增高等疾病相鉴别。

在治疗上，早期的恶性脑肿瘤可以选择手术治疗，并配合放疗、化疗以及基因治疗。对于出现意识障碍、脑疝症状的病例，手术应作为紧急措施。对于颅内深部或者重要神经结构的肿瘤，可采用肿瘤部分切除加减压术，以达到缓解颅内压，并为放疗、化疗等其他措施创造条件为目的。脑肿瘤的活检也是手术治疗的重要组成部分，可明确诊断。颅脑手术破坏颅骨、脑膜、血脑屏障及颅内神经系统完整结构，可能出现癫痫、偏瘫、失语等手术后并发症，临床需专科医生掌握手术适应证。

放疗对于脑肿瘤是重要的补充，目前包括常规放疗、立体定向放射外科治疗[6]及放射性核素内放疗。常规放疗常用直线加速器及 60Co 治疗机，立体定向放射外科治疗目前主要以伽马刀为代表，适用于直径小于 3 厘米的颅内肿瘤；X 刀是另一种立体定向放疗，效果均较肯定。放射性核素内放射适用于囊性颅咽管瘤、侵袭性垂体瘤等颅内肿瘤，常用的放射性核素为 32P、198Au 和 90Y 等。在所有神经系统肿瘤中，生殖细胞瘤、髓母细胞瘤、少枝胶质瘤、高级别的星形细胞瘤、间变型室管膜瘤、室管膜母细胞瘤、转移性肿瘤、淋巴瘤、恶性脑膜瘤、颅咽管瘤、脊索瘤及脉络丛癌等中枢神经系统肿瘤对射线敏感，术后放疗较单纯手术治疗可明显延长患者生存期。对于易在蛛网膜下隙播散的肿瘤，需行全脑—脊髓照射。放疗引起的放射性损伤与放射剂量呈正相关，在设计治疗方案时，需权衡利弊，对重要结构做到适当保护。[7]

化疗是脑肿瘤手术治疗的必要补充，必须建立在对脑肿瘤手术切除的基础上，常用的化疗方案有：[8]

1. 单一药物化疗

（1）卡莫司汀。

（2）洛莫司汀。

（3）司莫司汀。

（4）替尼泊苷。

（5）丙卡巴肼。

① 刘斯平. 中枢神经细胞瘤的影像学分析[J]. 中国临床医学影像杂志,2010,21(5)：343－345.
② 何文. 超声造影在脑肿瘤术中的应用[J]. 中华超声影像学杂志,2006(10)：755－757.
③ 路俊锋. 脑胶质瘤肿瘤标志物的研究进展[J]. 中国神经肿瘤杂志,2009,7(3)：210－214.
④ 刘斯平. 中枢神经细胞瘤的影像学分析[J]. 中国临床医学影像杂志,2010,21(5)：343－345.
⑤ 苏昌亮,朱文珍. 2016 年 WHO 中枢神经系统肿瘤分类总结[J]. 放射学实践,2016,31(7)：570－579.
⑥ 马玉超. 垂体瘤的立体定向放射治疗进展[J]. 中国神经肿瘤杂志,2013,11(4)：242－247.
⑦ 许昌韶. 中枢神经系统肿瘤的放射治疗（综述）[J]. 国外医学（肿瘤学分册）,1980(4)：166－170.
⑧ 王希胜. 肿瘤病中医特色诊疗全书[M]. 北京：化学工业出版社. 2011.

2. 联合用药

（1）标准 PCV 方案　洛莫司汀＋丙卡巴肼＋长春新碱。

（2）VC 方案　替尼泊苷＋洛莫司汀或司莫司汀。

近年来，随着对肿瘤分子机制研究不断深入，越来越多的肿瘤基因治疗策略出现。转入药物敏感基因，又称为自杀基因治疗，如 HSV-TK 基因、CD 基因；增强肿瘤免疫源性，如引入 B7 分子；增强免疫细胞的抗癌活性，如插入细胞因子 IL-2、IL-4、INF-γ 的基因等；阻止癌基因的表达，如反义寡核苷酸技术的运用；导入野生型抑癌基因，如转染野生型 P53 基因；保护骨髓干细胞免受化疗毒性，如将骨髓干细胞导入多耐药基因 MDR-1；肿瘤分子靶向治疗。分子靶向治疗是建立在对基因、受体认识的基础上逐渐发展起来的新的治疗方案，具有治疗性强、疗效显著、基本不损伤正常组织的优点。①

光动力学治疗（Photodynamic therapy，PDT）是采用醋酸及硫酸处理过的血卟啉衍生物（HPD）不仅可通过血脑屏障，而且很容易进入瘤细胞内，其积贮量较正常组织细胞大 5～20 倍，时间可长达 48 小时。在此时间内如用红色光谱（一般选用氩激光）照射瘤床，则含有光敏物质的瘤细胞因发生光物理反应而被杀死。但光动力学治疗在临床试用以后，尚难以肯定它的疗效，有待继续研究试用。②

热能治疗也作为肿瘤治疗的一种重要辅助手段，增高机体热能可增强胶质瘤对放射线的敏感性；增强化疗药物对胶质瘤的杀伤作用。系统加温的方法有熔蜡浸泡、电热毯、热水浴等，治疗过程可能引起较为严重的脑水肿，治疗过程注意监测颅内压。

脑肿瘤预后与肿瘤的临床病理分期、组织类型、患者年龄体质、肿瘤发病部位以及治疗措施有关，其中以临床分期、组织类型和治疗措施对预后的影响最大。如恶性脑转移瘤因病理分期因素而总体预后较差，综合治疗后平均生存期一般在 1～2 个月。颅脑胶质瘤因组织类型因素而总体预后较差，经手术及综合治疗后，5 年生存期在 20%～80%，其中某些恶性程度高的亚型预后极差，如胶质母细胞瘤 2 年生存率不足 30%，仅小于 5% 的患者生存期超过 5 年。而颅内良性肿瘤，如脑膜瘤、听神经瘤、垂体肿瘤等在经手术综合治疗后，预后一般较好。因此，对于脑肿瘤患者的治疗，要重点关注早期诊断，明确组织分型，制定综合治疗方案。③

中医学对脑肿瘤的记载分布于"真头痛""头风""厥逆""头风""痫证""内风"等范畴。中医学对脑肿瘤的认识早在《素问·至真要大论》中就有"头项内顶脑户中痛，目如脱"的描述；《灵枢·厥病》篇记载："真头痛，头痛甚，脑尽痛，手足寒至节，死不治"；《中藏经》载："头目久痛，卒视不明者，死"。

在病因病机上，明代申斗垣在《外科启玄·论癌发》中云："癌发四十岁以上，血亏气衰，厚味过多所生。"指出气血亏虚为肿瘤发病根本。《医宗必读》曰："积之成者，正气不足，而后邪气踞之。"可见乃正虚邪实之候，究其正虚之因，一是脾肾阳虚，盖脑为髓之海，肾生通脑，肾虚海空虚而贼邪乘虚而入，而脾主运化，脾虚湿聚生痰，而致痰凝血瘀入颅占位，而成脑瘤；二是肝肾阴虚，致使阴虚阳亢，化火生风，而居上位。故脑瘤者，正气内虚，脏腑失调，痰瘀交阻或气血郁结者皆有之。朱丹溪谓："凡人身上中下有块者多是痰"，且"痰之为物，随气升降，无处不到"，是指宿痰凝聚于颅内所致。《证治要诀》记载："诸痛，乃是痰为气所激而上，气又为痰所隔而滞，痰与气相搏，不能流通"，是为气滞痰凝之病机，气滞则有血瘀之变。总之，气血亏虚，脏腑功能失调，风火痰瘀毒互结，痹阻脑络，是形成肿瘤的主要病因。本病病位在脑府，而髓海脉络受阻，日久化热动风，毒邪结聚，

① 刘瑜. 脑肿瘤靶向递药策略及其研究进展[J]. 药学进展，2016，40（4）：270-275.
② 王希胜. 肿瘤病中医特色诊疗全书[M]. 北京：化学工业出版社. 2011：44.
③ 于福华. 中枢神经系统肿瘤的临床诊断与治疗进展[J]. 中华临床医师杂志（电子版），2013，7（14）：6231-6235.

日渐损伤阴津而致肝肾不足,耗津脱营,相互作用正气益伤。故临床常见头痛、眩晕、恶心、呕吐、视鼓、抽搐、肢体偏瘫、感觉或运动异常、精神及意识障碍,甚至昏迷等。[1][2]

在肿瘤治疗上,提倡用整体观念的思想来认识肿瘤,《素问·至真要大论》谓:"谨守病机,各司其属,有者求之,无者求之;盛者责之,虚者责之,必先五胜,疏其气血,令其条达,而至和平";也要依据肿瘤的所属性质、症状特征,采用辨证论治的方法来治疗肿瘤,"寒者热之""热者寒之""温者清之,清者温之,坚者软之,脆者坚之",实属临床治疗肿瘤颇有指导意义的治疗原则。假如舍整体而只以一些病状,专一用攻癌消瘤,或舍症状而只以整体,纯施扶正补元的方法,都不能得到满意的效果。因此,坚持整体观、辨证施治为原则,针对脑肿瘤的病因病机,施以理气健脾、滋补肝肾,调节脏腑升清降浊之功能,并用理气化痰、活血化瘀、软坚散结,从而使瘤体逐渐缩小、钙化或消失,才能达到治疗肿瘤的目的。[3]

辨 证 施 治

1. 痰湿内阻型　症见头痛头晕,头痛如裹,肢体麻木,半身不遂,舌强呕吐,语言謇涩,视物模糊,痰多胸闷,肢体困倦,纳呆食少,舌淡胖,苔腻或薄腻,脉细弦或弦滑。治宜燥湿化痰、消肿软坚。

(1) 杨炳奎经验方1　夏枯草30克、昆布30克、海藻30克、象贝12克、南星10克、半夏10克、淡竹茹10克、陈皮10克、茯苓30克、石菖蒲15克、天龙4条、红花10克。随症加减:头痛明显者,加蜈蚣1条、全蝎3克,研末冲服。〔见28页7.杨炳奎分5型(1)〕

(2) 周昌安经验方1　昆布25克、海藻25克、茯苓25克、陈皮25克、法半夏15克、白芥子15克、制南星12克、天葵子12克、皂角刺10克、桃仁10克、红花10克、赤芍15克、炮甲片12克、

夏枯草15克、全蝎7克、僵蚕7克。〔见29页9.周昌安分4型(2)〕

(3) 温胆汤加减　半夏、陈皮、茯苓、炙甘草、竹茹、枳实。或导痰汤加减:胆南星、枳实、半夏、陈皮、茯苓、炙甘草。或指迷茯苓丸加减:风化朴硝、枳壳、茯苓、半夏。〔见29页11.钱伯文分5型(1)〕

(4) 李文海经验方1　海藻10克、昆布10克、土鳖虫10克、甲片10克、水蛭10克、金银花15克、连翘15克、桃仁10克、红花12克、蒲公英15克、紫花地丁15克。随症加减:痰浊壅盛,可加青礞石、半夏、天竺黄、瓜蒌、竹茹。〔见29页12.李文海分3型(1)〕

(5) 郭文灿经验方1　土茯苓30克、生石膏30克、钩藤15克、野菊花15克、佩兰15克、茯苓12克、瓦楞子12克、川厚朴10克、白豆蔻10克、枳实10克。〔见29页13.郭文灿分4型(1)〕

2. 肝胆实热型　症见头痛剧烈,听力减退,面红目赤,视物模糊,胸中烦热,渴喜冷饮,尿赤便秘,口苦咽干,舌红苔黄,脉弦数或滑数。

(1) 龙胆泻肝汤加减　龙胆草、栀子、黄芩、柴胡、生地黄、车前子、泽泻、木通、甘草、当归加减。〔见29页11.钱伯文分5型(2)〕

(2) 李文海经验方2　海藻10克、昆布10克、土鳖虫10克、甲片10克、水蛭10克、金银花15克、连翘15克、桃仁10克、红花12克、蒲公英15克、紫花地丁15克。随症加减:肝经热盛,加柴胡、龙胆草、栀子、牡丹皮、薄荷。〔见29页12.李文海分3型(3)〕

3. 肝风内动型　症见眩晕耳鸣,头痛目胀,烦躁易怒,肢体麻木,伴抽搐震颤,语言不利,口苦,舌红,苔薄黄,脉弦数。

(1) 镇肝熄风汤　怀牛膝、龙骨、白芍、天冬、麦芽、代赭石、牡蛎、玄参、川楝子、茵陈、甘草、龟甲。或羚羊钩藤汤:羚羊角、桑叶、川贝母、鲜生地黄、钩藤、菊花、白芍、生甘草、鲜竹茹、茯神。或

① 赵智强.恶性肿瘤中医辨治与案例[M].北京:中国中医药出版社,2015.
② 许玲,孙建立.中医肿瘤学概论[M].上海:上海交通大学出版社,2017.
③ 陈锐深.现代中医肿瘤学[M].北京:人民卫生出版社,2003.

天麻钩藤饮：天麻、钩藤、生石决明、川牛膝、桑寄生、杜仲、栀子、黄芩、益母草、茯神、夜交藤。〔见29页11.钱伯文分5型(5)〕

(2)郭文灿经验方2　土茯苓30克、生石膏30克、石决明24克、怀牛膝20克、天麻15克、钩藤15克、菊花15克、夏枯草15克、全蝎10克、僵蚕10克、地龙10克。随症加减：肢体麻木，震颤抽搐，加蜈蚣、磁石、代赭石镇肝熄风、通络止痉；头痛目胀，视物昏花，加代赭石、滑石、川贝母、茺蔚子平肝明目、化痰降逆；烦热口渴者，加黄芩、知母、天花粉滋阴清热除烦。〔见30页13.郭文灿分4型(4)〕

4.气滞血瘀型　症见头痛如刺，固定不移，情志变化，面色晦暗，口干气短，视物模糊，口唇青紫，舌质紫黯，边有瘀斑，脉细涩或弦紧。

(1)杨炳奎经验方2　三棱30克、莪术30克、川芎15克、赤芍30克、水红花子30克、白花蛇舌草30克、茯苓30克、生熟薏苡仁各30克、天龙4条、全蝎5克、水蛭5克。〔见28页7.杨炳奎分5型(2)〕

(2)通窍活血汤合补阳还五汤加减　重用桃仁、莪术、赤芍、川芎、泽兰、延胡索、全蝎、蜈蚣等活血化瘀之品。〔见28页8.李佩文5型(3)〕

(3)补阳还五汤加减　黄芪30克、当归30克、红花15克、桃仁15克、赤芍15克、地龙12克、三棱12克、莪术12克、皂角刺15克、天葵子15克、半枝莲20克、夏枯草20克、胆南星12克、法半夏15克。〔见29页9.周昌安分4型(3)〕

(4)刘嘉湘经验方1　生黄芪30克、当归9克、川芎9克、赤芍12克、白芍12克、地龙30克、瓜蒌皮15克、王不留行15克、夏枯草15克、海藻15克、生牡蛎30克、生南星30克、蛇六谷30克、露蜂房12克。〔见29页10.刘嘉湘分3型(1)〕

(5)血府逐瘀汤　当归、生地黄、桃仁、红花、枳壳、赤芍、柴胡、甘草、桔梗、川芎、牛膝。或补阳还五汤：当归尾、川芎、黄芪、桃仁、地龙、赤芍、红花加减。〔见29页11.钱伯文分5型(4)〕

(6)郭文灿经验方3　土茯苓30克、生石膏20克、怀牛膝20克、丹参15克、焦山楂15克、郁金15克、磁石15克、菊花15克、钩藤15克、赤茯苓12克、桃仁10克、红花10克、琥珀1.5克、三七末(冲服)1.5克。〔见29页13.郭文灿分4型(2)〕

5.肝肾阴虚型　症见头晕头昏，健忘，耳鸣，心悸失眠，盗汗、腰膝酸软，两目干涩，视物不清，肢体麻木，大便干涩，小便短赤，烦躁易怒，舌红苔少，脉细而弦。

(1)杨炳奎经验方3　枸杞子10克、菊花10克、熟地黄12克、山茱萸10克、山药12克、牡丹皮10克、茯苓15克、泽泻10克、川芎15克、甲片15克、莪术30克。随症加减：头痛甚者，加全蝎5克；视物不清或复视者，另吞石斛夜光丸2克，每天3次；大便干结者，加大黄6克。〔见28页7.杨炳奎分5型(4)〕

(2)左归丸合一贯煎加减　熟地黄、山茱萸、川牛膝、知母、沙参、枸杞子、墨旱莲、女贞子。〔见28页8.李佩文分5型(5)〕

(3)刘嘉湘经验方2　生地黄30克、熟地黄24克、女贞子15克、枸杞子15克、生南星30克、蛇六谷30克、天葵子30克、露蜂房12克、夏枯草12克、海藻12克、生牡蛎30克、赤芍12克、牡丹皮6克、白蒺藜15克。〔见29页10.刘嘉湘分3型(2)〕

(4)杞菊地黄丸加减　枸杞子、菊花、熟地黄、怀山药、山茱萸、牡丹皮、茯苓、泽泻。或一贯煎，药用：沙参、麦冬、当归、生地黄、枸杞子、川楝子加减。〔见29页11.钱伯文分5型(3)〕

6.气阴两虚型　多见于手术后或放化疗之后，症见头晕头重，神疲乏力，失眠多梦，心慌心悸，心悸盗汗，面色白光，眩晕耳鸣，四肢无力，恶心呕吐等，舌质淡苔白，脉细弱。

(1)杨炳奎经验方4　炒党参15克、黄芪15克、白术12克、茯苓12克、甘草3克、山药15克、沙参24克、麦冬12克、生地黄12克、玉竹10克、麦芽30克、神曲12克。随症加减：神疲倦怠、口干引饮甚者，以人参、枫斗煎汤代茶；自汗、盗汗，加糯稻根30克、煅龙骨30克、煅牡蛎30克；纳呆者，加砂仁3克、佛手10克；大便干者，加玄参10克、火麻仁30克，以润肠通便。〔见28页7.杨炳

奎分 5 型(5)〕

（2）周昌安经验方 2　太子参 25 克、黄芪 25 克、知母 15 克、麦冬 15 克、生地黄 15 克、玄参 12 克、浙贝母 10 克、炮甲片 16 克、白花蛇舌草 15 克。〔见 28 页 9. 周昌安分 4 型(1)〕

7. 杨炳奎分 5 型

（1）痰湿内阻型　症见头痛昏蒙，恶心呕吐痰涎，或伴有喉中痰鸣，身重肢倦，纳呆食少，舌淡胖，苔白腻，舌底脉络未见明显色紫或增粗，脉滑或弦滑。治宜软坚散结、涤痰利湿。〔方药见 26 页辨证施治 1.(1)〕

（2）气滞血瘀型　症见头痛剧烈呈持续性或阵发性加剧，痛有定处，固定不移，面色晦暗，肢体偏瘫，大便干，舌质紫黯或有瘀点、瘀斑，舌底脉络色紫增粗或迂曲，苔薄白，脉细涩而沉。治宜活血消肿、祛瘀化积。〔方药见 27 页辨证施治 4.(1)〕

（3）火炽毒盛型　症见头痛头胀，如锥如刺，烦躁易怒，呕吐频作，或呈喷射状，面红耳赤，口苦尿黄，大便干结，舌红，苔黄或白而干，脉弦数。治宜泻火解毒、散结利水。方用龙胆泻肝汤加减：龙胆草 9 克、黄芩 9 克、栀子 9 克、炒柴胡 5 克、生地黄 12 克、泽泻 15 克、车前子 30 克、生大黄 9 克、白花蛇舌草 30 克、半边莲 30 克、莪术 30 克、炒川芎 15 克、天龙 4 条、薏苡仁 30 克、生甘草 6 克。随症加减：呕吐甚者，加旋覆花 10 克、代赭石 30 克、姜黄连 2 克，另吞服羚羊角粉 3 克，每天 3 次。

（4）肝肾阴虚型　症见头痛隐隐，时作时止，耳鸣眩晕，视物不清，肢体麻木，大便偏干，小便短赤，舌质红，少苔，脉细数或虚细。治宜滋补肝肾、祛风通窍。〔方药见 27 页辨证施治 5.(1)〕

（5）气阴两虚型　多见于手术后或放、化疗后，症见体息乏力，短气自汗，口干舌燥，饮食减少，大便干结，或有盗汗，面色不华，舌淡苔薄，或舌红苔剥，脉细弱或虚数。治宜益气养阴、健脾和

胃。〔方药见 27 页辨证施治 6.(1)〕[1]

8. 李佩文分 5 型

（1）痰热上扰型　症见神志昏蒙，头晕头重，喉中痰鸣，痰多色黄，恶心呕吐，舌强失语等，舌红苔黄厚腻，脉滑。治宜清热化痰开窍。方用温胆汤合涤痰汤加减：胆南星、海浮石、青礞石、白附子、半夏、海藻、牡蛎、石菖蒲等化痰软坚散结药物。

（2）肝阳上亢型　症见面赤头晕，头痛剧烈，烦闷躁扰，恶心呕吐，口干口苦，肢体抽搐，行走不稳，尿赤便秘等，舌红苔黄或黄腻，脉弦或滑。治宜平肝潜阳息风。方用天麻钩藤饮合镇肝熄风汤加减：重用天麻、石决明、钩藤、沙苑子、龙骨、牡蛎、菊花等平肝潜阳药物。其中天麻尤为有效，李佩文多次提到天麻临床用量宜大，建议用 15～20 克。

（3）气滞血瘀型　症见头痛如裂，口角歪斜，舌强不能语，四肢运动不利或肢体不遂，舌淡紫有瘀斑，苔白，脉涩。治宜活血化瘀通窍。〔方药见 27 页辨证施治 4.(2)〕

（4）气血双亏型　症见神疲乏力，面色㿠白，头晕头重，眩晕耳鸣，四肢无力，恶心呕吐等，舌质淡苔白，脉细弱。治宜益气补血。方用八珍汤加减：生黄芪、太子参、茯苓、白术、当归、生地黄、川芎、白芍等益气养血之药外，还应加用黄精、桑椹、益智仁、龟甲、鹿角胶等益肾填精、血肉有情之品。

（5）肝肾阴亏型　症见头晕目眩，健忘，耳鸣，心悸失眠，盗汗，腰膝酸软，舌红，少苔，脉细。治宜补肾填精、清肝养阴。〔方药见 27 页辨证施治 5.(2)〕[2]

9. 周昌安分 4 型

（1）气阴两虚型　症见头痛头晕，神疲乏力，失眠多梦，心悸自汗，形体消瘦，食纳欠佳，舌红苔薄或苔少而干，脉细数。治宜益气养阴、解毒散结。〔方药见 28 页辨证施治 6.(2)〕

① 叶炯，等. 杨炳奎辨证施治脑胶质瘤术后复发 61 例小结[J]. 临床合理用药杂志，2015,8(25)：55 - 56.
② 李园. 李佩文中医药治疗脑瘤临证经验[J]. 北京中医药，2011,30(3)：183 - 185.

（2）痰湿内阻型　症见头痛,胸脘满闷,恶心呕吐,食少倦怠,舌淡胖边有齿痕苔白或白腻,脉弦滑。治宜健脾化痰、祛瘀散结。〔方药见 26 页辨证施治 1.(2)〕

（3）气滞血瘀型　症见头胀痛或痛如针刺,面色萎黄,唇色紫暗,舌有瘀斑苔薄,脉弦数。治宜行气活血、化痰散结。〔方药见 27 页辨证施治 4.(3)〕

（4）肾阳亏虚型　症见头痛畏寒,精神不振,腰膝酸软,食少便溏,舌淡苔白,脉沉细无力,或兼阳痿、少腹冷痛等。治宜温肾壮阳、化痰软坚散结。方用二仙汤或昆藻二陈汤加减:仙茅 15 克、淫羊藿 15 克、熟地黄 20 克、枸杞子 20 克、巴戟天 12 克、天葵子 12 克、郁金 15 克、石菖蒲 15 克、皂角刺 12 克、炮甲片 10 克、胆南星 7 克、法半夏 7 克、茯苓 15 克、昆布 15 克、海藻 15 克。[1]

10. 刘嘉湘分 3 型

（1）气滞血瘀型　治宜益气活血通络、化痰散结。〔方药见 27 页辨证施治 4.(4)〕

（2）肝肾阴虚型　治宜补益肝肾、软坚散结。〔方药见 27 页辨证施治 5.(3)〕

（3）脾肾阳虚型　症见神疲乏力、形体肥胖、头胀、耳鸣、腰酸、舌体胖、脉沉细为主症之脾肾阳虚、痰毒内结的肿瘤患者。治宜温补脾肾、化痰消肿。方用刘嘉湘经验方 3:党参 12 克、白术 9 克、干姜 6 克、姜半夏 15 克、生南星 12 克、制附子 6 克、白芍 9 克、蛇六谷 30 克、天葵子 30 克、王不留行 9 克、炙甘草 6 克。随症加减:若抽搐,加炙蜈蚣 2 条、蝉蜕 3 克;若头痛明显,加白芷 9 克、蔓荆子 9 克。[2]

11. 钱伯文分 5 型

（1）痰湿内阻型　症见头痛头晕,肢体麻木,半身不遂,舌强呕吐,语言謇涩,视物模糊,痰多胸闷,苔腻或薄腻,脉细弦或弦滑。治宜燥湿化痰、消肿软坚。〔方药见 26 页辨证施治 1.(3)〕

（2）肝胆实热型　症见头痛剧烈,面红目赤,口苦咽干,急躁易怒,舌红苔黄,脉弦。治宜清肝泻火。〔方药见 26 页辨证施治 2.(1)〕

（3）肝肾阴虚型　症见头晕头昏,两目干涩,烦躁易怒,舌红苔少,脉细而弦。治宜滋补肝肾。〔方药见 27 页辨证施治 5.(4)〕

（4）气滞血瘀型　症见头痛头胀,面色晦暗,口干气短,视物模糊,口唇青紫,舌质紫黯,边有瘀斑,脉细涩。治宜活血化瘀。〔方药见 27 页辨证施治 4.(5)〕

（5）肝风内动型　症见抽搐震颤,语言謇涩,半身不遂,肢体麻木,视物模糊,舌体歪斜,舌薄质红,脉弦或细数。治宜镇肝熄风。〔方药见 26 页辨证施治 3.(1)〕[3]

12. 李文海分 3 型

（1）痰浊型　症见头痛头晕,肢体麻木,半身不遂,呕吐痰涎,神昏癫狂,舌紫红,苔滑腻,脉弦滑。〔方药见 26 页辨证施治 1.(4)〕

（2）肾阴虚型　症见头痛头晕,听力减退,口渴多饮,视力模糊,咽干或两眼干涩,失明,舌红苔少,脉沉细数。方用消瘤汤为主方加山茱萸、知母、黄柏、肉苁蓉、熟地黄。消瘤汤:海藻 10 克、昆布 10 克、土鳖虫 10 克、甲片 10 克、水蛭 10 克、金银花 15 克、连翘 15 克、桃仁 10 克、红花 12 克、蒲公英 15 克、紫花地丁 15 克。

（3）肝胆实热型　症见头痛头晕,烦躁易怒,咽干口苦,不思饮食,小便短赤,大便干结,舌红或舌尖红,苔黄,脉弦或弦数。〔方药见 26 页辨证施治 2.(2)〕[4]

13. 郭文灿分 4 型

（1）痰湿内阻型　症见头痛如裹,眩晕呕恶,胸脘痞闷,舌苔厚腻,脉弦滑。治宜祛痰除湿、利脑开窍。〔方药见 26 页辨证施治 1.(5)〕

（2）气滞血瘀型　症见头痛如刺,固定不移,头晕眼花,胸胁胀满,嗳气呕恶,病情多随情志变化加重,夜间痛甚,妇女常伴闭经,脱发,舌质黯

① 乔玉山. 周昌安辨治脑肿瘤经验总结[J]. 实用中医药杂志,2011,27(5):321.
② 刘苓霜. 刘嘉湘治疗脑肿瘤经验[J]. 中医杂志,2006,47(8):578.
③ 钱心兰. 钱伯文诊治脑瘤的临证思路与经验[J]. 上海中医药杂志,1999,1:13-14.
④ 李文海,等. 消瘤汤加减治疗脑胶质瘤 33 例[J]. 山东中医药大学学报,1998,22(4):283-285.

红,斑点,脉沉涩或弦紧。治宜活血化瘀、理气通络。〔方药见27页辨证施治4.(6)〕

(3) 热毒蕴结型 症见头痛如劈,面红目赤,胸中烦热,渴喜凉饮,便秘溲黄,舌红绛,苔干黄,脉数有力。治宜清热解毒、凉血醒脑。方用郭文灿经验方4:土茯苓30克、白茅根30克、生石膏30克、寒水石20克、生地黄15克、金银花15克、板蓝根15克、黄连10克、僵蚕10克、牡丹皮10克、川贝母6克、犀角(水牛角代)1.5克、羚羊角粉(冲服)1.5克。

(4) 肝风内动型 症见眩晕耳鸣,头痛目胀,烦躁易怒,肢体麻木,伴抽搐震颤,语言不利,口苦,舌红,苔薄黄,脉弦数。治宜平肝熄风、通络清脑。〔方药见27页辨证施治3.(2)〕①

经 验 方

一、一般方(未明确是否与其他治疗合用方)

1. 杨宇飞经验方 熟地黄10克、山茱萸10克、山药10克、泽泻10克、牡丹皮10克、远志6克、石菖蒲10克、蛇六谷15克、山慈菇10克、全蝎6克、天冬10克、麦冬10克、南沙参10克、北沙参10克、西洋参6克、地龙6克、生黄芪30克、茯苓10克、蜈蚣1条、炒僵蚕10克、胆南星6克,中成药配以金龙胶囊。随症加减:发热,加青蒿30克、制鳖甲15克、知母6克、熟军6克;脾虚,原方去蛇六谷、山慈菇、全蝎、僵蚕、西洋参,加党参10克、生白术6克;脾肾不足,痰瘀互结,加川芎10克、赤芍10克、三七粉3克。滋阴补肾,祛痰熄风。以上方加减治疗脑胶质瘤6个月,病情稳定,复查CT显示脑干软化灶。②

2. 波氏抗癌方 钩藤30克、定心藤30克、七叶莲15克、通关散15克、白皮树10克、通血香15克、松尖6克、树萝卜10克、野葡萄根10克、忍冬藤10克、藤甘草10克。随症加减:积水者,加水

冬瓜15克、野芦谷根15克、毛木通6克,服5剂后去掉利水药;月经不调者,加通气香10克、益母草10克;气虚乏力者,加白樟榕30克。诸药纳罐中以冷水600毫升浸泡10分钟,凉后频频饮之,以药汁代水,水煎服1天。30天1个疗程。清解毒邪,理气活血,散结通经。服药2个疗程复查脑部核磁共振。瘤小者服药1～2个疗程见效,瘤大者服用半年左右见效。注意事项:忌食蛋类、狗肉、烧烤等燥热食物;服药期间忌食冰凉之品;一定要坚持服药,以药汁代水饮之。③

3. 吴氏脑肿瘤方 北沙参15克、玉竹15克、石斛12克、怀山药20克、茯苓15克、炒黄芩15克、天麻15克、钩藤(后下)30克、白花蛇舌草15克、葛根15克、鸡内金12克、夜交藤30克、忍冬藤30克、炒酸枣仁20克、枸杞子15克、怀牛膝15克、川芎12克、生黄芪15克、石菖蒲12克、蛇六谷15克、三叶青15克、杜仲15克、益元散(包煎)15克、陈皮12克、砂仁12克。随症加减:伴目赤咽痛、口苦等肝火上炎之症,加菊花、牡丹皮、栀子;视物模糊可加杞菊地黄丸、川石斛、决明子;伴头晕昏蒙,痰多胸闷,加白术、制半夏、茯苓、胆南星、石菖蒲;头痛剧烈,加川芎、蔓荆子、藁本、白芷、蜈蚣、全蝎、僵蚕、地龙;伴恶心呕吐,加制半夏、姜竹茹、紫苏梗、旋覆花;伴腰酸耳鸣,加山茱萸、墨旱莲、女贞子、杜仲、桑寄生;伴发热或热象,加炒青蒿、炒黄芩、银柴胡;伴纳呆,加莱菔子、神曲、鸡内金、蔻仁;伴便秘,加制大黄、芦荟、何首乌、火麻仁、肉苁蓉;便溏者,加苍术、白术、炒黄连、炒地榆;口干舌燥者,加天花粉、鲜芦根、生地黄、川石斛;不寐者,加酸枣仁、远志、夜交藤、益元散等。益气养阴,平肝熄风。辨证论治脑肿瘤。④

4. 消瘤丸 全蝎100克、蜈蚣100克、天龙200克、露蜂房200克、僵蚕200克、川芎200克。共研极细末,水泛为丸如绿豆大,每次5克,每日3次。软坚消瘤,扶正解毒。适用于脑肿瘤。坚持

① 仝选甫,等. 郭文灿老中医治疗脑瘤临床经验介绍[J]. 新中医,1995(10):3-4.
② 张达,杨宇飞. 杨宇飞教授从中医先后天之本治疗脑胶质瘤一例报道[J]. 中医药现代化,2015,17(12):2462-2465.
③ 赵海,等. 名老傣医波燕治疗脑瘤的经验[J]. 中国民族医药杂志,2012,2(2):14.
④ 潘金波. 吴良村治疗颅内肿瘤经验[J]. 江西中医药,2009,40(3):20-22.

服用3～6个月,多能获效。①

5. 消瘤丸合脑肿瘤汤方 消瘤丸:红粉片、硇砂、斑蝥、雄黄、巴豆、牛黄、麝香、冰片、血竭等。每丸制如梧桐子大,每晨起空腹服2丸,可酌情递增至5～6丸。驱癌解毒,通结攻下。脑肿瘤汤:当归10克、川芎10克、荆芥穗10克、天麻10克、三棱10克、莪术10克、桃仁10克、红花10克、蝉蜕10克、全蝎10克、枸杞子15克、僵蚕5克、蜈蚣5条、防风3克。随症加减:气虚乏力,加黄芪、党参、大枣益气扶正;头昏耳鸣,加熟地黄、菟丝子填精益髓;食欲不振,加刀豆子、甘松醒脾开胃;睡眠不佳,加合欢皮、白芍、琥珀敛阴镇静;嗜睡不醒,加石菖蒲、远志豁痰开窍;呕吐,加代赭石、竹茹镇逆止呕;热盛阴亏,加生石膏、黄芩、羚羊角粉、生地黄、玄参清热养阴;热闭神昏,加安宫牛黄丸或至宝丹或紫雪散,清热解毒,开窍醒神;寒湿顽痰阻络,加胆南星、半夏、白芥子、橘络、干姜或苏合香丸,散寒化湿,涤痰通络;瘀阻经脉,加大黄、甲片、姜黄或大黄虫丸,逐瘀通经;大便不畅,加槟榔、牵牛子、皂角降气宽肠;大便燥结,加大黄、玄明粉(冲服)泻热通腑。搜风逐邪,化瘀通络。②

6. 菊明汤 野菊花30克、草决明30克、连翘30克、生牡蛎30克、生黄芪30克、茯苓30克、白茅根30克、木贼15克、瓦楞子15克、白芍15克、山豆根10克、露蜂房10克、全蝎10克。随症加减:头痛甚者,加白芷10克、水蛭10克;恶心、呕吐甚者,加竹茹12克、半夏12克;合半身不遂者,加乌蛇12克、牛膝12克。每日1剂,水煎服。20天为1个疗程,连服1～3个疗程。解毒散结,化瘀利水,柔肝熄风。适用于脑肿瘤。临床总有效率为78%。③

7. 四逆散加味 柴胡10克、半夏10克、黄芩10克、太子参30克、竹茹30克、白芍药30克、枳实30克、陈皮10克、茯苓15克、石菖蒲30克、远

志15克、胆南星30克、川芎10克、白僵蚕15克、地龙30克、泽泻10克、甘草6克。适用于脑膜瘤,症见头痛,头晕,恶心,呕吐,舌红胖,苔黄厚,脉弦滑。辨证为邪入少阳,痰瘀阻络。服药治疗2个月后,症状改善,头颅MRI示肿物略有缩小,坚持口服中药1年余,病情稳定。④

8. 抗癌散结方 熟地黄20克、山药15克、泽泻10克、牡丹皮10克、山茱萸10克、茯神12克、枸杞子10克、白花蛇舌草20克、半枝莲20克、夏枯草20克、七叶一枝花10克、天麻10克、酸枣仁10克、补骨脂10克、夜交藤12克、远志10克、甘草6克。随症加减:抽搐心慌,加柏子仁、钩藤、全蝎、白僵蚕、甘草;腰膝疼痛,加牛膝、桑寄生、杜仲;小便频数者,加益智仁、覆盆子;血虚者,加当归、白芍;咳嗽气促者,加五味子、麦冬、川贝母、杏仁。适用于脑胶质瘤,症见头昏乏力,心烦,有幻觉,有短暂意识空白,失眠多梦,舌质淡,苔薄有津,脉沉细。证属髓海空虚,精血不足。滋补肝肾,养心安神,抗癌散结。服药连续治疗半年余,CT复查正常,并能正常工作与生活。⑤

9. 施志明经验方 生地黄24克、熟地黄24克、女贞子12克、白蒺藜12克、墨旱莲30克、石见穿30克、蛇六谷30克、夏枯草15克、海藻15克、生牡蛎30克、天葵子30克、制天南星15克、僵蚕12克、水红花子30克、王不留行12克、山药15克、瓜蒌仁15克、淫羊藿12克、肉苁蓉12克、鸡内金12克。滋阴养肝,散结解毒。治脑肿瘤疗效显著。⑥

10. 涤痰化瘀通窍汤 石菖蒲10克、郁金10克、桃仁泥10克、半夏12克、川芎12克、川牛膝12克、山慈菇12克、天南星9克、红花6克、全蝎6克、泽泻15克、瓜蒌30克、白花蛇舌草30克、大黄6克。随症加减:肝风内动,头晕肢抽者,加天麻12克、钩藤24克、石决明30克、蜈蚣3条;头

① 蒋士卿,等.李修五教授治疗脑瘤经验[J].中医研究,2009,22(11):48－50.
② 高振华.孙秉严先生诊治脑肿瘤经验撷拾[J].中医研究,2008,21(11):54－55.
③ 李增战.加味菊明汤治疗脑瘤46例[J].陕西中医,2007,28(9):1183.
④ 杨丽芳,等.王晞星运用四逆散加味治疗肿瘤经验[J].河北中医,2007,29(10):871－872.
⑤ 孙超.张德忠辨治脑瘤的经验[J].湖北中医杂志,2006,28(12):29－30.
⑥ 丁金芳.施志明治疗脑瘤经验[J].中医杂志,2006,47(3):182－183.

痛甚者,加天麻 15 克、蔓荆子 10 克;恶心呕吐甚者,加代赭石 30 克、苍术 12 克、姜竹茹 12 克、白豆蔻 6 克;肝肾阴虚者,加生地黄 24 克、枸杞子 30 克、龟甲 30 克、牡蛎 30 克、鳖甲 30 克;肾气虚者,加杜仲 15 克、菟丝子 30 克、巴戟天 15 克、淫羊藿 30 克;热毒甚者,加龙胆草 12 克、栀子 9 克、黄芩 9 克、半枝莲 30 克、羚羊角粉(冲服)5 克;视物昏花者,加青葙子 12 克、枸杞子 20 克、决明子 24 克;耳闷重听者,加路路通 20 克、磁石 30 克;气虚肢体不遂者,加黄芪 30 克、当归 9 克、地龙 15 克、桑枝 30 克。治疗脑部肿瘤 34 例,每日 1 剂,用水煎服,分 2～3 次内服。其中临床治愈 7 例,显效 13 例,稳定 10 例,无效 4 例,总有效率为 88.1%。①

11. 脑肿瘤方 1 菊花 10 克、桑叶 10 克、赤芍药 15 克、白芍药 15 克、半夏 12 克、枳壳 10 克、香附 15 克、桃仁 10 克、土鳖虫 10 克、蜈蚣 2 条、夏枯草 20 克、牡丹皮 10 克、川芎 15 克、沙参 15 克、枸杞子 15 克、丹参 20 克、海浮石 15 克、石决明 30 克、地龙 10 克、天麻 10 克、全蝎 10 克、大贝母 10 克、钩藤 15 克、石斛 15 克、半枝莲 30 克、白花蛇舌草 30 克。每日 1 剂,水煎服。其中蜈蚣用量由每剂 2 条逐渐加至 12 条,服用 100 余剂后,患者头痛头晕明显减轻,视力较前好转。后用散剂:蜈蚣 1 条(重约 1 克)、全蝎、天龙、露蜂房、水蛭、三七、天麻、炮甲片、山慈菇、地龙、僵蚕各等份,共研细末,每次 10 克,每日 2 次,开水送服。治疗脑垂体瘤,症见头痛,头晕,视物不清,舌质淡红,舌苔薄白,脉沉细弦。证属阴虚阳亢,痰瘀阻络。治宜平肝潜阳、通络化痰、解毒抗瘤。治疗 6 年,患者头痛、头晕消失,视力恢复正常,2003 年 5 月 CT 复查脑肿瘤消失。②

12. 通络散结汤合祛风化瘀散 通络散结汤:党参 15 克、白术 15 克、当归 10 克、川芎 10 克、天南星 10 克、半夏 10 克、煅牡蛎 15 克、夏枯草 15 克、僵蚕 10 克、地龙 10 克、土鳖虫 10 克、苍耳子

10 克、蛇六谷 10 克、苍术 10 克、三棱 10 克、瓜蒌 10 克、猪苓 15 克、红花 10 克、七叶一枝花 10 克、桃仁 10 克、菊花 10 克、女贞子 10 克、猫爪草 15 克、天花粉 10 克、甘草 6 克、大枣 7 枚、干姜 3 片。随症加减:头痛头晕者,加防风 10 克、石决明 10 克、延胡索 10 克;视力模糊者,加远志 6 克、石菖蒲 6 克;低热烦躁者,加蒲公英 30 克、半枝莲 30 克、柴胡 15 克;胸闷气急恶心者,瓜蒌加至 15 克,加葶苈子 10 克、旋覆花 10 克。通络散结,祛风化瘀。总有效率达 96.74%。祛风化瘀散:全蝎 60 克、天龙 90 克、三七 60 克、蜈蚣 60 克、天麻 60 克、人工牛黄 60 克、白花蛇舌草 60 克。炮制后碾细粉,5 克/次,3 次/天,黄酒冲服。③

13. 脑肿瘤康平胶囊Ⅰ号 炒枣仁 45 克、百合 30 克、土贝母 12 克、白花蛇舌草 15 克、丹参 18 克、赤芍 18 克、延胡索 15 克、川芎 12 克、细辛 45 克、蔓荆子 12 克、水蛇 6 克、生龙骨 30 克、生牡蛎 30 克、泽泻 24 克、甘草 6 克。手术后癫痫发作性抽搐,扑地不省人事,可用脑肿瘤康平胶囊Ⅱ号:上方组成加全蝎 12 克、蜈蚣 3 条、制南星 15 克、石菖蒲 30 克、白胡椒 9 克。每次 7 粒(全生药 3～5 克),每日 3 次,总有效率 85.71%。解毒化痰,软坚散结,消瘤,降逆止咳,镇惊止痛,豁痰开窍,宁心安神。适用于脑胶质细胞瘤。临床主要表现为头痛、恶心、呕吐、癫痫、偏瘫、复视、失明。④

14. 陶氏抗癌方 白花蛇舌草 30 克、七叶一枝花 10 克、莪术 10 克、三棱 10 克、山慈菇 10 克、神曲 15 克、冰片 5 克。前两个月可随证化裁煎汤服用。病情稳定者可做丸剂以使峻药缓用。随症加减:颅内压增高者,症见头痛、烦躁、呕吐甚呈喷射状,加用牛膝 15 克、益母草 15 克、泽泻 15 克;肝气郁结者,症见情志抑郁、急躁易怒、易悲、喜太息、舌苔白、脉弦,加郁金 15 克、香附 15 克、柴胡 10 克;瘀血停滞者,症见头痛剧烈、舌质黯有瘀斑、脉涩,加用丹参 15 克、水蛭 10 克、三七粉 10

① 王黎军,等. 涤痰化瘀通窍汤治疗脑部肿瘤 34 例[J]. 中医杂志,2005,46(8):611.
② 王冠民,郝现军. 脑瘤治验 2 例[J]. 辽宁中医杂志,2003,30(10):854.
③ 宋洪恩,等. 通络散结汤及祛风化瘀散治疗脑瘤 92 例疗效观察[J]. 天津中医药,2003,20(6):77.
④ 张新华,唐由君. 脑瘤康平胶囊治疗脑胶质细胞瘤 42 例临床研究[J]. 湖南中医药导报,2003,9(8):16-17.

克、细辛 3 克、延胡索 15 克。破血逐瘀，清散毒邪。治疗脑肿瘤 19 例,其中胶质瘤 13 例,脑膜瘤 6 例,经治疗多在 40 天后症状减轻,3 个月后症状消失。其中仅 1 例脑胶质瘤患者死于意外伤害,其余均存活至今。①

15. 加味救脑汤　辛夷 9～12 克、川芎 15～30 克、细辛 3～6 克、蔓荆子 15～30 克、白芷 10～30 克、半夏 6～12 克、当归 15～30 克、葶苈子 15～30 克、代赭石(先煎)15～30 克。每日 1 剂,水煎服,每天 2 次。连续治疗 10 天为 1 个疗程。祛风化痰,散瘀止痛。适用于脑肿瘤。治疗 8 例,其中有 6 例临床症状消失,随访 1 年未复发,2 例效果不佳而转手术治疗。②

16. 脑瘤康　葛根 45 克、炒酸枣仁 45 克、百合 30 克、生龙骨 30 克、生牡蛎 30 克、贝母 12 克、川芎 12 克、蔓荆子 12 克、白花蛇舌草 15 克、延胡索 15 克、丹参 18 克、赤芍 18 克、细辛 4.5 克、琥珀(分冲)1 克、水蛭(分冲)6 克、甘草 6 克、泽泻 24 克。随症加减：头痛者,加龙胆、牛膝、代赭石;恶心呕吐者,加清半夏、黄连、枳实;偏瘫者,加黄芪、桃仁、红花、白芍、海风藤、防风;癫痫发作者,加青黛、钩藤、桃仁;失眠者,加密蒙花、菊花、炒黄芩、枸杞子。每日 1 剂,水煎后,分 2～4 次内服。适用于脑胶质细胞瘤。③

17. 虫蝎搜瘤煎　僵蚕 9 克、胆南星 9 克、全蝎 6 克、白芷 6 克、蜈蚣 3 条、黄精 30 克、石决明(先煎)30 克、大蓟 30 克、夏枯草 15 克、车前子(包煎)60 克、天麻 12 克、蔓荆子 12 克。随症加减：出现呕吐者,加姜竹茹、制半夏;头痛剧烈者,加川芎、藁本;乏力者,加党参、黄芪;视物障碍严重者,加珍珠粉、枸杞子、菊花;便秘者,合增液汤;寐差重者,加合欢皮、酸枣仁;嗜睡重者,加枳壳(重用)、苍术、白术;颅内压增高,则酌加臭

梧桐叶、茯苓、桑寄生;抽搐偏瘫患者,再加补阳还五汤。每日 1 剂,水煎 3 次后合并药液,分早、中、晚内服。并取穴涌泉、神阙,用照应膏(含密陀僧 30 克、白矾 30 克、细辛 3 克、蜘蛛 10 克、冰片 3 克等,研细粉,加醋或麻油调糊。浙江省杭州市小营医院研制)贴敷穴位,每日 1 次。以上方为主治疗颅内肿瘤 30 例,总有效率为 97%。④

18. 脑肿瘤方 2　血竭(研冲)5 克、没药 10 克、当归 15 克、川芎 20 克、土鳖虫 10 克、水蛭(研冲)5 克、红花 30 克、胆南星 10 克、天竺黄 10 克、象贝母 10 克、金礞石(醋煅)20 克、沉香 5 克、青龙齿(先煎)30 克、生牡蛎(先煎)30 克、全蝎(研冲)5 克、蜈蚣(研冲)2 条、炒大黄(后下)15 克、麝香(冲服)0.3 克、羚羊角(研冲)1 克、钩藤(后下)60 克。逐瘀通络,豁痰开窍,平肝熄风,清热解毒。适用于原发性颅脑肿瘤。⑤

19. 周仲瑛经验方　生黄芪 15 克、葛根 15 克、天冬 12 克、枸杞子 10 克、川石斛 12 克、天花粉 12 克、炙僵蚕 10 克、陈胆南星 10 克、生牡蛎(先煎)25 克、炙蜈蚣 2 条、炮甲片(先煎)10 克、山慈菇 10 克、海藻 10 克、露蜂房 10 克、漏芦 12 克、白花蛇舌草 25 克、炙马钱子粉 0.25 克。滋补肝肾,益气养阴,化痰祛瘀。⑥

20. 中药复方"777"糖浆　姜半夏、制南星、菖蒲、当归、赤芍。涤痰开窍,攻伐软坚。适用于脑肿瘤。⑦

21. 星夏草菖双龙汤　半夏、南星、夏枯草、石菖蒲、僵蚕、生牡蛎、地龙、天龙、蜈蚣、猪苓、茯苓、蟾酥、土鳖虫。化痰熄风,解毒抗癌。适用于中枢神经系统肿瘤,疗效满意。⑧

22. 僵莪化瘀解毒汤　僵蚕 10 克、莪术 10 克、三七(研细末,兑服)10 克、鸡内金 10 克、全蝎 3 克、石决明(打烂先煎)30 克、半枝莲 30 克、白花蛇

① 迟丽蛇,等. 陶根鱼教授治验脑肿瘤举隅[J]. 陕西中医学院学报,2002,25(2):19.
② 崔世奎. 加味救脑汤治疗脑瘤[J]. 湖北中医杂志,2002(1):29.
③ 陈萍,等. 脑瘤康治疗脑胶质细胞瘤 34 例[J]. 时珍国医国药,2001,12(4):361-362.
④ 潘苏白. 虫蝎搜瘤煎为主治疗颅内肿瘤 30 例[J]. 新中医,2001,33(1):54.
⑤ 谈克武,张经生. 原发性颅内肿瘤中医药治验[J]. 江西中医药,1999,30(2):18.
⑥ 王旭,等. 周仲瑛教授治疗脑肿瘤经验[J]. 国医论坛,1998,13(6):12-13.
⑦ 陈熠,丛众. 肿瘤单验方大全[M]. 北京:中国中医药出版社,1998:721.
⑧ 陈熠,丛众. 肿瘤单验方大全[M]. 北京:中国中医药出版社,1998:722.

舌草 30 克、谷精草 20 克、夏枯草 15 克、半夏 15 克、天麻 15 克、七叶一枝花 15 克、白术 15 克、枸杞子 15 克。活血化瘀,解毒散结。适用于颅内肿瘤。[①]

23. 蝎蚣僵龙汤　全蝎 4.5 克、蜈蚣 4 条、僵蚕 9 克、地龙 9 克、胆南星 9 克、夏枯草 9 克、牛膝 9 克、川芎 4.5 克、红花 3 克、钩藤 9 克、女贞子 12 克、枸杞子 15 克、淫羊藿 9 克、蛇莓 9 克、云雾草 15 克。化痰散结,祛瘀通络,平肝熄风。适用于鞍部肿瘤。[②]

24. 益肾健脾散结汤　丹参 15 克、菊花 15 克、夏枯草 15 克、石菖蒲 15 克、莪术 15 克、半枝莲 15 克、益母草 15 克、茯苓 12 克、三棱 10 克、枸杞子 10 克、党参 10 克、山慈菇 9 克、鹿角 9 克、淫羊藿 9 克。益肾健脾,活血散结。适用于垂体嫌色细胞腺瘤。[③]

25. 消瘀化痰方　丹参 15 克、川芎 12 克、葛根 15 克、桃仁 12 克、昆布 15 克、海藻 15 克、生牡蛎 30 克、夏枯草 15 克、白芷 15 克、天葵子 30 克。活血化瘀,消痰行气。适用于脑垂体肿瘤。[④]

26. 桃红四物地龙汤　桃仁 12 克、红花 10 克、赤芍 12 克、川芎 10 克、当归 15 克、地龙 10 克、石菖蒲 10 克、黄芪 30 克、吴茱萸 10 克、延胡索 12 克。活血祛瘀,通络止痛。适用于丘脑肿瘤。[⑤]

27. 参芪二胶汤　党参 30 克、黄芪 30 克、龟甲胶 15 克、鹿角胶 15 克、枸杞子 15 克、熟地黄 15 克、补骨脂 18 克、巴戟天 30 克、当归 15 克、何首乌 30 克、金毛狗脊 30 克。益气补肾,扶正抗癌。适用于颅内肿瘤。[⑥]

28. 荠葵解毒化瘀汤　荸荠 60 克、天葵子 30 克、七叶一枝花 15 克、三七 10 克、白僵蚕 10 克、全蝎 3 克、半枝莲 30 克、白花蛇舌草 30 克、半夏

15 克、白术 15 克、天麻 10 克、石决明 30 克。清热解毒,化瘀散结。治愈 1 例四脑室恶性肿瘤患者,生存 10 年未见复发。[⑦]

29. 黄连解毒消瘰方　黄连 10 克、知母 10 克、赤芍 10 克、胆南星 10 克、酸枣仁 10 克、天麻 10 克、全蝎 10 克(研末吞服)、天竺黄 10 克(研末吞服)、伸筋草 10 克、浙贝母 15 克、玄参 15 克、黄芩 15 克、夏枯草 30 克。化痰祛瘀,泻火解毒,平肝宁心。适用于丘脑肿瘤。[⑧]

30. 三甲复脉汤加味　鳖甲、牡蛎、龟甲、生地黄、白芍、麦冬、阿胶、火麻仁、炙甘草、天竺黄、川贝母、天麻、紫雪丹(冲服)。滋阴潜阳,补益肝肾。治疗 1 例脑蝶鞍部肿瘤。[⑨]

31. 星夏化痰汤　胆南星 10 克、半夏 10 克、夏枯草 10 克、生牡蛎 30 克、蜈蚣 2 条、天龙 2 条、猪苓 15 克、茯苓 15 克、石菖蒲 10 克、芋艿丸(包) 9 克、僵蚕 15 克、石见穿 30 克。随症加减:头昏、头痛剧烈,加黄药子、全蝎;视物模糊,加青葙子、决明子、枸杞子、菊花;脘闷纳呆,加陈皮、生薏苡仁、焦楂曲、鸡内金;肝肾不足,加当归、川芎;呕吐泛酸,加木香、竹茹、陈皮、九香虫、旋覆花;阳痿,加菟丝子、淫羊藿、仙茅;气虚,加黄芪、太子参;夜寐不安,加灯心草、远志、朱砂。化痰浊,宣清窍,消肿瘤,活瘀血。适用于脑垂体瘤。[⑩]

32. 麻黄附子细辛汤加减　麻黄 3 克、附子 3 克、细辛 3 克、川芎 15 克、干漆 10 克、五灵脂 10 克、当归 20 克、丹参 20 克、蜈蚣 5 条、昆布 10 克、海藻 10 克、藁本 10 克、蔓荆子 20 克、白芥子 15 克。温阳散寒,活血软坚。适用于脑肿瘤。[⑪]

33. 脑瘤一号方　蛇六谷 30 克、白花蛇舌草 30 克、半边莲 15 克、半枝莲 15 克、夏枯草 15 克、天

①　陈熠,丛众. 肿瘤单验方大全[M]. 北京:中国中医药出版社,1998:723.
②　陈熠,丛众. 肿瘤单验方大全[M]. 北京:中国中医药出版社,1998:724.
③　陈熠,丛众. 肿瘤单验方大全[M]. 北京:中国中医药出版社,1998:725.
④　陈熠,丛众. 肿瘤单验方大全[M]. 北京:中国中医药出版社,1998:726.
⑤　陈熠,丛众. 肿瘤单验方大全[M]. 北京:中国中医药出版社,1998:727.
⑥　同上.
⑦　陈熠,丛众. 肿瘤单验方大全[M]. 北京:中国中医药出版社,1998:728.
⑧　同上.
⑨　陈熠,丛众. 肿瘤单验方大全[M]. 北京:中国中医药出版社,1998:729.
⑩　同上.
⑪　陈熠,丛众. 肿瘤单验方大全[M]. 北京:中国中医药出版社,1998:730.

葵子 15 克、七叶一枝花 15 克、贯众 15 克、菝葜 15 克。清热解毒,活血散结。适用于脑恶性肿瘤。[1]

34. 肿瘤二号方　白花蛇舌草 30 克、半边莲 30 克、半枝莲 30、贯众 30 克、石见穿 30 克、七叶一枝花 30 克、菝葜 15 克、茶树根 30 克、柳树叶 30 克。清热解毒,利尿散结。适用于脑肿瘤治疗脑肿瘤。[2]

35. 复方抗瘤粉　半边莲、白花蛇舌草、黄芪、当归。解毒,补肾,填髓,健脑。适用于早、中期脑胶质瘤[3]

36. 清脑丸　半夏 15 克、生南星 15 克、橘红 15 克、大黄 10 克、䗪虫 10 克、水蛭 5 克、甲片 10 克、白芥子 15 克、连翘 15 克、海藻 15 克、昆布 10 克、川芎 5 克、血竭 5 克、蜈蚣 3 条、全蝎 5 克、赤参 10 克、茯苓 10 克、白术 10 克、麝香 0.1 克。上药共研细末,炼白蜜为丸,每丸重 6 克。化痰软坚,消瘀散结,熄风清脑,扶正固本。适用于脑肿瘤。[4]

37. 鱼脑石汤　鱼脑石 15 克、广郁金 12 克、石菖蒲 10 克、天竺黄 10 克、石决明 12 克、珍珠母 24 克、煅磁石 3 克、赤苓 10 克、橘络 6 克、橘红 6 克、地龙 10 克、桃仁 10 克、木通 12 克、川牛膝 25 克、杭白芍 12 克、生代赭石 30 克。随症加减:虚火上炎,加生地黄、玄参;痰蒙心窍,神魂恍惚,呕吐,加服安宫牛黄丸或局方至宝丹;肝阳上亢,眼目昏糊,加苦参、龙胆草、龙葵。化痰开窍,平肝潜阳。治疗脑胶质细胞瘤 15 例,其中,颅内转移瘤 3 例,脑垂体瘤 3 例,多发性骨髓瘤广泛转移 1 例,顶枕部脑膜瘤 1 例,枕骨骨瘤 1 例。[5]

38. 消瘀化痰汤　丹参 15 克、川芎 12 克、葛根 15 克、桃仁 12 克、昆布 15 克、海藻 15 克、生牡蛎 30 克、夏枯草 15 克、白芷 15 克、天葵子 30 克。治疗脑垂体瘤患者,症见头痛固定不移,有紧压

感,手指头增粗,口唇增厚。活血化瘀,祛痰软坚。复查头颅片,50％瘤体缩小。[6]

39. 祛瘀通窍汤　赤芍 10 克、当归 15 克、川芎 10 克、桃仁 10 克、红花 6 克、三七 5 克、甲片 10 克、三棱 10 克、莪术 10 克、石菖蒲 6 克、麝香 0.2 克。随症加减:头晕,视物模糊,加夜明砂 10 克、菊花 10 克;纳差去桃仁、红花、麝香,加鸡内金 8 克、怀山药 10 克。活血化瘀,开窍醒脑。治疗 1 例蝶鞍部肿瘤,随访 8 年未见复发。[7]

40. 芪龙天麻汤　黄芪 40 克、当归 30 克、白花蛇舌草 30 克、夏枯草 30 克、葛根 30 克、赤芍 15 克、白芍 15 克、桃仁 12 克、川芎 12 克、地龙 12 克、天麻 12 克、丹参 25 克、胆南星 10 克、生甘草 10 克。随症加减:颈项强直,加蜈蚣 2 条;肢体屈伸无力,加鸡血藤 30 克。益气通络,化痰熄风。治疗 1 例小脑桥脑角肿瘤,1 年后复查 CT 提示肿瘤缩小。[8]

41. 软坚化瘀汤　夏枯草 30 克、海藻 30 克、昆布 15 克、桃仁 9 克、白芷 9 克、石见穿 30 克、王不留行子 12 克、赤芍 15 克、胆南星 15 克、露蜂房 12 克、野菊花 30 克、生牡蛎 30 克、全蝎 6 克、蜈蚣 9 克、天龙 2 条。化痰软坚,祛瘀解毒。治疗颅内肿瘤 11 例,效果显著。[9]

42. 芎杞汤　小川芎 5 克、枸杞子 15 克、当归 9 克、鸡距子 9 克、淫羊藿 30 克、太子参 24 克、桔贝 9 克、半夏曲 9 克、炙蜈蚣 5 克、制豨莶草 15 克、丹参 15 克、炙远志 9 克、红花 9 克、桃仁 9 克。祛风豁痰,活血通络。治疗 1 例脑垂体肿瘤。[10]

43. 豆根枳芍散　枳实 5 克、白芍 5 克、桔梗 2 克、山豆根末 2 克。研细末加入鸡蛋黄,搅拌混合,用白水每日分次送服。本方系《金匮要略》中排脓散加入山豆根而成。解毒消肿排脓。适

① 陈熠,丛众. 肿瘤单验方大全[M]. 北京:中国中医药出版社,1998:732.
② 陈熠,丛众. 肿瘤单验方大全[M]. 北京:中国中医药出版社,1998:733.
③ 同上.
④ 陈熠,丛众. 肿瘤单验方大全[M]. 北京:中国中医药出版社,1998:735.
⑤ 陈熠,丛众. 肿瘤单验方大全[M]. 北京:中国中医药出版社,1998:736.
⑥ 陈熠,丛众. 肿瘤单验方大全[M]. 北京:中国中医药出版社,1998:737.
⑦ 同上.
⑧ 陈熠,丛众. 肿瘤单验方大全[M]. 北京:中国中医药出版社,1998:738.
⑨ 同上.
⑩ 陈熠,丛众. 肿瘤单验方大全[M]. 北京:中国中医药出版社,1998:739.

用于脑肿瘤。[①]

44. 六味地黄汤化裁 熟地黄 24 克、山药 12 克、山茱萸 12 克、牡丹皮 10 克、泽泻 10 克、茯苓 10 克、全蝎 10 克、乌梢蛇 10 克、蜈蚣 2 条、丹参 30 克、半枝莲 30 克、半边莲 30 克、忍冬藤 30 克。治疗松果体瘤,症见头胀痛,呈间歇性发作,多在下午、晚间发作,伴有呕吐,口淡无味,纳少,乏力,小便量少,色黄,大便正常。查舌质紫黯,苔薄白,脉细弱。证属肾精亏虚兼瘀血阻滞。治宜益肾化瘀。谢远明在此方基础上加减变化治疗 1 例脑肿瘤患者,坚持治疗 2 年余,症状消失。复查 CT 见病灶明显缩小。[②]

45. 血藕四物汤加味 熟地黄、赤芍、白芍、当归、川芎、三棱、莪术、红花、桃仁、血竭、石菖蒲、珍珠母、麝香。治疗脑干肿瘤 1 例,疗程 5 个月,随访两年未复发。[③]

46. 昆藻二陈汤 昆布 18 克、海藻 18 克、法半夏 10 克、茯苓 10 克、陈皮 10 克、夏枯草 10 克、天葵 10 克、瓜蒌仁 10 克、砂仁 6 克、甘草 6 克。豁痰软坚,扶正抗癌。适用于脑肿瘤。[④]

47. 内消肿瘤方 排风藤 30 克、炙马钱子 5 克、山豆根 15 克、山慈菇 15 克、山茱萸 15 克、瓜蒌 15 克、玄参 15 克、丹参 15 克、桃仁 15 克、薏苡仁 15 克、夏枯草 20 克、龙胆草 20 克、神曲 20 克、紫草 10 克、甘草 10 克。适用于脑肿瘤。症见进食少量流质,稍多呕吐,体质消瘦,并有阵发性头痛,出现复视。治宜活血解毒、软坚散结。服用本方 10 天头痛减轻,食量增加,再服 10 天,视力恢复,两月后完全恢复健康而回老家,随访 3 年未有不适。[⑤]

48. 脑肿瘤方 3 麻黄、附子、细辛、川芎、干漆、五灵脂、当归、蜈蚣、昆布、海藻、藁本、蔓荆子、白芥子等。治疗颅内鞍区肿瘤及垂体嗜酸细胞瘤,后经 CT 复查,肿瘤均消失。[⑥]

49. 岳泽民经验方 岳泽民采用益气养阴、化瘀散结法(全当归、川芎、紫丹参、三棱、莪术、全蝎)及自拟消肿方(全蝎、蜈蚣、土鳖虫、天龙、蟾酥、麝香、三七),治疗 1 例脑室管膜癌开颅未能摘除而缝合的患者,随访 6 年多,无后遗症。[⑦]

50. 益气聪明二乌汤 生黄芪 15 克、炒党参 15 克、钩藤(后下)10 克、蔓荆子 10 克、夏枯草 10 克、黄柏 10 克、白芍 12 克、升麻 3 克、防风 3 克、炙甘草 3 克、柴胡 6 克、葛根 6 克、制川乌 9 克、制草乌 9 克、苍耳子 9 克、辛夷花 9 克。平肝,滋肾,益气,祛邪。适用于脑干肿瘤。[⑧]

二、手术后,与放化疗等合用方

1. 消瘤散加减 延胡索 30 克、白芍 20 克、当归 10 克、细辛 3 克、川芎 10 克、天麻 6 克、石菖蒲 6 克、熟地黄 10 克、杜仲 10 克、白蒺藜 10 克、煅龙骨 15 克、煅牡蛎 30 克、黄芩 10 克、连翘 20 克、浙贝母 3 克、夏枯草 10 克、玄参 10 克、泽泻 20 克、茯苓 10 克、薏苡仁 10 克、姜半夏 10 克、全蝎粉 5 克、水蛭粉 5 克、炙甘草 6 克。随症加减:气阴两虚者,加黄芪 20 克、党参 20 克、麦冬 10 克、五味子 6 克;血瘀内停者,加丹参 20 克、参三七 6 克、三棱 15 克、莪术 15 克;热毒火盛者,加白花蛇舌草 30 克、半枝莲 15 克、半边莲 15 克;痰湿痹阻者,加白芥子 5 克、海藻 15 克、昆布 15 克。每日 1 剂,水煎,分早晚 2 次温服,浙贝母、全蝎及水蛭粉吞服。每 3 个月为 1 个疗程,坚持服药 4～12 个疗程以上,门诊随访观察疗效。疗效优于单纯手术放化疗治疗。[⑨]

2. 脑肿瘤汤 白附子 10 克、牵牛子 10 克、白芷 10 克、白术 10 克、石菖蒲 10 克、赤芍 10 克、牡丹皮 10 克、川芎 15 克、莪术 15 克、郁金 15 克、僵

① 陈熠,丛众. 肿瘤单验方大全[M]. 北京:中国中医药出版社,1998:739.
② 苗文红. 谢远明老中医用中药治验脑瘤 1 例[J]. 陕西中医,1994,15(9):412.
③ 上海中医学院. 中医年鉴 1988[M]. 北京:人民卫生出版社,1989:8.
④ 周昌安,等. 脑干肿瘤治验一则[J]. 新中医,1989(5):42.
⑤ 廖谋双. 内消肿瘤方介绍[J]. 四川中医,1988(7):41.
⑥ 袁世民. 脑部肿瘤二例治验[J]. 中国医药学报,1987,2(1):37-38.
⑦ 岳泽民. 脑肿瘤一例治验[J]. 四川中医,1986(5):51.
⑧ 曹香山. 治愈脑干肿瘤一例[J]. 新中医,1985(4):31-32.
⑨ 蒋莉娅,等. 消瘤散辅助治疗原发性颅内肿瘤临床观察[J]. 现代中西医结合杂志,2011,20(3):296-297.

蚕 15 克、天龙 15 克、蜈蚣 3 条、全蝎 5 克、黄芪 50 克、谷芽 20 克、鳖甲 20 克、麦芽 20 克、薏苡仁 30 克、大黄 6 克、桂枝 6 克、炮姜 6 克。临床观察治疗组 53 例与对照组 50 例，均神经胶质瘤手术切除后 1 个月开始放疗，继用亚硝脲、长春新碱及铂类药化疗。治疗组放化疗后用本方，随症加减，每日 1 剂，水煎服。1 年后改 1～2 日 1 剂。第 3 年后，每 3 天用 1 剂（或用 1 个月，间隔 1 个月），洗净脐区，用冰片、面粉各 0.5 克，加 75％乙醇调成饼状，置于脐区，上覆塑料薄膜，纱布固定，每天换药 1 次，并支持疗法及对症处理。用上药治疗神经胶质瘤患者，两组分别有效 45 例；2 年、3 年的生存率及复发率治疗组均优于对照组（$P<0.05$）。[①]

3. 七星丹　白花蛇舌草 15 克、三棱 15 克、半枝莲 30 克、昆布 30 克、八月札 20 克、夏枯草 12 克、蒺藜 12 克、莪术 12 克、柴胡 10 克、泽泻 10 克、黄芩 10 克、全蝎 10 克、蜈蚣 5 条、猪苓 45 克。每日 3 次，每次 10～45 克，餐后服。1 个月为 1 个疗程。用 2 个疗程，随访 3 年，疗效确切。[②]

三、手术后，单独用方

1. 徐宝秋经验方　党参 10 克、当归 10 克、赤芍 10 克、茯苓 30 克、姜半夏 10 克、陈皮 6 克、海藻 10 克、枳壳 10 克、制南星 10 克、远志 6 克、石菖蒲 6 克、全蝎 6 克、僵蚕 10 克、土茯苓 30 克、生薏苡仁 30 克、苍术 10 克、白术 10 克、厚朴 6 克、莪术 10 克。随症加减：夜寐不安，加夜交藤、合欢皮；舌苔厚腻，尿黄，加半枝莲、猫人参。益气养血，化痰行瘀，解毒散结。注意攻补兼施，引经药直达病所。治疗脑肿瘤术后患者，临床疗效满意。[③]

2. 补阳还五汤加减　黄芪 30 克、丹参 30 克、茯苓 30 克、太子参 30 克、荜澄茄 15 克、地龙 15 克、枳壳 15 克、白术 15 克、川芎 15 克、赤芍 15 克、桃仁 10 克、黄连 10 克、三七 10 克、生甘草 10 克、红花 10 克、当归 10 克、全蝎 10 克、乌梢蛇 10 克、蜈蚣 2 条。每日 1 剂，水煎服，早晚分服。益气活血，通络止痛。治疗脑垂体瘤术后 2 年复发，症见头痛，头晕，恶心，脉细弦。病情稳定。[④]

3. 抗脑瘤饮　白花蛇舌草 60 克、半枝莲 30 克、野葡萄藤 30 克、沙氏鹿茸草 15 克、七叶一枝花 15 克、僵蚕 10 克、地龙 10 克、蝉蜕 10 克、海藻 15 克、夏枯草 15 克、牡蛎（先下）15 克。抑瘤消肿，软坚散结，熄风解痉。治疗脑干肿瘤术后残瘤复发患者，术后病理报告"星形细胞瘤Ⅰ～Ⅱ级"，1 月后出现头痛、呕吐等症，并日见加重，卧床不起，头颈不能转动，颅脑手术区膨隆、胀痛，口角流涎，纳差，左手轻瘫。服用近百剂后症逐渐好转，恢复劳动能力。颅脑 CT 查未见明确复发病灶。[⑤]

4. 固泉汤　黄芪 60 克、桂枝 10 克、茯苓 10 克、苏木 10 克、鸡内金 10 克、台乌药 10 克、白术 20 克、枣皮 20 克、生地黄 20 克、知母 20 克、升麻 6 克、覆盆子 15 克、桑螵蛸 15 克、金樱子 15 克、菟丝子 15 克、山药 30 克。随症加减：苔腻者，茯苓倍量，加泽兰；湿热者，加泽兰、黄柏；便秘者，加火麻仁；眠差者，加五味子；口干甚者，加玉竹、麦冬。每日 1 剂，水煎服。采用上述药治疗垂体腺瘤术后尿崩症患者 12 例，服用 2 周后，治愈 4 例，显效 6 例，好转 2 例，尿量、比重、渗透压及血渗透压治疗后明显改善（$P<0.01$）。[⑥]

5. 脑肿瘤方 4　金钱草 20～40 克、白花蛇舌草 20～40 克、败酱草 10～20 克、川芎 10～20 克、木香 10 克、当归 10 克、茯苓 12 克、金银花 12 克、川贝母 5 克、蒲公英 30～60 克、生地黄 30～60 克、半枝莲 20～60 克、白蒺藜 15～30 克、三七粉（冲服）2～5 克、天麻 5～10 克、甘草 4～10 克。随症加减：头身痛者，加云南白药；经来不适者，加逍遥丸；便秘者，加大黄片（或礞石滚痰丸）。癫痫发作时，用丙戊酸钠 2 片 2 例，用苯妥英钠 1

① 胡淑霞，陈孟溪，等.脑瘤汤防治神经胶质瘤综合治疗后复发的疗效观察[J].新中医,2010,42(6)：74-75.
② 张启明.七星丹治疗晚期恶性肿瘤 138 例[J].河北中医,2000,22(8)：598.
③ 徐复娟，等.徐宝秋治疗脑胶质瘤经验[J].浙江中西医结合杂志,2013,23(11)：869-870.
④ 魏亚东，等.谢远明活血化瘀法治疗脑瘤经验[J].陕西中医,2012,33(9)：1194-1195.
⑤ 陈熠.肿瘤中医证治精要[M].上海：上海科学技术出版社,2007：137.
⑥ 常向明，等.固泉汤治疗垂体腺瘤术后尿崩症[J].贵阳中医学院学报,2003,25(4)：26-27.

片 1 例,均每日 3 次,口服。患者均为放弃放化疗者,手术后 4～22 个月开始服用,每日 1 剂,水煎分 2～3 次内服。并用蟾蜍片(瑞金医院研制)每次 2～4 片,每日 2 次,口服。中西医结合方法治疗手术后复发性脑膜瘤 3 例,其中控制 2 例,生长缓慢 1 例。平均存活 4.5 年。①

6. **通窍活血汤加减** 当归 15 克、生地黄 15 克、川芎 15 克、红花 15 克、大黄 15 克、桃仁 20 克、枳壳 10 克、赤芍 10 克、柴胡 5 克、甘草 5 克、牛膝 18 克水煎。麝香救心丸(冲服)3 粒。每日 1 剂,日服 3 次。治疗脑膜瘤(纤维型)术后患者,终日头痛呕吐不止,时神昏抽搐。症见意识不清,形体消瘦,面色苍白,四肢厥冷,时而烦躁抽搐,时而喷射状呕吐,尿少,大便 4 日未行,脉沉迟尺弱。证属血瘀元神之府,腑气不通。连服 11 剂后,症状明显减轻。②

7. **脑肿瘤方 5** 半夏、胆南星、夏枯草、石菖蒲、僵蚕、生牡蛎、地龙、蜈蚣、猪苓、蟾酥、土鳖虫、天龙。随症加减:头痛剧烈,加川芎、全蝎粉;视物模糊,加枸杞子、菊花、决明子、青葙子;咳痰不爽,加海浮石、海蛤壳、瓦楞子、猫爪草;偏瘫,加黄芪、赤芍、当归;畏寒肢冷,加附子、肉桂、炮姜、小茴香、吴茱萸;阳痿,加菟丝子、淫羊藿、仙茅;月经闭结,加当归、川芎、王不留行、甲片;夜寐不安,加朱灯心草、远志、朱砂;恶心呕吐,加木香、竹茹、陈皮、九香虫、旋覆花;阴虚潮热,加北沙参、石斛、龟甲、鳖甲、生地黄;脘闷纳呆,加陈皮、焦楂曲、生薏苡仁、鸡内金;形羸体虚,加黄芪、太子参、当归、生地黄、麦冬。治宜化痰熄风。治疗 67 例原发性中枢神经系统肿瘤,治疗总有效率为 77.6%。于敏等对 20 例术后胶质瘤患者经中药治疗后的生存期进行随访,发现其中 8 例恶性胶质瘤的生存中位数达 6.29 年,证明其远期疗效也较好。③

四、未手术,与放化疗等合用方

1. **顽固性呃逆经验方** 桂枝汤:桂枝 20 克、白芍 12 克、炙甘草 10 克、大枣 8 克、干姜 8 克。每日 1 剂,水煎服,分 3 次饭前服用,共 5 剂。症见呃逆频繁,心慌乏力,恶风,自汗出,头汗尤甚,纳差,大便秘结,小便黄赤,舌质紫黯,苔薄白,双手寸口脉浮弱而无力。证属营卫不和,瘀血阻脉。治宜调和营卫、活血化瘀。处以上方。二诊时,患者出汗症状消失,呃逆轻微,呃声低,饮食趋于正常,二便正常,舌黯无华,苔薄,脉沉弱。证属气血不荣,瘀血阻滞。治宜益气养血、活血化瘀。方用桃红四物汤加四君子汤:当归 10 克、生地黄 10 克、桃仁 10 克、红花 10 克、川芎 10 克、白芍 10 克、茯苓 8 克、桂枝 6 克、党参 20 克、白术 10 克、炙甘草 6 克。每日 1 剂,水煎服,共 5 剂,分 3 次服用。门诊随访,患者呃逆症状消失,未再复发。④

2. **蛇枝黄芩汤** 白花蛇舌草 15 克、生白术 15 克、半枝莲 12 克、当归 12 克、葛根 12 克、无花果 12 克、生黄芪 30 克、土茯苓 18 克、大黄 6 克、黄连 9 克。治疗组 33 例脑胶质瘤患者,将上药每日 1 剂,水煎服,28 日为 1 个疗程,用 2～6 个疗程。对照组 30 例脑胶质瘤患者,均用卡莫司汀 80 毫克加生理盐水 250 毫升,于 2 小时内静脉滴注,每周 1 次,连用 8 周。若中性粒细胞≥$1.5×10^9$/L,血小板≥$100×10^9$/L,进行下一周期治疗,剂量不变。应用上药治疗脑胶质瘤患者,治疗组与对照组分别完全缓解 4 例、2 例,部分缓解 18 例、10 例,好转 8 例、11 例,稳定 2 例、3 例,病变进展 1 例、4 例。临床功能改善 17 例、10 例($P<0.05$)。⑤

3. **益气利血健脾汤** 生黄芪 15～30 克、党参 15～18 克、甘草 4～5 克、熟地黄 15 克、女贞子 15 克、黄精 10 克、北沙参 10 克、麦冬 10 克、鸡血藤 24 克、白术 12 克、茯苓 12 克、枸杞子 12 克、何首乌 12 克、芡实 12 克、山药 12 克。每日 1 剂,水煎分 3 次服。并用 Seldinger(经皮穿刺)技术介入化

① 沈帆霞,等. 中西医结合治疗复发性脑膜瘤 3 例报告[J]. 湖南中医杂志,1998,14(4):2.
② 金广辉. 脑瘤治验[J]. 四川中医,1990(3):32.
③ 于敏,赵青. 原发性神经系统肿瘤从风痰论治 67 例临床观察[J]. 中医杂志,1988(1):26-29.
④ 冯睿智,李宁. 脑瘤术后顽固性呃逆验案及体会[J]. 中国中医急症,2014,23(1):181-182.
⑤ 姜汝明,焉兆利,王德亮,等. 蛇枝黄芩汤治疗脑胶质瘤 33 例临床分析[J]. 山东中医药大学学报,2010,34(5):424-426.

疗(氟尿嘧啶1克,顺铂80～100毫克,丝裂霉素16～20毫克),4周1次。用上药治疗恶性肿瘤20例,完全缓解2例,部分缓解11例,无缓解4例,恶化3例。[①]

4.抗脑肿瘤合剂　全蝎5克、川芎5克、蜈蚣6克、丹参20克、僵蚕10克、地龙10克、半夏10克、白术10克、川贝10克、天麻10克、钩藤15克、石菖蒲30克、天葵子15克、女贞子15克、枸杞子15克、猪苓30克、夏枯草30克。每日1剂,水煎2次分服。3～5个月为1个疗程。临床表现病情进行性加重,多有头痛、呕吐、视神经乳头水肿等颅内高压症状和定位体征,如偏瘫、步态不稳、视物障碍、失语、癫痫样发作等。头颅CT扫描或组织学检查证实颅内有占位性病灶,转移性颅内肿瘤有原发灶可寻。中药组采用抗脑肿瘤合剂,对照组采用标准化疗方案治疗,中西医结合组采用标准化疗加抗脑肿瘤合剂治疗。化疗组有效率60%,中药组有效率71.43%,中西医结合组有效率88.89%。[②]

五、未手术,单独用方

消脑丸　半夏15克、生南星15克、橘红15克、大黄10克、䗪虫10克、水蛭5克、甲片10克、白芥子15克、连翘15克、海藻15克、昆布10克、川芎5克、血竭5克、蜈蚣3条、全蝎5克、赤参10克、茯苓10克、白术10克、麝香0.1克。上药共研细末,炼白蜜为丸,每丸重6克,口服,一次1丸,每日2次。保守治疗疑似颅内胶质瘤1例,患者头顶连及枕部疼痛,眩晕,恶心,常阵发性加剧,食欲差,双眼视力模糊,复视,视野缩小,月经周期不规则,量少色暗,白带多,面色苍白,神疲乏力,身体瘦弱,有部分头发呈棕红色、灰白色,舌质黯,舌底静脉瘀紫怒张,舌苔滑腻,脉沉滑微弦。辨证痰瘀交结。治宜化痰软坚、消瘀散结,佐以熄风清脑、扶正固

本。连续服药3月余,复查头颅CT病灶消失。[③]

单　方

1.茶叶　组成:茶叶,亦称"茗"。功效:清头目,强心兴奋,利小便,解毒收敛,祛痰热解渴下气,增强血管柔韧性、弹性及渗透性,又能杀菌,消炎止血,调和碱性中毒,助消化,抑制结核杆菌,增加白细胞等。制备方法:分次温饮或配药服。用法用量:每日5～10克。临床应用:防治放射性物质锶对人体的损害;增强人体的免疫反应,预防肿瘤;预防血管硬化;消除体内产生的各种自由基,保护细胞膜的完整。[④]

2.魔芋汤　组成:魔芋30克。功效主治:化痰散积,解毒消肿;适用于脑肿瘤。用法用量:30克。煎服。[⑤]

3.核桃枝煮鸡蛋　组成:核桃枝250克,鸡蛋数枚。功效主治:清热解毒,滋阴润燥;适用于脑瘤。制备方法:煎煮,将蛋壳捣破,使汤汁进入蛋白。临床应用:治疗脑瘤术后,延缓脑瘤复发有效。需长期服用。[⑥]

中　成　药

1.β-榄香烯　组成:榄香烯乳注射液。适用于脑肿瘤。制备方法:中药莪术提取制剂。用法用量:榄香烯剂量0.4～1.2克/天,疗程总剂量6～12克,经泵深静脉持续灌注时,日夜不间断,连续灌注7～10天。用2～6个疗程,每个疗程间隔1～1.5个月。[⑦]

2.鸦胆子油乳注射液　组成:精制鸦胆子油100毫升、精制豆磷脂15克、甘油25毫升。功效主治:增强免疫;抗肿瘤。制备方法:以上三味,

① 陈会林.益气利血健脾汤合化疗治疗恶性肿瘤20例[J].浙江中西医结合杂志,2007,17(11):673.
② 温而新,等.中西医结合治疗颅内肿瘤9例疗效观察[J].湖南中医杂志,1996,12(5):12-13.
③ 周永山,等.中医药治愈脑瘤一例报道[J].内蒙古中医药,1991(1):20-21.
④ 陈捷,杨晨光.肿瘤中医治疗经验集萃[M].西安:陕西科学技术出版社,2016:19.
⑤ 韩海成,等.中药蛇六谷相关中药品种抗癌作用研究进展[J].云南中医中药杂志,2007,28(7):51-53.
⑥ 陈熠.肿瘤中医证治精要[M].上海:上海科学技术出版社,2007:140.
⑦ 谭平国,等.中药榄香烯乳注射液治疗恶性脑肿瘤40例临床研究[J].中国中西医结合杂志,2000,20(9):645-648.

取精制豆磷脂和温热的甘油与适量注射用水混合,转入到高速组织捣碎机内(8 000转/分),搅拌2次,第一次5分钟,第二次2分钟,使其分散均匀,加入温热的鸦胆子油,搅拌3次,每次2分钟,使成初乳剂,加入注射用水至1 000毫升,再转入到高压乳匀机内(40 MPa)匀化3次,滤过,取滤液,灌封,灭菌,即得。用法用量:10%鸦胆子乳注射液,起始用量10毫升/天,逐日递增,1周后增至100毫升,加生理盐水500毫升,静脉滴注,每日1次;1个月为1个疗程,疗程间隔1～2周,用3～15个疗程。注意事项:使用过程要注意过敏反应。①

① 周祖敏. 鸦胆子乳静脉点滴佐化疗药鞘内注射治疗脑转移癌25例[J]. 中级医刊,1998,33(11):53-55.

甲 状 腺 癌

概　　述

甲状腺癌是内分泌系统最常见的恶性肿瘤，多见于 40 岁以上中老年患者，以女性居多。其病因至今尚未完全明了，大多认为与电离辐射、碘摄入异常（缺碘与高碘）、遗传（癌基因、家族因素）、内分泌等多种因素有关，但其作用及相互作用则不甚清楚。

甲状腺癌的临床表现主要为结喉部坚硬不平肿块，或多年存在的肿块突然迅速增大，按之质地坚硬如石，表面凹凸不平，随吞咽动作而上下移动度减少，或固定不移，可出现波及耳、枕、肩部的疼痛。肿瘤增大时部分患者可产生局部压迫症状，有声带麻痹所致的声音嘶哑；颈交感神经麻痹征群，呼吸及吞咽困难；颈静脉受压或受侵者可出现患侧面部浮肿、颈静脉怒张等。部分甲状腺肿瘤转化为毒性结节时，可伴有心悸、烦躁、易于激动、手抖等甲亢症状。甲状腺肿瘤有退行性改变者，可伴有神疲无力、畏寒等甲减症状，但大多数患者，甲状腺功能在正常范畴，临床无甲状腺功能紊乱的表现。查体可在颈前部扪及肿块，表面凹凸不平，质地较坚硬，随吞咽动作移动度差。目前常见的原发性甲状腺癌主要有乳头状癌、滤泡状癌、未分化状癌、髓样癌 4 类。其临床表现因分类不同而略有差异，其中乳头状癌及滤泡状癌分化好，属低度恶性甲状腺癌。低度恶性甲状腺癌自然生存时间可达 10 年以上，有的甚至在肺部转移后还能带病生存 5 年以上。未分化癌属高度恶性甲状腺癌，大多数患者首次就诊时病灶已广泛浸润或已有远处转移，大多不宜手术治疗仅行活检明确诊断或行保守治疗。髓样癌发生于甲状腺滤泡旁细胞，亦称 C 细胞恶性肿瘤，发病、病理及临床表现均不同于一般甲状腺癌而独成一型。

诊断方法除病史及体格检查之外，甲状腺球蛋白（Tg）、血清降钙素（CT）、癌胚抗原（CEA）、B 超、放射性核素检查、X 线、CT 及 MRI 检查，细针穿刺细胞学检查也为常用手段。随着核医学的发展，近年来 PET－CT 也被应用于甲状腺癌的诊断及治疗。

甲状腺癌临床需与甲状腺腺瘤、甲状腺腺瘤囊内出血、结节性甲状腺肿和慢性淋巴性甲状腺炎相鉴别。

在治疗上，分化型甲状腺癌以手术治疗为首选。放疗是甲状腺癌综合治疗的重要方法之一，分外放疗和内放疗两种。外放疗主要针对手术局部有残留的病灶做补充放疗，及对骨孤立转移灶做姑息放疗，但不应该对甲状腺做常规的术后放疗；内放疗指放射性核素 ^{131}I 的治疗，主要针对有远处多灶转移的患者，治疗前应切除残留的甲状腺组织，使放射性核素 ^{131}I 可以聚集在转移病灶起到治疗的效果。甲状腺癌对化疗敏感度较差，不作为常规治疗方法。内分泌治疗有助于减少和防止术后复发。

大多数分化性甲状腺癌预后良好，复旦大学附属肿瘤医院治疗分化型甲状腺癌的 10 年生存率为 91.1%，髓样癌的 10 年生存率为 60%，而未分化癌一旦明确诊断，绝大多数在 1 年内死亡。[①]其中，影响分化型甲状腺癌术后复发的因素包括年龄、肿瘤范围、肿瘤大小、手术类型、首次手术时

---

① 汤钊猷. 现代肿瘤学［M］. 第三版. 上海：复旦大学出版社，2011：1370－1383.

间、AGES预后评分等多因素。[①] 总的来说，影响甲状腺癌预后的主要因素是病理类型、临床分期、年龄及治疗是否恰当。

甲状腺癌属中医"石瘿"范畴。石瘿之名见于唐代王焘所著的《外台秘要》，有"崔氏云凡水瘿、气瘿可差，石瘿不可治"之记载，指出石瘿之病预后不佳。宋代陈无择所著的《三因极一病证方论》对瘿瘤予以分类："坚硬不可移者，名曰石瘿；皮色不变者，即名肉瘿；筋脉露结者，名筋瘿；赤脉交络者，名血瘿；随忧愁消长者，名气瘿"。其中的石瘿即相当于现代医学的甲状腺癌。中医学认为甲状腺癌多因情志不畅、肝郁气滞、痰湿凝聚所致。瘀血阻络气滞痰凝则瘿肿如石，故称"石瘿"。发生机制为在正虚的基础上，气郁痰凝血瘀聚结颈前，日久蕴结成毒所致。如《外科正宗·瘿瘤》认为："夫人生瘿瘤之症，非阴阳正气结肿，乃五脏瘀血，浊气，痰滞而成"。《济生方·瘿瘤证治》曰："夫瘿瘤者，多因喜怒不节，忧思过度，而成斯疾焉。大抵人之气血，循环一身，常欲无滞留之患，调摄失宜，气凝血滞，为瘿为瘤"。其临床特点为颈中两侧结块，坚硬如石，高低不平，不能随吞咽动作而上下移动。《外科正宗》中言："坚硬不可移曰石瘿"，提示肿块之坚硬如石且固定而不能移动。《外科正宗·瘿瘤》提出了瘀、气、痰的病理因素，用行散气血、行痰顺气、活血消坚的治法，并列出海藻玉壶汤等方剂，至今仍为临床所用。唐代孙思邈在《千金要方》中提到，用海藻、龙胆、昆布、通草、半夏等可治疗石瘿。中医认为甲状腺癌的发展有其特殊规律，早期以痰瘀互结、癌毒炽盛为主要病理特点，故此时治疗当从化痰开郁、软坚散结、活血化瘀入手。随着病情的发展，由于癌毒耗损气血，则以肝脾肾虚损、气血阴阳失调为其主要病理改变，故治疗当以扶正培本、温补脾肾为主。晚期甲状腺癌，易耗伤阴液，心肾阴虚，则治疗当以滋肾养阴清热抗癌为主。[②]

辨 证 施 治

1. 毒热蕴结型　症见颈前肿物迅速增大，凹凸不平，灼热作痛，呼吸不畅，吞咽不利，声音嘶哑，大便秘结，小便短黄，舌质红绛，苔黄，脉滑数。治宜清热解毒、散结消瘿。

（1）青皮白花饮　芦荟10克、青皮10克、旋覆花10克、猪牙皂10克、七叶一枝花20克、山豆根20克、鱼腥草20克、瓜蒌20克、天花粉20克、野菊花20克、白花蛇舌草20克、黛蛤散30克、代赭石30克。每日1剂，水煎，分2次服。[③]

（2）清肝芦荟丸加减　黛蛤散30克、芦荟10克、青皮10克、牙皂10克、七叶一枝花20克、山豆根6克、鱼腥草20克、白花蛇舌草20克、瓜蒌20克、天花粉20克、野菊花20克。每日1～2剂，水煎服。随症加减：毒热炽盛，大便干结不通者，加桃仁、玄参、何首乌润肠通便；火毒伤阴，症见口干多饮，小便短赤者，加墨旱莲、石斛、沙参、麦冬。〔见49页14.周宜强分4型(1)〕

（3）龙胆泻肝汤加减　青黛(冲服)3克、青皮10克、牙皂10克、黄芩10克、龙胆草6克、炒栀子6克、生地黄15克、天花粉15克、丹参15克、黄药子20克、七叶一枝花20克、山豆根20克。水煎服。随症加减：咽下不利，加旋覆花10克、代赭石15克顺气降逆；咳嗽黄痰，加鱼腥草30克、芦根30克清热化痰；颈部瘰疬，加生牡蛎30克、瓜蒌15克、玄参10克化痰散结；大便秘结，加大黄(后下)10克、玄明粉(冲服)10克、枳壳6克泻火通便。[④]

（4）甲状腺癌方1　紫草根30克、山豆根30克、金银花30克、薏苡仁30克、白毛藤30克、丹参30克、鱼腥草30克、夏枯草30克、生黄芪15克、土贝母12克、七叶一枝花12克。随症加减：纳差，便溏者，加党参、白术、神曲、陈皮；腰膝酸软者，加女贞子、补骨脂、枸杞子；发热，加黄芩；胸痛

① 关海霞，滕卫平. 分化型甲状腺癌的研究新进展[J]. 中华内科杂志，2012，51(1)：61-63.
② 周立娟，赵晓珍. 甲状腺癌的中医药治疗[J]. 黑龙江中医药，2014(2)：5-6.
③ 傅永怀. 治癌防癌中医验方荟萃[M]. 北京：金盾出版社，2008：130.
④ 李天海，等. 治癌家珍[M]. 北京：人民军医出版社，2002：299.

者,加郁金、香附;气急者,加紫苏子、沉香。每日1剂,水煎,分3次温服,另六神丸每次15粒,每日3次,随汤药吞服。①

2.痰瘀凝结(互结)型 多见于甲状腺癌术后,可见残余甲状腺或伴肿块生长缓慢或相对静止,无明显自觉症状或伴针刺样疼痛,咽痒不适,纳差,胸闷憋气,月经不调,唇甲紫暗,面色暗然,舌质偏黯或紫,伴瘀斑或舌下络脉瘀滞,苔薄腻,脉弦细或细涩。

(1)活血散瘿汤 海藻10克、当归10克、陈皮10克、川芎10克、红花10克、牡丹皮10克、赤芍10克、昆布10克、山慈菇10克、法半夏10克、乳香10克、没药10克、三棱9克、莪术9克。随症加减:囊化者,加甲片、皂角刺;伴淋巴结肿大者,加夏枯草、生牡蛎、玄参。〔见48页10.许芝银分3型(1)〕

(2)海藻玉壶汤加减 海藻、昆布、青皮、陈皮、半夏、胆南星、浙贝母、甘草、当归、赤芍、川芎、丹参、白僵蚕、白芥子、莪术。〔见48页11.黄挺分3型(1)〕

(3)化痰祛瘀汤 桔梗12克、天花粉15克、浙贝母10克、瓜蒌15克、郁金10克、郁李仁15克、杏仁9克、白芍15克、炒枳实10克、厚朴12克、制香附10克、红花10克、牡蛎30克、桃仁10克。每日1剂,水煎,分2次服。②

(4)海藻玉壶汤加减 海藻15克、夏枯草15克、海带15克、陈皮12克、川芎12克、黄药子12克、海浮石12克、海螵蛸12克、忍冬藤12克、黄芩16克、黄连5克、黄芪20克、猫爪草10克。③

(5)周维顺经验方1 半枝莲30克、白花蛇舌草30克、山豆根6克、海藻15克、黄药子12克、半夏12克、天竺黄6克、胆南星12克、花槟榔9克、枳壳12克、郁金9克、丹参30克、川芎12克、莪术12克、王不留行12克、炙鳖甲30克、灵芝30克、生

薏苡仁30克、炒薏苡仁30克、炒谷芽15克、炒麦芽15克。〔见49页13.周维顺分4型(2)〕

(6)甲状腺癌方2 昆布20克、海藻20克、白术9克、柴胡9克、莪术9克、青皮9克、黄药子9克、贝母9克、香附9克、半夏9克、皂角刺9克、三七(冲服)3克、党参15克、茯苓12克、当归12克、赤芍12克、牡丹皮10克、白芍10克。随症加减:瘀象重者,可酌加川芎、甲片、丹参、三棱等;兼热象者,酌加夏枯草、玄参、知母、石膏等。临床观察:王卫群等以此方治疗患者28例,有效25例,无效3例。④

(7)谷铭三经验方1 海藻30克、夏枯草30克、僵蚕20克、牡蛎30克(先煎)、浙贝母30克、黄药子20克、薏苡仁50克、茯苓30克、猪苓30克、莪术20克、七叶一枝花20克、桃仁10克、红花20克、当归15克、赤芍15克。〔见50页16.谷铭三分3型(2)〕

(8)甲状腺癌方3 丹参30克、牡蛎30克、海藻30克、黄药子30克、玄参12克、浙贝母12克、僵蚕12克、路路通15克、莪术10克、郁金10克、青皮10克。随症加减:白细胞下降,加鸡血藤、黄芪、枸杞子;肝功能异常,加当归、柴胡、茵陈。⑤

(9)甲状腺癌方4 龙鳞草30克、夏枯草30克、海藻15克、昆布15克、山慈菇15克、射干10克、制半夏9克、桔梗6克、升麻4.5克。随症加减:有结节者,加黄药子、莪术、露蜂房、甲片、丹参;胸闷不舒者,加郁金、香附;郁久化火者,加牡丹皮、玄参、赤芍。⑥

(10)甲状腺癌方5 海藻12克、昆布12克、贝母9克、郁金15克、夏枯草30克、土茯苓15克、山慈菇12克、香附6克、柴胡6克、半夏10克、厚朴6克、黄芪30克、太子参15克、党参15克、白术15克。每日1剂,配服消肿片。临床观察:贾永华以此方治疗晚期无法手术的甲状腺癌

---

① 王建军,等.外科金方[M].石家庄:河北科学技术出版社,2001:120.
② 傅永怀.治癌防癌中医验方荟萃[M].北京:金盾出版社,2008:132.
③ 同上.
④ 王卫群,等.甲状腺腺瘤从痰瘀论治28例分析[J].新疆中医药,2007,25(6):16-17.
⑤ 王元松,等.肿瘤科金方[M].石家庄:河北科学技术出版社,2001:72-73.
⑥ 王建军,等.外科金方[M].石家庄:河北科学技术出版社,2001:117-188.

患者,可明显改善症状,延长生存时间。[①]

(11) 甲状腺癌方6　海藻15克、昆布15克、陈皮6克、半夏10克、当归10克、川芎6克、莪术10克、黄药子10克、贝母10克、三棱10克、海带15克。随症加减:咽喉肿痛,加射干6克、马勃6克;肿块坚硬,加山慈菇10克、制南星10克。[②]

3. 气虚血瘀型　多见于甲状腺癌术后,症见神疲乏力,头晕目眩,心慌胸闷,少气懒语,颈肩部肿胀刺痛,舌下络脉紫黯等。治宜益气化瘀、化痰通络。

(1) 甲状腺癌方7　黄芪10克、黄精10克、菟丝子10克、山药10克、丹参10克、女贞子10克、鸡血藤10克、山慈菇10克、甘草3克。随症加减:口眼干燥、大便秘结者,加太子参10克、生地黄10克;颈肩部肿胀刺痛者,加莪术10克、皂角刺10克;夜寐不安者,加用茯神10克、酸枣仁10克;喉中痰阻者,可加浙贝母10克、厚朴花3克。每日1剂,水煎服,早晚各服1次。1个月为1个疗程。临床观察:邢栋等以此方益气化瘀、活血通络治疗甲状腺癌术后患者36例。结果显示该方能有效改善甲状腺癌术后气虚血瘀证患者的体力状况和不适症状。[③]

(2) 唐汉钧经验方　黄芪、党参、白术、茯苓、黄精、淫羊藿、灵芝、山茱萸、白花蛇舌草、石见穿、露蜂房、莪术、薏苡仁、黄芩、玄参、紫苏梗。唐汉钧认为甲状腺癌患者因大病、久病多致气血亏虚、脏腑功能失调,以致人体正气不足而致邪毒留恋,所以治疗上注重益气健脾以助后天之本,调和机体功能,化痰散结、清热解毒以祛体内之邪毒。临床还应根据患者的病理分型、甲状腺蛋白的检查等判断预后,调整扶正祛邪用药比例。症情稳定、预后良好者可以扶正为主,病理预后较差、检测指标波动者可加大祛邪药物比例,以防生变。[④]

(3) 甲状腺癌方8　黄芪10克、山药10克、菟丝子10克、黄精10克、女贞子10克、丹参10克、鸡血藤10克、山慈菇10克、生甘草3克。随症加减:口眼干燥、大便秘结属气阴两虚者,加太子参10克、生地黄10克;颈肩肿胀刺痛明显,瘢痕增生明显者,加莪术10克、皂角刺10克;夜寐不安者,加茯神10克、酸枣仁10克;喉中痰阻者,加浙贝母10克、厚朴花3克。临床观察:江树舒等以益气化瘀方颗粒剂治疗甲状腺癌患者15例,能够明显改善患者不适症状,提高术后生活质量,同时对抑制垂体促甲状腺激素的分泌、降低甲状腺球蛋白(Tg)有一定的趋势。具有调节免疫、促进造血、改善骨髓抑制状态、升高红细胞及血红蛋白的作用。[⑤]

(4) 甲状腺癌方9　① 太子参15克、黄芪15克、女贞子12克、半枝莲12克、七叶一枝花12克、沙参10克、白芍10克、橘红10克、丹参10克、玄参10克。② 生地黄15克、薏苡仁15克、白花蛇舌草15克、白芍12克、石斛12克、半枝莲12克、玄参12克、菊花12克、炮甲片10克、柴胡10克、土鳖虫6克。临床观察:邓光远以上述两方各15剂,隔5天轮流内服治疗甲状腺癌术后复发患者1例,治疗近2年,甲状腺肿块消失,诸症消失,随访1年半未复发。[⑥]

4. 气血两亏型　症见全身乏力,形体消瘦,精神不振,声音嘶哑,口干欲饮,纳差,舌质淡,苔薄白,脉沉细弱。治宜化瘀解毒、益气养血。

(1) 郑伟达经验方1　当归10克、黄芪15克、川芎6克、白芍10克、熟地黄15克、三七3克(冲服)、黄精10克、紫河车6克、桑椹子10克、何首乌10克、丹参10克、太子参20克、白术10克、茯苓10克、炙甘草6克、白扁豆12克、怀山药20克、薏苡仁15克、续断10克、补骨脂10克、红枣6枚、生姜3片、夏枯草15克、七叶一枝花15克、玄参15克、沙参30克、生黄芪20克、石斛30克、白芷6

① 贾永华. 化痰软坚法治疗肿瘤经验举偶[J]. 黑龙江中医药,1999(1):32.
② 郭文友. 中医临证精华录[M]. 四川科学技术出版社,1999:414.
③ 邢栋,吴峰. 益气化瘀法治疗分化型甲状腺癌术后气虚血瘀型患者的临床疗效[J]. 光明中医,2017,32(6):838-840.
④ 吴雪卿. 唐汉钧从脾论治甲状腺疾病之经验[J]. 江苏中医药,2016,48(8):13-14.
⑤ 江树舒,吴敏. 益气化瘀法治疗分化型甲状腺癌术后的临床研究[J]. 现代肿瘤医学,2014,22(12):2830-2833.
⑥ 邓光远. 扶正解毒散瘀法治疗癌症[J]. 中国中医药信息杂志,1998,5(5):29-30.

克、鹿角霜 10 克。并服慈丹胶囊、复方莪术消瘤胶囊、参灵胶囊。〔见 49 页 12. 郑伟达分 3 型(3)〕

（2）甲状腺癌方 10　党参 30 克、黄芪 30 克、熟地黄 20 克、茯苓 20 克、夏枯草 20 克、当归 15 克、白术 15 克、青皮 15 克、郁金 15 克、甘草 6 克。每日 1 剂，水煎服。3 个月为 1 个疗程。并每日用甲状腺素片 40～80 毫克，分 3 次口服。临床观察：该方联合甲状腺素片治疗甲状腺癌 45 例，均痊愈。其中 26 例随访＞3 年，均存活。[1]

（3）李玉英经验方 1　党参 30 克、黄芪 30 克、熟地黄 20 克、茯苓 20 克、夏枯草 20 克、当归 15 克、白术 15 克、青皮 15 克、郁金 15 克、甘草 6 克。〔见 50 页 17. 李玉英分 2 型(1)〕

（4）甲状腺癌方 11　太子参 15 克、夏枯草 15 克、赤芍 10 克、白芍 10 克、七叶一枝花 15 克、黄芪 15 克、玄参 10 克、白术 10 克、当归 10 克、鹿角霜 10 克、白芷 10 克。[2]

5. 阴虚火旺型　多见于甲状腺癌术后、放化疗后或久病。症见心悸多汗，失眠多梦，头晕头痛，急躁易怒，眼干目涩，四肢震颤，五心烦热，颜面泛红，腰膝酸软，恶心纳少，大便干燥，消瘦乏力，口干咽燥，月经不调，舌苔薄黄，舌红少苔或剥苔，脉细数或脉弦细数。治宜清热养阴散结为主。

（1）周维顺经验方 2　黄柏 12 克、知母 12 克、炒黄芩 12 克、麦冬 9 克、北沙参 9 克、葛根 10 克、枸杞子 15 克、猪苓 15 克、茯苓 15 克、半枝莲 30 克、白花蛇舌草 30 克、黄药子 12 克、炙鳖甲 30 克、法半夏 12 克、广木香 6 克、大枣 20 克、生甘草 10 克。〔见 49 页 13. 周维顺分 4 型(3)〕

（2）养阴清热消瘿方　生地黄 15 克、玄参 12 克、沙参 30 克、麦冬 15 克、女贞子 15 克、墨旱莲 15 克、夜交藤 30 克、茯神 10 克、远志 10 克、夏枯草 15 克、野菊花 15 克、黄药子 15 克、生牡蛎 15 克。[3]

（3）甲状腺癌方 12　怀山药 10 克、牡丹皮 10

克、黄药子 10 克、生地黄 10 克、茯苓 10 克、夏枯草 15 克、泽泻 10 克、山茱萸 10 克。随症加减：心悸多汗者，加五味子 6 克、柏子仁 10 克；痛重者，加延胡索 10 克、罂粟壳 6 克；肿块不减者，加服犀角地黄丸，每次 6 克，日服 2 次。[4]

6. 气阴两虚型　多见于甲状腺癌久病或术后放化疗者。症见乏力，颈部肿块坚硬不平，固定不移，或声音嘶哑，精神萎靡，神疲乏力，五心烦热，口干，多汗，心悸气短，浮肿，寐差，耳鸣，消瘦，舌质淡红或黯红，苔薄白或苔少中裂，脉缓或沉细无力。

（1）甲状腺癌方 13　黄芪、白术、茯苓、防风、太子参、浮小麦、牡蛎、麦冬、天冬、太子参、沙参、生地黄、浙贝母、淡竹叶、天花粉、北五味子、夏枯草、蒲公英、浙贝母、赤芍、北柴胡、全蝎、陈皮、青皮。临床观察：李伟等以此方治疗甲状腺癌术后患者 41 例，与仅服用甲状腺片的对照组比较，可明显改善乏力、头晕、口干症状，甲状腺球蛋白(Tg)水平明显低于对照组。[5]

（2）生脉散加减　黄芪、党参、白术、茯苓、南沙参、枸杞子、鳖甲、石斛、石见穿、莪术、白花蛇舌草、山慈菇。〔见 48 页 11. 黄挺分 3 型(3)〕

（3）陈如泉经验方　沙参、麦冬、天冬、玉竹、生地黄、女贞子、墨旱莲、枸杞子、鳖甲、玄参、党参、黄芪、太子参、山药、黄精、当归、鸡血藤、龙葵、白花蛇舌草、半枝莲、山慈菇、猫爪草。随症加减：自汗者，加浮小麦、防风、牡蛎；寐差者，加莲子、五味子、茯神补肾宁心安神；术后声音嘶哑者，加蝉蜕、桔梗、诃子利咽开音等。临床观察：陈如泉以益气养阴、软坚散结、扶正解毒之法可明显改善甲状腺癌术后患者乏力、五心烦热、口干、多汗等气阴两虚症状。[6]

（4）陆德铭经验方　生黄芪、党参、白术、茯苓、南沙参、枸杞子、龟甲、鳖甲、石斛、石见穿、莪术、三棱、白花蛇舌草、蛇莓、蛇六谷、山慈菇、海

[1] 李世文,康满珍. 当代妙方[M]. 北京：人民军医出版社,2010：556.
[2] 郭文友. 中医临证精华录[M]. 成都：四川科学技术出版社,1999：415-416.
[3] 陈熠. 肿瘤中医证治精要[M]. 上海：上海科学技术出版社,2007：130.
[4] 郭文友. 中医临证精华录[M]. 成都：四川科学技术出版社,1999：415.
[5] 李伟,等. 甲状腺癌术后中医药康复的优势[J]. 光明中医,2017,32(14)：2066-2068.
[6] 赵勇,徐文华. 陈如泉运用益气养阴扶正法治疗甲状腺癌术后经验[J]. 湖北中医杂志,2013,35(11)：24-25.

藻。临床观察：陆德铭以益气养阴、软坚活血佐以解毒法治疗甲状腺癌不宜手术或手术后复发或手术治疗、放射治疗后体质虚弱者。此方可控制肿瘤大小，改善自觉症状。①

（5）徐辉光经验方　生黄芪 15 克、潞党参 12 克、炒白术 12 克、茯苓 15 克、全当归 15 克、白芍 12 克、生地黄 15 克、南北沙参各 15 克、肥玉竹 15 克、半枝莲 30 克、白花蛇舌草 30 克、生薏苡仁 30 克、瓜蒌皮 18 克、谷麦芽 15 克、陈皮 10 克、生甘草 5 克。临床观察：徐辉光以此法治疗甲状腺癌术后气阴不足、气血两虚患者，可明显改善患者面部浮肿，颈部僵硬，言语不利等症状。②

7. 肝郁气滞型　多见于甲状腺癌术后。症见情志不舒，咽喉哽噎不适，颈项肿大，活动不利，声音嘶哑，急躁，易怒，口干，纳呆，胸闷胁胀，舌淡红或黯红，苔薄白或白腻，脉细弦或弦滑。治宜疏肝理气、化痰散结。

（1）燕树勋经验方　柴胡、青皮、陈皮、半夏、茯苓、川楝子、香附、郁金、夏枯草、贝母、瓜蒌皮、胆南星、海藻、昆布、猫爪草、穿山龙、白花蛇舌草、山慈菇、黄药子。随症加减：声音嘶哑者，加板蓝根、射干、桔梗、蝉蜕、胖大海、木蝴蝶、诃子、牛蒡子、罗汉果；术后手足抽搐者，加鳖甲、龟甲、全蝎、僵蚕、钩藤；对放化疗后呃逆频发者，加用旋覆花、代赭石、柿蒂等以降气化痰止呕；若术后颈肩肿胀疼痛明显者，加桑枝、羌活、皂角刺；夜寐不安伴情绪急躁等兼有肝阳上亢证者，加用石决明、珍珠母；术后仍有残留甲状腺组织肿大者，用夏枯草、猫爪草、浙贝母、青皮化痰散结消肿。临床观察：燕树勋以此方治疗甲状腺癌术后肝郁气滞痰凝患者，取得良好疗效。③

（2）陈培丰经验方　柴胡 12 克、炒白芍 12 克、炒白术 12 克、茯苓 15 克、当归 10 克、郁金 12 克、八月札 15 克、香附 12 克、浙贝母 12 克、瓜蒌皮 9 克、天葵子 15 克、龙葵 15 克、甲片（研粉吞服）3 克、远志 12 克、夜交藤 15 克、合欢皮 12 克、炙甘草 9 克。共 14 剂，每日 1 剂，水煎服。临床观察：陈培丰以此方治疗甲状腺术后患者，对恢复甲状腺癌患者体内阴阳气血的平衡有独特疗效。④

（3）陈旻经验方　柴胡 9 克、郁金 9 克、香附 9 克、八月札 9 克、浙贝母 9 克、王不留行 12 克、白英 15 克、半枝莲 15 克、龙葵 15 克、陈皮 6 克、半夏 6 克、当归 6 克、川芎 6 克、生黄芪 15 克、北沙参 12 克、夜交藤 30 克、合欢皮 18 克、狗脊 12 克、怀牛膝 9 克。每日 1 剂，水煎取汁 400 毫升，早晚分 2 次温服。临床观察：陈旻以此方加减治疗甲状腺乳头状癌，可明显改善神疲乏力、口干、咽痒等症状，疗效明显。⑤

（4）甲状腺癌方 14　柴胡 12 克、郁金 12 克、枳实 12 克、香附 12 克、陈皮 12 克、猫爪草 12 克、当归 12 克、三棱 12 克、莪术 12 克、法半夏 12 克、石见穿 12 克、川贝母 12 克、生牡蛎 30 克、白花蛇舌草 30 克、白芍 20 克、半枝莲 15 克、黄药子 6 克。随症加减：胸闷、发憋者，加桔梗 12 克、牛蒡子 12 克、射干 12 克。水煎服。⑥

（5）清肝芦荟丸加减　川芎 8 克、当归 6 克、熟地黄 10 克、芦荟 10 克、白芍 15 克、昆布 12 克、海蛤粉 12 克、猪牙皂 10 克、青皮 10 克、天花粉 20 克、瓜蒌 20 克、鱼腥草 20 克、紫河车 12 克、野菊花 12 克、土贝母 12 克。每日 1 剂。⑦

（6）四逆散加味　柴胡 12 克、芍药 12 克、枳实 12 克、炙甘草 6 克、蒲公英 30 克、猫人参 30 克、天葵子 15 克、黄药子 12 克、猪苓 15 克、茯苓 15 克、生薏苡仁 30 克、炒薏苡仁 30 克、灵芝 30 克、焦山楂 15 克、鸡内金 12 克。〔见 49 页 13. 周维顺分 4 型（4）〕

---

① 万华. 陆德铭教授治疗甲状腺疾病的经验[J]. 上海中医药杂志,2001(1)：19-20.
② 郭忻. 徐辉光治疗杂症验案三则[J]. 上海中医药杂志,1994(8)：4-6.
③ 邵灿灿,燕树勋. 燕树勋教授从痰气论治甲状腺癌术后经验探析[J]. 世界中西医结合杂志,2017,12(12)：1676-1679.
④ 毛露凤,陈培丰. 陈培丰教授从气论治甲状腺癌经验[J]. 浙江中西医结合杂志,2015,25(1)：1-3.
⑤ 余清清,陈旻. 陈旻从肝论治女性甲状腺癌术后验案 2 则[J]. 上海中医药杂志,2013,47(2)：23-24.
⑥ 周德生,谭元生. 中医名方全书[M]. 长沙：湖南科学技术出版社,2008：171.
⑦ 傅永怀. 治癌防癌中医验方荟萃[M]. 北京：金盾出版社,2008：132.

（7）海藻玉壶汤加减 猫爪草30克、海藻15克、浙贝母15克、昆布15克、海带15克、夏枯草15克、郁金15克、黄药子15克、法半夏12克、青皮10克、柴胡10克、陈皮6克。〔见50页15.陈锐深分2型（2）〕

（8）甲状腺癌方15 柴胡10克、桃仁10克、白芍15克、香附10克、青皮10克、八月札30克、郁金10克、白头翁120克、海藻30克、昆布30克。每日1剂，水煎服。临床观察：李天心等以此方治疗甲状腺术后患者57例，5年生存率为89.4%（51/57），10年生存率为84.2%（47/57）。[1]

（9）谷铭三经验方2 当归15克、白芍20克、柴胡15克、茯苓15克、白术15克、薄荷10克、海藻30克、夏枯草30克、山慈菇20克、僵蚕30克、玄参30克、白花蛇舌草40克、甘草10克。〔见50页16.谷铭三分3型（3）〕

（10）王庆才经验方 生香附10克、金橘叶10克、白芍10克、桔梗10克、白芥子10克、黄药子10克、生牡蛎30克、土贝母30克、玄参30克、夏枯草30克。另服小金丸，每服10粒，日服2次。临床观察：王庆才以此法治疗甲状腺癌术后淋巴结肿大患者，可消除肿块。[2]

8.脾肾阳虚型 症见颈部瘿结，扪之质硬，伴形寒肢冷，纳呆，腰膝酸软，腹泻，小便不利，舌淡，边有齿痕，舌苔白滑，脉沉细。治宜温补脾肾、消瘿化石。

（1）马科经验方 黄芪、党参、熟地黄、肉桂、山药、山茱萸、菟丝子、当归、补骨脂、肉豆蔻、海藻、昆布、麦冬、玄参。临床观察：马科以右归丸合二神丸治疗甲状腺癌术后脾肾阳虚证患者，能有效改善患者机体免疫功能，达到"扶正"目的，延长患者"带瘤生存"期限并提高生活质量。[3]

（2）扶正消瘿方 麻黄10克、鹿角片10克、熟地黄10克、附片10克、防己10克、丹参10克、夏枯草10克、桃仁10克、牡丹皮10克、赤芍10

克、肉桂6克、党参12克、黄芪12克、红花12克、甘草12克。〔见48页10.许芝银分3型（2）〕

（3）四君子汤合小柴胡汤加减 柴胡8克、黄芩15克、桔梗15克、党参15克、白术15克、茯苓15克、制附子15克、香附15克、牡丹皮15克、海螵蛸15克、三七15克、炙甘草8克。临床观察：彭万年以四君子汤合小柴胡汤加减，温补脾肾、行气活血，脾肾阳气得复可明显改善形寒肢冷、纳呆等症状，从而改善生存质量。[4]

（4）姚朝晖经验方 党参15克、白术10克、苍术15克、锁阳12克、肉桂5克、淡附片10克、淫羊藿20克、枳壳10克、茯苓15克、紫苏梗10克、川朴10克、肉苁蓉15克。每日1剂，水煎服，同时以甲状腺片40毫克，1日3次。临床观察：姚朝晖以此方加减治疗甲状腺癌术后患者可明显改善术后症状。[5]

9.赵尚华分4型

（1）痰瘀毒攻证 症见素有瘿肿多年，近来迅速增大，质地坚硬，凹凸不平，推之不移，附近淋巴结肿大。或有声音嘶哑、呼吸困难等，舌质淡红，有瘀斑，苔白，脉多弦涩。证属痰浊瘀血互结，顽固难愈，毒邪侵及肝肺。治宜活血散结、化痰攻毒。方用海藻玉壶汤加味：海藻9克、青皮9克、山豆根18克、僵蚕10克、贝母9克、陈皮9克、川芎9克、当归9、露蜂房9克、莪术9克、蝉蜕10克、昆布12克、半夏9克、胆南星9克。随症加减：声音嘶哑者，加木蝴蝶、玄参、鳖甲；咳嗽，痰中带血者，加仙鹤草、野百合；体弱气短者，加黄芪、党参。

（2）毒攻痰凝证 多见于老年患者，症见瘿肿暴发，体积巨大，凹凸不平，固定不移，坚硬似铁。数周内或有吞咽困难，呼吸不利，甚则窒息，大肉脱，精血竭，舌质紫黯，脉弦细硬。证属毒邪鸱张，正气不胜，精血耗竭，痰瘀互结，更使气血运行受阻，阴阳难以维系，乃险恶之候。治宜解毒散结。方用解毒散瘿汤加减：金银花30克、凤尾草

① 李天心，等.中药手术并用治疗甲状腺髓样癌57例[J].中医药学刊，2002，20（5）：699－700.
② 王庆才.恶性肿瘤从痰论治初探[J].辽宁中医杂志，1996，23（5）：209－211.
③ 林莹，等.马科教授应用温补脾肾法辨治甲状腺癌术后思路浅析[J].河北中医，2017，39（10）：1453－1455.
④ 姜帅，彭万年.彭万年教授应用经验方改善石瘿患者临床症状验案1则[J].浙江中医药大学学报，2012，36（10）：1082－1084.
⑤ 姚朝晖.甲状腺癌术后治验[J].湖南中医杂志，1994，10（4）：39.

30 克、黄药子 9 克、海藻 15 克、海浮石 9 克、半枝莲 30 克、炙黄芪 15 克、白花蛇舌草 30 克、人参（另炖兑服）6 克。随症加减：面目浮肿者，加生薏苡仁、车前子；骨骼疼痛，甚或骨瘤薄动者，配服调元肾气丸；头痛者，加泽泻、生薏苡仁、川芎、白芷；大便秘结者，加川大黄、当归；疼痛甚者，加延胡索、明乳香、明没药。

（3）阴虚阳亢证 症见瘿肿质硬，不易移动，淋巴结肿大，或有心悸怔忡，失眠易惊，脸面潮红，腹泻肠鸣，或有气短咳嗽，脉细数，舌红苔薄。证属阴液亏损，虚阳上亢，痰凝血瘀。治宜扶正抗癌、化痰软坚。方用活血散瘿汤加减：白芍 15 克、当归 9 克、陈皮 9 克、熟地黄 12 克、人参 9 克、茯苓 9 克、红花 9 克、昆布 15 克、夏枯草 15 克、鳖甲 30 克、山豆根 18 克、凤尾草 24 克、白花蛇舌草 30 克。随症加减：若腹泻肠鸣，一日水泻十数次，泄前腹痛者，加生薏苡仁、车前子、罂粟壳，去当归、白芍、熟地黄；若心悸、失眠、易惊者，加远志、生牡蛎；若气短咳嗽者，加生黄芪、土贝母。

（4）肾虚痰凝证 症见瘿肿突起，大如鸡蛋，质硬不平滑，不随吞咽移动；或有发现时骨骼疼痛，突然无伤骨折，随后发现瘿肿者。继则气短不能平卧，心悸，头晕，舌质两边紫黑，苔厚，脉细涩滞。证属痰瘀互结，肾虚骨空。治宜化痰软坚、益肾抗癌。方用调元肾气丸加减：生地黄 18 克、山茱萸 12、怀山药 15、胆南星 9 克、牡丹皮 9 克、白茯苓 9 克、制半夏 9 克、白芥子 9 克、人参 9 克、当归 9 克、蝉蜕 10 克、鳖甲 15 克、白英 30 克、海藻 15 克、山豆根 18 克、凤尾草 24 克、僵蚕 10 克。随症加减：气短、咳嗽、不能平卧者，加黄芪、土贝母；面目浮肿者，加生薏苡仁、紫苏；骨痛、骨折者，配服调元肾气丸，每日服 3 次，每次 9 克；咽干口燥者，加天花粉、玄参。[1]

10. 许芝银分 3 型

（1）痰瘀凝结型 症见残余甲状腺或伴肿块生长缓慢或相对静止，无明显自觉症状或伴针刺样疼痛，舌紫，苔薄腻，脉弦。治宜化痰软坚、活血化瘀。

方用活血散瘿汤。〔方药见 43 页辨证施治 2.(1)〕

（2）脾肾阳虚型 症见残余甲状腺弥漫性肿大或结节性重大，质地坚硬，可伴有疼痛，另见全身乏力，精神萎靡，面色少华，畏寒肢冷，纳呆，腰膝酸软等。舌体淡胖，或有齿痕，苔薄白，脉沉细。治宜益气活血、温阳散寒、破瘀散结。方用扶正消瘿方。〔方药见 47 页辨证施治 8.(2)〕

（3）肝肾阴虚型 症见颈前多无肿块，常见腰酸、口渴、乏力、心烦易怒、多梦、肢体倦怠、盗汗、眼干目涩、善太息、心悸、舌红、苔白、脉细、苔薄等。治宜调补肝肾、益气养阴。方用生脉散、一贯煎、天王补心丹等化裁，药用太子参 15 克、天冬 10 克、麦冬 10 克、五味子 10 克、玉竹 10 克、南沙参 10 克、黄精 10 克、茯苓 10 克、黄连 3 克、夜交藤 20 克、甘草 5 克。随症加减：动风者，加用白蒺藜、钩藤平肝熄风或以生地黄、白芍、潼蒺藜滋阴柔肝熄风。[2]

11. 黄挺分 3 型

（1）痰瘀互结型 症见胸闷，纳差，或有月经不调，唇甲紫暗、面色暗然者，舌黯红伴瘀斑或舌下络脉瘀滞，苔薄白或淡黄，脉细涩。治宜化痰行瘀散结。方用海藻玉壶汤加减。〔方药见 43 页辨证施治 2.(2)〕

（2）阴虚火旺型 症见心悸多汗，失眠多梦，头晕头痛，急躁易怒，眼干目涩，四肢震颤，五心烦热，颜面泛红，腰膝酸软，恶心纳少，大便干燥，消瘦乏力，口干咽燥，月经不调，舌苔薄黄，舌红少苔或剥苔，脉细数或弦细数。治宜清热养阴散结为主。以心悸多汗、失眠多梦等为主证的心阴虚，用天王补心丹加减以养心阴、降心火；以头晕头痛、急躁震颤等为主证的肝阴虚，用一贯煎加减以散肝郁、柔肝阴；以五心烦热、腰膝酸软为主证的肾阴虚，用知柏地黄汤加减壮水以制火，滋肾以凉肝；以恶心纳少、大便干燥为主证的胃阴虚，用沙参麦冬汤加减清热益胃生津。

（3）气阴两虚型 症见心悸，自汗，浮肿，胸

① 贾颖. 赵尚华中医治疗甲状腺疾病经验集[M]. 北京：中国医药出版,2016：144 - 146.
② 孙海舰,湛婷婷. 许芝银教授治疗甲状腺癌术后患者的经验交流[J]. 世界临床医学,2016,10(5)：139,143.

闷,气促,易伤风感冒,腰酸,背痛,齿摇,脱发,不寐,耳鸣,消瘦,疲乏无力,食欲不振,胃脘饱胀,口干咽燥,手足心热,大便溏薄,舌质红或淡红,苔薄白,脉缓无力或结代或细或细数无力。治宜益气养阴散结。方用生脉散加减。〔方药见45页辨证施治6.(2)〕①

12. 郑伟达分3型

(1) 肝郁痰湿型(多见于初期) 症见颈部单发瘿肿,质硬,随吞咽下上,活动受限,可有胸闷或吞咽时局部发憋,舌苔薄白腻,脉弦或滑。治宜化瘀解毒、理气化痰。方用郑伟达经验方2:黄药子15克、山慈菇10克、三七(冲服)3克、七叶一枝花10克、露蜂房6克、乳香6克、没药6克、白花蛇舌草15克、半枝莲15克、半边莲15克、茯苓15克、法半夏10克、陈皮6克、枳壳10克、生甘草6克、竹茹10克、佩兰10克、薏苡仁15克、白豆蔻6克、桔梗10克、浙贝母10克、鱼腥草20克、柴胡10克、郁金10克、夏枯草15克、海藻10克、生牡蛎30克。并服慈丹胶囊、复方莪术消瘤胶囊、参灵胶囊。

(2) 阴虚肝旺型(多见于癌肿累及喉返神经,或放疗、手术后) 症见颈部瘿肿,质硬,随吞咽上下,活动受限,咽喉干燥,口干欲饮,烦躁易怒,舌质红,脉细数。治宜化瘀解毒、养阴平肝。方用郑伟达经验方3:沙参15克、麦冬10克、玉竹10克、玄参15克、生地黄15克、天冬10克、石斛10克、天花粉10克、百合15克、墨旱莲10克、葛根15克、仙鹤草20克、柴胡10克、白芍12克、枳壳10克、生甘草6克、川芎6克、香附6克、当归10克、炙罂粟壳10克、延胡索10克、川楝子10克、台乌药10克、青皮6克、女贞子15克、夏枯草15克、黄药子15克、生牡蛎30克。并服慈丹胶囊、扶正固本胶囊、参灵胶囊。

(3) 气血双亏型(多见于后期,或放疗后复发者) 症见全身乏力,形体消瘦,精神不振,声音嘶哑,口干欲饮,纳差,舌质淡,苔薄白,脉沉细弱。治宜化瘀解毒、益气养血。〔方药见44页辨证施

治4.(1)〕②

13. 周维顺分4型

(1) 痰湿凝结型 治宜健脾理气、化痰散结。周维顺经验方3:半枝莲30克、白花蛇舌草30克、蒲公英30克、羊乳根30克、黄药子12克、苍术12克、白术12克、党参12克、茯苓12克、灵芝30克、生薏苡仁30克、炒薏苡仁30克、浙贝母12克、胆南星6克、天竺黄6克、法半夏12克、瓜蒌皮30克、佛手片12克、鸡内金12克。

(2) 痰瘀互结型 治宜理气化痰、散瘀破结。〔方药见43页辨证施治2.(5)〕

(3) 阴虚内热型 治宜滋阴降火、软坚散结。〔方药见45页辨证施治5.(1)〕

(4) 肝气郁结型 治宜疏肝理气、消瘿散结。方用四逆散加清热解毒类抗肿瘤药。〔方药见46页辨证施治7.(6)〕③

14. 周宜强分4型

(1) 毒热蕴结型 症见颈部肿块凹凸不平,发展迅速,灼热作痛,连及头颈,声音嘶哑,呼吸、吞咽不适,咳吐黄痰,大便干结,小便短赤,舌质绛,苔黄燥,脉弦数。治宜清热解毒、散结消瘿。方用清肝芦荟丸加减。〔方药见42页辨证施治1.(2)〕

(2) 气滞血瘀型 症见颈前肿物坚硬如石,固定不移,胸闷气憋,呼吸、吞咽困难,颈部刺疼,入夜尤甚,舌质紫黯或有瘀斑,苔薄白,脉弦涩。治宜理气化痰、行瘀散结。方用通气散坚丸加减:当归15克、川芎10克、莪术10克、海藻15克、丹参30克、白英20克、胆南星10克、甲片10克、夏枯草20克、干蟾皮3克、龙葵30克。随症加减:气郁化火,症见心烦易怒,口干口苦者,加牡丹皮、栀子、黄药子以清肝泻火;瘀血不去,新血不生,而致血虚,症见头晕目眩者,加鸡血藤、枸杞子、龙眼肉以加强养血。每日1剂,水煎服。

(3) 肝郁痰湿型 症见颈部出现肿块质硬,随吞咽而上下,活动受限,伴有胸胁胀痛,颈部胀满发憋或咳吐痰涎,舌质淡红,苔薄白腻,脉弦滑。

① 陈晓晓,黄挺. 黄挺对甲状腺癌术后的辨证论治思路[J]. 江西中医药大学学报,2015,27(1):25-28.
② 郑东京,等. 名老中医郑伟达治疗甲状腺癌经验探析[J]. 中医临床研究,2015,7(21):1-3.
③ 吴敏华,等. 周维顺主任医师治疗甲状腺癌经验[J]. 河南中医杂志,2007,27(2):22.

治宜理气消瘿、化痰散结。方用海藻玉壶汤加减：海藻 15 克、昆布 15 克、海带 20 克、半夏 12 克、陈皮 6 克、青皮 10 克、连翘 10 克、象贝母、当归 10 克、川芎 6 克、独活 10 克、甘草 6 克。随症加减：肿块较硬者，加黄药子、三棱、莪术、露蜂房、甲片加强活血软坚之力；胸胁胀痛，加柴胡、郁金、延胡索加强理气开郁止痛。每日 1 剂，水煎服。

（4）心肾阴虚型　症见颈部肿块，伴有局部疼痛，心悸气短，全身乏力，自汗盗汗，精神萎靡，头晕目眩，腰膝酸软，舌质黯淡，苔薄，脉沉细。治宜养心益肾、化痰散结。方用生脉散合二至丸加味：党参 15 克、麦冬 10 克、五味子 10 克、黄精 15 克、黄芪 20 克、女贞子 20 克、墨旱莲 10 克、煅牡蛎 15 克、淫羊藿 10 克、海藻 10 克、黄药子 10 克、山慈菇 15 克。随症加减：阴虚明显，口干口渴，苔少者，加玉竹、鲜墨旱莲、芦根；疼痛剧烈者，加延胡索、两面针、川楝子以止痛行血。每日 2 剂，早晚各服 1 剂，水煎服。①

15. 陈锐深分 2 型

（1）痰湿凝聚型　症见胸闷痰多，肢体倦怠，胃纳不佳，颈部瘿肿质硬，不随吞咽上下。舌质淡黯，苔白腻，脉滑或濡细。治宜健脾化痰、消瘿散结。方用四海舒郁丸加减：海蛤壳 30 克、猫爪草 30 克、海藻 15 克、昆布 15 克、海带 15 克、黄药子 15 克、党参 15 克、茯苓 15 克、海浮石 15 克、白术 15 克、乌贼骨 10 克、陈皮 6 克。随症加减：郁久化火，灼伤阴津，症见烦躁易怒者，加生牡蛎（先煎）30 克、夏枯草 15 克、野菊花 15 克；心悸失眠者，加麦冬 15 克、夜交藤 15 克、远志 6 克；病程日久，气血亏损，症见眩晕少气者，加生黄芪 30 克、太子参 30 克；口干声嘶者，加玄参 15 克、石斛 15 克；肿块坚硬者，酌加青皮 10 克、天龙 3 条；消瘦乏力者，加党参 25 克、黄精 20 克；胸闷不舒者，加枳壳 15 克、瓜蒌皮 15 克；痰多略咳者，加浙贝母 15 克、法半夏 12 克；胃纳不佳者，加麦芽 30 克、神曲 10 克等。

（2）肝气郁结型　症见情志抑郁，胸闷不舒，口干，便秘，颈部瘿肿质硬，不随吞。因上下，遇郁怒肿块增大。舌质黯红，苔薄微黄，脉弦细。治宜疏肝理气、消瘿散结。方用海藻玉壶汤加减。〔方药见 47 页辨证施治 7.(7)〕②

16. 谷铭三分 3 型

（1）痰湿凝聚型　症见胸闷纳呆，口淡无味，面白，呃逆，肢体倦怠，大便稀溏，甲状腺核起如杏，舌淡、胖大有齿痕，脉滑。治宜健脾利湿、化痰软坚。方用谷铭三经验方 3：夏枯草 30 克、山慈菇 30 克、僵蚕 30 克、牡蛎 30 克、浙贝母 30 克、薏苡仁 30 克、茯苓 40 克、猪苓 30 克、姜半夏 20 克、陈皮 15 克、太子参 15 克。

（2）痰凝血瘀型　治宜化痰祛瘀、清热散结。〔方药见 43 页辨证施治 2.(7)〕

（3）肝郁气滞型　治宜疏肝解郁、软坚散结。〔方药见 47 页辨证施治 7.(9)〕③

17. 李玉英分 2 型

（1）气血两亏型　症见甲状腺癌术后，胸闷憋气，心悸气短，肢倦乏力，精神不振，纳呆食少，舌质黯淡、苔少，脉沉细无力或细涩。治宜健脾益气养血。〔方药见 45 页辨证施治 4.(3)〕

（2）心肾阴虚，余毒未清型　症见颈部瘿瘤晚期，或因手术、放疗复发后，心悸气短，全身乏力，自汗盗汗，精神萎靡，口干咽燥，五心烦热，头晕目眩，吞咽不利，胸闷气憋，形体消瘦，舌红苔少，脉沉细略数。治宜养阴清热、祛除余毒。方用李玉英经验方 2：麦冬 15 克、玄参 15 克、女贞子 15 克、墨旱莲 15 克、生地黄 15 克、青皮 15 克、郁金 15 克、黄精 20 克、夏枯草 20 克、五味子 10 克、三棱 10 克。④

经 验 方

一、一般方（未明确是否与其他治疗合用方）

1. 周仲瑛经验方　（1）五味消毒饮合银翘

① 周宜强. 实用中医肿瘤学[M]. 北京：中医古籍出版社,2006：364.
② 陈锐深. 现代中医肿瘤学[M]. 北京：人民卫生出版社,2003：345－346.
③ 谷言芳,等. 谷铭三治疗肿瘤经验集[M]. 上海,上海科学技术出版社,2002：220－221.
④ 李玉英. 中西医结合治疗甲状腺癌45例疗效观察[J]. 新中医,2001,33(9)：39－40.

散：金银花、野菊花、蒲公英、紫花地丁、紫背天葵、连翘、桔梗、薄荷、荆芥、淡豆豉。（2）犀角地黄汤合消瘰丸：鳖甲、龟甲、夏枯草、焦栀子、生牡蛎、浙贝母、玄参。（3）沙参麦冬汤合贝母瓜蒌散：沙参、玉竹、生甘草、桑叶、麦冬、生扁豆、天花粉、浙贝母、瓜蒌皮、桔梗。①

2. 沈力经验方　绞股蓝 20 克、浙贝母 20 克、枸杞子 20 克、藤梨根 20 克、半枝莲 20 克、焦山楂 15 克、炒谷芽 15 克、炒麦芽 15 克、炙甘草 5 克、佛手 5 克、山慈菇 5 克、太子参 30 克、牡丹皮 10 克、夏枯草 10 克、连翘 10 克。白花蛇舌草、猫人参各 20 克轮替使用替代藤梨根及半枝莲，即单周使用藤梨根及半枝莲，双周使用白花蛇舌草及猫人参。每日 1 剂，每次 200 毫升，早上 9 时、下午 3 时口服。贺晓立等以浙江省名老中医沈力经验方联合左甲状腺素钠片治疗甲状腺癌术后患者 48 例，治疗 3 月，与单纯服用左甲状腺素钠片的对照组相比，外周血甲状腺球蛋白抗体（TgAb）明显下降。②

3. 周歧旺经验方　黄芪 20 克、党参 12 克、茯苓 12 克、白术 9 克、山慈菇 9 克、南沙参 15 克、枸杞子 15 克、香附 10 克、郁金 10 克、浙贝母 10 克、八月札 15 克、玄参 15 克、白花蛇舌草 15 克、半枝莲 30 克。每日 1 剂，水煎后取汁，分 2 次温服。周歧旺等以此自拟方联合左甲状腺素钠片治疗甲状腺癌患者 30 例，与单纯口服左甲状腺素钠片的对照组相比，中西医结合治疗组总有效率（96.67%）显著高于对照组（73.33%），差异有统计学意义（P<0.05）。③

4. 去瘤汤　玄参 15 克、麦冬 15 克、桔梗 10 克、射干 10 克、浙贝母 15 克、鸡内金 20 克、丹参 15 克、鳖甲（先煎）30 克、姜半夏 10 克、茯苓 15 克、夏枯草 15 克、猫爪草 15 克、七叶一枝花 10 克、救必应 15 克、甘草 10 克、肉桂（后下）6 克、海藻 10 克。④

5. 消瘿汤　昆布、海藻、炒甲片、生牡蛎、土贝母、黄药子、七叶一枝花、乌蛇、忍冬藤。随症加减：肿块坚硬者，加夏枯草、瓦楞子、三棱、莪术；气血亏虚者，加党参、生黄芪、当归；胸闷不舒者，加枳壳、丹参、香附；心悸汗出者，加黄芪、炙甘草、五味子。⑤

6. 夏花龙贝汤　夏枯草 15 克、天花粉 15 克、生地黄 15 克、生牡蛎 15 克、玄参 9 克、麦冬 9 克、贝母 9 克、天龙 2 条。随症加减：热毒较盛者，加青天葵 9 克、半枝莲 30 克、白花蛇舌草 30 克、七叶一枝花 30 克；伤阴甚者，加北沙参 15 克、白芍 12 克、生甘草 6 克；气阴两虚者，加生黄芪 15 克、党参 15 克；肿块较大较坚硬者，加三棱 9 克、莪术 9 克、炮甲片 9 克。⑥

7. 张渊崧经验方　（1）夏枯草 30 克、玄参 30 克、浙贝母 20 克、冬凌草 30 克、肿节风 20 克、黄药子 15 克、山慈菇 20 克、七叶一枝花 30 克、蒲公英 40 克、生半夏 20 克、生南星 20 克、生牡蛎 30 克。（2）青皮 20 克、香附 15 克、川楝子 30 克、海藻 30 克、牡蛎 30 克、夏枯草 30 克、山豆根 20 克、土贝母 30 克、炙鳖甲 20 克、朱砂根 30 克、白花蛇舌草 30 克、半枝莲 30 克。（3）山慈菇 20 克、白芥子 30 克、土贝母 30 克、夏枯草 30 克、海藻 20 克、牡蛎 30 克、冬凌草 30 克、肿节风 30 克、七叶一枝花 30 克、木香 15 克、八月札 30 克、蜈蚣 3 条。⑦

8. 平消丹　枳壳 30 克、干漆 6 克、郁金 18 克、芒硝 18 克、仙鹤草 18 克、五灵脂 15 克、制马钱子 12 克。共为细粉，水泛为丸。每次 1.5~6 克，每日 3 次。⑧

9. 消癌汤　夏枯草 140 克、当归 15 克、白芍 15 克、玄参 15 克、乌药 15 克、浙贝母 15 克、僵蚕 15 克、昆布 9 克、桔梗 9 克、陈皮 9 克、川芎 9 克、甘草 9 克、香附 30 克、红花 6 克。共入砂锅内，水

① 彭海燕，等. 基于周仲瑛教授瘀热理论辨治甲状腺癌[J]. 南京中医药大学学报，2018，34（1）：35-38.
② 贺晓立，等. 中药复方治疗分化型甲状腺癌术后患者临床观察[J]. 新中医，2017，49（11）：95-98.
③ 周歧旺，吴巍. 中西医结合治疗甲状腺癌的疗效评价[J]. 内蒙古中医药，2017（21，22）：143-144.
④ 胡乃强，等. 林才志治疗癌症的方药撷菁[J]. 广西中医药，2016，39（4）：48-50.
⑤ 苗文红，等. 谢远明临证精华[M]. 西安：陕西科学技术出版社，2015：35.
⑥ 刘国政，等. 甲状腺疾病千家妙方[M]. 北京：人民军医出版社，2012：105-106.
⑦ 张渊崧，等. 张渊崧医案医话集[M]. 北京：中医古籍出版社，2009：173.
⑧ 周德生，谭元生. 中医名方全书[M]. 长沙：湖南科学技术出版社，2008：171.

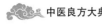

煎浓汁,过滤去渣,将汁复入锅内,文火熬浓,加蜂蜜240克,再熬成膏备用。每日1～2匙,开水冲后温服。①

10. 通窍活血汤合养阴清肺汤加减　生地黄30克、赤芍15克、麝香0.06克、川芎12克、桃仁12克、玄参12克、麦冬12克、川贝母12克、牡丹皮12克、薄荷10克、生甘草10克、木香10克、老葱10克、生姜10克、白芍20克。随症加减:自汗、盗汗明显者,加桑叶10克、五味子6克。水煎服。②

11. 通气散坚汤加减　党参15克、当归15克、天花粉15克、黄芩15克、贝母15克、川芎15克、胆南星10克、炮甲片12克、海藻12克、莪术12克、丹参12克、夏枯草20克、白毛藤20克、龙葵20克、丹参20克、猪苓10克、石菖蒲10克。每日1剂。③

12. 二虫合剂　银花60克、生鳖甲60克、生牡蛎30克、天花粉30克、白花蛇舌草30克、蒲公英30克、连翘15克、三棱9克、莪术9克、海藻9克、昆布9克、生大黄3克、天龙粉(冲服)3克、全蝎4.5克、蜈蚣5条。加水煎煮,共煎4次,每次取药汁500毫升。口服,以上药量共2日分6次服完。④

13. 六军丸　蜈蚣(去头足)、全蝎、僵蚕(炒去丝)、蝉蜕、夜明砂、甲片各等份。上药共为细末,神曲糊为丸,粟米大,朱砂为衣。每次4.5克,每日2次,饭后2小时水酒送服。⑤

14. 贾堃经验方　(1)海元汤加减:海藻12克、昆布12克、土鳖虫10克、全蝎1克、益母草30克、瓦楞子30克、山豆根10克、料姜石60克。(2)海莲汤:海藻12克、昆布12克、牡蛎30克、夏枯草30克、土贝母10克、黄药子10克、半枝莲30克、清半夏15克、陈皮10克、料姜石60克。

(3)芪菊汤加减:黄芪60克、沙参30克、夏枯草30克、山豆根10克、七叶一枝花10克、黄药子10克、瓦楞子30克、淫羊藿15克、野菊花30克、昆布15克、生地黄30克、料姜石60克。(4)星布汤加减:夏枯草30克、天南星10克、海藻10克、昆布10克、柴胡12克、郁金15克、瓦楞子30克、黄药子10克、制香附15克、全蝎10克、露蜂房10克、料姜石60克。(5)菊花汤加减:七叶一枝花10克、山豆根10克、鱼腥草30克、瓦楞子30克、白花蛇舌草60克、郁金15克、野菊花30克、柴胡15克、全蝎10克、土鳖虫10克、料姜石60克。上述五方服用时,均可同时服用平消片、金星散、补石丸。⑥

15. 二仁汤　夏枯草15克、昆布15克、海藻15克、橘核15克、生牡蛎15克、赤芍9克、甲片9克、泽兰9克、桃仁12克、王不留行子12克、薏苡仁30克。每日1剂,水煎,早晚2次服。此方系湖北中医学院附属医院经验方,该院以此方治疗甲状腺囊肿恶性变3例,治愈2例,显效1例。⑦

16. 蟾皮黄花煎　川芎10克、黄芩10克、天花粉10克、莪术10克、胆南星10克、甲片10克、当归15克、海藻15克、干蟾皮15克、丹参30克、龙葵30克、白毛藤20克、夏枯草20克。⑧

17. 甲状腺癌方16　海藻、海蛤粉、海螵蛸、昆布,共为丸剂。⑨

18. 甲状腺癌方17　山慈菇30克、肿节风30克、黄药子15克、核桃树枝30克。水煎服。⑩

19. 黄药子四海汤　黄药子10克、昆布10克、海浮石10克、海藻10克、生牡蛎15克、玄参10克、海螵蛸10克、生黄芪30克、枸杞子30克、女贞子30克、焦山楂30克、夏枯草15克。水煎服。此方为段凤舞经验方,经长期临床观察,证实

① 周德生,谭元生. 中医名方全书[M]. 长沙:湖南科学技术出版社,2008:171.
② 周德生,谭元生. 中医名方全书[M]. 长沙:湖南科学技术出版社,2008:172.
③ 傅永怀. 治癌防癌中医验方荟萃[M]. 北京:金盾出版社,2008:131.
④ 王新陆. 无症状疾病的中医治疗[M]. 北京:中国中医药出版社,2003:337.
⑤ 李天海,等. 治癌家珍. 北京:人民军医出版社,2002:300.
⑥ 贾立群,等. 现代名中医肿瘤科绝技[M]. 北京:科学技术文献出版社,2002:415-417.
⑦ 迟永春,杨维稼. 中医治疗癌症验案秘方[M]. 北京:北京出版社,2001:180.
⑧ 王建军,等. 外科金方[M]. 石家庄:河北科学技术出版社,2001:124.
⑨ 雷明,吴国兴. 华夏中医古方偏方集[M]. 北京:中国中医药出版社,1998:260.
⑩ 同上.

该方对甲状腺肿瘤的疗效较显著,对良性肿块消散明显,对恶性肿瘤有抑制作用。①

二、手术后,与放化疗合用方

1. 养阴散结汤　生地黄 20 克、玄参 15 克、夏枯草 15 克、山慈菇 15 克、天花粉 10 克、桔梗 10 克、大枣 10 克。随症加减:声嘶,加诃子 9 克、胖大海 6 克、山豆根 5 克;心悸,加龙骨 20 克、煅牡蛎 20 克、五味子 12 克;便干,加桑椹子 12 克、柏子仁 10 克、火麻仁 15 克;口疮,加知母 10 克、金银花 10 克、牡丹皮 10 克;口干,加天冬 12 克、麦冬 12 克;乏力,加太子参 15 克、白术 12 克;手术瘢痕疼痛严重者,加延胡索 10 克、川楝子 6 克。每日 1 剂,水煎服。周甜以此方联合放射性 ^{131}I 治疗甲状腺癌术后患者 55 例,与单纯行放射性 ^{131}I 治疗的对照组相比较,观察组患者术后心悸、声嘶、口疮、大便干结等临床症状改善明显优于对照组;观察组血清游离三碘甲状腺原氨酸(FT3)、血清游离甲状腺素(FT4)水平明显高于对照组,血清促甲状腺激素(TSH)以及甲状腺球蛋白(Tg)水平明显低于对照组;观察组术后 3 年复发、颈部淋巴结转移及远处转移情况明显优于对照组。②

2. 扶正消瘿汤　麦冬 10 克、白花蛇舌草 10 克、北沙参 10 克、大枣 5 枚、太子参 10 克、鸡血藤 10 克、枸杞子 12 克、甘草 6 克、山慈菇 12 克。随症加减:颈项部困胀疼痛,加丹参、三七;身困乏力,加当归、肉苁蓉;胸闷胁痛,加郁金、柴胡;盗汗失眠,加酸枣仁、龙骨、麦冬。水煎取汁,分早晚 2 次服,每日 1 剂。张立等以此方联合 ^{131}I、左甲状腺素钠片治疗甲状腺癌术后患者 42 例,与单纯使用 ^{131}I、左甲状腺素钠片治疗的对照组相比,可明显降低血清甲状腺球蛋白(Tg)同时降低术后 ^{131}I、TSH 抑制治疗引起的不良反应,改善患者临床症状,提高治疗安全性。③

3. 疏肝散结祛毒汤　浙贝母 15 克、夏枯草 15 克、山慈菇 15 克、柴胡 12 克、丹参 12 克、川楝子 10 克、半枝莲 10 克、白花蛇舌草 10 克、七叶一枝花 6 克、僵蚕 6 克、甘草 10 克。水煎取汁 250 毫升,2 次/天,早晚餐后服用。王迎春等以此方与超声刀联合高频双极电凝术及左甲状腺素钠片治疗甲状腺癌术后患者 34 例,与单纯使用超声刀联合高频双极电凝术及左甲状腺素钠片治疗的对照组相比较,实验组神疲乏力、目眩头晕等症状明显改善,促甲状腺激素(TSH)、甲状腺球蛋白(Tg)显著低于对照组。该方可降低复发及远处转移的风险,提高患者生活质量,具有较高的临床应用价值。④

4. 健脾益气汤　黄芪 25 克、白术 15 克、山药 15 克、人参 10 克、炙甘草 10 克、五味子(后下)10 克、砂仁(后下)10 克、生姜 10 克、大枣 10 枚、桂枝(后下)9 克。王树庚以此方联合化疗治疗甲状腺癌患者 36 例,获得较为满意的临床疗效,能显著提高患者免疫能力。⑤

三、手术后,单独用方

1. 王雁飞经验方　生地黄 15 克、猫爪草 15 克、半夏 15 克、泽漆 5 克、玄参 15 克、制香附 10 克、川贝 12 克、海藻 12 克、天花粉 12 克、蛴螬 12 克、夏枯草 12 克、青皮 12 克、大枣 12 克、莪术 5 克、莱菔子 10 克、山慈菇 12 克、陈皮 10 克、白芥子 10 克、广郁金 10 克、半枝莲 10 克、生牡蛎 5 克、甘草 5 克、白花蛇舌草 10 克。每日 1 剂,分早、晚 2 次服用。王雁飞以上方联合左甲状腺素钠片治疗甲状腺癌术后患者 49 例,与单纯口服左甲状腺素钠片的对照组相比较,患者刺激性咳嗽、吞咽时异物感、胸闷、胸痛等症状改善明显优于对照组。⑥

2. 五子衍宗丸加味　菟丝子 20 克、枸杞子 20

① 赵建成. 段凤舞肿瘤积验方[M]. 合肥:安徽科学技术出版社,1991:65 - 70.
② 周甜. 养阴散结汤治疗甲状腺癌术后 55 例临床观察[J]. 浙江中医杂志,2018,53(1):28.
③ 张立,等. 扶正消瘿汤辅助治疗对甲状腺癌术后患者血清甲状腺球蛋白和 ^{131}I、TSH 抑制治疗毒副反应的影响[J]. 解放军医药杂志,2017,29(12):81 - 84.
④ 王迎春,等. 自拟疏肝散结祛毒汤在甲状腺癌超声刀联合高频双极电凝术后的应用研究[J]. 四川中医,2017,35(6):130 - 133.
⑤ 王树庚. 健脾益气汤联合化疗治疗甲状腺癌及对患者免疫功能的影响[J]. 陕西中医,2016,37(10):1372 - 1373.
⑥ 王雁飞. 中西医结合疗法治疗甲状腺癌的效果评析[J]. 当代医药论丛,2018,16(2):209 - 210.

克、覆盆子 20 克、五味子 10 克、车前子 10 克、党参 15 克、麦冬 15 克、玄参 15 克。每日 1 剂，水煎，早晚分服。疗程均为 3 个月。随症加减：乏力、气短明显者，加黄芪 20 克；腰膝酸软明显者，加狗脊 20 克、盐杜仲 20 克；纳差者，加麦芽 15 克、鸡内金 15 克；咽喉有痰者，加竹茹 15 克、桔梗 8 克；心悸不适者，加煅龙骨 20 克、煅牡蛎 20 克，改五味子为 15 克；便干者，加柏子仁 10 克、火麻仁 20 克。张婷素等以五子衍宗丸加味联合优甲乐片治疗甲状腺癌术后患者 26 例，与单纯口服优甲乐片组相比较，乏力、气短、腰膝酸软、夜尿频等症状好转明显，血清甲状腺球蛋白（Tg）含量明显低于对照组。[1]

3. 益气养阴散结汤 生地黄 20 克、黄芪 30 克、玄参 15 克、山药 20 克、黄精 15 克、夏枯草 15 克、女贞子 15 克、桔梗 10 克、山慈菇 15 克、大枣 10 克、莪术 10 克。随症加减：声嘶，加诃子 9 克、山豆根 5 克、胖大海 6 克；便干，加桑椹子 12 克、火麻仁 15 克、柏子仁 10 克；心悸，加龙骨 20 克、五味子 12 克、煅牡蛎 20 克；口疮，加知母 10 克、牡丹皮 10 克、金银花 10 克；乏力，加白术 12 克、太子参 15 克；口干，加天冬 12 克、麦冬 12 克；手术瘢痕疼痛，加川楝子 6 克、延胡索 10 克。每日 1 剂，口服。张卫星等以此方联合左甲状腺素钠片治疗甲状腺癌术后患者 31 例，与单纯口服左甲状腺素钠片的对照组相比较，患者在口疮、心悸、声嘶、便干等临床症状中的改善情况明显优于对照组；治疗后观察组患者血清 TSH 和 Tg 含量下降程度明显优于对照组；治疗后观察组患者最大甲状腺结节直径缩小程度明显大于对照组。该方可明显提高临床治疗疗效，改善甲状腺癌患者术后临床症状，提高患者生活质量。[2]

4. 枳实薤白桂枝汤合半夏厚朴汤合栀子豉汤 枳壳 9 克、桂枝 9 克、瓜蒌皮 9 克、栀子 9 克、连翘 9 克、煅龙骨 15 克、煅牡蛎 15 克、茯苓 15 克、丹参 15 克、薤白 12 克、淡豆豉 12 克、制半夏 12 克、厚朴 10 克、苏叶 6 克。黄平合用此方加减治疗甲状腺癌术后患者 1 例，患者服药 3 周，咽喉异物感、胸闷、呼吸不畅、乏力等症状均有明显改善。[3]

5. 养阴拔毒汤 生地黄 15 克、玄参 15 克、女贞子 20 克、鳖甲（先煎）20 克、山慈菇 20 克、石见穿 20 克、浙贝母 12 克、白花蛇舌草 30 克。随症加减：心悸心慌，自汗或盗汗，局部浮肿者，加黄芪 15 克、茯苓 15 克、煅牡蛎 30 克、浮小麦 30 克、糯稻根 20 克；腰酸背痛，齿摇发脱，耳鸣者，加桑寄生 20 克、盐续断 15 克、杜仲 15 克、怀牛膝 15 克、金毛狗脊 15 克；乏力，食欲不振，胃脘饱胀，大便溏薄，舌淡，苔白腻，脉缓无力者，加党参 20 克、黄芪 20 克、白术 20 克、茯苓 15 克；声音嘶哑者，加蝉蜕 6 克、桔梗 5 克、胖大海 5 克。每日 1 剂，水煎分服。4 周 1 个疗程，术后连续服用 6 个疗程。傅浪静等以此方联合左甲状腺素钠片治疗甲状腺乳头状癌术后患者 36 例，与单纯口服左甲状腺素钠片的对照组相比较，可减轻患者病痛，提高患者预后质量，收到较好疗效。[4]

6. 柴枳汤 炒枳实、柴胡 30 克、白芍 30 克、茯苓 30 克、薏苡仁 25 克、佛手 25 克、射干 6 克、姜半夏 15 克、浙贝母 11 克、旋覆花 13 克、陈皮 13 克、夏枯草 15 克、泽泻 15 克、车前子 16 克、鸡内金 12 克、八月札 15 克、山慈菇 12 克、猫爪草 10 克、玄参 10 克、甘草 6 克。上方每日 1 剂，水煎服，分早晚 2 次顿服，术后第 7 天开始服用。沈玉国以上方治疗甲状腺癌术后肝郁痰凝证患者 50 例，结果显示可有效改善中医证候与甲状腺激素水平，减轻不良反应，疗效确切。[5]

7. 四君子汤合玄象方 党参 12 克、苍白术各 30 克、茯苓 12 克、山药 15 克、白扁豆 15 克、玄参 12 克、浙贝母 9 克、牡蛎 15 克、半枝莲 15 克、白花

① 张婷素，等. 五子衍宗丸加味联合优甲乐治疗甲状腺癌术后 26 例[J]. 浙江中医杂志，2018，53(3)：216.
② 张卫星，等. 益气养阴散结汤加减辅助治疗对甲状腺癌术后患者临床疗效及甲状腺功能的影响[J]. 四川中医，2017，35(7)：130-132.
③ 陶颖莉，等. 黄平合用经方调治甲状腺癌术后验案一则[J]. 浙江中医杂志，2017，52(2)：149.
④ 傅浪静，等. 养阴拔毒法治疗甲状腺乳头状癌术后 36 例[J]. 浙江中医杂志，2017，52(4)：262.
⑤ 沈玉国. 自拟柴枳汤联合西医治疗肝郁痰凝型甲状腺癌术后患者疗效及对中医证候及不良反应的影响[J]. 现代中西医结合杂志，2017，26(21)：2365-2368.

蛇舌草15克、白英15克、仙茅12克、淫羊藿15克、锁阳12克。彭培初以此方治疗甲状腺癌术后甲状腺功能减退患者1例,经治疗1年,患者乏力、腰酸、嗜睡等症状明显改善。[①]

8. 赵绍琴经验方　旋覆花(包)10克、片姜黄6克、夏枯草10克、杏仁10克、茜草10克、丝瓜络10克、桑枝20克、伸筋草10克、木瓜10克、黄芪30克。赵绍琴以此方治疗甲状腺癌术后患者1例,可明显改善患者颈部肿胀及乏力等症状。[②]

9. 甲状腺癌方18　玄参20克、生地黄20克、山慈菇15克、夏枯草15克、天花粉10克、大枣10克、甘草5克。随症加减。方园等以此方联合左甲状腺素钠片治疗甲状腺癌术后患者44例,与术后单纯口服左甲状腺素钠片的对照组相比较,患者CD3＋T,CD4＋T,CD4＋/CD8＋T水平明显高于对照组。[③]

10. 养阴散结汤　生地黄20克、玄参15克、天花粉10克、夏枯草15克、山慈菇15克、桔梗10克、大枣10克。随症加减:声嘶者,加诃子9克、胖大海6克、山豆根5克;心悸者,加龙骨20克、煅牡蛎20克、五味子12克;便干者,加桑椹子12克、柏子仁10克、火麻仁15克;口疮者,加知母10克、金银花10克、牡丹皮10克;口干者,加天冬12克、麦冬12克;乏力者,加太子参15克、白术12克;手术瘢痕疼痛者,加延胡索10克、川楝子6克。陆淑瑾以此方联合优甲乐治疗甲状腺癌术后患者32例,与单纯服用优甲乐的对照组相比较,该方在缓解临床症状、缩短疗效起效时间、降低血清TSH和Tg含量、缩小最大甲状腺结节直径方面均具有明显效果,尤其能较快地改善声嘶这个术后较为常见的症状。[④]

11. 消痰散结方　制天南星、法半夏、山慈菇、浙贝母、佛手、香橼皮、土茯苓、黄连、藿香、佩兰、绿豆衣等。每日1剂,水煎,每日3次口服,每次30毫升。刘晟等以此方治疗甲状腺癌根治术后患者151例,与仅服用优甲乐的对照组相比较,患者自觉症状及卡氏评分疗效明显优于对照组,治疗组在剩余甲状腺新生结节、颈部淋巴结增生肿大方面均较对照组明显改善。[⑤]

12. 加减升陷汤　生黄芪30克、知母10克、桔梗10克、柴胡6克、升麻6克。随症加减:食欲下降,加木香10克、砂仁6克、炒白术10克、党参20克;下肢胫前浮肿,加川牛膝15克、杜仲15克、续断10克、肉桂3克;排便困难,加当归10克、肉苁蓉15克、枳实10克、党参15克;记忆力减退,加黑芝麻20克、何首乌20克、山茱萸10克。李光善等以此方加减联合左甲状腺素钠片治疗甲状腺癌术后患者32例,经治疗3个月,与单纯服用左甲状腺素钠片的对照组相比较,治疗组患者情绪低落、畏寒、气短胸闷、食欲下降、倦怠乏力、下肢胫前浮肿、排便困难、皮肤干燥、记忆力减退等症状明显好转,与对照组有明显差异。[⑥]

13. 江树舒经验方　太子参15克、麦冬10克、生地黄10克、山药15克、石斛10克、黄精12克、莪术10克、丹参10克、山慈菇10克、白花蛇舌草15克、甲片(先煎)5克、生甘草3克。每日1剂,水煎服。江树舒以此方加减治疗甲状腺癌术后患者2例,服药2～3月,可明显改善患者颈肩肿痛麻木及其他不适反应。[⑦]

14. 小柴胡汤　柴胡、黄芩、人参、半夏、炙甘草、生姜、大枣。沈刚等以小柴胡汤联合优甲乐治疗甲状腺癌术后患者15例,与单纯服用优甲乐的对照组相比较,该方可明显降低血清Tg与TgAb含量。[⑧]

① 陈敏,等.彭培初医案精选[M].上海:上海科学技术出版社,2017:152.
② 李刘坤.赵绍琴医案实录[M].北京:人民军医出版社,2015:149.
③ 方园,闵建新.中西医结合治疗甲状腺癌临床疗效[J].世界最新医学信息文摘,2015,15(105):139-140.
④ 陆淑瑾.养阴散结汤联合左甲状腺素钠治疗甲状腺癌术后32例临床研究[J].江苏中医药,2015,47(4):22-24.
⑤ 刘晟,等.消痰散结方对甲状腺乳头状癌术后远期疗效的影响[J].中国中医药信息杂志,2014,21(10):92-93.
⑥ 李光善,等.升陷汤加减联合左甲状腺素钠片对甲状腺癌术后甲状腺功能减退的影响[J].国际中医中药杂志,2013,35(8):692-694.
⑦ 江树舒,等.从瘀热辨治甲状腺癌术后验案2则[J].江苏中医药,2013,45(5):44-45.
⑧ 沈刚,等.乳头状甲状腺癌术后小柴胡汤应用研究[J].浙江中西医结合杂志,2012,22(8):628-630.

15. **唐汉钧经验方（膏方）** 生黄芪 300 克、太子参 300 克、白术 150 克、茯苓 150 克、陈皮 50 克、制半夏 50 克、谷麦芽各 150 克、薏苡仁 100 克、黄精 300 克、山茱萸 300 克、天麻 150 克、川芎 100 克、当归 300 克、熟地黄 300 克、蔻仁 50 克、灵芝 200 克、淫羊藿 200 克、肉苁蓉 300 克、天麦冬各 150 克、柴胡 100 克、郁金 100 克、黄芩 100 克、香附 120 克、象贝母 100 克、玄参 100 克、板蓝根 150 克、石见穿 150 克、白花蛇舌草 150 克、莪术 300 克。上方一料。另加核桃肉 150 克、龙眼肉 100 克、莲肉 100 克、红枣 100 克、阿胶 400 克、鹿角胶 100 克、西洋参 150 克、生晒参 200 克、饴糖 200 克、锦纹冰糖 150 克，依法制膏。每日晨起或睡前沸水冲饮 1～2 匙。唐汉钧以此方制膏治疗甲状腺癌术后患者，可明显改善患者咽部不适、颈颌淋巴结肿胀及其他脾肾不足症状。[①]

16. **沈自尹经验方** 党参 15 克、丹参 15 克、夏枯草 30 克、半枝莲 30 克、牡蛎 30 克、炒决明子 30 克、生地黄 10 克、夜交藤 30 克、玄参 10 克、合欢皮 30 克。沈自尹以此方加减治疗甲状腺癌术后患者 1 例，服药 5 月余，诸症好转。[②]

17. **周耀庭经验方** 川楝子 10 克、广郁金 10 克、制香附 10 克、当归 10 克、赤白芍各 15 克、枸杞子 10 克、女贞子 10 克、天麻 10 克、钩藤 10 克、续断 10 克、牛膝 10 克、白僵蚕 10 克、代赭石 20 克、生龙牡各 20 克、炒知柏各 6 克。周耀庭以上方治疗甲状腺癌术后乏力、抽搐、眩晕患者 1 例，经治疗 1 月余，乏力减，抽搐无，眩晕止。[③]

18. **一贯煎加减** 沙参 30 克、麦冬 15 克、生地黄 15 克、玄参 15 克、白芍 10 克、生牡蛎 30 克、当归 10 克、夜交藤 30 克、酸枣仁 15 克、炙远志 6 克、太子参 15 克、黄芪 30 克、制首乌 15 克、茯苓 9 克、莲子心 6 克。倪森邦等以一贯煎加减治疗甲状腺癌术后患者 6 例，以中药补气益血，滋阴平肝，养心宁神，扶正培本，患者恢复较快，复诊均未发现异常。[④]

19. **软坚汤** 夏枯草、生牡蛎、生蛤壳、黄药子、莪术、土鳖虫、风栗壳、茯苓、何首乌、浙贝母、白芍、甘草。随症加减：气虚者，加党参；有瘀者，加田三七。每日 1 剂，每周 4～5 剂，1 个月为 1 个疗程。郑斐漩等以此方治疗甲状腺癌术后患者 12 例，可明显延长患者生存期。[⑤]

20. **熊魁梧经验方** 内服方：牡丹皮 9 克、栀子 9 克、柴胡 9 克、当归 12 克、白芍 12 克、玄参 15 克、牡蛎 15 克、夏枯草 15 克、海藻 15 克、昆布 15 克、乳香 9 克、没药 9 克、半枝莲 30 克、白花蛇舌草 30 克、川贝（另包，研末冲服）9 克。外用方：红花 6 克、桃仁 15 克、大黄 30 克、天花粉 18 克、乳香 12 克、没药 12 克、黄芪 12 克、栀子 15 克、姜黄 26 克、樟脑 12 克、三七 6 克。研末，酒、醋各半调敷颈部。熊魁梧以此法内服外敷治疗甲状腺癌术后患者 1 例，治疗半年可明显改善术后颈部肿胀及声音嘶哑，治疗半年预后良好。[⑥]

四、未手术，与放化疗等合用方

1. **许国华经验方** 升麻 10 克、天葵子 10 克、七叶一枝花 10 克、玄参 12 克、连翘 12 克、野荞麦 12 克、浙贝母 15 克、黄药子 15 克、蒲公英 15 克、香茶菜 15 克、海藻 15 克、昆布 15 克、生牡蛎 20 克。每日 1 剂，水煎服。许国华以此方治疗甲状腺癌无法手术而行放疗治疗后患者 1 例，患者服药 80 多剂，肿块消失。随访 5 年无特殊改变，患者痊愈。[⑦]

2. **吴锦凤经验方** 内服方：水老鼠簕 60 克、夏枯草 15 克、海藻 15 克、昆布 15 克、海浮石 15 克。每天煎服 1 剂，10 天为 1 个疗程。外敷药：黄独 100 克，捣烂，加适量高粱酒，拌匀，装入纱布

① 黄纲,周敏. 唐汉钧教授膏方调治甲状腺疾病经验撷菁[J]. 四川中医,2011,29(7)：20－22.
② 黄素英,等. 上海名老中医医案精选[M]. 上海：上海科学技术出版社,2010：73－74.
③ 辛海. 周耀庭临床经验集[M]. 北京：人民军医出版社,2007：276.
④ 倪森邦. 中西医结合治疗甲状腺癌体会[J]. 深圳中西医结合杂志,2002,12(5)：294－295.
⑤ 郑斐漩,等. 软坚汤治疗甲状腺肿瘤 106 例疗效分析[J]. 新中医,1990(1)：31－33.
⑥ 王绪前. 熊魁梧治疗甲状腺疾病的经验[J].《湖北中医杂志》,1985(3)：8－10.
⑦ 谢文纬. 与癌磨，不与癌搏：开启无毒抗癌治疗[M]. 沈阳：辽宁科学技术出版社,2014：186.

袋内,敷于颈部肿块表面,2 天换药 1 次。10 天为 1 个疗程。吴锦凤等以此方治疗甲状腺癌晚期无法手术仅放疗治疗患者 1 例,患者经治疗半年后,乏力、气急、吞咽困难等症状好转。治疗 1 年后颈部肿块变软,并略有缩小,精神状况良好,食欲佳,气急、吞咽困难、声音嘶哑等症状均有明显好转,能参加轻便体力劳动。胸部、骨盆 X 线摄片检查未发现癌肿转移灶。随访 6 年半仍存活。①

五、未手术,单独用方

1. 李可经验方 (1)九地(即九蒸九晒之熟地黄)90 克、盐巴戟肉 30 克、二冬(天冬、麦冬)30 克、云茯苓 15 克、五味子 6 克、上油桂(桂皮研粉,小米蒸烂为丸,先吞)2 克。(2)海藻 30 克、昆布 30 克、生半夏 30 克、鲜生姜 30 克、玄参 30 克、天花粉 30 克、海蛤壳 30 克、牡蛎 30 克、黄药子 30 克、木鳖子 30 克、白花蛇舌草 30 克、夏枯草 30 克、生薏苡仁 30 克、七叶一枝花 30 克、大贝母 15 克、麦冬 15 克、桃仁 15 克、杏仁 15 克、白参(另炖)10 克、五味子 10 克、山慈菇 10 克、山豆根 10 克、竹沥 2 匙、止痉散(冲服)12 只～4 条(全蝎、蜈蚣各等份,为细末,每次服 1～1.5 克,温开水送服,每日 2～4 次。出自《方剂学》)、上沉香(冲服)1.5 克、明雄黄(冲,研粉吞服)1.2 克。李可以上两方交替使用治疗甲状腺癌未手术患者 1 例,治疗 3 月肿块全部消失。随访 20 年仍存活。②

2. 史兰陵经验方 青皮 9 克、陈皮 9 克、莪术 9 克、枳壳 9 克、枳实 9 克、黄药子 9 克、海藻 15 克、昆布 15 克、夏枯草 15 克、三棱 15 克、金银花 15 克、甘草 10 克。隔日 1 剂,水煎服。史兰陵以此方治疗甲状腺癌无法手术患者 1 例,患者服药 3 个月,肿瘤迅速缩小,服药半年消尽,共服药 90 剂。随访 11 年无再发。③

3. 鳖陈汤加减 鳖甲(先煎)20 克、甲片(先煎)20 克、浙贝 20 克、全蝎 12 克、地龙 12 克、三棱 12 克、莪术 12 克、山慈菇 30 克、海藻 30 克、昆布 30 克、白花蛇舌草 30 克、陈皮 15 克、法半夏 15 克、黄药子 15 克、党参 15 克、杜仲 15 克。每日 1 剂,文火水煎 3 次后,混合药液,分 3 次饭后服。邬晓东以此方治疗甲状腺未分化癌未手术患者 1 例,服药两年肿块消失。④

4. 蛇舌解毒汤 白花蛇舌草 30 克、半枝莲 30 克、牡蛎 30 克、丹参 30 克、海藻 15 克、夏枯草 15 克、玄参 15 克、牡丹皮 15 克、赤芍 15 克、半夏 15 克、柴胡 9 克、桔梗 9 克、川贝母 9 克、厚朴 9 克、挂金灯 9 克。每日 1 剂,水煎服。齐智勇以此方治疗甲状腺癌晚期无法手术患者 1 例,肿块明显缩小。⑤

5. 杜雨茂经验方 海藻 12 克、茯苓 12 克、昆布 9 克、牡蛎 9 克、贝母 9 克、莪术 9 克、赤芍 9 克、当归尾 9 克、青皮 9 克、陈皮 9 克、柴胡 9 克、川芎 9 克、黄药子 6 克、桂枝 6 克。每日 1 剂,水煎服。杜雨茂以此方治疗甲状腺癌未手术患者 1 例,可消除肿块。⑥

六、转移、复发后用方

1. 陈松育经验方 夏枯草 15 克、玄参 15 克、山慈菇 15 克、浙贝母 10 克、牡蛎(先煎)20 克、石斛 15 克、生炙黄芪各 10 克、灵芝 10 克、甲片 6 克、赤芍 15 克、茯苓 12 克、生白术 12 克、炙甘草 3 克。陈松育以此方加减治疗甲状腺癌术后放疗后肺转移患者 1 例,经治疗 1 年,精神体力好转。随访 3 年,患者仍存活,活动如常,可从事家务活动。⑦

2. 周岱翰经验方 夏枯草 30 克、牡丹皮 15 克、栀子 15 克、柴胡 10 克、白芍 15 克、枳实 15 克、厚朴 15 克、生地黄 20 克、浙贝母 15 克、夜交藤 15 克、竹茹 15 克、苍术 15 克。每日 1 剂,水煎

① 吴锦凤,赵立明.甲状腺癌晚期中药治疗好转 1 例报告[J].中西医结合临床杂志,1992,2(3):36.
② 孙其新,等.李可肿瘤医案[M].北京:人民军医出版社,2014:7.
③ 谢文纬.与癌磨,不与癌搏:开启无毒抗癌治疗[M].沈阳:辽宁科学技术出版社,2014:185.
④ 邬晓东.自拟鳖陈汤治疗恶性肿瘤验案 3 则[J].成都中医药大学学报,2002,25(2):46-47.
⑤ 齐智勇.石瘿治验[J].湖北中医杂志,1988(3):39.
⑥ 杜雨茂.甲状腺肿瘤 2 例治验[J].中医杂志,1982(7):44.
⑦ 陈松育.临床危重疑难病中医验案精选[M].上海:上海科学技术出版社,2016:27.

取汁 200 毫升，早晚分 2 次温服。周岱翰以此方加减治疗甲状腺癌术后两肺多发转移患者 1 例，服用两月后自觉纳寐均可，二便调和，精神较前放松，体重回增，可恢复正常工作。后定期复查，随诊 8 年，未见复发。[1]

3. 张士舜经验方　夏枯草 30 克、七叶一枝花 50 克、白英 50 克、醋柴胡 10 克、郁金 10 克、陈皮 10 克、龙胆草 10 克、栀子 10 克、木通 5 克、甘草 10 克、生地黄 30 克、藤梨根 50 克、龙葵 50 克、海藻 30 克。张士舜以此方治疗甲状腺癌术后肝、颈部淋巴结转移患者 1 例，患者服药 21 剂后颈部肿块缩小，声音嘶哑、吞咽困难、关节疼痛等状明显好转，随访 3 年 6 个月无不适，正常生活。[2]

4. 潘明继经验方 1　紫草根 30 克、党参 15 克、白术 15 克、黄精 15 克、生黄芪 15 克、怀山药 20 克、茯苓 12 克、夏枯草 12 克、黄药子 10 克、甘草 6 克、大枣 4 枚。每日 1 剂，水煎服。潘明继以此方治疗甲状腺癌术后颈淋巴结转移行放疗患者 1 例，服 150 剂，局部肿物消失，随访存活 22 年。[3]

5. 潘明继经验方 2　方①：爵床 15～30 克、夏枯草 15～30 克、紫草根 15～30 克、半枝莲 15～30 克、野蔷薇 15～30 克。每日 1 剂，水煎服。方②：爵床 30 克、叶下红 30 克、半枝莲 30 克、夏枯草 30 克、紫草根 30 克。煎汤装入热水瓶内，代茶饮服，每日 1 剂。潘明继以方一治疗甲状腺癌晚期肺部转移患者无法手术患者 1 例，经治疗 8 个月，症状缓解。停药 6 个月后，颈部肿物进行增大，并出现肺部感染，因仍旧无法手术治疗，故经对症治疗症情稳定后内服方二，每周服药 3 剂，每年服药 200 剂左右，前后共存活 24 年。[4]

6. 小柴胡汤加减　柴胡 12 克、黄芩 12 克、浙贝母 12 克、玄参 12 克、鳖甲（先煎）30 克、海浮石

30 克、瓜蒌 30 克、土贝母 15 克、猫爪草 15 克、连翘 15 克、夏枯草 20 克、甘草 6 克。每日 1 剂，水煎服。王三虎以小柴胡汤加减治疗甲状腺癌术后复发患者，经治疗 15 个月肿块消失，随访至 20 个月未见复发迹象。[5]

7. 破结散加味　海藻 15 克、龙胆草 10 克、海蛤壳 20 克、通草 5 克、昆布 15 克、矾石 4 克、麦曲 12 克、姜夏 12 克、象贝母 12 克、松萝 30 克、青龙齿（先下）30 克。陈友芝以此方加减治疗甲状腺癌术后复发、淋巴结肿大患者 1 例，治疗半年余，患者肿块消失，全身症状改善明显。[6]

8. 补藤汤　女贞子 30 克、墨旱莲 30 克、补骨脂 30 克、骨碎补 30 克、透骨草 30 克、鸡血藤 30 克、络石藤 30 克、海藻 30 克、肉苁蓉 30 克、山药 15 克、牛膝 15 克、木瓜 15 克。每日 1 剂，水煎 2 次分服。适用于甲状腺癌骨转移。[7]

9. 甲状腺癌方 19　生黄芪 30 克、生首乌 30 克、生牡蛎 30 克、白花蛇舌草 30 克、茯苓 15 克、夏枯草 15 克、生山药 15 克、玄参 15 克、半枝莲 15 克、炙鳖甲 15 克、生薏苡仁 15 克、生白术 12 克、山慈菇 12 克、露蜂房 12 克、生大黄 12 克、泽漆 12 克、制半夏 9 克、全当归 9 克、粉丹皮 9 克、人中黄 9 克、浙贝母 9 克、天龙粉（分次冲服）9 克、升麻 6 克、芋艿丸（吞服）6 克。适用于甲状腺癌淋巴结转移。[8]

10. 抗癌散合疏补清结汤　抗癌散：全蝎 20 克、蜈蚣 20 条、乌蛇 20 克、蕲蛇 20 克、炮甲片 20 克、海藻 30 克等共为细末，分 5 天服，每日 3 次。疏补清结汤：牡丹皮 20 克、炒栀子 20 克、当归 30 克、柴胡 20 克、茯苓 20 克、焦白术 20 克、炮姜 5 克、薄荷（后下）20 克、黄芪 30 克、人参 10 克、三棱 20 克、莪术 20 克、皂角刺 30 克、白花蛇舌草 30 克、焦三仙各 20 克、半夏 20 克、制南星 20 克、露

① 蒋梅. 周岱翰教授从"三层广义"理念疏调肝脾论治甲状腺癌[J]. 环球中医药,2016,9(9)：1098－1100.
② 张士舜,等. 张士舜癌症治验录[M]. 河北科学技术出版社,2015：43.
③ 李济仁. 中医名家肿瘤证治精析[M]. 北京：人民军医出版社,2011：42－43.
④ 李济仁. 中医名家肿瘤证治精析[M]. 北京：人民军医出版社,2011：41.
⑤ 张炜,等. 王三虎教授运用小柴胡汤治疗甲状腺癌的经验介绍[J]. 新中医,2011,43(2)：164－165.
⑥ 陈友芝,等. 陈友芝中医治癌百例[M]. 杭州：浙江人民出版社,2007：253－255.
⑦ 李天海,等. 治癌家珍[M]. 人民军医出版社,2002：300.
⑧ 王建军,等. 外科金方[M]. 石家庄：河北科学技术出版社,2001：129.

蜂房 10 克。每日 1 剂，水煎服，分 3 次服。姚桂安以此法治疗甲状腺癌术后腋下淋巴、乳房及肺部转移患者 1 例，患者服药共 95 剂，腋下、乳房肿瘤皆消，胸片示肺部肿瘤明显缩小，随访 4 年仍存活。[1]

11. 杨军经验方　生黄芪 30 克、生白术 12 克、云茯苓 15 克、夏枯草 15 克、生山药 15 克、京玄参 15 克、半枝莲 15 克、炙鳖甲 15 克、生薏苡仁 15 克、制半夏 9 克、全当归 9 克、粉丹皮 9 克、人中黄 9 克、浙贝母 9 克、生首乌 30 克、牡蛎（先煎）30 克、白花蛇舌草 30 克、升麻 6 克、山慈菇 12 克、露蜂房 12 克、生大黄 12 克、泽漆 12 克、天龙粉（分吞）9 克、芋芳丸（分吞）6 克。每日 1 剂。杨军以此方治疗甲状腺乳头状癌术后复发患者 1 例，服药 100 余剂肿块消失，随访 4 年病情稳定未复发。[2]

12. 消瘰丸加味　生牡蛎（先煎）30 克、玄参 24 克、浙贝母（先煎）15 克、夏枯草 15 克、海藻 15 克、昆布 15 克、明党参 15 克、鳖甲（先煎）15 克、连翘 12 克、山茱萸 12 克。陈玉琨以此方治疗甲状腺癌淋巴及肺转移患者 1 例，可明显控制肿块并消除转移灶，使患者可行进一步手术治疗。[3]

单　方

1. 白花蛇舌草　组成：白花蛇舌草。功效主治：解毒化瘀；适用于甲状腺癌。制备方法：先将白花蛇舌草 30 克煮沸 15 分钟，加入其他药物内煎。用法用量：每日 1 剂，水煎内服。临床应用：配合加减黄药子 10 克、赤芍 10 克、千年健 15 克、青木香 7 克、全瓜蒌 30 克、夏枯草 10 克、浙贝母 10 克、炮甲片 10 克、生牡蛎 15 克、海藻 12 克、玄参 15 克、北沙参 30 克、麦冬 10 克，治疗 1 例甲状腺未分化癌患者，随访 4 年病情稳定。[4]

2. 生南星　组成：生南星。功效主治：燥湿化痰，散结消肿；适用于恶性肿瘤。制备方法：生南星 30 克煎煮。用法用量：每日 1 剂，内服。配合加减北沙参 30 克、天麦冬各 12 克、杏仁 9 克、鱼腥草 30 克、百部 12 克、石上柏 30 克、石见穿 30 克、七叶一枝花 15 克、瓜蒌皮 15 克、八月札 12 克、鸡内金 12 克。临床应用：刘嘉湘以生南星配合上述方药治疗甲状腺癌术后肺转移患者 1 例，病情稳定，病灶未见扩散。注意事项：生南星属辛烈温燥有毒之品，对阴虚燥咳、热极生风、血虚生风之患者当慎用。[5]

3. 生半夏　组成：生半夏。功效主治：燥湿化痰，消痞散结；适用于甲状腺癌。制备方法：先将生半夏 10 克煮沸 15～20 分钟，加入其他药物内煎。用法用量：每日 1 剂，内服。随症加减：肝郁气滞痰结者，加柴胡、郁金、香附等；肝郁化热痰结者，加栀子、川黄连、木通等；脾虚痰湿中阻者，加茯苓、白术、扁豆。临床应用：陈婉竺等以本法治疗甲状腺肿瘤 91 例。治愈 48 例，有效 15 例，无效 28 例。注意事项：生半夏有毒，请注意煎煮方法，宜在医生指导下服用。[6]

4. 水红花子　组成：水红花子。功效主治：散血消瘕，消积止痛；适用于甲状腺癌。制备方法：水红花子鲜品 30 克水煎。用法用量：水煎内服，同时用鲜品适量捣烂外敷患处。[7]

5. 苦酒汤　组成：苦酒（米醋）、半夏、鸡子。功效：敛阴收疮，祛痰开结，利咽开音。制备方法：苦酒（米醋）100 毫升，半夏研粉 30 克，共入罐中调匀，煮三沸，待凉后纳鸡子（去蛋黄）1 枚搅匀。用法用量：含咽。临床应用：王魁亮等以此方治疗甲状腺癌手术并放疗后喑哑患者 1 例，次日开音，治疗月余，病趋平稳。另可治疗喉返神经

① 姚桂安. 抗癌散为主治疗晚期癌肿三例［J］. 山东中医杂志，1992，11(3)：31-32.
② 杨军. 中医药治愈晚期甲状腺乳头状癌 1 例［J］. 中国医药学报，1987，2(1)：39-40.
③ 陈玉琨. 癌症治验三则［J］. 新中医，1984(12)：36-37.
④ 王执明. 白花蛇舌草治疗晚期甲状腺癌［J］. 中医杂志，2009，50(A1)：79-80.
⑤ 邵继军. 刘嘉湘用生南星治恶性肿瘤的经验［J］. 上海中医药杂志，1994(1)：27-28.
⑥ 陈婉竺，等. 生半夏为主治疗甲状腺肿瘤 91 例［J］. 福建中医药，1992，23(2)：39-40.
⑦ 赵建成. 段凤舞肿瘤积验方［M］. 合肥：安徽科学技术出版社，1991：65-70.

麻痹,咽部脓肿,急性咽炎。①

6. 丝瓜络汤　组成:丝瓜络、夏枯草、甘草。功效主治:活血通络,解郁散结;适用于甲状腺癌。制备方法:丝瓜络30克、夏枯草30克、甘草10克。用法用量:每日1剂,水煎;1个月为1个疗程,共需2～3个疗程。临床应用:以本方治疗甲状腺瘤30例,痊愈21例,好转6例,无效3例。病程太长、肿块太大者疗效较差。②

7. 狼毒　组成:狼毒干药。功效:平咳逆上气,破积聚饮食,消痰饮癥瘕。制备方法:用大戟科狼毒干品制成1:1浓度注射液,封装安瓿,每安瓿2毫升。用法用量:肌肉注射;每日1次,每次4毫升;每3个月为1个疗程,停药1周,继续注射,共用药4个疗程。临床应用:李征以狼毒注射液治疗各类肿瘤晚期患者170例,其中包括甲状腺癌患者2例。临床应用表明,大戟科狼毒对各类癌症有一定的疗效。③

中 成 药

1. 回康灵片　组成:中药墓头回提取物。功效主治:化瘀解毒,消痈排脓,收敛止血;适用于调节免疫、抗肿瘤、镇静、抗炎及治疗白血病等。用法用量:每次3片,每日3次口服。临床应用:刘勤江等以此药联合左甲状腺素钠片与内分泌抑制治疗甲状腺癌术后患者45例(治疗组),与单纯内分泌抑制治疗(对照组,42例)相比较,治疗4周时,治疗组45例中,微转移阳性18例,微转移阴性27例;对照组分别为29例、13例,两组比较,差异有统计学意义($P<0.05$);治疗12周时,治疗组微转移阳性7例,微转移阴性38例;对照组分别为17例、25例,两组比较,差异有统计学意义($P<0.01$)。④

2. 肿节风片　组成:肿节风。功效:清热解毒,消肿散结。用法用量:每次3片,每日3次口服。临床应用:适用于肺炎、阑尾炎、蜂窝织炎属热毒壅盛证候者,并可用于癌症辅助治疗。⑤

3. 槐耳颗粒　组成:主要成分为多糖蛋白及18种以上的氨基酸。功效主治:抑制肿瘤细胞生长,诱导肿瘤细胞凋亡,增强免疫力;适用于甲状腺癌术后辅助治疗,对肺癌、食管癌、乳腺癌、大肠癌、膀胱癌、肾癌、白血病及胃癌等具有独特的直接抗癌作用和显著的免疫增强调节作用。用法用量:每次1包,每日3次口服。3个月为1个疗程,共4个疗程。⑥

4. 鸦胆子油　组成:鸦胆子油。功效:祛邪抗癌,扶正固本。现代药理研究表明,其有效成分具有细胞周期非特异性抗癌作用,能抑制多种肿瘤细胞,对癌细胞有良好的亲和力,对病灶生长有一定抑制作用,且毒性低,不良反应少,对机体的免疫有促进作用,配合化疗和放疗有增效减毒的作用。用法用量:鸦胆子油乳剂50毫升加入生理盐水500毫升静脉滴注,每日1次,10天为1个疗程,3周后重复治疗。临床应用:刘咏英等以鸦胆子油乳剂静滴治疗甲状腺癌术后复发并双肺转移患者1例,经治疗3个疗程,病情稳定,咳血症状缓解。⑦

5. 欣力康　组成:龙葵、黄芪等10余味中药。适用于食管癌、胃癌、大肠癌、肝癌、肺癌、乳腺癌、鼻咽癌、肾癌、卵巢癌、甲状腺癌等。用法用量:所有病例皆以欣力康颗粒剂治疗,每日2～3次,每次1～2包,温水冲服,1个月为1个疗程,一般至少服用2个疗程。临床应用:袁一枫等以欣力康治疗中晚期肿瘤患者68例,治疗后吞咽不顺、腹胀、腹泻、气喘、失眠、乏力、疼痛、发热等症

① 王魁亮,等. 苦酒汤之临床治验[J]. 新疆中医药,1988(3):55-56.
② 汤新民. 丝瓜络汤治疗甲状腺腺瘤——附30例临床疗效观察[J]. 湖南中医杂志,1986(1):13-14.
③ 李征. 狼毒治疗晚期恶性肿瘤170例小结[J]. 北京中医杂志,1985(6):29-30.
④ 刘勤江,等. 回康灵片治疗分化型甲状腺癌外周血微转移的临床研究[J]. 中国中西医结合杂志,2015,35(11):1302-1306.
⑤ 国家药典委员会. 中华人民共和国药典(2010年版)[M]. 2010:842-843.
⑥ 杨倩,等. 槐耳颗粒30例甲状腺癌术后辅助治疗应用[J]. 肿瘤学杂志,2009,15(7):683-684.
⑦ 刘咏英,等. 中药鸦胆子油乳剂静滴治疗晚期甲状腺癌一例报告[J]. 第二军医大学学报,2005,26(5):557.

状均有明显好转,血常规白细胞、红细胞及血小板计数异常均有好转,用药前后各项肿瘤指标均有不同程度下降。[1]

6.复方蟾皮胶囊　组成:蟾皮、当归等。适用于癌症。用法用量:每日3次,每次2～3粒,连续口服20日为1个疗程。[2]

① 袁一枫,等.欣力康治疗中晚期癌症68例[J].中医杂志,2002,43(9):694.
② 王四旺,等.复方蟾皮胶囊治疗219例晚期癌疗效观察及其初步分析[J].中国医药学报,1992,7(3):30-31.

上 颌 窦 癌

概　述

上颌窦癌是耳鼻喉常见恶性肿瘤之一,在我国北方较多见,发病率为全身恶性肿瘤的 0.7%~2.5%,占鼻及鼻窦肿瘤的 70%~80%。好发于40~60岁,男性多于女性,确切的病因目前尚不明确。可能致癌的因素包括:慢性上颌窦炎导致上颌窦黏膜高度非典型增生,引起癌变;经常接触木屑、皮屑、铬、镍及甲醛类化学有毒物质;接触荧光粉放射物质;吸烟、饮酒刺激。

上颌窦癌主要临床表现有鼻异常渗出液、鼻塞、颜面疼痛、面部肿胀等。鼻异常渗出液多出现于早期,是肿瘤破溃或合并上颌窦炎所致,以血性渗出液较多,经久不愈,晚期可有恶臭。疼痛多数由肿瘤压迫上齿槽神经所致,为上颌窦下部病变的早期症状之一;以牙痛最常见,依次为患侧头痛、颌面部疼痛及鼻痛,影响磨牙,可发生松动和疼痛,常误诊为牙病。面部肿胀由肿瘤累及面部软组织所致;肿胀隆起部位可随肿瘤位置不同而不同,位于外上方表现为颧部隆起肿胀,致面部变形;位于内侧表现为鼻部肿胀;累及上壁可致眶下及下眼睑水肿。面颊部疼痛和麻木,也可有窦部肿胀感,此症状对早期诊断极有价值。张口困难,肿瘤向后发展累及翼内肌可致张口困难,出现此种症状者预后不佳。鼻塞多由鼻侧壁受压所致,随肿瘤不断向内侧扩展,鼻塞呈进行性加重。病理分型:上颌窦癌以不同程度的浸润性鳞状细胞癌居首位,占 70%~80%;小唾液腺癌占 10%~15%,此外尚可发生腺样囊性癌、内翻性乳头状瘤、恶性黑色素瘤、纤维肉瘤、骨肉瘤及恶性淋巴瘤等。

上颌窦癌的诊断方法除病史及体格检查之外,X线摄片可显示肿瘤及其形态、侵及范围和周围结构的关系。CT 和 MRI 检查比 X 线检查全面精确,已成为上颌窦肿瘤诊断的常规手段。此外,可行上颌窦穿刺细胞学检查和活体组织检查。

上颌窦癌临床需与上齿龈癌、鼻腔癌、筛窦癌、良性瘤(造釉细胞瘤和骨化纤维瘤)相鉴别。

治疗方式主要以放射治疗与手术结合的综合治疗为主,疗效明显优于单纯放射治疗或单纯手术。早期病变可以外科手术切除为主。根治术切除范围应包括整个上颌窦和部分筛窦。局限于上颌窦内的早期肿瘤一般行单纯手术即可治愈,多数上颌窦癌即使手术切缘阴性也需要加术后放射治疗。对于局部晚期病变,常规治疗方案为术前放射治疗＋手术治疗。未分化癌、低分化癌以根治性放射治疗为主,肿瘤残留予以手术切除。高分化癌采用夹心疗法(放射治疗＋手术＋术后视切缘有无残留酌加放射治疗)。黑色素瘤以手术＋免疫治疗为主,残留者补加放化学治疗。中药配合手术和放疗可以提高疗效,降低复发率,效果更为理想。

上颌窦癌综合治疗的 5 年生存率为 50%~60%,一般单纯放射治疗的 5 年生存率为 15%~35%。影像预后的主要因素是 T 分期、N 分期和治疗方式(单纯放射治疗和放射治疗＋手术),综合治疗 5 年生存率明显高于单纯放射治疗,年龄、性别对预后无重要影响。[①]

本病属中医"颧疗""颧疽""鼻渊""龈漏""控脑痧"等范畴。如《医宗金鉴》载:"鼻窍中时有流

---

① 屈永涛,等.耳鼻咽喉口腔恶性肿瘤非手术治疗[M].武汉:华中科技大学出版社,2015:121-129.

黄色浊涕……若久而不愈，鼻流淋沥腥秽血水，头眩晕而痛者，即名控脑痧。"上颌窦癌的病变部位在头面部，处于上焦，为阳明经所系，其证多属热证。其发病，不外乎内因与外因两个方面。或因病邪侵入导致正气虚弱，或因正气虚弱招邪致病。其病机，早期属"毒火瘀结，内有蓄热"，晚期多属"毒火瘀结，阴虚内热"。可见，"阳明热盛，毒火瘀结"系上颌窦癌的主要病机。《医宗金鉴》亦载："颧疔初起粟米形，证由阳明火毒生"。①

辨 证 施 治

1. **热毒蕴结型** 症见面色红赤，面颊部肿胀，牙痛龈肿，甚则牙齿松动脱落，或有鼻堵鼻衄，或有眼肿流泪，眼球突出，眼球运动受限，相继出现视力障碍，或有下颌疼痛，开口困难，疼痛强烈。大便干，小便黄，舌质绛红，舌苔黄厚，脉弦数。

（1）普济消毒饮加减 板蓝根 30 克、玄参 15 克、淡竹叶 15 克、蒲公英 15 克、栀子 15 克、黄芩 12 克、黄连 12 克、连翘 12 克、牛蒡子 12 克、僵蚕 10 克、升麻 6 克、甘草 6 克。每日 1 剂，水煎服。临床观察：陈玉琨用此方治疗上颌窦癌患者证属肺胃热毒蕴结于颜面者，疗效满意。②

（2）上颌窦癌方 1 白花蛇舌草 100 克、半枝莲 50 克、忍冬藤 50 克、夏枯草 20 克、生地黄 20 克、芦根 20 克、陈皮 15 克、青黛（包煎）15 克、牡蛎（先煎）100 克、白石英 20 克、海藻 15 克、雄黄（冲服）1 克、甲片（冲服）5 克、木鳖子（剪碎）7 粒、人中黄 15 克、天龙 7 条。水煎 1 000 毫升，早晚各服 500 毫升，温服（此方需在医生指导下使用）。③

（3）清胃散合黄连解毒汤加减 黄连 10 克、黄芩 12 克、黄柏 12 克、栀子 10 克、牡丹皮 30 克、生地黄 15 克、丹参 30 克、生石膏 30 克、升麻 10 克、山豆根 20 克、骨碎补 20 克、苍耳子 10 克、白

芷 12 克、野葡萄藤 20 克。④

2. **痰热交结型** 症见患侧面颊部肿胀疼痛，鼻塞，流出脓秽浊涕，涕中带血，嗅觉失灵，口苦黏腻，渴不欲饮，舌质红，苔黄腻，脉滑数。

（1）清气化痰汤化裁 黄芩 9 克、瓜蒌仁 15 克、橘皮 12 克、炙杏仁 6 克、枳实 15 克、茯苓 15 克、胆南星 9 克、半夏 9 克、石上柏 30 克、龙葵 30 克、甘草 6 克。随症加减：若热盛者，加菊花 30 克、薄荷 15 克；若面部坚硬如石者，加夏枯草 15 克、生牡蛎 20 克、僵蚕 30 克、石见穿 30 克。〔见 65 页 7. 郑玉玲分 3 型（1）〕

（2）半夏龙莓汤 黄芩、黄柏、半夏、瓜蒌、天南星、七叶一枝花、龙葵、白英、蛇莓、辛夷、白术、黄芪、薏苡仁、白芷、败酱草、生甘草。配合外治法：鼻内可用瓜蒂散加麝香散各等分喷布；口内溃烂处可用三黄粉吹布。⑤

3. **正虚邪陷型** 症见晚期肿瘤穿破皮肤，局部溃烂，流出恶臭分泌物，发热恶寒，饮食无味，全身乏力，中气不足，常见颌下耳前乳突下淋巴结转移，舌黯苔白腻，脉沉细。

（1）益气养阴解毒方 黄芪 30 克、当归 20 克、太子参 15 克、熟地 18 克、砂仁 6 克、玄参 15 克、薏苡仁 30 克、制首乌 30 克、枸杞子 15 克、女贞子 15 克、炒白术 15 克、山药 15 克、焦山楂 30 克。临床观察：用药后治疗组与对照组有效率分别为 85% 和 55%，两组对比有统计学意义（$P<0.05$）。⑥

（2）八珍汤加味 党参 15 克、白术 12 克、茯苓 12 克、甘草 6 克、当归 15 克、白芍 12 克、熟地黄 9 克、川芎 12 克、蒲公英 30 克、紫花地丁 20 克、金银花 30 克、白花蛇舌草 30 克。随症加减：若疼痛甚者，加五灵脂 15 克、生蒲黄 15 克；若鼻衄量多者，加仙鹤草 30 克、紫珠草 30 克；若腰膝酸软者，加枸杞子 15 克、山药 30 克、山茱萸 15 克。〔见 65 页 7. 郑玉玲分 3 型（3）〕

① 陈熠. 肿瘤中医证治精要[M]. 上海：上海科学技术出版社，2007：123.
② 陈玉琨. 癌症治验三则[J]. 新中医，1984(12)：34.
③ 段钦权. 放疗加中药治愈上颌窦癌一例报告[J]. 黑龙江中医药，1983(4)：27.
④ 李岩. 肿瘤临证备要[M]. 北京：人民卫生出版社，1980：142.
⑤ 何宗德，等. 现代中医耳鼻咽喉口齿科学[M]. 合肥：安徽科学技术出版社，1986：415.
⑥ 张芳，等. 肿瘤放疗反应的中医中药治疗[J]. 河北北方学院学报，2008(3)：43.

（3）补中益气汤加减　金银花 30 克、连翘 15 克、天花粉 30 克、土贝母 30 克、茜草 20 克、土茯苓 30 克、生黄芪 30 克、苍耳子 12 克、山慈菇 20 克、粉葛根 10 克。上药煎汤送服犀黄丸。每次汤剂 100 毫升，犀黄丸 3 克。[①]

4. 傅永怀分 4 型

（1）痰热互结型　症见鼻塞，流浊涕，或涕中带血，嗅觉减退，胸脘痞闷，头晕重，口苦且腻，舌质红，苔黄腻，脉滑数。治宜清热化痰、解毒抗癌。方用清热化痰丸加减：胆南星 10 克、制首乌 10 克、陈皮 10 克、枳实 10 克、黄芩 10 克、瓜蒌 10 克、苍耳子 10 克、穿心莲 10 克、夏枯草 15 克、山豆根 10 克、山慈菇 10 克、石上柏 30 克、薄荷 6 克、甘草 5 克。随症加减：头痛者，加羌活 10、白芷 10 克；食欲不振者，加炙鸡内金 6 克、炒谷芽 12 克、炒麦芽 12 克；热甚者，加白花蛇舌草 30 克、白英 15 克。每日 1 剂，水煎，分 2 次服。

（2）阳明热毒型　症见颌面肿胀，下颌骨疼痛或伴头痛，甚则张口困难，牙龈肿痛，甚则牙齿松动脱落，或鼻塞，鼻出血；或有眼肿流泪，眼球运动受限，大便干结，小溲黄赤，舌质绛红，舌苔黄厚，脉弦滑。治宜清热泻火、凉血解毒。方用清胃散合黄连解毒汤：黄连 10 克、黄芩 10 克、黄柏 10 克、栀子 10 克、牡丹皮 30 克、生地黄 15 克、丹参 30 克、生石膏 30 克、升麻 10 克、山豆根 20 克、骨碎补 20 克、苍耳子 10 克、白芷 12 克、野葡萄根 20 克。随症加减：热毒甚者，加龙葵、白英、蛇莓、败酱草以清热解毒、抗癌消肿；痰湿甚者，酌加半夏、白术、薏苡仁、天南星、瓜蒌以化痰利湿。每日 1 剂，水煎，分 2 次服。

（3）气滞血瘀型　症见鼻塞较甚，涕中带血暗红色，面颊肿胀，疼痛加重，口渴不欲饮，舌质黯红，有瘀点，苔薄白，脉细弦或细涩。治宜行气活血、化瘀散结。方用通窍活血汤加减：桃仁 10 克、红花 10 克、川芎 10 克、赤芍 15 克、郁金 15 克、青皮 10 克、辛夷 6 克、苍耳子 10 克、茯苓 12 克、昆

布 10 克、海藻 10 克、生牡蛎（先煎）30 克、夏枯草 15 克、白花蛇舌草 30 克。每日 1 剂，水煎，分 2 次服。随症加减：鼻塞伴头痛者，酌加细辛、石菖蒲、白芷；眼球突出伴视力障碍者，酌加菊花、决明子、千里光；食欲不振者，酌加炙鸡内金、炒谷芽、炒麦芽；大便秘结者，酌加生大黄、芒硝、火麻仁；血瘀明显者，酌加三棱、莪术、蟅虫、甲片。

（4）气虚毒瘀型　症见神疲倦怠，消瘦乏力，肿瘤局部溃烂，有血性恶臭分泌物流出，伴发热恶寒，或颌下、耳前、乳突下可扪及转移之淋巴结灶，饮食乏味，舌黯苔薄白腻，脉沉细。治宜益气升阳、解毒散结。方用上颌窦癌方 2：生黄芪 30 克、金银花 30 克、连翘 15 克、天花粉 30 克、山慈菇 10 克、土贝母 30 克、茜草 20 克、土茯苓 30 克、苍耳子 12 克、葛根 10 克。随症加减：气虚甚者，重用黄芪以益气托毒，酌加党参、绞股蓝；毒瘀甚者，酌加露蜂房、石上柏、蛇六谷；淋巴结肿大者，酌加夏枯草、生牡蛎、山慈菇、海藻、昆布以化痰软坚散结。每日 1 剂，水煎，分 2 次服。犀黄丸 6 克，分 2 次吞服。[②]

5. 郭文友分 3 型

（1）痰热交结型　症见患侧面颊部肿胀疼痛，流出脓秽浊涕，鼻塞，涕中带血，嗅觉失灵；口苦黏腻，口干不欲饮，脉滑数，舌质红苔腻。治宜散结化痰、清热解毒。方用清气化痰汤加减：黄芩 10 克、瓜蒌仁 15 克、炙杏仁 10 克、陈皮 10 克、胆南星 10 克、法半夏 10 克、枳实 10 克、甘草 6 克、茯苓 12 克、龙葵 30 克。

（2）血瘀窦窍型　症见头部面颊及患侧牙槽突呈持续性钝痛或刺痛，头低位时或夜间疼痛加重；鼻塞，流脓性浊涕，嗅觉失灵；面颊部肿凸，皮肤青紫，脉沉细涩，舌质黯有瘀斑。治宜活血化瘀、行气止痛。方用通窍活血汤加减：川芎 10 克、赤芍 10 克、桃仁 10 克、红花 10 克、五灵脂 10 克、麝香 0.2 克、郁金 10 克、老葱 3 枚、生姜 3 克、泽漆 10 克、野菊花 30 克、莪术 10 克、三棱 10 克、露蜂房 15 克。

① 李岩. 肿瘤临证备要[M]. 北京：人民卫生出版社，1980：143.
② 傅永怀. 治癌防癌中医验方荟萃[M]. 北京：金盾出版社，2008：111-112.

(3)正虚邪陷型　症见头及面部剧烈疼痛，肿块溃烂。持续性鼻塞，鼻流脓血性浊涕，脉沉细无力，舌质黯淡。治宜清热解毒、益气养血。方用八珍汤加味：川芎 10 克、党参 15 克、白术 10 克、茯苓 15 克、当归 10 克、甘草 6 克、熟地黄 15 克、蒲公英 30 克、紫花地丁 15 克、白花蛇舌草 30 克、生蒲黄 15 克、金银花 30 克、紫珠草 30 克。随症加减：腰膝酸软者，酌加山茱萸 10 克、枸杞子 15 克、怀山药 15 克。①

6.刘嘉湘分 4 型

(1)肺热邪毒型　症见涕黄脓臭，鼻塞难受，嗅觉减退，口干舌红，苔黄腻，脉数。方用银翘散加减：金银花 12 克、连翘 9 克、芦根 30 克、石上柏 30 克、半枝莲 30 克、山豆根 12 克、苍耳子 9 克、方用黄芩 9 克、蒲公英 30 克。随症加减：患者衄血较多，加白茅根 30 克、怀牛膝 12 克；若患者头痛明显，可加白芷 9 克、蔓荆子 9 克；若高热神昏，加安宫牛黄丸半粒，每日 2 次；若出现复视、眼球活动受限，加蛇六谷(先煎)30 克、七叶一枝花 30 克。

(2)阳明火毒型　症见面颊部肿胀、疼痛，或局部麻木，牙齿松动、脱落，或齿龈肿块，鼻塞头痛，或大便秘结，腹胀，苔薄腻或黄腻，脉数。方用黄连解毒汤加减：黄芩 9 克、栀子 9 克、蒲公英 30 克、苍耳子 9 克、石上柏 30 克、山豆根 12 克、制大黄 9 克。随症加减：若患者大便秘结，燥屎不下，加火麻仁 30 克，或将制大黄改为生大黄(后下)6 克；若涕黄腥臭，加藿胆丸 6 克，每日 3 次，吞服；若衄血，加白茅根 30 克、黄芩炭(包煎)9 克。

(3)脾胃虚弱型　症见神疲乏力，胃纳欠佳，口淡无味，鼻塞涕稠，大便不实，苔薄腻，脉濡。方用四君子汤加减：党参 12 克、生白术 9 克、茯苓 12 克、山豆根 12 克、生薏苡仁 30 克、石上柏 30 克、淮山药 15 克、广木香 6 克、炙鸡内金 12 克、炒麦芽 15 克、炒谷芽 15 克。随症加减：若患者神疲乏力，加炙黄芪 15 克；若大便不实、腹泻，淮山药加至 30 克，加白扁豆 15 克；若苔腻、纳差、湿浊明

显者，加苍术 9 克、生薏苡仁 30 克。

(4)阴虚内热型　症见咳嗽少痰，鼻腔干燥，口干欲饮，或午后低热，或手足烦热，口唇干燥，大便干结，苔少舌质红，脉细。方用沙参麦冬汤合大补阴丸加减：北沙参 15 克、天麦冬各 12 克、知母 9 克、玄参 15 克、苍耳子 9 克、生薏苡仁 30 克、牡丹皮 9 克、炙鳖甲 12 克、黄柏 9 克。随症加减：若患者低热不退，加地骨皮 15 克、青蒿 9 克；若盗汗明显，加碧桃干 15 克、糯稻根 30 克；若患者衄血较多，加大蓟 30 克、小蓟 30 克、白茅根 30 克。②

7.郑玉玲分 3 型

(1)痰热交结型　症见患侧面颊部肿胀疼痛，鼻塞，流出脓秽浊涕，涕中带血，嗅觉失灵，口苦黏腻，渴不欲饮，舌质红，苔黄腻，脉滑数。治宜清肺解毒、化痰散结。〔方药见 63 页辨证施治 2.(1)〕

(2)血瘀窦窍型　头部、面颊及患侧牙槽突呈持续性钝痛或刺痛，头低位时或夜间疼加重，鼻塞，流脓性浊涕，嗅觉失灵，面颊部肿凸，皮肤青紫，舌质黯有瘀斑，脉沉细涩。治宜活血化瘀、行气止痛。方用通窍活血汤化裁：赤芍 9 克、川芎 12 克、桃仁 9 克、红花 6 克、麝香(冲服)0.2 克、郁金 15 克、五灵脂 15 克、蒲黄 15 克、炙刺猬皮 15 克、老葱 3 根、生姜 3 片、大枣 5 枚。随症加减：若面颊部青紫甚者，加泽漆 9 克、蛇六谷 15 克、三棱 15 克、莪术 15 克；若颈部肿块坚硬如石者，加僵蚕 30 克、石见穿 30 克、夏枯草 30 克。

(3)正虚邪陷型　症见头面部剧烈疼痛，持续性鼻塞，肿块溃烂，色泽不鲜，鼻流脓血性浊涕，臭秽异常，视物模糊，神疲乏力，纳呆食少，身体日渐消瘦，舌质黯淡，脉沉细无力。治宜益气养血、清热解毒。〔方药见 63 页辨证施治 3.(2)〕③

经验方

一、一般方(未明确是否与其他治疗合用方)

1.上颌窦癌方 3　白花蛇舌草 30 克、半边莲

① 郭文友.中医临症精华录[M].成都：四川科学技术出版社,1999：407－408.
② 刘嘉湘.实用中医肿瘤手册[M].上海：上海科技教育出版社,1996：76－78.
③ 郑玉玲,周宜强.实用中西医肿瘤内科治疗手册[M].北京：中国医药科技出版社,1994：44－45.

30 克、半枝莲 30 克、川黄连 30 克、生地黄 30 克、石见穿 30 克、忍冬藤 30 克、生牡蛎 30 克、野菊花 20 克、白英 20 克、沙参 15 克、玄参 15 克。随症加减：若气血两虚者，加党参 20 克、生黄芪 20 克、当归 20 克、何首乌 10 克、鸡血藤 10 克；若食欲减退者，加鸡内金 10 克、炒山药 10 克、炒谷芽 10 克、炒麦芽 10 克、白术 10 克；若失眠者，加酸枣仁 10 克、远志 10 克、柏子仁 10 克；若大便秘结者，加生大黄（后下）10 克。将上药水煎，分 2～3 次口服，1 个月为 1 个疗程。①

2. 上颌窦癌方 4　七叶一枝花 30 克、山豆根 30 克、白花蛇舌草 30 克、龙葵 30 克、赤芍 10 克、川芎 10 克、桃仁 10 克、当归 10 克、红花 12 克、莪术 12 克、白芷 12 克、大枣 6 枚。随症加减：若气血两虚者，加黄芪 15 克、当归 15 克、党参 15 克、鸡血藤 15 克、白术 15 克；若口干咽燥者，加天花粉 10 克、北沙参 10 克、麦冬 10 克、石斛 10 克；若局部红、肿、热、痛者，加金银花 20 克、蒲公英 20 克、败酱草 20 克、连翘 20 克；若胃脘不适者，加砂仁 10 克、延胡索 10 克；若失眠烦躁者，加酸枣仁 10 克、五味子 10 克、珍珠母 10 克；若大便秘结者，加生川大黄（后下）10 克、火麻仁 10 克、瓜蒌 10 克。上药水煎，分 2～3 次口服。每日 1 剂，1 个月为 1 个疗程。②

3. 复方止痛胶囊　川芎 10 克、白芷 10 克、细辛 8 克、夏枯草 20 克、苍耳子 10 克、麝香 1 克、葛根 10 克。共研细末，装胶囊。每次服 4 粒，每日 2～3 次。活血止痛。适用于上颌窦癌。③

4. 宜早汤　石见穿 30 克、夏枯草 25 克、辛夷 10 克、白芷 10 克、川芎 10 克。每日 1 剂，水煎，分 3 次服。清热解毒，活血止痛。适用于早期上颌窦癌体质较好者。④

5. 三花汤　土茯苓 15 克、土贝母 15 克、蒲公英 10 克、茜草 10 克、金银花 30 克、七叶一枝花 5～10 克、天花粉 30 克。每日 1 剂，水煎，分 2 次服。清热利湿，行血止血。适用于湿热蕴结有鼻出血倾向者。⑤

6. 蛇草牡蛎煎　白花蛇舌草 100 克、生牡蛎（布包）15 克、海藻 15 克、人中黄 15 克、雄黄（冲服）0.3 克、甲片粉（冲服）5 克、木鳖子（研碎）1 克、天龙 1 条。每日 1 剂，水煎至 1 000 毫升，早晚分 2 次温服。解毒散结。适用于体质较好者。⑥

7. 上颌窦癌方 5　半枝莲 30 克、金银花 15 克、连翘 15 克、野菊花 15 克、刘寄奴 15 克、赤芍 10 克、生地黄 15 克、百合 30 克、石斛 15 克、麦冬 15 克、天花粉 15 克、生牡蛎（先煎）30 克。每日 1 剂，水煎，分 2 次服。药渣水煎，趁热熏局部，每次半小时，每日 1 次，熏至局部出汗为度。⑦

8. 土苓土贝汤　土茯苓 15 克、土贝母 15 克、蒲公英 10 克、茜草 10 克、金银花 10 克、党参 10 克、熟地黄 10 克、黄精 10 克、七叶一枝花 10 克。每日 1 剂，水煎服，分 3 次服下。⑧

9. 散结止痛汤　石见穿 30 克、黄芩 9 克、夏枯草 25 克、辛夷 10 克、白芷 10 克、升麻 10 克、川芎 10 克、赤芍 15 克、僵蚕 15 克。每日 1 剂，水煎服。⑨

10. 抗癌止痛散　三七 30 克、七叶一枝花 30 克、延胡索 30 克、山慈菇 30 克、芦根 30 克、川乌 30 克、黄药子 30 克、冰片 6 克。共研细末。每次服 3 克，每日 3 次。活血止痛。适用于上颌窦癌。⑩

11. 血竭膏　香油 150 毫升、血竭 10 克、松香 10 克、羊胆 5 具、冰片 3 克、麝香 3 克、乳香 20 克、没药 20 克。将香油煎沸，加松香溶后离火，均匀

① 李世文，康满珍. 当代抗肿瘤妙方[M]. 北京：人民军医出版社，2011：8 - 9.
② 同上.
③ 崔桂敏. 肿瘤学[M]. 北京：中医古籍出版社，2008：276.
④ 傅永怀. 治癌防癌中医验方荟萃[M]. 北京：金盾出版社，2008：112.
⑤ 同上.
⑥ 同上.
⑦ 同上.
⑧ 周宜强. 实用中医肿瘤学[M]. 北京：中医古籍出版社，2006：257 - 258.
⑨ 同上.
⑩ 同上.

撒血竭粉于液面,以深赤色为度,再下羊胆汁,加至起黄色泡沫为止,待冷却后加入冰片、麝香、乳香、没药即成。将血竭膏摊在胶布上贴于痛处。消肿散结,化瘀止痛。适用于上颌窦癌。①

12. 上颌窦癌外敷饼 全蝎21个、地龙6个、土狗3个、五倍子15克、生南星30克、生半夏30克、白附子30克、木香30克。以上药物,共研细末,加适量面粉,用白酒调成饼。将药饼摊贴于患者面颊部。每日换药1次。消肿散结,通络止痛。适用于上颌窦癌导致的面颊部肿胀、剧痛等症状。②

13. 上颌窦癌方6 黄连10克、黄芩12克、黄柏12克、栀子10克、牡丹皮30克、生地黄15克、生石膏30克、升麻10克、山豆根20克、苍耳子10克、白芷12克、野葡萄根20克。上药每日1剂,加水煎煮2次,药液混合均匀分2次服。③

14. 上颌窦癌方7 辛夷花15克、黄柏15克、生地黄15克、苍耳子15克、白芷10克、细辛3克、葱白30克、刺桐树寄生30克、猪鼻子1个。每日1剂,水煎后分2次服。适用于上颌窦癌。④

15. 上颌窦癌方8 白花蛇舌草30克、石见穿30克、黄芩30克、半枝莲30克、生地黄30克、玄参30克、生牡蛎30克、沙参10克、蒲公英10克、杭菊花10克、川大黄10克、薄荷5克。随症加减:脾虚者,加炒山药15克、炒白术15克;阴虚者,加百合30克、石斛15克、麦冬15克、天花粉15克。每日1剂,水煎服。⑤

16. 上颌窦癌方9 黄芩、黄柏、半夏、天南星、瓜蒌、七叶一枝花、龙葵、白英、蛇莓、辛夷、白术、黄芪、薏苡仁、白芷、败酱草、生甘草。⑥

17. 血竭胶囊 血竭10克、松香12克、羊胆粉30克。上药共为细末,装入胶囊100个。每次1～2个胶囊,每日2次。化瘀止痛,软坚散结。适用于上颌窦癌。⑦

二、手术后,单独用方

上颌窦癌方10 白芷10克、薄荷10克、辛夷花20克、苍耳子20克、黄芩20克、连翘20克、菊花20克、葛根10克、半枝莲30克、当归20克、川芎20克、丹参30克、女贞子60克。随症加减:鼻塞重者,加炙麻黄、防风;黄浊涕多,加马勃、冬瓜仁;鼻涕带血,加茜草;口干舌燥,加麦冬;大便干结,加大黄、玄参;体虚,加人参、虫草。张芙蓉等用此方联合西医手术、放化疗治疗上颌窦癌,效果较好。⑧

三、未手术,与放化疗等合用方

1. 养阴生津方 蒲公英20克、太子参20克、北沙参20克、麦冬20克、玄参20克、金银花15克、连翘15克、天花粉15克、枸杞子15克、制首乌15克、山豆根10克、山慈菇10克、牡丹皮10克、西洋参10克、陈皮10克、升麻10克。在放疗期间服用,每日1剂,每剂两煎,留汁混合,分3次服。魏岚等用此方治疗头颈部肿瘤放疗反应(黏膜充血、口干、咽痛),结果显示中药治疗组重度放疗不良反应人数明显减少。⑨

2. 普济消毒饮加减 黄连10克、黄芩10克、玄参10克、连翘10克、牛蒡子10克、僵蚕10克、制大黄10克、桔梗5克、柴胡5克、薄荷(后下)5克、生甘草6克、升麻6克、板蓝根15克。每日1剂,水煎服。随症加减:口干,加麦冬10克、生地黄10克、石斛10克。在放疗早期1～2周出现口腔黏膜反应如红肿疼痛、溃疡,即予口服。李茂钦等用此方治疗头面部肿瘤(包括上颌窦癌)放疗后口腔反应,疗效满意。⑩

3. 上颌窦癌方11 杏仁12克、白蔻9克、薏

① 周宜强. 实用中医肿瘤学[M]. 北京:中医古籍出版社,2006:257-258.
② 同上.
③ 王元松. 肿瘤科金方[M]. 石家庄:河北科学技术出版社,2001:3.
④ 同上.
⑤ 胡熙明. 中国中医秘方大全(下卷)[M]. 上海:文汇出版社,1996:623-624.
⑥ 何宗德. 现代中医耳鼻咽喉口齿科学[M]. 合肥:安徽科学技术出版社,1986:415.
⑦ 李岩. 肿瘤临证备要[M]. 北京:人民卫生出版社,1980:143.
⑧ 张芙蓉,等. 中西医结合治疗上颌窦癌86例[J]. 医学理论与实践,2000,13(7):405-406.
⑨ 魏岚,等. 头颈部肿瘤放疗反应的中医中药治疗[J]. 四川中医,2006,24(12):60.
⑩ 李茂钦,等. 普济消毒饮治疗放疗后口腔反应50例[J]. 河南中医,2000,20(2):46.

苡仁 30 克、厚朴 20 克、木通 12 克、葛根 60 克、蜈蚣 2 条、全蝎 3 克、滑石 30 克、竹茹 20 克、丹参 30 克。每日 1 剂,水煎服。严清明等用此方治疗上颌窦癌放疗后不良反应张口受限,疗效满意。[1]

四、转移后用方(包括与其他方法联合治疗)

1. 上颌窦癌方 12　金银花 10 克、连翘 15 克、天花粉 30 克、土贝母 30 克、茜草 20 克、土茯苓 30 克、生黄芪 30 克、苍耳子 12 克、山慈菇 12 克、半边莲 10 克。适用于上颌窦癌,颌下、耳前、乳突下淋巴结转移,肿瘤穿破皮肤,局部溃烂者。[2]

2. 上颌窦癌方 13　蒲公英 15 克,金银花 18 克、大青叶 18 克、野菊花 18 克、败酱草 18 克、连翘 10 克、生栀子 10 克、大黄(后下)8 克、牡丹皮 10 克、桃仁 10 克。陈康治用此方治疗 1 例上颌窦癌术后切口处隆起脓肿伴发热患者,疗效满意。[3]

3. 上颌窦癌方 14　白英 30 克、金银花 30 克、白芷 10 克、生石膏(先煎)60 克、丹参 30 克、乳没(去油)各 10 克、赤芍 10 克、青黛(包煎)20 克、生黄芪 10 克、当归 10 克、白参(另磨)10 克、天龙(酒酥)6 条为末,分 3 次吞服;白花蛇舌草 60 克,另煎代茶。每日 1 剂,水煎服,3 次分服。禁腥、膻、腌、腊、生冷、油腻,忌房事、恼怒。朱西清用此方加减治疗上颌窦癌并发朽骨疽,疗效满意。[4]

单　方

1. 麦叶煎　组成:小麦嫩叶。功效主治:清热解毒;适用于癌痛。用法用量:小麦嫩叶不拘量;捣汁后饮服,每日 200 毫升。[5]

2. 蝎蜈散　组成:全蝎、蜈蚣。功效主治:祛风解毒;适用于上颌窦癌。用法用量:上药等份为末,每日 3 次,每次 3~5 克。[6]

3. 鹳莲汤　组成:鲜老鹳草 60 克、半枝莲 60 克。功效主治:解毒化瘀;适用于上颌窦癌。用法用量:每日 1 剂,水煎服。[7]

中 成 药

1. 犀黄丸　组成:牛黄、麝香、乳香、没药、黄米饭。功效主治:清热解毒,活血消肿;适用于上颌窦癌。本药为糊丸,每瓶装 3 克,约 10 粒。用法用量:每日 2 次,每次 3 克,温开水或黄酒送服。[8]

2. 鼻渊胶囊　组成:金银花、野菊花、苍耳子、辛夷、茜草。功效主治:清热解毒,凉血行瘀,通窍止痛;适用于上颌窦癌。用法用量:每日 3 次,每次 2~3 粒,温开水送下。[9]

① 严清明,等. 放射性张口受限 60 例中药疗效观察[J]. 四川医学,1983,10(3):157.
② 王元松. 肿瘤科金方[M]. 石家庄:河北科学技术出版社,2001:3.
③ 陈康治. 上颌窦癌术后脓肿、淋巴转移一例治验[J]. 江苏中医,1989,438(10):8~9.
④ 朱西清. 上颌窦癌并发朽骨疽[J]. 湖南中医药杂志,1988(1):29.
⑤ 傅永怀. 治癌防癌中医验方荟萃[M]. 北京:金盾出版社,2008:113.
⑥ 郑玉玲,周宜强. 实用中西医肿瘤内科治疗手册[M]. 北京:中国医药科技出版社,1994:45.
⑦ 同上.
⑧ 郑玉玲,周宜强. 实用中西医肿瘤内科治疗手册[M]. 北京:中国医药科技出版社,1994:46.
⑨ 同上.

舌 癌

概 述

舌癌是常见的口腔癌之一,我国舌癌在口腔癌中列居首位,可占口腔癌的32.3%～50.6%。近年来,国内外报道女性和年轻人群的发病率均呈上升趋势,国内报道男女之比已降至1.17：1。舌癌的病因至今尚未完全认识,但目前比较一致的看法是它的发生与环境因素有关,外在因素如局部创伤的刺激(烂牙的残根、残冠,锐利的牙尖,不良修复体)、慢性损伤刺激(烟酒、嚼槟榔等不良习惯)、紫外线、X线以及其他放射性物质都可成为致癌因素;内在因素如神经精神因素、内分泌因素、机体的免疫状态以及遗传因素等都与舌癌的发生有关。此外,舌癌的发生与某些口腔黏膜癌前病变如口腔黏膜白斑、红斑等有关。最近的研究表明,人类乳头状瘤病毒(HPV)和一小部分口腔癌的发生有关,推测在一些病例中,口腔—生殖器接触是导致HPV感染的途径。

临床表现:舌癌以舌中1/3的侧缘最为常见,占舌癌的70%以上;其次为舌腹面;发生在舌背或舌中线者少见,舌尖癌更少。舌癌以溃疡和浸润型多见,也有外生型。舌癌早期表现为硬结、糜烂,病情发展迅速,形成中心部分溃疡,边缘外翻的浸润性肿块,累及舌内肌和口底,向舌外肌、舌骨舌肌和茎突舌骨肌扩展,并可侵犯咽前柱、舌根甚至下颌骨。早期自觉症状主要是疼痛,随着病变扩展,疼痛加剧,进食时更甚,并可向耳周及颞部放射。如舌的活动受限,表明舌深部肌肉已浸润,完全固定不能活动是由于舌内、外肌均累及所致,可有流涎、口臭,进食、说话和吞咽功能障碍。此外,还可发现局部的残根、残冠、不良义齿锐利边缘所致的创伤,舌癌与白斑病变往往同时存在,在舌癌溃疡的周边常可见到白斑的病损。

其诊断方法除病史及体格检查之外,间接镜和纤维镜、X线、CT及MRI检查也为常用手段,必要时可进行病理活检以明确诊断。对于晚期患者必要时可行全身PET‑CT检查排除或发现远程转移。

舌癌临床应与舌缘创伤性溃疡、口腔黏膜白斑、乳头状瘤、结核性溃疡、舌肌母细胞瘤、恶性淋巴瘤等相鉴别,病理活检可以明确诊断。

在治疗上,早期病变无论是手术还是放射治疗都可取得好的局部控制效果,但因手术对人体正常结构的破坏及术后对生理功能如语音、吞咽等的影响,早期病变多首选放疗。对可以手术切除的晚期病变,应根据具体情况加用术前或术后放射治疗。对不能手术切除的晚期病变,给予足量的放射治疗可取得较好的姑息作用,甚或因对放射治疗敏感,瘤体缩小明显,由不能手术转为可以手术。采用放疗、手术、中药等多手段综合治疗效果更好。

舌癌Ⅰ、Ⅱ期的5年生存率为70%～90%,而Ⅲ、Ⅳ期仅有30%～40%,总的5年生存率在60%左右。[1]

舌癌与中医"舌疳""舌菌""舌覃""舌岩"相近。如清代顾世澄所著的《疡医大全》载:"舌疳者,初如豆,后如菌,头大蒂小,又名舌菌。疼痛红烂无皮,朝轻暮重……久久延及项颌,肿如结核。"《外科真诠》载:"舌岩腐烂如岩……此证最恶,难

---

① 郭伟.头颈肿瘤诊断治疗学[M].北京:人民军医出版社,2013:9-11.

以调治。"其病因病机为外感六淫,化火上炎于舌;或内伤七情,心肝火旺,心脉络于舌根,肝脉络于舌本,致火毒浸淫舌体;或因阴虚火自内生,火毒上炎,瘀结于舌而生舌癌。

辨 证 施 治

1. 心脾郁火,热毒上攻型　症见心烦口渴,口舌生疮,舌部变厚,或为硬结,如菌如豆,或有糜烂,流涎秽臭,疼痛难忍,烦躁失眠,舌尖红苔黄,脉数,小便短赤。

(1) 舌癌方1　莲子心2克、山豆根12克、夏枯草15克、生地黄15克、金银花12克、淡竹叶10克、川黄连6克、黄芩10克、茯苓20克、车前草15克、赤芍10克、白花蛇舌草30克、甘草3克。每日1剂,水煎,分2次服用。[①]

(2) 导赤散合黄连解毒加减　生甘草10克、木通10克、竹叶10克、黄芩10克、黄连10克、生地黄15克、天葵子15克、山豆根15克、栀子15克、女贞子15克、山慈菇15克、墨旱莲20克、天龙6克。每日1剂,水煎至200毫升,分3次内服。另六神丸,每次20粒,每日3次,饭后服。临床观察:邵中兴等用此方联合化疗药物治疗舌癌(低分化鳞癌)属心脾郁热者,疗效较好。[②]

(3) 黄连上清丸加减　生川大黄(后下)9克、栀子9克、黄柏9克、黄芩12克、桔梗3克、川芎3克、生甘草3克、黄连3克、生石膏(先煎)15克、蔓荆子9克、薄荷(后下)3克、白芷9克、菊花9克、防风9克、荆芥9克、连翘9克。[③]

(4) 舌癌方2　白花蛇舌草、七叶一枝花、土茯苓、栀子、黄芩、龙胆草、黄柏、生石膏、川连、玄参、金银花、川贝母、生甘草。每日1剂,水煎服。

配合局部治疗:珠黄散外撒患处,每日1～2次;赴涎散(黄连、冰片、蟾酥、珍珠粉)外撒患处,每日1次。[④]

(5) 舌癌方3　玄参15克、生栀子9克、生地黄9克、生大黄9克、浙贝母15克、山豆根10克、猪苓50克、炙鳖甲30克、柴胡6克、生杭芍13克、粉丹皮9克、七叶一枝花15克、生甘草6克。每日1剂,水煎服,分次频服。临床观察:乔保钧用此方治疗舌癌患者1例,疗效满意,随访8年,未见复发。[⑤]

(6) 舌癌方4　枳实9克、郁金9克、延胡索9克、牡丹皮9克、鸡内金4克、红花4克、七叶一枝花12克、金银花12克、党参12克、土茯苓24克、白术10克。每日1剂,水煎服,分2次服。临床观察:伍桂琴用此方治疗舌鳞状细胞癌患者1例,疗效满意。[⑥]

(7) 舌癌方5　夏枯草、野菊花、土茯苓、生薏苡仁、山豆根、生地黄、木通、黄连、生甘草。[⑦]

(8) 导赤散加减　生地黄20克、竹叶10克、木通10克、甘草10克、黄连6克、牡丹皮20克、山豆根30克、七叶一枝花20克、丹参30、栀子10克、蒲公英20克、郁金10克、藤梨根30克。[⑧]

2. 肝胆火盛,毒热蕴结型　症见烦躁易怒,口苦发臭,舌体肿大,继发感染,溃疡糜烂,疼痛剧烈,舌运动受限,饮食艰难,或伴有发热,日渐消瘦,舌苔黄厚,脉象滑数。

(1) 龙胆泻肝汤合茵陈汤加减　柴胡10克、赤芍12克、牡丹皮10克、炒栀子8克、黄芩10克、茵陈6克、龙胆草5克、生地黄10克、车前子(布包)10克、生薏苡仁20克、合欢皮10克、陈皮10克、土茯苓20克、白英15克。[⑨]

(2) 银花豆根汤　金银花12克、山豆根10

① 周岱翰. 临床中医肿瘤学[M]. 北京:人民卫生出版社,2003:114.
② 邵中兴,等. 中西医结合治疗口腔癌[J]. 湖北中医杂志,2002,24(2):24.
③ 刘嘉湘. 实用中医肿瘤手册[M]. 上海:上海科技教育出版社,1996:80.
④ 王玉章. 舌癌辨治[J]. 中医杂志,1993(4):63.
⑤ 张香琴,等. 乔保钧治癌验案4则[J]. 中医杂志,1992,33(11):16.
⑥ 伍桂琴. 清热化瘀法治疗舌菌[J]. 四川中医,1989(6):44.
⑦ 张洪基,等. 中西医结合常见肿瘤临床手册[M]. 郑州:河南科学技术出版社,1984:160.
⑧ 李岩. 肿瘤临证备要[M]. 北京:人民卫生出版社,1980:146.
⑨ 王兵,等. 朴炳奎教授治疗舌癌临床经验探析[J]. 世界中医药,2013,8(9):1076－1078.

克、射干 10 克、胖大海 10 克、桔梗 6 克、生牡蛎 30 克、浙贝母 15 克、夏枯草 12 克、白茅根 12 克、玄参 15 克、生地黄 15 克、淡竹叶 10 克、川黄连 6 克、白花蛇舌草 30 克、甘草 6 克。每日 1 剂,水煎服,分 2 次服用。①

(3) 柴胡清肝汤加减 柴胡、当归、川芎、赤芍、生地黄、黄芩、栀子、甘草、天花粉、防风、连翘、牛蒡子。随症加减:脾胃虚弱者,加白术、鸡内金;毒盛者,加山豆根、青黛、龙胆草、马勃、山慈菇。②

(4) 清瘟败毒饮加减 生石膏 30 克、生地黄 15 克、犀角(水牛角代,冲服)0.5 克、黄连 9 克、栀子 12 克、桔梗 12 克、黄芩 9 克、知母 9 克、赤芍 15 克、连翘 15 克、玄参 12 克、土茯苓 30 克、苦参 15 克、五灵脂 15 克、蒲黄 12 克。随症加减:若大便干燥者,加生大黄 9 克、厚朴 12 克、芒硝 9 克;若恶心呕吐者,加姜竹茹 30 克、姜半夏 12 克;若颈部肿块坚硬如石者,加僵蚕 20 克、石见穿 15 克、甲片 15 克。③

(5) 舌癌方 6 夏枯草 10 克、野菊花 10 克、土茯苓 10 克、生薏苡仁 10 克、山豆根 10 克、玄参 10 克、生地黄 10 克、金银花 10 克、蒲公英 10 克、紫花地丁 10 克、白花蛇舌草 10 克、柴胡 10 克、龙胆草 10 克、青皮 10 克、白茅根 30 克。④

(6) 清凉甘露饮加减 犀角(水牛角代)3 克、石斛 20 克、银柴胡 10 克、茵陈 20 克、黄芩 10 克、知母 10 克、龙胆草 10 克、山豆根 10 克、山慈菇 15 克、夏枯草 20 克。⑤

3. 阴虚火炎,毒邪浸淫型 症见舌部肿瘤溃烂,边缘隆起,触之容易出血,疼痛隐隐;舌根短缩不展,饮食难进,语音含混;伴五心烦热,骨蒸盗汗,腰膝酸痛,舌黯红,苔少微黄,脉弦细而数。

(1) 知柏地黄汤合封髓丹加减 生地黄 15

克、山药 15 克、山茱萸 10 克、茯苓 10 克、泽泻 10 克、牡丹皮 10 克、知母 15 克、黄柏 6 克、砂仁 6 克、石斛 10 克、茯神 10 克、灯心草 6 克、龙葵 15 克、生甘草 6 克。⑥

(2) 玉女煎加味 太子参 20 克、白术 20 克、茯苓 15 克、薏苡仁 30 克、麦冬 12 克、猪苓 15 克、生地黄 15 克、生石膏 15 克、炒知母 12 克、川牛膝 12 克、七叶一枝花 15 克、石见穿 30 克、白花蛇舌草 30 克、半枝莲 15 克、木香 10 克、砂仁 6 克、炒鸡内金 15 克、甘草 6 克。每日 1 剂,水煎 3 次服。临床观察:石颖等运用此方治疗舌癌 1 例,效果满意。⑦

(3) 知柏地黄汤合玉女煎加减 知母 15 克、黄柏 10 克、熟地黄 20 克、山药 20 克、山茱萸 15 克、生石膏 20 克、麦冬 15 克、沙参 15 克、女贞子 15 克、墨旱莲 15 克、枸杞子 15 克。每日 1 剂,水煎,分 2 次服用。⑧

(4) 舌癌方 7 生地黄、玄参、麦冬、黄柏、白花蛇舌草、土茯苓、七叶一枝花、川贝母。局部治疗:山豆根、七叶一枝花、天花粉各等份,水煎漱口,每日数次;云南白药,外撒于溃烂及出血创面,每日 1～2 次。⑨

4. 气血两亏,瘀毒留恋型 症见舌癌肿溃烂,触及易出血,口秽恶臭,疼痛剧烈难以忍受,甚则痛不欲生,舌体僵硬,饮食难入,言语困难,颈及颌下肿块累累,面色苍白,神疲乏力,身体明显消瘦,脉细弱无力。

(1) 归脾汤加减 人参 15 克、黄芪 20 克、白术 15 克、茯苓 15 克、远志 15 克、当归 15 克、生地黄 15 克、夜交藤 15 克、酸枣仁 20 克、赤芍 30 克、白芍 30 克、石菖蒲 10 克。随症加减:疼痛甚者,加乳香、没药;溃疡出血者,加仙鹤草、地榆;颈及颌下肿痛甚者,加夏枯草、海藻。每日 1 剂,水煎

① 周岱翰. 临床中医肿瘤学[M]. 北京:人民卫生出版社,2003:115.
② 熊大经. 实用中医耳鼻咽喉口齿科学[M]. 上海:上海科学技术出版社,2001:504 - 505.
③ 郑玉玲,周宜强. 实用中西医肿瘤内科治疗手册[M]. 北京:中国医药科技出版社,1994:60.
④ 张洪基,等. 中西医结合常见肿瘤临床手册[M]. 郑州:河南科学技术出版社,1984:160 - 161.
⑤ 李岩. 肿瘤临证备要[M]. 北京:人民卫生出版社,1980:146 - 147.
⑥ 王兵,等. 朴炳奎教授治疗舌癌临床经验探析[J]. 世界中医药,2013,8(9):1076 - 1078.
⑦ 石颖,等. 玉女煎在肿瘤治疗的临床运用[J]. 四川中医,2012,30(3):79.
⑧ 王沛. 中医肿瘤手册[M]. 福州:福建科学技术出版社,2006:218.
⑨ 王玉章. 舌癌辨治[J]. 中医杂志,1993(4):63.

服,分2次服用。①

（2）黄芪茯苓汤　黄芪20克、茯苓12克、玉竹10克、石斛10克、生地黄10克、白术10克、当归10克、枸杞子10克、黄精10克、麦冬15克、陈皮10克、甘草5克。随症加减：动则汗出、气短乏力者,加防风10克、浮小麦10克、煅牡蛎(先煎)15克、五味子10克；口干烦躁,舌质红绛,光而无苔者,加牡丹皮10克、芦根15克；食欲不佳者,加神曲10克、炒谷芽10克。每日1剂,水煎服,分2次服用。②

（3）八珍汤加减　太子参15克、白术15克、茯苓15克、当归30克、赤芍30克、生地黄15克、生黄芪30克、玄参12克、青黛(布包)6克、土茯苓30克、山豆根15克、仙鹤草30克、知母15克。③

（4）舌癌方8　云苓、白术、党参、黄芪、当归、赤芍、生地黄、玄参、川贝、白花蛇舌草、土茯苓、七叶一枝花、生甘草。局部治疗：山豆根、七叶一枝花、天花粉各等份,水煎漱口,每日数次；云南白药,外撒于溃烂及出血创面,每日1~2次。④

5. 王希胜分4型

（1）火毒瘀结证　症见舌的一侧出现结块,触之较硬,或伴溃疡、糜烂,合并感染时伴灼痛,有时流涎,口气腥臭,兼有烦躁,便秘,溲赤,舌质红或红紫,苔薄黄,脉细弦。方① 导赤散合犀角地黄汤加减：生地黄20~30克、木通6~9克、生甘草梢3克、竹叶9克、牡丹皮9克、犀角(水牛角30克代)3克、生地黄30克、白芍12克。方② 仙方活命饮加减：天花粉15克、夏枯草15克、白芷10克、炮甲片10克、赤芍10克、皂角刺10克、当归尾10克、陈皮10克、制乳香5克、制没药5克、生甘草5克、金银花20克、大黄6克、山慈菇30克。适用于肿块日久或颈淋巴结转移正气未衰者。

（2）心脾郁火证　症见舌部变厚,或为硬结,舌菌如豆,或有糜烂,流涎秽臭,口渴喜饮,尿黄量

少,舌淡苔黄,脉数。方用导赤散合泻黄散加减：蒲公英30克、藤梨根30克、生地黄20克、天花粉20克、竹叶10克、木通10克、栀子10克、石膏(先煎)15克、藿香叶15克、山豆根15克、黄连6克、甘草梢6克。

（3）热盛阴虚证　症见舌癌硬结不断增大,侵犯肌层或口底合并感染或因放疗后出现口腔黏膜糜烂,口咽干燥,烦躁发热,便秘溲赤,舌光色红紫,脉细弦数。方用增液汤合豆根二冬汤加减：全瓜蒌20克、天冬18克、麦冬15克、半枝莲15克、太子参15克、生地黄12克、知母12克、石斛12克、山豆根12克、白术12克、怀山药12克、茯苓12克、猪苓12克、玄参10克、绞股蓝10克、黄芩9克、浙贝母9克、川黄连6克、甘草3克。

（4）正虚毒瘀证　症见形体羸瘦,神疲倦怠,舌菌大如泛莲或口腔黏膜糜烂,舌红绛少苔,脉细数。方用二参仙鹤草汤：黄芪30克、沙参30克、仙鹤草30克、生地黄20克、党参15克、当归15克、山豆根15克、七叶一枝花15克、青黛(包)12克、茯苓10克、白术10克、知母10克、竹叶10克、甘草5克。⑤

6. 周岱翰分3型

（1）火毒瘀结证　症见舌侧缘小硬结,或伴有糜烂、溃疡,可伴灼痛、流涎、口臭、口干,间有烦躁,便秘,溲赤,舌质红,苔薄黄或薄白,脉弦。治宜泻心清火、化瘀解毒。方用导赤散加减：淡竹叶、黄连、金银花、生地黄、黄芩、白花蛇舌草、茯苓、车前草、赤芍、莲子心、山豆根、甘草。随症加减：疼痛甚者,加乳香、没药以活血止痛；溃疡出血者,可加仙鹤草、地榆以止血；大便干结者,可加生大黄、厚朴以通便泄热。

（2）火毒炽盛证　症见舌癌硬结增大,可见糜烂、溃疡或有腐肉、易出血,舌体活动障碍,咀嚼、吞咽或言语困难,流涎、口臭难闻,颈及颌下可

---

① 王沛主. 中医肿瘤手册[M]. 福州：福建科学技术出版社,2006：218.
② 潘敏求. 中华肿瘤治疗大成[M]. 石家庄：河北科学技术出版社,1996：258.
③ 郑玉玲,周宜强. 实用中西医肿瘤内科治疗手册[M]. 北京：中国医药科技出版社,1994：60.
④ 王玉章. 舌癌辨治[J]. 中医杂志,1993(4)：63.
⑤ 王希胜,张亚密. 肿瘤病中医特色诊疗全书[M]. 北京：化学工业出版社,2011：60-61.

扪及肿块，口干心烦，便干尿黄，舌质黯红或紫，苔黄厚或黄腻，脉弦数。治宜清热泻火、解毒散结。方用黄连解毒汤加减：黄连、黄芩、黄柏、栀子、夏枯草、蒲公英、山豆根、白花蛇舌草、半枝莲、白茅根、金银花、甘草。随症加减：兼见口腔疼痛甚者，可加延胡索、蒲黄、五灵脂；口干咽痛甚者，可加知母、玄参滋阴降火，加射干、胖大海清利咽喉；颈部及颌下肿物者，可加胆南星、半夏、海藻；纳呆、眠差者，可加白术、麦芽、茯神、夜交藤以健脾安神。

（3）正虚毒结型　症见舌菌大如泛莲，溃疡明显，易出血，甚则透舌穿腮，口秽恶臭，张口、饮食困难，舌短不能伸缩，颈及颌下肿块累累，质地坚硬，活动度差，触痛明显，形体消瘦，神疲倦怠，舌质淡，苔薄白，脉沉细。治宜扶正固本、清毒散结。方用八珍汤加减：党参、白术、茯苓、当归、生地黄、生黄芪、沙参、玄参、山豆根、仙鹤草、半枝莲、甘草。随症加减：兼见出血较甚者，可加白及、地榆以止血；颈部及颌下肿物者，可加胆南星、半夏、海藻；阴虚明显，虚火内生，可加天冬、石斛，或另服知柏地黄丸，每次3克，每日3次。[①]

7. 陈锐深分3型

（1）心火气郁型　症见舌癌肿块如豆大，触之较硬，舌向患侧歪卷，或舌有糜烂、溃疡，久治不愈，疼痛难忍，流涎腥臭，心烦口干，溲黄赤，舌质红，苔薄黄，脉细弦。治宜清心泻火、解毒祛瘀。方用导赤散加减：蒲公英30克、车前草30克、生地黄20克、紫河车15克、麦冬12克、木通10克、淡竹叶10克、牡丹皮10克、山豆根10克、生甘草梢6克、莲子心6克、川连3克。

（2）火毒炽盛型　症见舌癌肿块不断增大，边缘不整，凸起坚硬，可见糜烂、溃疡，溃破后口臭难闻，局部易出血，疼痛不止，舌活动不灵，碍食难言，舌质红，苔黄，脉弦数。治宜清热泻火、解毒散结。方用泻心汤加减：紫河车30克、蒲公英30克、龙葵30克、半枝莲30克、白花蛇舌草30克、黄芩15克、夏枯草15克、浙贝母15克、山豆根15

克、大黄12克、黄连10克、苦参10克。

（3）气血虚衰型　症见舌癌肿块大如泛莲，舌本短缩，不能舒展，妨碍饮食言语，或溃疡明显，口秽恶臭，局部触之易出血，甚者透舌穿腮，项颌肿块坚硬疼痛，面色苍白，眩晕，少气懒言，肌瘦无力，舌质黯淡，苔白腻，脉细弱。治宜补气养血、解毒散结。方用八珍汤加减：黄芪30克、蒲公英30克、仙鹤草30克、生地黄20克、山豆根15克、紫河车15克、党参15克、云苓15克、七叶一枝花15克、当归15克、青黛(布包)12克、白术10克、淡竹叶10克、甘草5克。随症加减：若局部溃疡出血者，加紫珠草30克、白茅根30克；疼痛甚者，加鸡屎藤30克、三七末(冲服)3克；痰多黄稠者，加海浮石15克、竹茹10克；口干舌燥，心烦失眠者，加麦冬12克、酸枣仁10克、远志6克。

以上方药，每日1剂，水煎服，分2～3次服，1个月为1个疗程，一般服用2～3个疗程。随着疾病的发展，患者体内正邪盛衰关系也不断变化，故在某一阶段可出现2种或2种以上证型同时存在，虚实夹杂，治疗时亦应根据病情变化辨证施治。一般早期舌癌患者邪盛正气亦盛，此时应着重清心泻火，解毒散结，以攻为主；中晚期舌癌患者由于疾病长期消耗，正气亏虚夹有邪实，其中以正气亏虚为主，治疗上应着重扶正祛邪，补气养血，攻补兼施。[②]

8. 谷铭三分2型

（1）火毒上炎型　症见舌尖生疮，或出现硬结，或出现溃疡，流涎恶臭，疼痛难忍，小便短赤，苔黄，脉数。方用舌癌方9：半边莲20克、木通20克、黄连10克、竹叶20克、蜈蚣2条、水牛角30克、栀子15克、百合20克、连翘20克、生地黄30克、金银花30克。

（2）热毒蕴结型　症见舌烂生疮，或出现溃疡，表面暗红肿胀疼痛，触之易出血，口苦味臭，烦躁发热，进食艰难，便秘，舌质黯红，苔黄，脉弦数。方用舌癌方10：白花蛇舌草40克、龙葵30克、青

① 周岱翰. 中医肿瘤学[M]. 广州：广东高等教育出版社，2007：143－144.
② 陈锐深. 现代中医肿瘤学[M]. 北京：人民卫生出版社，2003：309－310.

黛10克、半枝莲20克、土茯苓20克、山慈菇20克、莪术20克、当归30克、赤芍20克、金银花30克、连翘20克。[1]

9. 李家庚分3期

（1）初期　症见舌部生一小硬结，形如豆粒，常在舌边，触之较硬，或长大如菌，或有糜烂、溃疡，久治不愈，疼痛不适，涎唾腥臭，口干，尿少色黄，舌质红，苔薄黄，脉弦。方用导赤散化裁：川连6克、木通6克、生甘草6克、淡竹叶15克、赤芍15克、七叶一枝花15克、栀子10克、山豆根10克、牡丹皮10克、生地黄20克、车前草30克、白茅根30克、蒲公英30克。随症加减：若见疼痛甚者，加乳香10克、没药10克；溃疡出血者，加仙鹤草30克、地榆10克；大便干结者，加生大黄10克、厚朴10克。

（2）中期　症见舌癌硬结增大，可见糜烂、溃疡，容易出血，疼痛难忍，面颊耳部亦痛，舌体活动困难，妨碍饮食言语，涎唾多量臭秽，舌质红，苔黄厚或黄腻，脉弦滑。方用黄连解毒汤：黄连6克、黄芩10克、黄柏10克、桃仁10克、生甘草10克、栀子12克、山豆根15克、半枝莲15克、七叶一枝花30克、蒲公英30克、白花蛇舌草30克、仙鹤草30克、薏苡仁30克。随症加减：若兼口干甚者，加知母10克、玄参15克；纳呆气短，夜寐不安，加白术10克、当归10克、茯神15克。

（3）晚期　症见舌体肿大满口或溃疡明显，易于出血，舌伸缩不能，开口、饮食困难，口气臭秽，项及颌下肿块累累，或透舌传腮，汤水流出，形体消瘦，气短乏力，精神萎顿，舌淡苔腻，脉弦细而数。方用四君子汤合当归补血汤加减：白术10克、知母10克、生甘草10克、当归12克、山豆根15克、党参15克、茯苓15克、玄参15克、生地黄20克、黄芪30克、仙鹤草30克、半枝莲30克。随症加减：若出血较甚，加白及15克、地榆10克；颈部及颌下肿痛甚者，加夏枯草30克、海藻15克；若见阴虚不足，虚火内生，则加沙参10克、天冬10

克、石斛10克，或知柏地黄丸为主方化裁。[2]

10. 熊大经分3型

（1）邪毒侵袭，上犯心脾型　症见初起，舌面增厚，硬结呈结节状，疼痛，口干欲饮，心中烦热，小便黄赤，舌红，苔黄腻，脉数。治宜清泻心脾、解毒化瘀。方用导赤散（《小儿药证直诀》）加味：生地黄、木通、甘草、黄连、竹叶、黄芩、金银花、桔梗、薄荷、连翘、赤芍、桃仁、红花。

（2）七情郁结，肝脾受伤型　症见舌部逐渐肿大，隆起如菌状，质硬，表面有溃烂凹陷，边缘隆起，或如菜花样凸起，疼痛明显，可引起耳及面颊痛，说话、饮食时痛剧，头痛，烦躁易怒，口苦咽干，渴喜冷饮，大便干结，小便黄，舌红，苔黄厚，脉弦。治宜泻火解毒、疏肝理脾。方用柴胡清肝汤（《医宗金鉴》）加味：柴胡、当归、川芎、赤芍、生地黄、黄芩、栀子、甘草、天花粉、防风、连翘、牛蒡子、白术、鸡内金。随症加减：毒盛者，加山豆根、青黛、龙胆草、马勃、山慈菇。

（3）心脾积热，火毒蕴聚型　症见病情较重，癌肿侵及舌根、口底、牙龈，甚至软腭，溃烂出血，舌的运动和张口受限，言语不利，吞咽困难，口流臭涎，头痛较剧，双侧颈、颌部淋巴结肿大，并向远处转移，口干喜饮，心中烦热，大便干结，小便赤，舌红，苔黄腻，脉滑数。治宜清心泻脾、解毒散结。方用清热泻脾散（《医宗金鉴》）：栀子、生石膏、黄连、黄芩、生地黄、赤茯苓、灯心草、山豆根、半枝莲、山慈菇。[3]

11. 顾奎兴分3型

（1）热毒郁结型　症见舌癌初起，舌边有一小硬结，质硬或伴有溃疡，或长大如菌，有糜烂，间歇疼痛，流涎腥臭，烦躁，舌向患侧歪卷，舌质红，苔薄黄，脉弦。方用导赤散加味：生地黄、木通、淡竹叶、生甘草、黄连、栀子、莲子心、山豆根、牡丹皮、蒲公英、金银花、白茅根。随症加减：痛甚者，加乳香、没药；溃疡出血，加生地榆、仙鹤草、三七粉。

（2）火毒炽盛型　症见舌癌硬结增大，边缘

① 谷言芳，等.谷铭三治疗肿瘤经验集[M].上海：上海科学技术出版社，2002：14.
② 李家庚，屈松柏.实用中医肿瘤病学[M].北京：科学技术文献出版社，2001：295.
③ 熊大经.实用中医耳鼻喉口齿科学[M].上海：上海科学技术出版社，2001：504-505.

不整,舌体活动障碍,咀嚼、吞咽、语言困难,溃疡出血,口臭难闻,大便秘结,小便短赤,烦躁或发热,颈部、颌下可触及较多淋巴结,舌质红紫,苔黄或糙黄,脉弦滑而数。方用黄连解毒汤化裁:黄连、黄柏、黄芩、生地黄、玄参、牡丹皮、赤芍、七叶一枝花、浙贝母、栀子、桃仁、山豆根、半枝莲、白花蛇舌草。随症加减:若大便干结,加生大黄、厚朴。

(3)正虚邪实型 症见病至晚期,舌癌浸润全舌或口底,舌体固定,溃疡糜烂,触之易出血,口秽恶臭,甚至透舌穿腮,汤水漏出,颈部、颌下肿块累累,质硬,形体消瘦,倦怠无力,大便干结,小便黄赤,舌质瘀紫,苔黄浊腻,瘀毒内陷。方用当归补血汤加味:黄芪、当归、党参、白术、玄参、知母、山豆根、败酱草、夏枯草、仙鹤草、半枝莲。随症加减:若阴虚火旺者,加沙参、天冬、石斛或用知柏地黄丸;若无法吞咽,则改用药物外敷。[1]

12. 郁仁存分3期

(1)初期 症见初起如豆,常在舌边,触之较硬,舌向患侧歪卷,或舌有糜烂、溃疡久治不愈,疼痛难忍,流涎腥臭,尿少,尿黄,脉弦细,舌红苔薄黄。方用导赤散加减:生地黄20克、木通10克、甘草6克、淡竹叶10克、川连8克、山豆根10克、七叶一枝花15克、蒲公英30克、车前草30克、赤芍10克。

(2)中期 症见舌癌硬结不断增大,可见糜烂、溃疡,边缘不整,凸起坚硬,破后口臭难闻,局部易出血,吞咽咀嚼困难,舌觉短而不灵,碍食难言,脉弦滑而数,苔黄白。治宜清热泻火、解毒散结。方用舌癌方11:山豆根15克、七叶一枝花30克、夏枯草15克、土贝母15克、蒲公英20克、儿茶9克、苦参10克、川连粉(冲服)3克、半枝莲30克、白花蛇舌草30克、龙葵30克。

(3)晚期 症见舌短不能伸舒,舌菌大如泛莲,或溃疡明显,口秽恶臭,饮食困难,局部触之

易出血,甚者透舌穿腮,项及颌下肿物累累,肿硬而疼,因饮食不济,致胃空而不能纳,日渐衰败,脉来细而数,舌苔白腻。治宜解毒散结、补气养血。方用舌癌方12:党参15克、沙参30克、茯苓10克、白术10克、甘草5克、当归15克、生黄芪30克、生地黄20克、仙鹤草30克、知母10克、竹叶10克、山豆根15克、七叶一枝花15克、青黛(布包)12克。[2]

经 验 方

一、一般方(未明确是否与其他治疗合用方)

1. 健舌饮 北沙参12克、石斛15克、生地黄15克、白花蛇舌草30克、半枝莲30克、虎杖15克、当归15克、水杨梅根30克、谷芽30克、甘草9克。每日1剂,水煎,分2次服。清热解毒,活血散瘀。适用于舌癌早期患者。[3]

2. 凉心散 青黛6克、硼砂6克、黄柏6克、黄连6克、人中白6克、玄明粉3克、冰片0.6克。上药研极细末,吹患处。清心热,泻脾火。适用于舌癌局部用药。[4]

3. 野菊二八煎 野菊花15克、败酱草18克、天葵子12克、白芍15克、黄精12克、石上柏18克、薏苡仁24克、昆布15克、海藻15克、茯苓18克、七叶一枝花15克、生地黄15克、玉竹12克、黄芪24克、白术18克、甘草6克。每日1剂,水煎,分2次服。清热解毒,化瘀散结。[5]

4. 漱口方 苦参30克、五倍子30克、山豆根30克、龙葵30克、七叶一枝花30克、白茅根30克、仙鹤草30克。入冰片少许煎汤,代水含漱,每日数次。清热解毒,止血补虚。[6]

5. 加味二陈汤 玄参15克、生牡蛎15克、清半夏12克、贝母9克、茯苓9克、陈皮9克、制川乌4.5克、制草乌4.5克。每日1剂,水煎服,分2

① 顾奎兴. 中医肿瘤学[M]. 南京:东南大学出版社,1998:41-42.
② 郁仁存. 中医肿瘤学(上)[M]. 北京:科学出版社,1983:224-225.
③ 傅永怀. 治癌防癌中医验方荟萃[M]. 北京:金盾出版社,2008:120.
④ 同上.
⑤ 同上.
⑥ 傅永怀. 治癌防癌中医验方荟萃[M]. 北京:金盾出版社,2008:121.

次服用。①

6. 公英舌草汤 白花蛇舌草 30 克、野菊花 9 克、蒲公英 9 克、海藻 9 克、生牡蛎 12 克、龙葵 15 克、象母 9 克、车前子 9 克、生大黄 9 克、梅花点舌丹 2 粒。每日 1 剂,水煎服,分 2 次服用。梅花点舌丹每次 1 粒,每日 2 次,随汤药吞服。②

7. 加味黄连解毒汤 黄连 12 克、黄芩 12 克、木通 12 克、山豆根 15 克、山慈菇 15 克、僵蚕 15 克、生地黄 20 克、竹叶 10 克、白花蛇舌草 30 克、天龙 5 条、冰片 6 克、甘草 9 克。随症加减:若舌体肿痛,选加露蜂房 12 克、土鳖虫 12 克;舌体溃烂、痰多,选加浙贝 15 克、瓜蒌皮 15 克、天花粉 15 克;体虚纳少,选加黄芪 30 克、党参 30 克;肝肾阴虚者,选加女贞子 15 克、墨旱莲 30 克;气滞血瘀者,选加三七 10 克、丹参 30 克、赤芍 12 克;瘀毒化热明显者,选加蒲公英 30 克、蜈蚣 5 条、栀子 12 克,先煎犀角(或水牛角 50 克)2 克。每日 1 剂,水煎 2 次,饭后服。邹晓东、王永林用此方治疗舌癌患者 30 例,疗效显著。③

8. 扶正克癌汤 黄芪 30 克、丹参 20 克、当归 15 克、陈皮 15 克、半枝莲 15 克、金银花 15 克、川芎 12 克、连翘 12 克、蒲公英 12 克、山慈菇 10 克、甲片 10 克、藕节 10 克、黄连 10 克、鸡内金 10 克、菟丝子 10 克、枸杞子 10 克、田三七 6 克、砂仁 6 克、甘草 3 克。每日 1 剂,水煎服,分 2 次口服。④

9. 二冬养阴汤 白毛藤 30 克、藤梨根 25 克、仙鹤草 18 克、天冬 15 克、麦冬 15 克、太子参 15 克、沙参 15 克、生黄芪 15 克、茯苓 12 克、黄精 12 克、竹叶 12 克、枸杞子 12 克、绞股蓝 12 克、青黛(分 3 次口服)12 克、金银花 9 克、西洋参(另炖)6 克。每日 1 剂,水煎服,分 2 次服。⑤

10. 舌癌清解汤 白花蛇舌草 30 克、夏枯草

24 克、连翘 24 克、茯苓 15 克、赤芍 15 克、焦山楂 12 克、苍术 9 克、陈皮 9 克、法夏 9 克、莪术 9 克、香附 9 克。随症加减:若感受风邪,加防风、蔓荆子、藁本;头痛,加地龙、丹参;纳呆,加神曲、麦芽、炒莱菔子;火盛,加龙胆草、黄芩、黄连;大便干结,加大黄、枳实。另配合外敷冰硼散。⑥

11. 舌癌解毒汤 白花蛇舌草 20 克、夏枯草 10 克、苍术 5 克、山慈菇 5 克、紫丹参 3 克。随症加减:若舌癌初期,舌上生肿块如豆粒大,肿硬疼痛,心火炽盛者,加木通、车前子、黄连、黄芩、黄柏、栀子。外涂紫金锭,每日 2 次;舌癌中期,痛甚,舌上肿物溃破,时流臭水,腐如软棉,可加金银花、蒲公英、大青叶、石斛、玄参、生地黄。外用蟾酥锭研细少许吹上,或吹舌生肌散,每日 2 次;若舌癌晚期病情恶化,大便稀溏,或有转移者,加人参、茯苓、枸杞子、大枣。每日 1 剂,水煎服,分 2 次服。⑦

12. 北庭丹 瓦上青苔 3 克、瓦松 3 克、溏鸡矢 3 克、番硇砂 1.5 克、人中白 1.5 克、麝香 0.3 克、冰片 0.3 克。将药装入银罐内,密封,外用盐泥封固,以炭火煅红约 1 小时,候冷开罐,将药取出。入麝香、冰片,共研细末。用磁针刺破舌菌,以北庭丹少许点上,以蒲黄盖之。每日 1～3 次。消肿散结。适用于舌癌疼痛者。⑧

13. 水澄膏 白及 30 克、白蔹 30 克、五倍子 30 克、郁金 30 克、雄黄 15 克、乳香 15 克、飞水朱砂 6 克。以上各药共研细末。米醋浓调,以厚纸摊匀,敷于患处,每日 2 次。解毒化瘀,敛疮收涩。适用于舌癌颌下肿核溃后。⑨

14. 吹舌祛腐散 人中黄 2 克、雄黄 1 克、麝香 0.1 克、藤黄 0.1 克、硇砂 0.05 克、白矾 0.05 克、蟾酥 0.01 克。上药共磨细末。以上药末少许吹

① 陈锐深. 现代中医肿瘤学[M]. 北京:人民卫生出版社,2003:311.
② 敏涛,谷东胜. 防癌抗癌验方精编[M]. 北京:中医古籍出版社,2003:5.
③ 邹晓东,王永林. 加味黄连解毒汤治疗舌癌 30 例[J]. 新中医,2002,23(12):1078.
④ 蒋玉洁,李一明. 中国肿瘤秘方全书[M]. 北京:科学技术文献出版社,2001:33.
⑤ 蒋玉洁,李一明. 中国肿瘤秘方全书[M]. 北京:科学技术文献出版社,2001:34.
⑥ 同上.
⑦ 蒋玉洁,李一明. 中国肿瘤秘方全书[M]. 北京:科学技术文献出版社,2001:35.
⑧ 蒋玉洁,李一明. 中国肿瘤秘方全书[M]. 北京:科学技术文献出版社,2001:38.
⑨ 蒋玉洁,李一明. 中国肿瘤秘方全书[M]. 北京:科学技术文献出版社,2001:39.

于舌溃疡处,再以鸦胆子仁油涂之,每日2次。以毒攻毒,排毒祛腐。适用于舌癌中、晚期肿物表面溃破者。①

15.吹舌生肌散　炉甘石3克、象皮面2克、白及2克、枯矾1克、儿茶1克、珠粉0.1克。共研细末。以上药末少许吹于舌癌表面溃疡处,每日2次。敛疮生肌。适用于舌癌、舌上肿物溃破者。②

16.沙参仙鹤草汤　党参15克、沙参30克、云苓10克、白术10克、甘草5克、当归15克、黄芪30克、生地黄20克、仙鹤草30克、知母10克、竹叶10克、山豆根15克、七叶一枝花15克、青黛(包)12克。每日1剂,水煎服,分2次服用。③

17.白毛藤天冬汤　麦冬15克、沙参12克、白毛藤30克、天冬18克、金银花9克、藤梨根25克、太子参15克、生黄芪15克、茯苓12克、黄精12克、枸杞子12克、竹叶12克、绞股蓝12克、仙鹤草18克、青黛(布包)12克、西洋参(另炖)6克。每日1剂,水煎服,分2次服用。④

18.潘敏求经验方　生地黄20克、竹叶10克、木通10克、生石膏(先煎)15克、藿香叶15克、栀子10克、黄连6克、山豆根15克、蒲公英30克、藤梨根30克、天花粉20克、甘草梢6克。随症加减:便秘,烦躁,失眠者,加莲子心2克、酸枣仁10克、夜交藤20克;肿处灼热疼痛者,加金银花15克、夏枯草15克、白花蛇舌草30克。每日1剂,水煎服,分2次服用。⑤

19.硇砂散　硇砂13克、轻粉1克、雄黄1克、冰片0.15克。共研细末,水调浓,用谷草细梗咬毛,蘸上之。适用于舌癌溃烂,腐物较多者。⑥

20.锡类散　西瓜霜6克、生硼砂6克、炙硇砂6克、寒水石6克、珍珠母(豆腐制)9克、青黛18克、冰片1.5克、牛黄2.4克。共研细末,吹入少许至患处。适用于口腔及舌部肿瘤溃烂。⑦

21.龙蛇点舌汤　白花蛇舌草30克、野菊花9克、蒲公英9克、海藻9克、生牡蛎12克、龙葵15克、象贝母9克、车前子9克、生大黄9克、梅花点舌丹。每日1剂,水煎,分2次服。梅花点舌丹每次1粒,每日2次,随药吞服。⑧

22.牡丹皮黄柏方　牡丹皮15克、黄柏15克、麦冬15克、栀子15克、羊蹄根15克、白花蛇舌草30克、龙胆草15克、马尾黄连15克、赤芍15克。水煎服。⑨

23.龙葵豆根汤　龙葵30克、山豆根20克、山慈菇20克、白花蛇舌草20克、土贝母20克、半枝莲20克、七叶一枝花10克、木芙蓉10克、薜荔果10克。每日1剂,水煎服,分2次服用。⑩

24.田永淑经验方　黄芪30克、党参15克、当归15克、川芎12克、丹参20克、半枝莲15克、山慈菇10克、甲片10克、三七6克、藕节10克、陈皮15克、金银花15克、连翘12克、蒲公英12克、黄连10克、砂仁6克、鸡内金10克、菟丝子10克、枸杞子10克、甘草3克。每日1剂,水煎服。田永淑用此方治愈舌癌(色素基底细胞癌)1例。⑪

25.漱口方　苦参30克、五倍子30克、山豆根30克、龙葵30克、七叶一枝花30克、白茅根30克、仙鹤草30克、冰片少许。煎汤代水漱口,每日数次。⑫

二、手术后,单独用方

术后扶正汤　黄芪20克、麦冬15克、茯苓

①　蒋玉洁,李一明.中国肿瘤秘方全书[M].北京:科学技术文献出版社,2001:39.
②　同上.
③　凌昌全.肿瘤辨病专方治疗[M].北京:人民卫生出版社,2000:184.
④　同上.
⑤　潘敏求.中华肿瘤治疗大成[M].石家庄:河北科学技术出版社,1996:257.
⑥　郑玉玲,韩新巍.中西医肿瘤诊疗大全[M].北京:中国中医药出版社,1996:310.
⑦　潘敏求.中华肿瘤治疗大成[M].石家庄:河北科学技术出版社,1996:257.
⑧　张民庆.肿瘤良方大全[M].合肥:安徽科学技术出版社,1994:33.
⑨　邵梦扬,宋光瑞.中医肿瘤治疗学[M].天津:天津科技翻译出版社,1994:182.
⑩　赵建成.段凤舞肿瘤积验方[M].合肥:安徽科学技术出版社,1991:50.
⑪　田永淑,申合成.舌癌一例治验[J].河北中医杂志,1986,8(1):9.
⑫　郁仁存.中医肿瘤学(上)[M].北京:科学出版社,1983:225.

10克、玉竹10克、石斛10克、生地黄10克、白术10克、当归10克、枸杞子10克、黄精10克、陈皮10克、甘草5克。随症加减：动则出汗者，加煅牡蛎、防风、浮小麦、五味子；口干烦躁、舌红绛无苔者，加芦根、牡丹皮；食欲欠佳者，加神曲、炒谷芽。每日1剂，分2次温服。[①]

三、未手术，与放化疗等合用方

1. **加味当归六黄汤** 生地黄15克、熟地黄15克、玄参12克、麦冬12克、黄芩9克、黄连9克、黄柏9克、黄芪30克、当归9克、牡丹皮9克。随症加减：伴有咽喉痒甚，作咳者，酌加蝉蜕9克、僵蚕9克；伴有咳嗽痰多而黄者，加枇杷叶12克、川贝母9克；伴有鼻塞头痛明显者，加苍耳子12克、辛夷花12克、白芷9克、川芎9克；伴有涕中夹血者，加白及15克、茜草20克；伴有恶心呕吐者，加紫苏子12克、旋覆花12克、代赭石12克；伴有纳差腹胀者，加焦三仙30克、鸡内金9克；伴有舌质紫黯瘀斑或舌下脉络迂曲增粗瘀滞者，酌加三七3克、莪术9克、三棱9克。每日1剂，水煎取汁150～200毫升，分早中晚3次含漱服用。吴宇用此方治疗（舌癌放疗后）放射性口腔炎，效果满意。[②]

2. **放化增效汤** 党参15克、黄芪30克、丹参20克、当归15克、川芎12克、半枝莲15克、山慈菇10克、炮甲片10克、藕节10克、橘皮15克、金银花15克、连翘12克、蒲公英12克、黄连10克、鸡内金10克、菟丝子10克、枸杞子10克、甘草3克、砂仁(后下)6克、三七6克。每日1剂，水煎，分2次服。益气健脾，消肿散结。适用于舌癌配合放疗、化疗。[③]

3. **养阴双根汤** 白茅根30克、芦根30克、麦冬15克、天花粉15克、玄参15克、生地黄15克、沙参15克、石斛15克、女贞子15克、竹叶10克、陈皮10克。随症加减：胸闷恶心者，加藿香、薏苡仁；乏力便溏者，加党参、黄芪、白术；咽喉肿痛者，加山豆根、板蓝根。每日1剂，水煎服，分2次服。养阴生津。适用于舌癌放疗后。[④]

4. **升薏燮理汤** 薏苡仁30克、黄芪30克、白花蛇舌草30克、当归20克、益母草15克、旋覆花15克、升麻10克、青黛10克、柴胡10克、田三七粉(冲服)3克。若气虚甚，重用黄芪，加太子参。适用于舌癌、肺癌、肝癌等放、化疗期，不仅能起到清热解毒、消炎止痛、益气健脾、除湿化痰的效果，而且能增强对放、化疗的敏感性。[⑤]

5. **养阴清肺汤** 生地黄15克、玄参12克、天冬15克、沙参12克、石斛12克、金银花15克、连翘15克、茯苓10克、生甘草6克。每日2次，水煎服，或频频饮用。随症加减：咽喉肿痛伴溃疡者，加板蓝根15克、山豆根15克，外用珠黄散；伴恶心呕吐，苔白滑或黏腻者，原方去生地黄、玄参、甘草，加藿香6克、佩兰6克、陈皮5克、薏苡仁30克；伴咳嗽痰血者，加仙鹤草12克、墨旱莲12克。适用于舌癌放疗后放射性口腔炎。[⑥]

四、未手术，单独用方

越鞠丸加减 香附12克、薏苡仁12克、淡竹叶12克、麦冬12克、藿香12克、川芎6克、黄连6克、栀子10克、法半夏10克、乌梅10克、建曲15克、麦芽24克。彭履祥用此方治疗舌癌患者1例，疗效满意。[⑦]

单 方

1. **豆根甘草方** 组成：山豆根30克、菊花15克、甘草10克。功效主治：解毒化瘀；适用于舌癌。制备方法：水煎。用法用量：多次含漱。[⑧]

① 蒋玉洁,李一明. 中国肿瘤秘方全书[M]. 北京：科学技术文献出版社,2001：37.
② 吴宇. 中西医结合治疗放射性口咽炎临床观察[J]. 中国中西医结合耳鼻咽喉杂志,2013,21(4)：278-279.
③ 傅永怀. 治癌防癌中医验方荟萃[M]. 北京：金盾出版社,2008：120.
④ 蒋玉洁,李一明. 中国肿瘤秘方全书[M]. 北京：科学技术文献出版社,2001：38.
⑤ 同上.
⑥ 张三川,等. 养阴清肺汤加减治疗放射性口腔炎45例[J]. 吉林中医药,1998(3)：19-20.
⑦ 彭介寿,何国坚. 彭履祥教授治疗疑难杂证验案[J]. 新中医,1984(8)：82.
⑧ 熊大经. 实用中医耳鼻喉口齿科学[M]. 上海：上海科学技术出版社,2001：505.

2. 鳖虫薄荷方　组成：土鳖虫、生薄荷。功效主治：清热解毒，破血消癥；适用于舌癌。制备方法：上药研汁。用法用量：用药汁涂患处。①

3. 蟅虫方　组成：蟅虫 7 枚、盐 45 克。功效主治：破血消癥；适用于舌癌。制备方法：上药加水一大盏，同煎 5～7 沸。用法用量：含漱后吐出，勿咽，每日 3～5 次。②

4. 甘草方　组成：甘草。功效主治：清热解毒，缓急止痛；适用于舌癌。制备方法：浓煎。用法用量：药液温热之时漱口，随即吐出药液。③

5. 黄柏方　组成：黄柏。功效主治：燥湿敛疮；适用于舌癌。制备方法：研细末。用法：点敷患处。④

6. 蚯蚓方　组成：蚯蚓 1 条。功效主治：通络散结；适用于舌癌。制备方法：以盐化水。用法：涂敷患处。⑤

7. 生薏苡仁方　组成：生薏苡仁 60～120 克。功效主治：健脾利湿，解毒抗癌；适用于舌癌。用法用量：每日 1 剂，水煎服。⑥

8. 莲香汤　组成：莲子心 20 克、青木香 15 克。功效主治：清心泻火；适用于舌癌。用法用量：每日 1 剂，水煎，分多次服用。⑦

9. 苓贝汤　组成：土茯苓 30 克、土贝母 30 克。功效主治：清热解毒；适用于舌癌。用法用量：每日 1 剂，水煎服。⑧

中 成 药

1. 梅花点舌丹　组成：乳香(醋炙)90 克、没药(醋炙)90 克、沉香 45 克、血竭 90 克、白梅花 470 克、葶苈子 90 克、生硼砂 90 克、生石决明 54 克、雄黄粉 90 克、蟾酥粉 180 克、牛黄 45 克、珍珠粉 27 克、冰片 45 克、麝香 27 克、熊胆(熬汤打丸用)27 克、朱砂 90 克。功效主治：清热解毒，消肿止痛；适用于舌癌、口腔癌、食管癌等恶性肿瘤。制备方法：前八味共研细末，过 130 孔箩，混匀，后八味分别研细粉，与上药套研均匀，用熊胆水泛丸，每粒重 6 克，每瓶内装 10 粒。用法用量：每日 1 次，每次 2～3 粒。先饮水一口，将药放在舌上，以口麻为度，再用温黄酒或温开水送下。外用醋化开，敷患处。⑨

2. 消癌散结片　组成：三七 620 克、红升丹 300 克、琥珀 300 克、山药 300 克、白及 300 克、牛黄 180 克、黄连 150 克、黄芩 150 克、黄柏 150 克、犀角(水牛角代)90 克、桑椹 90 克、金银花 90 克、黄芪 90 克、甘草 90 克、陈皮 60 克、贝母 60 克、郁金 60 克、蕲蛇 60 克。功效主治：活血凉血，解毒消癌；适用于舌癌、鼻咽癌等多种肿瘤。制备方法：制成片剂，每片含 0.5 克。用法用量：每日 2～3 次，每次 1 片，饭后服。1 个月为 1 个疗程，4～6 个月为 1 个治疗期，疗程间停药 7 天左右。注意事项：治疗期间忌食蒜、葱、浓茶等。⑩

① 邵梦扬，宋光瑞. 中医肿瘤治疗学[M]. 天津：天津科技翻译出版社，1994：182.
② 同上.
③ 同上.
④ 同上.
⑤ 同上.
⑥ 张洪基，等. 中西医结合常见肿瘤临床手册[M]. 郑州：河南科学技术出版社，1984：160.
⑦ 同上.
⑧ 同上.
⑨ 陈仁寿. 中医肿瘤科处方手册[M]. 北京：科学技术文献出版社，2006：485.
⑩ 蒋玉洁，李一明. 中国肿瘤秘方全书[M]. 北京：科学技术文献出版社，2001：36.

唇　癌

概　述

唇癌为发生于唇红黏膜的癌(唇红是指上、下唇游离缘之间的皮肤与黏膜的移行区)。按国际抗癌联盟(UICC)的分类,唇内侧黏膜癌应属于颊黏膜癌,唇部皮肤的癌应划入皮肤癌中。

唇癌发病率较高的地方是南澳大利亚(13.5/10万人)和加拿大(11.0/10万人),亚洲发病率较低(0.9/10万人)。据上海交通大学医学院附属第九人民医院口腔病理科统计(1966—2002年),唇癌占口腔颌面部上皮性恶性肿瘤的5.7%。唇癌好发于男性,男女比约为4∶1,40岁以上患者几乎占全部病例的90%,下唇较上唇常见,下唇与上唇之比约为9∶1。紫外线的长期照射与本病有关,故易发生于户外工作者。局部不良刺激,如烟草、热灼伤、慢性唇炎等,唇癌发生率明显增加。此外,唇黏膜的白斑、红斑、乳头状瘤、盘状红斑狼疮、扁平苔藓等癌前病变也可发展为鳞癌。

临床表现:唇癌多发生在一侧的中外1/3部分,此处也是烟斗常接触的部位。病变可表现为菜花样、疣状等外生型,亦可表现为溃疡型。随病情进展可同时伴有增殖和溃疡,边缘外翻高低不平。病损表面常出现血痂及炎性渗出,甚或继发感染。晚期病例可侵及全唇并向颊部、肌层、前庭沟浸润甚至侵犯颌骨。下唇癌由于影响口唇的闭合功能,可伴严重的涎液外溢。许多病例可有慢性唇炎史或伴有白斑、慢盘等癌前病损。根据淋巴结走向,可出现颏下、颌下、颈深上淋巴结转移,发生在上唇者还可转移到腮腺淋巴结。下唇癌转移的概率比上唇高,且常为双侧性。从临床分期看,Ⅰ期病例几乎无淋巴结转移;Ⅱ、Ⅲ期转移率在70%左右;Ⅳ期病例则可高达88.6%。极少数晚期唇癌也可发生远处转移。目前唇癌的病理类型几乎全部为鳞状细胞癌,其中绝大多数分化良好。基底细胞癌主要发生在唇部皮肤,黏膜发生者极少。唇部也可发生混合瘤恶变、黏液表皮样癌、腺样囊性癌、腺癌等恶性肿瘤。

唇癌诊断方法除病史及体格检查之外,可行X线、CT、MRI检查,对于Ⅱ~Ⅳ期的患者考虑做PET - CT,常规行活检可明确诊断。

唇癌主要应与慢性唇炎及盘状红斑狼疮相鉴别。此外,还应与角化棘皮瘤、梅毒性唇下疳、乳头状瘤等鉴别。[①]

唇癌与中医"唇茧"相近,中医认为口唇属脾,若过食煎炒炙煿,胃火结毒,生湿蕴热;或思虑暴急,痰随火行,留注于唇而成唇茧。此病可采用综合疗法,放疗、手术和低温治疗配合中医中药辨证施治,均可获得良好疗效。其中尤以放射治疗效果好,还可减少术后整形的麻烦,在有条件的地方对敏感的肿瘤应作为首选疗法;对局限的较小唇癌采用低温治疗,效果良好;对有淋巴结转移者,宜手术作淋巴结清除术配合中药治疗。此病预后较好,上海第九人民医院的资料显示,唇癌的3年、5年、10年生存率分别达90%、85.7%、76.6%,Ⅰ、Ⅱ期5年、10年生存率达100%,Ⅳ期则降至62.5%。唇为颌面部重要器官,参与面部表情、吸吮、语言等功能。此病虽治疗方法较多,且一般预后较好,但要达到既能根治,又兼顾容貌、保存唇功能,则有待探索最佳治疗方法。[②]

① 郭伟. 头颈肿瘤诊断治疗学[M]. 北京:人民军医出版社,2013:3 - 6.
② 陈熠. 肿瘤单验方大全[M]. 北京:中国中医药出版社,1998:42.

辨 证 施 治

1. **心火上炎，毒热蕴唇型** 症见初起唇部肿大，硬结如豆，渐大疼痛，发热，口干而渴，口臭，心中烦热，舌红，苔黄腻，脉数。

（1）导赤散（《小儿药证直诀》）合清胃散（《医宗金鉴》） 竹叶、生地黄、木通、甘草、黄连、灯心草、当归、升麻、生石膏。[①]

（2）清凉甘露饮（《疡医大全》） 麦冬、知母、黄芩、石斛、枳壳、枇杷叶、银柴胡、犀角（水牛角代）、生地黄、茵陈、灯心草、淡竹叶、生甘草。每日1剂，水煎服。[②]

2. **脾胃积热，火毒困结型** 症见唇部渐渐肿大，痂块脱落，露出肿物表面溃烂，凹凸不平如翻花、杨梅、菜花样，时有出血，疼痛加剧，面赤，口渴欲饮，舌红，脉数有力。

（1）唇癌方1 木通20克、蜈蚣2条、黄连15克、竹叶20克、紫花地丁30克、半边莲30克、雄黄1克。随症加减：颈颌部淋巴结转移者，可加七叶一枝花、夏枯草、干蟾、瓜蒌、胆南星、浙贝母及小金丹以化痰通络、软坚散结；病至晚期，表现为口干咽燥，形体消瘦者，可加生地黄、芦根、天冬、麦冬、石斛、百合，亦可配服六味地黄丸；乏力倦怠，纳食减少者，可加黄芪、太子参、白术、鸡内金；唇癌部位肿胀坚硬者，可加用三棱、莪术、甲片；患部疼痛明显者，可加白屈菜、延胡索、全蝎。[③]

（2）凉膈散（《太平惠民和剂局方》） 大黄、芒硝、甘草、栀子、黄芩、连翘、薄荷。随症加减：肿胀、疼痛者，加桃仁、红花、土鳖虫、半枝莲、白花蛇舌草；溃烂腐物多，时流腥臭脓液者，加马勃、白前、白芷；疼痛或头痛加剧者，加露蜂房、郁金、木香、三七、蔓荆子；舌运动及张口受限者，加钩藤、地龙、蜈

蚣、王不留行；出血者，加侧柏叶、白茅根、白及。[④]

（3）参莲汤 北沙参9克、八角莲（研粉分吞）9克、红藤9克、白芷9克、丝瓜络9克、半边莲30克、石膏30克、白英30克、忍冬藤15克、白茅根15克、仙鹤草15克、甘草6克。随症加减：热盛，加土茯苓、板蓝根、菊花、苦丁茶、升麻、玄参；气阴两虚，加太子参、生地黄、黄精、玉竹。每日1剂，分2次服。[⑤]

（4）唇癌方2 生石膏20克、知母10克、黄芩15克、栀子9克、生甘草9克、芒硝少量、大黄6克、竹叶10克、山豆根15克。随症加减：口渴，加天花粉、石斛、玉竹；五心烦热、两颧潮红、唇燥者，可加用六味地黄丸。[⑥]

（5）清胃散加减 黄连6克、生石膏30克、生地黄20克、牡丹皮20克、升麻10克、防风10克、栀子6克、全蝎3克、蜈蚣3克、僵蚕6克、半枝莲20克。每日1剂，水煎，分2次服。[⑦]

3. **肝郁血瘀，痰毒壅盛型** 症见唇部肿硬结实，色暗红形如黑枣，易出血，或肿块溃烂呈翻花样，渗流血水，结痂，疼痛，影响饮食，颌下淋巴结肿大，胸闷胁痛，口苦咽干，舌红，苔黄，脉弦。

（1）血府逐瘀汤（《医林改错》） 桃仁、红花、当归、生地黄、川芎、赤芍、牛膝、桔梗、柴胡、枳壳、甘草。随症加减：加山慈菇、三棱、莪术、生牡蛎、甲片以加强活血化瘀散结之功；或用丹栀逍遥散加三棱、莪术、瓜蒌仁、生牡蛎。[⑧]

（2）桃红四物汤合犀黄丸加减 生大黄10克、桃仁10克、红花10克、制乳香10克、制没药10克、当归12克、赤芍12克、川芎12克、麝香1克、半枝莲15克、山豆根15克、白花蛇舌草30克。随症加减：若肿痛严重，舌紫黯有明显瘀斑点者，加土鳖虫3～6克、水蛭3～6克、斑蝥3～6克；若肿块焮红疼痛，热毒偏胜，甚或流脓血汁者，

① 熊大经. 实用中医耳鼻咽喉口齿科学[M]. 上海：上海科学技术出版社，2001：502-503.
② 高仲山. 对唇癌、舌癌、喉癌的探讨[J]. 黑龙江中医药，1981(3)：2.
③ 谷言芳，等. 谷铭三治疗肿瘤经验集[M]. 上海：上海科学技术出版社，2002：18.
④ 熊大经. 实用中医耳鼻咽喉口齿科学[M]. 上海：上海科学技术出版社，2001：502-503.
⑤ 陈炳旗. 口唇肿瘤治验[J]. 浙江中医药大学学报，1985，9(6)：9.
⑥ 郁仁存. 中医肿瘤学[M]. 北京：科学出版社，1983：221.
⑦ 李岩. 肿瘤临证备要[M]. 北京：人民卫生出版社，1980：144.
⑧ 熊大经. 实用中医耳鼻咽喉口齿科学[M]. 上海：上海科学技术出版社，2001：502-503.

可加土茯苓 30 克、野菊花 30 克、黄连 10 克、栀子 10 克。〔见 84 页 9. 李家庚分 4 型(2)〕

4. 肾阴亏虚、虚火上炎型　属唇癌晚期,病情危重。症见形体消瘦,口咽干燥,日轻夜重,五心烦热,头晕耳鸣,腰膝酸软,舌红少津,脉细数,为虚火上炎之征。

(1) 大补阴丸(《丹溪心法》)合增液汤(《温病条辨》)　熟地黄、龟甲、玄参、麦冬、黄柏、知母、生地黄、猪脊髓、半枝莲、白花蛇舌草。随症加减:局部溃烂甚者,加连翘、马勃;局部出血者,加白茅根、墨旱莲。[1]

(2) 唇癌方 3　皂角刺 10 克、紫花地丁 10 克、土贝母 10 克、炮甲片 10 克、生赭石 15 克、浙贝 10 克、金银花 10 克、蒲公英 10 克、七叶一枝花 10 克、生龙骨 15 克、生牡蛎 15 克、玄参 10 克、生地黄 15 克、生晒参 10 克、黄芪 20 克、陈皮 10 克、法半夏 10 克、甘草 10 克。每日 1 剂,水煎服。[2]

(3) 知柏地黄汤加减　熟地黄 24 克、山茱萸 12 克、干山药 12 克、泽泻 9 克、牡丹皮 9 克、知母 12 克、黄柏 12 克、茯苓 9 克、山慈菇 15 克、夏枯草 30 克。随症加减:口渴者,加天花粉、石斛、玉竹;疼痛难忍者,加全蝎、露蜂房;颈颌结块加海藻、昆布、牛黄醒消丸;五心烦热、两颧潮红者,加六味地黄丸。〔见 85 页 10. 余朋千分 3 型(3)〕

5. 王希胜分 3 型

(1) 心脾积热型　症见口腔肿块坚硬,或如茧唇,或溃烂翻花、燥裂、疼痛明显,或夜不能寐,张口、语言困难,常因情志变化而症状加剧或减轻,口渴,尿黄,面赤心烦,舌质红,苔黄厚腻,脉数或细数。方用清凉甘露饮。〔方药见 83 页 7. 周宜强分 3 型(1)〕

(2) 脾胃湿毒型　症见口腔肿物突然增大,或肿物突出明显,灼热疼痛,渗流血水,口渴便秘,小便短赤,进食、言语困难,纳食欠佳,口臭,舌苔厚腻,脉滑数。方用清胃散合凉膈散加减:

黄连 15 克、黄芩 15 克、牡丹皮 15 克、当归 15 克、生地黄 15 克、连翘 15 克、栀子 15 克、竹叶 15 克、升麻 6 克、薄荷 6 克、生甘草 6 克、大黄 10 克、芒硝 10 克、蜂蜜 10 克。

(3) 肝肾阴虚型　症见肿块溃烂如深坑,或赘生突出物如菜花,疮色暗紫不鲜,时流血水,痛如火灼,腰膝酸软,五心烦热,颧红,舌质红,少苔或无苔,脉细数。方用知柏地黄丸加味:生地黄 20 克、知母 15 克、黄柏 15 克、牡丹皮 15 克、泽泻 15 克、茯苓 15 克、山药 15 克、白花蛇舌草 15 克、半枝莲 15 克、山茱萸 10 克、天龙 6 克。[3]

6. 傅永怀分 2 型

(1) 胃火实热型　症见唇部肿核坚硬疼痛,或有溃疡,或干燥皱裂,灼热疼痛,妨碍饮食,面红,口渴思饮,便秘溲赤,舌红苔黄,脉滑数有力。治宜通腑泄热、解毒散结。方用凉膈散(《太平惠民和局方》):生大黄 12 克、生栀子 9 克、生甘草 3 克、生地黄 15 克、连翘 9 克、黄芩 9 克、牡丹皮 9 克、玉竹 10 克、龙葵 15 克、莪术 15 克、芦根 30 克、白花蛇舌草 30 克。随症加减:口渴者,酌加石斛、天花粉、生石膏;五心烦热者,酌加知母、玄参、地骨皮;大便秘结者,酌加玄明粉;颈颌有肿核者,酌加昆布、海藻。每日 1 剂,水煎,分 2 次服。

(2) 阴虚火旺型　症见口唇溃烂,痛如火燎,色紫暗,时流恶臭血水,日轻夜重,久不愈合,伴头晕,耳鸣,面颧潮红,五心烦热,口干咽燥,形体羸瘦,腰膝酸痛,舌质红绛,苔少或无苔,脉细数无力。治宜滋阴降火、解毒泻浊。方用知柏地黄丸加减:生地黄 15 克、山药 12 克、山茱萸 9 克、茯苓 12 克、泽泻 12 克、牡丹皮 9 克、知母 9 克、黄柏 9 克、玄参 15 克、天花粉 15 克、龟甲 12 克、鳖甲 12 克、龙葵 12 克、胡黄连 6 克、白花蛇舌草 30 克、猪苓 12 克。随症加减:口唇干燥者,酌加石斛;大便秘结者,酌加火麻仁、郁李仁;夜难入寐者,酌加百合、茯神、柏子仁。每日 1 剂,水煎,分 2 次服。[4]

① 熊大经. 实用中医耳鼻咽喉口齿科学[M]. 上海:上海科学技术出版社,2001:502－503.
② 曹湘陵. 唇癌治验 1 例[J]. 湖北中医导报,1995,1(4):50.
③ 王希胜,等. 肿瘤病中医特色诊疗全书[M]. 北京:化学工业出版社,2011:67－68.
④ 傅永怀. 治癌防癌中医验方荟萃[M]. 北京:金盾出版社,2008:115.

7. 周宜强分 3 型

（1）心脾积热型　症见口腔肿块坚硬，或如唇茧，或溃烂翻花、燥裂、疼痛明显，或夜不能寝，张口、语言困难，常因情志变化而症状加剧或减轻，口渴，尿黄，面赤心烦，舌质红，苔黄厚腻，脉数或细数。治宜清心泻火、解毒消肿。方用清凉甘露饮：水牛角 60 克、银柴胡 15 克、茵陈 20 克、石斛 15 克、枳壳 10 克、麦冬 15 克、生地黄 15 克、黄芩 15 克、知母 15 克、枇杷叶 15 克、生甘草 10 克。每日 1 剂，水煎服。随症加减：邪毒壅盛者，疼痛明显者可酌加露蜂房、山豆根、炒栀子；大便秘结者，可加大黄、芒硝；血水渗出明显者，加仙鹤草、紫草、牡丹皮；颌下、颏下淋巴结肿大加夏枯草、蒲公英；鼻塞者，加苍耳子、薄荷。〔见 82 页辨证施治 5.(1)〕

（2）脾胃湿毒型　症见口腔肿物突然增大，或肿物突出明显，灼热疼痛，渗流血水，口渴便秘，小便短赤，进食、言语困难，纳食欠佳，口臭，舌苔厚腻，脉滑数。治宜清热通腑、泻热解毒。方用清胃散合凉膈散：黄连 15 克、牡丹皮 15 克、当归 15 克、生地黄 15 克、升麻 6 克、连翘 15 克、栀子 15 克、大黄 10 克、芒硝 10 克、黄芩 15 克、竹叶 15 克、薄荷 6 克、蜂蜜 10 克、生甘草 6 克。随症加减：黄脓涕者，加鱼腥草、蒲公英、苍耳子；热毒壅盛，红肿疼痛明显者，加蟾蜍、僵蚕、山豆根；不寐者，加酸枣仁、夜交藤、合欢皮；纳差者，加鸡内金、麦芽、谷芽。每日 1 剂，水煎服。

（3）肝肾阴虚型　症见肿块溃烂如深坑，或赘生突出物如菜花，疮色暗紫不鲜，时津血水，痛如火灼，腰膝酸软，五心烦热，颧红，舌质红绛，少苔或无苔，脉细数。治宜滋补肝肾、泻火解毒。方用知柏地黄汤加味：知母 15 克、黄柏 15 克、生地黄 20 克、山茱萸 10 克、牡丹皮 15 克、泽泻 15 克、山药 15 克、茯苓 15 克、天龙 6 克、白花蛇舌草 15 克、半枝莲 15 克。随症加减：阴液亏虚，口干不欲饮者，加石斛、天花粉；便溏者，加薏苡仁、车前子；血热妄行者，加赤芍、仙鹤草、紫草。每日 1 剂，水

煎服。[1]

8. 陈锐深分 4 型

（1）脾胃实热型　症见口唇坚肿，灼热疼痛，面赤口渴，口唇燥裂，便秘尿黄，舌苔黄燥，脉滑数有力。治宜通腑泄热、清热解毒。方用凉膈散加减：生石膏 20 克、黄芩 15 克、山豆根 15 克、知母 10 克、竹叶 10 克、栀子 9 克、生甘草 9 克、芒硝 6 克、大黄 6 克。

（2）脾虚痰结型　症见食欲不振，倦怠乏力，脘腹满闷，甚或恶心呕吐，或有虚浮肿胀，痰湿流注于唇，结块成核，如蚕茧、如豆粒、如灵芝、如菌，不痛不痒，或有破溃流汁，舌质淡，或胖大有齿痕，舌苔薄白或白腻，脉滑。治宜健脾燥湿、化痰散结。方用六君子汤合导痰汤加减：党参 10 克、白术 10 克、茯苓 10 克、陈皮 10 克、枳实 10 克、制南星 15 克、制半夏 15 克、薏苡仁 30 克、山慈菇 30 克、石上柏 30 克。

（3）瘀毒壅阻型　症见口唇干燥，干裂出血，肿块焮红，疼痛不已，心烦难寐，大便干结，小便黄赤，舌质黯红，甚或红绛，舌苔黄干，脉弦数，亦可见舌边尖有瘀斑、瘀点，或舌腹静脉粗暗曲张。治宜活血化瘀、清热解毒。方用桃红四物汤合西黄丸加减：桃仁 15 克、红花 15 克、半枝莲 15 克、山豆根 15 克、当归 12 克、赤芍 12 克、川芎 12 克、制乳香 10 克、制没药 10 克、生大黄 10 克、白花蛇舌草 30 克。

（4）阴虚火旺　症见咽干舌燥，五心烦热，虚烦不寐，甚或午后低热，茧唇患处干裂，甚或脱屑，表面粗糙，形体消瘦，大便干，小便黄，舌质红，舌苔少而干，脉细数。治宜养阴清热、解毒散结。方用沙参麦冬汤合甘露饮化裁：石斛 20 克、知母 12 克、沙参 12 克、玉竹 12 克、麦冬 12 克、生地黄 12 克、银柴胡 10 克、天花粉 10 克、牛黄 10 克。随症加减：唇癌肿块坚硬者，加浙贝母 20 克、生牡蛎 20 克、海藻 15 克、昆布 15 克；若肿痛厉害，舌紫黯有明显瘀斑点者，加土鳖虫 3～6 克、水蛭 3～6 克、全蝎 5 克、露蜂房 10 克；若肿块焮红疼痛，热

① 周宜强. 实用中医肿瘤学[M]. 北京：中医古籍出版社，2006：360.

毒偏胜,其或流脓血汁者,可加土茯苓30克、野菊花30克、栀子10克;若肾阴亏损明显者,可用麦味地黄汤加味(麦冬15克、五味子12克、生地黄12克、山药12克、山茱萸12克、泽泻10克、牡丹皮10克、茯苓10克、山慈菇30克、白英30克、天花粉20克、皂角刺60克);若肺阴不足者,可用沙参麦冬汤加味(沙参12克、麦冬12克、玉竹12克、生扁豆12克、冬桑叶10克、西洋参10克、甘草6克、山药15克、天花粉20克、白花蛇舌草20克、山慈菇20克、半枝莲20克)。以上方药,每日1剂,水煎服,分2～3次服。1个月为1个疗程,一般连用2～3个疗程。[1]

9. 李家庚分4型

(1)脾虚痰结型 症见食欲不振,倦怠乏力,脘腹满闷,甚或恶心呕吐,或有虚浮肿胀,痰湿流注于唇,结块成核,如蚕茧,如豆粒,如灵芝,不痛不痒,或有破溃流汁,舌质淡,或胖大有齿痕,舌苔满白或白腻,脉滑。治宜健脾燥湿、化痰散结。方用六君子汤合导痰汤加减:党参10克、白术10克、茯苓10克、陈皮10克、枳实10克、制南星15克、制半夏15克、皂角刺6克、山慈菇30克、薏苡仁30克。随症加减:乏力肢软、气短懒言者,加黄芪30克、山药15克;茧唇肿块坚硬者,加甲片10克、浙贝母15克、生牡蛎15克。

(2)痰毒壅盛型 症见口干唇燥,干裂出血,肿块焮红,疼痛不已,心烦难寐,大便干结,小便黄赤,舌质黯红,甚或红绛,舌苔黄干,脉弦数,亦可见舌边尖有瘀斑、瘀点,或舌腹静脉粗暗曲张。治宜活血化瘀、清热解毒。〔方药见81页辨证施治3.(2)〕

(3)内热伤阴型 症见咽干舌燥,五心烦热,虚烦不寐,甚或午后低烧,茧唇患处干裂,甚或脱屑,表面粗糙,形体消瘦,大便干,小便黄,舌质红,舌苔少而干,脉细数。治宜养阴清热、解毒散结。方用沙参麦冬汤合清凉甘露饮化裁:生地黄12克、沙参12克、玉竹12克、麦冬12克、知母15

克、石斛20克、银柴胡10克、牛黄10克、天花粉10克、茵陈10克。随症加减:若肾阴亏损明显者,可用麦味地黄丸加味,药用麦冬15克、五味子6克、生地黄12克、山药12克、山茱萸12克、泽泻10克、牡丹皮10克、茯苓10克、山慈菇30克、天花粉20克、白英30克、皂角刺6克;若脾阴不足明显者,可用沙参麦冬汤加味,药用沙参12克、麦冬12克、玉竹12克、生扁豆12克、甘草6克、西洋参10克、冬桑叶10克、山药15克、白花蛇舌草20克、山慈菇20克、天花粉20克、半枝莲20克。

(4)气血两亏型 症见消瘦乏力,心悸气短,纳呆口淡,动则自汗,面色苍白,茧唇肿块累及全唇或下颌骨,淋巴结转移(颌下或颏下淋巴结肿大、固定),舌质淡,舌苔少,脉细弱或虚大无根。治宜益气养血、扶正固本。方用八珍汤加味:黄芪30克、当归12克、阿胶12克、黄精12克、党参12克、白术12克、茯苓12克、白芍10克、熟地黄10克、川芎6克、炙甘草6克、制首乌15克、大枣5个。[2]

10. 余朋千分3型

(1)脾火内炽型 症见唇肿高突坚硬,或溃烂疼痛,口渴尿黄,舌质红,苔黄,脉数而细。治宜清火解毒、养阴生津。方用清凉甘露饮加减:犀角(水牛角代)1.5克、银柴胡12克、黄芩12克、生地黄15克、麦冬15克、石斛15克、枇杷叶12克、牡蛎30克、夏枯草30克、莪术12克、蜈蚣6克、全蝎6克。随症加减:口渴者,加天花粉、石斛、玉竹;疼痛难忍者,加全蝎、露蜂房;颈颌结块,加海藻、昆布、牛黄醒消丸;五心烦热、两颧潮红者,加六味地黄丸。

(2)脾胃实热型 症见口唇坚肿,灼热疼痛,面赤口渴,口唇燥裂,便秘尿黄,舌苔黄燥,脉滑数有力。治宜通腑泄热、解毒化痰。方用凉膈散加减:生石膏20克、知母10克、黄芩15克、栀子9克、生甘草9克、芒硝6克、大黄6克、竹叶10克、山豆根15克。随症加减:口渴者,加天花粉、石

① 陈锐深. 现代中医肿瘤学[M]. 北京:人民卫生出版社,2003:300－301.
② 李家庚,等. 实用中医肿瘤学[M]. 北京:科学技术文献出版社,2001:288.

斛、玉竹;疼痛难忍者,加全蝎、露蜂房;颈颌结块,加海藻、昆布、牛黄醒消丸;五心烦热、两颧潮红者,加六味地黄丸。

(3)阴虚火旺型 症见口唇溃烂,痛如火燎,色紫暗不鲜,时流血水,两颧发红,手足心热,舌红无苔,脉细数。治宜滋阴降火。〔方药见82页辨证施治4.(3)〕①

11.夏涵分3型

(1)津伤型 唇部硬结如豆,或大如蚕茧,突肿坚硬,白皮皱起,局部不适,微痛,口干而渴,苔薄白,舌红少津,脉细数。治宜清热凉血、润燥生津。方用清凉甘露饮加味:玄参、黄柏、知母、白花蛇舌草、北沙参、天冬、麦冬、生地黄、山慈菇、莪术、牡丹皮、龙葵、七叶一枝花。

(2)实火型 唇部肿块坚硬疼痛,局部干燥皱裂,妨碍饮食,面部红赤,大便秘结,苔黄舌红,脉滑数有力。治宜泄热通便。方用凉膈散加味:生地黄、生大黄、龙葵、木馒头、牡丹皮、芦根、玉竹、生栀子、鹿衔草、莪术、龙葵、白花蛇舌草、七叶一枝花。

(3)虚火型 肿块破溃,时伴恶臭血水,久不愈合,伴面颧潮红,五心烦热,盗汗,口干咽燥,形体羸瘦,苔无或光绛,舌红少苔,脉虚数无力。治宜滋水养阴、引火归原。方用知柏八味丸加减:太子参、生地黄、猪苓、龟甲、玄参、胡黄连、天花粉、地骨皮、七叶一枝花、鳖甲、知母、龙葵、白花蛇舌草、七叶一枝花。②

经 验 方

1.黄柏皮散 黄柏皮60克、五倍子18克、密陀僧6克、甘草6克。将五倍子、密陀僧、甘草三味药末涂黄柏皮上焙干,研粉末贴唇部肿物之上。③

2.苦参漱口方 苦参30克、山豆根30克、龙葵30克、天冬30克、儿茶10克、冰片1克。上药除冰片外煎汤,再入冰片备用,每日含漱多次。适用于热毒伤阴者。④

3.芙蓉散 木芙蓉(晒干)30克、五倍子30克、大黄30克、生白矾9克、藤黄9克、麝香0.3克、冰片0.6克。上药共为细末,用醋调成糊状涂患处,中央留孔如豆大,药干再涂醋。适用于唇癌各期。⑤

4.黛珍粉 青黛18克、生寒水石9克、珍珠母(豆腐制)9克、西瓜霜10克、生硼砂10克、牛黄2克、冰片1.5克。上药共为细末,用时吹入少许至患处。适用于唇癌肿块溃烂者。⑥

5.当归六黄汤 当归12克、生地黄15克、熟地黄15克、黄连9克、黄芩12克、黄柏9克、黄芪12克。每日1剂,水煎,分2次服。滋阴清热,固表止汗。适用于唇癌,阴虚火旺,低热盗汗者。⑦

6.野菊败酱汤 野菊花15克、败酱草18克、天葵子12克、白芍15克、黄精12克、石上柏18克、薏苡仁24克、昆布15克、海藻15克、茯苓18克、七叶一枝花15克、生地黄15克、玉竹12克、黄芪24克、白术18克、甘草5克。每日1剂,水煎,分2次服。清热解毒,化瘀散结。⑧

7.金黄散 大黄、黄柏、姜黄、白芷、天花粉、厚朴、生南星、陈皮、苍术、甘草。上药打粉。用野菊花泡浓汁或绿茶汁加蜂蜜调成厚糯糊状,敷患处及肿大淋巴结处。清热解毒,消肿止痛。适用于疮痈、丹毒等,亦治唇癌。⑨

8.蛇蜕蜂房散 蛇蜕20克、露蜂房20克、大畜毛20克、蛴螬20克、三七粉6克、天花粉15克、白及粉6克。上药共烧灰。用猪脂油调,搽

① 余朋千,等.实用中西医肿瘤治疗大全[M].重庆:重庆大学出版社,1995:422.
② 夏涵.实用中医口腔病学[M].上海:上海中医学院出版社,1992:191-192.
③ 王希胜,等.肿瘤病中医特色诊疗全书[M].北京:化学工业出版社,2011:68.
④ 同上.
⑤ 同上.
⑥ 同上.
⑦ 傅永怀.治癌防癌中医验方荟萃[M].北京:金盾出版社,2008:116.
⑧ 同上.
⑨ 何宗德,等.现代中医耳鼻咽喉口齿科学[M].合肥:安徽科技出版社,2008:434.

患处。①

9. 防风栀子汤　栀子 9 克、僵蚕 9 克、甘草 9 克、藿香 9 克、生石膏 12 克、防风 12 克、全蝎 13 克、蜈蚣 6 克。每日 1 剂,水煎服,分 2 次服用。②

10. 桂味地黄丸　熟地黄 240 克、山茱萸 150 克、茯苓 120 克、山药 120 克、牡丹皮 120 克、泽泻 90 克、五味子 90 克、肉桂 18 克。上药共研细末,炼蜜为丸,如梧桐子大。每服 6 克,空腹盐汤送服。滋补肝肾。③

11. 玫瑰龙脑散　佛甲草汁 12 克、玫瑰蜜 30 克、没药 6 克、龙脑 15 克。上药研和摊纱布上,贴患处,常常替换。活血解毒。④

12. 冰硼牛黄散　人工牛黄 10 克、青黛 10 克、冰硼散 10 克、皮硝 9 克。上药研成细粉过筛。每次用器具或卷纸筒将少许药粉吹散在患处,每日可用多次。清热解毒,生肌敛疮。⑤

13. 唇癌口渴五汁饮　鲜芦根、梨子、荸荠、鲜藕、鲜麦冬各适量。将上药分别洗净,然后切碎绞汁,冷饮或温饮,不拘量。⑥

14. 增液汤加减　水牛角 9 克、银柴胡 12 克、黄芩 12 克、生地黄 15 克、麦冬 15 克、石斛 15 克、枇杷叶 12 克、煅牡蛎 30 克、夏枯草 30 克、莪术 12 克、蜈蚣 6 克、全蝎 6 克。每日 1 剂,水煎服,分 2 次服用。⑦

15. 清营汤加减　生地黄 30 克、知母 15 克、黄柏 15 克、黄连 10 克、玄参 20 克、牡丹皮 15 克、麦冬 15 克、金银花 30 克、连翘 20 克、竹叶 15 克、升麻 15 克、白花蛇舌草 20 克、山慈菇 15 克、半夏

15 克。治疗中期加黄芪 30 克、当归 20 克;治疗后期,善后扶正加白术 20 克、炙甲片 10 克、党参 20 克。宋其武用此方治疗唇癌(鳞状上皮细胞癌)1 例,效果较好。⑧

16. 五味消毒饮合增液汤加减　蒲公英 30 克、紫花地丁 30 克、金银花 30 克、菊花 15 克、天葵子 20 克、栀子 10 克、连翘 15 克、黄芩 10 克、黄柏 10 克、白花蛇舌草 30 克、半枝莲 15 克、半边莲 15 克、生地黄 25 克、玄参 25 克、麦冬 25 克、三棱 15 克、莪术 15 克、象贝母 10 克、山慈菇 25 克。每日 1 剂,水煎服,日服 2 次。⑨

17. 山竹汤　野菊花 30 克、生石膏 30 克、山豆根 10 克、淡竹叶 6 克、白僵蚕 10 克、露蜂房 10 克、全蝎 10 克、知母 10 克、桔梗 10 克、七叶一枝花 10 克、生甘草 3 克。每日 1 剂,水煎服,分 2 次服。⑩

18. 唇癌方 4　黄芩 10 克、黄连 6 克、桔梗 6 克、板蓝根 24 克、薄荷 10 克、连翘 15 克、玄参 15 克、僵蚕 15 克、马勃 10 克、甘草 6 克、升麻 3 克、柴胡 6 克、陈皮 6 克、大黄 6 克。水煎服,每日服 4 次。⑪

19. 调胃白虎汤加减　生石膏(先煎)20 克、知母 10 克、黄芩 15 克、栀子 9 克、甘草 9 克、芒硝少量、大黄 6 克、竹叶 10 克、山豆根 15 克。随症加减:口渴者,加天花粉、石斛、玉竹;五心烦热、两颧潮红、唇燥者,可加用六味地黄丸。⑫

20. 唇癌方 5　生石膏 12 克、藿香 10 克、防风 12 克、甘草 10 克、炒栀子 10 克、全蝎 6 克。陈贞修用此方治愈唇癌(鳞状上皮癌Ⅰ级)1 例。⑬

① 敏涛,等. 防癌抗癌验方精编[M]. 北京:中医古籍出版社,2003:12.
② 敏涛,等. 防癌抗癌验方精编[M]. 北京:中医古籍出版社,2003:13.
③ 同上.
④ 同上.
⑤ 同上.
⑥ 敏涛,等. 防癌抗癌验方精编[M]. 北京:中医古籍出版社,2003:14.
⑦ 敏涛,等. 防癌抗癌验方精编[M]. 北京:中医古籍出版社,2003:15.
⑧ 宋其武,等. 药线结扎疗法治愈唇岩 1 例[J]. 黑龙江中医药,2002(2):35.
⑨ 滕伟,等. 清热解毒法治疗唇癌一例[J]. 黑龙江中医药,1997,26(5):40.
⑩ 贾堃. 中医癌瘤学[M]. 西安:陕西科学技术出版社,1996:351.
⑪ 宋其武,宋其江. 疑难重症治验三则[J]. 江苏中医,1994,15(7):28-29.
⑫ 郁仁存. 中医肿瘤学(上册)[M]. 北京:科学出版社,1983:221.
⑬ 陈贞修,等. 鳞状上皮癌一例治验[J]. 中医杂志,1966(4):9.

单　方

1. **麝香散**　组成：麝香、冰片、黄连。功效主治：清热解毒，消瘀散结止痛；适用于唇癌部溃烂。制备方法：上药为末。用法用量：以上药末少量合三黄粉（大黄、黄柏、黄芩、苦参）等量，撒于溃疡糜烂组织上。①

2. **乌梅煎**　组成：枳实15克、乌梅（去核）15克、炙甘草（锉）7.5克。功效主治：清热解毒，消瘀散结止痛；适用于唇癌部溃烂。制备方法：上药为末。用法用量：水煎3～5沸，待温，和渣含漱，冷则吐出，每日3次。②

3. **白及**　组成：白及粉15克。功效主治：收敛止血，化腐生肌；适用于唇癌放疗所致黏膜损伤。制备方法：打粉。用法用量：每日1剂，分3次汤药送服。③

中 成 药

1. **牛黄醒消丸**　组成：制乳香500克、没药500克、粳米100克、麝香25克、牛黄15克。功效主治：消肿解毒；适用于唇癌。制备方法：共制糊丸，每50粒重3克。用法用量：口服，每次4.5～6克，每日1～2次。④

2. **五虎膏**　组成：马钱子、蜈蚣、天花粉、北细辛、生蒲黄、紫草、甲片、雄黄、白芷、麻油、白蜡。功效主治：抗癌止痛；适用于唇癌。制备方法：熬调成膏。用法用量：外用涂敷，约分许厚，每日2～3次。⑤

① 何宗德，等. 现代中医耳鼻咽喉口齿科学[M]. 合肥：安徽科学技术出版社，2008：434.
② 傅永怀. 治癌防癌中医验方荟萃[M]. 北京：金盾出版社，2008：117.
③ 朱树宽. 白及擅治放疗后粘膜损伤[J]. 中医杂志，1997，38（7）：390－391.
④ 傅永怀. 治癌防癌中医验方荟萃[M]. 北京：金盾出版社，2008：116.
⑤ 郁仁存. 中医肿瘤学[M]. 北京：科学出版社，1983：221.

口　咽　癌

概　述

口咽癌指发生于腭扁桃体、软腭、舌根、会厌及咽壁等部位的恶性肿瘤。口咽癌占头颈部恶性肿瘤的7％左右，以腭扁桃体癌发病率最高，其次为舌根癌、软腭癌，而咽侧壁及咽后壁癌少见。由于其位置较深、侵袭性强，早期即有淋巴结转移，是一种预后较差的肿瘤。据美国报道，口咽癌年发病率为1.6/10万人，占全身恶性肿瘤的0.5％。国内报道不一，上海统计为0.17％，男性较女性多发，男女比例2∶1～4∶1。口咽癌的确切病因目前仍不明确，但与口腔癌的致病因素基本相似，包括过度的烟酒刺激、口腔卫生和牙齿状况差、营养不良、白斑、增殖性红斑等癌前病变，其中乙醇和烟草的使用是两个显著的危险因素。

临床表现：初期患者症状不明显，可有咽部不适、异物感或疼痛。许多患者首先发现颈部包块，而后发现原发灶。随着肿瘤的增大，侵及翼内肌，可出现张口困难；舌根部肿瘤侵犯舌神经或舌下神经，可致舌麻木、伸舌困难、吞咽困难、言语不清及唾液带血；软腭癌及口咽壁癌因瘤体增大，可引起吞咽困难、疼痛，可因舌咽神经反射造成耳痛；腭扁桃体癌可阻塞口咽部，引起进食及呼吸困难、言语不清等。病理类型以鳞状细胞癌多见，占全部口咽癌的90％～95％，肿瘤细胞分化程度比口腔鳞癌略差，但又较下咽鳞癌的分化程度好。

口咽癌诊断方法除病史及体格检查外，血常规、生化、口咽侧位片、下颌骨曲面体层片、胸部超声、胸部正侧位片、咽部CT或MRI（扫描范围上至颅底，下至喉咽），必要时可行PET扫描。大多数的口咽癌均可以用活检钳在病变处取活组织送病理检查，应尽可能多点位钳取。

鉴别诊断：需与口咽良性肿瘤乳头状瘤、纤维瘤、神经鞘瘤等，慢性扁桃体炎（扁桃体肿大），口咽结核相鉴别。[①]

中医中"上腭痈""腭痈"等与本病相近。心肝肾积热，上炎咽腭，炼血成痰，热毒痰瘀结聚于咽腭部，日久而成癌。对本病的治疗，除早期扁桃体癌在未出扁桃体窝时较适宜手术者外，其他部位手术易引起组织的缺损，造成功能障碍，因此大都采用放射治疗及药物治疗为主。在放疗过程中及放疗后，应配合中医药治疗，坚持服中药2～3年，能减轻近期不良反应及远期后遗症，并可增强疗效。化疗药物对口咽部恶性肿瘤效果较佳，可配合中医扶正培本的治疗，互相取长补短，尤其对远处转移或周身被侵者更为适合。口咽癌的预后主要和原发肿瘤的大小、是否有淋巴结转移有关，其他相关因素有病理类型及分级、原发位置、生长方式、治疗措施以及肿瘤敏感性等。单纯放射治疗5年生存率报道为35％～50％，Ⅰ、Ⅱ期的5年生存率为65％～75％，Ⅲ、Ⅳ期的5年生存率仅为20％～30％。随着近年来放射治疗新技术的发展及调强适形放射治疗的临床应用，口咽癌的疗效有可能提高。[②]

辨证施治（扁桃体癌）

1. 火毒壅盛型　症见咽喉肿痛，口干舌燥，面

---

① 屈永涛，等. 耳鼻咽喉口腔恶性肿瘤非手术治疗［M］. 武汉：华中科技大学出版，2015：142-148.
② 陈熠. 肿瘤单验方大全［M］. 北京：中国中医药出版社，1998：45.

颈掀肿,张口困难,舌苔黄腻,舌质红,脉弦数。

(1)柴胡清肝汤加味 柴胡10克、当归10克、川芎10克、白芍10克、生地黄10克、防风15克、牛蒡子15克、黄芩15克、栀子15克、天花粉18克、沙参18克、白茅根18克、白术12克、鸡内金12克、连翘30克、甘草6克。随症加减:火毒盛极者,可选配山豆根15克、青黛15克;若咳血者,可选加墨旱莲15克、仙鹤草15克、紫珠草15克、藕节15克、白及15克。〔见89页4.李家庚分3型(3)〕

(2)黄连上清丸加味 黄连3克、黄芩12克、金银花15克、连翘12克、马勃3克、玄参12克、生川大黄(后下)12克、大青叶15克、板蓝根15克、山慈菇15克、山豆根9克。随症加减:大便不畅,加芒硝(冲服)12克、枳实12克;肝火旺盛,加黛蛤散(包煎)30克、生栀子9克、柴胡6克;出血,加蒲公英30克、仙鹤草15克、血见愁15克、地榆30克。①

2.气郁痰凝型 症见咽部不适,咽中作梗,痰稠涎黏,咯吐不畅,胸部痞满,泛恶纳呆,苔薄白腻,舌质紫,脉弦。

(1)清金化痰丸加味 半夏15克、胆南星15克、瓜蒌仁15克、杏仁15克、陈皮15克、枳实15克、黄芩10克、茯苓20克、党参20克、鸡内金20克、山慈菇30克。〔见89页4.李家庚分3型(1)〕

(2)清气化痰丸合二陈汤加味 制胆南星9克、陈皮9克、半夏9克、山慈菇15克、象贝母9克、射干9克、黄芩9克、茯苓12克、甘草3克、枳实12克、八月札30克。随症加减:痰咯不畅,加瓜蒌皮12克、金银花30克、桔梗6克;泛恶纳呆,加党参12克、白术12克、荜澄茄6克、谷芽12克、麦芽12克、鸡内金9克;舌质黯紫,加丹参12克、石见穿12克、红花3克。②

3.阴虚内热型 症见咽干舌燥,咽喉疼痛,形体消瘦,头晕目眩,腰膝酸软,舌苔薄白或光剥,舌质红,脉细数。

(1)六味地黄丸合左归丸加减 生地黄15克、山茱萸12克、枸杞子12克、山药12克、牡丹皮12克、丹参9克、白茯苓12克、泽泻9克、天冬24克、麦冬12克、北沙参12克。随症加减:疼痛,加制乳香9克、制没药9克、莪术30克、望江南30克、夏枯草15克。③

(2)口咽癌方 天冬18克、麦冬15克、沙参10克、石斛10克、金银花9克、猪苓15克、茯苓12克、牛蒡子10克、绞股蓝10克、藕片20克、丹参15克、干瓜蒌20克、白术10克、甘草3克、怀山药12克、太子参15克、白英20~30克、白花蛇舌草30克。每日1剂,水煎服。④

4.李家庚分3型

(1)痰浊结聚型 症见咽喉不适,有异物感,或有轻微咽痛,有时咳出少量痰液,伴有胸闷,身重体倦,头重,恶心,胃纳差,大便溏,舌质淡红或淡黄,舌体胖或有齿印,苔白或黄腻,脉弦滑或细滑。〔方药见89页辨证施治2.(1)〕

(2)气血凝结型 症见咽喉疼痛,吞咽时加剧,甚至吞咽苦难,伴有耳内胀闷,或耳鸣,听力下降,头痛,自觉烦热,胸胁胀痛,或有便结,舌质红或紫斑,苔白或黄,脉细、涩、弦、缓。方用丹栀逍遥散加味:牡丹皮10克、栀子10克、党参10克、柴胡10克、白术10克、当归15克、白芍15克、茯苓15克、三棱15克、莪术15克、甲片30克、昆布30克、牡蛎30克、甘草6克。或选用水蛭10克、虻虫10克、桃仁10克以破血祛瘀、攻坚散结。

(3)火毒蕴结型 症见咽喉疼痛剧烈,吞咽更加困难,并可出现流涎,涎液中常带血,口气臭秽,口干口苦,伴头痛剧烈,心烦失眠,耳鸣耳聋,小便短赤。舌质红或红绛,舌苔薄黄或黄厚,脉弦滑数或涩。〔方药见89页辨证施治1.(1)〕⑤

5.熊大经分3型

(1)肺热郁蒸,痰热交结型 症见咽喉梗塞不利,或咽痛,吞咽时加剧,痰黏,口干,舌红,苔白,脉弦。一侧扁桃体充血、肿大,呈结节状,或有

① 刘嘉湘.实用中医肿瘤手册[M].上海:上海科技教育出版社,1996:84-85.
② 同上.
③ 同上.
④ 潘明继.癌的扶正培本治疗[M].福州:福建科学技术出版社,1989:156.
⑤ 李家庚,等.实用中医肿瘤病学[M].北京:科学技术文献出版社,2001:314.

腐溃,溃口难愈,触及易出血。方用清咽双和饮:桔梗、金银花、当归、赤芍、生地黄、玄参、赤茯苓、荆芥、牡丹皮、贝母、甘草、葛根、前胡。随症加减:咳嗽痰黄稠者,加瓜蒌仁、冬瓜仁,也可加猫爪草、七叶一枝花。

(2)脾胃热盛,火毒内困型 症见一侧咽痛剧烈,吞咽不利,咽痛引至耳部疼痛,痰液黏稠,或痰中带血,舌红,苔黄或黄厚腻,脉弦滑数。一侧扁桃体充血肿大,或溃烂如翻花状,表面有污秽腐物,或有腥臭脓液泌出。方用黄连解毒汤加减:黄连、黄柏、黄芩、栀子、山豆根、夏枯草、龙胆草。

(3)肝火郁结,瘀热搏结型 症见咽喉疼痛,梗塞不利,吞咽困难,头痛剧烈,痰中血丝,口干口臭,颈部淋巴结肿大,舌红有瘀点紫斑,苔白,脉弦。一侧扁桃体色暗红,肿大,表面凹凸不平,或有血丝缠绕,或有污秽物附着。方用会厌逐瘀汤:桃仁、红花、桔梗、甘草、生地黄、当归、玄参、柴胡、枳壳、赤芍、三棱、莪术、王不留行、牡丹皮、泽兰。

随症加减:肿瘤溃烂,污秽分泌物多,痰黏口臭者,加鱼腥草、蒲公英、紫花地丁、冬瓜仁、野菊花、土茯苓;咽喉疼痛,吞咽困难者,加山豆根、射干、牛蒡子、马勃、板蓝根;局部疼痛或头痛者,加延胡索、两面针、田七末、露蜂房,或服用云南白药;颈部肿块较大者,加生南星、生半夏、生川乌、生草乌、山慈菇、三棱、莪术。①

经 验 方

一、一般方(未明确是否与其他治疗合用方)

1. 射干丸 射干15克、川升麻15克、杏仁15克、炙甘草15克、木鳖子6克、炒川大黄6克。上药研细,炼蜜和丸,如小弹子大。每日1丸,口中含化徐咽。清热利咽。适用于口咽恶性肿瘤。②

2. 五鳖化结汤(甘肃中医学院方) 生蒲黄10克、五灵脂10克、土鳖虫10克、甲片15克、当归15克、乳香10克、没药10克、全瓜蒌25克、川贝母10克、皂角刺10克、莪术10克、地龙10克。每日1剂,水煎服。适用于扁桃体鳞状细胞癌。③

3. 扁桃体癌方 忍冬藤15克、玄参12克、人中黄10克、蒲公英15克、桔梗10克、荆芥穗6克、土茯苓15克、象贝母10、牛蒡子6克、天花粉9克、生地黄10克。④

4. 四草汤 白花蛇舌草30克、虎掌草15克、鱼腥草30克、夏枯草15克、金丝桃30克、斑庄根30克、赤芍15克。适用于扁桃体癌。⑤

5. 何宗德扁桃体癌经验方 知母、玄参、瓜蒌、天花粉、夏枯草、枇杷叶、杏仁、山慈菇、贝母、蛇六谷、薏苡仁、土牛膝根、生甘草。⑥

6. 何宗德会厌癌经验方 夏枯草、马勃、贝母、荸荠、橘核、天花粉、半枝莲、黄药子、薏苡仁、茯苓、牡蛎、生甘草。⑦

7. 何宗德舌根癌经验方 夏枯草、猫爪草、牡蛎、青皮、海藻、贝母、昆布、山慈菇、天花粉、橘核、泽漆、薏苡仁、生甘草。⑧

8. 华良才经验方 生蒲黄10克、五灵脂10克、土鳖虫10克、甲片15克、当归15克、制乳没各10克、全瓜蒌25克、川贝母10克、皂角刺10克、莪术10克、地龙10克。每日1剂,水煎服。华良才用此方治疗扁桃体鳞状细胞癌1例,效果较好。⑨

9. 山茶丸 山豆根120克、山慈菇120克、杏仁150克、急性子50克、儿茶150克。共为细末,炼蜜为丸,每丸重3克。含化,徐徐咽下,每日6粒。清热散结。适用于扁桃体癌。⑩

① 熊大经. 实用中医耳鼻喉口齿科学[M]. 上海:上海科学技术出版社,2001:408-409.
② 陈熠. 肿瘤单验方[M]. 北京:中国中医药出版社,1998:47.
③ 刘嘉湘. 实用中医肿瘤手册[M]. 上海:上海科技教育出版社,1996:85.
④ 刘嘉湘. 实用中医肿瘤手册[M]. 上海:上海科技教育出版社,1996:86.
⑤ 同上.
⑥ 何宗德,等. 现代中医耳鼻咽喉口齿科学[M]. 合肥:安徽科学技术出版社,1986:418.
⑦ 何宗德,等. 现代中医耳鼻咽喉口齿科学[M]. 合肥:安徽科学技术出版社,1986:419.
⑧ 何宗德,等. 现代中医耳鼻咽喉口齿科学[M]. 合肥:安徽科学技术出版社,1986:428.
⑨ 华良才. 喉科肿瘤治验2例[J]. 中医杂志,1986(4):45.
⑩ 同上.

二、手术后，单独用方

林炳奎经验方　生白术15克、山药15克、枳壳15克、茯苓15克、沙参10克、石斛10克、赤芍12克、玄参10克、土茯苓20克、七叶一枝花15克、莪术9克、白英15克、生黄芪30克、太子参15克、女贞子15克、肉苁蓉20克、覆盆子15克、炙甘草6克、三七粉(冲服)3克。每日1剂，水煎服。林炳奎用此方治疗舌根癌(右侧舌根上皮鳞状细胞癌)患者术后，舌体麻木，溃破出血，效果满意。[1]

三、未手术，与放化疗等合用方

1. 吴熊志经验方　山豆根12克、醋商陆9克、连翘30克、甘草9克、淡竹叶30克、石上柏30克、薄荷6克、郁金10克、生薏苡仁30克、麦冬20克、枯矾1克、黄芩10克、瓜蒌20克、法半夏10克、炒僵蚕10克、浙贝母10克、蝉蜕30克。吴熊志用此方配合放化疗治疗会厌喉面鳞状细胞癌1例，效果较好。[2]

2. 清热养阴方　沙参15克、麦冬15克、玄参15克、天花粉15克、金银花30克、白花蛇舌草30克、丹参10克、黄芪20克、生甘草6克。每日1剂，水煎服。胡成玉等用此方防治口咽癌放射性口腔黏膜炎，取得良好效果。[3]

3. 参芪放后方　党参30克、北黄芪30克、云茯苓30克、怀山药30克、白花蛇舌草30克、半枝莲30克、葛根30克、白术10克、薏苡仁50克、陈皮6克、七叶一枝花20克、石菖蒲10克、钩藤15克、白蒺藜10克、僵蚕10克、全蝎5克、田七5克、甘草5克、知母15克。每日1剂，水煎至2碗，上下午各1碗。胡岳然等用此方防治扁桃体癌放射反应及放射不良反应，取得较好效果。[4]

4. 柴胡桂姜汤加味　柴胡20克、黄芩10克、龙胆草10克、桂枝10克、干姜10克、天花粉40克、牡蛎20克、藿香10克、佩兰15克、砂仁10克、当归10克、石菖蒲10克、红花10克、炙甘草9克。袁家玑将此方用于扁桃体癌放疗后，患者颈部两侧放疗处出现皮肤发黑、周围红肿、耳鸣如笛、耳心跳痛、两太阳穴处胀痛等症状，效果较好。[5]

5. 孙怀慧经验方　半枝莲60克、白花蛇舌草60克、金银花20克、玄参20克、赤芍15克、桃仁12克、土茯苓20克、生地黄30克、橘络6克、法半夏10克、甘草5克。孙怀慧用此方联合放疗治疗1例上腭癌(鳞状上皮癌)，效果较好。[6]

6. 谢斌午经验方　青黛10克、马勃10克、射干12克、党参15克、细辛9克、鸡血藤12克、山豆根15克、黄柏9克、半枝莲15克、红花6克、茜草9克、白芷12克。谢斌午用此方联合化疗治疗扁桃体癌(右侧扁桃体低分化癌)1例，效果较好。[7]

四、未手术，单独用方

叶景华治疗舌根癌方　山豆根9克、板蓝根15克、七叶一枝花15克、生半夏9克、生南星9克、石见穿30克、石上柏30克、半枝莲30克、夏枯草10克、白花蛇舌草30克、蛇六谷(先煎)30克、天花粉30克、射干9克、枸橘30克。叶景华用此方治疗1例舌根部恶性混合瘤腺瘤患者，疗效满意。[8]

单　方

信枣鼠妇散　组成：信枣散1/10、地虱婆(鼠妇)9/10。功效主治：清热解毒，燥湿敛疮；适用于口咽癌。制备方法：上药研细末。用法用量：取适量上药涂于肿块上。[9]

① 王兵,等. 林炳奎教授治疗舌癌临床经验探析[J]. 世界中医药,2013,8(9)：1078.
② 吴熊志. 消化系统肿瘤[M]. 沈阳：辽宁科学技术出版社,2016：4.
③ 胡成玉,等. 自拟清热养阴方防治急性放射口腔黏膜反应临床观察[J]. 中国煤炭工业医学杂志,2008,11(11)：1772 - 1773.
④ 胡岳然,等. 中药参芪放后方防治头颈部肿瘤放射不良反应疗效观察[J]. 中国肿瘤临床与康复,2005,12(2)：168.
⑤ 袁金声. 袁家玑治验2则[J]. 中医杂志,1994,35(10)：593.
⑥ 孙怀慧. 中药治疗鳞状上皮癌一例报告[J]. 成都中医学院学报,1990(2)：20.
⑦ 谢斌午. 中西结合治疗扁桃体癌一例报告[J]. 川北医学院学报,1978(4)：51.
⑧ 叶景华. 恶性肿瘤治验2例[J]. 中医杂志,1994(2)：80.
⑨ 李济仁. 名老中医肿瘤验案辑案[M]. 上海：上海科学技术出版社,1990：33.

喉　癌

概　述

喉癌是喉部最常见的恶性肿瘤。在我国的发生率占全身恶性肿瘤的 1%～5%，占耳鼻咽喉科恶性肿瘤的 7.9%～35%，为该科三大恶性肿瘤之一。喉癌多发生于 50～70 岁，患者以男性居多。我国喉癌的发病率也有很大的差异，东北地区发病率最高，据哈尔滨及长春的病理资料（1963—1972 年），喉癌占全身恶性肿瘤的 5.7%～7.6%，明显高于全国 1%～5% 的水平。其病因迄今尚未完全明了，目前认为可能与以下因素有关：性激素及其受体、吸烟、空气污染、癌前期病变喉角化症（包括白斑病和厚皮病）、病毒感染及慢性增生性喉炎等。由于长期的上呼吸道感染、吸烟、有害气体的刺激，可导致上皮细胞的异常增生或不典型增生，往往最后发生癌变。人类喉乳头状瘤病毒（HPV）的感染与喉癌的发生有一定的相关性。

临床表现：声门上癌、声门癌和声门下癌的症状和体征各有不同，分述如下。声门上癌早期症状常不明显，往往只有喉部异物感或不适感，有的患者有干咳。发声多无改变，当癌肿向下侵犯声带时才出现声嘶。有的患者直到出现颈部淋巴结转移才引起重视。如癌肿起始于会厌喉面，早期间接喉镜检查不一定能及时发现。如阻塞气道，可产生呼吸困难。如喉软骨受到侵犯，可引起吞咽痛和放射性耳痛；声门癌早期症状为声嘶，通常发展较慢，常被误认为感冒或喉炎，尤其是以往有慢性喉炎史的患者。因此对中年以上患者如声嘶超过 3 周，对症治疗无效者，均应做仔细的喉镜检查。随着肿瘤增大，声嘶会逐渐加重，甚至失声。早期声门癌可见声带有局限性隆起或增厚，表面往往粗糙不平，随着肿瘤逐渐增大，可见明显的乳头状或菜花状肿块。如声带运动发生障碍或固定，表明声门旁间隙中的喉内肌受到侵犯。如肿瘤进一步增大，阻塞声门，可引起呼吸困难；声门下喉癌出现症状较晚，如侵犯声带可出现声嘶，如声带未受到侵犯，则仅有喉部不适或发音易疲劳等症状。以上 3 个部位喉癌长大到一定程度，其表面可出现溃烂，此时可出现口臭、咯血。

病理分型：喉部恶性肿瘤中以鳞癌为最多见，占喉部恶性肿瘤的 96%～98%，其余分别为未分化癌、腺癌、纤维肉瘤、淋巴系统恶性肿瘤及其他恶性肿瘤。据复旦大学附属眼耳鼻喉科医院对 615 例喉部恶性肿瘤患者的病理分析：鳞癌 596 例，占 96.91%；未分化癌 5 例，占 0.81%；腺癌 4 例，占 0.65%；纤维肉瘤 6 例，占 0.98%；淋巴系统恶性肿瘤 2 例，占 0.33%；其他恶性肿瘤 2 例，占 0.33%。

喉癌诊断方法除病史及体格检查之外，还有喉镜、X 线摄片、CT 及磁共振（MRI）等检查手段。活体组织检查是目前确诊喉癌的主要依据，通过活检不仅可确定诊断，还可以了解肿瘤的分化程度。

鉴别诊断：主要应与喉结核、喉梅毒、喉乳头状瘤、喉淀粉瘤及其他恶性肿瘤相鉴别。[1]

喉癌的临床表现与中医"喉瘤""喉菌""喉百叶""喉疳"等相近。多由脏腑失调，湿热蕴积，邪毒积聚，或肝气郁结，气滞血瘀所致。目前喉癌的治疗仍以手术和放疗为主，近 20 年来激光手

---

[1]　郭伟. 头颈肿瘤诊断治疗学[M]. 北京：人民军医出版社，2013：3-6.

术治疗在欧洲和北美发展较快。这几种方法的适应证及具体操作方法都有显著进步。此外还有化疗、雌激素疗法等治疗手段。无论手术、放疗或化疗，都应配合中药治疗以减轻症状，提高免疫力。近年来，喉癌诊断和治疗的进展很大，在恶性肿瘤中属疗效较好者。总体 5 年生存率达 50% 左右，早期的声门癌和声门上癌 5 年生存率可达 80% 左右。[①]

辨 证 施 治

1. 肺胃积热型　症见声音嘶哑，咽喉肿痛，喉部异物感，吞咽不利，咳嗽咳痰，痰中带血，恶心厌食，小便黄赤，大便艰涩，舌绛苔黄，脉洪数。

（1）刘会经验方　金银花 30 克、蒲公英 30 克、连翘 15 克、玄参 20 克、麦冬 20 克、石斛 10 克、天花粉 10 克、半枝莲 30 克、芦根 30 克、桔梗 10 克、生甘草 10 克。每日 1 剂，水煎，早晚分服。临床观察：刘会、王令祥用此方配合放疗治疗喉鳞状细胞癌患者 1 例，疗效较好。[②]

（2）清咽利膈汤加减　连翘 10 克、栀子 10 克、黄芩 10 克、黄连 5 克、玄参 10 克、桔梗 10 克、贝母 10 克、瓜蒌 10 克、金银花 10 克、山豆根 20 克、大黄（后下）6 克、七叶一枝花 30 克、甘草 5 克。每日 1 剂，水煎，分 2 次服用。随症加减：口干咽燥者，加天花粉 20 克、生地黄 10 克；恶心厌食者，加白术 10 克、茯苓 10 克、山药 15 克。[③]

（3）林芹璧经验方　白花蛇舌草 60 克、山豆根 30 克、黄芩 30 克、生地黄 30 克、连翘 30 克、北沙参 30 克、生川大黄（后入）30 克、玄参 21 克、天花粉 25 克、金银花 25 克、莪术 9 克、生栀子 12 克、桔梗 15 克、昆布 15 克、海藻 15 克、玄明粉（分冲）15 克、肉桂（后入）3 克。另加核桃树枝 60 克、

柳树枝 60 克。每日 1 剂，水煎服。临床观察：林芹璧用此方治疗晚期喉癌证属肺胃积热（鳞状上皮细胞癌）患者 1 例，效果较好。[④]

（4）董瑞雄经验方　沙参 15 克、天冬 20 克、天花粉 15 克、川贝母 10 克、天葵子 15 克、半枝莲 31 克、黄连 8 克、射干 10 克、山豆根 15 克、蛇莓 15 克、丹参 21 克、白石英 20 克、法半夏 12 克、僵蚕 12 克、全蝎 10 克。每日 1 剂，水煎服。另服西黄丸 20 盒，每日 2 次，每次 1 丸吞服。[⑤]

2. 肝气郁结型　症见喉部不适，有异物感，声音嘶哑，口苦咽干，吞咽不利，头晕目眩，胸胁胀痛，舌燥苔薄黄，脉弦。

（1）牡蛎莪术汤　人参须 10 克、栀子 10 克、麦冬 10 克、沙参 10 克、牛蒡子 10 克、玄参 10 克、桔梗 10 克、茯苓 10 克、白术 10 克、莪术 10 克、生牡蛎（先煎）30 克、仙鹤草 30 克、牡丹皮 10 克、全蝎（研末装胶囊吞服）3 克、蜈蚣 3 条、白花蛇舌草 30 克。每日 1 剂，水煎，分 2 次服用。随症加减：咽部梗阻感较甚，肿块坚硬者，加山慈菇、猫爪草、七叶一枝花；胁肋疼痛者，加香附、郁金；纳差者，加山药、鸡内金。[⑥]

（2）四七汤加减　苏叶 9 克、紫苏梗 12 克、青皮 9 克、陈皮 9 克、半夏 9 克、八月札 15 克、夏枯草 12 克、香附 12 克、丹参 15 克、玄参 12 克、生甘草 6 克、生牡蛎 30 克。随症加减：肝郁化火，口干口苦者，加龙胆草、栀子；兼血瘀，舌有紫斑者，加桃仁、红花、三棱、莪术；颈部肿块，加山慈菇、猫爪草。每日 1 剂，水煎，分 2 次服用。[⑦]

（3）泻清汤加减　龙胆草 15 克、青黛 15 克、当归 15 克、蛤壳 15 克、蝉蜕 15 克、栀子 12 克、防风 12 克、川芎 12 克、牛蒡子 12 克、郁金 12 克、枳壳 12 克、大黄 9 克、香附 9 克。〔见 96 页 7. 陈锐深分 5 型（2）〕

① 陈熠. 肿瘤单验方大全［M］. 北京：中国中医药出版社，1998：49.
② 刘会，王令祥. 喉癌治验［J］. 山东中医杂志，2002，21(2)：119.
③ 潘敏求. 中华肿瘤治疗大成［M］. 石家庄：河北科学技术出版社，1996：290.
④ 李济仁. 名老中医肿瘤验案辑按［M］. 上海：上海科学技术出版社，1990：71.
⑤ 董瑞雄. 喉癌验案一则［J］. 新中医，1982(11)：18.
⑥ 黎月恒，等. 中西医临床用药手册(肿瘤科分册)［M］. 长沙：湖南科学技术出版社，2010：20.
⑦ 王兰英. 中医与介入治疗肿瘤学［M］. 兰州：甘肃民族出版社，2009：225.

（4）会厌逐瘀汤加味　桃仁、红花、桔梗、甘草、生地黄、当归、玄参、柴胡、枳壳、赤芍、青皮、香附、郁金。随症加减：肝郁化火，口干口苦者，加龙胆草、夏枯草、栀子。〔见98页10.熊大经分3型（3）〕

（5）丹栀逍遥散加减　牡丹皮、栀子、当归、赤芍、白芍、柴胡、茯苓、半枝莲、白花蛇舌草、生甘草、山豆根、蒲公英、金荞麦、冬凌草、生黄芪、女贞子、薏苡仁。①

3. 肺肾阴虚型　症见声哑失音，喉部溃烂作痛，纳减，痛连耳窍，痰涎壅盛，五心烦热，苔厚腻，脉沉细。

（1）刘炳凡经验方　太子参15克、生地黄15克、女贞子15克、沙参10克、牡丹皮10克、墨旱莲10克、白芍10克、甘草5克、冬虫夏草5克、川贝母5克、木蝴蝶3克、藏青果（另噙咽）。每日1剂，水煎，分2次服用。临床观察：刘炳凡以此方治疗喉癌（证属肾阴亏损，虚火上炎）患者1例，效果较好。②

（2）喉癌方1　北沙参30克、天花粉30克、土茯苓30克、玄参30克、紫草根30克、天冬15克、麦冬15克、生地黄15克、白茅根15克、百合15克、板蓝根24克、石斛24克、山豆根21克、当归21克、栀子18克、甘草9克。每日1剂，水煎服，分2次服用。③

（3）生脉散合百合固金汤加减　西洋参10克、沙参15克、生地黄20克、百合20克、川贝母6克、麦冬20克、五味子10克、石斛15克、黄精15克、生黄芪20克、枸杞子20克、大枣6克、甘草6克。每日1剂，水煎服。随症加减：咽喉干燥疼痛者，加玄参、青果；口干舌绛明显者，加知母，重用沙参、麦冬；食欲不振者，加麦芽、谷芽、神曲；汗多气短者，加白术、防风；烦躁失眠者，加酸枣仁。④

（4）金匮肾气丸合柴胡清肝饮加减　知母、黄柏、生地黄、熟地黄、牡丹皮、山茱萸、柴胡、蒲公英、冬凌草、赤芍、白芍、青皮、陈皮、炙甘草、山豆根、半枝莲、藏青果、金荞麦、猫人参、猫爪草、浙贝母、女贞子、生薏苡仁。⑤

（5）知柏地黄汤加减　知母10克、黄柏10克、生地黄15克、山药15克、牡丹皮10克、泽泻10克、茯苓15克、山茱萸10克、玄参10克、山豆根10克、蒲公英20克、牛蒡子10克、半枝莲20克、甘草5克。随症加减：潮热盗汗者，加银柴胡10克、煅龙骨（先煎）15克、煅牡蛎（先煎）15克；咽痛剧烈，火毒偏盛者，加夏枯草30克、连翘15克；咯血者，加白茅根15克、茜草炭10克、藕节炭15克。每日1剂，水煎服，分2次服用。⑥

（6）二参汤　太子参15克、沙参10克、生地黄10克、牡丹皮10克、女贞子15克、墨旱莲10克、白芍10克、冬虫夏草5克、川贝母5克、木蝴蝶2克、青果（另含咽）。随症加减：大便通畅，去生地黄、牡丹皮；舌红无苔者，加熟地黄15克、淮山药12克、金樱肉12克。每日1剂，水煎2次，每2个小时呷用。⑦

4. 王希胜分6型

（1）风热犯肺证　症见声音嘶哑，咳嗽痰黄，痰带血丝，口燥咽干或咽喉疼痛，吞咽不利，纳呆尿黄，舌质红，苔薄黄，脉洪数。治宜疏风清热、解毒开音。方用清咽利喉汤加减：金银花15克、天花粉15克、玄参15克、防风10克、连翘12克、黄芩12克、当归12克、桔梗10克、栀子10克、马兜铃10克、山豆根10克、冬凌草20克、甘草6克。

（2）痰结湿聚证　症见声音嘶哑，咽喉疼痛，颈部肿核，恶心腹胀，大便溏泄，舌质淡，舌体胖有齿痕，脉沉滑。治宜健脾燥湿、化痰散结。方用导

① 周维顺，等. 略论喉癌的诊治原则[J]. 浙江中医学院学报，1998，22（6）：29.
② 李济仁. 李济仁点评名老中医肿瘤验案[M]. 北京：中国医药科技出版社，2014：42.
③ 李济仁. 李济仁点评名老中医肿瘤验案[M]. 北京：中国医药科技出版社，2014：44.
④ 周岱翰. 临床中医肿瘤学[M]. 北京：人民卫生出版社，2003：122.
⑤ 周维顺，等. 略论喉癌的诊治原则[J]. 浙江中医学院学报，1998，22（6）：29.
⑥ 潘敏求. 中华肿瘤治疗大成[M]. 石家庄：河北科学技术出版社，1996：290.
⑦ 潘敏求. 中华肿瘤治疗大成[M]. 石家庄：河北科学技术出版社，1996：298.

痰汤加减：法半夏 10 克、橘皮 10 克、白术 10 克、枳实 10 克、制南星 10 克、杏仁 10 克、浙贝母 10 克、桃仁 10 克、葶苈子 10 克、茯苓 30 克、薏苡仁 30 克、半枝莲 30 克、白花蛇舌草 30 克、大枣 10 枚。

（3）肝气郁结证　症见咽喉疼痛，声音嘶哑，咳声低弱，神疲乏力，口苦咽干，吞咽不利，妨碍饮食，头晕目眩，胸胁胀痛，舌淡，苔薄黄，脉弦。治宜疏肝解郁、清泻肝火。方用丹栀逍遥散加减：牡丹皮 10 克、栀子 10 克、当归 10 克、白芍 10 克、茯苓 10 克、白术 10 克、柴胡 10 克、薄荷（分两次后下）10 克、半枝莲 15 克、生姜 30 克、白花蛇舌草 30 克。

（4）阴虚火旺证　声音嘶哑甚则失音，咽喉疼痛，口渴咽干，夜间尤甚，心烦气急，形体消瘦，尿黄便干，舌体瘦小或有裂纹，舌质红，苔少或花剥，脉细弦而数。治宜滋阴清热、解毒利咽。方用知柏地黄汤合百合固金汤加减：生地黄 15 克、知母 15 克、玄参 15 克、青果榄 15 克、麦冬 15 克、百合 15 克、黄柏 12 克、山茱萸 12 克、泽泻 12 克、牡丹皮 10 克、桔梗 10 克、茯苓 20 克、鳖甲 30 克。

（5）痰瘀毒聚证　症见声音嘶哑，咽喉疼痛，吞咽不利，颈部肿块，气急咳嗽，痰有血丝且秽臭难闻，舌质黯红或舌有瘀斑，苔黄而燥，脉滑数。治宜化痰消瘀、解毒散结。方用会厌逐瘀汤加减：桔梗 10 克、枳壳 10 克、僵蚕 10 克、浙贝母 10 克、生甘草 10 克、金银花 15 克、生地黄 15 克、玄参 15 克、当归 15 克、石见穿 15 克、甲片 15 克、赤芍 30 克、莪术 5 克。

（6）气阴两虚证　症见倦怠乏力，心悸气短，自汗盗汗，声嘶气急，饮食不下，颈部包块增大，咽干口渴不欲饮，形瘦体弱，尿黄便干，舌淡少苔，脉沉细无力。治宜益气养阴、化毒开音。方用大补阴丸合薯蓣丸加减：知母 15 克、熟地黄 15 克、鳖甲 15 克、当归 15 克、白术 15 克、威灵仙 15 克、鬼箭羽 15 克、黄柏 12 克、山药 10 克、龙齿 10 克、人参 10 克、桔梗 10 克、柴胡 10 克、茯苓 20 克。[1]

5. 周岱翰分 4 型

（1）肺经蕴热型　症见声嘶，咽喉不利，咽干微痛，咳嗽，或见痰中带血丝，舌淡红，苔薄白或薄黄，脉数。局部检查见喉部肿块呈结节状隆起，色淡红，表面见黄白色分泌物。治宜清肺泻热、解毒利咽。方用银翘散（《温病条辨》）合消瘰丸（《医学心悟》）加减：连翘、金银花、桔梗、薄荷、竹叶、生甘草、荆芥穗、淡豆豉、牛蒡子、玄参、牡蛎、贝母。随症加减：若咽痛者、暗哑明显，可加射干、赤芍增加清热利咽之功；咽喉分泌物夹脓血，可加马勃、白及祛腐生肌。

（2）痰火内盛型　症见咽喉疼痛剧烈，连及头部，声嘶，咳嗽，咳吐黏稠痰液，并见臭秽脓血，呼吸困难，口干，尿赤，便秘，发热，舌红苔黄腻，脉滑数。局部检查见喉部肿块突起色红，充血明显，或溃烂翻花，表面分泌物较多。治宜泻火解毒、化痰散结。方用清咽利膈汤（《喉症全科紫珍集》）加减：连翘、生栀子、黄芩、薄荷、牛蒡子、防风、荆芥、桔梗、金银花、玄参、甘草、黄连、大黄、芒硝。随症加减：若痰多黏稠，可加僵蚕、胆南星、海浮石豁痰消肿；高热，加生石膏、龙胆草；头痛剧烈，加五灵脂、三七。

（3）肝郁血瘀型　症见咽中如有物，梗塞不利，声音嘶哑，头痛而眩，胸胁胀痛，耳鸣耳聋，心烦口苦，颈部肿块，舌黯红苔薄白，脉弦。局部检查见喉部肿块暗红，或见血丝缠绕。治宜疏肝解郁、行气散结。方用逍遥散（《太平惠民和剂局方》）合半夏厚朴汤（《金匮要略》）加减：甘草、当归、茯苓、白芍、白术、柴胡、半夏、厚朴、黄芩、生姜、苏叶。随症加减：若见发热，心烦易怒，可加牡丹皮、栀子清热凉血；颈部肿块明显，加山慈菇、猫爪草以增解毒散结之功；出现舌面瘀点瘀斑、刺痛、痛点固定等血瘀象，可加桃仁、红花、三棱、莪术。

（4）肺肾阴虚型　症见咽喉干涩疼痛，如有芒刺，吞咽困难，声音嘶哑，消瘦，腰酸腿软，口干，舌红苔少，脉细。局部检查见喉部肿物溃烂如菜花状，边缘参差不齐，表面附着灰黄腐物。治宜滋

① 王希胜，等. 肿瘤病中医特色诊疗全书［M］. 北京：化学工业出版社，2011：55 - 56.

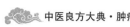

补肺肾、降火养阴。方用知柏地黄丸（《医宗金鉴》）加味：知母、黄柏、山药、熟地黄、茯苓、泽泻、山茱萸、牡丹皮。随症加减：咯血者，加侧柏叶、茜草根、藕节凉血收敛止血；低热不退，加桑白皮、地骨皮、青蒿；阴损及阳，出现音低气怯、咳喘气逆、形寒肢冷及肿块洼陷，分泌物量多臭秽，可加党参、黄芪、阿胶、何首乌、黄精、五味子、马勃。①

6. 王德鉴分3型

（1）痰浊结聚型　症见咳嗽有痰，胸闷，身重体倦，头重头痛，心悸，恶心，胃纳差，大便溏，舌淡黯或淡红，舌体胖或有齿印，苔白或黄腻，脉弦滑或细滑。治宜祛痰浊、散结聚、和脾胃。方用清气化痰丸加味：陈皮、杏仁、枳实、黄芩、瓜蒌仁、茯苓、胆南星、制半夏、鸡内金、党参、山慈菇。

（2）气血凝结型　耳内胀闷，头痛，自觉烦热，胸胁胀痛，气粗，便结，舌红或有紫斑，苔白或黄，脉细涩弦缓。治宜行气活血、软坚散结、和肝养阴。方用丹栀逍遥散加味：甘草、当归、茯苓、白芍、白术、柴胡、牡丹皮、栀子、三棱、莪术、甲片、昆布、牡蛎。

（3）火毒困结型　症见头痛剧烈，心烦失眠，咳嗽痰稠，两颧潮红，口气臭秽，口干口苦，耳鸣耳聋，小便短赤，舌红或红绛，脉弦滑数或涩。治宜泻火解毒、疏肝健脾。方用柴胡清肝汤加味：柴胡、生地黄、赤芍、牛蒡子、当归、连翘、川芎、黄芩、生栀子、天花粉、甘草、防风、白术、沙参、白茅根、鸡内金。随症加减：如火毒盛极者，可选配山豆根、青黛、地胆头；局部疼痛或头痛剧烈者，加露蜂房、三七、五灵脂、沉香、蔓荆子；痰多，颈部肿块大者，可配合用四生散（生天南星、生半夏、生川乌、生草乌）；鼻衄或痰涕带血者，可选加墨旱莲、白茅根、仙鹤草、紫珠草、藕节、白及、马勃、地菍；口眼歪斜、语言不清、面麻瘫痪者，可配合牵正散或加地龙、蝉蜕、蜈蚣、白芍、钩藤；癌肿后期或放疗后，气血衰败，阴血亏损，可选用归脾汤加减；或见津液耗伤，宜益气生津，可加天花粉、芦根、雪梨干、

沙参、麦冬；若以脾虚为主，可配用四君子汤；若症见肾阳不足，宜温补肾阳，选用桂附八味丸。②

7. 陈锐深分5型

（1）痰浊凝聚型　症见声音沉闷不扬，且渐加重，咽喉不舒，咳嗽咯痰，痰多白黏，胸闷身重，纳呆便溏，口中黏腻，舌苔白腻，脉弦滑或缓滑。治宜健脾化痰、解毒散结。方用涤痰汤加减：茯苓20克、橘红12克、制半夏9克、制南星9克、僵蚕9克、党参6克、石菖蒲6克、竹茹6克、莪术6克、甘草6克、山豆根15克。

（2）肝火壅盛型　症见声音嘶哑，咽喉红肿疼痛，阵发性咳嗽、气急，吐痰带血，心烦易怒，头晕目眩，胸胁胀满，口苦咽干，舌红苔黄，脉弦数。治宜清肝泻火、利喉止痛。〔方药见93页辨证施治2.(3)〕

（3）气血瘀阻型　症见声音嘶哑，甚或失声，咽喉干涩，或喉间胀痛、刺痛，甚或痛连耳窍，面色黧黑，胸胁胀痛，舌质黯红或有瘀点，或舌下青筋暴涨，脉细涩。治宜活血化瘀、解毒散结。方用会厌逐瘀汤加味：玄参15克、生地黄15克、红花12克、赤芍12克、桔梗12克、僵蚕12克、贝母12克、山慈菇9克、当归9克、枳壳9克、半枝莲9克、桃仁6克、柴胡6克、三棱6克、莪术6克、甘草3克。

（4）湿热蕴结型　症见声音嘶哑，渐或失声，喉部灼热，咳嗽咯痰，痰黄黏稠，或痰中带血，口臭口苦，渴不欲饮，或有潮热，小便黄浊，舌质红，苔黄而腻，脉濡数。治宜清泻肺热、利湿解毒。方用清肺饮合苇茎汤加减：薏苡仁30克、冬瓜仁30克、苇茎30克、茯苓20克、麦冬20克、车前子20克、白花蛇舌草20克、冬凌草20克、贝母12克、胆南星12克、半枝莲12克、桑白皮12克、黄芩9克、桃仁9克、三棱9克、莪术9克。

（5）气阴两虚　症见发声不扬，易于疲劳，甚或嘶哑失声，咽喉干燥，少气乏力，咳痰带血或咯血，形体消瘦，自汗恶风，或潮热盗汗，舌淡红或嫩

① 周岱翰. 中医肿瘤学[M]. 广州：广东高等教育出版社，2007：136－137.
② 付文洋，等. 王德鉴教授治疗耳鼻咽喉口腔癌经验介绍[J]. 新中医，2003，35(12)：14－15.

红,光剥少苔,脉细濡。治宜益气养阴、解毒散结。方用生脉散加味:黄芪 20 克、白花蛇舌草 20 克、麦冬 20 克、玄参 20 克、川贝 12 克、僵蚕 12 克、五味子 12 克、桔梗 12 克、人参 10 克、山慈菇 10 克、甘草 6 克。随症加减:咽喉部不适或有异物感,加桔梗、牛蒡子、防风、藏青果、蝉蜕、胖大海、桑叶、木蝴蝶;咳嗽,加杏仁、贝母、桔梗、前胡、白前、马兜铃、百部、款冬花、枇杷叶;痰多色白,加陈皮、生南星、生半夏、紫苏子、白芥子、橘红;痰黄稠,加川贝、海浮石、鹅管石、鱼腥草、黄芩、冬瓜仁、天竺黄、鲜竹沥、桑白皮、胆南星;痰中带血或咯血,加仙鹤草、白茅根、藕节、墨旱莲、血见愁、牡丹皮;咽喉部肿痛,加射干、山豆根、七叶一枝花、夏枯草、连翘、岗梅根、白花蛇舌草、石上柏,亦可用六神丸研成细末喷涂咽喉或水化后徐徐咽之;声音嘶哑,加蝉蜕、桔梗、木蝴蝶、胖大海、牛蒡子、醋半夏、僵蚕;颈部淋巴结肿大,加生南星、生半夏、山慈菇、夏枯草、猫爪草、生牡蛎、蜈蚣、露蜂房。[1]

8. 薛丽华分 3 型

(1)气滞血瘀型 症见声嘶,说话费力,喉内不适,有异物感,舌质黯滞,脉涩。间接喉镜检查示劈裂及假声带肿胀隆起表面不平。治宜理气活血祛瘀。方用喉癌方 2:赤芍 6 克、丹参 15 克、半枝莲 15 克、山慈菇 15 克、川贝 10 克、瓜蒌仁 10 克、木香 10 克、郁金 10 克、黄药子 10 克、生大黄 10 克、白花蛇舌草 10 克。随症加减:腹泻,加炒薏苡仁 10 克、山药 10 克、升麻 10 克;痰多不易咳出,加橘红 15 克、竹沥 15 克;呕吐黏痰,加青礞石 30 克、海浮石 30 克;痰中带血,加三七 10 克、云南白药 10 克;口干舌燥,加北沙参 10 克、女贞子 10 克、玉竹 10 克;疼痛难忍,加乳香 6 克、没药 6 克;失眠多梦,加远志 10 克、枣仁 10 克。

(2)痰湿内阻型 症见声嘶,胸闷,痰涎壅盛,吞咽不利,语言难出,舌质胖,苔黄腻,脉数或沉微。间接喉镜检查示会厌劈裂多水肿,有大量分泌物在梨状窝潴留。治宜清热燥湿化痰。方用

喉癌方 3:瓜蒌 15 克、浙贝 15 克、清夏 15 克、龙葵 15 克、黄芩 15 克、生大黄 15 克、橘红 10 克、半枝莲 10 克、七叶一枝花 10 克、生薏苡仁 10 克、露蜂房 10 克、黄药子 10 克、白术 20 克。随症加减:腹泻,加炒薏苡仁 10 克、山药 10 克、升麻 10 克;痰多不易咳出,加橘红 15 克、竹沥 15 克;呕吐黏痰,加青礞石 30 克、海浮石 30 克;痰中带血,加三七 10 克、云南白药 10 克;口干舌燥,加北沙参 10 克、女贞子 10 克、玉竹 10 克;疼痛难忍,加乳香 6 克、没药 6 克;失眠多梦,加远志 10 克、酸枣仁 10 克。

(3)气血两虚型 症见身体消瘦,面白无华,干咳少痰或痰中带血,神倦纳呆,大便不实,面足浮肿,舌淡苔白,脉沉细无力。间接喉镜检查示声门标志不清,肿瘤分布较广。治宜益气养血、扶正固本。方用喉癌方 4:当归 30 克、党参 30 克、黄芪 30 克、白术 15 克、白芍 15 克、桂圆肉 15 克、鳖甲 10 克、露蜂房 10 克、延胡索 10 克、黄药子 10 克、七叶一枝花 10 克。随症加减:腹泻,加炒薏苡仁 10 克、山药 10 克、升麻 10 克;痰多不易咳出,加橘红 15 克、竹沥 15 克;呕吐黏痰,加青礞石 30 克、海浮石 30 克;痰中带血,加三七 10 克、云南白药 10 克;口干舌燥,加北沙参 10 克、女贞子 10 克、玉竹 10 克;疼痛难忍,加乳香 6 克、没药 6 克;失眠多梦,加远志 10 克、酸枣仁 10 克。水煎服,每剂煎汁 400 毫升,分 2 次服。[2]

9. 谷铭三分 2 型

(1)痰火互结型 症见持续性声音嘶哑进行性加重,喉部肿胀疼痛,吞咽不利,咳嗽咯痰,痰中带血,呼吸困难,舌绛苔黄,脉数。治宜清热泻火、化痰利咽。方用喉癌方 5:夏枯草 20 克、山豆根 30 克、白英 30 克、金银花 30 克、石上柏 20 克、蒲公英 30 克、白花蛇舌草 40 克、牛蒡子 20 克、麦冬 30 克、连翘 20 克、射干 20 克、甘草 10 克。

(2)虚火上炎型 症见持续性进行性声音嘶哑或失音,喉部肿胀干痛,吞咽困难,手足心热,口

① 陈锐深. 现代中医肿瘤学[M]. 北京:人民卫生出版社,2003:334-335.
② 薛丽华,等. 中药治疗晚期喉癌 11 例[J]. 实用中医药杂志,2002,18(8):12-13.

渴心烦,舌红少苔,脉细数。治宜滋阴清热、清利咽喉。方用喉癌方6:金银花30克、连翘20克、黄连10克、栀子10克、射干20克、山豆根20克、大青叶20克、胖大海10克、鸭跖草20克、蒲公英30克、浙贝母20克、麦冬20克。①

10. 熊大经分3型

(1)肺热郁蒸,痰热壅滞型　症见咽喉堵塞感,微痛,声音嘶哑,咳嗽痰多或痰中带血丝,颈部淋巴结肿大,质硬,舌红,苔白或黄,脉滑数。检查:喉部肿块呈菜花样,色较淡,有黄色分泌物附着。治宜清泻肺热、化痰散结。方用黄连清喉饮加味:黄连、黄芩、连翘、桔梗、牛蒡子、射干、玄参、赤芍、荆芥、防风、生南星、生半夏、猫爪草、海浮石、山慈菇、浙贝母。

(2)脾胃热盛,火毒困结型　症见咽喉疼痛,吞咽不利,头痛剧烈,声音嘶哑,甚则失声,咳嗽痰黄稠,或痰中带血丝,甚则张口困难,伸舌不便,口流臭涎,呼吸困难,气喘痰鸣,颈部淋巴结肿大,舌红或绛,脉弦滑数。喉部肿块溃烂如翻花状,表面有污秽腐物。治宜泻火解毒、活血散结。方用黄连解毒汤加味:黄连、黄芩、黄柏、栀子、桃仁、红花、泽兰、三棱、莪术、猫爪草。随症加减:热甚者,加龙胆草、山豆根、板蓝根、夏枯草;头痛剧烈者,加露蜂房、田七、五灵脂,也可服云南白药;痰多者,加天竺黄、瓜蒌仁、浙贝母。

(3)肝气郁结,气滞血瘀型　症见咽喉梗塞不利,吞咽困难,头痛剧烈,声音嘶哑,痰中带血,颈部淋巴结肿大,舌黯红或有瘀点瘀斑,苔白,脉弦细。喉部肿块凹凸不平,色暗红或有血丝缠绕。治宜活血祛瘀、行气散结。〔方药见94页辨证施治2.(4)〕。此外,还应根据病情变化加减用药:咳嗽痰多者,加马勃、猫爪草、瓜蒌仁、浙贝母、前胡、马勃、鱼腥草;肿块溃烂,表面有污秽腐物,常流臭涎者,加马勃、鱼腥草、冬瓜仁、紫花地丁、蒲公英、野菊花、土茯苓;咽喉疼痛,吞咽困难者,加山豆根、射干、马勃、板蓝根;声音嘶哑者,加诃子、

蝉蜕、僵蚕、木蝴蝶、射干、杏仁;头痛或局部疼痛剧烈者,加金牛、露蜂房、田七末、藁本,或服云南白药;颈部肿块较大者,加生南星、生半夏、生川乌、生草乌、山慈菇、三棱、莪术;喉癌晚期,出现脉络痹阻者,加全蝎、蜈蚣、白附子、蝉蜕、僵蚕。②

11. 顾奎兴分5型

(1)风邪袭肺型　症见声音嘶哑,咽喉发紧、干痛,突然发作,舌苔薄黄,脉弦紧。方用三拗汤加味:麻黄、杏仁、生甘草、桔梗、法半夏、牛蒡子、厚朴、枳壳。若风火相夹,可以加生石膏、麦冬、黄芩。

(2)痰结湿聚型　症见声音嘶哑,咽喉肿痛,恶心欲吐,或颈部肿核,舌质胖淡,边有齿印,脉滑。方用导痰汤加减:法半夏、陈皮、白术、茯苓、制南星、浙贝母、杏仁、薏苡仁、枳实、半枝莲、白花蛇舌草。随症加减:若痰郁发热,可加金银花、连翘;痰中带血,加白茅根、仙鹤草、黛蛤散;胸胁胀痛,加全瓜蒌、延胡索、制乳香、制没药。

(3)肝气郁结型　症见咽喉疼痛,声音嘶哑,口苦咽干,吞咽不利,头昏目眩,胸胁胀痛,舌燥苔薄黄,脉弦。方用丹栀逍遥散加减:牡丹皮、栀子、柴胡、白芍、当归、茯苓、白术、薄荷、半枝莲、白花蛇舌草。

(4)阴虚火旺型　症见声音嘶哑,咽干舌燥,持续呛咳,咯血喉痛,吞咽困难,颈部肿核,舌质红干,舌苔黄,脉滑数而细。方用利咽清金汤加减:黄芩、桔梗、浙贝母、栀子、山豆根、麦冬、七叶一枝花、紫苏叶、马勃、板蓝根、青橄榄。随症加减:若阴虚火旺,可加服知柏地黄丸;咯血严重者,加血余炭、仙鹤草。

(5)气阴两虚型　症见咽喉疼痛,声音嘶哑,气急短促,语言低微,多汗口干,舌红少苔,脉沉细。方用三才汤加味:人参、生地黄、天冬、麦冬、青果榄、玉蝴蝶、诃子肉。③

12. 郑玉玲分5型

(1)痰浊凝聚型　症见声音沉闷不扬,日渐加重,咽喉不舒,咳嗽咯痰,痰多白黏,胸闷身重,

---

① 谷言芳,等. 谷铭三治疗肿瘤经验集[M]. 上海:上海科学技术出版社,2002:8.
② 熊大经. 实用中医耳鼻喉口齿科学[M]. 上海:上海科学技术出版社,2001:410-411.
③ 顾奎兴. 中医肿瘤学[M]. 南京:东南大学出版社,1998:53-54.

纳呆便溏，口黏腻，舌苔白腻，脉弦滑或缓滑。方用涤痰汤加减：制半夏9克、制南星9克、橘红12克、枳实9克、茯苓20克、党参6克、石菖蒲6克、竹茹6克、甘草3克。随症加减：癌肿较大者，加山慈菇6克、生牡蛎9克、僵蚕9克；痰阻中焦，胸脘胀满，纳呆口黏者，加厚朴6克、鸡内金6克、麦芽18克；若痰湿遏阳伤气，或气虚生痰，倦怠乏力，少气懒言，头晕头重，肢凉便溏者，宜加薏苡仁30克、砂仁6克、白术12克、山药30克；若痰瘀互结，舌黯苔白腻者，宜加三棱6克、莪术6克、郁金12克；若痰浊瘀而化热，咯痰黄白相间，或痰白黏稠，口苦口黏，苔黄者，宜加半枝莲12克、山豆根15克、冬凌草15克。

（2）肝火壅盛型　症见声音嘶哑，咽喉红肿疼痛，阵发性咳嗽、气急、吐痰带血，心烦易怒，头晕目眩，胸胁胀满，口苦咽干，舌质红苔黄，脉弦数。方用泻青汤加减：龙胆草15克、栀子12克、大黄9克、羌活9克、防风12克、当归15克、川芎12克、牛蒡子12克、青黛15克、蛤壳15克、郁金12克、蝉蜕15克。随症加减：若情绪低沉，郁闷不乐者，加菖蒲12克、柴胡6克、香附9克；胸胁胀痛者，加厚朴9克、枳壳12克；肝气犯脾，纳呆便溏者，加麦芽15克、神曲15克。

（3）气血瘀阻型　症见声音嘶哑，甚或失音，咽喉干涩，或喉间胀痛、刺痛，甚或痛连耳窍，面色黧黑，胸胁胀满，舌质黯红或生瘀点，或舌下青筋暴涨，脉细涩。方用会厌逐瘀汤加味：桃仁6克、山慈菇9克、红花12克、当归9克、生地黄15克、赤芍12克、柴胡6克、桔梗12克、枳壳9克、玄参15克、三棱6克、莪术6克、僵蚕12克、半枝莲9克、甘草3克。随症加减：若瘀血化热，瘀热互结，喉间灼痛者，加牡丹皮12克、栀子12克、薏苡仁30克；若瘀血久结，耗伤阴血，阴虚血瘀，自觉干痛，形体消瘦，面容憔悴，口干口渴，舌黯脉细者，加麦冬20克、鳖甲12克、阿胶20克、熟地黄12克；若瘀阻伤气，气虚血瘀，少气乏力，气短喘息，面色㿠白，舌质黯，脉缓弱者，宜加白术12克、人参6克、茯苓20克。

（4）湿热蕴结型　症见声音嘶哑，渐或失音，喉部灼热，咳嗽咯痰，痰黄黏稠，或痰中带血，口臭口苦，渴不欲饮，或有潮热，小便黄浊，舌质红，苔薄黄而腻，脉濡数。方用清肺饮合苇茎汤加减：黄芩9克、桑白皮12克、茯苓20克、麦冬20克、苇茎30克、车前子20克、栀子12克、薏苡仁30克、桃仁9克、冬瓜仁30克、胆南星12克、三棱9克、莪术9克。随症加减：若湿热壅盛，喉痛灼热，或颈部出现恶核者，加半枝莲12克、白花蛇舌草20克、冬凌草20克；咳痰黄黏量多者，加瓜蒌20克、川贝15克；口臭便秘者，加生大黄6克；若湿热伤阴，咽喉干燥灼热微痛，口舌干燥，舌质红，苔腻花剥，脉细数者，可合用养阴清肺汤加减，加生地黄15克、麦冬20克、白芍12克、牡丹皮12克、川贝15克、玄参15克。

（5）气阴两虚型　症见发声不扬，易于疲劳，甚或嘶哑失音，咽喉干燥，少气乏力，咳痰带血，形体消瘦，自汗恶风，或潮热盗汗，舌淡红或嫩红，光剥少苔，脉细弱。方用生脉散加味：黄芪20克、黄精15克、山慈菇9克、白花蛇舌草20克、僵蚕12克、川贝15克、人参6克、五味子12克、麦冬20克、甘草6克。随症加减：若阴虚偏甚，喉干灼痛，干咳少痰，痰中带血，口干口渴，或手足心热，午后潮热，舌红少苔，脉细数者，可合用百合固金汤加减，加熟地黄12克、生地黄12克、川贝12克、当归9克、白芍12克、玄参15克、桔梗12克；若咯痰稀白或白黏量多者，加陈皮12克、半夏12克；若肺虚及肾，动则气喘短气，腰膝无力，脉沉弱者，加蛤蚧9克、淫羊藿15克、补骨脂12克。[1]

13. 邵梦扬分4型

（1）痰浊结聚型　症见声音嘶哑，咽中梗阻不利，咳嗽痰多，时带血丝。喉内可见声带部或声门下有白色菜花状新生物。胃纳不佳，胸闷腹胀，舌苔白腻，脉滑或濡。治宜健脾化痰、消肿散结。方用六君子汤加味：党参15克、白术9克、茯苓12克、甘草3克、陈皮6克、半夏9克、杏仁9克、

① 郑玉玲，等. 实用中西医肿瘤内科治疗手册［M］. 北京：中国医药科技出版社，1994：67-68.

山慈菇 15 克、半枝莲 15 克、白毛藤 15 克、海蛤壳 30 克、土茯苓 15 克、胖大海 4.5 克。随症加减：咳嗽胸闷痰多者，加桔梗、薤白、枇杷叶；痰中带血者，加地榆、藕节。

（2）痰气瘀阻型　症见喉梗阻感，言语如口含物，咳嗽，痰中带血，饮食时喉刺痛不适，舌质黯红有瘀点，舌苔白腻，脉弦滑。检查见会厌呈半球状或球状，表面有溃烂出血，组织嫩脆。头颈部可扪及肿大质硬固定的淋巴结。治宜理气活血化瘀、化痰软坚散结。方用二夏白芥子散：夏枯草 15 克、生半夏 9 克、半枝莲 15 克、桃仁 15 克、当归 9 克、赤芍 9 克、白芥子 9、神曲 15 克、藕节 15 克、地榆 15 克、白及 9 克、川楝子 15 克、柴胡 9 克。随症加减：消瘦纳呆，气虚明显者，加黄芪、何首乌、山药、白扁豆；喉痛明显者，加胖大海、山豆根、延胡索。

（3）火毒瘀结型　症见声音嘶哑，咽喉剧痛，局部肿胀触痛，吞咽疼痛困难，呼吸不畅，口干苦，烦躁易怒，大便干，小便黄，颌下及颈部淋巴结肿大，如蚕豆至核桃大小，舌质红有瘀斑点，舌苔黄燥，脉滑疾。治宜泻火解毒、化痰软坚、消肿散结。方用当归芦荟丸加味：龙胆草 30 克、青黛（水飞）15 克、芦荟 15 克、栀子 9 克、黄连 9 克、黄柏 12 克、大黄（酒浸）9 克、当归 15 克、龙葵 9 克、天花粉 15 克、海浮石 15 克、山豆根 15 克、牛蒡子 9 克、板蓝根 30 克、七叶一枝花 15 克、干青果 6 克。随症加减：出血多者，加血余炭、侧柏叶、仙鹤草以清热止血；痰涎臭秽物多者，加马勃、山慈菇以化痰祛腐除秽；声嘶甚者，配以清音丸以利喉开音。

（4）邪困正衰型　症见声嘶甚或失音，咳吐鲜血，痰涎污秽，呼吸困难，面色苍白，心悸怔忡，四肢倦怠，头晕目眩，少气懒言，舌质淡，苔白，脉细弱无力。方用八珍汤加味：党参 9 克、白术 9 克、茯苓 12 克、甘草 3 克、熟地黄 15 克、当归 12 克、白芍 12 克、川芎 6 克、山豆根 15 克、马勃 9 克、山慈菇 12 克、石上柏 30 克。随症加减：咳吐

鲜血量多者，加入血余炭、灶心土、参三七补虚止血；失音者，宜配合诃子饮，以利喉开音。

对于喉癌的治疗，遵循辨证施治的前提下，还应根据病情不同阶段，分别施以软坚、解毒、补虚这三种方法。软坚：肿物已明显增大，生长迅速，坚硬未溃，无颅内和内脏重要器官转移，但已有颈部淋巴结转移，正气尚存者，此时应慎用大量的活血化瘀药物，以防肿瘤进一步扩散。可在辨证施治的前提下，选用软坚散结之药物，如昆布、海藻、海带、夏枯草、山慈菇、七叶一枝花、威灵仙、猫爪草、硇砂、射干、硼砂、牡蛎、蛤粉、白矾、核桃仁、蜈蚣、鸡内金、露蜂房。解毒：肿物已开始溃破，邪气实而正气尚未衰败，正邪相争，有发热、口干、纳差、便秘、脉数、舌红等热象；或经放疗、化疗后有全身或胃肠道反应；或已有颅内及内脏重要器官之中期转移，但尚未出现恶病质者，可采用清热解毒法。可于辨证施治前提下，选用天花粉、无花果、白花蛇舌草、山豆根、猕猴桃根、半枝莲、蒲公英、土大黄、鱼腥草、三七、大小蓟、黄药子、白药子、了哥王、儿茶。补虚：晚期喉癌，原发肿瘤溃烂出血，有颅内或内脏器官转移，范围广泛，正气已虚，甚至气血衰败，阴精涸竭（相当于恶病质）。此时宜采用扶正抑癌之补法，禁用活血化瘀之品，以防癌瘤进一步扩散转移，动血耗血。可在辨证施治前提下，选用人参、太子参、西洋参、党参、黄芪、白芍、生薏苡仁、五加皮、女贞子、山茱萸、香蘑菇、茯苓、天花粉、三七、沙参。[①]

经　验　方

一、一般方

1. **蛇草藤梨消肿方**　白花蛇舌草 60 克、藤梨根 60 克、虎杖 15 克、生薏苡仁 15 克、水杨梅根 30 克、白英 30 克、威灵仙 30 克、生牡蛎 30 克、海藻 30 克、金银花 12 克。每日 1 剂，水煎服，分 2 次服用。[②]

① 邵梦扬，等. 中医肿瘤治疗学［M］. 天津：天津科技翻译出版社，1994：194 - 197.
② 李济仁. 李济仁点评名老中医肿瘤验案［M］. 北京：中国医药科技出版社，2014：43.

2. 生津止痛饮 沙参20克、麦冬15克、生地黄10克、菊花10克、射干10克、山豆根10克、金银花10克、紫花地丁10克、蒲公英10克、延胡索10克、川楝子10克、猫爪草10克。随症加减：腹泻者，加薏苡仁、石榴皮；血象低者，加党参、黄精、枸杞子，少用黄芪；放疗所致咽干、咽痛者，加胖大海、菊花、芦根、麦冬各等份泡水漱口，不宜过多下咽。每日1剂，水煎服，分2次服用。适用于喉癌口咽部疼痛。[1]

3. 杏苏散合三子养亲汤加味 杏仁15克、陈皮10克、法半夏20克、桔梗15克、前胡15克、生南星30克、紫苏子15克、白芥子15克、莱菔子15克。随症加减：肿块坚硬者，加生牡蛎、浙贝母；咽喉疼痛者，加马勃。每日1剂，水煎服，分2次服用。[2]

4. 硼砂丸 硼砂30克、赤练蛇粉30克、乌梅肉15克、桔梗15克、海浮石15克、薄荷15克、胆南星24克、饴糖120克。共研细粉，糖蜜为丸，每丸3克。经口含化，每日3～4次。清热化痰，解毒防腐。适用于喉癌肿痛。[3]

5. 人参北芪汤 人参9克、北芪30克、五味子10克、紫菀15克、熟地黄20克、白术12克、升麻15克、淮山药30克、百合15克、北沙参30克、蝉蜕12克。随症加减：喉痛，咳嗽不爽，舌有瘀斑者，加丹参、三七。每日1剂，水煎服，分2次服用。[4]

6. 龙马饮 龙葵30克、马勃10克、黄连6克、黄芩10克、牛蒡子10克、岗梅10克、山豆根6克、夏枯草20克、沙参15克、玄参10克、甘草6克、桔梗10克。随症加减：热甚者，加生石膏、龙胆草；头痛剧烈者，加田七、五灵脂等；痰多者，加陈皮、瓜蒌仁、浙贝母等。每日1剂，水煎服。[5]

7. 化痞丹 砂仁10克、硝石10克、矾石10克、鸡内金7.5克、五灵脂7.5克、制马钱子6克、甲片12克、麝香5克、干漆3克、枳壳15克。上药共研极细末，打小水丸。每日早晚各服1次，每次3～5克。对症选用中药煎水送服。消肿散结。适用于喉癌、肺癌、胃癌、食道癌等。[6]

8. 喉癌解毒汤 沙参12克、麦冬12克、天冬15克、茯苓15克、猪苓15克、白术12克、太子参25克、黄芩9克、金银花10克、桔梗10克、牛蒡子10克、绞股蓝15克、栀子10克、甘草3克、生薏苡仁18克、七叶一枝花12克。随症加减：脾胃虚寒，酌减栀子、黄芩、七叶一枝花，选加党参、芡实、山药；白细胞降低，酌减七叶一枝花、栀子、桔梗，选加黄芪、紫河车、鸡血藤。每日1剂，水煎服，分2次服用。[7]

9. 僵蚕露蜂房汤 玄参12克、天冬15克、山豆根12克、马勃10克、僵蚕12克、露蜂房15克、金银花15克、半枝莲30克、白花蛇舌草30克。每日1剂，水煎服，分2次服用。[8]

10. 养阴清热汤 麦冬12克、天冬12克、炒栀子10克、桔梗10克、浙贝母10克、沙参12克、黄芩10克、太子参15克、玄参10克、山豆根12克、白术10克、金银花10克、茯苓12克、白花蛇舌草30克、甘草10克。随症加减：食欲不佳者，加炒麦芽10克、炒谷芽10克、山楂10克、鸡内金10克、神曲10克；口干、舌绛显著者，加石斛10克、知母10克，重用麦冬20克、天冬15克；失眠烦躁者，加酸枣仁15克、五味子10克。每日1剂，水煎服，分2次服用。[9]

11. 健脾益肾汤 党参15克、麦冬12克、茯苓15克、砂仁6克、白术12克、南沙参15克、黄

① 李佩文. 从辨病及辨部位探讨肿瘤止痛的基本方剂[J]. 中国中西医结合杂志, 2003, 23(8): 613.
② 陈锐深. 现代中医肿瘤学[M]. 北京: 人民卫生出版社, 2003: 336-337.
③ 陈锐深. 现代中医肿瘤学[M]. 北京: 人民卫生出版社, 2003: 337.
④ 同上.
⑤ 周岱翰. 临床中医肿瘤学[M]. 北京: 人民卫生出版社, 2003: 121.
⑥ 周丹, 等. 消癌平片抗肿瘤作用研究[J]. 吉林中医药, 2002, 22(1): 57.
⑦ 凌昌全. 肿瘤辨病专方治疗[M]. 北京: 人民卫生出版社, 2000: 181.
⑧ 同上.
⑨ 潘敏求. 中华肿瘤治疗大成[M]. 石家庄: 河北科学技术出版社, 1996: 291.

芩 10 克、金银花 15 克、桔梗 10 克、牛蒡子 10 克、绞股蓝 15 克、栀子 10 克、女贞子 10 克、菟丝子 10 克、七叶一枝花 30 克、生薏苡仁 20 克、甘草 3 克。随症加减:脾肾虚寒者,酌减栀子、黄芩、七叶一枝花,加山药 15 克、枳实 10 克;恶心呕吐者,减栀子、桔梗,加柿蒂 10 克、旋覆花 10 克、代赭石 20 克;白细胞下降者,加黄芪 20 克、紫河车 10 克、锁阳 10 克。每日 1 剂,水煎服,分 2 次服用。①

12. 龙葵蛇莓饮　龙葵 30 克、蛇莓 15 克、白英 30 克、七叶一枝花 15 克、金荞麦 15 克、灯笼草 10 克。随症加减:肿瘤溃烂,加蒲公英 30 克、半枝莲 30 克。每日 1 剂,水煎服,分 2 次服用。②

13. 漏芦连翘饮　漏芦 10 克、大青叶 10 克、升麻 8 克、黄芩 10 克、生甘草 5 克、玄参 5 克、牛蒡子(炒研)5 克、桔梗 5 克、连翘 5 克。随症加减:气短、口干者,加生地黄、麦冬、太子参、黄精。每日 1 剂,水煎服,分 2 次服用。③

14. 吹喉消肿散　硼砂石 3 克、玉丹 0.2 克、黄柏 0.1 克、明腰黄 1 克、白芷 0.1 克、甘草 0.5 克、薄荷 0.2 克、冰片 1 克。先将腰黄研细,加入玉丹、白芷,研至无声,再入硼砂共研,再加入黄柏、蒲黄、甘草、薄荷,最后加入冰片,研至无声。吹喉。清热解毒,利咽消肿。适用于各期喉癌。④

15. 斑蝥全蝎粉　斑蝥 2 克、制乳香 2 克、制没药 2 克、全蝎 2 克、玄参 2 克、血竭 2 克、麝香 1 克、冰片 1 克。上药共研细末。取少许撒在解毒膏上,贴在颈部、项部,对着肿物,半天揭去,连用 10 天为 1 个疗程。破血祛瘀,通络镇痛。适用于各期喉癌。⑤

16. 当归川芎汤　当归 10 克、川芎 10 克、赤芍 10 克、连翘 10 克、升麻 10 克、三七 10 克、金银花 10 克、玄参 10 克、熟地黄 12 克、夏枯草 12 克、红花 3 克、甘草 3 克、金橘叶 7 片。随症加减:恶心呕吐者,加姜半夏、竹茹。每日 1 剂,水煎服,分 2 次服用。⑥

17. 邵梦扬经验方 1　黄连 6 克、黄芩 6 克、天花粉 10 克、金银花 15 克、连翘 10 克、赤芍 6 克、玄参 10 克、羚羊角粉(另吞服)0.3 克。每日 1 剂,水煎服。⑦

18. 邵梦扬经验方 2　鹅不食草 30 克、野菊花 15～30 克、胖大海 10 克、白僵蚕 10 克、陈皮 15 克。⑧

19. 喉癌散结汤　半枝莲 31 克、蛇莓 15 克、山豆根 15 克、丹参 21 克、急性子 15 克、僵蚕 10 克、蜈蚣 1 条、射干 10 克、夏枯草 15 克、昆布 15 克、威灵仙 12 克、浙贝母 21 克。随症加减:津伤者,加南沙参、天冬、麦冬、玉竹、百合、玄参;痰多者,加法半夏、茯苓、桔梗、瓜蒌仁、竹沥等。每日 1 剂,水煎服,分 2 次服用。⑨

20. 王泽时经验方　白花蛇舌草 60 克、藤梨根 60 克、虎杖 15 克、生薏苡仁 15 克、水杨梅根 30 克、白英 30 克、威灵仙 30 克、牡蛎 30 克、海藻 30 克、金银花 12 克。王泽时用此方治疗喉癌(鳞状上皮癌)1 例,效果较好。⑩

21. 白英清喉汤加减　白英 30 克、龙葵 30 克、蛇莓 24 克、半枝莲 24 克、七叶一枝花 15 克、猕猴桃根 30 克。随症加减:热毒壅盛证者,加一枝黄花 9 克、蒲公英 9 克、夏枯草 15 克;热盛津伤者,加鱼腥草 9 克、石韦 9 克、岩珠 9 克、灯笼草 9 克、玄参 15 克、麦冬 15 克;气血亏虚者,加党参 15 克、黄芪 15 克、太子参 9 克、大枣 30 克。每日 1

① 潘敏求. 中华肿瘤治疗大成[M]. 石家庄:河北科学技术出版社,1996:292.
② 同上.
③ 潘敏求. 中华肿瘤治疗大成[M]. 石家庄:河北科学技术出版社,1996:293.
④ 潘敏求. 中华肿瘤治疗大成[M]. 石家庄:河北科学技术出版社,1996:294.
⑤ 潘敏求. 中华肿瘤治疗大成[M]. 石家庄:河北科学技术出版社,1996:295.
⑥ 潘敏求. 中华肿瘤治疗大成[M]. 石家庄:河北科学技术出版社,1996:299.
⑦ 邵梦扬,等. 中医肿瘤治疗学[M]. 天津:天津科技翻译出版社,1994:194-197.
⑧ 同上.
⑨ 郎伟君,等. 抗癌中药一千方[M]. 北京:中国医药科技出版社,1992:158.
⑩ 李济仁. 名老中医肿瘤验案辑按[M]. 上海:上海科学技术出版社,1990:71.

剂,水煎服,分 2 次服用。①

22. 天龙舒喉方　天龙 25 条、蛤粉 25 克、僵蚕 15 克、全蝎 15 克、蜈蚣 10 条、露蜂房(烧灰存性)30 克、粳米 60 克。将天龙、蛤粉与粳米同炒至焦黄,再与各药共研细末装胶囊。每服 4 粒,每日 3 次。软坚散结。适用于喉癌Ⅰ期。②

23. 八宝珍珠散　儿茶、川连、川贝、青黛、全蝎、官粉、黄柏、鱼脑石、琥珀、人中白、硼砂、冰片、牛黄、珍珠、麝香,共研成极细粉末,装瓶备用。对喉癌溃烂、咳脓血痰者,以小玻璃管或小竹管沾本药粉少许吹入咽喉部,每天 2～3 次。③

24. 喉癌解毒汤　沙参 12 克、麦冬 12 克、天冬 15 克、茯苓 15 克、猪苓 15 克、白术 12 克、太子参 25 克、黄芩 9 克、金银花 10 克、桔梗 10 克、牛蒡子 10 克、绞股蓝 15 克、栀子 10 克、七叶一枝花 12 克、甘草 3 克、生薏苡仁 18 克。随症加减:如出现脾胃虚寒,酌减栀子、黄芩、七叶一枝花,选加党参、芡实、淮山药;如白细胞低,选加黄芪、紫河车、鸡血藤,酌减七叶一枝花、栀子、桔梗。每日 1 剂,水煎 3 次。④

25. 华良才经验方　夏枯草 15 克、山慈菇 15 克、七叶一枝花 15 克、威灵仙 15 克、猫爪草 25 克、鸡内金 15 克、生牡蛎 30 克、太子参 15 克、焦三仙各 10 克。米醋 20 毫升,分 2 次兑入药中,水煎,饭后服。并把药渣用纱布包裹温熨颈部肿大的淋巴结处。另以天龙 25 条、蛤粉 50 克、粳米 60 克同炒至米焦黄,僵蚕 15 克、全蝎 15 克、蜈蚣 10 条、硼砂 15 克、露蜂房(烧存性)30 克,共研为细末,装入胶囊。每次服 4 粒,每日 3 次,温开水送服。⑤

26. 牛蒡解毒汤　牛蒡子 10 克、甘草 6 克、升

麻 10 克、生地黄 15 克、玄参 15 克、天花粉 15 克、连翘 10 克、白术 10 克、黄芩 10 克、桔梗 10 克、防风 10 克、青皮 10 克、葛根 10 克、栀子 9 克、黄连 6 克。水煎分服。⑥

27. 龙葵薄荷汤　山豆根 30 克、龙葵 30 克、夏枯草 30 克、薄荷 3 克。每日 1 剂,水煎,分 2 次服。⑦

28. 蝉蜕菝葜汤　昆布 30 克、海藻 30 克、蝉蜕 15～30 克、菝葜 30～60 克、陈皮 15 克。每日 1 剂,水煎,分 2 次服。⑧

29. 薏苡仁刀豆汤　生薏苡仁 60 克、刀豆子 60 克、茯苓 30 克、淡竹叶 30 克。⑨

30. 鹅不食草汤　鹅不食草 30 克、野菊花 15～30 克、胖大海 10 克、白僵蚕 10 克、陈皮 15 克。每日 1 剂,水煎,分 2 次服。⑩

31. 利咽清金汤加减　桔梗 10 克、黄芩 10 克、浙贝母 10 克、麦冬 15 克、生栀子 10 克、薄荷 6 克、山豆根 10 克、七叶一枝花 15 克、牛蒡子 12 克、板蓝根 20 克、紫苏 6 克、金果榄 6 克。每日 1 剂,水煎服,另服知柏地黄丸 1 丸,每日 2 次。⑪

二、手术后,与放化疗等合用方

1. 清瘤亮喉方　党参 20～40 克、太子参 20～40 克、石斛 10～20 克、沙参 10～17 克、麦冬 10～20 克、焦山楂 10～20 克、鸡内金 10～20 克、砂仁 10～15 克、夏枯草 10～15 克、白花蛇舌草 15～25 克、皂角刺 10～18 克、佩兰 10～15 克、藿香 10～15 克、牡丹皮 10～15 克、射干 6～12 克、石菖蒲 8～12 克、龟甲 10～15 克、天花粉 20～30 克。陈万军等用此方联合手术、放疗或化疗,治疗喉咽鳞状细胞癌患者 80 例,与对照组相比能有效减轻喉咽癌综合治疗中免疫功能降低的程度,应用清瘤

① 胡熙明. 中国中医秘方大全(下册)[M]. 上海:文汇出版社,1989:634.
② 胡熙明. 中国中医秘方大全(下册)[M]. 上海:文汇出版社,1989:635.
③ 潘明继. 癌的扶正培本治疗[M]. 福州:福建科学技术出版社,1989:147.
④ 同上.
⑤ 华良才. 喉科肿瘤治验 2 例[J]. 中医杂志,1986(4):48.
⑥ 郁仁存. 中医肿瘤学(下)[M]. 北京:科学出版社,1985:21-22.
⑦ 张洪基,等. 中西医结合常见肿瘤临床手册[M]. 郑州:河南科学技术出版社,1984:151.
⑧ 同上.
⑨ 张洪基,等. 中西医结合常见肿瘤临床手册[M]. 郑州:河南科学技术出版社,1984:152.
⑩ 同上.
⑪ 郁仁存. 中医肿瘤学(上)[M]. 北京:科学出版社,1983:228.

亮喉方的中西医结合治疗喉咽癌可延缓肿瘤复发,延长患者寿命。[1]

2. 桔梗射干汤　桔梗 12 克、甘草 6 克、射干 15 克、赤芍 15 克、浙贝母 15 克、麦冬 15 克、玄参 30 克、半枝莲 30 克、白花蛇舌草 30 克。随症加减:淋巴结肿大者,加夏枯草 12 克、风栗壳 30 克、海蛤壳 20 克;失音者,加木蝴蝶 12 克;胸痛或伴有咳嗽者,加瓜蒌皮 15 克、丝瓜络 12 克;胁痛,加郁金 20 克;腰背痛,加葛根 30 克、豨莶草 12 克;龈齿及口干较甚者,加太子参 30 克(或西洋参 12 克,另煎和服)、五味子 6 克、石斛 15 克;胃纳差者,加麦芽 30 克、山楂 10 克;大便秘结者,加干地黄 30 克、大腹皮 15 克、槟榔 10 克。每日 1 剂,上下午各服 1 次。汤国成等用此方对 9 例喉癌患者术后在放化疗期间出现的证候及不良反应进行辨证治疗,取得较满意效果。[2]

三、未手术,与放化疗等合用方

1. 逍遥散合六味地黄丸加减　柴胡 10 克、白芍 15 克、生地黄 15 克、淮山药 15 克、茯苓 25 克、牡丹皮 10 克、泽泻 15 克、山茱萸 10 克、玄参 15 克、麦冬 15 克、麦芽 30 克、当归 10 克、蜡梅花 10 克。谭开基等用此方依中医辨证从肝论治喉部低分化鳞状上皮细胞癌患者(化疗后),疗效较好。[3]

2. 陈锐深经验方　太子参 20 克、麦冬 10 克、生地黄 15 克、蒲公英 20 克、绵茵陈 15 克、猫爪草 20 克、田七片 10 克、浙贝母 15 克、茯苓 15 克、女贞子 15 克、郁金 15 克、牡丹皮 10 克。每日 1 剂,水煎服。陈锐深用此方结合放疗治疗喉癌淋巴结转移患者 1 例,效果较好。[4]

3. 射干连翘汤　射干 15 克、连翘 15 克、黄芩 10 克、板蓝根 20 克、岗梅根 30 克、天花粉 30 克、生地黄 20 克、玄参 15 克、西洋参(另炖)6 克、川贝 10 克、白花蛇舌草 30 克、北沙参 30 克。随症加减:咽喉溃烂者,加蒲公英;头痛者,加白芷、川芎。每日 1 剂,水煎,分 2 次服用。适用于喉癌放疗后。[5]

4. 焦书庆经验方　黄芩 10 克、夏枯草 10 克、半枝莲 15 克、白花蛇舌草 15 克、黄药子 15 克、党参 15 克、茯苓 10 克、白术 10 克、甘草 6 克、丹参 15 克、川芎 15 克、牛膝 10 克。焦书庆用此方配合放疗治愈喉癌 2 例。[6]

四、转移后用方(包括与其他方法联合治疗)

消痰软坚汤　夏枯草、生牡蛎、玄参、土贝母、海藻、昆布、白芥子、桔梗、山慈菇、海浮石、黄药子。喉癌转移出现颈部恶性肿块者,加一枝黄花、山豆根、牛蒡子。[7]

单　方

1. 冬凌草　组成:冬凌草 120 克。功效主治:清热解毒,活血止痛;适用于喉癌。制备方法:加水煎煮。用法用量:每日 1 剂,分 3 次服。[8]

2. 雪里青(咽喉草)　组成:雪里青 120 克。功效主治:清热解毒,利水消肿;适用于喉癌。制备方法:加水煎煮。用法用量:每日 1 剂,分多次服。[9]

3. 白猫眼草　组成:白猫眼草 30 克。功效主治:清热解毒,舒咽利喉;适用于喉癌。制备方法:加水煎煮。用法用量:每日 1 剂,分 2 次服。[10]

4. 牛蒡子　组成:牛蒡子 30 克。功效主治:利咽透疹,解毒消肿;适用于喉癌。制备方法:加

① 陈万军,等. 清瘤亮喉方在辅助治疗喉咽癌中对免疫功能的影响[J]. 南京中医药大学学报,2012,28(2):126-127.
② 汤国成,张秀霞. 桔梗射干汤治疗鼻咽癌及喉癌术后放、化疗不良反应[J]. 新中医,2001,33(6):48-49.
③ 谭开基,等. 从肝论治恶性肿瘤治验举隅[J]. 中医药学刊,2005,23(6):1140-1141.
④ 陈锐深,黎壮伟. 中西医结合治愈喉癌淋巴结转移 1 例[J]. 北京中医药大学学报(中医临床版),2005,12(1):46.
⑤ 陈锐深. 现代中医肿瘤学[M]. 北京:人民卫生出版社,2003:336.
⑥ 焦书庆. 中西医结合治疗喉癌二例[J]. 河北医学院学报,1985(1):43,45.
⑦ 王庆才,等. 消痰软坚汤加味治疗颈部恶性肿块 17 例[J]. 河北中医,1993,15(5):18.
⑧ 邵梦扬,等. 中医肿瘤治疗学[M]. 天津:天津科技翻译出版社,1994:194-197.
⑨ 同上.
⑩ 同上.

水煎煮。用法用量：每日 1 剂,分 2 次服。①

5. 夏枯草　组成：夏枯草 60～90 克。功效主治：清热泻火,消肿散结;适用于喉癌。制备方法：加水煎煮。用法用量：每日 1 剂,分 2 次服。②

6. 菝葜汤　组成：菝葜 30～60 克、生薏苡仁 30～60 克、猪苓 30 克。功效主治：清热解毒,利水消肿;适用于喉癌。制备方法：加水煎煮。用法用量：每日 1 剂,水煎,分 2 次服。③

中 成 药

1. 紫雪散　组成：升麻 50 克、水牛角 50 克、生石膏 50 克、寒水石 50 克、玄参 100 克、甘草 40 克、沉香 25 克、木香 25 克。功效主治：清热解毒,镇痉开窍;适用于喉癌蓄毒在内,烦躁口干者。制备方法：上药共研细粉。用法用量：每次服 5 克,每日服用 2 次。④

2. 六神丸　组成：麝香、牛黄、冰片、珍珠、蟾酥。功效主治：清热解毒,消肿止痛;适用于喉癌肿痛、喉痹失音等。制备方法：制成小丸,百草霜为衣。用法用量：每包 30 粒,每次 10 粒,噙化,也可开水送服。⑤

3. 梅花点舌丹　组成：醋炙乳没、沉香、血竭、白梅花、葶苈子、牛黄、珍珠粉、麝香、熊胆。功效主治：清热解毒,消肿止痛;适用于各类喉癌。制备方法：制成水丸。用法用量：每次 2～3 粒(约 0.15 克),每日 2 次,先饮水一口,将药放舌上,以口麻为度,再用温黄酒或温开水送下。⑥

4. 加味犀黄丸　组成：乳香 50 克、没药 50 克、牛黄 1.5 克、麝香 7.5 克、马钱子 9 克、天龙 20 克、蟾酥 1 克、象牙(现禁用)屑 2.5 克。功效主治：清热解毒,消肿散结;适用于喉癌、肺癌、胃癌、食道癌等。制备方法：上药共研极细末,每料用大米面 55 克打糊杵为小丸,如火麻籽仁大。用法用量：每日早晚各服 1 次,每次 3～5 克。对症选用中药煎水送服。⑦

① 邵梦扬,等. 中医肿瘤治疗学[M]. 天津：天津科技翻译出版社,1994：194 - 197.
② 同上.
③ 张洪基,等. 中西医结合常见肿瘤临床手册[M]. 郑州：河南科学技术出版社,1984：151.
④ 陈锐深. 现代中医肿瘤学[M]. 北京：人民卫生出版社,2003：337.
⑤ 郑玉玲,等. 实用中西医肿瘤内科治疗手册[M]. 北京：中国医药科技出版社,1994：69.
⑥ 同上.
⑦ 钱方田. 加味犀黄丸、化痞丹治疗肿瘤疗效观察[J]. 四川中医,1989(2)：27.

鼻　咽　癌

概　述

鼻咽癌是发生在鼻咽部的一种恶性肿瘤,尤以我国南方及东南亚地区为多见。鼻咽癌的发病原因仍不清楚,是多种因素综合作用的结果,包括环境因素和患者本身的因素。最受人们重视的因素有 Epstein - Barr 病毒(EB 病毒)感染、遗传因素和化学致癌物等。

鼻咽癌的主要临床表现有颈部淋巴结肿大、回缩性血涕、耳鸣或听力减退、头痛、鼻塞、面部麻木、海绵窦综合征、垂体-蝶骨综合征、眼眶综合征、颈交感受损的 Horner 综合征等。其中颈部淋巴结肿大是最常见症状,患者往往在无意中摸到颈部有一个肿块,或照镜子时发现两侧颈部不对称,或别人发现肿块。回缩性血涕是指回吸鼻腔后,从口腔吐出带涕血丝,尤以早晨起床后为甚。头痛常表现为枕部或颞部的疼痛,多为钝痛。鼻塞可为单侧或双侧,则与肿瘤的部位、大小和类型有较大关系。面部麻木可以是感觉减退、痛觉过敏或者是痛觉缺失,为肿瘤侵犯或压迫三叉神经所致。鼻咽癌有浸润性生长的特点,容易沿黏膜下蔓延,以及颈淋巴结转移和远处转移。

鼻咽癌的病理分型,世界卫生组织将其分为角化性鳞癌或鳞癌和非角化性癌。国内分为原位癌、浸润癌和其他恶性肿瘤。

由于鼻咽解剖结构复杂、部位隐蔽、症状多变,患者和医师的疏忽容易延误诊断。因此要仔细倾听患者的自述,认真地检查患者结合影像学及病理学检查,才能确诊鼻咽癌。常见检查有鼻咽镜检查、脑神经检查、颈部淋巴结检查以及 B 超、放射性核素检查、X 线、CT 及 MRI 检查。血液检查中,鼻咽癌患者 90% 以上 VCA - IgA(EB 病毒抗体)阳性,并且其滴度比较高,大多在 1∶40 以上。目前还可检测 EB 病毒 RNA,已经证实其与预后有关。

鼻咽癌临床需与鼻咽结核、鼻咽增生性结节、鼻咽增殖体、鼻咽纤维血管瘤、蝶鞍区肿瘤、鼻咽或颅底脊索瘤、鼻咽及颈部恶性淋巴瘤、颈部淋巴结转移性癌、颈部淋巴结慢性炎症、颈部淋巴结结核相鉴别。

鼻咽癌综合治疗的目的是有效提高鼻咽癌原发灶和颈部淋巴结转移灶控制率,减少局部肿瘤的复发率和降低远处转移率,并提高患者的生存质量。围绕这个目的,其综合治疗的原则是以放疗为主,辅以化疗及手术治疗。临床上可以根据初治或复发鼻咽癌不同的 TNM 分期,选用不同的综合治疗方法。鼻咽癌的首次治疗应首选放疗。

一般来讲,单纯的放疗可以治愈鼻咽癌,其 5 年生存率达到 50%~70%。即使是复发性鼻咽癌,经过合理的再程治疗,也可以达到 10%~30% 的 5 年生存率。随着放疗设备的更新及放疗技术的改进,放疗的疗效在不断提高。以复旦大学附属肿瘤医院为例,1959 年报道 5 年生存率为 19.6%,1983 年报道的为 54%,2008 年报道的为 67.4%。[①]

根据鼻咽癌的临床表现,本病与中医"真头痛""鼻渊""控脑砂""失荣""上石疽""瘰疬""耳鸣"等的描述颇有相似之处。《灵枢·厥病》载:"真头痛,头痛甚,脑尽痛,手足寒至节,死不治。"《素问·气厥论》言:"胆移热于脑,则辛頞鼻渊。

---

① 汤钊猷. 现代肿瘤学[M]. 第三版. 上海:复旦大学出版社,2011:753 - 791.

鼻渊者浊涕下不止也，传为衄蠛瞑目。"《医宗金鉴》载："鼻窍中时流黄色浊涕……若久而不愈，鼻中淋沥腥秽血水，头眩虚晕而痛者必系虫蚀脑也，即名控脑砂。"《外科正宗》曰："失荣者……其患多生肩之已上，初起微肿，皮色不变，日久渐大，坚硬如石，推之不移，按之不动，半载一年，方生阴痛，气血渐衰，形容瘦削，破烂紫斑，渗流血水，或肿泛如莲，秽气熏蒸，昼夜不歇，平生疙瘩，愈久愈大，越溃越坚，犯此俱为不治。"《医宗金鉴》论"上石疽"："生于颈项两旁，形如桃李，皮色如常，坚硬如石，脊痛不热……初小渐大，难消难溃，既溃难敛，疲顽之症也。"《疡科选粹》言："只生一个于颈项者名单瘰疬，最称难治……药石无动，针灸难效。万死一生，害人甚速。"历代医家在对症状描述的同时，对本病的病因病机也有认识。如《黄帝内经》有"胆移热于脑……"，而成鼻渊，《外科真诠》有"右疽……乃肝经郁结，气血凝滞而成"等。

一般认为鼻咽癌的发生与机体内外多种致病因素有关。由于先天禀赋不足，正气虚弱，或情志不遂，饮食不节，脏腑功能失调，邪毒乘虚而入，凝结成癌肿。病理机制：① 热毒。情志不遂，郁而化火，肝胆火毒循经上移；或过食肥甘，嗜酒，饮食不节，损伤脾胃，痰火与邪毒互结；或素体蕴热，复感邪毒，肺气不宣，肺热痰火互结，灼腐肌膜。② 痰凝。肝胆火旺，灼液为痰，或肝郁犯脾，脾失健运，水湿内停，痰浊内生，阻塞经络，凝结成肿块。③ 气滞血瘀。情志不遂，肝失疏泄，气机不畅，气郁日久，血行受阻，气血凝滞经络，结聚而成肿块。④ 正虚。先天禀赋不足，脏腑功能失调，尤其是肝脾功能失常，导致热毒，痰火互结，气血运行不畅，经络阻滞而成癌肿。①

辨 证 施 治

1. 肺经风热型 症见鼻塞或清涕，涕中带血，喉间有痰，口苦咽干，身热，舌质红，苔薄白腻，脉滑而有力。治宜疏风散邪、宣肺清热。

（1）八珍汤加减（文琢之经验方） 黄芪30克、党参30克、怀山药30克、白术10克、陈皮10克、茯苓15克、当归15克、仙鹤草20克、半枝莲30克、玄参20克、牡蛎30克、大蓟15克、小蓟15克、赤芍15克、海藻15克、昆布15克、地龙10克、甘草3克。每日1剂，水煎服。补益气血，和营解毒，软坚散结。适用于鼻咽癌，证属气阴两虚，血瘀毒凝者。②

（2）苍耳子散 苍耳子10克、辛夷10克、菊花15克、薄荷5克、黄芩15克、连翘15克、白茅根15克、栀子炭12克、茜草根20克、瓜蒌20克、法半夏10克、半枝莲30克、白花蛇舌草30克、甘草5克。随症加减：头痛者，加白芷10克、蔓荆子10克；咽干咽痛者，加射干10克、露蜂房10克、天花粉20克、玄参15克。③

2. 痰热内结型 症见鼻塞浊涕，咳嗽黏稠，头痛头重，耳鸣耳闭，小便短赤，颈部瘰疬，舌黯红，苔黄腻，脉弦滑。治宜清热化痰、解毒化浊。

（1）清气化痰汤 胆南星10克、法半夏10克、陈皮10克、黄芩20克、枳实10克、辛夷10克、苍耳子10克、石菖蒲10克、土贝母15克、十大功劳30克、半枝莲30克、夏枯草30克、七叶一枝花30克。随症加减：头痛者，加僵蚕、白芷；口干欲饮者，加天花粉、生地黄、芦根；涕中带血者，加仙鹤草、白茅根；颈部瘰疬者，加海藻、昆布。每日1剂，水煎服，分2次服用。④

（2）周维顺经验方1 鹅不食草30克、猫爪草60克、夏枯草30克、苍耳草30克、辛夷15克、炒薏苡仁30克、石上柏30克、山豆根10克、半夏10克、苍术10克、杏仁10克、胆南星9克、猪苓15克、茯苓15克。⑤

3. 热毒蕴结型 症见鼻塞浊涕或脓涕稠厚，偏侧头痛，视物不清，耳聋耳鸣或口眼歪斜，面部

① 陈熠. 肿瘤中医证治精要[M]. 上海科学技术出版社，2007：104.
② 尚怀海，等. 中医名方验方丛书——肿瘤治疗名方验方[M]. 北京：人民卫生出版社，2016：8.
③ 潘敏求. 中华肿瘤治疗大成[M]. 河北科学技术出版社，1996：208.
④ 黎月恒，等. 中西医临床用药手册（肿瘤科分册）[M]. 长沙：湖南科学技术出版社，2010：4.
⑤ 申兴勇，等. 周维顺教授治疗鼻咽癌经验[J]. 长春中医药大学学报，2009，25(2)：170.

麻木,口苦咽干,舌红绛,苔黄,脉弦数。治宜清热解毒、凉血散结。

(1)陈效莲经验方1 升麻15克、生地黄15克、野菊花20克、茯苓20克、苍耳子20克、七叶一枝花20克、仙鹤草30克、白花蛇舌草30克、石上柏30克、生天南星60克。每日1剂,水煎2~3小时,口服。①

(2)清瘟败毒饮 生地黄15克、连翘15克、黄芩20克、生石膏30克、栀子12克、竹叶10克、知母15克、赤芍10克、菊花12克、辛夷10克、石菖蒲10克、桔梗10克、半枝莲30克、七叶一枝花30克、葵树子30克、石上柏30克。随症加减:鼻衄不止者,加仙鹤草、白茅根;口眼歪斜、面麻者,加全蝎、僵蚕。每日1剂,水煎服,分2次服用。②

(3)周维顺经验方2 鹅不食草30克、猫爪草60克、夏枯草30克、苍耳草30克、辛夷15克、炒薏苡仁30克、石上柏30克、山豆根10克、瓜蒌30克、射干10克、白芷10克、炒黄芩12克、半枝莲30克、白花蛇舌草30克、浙贝母10克。③

(4)戴裕光经验方 蒲公英30克、紫花地丁30克、野菊花30克、丹参15克、玄参15克、陈皮9克、制半夏25克、胆南星12克、干姜9克、黄芩9克、白芷12克、辛夷12克、苍耳子12克。④

(5)龙胆泻肝汤 龙胆草15克、炒栀子10克、黄芩10克、茯苓10克、泽泻10克、生地黄10克、当归10克、七叶一枝花30克、车前子10克、人参10克、麦冬10克、五味子5克、甘草5克。随症加减:头痛甚者,加白芷、川芎;发热甚者,加青蒿;口干者,加天花粉、石斛;便秘者,加瓜蒌仁、枳实;淋巴结肿大者,加黄药子、胆南星;鼻衄者,加仙鹤草、紫珠草。每日1剂,水煎服,分2次服用。⑤

(6)龙胆泻肝汤加减合黄连解毒汤 龙胆草10克、柴胡10克、黄芩10克、山豆根10克、辛夷花10克、生地黄10克、泽泻10克、石上柏15克、白屈菜15克、白花蛇舌草15克、黄连5克、栀子5克。每日1剂,水煎,分2次服用。⑥

(7)黄连解毒汤 黄芩10克、黄连8克、大黄12克、生石膏30克、七叶一枝花15克、半枝莲15克、白花蛇舌草30克、生地黄30克、赤芍15克、玄参15克、白术10克。每日1剂,水煎,分2次服用。⑦

(8)羚角钩藤汤 羚羊角片10克、桑叶10克、川贝母10克、生地黄15克、钩藤20克、菊花10克、白芍15克、淡竹茹10克、茯神15克、丹参30克、夏枯草20克、栀子10克、半枝莲20克、仙鹤草25克。随症加减:头痛剧烈者,加全蝎(研吞)0.5克、蜈蚣0.5克、地龙10克;心烦不寐者,加柏子仁15克、夜交藤15克、酸枣仁12克;鼻衄不止者,加仙鹤草30克、白茅根30克、炒栀子10克。每日1剂,水煎,分2次服用。⑧

(9)二箭三生汤 蛇泡箭、老鼠箭、茜根、沙参、苍耳子、石上柏、生慈菇、大枣、瓜蒌、生半夏、生南星等。每日1剂,分次饮服。清热解毒,宣肺利鼻,除痰散结。适用于鼻咽癌早期症状不多者。常在普查中发现。临床观察:陈效莲等报道,用本方加减治疗2例早期鼻咽癌患者,5年生存率100%。⑨

(10)邱宝珊经验方1 黄藤15克、赤芍15克、玄参15克、川萆薢15克、地肤子15克、虎杖18克、柴胡9克、牛膝24克、天花粉30克、栀子30克、生牡蛎30克、七叶一枝花30克。每日1剂,水煎服,分2次服用。⑩

4.气滞血瘀型 症见鼻涕带血,耳内胀闷或蝉鸣,头痛眩晕,胸胁胀闷不舒,纳少,舌质黯红、

① 刘美珍,陈效莲.陈效莲老中医治疗肿瘤经验介绍[J].新中医,2010,42(1):55-56.
② 黎月恒,潘敏求.中西医临床用药手册(肿瘤科分册)[M].湖南科学技术出版社,2010:4.
③ 申兴勇,等.周维顺教授治疗鼻咽癌经验[J].长春中医药大学学报,2009,25(2):170.
④ 贾煜.戴裕光治疗疑难重病临证思路及特点[J].中国中医急症,2009,18(4):573-575.
⑤ 花宝金,等.名中医经方时方治肿瘤[M].北京:中国中医药出版社,2008:5.
⑥ 同上.
⑦ 同上.
⑧ 花宝金,等.名中医经方时方治肿瘤[M].北京:中国中医药出版社,2008:6.
⑨ 陈熠.肿瘤单验方大全[M].北京:中国中医药出版社,1998:59.
⑩ 邱宝珊.中医药治疗24例晚期鼻咽癌的疗效观察[J].新中医,1994(9):10-12.

青紫或见瘀点瘀斑,舌苔薄白,脉弦。治宜疏肝理气、化瘀解毒。

(1)通窍活血汤、抗癌四对　桃仁9克、红花9克、川芎9克、薏苡仁30克、赤芍15克、苍耳子15克、当归12克、郁金6克、葱白6克、海藻10克、昆布10克、三棱10克、莪术10克、露蜂房10克、地龙10克。随症加减:头痛甚,加清上蠲疼汤(当归、荆芥穗、黄芩、菊花、麦冬、生姜、甘草、川芎、白芷、细辛、羌活、独活、防风、僵蚕、藁本),或者裴氏清震汤(苍术、升麻、荷叶、甘草);鼻衄者,加血余炭、藕节炭、小蓟、仙鹤草。〔见113页11.裴正学分4型(3)〕

(2)益气活血汤　黄芪30克、太子参30克、茯苓20克、白术12克、玄参12克、当归12克、生地黄15克、麦冬15克、丹参18克、赤芍15克、白芍15克、桃仁12克、鸡血藤30克、甘草6克。每日1剂,水煎服,每天2次。配合放疗及三氧治疗。健脾益气,养阴活血,适用于鼻咽癌(气虚血瘀型)放疗增敏。临床观察:张涛等治疗20例鼻咽癌患者,益气活血汤结合三氧对改善患者的睡眠状况有帮助,有效率为95%,为放疗期间降低乏氧细胞对放射线的抗拒、减轻不良反应、改善睡眠、提高治愈率等,提供了重要帮助。①

(3)逍遥散　柴胡10克、茯苓12克、白术10克、当归10克、赤芍12克、香附12克、郁金12克、栀子10克、黄芩12克、苍耳子10克、丹参30克、葵树子30克、石上柏30克、仙鹤草15克、石菖蒲10克、七叶一枝花30克。随症加减:口干舌燥者,加天花粉、麦冬、人参须;视物模糊、复视者,加密蒙花、枸杞子、红花。每日1剂,水煎,分2次服用。②

(4)周维顺经验方3　鹅不食草30克、猫爪草60克、夏枯草30克、苍耳草30克、辛夷15克、炒薏苡仁30克、石上柏30克、山豆根10克、野菊花30克、蛇莓30克、青皮10克、陈皮10克、制香附10克、炙乳香10克、没药10克、延胡索15克。③

(5)通窍活血汤　石上柏30克、半枝莲30克、金银花15克、夏枯草15克、全瓜蒌15克、白屈菜15克、赤芍10克、川芎10克、桃仁10克、红花10克、麝香(冲服)1克、葱根3根。随症加减:若放疗后津液亏损者,加天花粉、玄参、沙参、石斛、玉竹、麦冬、知母等;若气滞血瘀者,加枳壳、白术、陈皮、茯苓、薏苡仁等;若脾气虚弱者,加黄芪、党参、黄精、五味子等。每日1剂,水煎,分2次服用。行气活血,解毒化瘀。适用于气滞血瘀之鼻衄,流脓血涕。④

(6)疏肝散结汤　柴胡12克、瓜蒌仁12克、白茅根12克、茜草根12克、枳壳10克、玄参15克、夏枯草15克、浙贝母15克、生牡蛎30克、白花蛇舌草30克、桔梗6克。每日1剂,水煎,分2次服用。⑤

(7)邱宝珊经验方2　青皮12克、当归12克、川芎12克、马鞭草30克、生牡蛎30克、泽兰30克、昆布15克、两面针15克、丹参15克、五灵脂15克、红花9克、田七(冲服)3克。活血破瘀,攻坚散结。每日1剂,水煎服,每天2次。⑥

5.阴虚内热型　鼻干头痛,口干舌燥,腰膝酸软,耳鸣耳聋,大便秘结,小便黄少,舌红,苔薄黄,脉沉细或数。治宜滋阴补肾、解毒散结。

(1)陈清华经验方1　生地黄15克、麦冬15克、玄参30克、八月札15克、金银花15克、白花蛇舌草30克、火麻仁30克、生首乌15克、生甘草10克。随症加减:咯痰者,加杏仁10克;血涕者,加白茅根30克、仙鹤草15克;头痛者,加辛夷花5克;鼻塞者,加苍耳子15克。每日1剂,水煎服。〔见115页15.陈清华等分2型(2)〕

(2)杞菊地黄汤　枸杞子15克、菊花15克、生地黄15克、牡丹皮10克、泽泻12克、茯苓12

---

① 张涛,等.研究益气活血中药加三氧对提高鼻咽癌放疗敏感性的作用[J].中国医学创新,2012(1):9.
② 黎月恒,潘敏求.中西医临床用药手册(肿瘤科分册)[M].湖南科学技术出版社,2010:5.
③ 申兴勇,等.周维顺教授治疗鼻咽癌经验[J].长春中医药大学学报,2009,25(2):170.
④ 花宝金,等.名中医经方时方治肿瘤[M].北京:中国中医药出版社,2008:6.
⑤ 同上.
⑥ 邱宝珊.中医药治疗24例晚期鼻咽癌的疗效观察[J].新中医,1994(9):10.

克、玄参 10 克、麦冬 15 克、天花粉 20 克、竹叶 10 克、陈皮 10 克、七叶一枝花 30 克、白英 15 克、石上柏 30 克、甘草 5 克。随症加减：涕血者，加白茅根、仙鹤草；汗多者，加炙黄芪、五味子、煅牡蛎。每日 1 剂，水煎，分 2 次服用。①

（3）竹叶石膏汤合海藻玉壶汤　生石膏 30 克、竹叶 15 克、薏苡仁 15 克、生牡蛎 15 克、生地黄 15 克、玄参 15 克、七叶一枝花 15 克、海藻 10 克、昆布 10 克、杭菊花 10 克、白芍 10 克、郁金 10 克、苍耳子 10 克、天花粉 10 克。每日 1 剂，水煎，分 2 次服用。②

6. 气阴两虚型　症见鼻干不适，耳鸣头昏，涕中带血，神疲乏力，少气懒言，五心烦热，咽燥口干，口渴喜饮，舌淡，少苔、无苔或有裂纹，脉细或细数。治宜益气养阴、解毒散结。

（1）许智经验方 1　太子参 20 克、黄芪 20 克、女贞子 12 克、枸杞子 15 克、麦冬 15 克、五味子 10 克、茯苓 15 克、白术 15 克、山楂 15 克、神曲 10 克，另给西洋参（切片泡水代茶饮）5 克。每日 1 剂，水煎，分 2 次服。〔见 115 页 14. 许智等分 2 型 (2)〕

（2）增液加减方　太子参 30 克（或西洋参 15 克）、黄芪 15 克、女贞子 15 克、玄参 15 克、麦冬 15 克、生地黄 15 克、石斛 20 克、天花粉 20 克、甲片 15 克、白花蛇舌草 30 克、半枝莲 30 克、七叶一枝花 30 克、甘草 6 克。随症加减：鼻塞者，加苍耳子、辛夷花；涕血者，加仙鹤草、墨旱莲、白茅根；头痛者，加白芷、羌活；面麻、舌歪、复视者，加蜈蚣、僵蚕、钩藤；咳嗽无痰者，加北沙参、百合、川贝母（另研末，冲服）、桔梗；颈淋巴结肿大者，加生南星、生牡蛎、夏枯草；咽喉肿痛者，加射干、牛蒡子、山豆根、胖大海；舌质红绛或青紫、舌尖边有瘀点或瘀斑者，加丹参、赤芍、红花；气血亏虚，加何首乌、黄精、补骨脂、鸡血藤、黄芪。每日 1

剂，水煎，分 2 次服用。③

（3）周维顺经验方 4　鹅不食草 30 克、猫爪草 60 克、夏枯草 30 克、苍耳草 30 克、辛夷 15 克、炒薏苡仁 30 克、石上柏 30 克、山豆根 10 克、黄芪 30 克、白术 10 克、党参 10 克、当归 15 克、丹参 30 克、鸡血藤 30 克、炙甘草 5 克。④

（4）生脉散合四君子汤　太子参 15～30 克、麦冬 15 克、五味子 10 克、茯苓 15 克、白术 10 克、甘草 6 克、白芍 15 克、生地黄 15 克。〔见 116 页 17. 宋培荣等分 4 型 (4)〕

（5）刘伟胜经验方　太子参 30 克、麦冬 10 克、五味子 10 克、生地黄 20 克、山茱萸 8 克、山药 15 克、牡丹皮 15 克、泽泻 5 克、茯苓 15 克、法半夏 15 克。每日 1 剂。⑤

（6）张德忠经验方　生地黄 10 克、麦冬 10 克、玄参 10 克、枇杷叶 10 克、竹茹 10 克、乌梅 10 克、党参 10 克、白术 10 克、陈皮 10 克、天花粉 10 克、鸡内金 10 克、龙骨 10 克、牡蛎 10 克、辛夷花 10 克、炒山楂 10 克、炒神曲 10 克、炒麦芽 10 克、五味子 6 克、佛手片 6 克、炙甘草 6 克、白芍 15 克、枳壳 15 克、黄芪 30 克、石斛 20 克、蒲公英 20 克、白花蛇舌草 20 克、半枝莲 20 克、夏枯草 20 克。水煎服。⑥

（7）沈英森经验方　黄芪 30 克、墨旱莲 30 克、生牡蛎 30 克、白花蛇舌草 30 克、生谷芽 30 克、北沙参 30 克、党参 20 克、白术 10 克、茯苓 10 克、砂仁 10 克、麦冬 10 克、石斛 10 克、山药 15 克、女贞子 15 克。临床观察：区某，女，54 岁，1991 年 12 月初诊。因头痛、耳胀 2 月，广州市某肿瘤医院诊断为中晚期鼻咽癌。予放疗、化疗 2 周后出现头晕，乏力，口干，咽痛，口咽黏膜水肿、糜烂，进食困难，恶心，呕吐，体重下降等症状，外周血白细胞下降至 $1.0 \times 10^9/\mathrm{L}$。患者难以继续接受治疗而终止疗程，遂来就诊。诊见精神萎靡，面

①　黎月恒，潘敏求. 中西医临床用药手册（肿瘤科分册）[M]. 湖南科学技术出版社，2010：5.
②　黄志杰. 中医抗癌古今验方精选[M]. 湖北科学技术出版社，2009：29.
③　黎月恒，潘敏求. 中西医临床用药手册（肿瘤科分册）[M]. 湖南科学技术出版社，2010：5.
④　申兴勇，等. 周维顺教授治疗鼻咽癌经验[J]. 长春中医药大学学报，2009，25(2)：170.
⑤　陈海，等. 刘伟胜教授运用益气养阴法治疗鼻咽癌放疗反应经验[J]. 国际医药卫生导报，2006，12(10)：108－110.
⑥　孙超. 张德忠鼻咽癌治验四则[J]. 湖北中医学院学报，2003，10(4)：52.

色㿠白，头晕头痛，口干，气短，进食困难，便秘，舌尖红，苔白中微黄，脉细。证属气阴两虚。药用黄芪 30 克、墨旱莲 30 克、生牡蛎(先煎)30 克、白花蛇舌草 30 克、生谷芽 30 克、北沙参 30 克、党参 20 克、白术 10 克、茯苓 10 克、砂仁(后下)10 克、麦冬 10 克、石斛 10 克、山药 15 克、女贞子 15 克。服 5 剂后症状明显好转，守原方服药 1 月，症状基本改善，坚持用中药治疗 10 年，未见复发。①

(8) 益气养阴汤　太子参 30 克(或西洋参 15 克)、玄参 15 克、麦冬 15 克、生地黄 15 克、女贞子 15 克、石斛 20 克、天花粉 20 克、白花蛇舌草 30 克、半枝莲 30 克、甘草 6 克。随症加减：鼻塞者，加苍耳子 10 克、辛夷花 10 克；涕血者，加仙鹤草 15 克、墨旱莲 15 克、侧柏叶 15 克；头痛者，加白芷 10 克、羌活 10 克；面麻、舌歪、复视者，加蜈蚣 5 条、僵蚕 6 克、钩藤 15 克；颈淋巴结肿大超过 8 厘米×8 厘米者，加生南星 30 克、生牡蛎 30～60 克、夏枯草 20 克；咽喉肿痛者，加射干 10 克、牛蒡子 10 克、山豆根 10 克、胖大海 5 枚；咳嗽无痰者，加北沙参 30 克、百合 20 克、川贝母(另研末冲服)10 克、桔梗 10 克；舌质红绛或青紫、舌尖边瘀点或瘀斑者，加丹参 10 克、赤芍 10 克、红花 6 克；气血虚者(或白细胞减少至 3 000 以下者)，加何首乌 20 克、黄精 20 克、补骨脂 15 克、鸡血藤 30 克、黄芪(或党参)30 克。放疗期间每日 1 剂，连服 6 天，休息 1 天，4 周为 1 个疗程，连续服用 3 个疗程至放疗结束。放疗后半年内每周维持 5～6 剂，放疗后半年以上每周服 3 剂，持续 2 年以上。益气养阴，清热解毒，祛瘀散结。适用于鼻咽癌放疗后。临床观察：李连华等报道，曾观察 272 例鼻咽癌患者单纯放疗组 134 例，中药加放疗组 138 例，结果显示单放组和中放组的 3 年生存率、5 年以上生存率分别为 66.42%、47.76%和 86.96%、67.4%，两组比较有显著差异(P＜0.01)。②

7. 气血两虚型　鼻干不适，耳鸣头昏，神疲乏力，恶寒肢冷，腰膝痿软，骨节酸痛，面色晦暗，舌淡，苔白，脉沉细弱。治宜补气益血。

(1) 济生散　生黄芪 60 克、太子参 15 克、补骨脂 15 克、骨碎补 15 克、炒谷芽 15 克、炒麦芽 15 克、黄精 30 克、鸡血藤 30 克、石韦 30 克、熟地黄 30 克、白花蛇舌草 30 克、女贞子 30 克、陈皮 6 克、木香 6 克、西洋参 10 克、当归 10 克、白芍 10 克、肉苁蓉 10 克、鸡血藤 10 克。随症加减：头痛者，加白芷 10 克、蔓荆子 10 克、僵蚕 10 克；咽干咽痛者，加射干 10 克、露蜂房 10 克、芦根 10 克、天花粉 20 克；涕中带血者，加仙鹤草 15 克、白茅根 15 克；颈部淋巴结肿大明显者，加昆布 15 克、海藻 15 克；骨转移疼痛者，合用阳和汤；咳嗽剧烈者，加桔梗 10 克、苦杏仁 10 克、款冬花 10 克、枇杷叶 10 克；痰多者，加川贝母 10 克、法半夏 10 克；肝区疼痛者，加柴胡 10 克、郁金 10 克、川楝子 10 克、延胡索 10 克；黄疸者，加茵陈 15 克、虎杖 15 克、田基黄 15 克；尿少者，加泽泻 15 克、薏苡仁 20 克。③

(2) 十全大补汤　黄芪 20 克、党参 20 克、白术 10 克、茯苓 10 克、熟地黄 10 克、当归 10 克、白芍 10 克、附片 5 克、肉苁蓉 10 克、牛膝 10 克、七叶一枝花 30 克、葵树子 20 克、石上柏 20 克、仙鹤草 20 克。随症加减：纳差者，加山楂 12 克、麦芽 15 克；心悸失眠者，加酸枣仁 15 克、五味子 10 克；骨转移疼痛者，可合用阳和汤加减。④

8. 肺热证型　涕血，鼻塞，口略干，舌边尖红，苔薄白或薄黄，脉略数。治宜宣肺清热、消肿散结。

(1) 石上柏苍耳汤　石上柏 30 克、苍耳子 10 克、七叶一枝花 15 克、射干 10 克、山慈菇 15 克、白茅根 30 克、山豆根 10 克、瓜蒌 20 克、茜草根 10 克、胆南星 15 克、半夏 15 克、白芷 15 克。每日 1 剂，水煎服。清热解毒，消炎抗癌。适用于鼻咽癌证属肺热型。⑤

(2) 清肺抗癌方　石上柏 30 克、苍耳子 10

① 孟辉. 沈英森教授临床经验拾零[J]. 新中医,2001,33(11)：17-19.
② 李连华,等. 益气养阴汤配合放射治疗鼻咽癌患者远期疗效观察[J]. 中医杂志,1991,32(5)：32-33.
③ 顾小侠,刘书林. 济生散配合化疗治疗晚期鼻咽癌临床研究[J]. 新中医,2012,44(6)：124-126.
④ 潘敏求. 中华肿瘤治疗大成[M]. 河北科学技术出版社,1996：209.
⑤ 王惟恒,等. 肿瘤千家妙方[M]. 北京：中国科学技术出版社,2017：6.

克、七叶一枝花 15 克、射干 10 克、山慈菇 15 克、白茅根 30 克、山豆根 10 克、瓜蒌 20 克、茜草根 10 克、胆南星 15 克、半夏 15 克、白芷 15 克。每日 1 剂,水煎服。清肺泻热,消肿抗癌。适用于鼻咽癌证属肺热型。[1]

(3) 泻白散加减 桑白皮 15 克、地骨皮 15 克、瓜蒌 30 克、射干 10 克、白芷 10 克、炒黄芩 12 克、半枝莲 30 克、白花蛇舌草 30 克、浙贝母 10 克、夏枯草 30 克、苍耳草 30 克、辛夷 15 克、炒薏苡仁 30 克、石上柏 30 克、山豆根 10 克。每日 1 剂,水煎服。〔见 112 页 10. 戴安伟分 4 型(1)〕

(4) 清气化痰方 青皮 10 克、陈皮 10 克、杏仁 10 克、黄芩 12 克、瓜蒌 20 克、胆南星 10 克、制半夏 20 克、猪苓 30 克、土茯苓 30 克、土贝母 30 克、钩藤 10 克、小蓟 30 克、卷柏 30 克、辛夷 10 克。每日 1 剂,水煎服。清肺化痰,解毒抗癌。适用于鼻咽癌证属肺热型。[2]

(5) 二参蟾酥汤 沙参、玄参、天花粉、藁本、山豆根、石上柏、生南星、生地黄、知母、白芷、野菊花、紫草根、白花蛇舌草、蟾酥。每日 1 剂,水煎服。适用于肺热型鼻咽癌。临床观察:广州部队 421 医院以本方为主,中西医结合治疗鼻咽癌 24 例,均获一定疗效。[3]

9. 周仲瑛分 2 型

(1) 热毒痰瘀互结,阴液耗伤型 热毒痰瘀互结,阴液耗伤。治宜清化痰瘀热毒、养阴软坚散结。方用周仲瑛经验方 1:天花粉 15 克、天冬 12 克、漏芦 12 克、山慈菇 10 克、龙葵 20、露蜂房 10 克、炙蜈蚣 3 条、炙僵蚕 10 克、炙蟾皮 5 克、猪殃殃 20 克、川楝子 15 克、制胆南星 10 克、益母草 15 克、海藻 12 克、白花蛇舌草 25 克。随症加减:热结重者,加夏枯草 20 克;口干咽燥,阴虚明显者,加麦冬 12 克、北沙参 12 克。

(2) 热毒痰瘀互结,气阴两伤型 证属热毒痰瘀互结,气阴两伤。治宜清热解毒、活血散结、

祛瘀止痛、补气滋阴。方用周仲瑛经验方 2:炙鳖甲(先煎)15 克、水牛角片(先煎)15 克、白花蛇舌草 30 克、漏芦 12 克、七叶一枝花 15 克、天葵子 10 克、炙蟾皮 5 克、山慈菇 10 克、制南星 10 克、天冬 12 克、生黄芪 20 克、天花粉 15 克、生地黄 12 克、炙蜈蚣 3 条。随症加减:热盛者,加紫花地丁、金银花、半边莲;痛甚者,加乳香、没药、炮甲片;伤阴重者,加麦冬、玄参、乌梅。[4]

10. 戴安伟分 4 型

(1) 肺热型 症见涕血,鼻塞,口略干,头颈部无转移淋巴结,无颅底骨质或颅神经受损征,舌边尖红,苔薄白或薄黄,脉略数。治宜宣肺清热、消肿散结。〔方药见 112 页辨证施治 8.(3)〕

(2) 痰凝型 颈部肿块(转移性淋巴结),不痛不红,耳堵鼻塞,无颅底骨质或颅神经受损征,舌红,苔薄黄腻或厚腻,脉滑数。治宜健脾燥湿、化痰软坚。方用二陈汤加味:制半夏 10 克、陈皮 10 克、苍术 10 克、杏仁 10 克、胆南星 9 克、猪苓 15 克、茯苓 15 克、夏枯草 30 克、苍耳草 30 克、辛夷 15 克、炒薏苡仁 30 克、石上柏 30 克、山豆根 10 克。每日 1 剂,水煎服。

(3) 瘀血型 症见鼻涕带血,头痛或面部皮肤麻木,舌目歪斜,有颅神经受损征,舌质黯红或瘀斑点,脉弦或涩。治宜活血化瘀、消肿散结。方用四物汤加减:桃仁 10 克、红花 6 克、天花粉 10 克、当归 10 克、甲片 6 克、炙乳香 10 克、没药 10 克、制香附 10 克、延胡索 15 克、夏枯草 30 克、苍耳草 30 克、辛夷 15 克、炒薏苡仁 30 克、石上柏 30 克、山豆根 10 克。每日 1 剂,水煎服。

(4) 正虚毒结型 鼻咽癌放化疗术后,局部病灶稳定或无明显复发征象,一般情况可,食纳可,伴或不伴气短乏力,形体消瘦或不消瘦,舌淡红,苔薄白或少苔,脉浮或细弱。治宜扶正抗癌。方用四君子汤加味:炒党参 15 克、生黄芪 20 克、白术 10 克、茯苓 10 克、陈皮 6 克、生熟地黄各 15

[1] 尚怀海,等. 中医名方验方丛书:肿瘤治疗名方验方[M]. 北京:人民卫生出版社,2016:14.
[2] 李岩. 肿瘤病[M]. 北京:人民卫生出版社,1982:48.
[3] 杨今祥. 抗癌中草药制剂[M]. 北京:人民卫生出版社,1981:245.
[4] 尚怀海,等. 中医名方验方丛书:肿瘤治疗名方验方[M]. 北京:人民卫生出版社,2016:3.

克、枸杞子9克、怀山药15克、山茱萸10克、当归10克、鸡血藤30克、夏枯草12克、苍耳草20克、辛夷10克、炒薏苡仁15克、石上柏30克、山豆根9克、白花蛇舌草20克、焦楂曲各15克、炙甘草3克。每日1剂,水煎服。[①]

11. 裴正学分4型

(1)邪毒肺热型 症见鼻塞,涕中带血,有时鼻腔干燥,鼻出热气,头痛,咳嗽,颈部肿块,舌质红,苔薄黄,脉浮数或滑数。治宜宣肺清热、消痰散结。方用麻黄桂枝合剂合银翘散合抗癌五味消毒饮加减:生石膏30克、麻黄10克、桂枝10克、苦杏仁10克、川芎10克、白术10克、羌活10克、独活10克、牛蒡子10克、甘草6克、细辛3克、防风12克、金银花15克、连翘15克、桔梗15克、七叶一枝花15克、白花蛇舌草15克、半枝莲15克、虎杖15克、夏枯草15克。随症加减:恶寒发热,加薄荷、荆芥;咳嗽甚,加苦杏仁、瓜蒌皮;鼻衄,加粲龙汤(北沙参、麦冬、玉竹、石斛、大黄炭、薄荷炭、白茅根、棕榈炭、大蓟炭、小蓟炭、川牛膝、夏枯草、牡蛎);头痛甚者,加空清膏(羌活、防风、黄连、黄芩、甘草、柴胡、川芎);鼻塞明显,加辛夷、苍耳子;喘息者,加定喘汤;化疗后鼻腔干燥者,加麦冬、玉竹、石斛。

(2)肝郁痰凝型 症见颈部肿块显露,痰多黏稠,头痛,耳鸣,鼻塞,鼻衄或血涕,口苦口渴,心烦易怒,大便干结,舌质红,苔黄腻或厚黄,脉滑数。治宜清肝、化痰、解郁、软坚散结。方用四逆散合海藻玉壶汤合升降散加减:柴胡10克、枳实10克、白芍10克、当归10克、川芎10克、海带10克、昆布10克、姜黄10克、海藻15克、连翘15克、浙贝母9克、甘草6克、半夏6克、陈皮6克、大黄6克、蝉蜕6克、僵蚕6克。随症加减:颈部肿块坚硬不移,加紫龙夏马汤(紫草、龙胆草、夏枯草、牡丹皮、桃仁、党参、丹参、山豆根、山茱萸),或者三夏五消二(三七、夏枯草、五灵脂、浙贝母、牡蛎、三棱、莪术);咳嗽多痰,加胆南星、天竺黄;胃

纳欠佳,加茯苓、薏苡仁。

(3)气滞血瘀型 症见鼻塞,涕中带血色暗,头刺痛,入夜尤甚,或耳鸣,舌质黯红、边有瘀斑,苔薄,脉涩。治宜化瘀散结、理气通窍。〔方药见109页辨证施治4.(1)〕

(4)阴虚火旺型 症见头晕目眩,耳鸣耳聋,鼻衄色鲜红,口鼻干燥,咽干喜饮,五心烦热,形体消瘦,干咳少痰,神疲乏力,舌质红,无苔或少苔,脉细数或细。治宜养阴清热、益气生津。方用养阴清肺汤合沙参麦冬汤合杞菊地黄汤加减:天花粉30克、浙贝母30克、白花蛇舌草30克、仙鹤草30克、玉竹12克、生地黄12克、北沙参15克、山茱萸15克、墨旱莲15克、女贞子15克、菟丝子15克、玄参10克、天冬10克、麦冬10克、枸杞子10克、菊花10克、牡丹皮9克。随症加减:纳差者,加木香、草豆蔻;便秘者,加郁李仁、火麻仁;气虚明显者,加生黄芪、党参。每日1剂,水煎服。

在治疗的各个阶段都可适当加入兰州方核心药物(北沙参、太子参、人参须、党参、生地黄、山茱萸)以达到扶助正气的目的,对无特殊症状的患者给予长期服用兰州方。对放、化疗后血象偏低者可加参芪三黄汤(党参、白术、白蒺藜、黄芪、甘草、大黄、黄芩、黄连、制乳香、制没药)治疗。[②]

12. 王士贞分3型

(1)阴津耗伤型 症见口干咽燥,口渴喜饮,皮肤粗糙不润,大便干结,舌红,少苔,脉细数。鼻、鼻咽及口咽黏膜充血、干燥,或有痂块。阴津耗伤辨证时注意辨肺、脾胃及肾阴之虚。①肺阴虚者并见有口鼻干燋,干咳少痰,或痰黏难咯等症状,常见于放疗者。治宜养阴清肺、生津润燥。方用泻白散合养阴清肺汤加减:桑白皮、地骨皮、白芍、天冬、甘草、生地黄等。②脾胃之阴不足者并见有干呕,或呃逆、恶心烦热等症状,常见于化疗者。治宜健脾养胃、生津润燥。方用沙参麦冬汤或麦冬汤:沙参、麦冬、石斛、甘草、大枣、太子参、葛根、谷芽、麦芽、竹茹、山楂等。③肾精亏

① 黄辰阳,戴安伟. 戴安伟教授运用中药治疗鼻咽癌放疗反应经验[J]. 四川中医,2014,32(5):9-11.
② 白丽君,梁恬. 裴正学教授中西医结合治疗鼻咽癌经验介绍[J]. 新中医,2013,45(12):188-190.

损者并见有五心烦热,或午后潮热,眩晕耳鸣,腰膝酸软,遗精滑泄等症状。治宜补肾固本、滋阴降火。方用六味地黄丸加减:生地黄、牡丹皮、泽泻、山茱萸、山药、茯苓、女贞子、菟丝子等。临床上,肺阴虚、胃阴虚、肾阴虚也常并见,应仔细辨证,准确定位,兼顾次证,并灵活用药。

(2)脾胃失调型 症见胃纳欠佳,恶心呕吐,呃逆心烦,厌食,腹胀腹痛,胸脘痞满,大便溏,形体消瘦,舌质淡,苔白厚。鼻咽黏膜淡红,或见脓涕痂块附着。治宜健脾益气、和胃止呕。方用香砂六君子汤或陈夏六君子汤:党参、陈皮、法半夏、茯苓、白术、麦芽、谷芽、砂仁、竹茹、猫爪草、薏苡仁、炒扁豆。① 随症加减:可选加藿香、布渣叶、山楂、鸡内金、生姜汁。咽干无津,加麦冬、太子参、知母、沙参、百合等;恶心呕吐明显者,加紫苏子、生姜汁;大便烂,四肢乏力者,加太子参、五爪龙。② 配合艾灸法:取中脘、关元、天枢,以艾条隔姜至局部发热(患者能忍受程度),每次20~30分钟,每天1~2次,3~5天为1个疗程;或取神阙、内关(双)、足三里(双),艾条悬灸,每次15~30分钟,6次为1个疗程。

(3)气血亏虚型 症见头晕目眩,面色苍白或萎黄,倦怠乏力,头晕目眩,心悸怔忡,失眠多梦,气短声低,手足麻痹,耳鸣耳聋,甚则头发脱落等症状,舌质淡或淡黯、少津,脉细无力。鼻咽黏膜淡红而干,或有少许痂块附着。治宜补益气血、健脾养心。方用归脾汤(白术、黄芪、茯神、党参、甘草、木香、远志、酸枣仁、龙眼肉、当归)、十全大补汤(党参、白术、茯苓、甘草、熟地黄、当归、白芍、川芎)、大补元煎(人参、山药、熟地黄、杜仲、当归、山茱萸、枸杞子、炙甘草)等。可选加何首乌、鸡血藤、黄精、熟地黄、桑椹子、枸杞子、阿胶等药。随症加减:口干引饮甚者,加石斛、玄参、沙参、玉竹、葛根;咽痛不适,加桑白皮、桔梗、牛蒡子、岗梅根、甘草;痰多黏稠难咯者,加瓜蒌仁、浙贝母、法半夏、僵蚕、陈皮;头晕耳鸣,低头四肢触电感者,加老桑枝、鸡血藤、怀牛膝、何首乌、山茱萸;头痛者,选加蒺藜、蔓荆子、杭菊花、柴胡、川芎。①

13. 陈治平分3型

(1)土湿金燥型 症见长期饮食不节,痰涕带血较多,污秽腥臭,耳鸣耳聋,头痛,或视蒙复视,咳嗽痰稠,心烦失眠,口干口苦,小便短赤,大便秘结,舌质红,脉弦滑数,鼻咽肿块溃烂,或呈菜花状,颈部或有硬实肿块。方用莱石蜂守煎:莱菔子30克、生石膏(打碎)15克、露蜂房10克、天龙3克、枳实12克、白芷30克、沉香(打碎,后下)5克、竹沥10克、天花粉15克、山慈菇10克、海藻10克、黄芩10克。每日1剂,水煎服。

(2)木旺金衰型 多长期受不洁空气、化学物质刺激,症见鼻涕带血,耳内胀闷或耳鸣耳聋,鼻塞,头痛,或胸胁胀闷,舌质黯红,舌苔白或黄,脉弦细或涩缓,鼻咽肿块暗红,或有血脉缠绕,触之易出血,颈部或有硬实肿块。方用羚莪郁桃饮:羚羊角3克、莪术10克、郁金15克、桃仁10克、赤芍15克、竹叶心10克、麦冬30克、天冬15克、蛇蜕10克、露蜂房10克、海浮石15克。每日1剂,水煎服,每天2次。平肝润肺。

(3)肾阳亏虚型 多禀赋不足,年老体弱或长期情志不遂,症见鼻塞涕血,耳鸣耳聋,头痛眩晕,复视,自汗或盗汗,腰膝酸软,舌淡红或红,苔少,脉细弱,鼻咽部肿块隆起,色淡红,或血丝缠绕,或脓血涕附着,颈部可扪及恶核。方用鹿附耆甲煎:鹿角胶30克、熟黑附子10克、炙北芪30克、炮甲片15克、五味子10克、补骨脂15克、五倍子6克、法半夏8克、露蜂房10克、天龙3克、蛇蜕10克。每日1剂,水煎服,每天2次。育阳潜阴。②

14. 许智等分2型

(1)热毒伤阴型 症见口干咽痛,口腔溃疡,声音嘶哑,痰涕黄稠或带血,尿黄便结,舌红苔黄,脉数。此型多在放疗期间出现。治宜清热解毒、养阴生津为主。许智经验方2:金银花15克、野菊花15克、连翘15克、白花蛇舌草15克、玄参

① 周小军. 王士贞教授治疗鼻咽癌经验[J]. 新中医,2013,45(2):184-186.
② 杜玉,王昌俊. 陈治平治疗鼻咽癌经验[J]. 中国中医急症,2012,21(11):1752-1753.

15 克、天花粉 15 克、生地黄 15 克、麦冬 15 克、黄芩 12 克、葛根 15 克、白茅根 15 克、桔梗 10 克、甘草 6 克。

（2）气阴两虚型　症见口干欲饮，气短乏力，纳差，自汗，面色无华或伴白细胞下降，舌质淡红少苔，脉细或细数。〔方药见 110 页辨证施治 6.（1）〕

上述中药汤每日 1 剂，水煎服，分 2 次服。于放疗开始时服。所有病例均服药 2 个月，放疗结束后酌情间断服用。临床观察：许智等将 60 例鼻咽癌患者随机分为治疗组（放疗＋中药治疗）、对照组（放疗）各 30 例。观察两组放疗反应发生情况、总治疗时间和生活质量。结果治疗组放疗反应发生率明显低于对照组，总治疗时间亦较对照组为短，治疗组总有效率为 83.33％，对照组为 43.33％。结论：中药配合放疗可减轻患者的放疗反应，提高患者的生活质量。[1]

15. 陈清华等分 2 型

（1）脾胃虚弱型　症见乏力，食欲不振，恶心呕吐，腹泻，舌淡红，苔薄腻，脉濡细。方用陈清华经验方 2：党参 15 克、炒白术 12 克、茯苓 15 克、生薏苡仁 30 克、陈皮 10 克、姜半夏 10 克、姜竹茹 10 克、炙鸡内金 12 克、黄芪 30 克、枸杞子 12 克、炒谷麦芽各 30 克。随症加减：腹胀者，加香附 10 克、木香 10 克；腹泻甚者，加赤石脂 15 克、诃子 10 克；泛酸者，加瓦楞子 15 克、乌贼骨 15 克。每日 1 剂，水煎服。

（2）阴虚内热型　症见口干少津，黏膜溃疡。大便秘结，舌红少苔，脉细数。〔方药见 109 页辨证施治 5.（1）〕

陈清华用上方辨证治疗鼻咽癌放疗后口腔干燥症 28 例，临床疗效较好。[2]

16. 贾英杰分 3 型

（1）放疗早期，肺热阴虚型　症见口干口苦，鼻干涕血，咽痛声嘶，潮热，多汗，咳嗽，咯痰色黄，大便质干，小便色黄，舌质红，苔薄黄，脉细数等。

治宜清热解毒、养阴清肺。方用沙参麦冬汤合五味消毒饮加减：沙参、麦冬、玉竹、天花粉、生扁豆、甘草、冬桑叶、金银花、野菊花、蒲公英、紫花地丁、紫背天葵。随症加减。

（2）放疗中期，邪热犯胃型　症见口干口苦，涕血闭塞，咽喉燥痛，口腔糜烂，口渴喜饮，干呕纳差，大便干结，小便短赤，舌红苔黄，脉滑数等。治宜清热泻火、益气健脾。方用凉膈散合四君子汤加减：金银花 20 克、连翘 15 克、射干 15 克、黄芩 10 克、赤芍 15 克、玄参 15 克、麦冬 15 克、半夏 10 克、天花粉 15 克、莱菔子 15 克、生地黄 15 克、郁金 10 克、白花蛇舌草 15 克、姜黄 10 克、猫爪草 15 克、玉竹 15 克、鸡内金 15 克、焦三仙各 10 克。每日 1 剂，水煎服。清热泻火，滋阴健脾。

（3）放疗后期，肝肾阴虚型　症见口干唇焦，咽干咽痛，头痛，耳鸣眩晕，气短乏力，失眠多梦，手足麻木，大便干，小便赤，舌质红绛，少苔或无苔，脉细数无力等。治宜补肾养肝、滋阴清热。方用六味地黄丸合增液汤加减：熟地黄、山茱萸、山药、泽泻、牡丹皮、茯苓、玄参、麦冬、生地黄。随症加减：口干咽痛，声音嘶哑者，加天花粉、石斛、马勃、木蝴蝶、僵蚕、射干等；头痛甚者，加白芷、羌活、川芎等；发热者，加青蒿、牡丹皮等；纳差者，加焦三仙、鸡内金等；恶心呕吐者，加半夏、陈皮、砂仁等；便秘者，加大黄、厚朴、枳壳等；失眠多梦者，加酸枣仁、生龙牡等；气虚乏力者，加黄芪、太子参等。[3]

17. 宋培荣等分 4 型

（1）津液耗伤型　治宜清热养阴生津。方用泻白散合沙参麦冬汤：桑白皮 15 克、地骨皮 15 克、沙参 15 克、麦冬 15 克、白花蛇舌草 20～30 克、葛根 20～30 克、天花粉 15 克、玄参 15 克、菊花 15 克。

（2）热毒瘀结型　治宜清热散瘀。方用柴胡清肝汤：柴胡 12 克、赤芍 15 克、牡丹皮 15 克、丹参 15 克、毛冬青 15 克、连翘 15 克、黄芩 12

① 许智，等. 鼻咽癌放疗反应的中医辨证治疗体会［J］. 现代中医药，2012，32（1）：41，46.
② 陈清华. 辨证治疗鼻咽癌放疗后口腔干燥症 28 例临床观察［J］. 江苏中医药，2012，44（10）：37-38.
③ 王琼，李小江. 贾英杰教授治疗鼻咽癌放疗后副作用经验采撷［J］. 四川中医，2011，29（2）：17-18.

克、桃仁 10 克、生地黄 15 克、七叶一枝花 20～30 克。

（3）脾胃失调型　治宜健脾化湿。方用陈夏六君子汤：法半夏 12 克、陈皮 3～6 克、茯苓 15 克、竹茹 12 克、砂仁（后下）6 克、麦冬 15 克、谷芽 30 克、生薏苡仁 30 克、猫爪草 15 克。

（4）气阴两虚型　治宜益气养阴。〔方药见 110 页辨证施治 6.（4）〕

临床观察：宋培荣等将 195 例确诊为鼻咽癌并首次放疗的患者分为对照组 89 例（单纯放疗 7 周）、治疗组 106 例（在放疗同时给予中药治疗至放疗后 5 周），比较两组急性放射反应的总体变化、各系统及各周放射反应的变化。结果显示治疗组急性放射反应总积分，皮肤、口咽黏膜、唾液腺、喉、耳、上消化道、中枢神经系统的急性放射反应积分均较对照组低（均 $P < 0.05$）。两组患者发生的急性放射反应在放疗 1～7 周呈上升趋势，8～10 周逐渐减轻。结论：在不影响放射治疗疗效的前提下，通过中医药辨证治疗可减轻鼻咽癌患者急性放疗反应。[1]

18. 卢文娜等分 2 型

（1）热毒炽盛型　症见咽痛，口干，口腔溃疡，舌红，苔黄，多在放疗中出现。治宜清热解毒养阴。药用金银花 30 克、玄参 18 克、连翘 12 克、黄芩 12 克、麦冬 12 克、山豆根 12 克、玉竹 12 克、天花粉 12 克。每日 1 剂，水煎服，每天 2 次。临床观察：卢文娜等用本方治疗 198 例，显效 6 例，有效 142 例，无效 50 例，总有效率 74.71%。

（2）肺胃阴虚型　症见口干，舌红，少苔或无苔，少津，伴有轻度咽痛，多在放疗结束后出现。治宜养阴生津。药用玄参 18 克、石斛 15 克、麦冬 12 克、桔梗 12 克、天花粉 12 克、生地黄 12 克、芦根 12 克。每日 1 剂，水煎服，每天 2 次。临床观察：卢文娜用本方治疗 74 例，有效 36 例，无效 38 例，总有效率 48.65%。[2]

19. 黎启全等分 5 型

（1）肺热脾虚型　症见痰涕浓稠，色黄带血，或有腥臭，口干或苦，头痛鼻塞，尿赤便结，纳少乏力，面色萎黄，舌质红，或胖边有齿痕，苔黄，脉数或滑或细。治宜清热解毒健脾。药用黄芩、栀子、金银花、连翘、牡丹皮、山豆根、鱼腥草、薏苡仁、白术。每日 1 剂，水煎服。

（2）肺脾气虚型　症见精神萎靡，面色苍白，枯槁无华，形体消瘦，倦怠乏力，声息长微，纳少便溏，舌质淡，或舌有齿痕，苔白，脉细或弱或虚缓。治宜益气健脾。方用四君子汤加味，药用党参、白术、茯苓、甘草、黄芪、大枣、山药。每日 1 剂，水煎服。

（3）肺肾阴虚型　症见咳而痰少，头痛耳鸣，口干舌燥，尿赤便干，舌苔薄，质红，脉细或数。治宜滋补肺肾。药用生地黄、玄参、玉竹、枸杞子、女贞子、北沙参、石斛。每日 1 剂，水煎服。

（4）肺胃痰湿型　症见咳嗽痰多，或头重涕多，或恶呕涎多，稀薄或稠，脘闷纳少，舌胖，或边有齿痕，苔白腻，脉弦或滑。治宜祛痰除湿。方用二陈汤加味，药用陈皮、半夏、茯苓、甘草、胆南星。每日 1 剂，水煎服。

（5）肺虚血瘀型　症见鼻塞流涕，涕血紫黑，头痛，头昏耳鸣，舌质黯晦，或带紫色，或有瘀斑，苔薄黄，脉弦细或细数。治宜益气活血行瘀。药用党参、白术、茯苓、甘草、当归尾、川芎、丹参、赤芍、红花、桃仁。每日 1 剂，水煎服。

临床观察：黎启权等报道，对 71 例鼻咽癌患者进行辨证分型，共分为以上 5 型，对其中接受本方案治疗的 45 例患者进行中西医结合治疗和系统观察。结果 28 例近期治愈，治愈率 62.22%，另 16 例有不同程度的好转；45 例中有 43 例鼻咽部癌灶完全消失；33 例颈淋巴结肿大者中 23 例全部消失；全部患者的主要症状都有不同程度的改善，其中 23 例基本消失，9 例完全消失。另注意，配合钴 60 放疗，中西医结合治疗自始至终同时进行。[3]

① 宋培荣，等. 辨证治疗鼻咽癌急性放射反应的临床观察[J]. 中国中西医结合杂志，2007，27（5）：452－455.
② 卢文娜，等. 辨证治疗鼻咽癌放疗副反应 272 例[J]. 新中医，2002（11）：55.
③ 黎启权，陈声波. 中西医结合诊疗鼻咽癌 71 例的临床分析[J]. 江西中医药，1982（1）：9－11.

经 验 方

一、一般方（未明确是否与其他治疗合用方）

1. **抗癌基本方加味**　鹅不食草 30 克、夏枯草 30 克、苍耳草 30 克、石上柏 30 克、辛夷 15 克。每日 1 剂,水煎服。随症加减:肝郁火旺者,可加柴胡 10 克、八月札 30 克、郁金 10 克、龙胆草 10 克;痰浊内蕴者,可加半夏 10 克、陈皮 10 克、海藻 15 克、昆布 15 克、贝母 10 克、瓜蒌 15 克;气滞血瘀者,加赤芍、川芎、桃仁、红花、丹参等活血化瘀之品。此外,具有解毒抗癌作用的中草药如七叶一枝花、白花蛇舌草、山慈菇、山豆根、半枝莲等,亦可酌情选用。①

2. **耿氏内外兼治方**　龙葵 30 克、山豆根 20 克、山慈菇 20 克、白花蛇舌草 20 克、土贝母 20 克、半枝莲 20 克、七叶一枝花 10 克、木芙蓉 10 克、荔枝果 10 克。每日 1 剂,水煎服。外用:山豆根 10 克、冰片 1 克,共研极细粉末,吹敷患处。②

3. **当归首乌汤**　当归 12 克、何首乌 15 克、熟地黄 15 克、阿胶 12 克、女贞子 15 克、天花粉 12 克、麦冬 12 克、地肤子 15 克、白鲜皮 15 克、甘草 6 克。每日 1 剂,水煎服。外用花椒、枯矾水洗净后,外敷三黄软膏或紫色消肿膏。适用于放疗后引起的放射性皮炎。③

4. **金荞麦煎**　金荞麦 30 克、七叶一枝花 30 克、马勃(包煎)9 克、射干 15 克。每日 1 剂,水煎服。解毒利咽抗癌。④

5. **三七四虫液**　蜈蚣 3 条、炮甲片 3 克、土鳖虫 3 克、地龙 3 克、三七 3 克。将药焙干,共研细末,用米醋调成悬浊液服,每日 1 次。解毒

抗癌。⑤

6. **蛇泡簕抗癌汤**　蛇泡簕 30 克、丹参 30 克、钩藤 30 克、走马胎 30 克、老鼠刺 15 克、铁包金 15 克、入地金牛 15 克、茜草根 15 克、刺蒺藜 15 克、穿破石 15 克、山慈菇 15 克、大枣 60 克、细叶七星刺 15 克。每日 1 剂,水煎服。攻瘀抗癌,清热解毒。⑥

7. **银翘解毒抗癌汤**　金银花 30 克、连翘 6 克、天花粉 6 克、当归 15 克、蒲公英 12 克、乳香 15 克、赤芍 6 克、黄芩 6 克、桃仁 15 克、菊花 10 克、大黄 15 克、知母 3 克、薄荷 6 克。每日 1 剂,水煎服。清热解毒,活血散结。⑦

8. **解毒清颅汤**　生地黄 15 克、牡丹皮 10 克、石上柏 30 克、山豆根 10 克、钩藤 15 克、全蝎 6 克、夏枯草 15 克、丝瓜络 10 克、虎杖 30 克、僵蚕 10 克、鸡血藤 30 克、苍耳子 10 克。每日 1 剂,水煎服。清热解毒。适用于鼻咽癌合并脑神经损害者。⑧

9. **张赞臣经验方**　甘遂末 3 克、甜瓜蒂 3 克、硼砂 1.5 克、飞辰砂 1.5 克。共为细末,将药粉吹入鼻内,切勿入口。解毒利咽抗癌。⑨

10. **田淑霄经验方**　斑蝥(去头足翅)2 个、糯米(炒黄)3 克、香油 30 克、冰片 0.5 克、麝香 0.15 克。上药研末,放入瓶中,密封浸泡 1 个月,或将药末加入少量凡士林调膏,咽部涂斑蝥油,鼻腔敷斑蝥膏。清热解毒,活血通窍。⑩

11. **孙桂芝经验方**　生地黄 12 克、党参 15 克、麦冬 10 克、金银花 30 克、连翘 15 克、石斛 15 克、夏枯草 15 克、山豆根 10 克、卷柏 30 克、川芎 10 克、赤芍 10 克、芦根 30 克、白花蛇舌草 30 克、浙贝母 10 克、生薏苡仁 15 克。每日 1 剂,水煎服。滋阴清热,化痰散结。适用于鼻咽癌证属热

① 王惟恒,等. 肿瘤千家妙方[M]. 北京:中国科学技术出版社,2017:1.
② 王惟恒,等. 肿瘤千家妙方[M]. 北京:中国科学技术出版社,2017:2.
③ 同上.
④ 王惟恒,等. 肿瘤千家妙方[M]. 北京:中国科学技术出版社,2017:4.
⑤ 同上.
⑥ 王惟恒,等. 肿瘤千家妙方[M]. 北京:中国科学技术出版社,2017:5.
⑦ 王惟恒,等. 肿瘤千家妙方[M]. 北京:中国科学技术出版社,2017:6.
⑧ 同上.
⑨ 尚怀海,等. 中医名方验方丛书·肿瘤治疗名方验方[M]. 北京:人民卫生出版社,2016:4.
⑩ 同上.

毒伤阴,痰核积聚。①

12. 余桂清经验方　太子参9克、麦冬12克、玄参9克、浙贝母9克、黄芩9克、天花粉9克、野菊花9克、牡丹皮9克、薏苡仁20克、白茅根12克、卷柏15克、山豆根15克。每日1剂,水煎服。清热解毒,益气养阴。适用于鼻咽癌证属热毒蕴结,气阴两虚。②

13. 四参二冬汤(潘明继经验方)　沙参10克、玄参9克、麦冬12克、天冬12克、生地黄10克、白茅根12克、玉竹9克、金银花9克、白花蛇舌草30克、白英30克、丹参12克、党参12克、白术10克、茯苓10克、甘草3克。每日1剂,水煎服。益气养阴,清热解毒。③

14. 滋阴润燥汤　生地黄15克、枸杞子15克、麦冬12克、沙参12克、山楂12克、阿胶(烊化)10克、人参3克、甘草6克。每日1剂,水煎服。症见放射治疗后,出现口干舌燥,津枯肤燥等。随症加减:出血者,加白茅根、仙鹤草;气虚者,加黄芪、山药;血虚者,加当归、制何首乌、白芍;欲呕者,加竹茹、陈皮。益气养阴,生津润燥。适用于鼻咽癌等肿瘤。④

15. 鼻癌散　麝香1克、牛黄1克、猴枣1克、白醋0.5克、珍珠2克、凤凰衣3克、辰砂3克。共研细末,冲服。每次0.5克,每日3次。抗癌消肿。⑤

16. 解毒散结饮　生地黄15克、牡丹皮10克、卷柏30克、山豆根10克、钩藤15克、全蝎6克、夏枯草15克、丝瓜络10克、虎杖30克、僵蚕10克、鸡血藤30克、苍耳子10克。每日1剂,水煎服。清热解毒。适用于鼻咽癌合并颅神经损害者。⑥

17. 三生滴鼻水(广州市第一人民医院方)　生半夏、生南星、生川乌各等份。用酒提取,每毫升含生药1克,每2小时滴鼻1次。每日4～5次。化痰散结。⑦

18. 枯矾止血散　五倍子粉、冰片、三七粉、枯白矾粉各等份。共为细末,以凡士林纱条或花生油纱条蘸药粉,塞入出血鼻孔内。抗癌止血。适用于鼻咽癌出血。⑧

19. 苍天山海汤(解放军366医院方)　苍耳子15克、天葵子30克、山豆根12克、卷柏30克、半枝莲30克、夏枯草12克、海带15克、昆布15克。每日1剂,水煎服。另醋炙硇砂15～20克,加入蒸馏水,使成200毫升溶液,滴鼻。清热解毒,化痰软坚。⑨

20. 鼻上方　莪术15克、钩藤12克、蜈蚣3条、露蜂房9克、走马胎12克、葵树子50克、山慈菇12克、桑寄生15克、半枝莲15克。每日1剂,水煎服。清肺化痰,解毒抗癌。适用于鼻咽肿块为主的血热型鼻咽癌。中山医学院等用本方治疗鼻咽癌12例,临床治愈1例,显效1例,有效1例,无效9例,总有效率为25%。⑩

21. 清气化痰丸合消瘰丸(林丽珠经验方)　胆南星15克、瓜蒌仁15克、黄芩15克、枳实15克、辛夷15克、浙贝母15克、三棱15克、莪术15克、夏枯草15克、石上柏20克、猫爪草30克、皂角刺12克、天龙6克、土鳖虫6克、甘草6克。每日1剂,水煎400毫升早晚分服。随症加减:痰结者,加猫爪草、海藻、皂角刺、浙贝母;血热妄行者,加栀子、青黛、牡丹皮、仙鹤草;肝郁化火者,加蒲公英、夏枯草、牡丹皮、栀子;瘀毒阻塞脑络者,加钩藤、地龙、蜈蚣、川芎;脾虚者,加党参、茯苓、白

① 尚怀海,等. 中医名方验方丛书·肿瘤治疗名方验方[M]. 北京:人民卫生出版社,2016:5.
② 尚怀海,等. 中医名方验方丛书·肿瘤治疗名方验方[M]. 北京:人民卫生出版社,2016:6.
③ 尚怀海,等. 中医名方验方丛书·肿瘤治疗名方验方[M]. 北京:人民卫生出版社,2016:7.
④ 尚怀海,等. 中医名方验方丛书·肿瘤治疗名方验方[M]. 北京:人民卫生出版社,2016:12.
⑤ 尚怀海,等. 中医名方验方丛书·肿瘤治疗名方验方[M]. 北京:人民卫生出版社,2016:15.
⑥ 同上.
⑦ 尚怀海,等. 中医名方验方丛书·肿瘤治疗名方验方[M]. 北京:人民卫生出版社,2016:16.
⑧ 同上.
⑨ 尚怀海,等. 中医名方验方丛书·肿瘤治疗名方验方[M]. 北京:人民卫生出版社,2016:17.
⑩ 尚怀海,等. 中医名方验方丛书·肿瘤治疗名方验方[M]. 北京:人民卫生出版社,2016:18.

术、薏苡仁、泽泻；咽喉肿痛者，加薄荷、射干、木蝴蝶、岗梅根；声音嘶哑者，加桔梗、木蝴蝶、僵蚕；张口受限者，加丹参、鸡血藤、赤芍；热甚伤阴，口干舌燥者，加麦冬、石斛、天花粉、女贞子、墨旱莲。宣肺化痰，疏肝理气。[1]

22.苍天山海汤　苍耳子15克、山豆根12克、石上柏30克、半枝莲30克、夏枯草12克、天葵子30克、昆布15克、海藻15克。水煎服。醋制硇砂15～20克，加入蒸馏水200毫升，制成溶液，滴鼻。据报道临床治愈4例。[2]

23.抗癌9号　八角金盘12克、辛夷12克、苍耳子12克、山慈菇30克、山豆根30克、白花蛇舌草30克、石见穿30克、黄芪30克、丹参15克、赤芍15克。随症加减：阴虚口干者，加沙参30克、玄参15克、麦冬30克；气血不足者，加党参30克、当归15克、熟地黄30克、鸡血藤30克；鼻衄者，加三七粉10克、茜草炭15克、血余炭15克；头痛视力模糊或复视者，选加僵蚕10克、蜈蚣3条、全蝎3克、钩藤10克等。每日1剂，每天2次，水煎服。30天为1个疗程，视病情服完1～3个疗程后改隔日或3日1服，持续半年巩固疗效。祛邪解毒，化瘀散结。马吉福治疗53例鼻咽癌，其中单纯采用中药治疗6例（Ⅲ期4例，Ⅳ期2例），5年生存率50%；中药加放疗18例（Ⅰ期1例，Ⅱ期11例，Ⅲ期5例，Ⅳ期1例），5年生存率55.56%；中药加放疗加化疗29例（Ⅰ期1例，Ⅱ期5例，Ⅲ期18例，Ⅳ期5例），5年生存率65.52%。[3]

24.托里消毒散（《外科正宗》）合托里透脓汤（《医宗金鉴》）　人参、川芎、白芍、黄芪、当归、白术、茯苓、金银花、白芷、甘草、皂角刺、桔梗。健脾利湿，补托排脓，通鼻窍。用于鼻咽癌患者在经历放疗后，痰、涕黄浊量多者。随症加减（灵活运用通窍法）：① 芳香通窍：鼻塞，嗅觉不利，常用药如辛夷、苍耳子、白芷、细辛、鹅不食草、薄荷等。② 化浊通窍：鼻流浊涕量多不止，常用药如藿香、

佩兰、白豆蔻、草豆蔻、草果、砂仁、苍术等。本类药物多属辛香温燥之品，易于耗气伤阴，故阴虚血燥者慎用。③ 利湿通窍：一般可分清热利湿和健脾利湿两方面。由于湿热蕴结，上蒸鼻窍，鼻咽黏膜充血，痰、涕黄浊，宜除湿消肿，常用药如鱼腥草、败酱草、土茯苓、萆薢等；若脾虚湿困，湿浊内停鼻窍，鼻黏膜肿胀色淡，鼻涕黏白，宜健脾利湿，常用药如茯苓、猪苓、薏苡仁、泽泻等。外治疗法：① 鼻冲洗法：鼻黏膜充血肿胀，脓性分泌物多，或鼻咽部见较多脓性分泌物，常选用鱼腥草、金银花、蒲公英等。也可用内服中药渣再煎，取药液作冲洗用。注意：冲洗液温度要适宜，避免烫伤鼻黏膜；冲洗液过滤要干净，避免药渣刺激鼻黏膜。② 熏蒸疗法（或雾化吸入法）：鼻黏膜或鼻咽红肿者，选用金银花、野菊花、鱼腥草、黄芩、毛冬青、桑白皮等；脓涕、痂块多，选用鱼腥草、土茯苓、桔梗、天花粉、薏苡仁、藿香、佩兰等；也可于内服中药煎煮时作鼻部熏蒸。熏蒸时要注意：吸入药气的温度要合适，以40℃左右为宜，避免烫伤，治疗时患者不可当风受冷，如有出汗用干毛巾拭去，治疗后要注意保暖。[4]

25.自拟活血健脑方　桃仁10克、红花10克、黄芪15克、熟地黄15克、女贞子15克、益智仁15克、白附子12克、石菖蒲12克、何首乌30克、猫爪草30克。随症加减：复视、舌肌萎缩或有面瘫者，选加蒺藜15克、蜈蚣3条，或天龙10克、全蝎10克；四肢不利者，选加鸡血藤30克、威灵仙15克；痰多黏稠者，加天竺黄12克、瓜蒌仁15克；咳嗽声紧，舌质红者，加黄芩15克、桑白皮15克、苦杏仁12克；大便秘结者，加火麻仁15克、玄参15克；舌质黯红或舌边点瘀斑者，加毛冬青15克、牡丹皮15克；胃脘不适，胃纳欠佳者，加砂仁（后下）6克、佛手花10克、谷芽30克、麦芽30克。活血祛瘀，补气养血，滋肾益髓，通窍醒脑。全方既不偏温燥，也不过于滋腻，活血祛瘀、解毒

[1] 乔冠英，容景瑜.林丽珠教授从肺、肝论治鼻咽癌[J].吉林中医药，2014，34(3)：241-243.
[2] 谢文纬.与癌磨，不与癌搏开启无毒抗癌治疗[M].沈阳：辽宁科学技术出版社，2014：240.
[3] 张光荣，傅缪.肿瘤效验秘方[M].北京：中国中医药出版社，2014：17.
[4] 周小军.王士贞教授治疗鼻咽癌经验[J].新中医，2013，45(2)：184-186.

散结之中又不过于破散,故对放射性脑脊髓病患者有调整机体阴阳平衡、增强体质的作用。鼻咽癌放疗后,有部分患者经过一段时间(数月或数年)的潜伏期,可能会发生放射性脑脊髓病,发生该病后患者生存率明显降低。通过中医药辨治,症状有不同程度的减轻或消失,说明中医药配合治疗放射性脑脊髓病,对延缓病情的发展、减轻或消除放射性脑脊髓病所致的症状、减少患者痛苦、延长生命起到积极的作用。但放射性脑脊髓病的病情有轻有重,病机颇为复杂,经治疗往往不能短期恢复或完全恢复,严重者病情急剧发展,预后极差。①

26. **益气养阴方** 太子参 15 克、南沙参 15 克、北沙参 15 克、麦冬 15 克、石斛 15 克、炙鸡内金 15 克、炒扁豆 15 克、茯神 15 克、夜交藤 15 克、山药 30 克、川贝母 10 克、瓜蒌皮 10 克、炒白术 10 克、茯苓 10 克、合欢皮 10 克、百合 10 克、梅花 6 克、炙甘草 5 克。随症加减:如平素性格内向,发病以来郁郁寡欢或烦躁易怒者,加梅花、合欢皮、香橼、佛手等;胃脘不适、纳差、口淡、便溏者,加生薏苡仁、焦三仙(焦山楂、焦神曲、焦麦芽)等;伴心烦、夜寐欠安者,加酸枣仁、百合、茯神、夜交藤等;咽喉疼痛、咳嗽、咯痰者,加黄芩、苦杏仁、浙贝母、金荞麦、鱼腥草等;头晕、颈部活动不利,甚则张口、吞咽困难,伴腰膝酸痛者,加枸杞子、山茱萸、黄精、女贞子、熟地黄等。每日 1 剂,水煎服。益气养阴,解郁安神。②

27. **参芪地黄汤加减** 太子参 30 克、黄芪 30 克、茯苓 30 克、女贞子 30 克、熟地黄 24 克、山茱萸 12 克、泽泻 10 克、牡丹皮 10 克、没药 10 克、甘草 10 克、乌梢蛇 10 克、土鳖虫 10 克、炒甲片 10 克、土贝母 10 克、蜈蚣 2 条。每日 1 剂,水煎服。扶正培本,健脾补肾,理气活血,通络止痛。适用于鼻咽癌淋巴结转移骨转移。③

28. **银翘散合黄连解毒汤** 金银花 15 克、连翘 15 克、牛蒡子 15 克、黄芩 15 克、桔梗 10 克、生甘草 5 克、桑白皮 10 克、黄连 10 克、栀子 10 克、石上柏 10 克、夏枯草 15 克。随症加减:鼻塞者,加苍耳子、辛夷;头痛者,加白芷、羌活;咽喉肿痛者,加射干、牛蒡子、山豆根、胖大海。每日 1 剂,水煎服。清热泻肺解毒。适用于鼻咽癌早期。④

29. **葵树白花汤** 生牡蛎 30 克、葵树子 30 克、白花蛇舌草 30 克、石见穿 30 克、佛手 10 克、生南星(先煎)10 克、生半夏(先煎)10 克、七叶一枝花 15 克。随症加减:咳嗽无痰者,加北沙参、紫菀、百合;声嘶者,加木蝴蝶、桔梗、僵蚕;咽喉疼痛、吞咽困难者,加薄荷、射干、木蝴蝶;口干咽燥者,加天花粉、石斛、玉竹;失眠者,加酸枣仁、五味子、珍珠母;淋巴结肿大者,加黄药子、夏枯草、猫爪草;白细胞低者,加鸡血藤、女贞子、黄芪、黄精、补骨脂、党参;气血两虚者,加党参、茯苓、金樱子、鸡血藤、大枣;便秘者,加瓜蒌仁、枳实、牛蒡子;恶心、呕吐者,加陈皮、法半夏、砂仁。每日 1 剂,水煎服。化痰软坚,解毒消肿。适用于鼻咽癌。⑤

30. **八珍汤** 党参 20 克、白术 15 克、茯苓 15 克、当归 10 克、熟地黄 15 克、白芍 10 克、川芎 10 克、黄芪 20 克、鸡血藤 30 克。随症加减:面麻、舌歪、头痛、复视者,加僵蚕、全蝎、蜈蚣、生南星(久煎);脾虚纳差者,加山楂、山药、麦芽。每日 1 剂,水煎服。益气补血。适用于鼻咽癌晚期,或放、化疗后。⑥

31. **麦味地黄汤** 西洋参 15 克、南沙参 15 克、玄参 15 克、茯苓 15 克、生地黄 15 克、薏苡仁 15 克、山药 20 克、麦冬 20 克、女贞子 20 克、泽泻 10 克、山茱萸 10 克、五味子 10 克、知母 12 克、玉竹 12 克、金银花 30 克、蒲公英 30 克、山豆根 6 克。每日 1 剂,水煎服。补肺滋肾解毒。适用于

① 周小军. 王士贞教授治疗鼻咽癌经验[J]. 新中医,2013,45(2):184-186.
② 王歌,王瑞平. 王瑞平治疗鼻咽癌经验介绍[J]. 新中医,2013,45(1):195-197.
③ 谢燕华,等. 谢远明老中医应用活血化瘀法治疗鼻咽癌的经验[J]. 陕西中医,2012,33(12):1643-1644.
④ 花宝金,等. 名中医经方时方治肿瘤[M]. 北京:中国中医药出版社,2008:1.
⑤ 花宝金,等. 名中医经方时方治肿瘤[M]. 北京:中国中医药出版社,2008:2.
⑥ 同上.

鼻咽癌晚期。①

32. 逍遥散　柴胡 5 克、龙胆草 5 克、枳实 5 克、七叶一枝花 15 克、赤芍 15 克、郁金 10 克、炒栀子 10 克、黄芩 10 克、苍耳子 10 克、丹参 30 克、葵树子 30 克、石上柏 30 克。随症加减：鼻衄者，加三七粉(吞服)3 克、小蓟炭 15 克；大便秘结者，加大黄(后下)10 克、玄明粉(冲服)10 克；耳鸣耳闷者，加石菖蒲 5 克、远志 5 克。每日 1 剂，水煎服。疏肝理气，化瘀散结。适用于鼻咽癌初期。②

33. 白苍散　七叶一枝花 30 克、夏枯草 20 克、白花蛇舌草 30 克、苍耳子 15 克、生南星(先煎)9 克、生半夏(先煎)30 克、茯苓 30 克、白术 15 克。随症加减：鼻塞者，加辛夷、丹参。每日 1 剂，水煎服。解毒化浊。③

34. 通窍活血汤　赤芍 15 克、桃仁 15 克、红花 15 克、苍耳子 10 克、川芎 10 克、郁金 10 克、露蜂房 20 克、地龙 20 克。随症加减：伴有热毒症者，加黄连、栀子、七叶一枝花、石上柏；面麻、舌歪、复视者，加蜈蚣、僵蚕、钩藤。每日 1 剂，水煎服。活血化瘀通络。适用于鼻咽癌伴有颅底侵犯或颅神经受损。④

35. 牛蒡解肌汤　牛蒡子 15 克、薄荷(后下)6 克、连翘 10 克、栀子 10 克、牡丹皮 12 克、石斛 15 克、玄参 10 克、夏枯草 12 克、黄芩 6 克、白花蛇舌草 15 克、石膏(先煎)30 克。随症加减：口干咽燥者，加天花粉、石斛、玉竹；便秘者，加瓜蒌仁、牛蒡子、枳实；皮肤溃疡者，外涂碧玉散(滑石 30 克、甘草 6 克、青黛 10 克)。每日 1 剂，水煎服。辛凉宣肺，甘苦养阴。适用于鼻咽癌放射性皮炎。⑤

36. 生脉散加味　西洋参(另炖)10 克、麦冬 12 克、五味子 8 克、射干 6 克、木蝴蝶 6 克、川贝母 6 克、怀山药 15 克。随症加减：脾气虚者，加党参、黄芪、莲子、茯苓；肾虚者，加枸杞子、桑椹、五味子；虚热者，加龟甲、鳖甲、仙鹤草、天冬、女贞子。每日 1 剂，水煎服，白蜜适量调服，分 2 次服用。补气养阴，润肺生津。适用于鼻咽癌颈部转移放疗后皮肤溃疡。⑥

37. 柴胡清肝汤　柴胡 10 克、黄连 15 克、赤芍 15 克、牡丹皮 15 克、毛冬青 15 克、连翘 15 克、黄芩 15 克、栀子 10 克、牛蒡子 15 克、桃仁 10 克、生地黄 15 克、七叶一枝花 20 克、石上柏 30 克、甘草 5 克。随症加减：大便秘结者，加大黄 10 克。每日 1 剂，水煎服。泻火解毒消肿。适用于鼻咽癌伴口腔溃烂疼痛。⑦

38. 醒消丸　乳香(去油)30 克、没药 30 克、麝香 4.5 克、雄黄 15 克、黄米饭 30 克。先将乳香、没药、雄黄三味各研细称准，再合麝香共研，煮烂黄米饭 30 克，入药末，捣为丸，如莱菔子大，晒干，忌烘。每次 3～6 克，热陈酒送下或温开水送下；儿童减半；婴儿服 1/3 量。一般连服 7 天后，停药 3 天。和营通络，消肿止痛。适用于鼻咽癌肿物坚硬疼痛，体实者。⑧

39. 头痛塞鼻散　白芷、川芎、远志、冰片等量研末，塞入鼻孔内，右侧痛塞左鼻，左侧痛塞右鼻，一般塞鼻 3～5 分钟，头痛逐渐减轻。活血通络止痛。适用于鼻咽癌头痛。⑨

40. 扶正抗毒方　黄芪 30 克、鸡血藤 30 克、葛根 20 克、玄参 20 克、山楂 15 克、桃仁 10 克、女贞子 20 克、鸡内金 12 克、紫河车 12 克、龟甲 12 克、淫羊藿 12 克、猫爪草 10 克、山慈菇 10 克、天花粉 10 克、白花蛇舌草 20 克、半枝莲 20 克、石上柏 20 克。每日 1 剂，水煎服，每天 2 次。一般服药至少 3～4 个月以上，配合放疗。张支农等治疗 46 例，近期疗效：完全缓解 26 例，部分缓解 11

① 花宝金，等. 名中医经方时方治肿瘤[M]. 北京：中国中医药出版社，2008：2.
② 花宝金，等. 名中医经方时方治肿瘤[M]. 北京：中国中医药出版社，2008：3.
③ 同上.
④ 花宝金，等. 名中医经方时方治肿瘤[M]. 北京：中国中医药出版社，2008：9.
⑤ 花宝金，等. 名中医经方时方治肿瘤[M]. 北京：中国中医药出版社，2008：10.
⑥ 花宝金，等. 名中医经方时方治肿瘤[M]. 北京：中国中医药出版社，2008：11.
⑦ 花宝金，等. 名中医经方时方治肿瘤[M]. 北京：中国中医药出版社，2008：13.
⑧ 同上.
⑨ 同上.

例,稳定 7 例,进展 2 例,缓解率 80.4%;3 年存活 37 例,占 80.4%;仅 5 例出现口腔干燥。扶正解毒生津。适用于鼻咽癌晚期。①

41. 生地黄天花粉汤 生地黄、玄参、女贞子、尾参、麦冬、天冬、天花粉、葛根等。随症加减:使用时适当配合活络缓痛药,如臭牡丹皮、丝瓜络、鸡血藤、络石藤、赤芍、蒲黄、红花;面麻、张口困难者,加蜈蚣、全蝎、僵蚕等。每日 1 次,水煎服。养阴生血。适用于舌红无黄者。湖南省中医研究所报道用本方和菖兰汤治疗 40 例鼻咽癌,结果显效 8 例,好转 29 例,无效 3 例。②

42. 樗马红藤汤 黄药子 9 克、檵木花 9 克、蔓荆子 9 克、升麻 3 克、红藤 15 克、仙鹤草 15 克、鲜马棘根皮 9 克、苍耳子 9 克、紫花地丁 12 克、一粒珠(吞)1 粒。每日 1 剂,水煎服。适用于鼻咽癌头痛鼻衄者。③

43. 益气聪明汤 蔓荆子 9 克、升麻 3 克、葛根 9 克、人参 6 克、黄芪 9 克、黄柏 6 克、白芍 9 克、炙甘草 3 克。每日 1 剂,水煎服。适用于鼻咽癌有耳鸣耳聋者。④

44. 茜根鱼脑汤 茜草根 9 克、黄芩 9 克、苍耳子 9 克、白芷 9 克、凤尾草 12 克、银花 12 克、夏枯草 12 克、升麻 3 克、鱼脑石(研吞)15 克。每日 1 剂,水煎服。适用于鼻咽癌有头痛鼻塞者。⑤

45. 顺气和中汤 黄芪 9 克、白术 9 克、白芍 9 克、当归 9 克、蔓荆子 9 克、人参 6 克、陈皮 6 克、甘草 4.5 克、柴胡 4.5 克、升麻 4.5 克、川芎 4.5 克、细辛 2.5 克。每日 1 剂,水煎服。适用于鼻咽癌有头痛眩晕者。⑥

46. 天冬枯草汤 天冬 15 克、夏枯草 15 克、半枝莲 30 克、白花蛇舌草 30 克、金银花 12 克、茯苓 9 克、沙参 9 克、麦冬 9 克、牡丹皮 9 克、生地黄 9 克、露蜂房 9 克、川芎 6 克。每日 1 剂,水煎服。⑦

47. 芙蓉薜荔汤 土贝母 20 克、山豆根 20 克、山慈菇 20 克、白花蛇舌草 20 克、半枝莲 20 克、七叶一枝花 10 克、木芙蓉 10 克、薜荔果 10 克、龙葵 30 克。每日 1 剂,水煎服。⑧

48. 六谷枸骨汤 蛇六谷(先煎 2 小时)30 克、苍耳草 30 克、土茯苓 30 克、枸骨 30 克。每日 1 剂,水煎服。适用于鼻腔和副鼻窦癌。⑨

49. 鹅儿猫爪汤 鹅不食草 30 克、猫爪草 60 克、夏枯草 30 克、苍耳草 30 克、土茯苓 30 克、辛夷 15 克。随症加减:肝郁火旺者,加柴胡 10 克、八月札 30 克、郁金 10 克、龙胆草 10 克;痰浊内蕴者,加半夏 10 克、苍术 10 克、厚朴 10 克、胆南星 9 克、杏仁 10 克、枳壳 10 克;痰热壅肺者,加鱼腥草 30 克、桔梗 10 克、杏仁 10 克、海浮石 30 克、川贝母 15 克;气滞血瘀者,加香附 10 克、青皮 10 克、木香 10 克、当归 10 克、制乳香 10 克、制没药 10 克、丹参 30 克、赤芍 15 克、延胡索 10 克、八月札 24 克;气血两亏者,加党参 10 克、白术 10 克、黄芪 15 克、山药 30 克、鸡血藤 30 克、枸杞子 30 克、阿胶 10 克。每日 1 剂,水煎服。⑩

50. 乳香桃仁汤 乳香 15 克、桃仁 15 克、大黄 15 克、当归 15 克、银花 30 克、蒲公英 12 克、野菊花 10 克、连翘 6 克、天花粉 6 克、赤芍 6 克、黄芩 6 克、薄荷 6 克、知母 3 克。每日 1 剂,水煎服。适用于鼻咽癌。⑪

51. 自拟平消片 炒枳壳 30 克、郁金 30 克、仙鹤草 30 克、白矾 30 克、火硝 30 克、制马钱子 20 克、五灵脂 25 克、干漆 10 克。制成片剂,每片 0.5 克。每次 48 片,每日 3 次。行气躅浊,攻坚破积,

---

① 张支农,等. 中西医结合治疗晚期鼻咽癌 46 例总结[J]. 湖南中医杂志,2006,22(1):1-2.
② 陈熠. 肿瘤单验方大全[M]. 北京:中国中医药出版社,2001:61.
③ 陈熠. 肿瘤单验方大全[M]. 北京:中国中医药出版社,2001:64.
④ 同上.
⑤ 陈熠. 肿瘤单验方大全[M]. 北京:中国中医药出版社,2001:65.
⑥ 同上.
⑦ 陈熠. 肿瘤单验方大全[M]. 北京:中国中医药出版社,2001:66.
⑧ 同上.
⑨ 陈熠. 肿瘤单验方大全[M]. 北京:中国中医药出版社,2001:67.
⑩ 同上.
⑪ 陈熠. 肿瘤单验方大全[M]. 北京:中国中医药出版社,2001:68.

推陈出新。适用于各种癌瘤。[1]

52. 豆果丸 山豆根 90 克、鱼脑石 60 克、射干 120 克、茜草 90 克、青果 60 克、蝉蜕 60 克、露蜂房 60 克、辛夷 90 克、苍耳子 60 克、料姜石 120 克。共研为细粉，水泛为丸，如绿豆大小。每次服 6～9 克，每日 3 次。黄芪煎水送下，或温开水送下。利咽消肿，清热解毒，活血化瘀，止痛消炎，除风定痛，通透鼻咽。方中山豆根、射干、蝉蜕、青果清热解毒、利咽消肿；鱼脑石、茜草、料姜石、露蜂房、辛夷、苍耳子除风消炎、止血止痛、活血化瘀、通透鼻咽。适用于鼻咽癌病情进展，出现鼻塞、鼻涕、鼻血，并出现耳鸣、耳聋，或听力减退时，宜服豆果丸与平消片（见 123 页经验方 52）。[2]

53. 平消片 枳壳 30 克、火硝 18 克、五灵脂 15 克、郁金 18 克、白矾 18 克、仙鹤草 18 克、炒干漆 6 克、制马钱子 12 克。将上药共研为细粉，水泛为丸。每次服 1.5～6 克，每日 3 次。开水送下。攻坚破积，解毒强心，利气止痛，去息肉，蚀腐肉。贾堃认为鼻咽癌（包括鼻咽部位的各种癌瘤）宜服平消片，结合清热解毒、消炎止痛、软坚化瘀、熄风镇痉、通透消肿等法辨证用药。[3]

54. 菊明汤 木贼 12 克、牡蛎 15 克、野菊花 30 克、夜明砂 9 克、黄芪 30 克、山豆根 9 克、瓦楞子 15 克、白芍 15 克、海浮石 30 克、露蜂房 9 克、全蝎 9 克。1 剂药煎 2 遍合在一起，分 2 次服。

如果病情进一步发展，头痛严重，鼻腔堵塞，鼻咽内流出有腐败气味的分泌物时，除服苍辛银豆汤（见 124 页经验方 62）与平消片（见 123 页经验方 53）外，还可用硼脑膏（见 123 页经验方 57）或辛石散（见 123 页经验方 56）塞鼻孔，或吹入鼻孔；病情发展，头痛剧烈，耳鸣、耳聋较甚时，可服干慈丸与平消片，并服苍辛银豆汤加减；出

现眩晕、耳鸣、耳聋时，可用菊明汤与平消片；鼻咽癌发展到晚期，出现转移症状过多时，可按相应的症状在不同证候处方中加减用药。[4]

55. 干慈丸 炒干漆 30 克、千金子 9 克、郁金 30 克、山慈菇 30 克、辛夷 30 克、五倍子 9 克、露蜂房 30 克、全蝎 30 克、苍耳子 30 克、料姜石 30 克。共研为细粉，水泛为丸，如绿豆大小。每次服 3～6 克，每日 3 次。黄芪煎水送下，或温开水送下。[5]

56. 辛石散 白芷 3 克、鹅不食草 3 克、细辛 3 克、辛夷 6 克、鱼脑石 4 克、冰片 4.5 克。将上药分别研为细粉，合在一起，研匀，并研极细粉，吹入鼻孔内，每日 2～3 次。清利通窍止痛。适用于鼻咽癌头痛。[6]

57. 硼脑膏 金银花 9 克、鱼脑石 6 克、黄柏 6 克、硼砂 6 克、冰片 0.6 克。共研为细粉，用香油或凡士林调成软膏。可用棉球蘸药膏塞鼻孔内，或将药粉吹入鼻孔内。每日 3 次。清热解毒。适用于鼻咽癌头痛。[7]

58. 芪补汤 生黄芪 60 克、红人参 10 克或党参 30 克、仙茅 15 克、枸杞子 20 克、女贞子 30 克、料姜石 60 克。1 剂药煎 2 遍合在一起，分 2 次服。温肾固本，双补气血。适用于鼻咽癌。症见面色晦暗，四肢无力，形削体弱，畏寒肢冷，腰酸腿痛，舌黯淡，舌苔白，脉沉细涩。此属气血双亏，正气衰败。可用芪补汤，并服平消片（见 123 页经验方 53）。[8]

59. 菊楼汤 七叶一枝花 10 克、钩藤 30 克、土贝母 10 克、山豆根 10 克、桑叶 10 克、辛夷 10 克、野菊花 30 克、生地黄 30 克、僵蚕 10 克、仙鹤草 60 克、丹参 30 克、夏枯草 30 克、杏仁 15 克。1 剂药煎 2 遍合在一起，分 2 次服。解毒清热，熄风通络，凉血止血。适用于鼻咽癌。症见视物不清或复视，头晕头痛，或面瘫舌歪，或口眼歪斜，鼻

[1] 汤岳龙. 吴一纯辨治恶性肿瘤的经验[J]. 北京中医，2001(5)：3-5.
[2] 贾堃. 中医癌瘤学[M]. 西安：陕西科学技术出版社，1996：68-69.
[3] 同上.
[4] 贾堃. 中医癌瘤学[M]. 西安：陕西科学技术出版社，1996：323.
[5] 同上.
[6] 同上.
[7] 同上.
[8] 同上.

塞鼻衄，鼻流浊涕，口苦咽干，面部、颧部潮红，咳嗽痰稠，心烦不眠，肿块溃烂或呈菜花状，舌红绛，脉弦数，或滑数。此属风热毒蕴，肺络堵塞。可用菊楼汤及平消片（见 123 页经验方 53）。①

60. 瓜辛汤　瓜蒌 30 克、胆南星 10 克、土贝母 15 克、猪苓 60 克、辛夷 12 克、七叶一枝花 10 克、杏仁 15 克、陈皮 10 克、白茅根 30 克、料姜石 60 克。1 剂药煎 2 遍合在一起，分 2 次服。清肺消浊，健脾化痰。适用于鼻咽癌。症见鼻塞不通，鼻涕带血，头痛头重，恶心心悸，胸闷气短，咳嗽咯痰，胃纳不佳，大便溏，鼻咽部肿块色淡，肿块表面光滑，颈部淋巴结肿大，舌红绛或有瘀斑，或边尖红，舌苔厚腻或苔白，脉弦滑，或弦数。此属肺脾灼津，浊痰不化。可用瓜辛汤及平消片（见 123 页经验方 53）。②

61. 柴辛汤　柴胡 12 克、郁金 15 克、丹参 30 克、白芍 20 克、辛夷 12 克、苍耳子 12 克、仙鹤草 60 克、山豆根 10 克、瓦楞子 30 克、全蝎 10 克、露蜂房 10 克、当归 15 克、生甘草 3 克、料姜石 60 克。1 剂药煎 2 遍合在一起，分 2 次服。疏肝解郁，祛痰止咳，消肿散结。适用于鼻咽癌。症见头痛眩晕，胸胁胀痛，烦热不安，鼻塞稍咳，鼻涕带血，口苦咽干，耳内闷胀，大便秘结，小便黄或正常，舌黯紫有瘀斑，舌苔白或黄，脉弦，或弦细，或细涩。此属肝郁犯肺，气血凝结。可用柴辛汤，并服平消片（见 123 页经验方 53）。③

62. 苍辛银豆汤　金银花 30 克、连翘 30 克、射干 9 克、山慈菇 15 克、桑寄生 12 克、夏枯草 30 克、山豆根 9 克、露蜂房 9 克、辛夷 12 克、蛇蜕 9 克、全蝎 9 克、苍耳子 12 克。1 剂药煎 2 遍合在一起，分 2 次服。鼻咽癌病情进一步发展，发生一侧肿块固定的，或持续的头疼时，可服苍辛银豆汤与平消片（见 123 页经验方 53）。④

63. 邱宝珊经验方 3　白花丹 15 克、白术 15 克、生南星 15 克、生半夏 15 克、山慈菇 15 克、茯苓 30 克、昆布 30 克、青皮 12 克、党参 24 克、老鼠勒 18 克、僵蚕 9 克。每日 1 剂，水煎服，每天 2 次。祛痰浊，散结聚，和脾胃。适用于鼻咽癌痰浊结聚型。头痛头重，鼻塞涕多或带血，检查见鼻咽肿块多呈结节状，色较淡，或有分泌物附着，一般颈部多有肿块，且肿块较大，或兼见咳嗽痰多，胸闷，体倦，舌淡红或舌体胖，苔白或白腻，脉弦滑或弦缓。邱宝珊用本方治疗鼻咽癌疗效：初发组 14 例患者存活期最短者为 10 个月，最长者为 71 个月，平均存活期 32 个月。复发组 10 例患者从复发后用中药治疗至死亡时间最短者为 12 个月，最长者为 38 个月，平均 20.8 个月。⑤

64. 仙鹤六味汤　仙鹤草、甘草、槟榔、制半夏、白毛藤、龙葵。其中仙鹤草用量 50～80 克，单独煎煮，煎煮液再与其他五味药的常规煎煮液合并，温服，每日 1 剂，可酌加 20 毫升左右上等蜂蜜拌和饮服，一般 30 剂为 1 个疗程。然后可隔日 1 剂长期应用。极个别病例可酌情加味，但所加药物一定要少而精，一般不应超过 3 味，以免破坏本方的结构和功效。部分患者在服本方时，常自服其他抗癌西药，一般不影响本方的疗效。治疗期间，不要求绝对忌口，但需禁烟酒，避免过度的运动（包括气功）。适用于癌性疼痛。常敏毅用本方进行癌性疼痛临床观察，发现该方对鼻咽癌型疼痛的有效率为 44.44%。⑥

65. 消痰软坚汤　夏枯草、生牡蛎、玄参、土贝母、海藻、昆布、白芥子、桔梗、山慈菇、海浮石、黄药子。随症加减：鼻咽癌转移者，加石上柏、鹅不食草、苍耳子；气虚者，加党参、黄芪、太子参；阴虚者，加生龟甲、生鳖甲、生地黄、二至丸；阳虚者，加肉桂、鹿茸片；热毒盛者，加金银花、紫花地丁、七叶一枝花。王庆才等用该方加味治疗颈部恶性肿块 17 例（其中鼻咽癌转移所致 3 例），服药 3 个

①　贾堃. 中医癌瘤学［M］. 西安：陕西科学技术出版社，1996：323.
②　同上.
③　同上.
④　同上.
⑤　邱宝珊. 中医药治疗 24 例晚期鼻咽癌的疗效观察［J］. 新中医，1994(9)：10.
⑥　常敏毅. 仙鹤六味汤治疗癌性疼痛 155 例临床观察［J］. 国医论坛，1993，38(2)：31-33.

月,治愈(肿块全部消失)4例,占23.53%;显效(肿块缩小>50%)7例,占41.8%;有效(较治疗前有所缩小,但不足50%)4例,占23.53%;无效(肿块无变化或有增大者)2例,占11.76%。①

66. **胡安邦经验方** 柴胡 4.5 克、龙胆草 6 克、炙鳖甲 24 克、地骨皮 18 克、地龙 6 克、土贝母 12 克、海藻 12 克、昆布 12 克、凤尾草 12 克、败酱草 12 克。随症加减:目赤者,加贯众炭 12 克、藕节炭 9 克、白茅根 30 克、金银花 9 克、蒲公英 18 克、牡丹皮 12 克、生地黄 12 克、玄参 15 克。每日 1 剂,水煎服。清肝泻火,化痰消肿。②

67. **张协和经验方** 马钱子(去毒)120 克、全蝎 30 克、明天麻 15 克、麻黄 15 克、甘草 15 克、木香 15 克、陈皮 15 克、羌活 15 克、杜仲 15 克、乳香 15 克、没药 15 克、巴戟天 15 克。诸药研成极细末,陈醋、面粉为糊,制丸如绿豆大。饭后服 0.3~0.5 克,每日 3 次。每服 6 天停药 1 天,可久服。活血祛瘀,解毒抗癌,行气止痛。③

68. **黄芪抗癌汤** 生黄芪 100 克、白花蛇舌草 100 克、黄连 20 克、半枝莲 50 克。每日 1 剂,水煎服。柳兰城报道治疗 1 例男性患者于 1984 年出现鼻腔出血,头痛咽干等症,基层医院治疗 2 月未有效,省医院确诊为鼻咽癌。化疗半个多月稍有好转,因经济拮据而停。遂请中医治疗。诊时面色黧黑,形体消瘦,纳差便溏,咽干口渴,头晕目眩,鼻腔时有出血,脉弦滑无力,舌淡白胖嫩。用本方连服 150 余剂,诸症改善,食欲大增。半年后病理复查,癌细胞核分裂数显著减少,病情稳定,随访 5 年,情况良好。④

69. **双簕汤** 蛇泡簕、老鼠簕、苍耳子、甲片、白茅根、钩藤(后下)、入地金牛、土鳖虫、鳖甲、丹参、野菊花、铁包金。随症加减:头痛,选加钩藤、白芷、生南星、生半夏、生川乌;鼻衄,选加仙鹤草、白茅根、紫珠草、白及;鼻塞,选加辛夷花、苍耳子、野菊花;咽痛,选加山豆根、威灵仙、露蜂房;咽糜烂,选加金丝草、马勃、金银花、岗梅根;耳鸣,选加磨盘草、女贞子、墨旱莲。每日 1 剂,水煎服。解毒散结。适用于鼻咽癌属晚期者经化疗或放疗病情未控制或放疗后复发者。郑斐璇等报道用本方、养津饮、调元汤三方随症加减,治疗鼻咽癌 313 例,其中存活 5 年以上 200 例,占 63.89%,生存 5~6 年者 40 例,7~8 年者 34 例,9~10 年者 33 例,11~12 年者 29 例,13~14 年者 29 例,15~16 年者 13 例,17~18 年者 13 例,19~20 年者 4 例,21 年以上者 5 例。注意事项:须结合放疗。⑤

70. **沙参龙蛇汤** 北沙参 15 克、川石斛 12 克、玉竹 12 克、白花蛇舌草 15 克、龙葵 30 克、海藻 12 克、野菊花 15 克、苍耳子 12 克、辛夷花 10 克、焦栀子 10 克、生地黄 15 克、赤芍 15 克、白茅根 30 克、藕节 15 克。每日 1 剂,水煎服。清热生津,解毒散结。李和根报道治疗 1 例男性患者曾因右侧鼻咽部鳞状细胞癌Ⅲ级而放疗,但反应严重,因而终止。1985 年 10 月 23 日来中医门诊,诊时右侧鼻咽部有黄豆大肿块,质坚,易出血,口干声哑,痰中带血,寐差梦多,舌瘀苔光滑,脉弦数,证属痰热内阻,蕴而成毒,阴液亏损。治用本方 7 剂,药后 3 天出现右侧腮腺肿大,10 月 30 日复诊,在原方中加麦冬 30 克、象贝母 10 克、玄参 12 克、桃仁 6 克,7 剂。12 月 11 日复诊,见鼻咽癌肿块及腮腺肿已缩小,原方加夏枯草 15 克、大枣 7 枚,连续服药至 1986 年 7 月 21 日,肿块消失,除局部微充血外,无任何异常。恢复原来工作。⑥

71. **二参紫草汤** 玄参 30 克、北沙参 30 克、麦冬 15 克、知母 12 克、石斛 25 克、黄芪 15 克、党参 25 克、白术 25 克、女贞子 15 克、紫草 20 克、卷柏 15 克、苍耳子 15 克、山豆根 10 克、辛夷 15 克、白芷 10 克、山药 10 克、石菖蒲 10 克、菟丝子 15 克。随症加减:火毒凝聚,头痛、耳聋、鼻衄及牙

① 王庆才,等. 消痰软坚汤加味治疗颈部恶性肿块 17 例[J]. 河北中医,1993,15(5):18.
② 徐福宁. 当代著名老中医秘验单方选[M]. 北京:中国中医药出版社,1993:199.
③ 隋殿军. 中国当代名医秘验方精粹[M]. 长春:吉林科学技术出版社,1992:364.
④ 柳兰城. 黄芪抗癌汤治疗癌症[J]. 四川中医,1990(7):20.
⑤ 郑斐璇,等. 放射加中药治疗鼻咽癌生存五年以上 200 例疗效分析[J]. 新中医,1990(9):35.
⑥ 李和根. 鼻咽癌治验 1 例[J]. 上海中医药杂志,1989(1):27.

痛者,加防风、半枝莲、生地黄、龙胆草;虚火上炎,咽燥,口干,头晕,神疲乏力者,加芦根、天花粉、瓜蒌仁;气血凝滞,剧烈头痛,颈部活动受限,复视耳鸣者,加夏枯草、川芎、蔓荆子、枸杞子、菊花、薄荷;颈部包块明显增大兼痰湿重者,加海藻、昆布、山慈菇、川贝;苔黄厚腻,纳差食少者,加藿香、佩兰、薏苡仁、焦三仙;白细胞下降者,加补骨脂、红参、鸡血藤;肿块放疗后颈部颜面红肿热痛者,加石膏、金银花、连翘;放射性皮炎者,用兔毛5克烧炭调麻油外敷。每日1剂,水煎服。滋阴清热,益气利咽,健脾固肾。杨通礼报道曾观察50例鼻咽癌患者,结果:痊愈(经过治疗后症状消失,鼻咽部肿瘤及颈淋巴结消失。恢复一定的劳动力,连续观察5年以上者)24%;特效(症状消失,体征阴性,X线片示颅底骨质破坏不变或有修复,能参加一般劳动,观察1年以上无复发者)24%;显效(症状基本消失,肿瘤或颈部淋巴结缩小1/2以上,颅底骨质破坏不变或有所修复,恢复一定的劳动能力,观察半年以上者)32%;有效(症状好转,肿瘤或颈转移淋巴结缩小但不足1/2,颅底骨质破坏保持不变,能自理生活,观察时间3个月以上者)8%;无效(症状和体征无改善或继续恶化或稍有改善,在3个月以内者)12%。[1]

72. 刘嘉湘经验方　北沙参30克、玄参30克、天花粉30克、苍耳子30克、天冬15克、麦冬15克、八月札15克、黄精15克、赤芍12克、王不留行9克、生山楂12克、鸡内金12克。每日1剂,水煎服。养阴生津,活血祛瘀。适用于鼻咽癌证属火毒内盛,耗伤阴液。[2]

73. 地玄汤　生地黄30克、玄参24克、麦冬18克、象贝母12克、牡丹皮12克、白芍12克、薄荷7.5克、甘草6克。每日1剂,水煎服。连服7~9剂为1个疗程。清咽喉。适用于鼻咽癌。湖南郴州肿瘤防治办公室介绍,地玄汤、雄黄解毒丸、枸骨血藤汤(见126页经验方74)、吹鼻散、吹喉散辨证治疗鼻咽癌24例,临床治愈7例,显效2例,有效8例,无效6例,死亡1例,总有效率为70.8%。[3]

74. 枸骨血藤汤　枸骨60克、鸡血藤30克、穿破石30克、贯众15克、九节龙30克、猴头3~5个。随症加减:淋巴结肿大者,加山豆根、夏枯草;发烧者,加金银花;口渴,加麦冬、生地黄、金银花。每日1剂,水煎服。软坚化结,兼补机体。适用于鼻咽癌。[4]

75. 三虫汤　夏枯草30克、海藻30克、昆布24克、桃仁9克、白芷9克、赤芍15克、露蜂房12克、生南星(先煎)9克、礞石30克、制远志9克、苍术12克、石菖蒲9克、地龙9克、钩藤24克、全蝎6克、蜈蚣9克。每日1剂,水煎服。清热解毒,化痰软坚。[5]

76. 攻瘤丸(丹东市中医院方)　蜈蚣15条、全蝎20个、甲片20片、僵蚕20条、朱砂6克、雄黄6克、大黄9克。共为细末,用黄酒与面糊制丸,朱砂为衣,如绿豆大,每服20~30丸。解毒抗癌。[6]

77. 地柏汤　生地黄30克、石上柏30克、紫草根30克、牡蛎30克、天花粉24克、苍耳草15克、海藻15克、玄参12克、山豆根12克、夏枯草12克、白芷9克、天龙丸15粒。每日1剂,分2次口服,天龙丸每次5粒,每日3次,随汤药吞服。上海中医药大学附属龙华医院以本方为主辨证施治,结合养阴生津与清热解毒等法治疗鼻咽癌多例,获较好疗效。[7]

78. 生津解毒饮　白茅根30克、麦冬15克、天冬15克、玄参15克、生地黄15克、藕片30克、金银花9克、黄芩9克、甘草3克、白英30克、沙参9克、党参9克、茯苓9克、紫草根15克、生黄

① 杨通礼. 中医药治疗鼻咽癌50例疗效报道[J]. 云南中医杂志,1988,9(3):10.
② 施志明. 刘嘉湘老师运用养阴法治疗肿瘤的经验[J]. 辽宁中医杂志,1987(1):3-5.
③ 杨今祥. 抗癌中草药制剂[M]. 北京:人民卫生出版社,1981:239.
④ 同上.
⑤ 杨今祥. 抗癌中草药制剂[M]. 北京:人民卫生出版社,1981:240.
⑥ 杨今祥. 抗癌中草药制剂[M]. 北京:人民卫生出版社,1981:241.
⑦ 杨今祥. 抗癌中草药制剂[M]. 北京:人民卫生出版社,1981:242.

芪 9 克、白花蛇舌草 30 克。每日 1 剂,水煎服。益气生津,凉血解毒。福州市第一人民医院以本方为主,配合放疗治疗鼻咽癌 27 例,存活 5 年以上者 24 例,5 年生存率达 88.9%。[1]

79. **防风辛夷汤(上海市肿瘤医院方)** 防风 6 克、辛夷 9 克、菊花 9 克、连翘 9 克、当归 9 克、生地黄 9 克、炒蒺藜 9 克、黄芩 9 克、苍耳子 12 克、生石膏 12 克。每日 1 剂,水煎服。宣肺利窍,清热解毒。上海肿瘤医院以本方配用鹅血制剂及针刺疗法治疗鼻咽癌多例获效。[2]

80. **复方紫草根汤** 方①:紫草根 15 克、浙贝母 9 克、野菊花 9 克、连翘 9 克、党参 12 克、藁本 12 克、木通 12 克、黄芩 12 克、白芍 15 克。方②:紫草根 15 克、金银花 30 克、连翘 6 克、桃仁 15 克、大黄 15 克、知母 3 克、蒲公英 12 克、野菊花 9 克。每日 1 剂,水煎服。两方可交替使用。清肺解毒,活血化瘀。江西省南昌市第一人民医院以上方为主,中西医结合治疗鼻咽癌 20 余例,均获良好效果。[3]

81. **复方半枝莲汤** 半枝莲 30 克、夏枯草 15 克、墨旱莲 15 克、昆布 12 克、海藻 12 克、玄参 12 克、生地黄 12 克、川楝子 9 克、白芍 9 克、青黛 9 克。每日 1 剂,水煎服。清热解毒,软坚抗癌。湖北黄石市中医院用于治疗鼻咽癌有效。案例:杨某,男,70 岁,左鼻孔癌肿阻塞,左眼球突出。经服本方 5 剂,肿块开始缩小,出血停止,服至 15 剂后自觉症状消失,眼球复原,饮食正常,体质增强,间断服药 9 个多月,无复发。[4]

82. **蜈蚣地龙散** 蜈蚣 3 条、炮甲片 3 克、土鳖虫 3 克、地龙 3 克、三七 3 克。上各药先行焙干,再共研细末,制成散剂。服用时以米酒调制成混悬液。常配用山苦瓜滴鼻液使用。每日 1 剂。解毒化瘀,通窍抗癌。湖南宁远县人民医院试用

于治疗鼻咽癌多例,有一定疗效。案例:黄某,女,36 岁,确诊为鼻咽癌未分化癌,先用上方内服一周后加山苦瓜滴鼻液滴鼻,至第十天鼻孔稍通,18 天后喉痛、头痛好转,治疗 40 多天全身症状基本消失。但本方使用病例较少,观察不长,尚待提高。[5]

83. **蛇莲两参汤** 白花蛇舌草 15 克、半枝莲 15 克、党参 15 克、玄参 15、石斛 30 克、生地黄 24 克、熟地黄 24 克、麦冬 24 克、连翘 18 克、天冬 24 克、刺蒺藜 18 克、玉竹 12 克、山药 12 克、赤芍 12 克、黄芩 9 克、白芷 9 克、山豆根 9 克。每日 1 剂,水煎服。养阴清肺抗癌。武汉市第三医院用于治疗鼻咽癌多例,有一定疗效。案例:熊某,男,22 岁,病理切片为鼻咽部梭形细胞癌,曾经放化疗,因反应较大,信心不足,放弃治疗,后改用本方治疗四个多月,自觉症状完全消失,体重增加,鼻咽镜检原病灶已不甚明显。[6]

84. **龙胆枯草汤** 龙胆草、夏枯草、钩藤、蒺藜、丹参、川楝子、郁金、牡丹皮、薏苡仁、蛇泡簕、半夏、青皮、半枝莲、海藻、甘草、葵树子。每日 1 剂,水煎服。适用于气滞型鼻咽癌。[7]

85. **复方十大功劳汤** 十大功劳叶 60 克、鲜石黄皮 120 克、夏枯草 45 克、甘草 9 克。每日 1 剂,水煎服。养阴清热,解毒抗癌。广东德庆县地区以本方结合扶正治疗,临床治愈鼻咽癌颈淋巴结转移 1 例,带瘤存活 5 年以上,并保持一级劳动力。[8]

86. **夷柏汤** 辛夷 15 克、黄柏 15 克、生地黄 15 克、苍耳子 15 克、白芷 9 克、细辛 3 克、葱白 30 克、刺桐树寄生 30 克、猪鼻 1 个、黄皮树寄生 30 克、苦楝树寄生 30 克。随症加减:鼻血、鼻塞及耳聋,加海棠果(去外皮)7 个、花生壳 20 个、水母蟹壳 3～5 个,晒干研末,随主方冲服,隔 3 日 1 剂,

① 杨今祥. 抗癌中草药制剂[M]. 北京:人民卫生出版社,1981:242.
② 同上.
③ 杨今祥. 抗癌中草药制剂[M]. 北京:人民卫生出版社,1981:243.
④ 同上.
⑤ 杨今祥. 抗癌中草药制剂[M]. 北京:人民卫生出版社,1981:243-244.
⑥ 杨今祥. 抗癌中草药制剂[M]. 北京:人民卫生出版社,1981:244.
⑦ 杨今祥. 抗癌中草药制剂[M]. 北京:人民卫生出版社,1981:245.
⑧ 同上.

连服 6～12 剂;耳边有肿块及耳聋,加鹅不食草 30 克。每日 1 剂,连服 7～8 剂后加入黄皮树寄生、苦楝树寄生各 30 克,再隔日服 1 剂,连服 5～7 剂。广东文昌市农村试用本方效验。①

87. 蛇泡簕解毒抗癌汤　蛇泡簕 30 克、白茅根 30 克、野菊花 30 克、铁包金 30 克、入地金牛 15 克、土鳖虫 15 克、大蓟 21 克、甘草 9 克。每日 1 剂,水煎服。解毒散结。②

88. 蜜制鼻癌饮　韩信草 60 克、白花蛇舌草 60 克、青蒿 60 克、算盘子 60 克、两面针 60 克、蜂蜜适量。以上各药均取鲜品捣烂,加入浓茶绞汁,再用蜂蜜调制,即得。口服,每日 1 剂,顿服。福州军区总医院以本方为主,中西结合治疗鼻咽癌 15 例,多数患者癌肿消失或缩小,症状解除,疗效显著,但不能防止复发。③

89. 红娘赤芍汤　丹参、生地黄、赤芍、盐霜柏、入地金牛、蛇总管、墨旱莲、生南星、生半夏、生川乌、红娘子,或川足、全蝎、僵蚕、盐蛇等。每日 1 剂,水煎服。凉血熄风,解毒散结。适用于鼻咽癌出现颅神经损害症状者。陈效莲等报道,曾观察 5 例本型患者,结果显示生存 5 年以上者 1 例。④

二、手术后,单独用方

蒿芩清胆汤加减(贾英杰经验方)　龙胆草 15 克、半夏 10 克、枳壳 10 克、黄芩 10 克、竹茹 10 克、茯苓 10 克、白花蛇舌草 15 克、虎杖 15 克、半枝莲 15 克、半边莲 15 克、生薏苡仁 15 克、郁金 10 克、姜黄 10 克、白术 10 克、生地黄 15 克。案例:患者,女,61 岁,于 2000 年 8 月,因鼻衄、头痛、视物不清,于某医院纤维鼻咽镜活检确诊为鼻咽低分化鳞癌,行手术切除,术后予放射、化疗治疗,后因不能耐受放化疗不良反应,遂于 2001 年 5 月就诊本院门诊,来诊时症见鼻塞不通,时鼻衄,流黄

脓涕,咯痰,痰少而黏色黄,咽干,偶尔头晕,听力下降,左眼失明,烦躁易怒,左侧面颊部红肿硬痛,白睛红赤,舌红绛苔黄腻,脉弦数。服上药 14 剂后鼻衄、咯痰症状明显好转。现生存至今,无不适症状。⑤

三、未手术,与放化疗等合用方

1. 银花钩藤汤　金银花 15 克、钩藤 15 克、白芍 15 克、明天麻 10 克、白菊花 10 克、牡丹皮 10 克、炒桑枝 10 克、生石决明 20 克、生甘草 10 克。每日 1 剂,水煎服。适用于鼻咽癌化疗过程中出现面神经麻痹而致面瘫者。⑥

2. 石膏大黄饮　生石膏 30 克、制大黄 5 克、川芎 5 克、白芷 5 克、蝉蜕 4 克、玄参 30 克、生地黄 30 克、淡黄芩 10 克、人中黄 10 克、金银花 10 克。每日 1 剂,水煎服。适用于鼻咽癌放疗后鼻腔大出血者。⑦

3. 养阴抗癌汤　太子参 30 克、玄参 15 克、麦冬 15 克、生地黄 15 克、女贞子 15 克、石斛 10 克、天花粉 20 克。每日 1 剂,水煎服。益气养阴。适用于鼻咽癌放疗者。开始放疗即服中药。⑧

4. 青蒿鳖甲清解汤　青蒿 10 克、鳖甲 10 克、秦艽 9 克、地骨皮 12 克、玄参 12 克、生地黄 12 克、金银花 15 克、天花粉 15 克、牡丹皮 10 克、赤芍 10 克、白芍 10 克、蝉蜕 6 克、甘草 6 克、灯心草 1.5 克、鲜芦根 30 克、常山 10 克、黄芪 30 克。每日 1 剂,水煎服。养阴退热。适用于鼻咽癌化疗后低热。⑨

5. 二参三子方(杨通礼经验方)　玄参 30 克、北沙参 30 克、麦冬 15 克、知母 12 克、石斛 25 克、黄芪 25 克、白术 25 克、女贞子 15 克、紫草 25 克、卷柏 15 克、苍耳子 15 克、山豆根 10 克、辛夷 15 克、白芷 15 克、山药 10 克、石菖蒲 10 克、菟丝子

① 杨今祥. 抗癌中草药制剂[M]. 北京:人民卫生出版社,1981:246.
② 同上.
③ 杨今祥. 抗癌中草药制剂[M]. 北京:人民卫生出版社,1981:247.
④ 陈效莲. 中医对鼻咽癌的辨证分型及治疗原则[J]. 新医药通讯,1974(3):17.
⑤ 李小江. 贾英杰教授使用蒿芩清胆汤治疗恶性肿瘤经验举隅[J]. 天津中医药大学学报,2007,26(2):92.
⑥ 王惟恒,等. 肿瘤千家妙方[M]. 北京:中国科学技术出版社,2017:2.
⑦ 同上.
⑧ 王惟恒,等. 肿瘤千家妙方[M]. 北京:中国科学技术出版社,2017:4.
⑨ 王惟恒,等. 肿瘤千家妙方[M]. 北京:中国科学技术出版社,2017:6.

15克。每日1剂,水煎服。滋阴清热,益气利咽。适用于鼻咽癌放疗后阴液亏损邪毒未尽。①

6. 鼻咽消肿汤1　党参12克、黄芪15克、白术9克、沙参12克、五味子6克、女贞子15克、菟丝子15克、墨旱莲15克、甘草6克。每日1剂,水煎服。适用于鼻咽癌放疗后气阴两虚。②

7. 鼻咽消肿汤2　党参12克、白术12克、茯苓12克、山药12克、制南星12克、制半夏12克、陈皮9克、薏苡仁30克、苍术9克、厚朴9克、白扁豆12克、砂仁3克、猪苓15克。每日1剂,水煎服。健脾益气,化痰和胃。适用于鼻咽癌放疗后脾虚痰湿者。③

8. 鼻咽消肿汤3　生地黄15克、玄参15克、天冬12克、麦冬12克、白茅根30克、石斛15克、天花粉30克、百合12克、沙参15克、金银花12克、知母9克、牡丹皮9克、枸杞子15克、女贞子15克、丹参15克、生南星15克、生半夏15克、卷柏30克。每日1剂,水煎服。养阴清热,生津利咽。适用于鼻咽癌放疗后阴津亏损者。④

9. 固本培元汤　党参15克、茯苓15克、熟地黄15克、当归15克、白芍15克、白术15克、五味子15克、夜交藤30克、大枣5枚。每日1剂,水煎服。补气养血,培元固本。适用于鼻咽癌经放疗气血两虚者。⑤

10. 复方紫草地榆油　新疆紫草60克、地榆60克、蒲公英30克、千里光30克、生大黄30克。上药用蒸馏水洗净晾干,置锅中加入巴马茶油1千克,冷浸24小时,置武火上加热至沸腾后改文火熬炼至紫草变为深褐色,过滤,滤液盛于消毒容器内密闭备用。涂口腔黏膜患处,4次/日。两组均干预至放疗结束后1周。黄露等对81例患者进行临床对照研究,结果放疗结束后,继续予以复方紫草地榆油护理干预1周,口腔黏膜炎愈合效

果明显优于常规护理组($P < 0.01$)。提示复方紫草地榆油外涂护理干预,能缩短恶性肿瘤患者放射性口腔黏膜炎的愈合疗程。⑥

11. 苍耳子散加味方　辛夷12克、苍耳子12克、白芷12克、薄荷12克、黄芩12克、桑叶12克、菊花12克、川芎9克、黄芪12克、北沙参12克。随症加减:头痛较甚者,加蔓荆子12克;鼻塞严重者,加甲片9克、皂角刺6克;涕中带血者,加小蓟12克、白茅根9克。每日1剂,煎取药汁300毫升,早晚分服。李泳文选取接受放疗的鼻咽癌患者共102例,随机分为治疗组52例和对照组50例。对照组予以常规维生素B_{12}鼻腔冲洗,治疗组在对照组基础上加用苍耳子散加味方口服,两组疗程均为4周。比较两组患者治疗前后临床症状积分及纤毛传输速率、鼻内镜和鼻窦CT评分,观察两组患者治疗后的临床疗效及放疗3个月、6个月内的放射性鼻窦炎发生率。结果显示治疗组临床疗效总有效率98.08%,对照组为82.00%,治疗组优于对照组($P < 0.05$)。两组患者治疗后鼻塞、鼻黏膜充血和鼻甲肿大、鼻腔分泌物、嗅觉减退和头痛评分明显低于治疗前,且治疗组优于对照组($P < 0.05$)。两组患者治疗后的纤毛传输速率、鼻内镜和鼻窦CT评分明显高于治疗前,且治疗组高于对照组($P < 0.05$)。治疗组放疗3个月及6个月内放射性鼻窦炎分别发生9例、11例,对照组分别为23例、28例,治疗组明显少于对照组($P < 0.01$)。结论:苍耳子散加味方口服联合鼻腔冲洗可改善鼻咽癌放疗患者的鼻窦症状,预防放射性鼻窦炎的发生。⑦

12. 清热利咽方　麦冬5克、木蝴蝶5克、胖大海5克、白茅根5克。每日1剂,反复多次焗服,每天保持饮水量在3000毫升以上,同时嘱咐患者每日饮用过程中可使药物在口腔内停留10~

① 尚怀海,等. 中医名方验方丛书:肿瘤治疗名方验方[M]. 北京:人民卫生出版社,2016:6.
② 尚怀海,等. 中医名方验方丛书:肿瘤治疗名方验方[M]. 北京:人民卫生出版社,2016:8-9.
③ 同上.
④ 同上.
⑤ 尚怀海,等. 中医名方验方丛书:肿瘤治疗名方验方[M]. 北京:人民卫生出版社,2016:14.
⑥ 黄露,等. 复方紫草地榆油对鼻咽癌患者放射性口腔黏膜炎的疗效观察[J]. 中国中医药科技,2015,22(2):198-199.
⑦ 李泳文. 苍耳子散加味方联合鼻腔冲洗对鼻咽癌放疗患者放射性鼻窦炎发生的影响[J]. 中医杂志,2015,56(15):1314-1317.

15 秒,舌头在口内来回运动,上下左右各 15～20 次,并配合手指按摩口腔黏膜和齿龈,以促进漱口液与黏膜充分接触,促进唾液分泌,清洁口腔。对照组口服温开水,每天 3 000 毫升以上。陈爱丽等用本方治疗鼻咽癌患者 37 例,并对照研究。结论:清热利咽方能有效预防或减轻鼻咽癌放疗所致口干症状,适合临床长期推广使用。①

13. **参芍合剂** 南北沙参各 15 克、玄参 15 克、太子参 15 克、麦冬 15 克、石斛 15 克、生地黄 10 克、天花粉 15 克、金银花 15 克、薄荷 3 克、生甘草 5 克、丹参 10 克、赤芍 10 克。治疗组每日取 1 剂参芍合剂,加水煎至 300 毫升后,分为 5 等份,每份 60 毫升。对照组为复方硼砂含漱液,每次 10 毫升,加 50 毫升温开水稀释后含漱 5 分钟吐出。分别于每次放疗前 30 分钟、早中晚三餐后、晚 10 时各 1 等份含服,让药液在口腔内停留 3 分钟后缓缓咽下,每次含服前均用 100 毫升温开水漱口。于放疗开始的前 1 天(即第 0 天)起用药,至放疗结束后的第 7 天停药。养阴清热,凉血活血。适用于鼻咽癌放射性口腔黏膜炎的防治。张瑶等用本方治疗 26 例,并对照研究,结果表明鼻咽癌放疗患者采用参芍合剂含服能延迟口腔黏膜反应发生时间,减轻口腔黏膜反应程度,提高放疗后患者唾液中表皮细胞生长因子含量,且经济、简便、安全,值得临床进一步研究。②

14. **龙胆泻肝汤** 龙胆草 20 克、黄芩 15 克、栀子 10 克、泽泻 15 克、川木通 20 克、当归 15 克、生地黄 20 克、柴胡 20 克、生甘草 5 克、车前子 15 克。水冲服,1 剂/日,3 次/日,疗程为 2 周。吴娇等在成都中医药大学附属医院肿瘤科门诊就诊的鼻咽癌放疗后重度耳鸣患者 60 例,随机分为两组,观察组、对照组各 30 例。观察组予龙胆泻肝汤,对照组予泼尼松。治疗前和治疗 2 周后完善耳鸣问卷调查表,对比两组临床疗效。结果显示治疗后两组疗效比较,观察组有效 24 例,对照组

有效 11 例,差异有统计学意义($P<0.05$)。结论:鼻咽癌放疗后耳鸣严重影响患者的生活质量,本研究发现龙胆泻肝汤针对放疗后重度耳鸣属于肝胆湿热者有很好的临床疗效,且无不良反应,临床应用安全有效,值得推广。③

15. **中药自拟方** 桔梗 10 克、白术 20 克、茯苓 10 克、黄芩 10 克、葛根 10 克、紫苏叶 10 克、泽泻 15 克、川芎 10 克、石菖蒲 10 克、当归 10 克、甘草 5 克。随症加减:肺热者,加桑白皮、车前子等泻肺利水;痰湿者,加陈皮、半夏燥湿化痰;耳鸣严重者,加红花、桃仁活血通络;急性期加麻黄、荆芥、防风。每日 1 剂,水煎口服,连服 2～4 个疗程。周昌胤等从门诊患者中筛选 60 例鼻咽癌放疗后分泌性中耳炎的患者,随机分成 2 组,对照组采用常规西医治疗,治疗组采用中西医结合治疗。结果显示随访半年,治疗组有效率 93.3%,对照组有效率 66.7%,两组比较差异有显著性($P<0.05$)。结论:采用中西医结合治疗鼻咽癌放疗后分泌性中耳炎,疗效优于单纯西医治疗,此方法值得推广。④

16. **薯蓣丸加减方** 薯蓣 20 克、生地黄 30 克、沙参 9 克、麦冬 15 克、川芎 9 克、白芍 9 克、白术 9 克、杏仁 9 克、防风 9 克、柴胡 7 克、桔梗 7 克、茯苓 7 克、白蔹 7 克、猫爪草 20 克、七叶一枝花 10 克、甘草 5 克。每日 1 剂,水煎服,分 2 次服,口服至放疗结束。刘百祥等用本方治疗 30 例鼻咽癌放疗口咽黏膜急性损伤并做对照研究。结论:薯蓣丸加减方防治鼻咽癌放疗口腔黏膜急性损伤疗效显著,安全无不良反应。⑤

17. **加味增液汤** 玄参 15 克、生地黄 30 克、麦冬 15 克、石斛 20 克、沙参 15 克、天花粉 15 克、葛根 30 克、甘草 15 克、乌梅 20 克。每日 1 剂,水煎服。自放疗开始第 1 天至全程结束后 4 周。张云芳等将 62 例患者随机分组对照研究,治疗组 32 例予中药＋放疗,对照组 30 例予单独放疗。结果

① 陈爱丽,等.清热利咽方治疗鼻咽癌放疗所致口干的效果[J].广东医学,2015,36(21):3398-3399.
② 张瑶,等.参芍合剂防治鼻咽癌患者放射性口腔黏膜炎的临床疗效观察[J].临床内科杂志,2015,32(12):823-824.
③ 吴娇,等.龙胆泻肝汤对鼻咽癌放疗后耳鸣的临床疗效观察[J].内蒙古中医药,2015,34(11):28.
④ 周昌胤,等.中西医结合治疗鼻咽癌放疗后分泌性中耳炎的疗效观察[J].中医临床研究,2015,7(7):8-9.
⑤ 刘百祥,等.薯蓣丸加减方防治鼻咽癌放疗口咽黏膜急性损伤 30 例疗效观察[J].湖南中医杂志,2015,31(9):6-8.

显示在放疗结束时和结束 4 周后治疗组口干症状均较对照组明显减轻,刺激性唾液流量值明显高于对照组。结论:中药加味增液汤能有效减轻鼻咽癌放疗后口干症状,可作为临床防治放射性唾液腺损伤的一种治疗手段。[①]

18. 加味生脉散 人参 10 克、麦冬 15 克、五味子 10 克、南沙参 30 克、射干 10 克、竹叶 10 克、生地黄 30 克、石斛 20 克、天花粉 15 克、金银花 20 克、炙甘草 6 克。随症加减:头胀头痛如裂者,加广地龙 10 克、川芎 10 克;鼻衄者,加仙鹤草 15 克、白茅根 15 克;目赤者,加野菊花 10 克;呕吐者,加法半夏 10 克、代赭石 20 克;颈部肿块者,加昆布 10 克、夏枯草 10 克、黄药子 10 克;口腔黏膜红肿疼痛者,加玄参 15 克、牡丹皮 10 克;耳聋咽干、记忆力减退者,加山茱萸 10 克、女贞子 10 克。每日 1 剂,加水煎 2 次合并约 300 毫升,每日分 15～20 次频繁啜饮。30 天为 1 个疗程。周益萍将 28 例随机分为治疗组和对照组各 14 例。在常规放疗治疗基础上,对照组服维生素 C,治疗组用加味生脉散频繁啜服。结果显示按口干程度评分和刺激性唾液流量,治疗组治疗前后差异有统计学意义($P<0.01$),两组比较差异有统计学意义($P<0.01$)。结论:加味生脉散可有效缓解鼻咽癌放疗后慢性口干症状,且无不良反应。[②]

19. 周洪建经验方 鳖甲 20 克、甲片 8 克、昆布 30 克、牡蛎 30 克、玄参 20 克、茯苓 20 克、白术 15 克、半枝莲 15 克、白花蛇舌草 30 克。加水 500 毫升,文火煎至 200 毫升,去渣后口服,1 剂/日,7 日为 1 疗程,共计 4 疗程。周洪建将 70 例鼻咽癌患者分为参照组采用单纯的放化疗,观察组采用放化疗加上方内服。结果:观察组患者的总有效例数 34 例,总有效率为 94.29%;参照组患者的总有效例数为 28 例,总有效率为 80%,观察组患者的治疗总有效率要明显高于参照组。观察组患者的放疗不良反应评分为(2.1±0.4)分,参照组

患者的放疗不良反应评分为(2.9±0.3)分,观察组患者的放疗不良反应评分要明显低于参照组。观察组的淋巴结消退率为 95.83%,参照组的淋巴结消退率为 85.71%,观察组的淋巴结消退率要明显高于参照组。结论:中西医结合治疗鼻咽癌的临床效果明显,优于单纯的放化疗,且放疗不良反应小,治疗效果好,值得在临床上推广应用。[③]

20. 金麦喷喉方 金银花 15 克、生地黄 30 克、玉竹 15 克、麦冬 15 克、玄参 20 克、荷叶 30 克、菊花 20 克。使用砂锅净水文火煎制,三碗水熬成一碗,留 100 毫升浓药汤剂备用。每次取 5 毫升浓药汤以氧气雾化形式吸入给药,2 次/日,间隔时间为 12 小时。欧阳翼等将放射线科治疗过的鼻咽癌患者 100 例分为对比组和治疗组,每组 50 例,对比组采用庆大霉素合剂喷喉,治疗组采用金麦喷喉方喷喉,对比两组患者用药后放射性急性口咽黏膜等不良反应的削减效果、口腔黏膜反应等级、不良反应发生率等情况。结果:治疗组用药后对鼻咽癌放疗过程中所产生不良反应的削减效果要明显优于对比组中的用药效果,治疗后对比组中有一、二、三、四级反应症状者分别为 9 例、16 例、19 例、6 例;治疗组有一、二、三、四级反应症状患者分别为 14 例、20 例、13 例、3 例。另外,治疗组患者在用药后食欲、口舌干燥、咽喉疼痛、口腔溃烂以及大便秘结等情况的改善均要优于对比组。两组对比差异具有统计学意义($P<0.05$)。结论:在鼻咽癌的放疗过程中使用金麦喷喉方具有十分理想的防治不良反应的效果,能够有效地减少口腔以及咽喉部位不良反应的发生率,有正面影响,无药物不良反应,在临床治疗过程中可大力推广。[④]

21. 沙参麦冬汤加减 南沙参 30 克、北沙参 30 克、麦冬 20 克、玉竹 10 克、牡丹皮 10 克、玄参 10 克、白芍 10 克、生甘草 10 克、生白术 10、土茯苓 20 克。随症加减:咽干口燥者,加用铁皮石斛

① 张云芳,张明. 加味增液汤治疗鼻咽癌放疗后口干症的疗效观察[J]. 现代中西医结合杂志,2015,24(3):308-309.
② 周益萍. 加味生脉散治疗鼻咽癌放疗后口干症 28 例观察[J]. 实用中医药杂志,2015,31(10):902.
③ 周洪建. 鼻咽癌的中西医结合诊治[J]. 中外医疗,2015(16):36-37.
④ 欧阳翼,等. 金麦喷喉方减少鼻咽癌放疗不良反应的临床效果分析[J]. 吉林医学,2014,35(22):4957-4958.

10克;咽痛者,加用白花蛇舌草30克、半枝莲15克以清热解毒;纳差者,加陈皮10克、法半夏10克、焦三仙各30克以健脾开胃;颈部僵硬感,舌质黯者,加红景天20克、夜交藤10克以活血。每日1剂,水煎服。益气养阴,活血解毒。①

22. 养阴护膜饮(戴安伟经验方) 金银花15克、连翘9克、黄芩15克、沙参15克、麦冬15克、生地黄15克、玄参15克、赤芍10克、丹参10克、黄芪10克、党参10克、桔梗10克、牛蒡子10克、甘草6克。随症加减:若口咽干燥,乏力纳差,失眠者,加健胃消食及安神助眠之品。每日1剂,水煎服。益气养阴,解毒护膜。②

23. 放化疗前中药复方 党参20克、茯苓30克、白术10克、山药30克、黄芪40克、三七粉10克、炙甘草10克。每日1剂,水煎服,每日多次频频温服,直到放化疗开始。放化疗过程中中药复方:金银花15克、连翘15克、马勃10克、射干10克、山豆根10克、黄芪60克、南沙参30克、麦冬30克、茯苓30克、山药30克、三七粉10克、甘草5克。每日1剂,水煎服,每日多次频频温服,缓缓咽下,直到放化疗结束。放化疗结束后中药复方:生地黄20克、茯苓30克、山药30克、牡丹皮20克、泽泻30克、山茱萸10克、黄精20克、玉竹20克、石斛20克、黄芪50克、三七粉10克、桔梗10克、菟丝子20克、川芎10克、甘草5克。每日1剂,水煎服,每日多次频频温服,至治疗结束后1年甚至更久。林冰等观察145例中药联合放化疗综合治疗实验组和140例放化疗综合治疗对照组,放疗方案均在第一阶段采用面颈联合野加下颈切线野照射,鼻咽部剂量达36～40戈瑞,再采用面颈分野连续照射,同步采用DF方案(顺铂80毫克/平方米,第1天;5-氟尿嘧啶500毫克/平方米,每日1～3次)化疗,实验组同时分别在放化疗前、放化疗中和放化疗后的治疗全程加服不同组分的中药复方,每天频频温服。观察比较2组的

近期疗效和远期生存率。结果显示实验组和对照组患者3年生存率并无统计学差异,但实验组患者放化疗期间急性放射性反应、血液系统不良反应明显较对照组减轻。结论:在整个鼻咽癌放化疗过程中,辅以不同组分的中药复方确可明显提高临床疗效和患者生存质量。③

24. 新加沙参麦冬汤加减 北沙参15克、麦冬15克、太子参15克、白术15克、金银花15克、黄芩15克、生地黄15克、生玉竹15克、三叶青15克、徐长卿15克、瓜蒌皮15克、红枣15克、知母30克、牛膝30克、鲜石斛12克、玄参12克、川芎12克、炒酸枣仁20克、砂仁6克。每日1剂,水煎服。养阴清热,健脾理气。④

25. 扶正解毒汤 黄芪20克、党参15克、白术10克、茯苓15克、炙甘草10克、太子参15克、生地黄15克、玄参15克、麦冬15克、白花蛇舌草15克、半枝莲10克、牛蒡子10克、菊花10克、金银花10克、连翘10克。王嘉锋使用随机平行对照方法,将60例门诊患者按随机数字表随机分为两组,对照组30例服用维生素B_2,1片/次,3次/日,庆大霉素8万单位雾化喷敷口咽,5分钟/次,1次/日。治疗组30例服用扶正解毒汤,1剂/日,水煎400毫升,早晚分服。连续治疗2周为1个疗程。观测临床症状、不良反应。连续治疗3个疗程,判定疗效。结果显示治疗组痊愈10例,显效9例,有效6例,无效5例,总有效率83.33%;对照组痊愈5例,显效9例,有效6例,无效10例,总有效率66.67%。治疗组疗效优于对照组($P<0.05$)。结论:扶正解毒汤治疗鼻咽癌放疗术后并发症,疗效满意,无不良反应,值得推广。⑤

26. 龙葵合剂 鲜龙葵果10克、黄芪30克、生晒参10克、槲寄生20克、玄参15克、麦冬15克、沙参15克。随症加减:口腔溃疡或咽喉肿痛者,加射干、马勃、马鞭草;颈淋巴结肿大者,加鳖甲、浙贝母、猫爪草;头痛鼻塞者,加辛夷花、苍耳

① 姚礼珑,吴显文. 吴显文治疗鼻咽癌患者放疗后副反应经验漫谈[J]. 辽宁中医杂志,2014,41(7):1342-1343.
② 黄辰羊,戴安伟. 戴安伟教授运用中药治疗鼻咽癌放疗反应经验[J]. 四川中医,2014,32(5):9-11.
③ 林冰,等. 放化疗全程配合不同中药组方治疗鼻咽癌的临床观察[J]. 四川中医,2014,32(9):71-73.
④ 单飞瑜,等. 吴良村治疗鼻咽癌放化疗后经验[J]. 浙江中医杂志,2013,48(4):237-239.
⑤ 王嘉锋. 扶正解毒汤治疗鼻咽癌放疗术后并发症随机平行对照研究[J]. 实用中医内科杂志,2013,27(7):34-36.

子、白芷;衄血者,加侧柏叶、仙鹤草、墨旱莲;复视、面麻加全蝎、蜈蚣、地龙;恶心呕吐者,加法半夏、竹茹、枇杷叶;气血两虚者,加枸杞子、何首乌、党参。中药加放疗组在放疗期间每天口服龙葵合剂为主的中药,煎服汤剂每周连服7天,放疗结束半年内每周连服龙葵合剂为主的中药,煎服汤剂6天,休息1天;放疗结束半年以后上述方剂减为每周3剂,坚持2年以上。邬晓东等将鼻咽癌68例,随机分治疗组与对照组。治疗组35例在放射治疗期间及之后2年以龙葵合剂为主的中药治疗;对照组33例为单纯放射治疗。观察比较两组近期疗效、远期生存率、临床主要症状变化、颈淋巴转移灶缩小情况及放疗不良反应情况。结果:治疗后治疗组和对照组完全缓解率、部分缓解率分别为91.4%、8.6%及78.8%、21.2%,两组比较差异显著($P<0.05$);3年、5年生存率治疗组分别为94.3%、80%,对照组分别为87.9%、69.7%,两组比较$P<0.05$。在改善临床症状、放疗不良反应方面,治疗组比对照组改善更明显。结论:放射治疗期间及之后2年以龙葵合剂为主的中药治疗,疗效优于单纯放射治疗疗法。[1]

27. 中药湿敷方　丹参10克、连翘10克、黄芪10克、冰片10克、青黛10克。煎水液500毫升,取适量浸湿纱块。局部清洁后,将折叠4～6层的纱布浸过此药液,每天从输注化疗药开始至结束敷于前壁浅静脉走行处,约每10分钟更换1次敷布,湿敷至整个化疗过程结束,观察并记录静脉发生情况。王敏等将76例鼻咽癌化疗患者随机分为实验组(中药湿敷)及对照组(33%硫酸镁湿敷组),观察两组出现静脉炎例数。结果显示实验组发生静脉炎6例(15.8%),对照组24例(65.8%)发生静脉炎。两组比较差异有统计学意义($P<0.01$)。结论:中药湿敷明显降低化疗患者静脉炎的发生率,减轻患者不适。[2]

28. 中药内服及含漱方　内服方:水牛角30克、生地黄20克、金银花20克、丹参20克、连翘15克、苦参15克、玉竹15克、知母12克、射干12克、生甘草6克。每日1剂,水煎服,分2次服用。含漱方:金银花30克、黄芩30克、生甘草15克、薄荷叶15克、田七片10克、五味子10克。水煎至1000毫升溶液,适量含漱1～2分钟更换1次药液,10～15分钟/次,3～6次。从放疗开始至放疗结束后1周或黏膜炎缓解至≤1级。郭红亮等将95例鼻咽癌放疗患者随机分为试验组47例和对照组48例,观察Ⅱ、Ⅲ级OM(口腔黏膜炎)出现的时间及放疗结束时Ⅲ级以上OM的发生率,放疗结束时测定唾液表皮生长因子(EGF)浓度。结果显示试验组Ⅱ、Ⅲ级OM出现时间、发生率均晚于对照组($P<0.01$)。结论:中药内服和含漱能升高患者唾液EGF水平,保护口腔黏膜,有效预防和治疗口腔黏膜炎,值得临床推广使用。[3]

29. 生津活血止渴方　北沙参30克、麦冬20克、赤芍10克、川芎10克、黄连3克、僵蚕10克、生地黄20克、木香20克、甘草10克。每日1剂,水煎服。从放疗开始至结束坚持每日口腔含服。姚德蛟等用本方治疗40例鼻咽癌患者并对照研究。结论:生津活血止渴方可显著降低鼻咽癌放疗过程中的急性口咽反应。[4]

30. 当归六黄汤加味　生地黄15克、熟地黄15克、玄参12克、麦冬12克、黄芩9克、黄连9克、黄柏9克、黄芪30克、当归9克、牡丹皮9克。随症加减:伴有咽喉痒甚做咳者,酌加蝉蜕9克、僵蚕9克;伴有咳嗽痰多而黄者,酌加枇杷叶12克、川贝母9克;伴有鼻塞头痛明显者,酌加苍耳子12克、辛夷花12克、白芷9克、川芎9克;伴有涕中夹血者,酌加白及15克、茜草20克;伴有恶心、呕吐者,酌加紫苏子12克、旋覆花12克、代赭石12克;伴有纳差腹胀者,酌加焦三仙各30克、鸡内金9克;伴有舌质紫黯瘀斑或舌下脉络迂曲增粗瘀滞者,酌加三七3克、莪术9克、三棱9克。

① 邬晓东,等. 龙葵合剂辅助鼻咽癌放射治疗35例临床观察[J]. 中药材,2013,36(8):1378-1380.
② 王敏,等. 中药湿敷预防化疗后静脉炎疗效观察[J]. 泸州医学院学报,2013,36(5):526-527.
③ 郭红亮,魏子白. 中药内服和含漱防治放射性口腔黏膜炎的临床研究[J]. 中国中医基础医学杂志,2013,19(2):175-176.
④ 姚德蛟,等. 生津活血止渴方防治鼻咽癌放疗急性口咽反应临床观察[J]. 中国中医急症,2013,22(9):1594.

每日 1 剂,水煎取汁 150～200 毫升,分早中晚 3 次含漱服用。清热解毒,养阴生津,活血祛瘀。同时配合复方维生素 B 片,每次 2 片,每天 3 次口服;复方硼砂溶液,每天 6 次,每次 30 毫升含漱。吴宇用本方治疗以鼻咽癌为主的 45 例,与对照组比较研究。结论:中西医结合治疗(当归六黄汤加味＋复合维生素 B 口服＋复方硼砂溶液含漱)放射性口咽炎临床疗效明确,无不良反应。①

31. 加味养阴清肺汤 黄芩 15 克、金银花 15 克、麦冬 15 克、生地黄 15 克、玄参 15 克、贝母 15 克、牡丹皮 15 克、白芍 15 克、黄芪 30 克、薄荷 6 克、甘草 6 克。水煎成 500 毫升药液过滤后装容器内冷藏备用。从放疗开始每日 1 剂,每天 6 次,每次 10～15 分钟,含漱药液后慢慢咽下。清热解毒,益气养阴。适用于防治急性放射性口腔炎。沈红梅等用本方治疗鼻咽癌根治性放疗之急性放射性口腔炎 40 例,并与西药组对照。结果显示随着放疗剂量增加,两组患者Ⅲ、Ⅳ度口腔黏膜反应的发生率显著增加(均 $P<0.05$),但治疗组患者Ⅲ、Ⅳ度口腔黏膜反应的发生率始终低于对照组(均 $P<0.05$)。结论:加味养阴清肺汤对急性放射性口腔黏膜炎的预防性治疗效果显著,其作用机制可能是通过提高唾液 EGF(表皮细胞生长因子)水平,促进口腔黏膜组织的增生与修复。②

32. 清肺养胃方 黄芪 20 克、党参 15 克、沙参 15 克、麦冬 15 克、玉竹 10 克、知母 12 克、芦根 20 克、生地黄 15 克、连翘 15 克、金银花 15 克、白术 12 克、茯苓 15 克、诃子 10 克、五味子 8 克、甘草 6 克。每日 1 剂,水煎取汁 450 毫升,每日三餐前后分 3～5 次采用,先含漱 2～3 分钟后缓慢咽下的方法,服药后 20 分钟内禁食禁水。每周开方 1 次,通过辨证进行适当调整。疗程从放疗第 1 日开始至放疗结束。马新英等治疗 30 例鼻咽癌患者在放疗同时采用清肺养胃方干预治疗,并进行临床观察。观察结果表明本法可局部控制和减轻口腔黏膜反应,又能健脾益气养胃,改善患者食欲,增加进食量,保持良好的营养状况,增强自身免疫功能,有利于口腔黏膜损伤的愈合。③

33. 李斯文经验方 沙参 30 克、条参 20 克、太子参 15 克、黄芪 15 克、金银花 20 克、连翘 15 克、川芎 10 克、赤芍 10 克、侧柏叶 10 克、辛夷花 15 克、苍耳子 15 克、炒黄柏 6 克、杏仁 15 克、桔梗 10 克、炒黄芩 10 克、白芷 10 克、炙内金 12 克、甘草 5 克。随症加减:放化疗后瘀血内停者居多,适当配伍蜈蚣、全蝎、土鳖虫、地龙等。每日 1 剂,水煎服。益气养阴,清热解毒。适用于鼻咽癌放化疗后的患者。④

34. 滋阴解毒汤 金银花 20 克、玄参 25 克、连翘 20 克、射干 15 克、马勃 15 克、生黄芪 15 克、麦冬 15 克、蒲公英 15 克、生地黄 15 克、旱莲叶 15 克、火麻仁 10 克、山豆根 10 克、川芎 10 克、生甘草 6 克。每日 1 剂,水煎 200 毫升,分 5～8 次,先在口中含 3～5 分钟,然后慢慢吞下。清热解毒,养阴补气活血。适用于防治放射性口腔黏膜炎。杨尊敬等用本方随机对照治疗鼻咽癌放射性口腔黏膜炎 21 例。结果:对照组重度放射性口腔黏膜炎的发生率为 57.1%,治疗组重度放射性口腔黏膜炎发生率为 11%,两组比较有显著性差异($P<$ 0.05);治疗组对放射性口腔炎的总有效率为 77.7%,对照组总有效率 57.1%($P<0.05$);口腔黏膜炎发生的时间治疗组明显迟于对照组,两组有显著性差异($P<0.05$)。结论:中药滋阴解毒汤含漱并口服可以有效降低放射性口腔黏膜炎发生概率,推迟口腔黏膜炎发生时间。⑤

35. 清热解毒、养阴活血法汤剂 金银花 30 克、连翘 15 克、竹叶 10 克、荆芥 10 克、薄荷 10 克、牛蒡子 10 克、射干 10 克、马勃 10 克、山豆根 10 克、半边莲 10 克、半枝莲 15 克、白花蛇舌草 15 克、生地黄 15 克、玄参 15 克、麦冬 15 克、玉竹 10 克、川芎 10 克、丹参 10 克、赤芍 10 克。邓江华等

① 吴宇. 中西医结合治疗放射性口咽炎临床观察[J]. 中国中西医结合耳鼻咽喉科杂志,2013,21(4):278-280.
② 沈红梅,等. 加味养阴清肺汤防治急性放射性口腔炎的临床观察[J]. 辽宁中医杂志,2012,39(6):1076-1079.
③ 马新英,等. 清肺养胃方防治急性放射性口腔炎及口干症临床观察[J]. 中国中医药信息杂志,2012,19(4):65-66.
④ 郭利华,等. 李斯文教授治疗鼻咽癌的经验[J]. 中国民族民间医药,2011,20(14):137.
⑤ 杨尊敬,陈典. 滋阴解毒汤防治放射性口腔黏膜炎的临床观察[J]. 湖北中医杂志,2011,33(8):14-15.

用本方联合调强放疗治疗 37 例鼻咽癌，并做临床对照研究。结论："清热解毒、养阴活血法"联合放疗治疗鼻咽癌能降低放疗不良反应，提高患者的生活质量，并且不会影响放疗的客观疗效。[1]

36. 活血抗癌方　丹参 15 克、赤芍 15 克、生地黄 15 克、玄参 15 克、麦冬 15 克、黄芩 15 克、金银花 15 克、菊花 15 克、白花蛇舌草 30 克、北沙参 30 克、太子参 30 克、夏枯草 30 克、甘草 6 克。随症加减：恶心、呕吐者，加竹茹 30 克、法半夏 30 克、生姜 2 片；口腔咽痛者，加射干 15 克、川贝母 9 克；头痛者，加川芎 10 克、石斛 10 克。每日 1 剂，水煎成汁 300 毫升，分 6～10 次含服。清热解毒，益气生津，活血化瘀。适用于鼻咽癌放疗后急性口腔炎。赵平宗用上方联合放疗治疗鼻咽癌放疗后急性口腔炎患者 80 例，显效 18 例，有效 14 例，无效 0 例。对照组（用 0.9% 氯化钠注射液 300 毫升加庆大霉素 16 万单位加地塞米松注射液 10 毫克，分 6～10 次含漱）82 例，显效 0 例，有效 7 例，无效 41 例。两组对比有统计学意义（$P < 0.01$）。[2]

37. 鼻咽清毒颗粒（陈效莲经验方 2）　野菊花、苍耳子、七叶一枝花、蛇泡簕、两面针、夏枯草、龙胆草、党参等。每次 20 克，每天 2 次。清热解毒，化痰散结。适用于防止鼻咽癌放化疗后复发。[3]

38. 清热解毒饮　金银花 30 克、菊花 30 克、玄参 15 克、白花蛇舌草 30 克、半枝莲 30 克、芦根 12 克、党参 20 克、黄芪 20 克、当归 20 克、半夏 15 克、竹茹 12 克、鸡内金 30 克、莪术 15 克、连翘 15 克、牛蒡子 20 克。放疗第 1 天开始每日 1 剂，水煎服，连服至放疗结束。杨万毅等用本方配合放疗治疗 39 例鼻咽癌并对照研究，结论提示清热解毒饮配合放疗治疗鼻咽癌有减毒增效作用。[4]

39. 三黄蜜雾化剂　大黄 15 克、黄柏 15 克、黄芩 15 克、苦参 15 克。加水 500 毫升，浸泡 30 分钟后，文火煎 15～20 分钟，用细纱布过滤并沉淀，去除沉淀物后加入蜂蜜（比例 10∶1），置于消毒容器内备用。从放疗第 1 天开始进行，常规口腔护理，应用口腔内三黄蜜超声雾化 20 分钟/次，2～3 次/天。李翠荣将 60 例鼻咽癌放疗患者分为三黄蜜组和漱口液组对照研究。结果显示放疗至 30 戈瑞时，预防效果三黄蜜组明显优于漱口液组；放疗至 60 戈瑞及放疗结束后，三黄蜜组 Ⅲ～Ⅳ 度黏膜反应明显少于漱口液组；三黄蜜组平均治愈时间较漱口液组平均治愈时间明显缩短。结论：三黄液雾化吸入预防放射性口腔炎，方法简便经济，预防效果显著。[5]

40. 陈效莲经验方 3　黄芪 30 克、麦芽 30 克、骨碎补 30 克、党参 20 克、何首乌 20 克、白术 15 克、茯苓 15 克、山楂 15 克、佛手 15 克、山药 15 克、桑椹子 15 克、陈皮 12 克、法半夏 12 克。随症加减：白细胞降低而难复者，重用党参、黄芪、白术，一般党参 30 克、黄芪 30～60 克、白术 15～20 克；血小板明显降低而难复者，重用骨碎补，并加藕节，常用量均为 30～60 克；若血细胞三系（白细胞、红细胞、血小板）均低下，骨碎补用量达 60 克，且加大何首乌、桑椹子用量，一般可重用至 30 克，以达到补肾益髓、养血生血的目的。补气健脾，和胃化滞，养血调元。适用于多种肿瘤化疗过程中出现恶心呕吐、乏力、食欲不振、舌淡或淡黯、苔白厚腻或舌光无苔及白细胞和其他血细胞成分下降等骨髓抑制、免疫功能受损低下等症者。[6]

41. 增液汤合参苓白术散（陈效莲经验方 4）　生地黄 15～30 克、太子参 15～30 克、玄参 30 克、茯苓 25 克、白术 25 克、扁豆 25 克、麦冬 20 克、石斛 20 克、黄精 20 克、桑椹子 20 克、砂仁（后下）6 克、陈皮 6 克。随症加减：若气虚明显者，加黄芪 15～30 克、五龙爪 15～30 克；脾胃虚弱者，另加鲜山药 50～100 克，或鲜百合 30 克炖排骨，对改善

① 邓江华，等. 清热解毒、养阴活血法联合调强放疗治疗鼻咽癌的临床观察[J]. 辽宁中医杂志，2011，38(8)：1599－1601.
② 赵平宗. 中药防治鼻咽癌放疗后急性口腔炎 80 例[J]. 中国中医急症，2011，20(2)：320.
③ 刘美珍，陈效莲. 陈效莲老中医治疗肿瘤经验介绍[J]. 新中医，2010，42(1)：55－56.
④ 杨万毅，陈绪元. 清热解毒饮配合放疗治疗鼻咽癌[J]. 四川中医，2010，28(6)：106－107.
⑤ 李翠荣. 三黄蜜雾化吸入对放射性口腔黏膜损伤的治疗及护理[J]. 青海医药杂志，2010，40(7)：45－46.
⑥ 刘美珍，陈效莲. 陈效莲老中医治疗肿瘤经验介绍[J]. 新中医，2010，42(1)：55－56.

患者口鼻咽干燥及食欲不振有较好疗效。养阴增液,健脾护胃,益胃生津。适用于放疗后不良反应,如口咽发干、吞咽不适、食欲不振、发音困难、听力下降以及放射性肺炎等症。①

42. 陈效莲经验方5 在陈效莲经验方3(见135页经验方40)的基础上,增加祛痰散结之生天南星(与其他药同煎2～3小时),用量为60～90克,隔天1剂,治疗4周为1个疗程,共服14剂。每半年治疗1个疗程,共治疗3～4个疗程。适用于通过放化疗等手段的治疗,病情得到较好控制,预防复发阶段。通过对134例患者的临床治疗观察,鼻咽癌5年内复发率显著下降,生存率明显提高,与单纯放疗组(145例)比较,差异有非常显著性意义($P < 0.01$)。经过对患者治疗前后肝肾功能的检测,未发现有不良反应。②

43. 清热养阴活血方 金银花30克、生地黄30克、丹参15克、赤芍15克、西洋参6克、枫斛9克、白花蛇舌草30克、生甘草6克。每日1剂,水煎服,每日2次,每次服150毫升。2周为1个疗程,治疗2～10个疗程。随症加减:① 放射性炎症,证属热伤津气者,上方加辛夷10克、蜈蚣1条、僵蚕10克、柴胡6克、广地龙15克、川芎10克等以清热解毒、活血通络。每日1剂,水煎,分2次服,连服2周。鼻衄者,加仙鹤草20克、白茅根15克;目赤者,加野菊花10克;失眠者,加延胡索10克、合欢皮15克;呕吐者,加法半夏10克、代赭石20克;颈部肿块者,加昆布10克、夏枯草15克、黄药子10克等。② 放射合并症,证为热燔气营,上方加玄参10克、牡丹皮10克、天冬10克、麦冬10克、山慈菇10克、淡竹叶10克以清热解毒、养阴生津。每日1剂,水煎,分2次服,连服4周。干咳者,加北沙参10克、桑白皮10克、芦根30克。同时以锡类散吹患处。至放疗结束前夕,两颈皮肤萎缩变薄,起水疱,继而溃破出水,表皮剥脱,真皮暴露疼痛,状如烧烫伤,甚至溃烂坏死,渗血恶臭,且难愈合,伴耳鸣,牙痛,脱发,食欲减

退,形体消瘦,精神萎靡,苔光舌紫绛,有瘀斑,脉细涩或细数。鼻咽镜检查见鼻咽部顶壁白膜覆盖,新生物消失。化验白细胞总数下降。此乃火热炽盛,治以上方加牡丹皮10克、当归15克、生白术10克、炮甲片10克、鳖甲15克、生山楂15克等以清热解毒、养血生肌。每日1剂,水煎,分2次服,连服6～8周。外敷滑石三七粉,并嘱患者衣领宽松通风,以防摩擦。若脱发加熟地黄15克、何首乌15克;耳鸣加女贞子15克、白蒺藜10克。③ 放射后遗症,为热毒耗损真阴,肝肾俱虚证,上方加枸杞子30克、山茱萸10克、女贞子30克、制黄精15克、生首乌15克、石菖蒲10克、潼蒺藜10克、广地龙15克、鳖甲15克、龟甲15克、赤芍15克等以滋养肝肾、活血通络。每日1剂,水煎,分2次服,连服8～10个疗程。储水鑫将64例患者随机分为中药组(单纯放疗加中药内服)32例,与同期非中药组(单纯放疗)32例,主要观察鼻咽癌放射治疗的客观疗效和放疗反应并发症、后遗症的发生率。结果显示中药组的总有效率显著高于非中药组,而中药组的放疗并发症和后遗症发生率明显低于非中药组。结论:在鼻咽癌放射治疗的同时,配合中药清热养阴活血方内服,具有抗炎生津、抗敏增敏、活血抗纤、提高免疫力的作用,明显减轻放疗反应和并发症,减少后遗症,从而提高疗效。③

44. 刘公望经验方 麻黄连翘赤小豆汤加减:麻黄6克、连翘15克、赤小豆30克、薏苡仁30克、木贼草15克、白蒺藜30克、苍耳子10克、蝉蜕12克、辛夷15克、浙贝母15克、玄参15克、何首乌30克、绞股蓝15克、灵芝15克、白茅根30克、苦参12克、仙鹤草30克、生甘草15克。案例:温某,女,50岁,2008年7月19日初诊。患者2008年3月因鼻塞、鼻涕带血在某医院就诊,经鼻咽镜、病理及CT检查确诊为鼻咽癌。于2008年5月行系统放化疗2次,治疗后出现全身瘙痒,逐渐加重。刻诊:全身皮肤瘙痒难忍,汗多;下肢轻

① 刘美珍,陈效莲.陈效莲老中医治疗肿瘤经验介绍[J].新中医,2010,42(1):55-56.
② 同上.
③ 储水鑫.鼻咽癌放疗并发症及后遗症的中药治疗[J].中国中西医结合外科杂志,2009,15(6):610-611.

度浮肿,按之凹陷,难以复起,下午肿甚;面色萎黄,精神欠佳,二便调;舌红,苔薄白,脉细缓。辨证为肺脾气虚,痰湿内生,风湿热邪蕴结肌表。治宜祛风清热、利湿止痒。服本方4剂。复诊瘙痒好转,可以忍耐。原方加减再进7剂后瘙痒已愈,予补中益气汤加减调理善后。[①]

45. 沈炎南经验方　沙参麦冬汤合养阴清肺汤加减:北沙参15克、玄参9克、麦冬9克、天花粉9克、山豆根9克、夏枯草15克、石斛12克、白芍12克、生甘草6克。案例:朱某,男,31岁,1987年4月26日初诊。患者4月上旬以左侧颈部有无痛性肿块在广州市某医院就诊,经病理活检证实为鼻咽癌,准备翌日进广州157医院放疗治疗。脉弦细,舌淡红。此为鼻咽癌早期阶段,拟以清热解毒中药石上柏配合放疗治疗,减轻急性放射反应。药用石上柏60克、瘦肉60克、清水7碗煎至1碗半,分2次服,每日1剂。从放疗第1天开始服用,至放疗结束。二诊(1987年5月24日):上方服28剂,放疗1个疗程,肿块已缩小,157医院安排休息10天后进行第2个放疗疗程。现觉口干,咽痛,脉弦细数,舌质偏红。证属阴虚内热,邪毒内蕴。治宜养阴清热、解毒利咽。方用沙参麦冬汤合养阴清肺汤加减,14剂,每日1剂,水煎服。并嘱其继续服用初诊石上柏汤药。三诊(1987年7月12日):患者颈淋巴结已消失,服上药后口干、咽痛症状明显减轻,纳尚可,但近觉耳鸣、鼻塞、便秘。拟养阴清热生津基础上,酌加宣通鼻窍及软坚散结之品,故原方基础上加减:北沙参15克、玄参9克、麦冬9克、夏枯草15克、石斛12克、白芍12克、生地黄12克、牡蛎12克、辛夷9克、生甘草6克。10剂,服法同上。另加六味地黄丸,每次6克,每日2次,连服30天。四诊(1987年9月4日):据述鼻咽部检查正常,病灶已愈,大便顺畅。病已见效,宗三诊方加减,去辛夷,加浙贝母9克、石上柏15克、天龙(即盐蛇)2

条,牡蛎改为15克。7剂,间日服1剂,并嘱半年内每周2剂,以调理善后。五诊(1988年7月3日):鼻咽部复查正常,但自觉手心热,舌淡红,苔黄。守四诊方,去玉竹、玄参,加白芍12克、甘草6克、地骨皮12克。服7剂后症状明显好转,效不更方,继服30剂,以巩固疗效。坚持中医药治疗3年,恢复全日工作,随访4年未见复发。[②]

46. 解毒养阴汤　山豆根9克、白花蛇舌草15克、半枝莲15克、黄连6克、玄参15克、麦冬12克、天花粉10克、女贞子15克、生黄芪20克、丹参15克、甘草6克。随症加减:颈部肿块者,加石上柏10克、山慈菇9克;血性浊涕者,加白茅根30克、仙鹤草10克;头痛明显者,加辛夷花6克、全蝎6克;鼻塞者,加苍耳子15克、辛夷花6克。每日1剂,水煎2次取汁400毫升,混合分5次含服。刘华等将鼻咽癌放疗患者90例随机分为治疗组与对照组各45例进行对照研究。结果显示治疗组急性放射性口咽炎出现的时间迟于对照组,发生率明显低于对照组,炎症程度明显低于对照组,总放疗时间明显缩短。结论:解毒养阴汤防治鼻咽癌急性放射性口咽炎效果较佳。[③]

47. 人参养荣汤　黄芪12克、当归9克、桂心3克、甘草3克、陈皮6克、白术6克、人参6克、白芍18克、熟地黄9克、五味子4克、茯苓4克、远志6克、生姜3片、大枣2枚。随症加减:放、化疗后纳差、恶心呕吐者,加竹茹、法半夏、陈皮、鸡内金;咽喉疼痛、吞咽困难者,加薄荷、射干、木蝴蝶;张口受限者,加丹参、鸡血藤、赤芍;腹胀,加大腹皮、砂仁、厚朴;肢冷恶寒,加仙茅、淫羊藿;骨节酸痛者,加秦艽、豨莶草。每日1剂,水煎服。益气补血,养心安神。适用于鼻咽癌后期,放、化疗急性期后。[④]

48. 生脉散　南沙参15克、麦冬15克、五味子10克、辛夷10克、苍耳子10克、夏枯草15克、龙葵15克、白芷15克、生黄芪30克、枸杞子30

① 申爱玲. 刘公望运用经方治疗放化疗不良反应验案2则[J]. 上海中医药杂志,2009,43(3):6.
② 高日阳,张海丽. 沈炎南运用中医药配合放疗治疗鼻咽癌验案2则[J]. 辽宁中医志,2009,36(10):1786-1787.
③ 刘华,王少波. 解毒养阴汤防治鼻咽癌急性放射性口咽炎临床观察[J]. 中国中医急症,2008,17(2):185-187.
④ 花宝金,等. 名中医经方时方治肿瘤[M]. 北京:中国中医药出版社,2008:2.

克、六神曲 30 克、焦山楂 30 克、石上柏 30 克。每日 1 剂,水煎服。益气养阴,解毒消痈。适用于鼻咽癌放疗后。①

49. 生脉散合四君子汤　太子参 30 克、西洋参 15 克、五味子 5 克、麦冬 15 克、生地黄 15 克、白芍 15 克、天花粉 20 克、茯苓 15 克、甘草 6 克。随症加减:回吸性涕中带血者,加仙鹤草、墨旱莲、侧柏叶;咳嗽无痰者,加北沙参、百合、川贝母(另研末,冲服)、桔梗;倦怠无力或白细胞减少者,加何首乌、黄精、补骨脂、鸡血藤、黄芪;兼见腰膝酸软,潮热盗汗者,加女贞子、山茱萸、枸杞子。每日 1 剂,水煎服。益气养阴。适用于鼻咽癌放疗后。②

50. 中药放射增敏散　丹参 20 克、川芎 10 克、红花 10 克、赤芍 10 克、南沙参 30 克、甘草 10 克、金银花 10 克。每日 1 剂,水煎服。活血化瘀,清热解毒。适用于鼻咽癌放疗期间,有放疗增敏作用。③

51. 清营汤　水牛角(先煎)30 克、生地黄 20 克、玄参 15 克、竹叶心 10 克、丹参 15 克、黄连 6 克、金银花 15 克、连翘 10 克。随症加减:口腔溃疡影响进食者,用五汁饮(梨汁、荸荠汁、鲜苇根汁、麦冬汁、藕汁)饮用;头痛者,加白芷、羌活、川芎;发热者,加青蒿、黄芩、连翘;腹胀者,加大腹皮、厚朴、砂仁;纳差者,加谷麦芽、山楂、山药;恶心、呕吐者,加陈皮、法半夏、砂仁;口干咽燥者,加天花粉、石斛、玉竹;便秘者,加瓜蒌仁、牛蒡子、枳实;便溏者,加薏苡仁、山药、白扁豆;气虚乏力、腰膝酸软者,加黄芪、枸杞子;鼻衄者,加仙鹤草、紫珠草。每日 1 剂,水煎服。清热宣肺,凉血育阴。适用于鼻咽癌放疗后口腔、咽及鼻黏膜的放射反应。④

52. 左归饮合补阳还五汤　熟地黄 24 克、山茱萸 12 克、枸杞子 15 克、菟丝子 15 克、龟甲胶(先煎)30 克、川牛膝 15 克、当归尾 6 克、黄芪 30 克、地龙 10 克、桃仁 10 克、红花 10 克、三七 6 克。每日 1 剂,水煎服。随症加减:头痛畏寒、四肢不温者,加肉桂、制附子;口干甚,大便干结者,加玄参、麦冬;心烦易怒,夜寐不宁者,加天麻、钩藤、夜交藤、柏子仁。滋肾养阴,通络祛瘀。适用于鼻咽癌放射型脑脊髓病。⑤

53. 六味地黄丸　熟地黄 25 克、山茱萸 12 克、山药 12 克、泽泻 9 克、牡丹皮 9 克、黄精 15 克、补骨脂 15 克。随症加减:口干甚,大便干结者,加玄参、麦冬;胃脘不适,胃纳欠佳者,加砂仁、佛手、神曲、谷芽;耳鸣目眩,五心烦热,低热盗汗者,加鳖甲、龟甲、墨旱莲;白细胞偏低者,加党参、黄芪;红细胞偏低者,加熟地黄、白芍、川芎;血小板偏低者,加花生衣、石韦。每日 1 剂,水煎服。补气养血,滋补肝肾。适用于放疗后骨髓抑制。⑥

54. 香砂六君子汤　陈皮 9 克、法半夏 12 克、党参 30 克、白术 15 克、茯苓 10 克、甘草 6 克、木香 10 克、砂仁 10 克。每日 1 剂,水煎服。健脾和胃,降逆止呕。适用于鼻咽癌化疗导致的消化道反应。⑦

55. 导赤散　生地黄 15 克、木通 10 克、甘草 6 克、车前子 15 克、泽泻 15 克、灯心草 15 克、薏苡仁 30 克、白茅根 30 克。随症加减:纳差,加谷麦芽、山药、山楂;恶心、呕吐,加陈皮、法半夏、砂仁;口干咽燥,加天花粉、石斛、玉竹;便秘,加瓜蒌仁、牛蒡子、枳实;便溏者,加山药、薏苡仁、白扁豆;疲倦乏力,加黄芪、枸杞子、紫河车。每日 1 剂,水煎服。清心养阴,泻火解毒。适用于鼻咽癌化疗导致的口腔溃疡。⑧

56. 龙胆泻肝汤化裁　龙胆草 10 克、黄芩 10 克、栀子 10 克、石决明 24 克、白茅根 18 克、冬瓜仁 12 克、柴胡 6 克、枇杷叶 6 克、马兜铃 6 克、陈

---

① 花宝金,等. 名中医经方时方治肿瘤[M]. 北京:中国中医药出版社,2008:4.
② 同上.
③ 花宝金,等. 名中医经方时方治肿瘤[M]. 北京:中国中医药出版社,2008:9.
④ 同上.
⑤ 花宝金,等. 名中医经方时方治肿瘤[M]. 北京:中国中医药出版社,2008:10.
⑥ 同上.
⑦ 花宝金,等. 名中医经方时方治肿瘤[M]. 北京:中国中医药出版社,2008:11.
⑧ 同上.

皮 6 克。每日 1 剂，水煎服。清火化痰，和胃降逆。适用于鼻咽癌放疗后暴聋。①

57. 沙参麦冬汤　白茅根 30 克、南沙参 30 克、鸡血藤 30 克、天花粉 15 克、生地黄 15 克、石斛 15 克、麦冬 15 克、玄参 15 克、女贞子 15 克、桔梗 10 克、薄荷 5 克。随症加减：若放疗后气虚乏力，纳差便溏者，加黄芪、党参、茯苓、焦白术等。每日 1 剂，水煎服。益气养阴，清肺润燥。适用于放疗后气阴亏虚，口干舌燥。②

58. 化瘀汤　白花蛇舌草 30 克、半枝莲 30 克、水蛭 5 克、虻虫 6 克、牡丹皮 6 克、当归 9 克、川芎 9 克、鸡血藤 12 克、黄芪 15 克、苏木 10 克、三棱 10 克、桃仁 10 克。随症加减：口干咽燥者，加天花粉、石斛、玉竹；便秘者，加瓜蒌仁、牛蒡子、枳实。每日 1 剂，水煎服。清热解毒，祛瘀通络。适用于鼻咽癌放射性颞颌关节片及咬肌纤维化、颞颌关节炎。③

59. 升血汤　黄芪 30 克、黄精 30 克、女贞子 20 克、枸杞子 15 克、赤石脂 10 克、菟丝子 15 克、淫羊藿 10 克、鸡血藤 10 克。随症加减：消化道反应，可用党参、茯苓、白术、陈皮、姜半夏、竹茹、焦三仙、代赭石等。每日 1 剂，水煎服。益气养血，补脾固肾。适用于放化疗时或之后骨髓抑制、血细胞减少及免疫抑制。④

60. 八珍汤　党参 15 克、白术 10 克、生地黄 10 克、当归 10 克、白芍 10 克、赤芍 10 克、川芎 10 克、黄芪 20 克、生甘草 6 克。随症加减：手足麻木，腰酸腿软者，加紫河车、熟地黄、人参、龟甲、杜仲、牛膝；骨蒸潮热者，加鳖甲、麦冬、黄柏。每日 1 剂，水煎服。健脾补肾，益气养血。适用于鼻咽癌化疗导致的骨髓抑制。⑤

61. 刘瑞霖经验方　田七末（冲服）9 克、桃仁 9 克、红花 9 克、牡丹皮 9 克、郁金 9 克、当归 9 克、地龙 9 克、莪术 12 克、生地黄 15 克、蒲公英 30

克、黄芪 30 克。水煎服。复诊加鳖甲（先煎）15 克、半枝莲 15 克、牡蛎 30 克、猪苓 30 克、海底柏 30 克、鸡内金 9～12 克、竹茹 9 克、枳实 9 克，黄芪增至 60 克。案例：欧某，女，31 岁，干部。初诊于 1984 年 5 月 18 日，患者 20 天前发现右颈侧起一核，后经某肿瘤医院确诊为大圆形低分化鼻细胞癌，已开始接受每周 5 次的放射治疗。现见右颈肿物约半只鸭蛋大，固定不移，卧下时颈痛、鼻塞头痛，隔日鼻衄，口干口臭，舌质黯红，苔薄黄，脉弦细滑。患者服药 20 余剂鼻衄止，颈部肿块缩小一半，卧下时疼痛减轻，余症亦有所改善，病情渐趋稳定，后恢复上班。⑥

62. 黄连阿胶汤加味　黄连 6 克、黄芩 10 克、白芍 15 克、阿胶（烊化兑服）15 克、山豆根 15 克、淡竹叶 15 克、乌贼骨 15 克、白及 15 克、生地黄 15 克、麦冬 15 克、玄参 15 克、知母 15 克、百合 15 克、金银花 20 克、石膏 30 克、火麻仁 30 克、太子参 20 克、升麻 6 克、生甘草 3 克、鸡子黄（后入药汁内服）1 枚。案例：周某，女，70 岁。2000 年 6 月 5 日初诊，家人代述，患者 3 月前突然感冒，咽喉疼痛，鼻塞，恶寒发热，头痛，右颈部淋巴结肿大，经 10 余天用抗生素输液治疗后，感冒症状减轻，但咽喉疼痛加重，右颈部淋巴结未见缩小，再用抗生素等药物治疗半月无效。取活检做病理检查，确诊为鼻咽癌。到某医院放疗 15 次，现整个口腔黏膜、咽喉灼热疼痛，舌质上口腔内有大小不等的溃疡，舌表面有黄白色的分泌物，动则出血，吞咽困难，声音嘶哑，口干舌燥欲饮冷，舌红绛无苔欠津。每天不断的喝花生油或香油滋润口腔黏膜灼热疼痛稍减，每日吃少量的流质饮食，精神差，夜不能寐，大便干，小便黄，脉细数。中医辨证认为放射线属火热阳毒之邪，耗气伤阴，灼伤津液。治宜清热解毒、滋阴降火、益气生津。方用黄连阿胶汤加味，每日 1 剂，水煎 200 毫升多次含

① 花宝金,等. 名中医经方时方治肿瘤［M］. 北京：中国中医药出版社,2008：11.
② 同上.
③ 同上.
④ 花宝金,等. 名中医经方时方治肿瘤［M］. 北京：中国中医药出版社,2008：12.
⑤ 同上.
⑥ 何伟. 刘瑞霖医案两则［J］. 浙江中医杂志,2008,43(8)：481－482.

服。连服 10 剂，口腔灼热疼痛减轻，余症好转。病已见效守原方加升麻 6 克、天花粉 15 克、板蓝根 30 克，再服 10 剂，口腔溃疡灼痛大有好转。已停用香油，但仍口干舌燥，舌细红无苔欠津。上方加减共服 30 剂，口腔已不痛，溃疡已愈合，仍有口渴，舌细红，后用黄连阿胶汤合沙参麦冬汤加减治疗 1 月，上症基本消失。①

63. 利咽解毒方　虎杖 30 克、苦参 20 克、生地黄 30 克、山茱萸 20 克、射干 15 克、薄荷 6 克。水煎 2 次，冷却后混合成汁为 200 毫升，分 5～8 次含服，每日 1 剂，从放疗开始至放疗结束（6.5～18 周）。张红等将 96 例患者随机分为治疗组、对照组各 48 例。两组均行根治性放疗。治疗组予中药利咽解毒方含服，对照组予西药含漱，两组疗程均从放疗开始至放疗结束。结果治疗组及对照组黏膜反应发生的时间分别为（21±4.2）、（16±3.6）日，放射剂量分别为（40.252±11.758）、（29.625±11.632）戈瑞，差异有显著性（P＜0.05）。两组放射性口腔黏膜反应发生率差异有显著性，治疗组损伤程度明显低于对照组（P＜0.01）。两组口腔黏膜反应愈合有效率比较，差异有显著性（P＜0.01）。治疗组及对照组总放疗时间分别为（48.78±2.03）、（52.43±3.18）日，差异有显著性（P＜0.01）。放疗结束时，治疗组及对照组鼻咽部病灶残留率分别为 10.42％、14.58％，颈部淋巴结转移灶残留率分别为 34.29％、38.24％，差异无显著性。结论：利咽解毒方能延迟鼻咽癌放疗患者黏膜反应发生的时间，提高其发生的剂量，降低反应级别，促进口腔黏膜反应愈合，对放疗效果无明显影响。②

64. 四生散（董顺明经验方）　生川乌头 5 克、生草乌头 5 克、生半夏 5 克、生南星 5 克、半枝莲 15 克、石见穿 30 克、白僵蚕 15 克、蜈蚣 2 条、全蝎 12 克、昆布 15 克、海藻 15 克、细辛 6 克、川芎 10 克、苍耳子 10 克、血余炭 10 克、黄芪 60 克。每日 1 剂，水煎服。祛湿逐瘀，散寒解毒，通络止痛。案例：宁某，男，54 岁。2003 年 7 月初诊。于 2000 年发现左侧鼻塞不通，涕中带血，颈部淋巴结肿大，呈进行性不移动，无压痛，初为左侧，后发展为双侧，经某医院 CT 检查确诊为鼻咽癌。西医化疗烤电后缓解症状。病史 3 年，近来症状加重，鼻塞不通，涕中带血，偏头痛纳差，面部黧黑，颈部粗肿，凹凸不平。脉沉迟，苔白滑，当属寒痰结聚，气滞血瘀，为本虚标实之证。服四生散 7 剂，自觉症状减轻，二诊仍尊原方，生川乌头、生草乌头、生半夏、生南星用量各增到 10 克，余药不变，又服 1 周，患者鼻部出血减少，鼻塞减轻，已能用鼻呼吸，饮食增加。遵原方共服药 2 个月，脉缓舌淡，面色红润，鼻畅，无血涕，颈部粗肿大减，头痛告愈，乃停汤药改配丸药 1 个月，巩固治疗，随访 3 年病情稳定。③

65. 血栓通加归七软坚散　当归 15 克、乳香 15 克、没药 15 克、三七 10 克、全蝎 5 克、威灵仙 30 克、鳖甲 15 克、冰片 10 克、地龙 30 克、葛根 20 克，研末调热蜡外敷颞下颌关节处。许利纯等采用上方治疗鼻咽癌放疗后张口困难 30 例。治疗组在对照组治疗的基础上〔输葡萄糖等；普威（国药准字 H19980044）0.1 克口服，每日 2 次〕给予血栓通注射液（广州永康药业有限公司产品，生产批号 980068）20 毫升加入 5％葡萄糖注射液 250 毫升静滴，每日 1 次；外敷归七软坚散，同时做张闭口锻炼，每日 100 次。与对照组 30 例临床疗效比较发现治疗组明显好于对照组。④

66. 加味清营汤　水牛角 30～60 克、生地黄 15～30 克、玄参 15～30 克、淡竹叶 6～9 克、麦冬 15～30 克、黄连 3～6 克、金银花 15～30 克、连翘 9～12 克、丹参 15～30 克、牡丹皮 9 克、赤芍 9～15 克、蒲公英 15～30 克、芦根 15～30 克。每日 1 剂，水煎服，分 3 次服用。袁国荣等将 54 例鼻咽癌随机分为治疗组 28 例，加味清营汤配合放疗；

① 江晓星. 黄连阿胶汤的临床新用[J]. 辽宁中医药大学学报,2008,10(1)：121 - 122.
② 张红,等. 利咽解毒方防治鼻咽癌急性放射性口腔黏膜反应临床观察[J]. 中国中医药信息杂志,2007,14(9)：15 - 17.
③ 董顺明. 四生散临床应用 2 则[J]. 河北中医,2007,29(2)：141.
④ 许利纯,等. 血栓通加归七软坚散外敷治疗鼻咽癌放疗后张口困难疗效观察[J]. 中国中医药信息杂志,2007,14(1)：60.

对照组 26 例,单纯放射治疗。结果显示两组治疗后鼻咽部肿瘤消退率无显著差异($P>0.05$),但颈部淋巴转移灶消退率有显著差异($P<0.05$);治疗组放疗按时完成率为 96.4%,对照组放疗按时完成率为 76.9%(20/26),两组有显著差异($P<0.01$);两组口腔黏膜反应比较有显著差异($P<0.05$);治疗组治疗前后免疫功能无显著差异($P>0.05$),对照组治疗前后免疫功能比较有显著差异($P<0.05$),下降明显;治疗组治疗前后血三系变化比较无显著差异($P>0.05$),对照组治疗前后血三系变化比较有显著差异($P<0.05$),下降明显。结论:加味清营汤配合放疗治疗鼻咽癌能提高放疗疗效,减轻放疗不良反应,保护免疫功能及骨髓功能。[①]

67. 癌症四面合围法(何炎燊经验方) ① 参苓白术散:党参、白术、茯苓、甘草、山药、扁豆、莲子肉、陈皮、薏苡仁、砂仁、桔梗。扶持脾胃功能以抗邪,通过胃肠吸收以增强疗效,减轻放疗、化疗阶段反应。② 麦冬汤:麦冬、半夏、人参、粳米、大枣、甘草。酌加紫苏梗、石斛、黄芪、灵芝等。养胃阴,调理脾胃,以期患者平稳度过放、化疗阶段。③ 清热解毒抗癌药(选平和之品):白花蛇舌草、半枝莲、八月札、七叶一枝花等。④ 活血化瘀软坚消瘤药(选择不破血、不伤阳之品):四物汤加丹参、三七等,并选加鳖甲、甲片等。⑤ 动物珍贵灵异药(方中必加,以增强解毒抗癌,此乃何氏独到经验):人工牛黄、熊胆、麝香、珍珠、玳瑁等。[②]

68. 养阴清咽汤 金银花 15 克、野菊花 15 克、麦冬 10 克、北沙参 15 克、天花粉 10 克、赤芍 15 克、桔梗 12 克、生甘草 4 克。每日 1 剂,水煎服。清热解毒,养阴润燥。适用于鼻咽癌放疗后出现的口腔干燥、咽喉肿痛、吞咽困难、味觉障碍等口咽黏膜反应。李秀楠以本方治疗 30 例,治愈 19 例,好转 10 例,未愈 1 例,总有效率 96.67%;对

照组 30 例中治愈 1 例,好转 12 例,未愈 17 例,总有效率 43.33%,两组疗效比较,有统计学差异($P<0.05$)。[③]

69. 地黄饮子汤 生地黄 12 克、熟地黄 10 克、党参 15 克、黄芪 15~30 克、天冬 12 克、麦冬 12 克、枇杷叶 10 克、石斛 10 克、泽泻 10 克、枳壳 10 克、甘草 6 克。随症加减:鼻塞头痛者,加苍耳子 10 克、白芷 10 克;鼻衄者,加白茅根 15 克、仙鹤草 12 克;颈部肿块者,加夏枯草 9 克、牡蛎 18 克;便秘者,加大黄(后下)6 克;口苦者,加黄芩 9 克。每日 1 剂,水煎服,每天 2 次。连续服至放疗结束,配合放疗。益气养阴,润肺生津。杨泽江等治疗鼻咽癌患者 30 例,生活质量变化情况:提高 12 例,稳定 15 例,下降 3 例,提高稳定率 90%。结果:显著改善 14 例,部分改善 15 例,无改善 1 例,总改善率 96.7%。地黄饮子汤辅助放疗对改善患者机体免疫功能有一定作用,有助于提高肿瘤消退速度和完全消退率,提高生活质量,延长生存期。[④]

70. 普济煎液 黄芩 10 克、板蓝根 30 克、牛蒡子 15 克、射干 10 克、马勃 20 克、陈皮 10 克、丹参 20 克、僵蚕 10 克、猫爪草 30 克、夏枯草 30 克、西洋参 5 克、黄芪 30 克、女贞子 15 克、玄参 20 克、生地黄 15 克。水煎服,每日 2 次,1 个月为 1 个疗程。配合放化疗。苏旭春等用上方治疗患者 30 例,放疗后 2 年随访,局部复发 4 例,远处转移 3 例,死亡 2 例,复发转移率 23.33%。普济煎液能有效降低放化疗后 VCA-IgA 阳性率、缩短肿瘤消退时间、减轻放化疗反应、提高机体免疫功能及减少放化疗后复发转移率。普济煎液配合放化疗对 EB 病毒感染鼻咽癌患者近期疗效及预后有一定改善作用。[⑤]

71. 清毒生津汤 太子参 30 克、生地黄 15 克、北沙参 15 克、麦冬 30 克、玄参 20 克、芦根 30 克、黄芩 10 克、石上柏 15 克、山豆根 12 克、冬桑

① 袁国荣,等. 加味清营汤对鼻咽癌放疗增效减毒的临床研究[J]. 中医药学刊. 2006,24(4):670-671.
② 马凤彬. 何炎燊教授临证经验介绍[J]. 新中医,2006,38(6):11-13.
③ 李秀楠. 养阴清咽汤治疗放疗口咽黏膜反应疗效观察[J]. 浙江中西医结合杂志,2005,15(8):519.
④ 杨泽江,等. 地黄饮子汤辅助放疗治疗鼻咽癌 30 例临床观察[J]. 四川中医,2005,23(3):84-85.
⑤ 苏旭春,等. 普济煎液配合放、化疗治疗 EB 病毒感染鼻咽癌 30 例临床观察[J]. 中医药导报,2005(1):32.

叶 10 克、杭菊花 10 克。随症加减:大便秘结者,加大黄或火麻仁;食欲不振者,加白蔻仁、白术、炒谷麦芽;夜寐不安者,加柏子仁、煅龙牡、夜交藤;鼻塞者,加辛花、苍耳子;低热盗汗者,加地骨皮、青蒿、凤凰衣;头痛者,加川芎、白芷。每日 1 剂,水煎服。30 天为 1 个疗程。一般连服 3 个疗程。熊墨年用本方治疗 20 例鼻咽癌患者并对照研究,取得较好的疗效。①

72. 参芪放后方 党参 30 克、黄芪 30 克、茯苓 30 克、怀山药 30 克、白花蛇舌草 30 克、半枝莲 30 克、葛根 30 克、玉竹 10 克、女贞子 10 克、僵蚕 10 克、白蒺藜 10 克、石菖蒲 10 克、白术 10 克、薏苡仁 50 克、陈皮 6 克、七叶一枝花 20 克、玄参 15 克、知母 15 克、钩藤 15 克、全蝎 5 克、田七 5 克、甘草 5 克。从放疗开始第 1 天服用至放疗结束,每日 1 剂,水煎成 400 毫升,上下午各服 200 毫升,共服用 35～38 剂。适用于防治头颈部肿瘤放射损伤。胡岳然将 140 例头颈部肿瘤(鼻咽癌 103 例、扁桃体癌 22 例、舌癌 15 例)患者随机分成两组,观察组(70 例)放疗期间服用参芪放后方加减,对照组(70 例)单纯放疗,观察两组患者放疗过程中放射反应及晚期放射损伤情况。结果显示观察组在放疗期间口咽黏膜反应、口干程度、颈部放射性皮炎程度均较轻;晚期患者放射后遗症如张口受限度、颈部肌肉硬化程度观察组均比对照组轻,两组比较差异有显著性($P < 0.01$)。结论:参芪放后方有防治头颈部肿瘤放射反应及晚期放射损伤的作用。②

73. 大黄黄连泻心汤 大黄 10 克、黄连 10 克、生甘草 6 克。自放疗开始,每日 1 剂,水煎取汁含漱,直至放疗结束。清热泻火。适用于防治放射性口腔黏膜炎。路军章等用本方治疗 60 例(其中鼻咽癌 49 例)与予复方呋喃西林液含漱的对照组比较研究。结论:大黄黄连泻心汤含漱对

防治放射性口腔黏膜炎有明显效果。③

74. 活血利咽汤 丹参 15 克、赤芍 15 克、金银花 15 克、板蓝根 25 克、太子参 20 克、玄参 15 克、生地黄 15 克、麦冬 15 克、射干 15 克、牛蒡子 12 克、蝉蜕 6 克、甘草 6 克。每日 1 剂,水煎成汁约 150 毫升,分 5～8 次含服,从放疗开始至放疗结束。张蓓等用本方选取 51 例鼻咽癌患者做临床对照研究,取得较好疗效。④

75. 导赤散加味 生地黄 15 克、麦冬 15 克、玄参 15 克、芦根 15 克、木通 6 克、淡竹叶 10 克、川芎 10 克、柴胡 12 克、当归 12 克、蒲公英 30 克、白花蛇舌草 20 克、生甘草 3 克。每日 1 剂,水煎服。随症加减:鼻塞者,加苍耳子、辛夷;咽痛甚者,加赤芍、射干;咽干甚者,加太子参、天花粉。张红用上药治疗鼻咽癌 80 例(治疗组与对照组各 40 例),鼻咽肿瘤、颈淋巴结全消率两组分别 88%、68%($P < 0.05$),76%、48%($P < 0.05$)。⑤

76. 复春Ⅰ号(即复春片) 黄芪、川芎、桃红、鸡血藤、赤芍、当归、红花、丹参。6 片/次,3 次/日。放疗结束后继续服药 3 个月。李伟雄等将 180 例鼻咽癌患者随机分组,99 例(中放组)采用活血化瘀中药复春片加放射治疗,81 例(对照组)采用服用与复春片剂型、外观相似的淀粉制成的安慰剂加放射治疗。结果中放组与对照组鼻咽肿瘤放疗后的残存率分别为 2%、9%($P < 0.05$),颈部肿瘤残存率分别为 14%、30%($P < 0.01$),远处转移率分别为 16%、23%($P > 0.05$),局部复发率两组差异无显著性($P > 0.05$),5 年存活率分别为 52%、37%($P < 0.05$),10 年存活率分别为 35%、30%($P > 0.05$)。结论:活血化瘀中药配合放射治疗鼻咽癌,能提高局部控制率及长期存活率,并不增加血行转移。⑥

77. 麦冬汤加减 麦冬 30 克、太子参 30 克、沙参 30 克、玄参 30 克、夏枯草 10 克、半夏 10 克、

① 熊墨年. 清毒生津汤防治鼻咽癌放疗不良反应的临床观察[J]. 实用中西医结合临床,2005,5(4):41.
② 胡岳然,等. 参芪放后方防治头颈部肿瘤放射损伤的疗效观察[J]. 中国中西医结合杂志,2005,25(7):623-625.
③ 路军章,等. 大黄黄连泻心汤含漱防治放射性口腔黏膜炎临床观察[J]. 中国中医急症,2004,13(7):438-439.
④ 张蓓,等. 活血利咽汤防治鼻咽癌同期放化疗中口咽急性毒性反应 51 例[J]. 中医杂志,2004,45(8):605.
⑤ 张红. 导赤散加味配合放射治疗鼻咽癌 40 例[J]. 湖南中医学院学报,2003,23(2):34-35.
⑥ 李伟雄,等. 活血化瘀中药联合放疗治疗鼻咽癌[J]. 广东医学,2002,23(1):95-96.

浙贝母 12 克、半枝莲 15 克、白花蛇舌草 15 克、炙甘草 5 克。每日 1 剂,水煎服。雷耀晨以此方治疗女患者 1 例,46 岁,农民,1998 年 6 月初诊。患者 3 个月前鼻塞、鼻涕夹血,未予重视,1 个月前右颌下出现肿块,在某医院诊为鼻咽癌,遂行放射治疗。放疗 1 周后,出现严重的鼻部、咽部干燥疼痛等症,故邀余诊治。诊见面色苍白,鼻咽部干燥疼痛,鼻涕带血丝,右颌下肿块、质硬,吞咽疼痛,不思纳谷,大便干结,舌淡红,舌中间有裂纹,舌中后根苔白腻,脉细弦。证属气阴两虚,痰瘀互结。治宜益气养阴,化痰散结。方用麦冬汤加减。药后鼻咽部干燥、疼痛明显减轻,惟大便干结,原方加瓜蒌 15 克,5 剂,继续放疗。守方治疗月余,诸症缓解。随访 2 年,未见复发。①

78. 生津玉液合剂　西洋参、金银花、三七、南沙参、麦冬、玉竹、天花粉、淡竹叶、连翘、桑白皮、山豆根、野菊花、薄荷、白茅根、紫草、生地黄、甘草。益气养阴,清热解毒,凉血化瘀。适用于鼻咽癌放疗所致急性放射性口腔炎防治。用药方法为含服,要求患者含 10～15 分钟再咽下。宁小明等用本方治疗患者 30 例,并对照研究。结论:生津玉液合剂能提高口腔黏膜对射线的耐受性,有效预防急性放射性口腔炎的发生,并减轻其严重程度。②

79. 玉竹茺蔚汤　玉竹 30 克、玄参 15 克、生地黄 15 克、丹参 15 克、麦芽 15 克、茺蔚 12 克、麦冬 9 克。每日 1 剂,水煎服。适用于癌症患者经放、化疗后出现口干、烦躁等阴津亏耗者。③

80. 生地黄木通汤　生地黄、木通、生甘草、淡竹叶、灯心草、黄连或黄柏。每日 1 剂,水煎服。适用于鼻咽癌放射治疗引起的咽喉部反应。江苏省肿瘤研究所报道治疗 11 例,均有一定疗效。④

81. 石斛射干汤　石斛 9 克、麦冬 9 克、南沙参 9 克、竹叶 9 克、山豆根 9 克、射干 9 克、黄精 15 克、玉竹 15 克、生甘草 5 克。每日 1 剂,水煎服。适用于鼻咽癌放疗后口干、身热、心烦。⑤

82. 生津解毒饮　玉竹 15 克、麦冬 15 克、天冬 15 克、白毛藤 15 克、茅根 30 克、藕片 30 克、白花蛇舌草 30 克、玄参 9 克、知母 9 克、金银花 9 克、茯苓 9 克、党参 9 克、黄芩 6 克、甘草 6 克。每日 1 剂,水煎服。适用于鼻咽癌放疗后阴津亏虚或口腔黏膜糜烂等。⑥

83. 百合养津汤　玄参 15 克、生地黄 15 克、百合 15 克、太子参 15 克、桔梗 15 克、蛇泡簕 30～60 克、石上柏 30 克、野菊花 15 克、连翘 12 克。每日 1 剂,分次饮服。病情稳定,体力基本恢复后,改服冲剂,每日 1 剂。3 年以后隔日服煎药 1 剂。滋阴养胃,清热生津。适用于鼻咽癌放疗后津液耗伤,虚火上扰者。有报道曾用本方治疗 36 例,10～18 个月内死亡 4 例,其余均存活 1 年以上。⑦

84. 参草益津汤　党参 15 克、白术 15 克、茯苓 15 克、天花粉 30 克、麦芽 30 克、墨旱莲 30 克、白茅根 30 克。随症加减:头晕者,加白芷、何首乌;头痛者,加钩藤、蔓荆子;鼻塞者,加苍耳子、野菊花;鼻血者,加茜草根、侧柏叶;耳鸣或舌边瘀斑者,加女贞子、墨旱莲;咽痛者,加山豆根、露蜂房;口腔黏膜白点者,加连翘、马勃;鼻咽分泌物多或臭味者,加三生滴鼻液滴鼻。每日 1 剂,分次饮服。病情稳定,体力基本恢复后,改服冲服剂,每日 1 剂。健脾益气,养胃生津。适用于鼻咽癌放疗后胃气受损,伤及脾阳者。⑧

85. 鼻一方　夏枯草 15 克、七叶一枝花 30 克、苍耳子 15 克、野菊花 30 克、蛇泡簕 60 克、赤芍 15 克、玄参 15 克、钩藤 15 克、龙胆草 9 克。每日 1 剂,水煎服。清热解毒,通窍散结。适用于鼻咽癌放疗后半年内脸部浮肿,或鼻咽分泌物多,偶

① 雷耀晨. 麦冬汤新用[J]. 新中医,2002,34(8):65.
② 宁小明,等. 生津玉液合剂预防急性放射性口腔炎的临床研究[J]. 湖南中医药导报,2002,8(5):248-249.
③ 陈熠. 肿瘤单验方大全[M]. 北京:中国中医药出版社,2001:66.
④ 陈熠. 肿瘤单验方大全[M]. 北京:中国中医药出版社,2001:67.
⑤ 同上.
⑥ 同上.
⑦ 陈熠. 肿瘤单验方大全[M]. 北京:中国中医药出版社,2001:79.
⑧ 同上.

有涕血等鼻咽部有感染症状者。本方只宜短时期服用，一般 2～3 周，症状改善或消失后，仍宜百合养津汤（见 143 页经验方 83）、参草益津汤（见 143 页经验方 84）辨证使用。[①]

86. 清毒汤甲干糖　野菊花 30 克、苍耳子 30 克、七叶一枝花 30 克、蛇泡簕 30 克、太子参 15 克、入地金牛 15 克、夏枯草 15 克、龙胆草 12 克。每日 1 剂，水煎服。清热解毒，通窍散结。适用于鼻咽癌放疗后半年内出现脸部感染、脸部浮肿，或鼻咽部分泌物多，偶有涕血等鼻咽部有感染症状者。本方只宜短时期服用，一般 2～3 周，症状改善或消失后，仍宜百合养津汤（见 143 页经验方 83）、参草益津汤（见 143 页经验方 84）辨证使用。[②]

87. 清热汤干糖　蛇泡簕 30 克、白茅根 30 克、石上柏 30 克、沙参 15 克。制成干糖粉剂，适量内服。清热解毒，养阴生津。适用于鼻咽癌放疗 3 年后。[③]

88. 苍耳枝莲汤　苍耳子、辛夷、半枝莲、山豆根、夏枯草、生荆子、七叶一枝花、野菊花。每日 1 剂，水煎服。疏风，清热解毒。有报道观察中、晚期鼻咽癌 26 例，全部接受放射治疗，其中 4 例加用化疗，用本方者 7 例，用生地二子汤（见 144 页经验方 89）者 9 例，用双花二虫汤（见 144 页经验方 90）者 2 例，用二陈瓜蒌汤（见 144 页经验方 91）者 2 例，均于放、化疗前后或治疗期间坚持中医治疗。结果存活 1 年者 3 例，2 年者 2 例，3 年者 5 例，5 年者 13 例，10 年以上者 3 例。[④]

89. 生地二子汤　生地黄、玄参、天花粉、玉竹、枸杞子、女贞子、石斛或杞菊地黄丸。每日 1 剂，水煎服。滋阴清热。适用于鼻咽癌阴虚型者。[⑤]

90. 双花二虫汤　金银花、连翘、紫花地丁、板蓝根、大青叶、桃仁、红花、牡丹皮、蜈蚣、全蝎、莪

术、当归、白花蛇舌草、半枝莲。每日 1 剂，水煎服。清热解毒，活血化瘀。适用于瘀毒型鼻咽癌。[⑥]

91. 二陈瓜蒌汤　半夏、陈皮、茯苓、甘草、竹茹、杏仁、瓜蒌、生薏苡仁、桑白皮。每日 1 剂，水煎服。清肺化痰利湿。适用于鼻咽癌肺胃痰湿型。[⑦]

92. 复方地肤子洗方　苍耳子 30 克、地肤子 30 克、荆芥 24 克、防风 15 克、徐长卿 30 克、蝉蜕 30 克、苦参 30 克、金银花 30 克、薄荷 15 克。水煎，外洗局部。适用于鼻咽癌放射治疗引起的皮肤湿性或干性脱皮。[⑧]

93. 复方五倍散　枯矾 3 克、五倍子 3 克、煅珍珠 1 克、煅石膏 3 克、煅牡蛎 3 克、马勃 2 克、象皮 2 克、白及 2 克、冰片 2 克。加工成粉末状，适量喷吹局部。适用于放射治疗引起的口咽痛，吞咽剧痛，口腔黏膜充血、糜烂、溃疡等口腔反应。[⑨]

94. 散结方　生南星 50 克、生半夏 30 克、蜈蚣 3 条、夏枯草 20 克、丹参 20 克、赤芍 20 克、葛根 30 克、太子参 30 克。用水久煎（持续煎沸达 2 小时以上），餐后服，每日 1 剂，每周 5 剂～6 剂，服至放疗结束。徐伯平等用本方配合放疗治疗鼻咽癌，并进行临床对照研究。放疗剂量为 40 戈瑞时，颈部转移性淋巴结全消率：中药组 74.07%（20/27），对照组 48.15%（13/27），两组比较，有显著性差异（$P < 0.05$）；鼻咽病灶全部消退时的剂量，中药组为（43.25±8.17）戈瑞，对照组为（57.18±7.86）戈瑞，两组比较，有显著性差异（$P < 0.01$）。放疗结束时，鼻咽病灶全消率：中药组为 92.59%（25/27），对照组为 88.89%（24/27），两组比较，无统计学差异（$P > 0.05$）。颈部转移性淋巴结全消率：中药组为 96.30%（26/27），对照组为 85.19%（23/27），两组比较，无统计学差异（$P > 0.05$）。结

①　陈熠. 肿瘤单验方大全[M]. 北京：中国中医药出版社，2001：80.
②　同上.
③　陈熠. 肿瘤单验方大全[M]. 北京：中国中医药出版社，2001：81.
④　陈熠. 肿瘤单验方大全[M]. 北京：中国中医药出版社，2001：108.
⑤　陈熠. 肿瘤单验方大全[M]. 北京：中国中医药出版社，2001：109.
⑥　同上.
⑦　同上.
⑧　陈熠. 肿瘤单验方大全[M]. 北京：中国中医药出版社，2001：113.
⑨　陈熠. 肿瘤单验方大全[M]. 北京：中国中医药出版社，2001：114.

论：化痰散结法能明显提高鼻咽癌的放疗敏感性。[1]

95. 复元活血汤　柴胡 9 克、瓜蒌根 9 克、当归尾 9 克、红花 3 克、炙甘草 6 克、炮甲片 6 克、大黄 3 克、桃仁 6 克。黄能等将治疗对象采用随机分组，观察组 30 例采取放疗加复元活血汤，自放疗开始到结束后 1 个月；对照组 30 例为单纯放疗。结果显示观察组放疗后 1 年张口困难 8 例（26.67％），对照组 20 例（66.67％）。两组比较有显著性差异（$P < 0.01$）。结论：复元活血汤预防鼻咽癌放疗后张口困难有一定的疗效。[2]

96. 活血益气养阴方　丹参 30 克、鸡血藤 30 克、赤芍 30 克、黄芪 30 克、太子参 30 克、沙参 30 克、女贞子 20 克、玄参 15 克、生地黄 15 克。随症加减：咽痛者，加射干 10 克、黄芩 15 克。每日 1 剂，水煎服。自放疗前 2 日开始，至放疗结束 2 日停止。活血益气养阴。适用于急性放射性损伤。王炳胜等将 72 例鼻咽癌患者分成两组，各 36 例，均行根治性放疗，放疗中实验组（A 组）服用中药活血益气养阴方；对照组（B 组）用维斯克含漱或外敷。结果显示口腔黏膜和皮肤损伤 A、B 两组各为 47.2％（17/36 例）、91.7％（33/36 例）、13.9％（5/36 例）、33.3％（12/36 例），损伤程度各不相同。A、B 两组口腔黏膜损伤时的放射剂量各为（41.4±9.4）戈瑞、（30.9±8.9）戈瑞；皮肤损伤时的放射剂量各为（48.1±5.6）戈瑞、（432±6.3）戈瑞。两组比较有显著性差异（$P < 0.01$）。骨髓抑制例数及程度两组比较，有显著性差异（$P < 0.01$）。结论：活血益气养阴方能明显减轻黏膜皮肤的急性放射损伤及骨髓抑制。[3]

97. 养阴清热方　生地黄 15 克、玄参 15 克、麦冬 15 克、女贞子 15 克、丹参 15 克、赤芍 15 克、太子参 30 克、沙参 30 克、白花蛇舌草 30 克。每日 1 剂，水煎服。自放疗开始，服至放疗结束。养阴清热。适用于防治急性放射性反应。随症加减：呕吐者，加竹茹 15 克、法夏 15 克；咽喉疼痛者，加射干 15 克。徐伯平等用本方治疗鼻咽癌 58 例并对照研究。结论：养阴清热方能明显地减轻放射对黏膜、皮肤的急性放射性损伤和放射性呕吐，但不降低放疗对肿瘤病灶的疗效。[4]

98. 知柏地黄汤加味　知母、黄柏、生地黄、山茱萸、泽泻、牡丹皮、茯苓、山药、白花蛇舌草、半枝莲、七叶一枝花。每日 1 剂，水煎服。7 天为 1 个疗程，连服 1～4 个疗程。适用于放疗后出现口干或伴两面颧红、手足心热、盗汗、口舌溃疡、纳呆、少寐、烦躁等热毒伤阴，阴虚火旺证候。随症加减：体弱者，去白花蛇舌草、半枝莲、七叶一枝花，加太子参；口干甚者，加天花粉、石斛、麦冬、沙参等；盗汗者，加浮小麦、麻黄根、煅牡蛎等；寐差者，加酸枣仁、五味子、麦冬等；潮热、五心烦热者，加地骨皮、白薇、龟甲等；口舌生疮者，加两面针、骨碎补、升麻等；便干者，加玄参、川朴、火麻仁等；恶心纳呆者，合陈夏六君子汤或配服香砂养胃丸。章伟明用本方治疗 36 例肿瘤患者（其中鼻咽癌患者 17 例），总有效率 100％。[5]

99. 平肝补肾升血汤　党参 30 克、黄芪 30 克、白术 12 克、当归 9 克、白芍 9 克、黄精 15 克、枸杞子 15 克、熟地黄 12 克、菟丝子 12 克、仙茅 12 克、虎杖 15 克、何首乌 12 克、甘草 12 克。随症加减：肺热壅盛证，上方减当归、熟地黄，加瓜蒌 15 克、鱼腥草 15 克；气滞血瘀证，上方加桃仁 9 克、红花 6 克、赤芍 15 克；气阴两虚证，上方加西洋参 15 克、石斛 15 克、天花粉 15 克、麦冬 15 克。每日 1 剂，水煎服。3 周为 1 个疗程，3 个疗程评定疗效。林传荣等用本方配合化疗治疗晚期鼻咽癌 68 例，研究结果提示本方有利于保护骨髓和肝肾功能，显示中药和化疗的综合有一定的治疗价值。[6]

100. 清热消肿方　沙参 30 克、太子参 30 克、猪苓 30 克、茯苓 30 克、薏苡仁 30 克、白花蛇舌草

① 徐伯平，等. 中药散结方对鼻咽癌放疗增敏的研究[J]. 中医研究，2001，14(3)：17 - 19.
② 黄能，等. 复元活血汤预防鼻咽癌放疗后张口困难的临床观察[J]. 广西中医药，2000，23(5)：13 - 14.
③ 王炳胜，等. 活血益气养阴方防治急性放射损伤的研究[J]. 中国中西医结合杂志，2000，20(3)：180 - 182.
④ 徐伯平，等. 养阴清热方防治急性放射性不良反应[J]. 中华放射医学与防护杂志，2000，20(5)：342 - 343.
⑤ 章伟明. 知柏地黄汤加味治疗肿瘤放疗不良反应 36 例[J]. 湖南中医学院学报，1999，19(2)：51.
⑥ 林传荣，等. 平肝补肾升血汤配合化疗治疗晚期鼻咽癌 68 例[J]. 中国中西医结合杂志，1998，18(5)：309.

30克、麦冬15克、生地黄15克、苍耳子15克、丹参15克、赤芍15克、泽泻15克、辛夷12克、白术12克、七叶一枝花20克。适用于咽旁组织放射性水肿的治疗。徐伯平等对91例鼻咽癌放疗后患者作对比观察,实验组患者持续服用自拟清热消肿方3个月,对照组不作消肿治疗。结果表明,清热消肿方对咽旁组织放射性水肿的消退有良好作用。①

101. **沙参麦冬汤** 沙参25克、麦冬20克、天冬20克、石斛20克、玉竹20克、天花粉50克。随症加减:鼻咽口干燥甚者,主方可加大剂量;头痛较重者,加川芎、全蝎、蜈蚣、露蜂房;眩晕头胀者,加钩藤、珍珠母、菊花;失眠多梦者,加夜交藤、炒酸枣仁、远志、龙齿、茯神;鼻衄者,加生地榆、水牛角、白芍、牡丹皮、生地黄。每日1剂,水煎早晚分服。生津增液。适用于放疗不良反应。徐家龄等用本方治疗65例鼻咽癌放疗后不良反应,临床疗效满意。②

102. **升白汤** 黄芪30克、黄精30克、薏苡仁30克、枸杞子15克、党参10克、补骨脂10克、炙甘草6克。随症加减:脾胃气虚明显者,加炒白术10克、赤小豆30克、陈皮6克;血虚明显者,加当归6克、鸡血藤10克、女贞子10克;阴津亏虚明显者,去薏苡仁、党参、黄芪、补骨脂,加女贞子10克、制首乌10克、北沙参(或石斛)10克、枳壳10克、玉竹10克、生地黄15克;阳虚明显者,加肉桂3克、续断(或桑寄生)10克、鸡血藤10克。每日1剂,水煎2次,上午、下午各煎服1次。2周14剂药为1个疗程。翟范用本方治疗肿瘤患者放化疗所致白细胞减少症124例(其中鼻咽癌15例),临床疗效满意。案例:王某,男,36岁,1989年5月初诊。患鼻咽癌在本院放射治疗中,因白细胞逐渐下降,虽服用利血生、鲨肝醇、维生素等药,但白细胞仍在3.5×10⁹/L以下,放射治疗疗程进行一半只得中断暂停,待白细胞数升至正常时再继续

进行。今检查白细胞数仅2.85×10⁹/L,患者心烦、耳鸣、咽干、咽痛、口干欲饮,午后面部烘热,大便偏干,小便黄赤,舌红苔少无津,脉弦细数。辨证为阴津亏虚,治以升白汤加滋阴生津药:太子参30克、黄精30克、炙甘草6克、北沙参15克、生地黄15克、枸杞子15克、女贞子10克、制首乌10克、玄参10克、枳壳10克。服10剂后,白细胞数上升至4.2×10⁹/L,心烦、咽干、咽痛、口干欲饮、午后面部烘热、尿黄等症皆有明显减轻,大便亦较前通畅,从而又能继续放疗。之后在其放疗过程中,停服鲨肝醇、利血生等药,而配合上方治疗,白细胞一直保持在4.0×10⁹/L以上,直至放疗结束,且其阴津亏虚的放疗反应征象不明显,体质较同期鼻咽癌放疗未服中药的患者好。③

103. **增液白虎汤** 生地黄15克、麦冬10克、玄参10克、知母10克、石斛10克、生晒参(或北沙参)10克、白术10克、石膏30克、黄芪20克、天花粉20克、白花蛇舌草20克、半枝莲20克。随症加减:唇舌燥裂或口腔黏膜溃破者,加金银花露、玉竹;食欲不振者,加薏苡仁、谷芽、麦芽、鸡内金;大便干结者,加瓜蒌仁、火麻仁、大黄;耳鸣耳聋者,加骨碎补、石菖蒲、山茱萸;咽痛者,加桔梗、甘草、射干;头痛者,加葛根、蔓荆子、菊花;发烧者,加银柴胡、黄芩、黄连。清热解毒,益气养阴。章文亮用本方结合放疗治疗鼻咽癌47例,与单纯放疗组对照研究。放疗组25例中生存1年以上者23例,3年以上者14例,5年以上者5例,最长存活8年。放疗中药组47例中生存1年以上者47例,3年以上者44例,5年以上者38例,在观察10年以上的11例中尚有6例存活,有2例存活18年以上。结论:放疗中药组生存率明显比放疗组高。④

104. **生地黄豆根汤** 生地黄、麦冬、北沙参、玄参、天花粉、金银花、野菊花、薄荷、山豆根等。随症加减:血瘀者,加用牡丹皮、赤芍、桃仁、红

① 徐伯平,等. 清热消肿方消除咽旁组织放射性水肿的临床研究——附91例观察结果[J]. 新中医,1998,30(6):39-40.
② 徐家龄,等. 200例放疗后副作用的中医辨证施治[J]. 中医药信息,1995(2):20-21.
③ 翟范. 升白汤治疗放、化疗白细胞减少症124例[J]. 安徽中医学院学报,1994,13(3):9.
④ 章文亮. 放疗后配合增液白虎汤治疗鼻咽癌[J]. 温州医学院学报,1992(2):99-101.

花、三棱、蒲黄等;脾虚者,加用怀山药、扁豆、莲子等;痰壅者,加法夏、陈皮、浙贝母等;湿盛者,加用芦根、白茅根;气虚乏力和白细胞下降者,加用黄芪、人参、女贞子、鸡血藤、黄精等;咽喉肿痛甚者,用羚羊角粉、琥珀粉、冰片等研末喷吹患处;口腔溃疡者,常用生地黄、金银花、苦参、玄参、花蕊石、野菊花等,外用冰硼散或锡类散等;鼻衄者,加生地黄、墨旱莲、白及等;便秘者,选用牛蒡子、火麻仁、大黄、番泻叶等;声音嘶哑者,用瓜蒌皮、桔梗、僵蚕、木蝴蝶、胖大海等;干湿性脱皮者,可外用二黄煎、龟甲散等。每日1剂,水煎服。清热解毒,养阴生津。程剑华报道,用中药辨证配合放射治疗鼻咽癌57例,其中属热毒阴伤型而用生地黄豆根汤加减者44例,属脾虚湿热型而用参术薏苡仁汤(见147页经验方105)者13例,放疗过程中即服用中药,平均服中药15.3剂。治疗效果:临床治愈(原发灶和转移灶全部消失)44例,占77.2%;好转(部分消失)12例,占21.1%;无效(病情加重或远处转移)1例,占1.7%。服中药20剂以上者治愈率较10剂以下病例有显著性差异。①

105. **参术薏苡仁汤** 太子参、党参、全瓜蒌、薏苡仁、蔻仁、黄芩、茯苓、佩兰、苦参、白术、竹茹等。每日1剂,水煎服。健脾益气,清热化湿。适用于鼻咽癌属脾虚湿热型者。②

106. **参射汤Ⅰ号** 玄参、茯苓、金银花、菊花、岗梅根、射干、芦根、火麻仁、桑叶、甘草。每日1剂,水煎服。适用于胃阴枯涸型鼻咽癌放疗反应。③

107. **参射汤Ⅱ号** 党参、茯苓、金银花、菊花、岗梅根、射干、芦根、夏枯草、天花粉、甘草。每日1剂,水煎服。适用于脾阳虚型鼻咽癌放疗反应。吴敬亮等报道,用参射汤治疗135例鼻咽癌放疗后出现咽喉疼痛、溃疡、影响饮食的患者。结果显示总有效率为98.52%,明显高于中成药

组(70%)和单用西药辅助治疗组(加重36.7%~43.3%)。随访达5年以上的45例中,5年生存率为68.69%。④

108. **增液清毒汤** 玄参、生地黄、麦冬、升麻、钩藤、苍耳子、菊花、金银花、七叶一枝花、天冬、白花蛇舌草或石上柏。每日1剂,水煎服。1周5~6剂;放疗结束半年至2年内,每隔5个月在中药方剂中加服生南星60克或生半夏60克,每周服3剂,4周为1个疗程,治疗共4个疗程,与鼻咽清毒剂(见147页经验方111)隔日交替服;2~3年后,如无特殊变化,不用生南星或生半夏,每周服中药3剂;3~5年后中药每周1~2剂。养阴清热。适用于鼻咽癌放疗后。陈效莲等报道,用中医配合放射治疗鼻咽癌279例,放疗期间及放疗后半年内,以辨证施治为主。用增液消毒汤、四君清毒汤(见147页经验方109)、玉女清毒汤(见147页经验方110)随症加减,恶心呕吐者,加法半夏、竹茹等;颈部肿物未控制或痰多,加生南星或生半夏、僵蚕、浙贝等。治疗结果显示鼻咽癌患者的5年复发率,单放组明显高于中放组;3年、5年存活率,单放组分别为64.83%、51.03%,中放组分别为93.28%、80.59%,两组比较有非常显著差异。⑤

109. **四君清毒汤** 党参或太子参、茯苓、白术、何首乌、天花粉、明党、女贞子、墨旱莲、石斛、七叶一枝花、石上柏、白花蛇舌草等。益气生津,清热解毒。适用于鼻咽癌放疗后。余参见增液清毒汤(见147页经验方108)。⑥

110. **玉女清毒汤** 生地黄、麦冬、生石膏、知母、牛膝、太子参、明党、射干、岗梅根、金银花等。加用双料喉风散喷喉。滋阴降火。适用于鼻咽癌放疗引起的口腔黏膜损伤。余参见增液清毒汤(见147页经验方108)。⑦

111. **鼻咽清毒剂** 野菊花30克、夏枯草15

① 程剑华.中药配合放射治疗鼻咽癌57例临床疗效分析[J].江西中医药,1991,22(3):37-38.
② 同上.
③ 吴敬亮,潘国英.参射汤治疗鼻咽癌放疗中不良反应的临床观察(附195例分析)[J].新中医,1991,23(2):40-42.
④ 同上.
⑤ 陈效莲,等.中医配合放射治疗鼻咽癌279例疗效观察[J].广州医药,1990(2):18-19.
⑥ 同上.
⑦ 同上.

克、七叶一枝花 30 克、党参 10 克、蛇泡簕 30 克、龙胆草 10 克、苍耳子 30 克、入地金牛 30 克、蔗糖 30 克。制成干粉剂 20 包。每次 20 克,冲服。另须与中药辨证方交替使用。放疗结束半年至 2 年内,每日 2 次;2～3 年后,隔日 1 次;3～5 年后,减量隔日 1 次;5 年后,每周服 2 次。清热解毒,消炎散结。适用于鼻咽癌放疗后。①

112. **加减调元汤** 党参、丹参、茯苓、白术、大枣、桑寄生、茅根、麦芽、鸡血藤、菟丝子、石上柏、茉莉花、甘草。每日 1 剂,水煎服。养胃生津,益气健脾。适用于鼻咽癌放疗中,胃气受损,致使脾胃运化功能降低,精血伤,正气虚者。②

113. **软坚散结汤** 葵树子 30 克、白花蛇舌草 30 克、牡蛎 30 克、七叶一枝花 15 克、莪术 15 克、三棱 10 克、生南星 10 克、法半夏 10 克、夏枯草 10 克、佛手 10 克。随症加减:颅神经损害者,加抗癌散;颈淋巴结肿大者,加二生散;颈淋巴结肿大较长时间尚未消散者,加化毒散;头痛明显者,加定癌散,或酌情加核葵注射液注射。每日 1 剂,水煎服。行气活血,软坚散结。适用于鼻咽癌放疗后,颈部淋巴结尚未消散,鼻咽部仍有肿物而兼气血凝结症状者或未经放疗者。罗景光等报道,曾观察 95 例鼻咽癌放疗后有部分患者放疗后颈部肿块逐渐消失,鼻塞、头痛、耳鸣等症状仍然存在,西医无特异治疗,而按中医辨证治疗,其中 60 例用本方,15 例用清肝平胃饮(见 148 页经验方 116),19 例用白莲清热汤(见 148 页经验方 115),均获得满意疗效。一般治疗 2～6 个月后,鼻咽部肿物及颈部肿块基本消散,口苦口干、头痛、鼻塞、涕血、耳鸣等症状基本消失。颈部肿块消散、病情稳定后,即改用巩固治疗法。③

114. **健脾活血汤** 党参 15 克、茯苓 15 克、怀山药 15 克、鸡血藤 30 克、桑椹子 10 克、炙甘草 6

克。每日 1 剂,水煎服。补气健脾。适用于鼻咽癌放疗后病情基本控制,有脾气亏虚症状者。④

115. **白莲清热汤** 白花蛇舌草 45 克、半枝莲 30 克、半边莲 30 克、鸡血藤 30 克、女贞子 30 克、生地黄 30 克、雪梨干 30 克、石斛 15 克、射干 10 克、岗梅根 30 克。每日 1 剂,水煎服。养阴清热生津。适用于鼻咽癌放疗后阴虚火旺症状明显者。⑤

116. **清肝平胃饮** 藤梨根 60 克、布楂叶 30 克、墨旱莲 16 克、女贞子 16 克、八月札 16 克、山楂 16 克、郁金 10 克。每日 1 剂,水煎服。疏肝解郁,行气化结。适用于鼻咽癌放疗后有肝郁气结症状者。⑥

117. **白莲解毒汤** 白花蛇舌草 45 克、半边莲 30 克、半枝莲 30 克、鸡血藤 30 克、女贞子 30 克、生地黄 30 克、雪梨干 30 克。随症加减:咽痛明显,加菊花 10 克、玄参 10 克;放射性溃疡者,用冰冻霜湿敷患部。每日 1 剂,水煎服。清热养阴生津。适用于鼻咽癌放疗过程中出现津液亏损症状者。罗景光等报道,曾观察 95 例鼻咽癌放疗患者加服中药后,全部患者均顺利完成放疗。⑦

118. **五根汤** 白茅根 30 克、山豆根 15 克、紫草根 30 克、薏苡仁根 30 克、板蓝根 12 克。每日 1 剂,水煎服,每天 2 次。随症加减:口干较甚者,可加太子参 30 克、天花粉 15 克等;口腔黏膜破溃,可用青黛粉调冰片涂局部,有止痛、促进溃疡愈合的作用。清热散结,化痰养阴。适用于鼻咽癌放疗初期,症见咽干,口渴喜饮,咽喉疼痛,舌淡红或红,苔薄白或黄,脉滑有力。⑧

119. **连朴饮** 川连 9 克、川朴 9 克、栀子 9 克、淡豆豉 9 克、芦根 15 克、法半夏 9 克、石菖蒲 9 克、枳壳 9 克、薏苡仁 30 克、谷芽 15 克、麦芽 15 克。每日 1 剂,水煎服,每天 2 次。中病即止,以防苦寒碍胃,舌象转常后再据临床脉证施治。清

① 陈熠,丛众. 肿瘤单验方大全[M]. 北京:中国中医药出版社,1998:75.
② 郑斐璇,等. 放射加中药治疗鼻咽癌生存五年以上 200 例疗效分析[J]. 新中医,1990(9):35－37.
③ 罗景光,黄霖. 鼻咽癌的中西医结合治疗探讨(附 95 例临床分析)[J]. 新中医,1989(5):37－38.
④ 同上.
⑤ 同上.
⑥ 同上.
⑦ 同上.
⑧ 陈家俊. 中医辨证分型配合放疗治疗鼻咽癌的体会[J]. 医学理论与实践,1989,5(4):23.

热化浊。适用于鼻咽癌放疗过程中,症见口干口苦或口有甜味,纳呆,恶心欲吐,胸闷不畅,舌红苔黄厚腻或厚浊,脉滑数。①

120.六味地黄汤　熟地黄15克、生地黄15克、女贞子15克、墨旱莲15克、山茱萸12克、山药15克、牡丹皮9克、泽泻9克、茯苓15克、知母12克、龟甲18克。每日1剂,水煎服,每天2次。本方在放疗结束后可长期间断服,有提高机体免疫能力,防止或延迟复发或转移的作用。益肾养阴。适用于鼻咽癌放疗中后期,症见形容憔悴,口燥咽干,渴不甚饮,舌痛,手足心热或午后潮热,盗汗,腰膝酸软等,舌红少苔或红绛无苔,或舌面见龟裂,脉细数。②

121.朱曾柏经验方1　夏枯草50克、海藻50克、白花蛇舌草50克、蒲公英30克、鱼腥草30克、鸡内金25克、黄芩25克、苍耳子15克、生甘草15克。用上方吞服犀黄丸、小金丸。案例:王某,男,51岁,海军某研究所司机。1984年8月时感鼻塞呼吸不利。半月后鼻流脓稠浊涕夹有血丝,鼻梁肿大,两腮胀痛有灼热感,日中时唾淡红色血水,全身低热不退。10月经湖北省肿瘤医院取材活检,诊为鼻咽低分化鳞癌。试用放射疗法三周,因患者白细胞降至2 300/立方毫米而终止治疗,并告其家属病属晚期,预后极差。同年11月转请朱曾柏就诊。查其鼻梁肿大色赤,鼻流血性浊物,味腥臭,口泛血水。体温38.6℃,咽干,舌红,苔黄腻而干。辨为痰毒蕴结致癌,急拟本方救治。服药半年,诸证基本消除,呼吸通畅。效不更方,观察四年多,全身情况良好,且时常加班。③

122.滋阴抗瘤汤　生地黄30克、沙参30克、天冬15克、麦冬15克、玄参30克、山豆根10克、白花蛇舌草30克、金银花30克。每日1剂,水煎服。滋阴清热,散结抗癌。适用于鼻咽癌放化疗综合征。欧阳东报道,用本方治疗鼻咽癌放化疗

后综合征,获满意疗效。列举2例,1例追访6年,未见扩散和转移,另1例存活4年而亡。④

123.参苓白术散加减　人参、白术、茯苓、山药、陈皮、丹参、木通、苍耳子、甘草、薄荷。每日1剂,水煎服。益气健脾,活血通窍。适用于治疗上颌窦癌、鼻咽癌、鼻腔恶性肿瘤放疗后脾气虚弱者。方中以参苓白术散为主益气健脾;丹参活血;木通通利血脉,利九窍;苍耳子、薄荷通窍祛瘀;甘草调和诸药,兼有解毒作用。傅佩杰报道,观察上颌窦癌7例,鼻咽癌9例,鼻腔恶性肿瘤5例,用本方及八珍汤加减、生脉饮加味(见149页经验方124)进行辨证施治。结果显示21例中生存2年以上者16例,其中鼻咽癌死亡3人,症状消失2人,好转4人;上颌窦癌死亡1人,好转4人,症状消失1人;鼻腔恶性肿瘤死亡2人,好转2人,症状消失1人。⑤

124.生脉饮加味　人参须、麦冬、五味子、龟甲、天花粉、苍耳子、金银花、茜草、丹参、骨碎补。每日1剂,水煎服。益气养阴,活血通窍。适用于上颌窦癌、鼻咽癌、鼻腔恶性肿瘤放疗后气阴两虚者。⑥

125.通窍活血汤　赤芍5克、川芎5克、桃仁5克、当归5克、莪术5克、白芷5克、七叶一枝花10克、山豆根10克、生姜3片、大枣5枚。随症加减:口干、咽燥,加沙参、麦冬、天花粉;肿瘤部位放射治疗后红、肿、热、痛,加金银花、连翘;胃脘不适,加砂仁、石斛;头晕、乏力,加红参。放疗全程治疗中配用本方,每日1剂,水煎取汁分早、晚2次服。廖遇平等报道治疗鼻咽癌57例,随机分为中药加放疗组31例和单纯放疗组26例,两组照射方法及剂量相同,当剂量达45戈瑞后中药组鼻咽部肿块消退率明显优于单纯放疗组($P<0.05$),提示本方中药配合放射治疗鼻咽癌对鼻咽部肿块有放射增敏作用。远期疗效观察,中药组、放疗组3年存活率、5年存活率分别为48.4%、41.9%和

① 陈家俊.中医辨证分型配合放疗治疗鼻咽癌的体会[J].医学理论与实践,1989,5(4):23.
② 同上.
③ 沈霖,杨艳萍.朱曾柏教授治疗恶性肿瘤经验[J].新中医,1989(4):19-21.
④ 欧阳东.自拟滋阴抗瘤汤治疗二例鼻咽癌放(化)疗后综合征[J].湖南中医学院学报,1988,8(2):10.
⑤ 傅佩杰.扶正法在耳鼻科肿瘤放疗后的临床运用[J].浙江中医学院学报,1987,11(6):19-20.
⑥ 同上.

42.3％、30.8％。①

126. 抗鼻咽癌Ⅰ号　知母、牡丹皮、白茅根、芦根、金银花、天花粉、野百合、天麦冬、生地黄、石斛、沙参、枸杞子、女贞子、丹参、生南星、生半夏、石上柏。每日 1 剂，水煎服。养阴清热，生津利咽。适用于鼻咽癌放疗后阴津亏耗者。张青等报道，用抗鼻咽癌Ⅰ～Ⅳ号方观察 50 例鼻咽癌放疗后患者，其中用Ⅰ号者 28 例，Ⅱ号（见 150 页经验方 127）者 15 例，Ⅲ号（见 150 页经验方 128）者 4 例，Ⅳ号（见 150 页经验方 129）者 3 例。结果 3 年生存率 76％，5 年生存率 60％。②

127. 抗鼻咽癌Ⅱ号　党参、白术、茯苓、山药、制南星、制半夏、陈皮、薏苡仁、苍术、厚朴、扁豆、砂仁、猪苓。每日 1 剂，水煎服。健脾化湿，益气和胃。适用于鼻咽癌放疗后出现脾虚痰湿征象者。③

128. 抗鼻咽癌Ⅲ号　蒲公英、板蓝根、黄连、黄芩、赤芍、牡丹皮、生地黄、水牛角、墨旱莲。每日 1 剂，水煎服。清热解毒，活血祛瘀。适用于鼻咽癌放疗后出现热毒瘀结征象者。④

129. 抗鼻咽癌Ⅳ号　黄芪、党参、白术、甘草、沙参、麦冬、玄参、黄精、山药、五味子、女贞子、菟丝子、墨旱莲。每日 1 剂，水煎服。益气养阴，适用于鼻咽癌放疗后出现气阴两虚征象者。⑤

130. 鼻咽灵方　山豆根 20 克、麦冬 15 克、半枝莲 30 克、卷柏 15 克、天花粉 15 克、白花蛇舌草 30 克。上药粉为细粉，制成片剂。每服 6 片（约 3 克），每日 4 次。15 天为 1 个疗程。滋阴清热，消肿解毒，养阴益气。冯所安报道，用本方治疗鼻咽癌放疗后不良反应者 226 例，结果显示显效 25 例，占 9％；有效 177 例，占 78.3％，总有效率 87.4％。⑥

131. 扶正生津汤　天冬 12 克、麦冬 12 克、沙参 10 克、玄参 9 克、生地黄 10 克、白茅根 12 克、玉竹 9 克、金银花 9 克、白花蛇舌草 15 克、白毛藤

20～30 克、党参 12 克、茯苓 10 克、白术 10 克、丹参 12～15 克（随症加减）、甘草 3 克。放疗期间，每日 1 剂，每剂煎 3 次，代茶饮用；放疗结束后，再服 60～90 剂，以后每年服 150 剂左右，坚持治疗 2～3 年或更长。根据体质的差异及病情的不同、疾病各个阶段的特点，随症加减：脾胃虚寒者，选加大枣、黄芪、砂仁，酌减白茅根、玄参、麦冬、天冬、生地黄；气血两虚，白细胞降低者，选加枸杞子、生黄芪、鸡血藤，酌减白茅根、玄参、麦冬、天冬；头痛者，选加川芎、独活、防风、白芷，酌减白花蛇舌草、白茅根、玄参；发烧者，选加黄芩、青蒿、连翘；食欲不振者，选加麦芽、山楂、建曲、鸡内金；便秘者，选加干瓜蒌、麻仁、大黄；失眠烦躁者，选加酸枣仁、五味子、珍珠母；放疗结束 1 个月后，原方可减去丹参、金银花，此后如局部皮肤及软组织出现萎缩或硬化，丹参应继续使用并加大剂量。潘明继等报道，用本方配合放疗观察 150 例鼻咽癌患者，结果表明：疗效与服药疗程长短有关，凡生存 10 年以上的，大都是开始放疗就配合本方治疗，同时也是坚持服药较长的病例；放疗加用本方者放疗不良反应比单纯放疗组发生例数少，程度也轻；放疗后远期后遗症如脑脊髓损伤、颞颌关节功能障碍、照射后软组织萎缩或硬化，单纯放疗组和本方加放疗组的发生率分别为 3.2％、19.2％、41.3％和 2％、3.3％、15％；本方加放疗组 3 年远期生存率、5 年远期生存率、10 年远期生存率分别为 72％、58％、30.8％。⑦

132. 黄芪归芎汤（蔡伟明经验方）　黄芪 15～30 克、赤芍 10 克、川芎 10 克、当归 10～12 克、桃仁 10 克、红花 10 克、鸡血藤 15～24 克、葛根 10 克、陈皮 9 克、丹参 15～24 克。水煎服，从放射治疗开始即加用本方内服，每日 1 剂，早晚分服，放疗结束停中药。活血化瘀，散结清热。适用

① 廖遇平. 通窍活血汤加减配合放射疗法治疗鼻咽癌［J］. 中西医结合杂志，1987，7（4）：214 - 215.
② 张青，等. 鼻咽癌 50 例放疗后应用中医中药治疗及疗效观察［J］. 上海中医药杂志，1986（8）：22 - 24.
③ 同上.
④ 同上.
⑤ 同上.
⑥ 冯所安. 鼻咽灵治疗鼻咽癌放疗不良反应及急慢性咽炎 337 例报告［J］. 新中医，1985（8）：30.
⑦ 潘明继，等. 扶正生津汤配合放射治疗鼻咽癌 150 例远期疗效观察［J］. 中西医结合杂志，1985，5（2）：83.

于鼻咽癌放疗。蔡伟明等报道,共观察鼻咽癌197例,其中中放组92例(按常规使用的鼻咽癌放射治疗方案,同时运用本方),对照组105例。结果显示:治疗后两组的生存率比较,除Ⅰ期外,Ⅱ~Ⅵ期患者的1年生存率、3年生存率、5年生存率中放组均高于对照组,且多有显著性差异。[1]

133. 鼻咽癌基本方 寮刁竹30克、入地金牛30克、川芎15克、蛇倒退30克、葵树子90克、生地黄24克、淮山药15克、白茅根30克、蛇泡簕60克。每日1剂,分次饮服。软坚散结消瘀,补益脾肾。有报道曾以中草药为主(本方与鲜蛇泡簕煎酌情同时或交替使用),适当配合间歇化疗,治疗4例晚期鼻咽癌,近期疗效均达显效以上标准(1972年全国抗癌药物会议制订的《中草药、化学药物治疗鼻咽癌的近期疗效标准》)。4例中生存最长已超过6年,最短亦有1年余。注意:须适当配合化疗;均可加入生南星50~100克、生半夏50~100克,以增强抗癌能力。另,本方来自民间,经动物实验筛选,证明具有抗癌作用。从临床疗效观察看,在减轻患者痛苦、缩小肿块、延长寿命、恢复劳动能力方面,均收到较显著的远期疗效。[2]

134. 养津饮 雪梨干30克、芦根30克、天花粉15克、麦冬9克、玄参15克、生地黄9克、桔梗9克、茺蔚15克、杭菊12克。每日1剂,水煎服。养阴润燥,益气生津。适用于鼻咽癌放疗反应。临床有些患者在放疗中虽未出现全身反应,但由于放射线对口腔黏膜和腺体均有破坏,而出现口干不欲饮,或饮不多,舌苔白腻,可在本方中加佩兰、金丝草以利口腔黏膜和腺体功能;伴咽痛、口糜者,加板蓝根、金丝草等。广州市中医医院肿瘤科曾用本方治疗40例放疗后不良反应者,服药时间最早的是接受放疗后第2天,最迟的是放疗结束后2个多月;服药剂数最少10剂,最多103剂,多数在服药4剂后见效。结果症状改善率:口干80%,咽痛88%,口糜100%,食欲减退31.6%,头

痛52%。另,本方与清肺汤(见151页135)交替使用疗效较好。[3]

135. 清肺汤 甘草3克、麦冬9克、白芍9克、津梗9克、菊花9克、玄参15克、沙参15克、生地黄15克、薄荷0.6克。每日1剂,水煎服。适用于鼻咽癌放疗不良反应。本方须与养津饮交替使用。[4]

四、未手术,单独用方

1. 张茂年经验方 二石一贯煎:鲜石花50克、石上柏15克、生地黄15克、枸杞子12克、麦冬10克、川楝子10克、制黄芪20克、当归6克、太子参15克、仙鹤草20克、春砂仁10克、木香6克、生姜3片、大枣6个。每日1剂,水煎分3次服。案例:患者,女,45岁,1989年5月初诊,因频繁鼻衄,左侧颈部淋巴结肿大,到县、市两级医院检查,确诊为鼻咽癌晚期,伴脑部转移。手术机会已失,血象低,不能化疗。某医院以放疗收治,中途由于反应严重,因属至亲,拟本方服用10天后症状缓解,饮食稍思。上方略加减,连续服用半年左右,头痛、鼻衄未作,已能从事家务劳动。嘱自采石花贮存,每日取50~100克,水煎过滤后,注入保温杯,当茶饮用。停用一切中西药物。结果奇迹般生存13年,最后逝于意外跌伤。石花:《山西药物志》云:"清膈热,利小便,化痰消瘿,补血明目,益神增髓"。[5]

2. 一枝蒿汤 一枝蒿0.5~1.2克、莪术6~30克、土贝母10~20克、阿魏(研粉早晚冲服)1克。祛风通络,活血化瘀,利湿化痰,行气散结,清热解毒。案例:患者,女,7岁。2006年10月初诊,患者左侧面颊肿胀迅速、疼痛,在某医院治疗,确诊为鼻咽癌伴骨转移,经放化疗治疗不能控制病情发展,该医院放弃治疗,患者求诊于中医。刻诊:患者精神疲惫,面色晦暗,纳差,耳鸣,视觉模糊,口干,低热,鼻咽部有黏痰带血,头疼,面痛,面部肿胀,两颈部可触及多枚肿大淋巴结,舌苔白厚而腻,舌质青黯,舌下脉络粗滞,浮络瘀紫带泡,脉

① 蔡伟明,等. 活血化瘀中药并用放射治疗鼻咽癌前瞻性对照试验观察的报告[J]. 中医杂志,1983,24(9):36-38.
② 广东省花县人民医院新医科. 以中草药为主,中西医结合治疗晚期鼻咽癌四例疗效观察[J]. 新中医,1977(1):26-28.
③ 广州市中医医院肿瘤科. "养津饮"减轻鼻咽癌放疗反应疗效观察[J]. 新医药通讯,1974(3):19-20.
④ 同上.
⑤ 张凤,等. 石花妙用[J]. 中国民间疗法,2012,20(10):39.

沉细数弱。血常规：白细胞 0。核磁共振检查：面颊及颅底骨有癌侵蚀改变，左眼球后有一个 0.5 厘米肿瘤。中医诊断：鼻疽晚期。西医诊断：鼻咽癌晚期。病机：机体阴虚则封藏不足，气虚、阳虚则泻邪无力，机体成为藏邪之所，痰浊瘀血藏匿凝结于局部，经络受阻，引起局部组织变异，形成癌变。治宜藏正泻邪、疏通经络、激发经气，分解已形成的肿瘤。自拟一枝蒿汤加味：一枝蒿 1 克、莪术 15 克、土贝母 10 克、阿魏（研粉早晚冲服）1 克、白花蛇舌草 30 克、半枝莲 30 克、蔓荆子 10 克、炒苍耳子 10 克、防风 10 克、白芥子 1.5 克、冷饭团 15 克、隔山消 15 克、鸡矢藤 15 克、九节茶 10 克、沙参 10 克、西洋参 10 克、功劳叶 15 克、黄芪 20 克、冬凌草 50 克。随症加减：局部肿胀，有热毒者，加白花蛇舌草 30 克、半枝莲 30 克、石见穿 15 克、穿破石 15 克、金刚藤 30 克、九节茶 10 克；面麻头痛者，加蔓荆子 10 克、炒苍耳子 10 克、防风 10 克、白芥子 1.5 克；纳差者，加冷饭团 15 克、隔山消 15 克、鸡矢藤 15 克；血瘀者，加两面针 15 克、红花 10 克、庵闾子 20 克、紫荆皮 15 克；血虚者，加当归 10 克、鸡血藤 30 克；气郁者，加桔梗 3 克、紫菀 3 克；阴虚者，加沙参 10 克、麦冬 10 克、西洋参 10 克、玉竹 15 克、女贞子 15 克、桑椹 15 克、功劳叶 15 克；气虚选者，加黄芪 20 克、冬凌草 50 克、生白术 30 克、灵芝 15 克；阳虚者，加天雄 5 克、桑寄生 15 克、淫羊藿 15 克、石楠叶 15 克。患者随症治疗 18 个月治愈。复查核磁共振显示：肿瘤消失，面颊及颅底已无异常。1 年后复查无异常，全身无转移灶，患者至今生存状况好，已正常上班。[1]

3. **清热解毒扶正汤** 金银花 15 克、连翘 15 克、白花蛇舌草 30 克、半枝莲 30 克、山豆根 12 克、山慈菇 15 克、辛夷 12 克、玄参 15 克、黄芪 30 克、党参 30 克、郁金 15 克、全蝎 9 克。随症加减：放化疗所致的三系细胞降低者，加红参、太子参、女贞子、生地黄、菟丝子；食欲不振者，加陈皮、清

半夏、神曲、鸡内金、炒麦芽；头痛者，加麝香（冲服）0.1 克、乳香、没药；鼻衄者，加牡丹皮、侧柏叶、白茅根；舌质红嫩，苔薄黄，脉数者，加黄连、黄芩、栀子；舌质紫红，苔黄，脉弦数者，加水牛角、牡丹皮、紫草；舌质红绛无苔，脉细数无力者，加生地黄、麦冬、龟甲；舌质黯淡，苔黄，脉弦滑数者，加泽泻、黄柏、赤苓。每日 1 剂，水煎服。3 个月为 1 个疗程。对长期服用的患者将上药研为细粉，水泛为丸，如绿豆大小，每次服 9 克，每日 3 次。用黄芪 6 克、北沙参 6 克水煎液或温开水送服。王万成用本方治疗西医放化疗不佳的中、晚期鼻咽癌 24 例，患者 5 年以上生存率达 58.8%，10 年以上生存率达 25.0%。[2]

4. **金蚣丸** 金头蜈蚣 30～60 克、全蝎 150 克、僵虫 150 克、甲片 100 克、生大黄 30 克、雄黄 10 克、朱砂少许。上药均研极细粉末，除朱砂外，余药以蜜为丸，后以朱砂为衣，共为 180 丸，每丸含生药量约 2.6 克。2 次/日，3 丸/次，早晚各 1 次，空腹温水送服。1 个月为 1 个疗程。案例：杨某，男，71 岁，1998 年 5 月来诊，鼻流黄脓血涕 4 月余，嗅觉丧失。平素偶有鼻衄，鼻塞症状有两年余。1998 年 1 月因感冒不久出现黄脓涕带少量血，经中西药治疗无效，近 1 月症状明显加重，来院就诊。检查：鼻流黄脓血涕，质稠，味恶臭，无嗅，面色萎黄，神疲体倦，咽干口渴，少寐头昏，舌淡少苔，舌下脉络青紫，脉沉细。其因脓涕带血，当先治之。药用紫花地丁 24 克、蒲公英 24 克、金银花 30 克、仙鹤草 30 克、连翘 15 克、野菊花 15 克、鱼腥草 100 克、白茅根（炒黄）100 克、炙甘草 10 克，煎汤内服，每日 3 次；内服金蚣丸，每日 2 次，早晚各 3 粒。连服 3 个疗程，于 2000 年 12 月复诊：临床诸症均痊愈，恢复如常。继服 3 个疗程以巩固疗效，医院检查癌细胞消失。后追踪 4 年未见复发。[3]

5. **白花枯草汤** 白花蛇舌草 30 克、夏枯草 30 克、蝉蜕 20 克、半枝莲 20 克、山豆根 10 克、苦参

① 张巧玲. 一枝蒿汤的临床运用举隅[J]. 世界中医药，2011，6(4)：320－321.
② 王万成. 清热解毒扶正汤治疗鼻咽癌 24 例[J]. 陕西中医学院学报，2009，32(5)：50－51.
③ 郑延彬. 金蚣丸治疗肿块临床运用探讨[J]. 四川中医，2004，22(12)：78－79.

10克、山慈菇15克、七叶一枝花20克、蜈蚣5条。每日1剂，水煎服。补正祛邪，佐以清热，软坚散结。张栋杰报道，治疗1男性患者右侧鼻咽腔不通气3个月，有少量分泌物，鼻咽气道上部阻塞感，经消炎治疗未见好转而日趋严重。病理诊断为鼻咽癌。患者惧怕手术而请中医诊治。1978年6月初诊。诊时：神志清，面色微黄，形体消瘦，痛苦病容，声音微弱，舌苔黄薄，脉弦数。浅表淋巴结不肿大。鼻咽镜下，可见右侧鼻咽部有拇指大小的杨梅样肿物，双侧后鼻孔均已被阻，但左侧较大，表面不平，部分有白色伪膜。证属肺热瘀盛，气滞血阻，逆气上冲，结聚于颈，因而出现肿块，病久正气亦虚，血行涩滞。治用本方，坚持服药。1980年12月病理、体检均未找到癌分裂细胞，鼻镜下未见肿物。坚持服药至1981年6月，共持续用药3年，1987年4月复查，病理检查已查不到分裂癌细胞并恢复轻工作。①

6. 张梦侬经验方 南沙参24克、玉竹24克、昆布15克、海藻15克、炙鳖甲15克、煨三棱15克、煨莪术15克、赤白芍15克、夏枯草200克、白花蛇舌草200克、天葵子18克、蒲公英18克、紫花地丁18克、山豆根18克、野菊花18克、白茅根100克、牡丹皮10克、全蝎3克。每日1剂，用水4 000毫升熬至1 000毫升，滤去渣，加蜂蜜100克熬和，分2日6次服。另用白鹅血热服，或白鸭血亦可，7日1次（一人将白鹅两翅及两腿紧握，另一人将鹅颈宰断后令患者口含鹅颈，饮其热血）。临床经验证明，虽饮食吞咽困难，饮白鹅血无碍。服药期间禁一切温辛动火之物。案例：黄某，男，49岁，农民。1970年4月初诊，吞咽困难，不能进食进行性加剧半年余。经某医院鼻咽镜检查，病理活检确诊为鼻咽癌。患者家属已为他备好后事，怀着最后一线希望来张师处用中药救治。患者头晕头痛，视物模糊，复视，鼻塞，鼻衄，流浊涕，带有鲜红色血液，伴耳鸣耳聋，口苦咽干，心烦不宁，大便干结，小便黄赤。全身肌肉消瘦，流汁饮食，只

能点滴而进。舌苔黄厚，舌质红，脉弦滑。诊断：石上疽（鼻咽癌）。证系热毒炽盛，阴虚津亏。治宜清热解毒、滋阴生津润燥，佐以软坚散结。用本法后，6月二诊：服上药2月余，饮白鹅血5次，白鸭血3次。症状渐改善，饮食尚通畅，经检查：大枣大小菜花状肿物消为蚕豆大小（鼻咽部左侧），颈淋巴结未扪及。舌苔薄，质红，脉弦数。继服上方2日1剂。9月三诊：经过5个多月的治疗，病灶已消失，饮食正常，体力渐复，已能从事一般劳动。嘱其用上药间断性治疗，一年后复查，鼻咽部仅呈慢性炎性改变。②

7. 升麻解毒汤 升麻30克、黑玄参24克、北沙参18克、苏芡实18克、冬瓜子18克、天花粉9克、粉甘草3克。每日1剂，水煎服。黄耀人报道治疗1例男性患者患鼻咽癌已7年，曾用钴60放射治疗一次，因感烦热，鼻咽部灼热干燥难忍，自行放弃放疗，病情恶化。1978年6月请中医诊治。诊时：鼻腔内见菜花样物，色紫暗，伴浆液淋漓。鼻咽部见肿物下垂至软腭，悬雍垂肿大，左耳流出浆液，双耳轰鸣，以右耳为甚，双目失明已4年，眼球固定，瞳孔不等大。重度消瘦，胃纳极少，卧床不起。舌黯红，苔黄腻，脉沉弦数，双寸弦滑。治用本方，结合冰硼散吸鼻。4剂后，鼻腔菜花状物及咽部肿物、悬雍垂均见缩小，食欲稍好转，一般情况稍转佳。在原方基础上，或加牡蛎、侧柏叶、薄荷、菊花、草中黄、藕片等，共服30余剂，外用冰硼散14瓶合珍珠粉6克，分次吸入鼻咽部，前后共治疗3个月，肿物基本消失，能起坐，食欲明显好转，视力恢复可见数米之远，一般情况也显著改善。3个月后随访，病情稳定，仅见鼻流血水，余症悉除。一年半后随访，症状如前，未见加重。③

五、转移后用方（包括与其他方法联合治疗）

1. 天龙四虫散 天龙（炙黄）300克、蜈蚣30克、炙水蛭150克、蟾蜍3克、人参100克。共研细末。内服每次5克，每日3次。适用于鼻咽癌

① 陈熠. 肿瘤单验方大全[M]. 北京：中国中医药出版社，2001：93.
② 王清华. 张梦侬治疗肿瘤经验举隅[J]. 中医杂志，1997,3(10)：597.
③ 黄耀人. 重用升麻治疗晚期鼻咽癌1例[J]. 福建医药杂志，1980(5)：57.

颈部淋巴结转移者。[1]

2. 寄牛汤　续断 20 克、补骨脂 20 克、怀牛膝 20 克、杜仲 20 克、骨碎补 15 克、透骨草 60 克、桑寄生 30 克、入地金牛 30 克、女贞子 15 克、自然铜 20 克。随症加减：气血不足者，加制首乌、鸡血藤、黄芪；食欲不振者，加麦芽、山楂、神曲、鸡内金。每日 1 剂，水煎服。补肝肾，强筋骨，解毒化瘀。适用于鼻咽癌骨转移。[2]

3. 西黄丸　牛黄、麝香、乳香、没药、黄米饭各等量。每次 3 克，每日 2 次。清热解毒，活血消肿。适用于鼻咽癌放疗后骨转移。[3]

4. 蜈桔散　生南星(先煎)9 克、蜈蚣 3 条、北杏仁 15 克、桔梗 15 克、浙贝母 13 克、夏枯草 20 克、七叶一枝花 20 克、郁金 15 克、党参 30 克、北沙参 30 克、白花蛇舌草 30 克。随症加减：涕血者，加仙鹤草、墨旱莲、侧柏叶；气虚者(或白细胞减少者)，加制首乌、黄精、补骨脂、鸡血藤、黄芪。每日 1 剂，水煎服。润肺解毒。适用于鼻咽癌肺转移。[4]

5. 清气化痰汤　胆南星 15 克、瓜蒌仁 15 克、黄芩 15 克、辛夷 10 克、茯苓 10 克、桑白皮 10 克、法半夏 10 克、杏仁 10 克、石上柏 20 克。每日 1 剂，水煎服。随症加减：颈淋巴结肿大难消者，加生牡蛎、夏枯草、海藻、昆布、浙贝母。化痰解毒散结。适用于鼻咽癌颈淋巴结转移。[5]

6. 花粉磁石汤　天花粉 30 克、北沙参 24 克、天冬 12 克、麦冬 12 克、浙贝母 12 克、茯苓 25 克、生薏苡仁 30 克、生地黄 30 克、昆布 24 克、海藻 24 克、白扁豆 30 克、太子参 24 克、女贞子 24 克、绿豆衣 12 克、谷芽 12 克、麦芽 12 克、磁石 24 克。随症加减：鼻腔分泌物多者，加蒲公英、金银花。每日 1 剂，水煎服。益气养阴，清热消肿。适用于鼻咽癌淋巴结转移放化疗后肿块不消者。[6]

7. 代兴斌经验方　① 桂枝加葛根汤化裁：桂枝 12 克、白芍 15 克、葛根 30 克、天花粉 15 克、生姜 10 克、炙甘草 6 克、大枣 5 枚。本方中午 12 时服用。② 生脉饮：党参 30 克、麦冬 20 克、五味子 15 克、五指毛桃 30 克、白茅根 30 克。本方下午 6 时服用。案例：黄某，男，59 岁。2007 年 2 月初诊。因"反复鼻腔出血、咳嗽 10 月余"收住入院。患者于 2006 年 12 月开始出现鼻塞、鼻衄、耳鸣，伴面部麻木，以左侧为甚，在当地肿瘤医院确诊为鼻咽癌(低分化鳞癌)并左上肺转移。遂予以化疗 2 个疗程(均为 PFA 方案，顺氯氨铂＋5－氟尿嘧啶＋阿霉素)，序贯放疗 1 个疗程后，症状缓解，瘤灶减退而停止放疗，但 2 周后又出现恶寒发热来我院要求中医药治疗。症见精神倦怠，形体消瘦，恶寒发热，时有汗出，尤以上半身汗出为重，头痛、颈背部僵硬不舒，口干欲饮，偶感鼻塞，纳差乏力，大便干结，小便短少，舌质紫黯，苔薄黄，脉象浮数。辨证属营卫不和，气阴两虚。治宜解肌驱邪、调和营卫、益气养阴。予以两方并进，服药 3 天后，患者鼻衄消失，恶寒发热明显缓解，仍有汗出，二便通利。继进 5 剂后恶寒发热消失，汗出停止，神振纳增。[7]

8. 仙龙定痛饮(朱良春经验方)　制南星 20 克、补骨脂 15 克、骨碎补 15 克、淫羊藿 10 克、地龙 20 克、全蝎 9 克。上方 1 剂加水 600 毫升猛火煮开，文火煎成 200 毫升，滤出药汁后，再同法二煎滤出 200 毫升药汁，两次药汁混合后，分两半，上下午各服 200 毫升，共服 15 天。适用于骨转移癌痛。罗海英等用此方治疗 32 例骨转移癌痛患者，初步观察显示本方止痛作用稳定，疗效较好，而未见明显不良反应，患者易于接受，值得进一步探索。[8]

---

① 王惟恒，等. 肿瘤千家妙方[M]. 北京：中国科学技术出版社，2017：3.
② 花宝金，等. 名中医经方时方治肿瘤[M]. 北京：中国中医药出版社，2008：8.
③ 同上.
④ 同上.
⑤ 花宝金，等. 名中医经方时方治肿瘤[M]. 北京：中国中医药出版社，2008：9.
⑥ 同上.
⑦ 代兴斌. 经方治愈癌热验案 3 则[J]. 江苏中医药，2008，40(12)：61－62.
⑧ 罗海英，等. 朱良春教授治疗骨转移癌痛 32 例分析[J]. 中医药学刊，2004，22(6)：975，989.

9. 钱伯文经验方 1　天花粉 30 克、北沙参 24 克、天冬 12 克、麦冬 12 克、象贝母 12 克、茯苓 25 克、生薏苡仁 30 克、生地黄 30 克、昆布 24 克、海藻 24 克、白扁豆 30 克、太子参 24 克、女贞子 12 克、稆豆衣 12 克、谷麦芽各 12 克、灵磁石 24 克。案例：密某，女，33 岁。1990 年 12 月初诊。主诉：鼻咽部低分化鳞癌，伴双颈淋巴结转移，于 1990 年 5 月在某市级医院行放化疗。症见头晕，头痛，耳鸣，口咽疼痛，咽干舌燥，胃纳不佳，形体消瘦，颈部淋巴结肿大，白细胞偏低，在 3 200 左右，舌苔少，中光，质干，脉细弦。辨证：热毒伤阴，津液亏损，气阴二虚。治宜益气养阴、清热消肿。以上方，另加中成药六味地黄丸、生脉饮、消瘤清。复诊：服上药后头晕咽干等症均逐渐减轻，颈淋巴结逐渐缩小，唯鼻腔分泌物较多。原方加蒲公英 30 克、金银花 12 克。坚持服药 2 年余，症情稳定，颈淋巴结消失，唯耳鸣、口干咽燥仍有，目前仍在继续治疗。①

10. 钱伯文经验方 2　茯苓、生薏苡仁、熟薏苡仁、土茯苓、瓜蒌皮、石韦、蒲公英、佛耳草、苦桔梗、生甘草、陈皮、泽泻、炒扁豆、浙贝母、白茅根、石菖蒲等。案例：华某，男，47 岁。鼻咽癌颈淋巴结转移放疗后颈部淋巴结依然肿大，咽干口燥，咳嗽不畅，痰中带血，头晕头痛，视力减退，胃纳不佳，大便溏薄，精神疲倦，四肢无力，苔厚腻，质干，脉细弦。治宜清热利湿、化痰止咳。上方加减，坚持服药 2 年左右，诸症逐渐减轻，局部复查未见异常。②

11. 海昆白马汤　海藻 15 克、昆布 15 克、辛夷 3 克、红藤 24 克、马勃 3 克、夏枯草 15 克、升麻 4.5 克、山慈菇 3 克、白毛藤 30 克。每日 1 剂，水煎服。适用于鼻咽癌颈淋巴结转移者。③

12. 苍夷木莲汤　苍耳子 9 克、辛夷 3 克、白芷 6 克、蔓荆子 9 克、木莲果 2 枚、昆布 9 克、海藻 9 克、仙鹤草 15 克、忍冬藤 15 克、夏枯草 9 克、六神丸（2 次分吞）12 粒。每日 1 剂，水煎服。适用于鼻咽癌，鼻塞流涕有血，颈部有块，头痛者。④

13. 木馒头汤　木馒头 2 个、龟甲 15 克、瓜蒌 15 克、夏枯草 15 克、金银花 9 克、丹参 9 克、白蔹 9 克、蛇床子 9 克、七叶一枝花 6 克、牡丹皮 6 克。每日 1 剂，水煎服。适用于治鼻咽癌有耳下淋巴结转移者。⑤

14. 浙贝藁本汤　浙贝母 9 克、大黄 9 克、野菊花 9 克、桃仁 9 克、当归 9 克、白芍 9 克、藁本 9 克、天花粉 9 克、党参 9 克、玄参 15 克、夏枯草 15 克、连翘 15 克、蒲公英 12 克、木通 4.5 克、六神丸（2 次分吞）12 粒。每日 1 剂，水煎服。适用于治鼻咽癌淋巴结转移者。⑥

15. 夏天饮　夏枯草 15 克、牡蛎 15 克、天花粉 12 克、生地黄 12 克、川贝母 9 克、玄参 9 克、麦冬 9 克、天龙（焙干研末，冲服）2 条。每日 1 剂，水煎服。养阴救液，软坚散结。适用于淋巴结转移性低分化癌（鼻咽癌转移）。案例：有报道一男性患者，50 岁，1984 年 3 月初诊。1983 年 6 月发现右颈部肿物，抗菌治疗无效，遂转至某医学院附属肿瘤医院诊治，见右颈部肿大淋巴结 4 个，最大者 3.5 厘米×4 厘米，质中等，可活动，鼻咽顶后壁稍增厚，表面光滑，右隐窝变浅（1 厘米×1 厘米）；病理活检示肿物的淋巴结转移性低分化癌。诊断为右淋巴结转移性癌、鼻咽癌。放疗 2 月，鼻咽部肿物控制，右颈部尚存 0.5 厘米淋巴结 1 个，要求中药治疗。刻诊：倦怠乏力，咽痛口燥，纳呆恶心，声嘶便黑，咽部红肿，右颈微肿，皮色发红，舌淡红，苔灰黑焦干，脉弦细。右侧胸锁乳突肌上方可扪及一球形肿物（1 厘米×1.5 厘米），质稍硬，边缘清楚，活动，无压痛。诊为失荣，治用本方出入，必要时天花粉、生地黄加至 15 克，另加北沙参 15 克、白芍 12 克。共服 82 剂，精神转佳，胃纳复常，

①　钱伯文医案（续一）[J]. 中医文献杂志，2002(3)：39 - 40.
②　同上.
③　陈熠. 肿瘤单验方大全[M]. 北京：中国中医药出版社，2001：64.
④　同上.
⑤　陈熠. 肿瘤单验方大全[M]. 北京：中国中医药出版社，2001：65.
⑥　陈熠. 肿瘤单验方大全[M]. 北京：中国中医药出版社，2001：66.

颈部肿块消失,皮色如常,口微渴,余无不适,舌淡红,苔黄白相间略有黑苔,脉细。鼻咽及颈部无异常。再予原方中加白芍 12 克、甘草 6 克,隔日 1 剂,随访至 1984 年 7 月底,一般正常。[1]

16. 梁乃津经验方 半枝莲 30 克、白花蛇舌草 30 克、猫爪草 30 克、玄参 30 克、生地黄 30 克、炒甲片 30 克、太子参 30 克、浙贝母 15 克、胆南星 15 克、法半夏 15 克、三棱 15 克、莪术 15 克、土鳖虫 15 克、沙参 15 克、麦冬 15 克、玉竹 15 克。案例:邓某,男,53 岁,1992 年 2 月初诊,患者 2 年前患鼻咽癌行放射治疗,半年前发现左颈肿块且增大迅速,近 1 个月来颈痛难忍,灼热胀感,活动受限,咽干痰阻,痰稠难咯,医院复诊为右颈转移癌,遂来求诊。查体右颈肿物如鸭蛋大,坚实不移,表面暗红且有热感,舌黯红,苔白厚燥少津,脉细数。西医诊断为鼻咽癌右颈淋巴结转移并感染,中医诊断为单瘰病痛。证属痰瘀热毒互结,损伤元气真阴。宜清热解毒、化痰散结以治标,益气养阴生津以固本。上方连服 7 剂,右颈热痛稍有减轻,咯痰易出,口不甚干,但右颈肿块仍坚实色暗,舌黯红,苔稍转薄,脉细数。此津伤得救,上方去玉竹,加夏枯草 15 克、海蛤壳 30 克以加强清热化痰、软坚散结。以上方调治 2 个月,颈热痛缓解,肿块无增大,精神体力转佳。[2]

17. 朱曾柏经验方 2 ① 水煎剂:金银花 60 克、连翘 30 克、玄参 100 克、麦冬 15 克、胖大海 30 克、蒲公英 60 克、半枝莲 60 克、白花蛇舌草 60 克、浙贝母 30 克、山豆根 20 克、炙甘草 15 克、蜂蜜(后入药煎)150 克。② 鼻吸剂:黄芩 60 克、黄连 30 克、黄芪 60 克、白花蛇舌草 100 克、半枝莲 100 克、莪术 100 克、辛夷 60 克、白芷 60 克、冰片(化于煎好的药液中)3 克。每剂煎取药液约 300 毫升,装入小口瓶中,时时以鼻吸闻药气。药液每天煮沸 1 次,1 剂药可闻 3～4 天。③ 抗癌 6 号粉:人参、三七、蜈蚣、天龙、黄芪、巴戟天、枸杞子、肉桂、干姜、莪术、当归、香菌、橘红、砂仁、川

贝、浙贝母、三棱、乌梢蛇、鸡内金、生甲片(不要用火、砂炒等炮制)、沉香、神曲、槟榔各等量,绿豆是上药总量的 5 倍,用小火煎煮,如中药西制之方法,制成颗粒状,视病之轻重,体质之强弱,成人每日不得超过 2 克,10 岁以下小儿每日不得超过 1 克,每次服药用药液化服 0.3 克。案例:张某,男,44 岁。由于鼻塞不畅,不辨香臭,久咳不止,治疗罔效,经会诊和 CT 检查,确诊为鼻咽癌肺转移。确诊后即用放疗化疗联合治疗,不及 2 月,患者难以支持,于 1988 年 11 月经同类病友相荐,延余就诊,其时患者形体羸弱至极,语声低微哀婉,口干舌燥,咽喉枯涩,口中乏味不欲进食,尿液短涩。时感喉、舌涩痛,干咳,胸廓胀痛。头痛、鼻塞虽有减轻,但仍呼吸不畅,香臭莫辨,并时有淡脓血水从鼻中渗出。舌质干瘦而紫黯,舌苔黄厚而枯糙。症为癌毒深伏,阴液耗伤。治宜解毒化痰、养阴生津。服用本方 7 日后鼻、舌、咽喉等处,干涩之势有所缓解,舌面时有濡润之感,但呼吸不畅仍未见寸效,服药后虽无大效,但邪盛、阴伤虚损之躯服大剂而无碍,足见药与病合,上方麦冬加至 200 克,再加川贝粉 20 克。1 周后三诊,自觉闻药后数分钟内气息较通畅,头痛、咳嗽亦有减轻,精神、食欲渐佳,上方中再加三七 30 克。闻药照常,再予抗癌 6 号粉 1 月量。1 月后四诊,患者精神好转,语声如正常人,自称鼻塞、咳嗽、胸痛之症十去七八,口中有津液徐徐上承,食欲大增。舌质已近正常,苔化而津津湿润,效不更方,上方中白花蛇舌草、半枝莲各加至 100 克。每剂药 1 次煎好,2 天分多次随意与服。嗣后每月诊视 1 次,解毒滋阴扶正大法不变,仅药味、药量稍事增损,迄今 3 年多,体健如常人,并于 1991 年夏上班工作。1990 年冬、1991 年冬曾两次复查,未见转移病灶和病变。[3]

18. 张景述经验方 1 连翘 15 克、金银花 30 克、川黄连 9 克、天花粉 12 克、浙贝母 12 克、昆布 24 克、海藻 24 克、土茯苓 30 克、山慈菇 12 克、山

① 陈熠. 肿瘤单验方大全[M]. 北京:中国中医药出版社,2001:90.
② 黄穗平,等. 梁乃津老中医用虫类药治疗顽痛证经验[J]. 新中医,1995(7):3-5.
③ 朱曾柏. 癌症医案 3 则[J]. 中医杂志,1993,34(4):211-213.

豆根 12 克、漏芦 12 克、玄参 24 克、六神丸（分 2 次冲服）30 粒。每日 1 剂，水煎服。清热解毒，佐以化痰散结。适用于鼻咽癌伴颈淋巴结转移。张景述报道治疗一男性患者病理诊断为恶性多型性鼻咽癌（鳞状上皮癌 2 期 Ⅰ 级）并有颈淋巴结转移。在广东省医院手术摘除左颈部鸡蛋大肿物，转广州肿瘤医院采用深部 X 线（每天 200 本肯）及同位素钴放射治疗 45 天，见津液干枯，吞咽困难，咽喉肿痛，纳减神困，睡眠不佳，大便秘结，身体迅速消瘦，颈肌及肿块切除部位的边缘仍肿硬，痛连头项，不久右颈淋巴结亦有轻度肿大，全身不适，不能继续放疗，转求中医治疗。刻诊：左颈肌手术瘢痕肿硬，肤色紫褐，经放疗后该部皮肤发生小疱疹，无瘙痒，右侧颈淋巴结微大，颈肌痛连头项，头颈运动受限制，右眼睑有中度肿胀，舌苔灰白微黄厚腻，脉浮弦而细数，口渴喜饮，舌燥唇焦，大便干结，烦躁失眠，小便短赤，精神疲困。此为癌瘤扩散，邪毒弥漫，热伤阴液之象。治用本方，连服 6 剂，配合外敷神功膏（川乌、黄柏研粉，凡士林调制）。6 天后诸症有所好转，疱疹干枯落屑，颈两侧肿块渐见消退，胃纳转佳，睡眠转好，二便正常，舌质淡，苔灰白而腻，脉细弦数。此为热毒渐退而癌瘤未消。治予张景述经验方 2〔制川乌 12 克、制南星 12 克、法半夏 12 克、海藻 24 克、昆布 24 克、山慈菇 12 克、山豆根 12 克、夏枯草 12 克、当归 12 克、漏芦 12 克、连翘 12 克、金银花 15 克、土茯苓 30 克、六神丸（或用犀黄丸 8 克轮服）30 粒〕，外敷继续。40 多剂后两侧颈肌肿块及淋巴结肿大均告消失，颈部肤色渐复正常，右眼睑浮肿消退，颈运动自如，头痛亦除，鼻塞，通气仍感障碍，间有咳嗽咯痰慢性支气管炎症状。为巩固疗效，仍用前方加减，每周服 3～4 剂，并间服归脾汤加重北黄芪，培补正气，攻补兼施，期能根治。治疗 4 年，共计 400 多剂，归脾汤 300 多剂，幸告康复。广州肿瘤医院复查认为无复发现象，遂停止服药。随访

13 年仍健在无恙。[①]

19. 三生饮加减　生南星 9 克、生半夏 9 克、生川乌 9 克、山慈菇 12 克、漏芦 12 克、当归 12 克、山豆根 12 克、金银花 15 克、昆布 18 克、海藻 18 克、甘草 6 克、六神丸（分 2 次冲服）30 粒。每日 1 剂，水煎服。解毒散结，化痰软坚，佐以培补正气。适用于鼻咽癌颈淋巴结转移。张景述报道一男性患者活检诊断为鼻咽癌，北京肿瘤医院作深部 X 线放射治疗及抗癌"化疗"，病情显著好转。2 年后出现偏右头痛，右颈淋巴结肿硬作痛，经淋巴结活检，证明鼻咽癌向颈腺转移，后颅骨转移可疑，再次化疗及深部 X 线放射治疗，初治 1 疗程尚可，继续治疗后白细胞下降至 2 000/立方毫米以下，失眠，食减，精神疲困，消瘦迅速，颈淋巴肿及偏头痛无减退，遂停止化疗及放疗。邀中医会诊，见患者颈淋巴结肿硬不适，偏头痛，鼻通气困难，鼻塞，鼻涕有血丝，咽干咯痰黏稠难出，右耳听力减退，右眼视物不明，贫血消瘦，面色萎黄，神疲失眠，烦躁不安，食欲不振，舌苔灰白厚腻，脉细数。证为癌瘤转移，邪毒扩散，正气亏损。治用本方，共服 100 余剂，病渐好转，转服归脾汤培补正气，连服数十剂，上两方间隔轮服 1 年多，结果诸症消失，随访 5 年，健康状况良好。[②]

20. 鼻下方　川楝子 9 克、石菖蒲 9 克、白芍 12 克、玄参 12 克、瓜蒌 15 克、生牡蛎 30 克、夏枯草 30 克、皂角刺 15 克、硼砂（冲服）1.5 克。每日 1 剂，水煎服。清肺化痰，解毒抗癌。适用于鼻咽癌证属肝郁型。症见颈淋巴结转移为主的肝郁型鼻咽癌。中山医学院用本方治疗 17 例，显效 1 例，有效 3 例，无效 13 例，总有效率为 23.5％。[③]

21. 红娘龙胆汤　玄参、赤芍、夏枯草、野菊、入地金牛、七叶一枝花、苍耳子、钩藤、蛇泡簕、龙胆草、生南星、红娘子、盐蛇。每日 1 剂，水煎服。疏肝解郁，清热泻火，消肿散结。适用于鼻咽癌有颈淋巴结转移者。陈效莲等报道，曾用本方治疗 3 例

① 张景述. 中医药治疗鼻咽癌向颈淋巴结转移二例临床报告[J]. 新中医, 1981(11)：33, 40.
② 同上.
③ 杨今祥. 抗癌中草药制剂[M]. 北京：人民卫生出版社, 1981：239.

本型鼻咽癌患者,结果显示2例生存5年以上。[1]

单　方

1. 蛇莲三味汤　组成:白花蛇舌草60克、半枝莲30克、金果榄9~12克。功效主治:解毒抑癌;适用于鼻咽癌肺转移。用法用量:每日1剂,水煎服。[2]

2. 半枝莲蜜饮　组成:半枝莲150克、蜂蜜30毫升。功效主治:清热解毒,化瘀抗癌;适用于鼻咽癌及鼻咽癌肺转移伴胸腔积液者。制备方法:将半枝莲洗净,切段,放入砂锅,加水煎煮2次,每次30分钟,合并2次煎液,趁热加入蜂蜜,拌匀即成。用法用量:早晚2次分服。[3]

3. 红豆杉枝叶　组成:红豆杉枝叶5~10克。功效主治:清热解毒,止痛抗癌;适用于鼻咽癌。制备方法:置砂锅中,加水1000毫升,煮沸,用文火煎煮10~15分钟。用法用量:饭后服,每日1剂。[4]

4. 三七　组成:三七500克。功效主治:活血化瘀,消肿止痛,抗癌;适用于鼻咽癌证属气滞血瘀。制备方法:研成细粉,瓶装。用法用量:每服3克,每日3次。[5]

5. 山豆根　组成:山豆根50克。功效主治:清热解毒,清肺利咽,止痛抗癌;适用于鼻咽癌,肺热邪毒。用法用量:研成细粉,瓶装。每次吞服2克,每日3次。[6]

6. 牛黄　组成:牛黄0.3克、夏枯草30克。功效主治:泻火解毒;适用于鼻咽癌。制备方法:用夏枯草煎水,冲服牛黄。用法用量:每日1次。[7]

7. 蟑螂　组成:蟑螂4个。功效主治:攻毒抗癌;适用于鼻咽癌。制备方法:去头足、须,置瓦上焙黄,研末。用法用量:白开水送服,每次4个,每日1~2次。[8]

8. 苦参　组成:苦参200克。适用于鼻咽癌放疗中口咽黏膜反应。制备方法:取苦参200克,加水1000毫升,浸泡30分钟后文火煎至200毫升,细纱布过滤备用。用法用量:采用氧气雾化吸入法,将苦参液10毫升加入生理盐水5毫升注入雾化器,用面罩置于口鼻上,嘱患者用口或鼻自由吸入气雾,将药液雾化完毕即可,每日3次。临床应用:王晓贞用本方防治30例鼻咽癌放疗中口咽黏膜反应并对照研究,取得较好疗效。[9]

9. 芦荟汁　组成:芦荟汁。适用于放射性皮炎。制备方法:每日晨采盆栽芦荟叶适量,用清水浸泡5分钟,后洗净去皮榨汁,用一次性无菌小药杯分装备用。用法用量:用无菌棉签蘸少量芦荟汁涂于患者前臂内侧中下三分之一皮肤处皮试,局部无瘙痒、红斑、丘疹、水疱者方可使用。患者自放疗第1天起,每日早、晚和放疗后,先用温水清洗放射野皮肤,待干再用无菌棉签蘸芦荟汁均匀涂敷在放射野皮肤上约30分钟后洗去。临床应用:洪金花等随机选取100例首次接受放疗的鼻咽癌患者分为实验组与对照组,每组50例。实验组患者放射野皮肤用新鲜芦荟汁涂敷,对照组外涂0.9%生理盐水供对照,观察两组患者放射性皮炎发生情况。结果显示实验组患者放射性皮炎与放射野皮肤色素沉着程度明显低于对照组。结论:早期应用芦荟外敷放射野皮肤可有效减轻放射皮肤损伤,降低色素沉着程度。[10]

10. 金果舌草方　组成:白花蛇舌草60克、半枝莲20克、金果榄12克。功效主治:解毒抑

① 陈效莲.中医对鼻咽癌的辨证分型及治疗原则[J].新医药通讯,1974(3):17.
② 王惟恒,等.肿瘤千家妙方[M].北京:中国科学技术出版社,2017:3.
③ 王惟恒,等.肿瘤千家妙方[M].北京:中国科学技术出版社,2017:4.
④ 尚怀海,等.中医名方验方丛书——肿瘤治疗名方验方[M].北京:人民卫生出版社,2016:19.
⑤ 同上.
⑥ 同上.
⑦ 尚怀海,等.中医名方验方丛书——肿瘤治疗名方验方[M].北京:人民卫生出版社,2016:20.
⑧ 同上.
⑨ 王晓贞.苦参液雾化吸入防治鼻咽癌放疗中口咽黏膜反应的临床观察[J].新中医,2010,42(12):66-67.
⑩ 洪金花,等.芦荟防治放射性皮炎50例疗效分析[J].实用中西医结合临床,2009,9(1):48-49.

癌;适用于鼻咽癌肺转移。用法用量:每日 1 剂,水煎服。①

11. 冰蚌油 组成:冰片 1 分、蚌壳 2 份。适用于放射性皮炎。制备方法:上药用麻油调和。用法用量:外敷。临床应用:江苏省肿瘤研究所报道用于治疗 22 例放射性皮炎,其中 12 例用药 1 周治愈,7 例用药 1～2 周治愈。②

12. 川红注射液 组成:川芎 1 克、红花 0.6 克。功效主治:活血化瘀,增加放射敏感性;适用于鼻咽癌放疗。制备方法:制成每 1 毫升含川芎 1 克、红花 0.6 克的注射液。用法用量:每次放疗前用川红注射液 5 毫升加 10% 葡萄糖 500 毫升静脉滴注,滴完后半小时内进行放疗,每周 5 次,直至肉眼观察鼻咽原发灶消失,始停用川红滴注,仍继续完成放疗。临床应用:曹兆振等报道,曾观察 80 例病理切片证实的鼻咽癌,川红组和对照组各 40 例,结果显示鼻咽癌原发灶消失所需放射剂量川红组平均($4\,387.5\pm164.5$)拉德/日,对照组($5\,312.5\pm233.8$)拉德/日($P<0.01$)。全程放疗完成后,川红组无鼻咽残存灶,对照组有 5 例。③

13. 三生滴鼻液 组成:生半夏、生南星、紫珠草各等量。适用于鼻咽癌鼻咽分泌物多或有臭味。制备方法:制成滴鼻水。用法用量:滴鼻。注意事项:本剂作为辅助治疗,须与放疗及中药内服合用。④

14. 炙天龙散 组成:炙天龙适量。功效主治:祛风散结,解郁通络,祛瘀化凝;适用于鼻咽癌颈淋巴结转移。制备方法:研粉。用法用量:每日 2 次,每次 5 克,口服。临床应用:丁厚第等报道,治疗 1 例女性患者于 1982 年 6 月因右侧颈部肿块 6 月,诊为鼻咽癌转移而行右淋巴结切除术。次年 5 月发现同侧淋巴结肿块增多,伴有头痛,检查见右锁骨上淋巴结约 1.5 厘米×1 厘米,质一般,可活动;右耳后下 4.5 厘米×4 厘米,右颌

下 3.4 厘米×3.4 厘米和 1.5 厘米×1.5 厘米 2 枚,右乳突旁 1.5 厘米×1.5 厘米 1 枚。穿刺抽得少许肉芽送病理,诊断为少量穿刺物有恶性肿瘤细胞(可能为未分化癌)。1983 年 11 月 12 日中医门诊,用炙天龙 60 克,6 天后自觉癌块松弛,颈部活动较前灵活。继续用炙天龙 240 克。一月后颈部癌肿松动,颈部活动较前灵活。再予炙天龙 120 克,45 日后右耳后及颈部癌肿缩小 1/3,质软,仍予炙天龙 240 克,2 月后颈部及右耳后淋巴结癌肿 4 枚均消失,再予炙天龙 100 克以资巩固。注意事项:天龙有小毒,阴虚舌光绛或继发性感染发热患者禁用。⑤

15. 醋制硇砂粉 组成:紫硇砂适量。功效主治:破结血,去恶肉,生好肌,消内积等;适用于鼻腔及鼻咽肿瘤。制备方法:将紫硇砂用石磨碾成粉状,过 80 目筛,即得细粉末,每 500 克加醋(市场上出售的白醋或红醋)500 克,拌匀后先用大火蒸发,同时不断搅拌至糊状,而后改为小火蒸干,注意不要烤焦,离火后风吹晾干装入陶瓷皿内,加盖密封备用。用法用量:内服,成人每日 3～4 次,每次 1.2～1.8 克;1 个月为 1 个疗程,间隔 3～5 天;儿童用量酌减。临床应用:有报道以紫硇砂制剂为主治疗鼻咽和鼻腔恶性肿瘤 34 例,其中单用紫硇砂制剂(包括醋制硇砂粉、15%～20% 醋制硇砂溶液、20% 紫硇砂注射液)2 例,配合中草药者 26 例,配合中草药及放疗者 3 例,配合中草药及化疗者 3 例。治疗结果显示临床近期治愈(原发病灶、转移病灶及主要症状均消失,组织切片未见癌组织,全身情况尚好,并能恢复一定劳动者)4 例,显效(主要症状基本消失,病灶缩小一半以上,或其他客观检查有所好转者)6 例,好转(症状有所改善,病灶缩小或不再增大,或其他客观检查有所好转者)19 例,无效(连续观察一个疗程即一个月以上,症状及客观检查均无改善或有短期改善而迅速恶化者)5 例。动物实验表明:10% 紫

① 花宝金,等. 名中医经方时方治肿瘤[M]. 北京:中国中医药出版社,2008:8.
② 陈熠. 肿瘤单验方大全[M]. 北京:中国中医药出版社,2001:62.
③ 陈熠. 肿瘤单验方大全[M]. 北京:中国中医药出版社,2001:70.
④ 陈熠. 肿瘤单验方大全[M]. 北京:中国中医药出版社,2001:80.
⑤ 陈熠. 肿瘤单验方大全[M]. 北京:中国中医药出版社,2001:95.

硇砂注射液对肉瘤 S180、瓦克癌 256 及腹水癌均有一定的抑制作用,对肉瘤 S180 尤为明显。注意事项:制作过程中,不能接触金属;服用期间,忌吃鱼、肉、猪肝、猪血等;口服药粉要加盖密封好,以防潮解;药粉可装入空心胶囊或用糯米纸包妥后按量服下。①

16. **海芋煎** 组成:海芋。功效主治:清热解毒,消肿散结,去腐生肌;适用于鼻咽癌喉部放射反应。制备方法:鲜海芋 200～250 克,去皮、切片,以布袋包裹,吊离锅底,加水 6～8 碗,文火煎 2 小时以上,煎至 1 碗;或以蒸气加温水提 2 次,浓液成煎剂(每 10 毫升含鲜海芋 50 克)。用法用量:口服,每日 1 次,每次 1 剂;浓缩液每日 2 次,每次 20 毫升。临床应用:有报道共治疗 24 例,均诉咽痛、口干、吞咽不适,检查见咽喉部黏膜明显充血,或有水肿及斑点状白膜。其中 19 例用普通煎剂,18 例获明显疗效,症状好转最快者为服药后 4 小时,疼痛明显减轻,14 例服药 2 天内症状开始好转(包括咽痛大减或消失,进食改善到恢复正常饮食,有 1/3 病例口干和胃纳均改善),4 例服药 3 天症状开始改善;1 例用药后症状不减。19 例均黏膜充血减轻,水肿消退,半数病例斑点状白膜消失。另 5 例服浓缩液,3 例获显效,2 例稍有改善。其中 1 例鼻咽癌并发胸椎骨及坐骨骨转移并伴肿瘤热(每日发热 38℃～39.5℃),胃纳减,服鲜海芋煎后热退,胃纳明显改善。全部病例服药后均无不良反应。注意事项:海芋,辛、大毒,久煎可去毒,故煎药时间 2 小时以上。②

17. **冰黛散** 组成:青黛、冰片。功效主治:止痛,促进溃疡愈合;适用于鼻咽癌放疗出现口腔黏膜溃破者。制备方法:青黛研粉,调冰片。用法用量:取适量,涂局部,每日数次。③

18. **硇砂天葵酒** 组成:硇砂适量、天葵子 500 克、高粱酒 5 千克。适用于鼻咽癌。制备方法:取硇砂,用水溶化成饱和液过滤后取 400 毫升,加醋 200 毫升,用炭火煅制成硇砂粉;天葵子入高粱酒中浸 1 周。用法用量:开水冲服硇砂,每日 3 次,每次 1～1.3 克,并服天葵酒 30 毫升(同时服)。临床应用:湖南省大庸县西溪坪医院报道治愈 2 例。④

19. **枯草牛黄汤** 组成:夏枯草 30 克、牛黄 0.3 克。适用于鼻咽癌。制备方法:夏枯草水煎,牛黄研末。用法用量:每日 1 剂,夏枯草煎服,牛黄冲服。临床应用:江西省赣州人民医院用治 1 例,已 11 年仍健。⑤

20. **二生散** 组成:生南星、生半夏。适用于鼻咽癌颈部淋巴结肿大者。用法用量:水煎,适量内服。注意事项:本方须与其他辨证方合用。⑥

21. **定癌散** 组成:露蜂房、两头尖等。适用于鼻咽癌放疗后头痛明显者。制备方法:加工成散剂。用法用量:适量内服。注意事项:本方须与其他辨证方合用。⑦

22. **化毒散** 组成:斑蝥。适用于鼻咽癌放疗后颈部淋巴结肿大而较长时间尚未消散者。制备方法:加工成散剂。用法用量:适量内服。注意事项:本方须与其他辨证方合用。⑧

23. **抗癌散** 组成:蜈蚣、全蝎等。适用于鼻咽癌颅神经损害者。制备方法:制成散剂。用法用量:适量内服。注意事项:须与其他辨证方同用。⑨

24. **冰冻霜** 组成:生油适量、石灰水适量。适用于放射性溃疡。制备方法:制成混悬液。用法用量:湿敷患部。⑩

25. **薄草含漱液** 组成:薄荷 6 克、甘草 3 克。功效主治:生津,止渴,润喉;适用于鼻咽癌

① 陈熠. 肿瘤单验方大全[M]. 北京:中国中医药出版社,2001:100.
② 陈熠. 肿瘤单验方大全[M]. 北京:中国中医药出版社,2001:102.
③ 陈熠. 肿瘤单验方大全[M]. 北京:中国中医药出版社,2001:105.
④ 陈熠. 肿瘤单验方大全[M]. 北京:中国中医药出版社,2001:123.
⑤ 同上.
⑥ 罗景光,等. 鼻咽癌的中西医结合治疗探讨(附 95 例临床分析)[J]. 新中医,1989(5):37-38.
⑦ 同上.
⑧ 同上.
⑨ 同上.
⑩ 同上.

放疗后阴亏津伤、口咽干燥等。用法用量：水煎，煎汤含漱，每日 4～6 次，或代茶饮用，每日数次。①

26. 当归杜仲散　组成：当归半份、杜仲 1 份、大黄 1 份、石膏 1 份。功效主治：泻火；适用于放射性牙髓炎、根尖周围炎及牙周组织退行性变。制备方法：上药混合，研磨成粉末状散剂，过 100 目筛。用法用量：每日早晚各 1 次；晨起和晚睡前，用手指或棉签蘸药粉涂擦轻摩患处牙龈 3～5 分钟，如牙周袋较深者应将药物摩入牙周袋内。每 15 日为 1 个疗程。可重复治疗。②

27. 人参银蛇汤　组成：人参 3 克、金银花 20～30 克、白花蛇舌草（或夏枯草）20～30 克。功效主治：益气扶正，清热解毒；适用于鼻咽癌放疗期。用法用量：水煎服，人参单煎服，服人参当天不服其他 3 种中药，另 3 种中药水煎服，每周 2 次。每季度使用转移因子，脂多糖或辅酶 Q₁₀ 10 支肌注（2 毫升/支）。临床应用：蔡懿廷等报道，观察 60 例鼻咽癌放疗后患者，其中用本方者 30 例，对照组用鼻咽清毒剂、维生素类及滴鼻剂等亦 30 剂。结果显示经 5 年以上追踪，治疗组死亡 9 例，生存 21 例，5 年生存率为 70％；对照组死亡 19 例，生存 11 例，5 年生存率 36.7％，两组有显著差异（$P < 0.05$）。③

28. 吹喉散　组成：桂圆核、麝香、冰片。适用于鼻咽癌咯血、鼻衄严重者。制备方法：将桂圆核烧炭存性后研末，加适量麝香、冰片，混匀即得。用法用量：每日数次，每次用药粉少许吹入鼻喉内。④

29. 吹鼻散　组成：陈葫芦、麝香、冰片。适用于鼻咽癌咯血、鼻衄严重者。制备方法：将陈葫芦烧炭存性后研末，加适量麝香、冰片，混匀即得。用法用量：每日数次，每次用药粉少许吹入鼻喉内。⑤

30. 攻瘤丸　攻瘤丸Ⅰ号：灵药 3 克、金丹 3 克、银翠 3 克。制备方法：上药共研细末，面糊为

丸，铜绿为衣，如黄豆大小。灵药制法：取水银、白砒、火硝、食盐、皂矾各 30 克，共研细末，置小铁锅内，上盖瓷碗，用石棉灰将碗锅连接处封严，先用文火约炼半小时，改用武火炼 2～3 小时，离火取下，升华附于碗内者即为灵药。金丹制法：取锌 10 克，置铁锅内于火上熔融后，称取章丹 60 克，徐徐撒布于熔铅上，待蒸熏至四周发黄即得。银翠制法：先取白砒 60 克与硫黄 120 克，共研细末，混合均匀，置铁锅内，上覆瓷碗，用石棉灰封ům，煅烧 3～4 小时，取出待冷，升华附于碗内呈黄色者为烟硫，沉于锅底而呈暗绿色者为石青。研末，再取碎银 30 克，用铁锅熔化后，取石青末 18～20 克，投入已熔化的银上，至银色发透呈翠色，冷后研细，即得银翠。攻瘤丸Ⅱ号：蜈蚣 15 条、全蝎 20 个、甲片 20 片、僵蚕 20 条、朱砂 6 克、雄黄 6 克、大黄 9 克。制备方法：先将蜈蚣去头足后微火炒枯，僵蚕去丝后微炒，全蝎去头，再共研成细末，用黄酒与面糊制丸，朱砂为衣，如绿豆大小。适用于鼻咽癌。用法用量：口服。每晚服攻瘤丸Ⅰ号 1 丸，每晨服攻瘤丸Ⅱ号 20～30 丸，服至症状基本缓解为止。临床应用：辽宁丹东市中医院用于治疗鼻咽癌等多种肿瘤共 48 例，近期治愈 3 例，显效 3 例，有效 13 例，无效 29 例，总有效率为 39.58％。⑥

31. 山苦瓜滴鼻液　组成：山苦瓜 10 克、甘油 20 克、75％乙醇 25 毫升。适用于鼻咽癌。制备方法：先将山豆瓜切碎，浸泡于乙醇中，添加蒸馏水 25 毫升，3 天后再补充蒸馏水 50 毫升，搅匀后用纱布滤除药渣，加甘油即得。用法用量：滴鼻，每日 3～6 次。⑦

32. 复方野荞麦汤　组成：鲜野荞麦、鲜汉防己、鲜土牛膝。适用于鼻咽癌、鼻腔癌、鼻窦癌。制备方法：上药 30 克，水煎。用法用量：口服，每日 1 剂，分 2 次服。可同时用灯心草捣碎口含，用

① 谢媛熙. 浅谈鼻咽癌放射治疗所致口腔并发症的中医治疗与护理[J]. 中华护理杂志,1987,22(12)：549.
② 同上.
③ 蔡懿廷,等. 中西医结合治疗对提高鼻咽癌放疗后五年生存率的初步观察[J]. 中国中西医结合杂志,1986(5)：291.
④ 杨今祥. 抗癌中草药制剂[M]. 北京：人民卫生出版社,1981：239.
⑤ 同上.
⑥ 杨今祥. 抗癌中草药制剂[M]. 北京：人民卫生出版社,1981：241.
⑦ 杨今祥. 抗癌中草药制剂[M]. 北京：人民卫生出版社,1981：243－244.

垂盆草捣烂外敷。临床应用：浙江文成县地区用于治疗鼻咽癌多例均有效。案例：夏某，女，16岁，临床确诊为左鼻腔癌累及左上颌窦与筛窦，活检为未分化癌，经用本方连续治疗8个多月，获近期治愈。①

33. 鼻咽癌外治方 组成：葱白3个、皂角3个、麝香0.15～0.2克、鲜鹅不食草6～9克。适用于鼻咽癌。制备方法：上药捣烂绞汁。用法用量：以棉花蘸药汁塞耳，如鼻耳出血，可将药液滴入。②

34. 西洋参汤 组成：西洋参3克。适用于鼻咽癌放射反应。制备方法：水煎。用法用量：接受放射治疗时，每日1剂，分次饮服。临床应用：毛承越报道应用20余例，服西洋参后对放射引起的咽干和纳差等症状减轻，甚至没有反应。③

35. 鲜蛇泡簕煎 组成：鲜蛇泡簕200克、瘦猪肉适量。功效主治：解毒抗癌；适用于鼻咽癌。制备方法：水煎，约煎3～4小时。用法用量：每周1～3次，分次服食。临床应用：参见"鼻咽癌基本方"（见151页三、未手术，与放化疗合用方133）。注意事项：与"鼻咽癌基本方"交替服用；须配合化疗。④

中 成 药

1. 增液解毒颗粒冲剂（佛山市顺德区中医院制剂，批准文号：粤 Z20070525） 组成：玄参、麦冬、生地黄、北沙参、天花粉、金银花、阿胶、党参、北芪、五味子、岗梅、山豆根。功效主治：养阴清热解毒；适用于鼻咽癌。用法用量：1包（10克）/次，每日3次。化疗前1周开始服用，至化疗结束后1周。临床应用：容景瑜等治疗33例并对照研究。结论：TP方案（紫杉醇＋顺铂）化疗联合增液解毒颗粒治疗转移性鼻咽癌疗效优于单纯化

疗，且能改善晚期鼻咽癌患者的生存质量，提高免疫功能，减轻化疗毒性反应，起到增效减毒的功效。注意事项：配合化疗使用。⑤

2. 鸦胆子油乳 组成：鸦胆子油乳。功效主治：清热解毒；适用于鼻咽癌辅助放射治疗及预防放射性口咽黏膜炎。用法用量：30毫升/日，静脉应用。临床应用：王海龙等用本方治疗鼻咽癌根治性放射治疗病例73例，随机分组对照研究。鸦胆子油乳组Ⅱ级及以上急性放射性口咽黏膜炎发生率低于标准对照组。鸦胆子油乳、标准对照组平均放疗总时间分别为48.7天和52.8天，两组比较 $P=0.014$，鸦胆子油乳组放疗总时间少于标准对照组。结论：应用鸦胆子油乳可缩短总放射治疗时间，并可有效预防急性放射性口咽黏膜炎的发生且不降低放射治疗疗效。⑥

3. 双料喉风散 组成：珍珠、人工牛黄、冰片、黄连、山豆根等。功效主治：清热解毒，消肿利咽；适用于咽喉肿痛，口腔糜烂，齿龈肿痛等。用法用量：涂于口腔黏膜表面，每日2～4次。临床应用：任浙平等将125例鼻咽癌患者分组，其中37例在放疗开始时预防性用药为预防组，51例在出现放射性口腔炎时开始治疗性用药为治疗组，37例采用常规处理为对照组。结果显示放疗剂量在DT20戈瑞时预防组、治疗组和对照组放射性口腔炎的发生率分别是 29.7％、70.6％ 和 78.4％，$P<0.05$；预防组和治疗组的Ⅲ、Ⅳ级放射性口腔炎的发生率均低于对照组。预防组和治疗组的放射性口腔炎平均治愈时间也较对照组短。结论：双料喉风散加金因肽喷剂（高纯度重组人表皮生长因子）预防用药可推迟放射性口腔炎的发生，预防用药和治疗用药均可降低Ⅲ、Ⅳ级放射性口腔炎的发生率，并可促进放射性口腔炎的愈合，缩短治疗时间。⑦

① 杨今祥. 抗癌中草药制剂［M］. 北京：人民卫生出版社,1981：244.
② 杨今祥. 抗癌中草药制剂［M］. 北京：人民卫生出版社,1981：247.
③ 毛承越. 人参治疗头颈部癌肿放射反应［J］. 上海中医药杂志,1979(4)：29.
④ 广东省花县人民医院新医科. 以中草药为主,中西医结合治疗晚期鼻咽癌四例疗效观察［J］. 新中医,1977(1)：26－28.
⑤ 容景瑜,等. 增液解毒颗粒联合 TP 方案治疗转移性鼻咽癌的临床研究［J］. 中医药临床杂志,2015,27(4)：510－512.
⑥ 王海龙,等. 鸦胆子油乳预防急性放射性口咽黏膜炎的临床研究［J］. 江西中医药,2006,37(283)：26－28.
⑦ 任浙平,等. 喉风散加金因肽防治放射性口腔炎的临床观察［J］. 中医药学报,2005,33(2)：29－30.

4. 安替康片　组成：西洋参 200 克、马钱子粉 48.75 克、七叶一枝花 500 克、辅料适量。适用于肿瘤。制备方法：取七叶一枝花洗净，加水煎煮 2 次，2 小时/次，合并煎煮液，浓缩至 64 毫升（相对密度 1.25～1.45，25℃），加入乙醇至 80 毫升，边加边搅拌至均匀。另称取符合规定的西洋参粉、马钱子粉，按等量递加法充分混合均匀，加入七叶一枝花浸膏和辅料制成颗粒，干燥，压制成 1 000 片，包糖衣即得。用法用量：口服，6 片/次，3 次/日，连续用药 4 周以上。临床应用：潘惠萍等用该药治疗肿瘤患者 42 例（其中鼻咽癌患者 30 例），结论：安替康片治疗恶性肿瘤效果显著。[1]

5. 参附注射液　组成：红参、附子。功效：益气壮阳。用法用量：取参附注射液（雅安三九药业有限公司生产）于放疗前 1 天开始，每次 100 毫升，加入 10% 葡萄糖 200 毫升中，静脉滴注，每日 1 次，持续至放疗结束。临床应用：杨光伟等选择相继入院并经病理证实为鼻咽癌的患者 87 例，随机分为药放组与单放组。参附注射液于放疗前 1 天开始应用，每次 100 毫升，每日 1 次，持续至放疗结束。放疗采用钴 60 治疗机，常规放疗。放疗中观察肿瘤消退情况和皮肤、口咽黏膜、上消化道反应，按 WHO/RTOG/EORTC 药物急性、亚急性毒性分级标准和急性放射反应分级标准评价。结果显示临床观察鼻咽原发灶全消率药放组（86.7%）高于单放组（69.0%），$P < 0.05$；颈淋巴结全消率药放组（75.9%）高于单放组（48.3%），$P < 0.05$；不良反应发生率与单放组比较，差异无统计学意义（$P > 0.05$）。结论：参附注射液对鼻咽癌的放射治疗有增敏作用。[2]

6. 蜂胶片　组成：蜂胶。功效主治：清热解毒，止痛收敛；适用于肿瘤患者化疗中并发口疮。用法用量：蜂胶片（安徽巢湖蜂宝制药厂生产）每片 0.2 克，每日 3 次，每次含服 3 片蜂胶片，2 周为 1 个疗程。临床应用：沈建平用蜂胶片治疗放化疗所致口疮 300 例（其中鼻咽癌患者 40 例），总有效率为 96%。[3]

① 潘惠萍,等. 安替康片的制备及临床应用[J]. 时珍国医国药,2003,14(8)：477 - 478.
② 杨光伟,等. 参附注射液合并放射治疗鼻咽癌的临床观察[J]. 实用医学杂志,2002,18(7)：778 - 779.
③ 沈建平. 蜂胶片治疗放化疗所致口疮 300 例[J]. 江苏中医,1977,18(5)：26.

肺　　癌

概　　述

肺癌是我国最常见的恶性肿瘤。国家癌症中心发布的2019年中国恶性肿瘤发病和死亡分析报告，显示：据估计，2015年全国恶性肿瘤发病第1位是肺癌，每年新发病例约78.7万例。其中男性发病第1位为肺癌，每年新发病例约52万，女性发病第1位为乳腺癌，其次为肺癌。[①] 肺癌筛查风险评估因素包括吸烟史（现在和既往）、氡暴露史、职业史、患癌史、肺癌家族史、疾病史（慢性阻塞性肺疾病或肺结核）、烟雾接触史（被动吸烟）等。[②]

肺癌早期可无明显症状，临床上症状的轻重及其发生的早晚取决于肿瘤的部位、大小、种类、发展阶段以及有无转移或并发症等。当病情发展到一定程度时，常出现以下症状：① 约有3/4的患者出现不同程度的咳嗽，呈顽固性阵发性呛咳或高音调的阻塞性咳嗽，无痰或仅有少量白色黏液痰，症状类似感冒或支气管炎，常被患者所忽视。随着肿瘤的逐渐增大，咳嗽加剧，且可咳出黏液脓痰或脓性痰。② 咯血量一般很少，常混有黏痰，可持续数周或数月，也可间断出现。少数病例可出现大口咯血。③ 轻者隐痛不适，重者剧烈疼痛。疼痛持续而剧烈为癌瘤已转移胸膜或胸壁。病变转移肋骨，可产生固定部位疼痛。接近膈肌，可出现心窝部疼痛。④ 中期由于阻塞性肺炎引起发热，抗生素治疗后症状可缓解。后期则因癌组织变性坏死所致，发热往往持续不退，抗生素治疗无效。大部分患者伴盗汗、口干、心烦、手足心

热等症状。⑤ 气促。⑥ 消瘦：晚期出现消瘦、面色㿠白、神疲乏力等恶病质。⑦ 肥大性骨关节病：部分患者出现骨关节疼痛，特别是长骨的远端疼痛，受累关节可有红肿和活动障碍。少数病例出现杵状指趾；骨关节症状可较肺部症状出现得早，具有诊断参考意义。⑧ 声音嘶哑：由于肿瘤压迫喉返神经，以致声音嘶哑，少气乏力。当肺癌侵及周围组织或转移时，可随侵入脏器的不同出现如下症状：肿瘤侵犯喉返神经出现声音嘶哑；侵犯上腔静脉，出现面、颈部水肿等上腔静脉梗阻综合征表现；侵犯胸膜引起胸膜腔积液，往往为血性积液，大量积液可以引起气促；侵犯胸膜及胸壁，可以引起持续剧烈的胸痛。上叶尖部肺癌可侵入和压迫位于胸廓入口的器官组织，如第一肋骨、锁骨下动静脉、臂丛神经、颈交感神经等，产生剧烈胸痛，上肢静脉怒张、水肿、臂痛和上肢运动障碍，同侧上眼睑下垂、瞳孔缩小、眼球内陷、面部无汗等颈交感神经综合征表现。此外，近期出现的头痛、恶心、眩晕或视物不清等神经系统症状和体征应当考虑脑转移的可能。持续固定部位的骨痛、血浆碱性磷酸酶或血钙升高应考虑骨转移的可能。右上腹痛、肝肿大、碱性磷酸酶、天冬氨酸氨基转移酶、乳酸脱氢酶或胆红素升高应考虑肝转移的可能。肺癌皮下转移时可在皮下触及结节。

多数早期肺癌患者无明显相关阳性体征。某些患者出现原因不明、久治不愈的肺外征象，如杵状指（趾）、非游走性关节疼痛、男性乳腺增生、皮肤黝黑或皮肌炎、共济失调和静脉炎等。临床表

---

① 郑荣寿,魏文强,赫捷,等. 2015年中国恶性肿瘤流行情况分析[J]. 中华肿瘤杂志,2019,41(1)：19 - 28.
② 支修益,等. 中国原发性肺癌诊疗规范(2015年版)[J]. 中华肿瘤杂志,2015,37(1)：67 - 78.

现高度可疑肺癌的患者,体检发现声带麻痹、上腔静脉梗阻综合征、Horner 征、Pancoast 综合征等提示局部侵犯及转移的可能。若体检发现肝肿大伴有结节、皮下结节、锁骨上窝淋巴结肿大等提示远处转移的可能。肺癌患者的面色多见㿠白、苍白、不光泽、潮红、紫红、面红如妆、面部蟹爪纹、晦暗、萎黄等异常表现,尤以两颧部最为显著,特别是颧部的蟹爪纹随着临床分期的加重而加重。肺癌舌质以红舌为多,早期以淡红舌为多,随着病情发展,逐渐向红舌和紫舌发展,晚期以紫黯舌为多。舌苔以厚腻苔为多,黄苔、剥落苔次之,舌体有裂纹及芒刺者明显增多。舌下青筋显露,大络脉充盈,小络脉曲张,舌下瘀斑瘀点者明显高出于健康人的均数。①②

其诊断方法除病史及体格检查之外,影像学检查如 CT、MRI、超声、核素显像、PET－CT 等主要用于肺癌诊断、分期、再分期、疗效监测及预后评估等。支气管镜检查、胸腔镜及纵隔镜检查、痰或胸腔积液的细胞学检查等可以获取细胞学和组织学诊断,还可以准确地进行肺癌诊断和分期。肺癌按组织病理学分类有鳞状细胞癌、腺癌、大细胞癌、腺鳞癌、小细胞癌、类癌、支气管腺体癌等。根据治疗方法和预后的显著差别,从中又分为两大类,及非小细胞肺癌(non-small cell lung cancer, NSCLC)与小细胞肺癌(small cell lung cancer, SCLC),其中非小细胞肺癌占所有原发性肺癌的 $80\% \sim 85\%$。国际肺癌研究协会(International Association for the Study of Lung Cancer,IASLC)2015 年制定了第八版肺癌肿瘤-淋巴结-转移(tumor-node-metastasis,TNM)分期。SCLC 的分期,对于接受非手术治疗的 SCLC 患者可采用美国退伍军人肺癌协会(Veterans Administration Lung Study Group,VALSG)提出的局限期(limited disease,LD)和广泛期(extensive disease,ED)分期方法。广泛期为病变超出同一侧胸腔,包括恶性胸腔积液、心包积液及远处转

移。对于接受外科手术的局限期 SCLC 患者采用 NSCLC 的 TNM 分期③。肺癌的国际 TNM 分期、病理类型直接与预后和治疗效果密切相关。

血清学肿瘤标志物检测有癌胚抗原(carcinoembryonic antigen,CEA)、神经元特异性烯醇化酶(neuron-specificenolase,NSE)、细胞角蛋白片段 19(cytokeratin-19-fragment,CYFRA21－1)和胃泌素释放肽前体(pro-gastrin-releasing peptide,ProGRP),以及鳞状上皮细胞癌抗原(squamous cell carcinoma antigen,SCCA)等。上述几种方法联合应用可以提高敏感度和特异度。对于晚期非小细胞肺癌、腺癌或含腺癌成分的其他类型肺癌,应在诊断的同时常规进行表皮生长因子受体(epidermal growth factor receptor,EGFR)基因突变和间变性淋巴瘤激酶(anaplastic lymphoma kinase,ALK)融合基因等检测,以了解其对靶向治疗的敏感性。

原发性肺癌临床需与肺结核(结核球、肺门淋巴结结核)、炎性假瘤、纵隔淋巴瘤和肺部良性肿瘤相鉴别。(1)肺结核肺癌和肺结核常可合并存在。肺癌病灶本身应与以下结核病变鉴别,① 支气管淋巴结结核:在 X 线片上常显示肺门阴影增大,类似中心型肺癌,但多见于年轻患者,常有慢性结核中毒症状。② 结核球:易与周型肺癌相混淆。结核球多见于青年,病史一般较长,血比较少见;多数位于上叶尖后段和下叶背段,发展缓慢,甚至多年无明显改变;X 线片上多呈圆形,密度不均,可有稀疏透光区和钙化点,其周围常有散在结核灶。③ 粟粒性肺结核:和弥散型细支气管癌相似,粟粒性肺结核周身毒性症状明显;X 线表现为粟粒样病灶,大小一致,分布较均匀;抗结核药物疗效佳,病灶逐渐吸收。(2)一般肺炎和阻塞性肺炎有所不同。一般肺炎发病急,周身症状明显,经抗生素治疗后,症状消失和病变吸收均较快。(3)肺脓肿癌性空洞在 X 线片上常与肺脓肿相混淆。单纯性肺脓肿,起病急,中毒症状明显,脓痰

① 陈熠. 肿瘤中医证治精要[M]. 上海:上海科学技术出版社,2007(8):191－201.
② 支修益,等. 中国原发性肺癌诊疗规范(2015 年版)[J]. 中华肿瘤杂志,2015,37(1):67－78.
③ 同上.

多而臭;X线片上洞壁较薄,较光滑,常有液平面;周围有不同程度的炎性病变或纤维化,支气管碘油造影,空洞多可充盈,常有多枝引流支气管和支气管扩张。(4)炎性肉芽肿慢性炎症吸收不全形成的单发球形或团块状病灶易与周围型肺癌相混淆。通常,炎性肿块病灶边缘凹陷不整,很少增长,常有明显的局部胸膜增厚。通过短期抗生素治疗,肿块有缩小趋势。而抗生素治疗下,肿块进行性增大应注意肺癌的可能性。(5)纵隔肿瘤纵隔淋巴肉瘤常与中心型肺癌相似,前者多为双性肺门增大,常有发热。中心型肺癌是单侧的,支气管刺激症状明显。(6)肺部良性肿瘤肺错构瘤、支气管液囊肿和肺动静脉瘤在X线片上呈圆形或类圆形影。易误诊为周围型肺癌。错构瘤较为常见,青壮年较多见,常无症状,病灶中常有钙化点。支气管液囊肿多无症状,轮廓光滑,无分叶状,亦无钙化点。肺动静脉瘤常有粗血管影连向肺门,有时在相应胸部可听到连续性收缩期杂音,杂音在呼气时减低,吸气时加强。

治疗原则采取多学科综合治疗与个体化治疗相结合,即根据患者的TNM分期、机体状况、肿瘤的病理组织学类型和分子分型、侵及范围和发展趋向采取多学科综合治疗的模式,有计划、合理地应用手术、化疗、放疗和分子靶向治疗、中医中药等手段,以期达到最大限度地延长患者的生存时间、提高生存率、控制肿瘤进展和改善患者的生活质量。近年来肺癌的分子遗传学研究取得了显著进展,基于遗传特征的分子分型使晚期肺癌的治疗步入了个体化分子靶向治疗时代。正是在这样的背景下,2015年世界卫生组织(World Health Organization,WHO)发表了肺肿瘤组织学的新分类。与2004年分类相比,其中一项最主要的变化就是在晚期肺癌患者的个体化治疗策略中强调了分子遗传学的作用。

手术治疗是早期肺癌的主要治疗手段,也是目前临床治愈肺癌的重要方法。Ⅰ、Ⅱ期和部分ⅢA期(T1-2N2M0;T3N1-2M0;T4N0-1M0可完全性切除)NSCLC和Ⅰ期SCLC(T1-2N0M0)均可以行手术切除。心肺功能等机体状况经评估无法接受手术的Ⅰ期和Ⅱ期的NSCLC患者,可选择根治性放射治疗、射频消融治疗和药物治疗等。术后辅助治疗:完全切除的Ⅱ～Ⅲ期NSCLC患者,推荐含铂两药方案术后辅助化疗4个周期。具有高危险因素的Ib期患者可以考虑选择性地进行辅助化疗。高危因素包括:分化差、神经内分泌癌(除外分化好的神经内分泌癌)、脉管受侵、楔形切除、肿瘤直径＞4厘米、脏层胸膜受累和淋巴结清扫不充分等。辅助化疗一般在术后3～4周开始,患者术后体力状况需基本恢复正常。

肺癌放疗包括根治性放疗、姑息放疗、辅助放疗和预防性放疗等:(1)根治性放疗适用于Karnofsky功能状态评分标准评分≥70分的患者,包括因医源性或(和)个人因素不能手术的早期NSCLC、不可切除的局部晚期NSCLC和局限期SCLC。(2)姑息性放疗适用于对晚期肺癌原发灶和转移灶的减症治疗。对于NSCLC单发脑转移灶手术切除患者可以进行术后全脑放疗,广泛期SCLC的胸部放疗。(3)辅助放疗适应于术前放疗、术后放疗切缘阳性(R1和R2)的患者;外科探查不够的患者或手术切缘近者;预防性放疗适用于全身治疗有效的SCLC患者全脑放疗。(4)放化疗综合治疗是局限期SCLC的标准治疗。局限期患者建议初始治疗就行同步化放疗或先行2个周期诱导化疗后行同步化放疗。对于广泛期SCLC患者,远处转移灶经化疗控制后加用胸部放疗也可以提高肿瘤控制率,延长生存期。晚期肺癌患者姑息放疗的主要目的是为了解决因原发灶或转移灶导致的局部压迫症状、骨转移导致的疼痛以及脑转移导致的神经症状等。

化疗的适应证:美国东部肿瘤协作组(Eastern Cooperative Oncology Group,ECOG)体力状况(performance status,PS)评分≤2分,重要脏器功能可耐受化疗。含铂两药方案是晚期NSCLC标准的一线化疗方案。对于SCLC的化疗,PS评分可放宽到3分。局限期SCLC患者推荐化疗、手术和放疗为主的综合治疗。一线化疗方案推荐EP(足叶乙甙＋顺铂)方案或EC方案

（足叶乙甙＋卡铂）。广泛期 SCLC 患者推荐化疗为主的综合治疗。[①]

由于现代医学的不断发展以及靶向治疗的进步，不良反应相对较小且疗效显著的靶向治疗药物正在发挥越来越重要的作用。晚期 NSCLC 患者的全身治疗包括：（1）EGFR 基因敏感突变并且不存在耐药基因的晚期 NSCLC 患者推荐 EGFR－TKIs（表皮生长因子受体酪氨酸激酶抑制剂）一线治疗，ALK 融合基因阳性患者推荐克唑替尼一线治疗。（2）EGFR 基因敏感突变和 ALK 融合基因阴性或突变状况未知的晚期 NSCLC 患者，如ECOG PS 评分为 0～1 分，应当尽早开始含铂两药方案的全身化疗。对于合适的患者，可以考虑联合血管生成抑制剂治疗。（3）ECOG PS 评分为 2 分的晚期 NSCLC 患者应给予单药化疗，ECOG PS 评分≥3 分的患者不建议使用细胞毒类药物化疗，建议采用最佳支持治疗。

二线治疗可选择的药物包括多西紫杉醇、培美曲塞和 EGFR－TKIs。EGFR 基因敏感突变且不合并耐药突变的患者，如果一线和维持治疗时没有应用 EGFR－TKIs，二线治疗时应优先应用EGFR－TKIs；对于 EGFR 基因敏感突变阴性的患者，应优先考虑化疗。

姑息治疗的目的是缓解症状、减轻痛苦、改善生活质量。所有肺癌患者都应全程接受姑息医学的症状筛查、评估和治疗。筛查的症状既包括疼痛、呼吸困难、乏力等常见躯体症状，也应包括睡眠障碍、焦虑抑郁等心理问题。生活质量评价应纳入肺癌患者的整体评价体系和姑息治疗的疗效评价中。

确诊的肺癌患者中 80％～85％为非小细胞肺癌（NSCLC），确诊时往往已经是发病的 Ⅲ 或 Ⅳ期，中位生存期约 8 个月，总的 5 年生存率仅为16％。即使是 Ⅰ 期肺癌，手术后的 5 年生存率也就是 60％～70％，仍有超过 20％患者发生转移而

死亡。[②③] 小细胞性肺癌由于易于转移扩散，故应以化疗为先，而小细胞性肺癌对化疗恰好颇为敏感，再辅以手术、放疗等亦常有疗效。[④]

手术是治疗原发性肺癌首选的方法。然而由于非小细胞肺癌有较高的远处转移倾向，小细胞肺癌则更容易发生远处转移。因而许多患者胸腔内局部肿瘤被控制，然而最终仍死于远处转移。美国医疗保险监督、流行病学和最终结果（Surveillance, Epidemiology and End Results, SEER）数据库显示，在初诊时 57％的肺癌患者已经发生了远处转移，所以晚期患者的治疗是肺癌治疗体系的重要组成部分。对于不能手术的患者，现代医学的治疗手段，一般以放、化疗以及靶向治疗为主，但由于治疗反应及指征的限制，部分患者不能顺利完成各个疗程而影响疗效，因此中医中药及中西医结合的方法成为治疗肺癌的重要途径，常见的方法有以下几种：① 术后配合中医治疗；② 术后化疗结合中医治疗；③ 术后放疗结合中医治疗；④ 放、化疗结合中医治疗；⑤ 单纯中医治疗。[⑤]

肺癌在中医属于"肺积""息贲""肺疽""肺痈""肺萎""虚损"等范畴。《素问·咳论》篇曰："肺咳之状，咳而喘息有音，甚则唾血……久咳不已，则三焦受之，三焦咳状，咳而腹满，不欲食饮，此皆聚于胃，关于肺，使人多涕唾而面浮肿气逆也。"《难经》曰："肺之积，名曰息贲，在右胁下，覆大如杯，久不已，令人洒淅寒热，喘咳，发为肺壅。"《东医宝鉴·痈疽》篇曰："痈疽发于内者，当审脏腑，如中府隐隐而痛者，肺疽也。"《济生方》曰："息贲之状，在右胁下，覆大如杯，喘息奔溢，是为肺积，诊其脉浮而毛，其色白，其病气逆，背痛少气，喜忘，目瞑，肤寒，皮中时痛"。明代张景岳强调："劳嗽，声哑，声不能出或喘息气促者，此肺脏败也，必死。"这些生动的描写，与肺癌的晚期症状、肺癌淋巴管转移及纵隔淋巴结转移压迫喉返神经的症状，以及肺

① 支修益，等. 中国原发性肺癌诊疗规范（2015 年版）［J］. 中华肿瘤杂志，2015，37（1）：67－78.
② 白丽艳，祁玉娟. 晚期非小细胞肺癌化疗新进展［J］. 中国现代医药杂志，2016，18（7）：99－102.
③ 汤钊猷. 现代肿瘤学［M］. 第三版. 上海：复旦大学出版社，2011：1370－1383.
④ 杨秉辉. 癌症真相你可以离它更远些［M］. 上海：上海交通大学出版社，2015：131.
⑤ 陈熠. 肿瘤中医证治精要［M］. 上海：上海科学技术出版社，2007：191－201.

癌的不良预后相吻合。病因病机：由于正气虚损，阴阳失衡，脏腑功能失调，留滞客邪（致病因子），邪毒犯肺，肺气宣降失司，津液不布，积聚痰凝，血行受阻，瘀血阻络，痰毒淤滞以致痰凝毒聚相互胶结，蕴郁成肿块。癌瘤的生长又会进一步耗伤正气，正不遏邪则助长癌瘤的发展。正如《杂病源流犀烛·积聚癥瘕痃癖痞源流》所言："郁结胸中，阻塞气道，气不宣通，为痰为食为血，皆得与正相搏，邪既胜，正不得而制之，遂结成形而有块。"肺癌是因虚而得病，因虚而致实，是一种全身属虚、局部属实的疾病。肺癌的虚以阴虚、气阴两虚为多见，实则不外乎气滞、血瘀、痰凝、毒聚之病理变化。其病位在肺，但肝主疏泄，脾主运化水湿，肾主水之蒸化，故与肝、脾、肾关系密切。扶正祛邪、标本兼治是治疗肺癌的基本原则。本病整体属虚，局部属实，正虚为本，邪实为标。肺癌早期，以邪实为主，治当行气活血、化瘀软坚和清热化痰、利湿解毒；肺癌晚期，以正虚为主，治宜扶正祛邪，分别采用养阴清热、解毒散结及益气养阴、清化痰热等法。由于肺癌患者正气内虚，抗癌能力低下，虚损情况突出，因此，在治疗中要始终固护正气，保护胃气。[1][2]

目前中医治疗的定位，体现明确的目标。治愈晚期肿瘤是偶然的，争取稳定病灶、追求舒适是中医药治疗可以实现的。随着现代诊疗技术的进展，中医药在恶性肿瘤治疗中有重要的地位。① 个性化治疗。中医临床精华是辨证施治，个体化治疗。要依据体质、年龄、性别、症状表现、心理状况、肿瘤分期、相关治疗等具体情况，为每一位患者提供适合自身特点的个体化治疗方案，其中包括中药内服、外治、理疗、针灸、情志调理等各种中医措施的综合运用。② 注重临床受益。中晚期肿瘤的治疗关键是注重临床受益，包括改善肿瘤自身与治疗相关临床症状（证候）、提高生存质量、延长生存期等。③ 在步入循证医学时代的 21 世纪，大多数中医药治疗肺癌的文献，与其他中医药临床试验文献类似，在随机对照及盲法的运用上，还存在不足，其质量偏低，导致重复性欠佳。④ 在疗效评价上，要强调国际 TNM 分期（Ⅰ期与Ⅳ期的疗效与预后明显不同）与病理类型。在本文所引用的文献中，有一些超剂量的处方以及具有潜在毒性中药的处方等，读者在临床运用时，需结合患者个体体质与病情特点，辨病结合、辨证施治，不可拘泥。

辨 证 施 治

1. 阴虚内热型 症见发热，乏力，口干，咳嗽，无痰或痰小难咯，痰中带血丝或少量咯血。胸闷，心烦少寐，头昏耳鸣，或潮热盗汗，尿短赤，大便秘结，舌质红，苔黄或苔少或花剥，脉细数或弦细数。治宜滋阴降炎、清金保肺，佐以攻毒。

（1）肺癌方 1 百合 10 克、生地黄 10 克、沙参 10 克、麦冬 10 克、杏仁 10 克、全瓜蒌 10 克、鱼腥草 30 克、白花蛇舌草 15 克、八月札 10 克、石见穿 15 克、石上柏 10 克、苦参 10 克、干蟾皮 2 克、夏枯草 10 克、生牡蛎（打碎先煎）30 克、麦芽 10 克、鸡内金 10 克。⑤

（2）润肺解毒汤 南沙参 12 克、北沙参 12 克、天冬 9 克、麦冬 9 克、百合 15 克、生地黄 15 克、金银花 15 克、黄芩 9 克、白茅根 30 克、白花蛇舌草 30 克、鱼腥草 30 克、铁树叶 30 克、生薏苡仁 15 克、陈皮 9 克。随症加减：舌红而干，苔光如镜面者，加玄参、知母、鳖甲、龟甲。每日 1 剂，水煎服，分 2 次服用。滋阴润肺，解毒抗癌。适用于肺癌证属阴虚火旺者。⑥

（3）青蒿鳖甲汤加减 青蒿 12 克、鳖甲 10 克、地骨皮 10 克、秦艽 10 克、茯苓 10 克、麦冬 10

① 傅缨. 肿瘤效验秘方[M]. 北京：中国医药科技出版社，2014：44.
② 陈熠. 肿瘤中医证治精要[M]. 上海：上海科学技术出版社，2007：191－201.
③ 中国中医药年鉴（学术卷）编辑委员会. 中国中医药年鉴（学术卷）2010 卷[M]. 北京：中国中医药出版社，2010：1266.
④ 袁欣，等. 2011 年中药临床随机对照试验的质量评价[J]. 医学信息（下旬刊），2013，26（7）：57－58.
⑤ 徐力，等. 抗癌验方 100 种[M]. 北京：人民卫生出版社，2014：5.
⑥ 花宝金，等. 名中医经方时方治肿瘤[M]. 北京：中国中医药出版社，2008：63－75.

克、百合 10 克、百部 10 克、白花蛇舌草 30 克、鱼腥草 30 克。每日 1 剂,水煎服,分 2 次服用。适用于阴虚内热型肺癌。①

(4)清燥救肺汤 桑叶 9 克、煅石膏 30 克、人参 2 克、火麻仁 3 克、阿胶 3 克、麦冬 4 克、杏仁 2 克、枇杷叶 3 克、甘草 3 克。每日 1 剂,水煎服,分 2 次服用。滋阴清热,解毒抗癌。②

(5)薛生白方 玉竹 10 克、石斛 10 克、沙参 10 克、杏仁 10 克、扁豆 10 克、茯神 10 克、川贝母 10 克、百合 10 克、紫菀 10 克、天花粉 10 克、生地黄 15 克、僵蚕 10 克、生甘草 10 克。随症加减:腰膝酸软,头晕目眩者,加天冬、黄精、女贞子以滋肾;心烦咽燥,颧红潮热者,加知母、白薇、地骨皮以育阴清热;气短、心悸者,加西洋参、酸枣仁、柏子仁以益气养心。每日 1 剂,水煎服,分 2 次服用。育阴生津,润肺滋肾。③

(6)沙参麦冬汤合百合固金汤加减 南沙参 12 克、北沙参 12 克、天冬 12 克、麦冬 12 克、地骨皮 12 克、杏仁 10 克、贝母 10 克、桃仁 10 克、炙鳖甲 12 克、全瓜蒌 15 克、半枝莲 30 克、白花蛇舌草 30 克、石见穿 30 克、生地黄 15 克、百合 15 克、白茅根 30 克、鱼腥草 30 克。随症加减:痰中带血者,加藕节、仙鹤草、墨旱莲、三七、白及、花蕊石、地榆、阿胶、云南白药等;大便秘结者,加玄参、大黄、郁李仁、火麻仁;高热不退者,加金银花、牡丹皮、生石膏、羚羊角。每日 1 剂,水煎服,分 2 次服用。养阴生津,清热解毒。④

(7)麦味地黄汤合二母宁嗽汤 麦冬 10 克、五味子 12 克、生地黄 15 克、牡丹皮 15 克、山茱萸 10 克、知母 10 克、川贝母 10 克、瓜蒌 15 克、铁树叶 15 克。随症加减:气虚者,加黄芪、党参、白术;属寒者,加干姜、肉桂、制附子、熟地黄;痰中带血

者,加墨旱莲、大蓟炭、白茅根;胸闷憋气者,加瓜蒌、薤白、桔梗、枳壳。每日 1 剂,水煎服,分 2 次服用。滋养肺肾。适用于各期肺癌。⑤

(8)鳖甲百合汤 沙参、麦冬、生地黄、熟地黄、百合、枣皮、玄参、枸杞子、鳖甲、菟丝子。随症加减:咯血,加白及、白茅根、藕节、侧柏叶、生地榆、仙鹤草;痰黄咯吐欠畅,加川贝、天竺黄、杏仁、胆南星、瓜蒌仁;便秘,加制大黄、麻子仁、郁李仁。⑥

(9)二地贝蒌汤 百合、生地黄、熟地黄、玄参、贝母、桔梗、紫菀、茅根、天冬、麦冬、地骨皮、白芍、瓜蒌、鱼腥草、半枝莲、白花蛇舌草、焦三仙,同时配合化疗。临床观察:谭氏等用本方治疗 24 例中晚期肺癌,结果有效 21 例,有效率 87.5%,是辨证分型中疗效最好的一型。⑦

(10)参白蛇舌汤 白花蛇舌草、七叶一枝花、鱼腥草、北沙参、玉竹、百合、丹参、墨旱莲、全瓜蒌、光杏仁、柏子仁、合欢皮。临床观察:吴氏等单纯用本方治疗 8 例晚期癌患者,服药后除症状缓解外,存活期也有所提高,6 例死亡,2 例存活,平均存活期 14～46 个月。⑧

(11)三参夏枯汤 南沙参、北沙参、天冬、麦冬、玄参、鱼腥草、羊乳根、葶苈子、生薏苡仁、八月札、瓜蒌皮、夏枯草。临床观察:刘氏等报道用本方治疗晚期肺癌 121 例,鳞癌显效 2 例,有效 35 例;腺癌显效 1 例,有效 9 例;未定型显效 1 例,有效 5 例;未分化癌有效 5 例。癌有效者 1 年存活率为 46.91%;2 年以上存活率 12.34%。⑨

(12)玄麦地黄汤 玄参 12 克、麦冬 12 克、生地黄 15 克、茯苓 12 克、枣皮 10 克、牡丹皮 10 克、知母 10 克、川贝母 10 克、夏枯草 10 克、瓜蒌 10 克、铁树叶 15 克、金银花 12 克、半枝莲 12 克、石

① 花宝金,等. 名中医经方时方治肿瘤[M]. 北京:中国中医药出版社,2008:63-75.
② 同上.
③ 同上.
④ 同上.
⑤ 同上.
⑥ 陈熠. 肿瘤中医证治精要[M]. 上海:上海科学技术出版社,2007:191-201.
⑦ 同上.
⑧ 同上.
⑨ 同上.

上柏 12 克、鱼腥草 12 克。①

（13）清肺滋肾方　沙参 15 克、麦冬 15 克、玄参 15 克、赤芍 15 克、女贞子 15 克、五味子 9 克、茜草根 15 克、生地黄 15 克、生黄芪 15 克。随症加减：血象下降，加当归 15 克、苦参 15 克、鸡血藤 15 克；纳差，加生麦芽 15 克、神曲 15 克、石斛 15 克；恶心呕吐，加清半夏 10 克、竹茹 10 克。适用于放疗、化疗期间热毒伤津，肺阴亏损的患者。②

（14）肺抑瘤合剂加减方 1　太子参 30 克、黄芪 18 克、白术 12 克、茯苓 15 克、麦冬 20 克、白花蛇舌草 30 克、半枝莲 30 克、浙贝母 15 克、女贞子 24 克、全蝎 6 克、蜈蚣（研末冲服）2 条、水蛭（研末冲服）6 克、蒲公英 30 克、七叶一枝花 12 克、薏苡仁 30 克、甘草 6 克、地骨皮 20 克、牡丹皮 15 克。〔见 184 页 15. 郑翠娥等分 5 型(1)〕

（15）清肺消积方　南北沙参、麦冬、白毛藤、山豆根、铁树叶、石见穿、七叶一枝花、黄芩、桑白皮、鸡内金。随症加减：痰多黏腻者，去麦冬，加冬瓜子、莱菔子、海浮石；胸痛者，加八月札、延胡索；有胸水者，加葶苈子、车前子、薏苡仁根、猪苓；发热者，加地骨皮、黑栀子、鱼腥草。临床观察：以本方治疗晚期非小细胞肺癌 40 例，结果部分缓解 4 例，轻度缓解 13 例，稳定 21 例，进展 2 例。治疗后患者生活质量评分的提高稳定率为 100%，患者半年及 1 年的生存率分别为 95.0%、72.5%。③

（16）顾振东经验方 1　沙参 24 克、麦冬 20～30 克、黄芪 30～45 克、太子参 30 克、七叶一枝花 20～30 克、女贞子 20～30 克、桔梗 10～15 克、浙贝母 20 克、白术 12～15 克、白花蛇舌草 30～45 克、瓜蒌 20～30 克、地骨皮 20～30 克、牡丹皮 15～30 克、知母 12 克、黄芩 10～15 克。〔见 184 页 16. 顾振东分 5 型(3)〕

（17）肺癌方 2　生地黄、天冬、鱼腥草、牡丹皮、紫草根。养阴清热。适用于晚期肺癌属于阴

虚内热型者。每日 1 剂，分 2 次饮服。本方中生地黄、天冬有滋阴润燥之功，鱼腥草、牡丹皮、紫草根有清热凉血而不伤阴之效，配合运用使肺阴得复，内热得除，有邪去正安之效，故对阴虚内热型晚期肺癌效果尤佳。随症加减：如发热，加石膏、黄芩、知母、地骨皮等；咳血，加白茅根、藕节炭、侧柏炭、仙鹤草等；胸水，加葶苈子、薏苡仁、茯苓、赤小豆等；胸痛，则加丹参、赤芍、丝瓜络、徐长卿等。临床观察：陈培丰等报道，以本方为主单纯中医中药治疗 3 个月以上的晚期肺癌患者 38 例，中医临床分型属阴虚内热型者。结果表明，本方对改善咳嗽、咯血和低热有较好疗效，各种症状的有效率为 63.6%～89.5%，鳞癌和腺癌的 0.5 年、1 年、2 年、3 年的生存率分别为 81.3% 和 81.8%、50% 和 43.8%、22.7% 和 18.8%、13.6% 和 12.5%。动物实验显示本方的体内抑瘤率＞30%，并能提高荷瘤小鼠的淋转率和自然杀伤细胞活性，提示本药可能通过调动机体的免疫功能而间接地起到抑制肿瘤生长的作用，另通过荷瘤小鼠中药组与对照组 DNA－P 活性比较，提示本方药可能抑制了肿瘤细胞的 DNA 合成而达到抑瘤作用。④

（18）二冬保肺汤　天冬 30 克、麦冬 30 克、薏苡仁 30 克、瓜蒌仁 30 克、鱼腥草 30 克、建莲子 20 克、生槟榔 20 克、炙百合 20 克、炒杏仁 20 克、阿胶（烊化）20 克、鳖甲 20 克、川贝母 15 克、白及 15 克、胆南星 15 克、昆布 15 克、仙鹤草 9 克、三七 9 克。〔见 186 页 20. 张书林等分 4 型(3)〕

（19）肺癌方 3　百合、生地黄、熟地黄、玄参、川贝母、桔梗、紫菀、白茅根、天冬、麦冬、地骨皮、白芍、陈皮、瓜蒌、鱼腥草、半枝莲、白花蛇舌草、焦山楂、焦神曲、焦麦芽。〔见 187 页 22. 谭微分 4 型(1)〕

（20）肺癌方 4　沙参、麦冬、天冬、全瓜蒌、百部、白花蛇舌草、浙贝母、鱼腥草、百合、夏枯草、金银花、甘草等。每日 1 剂，分次饮服。养阴清肺，

---

①　陈熠. 肿瘤中医证治精要［M］. 上海：上海科学技术出版社，2007：191－201.
②　同上.
③　李涌健，等. 清肺消积方治疗 40 例晚期肺癌［J］. 中医研究，1999，12(1)：23－25.
④　陈培丰，等. 养阴清热法治疗晚期肺癌的机理探讨（附 38 例临床资料分析）［J］. 浙江中医学院学报，1990，14(3)：29.

解毒散结。适用于支气管肺癌之属阴虚内热型。①

（21）百合固金汤加味　百合、生熟地黄、川贝母、玄参、桔梗、麦冬、赤白芍、当归、鱼腥草、半枝莲、白花蛇舌草。随症加减：若感冒发热、咳嗽，则合麻杏石甘汤；痰血，加白茅根、白及、三七粉；肾虚，加女贞子、墨旱莲；肝风，加天麻、钩藤、石决明、蜈蚣、全蝎；胸痛，加丹参、赤芍；胸水，加葶苈子、大枣。每日1剂，分次饮服。养阴清肺，清热解毒，消肿散结。适用于原发性肺癌之阴虚内热型。〔见187页23.马伯亭分3型(1)〕

（22）肺癌方5　白花蛇舌草、七叶一枝花、鱼腥草、沙参、玉竹、百合、丹参、墨旱莲、全瓜蒌、杏仁、柏子仁、合欢皮。〔见187页24.吴定言等分4型(1)〕

（23）肺癌方6　南沙参12克、北沙参12克、天冬9克、麦冬9克、百合15克、生地黄15克、金银花15克、黄芩9克、白茅根30克、白花蛇舌草30克、鱼腥草30克、铁树叶30克、生薏苡仁15克、陈皮9克等。随症加减：如见舌红而干，苔光如镜面等肝肾阴枯、肺津告竭之症状者，宜酌加玄参15克、知母12克、鳖甲15克、龟甲15克、女贞子15克等以填补肝肾之阴。每日1剂，分次饮服。以饭后服用为宜，空腹服之也可。滋阴降火，清金保肺，佐以抗癌。适用于化疗冲击后或放射治疗后的患者，辨证属肺癌之阴虚内热型。临床观察：高令山报道，用本方加减治疗1例肺癌患者，服药3个月，胸片对照，肺肿瘤明显缩小。以后坚持中药治疗，生存3年零2个月。②

（24）肺癌方7　南沙参、北沙参、天冬、麦冬、百部、鱼腥草、山海螺、葶苈子、生薏苡仁、八月札、瓜蒌皮、赤芍、苦参、干蟾皮、夏枯草、生牡蛎、白花蛇舌草、芙蓉叶、白毛藤。〔见188页25.上海龙华医院分5型(1)〕

2.气阴两虚型　症见咳嗽痰少，痰中带血丝，或咯血痰，神疲乏力，气短懒言，动则喘促，畏风自汗，舌质淡红或偏红，舌体胖，边有齿痕，苔白或薄黄，脉沉或细弱。治宜益气养阴、软坚散结。

（1）肺癌方8　生黄芪15～30克、白术10克、北沙参30克、麦冬10克、薏苡仁10克、杏仁10克、瓜蒌皮10克、石见穿15克、白花蛇舌草30克、夏枯草15克、生牡蛎(打碎先煎)30克、麦芽10克、鸡内金10克。③

（2）益气养阴方　生黄芪、白术、北沙参、天冬、薏苡仁。〔见184页14.孙建立等分3型(3)〕

（3）固金解毒方　党参、沙参、百合、桑叶、大贝、石斛等。尤家平将90例气阴两虚型患者随机分为该方加化疗组、化疗组、固金解毒方组。结果中药加化疗组在有效率、生存质量改善、气虚证候改善及提高细胞免疫等方面均优于化疗组(均$P<0.05$)。④

（4）肺癌方9　南沙参30克、北沙参30克、天冬30克、麦冬30克、女贞子30克、五味子10克、黄芪30克、三七粉(冲服)3克、龙葵30克、莪术10克、菝葜30克、半枝莲30克。适用于肺癌气阴两虚证。临床观察：徐力认为肺癌初起体虚，癌毒乘虚而入，久而发病，病位在肺，整体属虚，局部属实，本虚标实，病程长则耗气伤阴，故治疗总的原则为益气滋阴，可在该方的基础上结合患者体质灵活加减。徐力主张对于肺癌患者，应以改善患者生存质量、缓解症状、减轻痛苦、延长生存期为宗旨。⑤

（5）肺癌方10　白参(蒸兑)10克、黄芪20克、麦冬15克、五味子12克、北沙参15克、天冬15克、杏仁10克、百部15克、瓜蒌20克、桑白皮20克、七叶一枝花10克、白花蛇舌草30克、半枝莲30克、甘草5克。随症加减：咳嗽痰黏者，加紫菀、款冬花、枇杷叶、淡竹叶；痰中带血者，加仙鹤草、白茅根、蒲黄炭；胸胁疼痛者，加红花、桃仁、郁

① 顾振东,等.支气管肺癌68例临床分析[J].山东中医学院学报,1983,7(2)：8-11.
② 高令山.肺癌的临床分型及用药方法[J].上海中医药杂志,1979(3)：21.
③ 徐力,等.抗癌验方100种[M].北京：人民卫生出版社,2014：5.
④ 尤家平.固金解毒联合化疗治疗晚期肺癌的临床研究[J].临床合理用药,2009,2(1)：57.
⑤ 李爱英.徐力治疗肺癌验案举隅[J].辽宁中医杂志,2008,35(1)：125-126.

金;纳少者,加砂仁、炒麦芽、鸡内金;盗汗者,加煅牡蛎(先煎)、浮小麦、麻黄根。每日1剂,水煎服,分2次服用。益气养阴,清热解毒。①

(6)肺癌方11 党参15克、仙鹤草15克、浙贝母15克、黄芪15克、天冬15克、百合15克、西洋参15克、麦冬10克、五味子10克、制首乌10克、北杏仁15克、山慈菇15克。随症加减:痰中带血者,加白及、花蕊石、三七;胸背疼痛者,加延胡索、枳壳、郁金;高热不退者,加水牛角(先煎)、白薇、止血丹;大便干结者,加生地黄、大黄;胸腔积液者,加桑白皮、葶苈子、大枣;颈部肿核者,加猫爪草、海蛤、炮甲片。每日1剂,水煎服,分2次服用。益气养阴,化痰散结。②

(7)肺癌方12 沙参15克、天冬15克、麦冬15克、茯苓10克、生地黄10克、山药15克、川贝母10克、知母10克、桑叶10克、三七粉(冲服)3克、阿胶(烊化)10克、鱼腥草30克、半枝莲30克、白花蛇舌草30克、甘草5克。随症加减:胸痛者,加赤芍、丹参、郁金、瓜蒌;胸水者,加龙葵、葶苈子、薏苡仁;咯血者,加藕节、白茅根、仙鹤草。每日1剂,水煎服,分2次服用。益气生津,清肺解毒。适用于中、晚期肺癌证属气阴两虚者。③

(8)肺癌方13 人参15克、白芍10克、当归10克、陈皮10克、黄芪10克、白术10克、熟地黄10克、五味子10克、茯苓10克、远志8克、肉桂8克、炙甘草8克、生姜3克、大枣5克。每日1剂,水煎,分2次服用。益气养阴。④

(9)肺癌方14 天龙6克、薏苡仁30克、仙鹤草30克、桔梗12克、浙贝母15克、猪苓20克、沙参20克、麦冬15克、百合30克、西洋参10克、党参30克、五味子10克。每日1剂,水煎,分2次服用。益气养阴,扶正祛积。⑤

(10)肺癌方15 黄芪30克、白术20克、黄精20克、山药30克、麦冬15克、沙参15克、陈皮10克、瓜蒌20克、白花蛇舌草30克、山豆根9克、太子参20克、法半夏10克、丹参15克、海藻30克、昆布20克。随症加减:热毒胜者,加蒲公英、连翘;阴虚重者,加玄参、天花粉。每日1剂,水煎,分2次服用。益气养阴,化痰软坚。⑥

(11)肺癌方16 黄芪30克、天冬15克、玄参15克、杏仁9克、瓜蒌皮15克、石上柏30克、白花蛇舌草30克、制南星10克、夏枯草15克、海藻15克、生牡蛎30克。每日1剂,水煎,分2次服用。益气养阴,化痰软坚散结。适用于肺癌气阴两虚,痰湿内结者。⑦

(12)解建国经验方 炙黄芪60克、西洋参10克、陈皮10克、木香10克、炒鸡内金10克、九香虫10克、丝瓜络10克、荜澄茄10克、当归10克、紫苏梗15克、茯苓30克、冬虫夏草(另炖)1克、车前子25克、薤白25克、泽泻25克、焦神曲20克、丹参20克、檀香7克、降香4克,姜皮为引。随症加减:若饮食积滞,胃脘满闷者,酌加神曲、焦山楂、炒麦芽、炒鸡内金等消食化积。每日1剂,水煎服,少量频服。益气养阴,化瘀利水。适用于肺癌。⑧

(13)黄芪麦冬饮 黄芪、麦冬、全瓜蒌、北五味、百部、鱼腥草、露蜂房、黄精、百合、白花蛇舌草、半枝莲、夏枯草、象贝母、玄参、八月札、鳖甲、地骨皮、玉竹、太子参、沙参、冬虫夏草、七叶一枝花、甘草。随症加减:咳嗽重,加款冬花、紫菀、前胡;痰黄,加蛤壳、竹沥、黄芩、桑白皮;发热,加金银花、连翘、羚羊角;咳血,加白及、仙鹤草、小蓟草、茜草。临床观察:周氏报道曾单纯用本方治疗1例右肺中央型腺癌,连服3年,症状消失,瘤体明显缩小,以后又间断服药1年余,最后因肺癌

① 花宝金,等. 名中医经方时方治肿瘤[M]. 北京:中国中医药出版社,2008:63 - 75.
② 同上.
③ 同上.
④ 同上.
⑤ 同上.
⑥ 同上.
⑦ 同上.
⑧ 孟凡珍,等. 解建国教授治疗晚期肺癌经验介绍[J]. 新中医,2008,40(8):6 - 7.

脑转移死亡,生存期达 4 年零 9 个月。①

(14)参芪麦味黄汤 黄芪、党参、麦冬、五味子、生地黄、枣皮、枸杞子、黄精。随症加减:如咯血,加白及、仙鹤草、白茅根、藕节、侧柏叶、生地榆;痰黄,加川贝母、天竺黄、杏仁、胆南星、瓜蒌仁;咳甚,加白前、百部、炙冬花、炙紫菀、桔梗;便秘,加杏仁、柏子仁、肉苁蓉;抗癌,加金银花、鱼腥草、蒲公英、半枝莲、白花蛇舌草。②

(15)生脉散补肺汤加味 党参(或红参)、寸麦冬、五味子、黄芪、紫菀、桑白皮、熟地黄、川贝、半枝莲、鱼腥草、白花蛇舌草。此方乃生脉散合补肺汤加减,具有益气养阴、消肿散结、补肺调肺、敛肺固肺之功。适用于晚期肺癌属气阴两虚的患者。③

(16)扶正消积汤 党参、黄芪、麦冬、天冬、生地黄、熟地黄、五味子、瓜蒌、陈皮、桔梗、紫菀、桑白皮、白及、白茅根、半枝莲、白花蛇舌草、焦三仙。临床观察:谭氏等用本方治疗 14 例中晚期肺癌患者,配合化疗,结果有效 9 例,有效率 64.2%。④

(17)三参芪麦汤 黄芪、太子参、党参、南沙参、北沙参、麦冬、百合、五味子、黄精、墨旱莲、女贞子、夏枯草、海藻、生牡蛎、生南星、山慈菇、白花蛇舌草、石见穿。随症加减:痰多,加半夏、生南星、皂角刺等;痰黄稠,加金荞麦、天竺黄、海浮石、海蛤壳等;咳嗽,加桔梗、瓜蒌、前胡等;痰血,加黛蛤散、花蕊石、血见愁、生地榆等;发热,加银柴胡、地骨皮、马鞭草等。⑤

(18)参芪黄精汤 北沙参、党参、黄芪、麦冬、生地黄、黄精、芦根。随症加减:内热,加鱼腥草、半枝莲、白花蛇舌草;痰热,加金银花、黄芩、瓜蒌。临床观察:屠氏用本方治疗 50 例晚期肺癌患者,结果症状有不同程度好转者 31 例,占 62%,其中明显好转者 11 例,占 22%。X线检查见肿瘤缩

小者 24 例,占 48%,其中缩小 1/2 以上者 10 例,占 22%。6、8、12、24 个月的存活率分别为 58%、38.4%、13.8%、2.8%。⑥

(19)参芪沙参饮 南沙参 12 克、北沙参 12 克、麦冬 9 克、女贞子 15 克、生黄芪 20 克、太子参 12 克、玄参 12 克、象贝母 15 克、蜈蚣 3 条、三棱 9 克、莪术 9 克、山豆根 20 克。随症加减:发热者,加金银花 15 克、黄芩 9 克、水牛角 30 克;咯咳血者,加生地黄炭 12 克、白茅根 30 克、黛蛤散(包煎)12 克、仙鹤草 30 克;咳嗽痰量多者,加鱼腥草 20 克、桔梗 6 克、苦杏仁 12 克、炙款冬 12 克、白芥子 9 克;胸水者,加苍术 9 克、白术 9 克、葶苈子 15 克、车前子 24 克、茯苓 20 克;肺不张气急者,加炙麻黄 9 克、丹参 20 克、广地龙 15 克、旋覆花(布包)15 克;胸胁疼痛者,加全瓜蒌 15 克、延胡索 20 克、炒白芍 30 克、炙甘草 9 克。临床观察:许氏等报道,观察 73 例晚期肺癌患者,随机分成 3 组,分别用本方及化疗 CMB 方案(环己亚硝脲＋博来霉素＋丝裂霉素)和 CVA 方案(环磷酰胺＋长春新碱＋阿霉素),每组各 32 例、24 例、17 例,结果:3 组 1～5 年的生存率比较,1 年生存率中药组略低于 CVA 组,高于 CMB 组,而从第 2 年、第 3 年、第 4 年、第 5 年生存率来看,中药组逐年高于化疗 2 组,特别第 4 年至第 5 年的生存期明显高于化疗组。5 年的中位生存期,中药组高于 CMB 组 0.6 月,高于 CVA 组 1.2 月。说明益气养阴法不但能促使免疫功能改善,而且对生存期的延长起到了积极的作用。⑦

(20)洋参黄芪饮 黄芪 20 克、西洋参 6 克、冬虫夏草 6 克、薏苡仁 40 克、百合 15 克、生地黄 20 克、熟地黄 20 克、天冬 20 克、麦冬 20 克、玄参 20 克、芦根 20 克、甘草 10 克。随症加减:痰多,加海藻 20 克、制南星 10 克;咯血,加花蕊石 30

① 陈熠.肿瘤中医证治精要[M].上海:上海科学技术出版社,2007:191-201.
② 同上.
③ 同上.
④ 同上.
⑤ 同上.
⑥ 同上.
⑦ 同上.

克、三七 2 克；胸痛，加延胡索 20 克、露蜂房 10 克；咳嗽，加桔梗 10 克、嫩前胡 10 克。同时配合化疗 COEP 联合方案。本方由百合固金汤化裁而来，具有益气养阴、扶正固本作用。临床观察：陈氏等用本方配合化疗观察 26 例小细胞肺癌，结果：完全缓解 8 例，占 30.8%；部分好转 12 例，占 46.2%；稳定 5 例，占 19.2%；恶化 1 例，占 3.8%，总有效率为 77%。此外，化疗后血细胞计数低于 4 000/立方毫米，26 例中仅 4 例，ALT 升高仅 2 例，BUN 升高仅 1 例。吞噬百分率和吞噬指数升高有 19 例，其均值和治疗前相比有非常显著差异（$P<0.01$）。说明本方治疗小细胞肺癌，能扶助正气，提高机体免疫功能，增强机体抗瘤能力，提高机体对化疗的耐受性。[1]

（21）参芪百合汤　黄芪 30 克、党参 15 克、当归 10 克、百合 10 克、麦冬 20 克、浙贝母 12 克、参三七 3 克、茯苓 15 克、桑白皮 15 克、紫菀 10 克、冬虫夏草 2 克。随症加减：痰湿重者，加半夏、瓜蒌、大贝母；痰热重者，加鱼腥草、黄芩、鲜竹沥；胸水，加龙葵、葶苈子；血瘀，加露蜂房、鳖甲；咯血，加仙鹤草、茜草、白茅根。本方可配合放疗、化疗同时进行，放疗时加养阴及活血化瘀药，如沙参、天冬、黄精、赤芍、丹参之类；化疗时加健脾和胃降逆药，如砂仁、法半夏、竹茹、扁豆、白术之类；间歇期加清热散结药，如白花蛇舌草、半枝莲、七叶一枝花等。临床观察：梁氏等曾用本方配合放疗和（或）化疗治疗晚期癌 27 例，其近期、远期疗效均明显优于西医放疗和（或）化疗组（13 例）。前者总有效率为 66.6%，中位生存期 17 个月；后者有效率仅 30.7%，中位生存期 10 月。不良反应前者较后者明显降低。[2]

（22）芪石半龙汤　黄芪、党参、白术、北沙参、天冬、生南星、百部、瓜蒌皮、五味子、陈皮、白花蛇舌草、石打穿、半枝莲、龙葵草。临床观察：刘氏等用本方治疗晚期肺癌，临床观察近十年，证

明本方具备延长生存期、稳定病灶、提高生存质量、促进细胞免疫功能的作用。[3]

（23）肺抑瘤合剂加减方 2　太子参 30 克、黄芪 18 克、白术 12 克、茯苓 15 克、麦冬 20 克、白花蛇舌草 30 克、半枝莲 30 克、浙贝母 15 克、女贞子 24 克、全蝎 6 克、蜈蚣（研末冲服）2 条、水蛭（研末冲服）6 克、蒲公英 30 克、七叶一枝花 12 克、薏苡仁 30 克、甘草 6 克、沙参 24 克、枸杞子 15 克。〔见 184 页 15. 郑翠娥等分 5 型(2)〕

（24）肺癌方 17　天龙 6 克、薏苡仁 30 克、仙鹤草 30 克、桔梗 12 克、浙贝母 15 克、猪苓 20 克、北沙参 20 克、麦冬 15 克、百合 30 克、西洋参 10 克、党参 30 克、五味子 10 克。益气养阴，扶正祛积。[4]

（25）肺癌方 18　百合 15 克、麦冬 20 克、赤芍 15 克、陈皮 10 克、法夏 10 克、川贝母 10 克、桑白皮 20 克、香附 10 克、瓜壳 15 克、茯苓 10 克、七叶一枝花 30 克、白花蛇舌草 30 克、甘草 5 克。每日 1 剂，水煎服。随症加减：气短乏力，加黄芪、党参；胸痛，舌质黯有瘀斑，加红花、桃仁、郁金；痰血，加仙鹤草、蒲黄炭、藕节炭；痰多，加生天南星、生法半夏；胸腔积液，加葶苈子、芫花；高热，加石膏、羚羊角；低热者，加银柴胡、地骨皮、青蒿；若合并胸腔积液，出现胸闷、气促、不能平卧，黎月恒常采用急则治其标的原则，抽水注药选用肺复方合五皮饮及葶苈大枣泻肺汤，常用茯苓皮、姜皮、桑白皮、葶苈子、龙葵、泽泻以宣降肺气、泻肺利水逐饮；肺癌并脑转移者，加用全蝎、地龙、僵蚕、菊花等活血化瘀、搜风通络之品；如患者合并癌性发热，无明显感染征象者，治疗以益气养阴、清退虚热为法，在基本方的基础上加用牡丹皮、地骨皮、鳖甲、生龙骨、生牡蛎等清退虚热之品。益气养阴，清热解毒。适用于肺癌。[5]

（26）肺癌方 19　南沙参 30 克、北沙参 30 克、麦冬 15 克、仙鹤草 30 克、冬虫夏草（另煎）6 克、生黄芪 30 克、猪苓 20 克、生薏苡仁 30 克、赤

① 陈熠. 肿瘤中医证治精要[M]. 上海：上海科学技术出版社，2007：191-201.
② 同上.
③ 同上.
④ 陈华良. 周岱翰教授治肺癌临证精粹[J]. 天津中医药，2005，22(2)：101.
⑤ 李东芳. 黎月恒教授治疗肺癌经验[J]. 四川中医，2005，23(6)：3-4.

芍 12 克、玉竹 15 克、金银花 30 克、八月札 30 克、石上柏 15 克、露蜂房 9 克、丹参 20 克。每日 1 剂,水煎服。益气养阴,祛瘀解毒。适用于肺癌。①

(27) 顾振东经验方 2　沙参 24 克、麦冬 20～30 克、黄芪 30～45 克、太子参 30 克、七叶一枝花 20～30 克、女贞子 20～30 克、桔梗 10～15 克、浙贝母 20 克、白术 12～15 克、白花蛇舌草 30～45 克、瓜蒌 20～30 克、天冬 20～30 克、枸杞子 15～30 克、山茱萸 12～15 克、茯苓 10～20 克。〔见 185 页 16. 顾振东分 5 型(4)〕

(28) 肺癌方 20　人参、黄芪、党参、太子参、白术、茯苓、南沙参、北沙参、天冬、麦冬、玄参、百合、生地黄、鳖甲等。酌情配伍软坚解毒药:夏枯草、海藻、瓜蒌皮、生南星、生牡蛎、石上柏、石见穿、白花蛇舌草等。每日 1 剂,水煎 2 次,分 3 次服,3 个月为 1 个疗程。〔见 185 页 17. 刘嘉湘等分 5 型(4)〕

(29) 生脉散加味　人参、麦冬、五味子、女贞子、菟丝子、生黄芪、白及、地骨皮、百部、鱼腥草等。〔见 185 页 18. 唐文秀等分 4 型(3)〕

(30) 钱伯文经验方 1　南北沙参、太子参、黄芪、天麦冬、淮山药、清炙草、石斛、百合、黄精、玉竹等。〔见 197 页经验方一、一般方(未明确是否与其他治疗合用方)41.(2)〕

(31) 肺癌方 21　党参 20 克、天花粉 15 克、天冬 20 克、杏仁 10 克、川贝母 15 克、猪苓 30 克、白花蛇舌草 30 克、生牡蛎 60 克。每日 1 剂,早晚分服。随症加减:发热,加金银花、黄芩、大黄;咳嗽痰多,加紫菀、桔梗、葶苈子、蛤粉;黄痰难咯,加海浮石、鱼腥草、皂角刺;咳血,加仙鹤草、云南白药、藕节;胸痛,加全瓜蒌、延胡索、丹参;胸水,加葶苈子、龙葵、半枝莲。同时配合肺瘤平,每次 15 克,每日 3 次,连服 2 个月为 1 个疗程。益气养阴,清热解毒散结。适用于中晚期非小细胞肺癌。临床观察:耿刚等报道,用本方合肺瘤平治疗中

晚期非小细胞肺癌 25 例,并设 25 例化疗组对比观察。结果:肺部症状减轻率,中药组 84％,化疗组 72％;精神转佳,饮食增加率,中药组 76％,化疗组 28％;K 氏分级治疗后升高,中药组 80％,化疗组 44％;中药组治疗后血象、肝肾功能均正常,化疗组均有不同程度的异常,近期总有效率,中药组 84％,化疗组 76％;1 年以上生存率,中药组 64％,化疗组 48％。②

(32) 扶肺煎　生晒参 10 克、炙黄芪 30 克、南北沙参各 12 克、参三七 10 克、枸骨叶 15 克、楮实子 12 克、玄参 10 克、百合 10 克、麦冬 10 克、芦根 15 克、莪术 15 克、蜈蚣 3 条、桔梗 8 克、陈皮 6 克。每日 1 剂,分 2 次饮服。益气养阴。适用于中、晚期肺癌。临床观察:许继平等报道,用本方治疗中、晚期肺癌 110 例,通过 5 年的追踪观察,发现扶肺煎既能改善免疫功能,又能改善临床症状,尤其对患者的 B 淋转、T 淋转、C3 有明显的提高作用,其第 1 年的生存率低于两化疗对照组,但从第 2 至第 5 年内生存率明显高于化疗组,并有显著差异。其疗效机理主要是改善了患者的免疫功能而起到延长生存期的目的,而中医药是通过调节机体的免疫力来抑制肿瘤细胞,正常细胞不但未受到抑制而且进行自我调整,从而达到延长中、晚期肺癌生存率的作用。③

(33) 益气清金汤　党参 30 克、沙参 30 克、瓜蒌 30 克、鱼腥草 30 克、茯苓 15 克、陈皮 15 克、鳖甲 15 克、浙贝母 15 克、炙枇杷叶 10 克、阿胶(烊化)10 克、麦冬 10 克、五味子 6 克、生牡蛎 20 克。〔见 186 页 20. 张书林等分 4 型(1)〕

(34) 肺癌方 22　党参(或红参)、麦冬、五味子、黄芪、紫菀、桑白皮、熟地黄、川贝母、半枝莲、鱼腥草、白花蛇舌草。每日 1 剂,分次饮服。益气养阴,消肿散结。适用于原发性肺癌之气阴两虚型。④

(35) 肺癌方 23　生地黄、沙参、天冬、麦冬、

① 孙宏新,孙君. 周宜强教授诊治肺癌经验[J]. 中国中医药信息杂志,2000,7(4):68-69.
② 耿刚,等. 益气养阴法治疗中晚期非小细胞肺癌疗效观察[J]. 内蒙古中医药,1991(4):4.
③ 许继平,等. 扶肺煎治疗中、晚期肺癌的报道[J]. 中国医药学报,1990,5(2):37-39.
④ 马伯亭,等. 50 例肺虚性原发性肺癌疗效观察[J]. 中医药信息,1987(2):12.

茯苓、生地黄、川贝母、知母、桑叶、三七、阿胶、甘草、鱼腥草、半枝莲、白花蛇舌草、山药。临床使用本方时,当随证加减:感冒发热停用原方,改用桑菊饮加减;胸痛,加赤芍、丹参、郁金、瓜蒌;胸水,加龙葵、葶苈子、薏苡仁;咯血,加藕节、白茅根、仙鹤草。每日1剂,分次饮服。滋阴润肺,消瘤散结。适用于气阴两虚型肺癌。临床观察:王帼珍报道,用本方加减治疗气阴两虚型肺癌30例。近期疗效:症状改善,病灶基本稳定18例,无效12例,总有效率为60%(依据1975年3月上海市肿瘤协作组拟订的中医中药治疗恶性肿瘤标准);治疗后生存期:存活1、2、3年以上者分别为11、5、2例,最长者已5年,以鳞癌及Ⅱ期者疗效较好。①

(36)张伦经验方1 基本方(浙贝母9克、生半夏15克、鱼腥草30克、仙鹤草30克、猫爪草30克、七叶一枝花30克、山海螺30克、天冬20克、葶苈子12克)合生脉散去党参,用西洋参加减。〔见186页21.张伦等分4型(4)〕

(37)肺癌方24 党参、黄芪、麦冬、天冬、生地黄、熟地黄、北五味子、瓜蒌、陈皮、桔梗、紫菀、桑白皮、白及、白茅根、半枝莲、白花蛇舌草、焦山楂、焦神曲、焦麦芽。〔见187页22.谭微分4型(3)〕

(38)肺癌方25 台参(或人参)、白术、茯苓、黄芪、麦冬、当归、五味子、黄精、枸杞子、全瓜蒌、杏仁、半枝莲等。每日1剂,分次饮服。益气养阴,扶正固本。适用于支气管肺癌之气阴两虚型。②

(39)生脉散合补肺汤加味 党参或红参、麦冬、五味子、黄芪、炙紫菀、桑白皮、熟地黄、川贝母、半枝莲、鱼腥草、白花蛇舌草。〔见187页23.马伯亭分为3型(2)〕

(40)肺癌方26 黄芪、党参、白术、北沙参、天冬、生南星、百部、瓜蒌皮、北五味子、陈皮、白花蛇舌草、石打穿、半枝莲、龙葵草。〔见188页

25.上海龙华医院分5型(2)〕

3.脾(气)虚痰湿型 症见咳嗽痰多,胸闷气短,纳呆食少,腹胀,乏力,疲倦,面色萎黄,或肢体浮肿,大便溏薄,舌质淡胖,边有齿痕,苔白腻,脉濡细。治宜益气健脾、解毒消肿。

(1)肺癌方27 党参20克、白术10克、茯苓10克、薏苡仁10克、半夏10克、陈皮6克、杏仁10克、瓜蒌皮10克、石见穿15克、石上柏10克、百部10克、紫菀10克、麦芽10克、谷芽10克、鸡内金10克。③

(2)肺癌方28 全瓜蒌20克、清半夏12克、浙贝母20克、白花蛇舌草20克、七叶一枝花20克、仙鹤草12克、白茅根12克、蜈蚣1条、地龙9克、黄芪20克、炒白术12克、茯苓15克、砂仁10克、炒山楂10克、炒神曲10克、炒麦芽10克、陈皮12克、甘草6克。健脾化痰,解毒祛痰。④

(3)肺癌方29 党参15克、白术12克、茯苓12克、陈皮10克、法半夏10克、黄芪15克、怀山药20克、薏苡仁20克、扁豆10克、神曲15克、补骨脂15克、淫羊藿15克、臭牡丹皮30克、白花蛇舌草30克、甘草5克。随症加减:痰多难咯者,加海浮石、瓜蒌;多汗气短者,加白参、麦冬、五味子、冬虫夏草;胸水难消,浮肿者,加葶苈子、龙葵、大枣、车前子;痰湿蕴而化热,咳痰黄稠,苔黄腻,脉滑数者,加浙贝母、桑白皮、瓜蒌壳、黄芩、鱼腥草;高热者,加生石膏、知母、水牛角(先煎)。每日1剂,水煎,分2次服用。益气健脾,理气化痰。⑤

(4)肺癌方30 莲子肉15克、薏苡仁30克、砂仁10克、桔梗10克、白扁豆15克、白茯苓15克、人参10克、炙甘草6克、白术10克、山药15克。每日1剂,水煎,分2次服用。益气化痰,解毒抗癌。⑥

(5)肺癌方31 生半夏10克、茯苓15克、薏苡仁30克、地龙10克、陈皮10克、当归10克、熟

① 王帼珍.月华汤加减治疗气阴两虚型肺癌30例近期疗效观察[J].黑龙江中医药,1986(5):13.
② 顾振东,等.支气管肺癌68例临床分析[J].山东中医学院学报,1983,7(2):8.
③ 徐力,等.抗癌验方100种[M].北京:人民卫生出版社,2014:4.
④ 张翼.刘培民教授运用化痰祛瘀解毒健脾法治疗肺癌经验[J].中医研究,2009,22(8):54.
⑤ 花宝金,等.名中医经方时方治肿瘤[M].北京:中国中医药出版社,2008:63-75.
⑥ 同上.

地黄 15 克、桃仁 10 克、百部 10 克、紫菀 10 克、生甘草 10 克、夏枯草 10 克。随症加减：胸腹胀满者,加紫苏子、炒莱菔子；大便溏薄者,加扁豆、猪苓；食欲不振者,加焦三仙、鸡内金。每日 1 剂,水煎,分 2 次服用。化痰散结止咳,健湿理气。①

(6) 肺癌方 32　生半夏 10 克、陈皮 10 克、枳实 10 克、桔梗 10 克、茯苓 20 克、麦冬 20 克、姜黄 20 克、人参 15 克、胆南星 15 克、竹茹 15 克、川芎 15 克、黄连 10 克、水红花子 15 克、甘草 8 克。每日 1 剂,水煎,分 2 次服用。健脾行气,化痰止咳。②

(7) 肺癌方 33　太子参 15 克、茯苓 12 克、黄精 12 克、黄芪 30 克、白术 10 克、法夏 10 克、橘皮 6 克、橘络 5 克、制香附 12 克、砂仁(后下)3 克、炙甘草 5 克、白花蛇舌草 30 克。随症加减：气短、力怯者,加红参、蛤蚧、冬虫夏草；汗多,加黄芪、五味子、龙骨、牡蛎、浮小麦、糯稻根；痰多者,加制南星。每日 1 剂,水煎,分 2 次服用。益气健脾,化痰软坚。③

(8) 肺癌方 34　大蒜 20 瓣、生艾叶 20 克、百部 12 克、木瓜 12 克、陈皮 10 克、露蜂房 10 克、全蝎 10 克、山豆根 10 克、瓦楞子 30 克、白术 15 克、补骨脂 30 克、生姜 10 克、生甘草 3 克、料姜石 60 克。每日 1 剂,水煎,分 2 次服用。化痰散结,健脾益肾。适用于肺癌痰湿结聚,脾肾亏虚证。④

(9) 肺癌方 35　党参 15 克、半夏 10 克、橘红 10 克、茯苓 20 克、白术 15 克、炙甘草 5 克、浙贝母 15 克、桔梗 10 克、葶苈子 10 克、大枣 10 克、生薏苡仁 30 克、桂枝 5 克、白英 10 克、半枝莲 15 克。燥湿化痰,益气活血,通络散结。适用于肺癌脾虚痰湿型。⑤

(10) 黄芪参术饮　黄芪、人参、白术、云茯苓、怀山药、薏苡仁、陈皮、砂仁、鸡内金、麦芽、制香附、太子参、扁豆、豆蔻。周氏认为"脾为生痰之源,肺为贮痰之器",治肺癌要着重理脾胃,以免痰湿内聚,痰气相搏。现代药理研究认为,大多数健脾胃药物有增强机体免疫功能的作用,调理脾胃可改善当时的突出症状,尤其是晚期患者,通过健脾益气,能增加抵抗力,增加食欲,存活时间明显增长。⑥

(11) 六君子汤合桔梗汤加减　党参 10 克、白术 10 克、茯苓 12 克、半夏 10 克、桑白皮 10 克、桔梗 10 克、薏苡仁 12 克、冬虫夏草 10 克、猪殃殃 15 克、枇杷叶 10 克、龙葵 15 克、八月札 15 克、甘草 10 克、核桃树枝 15 克、半枝莲 15 克。本方乃六君子汤合桔梗汤加减,具有益气健脾、解毒祛邪的作用。临床观察：戴氏报道用本方加减治疗 1 例中心型肺腺癌患者,存活达 3 年以上。⑦

(12) 半枝二陈汤　半枝莲、蛇六谷、菝葜、法半夏、茯苓、薏苡仁、白术、桔梗、前胡、杏仁、广陈皮、甘草。临床观察：吴氏等报道用本方治疗 16 例肺癌患者,结果 7 例死亡,9 例存活。平均存活期 22.11 个月。⑧

(13) 半蛇六君汤　党参、白术、茯苓、甘草、陈皮、半夏、淮山药、薏苡仁、砂仁、扁豆、桔梗、紫菀、瓜蒌、白及、白茅根、半枝莲、白花蛇舌草、焦三仙。同时配合化疗。临床观察：谭氏报道采用本法治疗 20 例中、晚期肺癌,结果有效 13 例,无效 7 例,有效率 65%。⑨

(14) 六君子补肺汤加味　党参(红参)、云茯苓、白术、生甘草、姜半夏、陈皮、黄芪、紫菀、桑白皮、五味子、熟地黄、鱼腥草、白花蛇舌草。本法为六君子汤合补肺汤加味,肺脾两补。六君扶养脾气,补脾则充养肺气,脾气得扶则肺气充实,正气

① 花宝金,等. 名中医经方时方治肿瘤[M]. 北京：中国中医药出版社,2008：63-75.
② 同上.
③ 同上.
④ 同上.
⑤ 刘轩,等. 李佩文教授治疗晚期肺癌经验举隅[J]. 中国中医急症,2008,17(5)：647.
⑥ 陈熠. 肿瘤中医证治精要[M]. 上海：上海科学技术出版社,2007：191-201.
⑦ 同上.
⑧ 同上.
⑨ 同上.

胜则邪自去。临床观察：马氏报道采用本法治疗1例左肺中心型肺癌（鳞癌），服药3个月后，食欲增加，痰血、短气消失，胸闷、胸痛减轻。出院后随访达1年零5个月。[1]

(15) 肺抑瘤合剂加减方3　太子参30克、黄芪18克、白术12克、茯苓15克、麦冬20克、白花蛇舌草30克、半枝莲30克、浙贝母15克、女贞子24克、全蝎6克、蜈蚣（研末冲服）2条、水蛭（研末冲服）6克、蒲公英30克、七叶一枝花12克、薏苡仁30克、甘草6克、半夏12克、炒扁豆24克。〔见184页15. 郑翠娥等分5型(3)〕

(16) 星夏健脾饮（周岱翰经验方1）　生天南星（先煎1小时）15克、生半夏（先煎1小时）15克、天龙6克、薏苡仁30克、桔梗12克、全瓜蒌15克、浙贝母15克、猪苓20克、茯苓20克、党参30克、白术15克。补中健脾，宣肺除痰。适用于肺癌证属脾虚痰湿型。[2]

(17) 顾振东经验方3　沙参24克、麦冬20～30克、黄芪30～45克、太子参30克、七叶一枝花20～30克、女贞子20～30克、桔梗10～15克、浙贝母20克、白术12～15克、白花蛇舌草30～45克、瓜蒌20～30克、薏苡仁30克、茯苓20～30克、半夏12克、陈皮12克。〔见184页16. 顾振东分5型(1)〕

(18) 六君子汤加减　党参（或人参、太子参）、白术、茯苓、黄芪、清半夏、陈皮、生薏苡仁、蒲公英、七叶一枝花等。〔见185页18. 唐文秀等分4型(1)〕

(19) 肺癌方36　台参、白术、茯苓、陈皮、半夏、制南星、薏苡仁、桑白皮、七叶一枝花、山豆根、鱼腥草、浙贝母等。每日1剂，分次饮服。益气健脾，清肺化痰。适用于支气管肺癌之脾虚痰湿型。[3]

(20) 肺癌方37　半枝莲、蛇六谷、菝葜、法半夏、茯苓、薏苡仁、白术、桔梗、前胡、杏仁、陈皮、甘草。〔见187页24. 吴定言等分4型(3)〕

(21) 肺癌方38　党参（或太子参）9克、黄芪9克、白术9克、茯苓15克、猪苓15克、薏苡仁15克、八月札15克、陈皮9克、白花蛇舌草30克、鱼腥草30克、铁树叶30克等。补气健肺，化痰湿，佐以抗癌。每日1剂，分次饮服。一般以饭后服用为宜，空腹服之也可。随症加减：如见有怕冷，四肢不温，夜间多尿，腰酸肢软，舌质淡，脉沉细而迟等肾阳衰微，命火不足症状者，宜酌加淫羊藿9克、补骨脂12克、巴戟肉12克或附子9克、肉桂3克、鹿角片9克等以温补肾阳。临床观察：高令山报道用本方加减出入合斑蝥烧鸡蛋治疗1例肺癌患者，经5个月服药，局部病灶稳定，未见转移。生存4年余，因其他疾病死亡。[4]

(22) 肺癌方39　党参、白术、茯苓、陈皮、半夏、山海螺、鱼腥草、白花蛇舌草、石打穿、龙葵、生薏苡仁、白扁豆、半枝莲、紫菀、款冬花、焦山楂、焦六曲、补骨脂。〔见188页25. 上海龙华医院分5型(3)〕

4. 气滞血瘀型　症见胸痛或胸闷不舒，咳嗽不畅，咳痰不爽，痰中夹有瘀血块，大便秘结，唇甲紫暗，甚则肌肤甲错，皮肤浅静脉怒张暴露。舌质紫黯或有淤点，苔薄腻或薄黄腻，脉弦或细涩。治宜活血化瘀、理气止痛、攻毒祛邪。

(1) 肺癌方40　桃仁10克、王不留行（包煎）10克、丹参10克、莪术10克、露蜂房10克、八月札10克、郁金6克、全瓜蒌10克、夏枯草10克、生牡蛎（打碎先煎）30克、海藻10克、昆布10克、山豆根10克、石见穿30克、白花蛇舌草15克、山慈菇10克、谷芽10克、麦芽10克、鸡内金10克。[5]

(2) 肺癌方41　党参12克、赤芍9克、茯苓12克、桂枝4.5克、全瓜蒌12克、生地黄9克、麦冬9克、怀山药12克、白术9克、半枝莲30克、白花蛇舌草30克、炙甘草4.5克、柴胡9克、白芍9克、当归9克。宣畅气血，活血散结。适用于气滞

① 陈熠. 肿瘤中医证治精要[M]. 上海：上海科学技术出版社，2007：191 - 201.
② 陈华良. 周岱翰教授治肺癌临证精粹[J]. 天津中医药，2005，22(2)：101 - 103.
③ 顾振东，等. 支气管肺癌68例临床分析[J]. 山东中医学院学报，1983，7(2)：8.
④ 高令山. 肺癌的临床分型及用药方法[J]. 上海中医药杂志，1979(3)：21.
⑤ 徐力，鹿竞文. 抗癌验方100种[M]. 北京：人民卫生出版社，2014：6.

血瘀型肺癌。①

（3）肺癌方42　桃仁10克、红花10克、当归10克、赤芍10克、生地黄10克、郁金15克、丹参15克、三棱10克、莪术10克、枳实10克、露蜂房10克、瓜蒌30克、八月札20克、白花蛇舌草30克、石见穿30克、甘草5克。随症加减：痰血多者，加三七粉（冲服）、蒲黄炭、茜草根、仙鹤草；瘰疬难消者，加黄药子、山慈菇、生牡蛎（先煎）、夏枯草、猫爪草；低热者，加银柴胡、青蒿、地骨皮。每日1剂，水煎，分2次服用。理气行滞，活血化瘀。②

（4）肺癌方43　当归尾15克、赤芍10克、桃仁10克、红花10克、金银花20克、夏枯草15克、龙葵30克、刘寄奴10克、延胡索10克。每日1剂，水煎，分2次服用。化瘀解毒。适用于瘀毒型肺癌。③

（5）肺癌方44　当归10克、生地黄15克、赤芍10克、桃仁10克、红花10克、桔梗10克、枳壳10克、浙贝母10克、怀牛膝10克、地龙10克、全蝎10克、三七（冲服）1克。随症加减：咳甚痰白清稀者，加清半夏、薏苡仁、制南星；痰黄稠者，加芦根、瓜蒌、胆南星。每日1剂，水煎，分2次服用。理气行血，通络止痛。④

（6）肺癌方45　八月札30克、石见穿30克、全瓜蒌30克、丹参15克、王不留行15克、降香10克、三棱10克、莪术10克、柴胡10克、郁金10克、炮甲片（先煎）10克、露蜂房10克、桃仁10克。随症加减：胸胁或周身痛甚者，酌加当归、桂枝；咯血者，加牡丹皮、茜草。每日1剂，水煎，分2次服用。理气化瘀，软坚解毒。⑤

（7）肺癌方46　生石膏30克、鱼腥草20克、赤芍15克、丹参20克、生地黄15克、甘草10克、野荞麦根30克。每日1剂，水煎，分2次服用。清肺养阴，活血祛毒。适用于肺癌阴伤、血瘀。⑥

（8）莪术红花汤　丹参9克、三棱12克、莪术12克、王不留行15克、赤芍9克、川芎9克、红花9克、郁金12克、生黄芪12克、青皮9克、白花蛇舌草30克、鱼腥草30克、铁树叶30克。随症加减：痰血量多而色鲜红者，属热伤血络，则应改用生地黄30克、白茅根30克、焦栀子15克、大蓟炭15克、小蓟炭15克、牡丹皮炭12克、北沙参12克、麦冬12克、川贝母9克、百合15克、黛蛤散30克；血仍不止者，加参三七粉3克或云南白药2克。每日1～2次。⑦

（9）桃红散结汤　生地黄、桃仁、红花、枳壳、柴胡、桔梗、紫菀、白茅根、丹参、瓜蒌、陈皮、延胡索、海藻、昆布、半枝莲、白花蛇舌草、焦三仙。临床观察：谭氏等用本方结合化疗治疗12例中、晚期肺癌，有效9例，有效率75％。⑧

（10）棱莪黛蛤汤　三棱、莪术、王不留行、海藻、黛蛤散或加大黄䗪虫丸。临床观察：上海药物研究所和胸科医院用本方治疗46例中、晚期肺癌。诊断为中央型24例，周围型18例，不定型4例。治疗后经X线片复查，总有效率为41.3％，其中显效7例，有效12例，稳定5例。有效病例中，鳞癌8例，腺癌3例，未分化癌3例，不定型5例。⑨

（11）棱莪二子汤　三棱、莪术、王不留行、桃仁、丹参、海藻、大黄䗪虫丸、黛蛤散。随证加减石见穿、羊蹄根、泽兰等。临床观察：沈氏用本方治疗中、晚期肺癌62例，其中Ⅱ期4例，Ⅲ期30例，Ⅳ期23例。结果：显效4例，有效34例，总有效率为61.3％；生存1年以上13例，2年以上2例，3年以上2例；以鳞癌疗效较好，腺癌次之。⑩

① 石书芳，等.陈熠运用调神解郁法治疗肺癌的临床经验[J].上海中医药杂志，2009，43（3）：3.
② 花宝金，等.名中医经方时方治肿瘤[M].北京：中国中医药出版社，2008：63－75.
③ 同上.
④ 同上.
⑤ 同上.
⑥ 同上.
⑦ 陈熠.肿瘤中医证治精要[M].上海：上海科学技术出版社，2007：191－201.
⑧ 同上.
⑨ 同上.
⑩ 同上.

（12）黄芪当归汤 黄芪、当归、丹参、莪术、全瓜蒌、五灵脂、山豆根、七叶一枝花、陈皮、枳壳、延胡索。随症加减：咳血，加白及、仙鹤草、大蓟、小蓟、三七等；胸痛，加失笑散、全蝎、蜈蚣、乳香、没药等。①

（13）夏枯海昆汤 夏枯草、海藻、昆布、莪术、桃仁、王不留行、露蜂房、丹参、三棱、八月札、生鳖甲、皂角刺、全瓜蒌、石见穿、白花蛇舌草、铁树叶、山豆根、牡蛎。②

（14）肺抑瘤合剂加减方4 太子参30克、黄芪18克、白术12克、茯苓15克、麦冬20克、白花蛇舌草30克、半枝莲30克、浙贝母15克、女贞子24克、全蝎6克、蜈蚣（研末冲服）2条、水蛭（研末冲服）6克、蒲公英30克、七叶一枝花12克、薏苡仁30克、甘草6克、红花12克、桃仁12克。〔见184页15.郑翠娥等分5型(4)〕

（15）肺癌方47 藤梨根30克、白花蛇舌草30克、猫人参20克、半边莲30克、薏苡仁30克、郁金12克、炒枳壳15克、竹沥半夏12克、黛蛤散（布包）24克、炙紫菀12克、延胡索15克、桃仁12克、瓜蒌18克、冬瓜子15克、桔梗6克、鱼腥草30克、紫苏子10克、生甘草3克。理气化痰，祛瘀蠲毒。适用于气滞血瘀型肺癌。③

（16）顾振东经验方4 沙参24克、麦冬20～30克、黄芪30～45克、太子参30克、七叶一枝花20～30克、女贞子20～30克、桔梗10～15克、浙贝母20克、白术12～15克、白花蛇舌草30～45克、瓜蒌20～30克、当归15克、赤芍20克、红花10～15克、延胡索10～15克、全蝎10克、蜈蚣2条。〔见184页16.顾振东分5型(2)〕

（17）化瘀软坚汤 瓜蒌30克、鱼腥草30克、甲片30克、昆布30克、浙贝母30克、莪术30克、没药15克、茜草15克、海浮石15克、炙枇杷叶15克、当归20克、露蜂房20克、太子参20克、丹参20克、三七5克。〔见186页20.张书

林等分4型(4)〕

（18）肺癌方48 生地黄、桃仁、红花、枳壳、柴胡、桔梗、紫菀、白茅根、丹参、瓜蒌、陈皮、延胡索、海藻、昆布、半枝莲、白花蛇舌草、焦山楂、焦神曲、焦麦芽。〔见187页22.谭微分4型(4)〕

（19）肺癌方49 黄芪、当归、丹参、莪术、全瓜蒌、五灵脂、山豆根、七叶一枝花、陈皮、枳壳、延胡索等。每日1剂，分次饮服。活血化瘀，理气止痛。适用于支气管肺癌之气滞血瘀型。④

（20）肺癌方50 丹参12克、南沙参12克、北沙参12克、前胡12克、栀子15克、莪术15克、王不留行15克、百合15克、生地黄15克、天冬9克、麦冬9克、陈皮9克、白花蛇舌草30克、鱼腥草30克。随症加减。每日1剂，水煎2次，分2次服。临床观察：治疗气滞血瘀型肺癌1例，服药2个月，治疗前后拍片比较，见左肺肿瘤缩小1/2以上。出院后在门诊进行纯中医治疗，复查情况良好，症状继续减轻，食欲增加，体重增加，舌苔瘀血征象消失。临床观察可见，凡属本型的患者，病情往往较重，一般当患者出现胸腔积液或上腔静脉压迫征象时多有此型表现。由他型转为气滞血瘀型时，提示病情有所发展并转重，由气滞血瘀型转他型时，则提示病情在逐步好转，故可作为临床观察病情进展或好转的先兆标志，是有一定意义的。⑤

（21）肺癌方51 夏枯草、海藻、昆布、桃仁、王不留行、露蜂房、丹参、三棱、莪术、八月札、生鳖甲、皂角刺、全瓜蒌、石见穿、白花蛇舌草、铁树叶、山豆根、生牡蛎。〔见188页25.上海龙华医院分为五型(5)〕

5.阴阳两虚型 症见咳嗽气急，动则喘促，腰膝酸软，畏寒肢冷，苔薄白，舌质淡红，脉沉细。治宜滋阴填精、温阳益肾、消肿散结。

（1）二仙铁树汤 仙茅、淫羊藿、肉苁蓉、锁阳、黄精、天冬、北沙参、山豆根、赤芍、王不留行、

---

① 陈熠.肿瘤中医证治精要[M].上海：上海科学技术出版社，2007：191-201.
② 同上.
③ 周兴兆.唐福安论肺癌证治[J].浙江中医学院学报，2000，24(2)：45.
④ 顾振东，等.支气管肺癌68例临床分析[J].山东中医学院学报，1983，7(2)：8.
⑤ 高令山.肺癌的临床分型及用药方法[J].上海中医药杂志，1979(3)：21.

莪术、三棱、夏枯草、牡蛎、石上柏、石见穿、铁树叶、芙蓉叶。①

（2）附子二冬汤　制附片 120 克、王不留行 30 克、天冬 15 克、麦冬 15 克、阿胶 12 克、莪术 12 克。复方三生针配合治疗。喻氏认为阳虚是肺癌正虚的关键，直接与邪实的产生和发展有关。肺癌之实，除瘀血内结外，还与痰浊有关，而痰为阴邪。因此，阳虚导致阴盛，阴盛则寒，是肺癌邪实产生和加重的主要内因。本方温阳散寒、养阴益气、化痰通瘀、解毒散结，它针对肺癌阳虚邪实的病机而设，故能取得一定的疗效。②

（3）肺癌方 52　南沙参、北沙参、天冬、麦冬、玄参、百合、生地黄、鳖甲、补骨脂、淫羊藿、肉苁蓉、菟丝子、锁阳、薜荔果等，酌情配伍软坚解毒药：夏枯草、海藻、瓜蒌皮、生南星、生牡蛎、石上柏、石见穿、白花蛇舌草、半枝莲。〔见 185 页 17. 刘嘉湘等分 5 型（5）〕

（4）肺癌方 53　仙茅、淫羊藿、肉苁蓉、锁阳、黄精、天冬、北沙参、山豆根、赤芍、王不留行、三棱、莪术、夏枯草、生牡蛎、石上柏、石见穿、铁树叶、芙蓉叶。〔见 188 页 25. 上海龙华医院分 5 型（4）〕

6. 肺热痰瘀型　症见咳嗽，痰中带红，口干，纳谷欠馨，大便干结，舌质红，苔薄黄，脉细滑。治宜养阴清肺解毒、祛瘀散结。

（1）肺癌方 54　仙鹤草 15 克、鱼腥草 30 克、猫爪草 30 克、山海螺 30 克、党参 15 克、田七片 10 克、山慈菇 10 克、浙贝母 15 克、天龙 5 克、天冬 15 克、黄芪 30 克、炙甘草 5 克。清肺理气，化痰散结。适用于肺热痰瘀型肺癌。③

（2）肺癌方 55　南沙参 30 克、北沙参 30 克、天冬 15 克、麦冬 15 克、川石斛 15 克、女贞子 10 克、杏仁 9 克、桑白皮 12 克、黄芩 10 克、石上柏 30

克、石见穿 30 克、八月札 15 克、瓜蒌皮 15 克、仙鹤草 30 克、徐长卿 30 克、川牛膝 12 克、肉苁蓉 15 克、枸杞子 15 克、生山楂 10 克、麦芽 30 克、谷芽 30 克、鸡内金 12 克。养阴清肺解毒。适用于热毒内盛型肺癌。④

7. 肺肾两虚型　症见咳嗽少量稀薄白痰，胸闷气短，动则喘促，神疲乏力，腰膝酸软，畏寒肢冷，小便不利，舌淡胖边有齿痕，舌质淡红，苔薄白，脉沉细。治宜补益肺肾、消肿散结。

（1）肺癌方 56　生黄芪 30 克、党参 15 克、炒白术 15 克、熟地黄 10 克、山茱萸 10 克、黄精 15 克、桔梗 10 克、川贝母 10 克、金荞麦 15 克、芦根 30 克、桃仁 8 克、杏仁 10 克、生薏苡仁 15 克、全蝎 5 克、僵蚕 10 克、鼠妇 10 克、炮甲片 10 克、鳖甲 15 克、七叶一枝花 15 克、代赭石 15 克、鸡内金 30 克、生麦芽 30 克、生甘草 10 克。补益肺肾，清热化痰，解毒抗癌。适用于肺肾两虚型肺癌。⑤

（2）肺癌方 57　熟地黄 12 克、山茱萸 15 克、山药 10 克、牡丹皮 10 克、茯苓 12 克、泽泻 12 克、麦冬 12 克、五味子 10 克。每日 1 剂，水煎服，分 2 次服用。补肺益肾，解毒抗癌。⑥

（3）肺癌方 58　党参 15 克、白术 10 克、茯苓 12 克、肉苁蓉 12 克、菟丝子 12 克、补骨脂 12 克、制南星 10 克、淫羊藿 12 克、羊乳根 15 克、露蜂房 20 克、僵蚕 10 克、制附子 6 克。喘甚加炙麻黄、炙款冬花、炙紫菀。每日 1 剂，水煎服，分 2 次服用。益肺补肾，温化痰湿。⑦

（4）肺癌方 59　党参 20 克、黄芪 20 克、白术 15 克、茯苓 15 克、续断 15 克、补骨脂 15 克、淫羊藿 15 克、巴戟天 15 克、肉苁蓉 15 克、制附子 10 克、五味子 10 克、山茱萸 10 克、肉桂（焗服）1.5 克。另取高丽参 6 克、鹿茸 2 克，炖服。益气健脾，温肾壮阳。适用于脾肾两虚型肺癌。⑧

① 陈熠. 肿瘤中医证治精要［M］. 上海：上海科学技术出版社，2007：191－201.
② 同上.
③ 袁昌劲，等. 陈锐深治疗肺癌经验介绍［J］. 湖北中医杂志，2008，30（6）：19－20.
④ 李和根. 刘嘉湘教授以扶正法为主治疗肺癌经验［J］. 四川中医，2005，23（7）：5.
⑤ 何立丽. 孙桂芝治疗肺癌经验［J］. 北京中医药，2009，28（4）：263－264.
⑥ 花宝金，等. 名中医经方时方治肿瘤［M］. 北京：中国中医药出版社，2008：63－75.
⑦ 同上.
⑧ 张瑜，等. 刘伟胜教授治疗肺癌放、化疗后经验介绍［J］. 新中医，2007，39（2）：82.

（5）肺癌方 60　白花蛇舌草、蛇六谷、沙参、党参、麦冬、女贞子、附子、鹿角霜、杏仁、淫羊藿、葶苈子、甘草。〔见 187 页 24. 吴定言等分 4 型(4)〕

8. 肾阳亏虚型　症见面色苍白或晦暗无光泽,常感头晕,神疲懒言,胸闷气短,心慌,咳嗽无力,痰量多,清稀,四肢冰冷,畏寒,腰膝酸软。舌胖大,色淡紫,舌苔薄白,脉沉细缓。治宜滋阴温阳、消肿散结。

（1）肺癌方 61　北沙参 30 克、麦冬 10 克、生地黄 10 克、熟地黄 10 克、淫羊藿 10 克、肉苁蓉 10 克、仙茅 10 克、石见穿 15 克、石上柏 15 克、王不留行(包煎)10 克、薜荔果 10 克、芙蓉叶 10 克、川贝母 6 克、蚕蛹 10 克。①

（2）肺癌方 62　熟地黄 12 克、山茱萸 15 克、肉桂 6 克、山药 20 克、北沙参 15 克、胡桃肉 15 克、五味子 10 克、牛膝 15 克、肉苁蓉 15 克、补骨脂 15 克、陈皮 12 克、七叶一枝花 20 克、白花蛇舌草 20 克、甘草 5 克。随症加减:咯血不止者,加仙鹤草、藕节炭、蒲黄炭;喘息不宁者,加葶苈子、苏子;胸痛不减者,加香附、郁金;阵发虚脱者,加黄芪、红参或西洋参;纳差乏力者,加砂仁、炒麦芽、鸡内金;有癌性胸水者,加龙葵、葶苈子、大枣。每日 1 剂,水煎,分 2 次服用。补肾纳气,佐以解毒。②

（3）肺癌方 63　制附子(先煎 4 小时)12 克、淫羊藿 30 克、仙茅 30 克、补骨脂 15 克、党参 15 克、黄精 15 克、山药 15 克、全瓜蒌 20 克、法半夏 12 克、杏仁 12 克、茯苓 15 克、白术 15 克、莪术 15 克、王不留行 30 克、黄芪 15 克。每日 1 剂,水煎,分 2 次服用。温阳扶正,化痰散结。③

（4）肺癌方 64　制附片(先煎 4 小时)120 克、阿胶(烊化、冲服)15 克、沙参 30 克、苏子 30 克、王不留行 30 克、天冬 20 克、枇杷叶 15 克、茯苓 15 克、白术 15 克、白芍 15 克、当归 15 克、山药 15 克、丹参 15 克、莪术 15 克、法半夏 12 克。随症加减:咳血,加白茅根、地榆、儿茶、三七粉、白及粉、仙鹤草、花蕊石、侧柏叶、大小蓟炭;咳嗽,加枇杷叶、百部、马兜铃、制南星;活血化瘀,加丹参、炮甲片、乳没、莪术;痛,加止痛丹、颅痛定;气虚,加党参;食欲不振,加谷麦芽、山楂、建曲;并配合肺癌散调蜂蜜水冲服。每日 1 剂,水煎,分次饮服。温补肺肾。适用于原发性肺癌。本方系温化扶正法治疗肺癌的汤剂,具有补肾助阳、温中止痛、活血化瘀、解毒散结的功效。温化组药物温补脾肾,除湿散寒,破癥结,消痛肿,活血止痛,祛邪扶正,有增强体质、抗御外邪的能力。结合临床实验表明,温化扶正法对心肝肾功能无明显损害,使用安全并有明显止痛作用。动物实验证明温化扶正有显著升高血浆皮质酮水平作用,从而说明温化扶正法治疗肺癌在增强体质、延长生存期、稳定病灶等方面均优于非温化组。临床观察:罗本清等报道中医中药治疗原发性肺癌 66 例,分温化组 35 例、非温化组 31 例。温化组辨证用附胶枇杷叶汤、附片干姜汤、乌头桂枝汤、复方三生针注射液;非温化组辨证用苇茎七叶一枝花汤、沙参百合汤。结果:温化组 35 例中,有效 19 例,无效 16 例,有效率 54.28%,生存半年以上者 20 例占 57.14%,生存 1 年半以上 5 例占 14.28%。非温化组 31 例中,有效 8 例,无效 23 例,有效率 25.8%,生存半年以上者 17 例,1 年半以上者 1 例(疗效评定按"上海中医中药治疗肿瘤协作组 1977 年 3 月拟订的评定标准")。④

9. 痰湿蕴肺证　症见咳嗽咳痰,气憋,痰质黏稠,痰白或黄白相间,胸闷胸痛,纳呆便溏,神疲乏力。舌质黯,苔白黄腻或黄厚,脉弦滑。

（1）肺癌方 65　瓜蒌 10 克、薤白 10 克、白术 12 克、茯苓 12 克、陈皮 10 克、法半夏 10 克、薏苡仁 20 克、七叶一枝花 30 克、白花蛇舌草 30 克、甘草 5 克。随症加减:痰多难咯者,加海浮石、鱼腥草、金荞麦、黄芩;胸痛甚者,加郁金、川芎、延胡

① 徐力,鹿竞文. 抗癌验方 100 种[M]. 北京:人民卫生出版社,2014:6.
② 花宝金,等. 名中医经方时方治肿瘤[M]. 北京:中国中医药出版社,2008:63-75.
③ 同上.
④ 罗本清,侯跃东. 温化扶正法治疗原发性肺癌 66 例疗效观察[J]. 重庆医药,1984,13(5):35.

索;神疲纳呆者,加党参、鸡内金。每日 1 剂,水煎,分 2 次服用。行气祛痰,健脾燥湿。[①]

(2)肺癌方 66　制半夏 10 克、制南星 10 克、浙贝母 10 克、苍术 10 克、白术 10 克、茯苓 12 克、生薏苡仁 30 克、桃仁 10 克、杏仁 10 克、葶苈子 10 克、半枝莲 30 克、白花蛇舌草 30 克、龙葵 30 克、猫爪草 30 克、大枣 10 枚。随症加减:痰郁发热者,加金银花、连翘、竹沥、天竺黄;胸腔积液者,加芫花、泽漆、水红花子、商陆、车前草、猪苓等。每日 1 剂,水煎,分 2 次服用。化痰祛浊,解毒清肺。[②]

10.肺脾气虚型　症见咳嗽,痰稀白、易略出,气短懒言,自汗乏力,畏风怕冷,面色苍白,纳少便溏,小便清长,舌淡苔白,脉虚弱。治宜健脾益肺抗癌。

(1)健脾养阴润肺汤　白术 20 克、陈皮 20 克、生薏苡仁 20 克、北沙参 20 克、山药 15 克、砂仁 15 克、瓜蒌 15 克、天冬 15 克、麦冬 15 克、清半夏 10 克、川贝母 10 克、昆布 10 克、阿胶(烊化)10 克、炒麦芽 30 克、炒谷芽 30 克、酒炒大黄 6 克。〔见 186 页 20.张书林等分 4 型(2)〕

(2)肺癌方 67　党参、白术、茯苓、甘草、陈皮、半夏、怀山药、薏苡仁、砂仁、白扁豆、桔梗、紫菀、瓜蒌、白及、白茅根、半枝莲、白花蛇舌草、焦山楂、焦神曲、焦麦芽。〔见 187 页 22.谭微分 4 型(2)〕

(3)六君子汤合补肺汤加味　党参(或红参)、玄参、白术、炙甘草、姜半夏、陈皮、黄芪、炙紫菀、桑白皮、五味子、熟地黄、鱼腥草、半枝莲、白花蛇舌草。〔见 187 页 23.马伯亭分 3 型(3)〕

11.肺阴虚型　症见干咳无痰,或痰黏不易咯出,痰中带血或咯血,口干喜饮,五心烦热,颧红盗汗,午后低热,大便干燥,小便黄,舌体瘦小,质红有裂纹,苔少而燥,脉沉细数。治宜滋阴润肺。

(1)养阴方　南沙参、北沙参、麦冬、天冬、百合。〔见 184 页 14.孙建立等分 3 型(1)〕

(2)肺癌方 68　南沙参、北沙参、天冬、麦冬、

玄参、百合、生地黄、鳖甲等,酌情配伍软坚解毒药:夏枯草、海藻、瓜蒌皮、生南星、生牡蛎、石上柏、石见穿、白花蛇舌草、半枝莲。每日 1 剂,水煎 2 次,分 3 次服,3 个月为 1 个疗程。〔见 185 页 17.刘嘉湘等分 5 型(1)〕

(3)沙参麦冬汤加减　沙参、麦冬、生地黄、山茱萸、百合、知母、鳖甲、贝母、白花蛇舌草、仙鹤草等。〔见 185 页 18.唐文秀等分 4 型(2)〕

12.热毒炽盛型　症见高热,气促,咳嗽,痰黄稠或血痰,胸痛,口苦,口渴欲饮,便秘,尿短赤,舌质红,脉大而数。

(1)肺抑瘤合剂加减方 5　太子参 30 克、黄芪 18 克、白术 12 克、茯苓 15 克、麦冬 20 克、白花蛇舌草 30 克、半枝莲 30 克、浙贝母 15 克、女贞子 24 克、全蝎 6 克、蜈蚣(研末冲服)2 条、水蛭(研末冲服)6 克、蒲公英 30 克、七叶一枝花 12 克、薏苡仁 30 克、甘草 6 克、生地黄 24 克、赤芍 15 克。〔见 184 页 15.郑翠娥等分 5 型(5)〕

(2)顾振东经验方 5　沙参 24 克、麦冬 20～30 克、黄芪 30～45 克、太子参 30 克、七叶一枝花 20～30 克、女贞子 20～30 克、桔梗 10～15 克、浙贝母 20 克、白术 12～15 克、白花蛇舌草 30～45 克、瓜蒌 20～30 克合清瘟败毒饮加减。〔见 185 页 16.顾振东分 5 型(5)〕

13.谷铭三分 3 型

肺癌的基本处方:生百合、黄芪、白参、生地黄、瓜蒌、鱼腥草、山慈菇、白花蛇舌草、浙贝母、七叶一枝花。补虚,化痰,清热解毒,抗肿瘤。根据临床应用随症加减。

(1)肺阴亏损　症见干咳无痰,或少痰,咽干口燥,舌红少苔等。治宜滋阴生津、润肺止咳。随症加减:若干咳无痰,伴有咽喉干痒,声音嘶哑,或放疗期间,酌加沙参、麦冬、天冬、石斛、天花粉、黄精、玄参等,配服各种新鲜水果压榨的果汁。

(2)肺燥伤络　症见咯痰带血,胸背疼痛,舌红苔燥等。治宜清热凉血、滋阴润燥。随症加减:

① 花宝金,等.名中医经方时方治肿瘤[M].北京:中国中医药出版社,2008:63-75.
② 同上.

若咯血,加大方中生百合用量,另加阿胶(烊化)、三七粉(冲服)或云南白药(冲服)。抗癌药常选用山慈菇与白花蛇舌草、半边莲、七叶一枝花等。

(3)痰热壅盛　症见痰多或咯黄黏痰,胸痛气促,舌红苔黄腻等。治宜清肺化痰、清热止咳。随症加减:若咯吐黄痰,加金银花、半枝莲,加大鱼腥草用量;若痰黏不易咯出,加川贝母、苇茎、冬瓜仁。化痰药物以瓜蒌、葶苈子、桔梗三味为主;清热解毒药常选鱼腥草和夏枯草配伍。

(4)肺脾两虚　症见痰多,胸闷气促,倦怠,苔白腻等。治宜健脾益肺、化痰祛湿。随症加减:肺癌晚期出现胸水,多属脾肺两虚,加强补益脾肺,扶正药物以参、芪、百合、生地黄、大枣五味为主;另加用葶苈子、半边莲、卷柏、龙葵等。[①]

14. 孙建立等分3型

孙建立等在对刘嘉湘治疗肺癌的临床经验统计分析的基础上,建立以扶正法为主的辨证治疗肺癌的方案,将肺癌正虚主要分阴虚证、气虚证、气阴两虚证3型:

(1)阴虚证　方用养阴方。〔方药见183页辨证施治11.(1)〕

(2)气虚证　方用益气温阳方(生黄芪、党参、白术、淫羊藿、补骨脂)。

(3)气阴两虚证　方用益气养阴方。〔方药见171页辨证施治2.(2)〕

在正虚辨证的基础上,根据肺癌以痰毒内结为主的病机特点,加解毒散结方(石上柏、石见穿、白花舌蛇草、夏枯草、七叶一枝花、蛇六谷、山慈菇)以清热化痰解毒。临床观察:将97例Ⅲ和Ⅳ期NSCLC住院患者随机分为扶正法辨证＋化疗组(综合组)和单纯化疗组(化疗组),综合组49例,化疗组48例,观察瘤灶变化、症状、Karnofsky评分、体重、生活质量(采用肺癌患者生存质量测定量表FACT－L中文版V4.0)、不良反应等。结果:综合组CR 1例,PR 3例,SD 30例,CR＋PR＋

SD为85.0%;化疗组PR 2例,SD 23例,CR＋PR＋SD为64.10%,显示综合组治疗后肿瘤稳定率均优于单纯化疗组($P<0.05$);治疗后综合组有明显改善咳嗽、咯痰、气急、神疲乏力、食欲不振等症状($P<0.01$);增加肺癌患者体重和KPS评分,均明显优于化疗组($P<0.05$);同时提高患者的生活质量,以生理状况和功能状况最为明显,不良反应明显低于化疗组。结论:中医扶正法辨证与化疗结合治疗晚期非小细胞肺癌患者能够缩小稳定病灶,改善肺癌患者的症状,提高生活质量。[②]

15. 郑翠娥等分5型

78例中、晚期非小细胞肺癌患者均经病理学和(或)细胞学检查证实,其中:

(1)阴虚内热型　方用肺抑瘤合剂加减方1。〔方药见170页辨证施治1.(14)〕

(2)气阴两虚型　方用肺抑瘤合剂加减方2。〔方药见174页辨证施治2.(23)〕

(3)脾虚痰湿型　方用肺抑瘤合剂加减方3。〔方药见178页辨证施治3.(15)〕

(4)气滞血瘀型　方用肺抑瘤合剂加减方4。〔方药见180页辨证施治4.(14)〕

(5)热毒炽盛型　方用肺抑瘤合剂加减方5。〔方药见183页辨证施治12.(1)〕

全部病例均采用肺抑瘤合剂加减治疗。每日1剂,水煎服。在改善患者症状、提高生存质量、阻止肿块发展等方面取得良好的疗效。[③]

16. 顾振东分5型

顾振东认为治疗肺癌应以益气养阴为主,佐以清热解毒、化痰通瘀,并按照以下五型进行辨证加减:

(1)脾虚痰湿型　方用顾振东经验方3。〔方药见178页辨证施治3.(17)〕

(2)气滞血瘀型症　方用顾振东经验方4。〔方药见180页辨证施治4.(16)〕

(3)阴虚内热型　方用顾振东经验方1。〔方

① 关天宇,等. 谷铭三教授治疗晚期肺癌用药经验[J]. 实用中医内科杂志,2011,25(5):17,19.
② 孙建立,等. 扶正法辨证结合化疗治疗晚期非小细胞肺癌近期疗效和对生活质量影响的临床研究[J]. 辽宁中医杂志,2011,38(6):1039－1041.
③ 郑翠娥,俞晓滢. 肺抑瘤合剂治疗原发性支气管肺癌78例[J]. 山东中医药大学学报,2006,30(1):48－49.

药见 170 页辨证施治 1.(16)〕

（4）气阴两虚型　方用顾振东经验方 2。〔方药见 175 页辨证施治 2.(27)〕

（5）热毒炽盛型　方用顾振东经验方 5。〔方药见 183 页辨证施治 12.(2)〕①

17. 刘嘉湘等分 5 型

（1）阴虚型　方用肺癌方 68。〔方药见 183 页辨证施治 11.(2)〕

（2）气虚型　方用肺癌方 69：人参、黄芪、党参、太子参、白术、茯苓等。

（3）阳虚型　方用肺癌方 70：补骨脂、淫羊藿、肉苁蓉、菟丝子、锁阳、薜荔果等。

（4）气阴两虚型　方用肺癌方 20。〔方药见 175 页辨证施治 2.(28)〕

（5）阴阳两虚型　方用肺癌方 52。〔方药见 181 页辨证施治 5.(3)〕

随症加减：酌情配伍软坚解毒药，夏枯草、海藻、瓜蒌皮、生南星、生牡蛎、石上柏、石见穿、白花蛇舌草、半枝莲。每日 1 剂，水煎 2 次，分 3 次服，3 个月为 1 个疗程。临床选择晚期原发性肺腺癌 304 例，均未经手术或放疗，于住院时随机分为中药与化疗组进行前瞻性治疗观察。中药组 171 例（Ⅲ期 51 例，Ⅳ期 120 例），根据中医辨证分别以滋阴、益气、温阳等扶正为主方药。治疗后 1、2、3 年及 5 年的生存率分别为 60.94％、36.77％、31.86％和 24.22％，生存期中位数为 417 天；化疗组 133 例（Ⅲ期 31 例，Ⅳ期 102 例）用 MOF 方案（VCR＋5－FU＋MTX）化疗后 1、2、3 年的生存率分别为 36.67％、26.79％、24.56％，无 5 年生存病例，生存期中位数为 265 天，两组差异显著。治疗后病灶稳定率中药组为 67.83％，化疗组为 48.12％。治疗后临床症状改善、体重增加及健康状况中药组均优于化疗组。中药组治疗后多项免疫指标均较治前显著提高，化疗组则无明显变化。说明本疗法有提高晚期肺癌的免疫功能的作用。②

18. 唐文秀等分 4 型

（1）肺脾气虚型　症见咳嗽，痰稀白、易咯出，气短懒言，自汗乏力，畏风怕冷，面色苍白，纳少便溏，小便清长，舌淡苔白，脉虚弱。治宜健脾益肺抗癌。方用六君子汤加减。〔方药见 178 页辨证施治 3.(18)〕

（2）肺阴虚型　症见干咳无痰，或痰黏不易咯出，痰中带血或咯血，口干喜饮，五心烦热，颧红盗汗，午后低热，大便干燥，小便黄，舌体瘦小，质红有裂纹，苔少而燥，脉沉细数。治宜滋阴润肺抗癌。方用沙参麦冬汤加减。〔方药见 183 页辨证施治 11.(3)〕

（3）气阴两虚型　症见咳嗽痰少，痰中带血，气短乏力，自汗或盗汗，口干不欲饮，纳食不香，大便偏干，小便黄，舌体胖有齿痕，质红或淡红，苔薄黄或燥，脉沉细弱。治宜益气养阴抗癌。方用生脉散加味。〔方药见 175 页辨证施治 2.(29)〕

（4）痰湿瘀阻型　症见咳嗽痰多，胸闷憋气，纳呆脘痞，大便不成形，舌质黯或有瘀斑，苔腻，脉弦滑或沉涩。治宜化痰消瘀抗癌。方用千金苇茎汤加味：冬瓜仁、薏苡仁、桔梗、芦根、瓜蒌、清半夏、当归尾、赤芍、丹参、龙葵等。

中药组常用解毒抗癌药：七叶一枝花、龙葵、白花蛇舌草、蒲公英、鱼腥草、黄芩、金银花、连翘、紫草根、半枝莲、干蟾皮、铁树叶、藤梨根等。常用中成药：肺瘤平膏，口服，每次 15 克，每日 3 次；抗瘤消炎胶囊或西黄克症胶囊，口服，每次 3 粒，每日 2 次。中药组服药 2 个月为 1 个疗程。临床观察：将住院的晚期原发性非小细胞肺癌 303 例，全部病例均经细胞学及/或病理学检查证实，分为中药治疗组 161 例，化疗组 142 例。对治疗前后的 X 线胸片上的病灶做了对照，中药组进展 15 例（9.3％），化疗组进展 29 例（20.4％），两组间差异显著（P＜0.01）。结果肺瘤平组平均生存期 15 个月，中位数为 11 个月；而化疗组仅为 7.6 个月和 6 个月。中药组生活质量较化疗组明显增高，两组

①　郑翠娥. 顾振东治疗肺癌经验[J]. 山东中医杂志，1996,15(5)：225－226.
②　刘嘉湘，等. 滋阴生津益气温阳法治疗晚期原发性肺腺癌的临床研究[J]. 中医杂志，1995,36(3)：155－158.

之间有显著差异($P<0.01$)。[①]

19. 张绍勋等分为 3 型

（1）肺虚痰热型　症见咳嗽无痰或少痰而痰稠或痰中带血，气短喘促，口干苦，胸翳失眠，盗汗或自汗，低热，便秘，尿黄，舌黯红或嫩红，苔薄，脉细或数。方用百合固金汤加减合用犀黄丸。

（2）痰毒瘀滞型　症见咳嗽、咯痰不畅，胸翳痛背痛，痛有定处，痰中带血或咯血，气促，口干苦，便秘，舌黯红，苔厚腻，脉弦或细。方用千金苇茎汤加犀黄丸。

（3）气阴两虚型　症见咳嗽有痰，痰中带血，气短，纳呆盗汗，口干不思饮，倦怠，舌质黯红，无苔，脉细数。方用生脉散加犀黄丸。

随症加减：如咳嗽痰多，加竹沥水、瓜蒌；咳血，加白及、阿胶（烊化）、云南白药；发热，加白薇；食欲不佳，加神曲、麦芽、山楂；有胸水，加葶苈、牵牛子。以上各型应用方药均每日 1 剂，水煎 2 次，分 2 次服。临床观察：治疗晚期肺癌患者 210 例，显效（症状消失，病灶有所缩小，半年以上不发展）25 例，占 11.9％；有效（症状有所改善，病灶稳定）127 例，占 60.5％；无效 58 例，占 27.6％。[②]

20. 张书林等分 4 型

（1）气阴两虚型　方用益气清金汤。〔方药见 175 页辨证施治 2.(33)〕

（2）脾肺两虚型　方用健脾养阴润肺汤。〔方药见 183 页辨证施治 10.(1)〕

（3）阴虚痰热型　方用二冬保肺汤。〔方药见 170 页辨证施治 1.(18)〕

（4）气滞血瘀型　方用化瘀软坚汤。〔方药见 180 页辨证施治 4.(17)〕

以上各型方药均每日 1 剂，水煎 2 次，分 2 次服。临床观察：治疗晚期肺癌 45 例，显效（症状消失，癌变缩小或稍有发展，存活 5 年以上）11 例，有效（症状好转，癌变发展缓慢，存活 2 年以上）16 例，无效 18 例，有效率占 60％。[③]

21. 张伦等分 4 型

（1）肺郁痰结型　症见咳嗽痰多，胸翳乏力，舌淡黯，苔白或厚腻，脉细或弦。治宜抗癌解毒、宣肺止咳、化痰散结。方用张伦经验方 2：浙贝母 9 克、生半夏 15 克、鱼腥草 30 克、仙鹤草 30 克、猫爪草 30 克、七叶一枝花 30 克、山海螺 30 克、天冬 20 克、葶苈子 12 克，合异功散或六君子汤加减。

（2）肺虚痰热型　症见咳嗽无痰或少痰而痰稠或痰中带血，气短喘促，口干苦，胸翳失眠，盗汗或自汗，低热，便秘溲黄，舌黯红或嫩红，苔薄，脉细或数。治宜抗癌解毒、清热润肺、化痰止咳。方用张伦经验方 3：浙贝母 9 克、生半夏 15 克、鱼腥草 30 克、仙鹤草 30 克、猫爪草 30 克、山海螺 30 克、七叶一枝花 30 克、天冬 20 克、葶苈子 12 克，合泻白散、百合固金汤加减。

（3）痰毒瘀滞型　症见咳嗽，咯痰不易，胸翳痛背痛，痛有定处，痰中带血或咯血，气促，口干苦便秘，舌黯红，苔厚腻，脉弦或细。治宜抗癌解毒、化瘀宽胸、豁痰散结。方用张伦经验方 4：浙贝母 9 克、生半夏 15 克、鱼腥草 30 克、仙鹤草 30 克、猫爪草 30 克、七叶一枝花 30 克、山海螺 30 克、天冬 20 克、葶苈子 12 克，合千金苇茎汤加减。

（4）气阴两虚型　症见咳嗽少痰，痰中带血或咯血，气短喘促，倦怠纳呆，自汗或盗汗，口干不多饮，舌黯红，苔薄，脉弱或细沉数。治宜抗癌解毒、益气养阴、祛痰散结。方用张伦经验方 1。〔方药见 176 页辨证施治 2.(36)〕

随症加减：咳嗽气促，酌加飞天蠄蟧、白果仁、海蛤壳、桔梗、百部、北杏仁、马兜铃；咯血，酌加侧柏叶、白及、诃子、墨旱莲；胸痛剧，酌加熊胆、田三七、郁金、延胡索、七叶莲、枳壳；高热不退，酌加羚羊角、生石膏、板蓝根、牡丹皮。每日 1 剂，水煎 2 次，分 2 次服。此外，部分患者还并用五虫散（蜈蚣 20 克、全蝎 30 克、干蟾皮 30 克、水蛭 20 克、天

① 唐文秀，等. 中医药治疗晚期原发性非小细胞肺癌临床观察[J]. 1994,35(5)：283－285.
② 张绍勋，等. 中医治疗肺癌 210 例疗效观察[J]. 天津中医,1989(4)：8.
③ 张书林，等. 辨证治疗晚期肺癌 45 例[J]. 陕西中医杂志,1988,9(12)：536－538.

龙 30 克等烤干研末分 7 天服）。临床观察：治疗原发性支气管肺癌 32 例，显效（主症消失，病灶缩小一半以上，连续观察 6 个月，不再发展）2 例，有效（主症有改善，病灶缩小或基本稳定 3 个月以上，或病灶缩小维持 1 个月以上）16 例，无效 14 例。[1]

22. 谭微分 4 型

（1）阴虚内热型　方用肺癌方 3。〔方药见 170 页辨证施治 1.(19)〕

（2）肺脾两虚型　方用肺癌方 67。〔方药见 183 页辨证施治 10.(2)〕

（3）气阴两虚型　方用谭微气阴两虚型肺癌方 24。〔方药见 176 页辨证施治 2.(37)〕

（4）气滞血瘀型　方用肺癌方 48。〔方药见 180 页辨证施治 4.(18)〕

以上各型用药均每日 1 剂，水煎 2 次，分 2～3 次服。另予西药化疗：鳞癌用 COMF 方案（VCR 1 毫克，第 1 天静注；CTX 800 毫克，第 2 天静注；MTX 20 毫克，第 2 天静注；5 - FU 500 毫克，第 2 天静注，4～6 周为 1 个疗程）；未分化癌用 COM 方案（VCR 1 毫克，第 1 天静注；CTX 800 毫克，第 2 天静注；MTX 20 毫克，第 2 天静注，4～6 周为 1 个疗程）；腺癌用 MFU 方案（VCR 1 毫克，第 1 天静注；MMC 4～6 毫克，第 2 天静注，5 - FU 500 毫克，第 2 天静注，4～6 周为 1 个疗程）。临床观察：治疗支气管肺癌 70 例，经用药治疗后，有效者 52 例，无效 18 例，有效率 74.2％。70 例中未分化癌 34 例，有效 26 例，有效率 79.4％；鳞癌 30 例，有效 25 例，有效率 83.3％；腺癌 6 例，有效 1 例，有效率 16％。70 例中 II 期 22 例，有效 20 例，有效率 90％；III 期 28 例，有效 19 例，有效率 67.8％；IV 期 20 例，有效 13 例，有效率 65％。70 例中阴虚内热型 24 例，有效 21 例，有效率 87.5％；肺脾两虚型 20 例，有效 13 例，有效率为 65％；气阴两虚型 14 例，有效 9 例，有效率 64.2％；气滞血瘀型 12 例，有效 9 例，有效率 75％。

生存期：70 例中鳞癌 57 个月；未分化癌 19 个月；腺癌 16 个月。77％病例均于 18 个月内死亡。[2]

23. 马伯亭分 3 型

（1）阴虚内热型　方用百合固金汤加味。〔方药见 171 页辨证施治 1.(21)〕

（2）气阴两虚型　方用生脉散合补肺汤加味。〔方药见 176 页辨证施治 2.(39)〕

（3）脾肺两虚型　方用六君子汤合补肺汤加味。〔方药见 183 页辨证施治 10.(3)〕

每日 1 剂，水煎 2 次，分 2 次服。随症加减：若感冒发热、咳嗽，则合麻杏石甘汤；痰血，加白茅根、白及、三七粉；肾虚，加女贞子、墨旱莲；肝风，加天麻、钩藤、石决明、蜈蚣、全蝎；胸痛，加丹参、赤芍；胸水，加葶苈子、大枣。临床观察：治疗原发性肺癌证属阴虚内热、气阴两虚、脾肺两虚等三型的患者共 50 例，有效 25 例，无效 25 例，总有效率为 50％。[3]

24. 吴定言等分 4 型

（1）阴虚肺热型　症见咳嗽或呛咳，痰少而稠，色黄或痰中带血，咳吐不畅，胸痛口干，心烦或心悸，失眠梦多，或发热，大便干结，脉弦细，舌红，苔微黄。治宜滋阴清肺、解毒散结。方用肺癌方 5。〔方药见 171 页辨证施治 1.(22)〕

（2）肝火犯肺型　症见咳嗽气逆，干咳，咯血，口苦咽干，急躁易怒，颧赤，胸肋疼痛，脉弦，苔黄等。治宜疏肝理肺、解毒滋阴。方用肺癌方 71：白花蛇舌草、八月札、丹参、白芍、郁金、黄芩、沙参、麦冬、仙鹤草、太子参、杏仁。

（3）脾虚痰湿型　症见咳嗽痰多，胸闷腹胀，倦怠思睡，肢软乏力，少气懒言，面色㿠白，大便稀，脉滑或缓，舌胖质淡，苔白腻或黄腻。治宜健脾利湿、解毒化痰。方用肺癌方 37。〔方药见 178 页辨证施治 3.(20)〕

（4）肺肾两虚型　症见咳嗽，少量稀薄白痰，胸闷气短，形寒肢冷，小便不利，动则气喘，腰痛，脉沉细，舌质淡，舌边有齿印，苔薄白。治宜温肾

① 张伦，等. 肺癌二三七例的辨证论治〔J〕. 新中医，1985，17(12)：24－27.
② 谭微，等. 支气管肺癌的中西医结合疗效观察〔J〕. 黑龙江中医药，1984(4)：33－34.
③ 马伯亭，等. 中医对原发性肺癌的分型和治疗〔J〕. 中医药学报，1981(4)：44.

养肺、解毒散结活络。方用肺癌方 60。〔方药见 182 页辨证施治 7.(5)〕

每日 1 剂，水煎 2 次，分 2 次服。临床观察：治疗晚期肺癌 36 例，经服药后其中咳嗽 12 例缓解，19 例进步，4 例无效。28 例咯血，7 例咯血消失，17 例减轻，4 例无效。8 例发热，服药后热均退。29 例胸痛，服药 8 例胸痛消失，18 例进步，3 例无效。生存时间 1 组平均生存 9.82 个月，另 1 组平均生存 24 个月。脾虚痰湿型及肺阴虚型疗效较好，肺肾两虚型疗效差。①

25. 上海龙华医院分 5 型

（1）阴虚内热型　症见咳嗽，无痰或少痰，或泡沫黏痰，或痰黄难咯、痰中带血，气急，胸痛，心烦，失眠，口干，便秘，发热，脉细或数，舌质红，苔薄。治宜养阴清肺、解毒散结。方用肺癌方 7。〔方药见 171 页辨证施治 1.(24)〕

（2）气阴两虚型　症见咳嗽少痰，咳声低弱，痰中带血，气短，神疲乏力，面色㿠白，恶风，自汗或盗汗，纳少，口干不多饮，脉细弱，苔薄，质淡红。治宜益气养阴、清热解毒。方用肺癌方 26。〔方药见 176 页辨证施治 2.(40)〕

（3）脾虚痰湿型　症见咳嗽痰多，懒言气短，胸闷纳呆，神疲乏力，面色㿠白，或有浮肿，大便溏薄，舌质淡胖，苔白腻，脉濡缓或濡滑。治宜益气健脾、解毒消肿。方用肺癌方 39。〔方药见 178 页辨证施治 3.(22)〕

（4）阴阳两虚型　症见咳嗽，气急，动则喘促，胸闷，面色㿠白，腰膝疲软，神疲乏力，畏寒肢冷，脉沉细，舌质淡红，苔薄白。治宜温肾养阴、消肿散结。方用肺癌方 53。〔方药见 181 页辨证施治 5.(4)〕

（5）气滞血瘀型　症见咳嗽不畅，痰中带血，气急，胸胁胀痛，或大便干结，失眠（包括上腔静脉压迫综合征），唇舌黯或舌有瘀点。治宜理气化瘀、消肿解毒。方用肺癌方 51。〔方药见 180 页辨证施治 4.(21)〕

每日 1 剂，水煎 2 次，分 2～3 次服。随症加减：咳嗽，加前胡、杏仁、浙贝母、川贝母、紫菀、款冬花、炙马兜铃；痰多，加生南星、生半夏、白前、白芥子、礞石；黄痰，加桑白皮、黄芩、金荞麦、海浮石、海蛤壳、淡竹沥；痰血或咯血，加黛蛤散、白及、牡丹皮、藕节炭、血见愁、血余炭、生地榆、花蕊石、芦根、参三七；喘咳，加炙苏子、佛耳草、棉花根、蚕蛹、黑锡丹；胸痛，加望江南、徐长卿、延胡索、失笑散（蒲黄、五灵脂）、全蝎、蜈蚣；胸水，加葶苈子、龙葵、薏苡仁根、控涎丹；低热，加银柴胡、青蒿、地骨皮、竹叶；高热，加生石膏、寒水石、鸭跖草、金银花、牛黄。此外，在以上辨证施治的基础上，根据病情，选用滋阴生津、清热解毒、消肿散结的各种制剂。① 天龙片：每片含天龙 0.3 克，每日服 3 次，每次 5 片；② 山豆根片：由山豆根浸膏制片，每片含生药 3 克，每日服 3 次，每次 3～5 片；③ 滋阴一号：由石斛、天冬、麦冬、鳖甲、北沙参各 1 000 克，制成 1 250 支 2 毫升安瓿的注射液，供肌肉注射；④ 清热解毒一号：由黄芩、红藤、苦参、芙蓉叶、败酱草各 1 000 克，制成 1 250 支 2 毫升安瓿的注射液，供肌肉注射；⑤ 苦参注射液：由苦参制成 1 毫升含生药 3 克的 2 毫升注射液，供肌肉注射。临床观察：治疗支气管肺癌 200 例，根据上海市中医药治疗恶性肿瘤疗效标准试行草案进行评定，显效 6 例（鳞癌、腺癌各 2 例，分化癌、未分型各 1 例），有效 97 例（鳞癌 53 例，腺癌 19 例，未分化癌 7 例，未分型 18 例），无效 97 例（鳞癌 40 例，腺癌 22 例，未分化癌 14 例，未分型 21 例），总有效率为 51.5%。治疗后生存期 1 年以上计 74 例占 37%，存活 2 年以上为 18 例，3 年以上 6 例，1 例存活 9 年。②

经　验　方

一、一般方（未明确是否与其他治疗合用方）

1. 芪玉三龙汤　黄芪 30 克、玉竹 10 克、莪术

---

① 吴定言，等. 晚期肺癌 36 例辨证论治疗效初步分析[J]. 湖北中医杂志，1981(6)：38 - 39.
② 上海中医学院附属龙华医院. 中医辨证治疗支气管肺癌 200 例疗效观察[J]. 新医药学杂志，1977(10)：20 - 24.

10 克、天龙 6 克、地龙 6 克、泽漆 6 克、川贝母 6 克、龙葵 20 克、白花蛇舌草 20 克、薏苡仁 20 克。每日 1 剂，分 2 次口服。治疗 2 月为 1 个周期。童佳兵等选择 NSCLC 患者 31 例，在常规治疗的基础上予以芪玉三龙汤口服及对症治疗，结果发现中晚期非小细胞肺癌患者中医辨证分型中以阴虚热毒型、气虚痰湿型较多，且随着患者患病时间的延长，气阴两虚型所占比重不断增加，芪玉三龙汤对该证型的治疗有效率和生存质量提高存在优势。卡氏评分越高者临床疗效越好。治疗后，患者临床症状改善明显，生存时间延长，且与芪玉三龙汤干预时间呈正相关。[1]

2. 肺复康方　百合 20 克、赤芍 30 克、丹参 30 克、麦冬 15 克、桑白皮 30 克、瓜壳 20 克、黄芩 15 克、七叶一枝花 20 克、半枝莲 20 克、臭牡丹皮 20 克、黄芪 30 克、白术 20 克、陈皮 12 克、谷芽 20 克、麦芽 20 克、炮姜 12 克、藿香 15 克、神曲 20 克。每日 1 剂，水煎服，分早晚 2 次服，每次 200 毫升，连续服用 1 个月为 1 个疗程，至少 2 个疗程。适用于气阴亏虚证、瘀毒内结证为主的非小细胞肺癌，具有益气养阴、解毒散结之功。其中黄芪、百合、麦冬益气养阴润肺；黄芩、七叶一枝花、半枝莲、臭牡丹皮、桑白皮、瓜蒌皮清肺解毒化痰；赤芍、丹参凉血活血化瘀；白术、陈皮、谷麦芽、鸡内金、炮姜健脾和胃益气。组方原则扶正祛邪并重，益气养阴肺脾兼顾。湖南省肿瘤医院王云启等选入 60 例中晚期非小细胞肺癌患者随机分为治疗组和对照组各 30 例。治疗组给予中药肺复康方治疗，对照组随访观察，对照统计两组半年、1 年、2 年生存率、中位生存期（MST）及原发病灶疗效。结果：治疗组的半年、1 年、2 年的生存率分别为 63.33%、26.67%、6.67%，中位生存期为（6.000±0.782）个月；对照组的半年、1 年、2 年生存率分别为 36.67%、10.00%、3.33%，中位生存期为（3.000±0.911）个月，治疗组的中位生存期较对照组延长了 3 个月。两组生存曲线比较，差异有

统计学意义（P<0.05）。两组原发病灶的瘤体有效率和疾病控制率比较，治疗组分别是 23.33%、83.33%，对照组是 6.67%、30.00%，两组比较差异有显著性意义（P<0.05），治疗组优于对照组。结论：中药肺复康方治疗中晚期非小细胞肺癌可显著延长患者生存期，提高远期生存率，并且有效抑制瘤体增长。[2] 章慧等回顾性分析一线化疗后进入维持治疗的 60 例 NSCLC 患者的资料，将其分为治疗组和对照组各 30 例。2 组患者均给予最佳对症支持治疗。治疗组配合肺复康方治疗，对照组配合西药多西他赛静脉滴注。结果：治疗组在延长 OS（患者开始治疗直至证实失访的时间或死亡的时间）、MST，提高 0.5、1.0、1.5、2.0 年生存率方面与对照组相当，差异无统计学意义（P>0.05）；中医证候疗效总有效率治疗组为 50.00%，对照组为 13.33%，组间比较，差异有统计学意义（P<0.05）；在延长 PFS（患者治疗开始直至影像学证实疾病出现进展的时间）、维持 KPS 评分方面治疗组优于对照组，两两比较，差异有统计学意义（P<0.05）。结论：肺复康方维持治疗是一种不良反应小、经济适用的替代单药化疗和靶向维持治疗中晚期肺鳞癌的好方法。[3]

3. 刘嘉湘防治肺癌术后复发转移专利方（3方）

本发明配方是由 3 个配方（养阴颗粒、益气颗粒和软坚解毒颗粒）组合而成，并由前述三个配方组合成四种防治肺癌术后复发转移的中药复方制剂，其中：养阴颗粒由南沙参、北沙参、天冬、麦冬、百合、女贞子组成；益气颗粒由生黄芪、党参、白术、茯苓、淫羊藿、葫芦巴、补骨脂组成；软坚解毒颗粒由夏枯草、生南星、蛇六谷、山慈菇、海藻、瓜蒌皮、猫爪草、泽漆、石上柏、石见穿、七叶一枝花、生牡蛎、大枣组成。对于肺癌术后普通患者给予软坚解毒颗粒；对于肺癌术后气虚证患者给予益气颗粒＋软坚解毒颗粒；对于肺癌术后阴虚证患者，给予养阴颗粒＋软坚解毒颗粒，对于肺癌术后气阴两虚证患者，给予气虚颗粒＋养阴颗粒＋

① 童佳兵，等．芪玉三龙汤治疗中晚期非小细胞肺癌临床观察［J］．新中医，2018,50(4)：146-150.
② 王云启，等．肺复康方治疗中晚期非小细胞肺癌 30 例［J］．辽宁中医杂志，2015,42(1)：108-110.
③ 章慧，等．肺复康方维持治疗对中晚期肺鳞癌患者生存期及生活质量影响的研究［J］．湖南中医杂志，2017,33(7)：51-53.

软坚解毒颗粒。上述不同证型选用相应药物，每日1剂，口服，分2次温服。①

4. 刘嘉湘防治肺癌的中药组合物专利

各原料药的重量份分别为夏枯草1～5份、海藻1～10份、牡蛎1～10份、天南星1～10份、猫爪草1～10份、海芋1～10份、泽漆1～10份、瓜蒌皮1～10份、苦参1～4份。按常规的中药制剂制备方法制成合剂、胶囊剂、颗粒剂、片剂或口服液制剂。软坚散结，并清热、温寒、化痰，寒热并用，共凑祛热、寒湿、痰饮之邪之功，祛除体内的邪气，达到邪去正复的目的。泽漆和瓜蒌皮合用，共凑清热祛邪、化痰利气之功，对于肺癌能起到很好的治疗肿瘤和改善症状作用。且成本低廉，不良反应小，易于推广。②

5. 程海波抗肺癌活性的中药组合物专利

各原料药的重量份分别为北沙参12～36份、麦冬10～30份、白花蛇舌草20～60份、山慈菇15～45份、猫爪草15～45份、炒蒲黄10～30份。将各原料药的提取物和药学上可接受的载体制备成口服液、颗粒剂、胶囊剂或片剂剂型的药物。经药理实验和临床实验表明，本发明提供的具有抗肺癌活性的中药组合物，配比科学合理，具有抗癌解毒、化痰祛瘀、益气养阴等功效，对肺癌细胞具有强的杀灭作用，并可促进肿瘤坏死因子的产生，提高肿瘤患者免疫力，且安全性高，不良反应低。③

6. 复肺方（蒋益兰经验方） 明党参15克（偏热象者，选用西洋参、太子参、生晒参、沙参）、黄芪30克、白术15克、茯苓15克、法半夏9克、灵芝15克、桔梗10克、白花蛇舌草20克、臭牡丹皮20克、甘草6克、枸杞子10克、淫羊藿10克、百合30克、麦冬15克、南沙参15克。随症加减：咳重者，加川贝母、炙枇杷叶；痰不利者，重用全瓜蒌；咯血重者，加白及、藕节、仙鹤草、侧柏叶炭、生地黄炭；

声音嘶哑者，加木蝴蝶、川芎、玄参、蝉蜕；胸痛不止者，加制乳香、没药、瓜蒌皮、橘络、延胡索、三七；自汗短气者，加人参、五味子、炙黄芪；吐酸者，加海螵蛸；便溏者，加藿香、砂仁、吴茱萸、山药、薏苡仁；便秘甚者，加大黄、火麻仁、肉苁蓉等；失眠者，加夜交藤、合欢皮、酸枣仁；纳呆者，加鸡内金、焦三仙；腰酸痛者，加续断、杜仲、枸杞子。每日1剂，水煎服。健脾益肺，化痰散结。适用于肺癌。④

7. 益气养阴汤（齐元富经验方） 黄芩12克、鱼腥草30克、白芍45克、茜草15克、白花蛇舌草30克、葶苈子15克、麦冬30克、沙参30克、炒莱菔子15克、薤白24克、紫苏梗15克、白前30克、白芷30克、延胡索30克、生甘草15克。每日1剂，水煎服。益气养阴，活血化瘀。适用于肺癌。肺癌多因虚致实，最终气阴两虚，痰瘀互结。脾肺亏虚，运化失司，肺失宣降，气机不利，则出现胸闷、气短、自汗等症状。⑤

8. 肺金生方加减（庞德湘经验方） 泽漆30克、石见穿30克、桂枝6克、黄芩10克、白前10克、制天南星6克、生晒参9克、炙甘草10克、浙贝母10克、牡蛎30克、瓜蒌15克、薤白10克、桔梗12克、苦杏仁10克、桑白皮12克、厚朴10克、露蜂房15克、红豆杉8克、天龙2条、焦三仙各20克、生姜3片。每日1剂，水煎服。利湿化痰散结，扶正祛瘀攻毒。适用于肺癌。⑥

9. 史兰陵经验方

肺癌丸：大黄75克、黄芩15克、连翘6克、车前子15克、牛黄3克、羚羊粉1克、麝香0.6克。取药末制成蜜丸，每次6克，每日2次。

经验方：鱼腥草15克、半枝莲15克、羊乳根15克、白英15克、夏枯草15克、生牡蛎30克、王不留行10克、海藻15克。水煎，冲服肺癌丸。适用于肺癌热毒蕴结者。⑦

---

① 刘嘉湘，等. 防治肺癌术后复发转移的中药复方制剂及其制备方法：中国，106511742A[P]. 2017 - 03 - 22.
② 刘嘉湘. 防治肺癌的中药组合物及其用途：中国，105770250A[P]. 2016 - 07 - 20.
③ 程海波，等. 一种具有抗肺癌活性的中药组合物及其制备方法和应用：中国，104840746A[P]. 2015 - 08 - 19.
④ 王容容，蒋益兰，等. 蒋益兰治疗肺癌经验[J]. 湖南中医杂志，2014，30(3)：20 - 22.
⑤ 刘歆，等. 齐元富教授治疗肺癌经验[J]. 中医学报，2014，29(11)：1559 - 1560.
⑥ 郑健，等. 庞德湘运用药对治疗肺癌经验[J]. 中医杂志，2013，54(5)：435 - 437.
⑦ 王伟彪，等. 古今名医临证实录丛书：肿瘤[M]. 北京：中国医药科技出版社，2013：79.

10. 徐荷芬经验方　南沙参 12 克、北沙参 12 克、石斛 12 克、黄芪 12 克、天冬 15 克、麦冬 15 克、仙鹤草 30 克、白花蛇舌草 15 克、金荞麦 20 克、山慈菇 10 克、鱼腥草 20 克、猪苓 15 克、茯苓 15 克、枸杞子 15 克、桑椹子 15 克、怀山药 15 克、制黄精 15 克、山茱萸 10 克、骨碎补 15 克、补骨脂 10 克、杜仲 15 克、炒麦芽 12 克、炒谷芽 12 克、炙甘草 3 克。随症加减：肺腺癌，多配伍清热解毒抗癌中药，如白花蛇舌草、半枝莲、白英、夏枯草等；肺鳞癌，则多用化痰散结、活血化瘀之品，如法半夏、山慈菇、制南星、莪术、露蜂房、桃仁、杏仁等；骨转移，则配以骨碎补、补骨脂、杜仲、桑寄生、金毛狗脊以强腰壮脊；脑转移，则常用熄风祛痰搜剔之虫类药，如全蝎、蜈蚣、僵蚕、白附子、制南星等；伴有肝功能异常者，加用五味子、垂盆草；伴有胸腔积液者，加用猪苓、茯苓、桑白皮、葶苈子等泻肺利水；伴肺部感染者，常配以黄芩、夏枯草清热解毒，并加大鱼腥草及金荞麦用量；化疗期间出现血红细胞减少者，则加用鸡血藤、茜草、阿胶等。每日 1 剂，水煎，早晚分服。补肺益肾，益气养阴，清热解毒。适用于肺癌。[1]

11. 抗癌扶正方（吴万垠经验方）　黄芪、太子参、白术、白花蛇舌草、龙葵、石见穿、山慈菇、炒薏苡仁、八月札、蛇泡簕、莪术、甘草。随症加减：如患者出现咳嗽，可加用桑白皮、黄芩、紫菀或款冬花等；咯血，加用白及、仙鹤草、紫珠草或三七末等；胸痛，可加延胡索、制川乌或五灵脂等；食欲不振，加用炒谷芽、炒麦芽、炒山楂或神曲等；便秘，加用火麻仁、郁李仁、肉苁蓉或番泻叶等；腹泻，加用石榴皮、山药、扁豆、五味子、诃子或罂粟壳等；失眠，加用酸枣仁、夜交藤、龙骨、牡蛎或磁石。每日 1 剂，水煎服。益气健脾，补益脾肺，化痰祛瘀，散结抑瘤。适用于肺癌。治疗肺癌的处方遵循辨证、辨病加对症治疗的原则，即在辨证论治的基础上联合辨病抗癌，同时治疗患者急需解决的症状。在遣方用药时，注重结合现代药理研究，在符合辨

证论治规律的前提下，选用具有确凿抗肿瘤作用的药物，以使处方更具有针对性，提高临床疗效。[2]

12. 肺抑瘤合剂　党参 24 克、黄芪 18 克、炒白术 12 克、茯苓 15 克、麦冬 20 克、白花蛇舌草 24 克、半枝莲 24 克、薏苡仁 30 克、浙贝母 15 克、贯众 15 克、夏枯草 18 克、女贞子 21 克、山慈菇 21 克、莪术 18 克、露蜂房 15 克、甘草 6 克。30 毫升，每日 3 次，饭后服，每服 6 天停 1 天，至少服 8 周。郑心等观察比较肺抑瘤合剂和单纯化学治疗对肺腺癌患者的临床疗效，选择 60 例肺腺癌患者，随机分为中药组和化疗组。中药组 30 例口服肺抑瘤合剂 30 毫升，每日 3 次；化疗组 30 例采用 NP 方案（盖诺＋顺铂）。结果：两组治疗在肺部病灶控制与 1.5 年生存期方面无显著差异（$P>0.05$），中药组在改善患者生存质量方面与化疗组比较有显著性差异（$P<0.05$）。结论：肺抑瘤合剂较单纯化疗可显著提高患者生活质量。[3]

13. 扶正抗癌方　太子参、白术、黄芪、炒薏苡仁、甘草、山慈菇、白花蛇舌草、龙葵、石见穿、八月札、蛇泡簕、莪术。临床应用于晚期非小细胞肺癌维持治疗期。扶正抗癌方以四君子汤为基础方，方中太子参补气养阴生津，黄芪补气升阳、益卫固表，白术健脾燥湿化痰，炒薏苡仁健脾渗湿，甘草益气补中、调和诸药，五药同用有健脾益气、补肺化痰之效；山慈菇清热解毒、消痈散结，白花蛇舌草、龙葵清热解毒，石见穿活血化瘀、清热散结，八月札活血理气，蛇泡簕清热散瘀，莪术破血行气消积，七药同用有清热解毒、祛瘀散结抑瘤之效。扶正抗癌方从整体观念出发辨证论治，辨证与辨病相结合。辨证以太子参、黄芪、白术、甘草、炒薏苡仁、莪术健脾益气、化湿祛瘀，意在补益后天之本，有培土生金之效，以扶正抗癌。辨病以山慈菇、白花蛇舌草、龙葵、石见穿、八月札、蛇泡簕清热解毒、化瘀散结抑瘤。扶正以培土生金、补益脾肺为主，祛邪以化痰祛瘀、清热解毒抑瘤为主。扶正不恋邪，祛邪不伤正，共奏扶正抗癌之功。邹增城报

① 樊敏，徐荷芬. 徐荷芬论治肺癌经验探析［J］. 上海中医药杂志，2013，47（6）：1－2.
② 龙顺钦，等. 吴万垠教授治疗肺癌经验介绍［J］. 新中医，2012，44（8）：223－224.
③ 郑心，等. 肺抑瘤合剂与单纯化疗对肺癌的疗效比较［J］. 山东中医杂志，2011，30（8）：539－541.

道扶正抗癌方维持治疗晚期非小细胞肺癌的疗效研究,31例晚期非小细胞肺癌患者服用抗癌解毒方后,中位生存时间为15.1个月,无疾病进展时间为6.2个月,1年生存率为50%,而未服用中药的患者中位生存时间仅8.1个月,无疾病进展时间也只有4.1个月,1年生存率仅22%;且服用扶正抗癌方后患者的临床症状减轻,生活质量明显提高,无明显不良反应,扶正抗癌方可以作为晚期非小细胞肺癌患者安全有效、易于接受的维持治疗方案。①

14. 贾英杰经验方 瓜蒌30克、冬瓜仁15克、七叶一枝花15克、黄芩10克、大贝母15克、半夏10克、白花蛇舌草15克、天花粉15克、百部15克、前胡15克、竹茹10克、生薏苡仁15克、枳壳15克、连翘15克、莱菔子30克、厚朴30克、大黄(后下)10克、芦根30克、猫爪草15克。每日1剂,水煎服。解毒化瘀,扶正益气。适用于肺癌。②

15. 回药爱康方 金荞麦30克、薏苡仁30克、桃仁12克、臭壳虫6克、通关藤30克、紫珠叶30克、化血丹20克等,均选用道地药材,由宁夏医科大学中医门诊部药房提供生药和煎剂。用法用量:加水800毫升,文火煎40分钟,取汁400毫升,再加水400毫升,煎30分钟,取汁200分钟,两煎合并,浓缩至200~400毫升,分2次服,每日1剂,3个月为1个疗程。该方由清热解毒、化瘀止血等中药组成,其中金荞麦性凉,味微辛、涩,归肺经,具有清热解毒、排脓祛瘀作用;《本草纲目》云:"薏苡仁能健脾益胃,土能胜水除湿",薏苡仁性微寒,味甘、淡,归肺脾经,具有健脾渗湿、清热排脓作用;紫珠叶性平,微辛、苦,归脾肺经,具有止血消炎、散瘀消肿作用;通关藤又名乌骨藤,苦、辛、凉,归胃、肝、肺经,具有败毒抗癌、消炎散肿、止咳平喘作用;臭壳虫在我国回族民间又叫骚巴巴,具有很好的解毒散结作用(焙干后疗效更佳);化血丹由三味药物(花蕊石、三七和血余炭)按9:

3:6的比例组成具有散结消瘀作用。该方治疗肺癌临床资料表明回药爱康方在改善肺癌患者的主要症状、稳定病灶提高患者生活质量以及延长患者"带瘤"生存时间等方面均有良好的疗效,显示出其明显的抗癌作用。③

16. 肺癌汤(孙秉严经验方) 白花蛇舌草15克、白茅根15克、鱼腥草15克、蛇莓15克、薏苡仁15克、藤梨根15克、天葵子15克、半夏15克、海藻15克、牡蛎15克、干蛤蟆20克、急性子20克、陈皮20克、竹茹20克、党参20克、黄芪30克、代赭石30克、百部20~30克、生姜5片、大枣5枚。随症加减:若癌毒重、病情急,可再加蜈蚣、蝉蜕、僵蚕、露蜂房,加强驱毒攻积之力;肺寒,加干姜、肉桂、附子温肺散寒;肺热,加石膏、知母、黄芩清肺泻热;肺燥,加麦冬、天花粉、石斛、玄参润肺滋燥;便秘,加牵牛子、皂角、槟榔行气宽肠,甚则加大黄、番泻叶、玄明粉(冲服)泻热通腑;咳痰带血,加大小蓟、白及、三七粉(冲服)止血化瘀;胸闷气憋,加瓜蒌、薤白、桔梗、枳壳理气宽胸;胸腔积液,轻则加葶苈大枣泻肺汤,重则加十枣汤泻肺逐饮。全方具有祛邪除积、标本兼顾之功效,是孙老在长期的临床实践中总结的治疗肺癌的经验方。④

17. 扶正抗癌汤(王希胜经验方) 黄芪45克、党参30克、炒白术30克、炒薏苡仁30克、补骨脂15克、茯苓15克、枸杞子12克、山茱萸12克、陈皮10克、猪苓10克、白蔻仁10克、山楂12克、鸡内金10克。每日1剂,水煎服。健脾益气,润肺化痰。适用于肺癌。在肺癌的发生、发展进程中,正气亏虚是关键,而又以肺部实证为突出表现。因此,肺癌是一种因虚致病,因虚致实,全身属虚,局部属实的病证。在正气亏虚的基础上,瘀血痰浊郁于局部,与热毒相互搏结。治疗以益气活血、化痰散结、清热解毒为法。⑤

18. 扶正抗癌汤(陈光伟经验方) 黄芪15

① 邹增城. 扶正抗癌方维持治疗晚期非小细胞肺癌的疗效研究[D]. 广州:广州中医药大学,2011.
② 郝力争,李小江. 贾英杰运用扶正祛瘀法治疗中晚期肺癌经验[J]. 江西中医杂志,2010,41(327):26-27.
③ 马科,等. 回药爱康方治疗中晚期原发性肺癌30例效果评价[J]. 宁夏医科大学学报,2009,31(2):256-258.
④ 高振华. 孙秉严辨治肺癌经验辑要[J]. 吉林中医药,2009,29(5):379-380.
⑤ 李澎. 王希胜教授运用扶正抗癌法治疗肺癌经验[J]. 吉林中医药,2009,29(10):879-903.

克、灵芝 15 克、露蜂房 15 克、鱼腥草 15 克、莪术 12 克、川贝母 12 克、光杏仁 12 克、白术 12 克、补骨脂 12 克、仙鹤草 15 克、清半夏 12 克、伸筋草 12 克、焦三仙各 15 克、甘草 3 克、云茯苓 12 克、紫菀 15 克、款冬花 15 克。每日 1 剂,水煎服。补脾益气,润肺化痰。适用于肺癌。扶正抗癌汤治疗肺癌效果明显,特别用于正气亏损的患者,补正气以祛邪。因此,扶正法是中医抗癌的主要原则,也是西医放、化疗后减毒增效的主要方法,值得临床应用。[1]

19. 抗癌方(邓中甲经验方) 瓜蒌仁 15 克、桑白皮 15 克、生麦芽 15 克、炒酸枣仁 15 克、白茅根 15 克、茯苓 15 克、海浮石 12 克、炒黄芩 12 克、桔梗 12 克、法半夏 12 克、藕节 12 克、枳壳 12 克、陈皮 10 克、郁金 10 克、延胡索 6 克、制川楝子 6 克。每日 1 剂,水煎服。清肝肃肺,化痰止血。适用于肺癌。对肺癌研究的着眼点应集中在正邪双方力量对比,以及不同阶段患者生命活动的总体水平,同时考虑精神、生活、环境等多因素对患者的影响,以控制癌细胞生长扩散为治疗目的。调理脏腑功能,排除痰、湿、瘀、毒等病理产物及多因素的影响。[2]

20. 周仲瑛经验方 ① 南沙参 12 克、北沙参 12 克、太子参 12 克、天冬 10 克、麦冬 10 克、生薏苡仁 15 克、山慈菇 12 克、泽漆 15 克、猫爪草 20 克、肿节风 20 克、漏芦 15 克、仙鹤草 15 克、炙僵蚕 10 克、露蜂房 10 克、鱼腥草 20 克、白花蛇舌草 20 克、狗舌草 20 克、地骨皮 15 克。益气养阴,扶正抗癌,化痰祛瘀,解毒抗癌。适用于肺癌证属热毒痰瘀阻肺,气阴两伤。② 炙鳖甲 12 克、南北沙参各 12 克、天麦冬 10 克、太子参 12 克、生黄芪 15 克、仙鹤草 15 克、生薏苡仁 15 克、泽漆 15 克、山慈菇 15 克、白花蛇舌草 20 克、龙葵 20 克、半枝莲 20 克、炙僵蚕 10 克、漏芦 15 克、猫爪草 20 克、羊乳 15 克、鬼馒头 15 克、露蜂房 10 克、肿节风 20

克。适用于肺癌证属热毒瘀结,气阴两伤。[3]

21. 郑玉玲经验方 黄芪 30 克、当归 15 克、鸡血藤 30 克、薏苡仁 30 克、柴胡 12 克、香附 15 克、郁金 15 克、橘红 12 克、清半夏 15 克、赤芍 15 克、白芍 15 克、百部 20 克、仙鹤草 15 克、夜交藤 10 克、焦神曲 12 克、焦山楂 12 克、焦麦芽 12 克。益气养血,化痰理气。适用于肺癌证属气血两虚型。[4]

22. 中药微调四号方 桑白皮 10 克、光杏仁 10 克、桔梗 6 克、制半夏 6 克、象贝母 10 克、炙枇杷叶 10 克、莱菔子 10 克、瓜蒌皮 10 克等。每日 1 剂,水煎至 100 毫升口服,1～2 次/日,8 周为 1 个疗程,一般连服 4 个疗程以上。周留勇等治疗经病理学或细胞学确诊的晚期非小细胞肺癌 150 例,结果:中药微调四号方可以改善临床症状(总有效率为 80.00%),稳定瘤体(稳定率为 61.33%),提高生存质量(总有效率为 81.33%),增加体重(总有效率为 78.67%),降低肿瘤放免(总有效率为 73.33%),2 年、3 年的生存率分别为 43.33%、28.00%。[5]

23. 乾坤胶囊 瓜蒌 30 克、天竺黄 12 克、龙葵 15 克、浙贝母 9 克、白英 30 克、沙参 12 克、麦冬 12 克、天冬 9 克、黄芪 15 克、人参 9 克、茯苓 12 克、制乳香 15 克、制没药 15 克、白花蛇舌草 10 克等多味中药组成(本院制剂室提供)。每日 3 次,每次 5 粒(2.5 克相当于含原生药 7.5 克),28 天为 1 个疗程,共 2 个疗程,根据病情可继续服用。对 100 例经细胞病理学证实的 NSCLC 患者,随机分为胶囊组 34 例、化疗组 33 例、综合组 33 例。结果:胶囊组、综合组、化疗组总有效率分别为 91.17%、96.96%、57.58%;2 年、3 年生存率依次为 76.67%、59.64%、52.86% 和 69.85%、45.18%、35.81%。经统计分析,胶囊组、综合组与化疗组比较均有显著性差异($P < 0.01$ 或 $P < 0.05$),NSCLC 患者血液 TGF－α 含量各组治疗前后比

① 杨柳青.陈光伟教授运用扶正法治疗肺癌经验[J].光明中医杂志,2008,23(10):1479-1480.
② 刘舟,等.邓中甲教授论治经验介绍[J].新中医,2008,40(1):18-19.
③ 王志英,等.周仲瑛教授临证思辨特点概要(续)[J].南京中医药大学学报,2007,23(2):69-73.
④ 洪永贵.郑玉玲教授论治肺癌经验[J].中国中医急症,2006,15(9):1002.
⑤ 周留勇,等.中药微调四号方治疗晚期非小细胞肺癌 150 例[J].辽宁中医杂志,2006,33(2):180-181.

较有显著性差异(P＜0.01 或 P＜0.05)。①

24. 消瘤方 西洋参、沙参、麦冬、黄芪、茯苓、炒白术、陈皮、砂仁、炒神曲、炒麦芽、炒山楂、当归、莪术、丹参、漏芦、鱼腥草、猫爪草、浙贝母、生甘草。适用于非小细胞肺癌。消瘤方中西洋参性寒味甘,有补气养阴、清火生津之功;沙参、麦冬养阴清肺、益胃生津;黄芪补气升阳、益卫固表,上药共为主药。辅以茯苓、白术、陈皮健脾益气;砂仁、炒神曲、炒麦芽、炒山楂消食和胃。佐以当归、白术、丹参养血活血、逐瘀散结;猫爪草、鱼腥草、浙贝母、漏芦清热解毒、化痰散结;甘草调和药性为使。诸药合用攻补结合,使补而不助邪,攻而不伤正,既能调整机体阴阳气血和脏腑功能、调动体内的积极因素、提高抗病能力,又能达到祛邪抗癌、消除肿瘤的目的。周延峰等对消瘤方治疗非小细胞肺癌的临床观察研究,将 90 例非小细胞肺癌的患者分为 3 组,中药组服用消瘤方,化疗组选用 NP 方案,化疗＋中药组在化疗同时加服中药消瘤方。结果:① 生存率方面:服用中药的患者 0.5 年和 1 年生存率明显高于单纯化疗的患者;② 生活质量方面:服用中药能明显改善患者的临床症状和体能状态;③ 免疫功能方面:服用中药可以明显改善患者的免疫功能,增加机体血液中 CD3、CD4、CD4/CD8、NK 等的数值,缓解化疗不良反应。临床研究表明消瘤方能延长患者的生存期,缓解稳定病灶,提高肺癌患者的生活质量,提高机体免疫功能,减轻化疗对机体的不良反应。②

25. 邓铁涛经验方 苇茎 30 克、生薏苡仁 30 克、冬瓜仁 30 克、桃仁 15 克、生南星 15 克、生半夏 15 克、山慈菇 15 克、丹参 15 克、枳壳 12 克、田七末(冲服)3 克。随症加减:肺热明显发热,口干口苦,痰黄稠者,加鱼腥草、黄芩、人工牛黄;咳嗽甚者,加浙贝母、北杏、百部;胸痛甚者,加延胡索、郁金,兼服西黄丸;痰血、咯血明显者,加仙鹤草、侧柏叶、白

及粉;气促,加苏子、莱菔子、鹅管石;胸水,加半边莲、葶苈子、猪苓等;有脑转移者,加全蝎、蜈蚣、天龙等虫类药;气阴两虚者,加用人参、黄芪、冬虫草补益肺气,天冬、百合、燕窝等养肺阴,西洋参炖服独具益气养阴之功。除痰祛瘀。适用于肺癌。③

26. 周岱翰经验方 2 生天南星(先煎 1 小时)15 克、生半夏(先煎 1 小时)15 克、天龙 6 克、薏苡仁 30 克、鱼腥草 30 克、仙鹤草 30 克、夏枯草 15 克、桔梗 12 克、杏仁 12 克、全瓜蒌 15 克、三七 6 克、浙贝母 15 克。宣肺理气,化瘀除痰。适用于肺癌证属肺郁痰瘀型。④

27. 肺积胶囊 制附子、浙贝母、半夏、人参、冬虫夏草、薏苡仁、天龙、麝香、皂角刺、蟾蜍皮、海浮石、山慈菇、桔梗、杏仁、参三七、白英、全蝎、土鳖虫、大黄、蜈蚣、露蜂房、海藻、昆布、黄药子、瓜蒌等。上药共磨细末过 12 目筛,装胶囊(规格 0.5×100 粒)备用。4～6 粒/次,3 次/天,温开水送服,3 个月为 1 个疗程。刘世荣等探索治疗肺癌的新途径,根据中医理论辨证论治,运用"十八反"中的制附子、浙贝母、半夏相反之毒性以毒攻毒及扶正培本之人参、冬虫夏草等,配伍宣降肺气、化痰活血祛瘀、软坚散结、抗癌消瘤之品治疗肺癌。经临床观察少数患者服药量大时恶心,但减量后消失。通过对 50 例有明确病理依据的肺癌患者服用肺积胶囊,CR＋PR 为 76%,与采用西医常规疗法的对照组 30 例肺癌相比(CR＋PR 为 47%),两组差异显著(P＜0.05),治疗组疗效优于对照组,提高了患者生活质量,延长了生存期,并有减毒增效之功。⑤

28. 李佩文经验方 1 百合 20 克、党参 10 克、沙参 20 克、石斛 20 克、白芍 15 克、桑叶 10 克、枇杷叶 10 克、浙贝母 10 克、半枝莲 15 克、白花蛇舌草 15 克。每日 1 剂,水煎服。随症加减:若气虚较甚,气短乏力,倦怠懒言,咳声低微,可加黄精、

① 李桂,等. 乾坤胶囊对非小细胞肺癌患者生存质量及血液 TGF-α 含量变化的影响[J]. 山东中医杂志,2006,25(5):308-311.
② 周延峰,等. 消瘤方治疗非小细胞肺癌的临床观察[J]. 山东中医药大学学报,2006,30(5):358-360.
③ 吴玉生,等. 邓铁涛教授"痰瘀相关理论"在肿瘤疾病的临床应用[J]. 现代医院,2005,5(6):39-40.
④ 陈华良. 周岱翰教授治肺癌临证精粹[J]. 天津中医药,2005,22(2):101-102.
⑤ 刘世荣,等. 肺积胶囊治疗肺癌的临床研究[J]. 山东中医杂志,2005,24(2):84-85.

生黄芪、白术、茯苓、山药以补益肺脾之气；若阴虚较甚，口干咽燥，呛咳无痰，或痰少而黏，或有潮热，舌红脉数，可加用生地黄、麦冬、玄参、玉竹、五味子以养肺肾之阴；软坚解毒之品还可选用八月札、猫爪草、百部、白英等。养阴润肺，祛风散结。适用于肺癌。临床所见肺癌患者大多屡经手术、放疗、化疗，积块已去，正虚显著。另一方面，肺中有形积块虽去，其发病之病因病机未除，又屡经放、化疗以毒攻毒，体内尚有余毒未清，仍需解毒。李佩文以养阴益气解毒为基本原则，可选用百合固金汤及清燥救肺汤加减化裁。[1]

29. 肺康方（赵树珍经验方） 野荞麦根、白毛藤、干蟾皮、半夏、制南星、郁金、莪术、薏苡仁、茯苓、仙鹤草。以此为基本方，气虚，加黄芪、党参；阴虚，加北沙参、麦冬、羊乳根；气急，加炙麻黄、紫苏子、葶苈子；咳甚，加前胡、百部、紫菀；咳血，加三七、花蕊石、黛蛤散；胸痛，加徐长卿、延胡索、全蝎。肺康方是全国名老中医赵树珍主任医师治疗肺癌的经验方。以野荞麦根为主，清热化痰、活血解毒；配白毛藤、干蟾皮清热解毒；半夏、天南星化痰散结；莪术、郁金行气活血止痛；薏苡仁、茯苓健脾化痰；仙鹤草扶正补虚而止血。全方以祛邪散结为主，兼顾扶正。上方每日 1 剂，水煎服，分早晚 2 次顿服。孙大兴等以肺康方为主结合辨证加减治疗中晚期非小细胞肺癌 63 例，设化疗组 36 例以 CAP 或 MVP 方案为主对照。结果中药组的部分缓解、稳定、恶化率分别为 3.2%、69.84%、26.98%，而化疗组则分别为 8.33%、44.44%、47.22%，中药组稳定以上率高于化疗组（$P < 0.05$）；临床症状、生存质量变化，0.5、1、2、3 年累计生存率及中位生存期，中药组优于化疗组（$P < 0.05$）。结论：肺康方结合中医辨证施治能改善中晚期非小细胞肺癌患者症状，稳定病灶，控制发展，从而提高生存质量，

延长患者带瘤生存期。[2]

30. 沙参麦冬汤合生脉饮加减方 麦冬 20 克、百合 20 克、鱼腥草 15 克、沙参 15 克、天花粉 15 克、党参 10 克、玉竹 10 克、扁豆 6 克、桑叶 6 克、五味子 6 克、甘草 6 克。每日 1 剂，水煎服。半年为 1 个疗程，一般 2 个疗程观察疗效。滋阴益气，消火生津。适用于肺癌。[3]

31. 软坚散结汤 太子参 20 克、鳖甲 20 克、七叶一枝花 20 克、半枝莲 30 克、昆布 20 克、海藻 20 克、白花蛇舌草 30 克、三七粉 5 克、川贝母 10 克、仙鹤草 30 克、甘草 10 克。潘淑云等观察中药软坚散结汤治疗非小细胞肺癌的疗效。治疗晚期非小细胞肺癌（均有病理诊断依据）30 例，均为 Ⅲ～Ⅳ 期，男 18 例，女 12 例。30 例均给予协定处方软坚散结汤，每日 1 剂，水煎服，每日 2 次口服，每次 100 毫升。1 个月为 1 个疗程。服药时间最短为 5 个月，最长 2 年。平均治疗时间为 1 年。结果部分缓解（PR）11 例，稳定（NC）14 例，进展（PD）5 例。总有效率 36.7%，最短生存期为 5 个月，最长生存期为 3.5 年，中位生存率为 10 个月。未见任何不良反应。[4]

32. 肺鳞癌方（郁仁存经验方 1） 紫草根 30 克、山豆根 15 克、拳参 15 克、七叶一枝花 15 克、前胡 10 克、夏枯草 15 克、海藻 15 克、山海螺 30 克、土贝母 20 克。随症加减。每日 1 剂，水煎分服。[5]

33. 肺腺癌方（郁仁存经验方 2） 白英 30 克、龙葵 30 克、山海螺 30 克、薏苡仁 30 克、牡蛎 30 克、蛇莓 15 克、山慈菇 15 克、夏枯草 15 克、浙贝母 10 克。随症加减。每日 1 剂，水煎分服。[6]

34. 肺未分化癌方（郁仁存经验方 3） 徐长卿 30 克、半枝莲 30 克、白花蛇舌草 30 克、龙葵 30 克、土茯苓 30 克、仙鹤草 30 克、黄药子 30 克、七叶一枝花 15 克、野菊花 15 克、前胡 10 克、桔梗 10 克。随症加减。每日 1 剂，水煎分服。[7]

① 赵炜. 李佩文教授治疗肺癌经验介绍[J]. 新中医，2003，35(1)：9－10.
② 孙大兴，等. 肺康方治疗中晚期非小细胞肺癌疗效分析[J]. 中医药学报，2002，30(2)：49－70.
③ 山广志. 晚期肺癌从阴虚论治的观察与体会[J]. 安徽中医临床杂志，2002，14(2)：129－130.
④ 潘淑云，等. 中药软坚散结汤治疗晚期非小细胞肺癌 30 例[J]. 辽宁中医杂志，2002，29(12)：723－724.
⑤ 周高峰. 郁仁存主任医师治疗肺癌经验[J]. 吉林中医药，2002，22(5)：4－5.
⑥ 同上.
⑦ 同上.

35. 温阳益气汤　炮附子 30～90 克、桂枝 15～20 克、干姜 6～10 克、菟丝子 20～30 克、淫羊藿 20～30 克、仙茅 15～20 克、巴戟天 15～20 克、黄芪 20～30 克、太子参 10～15 克、麦冬 10～20 克、五味子 10～15 克、丹参 15～20 克、熟地黄 10～20 克、当归 15～20 克、炒山楂 15～30 克、炒麦芽 15～30 克、炒鸡内金 15～30 克、山豆根 20～30 克、半枝莲 15～30 克、莪术 10～20 克、炙甘草 6～10 克。随症加减：胸痛者，加郁金 10 克；咯血者，加白茅根 20 克、仙鹤草 20 克、三七 9 克；胸腔积液者，加葶苈子 15 克、泽泻 10 克；咳喘者，加炒苏子 15 克、苦杏仁 10 克等。每日 1 剂，炮附子先煎去毒后再同煎，煎 2 次，取浓汁 450 毫升，分早、中、晚 3 次温服，或数次温服，但必须 24 小时内服完。温阳益气，扶正抗癌，活血化瘀，清热解毒。适用于晚期肺癌。以本方治疗肺癌 50 例，结果总有效率为 36%，其中部分缓解 18 例；获益率为 92%，计 46 例，中位生存期为 16.8 个月。①

36. 宋一亭经验方　白花蛇舌草 30 克、海藻 30 克、生薏苡仁 30 克、败酱草 30 克、夏枯草 20 克、半枝莲 20 克、七叶一枝花 15 克、山慈菇 15 克、猪苓 15 克、炮甲片 12 克、石见穿 12 克。随症加减：阴虚，加黄精 15 克、玉竹 15 克、生地 30 克、沙参 30 克；阳虚，加附子 10 克、菟丝子 10 克、沙苑子 10 克；气虚，加黄芪 30 克、白术 12 克；气阴两虚，加太子参 30 克、西洋参 15 克、麦冬 15 克；痰浊，加半夏 15 克、橘红 20 克；痰热，加鱼腥草 30 克、胆南星 12 克、马兜铃 15 克；瘀血，加桃仁 15 克、红花 15 克、丹参 15 克；咯血，加侧柏炭 30 克、白茅根 30 克、花蕊石 15 克、三七粉（冲服）3 克；胸水，加桑白皮 15 克、汉防己 15 克、葶苈子 30 克；胸痛，加瓜蒌 30 克、丝瓜络 15 克、延胡索 15 克。每日 1 剂，水煎，分 2 次服。清热解毒，抗癌扶正，泻肺利水。适用于肺癌。②

37. 保肺消瘤汤　石仙桃 30 克、蟾酥皮 15 克、急性子 20 粒、土贝母 30 克、玄参 15 克、白花蛇舌草 30 克、鱼腥草 30 克、龙葵 30 克、臭牡丹皮 15 克、铁树叶 30 克、苦杏仁 20 克、白芥子 20 克、大枣 10 枚、白英 30 克、七叶一枝花 20 克。随症加减：气虚为主者，加西洋参、黄芪、白术；阴虚为主者，加北沙参、五味子、麦冬；痰浊为主者，加半夏、竹沥、陈皮、石菖蒲、射干；血瘀为主者，加丹参、红花、桃仁、三七；鳞癌可酌加广豆根、半枝莲、夏枯草；腺癌可酌加菝葜、蛇莓；不定型癌酌加半枝莲、土茯苓；淋巴转移酌加昆布、海藻、山慈菇、金橄榄；骨转移酌加川乌头、川芎。每日 1 剂，头煎加水 1 000 毫升，沸后煎 45 分钟，过滤取汁；二煎加 700 毫升，沸后煎 45 分钟取汁，合并 2 次煎汁，过滤浓缩至 300～450 毫升，分 3 次于饭后 30～45 分钟服。化痰，散结，宣肺，清虚热。适用于原发性肺癌。以本方治疗原发性肺癌 79 例（其中Ⅲ～Ⅳ期者占 58.2%），结果：完全缓解（症状及客观检查阳性征象完全消失）5 例；部分缓解（症状明显改善或消失，癌灶缩小 50%）50 例；稳定（症状有所改善，癌处缩小不足 50%）17 例；进展（症状无改善，或虽改善，但癌灶较治疗前扩大 25% 以上）7 例；6 个月生存率 97.47%，1 年生存率 93.67%，2 年生存率 72.15%，3 年生存率 37.97%，4 年生存率 8.86%，5 年生存率 6.33%；体重增加（体重增加 2 千克以上）61 例，稳定（变化不超过 2 千克）14 例，下降（下降 2 千克以上）4 例。③

38. 铁包金二簕汤　蛇泡簕 30 克、老鼠簕 30 克、铁包金 30 克、川红花 30 克、白茅根 30 克、入地金牛 30 克、土鳖虫 12 克、赤芍 15 克、桃仁 15 克、露蜂房 6 克、蜈蚣 10 条。每日 1 剂，分 4 次服。适用于肺癌。④

39. 羊乳蟾皮汤　天龙 5 条、蜈蚣 5 条、干蟾皮 30 克、羊乳根 30 克、徐长卿 30 克、玉竹 30 克、甜葶苈子 30 克、茯苓皮 15 克、菴藺子 15 克、生甘草 10 克、蛤蚧 1 对。每日 1 剂，水煎，分 2 次服。

① 陈世伟，等. 温阳益气汤治疗晚期肺癌 50 例临床观察[J]. 山东中医杂志，2001，20(10)：589 - 590.
② 刘春甫，等. 宋一亭治疗肺癌的经验[J]. 中国中医药信息杂志，1999，6(4)：60.
③ 石海澄，等. 保肺消瘤汤治疗原发性肺癌 79 例[J]. 河北中医，1999，21(5)：279 - 280.
④ 陈熠，等. 肿瘤单验方大全[M]. 北京：中国中医药出版社，1998(6)：163.

活血润肺,软坚消肿。适用于肺癌。曾用本方治1男性50岁肺癌患者。该患者素有肺结核、肺气肿病史,1997年9月18日因两下肢浮肿,膝关节发热,行走不便而就诊于某院。X线透视:右上肺陈旧性结核,两月后血沉由42上升到78,诊为结核性及风湿性关节炎。次年4月初,复因下肢浮肿,动则气急而诊断"肺心病、心衰及下肢过敏性浮肿"住院治疗,症状稍减随即出院。同月25日经宁波市第一医院X线摄片提示;① 右肺癌;② 右肺上部陈旧性肺结核。住院后再次摄片检查,诊断同上。经杭州肿瘤医院做痰液脱落细胞检查,找到鳞癌细胞,确诊为右肺癌。回家后,不能起床,疲惫不食,要求中药治疗。服本方5剂后精神略振,面浮肢肿,多汗,动则更甚,面色㿠白,右上肢酸痛伴杵状指,舌质红苔剥,脉虚数无力。原方加生黄芪、白花蛇舌草、麦冬各30克,服3剂。下肢浮肿加剧,余症依然,前方去菴蔺子,加蒲种壳20克。此后,汗出减少,肿势渐退,舌生薄白苔,唯纳谷不香,倦息乏力,仍守原法出入,共服达百剂,除右上肢酸痛和间有鼻衄外,余症悉退。于12月16日再经宁波市第一医院X线摄片复查,右上肺见直径约7厘米的肿块,余无殊。以后继续服用中药治疗,症状基本缓解,面色红润,精神振作,病灶相对稳定。①

40. 平消片(吴一纯经验方) 炒枳壳50克、郁金30克、仙鹤草30克、白矾30克、火硝30克、制马钱子20克、五灵脂25克、干漆10克。制成片剂,每片0.5克。每次4～8片,每日3次。宣肺行气,祛瘀化痰解毒。适用于肺癌。②

41. 钱伯文经验方

(1) 钱伯文经验方2 贝母、前胡、瓜蒌皮、海浮石、昆布、海藻、佛耳草、石韦、百部、紫菀、蒲公英、山海螺、白花蛇舌草等。

(2) 钱伯文经验方1。〔方药见175页辨证施治2.(30)〕

肺癌的形成是由于正气不足,邪毒犯肺。临床表现为咳痰、咯血、胸痛、发热、消瘦、乏力等症,属"本虚标实"。由于肺为娇脏,这就决定了祛邪时不宜多用峻猛的攻逐之品,而应以化痰软坚的药物为主。化痰使肺得以清肃,软坚则得以消削。肺癌本身易阻遏肺气而化生热毒,故运用化痰软坚法时,不取温化痰饮之药,而选用清化热痰之品。临床上,肺癌患者正虚以气阴不足为多见,故益气养阴药也较为常用。临床实践证实,治疗肺癌以化痰软坚、益气养阴为两大主法,可获得良好疗效。③

42. 滋阴清热解毒方 北沙参15克、麦冬30克、芦根30克、玄参12克、枇杷叶15克、桑白皮12克、黄芩12克、半枝莲20克、白花蛇舌草30克、金银花20克、天花粉30克、甘草9克。随症加减:气虚者,加西洋参10克、生黄芪20克;咯血者,加仙鹤草30克、墨旱莲10克、白茅根30克;咯血量多者,加生石膏30克;发热者,加石膏30克、知母10克、鲜芦根60克;发热持续不退者,加安宫牛黄丸1丸或羚羊角粉(送服)1克;胸痛者,加丹参30克、威灵仙15克、瓜蒌30克、郁金10克、延胡索10克、全蝎10克。每日1剂,水煎服。张美珠等以此法治疗肺癌240例,其中腺癌160例,鳞癌50例,未分化癌30例。早期30例,中期120例,晚期90例。1年生存率为57.5%。认为采用滋阴清热解毒法为主综合治疗肺癌,较单一治疗方法疗效明显提高。④

43. 蟾梨肺癌消 干蟾皮30克、藤梨根30克、鱼腥草30克、金银花30克、沙参15克、天冬15克、麦冬15克、百部15克、夏枯草15克。每日1剂,水煎,分2次服,与芙蓉肺癌消、柏地肺癌消交替服用。适用于肺癌。⑤

44. 芙蓉肺癌消 芙蓉花15克、白茅根60克、紫草根30克、蒲公英30克、昆布30克、海藻30克、橘核9克。每日1剂,水煎,分2次饮服。与

① 陈熠,等.肿瘤单验方大全[M].北京:中国中医药出版社,1998(6):223.
② 史恒君,等.吴一纯教授治疗肺癌的经验介绍[J].新中医,1994(7):4-5.
③ 钱心兰.钱伯文运用攻补兼施治疗肿瘤的经验[J].上海中医药杂志,1993(6):1-3.
④ 马廷行,张美珠.滋阴清热解毒法治疗肺癌240例疗效比较[J].山东中医杂志,1992,11(1):31-32.
⑤ 王冰,等.抗癌中药方选[M].北京:人民军医出版社,1992:145.

蟾梨肺癌消、柏地肺癌消交替使用。适用于肺癌。[1]

45. 柏地肺癌消 卷柏 30 克、地榆 15 克、生地黄 30 克、熟地黄 15 克、半枝莲 30 克、泽兰 9 克、全蝎 9 克、露蜂房 30 克、五味子 9 克。适用于肺癌。每日 1 剂,水煎,分 2 次服。与蟾梨肺癌消、芙蓉肺癌消交替使用。[2]

46. 龟鹿二地汤 生地黄 12 克、熟地黄 12 克、制龟甲 15 克、鹿角片 9 克、制首乌 12 克、黄精 12 克、茯苓 9 克、白术 9 克、薏苡仁 12 克。每日 1 剂,水煎,分 2 次服。健脾益肾。适用于肺癌。[3]

47. 双生六谷汤 生半夏 30 克、生南星 30 克、七叶一枝莲 30 克、蛇六谷 30 克、羊蹄根 30 克、铁树叶 30 克、白花蛇舌草 30 克、商陆 15 克、干蟾皮 15 克、蜈蚣粉(分吞)1.5 克、天龙粉(分吞) 1.5 克、土鳖虫粉(分吞)1.5 克。每日 1 剂,先将南星、半夏、蛇六谷等加水煎煮 1~2 小时,再加入其余药物,共制煎剂。分 2 次饮服。攻癌,消肿,解毒,化瘀软坚。适用于肺癌。[4]

48. 二仙汤 仙茅 9 克、淫羊藿 9 克、菟丝子 9 克、锁阳 9 克、黄精 30 克、天冬 12 克、赤芍 12 克、王不留行 6 克、三棱 9 克、莪术 9 克、北沙参 15 克、当归 9 克、夏枯草 15 克、牡蛎 30 克、铁树叶 30 克、芙蓉叶 30 克、石上柏 30 克、石打穿 30 克、石见穿 30 克、山豆根 30 克。抗癌。适用于晚期肺癌。每日 1 剂,水煎,分 2 次服。上海市龙华医院肿瘤组单用本方治疗晚期肺癌有较好疗效,1 例已无法手术,服药 2 年,癌肿基本控制。[5]

49. 清肺抑癌汤 夏枯草 30 克、海藻 30 克、海带 30 克、生牡蛎 30 克、石见穿 30 克、徐长卿 30 克、牡丹皮 9 克、瓜蒌 15 克、生地黄 30 克、野菊花 30 克、王不留行 30 克、铁树叶 30 克、白英 30 克、望江南 30 克、鱼腥草 30 克、蒲公英 30 克。随症

加减:咳嗽,加半夏 12 克、陈皮 9 克、枇杷叶(包煎)9 克、白芥子 30 克;咯血,加生地榆 12 克、大蓟 12 克、小蓟 12 克、花蕊石 15 克、仙鹤草 30 克。每日 1 剂,水煎,分 2 次服。清肺抑癌。适用于肺癌。上海中医药大学附属曙光医院肿瘤组用于治疗肺癌有效,全部病例中,存活 3 年以上者 14.29%。[6]

50. 复方佛甲草汤 鲜佛甲草 30~60 克、昆布 15 克、海藻 15 克、黄芩 9 克、栀子 9 克、连翘 9 克、金银花 12 克、生石膏 30 克、桑白皮 15 克、夏枯草 15 克。每日 1 剂,水煎,分 2 次服。化痰散结,解毒抗癌。适用于肺癌。湖北黄石市中医院肿瘤组报道治疗肺癌有一定疗效,1 例确诊肺癌,服本方 1 年,症状消失,癌肿变小。[7]

51. 河车首乌汤 紫河车 12 克、何首乌 12 克、生地黄 12 克、熟地黄 12 克、茯苓 12 克、泽兰 12 克、猪苓 12 克、紫贝齿 12 克、花龙骨 12 克、当归 9 克、白芍 9 克、女贞子 9 克、公丁香 9 克、白术 9 克、神曲 9 克、麦芽 9 克、山楂 9 克、鸡内金 9 克、阿胶 9 克、生玳瑁末 9 克、芦荟 9 克、贝母 15 克、麦冬 15 克、余粮石 30 克、牡蛎 30 克、砂仁 6 克、人参 6 克、朱砂 3 克、琥珀 3 克、甘草 3 克。每日 1 剂,水煎,分 2 次服。扶正祛邪,抗肺癌。适用于肺癌。连续 7 剂,与楤木汤(见 227 页单方 8)交替使用。江西省余干县人民医院报道,用楤木汤与河车首乌汤交替,治疗肺癌有一定疗效,一例连服 16 剂症状消失,服至 62 剂,X 线示阴影消失。[8]

52. 清毒利肺汤 I 南沙参 30 克、北沙参 30 克、天冬 15 克、麦冬 15 克、桃仁 9 克、杏仁 9 克、川贝母 9 克、浙贝母 9 克、地骨皮 15 克、夏枯草 15 克、蛤壳 30 克、全瓜蒌 30 克、前胡 9 克、紫菀 12 克、白花蛇舌草 30 克、半枝莲 30 克、七叶一枝花 30 克、石斛 30 克。方中可适当加入干蟾皮 9 克、

---

① 王冰,等. 抗癌中药方选[M]. 北京:人民军医出版社,1992:146.
② 同上.
③ 同上.
④ 王冰,等. 抗癌中药方选[M]. 北京:人民军医出版社,1992:147.
⑤ 同上.
⑥ 王冰,等. 抗癌中药方选[M]. 北京:人民军医出版社,1992:148.
⑦ 同上.
⑧ 王冰,等. 抗癌中药方选[M]. 北京:人民军医出版社,1992:149.

野百合 15 克、泽漆 15 克、羊乳根 30 克、鱼腥草 30 克、铁树叶 15 克、马兜铃 12 克、猫爪草 30 克。每日 1 剂，水煎，分 2 次服。清毒利肺。适用于阴虚毒型肺癌。北京市中医院以清毒利肺汤Ⅰ、Ⅱ号为主，中西医结合治疗肺癌 58 例，总有效率 58.6%，5 例生存 3 年以上。[①]

53. **清毒利肺汤Ⅱ** 胆南星 9 克、桑白皮 15 克、瓜蒌 30 克、鱼腥草 30 克、生薏苡仁 30 克、茯苓 9 克、半夏 9 克、马兜铃 9 克、前胡 9 克、白术 9 克、黛蛤散 9 克、橘红 9 克、夏枯草 30 克、厚朴 6 克、半枝莲 30 克、白花蛇舌草 30 克。每日 1 剂，水煎，分 2 次服。清毒利肺，抗肺癌。适用于痰湿蕴毒型肺癌。北京市中医院以清毒利肺汤Ⅰ、Ⅱ号为主，中西医结合治疗肺癌 58 例，总有效率 58.6%，5 例生存 3 年以上。[②]

54. **核车汤** 核桃树枝 60 克、七叶一枝花 30 克、女贞子 30 克、白花蛇舌草 30 克、淡竹叶 30 克。每日 1 剂，水煎，分 2 次服。适用于肺癌。武汉医学院附属二院用治肺癌多例，有较好疗效。[③]

55. **复方铁树叶汤** 牡蛎 30 克、夏枯草 30 克、海藻 30 克、金银花 30 克、连翘 30 克、紫草根 30 克、白毛藤 30 克、白花蛇舌草 30 克、白英 30 克、铁树叶 30 克、半枝莲 60 克、海带 12 克、制鳖甲 12 克、炮甲片 12 克、王不留行 12 克、全瓜蒌 12 克、麦冬 15 克、橘核 15 克、橘叶 15 克、北沙参 15 克、鱼腥草 15 克、干蟾皮 15 克、藤梨根 15 克、山豆根 15 克、五味子 9 克、川贝母 9 克。每日 1 剂，水煎，分 2 次服。适用于肺癌。上海市胸科医院用于治疗肺癌多例，均有良好效果，但不能根治。[④]

56. **解郁救肺汤** 炙黄芪 15 克、柴胡 15 克、清半夏 15 克、西洋参 10 克、香附 10 克、神曲 10 克、瓜蒌 20 克、鱼腥草 20 克、川贝母 20 克、白蔻 6 克、陈皮 6 克、升麻 6 克、白及 6 克、三七参 4 克、炙甘草 4 克、灯心草、竹叶适量。随症加减：咳嗽不止，加炒杏仁、炙枇杷叶；咳血，加仙鹤草、阿珠

胶，并加大三七参、白及的用量；喘促不能平卧，加葶苈子、地龙；高烧不退，加生石膏、石菖蒲、羚羊角；胸胁痛，加忍冬藤、九香虫；胃脘胀闷疼痛，去升麻、炙甘草，加白芍、炒莱菔子；淋巴转移，加黄药子、石上柏；骨转移，加续断、没药、血竭；肝转移，加半边莲、鸡骨草、铁树叶；胃转移，加石见穿、瓦楞子；肠道转移，加制米壳、赤石脂；其他随症加减。每日 1 剂。每剂煎汁 400 毫升，每 6 小时服药 1 次，口服。30 日为 1 个疗程，一般 3 个疗程。理气解郁。适用于肺癌。本方有升有降，有补有清，理气中寓补气之效，解郁中有宣肺之功。黄芪、西洋参补而不滞；瓜蒌、香附、半夏、陈皮、柴胡理气而不伤正，反使气机旺盛；鱼腥草、川贝母清肺；神曲、白蔻消食悦胃；白及、三七参润肺而止血止痛；灯心草、竹叶抑心火，使火不刑金。张树林等报道，用本方加减治疗肺癌 42 例。结果：显效（症状消失，X 线复查病灶明显好转，存活 5 年以上）10 例，有效（症状减轻，X 线复查病灶得到控制或发展缓慢，存活 2 年以上）18 例，无效（症状时轻时重，X 线复查病灶未能控制，2 年内死亡）14 例，总有效率 66%。[⑤]

57. **洋参羊泉汤** 西洋参（另炖）10 克、鱼腥草 30 克、黄芩 12 克、白英 30 克、薏苡仁 30 克、半夏 12 克、丹参 30 克、瓜蒌 30 克、当归 15 克、赤芍 15 克、半枝莲 30 克、枳壳 12 克、茯苓 15 克、陈皮 12 克、甘草 6 克。本方在临床应用时，可加入露蜂房、防己以增抗癌之力，加紫苏子以化痰宽胸；阴虚明显，加沙参、麦冬、石斛；发作胸痛，则加川芎、郁金；咳嗽甚，加百部、前胡；痰多，则加制南星、海浮石；气喘，加杏仁、百果、地龙。每日 1 剂，水煎，分次饮服。清热解毒化痰，理气活血抗癌。适用于肺中心型未分化癌。李树仁等报道，用本方加减治疗左肺中心型未分化癌患者 1 例（曾手术探查发现病灶外侵明显并严重侵及重要脏器，无法切除），服药 2 个月余，诸症悉减，一般情况良好。

① 王冰，等. 抗癌中药方选[M]. 北京：人民军医出版社，1992：149.
② 同上.
③ 王冰，等. 抗癌中药方选[M]. 北京：人民军医出版社，1992：151.
④ 王冰，等. 抗癌中药方选[M]. 北京：人民军医出版社，1992：152.
⑤ 张树林，武文玉. 理气解郁法治疗肺癌 42 例[J]. 辽宁中医杂志，1991(2)：27 - 28.

守上方治疗半年后,X光片提示:两肺野未见明显实性占位,心影大小及两膈未见异常,继服原方以巩固疗效,随访 3 年,原病无复发,仍正常工作。①

58. 参芪莲蚕汤 黄芪 20 克、太子参 15 克、白术 12 克、当归 15 克、川葛 10 克、黄芩 12 克、夏枯草 30 克、半枝莲 30 克、僵蚕 12 克、全瓜蒌 30 克、薤白 10 克、苏梗 15 克、延胡索 12 克、丹参 24 克、甘草 6 克。每日 1 剂,水煎,分次饮服。益气活血,清热宣肺,宽胸散结。适用于肺癌。李树仁等报道,治疗一女性患者,61 岁,罹右肺上叶中心型鳞癌,本例为气虚血滞之证,兼有热毒壅肺。服本方 6 剂即胸痛、胸闷有减,有心烦,加入莲子心、竹叶,又加入制没药、沉香,9 剂后,胸痛明显减轻,其他诸症较前均有好转。守方继服,一年半后摄片提示:右上肺病灶明显好转,肺门明显缩小,心脏膈肌正常。半年后再复查,摄片对比阻塞性改变明显好转。继续服药,2 年半后摄片复查:两肺未见肿块和阻塞性炎症及不张征象,心膈无异常。获近期治愈。②

59. 莲蜂汤 半枝莲 50 克、露蜂房 25 克、白花蛇舌草 50 克、山豆根 15 克、山慈菇 25 克、紫花地丁 30 克、薏苡仁 50 克、海藻 30 克、昆布 30 克。每日 1 剂,分次饮服。清热解毒,软坚散结,利湿消痰。适用于肺癌。方中半枝莲、露蜂房、白花蛇舌草、山豆根、紫花地丁清热解毒消肿;薏苡仁、海藻、昆布、山慈菇软坚散结、利湿消痰;配合贞芪平消散,使痰涤热清则毒解,气顺血活而结散,驱内邪不伤正。于德庭报道,以贞芪平消散合莲蜂汤治疗一男性 71 岁患者,X 线胸片和肺 CT 诊断为右肺下叶肺癌合并下叶不张,左肺为转移灶。服中药 2 月后发热、胸痛、痰血明显好转,3 次 X 线胸片检查,病灶无明显改变。后随访:病情稳定,无远处转移,生活自理。③

60. 地黄漏芦汤 生地黄、熟地黄、天冬、麦冬、玄参、黄芪、党参、漏芦、土茯苓、鱼腥草、天麻。每日 1 剂,水煎,分 2 次服。扶正养阴。适用于肺癌。上海市中医医院用本法治疗肺癌 47 例,治疗后 1～5 年生存率分别为 40%、6.3%、2.1%,细胞免疫指标均较治疗前有显著提高。④

61. 百地参冬汤 百合、熟地黄、生地黄、玄参、麦冬、沙参、当归、白芍、桑白皮、黄芩、臭牡丹皮、七叶一枝花、白花蛇舌草。每日 1 剂,水煎,分 2 次服。适用于肺癌。湖南肿瘤医院用本方治疗肺癌 78 例,结果:生存 1 年以上 46 例(占 59%),2 年以上 15 例(占 19%),3 年、4 年及 7 年各 1 例。⑤

62. 肺复方 百合 10 克、熟地黄 10 克、生地黄 10 克、玄参 10 克、当归 10 克、麦冬 10 克、白芍 10 克、南北沙参各 15 克、桑白皮 15 克、黄芩 10 克、臭牡丹皮 30 克、七叶一枝花 30 克、白花蛇舌草 30 克等。随症加减:气短乏力,加黄芪 10 克、党参 10 克;胸痛、舌质紫黯有瘀斑,加红花 10 克、桃仁 6 克、川芎 10 克;痰血,加蒲黄炭 5 克、藕节炭 5 克、仙鹤草 15 克;胸水,加葶苈子 10 克、芫花 3 克;痰多,加生南星 10 克、生半夏 10 克(均先煎半小时);低热,加银柴胡 15 克、地骨皮 10 克;高热,加生石膏 30 克。每日 1 剂,分次饮服。连服 2 个月为 1 个疗程。养阴润肺。适用于原发性支气管肺癌。潘敏求等报道,用本方及化疗对照治疗中晚期原发性支气管肺鳞癌各 40 例,结果:中药组中位生存期 420 天,化疗组中位生存期 240 天;中药组 1 年生存率 57.5%,化疗组 1 年生存率 27.5%。经统计学处理有显著差异。尤其Ⅳ期患者治疗后 1 年生存率,中药组为 42.86%,化疗组为 6.25%,有显著差异。表明中药肺复方能延长患者生存期,提高生存率,且晚期肺鳞癌可以中医药为主要治疗手段。⑥

63. 黄芪麦冬饮 黄芪、麦冬、全瓜蒌、北五味子、百部、鱼腥草、露蜂房、黄精、百合、白花蛇舌

① 李树仁,等. 肺癌两例治验[J]. 河南中医,1991(5):36.
② 同上.
③ 于德庭. 晚期肺癌辨治举隅[J]. 辽宁中医杂志,1991(5):31.
④ 郁仁存. 肿瘤研究[M]. 上海:上海科学技术出版社,1991:352.
⑤ 同上.
⑥ 潘敏求,等. 肺复方与化疗对照治疗中晚期原发性支气管肺鳞癌 80 例报道[J]. 中国医药学报,1990,5(3):19-20.

草、半枝莲、夏枯草、浙贝母、玄参、八月札、鳖甲、地骨皮、玉竹、太子参、沙参、冬虫夏草、七叶一枝花、甘草等。随症加减：咳嗽重，加款冬花、紫菀、前胡等；痰黄，加蛤蚧、竹沥、黄芩、桑白皮；伴发热者，加金银花、连翘、羚羊角粉等；咳血，加白及、仙鹤草、小蓟、茜草等。每日 1 剂，分次饮服。扶正养阴，抗肺癌。适用于肺癌。周宜强报道 1 例右肺中央型腺癌患者，用本方加减连服 3 年余，症状消失，瘤体明显缩小，共生存 4 年零 9 个月，疗效评定为显效。[①]

64. 钟乳补肺汤　钟乳石 9 克、桑白皮 15 克、麦冬 12 克、白石英 12 克、人参 6 克、五味子 4.5 克、肉桂 2 克、紫菀 6 克、款冬花 9 克、生姜 3 片、大枣 3 枚、粳米一撮。每日 1 剂，分次饮服。适用于肺癌日久体虚者。[②]

65. 西黄醒消丸　西黄、麝香、乳香、没药、雄黄。适用于肺癌。每日 2 次，每次 3 克，吞服。[③]

66. 半边莲二根汤　半边莲 60 克、薏苡仁根 60 克、鱼腥草 30 克、野葡萄根 30 克、天冬 30 克、羊乳根 30 克、生南星(先煎半小时)30 克。每日 1 剂，水煎，分次饮服。适用于肺癌。[④]

67. 蒜艾汤加减方　大蒜 20 瓣、生艾叶 20 克、百部 12 克、山慈菇 30 克、陈皮 10 克、山豆根 10 克、露蜂房 10 克、蜈蚣 2 条、补骨脂 30 克、白术 15 克、姜石 60 克。随症加减：咳嗽甚者，加杏仁 15 克、土贝母 15 克；胸痛，加瓜蒌 30 克、丝瓜络 10 克；咯血，加仙鹤草 60 克、阿胶 30 克；胁痛，加郁金 15 克、降香 10 克；胸水，加猪苓 60 克、茯苓 60 克、半边莲 30 克；湿痰化热者，加七叶一枝花 15 克、鱼腥草 30 克；气虚者，加黄芪 60 克、红参 15 克；肾虚者，加何首乌 30 克、女贞子 15 克；心血不足，加酸枣仁 30 克、当归 15 克、大枣 5 枚。每日 1 剂，水煎，分 2 次服。化瘀散结，健脾补肾。适用于肺癌。[⑤]

68. 健脾补气方　生黄芪 60 克、党参 30 克、茯苓 25 克、半夏 15 克、陈皮 15 克、白术 15 克、山药 20 克、黄精 20 克、海藻 30 克、半枝莲 30 克、七叶一枝花 30 克、甘草 5 克、白花蛇舌草 30 克、胆南星 5 克、三七末(分吞)3 克。每日 1 剂，水煎，分次饮服。健脾补气，化痰软坚，佐以清热解毒。适用于肺癌。余淑芳报道一男性 69 岁患者，确诊为慢支、肺气肿、中心型肺癌。服本方 1 个半月后，症状减轻，加入夏枯草再服 4 个月后，胸痛消失，余症减轻，守方 6 个月，复查示右肺块状影缩小，病变稳定。方中四君子汤健脾补气，对癌细胞有杀伤作用，白术、黄芪有反突变作用，加上胆南星、海藻、夏枯草化痰软坚；白花蛇舌草、七叶一枝花、半枝莲清热解毒；三七化瘀定痛，可改善症状，调节免疫功能，有抗癌解毒作用。[⑥]

69. 新症煎　生地黄、五味子、北沙参、王不留行、麦冬、蒲公英、石见穿、百部、徐长卿、地骨皮、南沙参、望江南、野菊花、淮山药、白花蛇舌草、煅牡蛎、夏枯草、海藻、海带、玄参、天花粉、丹参、川贝母、制甲片、炙鳖甲、白英、牡丹皮、鱼腥草、紫花地丁、浙贝母。随症加减：咳嗽痰黏，加紫菀、款冬花、枇杷叶、淡竹沥；痰中夹血，加仙鹤草、白及、蒲黄、生地榆、紫草根、三七片；低热起伏，加板蓝根、红藤、败酱草、金银花、连翘；胸胁疼痛，加全瓜蒌、郁金、川楝子、延胡索、赤芍、桃仁；肢节酸楚，加地骨皮、炙乳香、炙没药、防己、桑寄生、怀牛膝、全蝎、地龙、蜈蚣；气阴不足证候者，加石斛、芦根、白茅根、天冬、麦冬、太子参、黄芪。每日 1 剂，水煎 2 次，分 2 次服。治疗肺癌 502 例，经服药后各种症状多数得到明显改善，其症状有效率为 97.17%。其中Ⅱ期原发性肺癌 263 例，治疗后的 1 年生存率为 55.89%，2 年生存率为 28.33%，治疗后 3、4 年和 5 年生存分别为 14.97%、9.55% 和 6.47%；Ⅲ期原发性肺癌 157 例，其治疗 1 年、2

① 周宜强. 肺癌证治三法[J]. 中原医刊,1990(4)：45.
② 本刊编辑部. 肺癌[J]. 浙江中医学院学报,1990,14(3)：54－56.
③ 同上.
④ 同上.
⑤ 王慧川. 贾堃主任医师治疗癌瘤病症经验简介[J]. 陕西中医,1990,11(10)：433.
⑥ 余淑芳. 健脾补气法治肺癌[J]. 四川中医,1989(6)：29.

年、3 年和 4 年生存率分别为 40.76%、21.62%、11.51% 和 5.06%；Ⅳ期原发性肺癌 82 例，其治疗 1 年、2 年和 3 年生存率分别为 24.39%、12.99% 和 10.64%。各期腺癌的生存率均较同期鳞癌者为高，而未分化癌Ⅲ、Ⅳ期患者，经中药治疗后 2 年生存率也分别达到 11.11% 和 8.33%。表明中医药治疗肺癌有抑制肿块生长的作用。[1]

70. **何金山经验方** 方① 抗癌Ⅰ号药散：千斤癀、鸡骨癀、茶时癀、九节茶、牛黄、血竭、珍珠、冰片等。研末为散。每日 3 次，每次 2 克。方② 抗癌Ⅱ号加味：黄芪、鱼腥草、白茅根、紫草根、薏苡仁、葶苈子、红枣等。每日 1 剂，水煎代茶，2 个月为 1 个疗程。案例：欧某，男，57 岁。咳嗽血痰伴胸痛，X 线摄片诊断为左上肺周围型肺癌。癌肿约 7.5 厘米×8 厘米，肺门有肿块阴影。用钴 60 放射治疗 1 个疗程，X 线复查显示，肺癌肿块 13.2 厘米×12 厘米，又见左下肺肿块 5 厘米×3 厘米，伴左胸腔积液。诊见面红，舌绛少苔，舌中裂痕，边有齿痕，脉细数。证属气阴两虚，热毒蕴肺。予以方① 1 个月，咳嗽、胸痛气急等症状消失。继服方② 4 个疗程，X 线摄片复查，见左上肺癌块影未增大，肺门肿块消失。纤维支气管镜检，病理诊断为左上肺腺癌。服药 1 年后，面色红润，食欲好转，体重亦增，血红蛋白 12.5 克，白细胞 6 400/微升，生存至今。[2][3]

71. **扶正消肿散** 蛤蚧尾 1 对、生晒石柱参 30 克、坎炁 3 条、龟甲 30 克、熟地黄 30 克、山茱萸 30 克、黄芪 24 克、玉竹 24 克、天冬 15 克、麦冬 15 克、百合 20 克、百部 20 克、山慈菇 20 克、川贝母 20 克、浙贝母 20 克、片姜黄 15 克、葶苈子 15 克、白芥子 10 克、杏仁 15 克、桃仁 15 克、龙葵 30 克、鱼腥草 20 克、败酱草 24 克、薏苡仁 30 克。以上药为 1 料，研极细末，匀和装胶囊中。扶正消肿。适用于肺癌早期（普检时发现），中晚期肺癌气虚

者亦可用。每次 3～5 粒，每日 2 次，口服。可服 1～2 料。[4]

72. **清肺救燥汤** 芦茅根各 15 克、冬瓜子 10 克、南北沙参各 10 克、天麦冬各 10 克、五味子 10 克、天竺黄 10 克、天花粉 10 克、石斛 10 克、玉竹 10 克、玄参 10 克、生熟地黄各 10 克、鳖甲 15 克、龟甲 15 克、金银花 10 克、龙葵 15 克、鱼腥草 15 克、败酱草 15 克。临床上可再以洋参、石斛煎汤代茶，并随症加减：喘甚，加磁石、坎炁、山茱萸、蛤蚧尾；咳甚，加款冬花、紫菀、钩藤、干地龙；大便不通或难，加制大黄、全瓜蒌、蜣螂虫；口渴汗出，加生石膏、麻黄根，生脉饮每日 2 支。每日 1 剂，水煎，分次饮服。适用于中晚期肺癌之阴亏液竭者。[5]

73. **肺四号方** 八角金盘 10 克、干蟾皮 12 克、黄芪 30 克、蛇莓 30 克、八月札 30 克、半枝莲 15 克、鱼腥草 15 克、七叶一枝花 15 克、丹参 15 克。随症加减：脾虚痰湿，加党参、白术、茯苓、法夏、陈皮；阴虚内热，加南北沙参、生地黄、地骨皮、麦冬；气滞血瘀甚者，加桃仁、红花、三棱、莪术、皂角刺、赤芍；气阴两虚，加党参（或人参）、沙参、麦冬；咳嗽，加阿胶、大小蓟炭、血余炭、藕节，或加服云南白药；胸水，酌加石上柏、葶苈子、冬瓜子。第 1 个疗程每日 1 剂，分次饮服，3 个月为 1 个疗程。服完 1 个疗程后隔日或 3 日服 1 剂。祛邪解毒，化瘀散结抗癌。适用于肺癌。本病乃毒邪积聚，蕴结而成，治疗时非用峻厉之药不足以毁癌肿。故本方用较强的攻积散结，解毒化瘀药八角金盘、蟾皮、蛇莓、半枝莲、鱼腥草、七叶一枝花等为主，祛邪攻癌必须兼顾正气，故佐以益气养血、活血化瘀之黄芪、丹参。马吉福报道用本方治疗肺癌 48 例，结果 5 年以上存活者 5 例，3 年以上存活者 20 例，2 年以上存活者 17 例，1 年以上存活者 6 例。[6]

74. **鹤蟾片** 仙鹤草、蟾蜍、人参等。解毒除

① 雷永仲，等. 中医治疗肺癌的临床观察——502 例原发性支气管肺癌的临床分析[J]. 中医杂志，1988(2)：25-27.
② 何金山. 晚期食管癌伴胃小弯淋巴结转移（手术后）一例治验[J]. 福建中医药，1987(5)：35.
③ 何金山. 晚期肺腺癌伴肺门转移验案介绍[J]. 福建中医药，1988,19(5)：71.
④ 周永年. 治疗肺癌的粗浅体会[J]. 浙江中医学院学报，1987,11(5)：34.
⑤ 同上.
⑥ 马吉福. "肺四号"方治疗肺癌 48 例小结[J]. 浙江中医杂志，1986,21(1)：12-13.

痰,凉血养阴,消癥散结。适用于原发性肺癌。每日3次,每次6片,口服,可连续服数月至1年。周岱翰等报道,用鹤蟾片观察治疗102例原发性肺癌。结果:显效(主要症状明显改善,癌灶缩小,观察6个月以上无发展者)7例,有效(症状有所改善,病灶缩小或稳定连续3个月以上;或症状有所改善,病灶缩小能维持1个月以上者)63例,无效(症状及客观检查无改善,或仅有短期改善,1个月之内迅速恶化者)32例。总有效率68.6%,症状改善率72.5%,12例治疗后胸水吸收或消失,2例锁骨上转移性淋巴结治疗后消失,8例肿瘤治疗后缩小,1年生存率15.7%,平均生存时间7.95月。其中66例为Ⅲ、Ⅳ期且不适宜手术切除或其他治疗的晚期患者,单纯用鹤蟾片,总有效率62.9%,1年生存率16%,平均生存时间7.66月。手术配合蟾片治疗者31例,术后复发、出现胸水或有咳嗽胸痛者,治疗后总有效率为83.9%,生存时间9.1月。实验研究表明,鹤蟾片能提高荷瘤动物周围血液中T淋巴细胞百分率,并有明显差异。[①]

75. 王羲明经验方　生地黄12克、熟地黄12克、天冬12克、麦冬12克、玄参12克、生黄芪15克、党参15克、漏芦30克、土茯苓30克、鱼腥草30克、升麻30克。随症加减:口渴甚,加知母12克、制首乌12克、天花粉30克;脾虚甚,加茯苓15克、怀山药12克、黄精12克;咳嗽痰盛,加益蒸百部15克、射干15克、佛耳草30克;痰血,加白花蛇舌草30克、七叶一枝花30克、花蕊石30克;气滞血瘀,加八月札12克、延胡索15克、露蜂房30克。每日1剂,水煎2次,合在一起分2次服。用中医中药治疗因病变广泛而丧失手术或放射治疗机会,或经剖胸探查病灶已无法切除,或手术后不久出现转移病灶的晚期原发性支气管肺癌患者47例。治疗结果:显效3例占6.4%,有效31例占66.0%,无效13例占27.6%,总有效率72.4%(参照1977年3月上海市中医中药治疗恶性肿瘤疗效评定标准)。治疗后生存期

观察:生存期小于1年者28例,占59.7%;大于1年者19例,占40.3%,其中大于3年者3例占6.3%,大于5年者1例占2.1%。对鳞癌、腺癌、未分化癌、不定型癌的有效率分别为81.5%、53.8%、100%、50%。24例治疗前后检测淋巴细胞转化率,有17例(70.8%)增高,23例治疗前后检测玫瑰花结形成率,有19例(82.6%)增高,其平均数较治疗前均有非常显著增高。根据实验研究,方中生熟地黄、天麦冬、玄参、黄芪、党参等药物具有:① 促进和增强机体的网状内皮系统细胞的吞噬功能;② 提高和调整机体的免疫状态,增强机体的细胞免疫功能,活化T细胞;③ 提高机体的体液免疫功能;④ 增高细胞内环磷腺甙(CAMD)含量,抑制肿瘤细胞增殖速度,对癌细胞有一定的逆转作用。上述均有利于调动和壮大机体的内在因素,从而提高机体对恶性肿瘤的抗病能力,尤其是扶正养阴疗法并不助长和加速肿瘤组织的生长增殖能力,却能改善机体的代谢情况,更有利于提高机体对肿瘤的抗御能力,具有"扶正而不助邪"的中医中药治癌特点。[②]

76. 高令山经验方　① 北沙参、玄参、天冬、麦冬、夏枯草、海浮石、杏仁、生薏苡仁、半枝莲、白花蛇舌草、陈皮、象贝母、牛蒡子。每日1剂,水煎2汁分2次温服。② 党参、黄芪、鸡血藤、虎杖、玄参、天冬、麦冬、北沙参、百合、陈皮。水煎服。案例:邵某,女,32岁。X线检查见左肺门部巨大块影,约10厘米×10厘米。分层片显示左肺门、左纵隔及隆突下淋巴结明显肿大,为转移灶。痰液脱落细胞检查,发现癌细胞,为未分化型小细胞癌。以方①及放疗、化疗进行综合治疗,共用3个疗程,症状减轻,胸片显示左肺癌肿明显缩小,白细胞下降,血小板减少。以方②扶正固本。西药化疗抗癌治疗近1年,其后未再应用。随访10余年来,均以中医辨证治疗为主,间断服药,情况良好,继续从事劳动。肺X片示肺放射性纤维化改变,余正常。全身检查,未发现异常。[③]

① 周岱翰,等. 鹤蟾片治疗肺癌临床研究报告附102例疗效分析[J]. 新中医,1986(4):31.
② 王羲明,等.《扶正养阴法》在治疗支气管肺癌中的应用[J]. 辽宁中医杂志,1985(8):25.
③ 高令山. 未分化型小细胞肺癌治验病例介绍[J]. 上海中医药杂志,1985(1):9-10.

77. 附片干姜汤 制附片(先煎 4 小时)120克、黄芪 60 克、桂枝 30 克、王不留行 30 克、大枣 12 枚、干姜 6 克、炙甘草 15 克、丹参 15 克、莪术 15 克。每日 1 剂,水煎,分次饮服。可与复方三生针注射液同时应用。补肾助阳,温中止痛,活血化瘀,解毒散结。适用于肺癌脾肾两亏型。①

78. 二陈土茯苓汤 陈皮 12 克、清半夏 9 克、云茯苓 15 克、杏仁 9 克、贝母 9 克、全瓜蒌 12 克、土茯苓 60 克、枳壳 12 克、红花 9 克、神曲 15 克、焦山楂 20 克、桔梗 9 克、甘草 9 克。每日 1 剂,水煎,分 2 次服。清热解毒,祛湿化痰,佐以化痰。适用于肺癌。治疗 1 例 55 岁男性肺癌患者,3 个月前低热、呛咳、胸闷气短,食欲减退。经 X 片检查,发现右肺门下方有一卵圆形阴影,约 3 厘米×2.5 厘米,边缘尚清晰,密度均匀,痰涂片检查发现癌细胞,诊断为原发性肺癌。刻诊:咳嗽痰稠,色黄量多,痰中带血,胸闷气急,发热口渴,但渴不多饮,纳少不馨,形神委顿,溲黄便溏。舌红苔黄腻,脉滑数。以上方治疗,药后病情好转,加白术 10 克、黄芪 20 克、防风 10 克、百合 20 克,服 50 余剂,诸症悉减。经拍片复查对比,肺部阴影比以前有明显缩小。守方加扶正固本之品,病情得到控制。②

79. 小蓟茅根汤 小蓟 30 克、白茅根 30 克、侧柏炭 15 克、牡丹皮 30 克、紫草 10 克、紫河车 20 克、仙鹤草 30 克、白英 30 克、蛇莓 20 克、龙葵 30 克、三七粉 3 克、蟾蜍酒 20 毫升。随症加减:咯血不止,加仙鹤草 30 克、地榆 20 克、血余炭 20 克、白及 10 克;咳嗽不减,加薄荷 10 克、桔梗 10 克、瓜蒌 30 克、杏仁 15 克、甘草 15 克、冰片 3 克。每日 3 次,每次 30 分钟,蒸气吸入;喘息不宁,加白果 10 克、款冬花 10 克、蛤蚧散(冲服)2 克;痰壅难出,加海浮石 30 克、鹅管石 30 克、磁石 20 克、蛇胆陈皮末冲服;胸疼不减,加蒲黄 10 克、五灵脂 10

克、云南白药(冲服)2 克;高热不退,加青蒿 15 克、地骨皮 30 克、牡丹皮 30 克、牛黄清热散(冲服)1瓶;多汗气短,加人参 10 克、麦冬 15 克、五味子 10克、冬虫夏草 10 克、猪苓 30 克;阵发虚脱,加太子参 30 克、党参 30 克、丹参 30 克、玄参 15 克、苦参 20 克、沙参 20 克;瘰疬难消,加山慈菇 15 克、黄药子 15 克、猫爪草 30 克、夏枯草 20 克;胸水难消,加赤小豆 30 克、葶苈子 10 克、石韦 30 克、冬瓜皮子 50 克、商陆 10 克。每日 1 剂,水煎,分次饮服。解毒祛瘀,清热凉血。适用于肺癌属肺毒血热者。③

80. 术朴葵英煎 苍白术各 10 克、川朴 10克、清半夏 10 克、胆南星 10 克、代赭石 30 克、猪苓 30 克、龙葵 30 克、白英 30 克、蛇莓 30 克、瓜蒌 30 克、葶苈子 30 克、黛蛤散 30 克、蟾蜍酒 20 毫升。每日 1 剂,水煎,分 2 次服。健脾利湿,化痰散结。适用于肺癌肺瘀痰结者。④

81. 清金散 赤练蛇粉 30 克、天南星 30 克、白及 30 克、凤凰衣 30 克、广陈皮 30 克、瓜蒌 30克、北沙参 60 克、西洋参 15 克、炙鳖甲 45 克、制乳没各 20 克、辰砂 12 克。共研细末。每次 1 克,每日 3 次,冲服。适用于肺癌。⑤

82. 斑蝥丸 斑蝥 15 克、滑石 30 克、车前子 30 克、沙参 90 克、麦冬 90 克、土贝母 30 克、三七 15 克、白及 60 克、蜈蚣 30 克。上药共为细粉,炼蜜为丸,每丸重 6 克。每日 2 次,每次 1 丸,吞服。抗肿瘤。适用于肺癌。本丸须与辨证方合用。顾振东等报道用斑蝥丸合沙参二冬汤治疗 1 例肺癌患者,服药月余,肺部肿块明显缩小,2 月后肿块消失,恢复工作,半年后复查未复发。⑥

83. 沈丕安经验方 基本方:三棱 15～30克、莪术 15～30 克、王不留行 15～30 克、大黄䗪虫丸(包煎)12 克、桃仁 12 克、广郁金 12 克、丹参 15 克、泽兰 15 克、海藻 30 克。其他常用的活血化瘀药:石见穿 30 克、羊蹄根 30 克、葵树子 30 克、

① 罗本清,等. 温化扶正法治疗原发性肺癌 66 例疗效观察[J]. 重庆医药,1984,13(5):35.
② 赵清里,等. 临证心得选[M]. 郑州:河南科学技术出版社,1984:13.
③ 李岩. 肿瘤临证备要[M]. 北京:人民卫生出版社,1983:163.
④ 同上.
⑤ 李岩. 肿瘤临证备要[M]. 北京:人民卫生出版社,1983:165.
⑥ 顾振东,等. 支气管肺癌 68 例临床分析[J]. 山东中医学院学报,1983,7(2):8-11.

铁树叶 30 克、大黄 3～9 克、蜈蚣 2～4 条。每日 1 剂，水煎 2 次，分 2～3 次服。随症加减：阴虚，加南沙参 12 克、北沙参 12 克、天冬 12 克、麦冬 12 克、天花粉 15～30 克、百合 15～30 克；气虚（包括脾虚），加黄芪 12 克、党参 12 克、茯苓 12 克、白术 15～30 克；阳虚，加附子 9 克、肉桂 9 克、补骨脂 15 克；痰湿，加生半夏 30 克、生南星 30 克、薏苡仁 30 克、杏仁 12 克、瓜蒌 30 克、马钱子 3 克；内热，加肺形草 30 克、石豆兰（麦斛）30 克、七叶一枝花 30 克、苦参 30 克、七叶一枝花 30 克、黛蛤散（包煎）30 克，使用较少的尚有牛黄粉、干蟾皮、山豆根；胸水，加龙葵 60 克、葶苈子 60 克、桑白皮 30 克。部分病例在辨证施治基础上加用三棱、莪术注射液 4 毫升（每支 2 毫升，含生药三棱 2 克、莪术 4 克）肌注每日 2 次。治疗原发性肺癌 62 例，其中 5 例曾用过短期化疗，中草药疗程以化疗停用 1 个月后算起；有 5 例为手术后肺内转移，疗程以胸片发现癌灶算起。62 例疗程均在 1 个月以上。结果：显效 4 例，有效 34 例，无效 24 例，总有效率为 61.3%。以鳞癌疗效较好，腺癌次之。在有效的 34 例中，癌灶缩小者 5 例，癌灶稳定 3 个月以上者 29 例。生存率在 1 年以上 14 例，2 年以上 4 例，3 年以上 26 例。[1]

84. 清肺抗癌汤　北沙参、黄芩、鱼腥草、仙鹤草、贝母、当归、苦杏仁、前胡、天冬、麦冬、橘红等。随症加减：咳嗽痰多，加紫菀、姜半夏、制南星、莱菔子、蛤壳粉；干咳无痰，加南沙参、款冬花、枇杷叶、炙马兜铃；痰黄咯血，加桑白皮、生地黄炭、血余炭；胸闷气急，加瓜蒌皮、枳壳、紫苏子、葶苈子、薤白；肺阴耗损，加鲜生地黄、鲜石斛、天花粉；热不退，加青蒿梗、地骨皮、金银花、羚羊角；疼痛剧烈，加生半夏、生南星、全蝎、蜈蚣；脾胃虚弱，加炒白术、茯苓、谷芽、党参；脾虚湿阻，加藿香、佩兰、白术、六一散；抗癌解毒，加水杨梅根、半枝莲、三叶青。每日 1 剂，分次饮服。滋阴清热，止咳散

结。适用于肺癌。鲍严钟报道，采用中医中药治疗 16 例肺癌患者。结果：肿块消失 4 例（其中 1 例 1 年后复发死亡），有效 7 例，无效 5 例；存活 5 年以上的 2 例，2 年 2 例，1 年 3 例，6 个月 2 例，3 个月 2 例，3 个月以下者 5 例。[2]

85. 肺形草汤　肺形草 30 克、石斛 15 克、藕节 12 克、天冬 12 克、苦桔梗 6 克、生甘草 6 克、桑白皮 12 克、蒲公英 30 克。每日 1 剂，水煎，分 3 次服。适用于肺癌。[3]

二、手术后，与放、化疗等合用方

1. 自拟方　女贞子 12 克、生牡蛎 30 克、麦冬 12 克、当归 15 克、石见穿 30 克、黄芪 30 克、天竺黄 15 克、浙贝母 12 克、石上柏 30 克、北沙参 15 克、七叶一枝花 30 克。姜媛利将 90 例晚期术后 NSCLC 患者随机分为 2 组，均予 GP/TP/G 方案化疗，治疗组加口服该中药方治疗，总有效率治疗组与对照组分别为 86.67%、66.67%（$P<0.05$），提示化疗联合中药治疗可显著提高其临床疗效。[4]

2. 四君子汤加减　人参、茯苓、白术、甘草、黄芪、当归、炙甘草，酌情加用白花蛇舌草、半枝莲等清热解毒药物。谭庆麟等观察 90 例Ⅰa～Ⅲa 期 NSCLC 术后患者联合放化疗不同治疗方式并口服该中药方的临床疗效，结果显示中药对患者生存时间存在影响，差异有统计学意义（$P<0.05$）。多因素分析显示，口服中药的 52 例患者中位生存期（35.1±1.9）个月，未口服中药的 38 例患者中位生存期（22.8±2.1）个月（$P<0.01$）。结果的差异也与肿瘤切除方法、肿瘤分期、肿瘤分化程度、肿瘤周边组织的病理报告结果有关。[5]

3. 芪贞扶正固本汤　黄芪 30 克、人参 20 克、女贞子 30 克、北沙参 10 克、三七粉 6 克、白术 15 克、麦冬 15 克、红花 15 克、薏苡仁 30 克。田野等选取 80 例Ⅰ～Ⅳ期手术后 NSCLC 患者，随机分为 2 组，对照组给予 TP 方案化疗及对症辅助治疗，中药组在对照组治疗的基础上加服芪贞扶

① 沈丕安，等. 62 例原发性肺癌的中医治疗[J]. 上海中医药杂志，1982(7)：9-10.
② 鲍严钟. 中药治疗肺癌 16 例的疗效观察[J]. 浙江中医杂志，1981，16(1)：6-8.
③ 钱伯文. 肿瘤的辨证施治[M]. 上海：上海科学技术出版社，1980：97.
④ 姜媛利. 晚期非小细胞肺癌个体化化疗联合中药治疗的疗效分析[J]. 中国现代药物应用，2016，10(8)：153-154.
⑤ 谭庆麟，等. 非小细胞肺癌手术联合放化疗的临床研究[J]. 临床肺科杂志，2016，21(6)：1147-1149.

正固本汤,2个周期后结果显示中药组临床症状及临床症状改善率明显好于对照组;两组 KPS 评分比较,差异有统计学意义($P<0.05$);免疫功能包括 NK、CD3、CD8、CD4/CD8 分子水平,治疗组均优于对照组($P<0.05$);随访3年,治疗组与对照组2年复发率分别为40.0%、62.5%,3年复发率分别为52.5%、82.5%($P<0.05$)。提示芪贞扶正固本汤联合化疗能显著改善 NSCLC 患者的术后生活质量,降低肿瘤复发率,延长无瘤生存期。[1]

4. 中药方剂 党参15克、茯苓15克、白术15克、当归15克、丹参15克、熟地黄15克、赤芍15克、山茱萸15克、黄精15克、黄芪30克、川芎、女贞子12克、紫河车10克、陈皮10克、阿胶10克、法半夏10克、白花蛇舌草20克、半枝莲20克、甘草10克。王鹏等将78例Ⅱa～Ⅲa期术后 NSCLC 患者随机分为2组,研究组37例予中药方剂＋GP 方案化疗,对照组41例单纯采用 GP 方案化疗,2周期化疗后两组 CD3、CD4、CD8、CD4/CD8 比较,差异均具有统计学意义($P<0.05$)。随访发现两组1、2、3年生存率分别为86.49%、64.86%、48.65%、78.05%、53.66%、26.83%,两组1年和2年生存率比较差异无统计学意义($P<0.05$),3年生存率比较差异具有统计学意义($P<0.05$)。结论:中药方剂配合 GP 方案用于 NSCLC 患者术后辅助化疗,可以明显提高远期生存率和生活质量,缓解临床症状,防止免疫功能降低,并能降低不良反应。[2]

5. 五味汤 黄芪30克、白术25克、丹参15克、枸杞子15克、生姜3片。温士旺等观察84例Ⅱb～Ⅳ期术后 NSCLC 患者随机分为 GP 方案化疗组和五味汤联合 GP 方案化疗组各42例,结果显示联合五味汤组客观缓解率优于单纯化疗组(40.48%、21.43%),中医证候总有效率均优于单纯化疗组,药物毒性反应明显低于单纯化疗组

($P<0.05$),显示五味汤联合用于 NSCLC 术后辅助 GP 方案化疗有明显增效减毒作用。[3]

6. 金宁方 石上柏30克、石见穿30克、干蟾皮30克、僵蚕30克、生牡蛎30克。寿伟臻等将88例Ⅲ期术后 NSCLC 患者随机分为治疗组和对照组,对照组手术后采用 TP 方案辅助化疗,治疗组在化疗基础上口服金宁方辨证加减,化疗4个周期后观察发现治疗组中医临床证候疗效、生存质量评分方面均明显优于对照组($P<0.05$);治疗组血清肿瘤标志物(CEA、CYFRA21-1、CA199、CA125)有一定下降趋势,其中1年期对比 CA125 的差异有统计学意义($P<0.05$);两组1年内复发转移率分别为33.33%、47.22%;治疗组的生存曲线稍优于对照组,但差异无统计学意义($P<0.05$)。结果显示金宁方配合术后辅助化疗,对Ⅲ期 NSCLC 术后患者的复发或转移情况有一定抑制作用,对主要血清肿瘤标志物有相对稳定持久的控制作用,能明显改善中医临床症状、提高生存质量。[4]

7. 扶正抗癌汤 黄芪30克、人参10克、麦冬20克、五味子15克、白术20克、甘草10克、薏苡仁30克、茯苓20克、红花10克、桃仁10克、丹参10克、三七10克、法半夏5克、瓜蒌30克、川贝母20克、夏枯草15克、半枝莲15克、白花蛇舌草30克、蒲公英30克。郑爱红等观察Ⅱa～Ⅲa期 NSCLC 术后 GP 化疗联合中药扶正抗癌汤的疗效,结果显示,扶正抗癌汤能够明显改善术后肺癌患者的生活质量、减轻化疗药物的不良反应。[5]

8. 陈丽萍经验方 黄芪20克、北沙参20克、茯苓20克、白术15克、薏苡仁30克、淮山药20克、厚朴15克、石斛20克、玉竹15克、炙甘草6克、谷麦芽12克、鸡内金12克、山楂15克。陈丽萍等比较Ⅰb～Ⅱ期及部分Ⅲa期 NSCLC 癌患者术后单用化疗和中药联合化疗的不良反应及生活

① 田野,等. 芪贞扶正固本汤联合化疗治疗术后非小细胞肺癌40例[J]. 中国中西医结合外科杂志,2016,6(3):242-245.
② 王鹏,等. 中西医联合治疗非小细胞肺癌术后疗效观察[J]. 辽宁中医药大学学报,2015,17(6):138-140.
③ 温士旺,等. 五味汤联合吉西他滨顺铂对非小细胞肺癌术后辅助化疗的影响[J]. 中国实验方剂学杂志,2014,20(16):184-186.
④ 寿伟臻,等. 金宁方加味对Ⅲ期非小细胞肺癌患者术后抗复发转移临床评价[J]. 上海中医药杂志,2014,48(8):30-33.
⑤ 郑爱红,等. 扶正抗癌汤对肺癌术后的临床疗效观察[J]. 中华中医药学刊,2013,31(3):698-700.

质量情况,结果:在 NP 方案化疗基础上联合该中药方剂治疗与单纯 NP 方案化疗相比较,其患者骨髓抑制及消化道反应明显较轻,KPS 评分及生活质量均明显提高,2 组比较,差异有统计学意义($P<0.05$)。[①]

9. 肺康方　太子参 30 克、黄芪 24 克、麦冬 20 克、白术 12 克、茯苓 15 克、白花蛇舌草 45 克、七叶一枝花 12 克、半枝莲 30 克、浙贝母 15 克、薏苡仁 30 克、蒲公英 30 克、全蝎 6 克、蜈蚣(研末冲服)2 条、水蛭(研末冲服)6 克、甘草 6 克。临床应用于肺癌维持治疗期或化疗期。方中重用太子参、黄芪、麦冬为君,共奏益肺健脾、养阴润肺之功。太子参味甘、微苦,功能益气健脾,生津润肺。黄芪甘、微温,擅长补中益气,功能补益脾肺,益气生血。麦冬甘寒益阴,功可养肺阴,润肺燥,善清肺之虚火,肃肺止咳,为治肺阴虚嗽之要药。白花蛇舌草、半枝莲、蒲公英、七叶一枝花、白术、茯苓、浙贝母、薏苡仁共为方中佐药。白花蛇舌草功能清热解毒,利湿通淋。半枝莲功能清热解毒,活血化瘀,利水消肿。蒲公英能清热解毒,消痈散结。七叶一枝花有小毒,能清热解毒,消肿止痛,散瘀定惊,平喘止咳。白术功能补脾益气,燥湿和中。中焦虚弱,脾失运化,则湿聚成痰,阻于肺中。白术可助黄芪、太子参增强其补脾之力,使脾气健旺,运化复常,痰湿自除。茯苓可利水渗湿,健脾安神。浙贝母有清热解毒、消肿散结之功效。薏苡仁功能健脾渗湿,清热排脓。上药共奏健脾化痰祛湿、清热解毒、软坚散结之效。方中加入蜈蚣、水蛭以活血化瘀,软坚散结,以毒攻毒。全蝎有毒,能攻毒散结,通络止痛。蜈蚣功能攻毒散结,通络止痛。水蛭有小毒,入肝经,功能破血逐瘀消癥。全方扶正祛邪,攻补兼施,起到了增强肺癌患者自身抗癌能力、提高机体免疫力、抑瘤抗癌的作用,同时在化疗进程中能够减毒增效,辅助化疗顺利地完成。案例:男,54 岁。2007 年 9 月查体时发现肺部占位,行手术切除治疗,术后病理确诊为右肺上叶高分化腺癌。胸部强化 CT 提示:纵隔内右上气管旁隆突下及右侧锁骨上可见淋巴结,大者截面约 1.5 厘米×3.0 厘米,右侧胸腔内可见弧形液性密度影。2007 年 10 月至 2008 年 2 月共行 GP 方案四周期化疗,2008 年 3 月共行放疗 28 次。之后高热月余,不能进食,经抗生素及退热治疗无效。2008 年 4 月 30 日初诊,予中药肺康方加减治疗,患者服用 12 剂后,高热减退,并逐渐开始进食,服中药调理至今。复查 CT 及肿瘤标记物(NSE、CY21－1、SCC、CEA 等)等化验检查,均保持稳定。[②]

10. 蟾蜍保元汤　干蟾皮、蛞蝓、生胆南星、生半夏、生地黄、生黄芪、当归、生晒参、白花蛇舌草、鹿衔草、党参、女贞子、浙贝母、百部等。张斌杰等将 137 例Ⅰb～Ⅲa 期 NSCLC 术后患者随机分为 75 例单纯 NP 方案化疗组和 62 例 NP 方案化疗合并蟾蜍保元汤组,结果:合用蟾蜍保元汤组化疗胃肠道反应、白细胞减少明显少于单纯化疗组($P<0.05$),显示 NP 方案化疗联用蟾蜍保元汤组辅助治疗可降低化疗期间的不良反应,显著改善临床症状。[③]

11. 益气扶正中药方　石菖蒲 15 克、炙远志 15 克、茯苓 25 克、茯神 25 克、砂仁 10 克、葶苈子 15 克、猪苓 35 克、泽泻 10 克、太子参 25 克、白花蛇舌草 80 克、半枝莲 50 克、法半夏 30 克、薏苡仁 90 克、芦根 30 克、胆南星 30 克。杨宏刚等观察 57 例Ⅰa～Ⅲa 期术后 NSCLC 患者益气扶正中药方配合 NC 方案化疗的疗效。结果:配合中药组术后化疗过程中不良反应发生率低于单纯化疗组($P<0.05$),1 年生存率中药组(72.4%)略高于单纯化疗组(64.3%)($P<0.05$),而 5 年生存率显著高于单纯化疗组(58.6%、32.1%)($P<0.05$)。局部复发、远地转移联合中药组显著低于单纯组 10 例(10.3%、35.7%)($P<0.05$)。提示中药辅助化疗远期生存率较高,且可减轻化疗不良反应,延缓肿瘤复发、转移,增强免疫功能等,并可改善和提

① 陈丽萍,等. 中药联合 NP 方案治疗非小细胞肺癌术后患者的临床观察[J]. 中国医药指南,2012,10(35):292－293.
② 郑心,孟庆坤. 肺康方治疗肺癌临床经验浅谈[J]. 山东中医杂志,2012,31(12):873－874.
③ 张斌杰,等. 非小细胞肺癌术后化疗配合蟾蜍保元汤治疗的作用[J]. 中国中西医结合外科杂志,2011(5):458－460.

高患者的远期生存。[①]

12. 王中奇经验方　抗瘤增效方：生黄芪、黄精、灵芝、姜川黄连、制苍术等。肺岩宁方：生黄芪、灵芝、黄精、淫羊藿、七叶一枝花、露蜂房、干蟾皮等。王中奇等将 191 例Ⅱa～Ⅲb 期术后 NSCLC 患者进行中医药分阶段结合化疗的随机对照研究，随机分为治疗组 97 例和对照组 94 例，两组均选用 GP 方案化疗，治疗组在化疗期间服用抗瘤增效方，化疗结束后服用肺岩宁方，随访 3 年显示，治疗组与对照组中位无瘤生存期（DFS）分别为 33.13 个月、20.87 个月，1、2、3 年复发转移率分别为 27.84％、43.30％、57.73％、29.79％、55.32％、73.40％，两组中位 DFS、2 和 3 年复发转移率比较，差异有统计学意义（$P < 0.05$），治疗组在生活质量、免疫功能、肿瘤标志物等方面的改善情况均优于对照组。提示中医药结合化疗能够延长 NSCLC 术后的 DFS，抑制其术后复发转移，改善患者生活质量。[②]

13. 滋阴清肺方（黎月恒经验方）　北沙参 25 克、麦冬 20 克、鱼腥草 20 克、蒲公英 20 克、红花 16 克、牡丹皮 10 克、枇杷叶 15 克、贝母 10 克、桑白皮 15 克、黄芩 15 克。随症加减：气虚咳嗽气短者，加黄芪、党参；咳嗽痰多者，加法半夏、瓜蒌；恶心呕吐者，加竹茹、代赭石（先煎）；食少神疲者，加砂仁、谷芽、麦芽、鸡内金；口燥干者，加天花粉、芦根、石斛、乌梅。每日 1 剂，水煎服，分 2 次服用。滋阴清肺。适用于肺癌放疗后热毒伤肺。[③]

14. 金石清解方（潘敏求经验方 1）　黄芪 30 克、人参须 10 克、麦冬 10 克、石斛 15 克、金银花 30 克、连翘 10 克、七叶一枝花 30 克、山药 15 克、茯苓 10 克、生地黄 10 克、玄参 10 克、竹茹 10 克、女贞子 10 克、墨旱莲 10 克、白花蛇舌草 30 克、夏枯草 15 克。随症加减：恶心呕吐者，加法半夏，砂仁；白细胞下降者，加锁阳、淫羊藿。每日 1 剂，水煎服，分 2 次服用。益气养阴，清热解毒。适用于肺癌放疗后热毒伤肺。[④]

15. 蛇莓龙葵饮（郁仁存经验方 4）　鱼腥草 30 克、前胡 12 克、夏枯草 15 克、白英 30 克、蛇莓 15 克、龙葵 30 克、半枝莲 30 克、白花蛇舌草 30 克、金银花 30 克、蒲公英 30 克、赤芍 13 克、浙贝母 12 克、太子参 30 克、麦冬 12 克、天冬 12 克、干蟾皮 3 克。随症加减：咳甚者，加沙参、桔梗、杏仁、百部；瘀毒较甚者，加土贝母、白英、桃仁、水蛭；白细胞下降者，加鸡血藤、菟丝子、生黄芪。每日 1 剂，水煎服，分 2 次服用。益气养阴，清热解毒。适用于肺癌放疗后放射性肺炎。[⑤]

16. 癌复康方（潘敏求经验方 2）　白参（蒸兑）10 克、黄芪 30 克、白术 10 克、茯苓 10 克、枸杞子 10 克、女贞子 10 克、菟丝子 10 克、广木香 10 克、淫羊藿 10 克、法半夏 10 克、砂仁 5 克、墨旱莲 15 克、夏枯草 15 克、甘草 5 克。随症加减：恶心呕吐甚者，加姜竹茹、代赭石；气虚多汗，加黄芪、防风；腹泻，加神曲。每日 1 剂，水煎服，分 2 次服用。健脾益肾，和胃理气。适用于肺癌多种化疗不良反应。[⑥]

17. 化疗后用方　黄芪 15 克、白术 12 克、茯苓 12 克、红参（蒸兑）10 克、法半夏 10 克、枳实 10 克、陈皮 10 克、砂仁 10 克、生姜 10 克、甘草 10 克。随症加减：纳差者，加山楂、麦芽、神曲；气虚多汗者，加煅牡蛎（先煎）、五味子；反酸、吐苦水者，加乌贼骨、黄连。每日 1 剂，水煎服，分 2 次服用。健脾益气，化痰和胃。适用于化疗后脾胃虚弱患者。[⑦]

18. 益肺颗粒　南北沙参、麦冬、炙黄芪、生地黄、川贝母、白花蛇舌草、半枝莲、半边莲、白及片、

① 杨宏刚,等. 益气扶正中药配合治疗非小细胞肺癌的疗效观察[J]. 内蒙古中医药,2011(16)：17-18.
② 王中奇,徐振晔. 中医药结合化疗防治非小细胞肺癌术后复发转移的临床研究[J]. 上海中医药杂志,2011,45(5)：36-39.
③ 花宝金,等. 名中医经方时方治肿瘤[M]. 北京：中国中医药出版社,2008：63-75.
④ 同上.
⑤ 同上.
⑥ 同上.
⑦ 同上.

炙鳖甲。张志娣等将 NSCLC 术后Ⅱa～Ⅲa 期 68 例患者随机分为治疗组与对照组，两组化疗方案腺癌用 MVP 方案，鳞癌用 CAP 方案，治疗组化疗基础上加用益肺颗粒，对照组采用单纯化疗，两组术后 1 年内复发转移率分别为 28.95％、53.33％，组间比较，差异有统计学意义（$P < 0.05$），且可减轻化疗后白细胞降低，提高 NK 细胞、CD4、CD4/CD8 比值，认为益肺颗粒联合化疗对预防肺癌术后复发转移具有一定疗效，并可减轻化疗不良反应，提高免疫功能。[①]

19. 消积饮　白花蛇舌草、莪术、全蝎、补骨脂、黄芪。刘宇龙等将 78 例Ⅱa～Ⅲb 期 NSCLC 根治术后患者随机分为消积饮组、单纯化疗组（腺癌用 EP 方案，鳞癌用 CAP 方案）、消积饮加化疗组，结果显示，复发率、中位复发时间及远处转移率消积饮加化疗组低于化疗组，两组比较差异无统计学意义（$P > 0.05$），但消积饮加化疗组中位转移时间（532 天）长于化疗组（400 天）。认为消积饮协同化疗药在延迟肺癌术后远处转移方面有一定的优势。[②]

三、手术后，单独用方

1. 与手术结合方案　扶正固本为主的中草药；平消片长期服用，宜较小剂量，每次 3～5 片，每日 3 次。适用于肺癌鳞癌、腺癌手术切除后，控制术后复发和转移，恢复元气和免疫力，缓解胸痛、咳嗽、气急、全身乏力、纳差、虚汗、大便秘结等症状，为进一步治疗作准备。[③]

2. 术后扶正抗癌方　太子参 15 克、北沙参 15 克、丹参 12 克、麦冬 15 克、五味子 10 克、川贝 10 克、薏苡仁 15 克、鱼腥草 20 克、七叶一枝花 20 克、白花蛇舌草 30 克、甘草 5 克。随症加减：气促、自汗者，加黄芪、白参；低热盗汗、口干、舌红少苔、脉细者，加石斛、天花粉、炙鳖甲（先煎）、地骨

皮；发热、胸痛、咳嗽、气急、痰多黄稠、心烦口干、便秘、舌红、苔薄黄、脉细数者，加黄芩、玄参、桑白皮、瓜蒌、天竺黄。每日 1 剂，水煎服，分 2 次服用。益气养阴，解毒抗癌。适用于肺癌术后正虚毒邪未尽。[④]

3. 四君子加味汤　黄芪 15 克、白术 10 克、茯苓 10 克、陈皮 10 克、党参 15 克、半夏 15 克、女贞子 15 克、补骨脂 15 克、当归 15 克、生姜 15 克、甘草 10 克。随症加减：食欲不振者，加生山楂、生麦芽、神曲；血小板减少者，加仙鹤草、黄柏；大便溏薄者，加赤石脂；恶心呕吐者，加藿香、竹茹。每日 1 剂，水煎服，分 2 次服用。益气健脾，调补气血。适用于癌症耗伤中气，气血两虚。[⑤]

4. 郁仁存术后经验方　生黄芪 30 克、炒白术 9 克、防风 9 克、浮小麦 30 克、煅龙骨 12 克、煅牡蛎 12 克、炙前胡 12 克、马兜铃 9 克、生枇杷叶 9 克、七叶一枝花 30 克、夏枯草 15 克、川贝母 9 克、北沙参 9 克、五味子 9 克。每日 1 剂，水煎服，分 2 次服用。健脾化痰，益气固表。适用于肺癌术后气阴两虚，痰湿内生。症见咳嗽、胸痛动则汗出等。[⑥]

5. 补中益气汤合桂枝茯苓丸　黄芪 30 克、党参 30 克、白术 15 克、甘草 10 克、升麻 10 克、柴胡 10 克、陈皮 10 克、桂枝 10 克、茯苓 15 克、牡丹皮 10 克、赤芍 20 克、桃仁 10 克、神曲 10 克、炒山楂 30 克、炒麦芽 30 克。每日 1 剂，水煎服，分 2 次服用。益气行瘀，调畅气机。适用于肺癌术后气虚夹瘀证。[⑦]

6. 扶正补脾汤　党参 15 克、黄芪 15 克、当归 10 克、白术 10 克、茯苓 15 克、甘草 6 克、女贞子 15 克、补骨脂 15 克、野荞麦根 20 克、陈皮 10 克。每日 1 剂，水煎服，分 2 次服用。益气健脾，养血解毒。适用于癌症邪毒导致的脾气亏虚。[⑧]

① 张志娣，等. 益肺颗粒联合化疗预防肺癌术后转移疗效观察[J]. 中医药学刊，2005，23(4)：643-644.
② 刘宇龙，等. 消积饮联用化疗药抗肺癌根治术后复发转移作用的临床研究[J]. 新中医，2004，36(11)：26-28.
③ 王伟彪，等. 肿瘤（古今名医临证实录丛书）[M]. 北京：中国医药科技出版社，2013：84-85.
④ 花宝金，等. 名中医经方时方治肿瘤[M]. 北京：中国中医药出版社，2008：63-75.
⑤ 同上.
⑥ 同上.
⑦ 同上.
⑧ 同上.

7. **补元汤合桂枝茯苓丸方** 黄芪30克、党参30克、白术15克、茯苓15克、炙甘草10克、当归10克、升麻10克、柴胡10克、陈皮15克、锁阳15克、山茱萸15克、桂枝10克、桃仁10克、牡丹皮10克、赤芍20克、薤白10克、胡荽子根10克、肉苁蓉15克、葫芦巴10克。每日1剂,水煎服,分2次服用。补益元气,散瘀通络。适用于肺癌术后元气大伤,瘀滞脉络证。[1]

8. **手术后治疗方** 半枝莲30克、白花蛇舌草30克、白英20克、黄芪15克、太子参15克、香附15克、郁金15克、补骨脂15克、麦芽15克、龙葵15克、白术12克、茯苓12克、陈皮10克、红花10克。随症加减:纳差、阴虚者,加天花粉、石斛;血瘀者,加丹参、三七粉(冲服);发热、咳嗽、吐黄痰者,加黄芩、瓜蒌仁、天竺黄。每日1剂,水煎服,分2次服用。健脾行气,清热解毒。[2]

9. **三参生脉饮加味** 太子参、南沙参、北沙参、丹参、麦冬、五味子、象贝母或川贝母、薏苡仁、鱼腥草、七叶一枝花、白花蛇舌草。随症加减:单纯型,即以单纯的气阴两虚证候为主,可根据气虚阴虚孰重孰轻酌加补益气阴之品,如黄芪、天花粉、西洋参或白参、生晒参之类,以提高机体的抵抗力、促进康复;虚热型,即低热持续不退,形体日渐消瘦、口干不欲饮水、舌红少苔或光剥无苔、脉细数无力,酌加石斛、天花粉、生地黄、鳖甲、桑白皮、地骨皮等,以养阴清热;瘀滞型,即咳嗽不爽,甚至痰中带血、胸部闷痛、唇舌紫黯或舌见瘀点、脉弦、涩细,加重丹参,并选加瓜蒌皮、枳壳、当归、赤芍、红花、莪术等调气活血,以及仙鹤草、白茅根、三七粉等止血药;痰热型,即发热胸痛、咳嗽气急、痰多黄稠难咯、心烦少眠、口干便秘、舌红苔薄黄或灰腻、脉细滑而数,酌加天花粉、全瓜蒌、百部、羊乳根、海藻、昆布、天竺黄等清热化痰;热毒型,此类病例证情险恶发热较高,常自汗盗汗不止、咳喘剧烈、舌红苔焦黄、脉虚大而数,酌加半枝莲、半边莲、白英。肺癌的治疗方法有外科手术、放射治疗、化学治疗、免疫治疗以及中医中药综合治疗等,但目前仍以手术治疗为主。手术后由于手术创伤、出血、感染等原因,常出现各种症状,如术后体虚、术后发热等。中医认为,尽管肺癌术后易感外邪,瘤毒及痰热、瘀血蕴结未清,常以气阴两虚,余毒未清为总的临床表现,故以气阴双补、清解余毒为大法。以上方药,供治疗时选用。治疗125例,效果满意。[3]

10. **孙锦乡经验方** 蒲公英30克、连翘40克、败酱草20克、金银花20克、北沙参20克、白花蛇舌草60克、麦冬15克、玉竹15克、杏仁15克、天花粉18克、玄参20克、百合24克、昆布24克、海藻24克、三棱12克、莪术12克、鸡内金12克、黄芪30克。每日1剂,水煎2次,2次药液混合,加蜂蜜60克,再煎熬至1000毫升,分4次服。治疗右侧中心型肺癌伴右肺上前段阻塞性炎症1例,服药15剂后,咳嗽胸痛减轻,痰中带血次数减少,但自觉热气从胸中出、口鼻发干等,改用百合固金汤加减:黄芩15克、石韦15克、桑白皮15克、知母15克、石斛15克、百部15克、蒲公英30克、连翘30克、北沙参30克、白花蛇舌草60克、麦冬20克、百合20克。每日1剂,水煎2次分服。服5剂后,胸中热气感,口鼻干燥均有好转,呛咳频作,痰多、味腥臭等,改用大剂量清热解毒方药:蒲公英60克、紫花地丁60克、连翘60克、败酱草60克、白花蛇舌草60克、金银花30克、北沙参30克、百合30克、半枝莲30克、黄芪30克、鱼腥草30克、天冬20克、麦冬20克、昆布20克、海藻20克、三棱15克、莪术15克、天花粉15克、浙贝母15克、水蛭12克、地龙12克。水煎服,5剂后,以上方随证加减,连服药140剂后,诸症渐减,拍片复查,见病灶有衰减吸收。此后间断服药自1978年10月至1979年9月,诸症消失,如同常人。拍片复查,右肺门处呈条片状阴影及叶间胸膜增厚,右膈肌升高粘连,未见复发症,随访1980年3月患者开始恢复

① 花宝金,等. 名中医经方时方治肿瘤[M]. 北京:中国中医药出版社,2008:63-75.
② 同上.
③ 沈力. 肺癌手术后并发症125例治疗体会[J]. 浙江中医杂志,1990(6):272.

工作,一切正常。①

11. 黄芪参术饮　黄芪、人参、白术、云茯苓、山药、薏苡仁、陈皮、砂仁、鸡内金、麦芽、香附、太子参、扁豆、豆蔻等。每日1剂,分次饮服。调理脾胃。适用于肺癌。周宜强报道1例女性肺癌患者,手术中发现肿瘤较大,周围转移,血性胸水无法切除而关胸。患者呈恶病质,坚持服药1 200余剂,存活17年余仍健康如常。②

12. 郑长松经验方　夏枯草30克、玄参30克、墨旱莲30克、生地黄30克、猫爪草30克、藕节30克、鱼腥草30克、北沙参30克、天花粉15克、玉竹15克、冬虫夏草15克、麦冬15克、五味子12克、石斛12克、川贝母10克。水煎2次,共取600毫升,分早午晚3次温服。案例:谷某,男,36岁。素有咽干音哑,近半年常咳嗽,吐少量白色黏稠泡沫痰,伴左季肋部不适。突因咳嗽痰中带血就诊,初以肺炎治疗不效。X线摄片和支气管镜检查确诊为支气管肺癌。行开胸手术,见病灶扩散,仅取少许组织做病理检查,报告为鳞状上皮癌。化疗后病势日趋恶化,改中医治疗。诊见体倦乏力,痰内带血,面萎黄无泽,形体肌肉欠丰。舌质色赤,苔白乏津,脉象细数。证属肺肾阴虚,火盛刑金。治宜壮水清金、泻火凉血。予上方3剂,药后汗出如浴,身体格外舒适,余症无明显进退。继服药3个月,自觉病已全好。摄片复查,两肺野清晰。守方再服10剂,以冀巩固,自恢复正常工作以来病无复发,并经常驾车长途行驶,一切如常。③

四、未作手术,与放、化疗或靶向治疗等合用方

1. 养肺消积分期疗法基本方　黄芪、白术、南沙参、北沙参、白花蛇舌草、石上柏。根据化疗期、稳定期、进展期三个阶段和伴随的证候进行中药加味治疗。化疗期:扶正为主,基础方加益气健脾理气中药党参、薏苡仁、佛手等;稳定期:扶正与抗癌并重,基础方加扶正中药黄精、仙鹤草、灵芝,加抗癌中药全蝎、夏枯草等;进展期:抗癌祛邪为主兼顾扶正,基础方加抗癌中药全蝎、蜈蚣、夏枯草、三棱、莪术,加扶正中药黄精、薏苡仁、灵芝。随症加减:肺燥咳嗽,加百合、桔梗、杏仁;痰浊内盛,加苍术、半夏、浙贝母、前胡、白芥子;肝郁气滞,加八月札、玫瑰花、梅花;夜寐欠安,加合欢皮、夜交藤、酸枣仁;阴血亏虚,加当归、生地黄、熟地黄、女贞子、墨旱莲;胃呆纳差,加谷芽、麦芽、六神曲、生山楂;胃气上逆,加竹茹、凤凰衣、半夏;肠燥便秘,加望江南、麻子仁、玄参;脾虚泄泻,加薏苡仁、山药、芡实;水饮内停,加葫芦壳、葶苈子、茯苓;咳血,加白茅根、三七粉。应海峰等采用队列研究,选取符合入组标准的晚期(Ⅲb~Ⅳ期)非小细胞肺癌患者156例,其中综合治疗组82例,单纯西医组74例,综合治疗组在西医规范化疗的基础上采用养肺消积分期疗法按阶段治疗,以中位无疾病进展时间(M-PFS)、中位生存期(MST)为主要观察指标,中医临床症状积分变化、肿瘤控制率(DCR)、不良反应等为次要观察指标。结果:综合治疗组第1年、第2年总生存率分别较单纯西医组提高了23.9%、14.6%($P<0.05$);与单纯西医组比较,综合治疗组无疾病进展时间、中位生存期均提高了3个月($P<0.01$);综合治疗组瘤体控制率比单纯西医组提高13.2%($P<0.05$)。④

2. 养阴清热解毒方　北沙参30克、天冬15克、麦冬15克、石上柏30克、白花蛇舌草30克、地肤子15克、白鲜皮15克、牡丹皮9克等,1剂/天,早晚分服。郭慧茹等观察养阴清热解毒法治疗表皮生长因子受体络氨酸激酶抑制剂(EGFR-TKIs)相关皮疹的临床疗效。41例经病理确诊为晚期肺腺癌,接受表皮生长因子受体酪氨酸激酶抑制剂治疗后出现皮疹的患者,分为治疗组21例,对照组20例。治疗组同时采用养阴清热解毒法治疗,每日口服汤药早晚两次;对照组同时采用百多邦莫匹罗星软膏外用。10天为1个疗程,两

① 孙锦乡.肺癌治验[J].湖北中医杂志,1990(6):29.
② 周宜强.肺癌证治三法[J].中原医刊,1990(4):44-46.
③ 郑长松.支气管肺癌治验[J].广西中医药,1985,8(4):28.
④ 应海峰,等.养肺消积分期疗法治疗晚期非小细胞肺癌的疗效观察[J].湖南中医药大学学报,2017,37(8):882-886.

组均连续用药 2 个疗程,根据美国国家癌症研究所不良事件公共术语标准 4.0 版对皮肤毒性评级,进行疗效评价。结果:治疗组治疗前后皮疹分级差异有统计学意义($P<0.05$),治疗后两组比较皮疹分级差异有统计学意义($P<0.05$)。治疗组总有效率为 90% 较对照组的总有效率 30% 高,差异有统计学意义($P<0.05$)。结论:养阴清热解毒法能够减轻表皮生长因子受体酪氨酸激酶抑制剂引起的皮肤不良反应。[1]

3. **益肺汤** 黄芪 10 克、金银花 10 克、知母 5 克、百部 5 克、紫菀 5 克、炙冬花 5 克、桔梗 5 克、清半夏 5 克、沙参 5 克、麦冬 5 克、五味子 5 克、细辛 5 克、甘草 5 克。翟学文将已接受放疗的非小细胞肺癌(NSCLC)患者随机分为两组 50 例和 48 例,均予服吉非替尼,观察组加服益肺汤,疗程均为 3 个月。结果观察组总有效率 54.00%、总生存期为(14.67 ± 2.74)个月,对照组分别为 33.33%、(7.69 ± 2.08)个月,组间比较均 $P<0.05$。[2]

4. **解毒消痛中药复方** 半枝莲 30 克、白花蛇舌草 30 克、连翘 20 克、枳实 20 克、杏仁 10 克、桔梗 10 克、浙贝母 10 克、白芷 10 克、麻黄 6 克、大黄炭 6 克、芒硝 6 克等灌肠。张超等将 50 例老年晚期 NSCLC 患者随机分为两组,均予服吉非替尼,中西药结合组加用解毒消痛中药复方灌肠。经治 1 年,中西药结合组疾病控制率(DCR)为 88.0%(22/25);西药组 DCR 为 60.0%(15/25),组间比较均 $P<0.05$。[3]

5. **肺积方** 生黄芪 30 克、石上柏 30 克、石见穿 30 克、北沙参 12 克、麦冬 12 克、天冬 12 克、茯苓 15 克、鱼腥草 15 克、七叶一枝花 24 克、山慈菇 30 克、山茱萸 12 克、淫羊藿 15 克。黄云胜等选取晚期肺癌患者 68 例,将患者随机分为治疗组和对照组,各 34 例。对照组使用单纯 PP 方案(培美曲塞+顺铂方案),21 天为 1 个周期,治疗 2 个周期;

治疗组在 PP 方案的基础上,联合口服肺积方汤药。对两组患者近期疗效、生存质量评分改善及不良反应发生情况进行观察分析。结果:治疗组的近期有效率(29.41%)略高于对照组(26.47%),但差异不具有统计学意义($P=0.787$);治疗组有 25 例好转,好转率明显高于对照组,差异具有统计学意义($P<0.05$);治疗后两组患者有不同程度的骨髓抑制的情况发生,两组患者的 NCI 毒性分级差异具有统计学意义($P<0.05$)。结论:在晚期肺腺癌患者的常规 PP 方案化疗中联合中药肺积方能够明显减轻患者化疗的不良反应,改善患者的生存质量。[4]

6. **扶正祛邪方(李秀荣经验方)** 太子参 30 克、麦冬 15 克、陈皮 15 克、清半夏 9 克、贝母 20 克、七叶一枝花 15 克、白英 15 克、海浮石 15 克、三七粉(冲服)3 克、白芥子 15 克、紫苏子 15 克、仙鹤草 30 克、白花蛇舌草 20 克、炙百部 15 克、诃子 12 克、甘草 6 克。每日 1 剂,水煎服。扶正祛邪,益气养阴,化痰祛瘀,消解癌毒。适用于肺癌。中医药与放化疗相比较,具有不良反应小、延缓病情、延长生存期等特点。采用扶正祛邪、益气养阴、化痰祛瘀、消解癌毒的中医药治疗辅助放疗、化疗,可以有效缓解病情的发展,从而保证后续治疗的顺利进行。[5]

7. **与放疗结合方(吴一纯经验方 1)** 玄参、紫菀、款冬花、金银花、杏仁、茯苓、枇杷叶、生甘草、沙参、麦冬、百部、百合等。平消片长期服用,每次 4~8 片,每日 3 次。注重清热解毒、生津润燥、凉血益气法在放疗后的应用,以抵消放疗易伤肺津的不良反应。适用于肺鳞癌、分化不良的肺癌等放射治疗期或后,减轻放疗的不良反应;治疗放疗后出现的放射性肺炎。发挥中医药的抗癌作用和调整机体功能,弥补放疗效力不足之短。[6]

8. **与化疗结合方(吴一纯经验方 2)** 党参、

① 郭慧茹,等. 养阴清热解毒法治疗肺癌患者 EGFR-TKIs 相关皮疹的临床研究[J]. 辽宁中医杂志,2016,43(5):1005-1007.
② 翟学文. 益肺汤联合吉非替尼治疗肺癌脑转移头痛 50 例临床研究[J]. 亚太传统医药,2015,11(22):110-111.
③ 张超,等. 解毒消痛中药灌肠联合靶向药物治疗老年晚期非小细胞肺癌的临床观察[J]. 陕西中医,2015,36(8):1017-1019.
④ 黄云胜,等. 肺积方联合化疗治疗肺腺癌 34 例[J]. 陕西中医,2015,36(10):1324-1325.
⑤ 吉晶. 李秀荣治疗非小细胞肺癌经验[J]. 山东中医杂志,2014,33(8):680-681.
⑥ 王伟彪,等. 肿瘤(古今名医临证实录丛书)[M]. 北京:中国医药科技出版社,2013:84-85.

太子参、黄芪、黄精、白术、陈皮、炒三仙、女贞子、枸杞子、补骨脂、当归、鸡血藤、丹参等。咳嗽、胸痛不甚时，补中益气丸9～18克，每日1次，六味地黄丸9～18克，每晚1次。平消片长期足量服用，每次4～8片，每日3次。饮食疗法，如脾虚体质者可服用大枣；肾虚血亏体质者可服用鳖血、黄鳝鱼血；伴见肾不纳气者可服用核桃仁等。减轻化疗的不良反应，增强抗癌效果，增强患者体质，减轻患者痛苦，弥补化疗效力的不足。[①]

9. 清肺排毒凉血方　枇杷叶10克、桑白皮10克、黄芩10克、牡丹皮10克、赤芍10克、金银花15克、野菊花15克、苦参15克、生甘草6克。每日1剂，水煎，早晚分服。邓珊明等将76例服用吉非替尼后出现皮疹的非小细胞肺癌患者随机分为治疗组（40例）和对照组（36例）。两组均予氢化可的松及红霉素软膏外用，治疗组同时加服清肺排毒凉血中药。两组均治疗14天，观察临床疗效及皮疹反应分级变化情况。结果：治疗组、对照组有效率分别为85.0%、41.7%；组间临床疗效差异有统计学意义（$P<0.05$）。两组治疗前后组内比较，皮疹分级差异均有统计学意义（$P<0.05$）；组间治疗后比较，皮疹分级差异有统计学意义（$P<0.05$）。[②]

10. 益气养阴清肺汤　黄芪30克、太子参18克、五味子9克、麦冬15克、桑白皮12克、杏仁12克、半夏10克、瓜蒌壳12克、郁金15克、枇杷叶10克、陈皮9克、白花蛇舌草15克。每日1剂，水煎至200毫升，早晚分服。适用于晚期非小细胞肺癌放疗期。益气养阴清肺汤是在临床多年探索的基础上总结出的用于联合放、化疗治疗肺癌的有效方剂，具有益气养阴、清肺化痰的作用。肺癌属肺阴亏虚、痰热阻肺证，症见咳嗽，咳黄痰，甚则胸闷不舒、呃逆、呕吐等。方中黄芪、太子参、五味子、麦冬益气养阴、补气生津、保肺清心；桑白皮泻肺中邪气，除痰止嗽；瓜蒌壳、陈皮宽胸理气、化痰

散结；郁金行气活血、解郁化痰，配合瓜蒌壳理气止痛；半夏、杏仁、枇杷叶止咳化痰、降逆止呕；白花蛇舌草清热解毒、化瘀散结。蔡凯等就益气养阴中药对89例三维适形放疗局部晚期非小细胞肺癌老年患者生活质量及免疫功能的影响进行研究，结果：①放射性肺炎、食管炎发生率方面：服用中药能够明显降低急性放射性肺炎、放射性食管炎等放疗不良反应的发生率；②生活质量方面：服用中药配合放疗的患者生活质量评分提高大于15分者所占比例明显高于单纯放疗者；③血细胞变化方面：口服益气养阴中药能明显保护外周血细胞，维持T细胞亚群的水平，保护患者免疫力。[③]

11. 徐振晔经验方　南沙参30克、北沙参30克、生黄芪30克、制黄精30克、羊乳根30克、鱼腥草30克、石见穿30克、石上柏30克、仙鹤草30克、天冬12克、麦冬12克、百部12克、鸡内金12克、百合15克、女贞子15克、灵芝15克、生白术15克、紫菀15克、八月札15克、七叶一枝花15克、山茱萸9克、苦杏仁9克、露蜂房9克。每日1剂，水煎服。补肺益肾，益气养阴，清热解毒抗癌。肺癌患者在化疗的同时必然造成机体免疫功能低下，消化系统功能减退，骨髓造血功能抑制。临床出现恶心、呕吐、乏力、纳差、白细胞和血小板的减少等不良反应。结合临床长期观察研究，对化疗引起的脾肾亏虚证，运用补肾健脾法可以达到减毒增效、升高白细胞、止吐、改善食欲的目的。[④]

12. 扶正抑癌散　黄芪40克、党参10克、炒白术12克、茯苓20克、白花蛇舌草30克、鱼腥草30克、薏苡仁30克、猪苓30克、鸡内金15克、青蒿10克、葛根15克、女贞子20克、艾叶12克、炙枇杷叶20克、甘草6克。以上药物加水浸泡1小时，煎煮1小时，取汁200毫升，每次100毫升，每日2次。扶正抗癌抑瘤，解毒健脾和胃。适用于晚期非小细胞肺癌（气虚兼血瘀）。以本方联合化

① 王伟彪，等. 肿瘤（古今名医临证实录丛书）[M]. 北京：中国医药科技出版社，2013：84 - 85.
② 邓珊明，等. 清肺排毒凉血结合外用西药治疗吉非替尼相关皮疹的临床研究[J]. 上海中医药杂志，2013(8)：47 - 48,64.
③ 蔡凯，等. 益气养阴中药对三维适形放疗局部晚期非小细胞肺癌老年患者生活质量及免疫功能的影响[J]. 西部中医药，2012，25(11)：1 - 3.
④ 王学中. 徐振晔教授治疗肺癌经验介绍[J]. 新中医，2007,39(1)：88.

疗治疗晚期非小细胞肺癌 30 例,结果完全缓解 2 例,部分缓解 7 例,稳定 16 例,进展 5 例,有效率 83.33%。治疗后白细胞低于 $4×10^9$/升 9 例,不变 14 例,上升 7 例,下降率 30.00%;血红蛋白下降 7 例,不变 20 例,上升 3 例。[1]

13. 肺积方　生黄芪 30 克、生白术 15 克、北沙参 15 克、石上柏 30 克、七叶一枝花 24 克、冰球子 30 克、山茱萸 12 克、淫羊藿 15 克等。游捷等观察肺积方对非小细胞肺癌临床症状的影响。将 102 例非小细胞肺癌患者随机分为观察组(61 例)和对照组(41 例),观察组采用肺积方和化疗,并以单纯化疗为对照组,观察治疗前后症状改变,采用欧洲癌症研究与治疗组织生命质量测定量表(EORTC QLQ - LC43)中的症状子量表及肺癌特异模块观察。结果:观察组多数症状较治疗前缓解,而对照组治疗后多数症状呈加重趋势。结论:肺积方能有效缓解非小细胞肺癌患者疾病相关及化疗相关临床症状。[2]

14. 肺积方(焦中华经验方 1)　全瓜蒌 30 克、浙贝母 20 克、清半夏 12 克、白花蛇舌草 30 克、七叶一枝花 20 克、生黄芪 30 克、炒白术 15 克、茯苓 20 克、太子参 20 克、砂仁 10 克、炒三仙 10 克、蜈蚣 2 条、陈皮 12 克、甘草 6 克。随症加减:阴虚明显,加麦冬 20 克、五味子 10 克、石斛 15 克;憋喘明显,加炙麻黄 12 克、炙款冬花 15 克、地龙 12 克;兼咳血,加仙鹤草 30 克、白茅根 30 克、三七粉(冲服)3 克;骨痛,加全蝎 10 克、威灵仙 20 克;发热,痰黄稠,加鱼腥草 30 克、生石膏 30 克、黄芩 12 克。每日 1 剂,水煎服,分早晚 2 次服,30 天为 1 个疗程,连服 3 个疗程。健脾补肺、解毒化痰散结。脾胃为后天之本,气血生化之源,中焦脾土得安,脾气升发,方能转输津液,散精于肺,使肺金得生,宣发肃降正常,方中用生黄芪、炒白术、茯苓、太子参、甘草以健脾益气,补肺生津,正是取"培土生金"之意;配砂仁、炒三仙、陈皮理气和胃,化食消积,则使药气四达,并散诸甘药之滞;全瓜蒌、浙

贝母、清半夏能清肺热,散痰结,使热祛痰消而气机调畅;白花蛇舌草、七叶一枝花、蜈蚣可清热解毒、散结止痛。纵观全方,以六君之属先培中土,再以解毒化痰之类以消其积,寓攻于补,补中有消,实乃标本两顾之方。刘朝霞等将 64 例晚期肺癌(包括鳞癌、腺癌与小细胞未分化癌)随机分为治疗组(肺积方加化疗组)和对照组(单纯化疗组),观察治疗前后病灶、免疫指标的变化及化疗不良反应。结果:总有效率(CR+PR)治疗组为 70.0%,对照组为 37.5%,差异显著($P<0.05$)。治疗前后免疫指标的变化:治疗组 CD3、CD4、CD4/CD8 比值明显升高($P<0.05$),对照组 CD3 明显降低($P<0.05$)。治疗组化疗不良反应较对照组明显减轻($P<0.05$)。结论:肺积方对化疗药物具有协同增效作用,能显著提高患者的细胞免疫功能,明显减轻化疗不良反应。[3]

15. 参芪白皮汤　黄芪 30 克、党参 15 克、当归 10 克、百合 10 克、麦冬 20 克、浙贝母 12 克、参三七 3 克、茯苓 15 克、桑白皮 15 克、紫菀 10 克、冬虫夏草 2 克。随症加减:痰湿,加半夏、瓜蒌、贝母;痰热,加鱼腥草、黄芩、鲜竹沥;胸水,加龙葵、葶苈子;血瘀,加露蜂房、鳖甲;咯血,加仙鹤草、茜草、白茅根;放疗时加养阴及活血化瘀药沙参、天冬、黄精、丹参、赤芍;化疗时加健脾和胃降逆药砂仁、法半夏、竹茹、扁豆、白术;间歇期加清热散结药白花蛇舌草、半枝莲、七叶一枝花。每日 1 剂,分次饮服。补肺养阴,宣肺化痰,活血化瘀。适用于晚期肺癌。梁清华等报道,以中医中药配合放疗、化疗治疗晚期肺癌 27 例,与单纯西医治疗 13 例、单纯中药治疗 4 例作对比观察。结果:中西医结合治疗的有效率为 66.6%,化、放疗组的有效率为 30.7%。平均生存期:中西医结合组 22.4 个月,西医组为 11.8 个月。本方与化疗、放疗同用则效果较佳。中西医结合治疗晚期肺癌可降低放、化疗不良反应,促进患者体质康复。放疗时加用养阴及活血化瘀之中药能减少放射性肺炎的发

① 罗凤萍. 扶正抑癌散对晚期非小细胞肺癌化疗的增效减毒作用[J]. 中医药临床杂志,2006,18(5):485 - 486.
② 游捷,等. 肺积方治疗非小细胞肺癌 61 例临床疗效评价[J]. 上海中医药杂志,2005,39(6):17 - 20.
③ 刘朝霞,等. 肺积方联合化疗治疗晚期肺癌疗效观察[J]. 辽宁中医杂志,2004,31(7):564 - 565.

生。观察表明采用中医中药配合化疗和/或放疗既能充分发挥放、化疗对肿瘤病灶局部癌细胞的直接杀伤作用,又能充分发挥中医药扶助正气,调整患者已失衡的整体机能,提高免疫功能,促进体质康复,预防和降低放、化疗不良反应,改善器官功能,保证放、化疗疗程顺利完成,达到"祛邪不伤正"的目的,增强了抗癌力量,提高治疗效率,最终能防止肿瘤的复发和转移,提高生存率。[①]

16. 黄芪洋参饮　黄芪 20 克、西洋参 6 克、冬虫夏草 6 克、薏苡仁 40 克、百合 15 克、生熟地黄各 20 克、天冬 20 克、麦冬 20 克、玄参 20 克、芦根 20 克、甘草 10 克。随症加减:痰多,加海藻 20 克、制南星 10 克;咯血,加花蕊石 30 克、三七 2 克;胸痛,加延胡索 20 克、露蜂房 10 克;咳嗽,加桔梗 10 克、前胡 10 克。每日 1 剂,分次饮服。益气养阴,扶正固本。适用于小细胞肺癌。本方由百合固金汤化裁而来,具有益气养阴、扶正固本的作用。现代研究证实,方中药物能够促进和增强单核细胞系统吞噬功能,提高机体的体液免疫功能,提高细胞内 cAMP 含量,抑制肿瘤细胞增殖。因此,运用本方治疗小细胞肺癌,可以扶助正气,调整机体免疫功能,增强机体抗瘤能力,提高机体对化疗的耐受性。陈斌等报道,用本方加减联合化疗,观察 26 例小细胞肺癌。结果:完全缓解 8 例,占 30.8%;部分缓解 12 例,占 46.2%;稳定 5 例,占 19.2%;恶化 1 例,占 3.8%,总缓解率为 77%。26 例经治疗后 24 例检测了巨噬细胞吞噬功能,吞噬百分率和吞噬指数升高者 19 例,占 79.2%,其均值与治疗前相比有非常显著差异。[②]

17. 张变云经验方　白花蛇舌草 20 克、猫爪草 20 克、猪苓(或泽泻)20 克、大蓟 20 克、小蓟 20 克、延胡索 20 克、黄芪 20 克、党参 20 克、薏苡仁 20 克、生半夏 20 克、黄芩 15 克、三七(冲服)6 克、天龙(或蜈蚣,冲服)2 条。每日 1 剂,水煎服,分 2 次饮服。案例:万某,男,68 岁。1978 年 9 月 18 日诊。诊见咳嗽,痰中带血,胸痛进行性加重 4 个

半月。病理报告为鳞状细胞癌,随即又作 X 线胸片检查,显示左肺阴影增大增浓,断层片左上叶是支气管远端闭塞,上叶密度增高,呈阻塞性肺炎,拟诊为肺癌。患者曾于 5 月作痰涂片检查,发现有癌细胞。支气管镜检,诊为左上支气管癌,使用环磷酰胺、长春新碱、阿糖胞苷联合间歇疗法,进行了 5 次化疗,患者不能支持,出现头晕、胸闷、厌食、恶心呕吐。出院转中医治疗。诊见患者胸痛,咳嗽,吐黄稠痰,痰中带血,咯血,时有微热,口苦口干,呕恶纳差,头昏,神疲乏力,小便黄,大便少不爽。脉濡数,苔薄黄而腻。中医诊断为肺积,证属湿热毒邪郁结肺胃,化火伤络,中土不运。治宜清热利湿、解毒止血、益气健脾化痰。予以上方 7 剂。9 月二诊,诊见咳嗽减轻,咯血止,血痰也减少,纳谷转香,大便已调,苦苔由黄转白,但仍腻。余症同前,守原方加藿香 10 克芳香化浊,增强除湿之力,继服 20 剂。10 月三诊,患者血痰明显减少;腻苔已去,舌苔变为薄黄。上方去藿香再连服 3 个月。药后除胸痛、咳嗽偶有痰中带血外,余症悉除。X 线复查无变化。上方中去大蓟、小蓟,加石上柏 20 克,连服半年后,咳嗽,胸痛明显减轻,血痰消失。再次胸片检查,发现肿块明显缩小。至此,患者信心大增,再坚持服药 1 年后,自觉症状消失,体重逐渐恢复,胸片复查肺部肿块阴影已不明显。为巩固疗效,嘱患者每 2 日服上方 1 剂,再坚持服药半年。半年后又分别在我院和衡阳医学院附一院经 X 线胸片复查,显示心肺已全部正常。[③]

18. 二参女贞汤　沙参 15 克、麦冬 15 克、玄参 15 克、赤芍 15 克、女贞子 15 克、五味子 9 克、茜草根 15 克、生地黄 15 克、生黄芪 15 克。随症加减:血象下降,加当归 15 克、苦参 15 克、鸡血藤 15 克;纳差,加生麦芽 15 克、神曲 15 克、石斛 15 克;恶心呕吐,加清半夏 10 克、竹茹 10 克。每日 1 剂,分次饮服。清肺,养胃,滋肾。适用于中、晚期肺癌在放疗期间出现热毒伤津、肺阴不足等

① 梁清华. 中药配合放化疗治疗晚期肺癌 44 例临床观察[J]. 实用中西医结合杂志,1991,4(4):199-201.
② 陈斌. 益气养阴汤合并化疗治疗小细胞肺癌 26 例疗效观察[J]. 实用中西医结合杂志,1991,4(4):204-205.
③ 张变云. 中医辨证治愈肺癌一例[J]. 广西中医药. 1987,10(4):19-20.

征象者。[1]

19. **四君女贞汤** 黄芪 15 克、白术 10 克、茯苓 15 克、陈皮 9 克、党参 15 克、半夏 15 克、女贞子 15 克、补骨脂 15 克、当归 15 克、生姜 10 克、甘草 10 克。随症加减：食欲不振，加生山楂 10 克、生麦芽 10 克、神曲 10 克；血小板减少，加仙鹤草 30 克、黄柏 15 克；大便溏泄，加赤石脂 10 克、罂粟壳 10 克；恶心呕吐，加藿香 10 克、竹茹 10 克。每日 1 剂，分次饮服。健脾益气，和胃降逆，补养肝肾。适用于肺癌化疗期间，出现脾胃不和、肝肾损伤及气血两亏之证者。[2]

20. **放射性肺炎方** 生石膏 30 克、鱼腥草 20 克、赤芍 15 克、丹参 20 克、生地黄 15 克、甘草 10 克、野荞麦根 30 克。每日 1 剂，分次饮服。清肺，凉血，化瘀。适用于肺癌放疗期间出现放射性肺炎。[3]

21. **养阴润肺方** 生地黄 12 克、玄参 12 克、天麦冬各 12 克、南北沙参各 12 克、野百合 12 克、天花粉 30 克、肥玉竹 9 克、金石斛 9 克、五味子 6 克。每日 1 剂，分次饮服。养阴润肺。适用于治疗晚期未分化小细胞型肺癌见有肺阴受损者。症见到咳嗽痰血、口干音哑、舌质红、脉细数等肺阴受损之象者。王羲明报道，用中草药结合化疗，治疗晚期未分化小细胞型肺癌 14 例，取得一定疗效。中草药包括扶正固本的养阴润肺方、益气健脾方、补精益肾方和攻癌祛邪的消肿解毒方、软坚散结方（见 216 页经验方四、未作手术，与放、化疗或靶向治疗等合用方 22）、活血化瘀方（见 216 页经验方四、未作手术，与放、化疗或靶向治疗等合用方 23），均需酌情辨证应用，并结合化疗。结果：胸片复查示总有效率 78.5%，其中显效（癌灶缩小 50% 以上或肺不张复张者）9 例，占 64.3%；有效（癌灶缩小 25%～49% 或肺不张部分复张，或胸水

明显吸收；或原发灶不变，转移灶明显好转，体征明显改善，包括上腔静脉综合征缓解，脑转移缓解及锁骨与淋巴结明显缩小者）2 例，稳定（癌灶缩小不到 25% 者）1 例，无效 2 例。治疗后生存 1 年以上者 4 例，占 28.6%；生存半年以上者 7 例，占 50%。生存期最长 17 个月，最短 3 个月，平均生存期 7～8 月。[4]

22. **软坚散结方** 蛇六谷（先煎 1 小时）30 克、生半夏 30 克、生南星 30 克、黄药子 30 克、海藻 30 克、昆布 30 克、夏枯草 30 克。软坚散结。适用于晚期未分化小细胞型肺癌，肿块较大或转移灶坚硬不能推移，苔腻脉滑等者。每日 1 剂，分次饮服。临床应用参见 216 页经验方四、未作手术，与放、化疗或靶向治疗等合用方 21。[5]

23. **活血化瘀方** 紫丹参 12 克、赤芍 9 克、荆三棱 9 克、蓬莪术 9 克、王不留行 12 克、石见穿 30 克、延胡索 12 克、蜈蚣粉（分吞）1.5 克、土鳖虫粉（分吞）1.5 克、天龙粉（分吞）1.5 克、大黄䗪虫丸（分吞）9 克。活血化瘀。适用于晚期未分化小细胞型肺癌有胸肋、肩背及骨节疼痛，面紫唇暗，舌有瘀斑，脉细弦或涩者。每日 1 剂，分次饮服。临床应用参见 216 页经验方四、未作手术，与放、化疗或靶向治疗等合用方 21。[6]

24. **消肿解毒方** 鱼腥草 30 克、羊蹄根 30 克、白花蛇舌草 30 克、七叶一枝花 30 克、芙蓉叶 30 克、苦参片 12 克、山豆根 30 克。每日 1 剂，分次饮服。消肿解毒。适用于晚期未分化小细胞型肺癌，发热起伏、便结尿赤、苔黄脉数，并有阻塞性肺炎或肺不张等热毒亢盛者。临床应用参见 213 页经验方四、未作手术，与放、化疗或靶向治疗等合用方 21。[7]

五、未手术，单独用方

1. **仙鱼汤** 仙鹤草 15 克、鱼腥草 30 克、党参

---

[1] 陈树森，等. 中西医结合治疗 92 例肺癌放疗、化疗反应的临床观察[J]. 上海中医药杂志，1981(1)：19-21.
[2] 同上.
[3] 同上.
[4] 王羲明. 晚期未分化小细胞型肺癌应用扶正攻癌法（中草药结合 CONB-A 方案）的疗效观察[J]. 肿瘤防治研究，1980(4)：30-33.
[5] 同上.
[6] 同上.
[7] 同上.

20 克、天冬 15 克、浙贝母 15 克、猫爪草 15 克、天龙 5 克、羊乳根 15 克。上方每日 1 剂，加 500 毫升水煎至 200 毫升，早晚分服。适用于中晚期非小细胞肺癌姑息治疗期。方中党参健脾益气，培土生金，辅助正气；天冬养阴润肺、清火生津；鱼腥草清热解毒、化痰清肺；仙鹤草补虚消积，又能止血，对肺癌咯血具有良好的疗效；浙贝母、猫爪草、羊乳根善于化痰散结；天龙解毒抗癌，诸药合用，具有健脾清肺、解毒化痰散结之功效。陈锐深等对仙鱼汤治疗中晚期非小细胞肺癌 320 例临床观察的研究报道显示，仙鱼汤治疗中晚期非小细胞肺癌具有稳定瘤体、抑制肺癌的发展、改善患者临床症状、提高生存质量、增加体重及延长生存期等作用。治疗期间，320 名入组患者均未接受化疗、放射治疗，单纯依靠中药治疗，患者连续服用仙鱼汤 1 个疗程（8 周）后的疗效评价如下：① 肿瘤体积变化方面：瘤体部分缩小者占 4.4%，瘤体稳定不增长者占 81.6%；② 生存质量方面：卡氏评分提高者占 82.2%，稳定者占 9.7%，下降者仅 8.1%；③ 延长患者生存期方面：半年、1 年、2 年、3 年、4 年、5 年生存率分别为 85%、53.2%、31%、11%、6%、3%；④ 患者体重变化方面：服药后 83.8% 的患者增加了体重；⑤ 临床症状改善方面：多数患者咳嗽、纳差、气促、乏力、发热等症状得到明显改善，缓解率为 87.2%。可见，仙鱼汤治疗中晚期非小细胞肺癌在稳定瘤体、抑制肺癌的发展和转移、改善患者临床症状、增强体质、促进康复、提高患者生存质量、增加体重及延长带瘤生存期等方面有良好的疗效。[①]

2. 固金散结排毒方　桑白皮 20 克、地骨皮 20 克、沙参 30 克、百合 20 克、郁金 15 克、浙贝母 20 克、蜈蚣 3 条、猫爪草 30 克、白花蛇舌草 20 克、田七 10 克、法半夏 15 克、半枝莲 15 克、炒甲片 15 克、甘草 6 克。适用于中晚期肺癌姑息治疗期。方中沙参、百合、桑白皮、地骨皮固金扶正，浙贝母、炒甲片、郁金化痰散结，白花蛇舌草、猫爪草、半枝莲、蜈蚣解毒，田七活血化瘀。诸药合用达到

固金散结、活血化瘀、祛痰排毒之功效。冯自铭等对固金散结排毒方治疗肺癌晚期采用随机对照的临床研究方法，观察肺癌晚期的癌变过程和生命质量。所有患者均为中晚期肺癌，失去手术指征且放弃化疗、放疗，治疗组服用固金散结排毒方，对照组服用金花转移因子胶囊，3 个月后进行疗效评价。结果显示：① 患者的临床症状改善方面：固金散结排毒方的总有效率为 71.4%，金花转移因子胶囊总有效率为 25%，中药治疗组疗效明显高于西药对照组；② 肿瘤体积变化方面：服用中药的 14 例患者中有 2 例肺部肿块得到缩小，8 例肿块体积稳定，癌细胞未出现明显扩散；③ 卡氏评分方面：服用中药后 50% 的患者生活状况较治疗前明显改善，仅 14.3% 的患者体质状况下降，而西药组未见有患者生活质量提高，反而有 62.5% 出现体质状况的恶化。由此可见固金散结排毒方对缩小肿块，改善呼吸功能，抑制癌细胞扩散，防止病情恶化，延长寿命，改善病人生存质量有一定疗效。[②]

3. 贝蒌大黄汤　瓜蒌 20 克、白花蛇舌草 20 克、浙贝母 10 克、桔梗 10 克、天竺黄 10 克、炮甲片 1 克、款冬花 10 克、桔红 10 克、白芥子 10 克、黄芩 15 克、丹参 18 克、大黄粉（冲服）6 克。每日 1 剂，水煎，分次饮服。清热化痰，散结祛毒，宣肺通腑。适用于支气管肺癌。方中瓜蒌、浙贝母、桔梗、黄芩、款冬花、橘红、白花蛇舌草清热解毒化痰；天竺黄、白芥子、炮甲片、丹参豁痰散结，化瘀消肿；大黄荡涤肠腑，通下以清肺，祛邪以扶正。周继友等报道一女性 76 岁患者，摄胸片，痰检确诊为支气管肺癌。服本方 3 剂，胸闷憋气改善，加服 5 剂，咳痰少，痰热邪毒渐退，气阴亏虚，另拟洋参贝蒌汤（见 218 页经验方四、未作手术，与放、化疗或靶向治疗等合用方 4），加全蝎、蜈蚣粉各 10 克，冲服，10 余剂后咯出大如核桃、呈暗红色胶状物一块，症状顿时缓解。7 天后胸透时示：胸腔积液消失，肺不张改善，肺纹理粗乱，调治 3 月余，追访半年，生活完全自理，安然无恙。[③]

① 陈锐深，等. 仙鱼汤治疗中晚期非小细胞肺癌 320 例临床观察[J]. 中医药学刊，2006，24(2)：200.
② 冯自铭，等. 固金散结排毒方治疗肺癌晚期的临床研究[J]. 光明中医，2005，20(6)：47.
③ 周继友，宋素珍. 中西医结合治验肺癌[J]. 四川中医，1990(11)：16.

4. 洋参贝蒌汤 西洋参 12 克、阿胶（烊化）12 克、沙参 30 克、川贝母 10 克、百合 10 克、桔梗 10 克、赤芍 10 克、瓜蒌 20 克、肥玉竹 15 克、七叶一枝花 15 克、玄参 15 克、丹参 18 克、杏仁泥 6 克、甘草 6 克、全蝎粉（冲服）10 克、蜈蚣粉（冲服）10 克。每日 1 剂，水煎，分次饮服。益气养阴，宣肺化瘀祛毒。适用于支气管肺癌。周继友等报道一女性 76 岁患者，摄胸片、痰检确诊为支气管肺癌。服贝蒌大黄汤（见 217 页经验方四、未作手术，与放、化疗或靶向治疗等合用方 3)3 剂，胸闷憋气改善，加服 5 剂，咳痰少，痰热邪毒渐退，气阴亏虚，续以本方 6 剂后，加全蝎、蜈蚣粉各 10 克，冲服，10 余剂后咯出大如核桃，呈暗红色胶状物一块，症状顿时缓解。7 天后胸透时示：胸腔积液消失，肺不张改善，肺纹理粗乱，调治 3 月余，追访半年，生活完全自理。病久气阴耗伤，方中西洋参、沙参、阿胶、川贝母、玉竹、杏仁、百合、玄参、瓜蒌益气养阴，化痰宣肺；七叶一枝花、丹参、赤芍、全蝎、蜈蚣解毒散结、化瘀通络，诸药同用，使陈莝去，肺气清肃，病去霍然。[①]

5. 化痰散结丸 红参 200 克、田三七 200 克、甲片 200 克、浙贝母 200 克、淫羊藿 200 克、射干 200 克、菟丝子 400 克、补骨脂 400 克、龟甲 400 克、黄芪 400 克、茯苓 400 克、巴戟 400 克、威灵仙 400 克、金樱子 400 克、生半夏 300 克、生南星 300 克、七叶一枝花 300 克、天竺黄 100 克、海马 100 克、五味子 100 克、陈皮 100 克。上药共研细末，和丸。补气固肾，化痰散结，活血祛瘀。适用于周围型肺癌。每次 10 克，每日 3 次，口服。梁豪等报道 1 例男性 75 岁患者，胸片、CT、痰涂片多次检查证实为肺癌。未经化疗及放疗，用本药丸坚持 2 年余，症状减轻，X 线胸片示病灶处吸收好转，CT 示左下肺癌并左下节段性肺炎，左肺门及食管旁淋巴结转移，痰涂片阴性。疗效显著。方中红参、黄芪大补元气、补肺健脾；菟丝子、巴戟天、淫羊藿、补骨脂、龟甲、海马滋阴补肾壮阳，且

海马兼有祛瘀散结之功；五味子、金樱子补肾敛气；田三七、甲片活血化瘀散结；茯苓健脾安神；浙贝母、射干、天竺黄、生南星、生半夏、威灵仙、七叶一枝花、陈皮化痰散结。据现代药理研究，七叶一枝花具抗癌作用。诸药合用，取得较显著的疗效。[②]

6. 参芪沙参饮 南北沙参各 12 克、麦冬 9 克、女贞子 15 克、生黄芪 20 克、太子参 12 克、玄参 12 克、象贝母 15 克、蜈蚣 3 条、三棱 9 克、莪术 9 克、山豆根 20 克。随症加减：发热者，加金银花 15 克、黄芩 9 克、水牛角 30 克；咯血者，加生地黄炭 12 克、白茅根 30 克、黛蛤散（包煎）12 克、仙鹤草 30 克；咳嗽痰量多者，加鱼腥草 20 克、桔梗 6 克、杏仁 12 克、炙款冬 12 克、白芥子 9 克；胸水者，加苍白术各 9 克、葶苈子 15 克、车前子 24 克、茯苓 20 克；肺不张气急者，加炙麻黄 9 克、丹参 20 克、广地龙 15 克、旋覆花（包）15 克；胸胁疼痛者，加全瓜蒌 15 克、延胡索 20 克、炒白芍 30 克、炙甘草 9 克。每日 1 剂，水煎，2 次分服。益气养阴，清热解毒，软坚活血。适用于中、晚期支气管肺癌。许继平等报道，对 73 例肺癌患者分成中药组、化疗组进行治疗并追踪观察，其中化疗组 41 例、中药组 32 例。32 例患者连续服药，最短时间为 40 天，最长时间为 180 天。结果：其第 1 年的生存率由于部分患者免疫功能尚未十分低下，在化疗后化疗组略高于中药组；在第 2~5 年里，中药益气养阴法逐步显示出其优势，其生存率也逐步高于化疗组，2~5 年的生存率分别达到 15.6%、6.3%、3.1%、3.1%，中位生存率 11.9 个月。[③]

7. 沙参二皮饮 沙参、桑白皮、茯苓皮、薏苡仁、石菖蒲、扁豆、法半夏、鱼腥草、臭牡丹皮、墨旱莲、白茅根、络石藤、桑枝。每日 1 剂，水煎，分次饮服。涤痰化浊，醒脾和中，通利水道，滋养肺阴。适用于原发性肺癌。方中沙参、桑白皮、茯苓皮、薏苡仁、石菖蒲、扁豆、法半夏化湿和中；鱼腥草、臭牡丹皮清肺；墨旱莲、白茅根活血止血；络石藤、

① 周继友，宋素珍. 中西医结合治验肺癌[J]. 四川中医，1990(11)：16.
② 梁豪，陈小斌. 化痰散结丸治验周围型肺癌一例[J]. 新中医，1990(3)：36.
③ 许继平，等. 益气养阴法与化疗对比治疗中晚期支气管肺癌生存率的追踪观察[J]. 江苏中医，1988(12)：37.

桑枝通利关节。徐继恩报道一男性 56 岁患者,原发性肺癌而拒绝手术及放、化疗,使用本方治疗 3 个月后,症状全消,血沉由 58 毫米/小时转为 20 毫米/小时,OT 试验由阴性转为阳性。病情缓解稳定达 1 年半,停药不久,病情复发,改用葶苈大枣泻肺汤加石韦、制南星、法半夏、白芥子等,1 个月后病势渐平,3 年后肿块增大,症状再次加重,治疗无效死亡。生存 3 年半。[①]

8. 蛇舌猫爪汤　白花蛇舌草 20 克、猫爪草 20 克、黄芩 15 克、猪苓(或泽泻)20 克、大蓟 20 克、小蓟 20 克、三七(冲服)6 克、延胡索 20 克、黄芪 20 克、党参 20 克、薏苡仁 30 克、生半夏(或生南星)20 克、天龙(或蜈蚣)(冲服)2 条。每日 1 剂,水煎,分 2 次饮服。清热利湿,解毒止血,益气健脾化痰。适用于中央型肺癌伴阻塞性肺炎。张变云报道一例男性 68 岁患者,曾在数所医院 X 线摄片、痰涂片、支气管镜检查,确诊为支气管肺癌伴阻塞性肺炎,不能耐受化疗不良反应而要求中医治疗,以蛇舌猫爪汤 7 剂,症状减轻,连续服药近 4 个月,摄片复查,肿瘤虽没缩小,但已经控制,症状显著改善,于原方去大小蓟,加石上柏 20 克。连服半年后,咳嗽、胸痛明显减轻,血痰消失,胸片复查示肿块明显缩小,再坚持服药 1 年后,自觉症状消失,体重逐渐恢复,胸片复查示肺部肿块阴影已不明显。为巩固疗效,改每 2 天服 1 剂,再坚持服药半年,X 线摄片复查显示心肺已全部正常。随访 6 年,一切正常。本患者湿热作祟,故处方用药围绕湿热进退。方中白花蛇舌草、猫爪草、石上柏清热利湿;黄芩为清上焦湿热之圣药;生半夏、生南星燥湿化痰;天龙、蜈蚣走窜化痰散结,以毒攻毒;猪苓、泽泻、薏苡仁渗湿,诸药协同共祛湿热之邪以治其本;大蓟、小蓟凉血止血;延胡索、三七化瘀止痛以治其标;黄芪、党参培脾土建中气,以生气血之源,诸药合用,标本兼治,病乃得愈。现代药理实验发现:黄芪、党参能提高机体免疫力,具有抗肿瘤作用,甚至能使癌细胞逆转,石上柏、白

花蛇舌草、猫爪草、生半夏、生南星对肿瘤细胞有明显抑制作用,现代药理还证实大蓟、小蓟、三七、猪苓、泽泻、薏苡仁均有抗癌作用。[②]

9. 附片苍白术汤　苍术 10 克、白术 10 克、党参 10 克、滑石(布包)10 克、杏仁(打)10 克、生黄芪 15 克、半枝莲 15 克、茯苓 8 克、猪苓 8 克、泽泻 6 克、薏苡仁 30 克、大腹皮 9 克、青皮 5 克、陈皮 5 克、炙鸡金 3 克、川厚朴 3 克、熟附片(先煎)3 克、白花蛇舌草 15 克、龙葵 15 克。每日 1 剂,水煎,分次饮服。益气固正,温运脾肾,通阳利水,佐以清热解毒并抗癌。适用于肺癌及胸骨癌全身水肿。朱紫珍报道一女性 49 岁患者,开胸探查及病理检查证实为胸骨及肺低分化癌,拒用西医治疗而求诊于中医。症见咳嗽而兼全身浮肿,故先以参术利水汤 5 剂,浮肿渐退。中断服药而肿又起,改服本方 3 剂再加 5 剂,肿势渐退。以后坚持服药 150 余剂,病情一直稳定,全身浮肿皆退,胸部肿瘤稍有缩小。之后每月复服药数剂,1 年余后随访,浮肿未复发,病情稳定。[③]

10. 石见穿二莲汤　石见穿 100 克、半枝莲 100 克、七叶莲 100 克、降香屑 6 克、大麦冬 30 克、大贝母 30 克、玄参 30 克、制香附 10 克、陈皮 10 克、茯苓 10 克、秦艽 10 克、生熟薏苡仁各 10 克、丹参 15 克、冬虫夏草 15 克、七叶一枝花 60 克、红枣 3 枚。每日 1 剂,水煎,分次饮服。适用于肺癌。金振富报道一例男性 45 岁患者,1977 年 4 月检查证实为右肺中央型腺癌,先服复方铁树叶煎剂 19 剂,又发现颈部左侧淋巴结肿大。5 月改服"葶苈百部汤"3 个月,有反应,又改服"蛇虫煎"6 个月,反应不大。1977 年 11 月和 1978 年 2 月 2 次拍片,病灶发展。1978 年 4 月起服"石见穿二莲汤",共服 2 年,药后无不良反应,咳嗽减轻,胸痛显减,体温正常,体重增加,食欲增进。1978 年 11 月和 1979 年 7 月 2 次拍片,肿阴影较前明显改善,吸收好转。1979 年 11 月再复查:肿瘤阴影基本上消失。1980 年 3 月复查:痰中

① 徐继恩. 肺癌证治体会-附 3 例报告[J]. 湖南中医杂志,1987(4):8-10.
② 张变云. 中医辨证治愈肺癌一例[J]. 广西中医药,1987,10(4):19.
③ 朱紫珍. 中医治疗肺及胸骨癌全身水肿一例报告[J]. 新中医,1984(5):42.

未见癌细胞,肺部未见肿瘤阴影。继服本方以巩固疗效。[①]

六、转移后用方,包括治疗肺癌相关症状或并发症方

(一)骨转移

1. 骨痛方 制南星 20 克、法夏 15 克、补骨脂 15 克、淫羊藿 20 克、全蝎 8 克、地龙 30 克、炒延胡索 30 克、生姜 10 克、川芎 20 克、当归尾 20 克。每日 1 剂,水煎,分 2 次温服。郑剑霄等将 60 例肺癌骨转移患者随机分为艾本组(30 例)、联合组(30 例),观察止痛效果、病灶数目或大小的变化。结果:艾本组、联合组骨痛缓解的有效率分别为 60.0%、83.3%,两组比较具有显著性差异($P<0.05$);骨转移灶的消退率分别为 43.3%、56.7%,两组比较无显著性差异。结论:骨痛方联合艾本是目前治疗肺癌骨转移的优选方案。[②]

2. 白鹿止痛汤(潘敏求经验方 3) 熟地黄 30 克、鹿角胶(烊化)10 克、姜炭 5 克、炙麻黄 5 克、白芥子 10 克、桂枝 10 克、枸杞子 10 克、菟丝子 10 克、徐长卿 10 克、半枝莲 30 克、白花蛇舌草 30 克、甘草 5 克。随症加减:痛甚,固定不移者加制乳香、制没药、莪术;食纳减少者加谷芽、麦芽;大便溏薄者加神曲、薏苡仁。每日 1 剂,水煎服,分 2 次服用。温阳散寒,通络行滞。适用于肺癌骨转移。[③]

3. 秦艽桑寄生汤(李佩文经验方 2) 桑寄生 20 克、秦艽 10 克、桑枝 30 克、木瓜 15 克、苏木 10 克、骨碎补 10 克、透骨草 10 克、海桐皮 10 克、千年健 10 克、茜草 10 克、狗脊 10 克、徐长卿 10 克。每日 1 剂,水煎服,分 2 次服用。通阳壮骨,祛风止痛。适用于肺癌骨转移。焦虑、神志不安症者,加用安神、解郁、除烦、宁心之剂。[④]

4. 焦中华经验方 2 全瓜蒌、浙贝母、清半夏、白花蛇舌草、七叶一枝花、生黄芪、炒白术、茯苓、太子参、砂仁、炒三仙、蜈蚣、地龙、陈皮、甘草。方中全瓜蒌、浙贝母、清半夏、白花蛇舌草、七叶一枝花清热解毒、化瘀散结;蜈蚣、地龙祛风通络止痛;生黄芪、炒白术、茯苓、太子参、甘草健脾益气;配砂仁、炒三仙、陈皮理气和胃、化食消积,既可改善患者食欲,又可促进补益药物的吸收。随症加减:若阴虚明显,可酌加麦冬、沙参、石斛、玉竹、天花粉、五味子以益气养阴;气虚甚,重用黄芪、茯苓,改用人参以大补元气,补肺健脾;久病损及肾中阴阳,偏阳虚,酌加杜仲、淫羊藿、补骨脂、菟丝子、桑寄生、肉桂、桂枝、续断以温肾壮阳、强筋健骨;偏阴虚,酌加黄精、女贞子、枸杞子、生地黄、何首乌以滋补肝肾、养血生髓;放、化疗后白细胞减少,可选枸杞子、菟丝子、补骨脂、鸡血藤、阿胶以平补肝肾、养血生髓;兼有胸水,憋喘明显,酌加炒葶苈子、桑白皮、泽泻、猪苓、薏苡仁以泻肺平喘、健脾利水;兼发热,加鱼腥草、板蓝根以清热解毒、化痰排脓;兼咳血,酌加仙鹤草、白茅根、侧柏叶、三七粉以凉血止血。[⑤]

5. 五生涤癌饮 生草乌 3 克、生附子 3 克、生半夏 3 克、生天南星 3 克、生一枝蒿 3 克、昆布 6 克、冰片 6 克、肉桂 6 克、生甘草 10 克、轻粉 1 克、蜈蚣 10 条、蜘蛛 10 克、斑蝥 4 克。上药以白酒 500 毫升浸泡 1 月。每日早晚各服 1 次,每次 1～3 毫升,加 10 倍冷开水稀释调服。适用于肺癌合并肋骨转移。[⑥]

(二)脑转移

1. 化痰解毒汤 天麻 10 克、白术 15 克、土茯苓 15 克、白花蛇舌草 30 克、法半夏 10 克、车前草 20 克、羚羊角粉(冲服)2 克、鸡内金 15 克、薏苡仁 30 克、山慈菇 10 克。每日 1 剂,水煎服,分 2 次服用。随症加减:头晕、视物模糊者,加青葙子、决明子;呕吐者,加益母草、泽泻、牛膝;头痛剧烈者,加全蝎、蜈蚣、僵蚕。化痰解毒,软坚散结。适用

① 金振富. 秘方治愈肺癌 1 例[J]. 江苏中医杂志,1981(4):66.
② 郑剑霄,等. 骨痛方配合艾本治疗肺癌骨转移的疗效观察[J]. 辽宁中医杂志,2008,35(2):219-220.
③ 花宝金,等. 名中医经方时方治肿瘤[M]. 北京:中国中医药出版社,2008:63-75.
④ 同上.
⑤ 刘朝霞,李秀荣. 焦中华治疗肺癌骨转移的经验[J]. 辽宁中医杂志,2003,30(11):872.
⑥ 柳克尊. 治愈肺癌并肋骨转移[J]. 四川中医,1988(10):16.

于肺癌脑转移。①

2. 涤痰祛瘀方 制南星10克、制半夏10克、天麻10克、石菖蒲10克、薏苡仁30克、莪术10克、天龙3克、全蝎3克、猪苓15克。每日1剂，水煎服，分2次服用。健脾化痰，化瘀通络。②

（三）肺癌胸腔积液

1. 吴一纯经验方3 黄芪、白术、茯苓、党参、薏苡仁、杏仁、白花蛇舌草、葶苈子等。益气健脾，温阳利水，肃肺解毒。③

2. 肺癌胸水方 川贝母15克、鱼腥草15克、蒲公英20克、七叶一枝花30克、徐长卿10克、白英10克、铁树叶20克、石见穿30克、王不留行12克、牡丹皮1克、白花蛇舌草30克、泽泻20克、猪苓20克、茯苓15克。每日1剂，水煎服，分2次服用。随症加减：胸满胀痛、气急者，加五味子、炙苏子、莱菔子、白芥子、郁金、全瓜蒌；低热起伏者，加红藤、败酱草、金银花、连翘；胸胁疼痛者，加丹参、赤芍、桃仁、延胡索；口干乏力者，加石斛、生地黄、芦根、白茅根、太子参、黄芪；咳嗽痰黏者，加麻黄、紫菀、款冬花、枇杷叶、淡竹沥；胸水者，加人参、葶苈子、大枣、桑白皮。消肿散结，祛湿利水。适用于原发性支气管肺癌合并胸水。④

3. 恶性胸腔积液秘方 葶苈子30克、连翘10克、杏仁10克、桔梗10克、白芥子10克、法半夏10克、大枣5枚、生姜3片、甘草5克、芦根15克、生薏苡仁15克、冬瓜仁15克、瓜蒌仁15克。每日1剂，水煎服，分2次服用。益气健脾，宣肺利水。⑤

4. 辛热化瘀利水方 海藻10克、甲片10克、杏仁10克、白茅根15克、百部15克、薏苡仁15克、斑蝥3个、赤小豆30克、滑石20克、茯苓15克、猪苓20克、葶苈子20克、槟榔10克、桔梗10克、枳壳10克、生牡蛎10克、泽泻15克、干姜20克、肉桂20克、牵牛子30克、补骨脂15克、附子

20克、生黄芪30克、熟地黄15克、陈皮10克、白花蛇舌草15克、大枣15克。每日1剂，水煎服。辛热化瘀，攻毒利尿。适用于肺癌，证属寒瘀毒结。症见形体消瘦，面色黄白，咳痰带血，呼吸困难，纳差，大便结，胸水明显，舌、腮齿印（＋＋），甲印全无，舌淡，苔厚腻，脉沉细。⑥

5. 二贝二石泻肺汤 川贝母、象贝母、鱼腥草、蒲公英、七叶一枝花、徐长卿、白英、铁树叶、石见穿、石打穿、王不留行、牡丹皮、白花蛇舌草、泽泻、猪苓、茯苓。随症加减：胸满胁胀，气急者，加五味子、炙紫苏子、莱菔子、白芥子、郁金、全瓜蒌；低热起伏，加红藤、败酱草、金银花、连翘；胸胁疼痛，加丹参、赤芍、桃仁、延胡索；口干乏力，加石斛、生地黄、芦根、白茅根、太子参、黄芪；咳嗽痰黏，加麻黄、紫菀、款冬花、枇杷叶、淡竹沥；胸水，加猫人参、葶苈子、大枣、桑白皮。每日1剂，分次饮服，持续治疗满3个月以上。化痰止咳，清热解毒，软坚散结，平喘降逆。适用于原发性肺癌合并胸水。郭松云等报道，应用中医药或中西医结合治疗52例确诊为原发性支气管肺癌合并胸水患者。结果：单用中药者31例，其中胸水消失者3例，占9.68％，消退时间平均在治疗后2.33个月；胸水减少者1例，占3.23％，经治疗后7个月胸水减少；胸水稳定者9例，占29.03％，平均为治疗后5.93个月。中西医结合治疗者21例，胸水消失者3例，占14.29％，消退时间平均在治疗5个月后；胸水减少2例，占9.52％，平均为治疗后4.5个月；胸水稳定3例，占14.29％，平均为治疗后2.67个月。平均生存期7.2个月，存活6个月以上者21例，存活1年以上者7例，存活2年以上者1例。使用基本方加猫人参、葶苈子、桑白皮等治疗者40例，治疗后显示胸水稳定、消减者有17例，较单纯使用基本方12例的疗效为佳。猫人参的通常用量为60克，甚者120～150克，葶苈

① 花宝金，等. 名中医经方时方治肿瘤［M］. 北京：中国中医药出版社，2008：63-75.
② 同上.
③ 王伟彪，等. 肿瘤（古今名医临证实录丛书）［M］. 北京：中国医药科技出版社，2013：84-85.
④ 花宝金，等. 名中医经方时方治肿瘤［M］. 北京：中国中医药出版社，2008：63-75.
⑤ 同上.
⑥ 孙秉严，等. 孙秉严治疗肿瘤临床经验［M］. 北京：科学出版社，1992：113.

子30～60克,桑白皮15～30克。文献记载:猫人参具有强壮、清热解毒、软坚散结作用;桑白皮能加强泻肺利水之功;葶苈子甘寒入肺经、膀胱经,功能泻肺定喘、行水消肿。现代医学研究证明,葶苈子含有白芥子甙、芥子碱,具有强心甙、利尿作用。[1]

6. 银柴养阴清肺汤 南沙参、石斛、玉竹、玄参、竹茹、瓜蒌、桃仁、杏仁、佩兰、桔梗、银柴胡、地骨皮。每日1剂,水煎,分2次服。养阴清肺。适用于肺癌。案例:男,80岁,1966年12月因咳痰带血,发热胸闷,抗菌治疗2月无效,出现胸腔积液。行胸腔穿刺,抽血性胸水600毫升,病理检查找到癌细胞,诊断为晚期肺癌。以上法治疗,连服30剂,烧退咳减,饮食渐增,胸闷气短随之改善,二便如常,可起床运动,复查胸水未长。以后间断服原方加减,睡眠不实,加朱砂、远志;食欲不振,加香稻芽;体力不足,加西洋参。3个月后无明显症状,停药观察,以后每半年复查1次,现已11年,均未见复发和转移迹象。[2]

(四)咯血

1. 解毒凉血方 白花蛇舌草20克、猫爪草20克、猪苓20克、大蓟20克、小蓟20克、延胡索20克、黄芪20克、党参20克、薏苡仁20克、生半夏(先煎)20克、黄芩15克、三七粉(冲服)6克、天龙(冲服)2条。随症加减:口淡纳差者,加藿香;血止者,去大蓟、小蓟。每日1剂,水煎服,分2次服用。清热解毒,凉血止血。适用于肺癌各期咯血。[3]

2. 甘草干姜汤加味 甘草干姜汤(炙甘草、干姜)为主方,根据临床变化分别选用益气药(如党参、黄芪、白术等)、化痰软坚药(如半夏、川贝母、甲片等)、活血药(如水蛭、土鳖虫等)、清热药(如白花蛇舌草、白茅藤等)。每日1剂,水煎,分2次服。严娟以甘草干姜汤加味治疗晚期肺癌咯血20

例,结果:咯血停止6例,占30%;咯血减少14例,占70%。总有效率为100%。20例患者未见不良反应。[4]

3. 潘国贤经验方 南北沙参各12克、天麦冬各9克、干蟾皮9克、天龙9克、百部12克、八月札12克、夏枯草15克、葶苈子15克、鱼腥草30克、羊乳根30克、金银花24克、白英30克、白花蛇舌草30克、生牡蛎30克、苦参15克。每日1剂,分次饮服。[5]

4. 白及阿胶汤 白及11克、阿胶(烊化和服)9克、大小蓟炭各30克、藕节炭30克。每日1剂,水煎,分3次饮服。适用于肺癌咯血。[6]

5. 白皮五草汤 仙鹤草30克、对坐草30克、白花蛇舌草30克、地锦草30克、佛耳草15克、桑白皮30克、大小蓟各15克、生薏苡仁15克、炙百部9克、西黄醒消丸(3次分吞)6克。每日1剂,水煎,分次饮服。适用于肺癌咳嗽吐血。[7]

6. 百合固金汤 熟地黄9克、生地黄6克、麦冬4.5克、百合3克、炒芍药3克、当归3克、贝母3克、生甘草3克、玄参2.4克、桔梗2.4克(原注:此为原方剂量照录,临床应用时可酌情加大剂量)。每日1剂,水煎,分次饮服。适用于肺癌咳嗽,痰中带血,舌红苔少,脉细数者。[8]

7. 血合方 黄精20克、白及20克、百合30克、生地黄炭30克、白花蛇舌草30克、半枝莲30克、丹参30克、阿胶(烊化)10克、杏仁10克、诃子15克、瓜蒌15克、青黛(冲服)6克、甘草3克。每日1剂,水煎,频服。滋补肺阴,化痰消瘀解毒。适用于肺癌咯血。崔煌锦报道一右肺中心型癌伴肺门淋巴转移患者,咳嗽咯血,用本方3剂后,咯血稍减,继服3剂,咯血消失。即改服二参姜石汤30余剂,咯黑黏痰880毫升,自觉舒展,继续服药40余剂,胸片提示:心肺无异常。随访3

① 郭松云,等. 52例原发性肺癌合并胸水的临床分析[J]. 上海中医药杂志,1986(10):8-9.
② 张问渠. 现代著名老中医临床诊治荟萃[M]. 北京:科技文献出版社,1986:748.
③ 花宝金,等. 名中医经方时方治肿瘤[M]. 北京:中国中医药出版社,2008:63-75.
④ 严娟. 甘草干姜汤加味治疗晚期肺癌咯血20例临床疗效观察[J]. 辽宁中医杂志,2006,33(11):1443-1444.
⑤ 本刊编辑部. 肺癌[J]. 浙江中医学院学报,1990,14(3):54-56.
⑥ 同上.
⑦ 同上.
⑧ 本刊编辑部. 肺癌[J]. 浙江中医学院学报,1990,14(3):54-56.

年,身健无恙。①

（五）上腔静脉综合征

1. 上腔静脉综合征经验方（吴一纯经验方4）通窍活血汤、五皮饮、五苓散、真武汤等,酌加葶苈子、猪苓、生麻黄、益母草等。活血化瘀,利水消肿。②

2. 宣肺利水方　半边莲30克、露蜂房9克、葶苈子9克、半枝莲30克、瓜蒌30克、茯苓15克、车前草30克、夏枯草30克。随症加减:面浮肢肿者,加泽泻、郁金;兼悬饮而不能平卧者,加白芥子。每日1剂,水煎服,分2次服用。宣肺利水。适用于癌症并胸腔积液,头颈四肢肿胀发绀者。③

3. 治肺利水方　天龙5条、蜈蚣3条、干蟾皮3克、羊乳根30克、徐长卿30克、玉竹30克、甜葶苈子(包煎)30克、茯苓皮15克 泽泻15克、生甘草10克、蛤蚧1对。随症加减:喘促多汗者,加生黄芪、白花蛇舌草、麦冬;下肢浮肿甚者,加牛膝。每日1剂,水煎服,分2次服用。通经利水。适用于肺癌面浮肢肿者。④

4. 瓜蒌葶苈汤　瓜蒌25克、葶苈子15克、泽泻20克、龙葵15克、夏枯草30克、牡蛎(先煎)15克、昆布15克、土贝母15克、土鳖虫12克、紫苏子15克。每日1剂,水煎服,分2次服用。宽胸行水,软坚散结。适用于上腔静脉综合征。⑤

（六）其他

1. 干咳喘满方　干丝瓜150克、川贝母45克、大象贝45克、郁金60克、杏仁90克、海藻90克、葶苈子90克、大枣30个、金银花240克、玄参90克、生地黄90克、沙参90克、陈皮90克、人工牛黄4.5克、石膏60克、寸冬90克、紫苏子90克、桑白皮120克、枇杷叶90克、橘红60克、甘草30

克。取药末制蜜丸,每次9克,每日服2次。适用于肺癌,肺燥邪热者,有凉血顺气之功,尤对干咳喘满效果更佳。⑥

2. 肺癌干咳汤　干丝瓜150克、川贝母45克、浙贝母45克、郁金60克、杏仁90克、海藻90克、葶苈子90克、大枣30克、金银花240克、玄参90克、生地黄90克、沙参90克、陈皮90克、人工牛黄4.5克、石膏60克、寸冬90克、苏子90克、桑白皮120克、枇杷叶90克、橘红60克、甘草30克。上药碾末制成蜜丸,每次9克,每日服2次。清肺凉血,顺气止咳。适用于肺热痰盛咳嗽。⑦

3. 泻白散合百合固金汤　桑白皮12克、百合12克、青蒿15克、白芍12克、地骨皮12克、生地黄12克、白薇9克、藕节15克、白茅根15克、知母9克、石斛12克、茜草12克、冬虫夏草3克。每日1剂,水服,分2次服用。清虚热,养阴利肺。适用于肺癌咳嗽胸痛,口干而苦。⑧

4. 宽胸理气汤　全瓜蒌15克、枇杷叶10克、木蝴蝶10克、浙贝母15克、百部15克、薏苡仁20克、延胡索10克、五灵脂10克、川楝子10克、荜茇3克、百合15克、矮地茶15克。随症加减:胸腔积液抽取后疼痛加重者,加茯苓、葶苈子;胸痛彻背者,加狗脊、桑寄生。每日1剂,水煎服,分2次服用。行气宽胸,散结止痛。适用于肺癌胸痛。⑨

5. 生脉散合瓜蒌泻白汤合消瘰丸　玄参30克、夏枯草30克、牡蛎30克、麦冬15克、白芥子15克、秦艽15克、五味子12克、知母12克、薤白12克、瓜蒌18克、郁金20克、谷麦芽各20克、杏仁10克、桔梗10克。每日1剂,水煎服,分2次服用。益气养阴润肺。适用于肺癌低热、咳嗽、痰中带血、胸痛。⑩

① 崔煌锦. 右肺中心型癌治验[J]. 陕西中医,1990,11(1):24.
② 王伟彪,等. 肿瘤(古今名医临证实录丛书)[M]. 北京:中国医药科技出版社,2013:84-85.
③ 花宝金,等. 名中医经方时方治肿瘤[M]. 北京:中国中医药出版社,2008:63-75.
④ 同上.
⑤ 同上.
⑥ 王伟彪,等. 肿瘤(古今名医临证实录丛书)[M]. 北京:中国医药科技出版社,2013:79.
⑦ 花宝金,等. 名中医经方时方治肿瘤[M]. 北京:中国中医药出版社,2008:63-75.
⑧ 同上.
⑨ 同上.
⑩ 同上.

6. **肺癌外敷方** 生薏苡仁 30 克、猪苓 20 克、泽泻 10 克、车前子 10 克、桂枝 10 克、葶苈子 20 克、蛇床子 20 克。肺癌发生于胸壁,可以此方浓煎至 50 毫升外敷。燥湿化痰,益气活血,通络散结。①

7. **肺癌顽固性呃逆方** 旋覆花(包煎)10 克、清半夏 15 克、炒枳壳 15 克、茯苓 15 克、丁香 6 克、柿蒂 10 克、刀豆子 30 克、炙甘草 9 克。随症加减:湿浊阻滞,加用陈皮 15 克、苍白术各 15 克、厚朴 10 克、藿香 10 克、佩兰 10 克;脾胃气虚,加党参 15 克、太子参 15 克、白术 10 克;阴虚,加玉竹 10 克、石斛 15 克、南北沙参各 10 克;湿热中阻,加竹茹 15 克、代赭石(先煎)15 克、生大黄(后下)6 克、蒲公英 15 克、厚朴 10 克、薏苡仁 30 克;气滞血瘀,加桃仁 10 克、佛手 10 克、柴胡 6 克、郁金 10 克、当归 15 克、川芎 6 克。肺癌患者在治疗过程中,常发生顽固性呃逆,十分痛苦,临床上常用利他灵治疗,但效果欠佳且易复发。黄海茵等将 64 例顽固性呃逆的原发性肺癌住院患者(均经过细胞学或病理学诊断),分为中医辨证治疗组(33 例)与对照组(31 例),两组在性别、年龄及疾病严重程度上具有可比性。中医组予具有健脾和胃、降逆止呃作用的基本方辨证论治,每日服汤药 1 剂,每日两次,7 日为 1 个疗程。对照组予利他灵。一周后,总结疗效。两组中未能治愈病例,予交换治疗方法,一周后再次总结疗效。结果中医组总有效率 84.8%,对照组 61.3%;两组中未愈病例交换治疗方法后中医治愈 64%,利他灵治愈 13.3%,差异均有显著性($P < 0.01$)。结论:中医辨证治疗肺癌患者的顽固性呃逆治愈率高,具有良好的临床应用价值。②

8. **二生汤** 生半夏(包)30 克、生南星(包)30 克、川贝母 10 克、苦杏仁 10 克、青黛(包)10 克、蛤粉(包)10 克、白英 20 克、桔梗 6 克、甘草 6 克、瓜蒌 50 克、漏芦 20 克。生半夏、生南星先煎 1.5 小时,然后下其他诸药。每日 1 剂,水煎,分 2 次服用,每次约 200 毫升。3 剂为 1 个疗程,一般用 2 个疗程。清热燥湿,化痰止咳。适用于各期肺癌出现咳嗽、咳白痰、胸闷气短、神疲乏力等症状。对肺癌咳嗽、咳白痰效果满意,治疗中遇有其他症状,随症加减或者加用介入、放疗、化疗等,可使治疗效果明显提高。③

9. **桃梨膏** 桃树叶 2 500 克、梨树叶 2 500 克、王不留行 1 000 克、搜山虎 50 克、生白及 1 000 克、大青叶 1 000 克、木芙蓉 50 克、紫花地丁 500 克、铅丹 100 克。前 8 味鲜草药冲洗干净,放大砂缸内取水 10 千克,煮 4～5 小时,用纱布过滤后,把水熬成膏剂,浓缩达到浆汁状,再加铅丹,即可成膏。外敷。用于病灶部位或剧痛部位,药量按部位大小而定,夏天 1～2 天换 1 次,冬天 2～3 天换 1 次。如有发现皮肤过敏反应、发痒,或透红疹者可停 2 天后再敷。个别不宜外敷用药者,应停用。消肿止痛,软坚散结。适用于肺癌局部疼痛。④

10. **纵隔转移方** 白花蛇舌草 15 克、白茅根 15 克、百部 20 克、薏苡仁 15 克、杏仁 10 克、桔梗 10 克、枳壳 10 克、白及 10 克、二蓟炭 15 克、露蜂房 10 克、地龙 10 克、甲片 10 克、蜈蚣 4 条、僵蚕 10 克、全蝎 6 克、乌蛇 10 克、炮姜 15 克、肉桂 15 克、附子 15 克、高良姜 10 克、荜茇 10 克、生黄芪 30 克、党参 15 克、熟地黄 30 克、补骨脂 10 克、白扁豆 10 克、山药 15 克、陈皮 15 克、续断 10 克、竹茹 10 克、代赭石 20 克、大枣 15 克。每日 1 剂,水煎服。解热温寒,化瘀攻毒。⑤

11. **清肺益气活血汤** 党参 30 克、黄芪 40 克、女贞子 30 克、丹参 30 克、白花蛇舌草 30 克、半枝莲 30 克、生地黄 30 克、瓜蒌 10 克、桃仁 10 克、红花 5 克、三七粉(冲服)5～10 克。随症加减。每日 1 剂,分次饮服。益气养阴,活血化瘀,清肺消积。适用于晚期原发性肺癌。冉启田报

① 刘轩,等. 李佩文教授治疗晚期肺癌经验举隅[J]. 中国中医急症,2008,17(5):647.
② 黄海茵,等. 中医辨证治疗肺癌患者的顽固性呃逆[J]. 临床肺科杂志,2003,8(6):505-506.
③ 刘汉举,等. 张士舜主任医师妙用二生汤治疗肺癌经验简介[J]. 中医药学刊,2003,21(10):1619.
④ 陈熠,等. 肿瘤单验方大全[M]. 北京:中国中医药出版社,1998(6):184.
⑤ 孙秉严,等. 孙秉严治疗肿瘤临床经验[M]. 北京:科学出版社,1992:113.

道,用西药对症、支持和中药治疗 8 例晚期原发性肺癌患者,药后两周内咯血停止,胸痛逐渐减轻或消失。①

12. 芦根川贝饮　芦根 20 克、川贝母 5 克、全瓜蒌 30 克、鱼腥草 30 克、土茯苓 30 克、白花蛇舌草 30 克、板蓝根 30 克、生黄芪 30 克、太子参 30 克、生薏苡仁 30 克、枸杞子 30 克、夏枯草 15 克、浙贝母 15 克、七叶一枝花 15 克、苍耳子 15 克、女贞子 15 克、猪苓 15 克、茯苓 15 克、焦三仙各 15 克、清半夏 10 克、炒白术 10 克。每日 1 剂,水煎,分次饮服。补气健脾,解毒化湿散结。适用于鼻咽癌肺移癌。张新华报道一男性 39 岁患者,鼻咽癌放疗 1 年后,出现肺转移癌,用芦根川贝饮加减 68 剂,摄片复查:左第 7 肋近 1/3 处病灶明显吸收,半年多后第 24 诊,患者胸痛明显好转,一般情况良好,改用参芪莪术汤,18 剂后摄片复查,双肺未见明显转移灶,继服半年余停药。②

13. 参芪莪术汤　生黄芪 30 克、太子参 30 克、枸杞子 30 克、生薏苡仁 30 克、白花蛇舌草 30 克、全瓜蒌 20 克、七叶一枝花 15 克、浙贝母 15 克、夏枯草 15 克、半枝莲 15 克、焦三仙各 15 克、清半夏 10 克、炒白术 10 克、莪术 10 克。每日 1 剂,水煎,分次饮服。扶正养阴,解毒散结。适用于肺转移。一男性 39 岁患者,鼻咽癌放疗 1 年后,出现肺转移癌,先予芦根川贝饮加减 68 剂,摄片复查:左第 7 肋近 1/3 处病灶明显吸收,半年多后第 24 诊,患者胸痛明显好转,一般情况良好,改用参芪莪术汤,18 剂后摄片复查,双肺未见明显转移灶,继服半年余停药。③

14. 骨皮石膏汤　地骨皮 15～30 克、生石膏 30～90 克、山药 15 克。每日 1 剂,水煎,分次饮服。适用于肺癌发热。④

15. 神仙坠痰丸　皂角 48 克、白矾 36 克、黑牵牛 500 克。上为细末,清水为丸,如梧桐子大。每服 30～50 丸,渐加至 100 丸,空服温酒送下,视病情轻重 5 日或 10 日一服,病轻者,半月或 1 月一服。涤除顽痰。适用于肺癌。症见咳嗽,胸疼,咳黄或深绿色脓痰,量多。⑤

单　方

1. 参一胶囊　组成:人参皂苷 Rg3。功效主治:抑制血管内皮细胞和肿瘤新生血管形成的增殖,调节免疫功能,提高 NK 细胞活性的作用,同时还能降低化疗产生的不良反应;适用于肺癌的辅助治疗。制备方法:提取中药人参中的人参皂苷 Rg3。用法用量:每日 2 次,每次 2 粒,每粒 10 毫克,于饭前半小时温开水送服。连续服用 7 周为 1 个疗程。临床应用:孙燕等按 GCP 原则由 5 中心应用同一方案治疗并观察患者。所有患者纳入后均接受 NP 化疗,并随机分入治疗组口服参一胶囊或对照组口服安慰剂。开盲前统一评定疗效和不良反应,之后统一分析生存数据。结果共收入经病理或细胞学检查确诊的Ⅲ～Ⅳ期非小细胞肺癌 115 例,其中男性 79 例,女性 36 例;鳞癌 29 例,腺癌 71 例,腺鳞癌 8 例,其他 7 例;Ⅲ期 45 例,Ⅳ期 70 例;既往曾经化疗者 17 例,初次化疗者 98 例;未经放疗者 100 例,曾经放疗者 15 例;曾经手术者 23 例,未经手术者 92 例。由于患者放弃治疗(4 例)和治疗 1 周期后发生严重不良事件(5 例),共 9 例未能完成观察,完成疗效观察者共 106 例。治疗组近期有效率为 33.3%(17/51),对照组为 14.5%(8/55)($P=0.011$);治疗组平均生存期为 15.3 个月,对照组为 9.7 个月;治疗组中位生存期为 10.0 个月,对照组为 8.0 个月,差异均有统计学意义($P=0.0088$)。结论:参一胶囊辅助化疗可能提高患者的近期疗效和生存期,值得

① 冉启田. 中西医结合治疗晚期肺癌临床体会[J]. 实用中西医结合杂志,1991,4(4):197-198.
② 张新华. 转移性肺癌治验[J]. 四川中医,1991(7):13.
③ 同上.
④ 陈培丰,等. 养阴清热法治疗晚期肺癌的机理探讨[J]. 浙江中医学院学报,1990,14(3):56.
⑤ 元·沙图穆苏《瑞竹堂经验方》.

进一步临床观察。[①] 李远航等将非小细胞肺癌病例 180 例分为两组，其中 A 组 90 例，应用化疗联合参一胶囊治疗；B 组 90 例，应用单纯化疗治疗。两组患者均以 3 周为 1 个治疗周期，疗效及不良反应评价则选取治疗后两个周期时的结果予以判定。结果：180 例患者均可评价疗效，其中，A 组疾病控制率（DCR）为 91.11%，中位无进展生存期（PFS）为 4.1 个月，B 组 DCR 为 35.56%，中位 PFS 为 3.1 个月，两组比较差异有统计学意义（$P=0.045$，$P=0.05$）；B 组血小板降低发生率高于 A 组（75.55% 和 10%），两组不良反应的差异具有统计学意义（$P<0.05$）；A 组客观反应率（ORR）为 22.22%，B 组为 11.11%，两组比较差异无统计学意义（$P=0.876$）。结论：应用参一胶囊联合 GP 化疗方案治疗非小细胞肺癌，可以提高临床有效率，降低不良反应的发生。[②]

2. 槐耳颗粒　组成：槐耳发酵后的热水提取物，其主要活性成分是蛋白多糖，且含有多种矿物质元素。功效主治：槐耳能抑制肿瘤细胞增殖，诱导瘤体细胞凋亡，且对部分转移肿瘤亦有抑制作用，还可增强肿瘤患者机体免疫力；适用于临床恶性肿瘤的治疗。制备方法：槐耳发酵后的热水提取。用法用量：每日 3 次，每次 1 包（含干清膏 2.64 克），4 周为 1 个疗程。临床应用：高平等将大连医科大学附属第一医院 2013 年 1 月至 2015 年 12 月因诊断为非小细胞肺癌（NSCLC）住院的病例 84 例，随机分为化疗组和观察组（槐耳颗粒联合化疗），每组 42 例，分析比较两组患者临床疗效，生活质量，免疫功能、不良反应等指标变化。结果：观察组有效率及病灶稳定率均高于化疗组，但差异均无统计学意义；生活质量（KPS 评分）改善情况观察组优于化疗组（$P<0.05$）；观察组临床症状总改善率（显著改善+部分改善）优于化疗

组（$P<0.05$），且两组治疗前后在咳嗽、胸痛、潮热等症状方面的改善情况观察组优于化疗组（$P<0.05$）；治疗后观察组和化疗组 CD3、CD4 及 NK 细胞比例差异具有统计学意义（$P<0.05$），而 CD8 细胞比例差异无统计学意义；化疗组和观察组治疗后肿瘤标志物 CEA、CA199 降低率比较均具有统计学意义；两组不良反应发生方面的差异均无统计学意义。结论：槐耳颗粒可改善 NSCLC 患者主要临床症状，提高其生活质量，增强细胞免疫功能，对 NSCLC 患者具有重要的辅助治疗作用。[③]

3. 金龙胶囊　组成：天龙、金钱白花蛇。功效主治：解毒化瘀；适用于肺癌的辅助治疗。用法用量：每日 1 剂，内服。临床应用：王三虎等将 270 例肺癌患者随机分为 2 组，治疗组予金龙胶囊联合化疗，对照组予单纯化疗。经治 2 个月，两组的 CR+PR+NC 分别为 93.3%（126/135）、68.9%（93/135），组间比较，$P<0.05$。治疗组的主症好转率及生活质量改善优于对照组（均 $P<0.05$）。[④]

4. 化坚液　组成：核桃树枝。功效主治：软坚攻毒；适用于各类腺癌和鳞癌。用法用量：煎服，每日口服 50~100 毫升。[⑤]

5. 八角莲散　组成：八角莲（研末）1.5 克。功效主治：清热化痰散结；适用于肺癌痰多者。制备方法：研末。用法用量：适量内服。[⑥]

6. 蛞蝓胶囊　组成：蛞蝓为有肺的软体动物，药用其全体。功效：其性味咸寒无毒，入肝脾肺三经，清热祛风、破淤通经、消肿解毒。制备方法：由有肺的软体动物蛞蝓的整体经洗净焙干研细末装胶囊而成。用法用量：每日 3 次，每次 3 粒，连续 60 天为 1 个疗程（每粒胶囊含生药 0.5 克）。临床应用：郭岳峰等将 97 例晚期非小细胞肺癌（临床分期Ⅲ和Ⅳ期的肺鳞癌和肺腺癌）患者随机分为 3 组，其中蛞蝓胶囊组（32 例）单独服用

① 孙燕，等. 长春瑞滨合并顺铂（NP）加参一胶囊或安慰剂治疗晚期非小细胞肺癌的多中心双盲随机临床研究报告[J]. 中国肺癌杂志，2006,9(3)：254－258.
② 李远航，白维君. 参一胶囊联合 GP 化疗方案治疗非小细胞肺癌的疗效分析[J]. 辽宁中医杂志，2017,44(3)：553－555.
③ 高平，等. 槐耳颗粒治疗原发性支气管肺癌的临床疗效[J]. 辽宁中医杂志，2016,43(5)：994－997.
④ 王三虎，等. 金龙胶囊配合辨证分型治疗肺癌临床研究[J]. 中国中医急症，2009,18(6)：853.
⑤ 高振华. 孙秉严辨治肺癌经验辑要[J]. 吉林中医药，2009,29(5)：379－380.
⑥ 陈熠，等. 肿瘤单验方大全[M]. 北京：中国中医药出版社，1998(6)：164.

蛞蝓胶囊;蛞蝓胶囊加化疗组(30例),单独化疗组(35例)。结果:蛞蝓胶囊组32例中MR 21例,NR 11例,中位生存期180天;蛞蝓加化疗组30例中,PR 5例,MR 18例,NR 7例,中位生存期178.4天;化疗组35例中PR 4例,MR 20例,NR 11例,中位生存期115天。化疗组中位生存期与蛞蝓组相比,$P < 0.01$。[①]

7. 莲英汤 组成:半枝莲30克、白英30克。适用于肺癌。用法用量:每日1剂,水煎,分2次服。临床应用:浙江嵊县人民医院治肺癌多例有效,1例服3年,症状消失。[②]

8. 楤木汤 组成:楤木0.5千克、并头草0.5千克(分16剂)。适用于肺癌。用法用量:每日1剂,水煎,分2次服,连服7剂后,与河车首乌汤交替使用。临床应用:江西省余干县人民医院报道,用楤木汤与河车首乌汤〔见198页经验方一、一般方(未明确是否与其他治疗合用方)〕交替,治疗肺癌有一定疗效,1例连服16剂症状消失,服至62剂,X线示阴影消失。[③]

9. 黄药子苦油注射液 组成:黄药子100毫升。适用于肺癌。制备方法:将100毫升黄药子加95%乙醇300~500毫升,浸泡24~48小时,取上清液,收回酒精,浓缩配成2%~5%浓度的甘油注射剂。用法用量:每次2~4毫升,做气管内注射或滴入。临床应用:成都军区总医院报告1例治愈。[④]

10. 龙葵煎 组成:龙葵500克(鲜)或200克(干)。适用于肺癌伴胸腹水者。用法用量:每日1剂,水煎,分次饮服。临床应用:北京日坛医院用治4例,治疗后胸腹水大量减少。[⑤]

11. 蟾蜍鸡 组成:蟾蜍4~5只、老母鸡1只。适用于肺部恶性肿瘤。制备方法:把蟾蜍用刀切碎喂老母鸡(大约一只老母鸡喂4~5只蟾蜍),鸡若不吃,就抓住鸡扒开嘴往里填,4~5日后呈嗜睡状态,有的鸡从口腔吐黑水,当即杀死(除去五脏),加入适量的食盐炖熟。用法用量:每日3次,连肉带汤服食,食前须加热。临床应用:张秀芹报道,1例男性患者,43岁,山东医科大学附院及北京某肿瘤医院X线断层拍片诊断为左肺炎症,右肺恶性肿瘤(3厘米×4厘米)。曾服西林霉素,面部及全身发黑,改服中药沙参、麦冬、川贝母、半枝莲、全蝎、冬虫夏草等,后又用本方治疗,共食110只老母鸡,自觉症状消失。复诊,示左肺炎症吸收,右上肺肿瘤明显缩小,继用前法,共食蟾蜍500余只。一年后复诊:右上肺肿瘤消失,身体健康,并坚持正常工作。[⑥]

12. 山豆根片 组成:山豆根。适用于肺癌。制备方法:制成片剂,每片含生药3克。用法用量:每日3次,每次3~5片,口服。注意事项:有毒,虚火喉痹及脾胃虚寒泄泻者禁服。[⑦]

13. 双叶饮 组成:芙蓉叶30克、铁树叶30克、泽漆15克。适用于肺癌。用法用量:每日1剂,水煎,分次饮服。[⑧]

14. 石上牛马汤 组成:石上柏30克、土牛膝30克、马鞭草30克。适用于肺癌。用法用量:每日1剂,水煎,分次饮服。[⑨]

15. 白英狗牙半枝汤 组成:白英30克、狗牙半枝(垂盆草)30克。适用于肺癌。用法用量:每日1剂,水煎,分次饮服。[⑩]

16. 狼毒枣蛋汤 组成:狼毒1~3克、鸡蛋2只、红枣10枚。功效主治:破坚散结,利水抗癌;适用于肺癌、胃癌、肝癌、甲状腺癌。狼毒为瑞香料植物狼毒,主治"咳逆上气,破积聚""水气"。制备方法:用狼毒水煮后捞出,再于狼毒汤内打入

① 郭岳峰,等. 蛞蝓胶囊治疗晚期非小细胞肺癌32例疗效观察[J]. 中医研究,1994,7(3):24-25.
② 王冰,等. 抗癌中药方选[M]. 北京:人民军医出版社,1992:147.
③ 王冰,等. 抗癌中药方选[M]. 北京:人民军医出版社,1992:148.
④ 王冰,等. 抗癌中药方选[M]. 北京:人民军医出版社,1992:154.
⑤ 同上.
⑥ 张秀芹. 肺癌[J]. 山东中医杂志,1991,10(4):47.
⑦ 本刊编辑部. 肺癌[J]. 浙江中医学院学报,1990,14(3):54-56.
⑧ 同上.
⑨ 同上.
⑩ 同上.

鸡蛋和红枣煮熟,吃蛋喝汤吃枣子。用法用量:每日2次分服。注意事项:有一定毒性,体弱者宜量小慎用。①

17. 菝葜蛇羹　组成:菝葜120克、蛇肉50克、火腿50克。功效主治:清热解毒,扶正托毒;适用于肺癌胸痛。制备方法:菝葜煎汤取汁。蛇肉、火腿切丝,约1寸长,入菝葜汤内煮沸,放入黄酒、盐、味精等调料适量,加入淀粉羹。用法用量:每日2次,每次大半碗。临床应用:清热解毒,利尿止痛,能抑制肿瘤,《别录》称其"益血气",《医林纂要》谓其可"治恶疮",蛇肉清热解毒,凉血止痛;火腿益气扶正,生肌托毒。故本方适用肺癌晚期,气阴两虚,胸痛剧烈者。②

18. 参鹿三七肉饼　组成:红参10克、鹿胶10克、三七10克、肉适量。适用于肺癌白细胞下降,低于4 000/立方毫米。制备方法:前3味,蒸肉饼。用法用量:适量分服。③

19. 猫爪枯草煎　组成:猫爪草50克、夏枯草50克。功效主治:清热解毒,化痰止痛,散结消肿;适用于肺腺癌。夏枯草、猫爪草具有抗癌作用。夏枯草苦辛寒,猫爪草苦辛平,均具有清热解毒、化痰止痛、散结消肿的作用,现代药理学研究;夏枯草含皂苷、金丝桃苷、熊果酸及小量生物碱,对S180、U14有抑制作用;猫爪草含有氨基酸、有机酸、糖类,对小鼠S180、S37、EC有抑制作用,配合小金丹,对肺腺癌并广泛淋巴转移,经化、放疗后复发,有良好效果。用法用量:每日1剂,水煎,分次饮服。临床应用:欧阳光泳报道一男性50岁患者,胸片及活检确诊为肺癌、广泛淋巴结转移,曾化疗2个疗程及放疗后,肺部肿块及淋巴结消失,1个半月后肿块、淋巴结均复发。即改中药合小金丹治疗,小金丹每日2次,每次60克,共服15瓶,并每日以本方煎服,连服2年,淋巴结或消失或

缩小,肺部阴影消失。注意事项:与小金丹合用。④

20. 胆汁煎　组成:羊胆汁或猪胆汁半只。适用于肺癌。用法用量:冲服,每日半只冲服,连服7天,休3天再服。⑤

21. 白花了哥王水剂　组成:白花了哥王。功效:清热利水,化痰散结;适用于肺癌、肝癌。制备方法:水煎服。用法用量:白花了哥王水剂60毫升,每日1次,口服;2个月为1个疗程,休息1个月再开始第2个疗程。注意事项:本方在使用过程中,未发现明显不良反应。病者体弱、一般情况欠佳或骨髓有抑制情况下仍可使用。⑥

中 成 药

1. 榄香烯注射液　组成:温郁金中提取的萜烯类化合物β-榄香烯。肿瘤治疗的辅助药物。临床应用:常作为晚期非小细胞肺癌常规治疗的辅助用药。研究发现,β-榄香烯在联合药物治疗时能够显著提高有效率,减少治疗过程中不良反应的发生。配合常规放射治疗、支气管动脉灌注化疗或立体定向照射技术治疗晚期非小细胞肺癌患者,可以明显缩小病灶大小,有效改善临床症状,提高生存质量,起到增效减毒的作用。β-榄香烯注射液的使用也可以提高不能耐受放化疗的晚期NSCLC患者姑息治疗及对症治疗的治疗疗效。注意事项:其主要引起的较严重的不良反应为静脉炎及局部刺激。一旦出现过敏反应表现,应立即停止输液并根据严重程度给予抗过敏或激素、吸氧等对症治疗。⑦

2. 生血宝合剂　组成:制何首乌13%、女贞子16%、桑椹16%、墨旱莲16%、白芍13%、黄芪13%、狗脊13%。适用于防治非小细胞肺癌化疗引起的白细胞减少症。用法用量:口服,每日3

① 窦国祥. 中华食物疗法大全[M]. 南京:江苏科学技术出版社,1990:1.
② 同上.
③ 柳克尊. 治愈肺癌并肋骨转移[J]. 四川中医,1988(10):16.
④ 欧阳光泳. 中西医结合治疗肺腺癌并广泛淋巴转移1例报告[J]. 江西中医药,1986(2):34.
⑤ 李岩. 肿瘤临证备要[M]. 北京:人民卫生出版社,1983:165.
⑥ 广州铁路中心医院内科. 中草药白花了哥王治疗肺癌、肝癌7例初步观察[J]. 新医药通讯,1979(1):15.
⑦ 王一喆,胡雪君. β-榄香烯治疗晚期非小细胞肺癌的临床应用现状及研究进展[J]. 现代肿瘤医学,2018,26(10):1643-1646.

次,每次 15 毫升。临床应用:何斌等采用随机双盲、平行对照、多中心临床试验的方法,将非小细胞肺癌化疗后白细胞减少症患者随机分为治疗组210 例,对照组 70 例。在下一次化疗前 1 天开始治疗组予生血宝合剂,每日 3 次,每次 15 毫升;对照组给予安多霖胶囊(主要成分为黄芪、鸡血藤),每次 4 粒,每日 3 次。两组疗程均为 3 周。观察两组患者治疗前后外周血白细胞计数变化及分级、中医证候疗效及单项症状疗效、Karnofsky 评分。结果:两组治疗后外周血白细胞数计数均高于治疗前($P<0.05$),且治疗组治疗后及治疗前后差值高于对照组($P<0.05$);治疗组治疗后Ⅱ度、Ⅲ度及Ⅳ度白细胞减少总发生率(2.85%)低于对照组(4.29%)($P<0.05$);治疗组中医证候疗效总有效率为 88.1%,对照组为 60.00%,治疗组优于对照组($P<0.05$);治疗组神疲乏力、头晕目眩、心悸气短、烦躁不安单项症状疗效均优于对照组($P<0.05$)。结论:生血宝合剂能有效防治非小细胞肺癌化疗引起的白细胞减少症,改善化疗后患者癌因性疲乏。[①]

3. 紫龙金片 组成:黄芪、当归、白英、龙葵、丹参、半枝莲、蛇莓、郁金等,其处方乃王代树根据民间验方研制而成。功效主治:益气养血,清热解毒,理气化瘀;适用于气血两虚证原发性肺癌化疗者,症见神疲乏力,少气懒言,头晕眼花,食欲不振,气短自汗,咳嗽,疼痛。用法用量:口服,每日 3 次,每次 4 片,与化疗同时使用。每 4 周为 1 周期,2 个周期为 1 个疗程。临床应用:陈遐林等将 66 例经同步放化疗后取得缓解或稳定的局部晚期 NSCLC 患者,按随机数字表法分为治疗组和对照组,每组 33 例。治疗组给予紫龙金片(0.65 克/片),每日 3 次,每次 4 片,服药至疾病进展或无法耐受;对照组给予安慰剂,每日 3 次,每次 4 片。统计分析两组患者的无疾病进展生存期、1、2 年生存率及生活质量的改变。结果:试验过程中有 4 例脱落,62 例可评价疗效,治疗组 30 例,对照组

32 例。治疗组和对照组的无进展生存期(PFS)分别为 9.20 个月、6.23 个月,两组比较,差异有统计学意义($P<0.05$);1 年生存率治疗组为 73.0%,优于对照组的 51.7%($P<0.05$);治疗组和对照组 2 年生存率分别为 52.0%、48.6%,两组比较,差异无统计学意义($P>0.05$);与对照组比较,治疗组躯体、角色、社会功能领域及总健康状况得分升高,乏力、呼吸困难及咳嗽得分下降($P<0.05$),治疗组神疲乏力、少气懒言、头晕眼花、食欲不振、咳嗽、自汗症状改善($P<0.05$);两组患者的不良反应均在可接受范围内。结论:紫龙金片维持治疗局部晚期 NSCLC 安全有效,可延长患者的无进展生存期及 1 年生存率,改善局部晚期 NSCLC 的中医症状,提高患者的生活质量。[②]

4. 回生口服液 组成:益母草、红花、花椒(炭)、水蛭(制)、当归、苏木、三棱(醋炙)、两头尖、川芎、降香、香附(醋炙)、人参、高良姜、姜黄、没药(醋炙)、苦杏仁(炒)、大黄、紫苏子、小茴香(盐炒)、桃仁、五灵脂(醋炙)、虻虫、鳖甲、丁香、延胡索(醋炙)、白芍、蒲黄(炭)、乳香(醋炙)、干漆(煅)、吴茱萸(甘草水炙)、阿魏、肉桂、艾叶(炙)、熟地黄等 34 味。功效主治:消癥化瘀;适用于原发性肝癌、肺癌。制备方法:由地奥集团天府药业股份有限公司制备为棕褐色口服液。用法用量:口服,每日 3 次,每次 10 毫升;或遵医嘱。临床应用:(1)减毒增效作用:李路路等纳入回生口服液联合化疗治疗中晚期肺癌的随机对照研究,用修改后的 Jadad 量表评价纳入研究的质量,应用 RevMan5.3 软件进行数据分析。共纳入 10 个随机对照临床试验,包括 711 例患者。纳入文献均为低质量研究。Meta 分析结果表明:与对照组比较,回生口服液联合化疗可以提高中晚期肺癌患者的近期疗效[($P=0.001$),$OR=1.49$,95% $CI(1.10,2.02)$],改善患者的生命质量[($P<0.0001$),$OR=2.64$,95% $CI(1.62,4.31)$],Ⅲ~Ⅳ级白细胞减少的发生率[($P<0.00001$),$OR=$

① 何斌,等. 生血宝合剂治疗非小细胞肺癌患者化疗后白细胞减少症210 例多中心随机、双盲对照临床研究[J]. 中医杂志,2017,58(9):763-767.
② 陈遐林,等. 紫龙金片维持治疗晚期非小细胞肺癌患者的疗效观察[J]. 中国中西医结合杂志,2017,37(5):534-538.

0.18,95%CI(0.09,0.35)],减轻消化道反应[($P=$ 0.009),OR=0.39,95%CI(0.19,0.79)]。结论认为回生口服液联合化疗治疗中晚期肺癌患者具有一定的减毒增效作用。（2）非小细胞肺癌围手术期抗凝治疗：周清华等建议肺癌患者术后应尽早开始抗凝治疗。回生口服液为肺癌患者术后足量、长期抗凝治疗提供了一种新的用药选择，可作为肺癌围手术期抗凝治疗的选择之一。该观点已形成专家共识。注意事项：已有活动性出血或严重肝功能不全者慎用；过敏体质者慎服；孕妇禁用。[1][2]

5. 鸦胆子油乳 组成：精制鸦胆子油、精制豆磷脂、甘油。剂型：针剂。适用于肺癌、肺癌脑转移及消化道肿瘤。用法用量：静脉滴注，每日 1 次（本品须加灭菌生理盐水 250 毫升，稀释后立即使用），每次 10～30 毫升。临床应用：治疗晚期 NSCLC 脑转移患者口服吉非替尼皮疹与转氨酶升高后。注意事项：本品无明显不良反应，有少数患者用药后有油腻感、恶心、厌食等消化道不适反应。本品如有分层，应停止使用。[3]

6. 康艾注射液 组成：黄芪、人参、苦参素。功效主治：益气扶正，增强机体免疫功能；适用于原发性肝癌、肺癌、直肠癌、恶性淋巴瘤、妇科恶性肿瘤，各种原因引起的白细胞低下及减少症。慢性乙型肝炎的治疗。用法用量：缓慢静脉注射或滴注；每日 1～2 次，每日 40～60 毫升，用 5% 葡萄糖或 0.9% 生理盐水 250～500 毫升稀释后使用。30 天为 1 个疗程或遵医嘱。临床应用：李远静等将 114 例 Ⅰa～Ⅲa 期术后 GP 方案 NSCLC 患者随机分为 2 组，观察组 48 例予化疗联合康艾注射液和八珍颗粒（党参、茯苓、白术、甘草、白芍、川芎、当归、熟地黄）中医辅助治疗，对照组 66 例单纯化疗，4 个疗程后显示 T 淋巴细胞亚群、生活质量改善率、不良反应情况比较，观察组均优于对照

组，差异均有统计学意义（$P<0.05$）。随访发现 2 组 1、2、3 年生存率分别为 91.67%、68.75%、31.25%，77.27%、46.97%、27.27%，2 组比较，1 年期和 2 年期生存率差异均有统计学意义（$P<0.05$）。注意事项：对过敏体质的患者，用药应慎重，并随时进行观察；临床使用应辨证用药，严格按照药品说明书规定的功效主治使用；医护人员用严格按照说明书规定用法用量使用；输液速度：滴速勿快，老人、儿童以 20～40 滴/分为宜，成年人以 40～60 滴/分为宜；加强用药监护：用药过程中，应密切观察用药反应，特别是开始 30 分钟，发现异常，立即停药，对患者采用积极救治措施；禁止和含有藜芦的制剂配伍使用。[4]

7. 复方苦参注射液 组成：苦参、白茯苓、山慈菇、灵芝、何首乌等。功效主治：清热利湿，凉血解毒，散结止痛；适用于癌肿疼痛、出血。用法用量：肌肉注射，每日 2 次，每次 2～4 毫升；或静脉滴注，每次 20 毫升，用氯化钠注射液 200 毫升稀释后应用，每日 1 次，儿童酌减，全身用药总量 200 毫升为一个疗程，一般可连续使用 2～3 个疗程；或遵医嘱。临床应用：邢国臣采用 Cochrane 系统评价的方法，共纳入 11 项临床随机对照研究（715 例患者）。Meta 分析结果显示：复方苦参注射液联合化疗治疗进展期非小细胞肺癌的有效率、临床受益率、生活质量改善及减少Ⅲ和Ⅳ级白细胞下降率均优于单纯化疗，其 OR(95%CI) 分别为 1.66(1.22～2.26)，2.15(1.23～3.76)，2.73(1.77～4.22)和 0.39(0.26～0.59)。出版偏倚分析倒漏斗图两侧基本对称；结论为本研究结果倾向复方苦参注射液联合化疗治疗进展期非小细胞肺癌在近期疗效、生活质量改善方面优于单纯化疗，今后有必要开展高质量的多中心、大样本、随机、双盲临床试验进一步验证。注意事项：局部使用有轻度刺激，但吸收良好；严重心肾功能不全者慎用。[5]

[1] 李路路，等. 回生口服液联合化疗治疗晚期肺癌的 Meta 分析[J]. 中国药物经济学,2016,11(4)：16 - 19.
[2] 周清华，等. 回生口服液用于非小细胞肺癌围手术期抗凝治疗专家共识(2016 版)[J]. 中国肺癌杂志,2016,19(11)：721 - 724.
[3] 苏琼，等. 吉非替尼联合鸦胆子油乳针对非小细胞肺癌脑转移患者的影响[J]. 河南中医,2015,35(11)：2734 - 2735.
[4] 李远静，等. 非小细胞肺癌患者术后化疗结合中医辅助治疗的中期疗效观察[J]. 中华中医药学刊,2013,31(11)：2564 - 2566.
[5] 邢国臣. 复方苦参注射液联合化疗治疗进展期非小细胞肺癌近期疗效和生存质量的 Meta 分析[J]. 中国新药杂志,2011,20(10)：889 - 894.

8. 肿节风片　组成：肿节风。剂型：片剂。功效主治：清热解毒，消肿散结；适用于肺炎、阑尾炎、蜂窝织炎属热毒壅盛证候者，并可用于癌症辅助治疗。用法用量：每日 3 次，每次 3 片，口服。①

9. 芦笋颗粒　组成：芦笋提取物(华西医科大学制药厂生产，批准文号：国药准字 Z－20025853 号)。功效主治：扶正生津；适用于癌症的辅助治疗及放疗、化疗后口干舌燥，食欲不振，全身倦怠者。制备方法：芦笋提取的有效成分。用法用量：每日 3 次，每次 10 克，连服 3 个月。临床应用：王付伟等将 84 例原发性肺癌患者随机分为芦笋颗粒加化疗治疗组及单纯化疗对照组。两组均给予 MVP 化疗方案治疗，治疗组同时服用芦笋颗粒治疗。结果：治疗组和对照组临床总有效率分别为 78.57％和 46.42％，癌灶缓解率分别为 48.21％和 21.43％，生存质量有效率分别为 85.71％和 42.86％，治疗组均优于对照组(P 均$<$0.01)。治疗组治疗后外周血 T 淋巴细胞亚群中 CD3、NK 细胞及 LAK 细胞活性均明显升高(P 均$<$0.05)，对照组治疗后则进一步下降。结论：芦笋颗粒配合化疗治疗肺癌临床疗效确切，具有抗癌和提高机体免疫功能作用。②

10. 金复康口服液　组成：黄芪、北沙参、麦冬、女贞子(酒制)、山茱萸、绞股蓝、葫芦巴(盐炒)、石上柏、石见穿、七叶一枝花、天冬。功效主治：益气养阴，清热解毒；适用于原发性非小细胞肺癌气阴两虚证不适合手术、放疗、化疗的患者，或与化疗并用，有助于提高化疗效果，改善免疫功能，减轻化疗引起的白细胞下降等不良反应。用法用量：口服，每日 3 次，每次 30 毫升，30 天为 1 个疗程，可连续使用 2 个疗程，或遵医嘱。临床应用：一项多中心、随机对照前瞻性研究，290 例非小细胞肺癌住院患者分为金复康组，化疗组及化疗加金复康组进行对比观察。结果：金复康组 100 例中

PR 11 例(11％)，MR 34 例，SD38 例，PR＋NC 为 83％；化疗组 90 例中 PR 21 例(23.33％)，MR 32 例，SD18 例，PR＋NC 为 78.88％；化疗加金复康组 100 例，PR42 例(42％)，MR 38 例，SD 15 例，PR＋NC 为 95％，明显高于化疗组(P<0.01)。治疗后临床症状改善，生活质量(KPS 评分)，金复康组及化疗加金复康组均优于化疗组，治后多项免疫指标(NK、IL－2、CD3＋、CD4＋、CD4＋/CD8＋比值)均较治前显著提高，化疗组则有所下降。金复康组治疗后未见不良反应。两组化疗的毒性主要为骨髓抑制、白细胞下降、胃肠道反应、脱发，但化疗加金复康组的毒性发生率和毒性程度均较单纯化疗组明显减轻(P<0.01)。结论：金复康口服液治疗非小细胞肺癌具有一定缓解作用，并有改善症状，提高免疫功能和生存质量的作用；金复康口服液与化疗合用有明显的增效减毒功效。注意事项：个别患者服药后可出现轻度恶心、呕吐或便秘。③

11. 康莱特注射液　组成：从传统中药薏苡仁中经现代科学方法提取制成的薏苡仁酯乳剂注射液。肺癌治疗的辅助药物。临床应用：李大鹏等于 1993 年 7 月至 1994 年 11 月间收治住院原发性肺癌患者，中医辨证为气阴两虚或脾虚痰湿证者，共 242 例，且均有明确的细胞病理学诊断依据。其中康莱特组 131 例，化疗组 111 例。康莱特组静滴康莱特注射液 200 毫升，每日 1 次，21 天为 1 个疗程，共做 2 个疗程，疗程间歇 3～5 天。化疗组采用 MAP 方案，3～4 周为 1 周期，共行 2 周期，间歇 3～5 天，再行第 2 周期。结果：康莱特注射液在缓解癌灶、改善证候、体重、提高生存质量、免疫功能、血象等方面均有良好作用，肿瘤缓解率为 20.61％，化疗组为 25.23％(P<0.05)。提示康莱特注射液对肺癌患者气阴两虚、脾虚痰湿证有较好的治疗效果，是肺癌等肿瘤患者的有效治疗药物，对于不能耐受化疗的患者尤为适宜。④

① 国家药典委员会. 中华人民共和国药典 2010 年版 1 部[M]. 2010：842－843.
② 王付伟，等. 芦笋颗粒配合化疗治疗肺癌疗效观察[J]. 辽宁中医杂志，2005，32(7)：676－677.
③ 刘嘉湘，等. 金复康口服液治疗原发性非小细胞肺癌临床研究[J]. 肿瘤，2001，21(6)：463－465.
④ 李大鹏. 康莱特注射液治疗原发性肺癌临床报告[J]. 中医杂志，1996，37(7)：411－414.

12. **紫星口服液** 组成：紫草、人参皂苷等。功效主治：清热解毒，补中益气，凉血；适用于晚期肺癌。用法用量：每日3次，饭前口服。每日剂量分别为0.4毫克/千克、0.6毫克/千克、0.75毫克/千克。临床应用：郭喜平等报道，单纯用紫星口服液治疗19例晚期肺癌患者。结果：瘤块缩小25%以上的客观有效率63.3%，总缓解率36.9%，治疗后1年生存率为47.3%，中位生存期在10个月左右，其中腺癌为10个月，鳞癌为12个月。制备方法：上药配制成胶体型液体药剂，呈紫红色澄明液体，每毫升含紫草萘醌色素1.0毫克，每瓶250毫升。[①]

13. **肺瘤平** 组成：黄芪、党参、白花蛇舌草、杏仁、桔梗、北沙参、败酱草、鱼腥草等。功效主治：益气养阴，清热解毒；适用于晚期非小细胞肺癌。制备方法：上药水煎酒提，兑蜜制成膏。用法用量：每日3次，每次15克，口服，2个月为1个疗程。临床应用：中国中医研究院广安门医院肿瘤科研制并用本方观察195例晚期原发性肺癌患者，与化疗药物治疗的144例作了对照比较，均为Ⅱ期或Ⅳ期原发性肺癌患者，大部分病例首次接受治疗，部分病例为放疗3个月以上无效或化疗后2个月以上无效者，或手术后局部复发者，随机分组。结果：咳嗽、痰量、胸痛等主要症状，肺瘤平组较化疗组明显好转；肺瘤平组体重增加与不变160例，化疗组88例；K氏分级，肺瘤平组下降者25例，化疗组83例；近期疗效，肺瘤平组部分缓解2例，稳定166例，恶化27例，化疗组部分缓解10例，稳定70例，恶化64例；远期疗效，共观察45例，均为既往未进行过化疗或放射治疗，坚持一种治疗方案者。肺瘤平组28例，生存1年以内6例，1年以上15例，2年以上4例，3年以上3例；化疗组17例，生存1年以内14例，1年以上3例，无生存2年以上者。实验观察，肺瘤平组治疗后巨噬细胞吞噬率、吞噬指数均有显著升高，化疗组无明显变化，化疗组治疗后血沉有显著升高，肺瘤平组血清癌胚抗原量的增长较化疗组缓慢。[②]

14. **复方三生针** 组成：生川乌、生南星等。温化扶正。用于原发性肺癌。用法用量：① 肌肉注射：每次5毫升，每日2～3次。② 穴位注射：每穴3毫升(可加普鲁卡因0.3毫升)，每日1～2次。③ 静脉注射：每次10～30毫升加入50%葡萄糖40毫升静推，每日1～2次；或50～80毫升加入10%葡萄糖液500毫升静滴，每日1次，20～25天为1个疗程，1个疗程后休息5～7天，再进行第2个疗程。该针剂须与温化扶正汤剂同用。本方系重庆市中医研究所自制。曾进行过急性毒性、亚急性毒性及有关药物的药理研究，提示复方三生针对小鼠有明显的止痛和镇痛、止血等作用，对大鼠有抗炎作用，并有明显升高血浆皮质酮水平，对体内肿瘤细胞无直接杀伤作用，对某些肿瘤表现有一定的抑制作用，温化汤剂加复方三生针对心、肝、肾功能无影响。[③]

15. **复方猪苓多糖胶丸** 组成：猪苓、青黛、莪术等。功效：抗癌抑癌，利水渗湿，健身防老，是肺癌化疗之辅助治疗的药物，具有预防化疗不良反应及提高人体免疫功能的作用。猪苓多糖系水溶性葡萄糖并含有粗蛋白、麦角甾醇及多种无机盐；青黛、莪术也具有抗癌作用。制备方法：由吉林省通化前进制药厂生产加工成胶丸。用法用量：每日3次，每次8丸(2.0克)，10天为1个疗程，停药3～5天，再服10天，共3个疗程。每个疗程药物总量为40～60克。临床应用：顾伯文等报道，自1980年起对猪苓多糖治疗肺癌进行多方面的临床观察，治疗中均配合化疗。结果：小细胞肺癌30例中，近期治愈30%，显效50%，有效20%，中位生存期为21.6个月，平均生存期为25.8个月。另一组30例晚期肺癌患者，综合好转率为73.7%，而单纯化疗组仅42.7%；胸片块影大小对比，猪苓组15人稳定，15人增大，而单化疗组8人稳定，22人增大；体重增加对比，猪苓组体重增加

① 郭喜平，等. 紫星口服液治疗晚期肺癌的临床观察[J]. 中西医结合杂志，1991，11(10)：598.
② 朴炳奎，等. 肺瘤平膏治疗晚期原发性肺癌临床观察——附339例临床分析[J]. 中医杂志，1991(4)：21-23.
③ 罗本清，等. 温化扶正法治疗原发性肺癌66例疗效观察[J]. 重庆医药，1984，13(5)：35.

27 人,单化疗组 12 人;体外及体内免疫功能试验,猪苓组优于单化疗组(P<0.01)。说明本品治疗肺癌不论从改善症状,增加体重,防止白细胞下降及增强免疫功能等方面均具有良好的疗效,是肺癌化疗之辅助治疗药物。[1][2][3]

16. 息贲丸 组成:厚朴(姜制)24 克、黄连(去头,炒)39 克、炮干姜 4.5 克、桂枝(去皮)3 克、巴豆霜 1.2 克、白茯苓(去皮,另末)4.5 克、川乌头(炮制,去皮)3 克、人参(去芦)6 克、川椒(炒,去汗)4.5 克、

桔梗 3 克、紫菀(去苗)4.5 克、白豆蔻 3 克、陈皮 3 克、青皮 1.5 克、炮京三棱 3 克、天冬 3 克。适用于肺之积,右胁下覆大如杯,久不已,令人洒淅寒热,喘咳,发肺壅。制备方法:除茯苓、巴豆霜旋入外,上为末,炼蜜为丸,如梧桐子大。用法用量:初服 2 丸,1 日加 1 丸,2 日加 2 丸,渐加至大便溏,再从 2 丸加服,食远煎淡生姜汤送下,周而复始,积减大半止服。注意事项:此为古方,所治之证颇似肺癌症状,仅供现代临床参考。[4]

① 顾伯文.猪苓多糖在肺癌治疗中之应用[J].白求恩医科大学学报,1981,7(4):51-54.
② 顾伯文.小细胞肺癌的中西医结合治疗效果[J].白求恩医科大学学报,1983,9(1):104-107.
③ 顾伯文.猪苓多糖及其提取物(757)治疗肺癌的疗效[J].白求恩医科大学学报,1984,10(1):43-45.
④ 金·李杲《东垣试效方》卷二.

乳　腺　癌

概　述

乳腺癌是发生在乳腺腺上皮组织的恶性肿瘤,99%发生于女性,男性仅占1%,是全世界女性最常见的恶性肿瘤之一。近年来我国乳腺癌发病率以每年2%的速度递增,呈快速增长趋势,2018年初国家癌症中心发布的数据显示,乳腺癌发病已位居我国女性恶性肿瘤首位,每年新发病例约27.9万。[①] 本病好发于45岁以上的中老年女性,高峰年龄为50～54岁。[②] 其病因至今尚不完全明了,但多数研究已证实乳腺癌家族史、长期雌激素刺激及良性乳腺疾病是本病的高危因素,其他尚与初潮早、绝经晚、未婚、未育、未哺乳等生殖因素,肥胖、高脂饮食、运动少等生活习惯以及心理因素等有关,是机体内外多种致癌因素协同作用的结果。

乳腺癌多以患者自己摸到或体检时发现乳房单发、无痛性肿块为首发症状,肿块质地坚硬,表面不光滑,边界不清,活动度差。患者早期多无明显的自觉症状,少数可伴乳房隐痛、刺痛、乳头溢液等症状。肿块增大侵及周围组织,可引起乳房外形和皮肤的改变,"酒窝征""橘皮样"改变、乳头回缩或抬高等均是乳腺癌典型的体征;晚期乳腺癌可见肿瘤表面皮肤硬结、溃疡、出血;淋巴转移者多表现为同侧腋窝淋巴结无痛性肿大、变硬、粘连;晚期亦可出现锁骨上淋巴结及对侧腋下淋巴结肿大。晚期患者可出现食欲不振或厌食、消瘦、乏力、贫血及发热等恶病质,严重者衰竭以致死亡。某些特殊类型的乳腺癌(如炎性乳癌和乳头湿疹样癌),其临床表现有所不同,前者以乳房局部发红、皮温增高特征,后者以乳头糜烂为典型症状。乳腺癌分为非浸润性癌、早期浸润癌、浸润性特殊型癌、浸润性非特殊型癌及其他罕见癌五类,临床最常见的是浸润性导管癌和浸润性小叶癌。

乳腺癌的诊断应结合临床表现、病史、体格检查、影像学检查(超声、钼靶检查、电子计算机断层扫描、磁共振成像等)、病理学检查(细胞病理学和组织病理学)进行。乳房自查或体格检查、乳腺超声、乳腺钼靶检查是最常用的早期筛查方法,磁共振成像检查常用于超声和钼靶检查无法确定性状的病灶及高危人群的筛查,乳管内视镜检查是针对乳头溢液最直观的检查方式。检查中如发现可疑病灶需进行活检以明确诊断,常用的活检确诊方式有空心针穿刺、微创活检手术和开放手术活检,病理学检查是乳腺癌诊断的金标准,也是制定进一步治疗方案的依据。目前临床上也有乳腺专用PET(正电子发射计算机断层显像)检查,主要用于评价病灶性质、寻找隐匿性乳腺癌原发病灶和保乳手术的术前评估。对家族史明确的患者还可进行基因检测。

乳腺癌临床需与乳腺良性增生病、导管内乳头状瘤、分叶状肿瘤、浆细胞性乳腺炎、恶性淋巴瘤、乳腺肉瘤、肌纤维母细胞瘤、乳腺颗粒细胞瘤等疾病相鉴别。

多学科综合治疗模式是现代乳腺癌治疗的标准模式,现阶段乳腺癌的综合治疗模式发展已较为成熟,主要包括外科治疗、化学治疗、放射治疗、

---

① 陈万青,等. 2014年中国分地区恶性肿瘤发病和死亡分析[J]. 中国肿瘤,2018,40(1):5-13.
② 黄哲宙,郑莹,等. 中国女性乳腺癌的发病和死亡现况——全国32个肿瘤登记点2003—2007年资料分析报告[J]. 肿瘤,2012,32(6):435-439.

内分泌治疗及靶向治疗等。手术是治疗乳腺癌的主要手段,手术方式的选择应根据病期、肿瘤部位、辅助治疗条件和随访条件综合考虑,但保乳手术＋前哨淋巴结活检术是手术治疗早期乳腺癌的发展趋势;局部放疗可有效降低局部复发率,并在一定程度上提高生存率,是保乳手术后不可或缺的部分,也可作为晚期患者、区域性复发患者和转移患者的治疗手段之一;乳腺癌对化疗敏感,术后辅助化疗可降低复发转移风险,是乳腺癌综合治疗的重要部分;雌激素受体或/和孕激素受体阳性者需接受5～8年的内分泌治疗;Her-2(＋＋＋)或 FISH(＋)患者可从靶向治疗中获益。

乳腺癌预后较好,5年生存率可达72.7％。[①]目前已确立的乳腺癌预后指标有分期、组织学类型、分级、雌孕激素受体状况、DNA 倍体情况、肿瘤增殖分数、肿瘤的脉管浸润及肿瘤间质特点等。[②]

乳腺癌属中医"乳岩""乳石痈""妒乳""石榴翻花"等范畴。临床以乳房部结块,高低不平,坚硬如石,推之不移,或乳头溢血,晚期溃烂,凹如泛莲为特点。东晋葛洪著《肘后备急方》中"若发肿至坚而有根者,名曰石痈"的描述,是中医有关乳腺癌最早的记载。"乳岩"之名最早见于南宋陈自明《妇人大全良方》:"若初起,内结小核,或如鳖棋子,不赤不痛,积之岁月渐大,巉岩崩破,如熟石榴,或内溃深洞,血水滴沥,此属肝脾郁怒,气血亏损,名曰乳岩,为难疗。"明《外科正宗》中描述更为详细:"初如豆大,渐若棋子,半年、一年、二载、三载,不痛不痒,渐长渐大,始生疼痛,痛则无解。日后肿如堆栗,或如覆碗,紫色气秽,渐渐溃烂,深者如岩穴,凸者如泛莲,疼痛连心,出血则臭,其时五脏俱衰,遂成四大不救,名曰乳岩,凡犯此者,百人必百死。"认识到本病预后不良。清代《医宗金鉴》记载:"耽延续发为堆栗,坚硬岩形引腋胸",已认识到乳腺癌晚期可转移到胸壁和腋窝。至于乳岩的病因病机,清《外证医案汇编》指出:"正气虚则

岩",隋《诸病源候论》曰:"有下于乳者,其经络为风寒气客之,则血凝结成痈肿。而寒多热少者,则无大热,但结核如石";元朱震亨《格致余论》指出:"忧怒抑郁,朝夕积累,脾气消阻,肝气积滞,遂成隐核……又名乳岩。"明《外科正宗》认为"忧郁伤肝,思虑伤脾,积虑在心,所愿不得者,致经络痞涩,聚结成核"。清《医宗金鉴》认为本病由"肝脾两伤,气郁凝结而成"。总之,乳岩的发生主要由于六淫内侵,肝脾气郁,冲任失调,脏腑功能失调,以致气滞血瘀、痰凝、邪毒结于乳络而成。[③④]

辨 证 施 治

1. 肝郁气滞型　症见乳内结块,皮色正常,质地坚硬,边缘欠规则,活动度不大;可伴随月经周期变化的乳房胀痛,性情急躁或情志抑郁,或心烦易怒,或善太息,胸闷不舒,或胸胁或少腹胀满窜痛,口苦咽干,头晕目眩,或见肝区疼痛,恶心呕吐,纳差,舌红,苔薄白或薄黄,脉弦、弦细或弦滑,病情轻重与情绪变化关系密切。治宜疏肝理气、软坚散结。

(1)柴胡桂枝汤加味　柴胡25克、黄芩10克、党参10克、半夏10克、生姜10克、大枣10克、甘草10克、桂枝10克、白芍20克、生龙骨30克、生牡蛎30克。随症加减:化火者加栀子、牡丹皮;阴虚者加知母、黄柏、女贞子;夹瘀者加桃仁、红花;夹痰者加胆南星、半夏等。临床观察:史国军等用本方治疗乳腺癌伴抑郁症患者36例,结果痊愈5例,显效10例,好转15例,有效率83.33％;患者汉密尔顿抑郁量表评分、中医郁病症状评分均明显下降,且无明显不良反应。[⑤]

(2)开郁饮加减　柴胡12克、郁金10克、白芍15克、香附10克、川芎10克、栀子10克、枳壳12克、白术10克、半夏10克、猫爪草15克、八月札12克、黄芩15克、虎杖15克、知母15克、牡丹

① 陈万青,郑荣寿. 中国女性乳腺癌发病死亡和生存状况[J]. 中国肿瘤临床,2015,42(13):668-674.
② 邵志敏,等. 乳腺癌的预后因素研究进展[J]. 中国癌症杂志,2001,3(5):396-400.
③ 陆德铭. 中医外科学[M]. 上海:上海科学技术出版社,1997:114.
④ 陆德铭,陆金根. 实用中医外科学[M]. 上海:上海科学技术出版社,2010:173.
⑤ 史国军,等. 柴胡桂枝汤加味治疗乳腺癌伴抑郁症36例[J]. 浙江中医杂志,2017,52(1):36-37.

皮 15 克、地骨皮 15 克、川楝子 10 克、生地黄 15 克、乌药 10 克。〔见 245 页 14. 贾英杰分 3 型(1)〕

(3) 逍遥散加减　薄荷 8 克、夏枯草 15 克、煨姜 10 克、甘草 5 克、茯苓 15 克、佛手 18 克、白术 20 克、当归 25 克、重台草 12 克、柴胡 12 克、白芍 18 克、土贝母 10 克。随症加减：热毒阴伤者加栀子 12 克、天花粉 20 克、玉竹 10 克、天冬 13 克；血瘀者加红花 20 克、地龙 15 克、路路通 12 克；上肢水肿者加甲片 8 克、王不留行 12 克、益母草 20 克；动则汗出者加防风 12 克、浮小麦 15 克、黄芪 25 克；心悸者加甘松香 13 克、五味子 22 克；神疲乏力者加丹参 18 克、黄芪 16 克；食减纳差者加鸡内金 20 克、炒麦芽 18 克；夜不能寐者加夜合欢 10 克、远志 12 克、夜交藤 15 克。蔡洪等报道本方可缓解乳腺癌患者的不良心理，改善患者生活质量。[1]

(4) 伟达 5 号方合 6 号方加减　柴胡 10 克、白芍 12 克、枳壳 10 克、生甘草 6 克、川芎 6 克、香附 6 克、当归 10 克、炙罂粟壳 10 克、延胡索 10 克、川楝子 10 克、台乌药 10 克、青皮 6 克、茯苓 15 克、法半夏 10 克、陈皮 6 克、竹茹 10 克、佩兰 10 克、薏苡仁 15 克、白豆蔻 6 克、桔梗 10 克、浙贝母 10 克、鱼腥草 20 克、郁金 10 克、橘叶 10 克、瓜蒌 30 克、白术 10 克、白芷 15 克。〔见 245 页 16. 郑伟达分 3 型(1)〕

(5) 柴胡疏肝散合逍遥散加减　柴胡 10 克、白芍 15 克、香附 10 克、川芎 10 克、当归 10 克、茯苓 15 克、麸炒白术 15 克、露蜂房 5 克、薄荷(后下)10 克、漏芦 10 克、牡丹皮 10 克、炒栀子 10 克、瓜蒌 30 克、山慈菇 15 克、石菖蒲 10 克、远志 10 克、合欢皮 15 克。若肝郁日久化火，上扰心神，而至失眠，症见入夜烦躁，难以入睡，甚则彻夜不眠，或梦呓频作，以及乳腺癌肿及术后表现，兼有急躁易怒，头晕目眩，便秘溲赤，舌红苔黄，脉沉弦数。治宜疏肝泻火、镇心安神。方用龙胆泻肝汤加减：龙胆草 5 克、黄芩 10 克、炒栀子 10 克、通草 10 克、泽泻 10 克、车前子(包煎)30 克、当归 10 克、生

地黄 10 克、醋柴胡 10 克、炙甘草 5 克、煅牡蛎(先煎)30 克、郁金 10 克、煅龙骨(先煎)15 克、瓜蒌 30 克、山慈菇 15 克、玫瑰花 10 克。〔见 245 页 17. 万冬桂分 5 型(1)〕

(6) 周维顺经验方 1　柴胡、橘叶、瓜蒌、山慈菇、青陈皮、广郁金、当归、白芍、白芷、猪茯苓、白术、猫爪草、生薏苡仁、八月札、延胡索、制乳没。〔见 246 页 19. 周维顺分 3 型(1)〕

(7) 逍遥散加减　柴胡 10 克、白芍 15 克、茯苓 20 克、白术 10 克、当归 10 克、炙甘草 6 克、夏枯草 20 克、七叶一枝花 15 克、山慈菇 10 克、青皮 15 克、郁金 15 克。〔见 247 页 21. 刘展华等分 4 型(2)〕

(8) 逍遥散加减　柴胡 10 克、枳实 10 克、香附 9 克、郁金 9 克、当归 10 克、莪术 15 克、赤芍 15 克、大腹皮 15 克、茯苓 15 克、鸡内金 15 克、甘草 6 克。肝火旺盛可加栀子 9 克、牡丹皮 9 克。〔见 247 页 22. 侯俊明分 3 型(1)〕

(9) 逍遥丸加减　柴胡 10 克、当归 12 克、白芍 15 克、茯苓 15 克、白术 15 克、郁金 12 克、枳壳 10 克、香附 10 克、瓜蒌皮 15 克、浙贝母 10 克、赤芍 10 克、炮甲片(先煎)10 克、山慈菇 10 克。随症加减：乳房胀痛加橘核 15 克、青皮 10 克；肝火偏旺加牡丹皮 15 克、栀子 10 克。〔见 249 页 25. 孙桂芝分 4 型(1)〕

(10) 徐力经验方　柴胡 10 克、当归 10 克、白芍 10 克、白术 10 克、茯苓 10 克、半夏 10 克、陈皮 10 克、鸡内金 10 克、焦三仙各 10 克。可配合扶正之品，如党参、黄芪、绞股蓝、红景天、山药以补气，菟丝子、补骨脂、肉苁蓉、杜仲以补阳，当归、阿胶、熟地黄、何首乌以补血，南沙参、北沙参、天冬、麦冬、桑椹子、鳖甲、枸杞子、黄精以补阴。同时选用 1～5 味具有抗乳腺癌作用的中药：半枝莲 10 克、白花蛇舌草 15 克、山慈菇 10 克、王不留行 10 克、女贞子 30 克、猫爪草 10 克、漏芦 10 克、七叶一枝花 10 克、墨旱莲 10 克、白英 10 克、仙鹤草 20 克、八月札 10 克、蒲公英 10 克、七叶一枝花 10 克、石见穿 10 克、龙葵 10 克。随症加减：出现肺转移

---

[1]　蔡洪,等. 逍遥散对肝郁气滞型乳腺癌患者心理状态及生活质量的影响研究[J]. 亚太传统医药,2016,12(17)：150－151.

者,加沙参、麦冬、鱼腥草、川贝母、土茯苓、百部等;出现肝转移者,加茵陈、龙葵、八月札、凌霄花、炙鳖甲、炮甲片;出现骨转移者,则加续断、牛膝、透骨草、鹿衔草、木瓜、威灵仙;出现脑转移者,加枸杞子、菊花、生地黄等;疼痛常加郁金、延胡索、三七粉等;臂肿常加路路通、丝瓜络、漏芦;胸水常加葶苈子、大枣;血象低常加当归、鸡血藤、阿胶;腹泻常加苍术、泽泻、芡实;便秘常加郁李仁、火麻仁、大黄;胸闷常加全瓜蒌、石菖蒲;口干常加天花粉、沙参、野菊花;盗汗常加银柴胡、墨旱莲、地骨皮;自汗常加浮小麦、五味子、生牡蛎。〔见250页26. 徐力分2型(1)〕

(11)逍遥散加减　柴胡9克、当归12克、白芍12克、白术12克、茯苓12克、甘草6克。随症加减:气虚加太子参15克、黄芪15～30克;血瘀加赤芍12克、丹参12克;恶心呕吐加半夏12克、竹茹6克;纳差加麦芽12克;胸痛加枳壳12克、郁金12克;患侧病灶肿痛加夏枯草10克、皂角刺10克;白细胞下降加女贞子15～30克、鸡血藤30克;骨转移加骨碎补30克、牛膝12克。临床观察:黄智芬等以本方治疗乳腺癌肝郁气滞型患者32例,总缓解率68.7%,临床症候改善率87.5%,生活质量改善率80.2%,疗效明显优于对照组,且化疗不良反应发生率降低,可维护患者造血功能和免疫功能,使患者可耐受化疗,从而达到治疗目的。[1]

(12)谷铭三经验方1　柴胡20克、香附20克、郁金20克、川楝子20克、延胡索20克、木香10克、漏芦20克、蒲公英30克、龙葵30克、浙贝母20克、夏枯草20克、甲片15克。〔见251页29. 谷铭三分3型(1)〕

(13)柴胡疏肝散加减　柴胡10克、白芍15克、川芎10克、枳壳10克、香附10克、白术12克、茯苓10克、瓜蒌15克、薤白10克、水红花子10克、郁金15克、山慈菇10克、当归10克、青皮10克、川楝子10克、延胡索10克、露蜂房5克、玫瑰花10克、八月札10克、甘草10克。〔见252页31. 徐晓燕分5型(1)〕

(14)逍遥散或柴芍六君子汤加减　柴胡10克、白芍10克、当归尾10克、茯苓10克、白术10克、枸杞子15克、郁金10克、太子参15克、玄参15克、川楝子15克、甘草3克。〔见252页32. 刘燕珠等分3型(1)〕

(15)清肝解郁汤加减　当归15克、川贝母15克、香附15克、瓜蒌15克、生地黄10克、赤芍10克、栀子10克、甲片10克、桔梗6克、青皮9克。水煎饭后服。〔见253页34. 崔扣狮分4型(1)〕

(16)逍遥散加减　柴胡6克、当归15克、白芍15克、香附10克、郁金10克、青皮10克、陈皮10克、瓜蒌30克、薤白10克、七叶一枝花10克、夏枯草15克、白花蛇舌草30克。〔见253页35. 张代钊分4型(1)〕

(17)郁仁存经验方1　柴胡10克、青皮10克、郁金10克、橘叶10克、当归10克、白芍10克、茯苓10克、瓜蒌30克、白术10克、山慈菇15克、白芷10克。〔见254页36. 郁仁存分3型(1)〕

(18)逍遥散加减　柴胡10克、赤白芍20克、当归15克、郁金10克、青皮10克、丹参30克、瓜蒌30克、莪术10克、海藻10克、甲片10克、益母草10克、急性子10克、漏芦10克。上药煎汤送服散结灵。〔见254页37. 李岩分4型(1)〕

(19)逍遥散加减　柴胡10克、当归10克、郁金10克、瓜蒌30克、白蒺藜15克、青陈皮12克、三棱10克、川贝母10克、赤白芍各10克、莪术10克、半枝莲30克、丝瓜络10克。〔见254页38. 北京中医医院分2型(1)〕

2. 气血两虚型　多见于晚期乳腺癌,淋巴结转移或肺、肝转移,术后多疗程放、化疗后及恶液质患者。症见乳房肿块坚硬如石,延及胸腋,腋下肿块累累,乳房肿块与胸壁粘连,推之不动,乳房遍生疙瘩,皮肤出现溃疡、结节,时流血性臭秽水,触及出血,疼痛彻心,伴有头晕目眩,心悸气短,神疲乏力,少气懒言,活动后上述诸症加重,面色萎黄或苍白无华,失眠盗汗或自汗,或口唇、眼睑、爪甲色淡白,或毛发脱落,或月经量少色淡、延期或

---

① 黄智芬,等. 逍遥散化疗并用治疗乳腺癌32例分析[J]. 中医药学刊,2003,21(6):1001,1017.

闭经,舌质淡,苔薄白或无苔,脉沉细无力。治宜益气养血、扶正抗癌。

(1)归芍六君汤加减　党参 30 克、白术 15 克、茯苓 20 克、当归 20 克、川芎 15 克、白芍 15 克、熟地黄 30 克、炙甘草 9 克、半枝莲 20 克、白花蛇舌草 20 克、生姜 3 片、大枣 3 枚。〔见 246 页 18. 李自强分 3 型(2)〕

(2)八珍汤加减　党参 15 克、茯苓 10 克、白术 10 克、当归 10 克、川芎 10 克、黄芪 20 克、黄精 20 克、鸡血藤 15 克、赤芍 15 克、甘草 6 克。上肢肿胀者配合自拟温经活络汤外洗,药用姜黄 50 克、苏木 50 克、桂枝 50 克、艾叶 50 克、宽筋藤 50 克。每日 1 剂,水煎熏洗患肢,每日 2 次,每次 20 分钟。〔见 247 页 20. 李廷冠分 6 型(2)〕

(3)人参养荣汤加减　党参 15 克、炙黄芪 15 克、熟地黄 12 克、白芍 12 克、茯苓 12 克、陈皮 12 克、白术 12 克、当归 10 克、五味子 6 克、远志 6 克、炙甘草 6 克、肉桂 3 克、生姜 3 片、大枣 2 枚。随症加减:肝郁气滞者加橘皮 8 克、木香 6 克;血瘀者加丹参 12 克、桂枝 8 克;脾虚者加山药 15 克、神曲 6 克;阴虚者加麦冬 12 克、玉竹 15 克。临床观察:从第 2 次新辅助化疗后第 4 天开始,用药时间 10 天为 1 个疗程。刘琛等报道以本方治疗乳腺癌术后患者 25 例,治疗后患者临床症状改善,显效 11 例,有效 10 例,无效 4 例,总有效率 84%;且本方可减少化疗药物对患者免疫功能的损伤,使患者可以从化疗中及时恢复,对后续治疗有积极作用。[1]

(4)侯俊明经验方　炙黄芪 30 克、当归 6 克、熟地黄 12 克、枸杞子 12 克、补骨脂 12 克、山药 30 克、白芍 10 克、山慈菇 12 克。〔见 247 页 22. 侯俊明分 3 型(3)〕

(5)林毅经验方　党参 15 克或太子参 30 克、黄芪 30～50 克、白术 10 克、茯神 15 克、当归头 10 克、炙远志 10 克、酸枣仁 15 克、广木香(后下)5 克、桂圆肉 15 克、鸡血藤 60 克、黄精 30 克。随症加减:舌红少苔者用西洋参(或太子参),舌淡者

用红参(或党参);纳差者,加炒麦芽 30 克、山楂 15 克;皮瓣缺血、瘀血或坏死者,加川芎 10 克、红花 10 克;伴有上肢肿胀者,加桂枝 10 克、姜黄 10 克、木瓜 15 克、威灵仙 15 克。〔见 248 页 23. 林毅分 11 型(6)〕

(6)香贝养营汤加减　香附 15 克、浙贝母 12 克、陈皮 12 克、桔梗 10 克、太子参 15 克、茯苓 15 克、白术 15 克、当归 10 克、白芍 15 克、熟地黄 15 克、姜半夏 10 克、炒酸枣仁 30 克、远志 6 克、生黄芪 30 克、鸡血藤 30 克、阿胶珠 20 克、炮甲片(先煎)10 克、山慈菇 10 克、甘草 10 克。随症加减:偏寒者加桂枝 10 克;偏热者加夏枯草 15 克;疼痛者加延胡索 10 克、乳香 5 克、没药 5 克;骨转移者加骨碎补 10 克、透骨草 15 克、鹿衔草 15 克。〔见 249 页 25. 孙桂芝分 4 型(3)〕

(7)香贝养营汤加减　香附 9 克、浙贝母 12 克、太子参 30 克、生黄芪 30 克、白术 15 克、茯苓 15 克、当归 12 克、白芍 12 克、熟地黄 15 克、生薏苡仁 15 克、蛇六谷 30 克、白花蛇舌草 30 克、红枣 20 克、生甘草 6 克。随症加减:脾失健运可加陈皮 9 克、姜半夏 15 克、苏梗 12 克、鸡内金 9 克、谷麦芽各 15 克;肺肾阴虚可加生地黄 18 克、沙参 15 克、麦冬 12 克、五味子 9 克、山茱萸 9 克、女贞子 9 克、墨旱莲 9 克。〔见 250 页 28. 唐汉钧分 4 型(3)〕

(8)谷铭三经验方 2　黄芪 40 克、人参(先煎)15 克、灵芝 20 克、茯苓 30 克、白术 30 克、当归 30 克、鸡血藤 30 克、熟地黄 30 克、白芍 20 克、阿胶(烊化)15 克、甲片 15 克。〔见 251 页 29. 谷铭三分 3 型(3)〕

(9)人参养荣汤加减　人参 10 克、黄芪 30 克、当归 10 克、白术 10 克、茯苓 10 克、五味子 15 克、女贞子 15 克、紫河车 10 克、何首乌 10 克、白扁豆 10 克、生薏苡仁 30 克、黄精 15 克、天龙 8 克、淫羊藿 15 克、露蜂房 5 克、山慈菇 10 克、补骨脂 10 克、甘草 10 克。〔见 252 页 31. 徐晓燕分 5 型(5)〕

(10)八珍汤或左归散加减　党参 30 克、白术 10 克、茯苓 10 克、生黄芪 15 克、熟地黄 15 克、何

① 刘琛,等. 人参养荣汤干预乳腺癌新辅助化疗所致气血两虚证的临床研究[J]. 西部中医药,2011,24(11):8-11.

首乌30克、阿胶10克、枸杞子15克、黄精15克、龟甲15克、山茱萸15克。〔见252页32. 刘燕珠等分3型(2)〕

(11) 抗癌大补汤加减　太子参30克、黄芪40克、当归20克、黄精15克、白花蛇舌草15克、土茯苓15克、龙眼肉15克、山药15克、建曲15克、炙鳖甲15克、蜈蚣3条、白芍10克、制乳香9克。〔见253页34. 崔扣狮分4型(4)〕

(12) 益气养荣汤及当归补血汤加减　党参30克、白术10克、茯苓10克、炙甘草6克、陈皮10克、当归15克、川芎10克、地黄15克、白芍15克、香附10克、川贝母10克、黄芪30克、丹参15克、白花蛇舌草30克。〔见254页35. 张代钊分4型(4)〕

3. 肝肾阴虚型　多见于乳腺癌晚期，绝经期或内分泌治疗患者。症见乳房坚硬如石，或局部翻花溃烂，渗液流津，脓汁腐臭，疼痛绵绵；全身伴有形体消瘦，心悸气短，倦怠无力，或头晕耳鸣，或失眠健忘，腰膝酸软，潮热盗汗，五心烦热或伴低热，烦躁易怒或精神抑郁，或口燥咽干，或胸胁胀闷，或月经紊乱，或阴道干涩，舌红，少苔，脉细数。治宜滋补肝肾。

(1) 滋肾壮骨方　熟地黄12克、龟甲(先煎)15克、知母10克、黄柏10克、杜仲10克、补骨脂10克、续断10克、香附10克、牡丹皮10克、延胡索10克、川芎10克、八月札10克、山慈菇10克、菝葜10克、玄参10克、生牡蛎(先煎)30克、生龙骨(先煎)30克。临床观察：岳伟等报道本方可缓解乳腺癌骨转移患者疼痛症状，有效率93.33%，骨转移灶缓解有效率为86.66%。[1]

(2) 益肾调肝方　百合30克、淮山药30克、浮小麦30克、白芍15克、煅牡蛎(先煎)15克、郁金10克、佛手10克、牡丹皮10克、山茱萸10克、女贞子10克、墨旱莲10克、甘草6克。临床观察：宫深谋以本方治疗乳腺癌类围绝经期患者32例，

痊愈14例，显效11例，有效6例，无效1例，总有效率96.88%，疗效优于更年安治疗组。[2]

(3) 黄挺经验方　生地黄、白芍、沙参、五味子、麦冬、女贞子、淮小麦、稽豆衣、知母、酸枣仁、煅龙骨、生甘草。随症加减：情志不舒，失眠，可加用合欢皮、远志；心肾不交者加用交泰丸。黄挺以此方治疗三苯氧胺所致乳腺癌类围绝经期综合征，临床取得较好疗效。[3]

(4) 消更汤　川牛膝10克、制首乌10克、枸杞子15克、女贞子10克、生地黄15克、知母10克、当归10克、白芍10克、生龙骨30克、生牡蛎30克、僵蚕10克、郁金10克、蝉蜕12克、钩藤10克、夜交藤30克、甘草6克。随症加减：肝郁气滞者加柴胡、枳壳；大便稀者加炒山药、炒薏苡仁；大便干者加全瓜蒌、枳壳；纳差者加神曲、鸡内金、炒麦芽；乏力、倦怠者加太子参、茯苓、黄芪。临床观察：王祥麒以本方治疗乳腺癌抗雌激素类药引起的类围绝经期综合征患者，取得良好效果。[4]

(5) 周维顺经验方2　当归、白芍、川芎、枸杞子、女贞子、瓜蒌、广郁金、半枝莲、白花蛇舌草、王不留行、路路通、野葡萄根、猫爪草。〔见246页19. 周维顺分3型(2)〕

(6) 益肾调肝方　生地黄12克、淮山药30克、山茱萸10克、牡丹皮10克、百合30克、白芍15克、郁金10克、佛手10克、浮小麦30克、煅牡蛎(包，先煎)15克、女贞子10克、墨旱莲10克、甘草6克。临床观察：蒋益兰等以本方治疗肝肾阴虚型乳腺癌类围绝经期患者30例，临床缓解率为90%，尤其是对潮热汗出、烦躁易怒或抑郁症状改善明显，疗效优于更年安组；治疗后患者雌激素及卵泡刺激素水平变化均不明显。[5]

(7) 六味地黄丸合龟鹿二仙丹加减　淮山药15克、泽泻10克、山茱萸15克、熟地黄15克、牡丹皮15克、茯苓15克、生龟甲(先煎)50克、枸杞子15克、人参15克、鹿角胶(烊化)15克、阿胶(烊

① 岳伟，叶丽红. 滋肾壮骨法治疗乳腺癌骨转移[J]. 吉林中医药，2017,37(5)：487-490.
② 宫深谋. 益肾调肝方治疗乳腺癌患者类更年期综合征的疗效观察[J]. 实用中西医结合临床，2017,17(12)：83-84.
③ 郭丽丽，黄挺，等. 黄挺教授治疗三苯氧胺所致乳腺癌类围绝经期综合征的经验[J]. 中国现代医生，2017,55(34)：124-127.
④ 原苗苗，王祥麒，等. 滋肾平肝法改善乳腺癌患者抗雌激素药治疗后类更年期综合征的经验[J]. 中国临床研究，2014,6(1)：104,108.
⑤ 蒋益兰，等. 益肾调肝方治疗乳腺癌患者类更年期综合征肝肾阴虚证的临床研究[J]. 湖南中医药大学学报，2012,32(11)：61-64.

化)15 克。随症加减：腰痛明显者，加杜仲 15 克、桑寄生 15 克、续断 15 克；伴有脱发者，加制首乌 15 克、肉苁蓉 15 克；伴有爪甲变暗者，加西洋参 10 克、田七粉 10 克；伴有头晕头痛者，加天麻 10 克、川芎 10 克；夜尿频数者，加天台乌药 15 克、益智仁 15 克；伴有失眠者，加合欢皮 15 克(或合欢花)、夜交藤 30 克。〔见 248 页 23. 林毅分 11 型(8)〕

(8) 逍遥散加减　柴胡 10 克、白芍 15 克、茯苓 20 克、白术 10 克、当归 10 克、炙甘草 6 克、夏枯草 20 克、七叶一枝花 15 克、山慈菇 10 克、女贞子 15 克、枸杞子 15 克、生地黄 15 克。〔见 247 页 21. 刘展华等分 4 型(3)〕

(9) 六味地黄丸加减　生熟地黄各 15 克、山茱萸 12 克、天花粉 15 克、石斛 10 克、当归 10 克、泽泻 15 克、枸杞子 30 克、女贞子 30 克、山药 10 克、郁金 30 克、白芍 15 克、蒲公英 15 克、山慈菇 10 克、凌霄花 10 克、天龙 6 克、露蜂房 5 克、甘草 10 克。〔见 252 页 31. 徐晓燕分 5 型(3)〕

(10) 滋阴补肾汤　女贞子 30 克、墨旱莲 10 克、当归 10 克、鹿角霜 15 克、山茱萸 10 克、玄参 15 克、川贝母 10 克、鸡血藤 30 克、丹参 15 克、半枝莲 30 克、丝瓜络 10 克、瓜蒌 30 克。〔见 255 页 38. 北京中医医院分 2 型(2)〕

4. 冲任失调型　症见乳内结块，质地坚硬，表面高低不平，表皮不红不热，肿块与皮肤粘连，或与深层组织粘连，失去活动度。患者伴有月经不调或闭经，经前期乳房胀痛，婚后未生育或有多次流产史，时有烘热汗出或午后潮热，腰背酸痛，形体消瘦，五心烦热，目涩口干，或面色晦暗，或有黄褐斑，舌淡或淡红苔薄白，或舌红少苔，脉弦细或弦滑。或在服用内分泌治疗药物。治宜调摄冲任、行气活血、软坚散结。

(1) 伟达 15 号方加减　熟地黄 25 克、山茱萸 12 克、山药 12 克、杜仲 15 克、续断 15 克、益智仁 10 克、何首乌 15 克、桑椹子 15 克、枸杞子 15 克、女贞子 15 克、桑寄生 15 克、墨旱莲 15 克、远志 10 克、酸枣仁 10 克、香附 10 克、郁金 10 克、川楝子 10

克、当归 12 克、川芎 10 克、橘叶 10 克、野菊花 15 克、瓜蒌 30 克。〔见 245 页 16. 郑伟达分 3 型(2)〕

(2) 二仙汤加味　仙茅 10 克、淫羊藿 15 克、肉苁蓉 15 克、制首乌 15 克、女贞子 15 克、菟丝子 15 克、莪术 15 克、王不留行 15 克、郁金 15 克、知母 15 克、黄柏 5 克、青皮 15 克。或六味地黄丸合二至丸加味：淮山药 15 克、泽泻 10 克、山茱萸 15 克、生熟地黄各 15 克、茯苓 15 克、女贞子 15 克、墨旱莲 15 克、桑椹子 15 克、枸杞 15 克、丹参 15 克、牡丹皮 15 克、菟丝子 15 克。随症加减：伴有腰酸，足跟疼痛，加杜仲 15 克、桑寄生 15 克、续断 15 克；伴有夜尿频数者，加天台乌药 15 克、益智仁 15 克；潮热多汗者，加银柴胡 10 克。〔见 248 页 23. 林毅分 11 型(3)〕

(3) 扶正固本汤　黄芪 30 克、党参 20 克、女贞子 10 克、黄精 15 克、鸡内金 10 克、仙茅 10 克、淫羊藿 10 克、焦白术 10 克、牡丹皮 10 克、陈皮 10 克、浙贝母 15 克、夏枯草 10 克、茯苓 10 克、柴胡 10 克、延胡索 10 克、郁金 10 克、芍药 10 克、夏枯草 10 克。随症加减：潮热多汗者加浮小麦 20 克、麦冬 10 克等；心烦不寐者，加丹参 10 克、合欢皮 10 克、夜交藤 30 克、远志 20 克、酸枣仁 10 克，可选 2～3 味药进行加减；月经不调者加益母草 30 克、红花 10 克、蒲黄 10 克、五灵脂 10 克等；便秘者加桃仁 10 克、瓜蒌 10 克、何首乌 10 克、当归 10 克；纳差者加焦三仙各 10 克；可酌加山慈菇、皂角刺、甲片、土贝母、半枝莲、半边莲、莪术、露蜂房、白花蛇舌草等具有祛邪抗癌作用的药物。忌辛辣凉海鲜，月经期停药。临床观察：40 例乳腺癌术后患者经 3 个疗程治疗后，显效 12 例，有效 24 例，无效 4 例，总有效率 90％。[1]

(4) 左归丸加减　熟地黄 15 克、山茱萸 15 克、菟丝子 30 克、牛膝 10 克、龟甲(先煎)30 克、女贞子 12 克、墨旱莲 12 克、枸杞子 15 克、仙茅 9 克、淫羊藿 15 克、何首乌 15 克、生黄芪 30 克、炮甲片(先煎)10 克、山慈菇 10 克、炙甘草 6 克。阴虚盗汗，手足心热者，加鳖甲(先煎)30 克、地骨皮

① 廖永杰,张晓琳. 扶正固本汤治疗乳腺癌术后冲任失调证 40 例[J]. 光明中医,2010,25(10)：1821-1822.

30 克、牡蛎 15 克、浮小麦 30 克。〔见 249 页 25. 孙桂芝分 4 型(2)〕

(5) 二仙汤合逍遥散加减 当归 12 克、赤芍 9 克、仙茅 9 克、淫羊藿 15 克、鹿角片 9 克、柴胡 9 克、香附 9 克、八月札 9 克。肝肾受损者酌加何首乌 15 克、丹参 15 克、杜仲 12 克、桑寄生 12 克、熟地黄 15 克、山茱萸 9 克、菟丝子 12 克。〔见 250 页 28. 唐汉钧分 4 型(2)〕

(6) 郁仁存经验方 2 香附 10 克、郁金 10 克、川楝子 10 克、当归 12 克、生熟地黄各 15 克、白芍 15 克、川芎 10 克、橘叶 10 克、女贞子 10 克、枸杞子 15 克、生山药 15 克、野菊花 15 克、瓜蒌 30 克。〔见 254 页 36. 郁仁存分 3 型(2)〕

5. 脾肾亏虚型 此型多见于乳腺癌术后进行放、化疗期间和巩固期患者。症见面色苍白,头晕目眩,神疲气短乏力,纳少腹胀,或恶心呕吐(呕吐物清稀无酸臭味),四肢不温,畏寒肢冷,腰膝酸软,大便稀溏(完谷不化或粪质清稀),或见小便频数而清,或夜尿频数,或脱发,或月经失调,舌质淡胖有齿痕,苔白滑,脉沉迟无力。治宜健脾补肾。

(1) 贾英杰经验方 1 生黄芪 30 克、党参 15 克、茯苓 15 克、当归 10 克、郁金 10 克、姜黄 10 克、川芎 10 克、炒白术 15 克、山药 15 克、生地黄 15 克、牡丹皮 15 克、八月札 15 克、杜仲 15 克、桑寄生 15 克、续断 15 克、苦参 15 克、石斛 15 克、猫爪草 15 克、川楝子 10 克、半夏 15 克、陈皮 10 克。〔见 245 页 14. 贾英杰分 3 型(3)〕

(2) 健脾补肾方加减 党参 30 克、炒白术 15 克、补骨脂 30 克、菟丝子 30 克、女贞子 25 克、枸杞子 25 克、炒白芍 20 克、柴胡 15 克、太子参 30 克、生黄芪 30 克、天冬 15 克、天花粉 15 克、红花 10 克、苏木 15 克、鸡血藤 20 克、炙甘草 9 克。〔见 246 页 18. 李自强分 3 型(3)〕

(3) 右归丸加减 熟地黄 20 克、怀山药 20 克、黄芪 20 克、党参 15 克、当归 15 克、茯苓 15 克、鸡血藤 15 克、淫羊藿 10 克、仙茅 10 克、菟丝子 10 克、白术 10 克、山茱萸 10 克。〔见 247 页 20. 李廷冠分 6 型(6)〕

(4) 补肾健脾方 黄芪 30 克、党参 30 克、鸡血藤 15 克、熟地黄 15 克、菟丝子 15 克、鹿角胶 10 克、补骨脂 15 克、白术 15 克、当归 10 克、女贞子 15 克。随症加减:呕吐者加半夏 10 克、竹茹 10 克;呃逆者加代赭石 20 克、沉香 6 克;纳差者加山楂 10 克、麦芽 30 克、陈皮 6 克;失眠者加夜交藤 20 克、远志 10 克、茯苓神 15 克、五味子 10 克、酸枣仁 10 克。从化疗当天服中药至化疗第 20 天,必要时应用重组人粒细胞集落刺激因子。临床观察:中药组能够提高患者白细胞计数,有效缓解化疗相关白细胞减少症,减低发热机会,减少重组人粒细胞集落刺激因子注射液的应用。[①]

(5) 六味地黄丸合四君子汤加减 黄芪 50 克、党参 30 克、白术 15 克、茯苓 15 克、淮山药 15 克、泽泻 10 克、山茱萸 15 克、熟地黄 15 克、牡丹皮 15 克、淫羊藿 15 克、女贞子 15 克、枸杞子 15 克。随症加减:伴有失眠者,加合欢皮 15 克(或合欢花)、夜交藤 30 克;伴有腰膝酸痛者,加杜仲 15 克、桑寄生 15 克、续断 15 克;伴有多汗者,加大黄芪至 45～60 克、防风 10 克、白术 10 克。〔见 249 页 23. 林毅分 11 型(9)〕

(6) 健脾补肾方 人参 30 克、白术 10 克、枸杞子 30 克、女贞子 30 克、菟丝子 15 克、补骨脂 30 克、炙黄芪 30 克。〔见 250 页 26. 徐力分 2 型(2)〕

6. 脾虚痰湿型 症见乳中有块,坚硬不平,初起如围棋子大,胀木不痛,腋下瘰疬,身体沉重,面色萎黄或苍白,神疲无力,胸闷脘胀,不思纳谷,或消化不良,或手足不温,或免疫力下降,易感冒,或咳嗽有痰,大便溏薄,舌质淡暗,苔白腻,脉弦滑。治宜健脾化痰、软坚散结。

(1) 宋立峰经验方 1 党参 10 克、茯苓 10 克、白术 10 克、猪苓 10 克、冬瓜皮 10 克、桑枝 8 克、丝瓜络 10 克、虎杖 8 克。〔见 245 页 15. 宋立峰等分 2 型(2)〕

(2) 香砂六君汤加减 党参 20 克、茯苓 15 克、白术 30 克、陈皮 15 克、生甘草 9 克、姜半夏 15

① 黄梅,等. 补肾健脾方对乳腺癌 CE(A)T 化疗所致白细胞减少症的影响[J]. 辽宁中医杂志,2011,38(6):1140－1141.

克、砂仁 15 克、木香 12 克、厚朴 15 克、竹茹 12 克。〔见 246 页 18. 李自强分 3 型(1)〕

(3) 四君子汤加减　党参 20 克、白术 9 克、茯苓 20 克、黄芪 20 克、陈皮 6 克、姜半夏 15 克、炒麦芽 12 克、砂仁 3 克、甘草 6 克。呕吐甚者加代赭石 30 克。〔见 247 页 22. 侯俊明分 3 型(2)〕

(4) 健脾化痰汤　太子参 30 克、白术 15 克、女贞子 12 克、云茯苓 12 克、生薏苡仁 30 克、黄芪 30 克、炙甘草 9 克、红枣 30 克、石斛 12 克、法半夏 10 克、山药 30 克、炒麦芽 12 克、炒谷芽 12 克。随症加减：阴虚口干加生地黄 15 克、麦冬 15 克；血虚加当归 15 克、熟地黄 30 克、丹参 15 克；郁结加三棱 10 克、莪术 10 克；便秘加生大黄 10 克、郁李仁 12 克；心烦不寐加柏子仁 15 克、酸枣仁 15 克、远志 10 克；清热解毒加白花蛇舌草 30 克、半枝莲 15 克、金银花 15 克。临床观察：本方可显著改善脾虚痰湿型乳腺癌患者化疗期间临床症状，提高生活质量，减轻白细胞下降与胃肠道反应。[①]

(5) 桂星汤　桂枝 20 克、天南星 10 克、当归 15 克、藤梨根 60 克、甘草 3 克、黄芪 60 克、七叶一枝花 10 克、柴胡 10 克、莪术 10 克、料姜石 60 克、郁金 15 克、苍术 10 克、瓦楞子 30 克、白芍 15 克。可配合平消片或金星散(郁金 20 克、蟾酥 3 克、仙鹤草 30 克、白矾 20 克、红硼砂 6 克、天南星 30 克、火硝 20 克、鸡蛋壳 30 克、七叶一枝花 20 克、料姜石 30 克共为细粉)。〔见 252 页 33. 贾堃分 3 型(1)〕

(6) 香砂六君子汤及二陈汤加减　广木香 5 克、砂仁 5 克、清半夏 10 克、陈皮 10 克、茯苓 10 克、党参 30 克、白术 10 克、生牡蛎 15 克、生薏苡仁 30 克、鱼腥草 10 克、夏枯草 15 克。〔见 253 页 35. 张代钊分 4 型(2)〕

7. 热毒蕴结　此型为乳腺癌中期常见证型。症见乳房肿块迅速增大，疼痛或红肿，甚至溃烂翻花，渗流血或黄水，其味奇臭，久则气血衰败，正气大亏，苍白贫血，乏力，消瘦不思饮食，或发热，心烦，口干口苦，便秘，舌质黯红，苔黄白或黄厚腻，脉弦数或滑数。治宜解毒化瘀、扶正祛邪。

(1) 伟达 4 号方加减　生黄芪 30 克、黄药子 15 克、山慈菇 10 克、三七(冲服)3 克、七叶一枝花 10 克、露蜂房 6 克、乳香 6 克、没药 6 克、白花蛇舌草 15 克、半枝莲 15 克、半边莲 15 克、蒲公英 30 克、全瓜蒌 30 克、生地黄 15 克、玄参 12 克、当归 10 克。〔见 245 页 16. 郑伟达分 3 型(3)〕

(2) 周维顺经验方 3　猫爪草、半枝莲、白花蛇舌草、蒲公英、山慈菇、露蜂房、生黄芪、当归、芙蓉叶。〔见 246 页 19. 周维顺分 3 型(3)〕

(3) 谷铭三经验方　露蜂房 15 克、天冬 20 克、王不留行 20 克、甲片 15 克、柴胡 20 克、郁金 20 克、川楝子 20 克、龙葵 30 克、浙贝母 20 克、青皮 20 克、木香 10 克。〔见 251 页 29. 谷铭三分 3 型(2)〕

(4) 五味消毒饮合桃红四物汤加减　金银花 30 克、野菊花 15 克、蒲公英 15 克、紫花地丁 15 克、当归 10 克、生地黄 10 克、赤芍 10 克、桃仁 10 克、红花 10 克、青蒿 10 克、柴胡 10 克、天花粉 10 克、牡丹皮 10 克、夏枯草 15 克、山慈菇 10 克、泽泻 10 克、土贝母 15 克、凌霄花 10 克、皂角刺 10 克、甘草 10 克、甲片 10 克、藤梨根 15 克。〔见 252 页 31. 徐晓燕分 5 型(4)〕

(5) 郁仁存经验方 3　猫爪草 30 克、山慈菇 15 克、七叶一枝花 15 克、刘寄奴 10 克、露蜂房 10 克、蒲公英 30 克、全瓜蒌 30 克、生地黄 15 克、玄参 12 克、当归 10 克、芙蓉叶 20 克、生黄芪 30 克。〔见 254 页 36. 郁仁存分 3 型(3)〕

8. 肝郁脾虚型　症见乳房肿块坚硬，伴胃脘或胁肋胀痛，腹胀，食少纳呆，便溏不爽，或情绪抑郁，或急躁易怒，善太息，或肠鸣矢气，便溏不爽，或腹痛腹泻，泻后痛减，舌苔白或腻，脉弦或细。治宜疏肝健脾、开郁散结。

(1) 贾英杰经验方 2　生黄芪 30 克、太子参 15 克、绞股蓝 30 克、浮小麦 30 克、川芎 10 克、麦冬 15 克、五味子 10 克、白芍 15 克、生地黄 15 克、川楝子 10 克、酸枣仁 10 克、郁金 10 克、半夏 30

① 阮华,等. 健脾化痰法改善脾虚痰湿型乳腺癌患者化疗不良反应的临床研究[J]. 中华中医药学刊,2009,27(11): 2423 - 2425.

克、鸡内金 15 克、檀香 10 克、玳瑁花 10 克、远志 15 克、石斛 15 克、玫瑰花 10 克。〔见 245 页 14. 贾英杰分 3 型(2)〕

（2）扶正解郁汤　柴胡 9 克、枳壳 15 克、白芍 9 克、当归 6 克、川芎 9 克、党参 15 克、白术 15 克、茯苓 15 克、淫羊藿 15 克、莪术 6 克、浙贝母 6 克、蛇六谷 15 克、甘草 4 克。临床观察：扶正解郁汤能明显改善乳腺癌术后抑郁症患者的焦虑化、认知障碍、睡眠障碍的汉密尔顿因子及中医临床证候，显著提高患者的主观感受和生活质量，但对于体重、日夜变化、迟缓、绝望感这 4 个因子，两组均改善不明显，这从另一方面说明了扶正解郁汤对轻中度抑郁患者疗效比重度抑郁患者佳。此外，扶正解郁汤能改善 T 细胞免疫指标，提高患者免疫功能，与阿普唑仑相比优势明显，且不良反应发生率明显减少。①

（3）疏肝宁神汤　当归 15 克、党参 15 克、刺五加 10 克、柴胡 15 克、白芍 10 克、白术 10 克、生地黄 15 克、怀牛膝 15 克、夜交藤 15 克、柏子仁 15 克、酸枣仁 15 克、远志 10 克、百合 10 克、桔梗 6 克、煅龙骨 30 克、牡蛎 30 克。同时配合耳穴压豆：神门、心、肾、交感、脾、皮质下。常规消毒局部耳郭，以王不留行子贴压单侧耳穴，按压约 3 分钟/次，使患者感到局部酸、胀、痛，甚至整个耳部有热感为宜，每隔 3～5 日更换 1 次，左右耳交替，10 次为 1 疗程。临床观察：覃霄燕等以此方配合耳穴压豆治疗乳腺癌失眠患者 45 例，治愈 19 例，显效 15 例，有效 7 例，无效 4 例。②

（4）逍遥散加减　柴胡 10 克、白芍 15 克、茯苓 20 克、白术 10 克、当归 10 克、炙甘草 6 克、夏枯草 20 克、七叶一枝花 15 克、山慈菇 10 克、党参 30 克、八月札 30 克。〔见 247 页 21. 刘展华等分 4 型(1)〕

（5）逍遥散合六君子汤加减　柴胡 10 克、当归 10 克、白术 10 克、茯苓 10 克、白芍 10 克、陈皮 10

克、半夏 10 克、生薏苡仁 30 克、川芎 10 克、山慈菇 10 克、甲片 10 克、鸡血藤 15 克、香附 10 克、瓜蒌 15 克、王不留行 10 克、川贝母 10 克、牡蛎 10 克、路路通 10 克、莱菔子 10 克、生麦芽 10 克、鸡内金 30 克、甘草 10 克。〔见 252 页 31. 徐晓燕分 5 型(2)〕

9. 气虚血瘀型　此型多见于乳腺癌术后。症见疲乏懒言、面色萎黄、声低气短，患肢肿胀呈暗紫色，麻木发凉，舌黯红或淡紫，苔薄白，脉沉涩无力。治宜益气活血、化痰散结。

（1）宋立峰经验方 2　黄芪 15 克、当归 15 克、丹参 12 克、茯苓 12 克、桃仁 8 克、鸡血藤 15 克、桑枝 8 克、丝瓜络 5 克、冬瓜皮 10 克。〔见 245 页 15. 宋立峰等分 2 型(1)〕

（2）乳腺癌方 1　黄芪 25 克、白术 15 克、茯苓 20 克、当归 20 克、丹参 20 克、桑枝 15 克、漏芦 15 克、路路通 15 克、赤芍 10 克、川芎 10 克、桃仁 10 克、红花 5 克、柴胡 5 克。临床观察：涂瑞沙等用本方治疗乳腺癌术后患者，可缩短拔管时间，减少皮下积液、上肢水肿麻木等并发症的发生率。③

（3）固本抑瘤Ⅱ号方　党参 15 克、茯苓 15 克、白术 10 克、生黄芪 30 克、女贞子 15 克、枸杞子 15 克、淫羊藿 10 克、川芎 10 克、鸡血藤 10 克、莪术 10 克、浙贝母 10 克、苦参 10 克。从化疗第 1 天开始服用，直至化疗疗程结束。临床观察：本方为郁仁存之经验方，临床用于治疗后复发或失败的患者 28 例，瘤体完全缓解 3 例，部分缓解 11 例，稳定 12 例，进展 2 例，总有效率为 50.0%；临床获益率为 92.9%；在改善患者乏力、肢体麻木、腰膝酸软症状方面有良好疗效，优于对照组；并可有效降低患者升高的甲胎蛋白水平，疗效优于对照组。提示中药固本抑瘤Ⅱ号在化疗期间能够稳定患者的生活质量；部分减轻化疗的血液学毒性和神经毒性；能够改善晚期乳腺癌患者的某些常见证候。④

10. 气阴两虚型　多见于乳腺癌术后围放化

---

①　金津津，徐斌，等. 扶正解郁汤治疗乳腺癌术后抑郁症肝郁脾虚型的临床观察[J]. 中国现代医生，2016,54(16)：123-126.
②　覃霄燕，等. 疏肝宁神汤联合耳穴压豆治疗肝郁脾虚型乳腺癌患者失眠疗效观察[J]. 中医临床研究，2015,7(11)：61-63.
③　涂瑞沙，等. 益气活血法在乳腺癌术后治疗中的运用[J]. 中国煤炭工业医学杂志，2013,16(11)：1886-1887.
④　杨国旺，等. 固本抑瘤Ⅱ号联合化疗治疗晚期乳腺癌 28 例临床观察[J]. 中医杂志，2008,49(12)：1081-1083.

疗期患者。症见精神萎靡,神疲懒言,声低气短,口燥咽干,低热,或心中烦热,或手足心热,或潮热颧红,或自汗盗汗,舌红少苔,少津,脉细数。治宜益气养阴。

(1)生脉散加味 党参15克、当归15克、麦冬10克、五味子10克、生地黄20克、墨旱莲20克、鸡血藤20克、黄芪20克、女贞子12克。〔见247页20.李廷冠分6型(5)〕

(2)生脉散合增液汤加减 黄芪30克、太子参30克(或西洋参15克)、玄参15克、生地黄15克、白芍15克、白术15克、茯苓15克、五味子10克、麦冬15克。随症加减:伴有腰酸痛者,加女贞子15克、墨旱莲15克;咽喉疼痛者,加千层纸5克、胖大海10克、麦冬15克;皮瓣缺血、瘀血或坏死者,加川芎10克、红花10克;伴有上肢肿胀者,加桂枝10克、姜黄10克、木瓜15克、威灵仙15克。〔见248页23.林毅分11型(7)〕

11. 肝郁痰凝型 此型多见于乳腺癌术前或术后巩固期患者。症见乳内有一椭圆形结块,皮色正常,质地坚硬,边缘欠规则,活动度不大,伴乳房胀痛随月经周期而变化,时有精神忧郁或烦躁,或喜太息,胸闷不舒,胁肋胀痛,或伴月经失调、痛经,舌淡苔薄,脉弦滑。治宜疏肝解郁、化痰散结。

(1)逍遥蒌贝散加减 柴胡10克、赤芍15克、郁金15克、青皮10克、制香附10克、茯苓15克、白术10克、枳壳15克、川厚朴15克、瓜蒌15克、浙贝母15克、山慈菇15克。随症加减:乳房胀痛明显者,加川芎10克、橘核15克等;情志不畅,多怒抑郁者,加佛手12克、木香5克;伴有失眠者,加合欢皮15克(或合欢花15克)、夜交藤30克。〔见248页23.林毅分11型(1)〕

(2)逍遥散加减 柴胡9克、香附9克、郁金9克、八月札12克、天冬12克、当归12克、赤芍12克、海藻12克、全瓜蒌12克、莪术15克、露蜂房9克、山慈菇15克、生薏苡仁12克。随症加减:肝火旺盛可加栀子9克、牡丹皮9克。〔见250页28.唐汉钧分4型(1)〕

12. 正虚毒炽型 症见乳房肿块迅速增大,乳房局部皮肤发热或间有红肿,乳房疼痛或不痛,乳房肿块破溃呈翻花样或创面恶臭溃口难收,精神萎靡,面色晦暗或苍白,饮食少进,心悸失眠。舌紫或有瘀斑,苔黄,脉弱无力或脉细数。治宜滋阴补肾、清热解毒。

(1)六味地黄丸合四君子汤、五味消毒饮加减 怀山药15克、泽泻10克、山茱萸15克、熟地黄15克、牡丹皮15克、茯苓15克、党参15克或太子参30克、白术10克、紫花地丁30克、白花蛇舌草30克、半枝莲30克、漏芦30克。随症加减:热毒炽盛、疮流脓血者,加芦根30克、冬瓜仁15克;大便不通,加胖大海15克、千层纸5克、麦冬15克;乏力,精神不振者,加黄芪30克。〔见248页23.林毅分11型(4)〕

(2)益气解毒汤 黄芪20克、当归20克、鸡血藤30克、女贞子20克、夏枯草20克、柴胡9克、焦三仙各15克。临床观察:唐静雯等以益气解毒汤联合化疗治疗乳腺癌患者30例,结果显示益气解毒汤可改善患者临床症状及体力状况,提高患者的免疫功能,CD4、CD8及CD4/CD8均有提高,可保护机体,延长生存期,提高生活质量。[①]

13. 痰瘀互结型 多见于乳腺癌术前患者。症见乳房肿块坚硬,乳房刺痛,痛处不移,或乳房局部皮肤血络怒张,面色晦暗不泽或黧黑,痛经行经不能缓解,经行不畅,经色黯或有瘀块,神疲纳差,烦躁易怒,舌质紫黯或有瘀斑,脉涩或弦。治宜活血化瘀、化痰散结。

(1)血府逐瘀汤合逍遥蒌贝散加减 柴胡10克、赤芍15克、当归10克、丹参15克、莪术15克、益母草15克、郁金15克、青皮15克、全瓜蒌15克、浙贝母15克、山慈菇15克、桃仁15克。随症加减:伴有痛经加香附15克、延胡索15克;伴有偏头痛者加天麻10克、白芷15克。〔见248页23.林毅分11型(2)〕

(2)血府逐瘀汤加减 当归15克、川贝母15克、生地黄15克、赤芍10克、莪术10克、香附10

① 唐静雯,等.益气解毒汤联合化疗治疗乳腺癌(正虚毒炽型)30例[J].中医研究,2007,20(7):28-29.

克、甲片 10 克、王不留行 10 克、川芎 6 克、川牛膝 6 克、桔梗 9 克、郁金 9 克、红花 9 克。〔见 253 页 34. 崔扣狮分 4 型(2)〕

14. 贾英杰分 3 型

(1) 肝郁气滞证　症见气短、乏力,双侧乳房胀痛,心烦易怒,自汗、盗汗,纳可,寐安,二便调,舌黯红苔白脉沉弦细。治宜疏肝理气、开郁散结。〔方药见 235 页辨证施治 1.(2)〕

(2) 肝郁脾虚证　症见化疗后恶心,头痛,自汗出,周身乏力,时嗳气,纳呆,寐欠安,多梦易醒,二便调,舌红苔白脉沉弦细数。治宜疏郁健脾。〔方药见 242 页辨证施治 8.(1)〕

(3) 脾肾两虚证　症见神疲乏力,倦怠懒言,嗜卧,腰膝酸软,食少腹胀,大便稀,2～3 日 1 行,舌淡胖苔白,脉沉弦细。治宜疏郁理气、健脾益肾。〔方药见 241 页辨证施治 5.(1)〕

临床观察:贾英杰辨证治疗乳腺癌术后疲劳综合征患者,临床疗效满意。[1]

15. 宋立峰等分 2 型

(1) 气虚血瘀型　症见疲乏懒言、面色萎黄、声低气短,患肢肿胀呈黯紫色,麻木发凉,舌黯红或淡紫,苔薄白,脉沉涩无力。治宜健脾益气、活血化瘀、利水消肿。〔方药见 243 页辨证施治 9.(1)〕

(2) 脾虚湿蕴型　症见疲倦乏力,面色淡白或萎黄,排便无力,大便稀溏,患肢肿胀苍白,按之有凹陷,舌淡,苔薄白,脉沉细。治宜健脾益气、利水燥湿。〔方药见 241 页辨证施治 6.(1)〕

临床观察:宋立峰等辨证治疗乳腺癌术后淋巴水肿患者 25 例,血瘀较严重加丹参 12 克;气阴虚较甚加西洋参 6 克;湿肿较重加苍术 8 克、泽泻 10 克;临床总有效率 96%。[2]

16. 郑伟达分 3 型

(1) 肝郁气滞型　发病与精神刺激有关。症见乳房肿块胀痛,两胁作胀,心烦易怒,口苦咽干,头晕目眩,舌苔薄白或黄,脉弦滑。治宜化瘀解毒、疏肝化痰。〔方药见 236 页辨证施治 1.(4)〕

(2) 冲任失调型　除上型症状外,症见月经失调,腰腿酸软,五心烦热,目涩,口干,脉细数无力,苔少有龟裂,舌质红。治宜化瘀解毒、滋助肝肾。〔方药见 240 页辨证施治 4.(1)〕

(3) 毒热蕴结型　症见乳房肿块快速增大,疼痛,间或红肿,甚至溃烂翻花,污水恶臭,久则气血衰败,正气大亏,苍白贫血,消瘦乏力,或发热,心烦,口干,便秘,舌质黯红,舌苔黄白或黄厚腻,脉弦数或滑数。治宜解毒化瘀、扶正祛邪。〔方药见 242 页辨证施治 7.(1)〕

临床辨病与辨证相结合,根据不同时期特点,配合服用以下药物。① 手术后以益气养血、化痰软坚解毒为主,基本方为伟达 1 号方:当归 10 克、黄芪 15 克、川芎 6 克、白芍 10 克、熟地黄 15 克、三七 3 克(冲服)、黄精 10 克、紫河车 6 克、桑椹子 10 克、何首乌 10 克、丹参 10 克;② 化疗期间以益气养血、健脾补肾为主,基本方为伟达 2 号方:太子参 20 克、白术 10 克、茯苓 10 克、炙甘草 6 克、白扁豆 12 克、怀山药 20 克、薏苡仁 15 克、续断 10 克、补骨脂 10 克、红枣 6 枚、生姜 3 片;③ 放疗期间以益气养阴、清热解毒为主,基本方为伟达 3 号方:沙参 15 克、麦冬 10 克、玉竹 10 克、玄参 15 克、生地黄 15 克、天冬 10 克、石斛 10 克、天花粉 10 克、百合 15 克、墨旱莲 10 克、葛根 15 克、仙鹤草 20 克。晚期患者如有胸水者可用三元逐水丸,每次 1 克,每日 3 次;痛者可用麝芷镇痛丸,每次 1 克,每日 3 次;痛立停,每次 5 粒,每日 4 次治疗。[3]

17. 万冬桂分 5 型

(1) 肝气郁结　症见入睡困难,或多梦易醒,以及乳腺癌肿及术后表现,伴有情绪抑郁、急躁易怒,或胸闷太息,精神多呈紧张或焦虑状,或胸胁、少腹胀痛,舌红,苔薄白或薄黄,脉沉弦或沉细。治宜疏肝解郁、理气安神。〔方药见 236 页辨证施治 1.(5)〕

(2) 痰热内扰　症见失眠时作,噩梦纷纭,易

① 王潇,贾英杰,等. 贾英杰主任以"调"代"补"辨治乳腺癌术后疲劳综合征[J]. 天津中医药,2017,34(8):514-517.
② 孙海芳,宋立峰,等. 中医辨证治疗乳腺癌术后淋巴水肿 25 例[J]. 环球中医药,2016,9(11):1362-1363.
③ 郑东京,郑伟达,等. 名老中医郑伟达治疗乳腺癌经验探析[J]. 中医临床研究,2015,7(24):10-13.

惊易醒,以及乳腺癌肿及术后表现伴头目昏沉,脘腹痞闷,口苦心烦,饮食少思,口黏痰多,舌质红,苔黄腻或滑腻,脉沉滑数。治宜清热化痰、和中安神。方用黄连温胆汤加减:清半夏10克、陈皮10克、茯苓15克、炒枳壳15克、黄连3克、竹茹10克、煅牡蛎(先煎)30克、珍珠母(先煎)30克、石菖蒲10克、远志10克、浙贝母15克、山慈菇10克、瓜蒌30克。

(3)瘀血内阻　症见难以入睡,或彻夜不寐,或伴肌肤甲错,舌质紫黯,或见瘀点、瘀斑,脉沉细而涩或弦滑。治宜活血通络、养心安神。方用血府逐瘀汤加减:川芎10克、当归10克、红花5克、桃仁10克、丹参10克、白芍15克、醋柴胡5克、郁金10克、炒枳壳10克、土鳖虫5克、醋莪术10克、苏木10克、地龙10克、炙水蛭5克。

(4)血虚型　症见轻者入睡困难,或睡而易醒,醒后不能入睡,或时睡时醒;重者则整夜不能入睡,常伴有多梦,心悸,神疲乏力,头晕,纳差,面色无华,舌淡苔薄,脉细或沉细。治宜益气健脾、养心安神。方用归脾汤加减:麸炒白术10克、党参15克、炙黄芪30克、当归10克、炙甘草5克、茯苓15克、远志10克、龙眼肉15克、石菖蒲10克、莲子肉15克、红枣10克、夜交藤15克。

(5)阴虚型　症见心烦不寐,心悸多梦,入睡困难,伴腰膝酸软,耳鸣头昏,潮热盗汗,五心烦热,咽干少津,舌红少苔或有裂纹,脉细数。治宜滋阴降火、养心安神。方用天王补心丹、黄连阿胶汤、酸枣仁汤等加减:酸枣仁15克、远志10克、柏子仁10克、百合15克、茯苓15克、党参15克、川芎10克、当归10克、知母10克、生地黄20克、甘草5克、合欢皮10克、石菖蒲10克、黄连5克、阿胶(烊化)15克、炙龟甲(先煎)15克、煅牡蛎(先煎)30克、黄芩10克、白芍15克。

临床观察:万冬桂辨证分型治疗乳腺癌相关失眠患者,临床取得良好疗效。[1]

18. 李自强分3型

(1)脾虚湿阻型　方用香砂六君汤加减〔方药见241页辨证施治6.(2)〕

(2)气血两虚型　方用归芍六君汤加减〔方药见238页辨证施治2.(1)〕

(3)脾肾亏虚型　方用健脾补肾方加减〔方药见241页辨证施治5.(2)〕

李自强以此治疗乳腺癌化疗后骨髓抑制患者,临床观察本方可明显减轻化疗药物对骨髓的抑制情况,升高白细胞。[2]

19. 周维顺分3型

(1)肝郁气滞型　乳房胀痛,心烦易怒,口苦咽干,头晕目眩,苔薄白或薄黄,脉弦滑。治宜疏肝理气、化痰散结。〔方药见236页辨证施治1.(6)〕

(2)肝肾阴虚型　除上述症状外,兼有月经失调,腰酸腿软,五心烦热,目涩口干,舌红苔少有龟裂,脉细数。治宜调理冲任、滋补肝肾。〔方药见239页辨证施治3.(5)〕

(3)毒热蕴结　此型为乳腺癌中期常见证型,症见乳房红肿溃烂,疼痛剧烈,渗液流脓,舌质黯红,苔黄,脉弦数。治宜清热解毒、化瘀散结为主。〔方药见242页辨证施治7.(2)〕[3][4]

20. 李廷冠分6型

(1)湿热互结型　常见于乳腺癌根治术后患侧上肢水肿者。症见患肢胀痛,皮色紫红,皮温升高,舌质红,苔黄,脉数。治宜活血通络、清热利湿。方用桃红四物汤合四妙勇安汤加减:当归15克、赤芍15克、玄参15克、丹参15克、桃仁10克、红花6克、防己12克、白花蛇舌草20克、半枝莲20克、金银花20克、黄芪20克、甘草10克。配合自拟三黄木藤汤外洗:姜黄50克、生大黄50克、十大功劳50克、苏木50克、宽筋藤50克。每日1剂,水煎熏洗患肢,每日2次,每次20分钟。

(2)气血两虚型　常见于乳腺癌术后放疗、化疗期间白细胞减少,或乳腺癌根治术后,患侧上

① 贾金平. 万冬桂教授治疗乳腺癌相关性失眠的经验[J]. 光明中医,2015,30(7):1551-1553.
② 李自强. 中药对乳腺癌术后化疗后骨髓抑制情况影响的临床研究[J]. 陕西中医学院学报,2014,37(5):35-36.
③ 周维顺,等. 略论乳腺癌的诊治原则[J]. 浙江中医学院学报,1995,19(4):3-4.
④ 张峰,等. 周维顺教授治疗乳腺癌经验总结[J]. 陕西中医学院学报,2013,36(3):35-36.

肢肿胀,皮色不红,皮温不高。症见面色苍白,头晕乏力,食欲不振,少气懒言,月经紊乱或停经。舌淡,苔白,脉细弱。治宜益气养血、活血通络。〔方药见238页辨证施治2.(2)〕

(3)脾胃虚弱型　常见于乳腺癌术后放、化疗导致胃肠道反应者。症见恶心呕吐,食欲不振,脘腹胀满,少气懒言,体倦乏力,舌质淡红,苔薄白,脉细无力。治宜温中健脾、和胃降逆。方用香砂六君子汤合温中汤加减:党参15克、黄芪20克、茯苓15克、桂枝10克、白术10克、陈皮10克、半夏10克、神曲10克、砂仁9克、甘草6克。呕吐者少量频服。

(4)胃阴虚损型　常见于乳腺癌术后化疗或放疗期间。症见口干口苦,胃中热痛,恶心呕吐,食欲不振,便秘,尿赤,舌质红少苔,脉细数。治宜益胃生津、养阴清热。方用益胃汤合一贯煎加减:太子参20克、沙参10克、麦冬10克、玉竹10克、石斛10克、天花粉15克、白花蛇舌草15克、半枝莲15克、玄参15克、陈皮10克、竹茹10克、甘草6克。呕吐者少量频服。

(5)气阴两虚型　乳腺癌术后进行放、化疗期间,血白细胞总数持续低于 $4.0 \times 10^9/L$。症见精神萎靡,低热,心中烦热,手足心热,舌红少苔,脉细数。治宜益气养阴。〔方药见244页辨证施治10.(1)〕

(6)脾肾两虚型　见于乳腺癌术后进行放、化疗期间,血白细胞总数持续低 $4.0 \times 10^9/L$。症见面色苍白,体倦乏力,食欲不振,形寒肢冷,手足欠温,大便溏烂,小便清长。舌淡苔白,边有齿印,脉沉弱。治宜健脾补肾。〔方药见241页辨证施治5.(3)〕

随症加减:如化疗脱发者,加女贞子12克、何首乌15克、枸杞子12克;胃肠道反应致腹泻不止者加赤石脂10克、山药15克;呕吐严重者加莱菔子10克、代赭石10克;自汗不止者加浮小麦30克、煅龙骨30克、煅牡蛎30克、五味子10克;纳差者加山楂15克、麦芽10克、神曲10克;睡眠欠佳者加

酸枣仁12克、合欢皮15克、夜交藤15克。[1]

21. 刘展华等分4型

刘展华等观察乳腺癌抑郁症患者临床以肝郁脾虚型患者为多见,占40%;其次是肝郁气滞型(28.3%)、肝肾阴虚型(16.7%)、心脾两虚型(15%)。治宜疏肝健脾、解毒散结。方用逍遥散加减为基础方:柴胡10克、白芍15克、茯苓20克、白术10克、当归10克、炙甘草6克、夏枯草20克、七叶一枝花15克、山慈菇10克。

(1)肝郁脾虚型　基础方加党参30克、八月札30克〔方药见243页辨证施治8.(4)〕。

(2)肝郁气滞型　基础方加青皮15克、郁金15克〔方药见236页辨证施治1.(7)〕。

(3)肝肾阴虚型　基础方加女贞子15克、枸杞子15克、生地黄15克〔方药见240页辨证施治3.(8)〕。

(4)心脾两虚型　基础方加太子参30克、龙眼肉15克。

临床观察:治疗乳腺癌抑郁症患者30例,痊愈10例,显效8例,好转7例,无效5例,总有效率83.3%。疗效优于黛力新治疗组(总有效率60%),且副反应低。[2]

22. 侯俊明分3型

(1)肝气郁结型　化疗期间见心情抑郁、喜叹息,或两胁胀闷不舒、烦躁、失眠,二便尚可。舌质淡暗,苔薄黄,脉弦滑。治宜行气疏肝、解郁散结。〔方药见236页辨证施治1.(8)〕

(2)脾虚痰湿型　患者平素脾胃虚弱,术后多表现为面色苍白,体倦乏力,胃脘作胀,不思纳谷,大便溏薄,免疫力下降,易感冒,或白细胞数偏低,舌苔黄而腻,脉滑。治宜益气健脾、祛湿化痰。〔方药见242页辨证施治6.(3)〕

(3)气血两虚型　化疗期间见面色少华,头昏肢倦,少气懒言,腰膝酸软,饮食尚可,二便调,血象下降,舌质淡,苔薄白,脉象细弱。治宜益气养血、补肾生髓。〔方药见238页辨证施治2.(4)〕

① 梁少华,等. 李廷冠治疗乳腺癌术后的经验[J]. 辽宁中医杂志,2012,39(6):1004-1005.
② 刘展华,等. 中医辨证治疗乳腺癌抑郁症30例临床观察. 中医药导报,2011,17(8):13-15.

临床观察：王磊报道侯俊明以本方治疗乳腺癌术后患者 24 例，结果明显好转 13 例，显效 6 例，无效 1 例，总有效率 53.3%，疗效优于西药常规处理组。①

23. 林毅分 11 型

(1) 肝郁痰凝证　主症：随月经周期变化的乳房胀痛，精神抑郁或性情急躁，胸闷胁胀，脉弦。次症：喜太息，痛经行经可缓解，月经失调（推迟或提前超过 7 天），舌淡，苔薄白。治宜疏肝理气、化痰散结。〔方药见 244 页辨证施治 11.(1)〕

(2) 痰瘀互结证　主症：乳房肿块坚硬，乳房刺痛，痛处固定，舌质紫黯或有瘀斑，脉涩或弦。次症：乳房局部皮肤血络怒张，面色晦暗不泽或黧黑，痛经行经不能缓解，月经色黯或有瘀块，舌底脉络增粗，苔腻。治宜活血化瘀、化痰散结。〔方药见 244 页辨证施治 13.(1)〕

(3) 冲任失调证　主症：乳房疼痛无定时，月经失调（推迟或提前超过 7 天），舌质淡红，苔薄白，脉弦细。次症：面色晦暗，黄褐斑，大龄未育（＞30 岁），多次流产史（＞3 次），服用避孕药或高雌激素病史，服用内分泌治疗药物。治宜滋补肝肾、调摄冲任。〔方药见 240 页辨证施治 4.(2)〕

(4) 正虚毒炽证　主症：乳房肿块迅速增大，乳房局部皮肤发热或间有红肿，乳房肿块破溃呈翻花样或创面恶臭溃口难收。次症：乳房疼痛，精神萎靡，面色晦暗或苍白，舌紫或有瘀斑，苔黄，脉弱无力或脉细数。治宜滋阴补肾、佐以清热解毒，或健脾补肾、佐以清热解毒。本证多为局部晚期乳腺癌，需进行新辅助化疗，应根据围化疗期的辨证治疗，降期后手术。〔方药见 244 页辨证施治 12.(1)〕

以上四型多见于乳腺癌术前患者，肝郁痰凝及冲任失调型亦可见于巩固期患者。术前常配合癌复康胶囊、槐耳金克冲剂、平消胶囊口服治疗。如肿块伴有红肿者，可予金黄散、土黄连液（院内制剂）外敷；肿块破溃翻花者予以桃花散或土黄连液外敷（院内制剂）。

(5) 脾胃不和证　多见于乳腺癌术后及围化疗期患者。主症：痞满纳呆，食后腹胀或腹痛，恶心欲呕或呕吐，舌胖大、边有齿痕。次症：嗳气频作，面色淡白或萎黄，疲倦乏力，大便溏薄或排便无力，舌质淡，苔腻，脉细弱。治宜健脾和胃、降逆止呕。方用香砂六君子汤加减：党参 15 克、怀山药 15 克、白术 15 克、茯苓 15 克、陈皮 15 克、木香（后下）5 克、砂仁（后下）10 克、法半夏 15 克、炒麦芽 30 克、山楂 15 克、苏梗 15 克、姜竹茹 15 克。随症加减：舌苔白厚腻者，加藿香 10 克、佩兰 10 克；呕吐剧烈者，加法半夏 10 克、旋覆花 15 克。多配合癌复康胶囊（院内制剂）、香砂六君子丸、健脾开胃饮（院内制剂）治疗。

(6) 气血两虚证　主症：神疲懒言，声低气短，活动后上述诸证加重，面白无华或萎黄，舌淡，脉细弱无力。次症：自汗，口唇、眼睑、爪甲色淡白，月经量少色淡、延期或闭经，苔薄白。治宜补气养血。〔方药见 238 页辨证施治 2.(5)〕

(7) 气阴两虚证　主症：神疲懒言，口燥咽干，舌红少津，少苔。次症：声低气短，自汗，盗汗，潮热颧红。治宜益气养阴。〔方药见 244 页辨证施治 10.(2)〕

以上两型多见于乳腺癌术后、围放化疗期及巩固期患者。如患者术后伴皮瓣坏死者，可选用土黄连液（院内制剂）、生肌油纱（院内制剂）、生肌玉红膏、生肌散、八宝丹外敷；皮下积液者，可用消毒滑石粉 5 克加 0.9% 生理盐水 20 毫升悬浊液经引流管注入，钳夹引流管 5 分钟后松开，让其尽量流出，如未愈 1 周后可重复 1 次；咽喉疼痛者，可用 0.9% 生理盐水加鱼腥草注射液 20 毫升加地塞米松 5 毫克，雾化吸入，每日 2 次。如术后上肢淋巴水肿见红肿热胀之阳肿者予金黄散外敷治疗；如上肢淋巴水肿见皮肤色白之阴肿者予四子散（苏子 120 克、莱菔子 120 克、白芥子 120 克、吴茱萸 120 克）外敷治疗。

(8) 肝肾亏虚证　主症：头晕目眩，耳鸣，口燥咽干，腰膝酸软，五心烦热，舌红，苔少，脉细而

① 王磊，侯俊明. 中药治疗乳腺癌放疗化疗术后临床观察[J]. 黑龙江中医药，2011，40(5)：9-10.

数。次症：失眠多梦，脱发，爪甲变黑或不泽，形体消瘦，盗汗。治宜滋补肝肾、生精养髓。〔方药见 239 页辨证施治 3.(7)〕

（9）脾肾两虚证　主症：食欲不振或食后腹胀，面色㿠白，气短乏力，形寒肢冷，腰膝酸软，舌质淡胖，苔白滑，脉沉迟无力。次症：脱发，头晕目眩，小便频数而清或夜尿频，泄泻，完谷不化，粪质清稀。治宜健脾补肾。〔方药见 241 页辨证施治 5.(5)〕

以上两型多见于围化疗期患者，脾肾两虚型亦可见于巩固期患者。围化疗期临床多配合中成药癌复康胶囊（院内制剂）、益气强身口服液（院内制剂）口服治疗。如化疗后出现静脉炎者，予以金黄散或四黄水蜜（院内制剂）外敷。

（10）阴津亏虚证　主症：放射灶皮肤干燥、瘙痒、脱皮毛，口干舌燥喜饮，舌质红，无苔或少苔，脉细数。次症：咽喉疼痛，虚烦难眠，小便短赤，大便秘结，形体消瘦。治宜养阴生津。方用百合固金汤合四君子汤加减：百合 30 克、生熟地黄各 10 克、怀山药 15 克、白术 15 克、桔梗 10 克、玄参 15 克、麦冬 15 克、茯苓 15 克、冬虫夏草 5 克、太子参 30 克、鱼腥草 30 克、沙参 30 克。随症加减：伴有口腔溃疡者，加白茅根 30 克、半枝莲 30 克；伴有干咳者，加炙杷叶 15 克、款冬花 15 克；伴有便秘者，加天冬 30 克、瓜蒌仁 30 克；伴有失眠者，加合欢皮 15 克（或合欢花）、夜交藤 30 克。

（11）阴虚火毒证　主症：放射灶皮肤潮红、皲裂或溃疡、疼痛，口干舌燥喜饮，舌质红，无苔或少苔，脉细数。次症：咽喉疼痛，牙龈肿胀，虚烦难眠，干咳少痰，口腔溃疡，小便短赤，大便秘结。治宜清热解毒、养阴生津。方用银花甘草汤合犀角（水牛角代）地黄汤：金银花 15 克、甘草 10 克、水牛角 30 克、生地黄 15 克、黄芩 15 克、牡丹皮 15 克、白芍 15 克、玄参 20 克、麦冬 15 克、太子参 30 克、鱼腥草 30 克、沙参 30 克。随症加减：伴有牙龈肿痛者，加知母 10 克、栀子 10 克、生石膏 30

克；伴有咽喉疼痛、口苦咽干者，加千层纸 5 克、胖大海 10 克、麦冬 15 克。

以上两型多见于乳腺癌围放疗期患者，多同时配合中成药癌复康胶囊（院内制剂）、生脉饮、参麦注射液或生脉注射液治疗；如有放射性皮炎予以土黄连液、炉甘石洗剂外敷。①

24. 吴冠宇等分 2 型

（1）脾肾不足，痰浊内生型　治宜健脾温肾、温阳化饮。方用实脾饮加减：白术 12 克、厚朴 10 克、木瓜 10 克、木香 10 克、草果 12 克、茯苓 12 克、制附子 6 克、鳖甲 12 克、半枝莲 12 克、蜈蚣 2 条、菝葜 10 克、甘草 3 克。

（2）气滞血瘀，水瘀互结型　治宜疏肝理气、活血化瘀，利水消肿。方用柴胡疏肝散合桂枝茯苓丸化裁：柴胡 12 克、郁金 12 克、黄芩 12 克、金银花 10 克、桂枝 10 克、茯苓 10 克、菝葜 12 克、鳖甲 10 克、七叶一枝花 12 克、半枝莲 12 克、蜈蚣 2 条、桃仁 12 克、红花 7 克、甘草 3 克。

吴冠宇等在西医常规治疗的基础上加用中药治疗乳腺癌术后肝转移，观察 52 例患者，完全缓解 6 例，部分缓解 19 例，稳定 16 例，无效 11 例，总有效率 48.08%，疗效优于单纯西医治疗组，随访 2～6 年，治疗组生存 31 例。②

25. 孙桂芝分 4 型

（1）肝郁气滞型　症见情志抑郁不畅，或急躁易怒，胸闷胁胀，舌红苔黄，脉弦滑。治宜疏肝解郁、化痰散结、活血消痈。〔方药见 236 页辨证施治 1.(9)〕

（2）冲任失调型　症见腰酸背痛，膝软腿弱，形体消瘦，五心烦热，潮热汗出，月经不调或闭经，舌淡红苔薄白，脉弦细。治宜补益肝肾、调理冲任、软坚散结。〔方药见 240 页辨证施治 4.(4)〕

（3）气血两虚型　症见头晕目眩，面色㿠白，心悸气短，神疲乏力，失眠盗汗，舌淡苔白腻，脉濡细无力。治宜益气养血、祛瘀散结。〔方药见 238 页辨证施治 2.(6)〕

① 陈前军，等. 林毅教授"分期辨证"治疗可手术乳腺癌经验［J］. 辽宁中医药大学学报，2011,13(4)：11 - 13.
② 吴冠宇，等. 中西医结合治疗乳腺癌术后肝转移 52 例［J］. 湖南中医杂志，2009,25(3)：83 - 84.

（4）瘀毒内阻型　症见乳房、腋下、胸锁乳突肌下有坚硬的肿块，皮下结节累累，甚则破溃，性情急躁易怒，胁肋攻窜刺痛，舌黯红苔薄黄，脉弦滑数。治宜祛痰散结、清热解毒。方用海藻玉壶汤加减：海藻 15 克、昆布 15 克、海浮石 15 克、清半夏 10 克、浙贝母 10 克、陈皮 10 克、青皮 10 克、石见穿 30 克、七叶一枝花 30 克、半枝莲 30 克、猫爪草 30 克、山慈菇 6 克、醋柴胡 10 克、炮甲片（先煎）10 克、生黄芪 30 克、甘草 6 克。随症加减：痰湿夹热，苔黄腻者，加黄芩 10 克、鱼腥草 10 克、川贝母 10 克、生薏苡仁 30 克；痈肿破溃，流脓水者，加芦根 30 克、冬瓜仁 15 克，或蒲公英 20 克、紫花地丁 20 克，或局部涂玉红膏。[①]

26. 徐力分 2 型

（1）肝郁气滞　症见患者多因发现乳房肿块就诊，多表现为情志不畅、胸胁刺痛、口干、盗汗、潮热、易怒等。治宜疏肝理气。〔方药见 236 页辨证施治 1.(10)〕

（2）脾肾两虚　症见患者术后及接受化疗后，表现为面色苍白、头晕目眩、气短乏力、食欲不振或食后腹胀、恶心呕吐（呕吐物清稀无酸臭味）、泄泻（完谷不化或粪质清稀）、便秘、形寒肢冷、腰膝酸软、脱发、月经失调，舌质淡胖、舌苔白滑、脉沉迟无力。治宜健脾补肾扶正。〔方药见 241 页辨证施治 5.(6)〕

治疗中强调规律服药，坚持"9159"的服药时间规律，有助于更好地发挥药效。具体而言，即把一天的服药剂量分为 4 等份，分 4 次服用，时间为早晨 9:00，下午 1:00，傍晚 5:00，晚上 9:00。[②]

27. 周浩本分 2 型

（1）脾胃湿热型　症见喜寒恶热，食后即吐，呕吐酸苦，舌苔黄腻，脉数。治宜清胃降逆止呕。方用橘皮竹茹汤加减：炒陈皮 10 克、竹茹 15 克、清半夏 9 克、茯苓 10 克、黄连 3 克、川厚朴 10 克、旋覆花（布包）12 克、生栀子 9 克。

（2）脾胃虚寒型　症见喜热恶寒，呕吐清水，口淡无味，口内多涎，舌体淡胖苔白，脉沉紧。治宜温脾健胃散寒。方用二陈汤加味：炒陈皮 12 克、姜半夏 9 克、茯苓 15 克、炙甘草 6 克、党参 10 克、丁香 12 克、砂仁 5 克、焦三仙各 10 克、藿香 10 克、生姜 4 片、红枣 5 枚。

临床观察：周浩本辨证分 2 型治疗乳腺癌放化疗后消化道反应，配合服用中药后患者呕吐症状明显减轻，食欲也较前有所好转，患者都能顺利完成化疗，并可减少恩丹西酮、格拉司琼、阿扎斯琼等药物的应用，减少患者的经济支出。[③]

28. 唐汉钧分 4 型

（1）肝郁痰凝型　症见乳内有一椭圆形结块，皮色正常，质地坚硬，边缘欠规则，活动度不大，多见于微小癌、导管内癌、浸润性导管癌。患者时有心情不适，精神忧郁，胸闷不舒，胁肋胀痛，烦躁易怒，舌红苔黄，脉弦滑。治宜疏肝解郁、化痰散结。〔方药见 244 页辨证施治 11.(2)〕

（2）冲任失调型　症见乳内结块，质地坚硬，表面高低不平，表皮不红不热，肿块与皮肤粘连，或与深层组织粘连，失去活动度。患者伴有月经不调，经前期乳房胀痛，婚后未生育或有多次流产史，时有烘热汗出、腰背酸痛，舌淡红苔薄白，脉弦细。治宜调摄冲任、行气活血。〔方药见 241 页辨证施治 4.(5)〕

（3）气血两虚型　症见肿块延及胸腋，腋下肿块累累，乳房肿块与胸壁粘连，推之不动，乳房遍生疙瘩，皮肤出现溃疡、结节，多见于晚期乳腺癌、淋巴结转移、恶液质。伴有头晕目眩，心悸气短，面色㿠白，神疲乏力，失眠盗汗，舌质淡苔白腻或无苔，脉沉细无力。治宜滋补气血、解毒散瘀。〔方药见 238 页辨证施治 2.(7)〕

（4）毒邪蕴结型　症见乳房肿块坚硬，表面高低不平，状如堆栗，岩肿破溃，血水淋漓、臭秽不堪，创面坚硬、色紫，剧痛，多见于硬癌、炎性癌晚期，伴有心烦易怒，面红目赤，胁肋窜痛，舌黯红苔薄黄，脉弦滑数。治宜解毒扶正、化痰散结。方用

① 孙桂芝. 孙桂芝实用中医肿瘤学［M］. 北京：中国中医药出版社，2009：198 - 199.
② 陈娟，徐力. 徐力教授治疗乳腺癌经验［J］. 甘肃中医学院学报，2008，25(6)：1 - 3.
③ 周浩本. 中药防治乳腺癌化疗消化道反应［J］. 医药产业资讯，2005，2(11)：63.

化岩汤合香贝养营汤加减：香附 9 克、浙贝母 15 克、生薏苡仁 15 克、土茯苓 30 克、金银花 15 克、凤尾草 15 克、七叶一枝花 15 克、夏枯草 9 克、蛇六谷 30 克、白花蛇舌草 15 克、露蜂房 9 克、生黄芪 30 克、当归 15 克、莪术 30 克、生甘草 6 克。疼痛剧烈可加乳香 4.5 克、没药 4.5 克、延胡索 9 克。

随症加减：以上各型，肿块坚硬者可加三棱 15 克、莪术 30 克、石见穿 30 克；皮肤溃疡渗血水者加血余炭 15 克、茜草根 30 克、仙鹤草 30 克。乳腺癌术后皮瓣坏死，或放化疗导致的皮肤溃疡，在辨证基础上加活血化瘀、清化湿毒之品：当归 12 克、桃仁 9 克、红花 9 克、赤芍 9 克、半枝莲 15 克、白花蛇舌草 30 克、鹿衔草 30 克等。放射性皮炎（溃疡）再加石斛 12 克、生地黄 18 克、天花粉 18 克。化疗药血管外渗溃疡再加三七 9 克、白药 6 克、土茯苓 30 克。溃疡创脓腐未净外用红油膏、九一丹，创腐脱净，创周瘀滞、紫暗，外用冲和膏、生肌散。

术后上肢水肿加通经活络利湿消肿的桑枝、赤芍、红花、益母草、桃仁、忍冬藤、茯苓皮、丝瓜络等。若因腋部淋巴肿大引起的上肢水肿，加化痰软坚消肿的莪术、浙贝母、山慈菇、夏枯草、猫爪草等。

放化疗后伤阴加益气养阴、清热解毒的生黄芪、生地黄、玄参、沙参、麦冬、石斛、玉竹、五味子、黄精、何首乌、金银花、菊花、黄芩、芦根等。化疗后消化道反应加和胃降逆止呕的旋覆花、代赭石、姜半夏、姜竹茹、佩兰、砂仁、厚朴等。

放疗后放射性肺炎加养阴清肺的北沙参、天冬、野百合、紫菀、桑白皮、杏仁、冬虫夏草等。化疗后骨髓抑制加滋养精血的熟地黄、何首乌、黄精、山茱萸、当归、阿胶、龟甲、鹿角片、鳖甲等。肺及胸膜转移加清肺养阴解毒的生地黄、沙参、野百合、猫爪草、鱼腥草、藕节、仙鹤草等。肝转移加清肝利湿解毒化瘀的茵陈、栀子、垂盆草、夏枯草、白英、石见穿、七叶一枝花等。骨转移加独活 9 克、续断 12 克、杜仲 9 克、桑寄生 12 克、补骨脂 12 克、肿

节风 12 克、延胡索 12 克。骨痛甚者可加蜈蚣、全蝎等。脑转移加祛风解痉、强脑解毒的羚羊角（冲服）0.6 克、钩藤 12 克、生石决明 30 克、天麻 9 克、珍珠母 30 克、姜竹茹 12 克、僵蚕 9 克、郁金 9 克、石菖蒲 9 克、全蝎 3 只、蜈蚣 3 条等。[①]

29. 谷铭三分 3 型

（1）肝气郁结型　症见乳房包块，质硬不痛，胸闷胁痛，情绪忧郁，烦躁易怒，脉弦。治宜疏肝解郁、软坚散结。〔方药见 237 页辨证施治 1.(12)〕

（2）热毒蕴结型　症见乳房包块，肿痛溃破，分泌物恶臭，发热，便干，小便赤，口干口苦，舌黯红，苔黄，脉弦数。治宜疏肝散结、泻火解毒。〔方药见 242 页辨证施治 7.(3)〕

（3）气血俱虚型　症见乳腺癌晚期局部破溃或转移，心悸气短，少气懒言，乏力自汗，头晕目眩，脉细弱。治宜补气养血、托疮排脓、软坚散结。〔方药见 238 页辨证施治 2.(8)〕[②]

30. 龙浩等分 3 型

（1）热毒蕴结，气滞血瘀型　症见两胁胀痛，肿块破溃，血水淋漓，心烦易怒，口苦咽干，或见痛有定处，舌红苔黄，脉弦数滑。临床多为乳腺癌局部复发及癌症转移所致。治宜清热解毒、理气活血。方用龙胆泻肝汤合柴胡疏肝散加减：龙胆草 10 克、栀子 10 克、黄芩 10 克、柴胡 10 克、车前子 10 克、木通 10 克、当归 10 克、川芎 10 克、牡丹皮 10 克、赤芍 10 克、泽泻 15 克、桃仁 6 克、红花 6 克。随症加减绣花针 20 克、半枝莲 20 克、白花蛇舌草 20 克、紫花地丁 20 克、败酱草 20 克。

（2）气血亏虚，冲任失调型　症见精神萎靡，面色㿠白，倦怠乏力，两胁痞胀，心悸气短，失眠，盗汗或见悬饮，鼓胀，舌淡苔白，脉沉细。临床多为乳腺癌肺、肝转移，以及多程放、化疗后体质较差之患者。治宜益气养血、调理冲任。方用八珍汤合逍遥散加减：当归 10 克、川芎 10 克、白芍 10 克、人参 10 克、浙贝母 10 克、柴胡 10 克、枳壳 10 克、熟地黄 20 克、女贞子 20 克、墨旱莲 20 克、香

① 唐汉钧. 乳腺癌的中医临床与实验研究［J］. 中医药学刊,2003,21(2)：168－172.
② 谷言芳,等. 谷铭三治疗肿瘤经验集［M］. 上海：上海科学技术出版社,2002：51－52.

附 15 克、益母草 15 克。随症加减山慈菇、海藻、猫爪草、石上柏、葶苈子、白英、大腹皮各 15～30 克。

（3）肝肾阴亏、痰湿内阻型　症见形体消瘦，心悸气短，面色㿠白，倦怠乏力，腰膝酸软，全身困重，或见浮肿尿少，夜寐不安，低热盗汗，咳喘痰白，舌淡或舌红少苔，舌体胖大或见苔白腻。临床多见于晚期乳腺癌合并胸腹水及恶病质患者。治宜滋补肝肾、化痰渗湿。方用一贯煎合参苓白术散加减：熟地黄 15 克、茯苓 15 克、淮山药 15 克、泽泻 15 克、麦冬 15 克、续断 10 克、枸杞子 10 克、杜仲 10 克、当归 10 克、白芍 10 克、女贞子 10 克、墨旱莲 10 克、大腹皮 10 克、柴胡 6 克、川楝 6 克。随症加减全瓜蒌、竹茹、车前草、薏苡仁、地骨皮、鳖甲各 15～30 克。[1]

31. 徐晓燕分 5 型

（1）肝郁气滞型　症见胸闷胁胀，双乳区隐痛，情绪急躁，口干咽干，头晕目眩，舌苔薄，脉弦或弦细。治宜疏肝理气、活血化瘀、软坚散结。〔方药见 237 页辨证施治 1.(13)〕

（2）肝脾不调　症见面色晦黄，胸胁胀满窜痛，烦躁易怒，乳房隐痛，脘腹痞满，食欲减退，便溏不爽，舌苔白或腻。治宜疏肝健脾、益气养胃。〔方药见 243 页辨证施治 8.(5)〕

（3）肝肾阴虚　症见两胁隐痛，腰膝酸软，眩晕，口咽干燥，盗汗，心烦意乱，乏力、失眠多梦，舌红苔少，脉细数。治宜滋补肝肾、调理冲任、益气生津。〔方药见 240 页辨证施治 3.(9)〕

（4）热毒蕴结型　症见肿块溃破，渗流血或黄水，其味奇臭，局部红肿，疼痛剧烈，咽干口苦，气短乏力，发热，烦渴，消瘦不思饮食，舌红苔黄腻，脉弦数。〔方药见 242 页辨证施治 7.(4)〕

（5）气血两虚　症见面色萎黄或苍白，四肢倦怠，头昏目眩，心烦眠差，毛发脱落，自汗，舌苔薄白，脉沉细弱。治宜益气补血、扶正抗癌。〔方药见 238 页辨证施治 2.(9)〕

以上病例配合金龙胶囊每日 3 次，每次 4 粒。徐晓燕报道：治疗临床总有效率 87.17％。[2]

32. 刘燕珠等分 3 型

（1）肝郁气滞型　症见精神抑郁，胸闷太息，肝区疼痛，恶心呕吐，胃纳差，舌红苔薄黄，脉弦滑。治宜疏肝理气、健脾和胃。〔方药见 237 页辨证施治 1.(14)〕

（2）气血虚弱型　症见头晕，面色无华，神疲乏力，纳少，血白细胞减少，舌淡苔薄白，脉细。治宜补益气血、填精益肾。〔方药见 238 页辨证施治 2.(10)〕

（3）痰热凝结型　症见腋窝淋巴结肿大，咳嗽气喘，骨节疼痛，心烦易怒，口苦等。治宜清热化痰、软坚散结。方用蒌贝散或涤痰汤加减：瓜蒌 15 克、浙贝母 15 克、丹参 15 克、夏枯草 15 克、白花蛇舌草 30 克、半枝莲 30 克、石菖蒲 10 克、胆南星 10 克、竹茹 15 克、枳壳 10 克、三棱 15 克、莪术 15 克。

临床治疗 68 例乳腺癌患者，完全缓解 20 例，部分缓解 31 例，稳定或无效 17 例，总有效率 75％。[3]

33. 贾堃分 3 型

（1）脾虚痰湿型　症见肿块坚硬不平，胀木不痛，初起如棋子，胸闷胁胀，精神不爽，咳嗽咯痰，消化不良，食纳减少，面色萎黄，身体沉重，腋下疙瘩，舌黯红，舌苔厚腻，脉弦数，或弦滑。治宜温阳利湿、软坚散结。〔方药见 242 页辨证施治 6.(5)〕

（2）肝郁毒蕴型　症见肿块坚硬灼痛，边界不清，周围固定，推之不移，皮色青紫，头痛眼红，面红易怒，心烦失眠，大便干秘，小便黄赤，舌质紫绛，舌底瘀块，脉弦数。治宜疏肝解郁、消毒散结。方用柴金汤：郁金 15 克、香附 15 克、山豆根 10 克、柴胡 12 克、丹参 30 克、露蜂房 10 克、瓦楞子 30 克、云茯苓 15 克、全蝎 10 克、生甘草 3 克、白芍 20 克、料姜石 60 克。可配合平消片或金星散或补金丸。

（3）正虚邪盛型　症见面色㿠白，头晕目眩，心悸气短，失眠盗汗，腰酸腿软，体倦无力，大便溏

① 龙浩，等. 34 例晚期乳腺癌中西医结合疗效分析[J]. 实用中西医结合临床，2002,2(3)：16,47.
② 徐晓燕. 金龙胶囊配合中草药治疗乳腺癌 39 例[J]. 武警医学，2000,11(8)：463-464.
③ 刘燕珠，等. 中西医结合治疗乳腺癌 68 例[J]. 福建中医药，2000,31(3)：30-31.

稀,小便清长,舌质淡,舌苔白腻,脉沉细弱。治宜补气养血、扶正培本。方用芪苡汤:黄芪60克、党参30克、郁金15克、当归15克、墨旱莲30克、白术20克、白芍15克、七叶一枝花10克、丹参30克、薏苡仁50克、料姜石60克。可配合平消片,或金星散,或补金丸。若肿块偶尔感觉沉重,或有微痛时,可服栝楼银蜂丸(栝蜂丸):全瓜蒌90克、牡丹皮60克、金银花60克、露蜂房60克、蛇蜕60克、全蝎60克。上药共研为细粉,水泛为丸,如绿豆大小。每次服3～6克,一日三次。黄芪煎水送下,或开水送下。若肿块发展,可推动时,从乳头流出少许带血的液体,发热,肿块疼痛时,可服夏枯草18克、金银花19克、菊花15克、连翘18克、瓜蒌皮30克、山慈菇12克、陈皮9克、乳香9克、没药9克、山豆根9克。无论哪一型乳癌,癌肿溃烂,流出脓血或疼痛,伤口不愈合,可用矾倍散(苦参50克、白矾20克、五倍子50克,以上三味药,各研为粉,合在一起,再研为极细粉)撒患处,或用蛋黄油调膏敷患处。每日换药1～2次。伤口疼痛时,可撒七香散(七叶一枝花20克、金银花15克、三七10克、血竭花30克、乳香15克、没药15克、麝香1克、冰片1.5克、牛黄1克)。将上药各研为粉,合在一起,再研为极细粉,或用胆汁(猪胆汁,牛胆汁均可)加香油少许调膏,敷患处。每日1～2次。患者食欲不振,忧郁,消瘦时,可服瓜蒌逍遥汤加减(白术15克、瓜蒌30克、茯苓15克、郁金15克、白芍15克、柴胡15克、当归15克、香附12克、甘草3克、薄荷15克、鹿角霜15克)与平消片。病情进一步发展,转移淋巴结肿大时,可服金硝丸(千金子6克、郁金3克、白矾3克、五灵脂6克、绿矾8克、花蕊石3克、火硝9克、制马钱子9克、干漆9克、山慈菇3克、枳壳60克,共研为细粉,水泛为丸),每次服1.5～8克,一日三次,黄芪煎水送下,或开水送下。[1]

34. 崔扣狮分4型

(1) 肝郁气滞型 症见乳房肿块质软,压按时疼痛,行经时胀痛增大,或经前胀痛,经行痛减,伴两胁胀痛,舌红苔薄白,脉弦涩或弦滑。治宜清肝解郁、化瘀散结。〔方药见237页辨证施治1.(15)〕

(2) 痰瘀互结型 症见乳胀,肿块坚硬,光滑活动,压按疼痛,经行不畅,腹痛伴有瘀块,神疲纳差,烦躁易怒,舌边红有瘀点,苔白腻或微黄而厚,脉弦滑而数。治宜活血化瘀。〔方药见244页辨证施治13.(2)〕

(3) 瘀毒交结型 症见乳房肿块坚硬如石,不痛不痒,初无症状,继则胸腋抽痛,舌红,苔薄白,脉弦滑或紧涩。治宜活血化瘀、益气败毒。方用清肝解郁汤合血府逐瘀汤加减:当归15克、赤芍15克、川贝母15克、香附15克、瓜蒌15克、生地黄10克、栀子10克、甲片10克、莪术10克、王不留行10克、制乳香10克、桔梗6克、青皮6克、红花9克、黄芪30克。

(4) 气血两虚型 症见乳房肿块坚硬如石,时流血性臭秽水,触及出血,疼痛彻心,面色萎滞无华,舌质淡白,苔薄白,脉虚或紧。治宜益气补血、养阴攻毒。〔方药见239页辨证施治2.(11)〕

临床观察:多配合使用化瘀膏(方药见258页经验方一、一般方13),治疗乳腺癌患者35例,6例多次复查无异常,13例基本治愈,11例明显有效5例无效。[2]

35. 张代钊分4型

(1) 肝郁气滞型 症见乳中有结块,性情急躁或精神抑郁,进食不香,胸胁胀痛,苔薄黄,脉弦细。治宜疏肝解郁、软坚散结。〔方药见237页辨证施治1.(16)〕

(2) 脾虚痰湿型 症见乳中有块,面色萎黄,神疲无力,手足不温,胸闷脘胀,大便微溏,舌质略淡,苔白而微腻,脉象多见弦滑而细。治宜健脾化痰、软坚散结。〔方药见242页辨证施治6.(6)〕

(3) 瘀毒型 症见乳中结块,心烦,面红耳赤,局部疼痛,舌黯红,边有瘀斑,小便短赤,脉弦数。治宜活血化瘀、清热解毒。方用桃红四物汤

[1] 贾堃. 中医癌瘤证治学[M]. 西安:陕西科学技术出版社,1989:326-331.
[2] 崔扣狮. 中药治疗乳腺肿瘤237例[J]. 陕西中医,1987,8(10):438-439.

及金银花甘草汤加减：桃仁 9 克、红花 9 克、赤芍 12 克、丹参 15 克、金银花 15 克、甘草 6 克、蒲公英 30 克、紫花地丁 30 克、七叶一枝花 10 克、乳香 3 克、没药 3 克、苦参 10 克、半枝莲 30 克。

(4) 气血双亏型　症见乳中结块、头晕目眩，气短，面色㿠白，精神疲倦，食少难化，舌质淡，脉沉细无力。治宜补气养血、佐以解毒祛邪。〔方药见 239 页辨证施治 2.(12)〕①

36. 郁仁存分 3 型

(1) 肝郁气滞型　发病多与情绪因素有关。症见乳房肿块胀痛，两胁作胀，心烦易怒，口苦咽干，头晕目眩，舌苔薄白或薄黄，脉弦滑。治宜疏肝理气、化痰散结。〔方药见 237 页辨证施治 1.(17)〕

(2) 冲任失调型　除上述症状外，兼有月经失调，腰膝酸软，五心烦热，目涩，口干，舌质红，苔少，脉细数无力。治宜调理冲任、滋补肝肾。〔方药见 241 页辨证施治 4.(6)〕

(3) 毒热蕴结型　症见乳房肿块迅速增大，疼痛或红肿，甚至溃烂翻花，分泌物臭秽，久则气血衰败，正气大亏，苍白贫血，消瘦乏力，或发热，心烦，口干，便秘，舌质黯红，苔黄白或黄厚腻，脉弦数或滑数。治宜解毒化瘀、扶正祛邪。〔方药见 242 页辨证施治 7.(5)〕②

37. 李岩分 4 型

(1) 肝气郁滞型　症见乳房肿块，不痛不痒，皮色不变，质地较硬，伴有情绪忧郁，胃纳欠佳，胸胁闷痛不舒，有时串痛，脉沉弦，苔薄黄。治宜疏肝解郁、理气散结。〔方药见 237 页辨证施治 1.(18)〕

(2) 脾阳不振，痰湿不化型　症见乳中结块，坚硬不平，初起如围棋子大，胀木不痛，腋下瘰疬，全身沉重，精神不爽，面色萎黄，胸闷胁胀，咳嗽有痰，饮食减少，消化不良，舌质暗，苔厚腻，咏弦滑。治宜温阳健脾、化痰利湿、消积破结。方用十六味流气饮加减：官桂 6 克、人参 6 克、生黄芪 10 克、白芷 10 克、桔梗 10 克、乌药 10 克、厚朴 10 克、当归 10 克、芍药 10 克、川芎 10 克、防风 10 克、苏叶

10 克、枳壳 10 克、木通 10 克、槟榔 10 克、甘草 10 克、土茯苓 30 克、土贝母 30 克、莪术 15 克。

(3) 火毒蕴结型　症见乳房肿块坚硬灼痛，皮色青紫发暗，边缘不清，周围固定，推之不移，心烦多怒，头痛失眠，面红目赤，大便干，小便赤，舌绛紫，有瘀斑，脉弦数有力。治宜化郁舒肝、降火解毒。方用连翘金贝煎：金钱草 30 克、土贝母 30 克、蒲公英 30 克、夏枯草 30 克、红藤 30 克、连翘 15 克、天花粉 20 克、七叶一枝花 30 克、野菊花 30 克、丹参 80 克、紫花地丁 20 克、干蟾皮 15 克、苦参 10 克、牡丹皮 10 克。

(4) 气血两虚，肝脾不调型　症见晚期转移，伴有头晕目眩，心悸气短，面色㿠白，疲乏无力，腰酸腿软，失眠盗汗，大便溏，小便清，舌质淡，苔白腻，脉沉细无力。治宜调理肝脾、补气养血。方用益气养荣汤加减：人参 10 克、白术 10 克、土茯苓 30 克、甘草 15 克、青陈皮各 10 克、香附 10 克、大枣 20 克、桔梗 10 克、当归 15 克、赤芍 10 克、白花蛇舌草 20 克、川芎 10 克、女贞子 20 克、墨旱莲 10 克、桑寄生 30 克。随症加减：坚硬不化者，外敷鲜蟾皮，每天一换；或鲜蒲公英捣烂外敷（适量），每日一换；或乳香 60 克、没药 60 克、五倍子 60 克、鸦胆子(去壳)20 克，捣烂合醋 1 250 克，慢火熬成膏，摊于布上外敷，两天换药一次。溃破不敛者，黄麻叶捣烂，外敷患处，两天一换；或用天龙 2 条，香油浸两个半月后，沾油涂患处；或绿矾研末加烟油垢，摊成膏，敷患处，两日一换。疼痛不止者，蒲公英 50 克、全蝎 60 克、大蜈蚣 1 条、血余炭 15 克、雄黄 20 克、白屈菜 60 克，醋泛为丸，梧桐子大，每服 10 克，黄酒送下。术后创口不愈者，生黄芪 30 克、当归 20 克、白术 10 克、甘草 10 克、丹参 30 克、野菊花 30 克、血余炭 10 克、儿茶 10 克，水煎服。放疗后局部腐烂者，腐植酸钠粉外敷。③

38. 北京中医医院分 2 型

(1) 肝气郁结型　症见乳房内单发、无痛肿块，质硬，表面不光滑，与周围组织分界不清楚，不

① 张代钊. 中西医结合治疗癌症. 第一版[M]. 太原：山西人民出版社，1984：47-48.
② 郁仁存. 中医肿瘤学上[M]. 北京：科学出版社，1983：288-289.
③ 李岩. 肿瘤临证备要[M]. 北京：人民卫生出版社，1980：234-235.

易推动,进而肿块增大,局部皮肤收缩凹陷,呈橘皮样变,患侧乳头抬高,乳房变小,可伴有精神郁闷,食欲不佳,胸闷不适等证。治宜疏肝理气、化痰逐瘀。〔方药见 237 页辨证施治 1.(19)〕

(2)肝肾阴虚型 症见晚期或绝经期患者,乳癌局部翻花溃烂,渗液流津,脓汁腐臭,全身可伴有形体消瘦,心悸气短,面色晦暗,倦怠无力,腰膝酸软,月经不调,经血量少,色暗瘀块。舌苔薄,舌质红,脉细数。治宜滋补肝肾、化痰逐瘀。〔方药见 240 页辨证施治 3.(10)〕

乳腺癌根治术后可予中药益气养血:生黄芪 15 克、当归 15 克、女贞子 30 克、半枝莲 30 克、墨旱莲 15 克、炒麦芽 60 克、白花蛇舌草 30 克。随症加减:术后发生患侧上肢浮肿者,治宜益气活血、利湿通络,生黄芪 30 克、鸡血藤 30 克、猪茯苓各 10 克、丹参 30 克、威灵仙 15 克、丝瓜络 10 克、桑枝 30 克、路路通 10 克、防己 10 克;放疗后治宜养阴清热,旋覆花 10 克、生代赭石 30 克、橘皮 6 克、生薏苡仁 30 克、南沙参 15 克、竹茹 10 克、芦根 30 克、玉竹 10 克、石斛 10 克;放化疗后白细胞降低者以下方加减,太子参 10 克、当归 10 克、白芍 10 克、鸡血藤 30 克、丹参 15 克、熟地黄 15 克、紫河车 10 克、生黄芪 30 克、天花粉 15 克。[1]

经 验 方

一、一般方

1. 益肾沉潜方 生地黄 10 克、知母 10 克、仙茅 10 克、淫羊藿 10 克、黄柏 10 克、当归 10 克、巴戟天 15 克、白芍 15 克、煅龙骨 15 克、麻黄根 15 克、碧桃干 30 克、煅牡蛎 30 克、漏芦 30 克、山慈菇 30 克、茯苓 12 克、炒白术 12 克、桑寄生 12 克、枸杞子 12 克、炙甘草 6 克。随症加减:如骨蒸潮热、盗汗甚者,重用鳖甲、地骨皮、知母、牡丹皮、栀子、煅牡蛎等;环磷酰胺等化疗药物引起手指晨

僵,选用片姜黄、粉葛根、桑枝、地龙、皂角刺等,方用补阳还五汤之类;腰膝酸软较甚,或骨转移者,重用仙茅、淫羊藿,加杜仲、补骨脂、牛膝、延胡索等,腋下淋巴结肿大,加蒲公英、夏枯草、天花粉等,方用消瘰丸;头痛眩晕,选用川芎、石菖蒲、天麻、潼蒺藜等,方用川芎泽泻汤之类。[2]

2. 土鳖石耳煎 土鳖虫 9 克、夏枯草 9 克、鸡内金 9 克、石耳 12 克、昆布 12 克、海藻 12 克、三棱 12 克、莪术 12 克、蒲公英 12 克、炒鳖甲 15 克、蜈蚣 3 条、甘草 6 克。随症加减:对于乳腺癌术后复发并肺转移者,出现咳嗽、痰中带血者,常选用苇茎、冬瓜仁清肺化痰,桑白皮泻肺平喘,旋覆花、前胡降气化痰,赭石、磁石重镇降逆、纳气定喘,蒲黄化瘀止血,藕节收敛止血、散瘀,茜草凉血止血、活血通经;对于乳腺癌晚期乳房溃疡者,常选用象皮(禁用)止血、生肌、敛疮,黄芪补气升阳、托疮生肌、益卫固表,同时配以党参、白术、淮山补中益气,栀子凉血解毒。[3]

3. 乳岩方 生黄芪、炒白术、云茯苓、甘草、党参、柴胡、漏芦、蒲公英、清半夏、浙贝母、炮甲片、山慈菇、白花蛇舌草、土贝母、白芷、蜈蚣、补骨脂、陈皮、皂角刺。此方攻补兼施,标本同治,具有健脾理气、解毒化痰散结之效。随症加减:合并胸水者,酌加炒葶苈子、桑白皮、苏子、杏仁、猪苓、泽泻、冬瓜皮等;肺转移见咳嗽、咳痰带血、胸闷者,酌加黄芩、浙贝母、全瓜蒌、白茅根、三七粉、鱼腥草等;癌肿侵犯胸膜或骨转移后见胸痛、四肢关节疼痛者,酌加全蝎、桂枝、延胡索、白芍、淫羊藿、炒地龙等;肿瘤复发或放疗后皮肤损害见乳房溃烂、渗液、出血不止者,酌加白鲜皮、黄柏、苦参、防风、当归、牡丹皮、连翘、仙鹤草等;术后出现上肢肿胀者,酌加桑枝、益母草、泽兰、虎杖等。[4]

4. 扶正抗癌汤 黄芪 15 克、灵芝 15 克、藤梨根 15 克、山豆根 15 克、莪术 15 克、法半夏 12 克、白术 15 克、丹参 15 克。随症加减:若肝郁化火加

① 北京中医医院. 中西医结合临床外科手册[M]. 北京:北京出版社,1980:299 - 303.
② 谢楠岚. 尤建良治疗乳腺癌经验[J]. 河南中医,2014,34(3):396 - 397.
③ 谭为,王昌俊,等. 陈治平治疗乳腺癌经验[J]. 辽宁中医药大学学报,2013,15(9):143 - 145.
④ 刘朝霞,等. 焦中华治疗乳腺癌经验[J]. 辽宁中医杂志,2010,37(12):2295 - 2296.

牡丹皮 12 克、栀子 12 克；痛甚加细辛 3 克、延胡索 24 克、白芍 15 克；气虚甚加党参 12 克、白术 12 克；肿块硬者加山慈菇 15 克、土贝母 15 克等。陈光伟以此方治疗乳腺癌疗效卓著，能够明显改善临床症状、提高生活质量、延长生存期。①

5. 抗乳癌专方 夏枯草、山慈菇、瓜蒌、连翘、炮甲片、皂角刺、土鳖虫、路路通、鸡血藤、蒲公英。金静愉认为痰瘀阻络、化热成毒是乳腺癌的主要病机，临床以解毒通络、化痰散结为治疗大法，临床辨证施治，常取佳效。术后耗气伤阴、气血两虚，方剂可用人参养荣汤为主方加减。疾病晚期，可佐以解毒抗癌中药，如夏枯草、山慈菇、七叶一枝花、白花蛇舌草等。放疗引起口干舌燥、咽痛，可用增液汤、二至丸、生脉饮，外用双料喉风散等治疗；如出现放射性心肌炎，可用生脉饮加丹参、生龙牡、茯苓、百合等治疗；如出现放射性肺炎或肺纤维化，以生脉饮、增液汤加石斛、天花粉、芦根、杏仁、浙贝母、百部等治疗，有炎症加鱼腥草、七叶一枝花、金银花；有纤维化者加丹参、鸡血藤等；放射性淋巴回流受阻手臂肿胀，加黄芪、桑枝、鸡血藤、钩藤、地龙、路路通、冬瓜皮、桑白皮、茯苓、猪苓、泽泻、车前子等；如有消化道反应，纳呆、恶心、呕吐，可予橘皮竹茹汤、旋覆代赭汤加减；化疗引起消化道反应，食欲减退、恶心呕吐，用香砂六君子汤、旋覆代赭汤、橘皮竹茹汤等；化疗引起骨髓抑制、血象下降，可用黄芪、党参、白术、茯苓、夜交藤、阿胶珠、枸杞子、陈皮、鸡内金、砂仁；如血象重度下降，可加用紫河车、淫羊藿、鹿角胶、鳖甲等；化疗引起中毒性肝炎，可用茵陈、赤白芍、郁金、柴胡、五味子、丹参、垂盆草、何首乌、枸杞子等治疗；中毒性心肌炎，可用生脉饮、丹参、百合、茯苓、生牡蛎、何首乌、柏子仁、川芎、苦参等治疗；化疗引起末梢神经炎，四肢麻木，加用夜交藤、鸡血藤、天麻、地龙、木瓜、钩藤、生黄芪、阿胶、山茱萸、枸杞子等。三苯氧胺引起的视力减退，可用石斛

夜光丸、杞菊地黄丸加减或配合应用维生素 A、维生素 E 等治疗；肾功能不全可用六味地黄汤加减；如有钠潴留，出现全身浮肿、腹胀，可用五苓散、猪苓汤等。②

6. 鹿仙散结汤 鹿角霜 30 克、生牡蛎 30 克、瓦楞子 30 克、仙茅 15 克、淫羊藿 15 克、土贝母 15 克、郁金 15 克、山慈菇 10 克、全蝎 10 克、露蜂房 10 克、炙甘草 10 克。随症加减：伴上肢肿胀疼痛者，加半边莲 20 克、没药 10 克、赤芍 15 克、桂枝 15 克；恶心呕吐者，加竹茹 10 克、生姜 10 克、半夏 10 克；神疲乏力者，加黄芪 30 克；腹胀甚者，加枳壳 30 克、厚朴 15 克；食少纳差者，加神曲 10 克、炒麦芽 30 克。李增战等应用鹿仙散结汤治疗晚期乳腺癌患者 30 例，中医证候改善显效 12 例，有效 12 例，无效 6 例，有效率为 80%；患者生存质量提高 8 例，稳定 18 例，降低 4 例；体重增加 10 例，稳定 16 例，下降 4 例。③

7. 邓铁涛经验方 柴胡 10 克、枳壳 6 克、青皮 6 克、赤芍 15 克、山慈菇 10 克、浙贝母 15 克、郁金 15 克、瓜蒌 15 克、丹参 24 克、桃仁 10 克、田七 10 克、甘草 6 克。无论早中晚期都以理气化痰、活血化瘀贯穿治疗过程。随症加减：肝气郁久化热口干口苦，烦躁易怒加夏枯草、栀子；胁痛加香附、延胡索、川楝子；咳嗽痰多加百部、紫菀、杏仁、橘络；脾虚纳呆乏力加太子参、白术、茯苓；腰膝酸软，头晕目眩，肝肾阴伤加墨旱莲、女贞子、山茱萸；血瘀偏重加川芎、生地黄、当归、甲片、土鳖虫等；疼痛甚剧加蒲黄、五灵脂、乳香、没药等祛瘀止痛。临床应用取得较好疗效。④

8. 消核丹组方 白芥子 12 克、王不留行 12 克、七叶一枝花 12 克、八角金盘 6 克、薏苡仁 40 克、全瓜蒌 12 克、香附子 12 克、淫羊藿 15 克、仙鹤草 30 克、炮甲片 9 克、黄芪 30 克、当归 12 克。随症加减：局部疼痛者加延胡索、郁金；伴淋巴转移加天葵子、海藻、昆布、浙贝母；伴骨转移加补骨脂、透骨

① 庞乐，陈光伟，等. 陈光伟教授治疗中晚期乳腺癌经验[J]. 现代中医药，2009,29(6)：2-3.
② 武自力. 金静愉治疗乳腺癌经验[J]. 四川中医，2007,25(8)：5-6.
③ 李增战，等. 鹿仙散结汤治疗晚期乳腺癌 30 例[J]. 山西中医，2007,28(5)：526-527.
④ 吴玉生，等. 邓铁涛教授"痰瘀相关理论"在肿瘤疾病的临床应用[J]. 现代医院，2005,5(6)：39-40.

草;伴肺转移者加南北沙参、云雾草;伴失眠加北秫米、淮小麦、炙甘草、生龙骨、生牡蛎;乳头流水者加金樱子、蒲公英、乌梅;胁肋筋胀不舒者加伸筋草、威灵仙。每日1剂,水煎早晚分服。以本方治疗乳腺癌患者49例,结果痊愈(肿块明显缩小,疼痛消失,各项化验指标恢复正常5年以上)2例,显效(病灶明显好转,伴症消失,肿块缩小、疼痛消失,各项化验指标正常达2年以上)21例,有效(病灶有好转,化验指标有所改善)24例,无效(治疗前后病灶未见变化)2例。总有效率为95.92%。[1]

9. **解毒化瘤汤** 金银花30克、蒲公英30克、紫花地丁10克、瓜蒌30克、白芷10克、天花粉10克、猪苓30克、黄芪10克、当归10克、生牡蛎30克、甲片10克、赤芍10克、甘草6克。随症加减:肿块初起,质硬不痛者,加夏枯草30克、僵蚕10克、露蜂房10克;皮肤溃破流黄水、渗血者,加白花蛇舌草10克、连翘10克、薏苡仁30克;破溃翻花、流脓恶臭者,加浙贝母10克、土茯苓30克;胸闷憋气、咳嗽咯痰者,加桔梗10克、清半夏10克;气虚乏力、失眠头晕者,加远志10克、丹参10克、党参10克、茯苓10克;化疗后出现恶心呕吐者,加陈皮10克、竹茹10克,减黄芪、当归。每日1剂,早晚分服。如肿块消失、无明显症状者或手术及放疗化疗后以中药控制癌症转移者,可每2日1剂,每晚睡前服。乳癌晚期、局部溃破渗流血水者,清洁局部后外用生肌膏与云南白药等量合匀外敷。此外,患者均于每晨起饮西洋参水10~20毫升。煎法:将西洋参20克加水200~300毫升,微火煎0.5小时后原汤浸泡待用(需冷藏防腐)。临床治疗12例患者中,未经手术及放疗、化疗,单纯服中药治疗的2例患者,治疗后症状相对稳定,肿块虽未消失,但较长时间未再进展,分别随访8年、10年,仍能如常人一样生活。其中1例近4年局部时有流黄水渗出外,亦无其他不适。4例颈、锁骨上淋巴结转移者,经治疗肿大的淋巴结消失,

痊愈,随访5年体健。对侧乳腺转移者服药1年后肿块消失,随访5年体健。肺门转移者经治疗6年后因流感高热心衰死亡。其余4例经手术、放疗、化疗后服中药者,随访5年以上未发现转移或复发。[2]

10. **牛黄消肿方** 人工牛黄10克、制乳香15克、制没药15克、海龙15克、黄芪30克、山慈菇30克、香橼30克、炒三仙30克、夏枯草60克、三七粉60克、何首乌60克、薏苡仁60克、紫花地丁60克、莪术60克、淫羊藿60克。随症加减:伴肝郁气滞者,加柴胡、青皮、赤芍、白芍、郁金;脾虚痰湿者,加茯苓、白术、陈皮、半夏;气血两亏者,加党参、当归、阿胶、鸡血藤。上为细末,水泛为丸。每日2次,每次3克,开水吞服。中国中医研究院广安门医院肿瘤科以本方治疗乳腺癌134例(10例手术切除,部分患者配合化疗、放疗),结果治后5年生存率为88.8%。[3]

11. **瓜蒌公英汤** 蒲公英10克、瓜蒌60克、甲片6克、紫花地丁10克、夏枯草15克、金银花15克、当归30克、黄芪15克、天花粉6克、白芷15克、桔梗15克、赤芍6克、薤白15克、远志10克、肉桂10克、甘草6克。随症加减:有淋巴结转移者,加薏苡仁30克、海藻15克、牡蛎24克、玄参24克;肿瘤已溃烂者,去蒲公英、紫花地丁,倍用黄芪;体虚易汗、面色苍白者,加黄芪30克;口干、便秘者,加枳实10克、青皮10克;怕冷、带下色白、腰痛、四肢不温者,官桂用18克;面赤发热、口干心烦者,加黄芩10克、黄连10克、柴胡15克。在服内服药同时,应用贴敷疗法:五灵脂、雄黄、马钱子、阿胶各等份,研细末,用麻油调敷肿块上。辽宁省抚顺市新宾县第三人民医院治疗乳腺癌18例,结果6例痊愈(肿块消失),6例显效(肿块体积缩小1/2以上)。[4]

12. **马钱露蜂房方** 马钱子0.1克、活蜗牛0.5克、蜈蚣1.5克、露蜂房0.5克、全蝎0.3克、乳

① 潘苏白. 消核丹治疗乳腺癌49例报告[J]. 江苏中医,2000,21(9):24.
② 焦茂. 解毒化瘤汤治疗12例乳腺癌临床观察[J]. 南京铁道医学院学报,1998,17(2):139-140.
③ 张民庆. 肿瘤良方大全[M]. 合肥:安徽科学技术出版社,1994:181.
④ 张民庆. 肿瘤良方大全[M]. 合肥:安徽科学技术出版社,1994:182.

香 0.1 克(以上为 1 日量)。研细末,水泛为丸,分 3 次口服。雷永仲以本方治疗乳腺癌 44 例,治后存活 3 年以上有 7 例,占 15.9%。①

13. 化瘀膏 青核桃枝 30 斤、参三七 3 斤、甘遂 5 斤、生草 3 斤。加水 150 斤,中火煎熬,煎至药渣无味,滤液去渣,用铜锅浓缩为膏,盛瓷器内,加冰片少许,密封高压消毒备用。用时以布剪成圆形,敷膏贴于患处,用胶布固定即可,隔 48 小时换药。崔扣狮以此配合中药内服治疗乳腺癌患者 35 例,6 例多次复查无异常,13 例基本治愈,11 例明显有效,5 例无效。(见 253 页辨证施治 34)②

14. 人工牛黄散 人工牛黄 10 克、制乳没 15 克、海龙 15 克、黄芪 30 克、山慈菇 30 克、香橼 30 克、炒三仙 30 克、夏枯草 60 克、三七粉 60 克、何首乌 60 克、薏苡仁 60 克、紫花地丁 60 克、莪术 60 克、淫羊藿 60 克。上药共研细末,水泛为丸,每日 2 次,每次 3 克。随症加减:肝郁气滞者加柴胡、青皮、赤白芍、郁金等;脾虚痰湿者加茯苓、白术、陈皮、半夏等;气血双亏者加党参、当归、阿胶、鸡血藤等。放疗、化疗期间加服升血 I 号方:太子参 15 克、何首乌 15 克、鸡血藤 15 克、生黄芪 15 克、当归 10 克、知母 10 克、枸杞子 10 克、三仙各 10 克、白术 12 克、石韦 30 克、三七粉(包冲)3 克、大枣 7 枚。临床观察 134 例患者,5 年生存率为 88.8%,优于单纯西医综合疗法 60% 的生存率。③

15. 消瘤方 甲片 12 克、制鳖甲 12 克、夏枯草 30 克、海藻 30 克、望江南 30 克、野菊花 30 克、白花蛇舌草 30 克、白毛藤 30 克、紫丹参 30 克、全瓜蒌 30 克、牡蛎 30 克、昆布 15 克、淮山药 15 克、南沙参 12 克、王不留行 12 克、露蜂房 12 克、桃仁 9 克、小金丸 10 粒。小金丹随药吞服。上海中医学院肿瘤组及附属龙华医院用于治疗乳腺癌 10 例,临床治愈 1 例、显效 1 例、有效 6 例、无效 2

例,总有效率为 80%。④

16. 癌瘤膏三方 ① 癌瘤膏 1:大黄 250 克、冰片 15 克、黑矾 120 克、青黛 60 克、生石膏 60 克。② 癌瘤膏 2:大黄 250 克、生石膏 180 克、青黛 60 克、木鳖子 30 克、冰片 30 克、黄柏 30 克、苍耳子 30 克、朴硝 30 克。③ 癌瘤膏 3:大黄 250 克、生石膏 250 克、五倍子 60 克、明矾 30 克、马钱子 30 克、冰片 30 克、黄丹 30 克、皂刺粉 30 克、蟾酥 6 克。以上三方药物分别研成细末,各加桐油 500 克调制成油膏,即得。外用,涂搽于乳腺癌肿处,每日 1～2 次。三方可交替使用。河南洛阳市洛北区工农医院用于治疗乳腺癌多例均有效,能使症状明显改善。⑤

17. 奇效丸 牛黄 3 克、乳香 180 克、没药 180 克、雄黄 180 克、蟾酥 180 克、胆矾 6 克、朱砂 9 克、血竭 9 克、寒水石 6 克、轻粉 6 克、蜈蚣 30 条、蜗牛 60 条、冰片 3 克、麝香 3 克。上药共研细末,水泛为丸,如芥子大小,每日 1～2 次,每次服 5～6 丸。湖南中医药研究所用于治疗乳腺癌有较好疗效。⑥

18. 乳腺癌二方 ① 乳腺癌方 2:党参 9 克、天冬 9 克、桃仁 9 克、夏枯草 12 克、海藻 12 克、昆布 12 克、王不留行 30 克、石见穿 30 克、黄药子 30 克、漏芦 15 克、赤芍 15 克、葶苈子 30 克、牡蛎 30 克、车前子 30 克、大枣 10 个、天龙丸 15 粒。② 乳腺癌方 3:茯苓 30 克、薏苡仁 30 克、防己 30 克、葶苈子 30 克、瞿麦 30 克、猫爪草 30 克、白花蛇舌草 30 克、淫羊藿 15 克、党参 12 克、白术 12 克、桂枝 9 克、甘草 6 克、川椒 6 克、大枣 10 个。水煎,天龙丸随汤药分三次吞服。上海中医学院附属龙华医院以上方为主治疗晚期乳腺癌有一定疗效。一般用药四个多月后,乳房肿块即能缩小或消失。⑦

19. 乳腺癌方 4 海藻 30 克、海带 30 克、决明子 30 克、女贞子(蜜制)15 克、金银花 15 克、丹参

① 胡熙明. 中国中医秘方大全(下册)[M]. 上海:文汇出版社,1989:733.
② 崔扣狮. 中药治疗乳腺肿瘤 237 例[J]. 陕西中医,1987,8(10):438－439.
③ 周文琼. 中西医结合治疗乳腺癌 134 例疗效分析[J]. 中医杂志,1985,26(3):41－42.
④ 杨今祥. 抗癌中草药制剂[M]. 北京:人民卫生出版社,1981:269－270.
⑤ 杨今祥. 抗癌中草药制剂[M]. 北京:人民卫生出版社,1981:270.
⑥ 杨今祥. 抗癌中草药制剂[M]. 北京:人民卫生出版社,1981:270－271.
⑦ 杨今祥. 抗癌中草药制剂[M]. 北京:人民卫生出版社,1981:271.

15 克、石斛 12 克、陈皮 15 克、熟地黄 15 克、茯苓 12 克、枸杞子 12 克、太子参 9 克。上海市肿瘤医院用本方配合针刺治疗乳腺癌多例有一定疗效。①

20. 莲柏汤 半枝莲 15 克、黄柏 15 克、金银花 15 克、川楝子 15 克、鳖甲 12 克、仙人掌 12 克、山楂 50 克、甲片 6 克、野菊花 100 克、瓦松 100 克。湖北襄阳县西尹卫生院用于治疗乳腺癌多例有一定疗效。②

21. 乳腺癌四方 ①乳腺癌方 5：蒲公英 15 克、土贝母 15 克、甲片 15 克、橘核 15 克、金银花 15 克、夏枯草 15 克。②乳腺癌方 6：半枝莲 30 克、金刚刺 30 克、白花蛇舌草 30 克。③乳腺癌方 7：瓜蒌皮 15 克、昆布 15 克、海藻 15 克、白芷 12 克、野菊花 12 克。④乳腺癌方 8：板蓝根 15 克、土茯苓 15 克、丹参 12 克、红花 9 克、桃仁 9 克。方 5、方 7 适于红肿疼痛者；方 6、方 8 可供长期服用。武汉市商业职工医院用于治疗乳腺癌多例均有效。③

22. 二丹汤 当归 45 克、夏枯草 45 克、橘核 17 克、白芷 9 克、僵蚕 6 克、牡丹皮 6 克、丹参 15 克、爵床草 30 克。水煎服，或用水酒炖服。福州市第一人民医院用于治疗乳腺癌有一定疗效。④

23. 肿瘤逍遥散 当归 20 克、白芍 20 克、柴胡 10 克、茯苓 10 克、生姜 10 克、薄荷 15 克、海藻 10 克、甲片 10 克、益母草 10 克、急性子 20 克、漏芦 10 克。破血调经，软坚消积，抗癌。⑤

24. 乳癌无忧丹 蒲公英 60 克、生地黄 150 克、土贝母 120 克、香附 120 克、煅牡蛎 120 克、漏芦 90 克、白芥子 90 克、茯苓 90 克、炒麦芽 90 克、王不留行 60 克、制半夏 60 克、当归 60 克、橘叶 60 克、白芍 60 克、青陈皮 60 克、炮甲片 60 克、木通 30 克、川芎 30 克、甘草 30 克、白英 30 克、蛇莓 30 克、龙葵 30 克、郁金 60 克、蒲公英 60 克、连翘 60 克。清热解毒，调经舒肝，扶正抗癌。⑥

25. 黄芪托里煲 生黄芪 60 克、太子参 15 克、茯苓 15 克、代赭石 20 克、白人参 10 克、三七 10 克、紫河车 12 克、当归 10 克、白芍 10 克、天冬 20 克、薏苡仁 30 克、全瓜蒌 20 克、山慈菇 20 克、甲片 15 克、白花蛇舌草 15 克。益气益血，托里扶正，解毒抗癌。⑦

26. 土贝公英煎 土贝母 30 克、蒲公英 30 克、连翘 30 克、金钱草 30 克、夏枯草 30 克、大血藤 30 克、天花粉 30 克、七叶一枝花 30 克、野菊花 30 克、丹参 20 克、紫花地丁 20 克、干蟾 15 克、苦参 15 克、牡丹皮 20 克、龙葵 30 克、白鲜皮 30 克、丝瓜络 10 克。软坚散结，消痰解毒。⑧

27. 新方神效瓜蒌散 大瓜蒌 60 克、天冬 30 克、当归 15 克、莪术 10 克、没药 20 克。上药共研粗末，每包 20 克，醇酒 50 毫升，慢火熬至 20 毫升，去渣。饭后服，每日 2 次。清肺化痰，破血化瘀，攻坚散结。⑨

28. 猫爪草饮 猫爪草 40 克、山慈菇 15 克、七叶一枝花 15 克、刘寄奴 10 克、露蜂房 10 克、蒲公英 30 克、全瓜蒌 30 克、生地黄 20 克、玄参 15 克、当归 12 克、芙蓉叶 20 克、生黄芪 30 克、女贞子 30 克、墨旱莲 15 克。软坚散结，活血解毒，扶正抗癌。⑩

29. 加味醒消丸 乳香 30 克、没药 30 克、麝香 6 克、雄粉 15 克、牛黄 30 克、三七 30 克、蛇胆 30 克。上药共研细末，取黄米饭 300 克，捣烂，加入上药再捣匀为丸，萝卜子大，晒干，备用。每日 2 次，每次 15 克，热陈酒送服。解毒散结，止痛消肿。⑪

① 杨今祥. 抗癌中草药制剂[M]. 北京：人民卫生出版社,1981：272.
② 同上.
③ 杨今祥. 抗癌中草药制剂[M]. 北京：人民卫生出版社,1981：272 - 273.
④ 杨今祥. 抗癌中草药制剂[M]. 北京：人民卫生出版社,1981：274.
⑤ 李岩. 肿瘤临证备要[M]. 北京：人民卫生出版社,1980：235.
⑥ 同上.
⑦ 李岩. 肿瘤临证备要[M]. 北京：人民卫生出版社,1980：236.
⑧ 李岩. 肿瘤临证备要[M]. 北京：人民卫生出版社,1980：236 - 237.
⑨ 李岩. 肿瘤临证备要[M]. 北京：人民卫生出版社,1980：237.
⑩ 李岩. 肿瘤临证备要[M]. 北京：人民卫生出版社,1980：237 - 238.
⑪ 同上.

30. 鸦胆子膏　鸦胆子(去壳)20克、五倍子60克、乳香10克、没药10克、蛇胆60克、天龙100克。方中诸药共捣成泥状,加白醋1250毫升,慢火熬膏。每日3次,每次3毫升。鸦胆子有毒,请注意煎煮方法,宜在医师指导下服用。化湿祛积,活血解毒。①

31. 化瘀生肌散　三七10克、珍珠0.3克、炉甘石3克、生龙骨3克、轻粉15克、冰片0.6克。上药共研细末,外敷于溃疡处,按疮面大小给予适量。每日1次,连用30日为1个疗程。清热解毒,化腐生肌,安神止痛。②

32. 乳腺癌方9　紫金锭12克、王不留行30克、猫眼草30克、金银花30克、冰片0.6克。将王不留行、猫眼草、金银花制成浸膏,加入紫金锭、冰片,研细和匀,每日4次,每次1.5~3克。③

33. 乳腺癌方10　牡蛎30克、夏枯草30克、海藻9克、昆布9克、露蜂房9克、天花粉15克、土贝母15克、蜈蚣2条。④

34. 乳腺癌方11　两头尖30克、土贝母30克、煅牡蛎60克、山慈菇60克、海浮石30克、郁金24克、橘核60克,共研细末,生麦芽60克煎汤,取汤泛如桐子大丸,橘叶煎汤送服,每日2次,每次6~9克。⑤

35. 乳腺癌方12　木鳖子(去壳切片烧存性)15克、炒五灵脂(去黄烟)15克、雄黄6克、制乳香3克、没药3克、梅片1.5克,共为细末,米饭捣烂为丸,每丸1.5克,每日2次,每次1~2丸。⑥

36. 冲脉饮　黄芪1.5克,川芎3克,柴胡3克,青皮1.5克,人参3克,皂角刺3克,茯苓9克,白术9克,当归6克,芍药6克,生地黄6克,木瓜6克,甘草3克。益气活血,通络祛痰。适用于乳腺癌破溃流血不收口。⑦

二、手术后,与放疗、化疗等合用方

1. 许芝银经验方　方①:太子参10克、党参10克、白术10克、当归10克、熟地黄10克、白芍10克、丹参10克、半枝莲20克、白花蛇舌草20克。可适当配伍茯苓、陈皮、川朴花、焦谷麦芽等运脾和胃之品,以顾护胃气。随症加减:伴手术伤疤处疼痛不适者,加延胡索、徐长卿;伴切口皮下有积液者,加生黄芪;郁而化热,蕴热成毒者,加金银花、连翘、半枝莲、泽漆、牡丹皮、赤芍等;伴术侧上肢肿胀者,加桃仁、红花、皂角刺、三棱、莪术、片姜黄、路路通等;偏于水湿停滞者,加茯苓、猪苓、车前子、龙葵等。适用于乳腺癌术后期患者。方②:太子参10克、党参10克、白术10克、茯苓10克、陈皮5克、法半夏10克、川朴花5克。随症加减:证属气血不足者,配伍当归10克、白芍10克、阿胶20克、丹参10克等;证属气阴两虚者,配伍天冬10克、麦冬10克、南沙参10克、玉竹10克、黄精10克等;证属肝肾不足者,配伍熟地黄10克、山茱萸10克、炙龟甲20克、紫河车10克等。在正气尚可耐受的情况下酌加2~3味抗癌解毒的中药如白英、半枝莲、白花蛇舌草等。随症加减:伴胃纳不香者,配伍焦谷麦芽、焦山楂等,伴胃胀不适者,配伍香橼皮、佛手片等;伴恶心、呕吐显著者,配伍姜半夏、佛手片、紫苏梗等;伴大便溏稀,舌质淡胖边有齿痕者,配伍苍术、生薏苡仁、淮山药、太子参、制黄精等;伴大便秘结,阴血不足,肠燥便秘者,配伍火麻仁、瓜蒌仁、熟地黄等;阳气虚衰,阴寒凝滞者,配伍肉苁蓉、锁阳等;伴四肢关节疼痛者,配伍鸡血藤、徐长卿、豨莶草等;伴腰背酸疼者,配伍桑寄生、续断等;伴带下量多色黄者,配伍知母、黄柏、椿根皮等;伴肝损转氨酶升高者,配伍垂盆草、苦参、虎杖、田基黄等;伴骨髓抑制症者,配伍川芎、鸡血藤、绞股蓝等;伴心慌不适,水

① 李岩. 肿瘤临证备要[M]. 北京:人民卫生出版社,1980:238.
② 同上.
③ 吉林省卫生局《肿瘤的诊断与防治》编写小组. 肿瘤的诊断与防治[M]. 长春:吉林人民出版社,1973:198-199.
④ 吉林省卫生局《肿瘤的诊断与防治》编写小组. 肿瘤的诊断与防治[M]. 长春:吉林人民出版社,1973:199.
⑤ 同上.
⑥ 同上.
⑦ 叶桔泉. 有关治癌的中药方剂和草药介绍[J]. 江苏中医,1962(1):29-33.

火不济者,在滋肾的基础上,配伍黄连;心气受损者,配伍生脉散;瘀血闭阻心脉者,重用丹参15~20克;伴头昏者,配伍天麻、钩藤、潼白蒺藜等;伴夜寐不宁者,配伍夜交藤、酸枣仁、炙远志、灵磁石等。适用于乳腺癌围化疗期患者。方③:麦冬10克、天冬10克、太子参10克、制五味子6克、天花粉10克、玉竹10克、石斛10克、制黄精10克、芦根15克。随症加减:伴咳嗽、气短、发热,以干咳为主者,配伍百合、南北沙参、炙枇杷叶、炙款冬;若咳声粗浊,痰质黏厚或稠黄者,配伍黄芩、栀子、浙贝母、桔梗等;若出现胸腔积液,症见胸闷咳喘、喉中痰鸣者,配伍麻黄、射干、法半夏、杏仁等;若饮邪偏盛,症见胸胁引痛、身肿、小便不利者,配伍泽漆、葶苈子、商陆等;放射灶皮肤潮红、皲裂或溃疡、疼痛者,配伍金银花、牡丹皮、赤芍、生地黄等,并辅以黄芩油膏涂搽;伴牙龈肿痛者,配伍生石膏、黄连。适用于乳腺癌围放疗期患者。①

2. 乳腺癌方(楼丽华经验方) ① 1号方:柴胡12克、郁金12克、陈皮9克、白术12克、茯苓12克。随症加减:加桑枝12克、玉米须30克等,常用于治疗乳腺癌术后上肢淋巴水肿证属肝郁脾虚型者;如健侧乳房伴有乳腺增生加玫瑰花、八月札、延胡索等。② 5号方:生黄芪30克、太子参12克、茯苓12克、白术12克、白芍12克、淮山药12克、薏苡仁30克、甘草6克。随症加减:乳腺癌术后上肢淋巴水肿证属气虚血瘀湿滞型者(面色萎黄或淡白,神疲乏力,纳呆,大便溏薄或排便无力,患肢肿胀,皮色苍白无光泽,按之软可凹陷,局部皮温不高,舌质淡胖,舌苔薄白,脉沉细),治宜益气活血化瘀、通络利水消肿,加桑枝12克、白花蛇舌草30克、丝瓜络12克;乳腺癌化疗或内分泌治疗后出现厌食、恶心、呕吐等胃肠道反应者,加莲子肉12克、砂仁9克、白扁豆12克、炒麦芽30克、鸡内金12克;睡眠不佳加柏子仁、夜交藤;大便不畅加枳实、厚朴;腹胀纳呆加苏梗、厚朴;呕吐清水痰涎加姜半夏、枳壳;胃中嘈杂,恶心干

呕加麦冬、旋覆花、代赭石、淡竹茹;胃痛吞酸者加海螵蛸、煅瓦楞子;脾胃虚寒者加干姜、吴茱萸;口干口渴者加芦根、百合;便秘者加制大黄、火麻仁。③ 8号方:黄芪30克、丹参12克、知母12克、远志9克、生地黄12克、天冬9克、麦冬9克、五味子9克、茯苓12克、鳖甲9克。随症加减:乳腺癌术后上肢淋巴水肿证属气阴亏虚型者(表现有潮热,盗汗,五心烦热,口渴,失眠多梦,患肢肿胀,质软,色紫暗,手臂红肿热痛,舌红无苔,脉细数),治宜清热解毒、活血通络,加桑枝12克、猫爪草30克、车前草30克等;乳腺癌患者类绝经期综合征,加酸枣仁12克、柏子仁12克、赤芍9克;骨质疏松、关节痛者加桑寄生、杜仲、伸筋草;烦躁易怒者,加柴胡、郁金、生栀子;潮热盗汗者加地骨皮、银柴胡、糯稻根、浮小麦;头晕头痛者加白芷、天麻、川芎;心烦失眠者,加夜交藤、百合、合欢皮;口干口渴者加芦根、百合、桑椹子;体虚乏力者,加黄精、玉竹;口苦口臭者加黄芩、黄连。②③

3. 乳腺癌方13 党参15克、炒白术5克、茯苓10克、甘草5克、黄芪10克、山药15克、当归10克、山茱萸15克、枸杞子15克、熟地黄15克、陈皮5克、炒青皮5克、姜半夏10克、焦山楂10克、神曲10克。随症加减:肝郁气滞、两胁胀痛者,加枳壳、香附、郁金疏肝理气、解郁和营;舌质红、苔黄、口干或口苦,肝郁化火者,加牡丹皮、栀子、黄芩清肝泻火;恶心呕吐者,加竹茹、藿香健脾祛湿、降逆止呕;骨髓抑制者,加女贞子、枸杞子、桑寄生补肾养血;乏力咽干、舌红少苔、气阴两虚者,加太子参、麦冬益气滋阴;焦虑失眠者,加酸枣仁、丹参、制首乌;舌质紫黯,有血瘀者,加莪术、红花、当归等活血化瘀;腰酸、乏力、畏寒者,加淫羊藿、菟丝子等补肾阳。王蕾等以此方治疗乳腺癌癌性疲劳患者38例,有效31例(81.6%)、稳定7例(18.4%),经2个疗程治疗后,治疗组白细胞计数升高明显高于对照组,并证实本方药可以提高患者CD3+、CD4+细胞水平,从而提高患者的免

① 许芝银,等. 乳腺疾病临证思辨[J]. 江苏中医药,2017,49(1):1-6.
② 汪芬华,等. 楼丽华治疗乳腺癌术后上肢淋巴水肿的经验[J]. 中医药临床杂志,2011,23(12):1086-1087.
③ 凌培芳,等. 楼丽华治疗乳腺癌内分泌治疗不良反应经验[J]. 江西中医药大学学报,2017,29(1):20-23.

疫功能。[1]

4. 乳癌术后巩固方 黄芪30克、山药15克、白术10克、柴胡10克、白芍10克、女贞子10克、枸杞子20克、白英15克、半枝莲15克。随症加减：肝肾阴虚型(腰膝酸软，潮热多汗，口干，舌红少苔，脉细数)加生地黄20克、山茱萸10克、沙参10克；肝郁气滞型(烦躁易怒，情志抑郁，舌苔薄白或薄黄，脉弦滑)加枳壳10克、香附10克、夏枯草10克、郁金10克；冲任失调证型(月经失调，腰腿酸软，五心烦热，潮热多汗，易怒，舌质红苔少，脉细数)加鸡血藤20克、当归10克、巴戟天10克、知母10克、浮小麦10克、鳖甲15克；气阴两虚型(神疲乏力，多汗，面色苍白，心慌，头晕，舌淡红瘦，苔白，脉细)加太子参30克、北沙参15克、麦冬10克；失眠加远志10克、茯神10克、酸枣仁30克；舌紫暗或伴瘀点、瘀斑加三棱10克、莪术10克。郑桂兰等报道以本方治疗三阴乳腺癌术后患者41例，显效24例，有效11例，无效6例，总有效率85.4%。[2]

5. 乳腺癌方14 党参15克、黄芪10克、茯苓12克、白芍12克、白术16克、熟地黄15克、当归10克、枸杞子10克、女贞子12克、莪术10克、白花蛇舌草10克、半枝莲12克、山慈菇10克。随症加减：食纳差者加焦三仙12克、砂仁12克、陈皮12克；恶心，呕吐加姜半夏10克、旋覆花12克、代赭石12克、竹茹10克。田传兴等在新辅助化疗的基础上加用本方治疗63例乳腺癌患者，结果痊愈13例，有效40例，无效10，总有效率84.1%，病灶转移率为23.8%，5年内生存率为74.6%；且化疗不良反应发生率明显降低，可提高患者生存质量，疗效均明显优于单纯化疗组。[3]

6. 扶正祛邪解毒方 生黄芪30克、石见穿30克、莪术30克、南沙参15克、枸杞子15克、淫羊藿15克、党参12克、茯苓12克、巴戟天12克、肉苁蓉12克、露蜂房12克、白术9克。曾丽等报道以本方治疗乳腺癌术后患者86例，治疗后患者5年转移复发率为11.63%，患者神疲乏力、失眠、乳房胀痛、口干、出汗等中医证候明显改善，生活质量评分提高，免疫功能改善，CD4和CD4/CD8降低，CD8升高，疗效优于单纯西药治疗组。[4]

7. 疏肝解郁方 白芍15克、当归20克、白芥子10克、柴胡15克、炙甘草15克、全蝎3只、白术15克、茯苓12克、郁金14克、香附15克、天葵草15克、瓜蒌15克、生粉草15克、当归17克、乳香20克、没药20克。服用15天。继续服用清热解毒：党参12克、茯苓12克、炒白术12克、荔枝核12克、川芎12克、陈皮12克、山茱萸12克、枸杞子12克、巴戟天9克、补骨脂9克、生黄芪30克、瓜蒌15克、白花蛇舌草20克，服用15天，共进行30天。李光明以本方治疗乳腺癌患者40例，完全缓解9例，部分缓解8例，稳定3例，无效20例，总有效率50%，疗效优于单纯三苯氧胺治疗组，且临床骨髓抑制、恶心呕吐、脱发等并发症的发生率均低于对照组，本方还可降低患者IL-6水平，降低癌相关成纤维细胞能分泌IL-6介导三苯氧胺产生耐药性的产生。[5]

8.(1) 知柏地黄汤合逍遥散加减 熟地黄、山药、山茱萸、牡丹皮、泽泻、茯苓、甘草、柴胡、当归、白芍、白术、玫瑰花、合欢花。随症加减：纳差乏力加党参、砂仁、鸡内金、焦三仙；头痛眩晕加葛根、天麻、钩藤；腰酸怕冷加杜仲、牛膝、肉苁蓉、淫羊藿；抑郁不舒加香附、绿萼梅；烦躁失眠加酸枣仁、柏子仁、夜交藤、合欢皮；潮热盗汗加黄柏、知母、煅龙骨、煅牡蛎；谷丙转氨酶增高，加用垂盆草、五味子。适用于乳腺癌Luminal A型内分泌治疗后，见颜面潮红，发热多汗，头晕耳鸣，心烦失眠，厌食乏力，腰膝酸软，外阴瘙痒干涩，或阴道不规则流血，白带增多，或五心烦热，或盗汗，或头晕

① 王蕾，等. 中医辨证治疗乳腺癌患者癌因性疲劳的临床观察[J]. 中华中医药杂志，2016，31(12)：5375-5378.
② 郑桂兰，等. 乳癌术后巩固方对三阴乳腺癌术后生活质量的影响[J]. 陕西中医，2016，37(11)：1494-1495.
③ 田传兴，等. 中西结合治疗对乳腺癌治疗效果、生活质量及预后的评价研究[J]. 中华中医药学刊，2016，34(9)：2283-2285.
④ 曾丽，等. 中药联合常规化疗对乳腺癌术后患者免疫功能及远期转移复发率的影响[J]. 解放军医药杂志，2016，28(11)：98-101.
⑤ 李光明. 中西医结合治疗乳腺癌及对IL-6介导三苯氧胺耐药性研究[J]. 中华中医药学刊，2016，34(6)：1468-1470.

健忘,或牙齿松动等肝肾阴虚证患者。(2)香砂六君汤加减 黄芪、人参、白术、茯苓、鸡内金、焦三仙、石斛、山茱萸、女贞子、半夏、生姜、莱菔子、竹茹、陈皮、木香、砂仁、甘草。适用于乳腺癌Luminal B型化疗后,出现神疲乏力,动则汗出,食欲不振,呕恶欲吐,舌淡胖,脉细等脾胃不和证患者。(3)生脉饮合炙甘草汤加减 人参、麦冬、五味子、炙甘草、桂枝、白芍、生地黄、阿胶(烊化)、火麻仁、大枣、生姜。适用于 HER‐2 阳性型患者,靶向治疗与蒽环类化疗药联合应用时,出现心功能不全,症见心悸怔忡,头晕目眩,气短乏力,口干舌燥,失眠盗汗,舌红苔少,脉细数或结代等气阴两虚证患者。(4)益气养阴汤加减 黄芪、西洋参、桑椹、百合、薏苡仁、白术、茯苓、熟地黄、生地黄、当归、白芍、焦三仙、鸡内金、天冬、玄参、芦根、甘草。随症加减:乏力明显重用黄芪,加五味子;恶心、呕吐甚选加姜半夏、旋覆花、竹茹、生姜等;热毒伤阴,以及因呕吐导致津液损失太多,见口干欲饮,盗汗,舌红苔少,加南沙参、枸杞子、石斛、鳖甲、龟甲。适用于三阴性乳腺癌化疗期间患者。

(5)归脾汤合龟鹿二仙汤加减 黄芪、党参、白术、茯苓、山药、当归、远志、龙眼肉、龟甲胶、鹿角胶、淫羊藿、仙茅、枸杞子、骨碎补、桑寄生、木香、生姜片、红枣。适用于三阴性乳腺癌患者化疗后出现骨髓抑制者。(6)八珍汤合逍遥散加味 当归、白芍、生熟地黄、山茱萸、炙鳖甲、党参、白术、茯苓、陈皮、柴胡、益母草、淫羊藿、郁金、莪术、白芥子、半夏、山慈菇、蛇莓、露蜂房、石见穿。随症加减:若健侧乳房胀痛,加鹿角片、仙茅、海藻等;有骨转移征象加补骨脂、骨碎补、透骨草、蛇六谷;出现局部淋巴结转移,重用露蜂房,加制南星、象贝母。适用于三阴性乳腺癌高复发期的巩固治疗。[1]

9.消更散 川牛膝 10 克、制何首乌 10 克、枸杞子 15 克、女贞子 10 克、生地黄 15 克、知母 10 克、当归 10 克、白芍 10 克、生龙骨 30 克、生牡蛎 30 克、僵蚕 10 克、郁金 10 克、蝉蜕 12 克、钩藤 10 克、夜交藤 30 克、甘草 6 克。卢海松等认为乳腺癌接受抗雌激素药物治疗的类更年期综合征辨证当属肝肾阴虚,肝阳上亢,以此方治疗此类患者 30 例,症状完全改善 4 例,显著改善 10 例,部分改善 14 例,有效率 93.33%,且对雌激素水平指数无显著影响,不会增加患者乳腺癌复发和转移的风险。[2]

10.乳复方 郁金 10 克、柴胡 10 克、黄芪 15 克、香附 10 克、茯苓 10 克、白术 10 克、白芍 10 克、枸杞子 10 克、菟丝子 10 克、女贞子 10 克、夏枯草 10 克、王不留行 10 克、莪术 9 克、半枝莲 20 克、白花蛇舌草 20 克、甘草 5 克。化疗期间选用脾肾方加减,以防治化疗不良反应:党参 10 克、黄芪 30 克、白术 10 克、茯苓 10 克、陈皮 10 克、法半夏 8 克、淫羊藿 10 克、枸杞子 10 克、菟丝子 10 克、女贞子 10 克、白花蛇舌草 15 克、甘草 5 克。临床取得较好疗效。[3]

11.乳清汤 麦冬 20 克、五味子 12 克、熟地黄 20 克、玄参 20 克、山药 20 克、茯神 20 克、牡丹皮 12 克、太子参 20 克、黄连 9 克、炙龟甲 20 克、全蝎 9 克、山慈菇 10 克、山茱萸 12 克、煅牡蛎 50 克、炙甘草 6 克。临床治疗气阴亏虚型乳腺癌患者 30 例,观察结果显示:乳清汤对血清性激素水平(LH、FSH、E_2)没有影响,符合乳腺癌内分泌治疗的目标。治疗后患者的潮热盗汗、自汗畏风、乏力少气、失眠、口干咽燥、骨节疼痛、腰膝酸软的症状明显改善;中医证候总积分显著改善 20 例,部分改善 8 例,无改善 2 例,患者体力状况评分明显提高。[4]

12.补肾通络方 淫羊藿 30 克、骨碎补 15 克、补骨脂 15 克、鸡血藤 15 克、丹参 10 克、甘草 5 克、黄芪 10 克、半边莲 10 克、半枝莲 10 克。莫婷等以本方配合碳酸钙咀嚼片治疗乳腺癌化疗后骨质疏松患者 34 例,显效 27 例,有效 5 例,无效 2

① 王慧杰,万冬桂,等.乳腺癌分子分型指导下的中医治疗思路与方法[J].中国中西医结合杂志,2016,36(4):480‐483.
② 卢海松,等.消更散治疗抗雌激素药物所致乳腺癌患者类更年期综合征[J].中医学报,2016,31(4):474‐477.
③ 李琳霈,潘博,等.潘敏求教授从"瘀、毒、虚"论治乳腺癌经验[J].湖南中医药大学学报,2016,36(4):38‐40.
④ 吴继萍,等.乳清汤干预乳腺癌气阴亏虚证性激素水平的试验研究[J].中医药信息,2016,33(1):53‐56.

例。治疗1年后患者血钙水平下降,骨密度增加,疗效优于单纯碳酸钙咀嚼片治疗组。[①]

13. **乳腺癌方15** 黄芪15克、当归15克、白术15克、补骨脂15克、益智仁15克、枸杞子15克、鹿角胶15克、龟甲20克。每次化疗第2天开始服用,直至服用到下一化疗周期。临床观察48例患者,结果显示服用本方后,患者血小板、血红蛋白和白细胞降低程度均显著低于未服用中药组;治疗后患者CD3、CD4、CD8、CD4/CD8和NK细胞活性指标均显著高于治疗前及治疗后的对照组。提示本方有改善乳腺癌化疗患者的骨髓抑制,增强患者免疫功能的效果。[②]

14. **益胃汤加味** 生地黄20克、麦冬20克、北沙参15克、玉竹10克、山豆根6克。随症加减:心烦、抑郁者加用柴胡、香附;潮热盗汗者加用地骨皮;失眠者加用合欢花、夜交藤;出现皮肤蚁行感等感觉异常者加用防风、丹参;倦怠乏力者加用炙黄芪、党参。郭金等以本方治疗乳腺癌类围绝经期综合征患者30例,痊愈6例,显效11例,有效10例,无效3例,总有效率90%,尤其是对抑郁、烦躁、失眠、潮热汗出、眩晕、心悸症状的改善效果尤佳。与谷维素治疗相比,患者生存质量提高,不良反应减少。[③]

15. **黑逍遥散合肾四味** 茯苓20克、柴胡15克、白芍15克、当归12克、白术12克、熟地黄15克、甘草10克、枸杞子15克、菟丝子15克、淫羊藿15克、补骨脂15克。随症加减:心悸加丹参;偏热象加牡丹皮、栀子;多汗加煅龙牡;头痛加白芷、天麻;失眠加酸枣仁、远志;乏力加太子参、黄芪。付烨以本方治疗乳腺癌药物性类围绝经期患者48例,痊愈11例,显效20例,有效14例,无效3例,总有效率93.75%。治疗后患者ER(雌激素受体)、PR(孕激素受体)浓度降低,血FSH(促卵

泡刺激素)值下降,E_2(雌二醇)及P(孕激素)无明显变化,各项观察治疗疗效均优于对照组,提示本方治疗作用安全有效。[④]

16. **乳岩宁方** 熟地黄15克、山茱萸10克、柴胡10克、制香附10克、知母10克、黄柏9克、石见穿15克、蛇六谷30克、白花蛇舌草30克、黄芪30克。随症加减:潮热盗汗严重者,加龟甲10克、鳖甲10克、浮小麦20克;腰膝酸软严重者,加桑寄生15克、杜仲15克、牛膝15克;心烦不寐者,加远志10克、酸枣仁10克、丹参15克;神疲乏力严重者,加党参15克、白术10克、茯苓12克;食欲不振者,加焦三仙各30克;亦可酌加半枝莲15克、半边莲15克、莪术15克、露蜂房10克、甲片6克等加强祛邪抗癌的功效。自化疗结束后开始服用上方,服药期间忌辛辣、海鲜。徐川等以本方治疗三阴性乳腺癌30例,观察结果显示:患者生活质量明显改善,有效率96.67%;随访2年,局部复发3例,无远处复发;治疗后患者免疫功能改善,CD4/CD8值升高;且各项指标的改善均优于无中药治疗的对照组。[⑤]

17. **二至丸合桂枝汤加减** 墨旱莲10克、女贞子10克、白芍10克、大枣10克、桂枝6克、生姜5克、甘草5克。临床观察本方可有效缓解潮热、失眠、烦躁、焦虑、腰背酸痛、眩晕耳鸣等症状。治疗后,患者血清LH(黄体生成素)和PRL(泌乳素)值明显降低,而血清FSH和E_2水平无明显变化。[⑥]

18. **陈志坚经验方** 党参30克、白术15克、茯苓15克、淫羊藿15克、山茱萸15克、三棱10克、石见穿15克、炙甘草6克、黄芪30克、淮山药15克、陈皮6克、白花蛇舌草30克。从化疗首日开始服用,连续服用至化疗结束。陈志坚以本方治疗三阴性乳腺癌患者50例,随访3年,患者服用中药后无病生存者占比为88.00%(44/50),总

① 莫婷,等. 中西医结合治疗乳腺癌术后化疗所致骨质疏松的效果分析[J]. 中国当代医药,2015,22(20):139-141.
② 罗明,等. 自拟中药汤剂对乳腺癌化疗患者的骨髓抑制及免疫功能指标水平的影响分析[J]. 中医临床研究,2015,7(15):119-120.
③ 郭金,史恒军,等. 益胃汤加味治疗乳腺癌类围绝经期综合征60例[J]. 陕西中医,2015,36(12):1599-1560.
④ 付烨. 黑逍遥散联合肾四味治疗乳腺癌患者药物性类更年期综合征临床观察[J]. 四川中医,2015,33(12):91-93.
⑤ 徐川,李敏,等. 乳岩宁方治疗三阴性乳腺癌临床研究[J]. 甘肃医药,2015,34(11):820-822.
⑥ 杨慧芬,等. 二至丸合桂枝汤对绝经前Luminal型乳腺癌患者内分泌治疗后潮热症状的安全性和临床疗效的研究[J]. 浙江中医杂志,2015,50(9):625-626.

生存率为 98.00％（49/50），均显著高于对照组的 66.67％（32/48）、83.33（40/48）。[1]

19. 补中益气汤加减　黄芪 20 克、白术 15 克、甘草 6 克、人参 6 克、橘皮 6 克、升麻 6 克、柴胡 6 克、当归 6 克。随症加减：伴头晕耳鸣，失眠多梦，健忘，腰膝酸软，形体消瘦，咽干口燥，潮热，五心烦热，盗汗，颧红，舌红少苔或无苔，脉细数，阴虚症状者加用麦冬 6 克、女贞子 9 克；伴面色苍白无华，心悸失眠多梦，手足筋脉拘挛，皮肤干燥，双目干涩，神疲健忘，舌淡，脉细，血虚症状者当归用量增至 15 克，加用熟地黄 6 克、大枣 6 克；伴畏寒肢冷，精神萎靡，白带清稀，阳虚症状者加用肉苁蓉 10 克、干姜 6 克。袁媛等在降脂治疗的基础上加用本方治疗乳腺癌内分泌治疗后脂肪肝 30 例，显效 8 例，有效 18 例，无效 4 例，总有效率 86.67％。[2]

20. 疏肝补肾方　柴胡 9 克、郁金 9 克、续断 9 克、补骨脂 9 克、杜仲 9 克、淫羊藿 9 克、牛膝 9 克、夏枯草 6 克、生牡蛎 6 克、香茶菜 6 克、山慈菇 6 克。蒋沈君等以此方治疗乳腺癌相关骨质疏松患者 21 例，结果 8 例显效，9 例有效，总有效率 88.95％，且对患者血雌二醇水平无明显影响。[3]

21. 乳腺癌方 16　当归 15 克、川郁金 10 克、橘叶 10 克、赤芍 10 克、玫瑰花 10 克、白芍 10 克、瓜蒌 30 克、青皮 8 克、陈皮 8 克。自乳腺癌根治术前服用，4 周为 1 疗程，治疗 3 个疗程。祁旦巳等以本方治疗乳腺癌术后患者 38 例，结果显示：治疗后患者疲乏无力、恶心呕吐、食欲不振、睡眠障碍等临床症状明显改善，生存质量评分较前升高；患者 1 年转移复发率 2.63％，明显低于术前未用中药治疗的对照组，其机理可能与本方可降低患者术后趋化因子受体蛋白、细胞核因子 B 阳性

表达率均有关。[4]

22. 敛汗脐疗膏　墨旱莲、女贞子、知母、五倍子、五味子各适量，制成软膏制剂。于每日晚 21 时将脐部以温水清洗干净，擦干，将乳膏均匀涂抹于脐部，以平脐眼为度，涂毕用无菌纱块覆盖并固定，次日晨 7 时取下，并再次以温水清洁脐部。每日 1 次，10 日为 1 疗程。李雪真等以本法治疗乳腺癌药物去势后出现潮热汗出患者 30 例，痊愈 5 例，显效 14 例，有效 8 例，无效 3 例，总有效率 90.0％。[5]

23. 育肾养血抑瘤方　肉苁蓉 9 克、菟丝子 12 克、熟地黄 9 克、全当归 9 克、紫丹参 20 克、半枝莲 15 克、白花蛇舌草 15 克。随症加减：若纳呆食少，酌加山药 15 克、鸡内金 12 克；若肢倦神疲，酌加党参 15 克、黄芪 15 克；若潮热盗汗，酌加青蒿 10 克、鳖甲 10 克、地骨皮 15 克；若心烦不寐，酌加柏子仁 10 克、丹参 15 克、珍珠母 30 克。本方源自国医大师朱南孙治疗卵巢早衰的经验方——育肾养血方。临床观察显示，此方对乳腺癌化疗后卵巢功能有保护作用，可延长闭经出现时间，缩短月经恢复时间，减少相关更年期症状的出现。[6]

24. 健脾养血方　生黄芪、黄精、焦白术、法半夏、竹茹、炒白芍、焦山楂、焦神曲、砂仁、陈皮、女贞子、旱墨莲、山茱萸、鸡血藤、生地黄、当归、阿胶、灵芝、花生衣、炙甘草。张晓春以本方治疗乳腺癌化疗期间骨髓抑制较明显的患者临床疗效良好。[7]

25. 益气抗癌汤　黄芪、党参、灵芝、阿胶、苍术、茯苓、熟地黄、牡丹皮、山药、瓜蒌、芍药、当归、陈皮、半夏、厚朴、猪苓、龟甲、柴胡、甘草、大枣、生姜。临床观察本方可改善化疗引起的骨髓抑制和胃肠道反应，患者 T 淋巴细胞亚群及 IgA、IgM 虽

[1] 陈志坚. 中药治疗对三阴性乳腺癌患者生存率的影响[J]. 西部中医药，2015，28(9)：103－105.
[2] 袁媛，等. 补中益气汤在乳腺癌内分泌治疗后导致脂肪肝的临床应用[J]. 陕西中医，2015，36(8)：950－952.
[3] 蒋沈君，等. 自拟疏肝补肾方治疗乳腺癌相关骨质疏松症 21 例观察[J]. 浙江中医杂志，2015，50(7)：518.
[4] 祁旦巳，张海燕，等. 中西医结合治疗对乳腺癌术后生存质量及 CXCR7、NF－κB 表达的影响[J]. 新中医，2015，47(7)：119－121.
[5] 李雪真，等. 敛汗脐疗膏敷脐疗法治疗乳腺癌药物去势后潮热汗出的临床研究[J]. 深圳中西医结合杂志，2015，25(5)：57－59.
[6] 顾青，等. 育肾养血抑瘤方结合 GnRH-a 对早期乳腺癌妇女化疗后卵巢功能保护的临床疗效分析[J]. 实用中西医结合临床，2015，15(5)：1－3，25.
[7] 郭芸婷，等. 张晓春教授治疗乳腺癌经验[J]. 中医学报，2015，30(4)：468－469.

较治疗前降低，但下降程度低于对照组。①

26. *兰州方* 人参须、太子参、北沙参、潞党参、生地黄、山药、山茱萸、桂枝、白芍、生姜、大枣、甘草、麦冬、五味子、浮小麦。裴正学以此方加减配合西医手术、放化疗治疗乳腺癌，疗效显著。②

27. *龙葵汤* 龙葵果 30 克、黄芪 50 克、石斛 10 克、桑寄生 10 克、生晒参 10 克。付春利等以本方治疗乳腺癌化疗患者 30 例，结果显示本方可改善化疗患者的肝肾功能和胃肠道反应，提高患者生存质量。③

28. *益元生精汤* 知母 10 克、黄柏 10 克、当归 8 克、仙茅 8 克、淫羊藿 12 克、巴戟天 12 克、熟地黄 12 克、杜仲 12 克、墨旱莲 12 克、鹿角胶(烊冲)12 克。随症加减：情绪暴躁伴乳房胀痛者加郁金、香附、合欢花、柴胡；自汗或盗汗者加龙骨、牡蛎、浮小麦、地骨皮；头晕乏力心悸者加党参、麦冬、五味子；夜寐不安者加酸枣仁、五味子、夜交藤；周身关节酸痛者加补骨脂、骨碎补、白芍等。施云福等以本方治疗乳腺癌三苯氧胺治疗后出现类围绝经期综合征患者 30 例，结果中药组临床症状缓解率达 83.33%，优于单纯西药谷维素治疗，且不影响患者生殖激素水平及子宫内膜厚度。④

29. *人参养荣汤* 人参 30 克、煨白术 30 克、白芍 90 克、当归 30 克、陈皮 30 克、黄芪 30 克、桂心 30 克、炙甘草 30 克、熟地黄 20 克、五味子 20 克、茯苓 20 克、炒远志 15 克、生姜 3 片、大枣 2 枚。常彦祥等临床观察本方可改善乳腺癌术后化疗引起的骨髓抑制和胃肠道反应。⑤

30. *疏肝养血汤* 柴胡 20 克、当归 20 克、熟地黄 20 克、川芎 10 克、赤芍 20 克、黄芪 30 克、枳壳 10 克、香附 12 克、黄芩 10 克、薏苡仁 30 克、露蜂房 10 克、陈皮 10 克、丹参 15 克、甘草 6 克。胡文雷等以本方治疗乳腺癌患者 26 例，结果显示：本方在减少乳腺癌患者的血清微血管密度、淋巴管密度水平，降低血管内皮生长因子-A 及其血管内皮生殖因子-2、血管内皮生长因子-C 及其血管内皮生长因子受体-3 阳性率方面有正向作用，可提高乳腺癌的临床治疗效果。⑥

31. *补肾活血方* 淫羊藿 15 克、续断 15 克、补骨脂 15 克、桑寄生 30 克、女贞子 15 克、墨旱莲 15 克、鸡血藤 30 克、当归 10 克、白术 15 克。本方用于治疗绝经后服用芳香化酶抑制剂治疗的乳腺癌患者，结果显示治疗后患者骨密度 T 值升高，血清骨特异性碱性磷酸酶升高，血清抗酒石酸酸性磷酸酶降低，且在使用补肾活血方的同时是否使用钙剂对骨密度结果影响不大。⑦

32. *健脾疏肝补肾方* 党参 20 克、生麦芽 20 克、白术 15 克、茯苓 15 克、白芍 15 克、山药 15 克、山茱萸 10 克、柴胡 10 克、黄柏 10 克、垂盆草 30 克、当归 12 克、五味子 5 克、炙甘草 5 克。随症加减：恶心呕吐加制半夏 10 克；黄疸加茵陈 30 克、苦参 15 克；腹胀满加川厚朴 12 克；血瘀疼痛加丹参 10 克、延胡索 12 克、鳖甲 20 克；食欲不佳加鸡内金 20 克、山楂 20 克。张婷素等以本方治疗 25 例他莫昔芬所致的肝损害患者，治疗四周后肝功能指标恢复正常 20 例，明显好转 4 例，无效 1 例，总有效率 96%。⑧

33. *三交疏肝补肾方* 柴胡 10 克、黄芩 6 克、清半夏 10 克、太子参 15 克、黄连 6 克、肉桂 3 克、女贞子 10 克、墨旱莲 10 克、熟地黄 10 克、山药 15 克、山茱萸 10 克、茯苓 15 克、牡丹皮 10 克、生白术 10 克、赤芍 10 克、三七粉 3 克、川牛膝 10 克、怀牛膝 10 克、青皮 10 克、陈皮 10 克。随症加减：潮热盗汗加知母、黄柏、地骨皮；失眠加远志、炒酸

---

① 李天威，等. 扶正健脾抗癌汤减轻乳腺癌患者化疗副作用临床疗效观察[J]. 辽宁中医药大学学报，2015，17(2)：151-153.
② 冯雪芹，等. 裴正学教授治疗乳腺癌经验体会[J]. 中医临床研究，2014，6(35)：92-93.
③ 付春利，等. 龙葵汤在乳腺癌化疗中的临床应用[J]. 亚太传统医药，2014，10(18)：99-100.
④ 施云福，等. 益元生精汤治疗乳腺癌三苯氧胺治疗后类更年期综合征的临床观察[J]. 浙江中医药大学学报，2014，38(10)：1172-1174，1182.
⑤ 常彦祥，等. 人参养荣汤对乳腺癌术后化疗副作用的影响[J]. 河南中医，2014，34(10)：2050-2051.
⑥ 胡文雷，等. 自拟疏肝养血汤对乳腺癌患者肿瘤组织血管内皮生长因子受体的影响[J]. 中华中医药学刊，2014，32(10)：2545-2548.
⑦ 吕晓皑，王蓓，等. 补肾活血方治疗乳腺癌芳香化酶抑制剂所致骨丢失疗效观察[J]. 浙江中西医结合杂志，2014，24(8)：684-685.
⑧ 张婷素，等. 健脾疏肝补肾法治疗乳腺癌他莫昔芬致肝损害 25 例疗效观察[J]. 浙江中医杂志，2014，49(8)：577.

枣仁;化疗前期(0～6天)可加枳壳、焦三仙、鸡内金、炒谷芽、木香、莱菔子,健脾开胃,降逆止呕,减轻消化道反应;化疗后期(7～21天)可加鹿角胶、补骨脂、枸杞子、黄芪、鸡血藤减轻骨髓抑制。个别晚期患者纯中医治疗期间,以此方为底方辨证加2～3味抗肿瘤药物,如南方红豆杉、猫爪草、蛇莓等。杨宇飞以本方治疗350例早、中期乳腺癌患者,可改善患者眠差、潮热盗汗、乏力、夜尿频繁、便秘、抽筋症状,有效率分别为89.07%、80.81%、86.16%、63.68%、68.89%、49.06%。[①]

34. 扶正消积汤 生黄芪30克、白花蛇舌草20克、瓜蒌15克、茯苓12克、炒白术12克、党参12克、陈皮12克、巴戟天12克、川芎12克、枸杞子12克、山茱萸12克、补骨脂9克。傅向平等以本方治疗乳腺癌放化疗患者,结果显示:显效17例,有效10例,无效3例,有效率90.0%,随访2年,存活率86.7%,优于单纯放化疗治疗患者。[②]

35. 补肾疏肝化痰汤 熟地黄20克、山茱萸20克、菟丝子20克、鹿角胶(烊化冲服)10克、益母草20克、泽兰15克、橘核15克、浙贝母20克、牡丹皮15克、柴胡10克、陈皮10克、青皮15克、法半夏10克、茯苓15克、当归10克、甘草6克。化疗结束后3周停药。李秋琼等以本方治疗乳腺癌化疗患者60例,结果显示:患者恶心呕吐,白细胞、血小板减少发生率均明显低于西药治疗组,随访患者转移6例,死亡4例,均低于西药治疗组的17例及13例。[③]

36. 乳腺癌方17 柴胡10克、黄芩10克、法半夏10克、茯苓15克、白术15克、砂仁10克、白芍10克、枳壳10克、桔梗10克。随症加减:术后上肢水肿加桑枝10克;化疗期间恶心呕吐者法半夏改为姜半夏,加陈皮10克、党参20克;放疗后局部皮肤损伤者加三七10克、蒲公英10克、紫花地丁10克;失眠者加远志10克、酸枣仁15克;局

部疼痛者随疼痛部位、性质不同用药,如乳房疼痛者加延胡索10克、浙贝母10克,头痛者加川芎10克、蔓荆子10克,上肢痛者加伸筋草10克,腰膝酸痛者加桑寄生15克、杜仲10克、牛膝15克;白细胞、血小板减少者加女贞子15克、墨旱莲15克、黄精15克、枸杞子15克。杨丽娜等以本方治疗乳腺癌患者50例,临床观察治疗后患者证候改善总有效率为77%,其中对于神疲乏力、食欲不振、睡眠障碍、舌质瘀暗等症状疗效明显;生存质量改善有效率为90%,疗效优于常规西药治疗组。[④]

37. 杨海霞经验方 炙黄芪15克、潞党参15克、炒白术10克、云茯苓10克、炒陈皮6克、姜半夏10克、怀山药10克、砂仁6克、大枣5枚、炙甘草6克。随症加减:呕吐重者加竹茹、代赭石、生姜;纳差者加神曲、麦芽;心烦失眠者加酸枣仁、夜交藤;便秘者加火麻仁、大黄;腹胀者加枳壳、厚朴;腹泻者加白扁豆;肝郁气滞者加木香、柴胡;阴虚者加麦冬、玉竹。从化疗前3日开始服用,10日为1疗程。杨海霞以本方治疗乳腺癌术后化疗患者26例,临床观察可明显改善患者恶心呕吐、食欲下降、便秘、腹泻等胃肠道反应。[⑤]

38. 乳积方 柴胡10克、杭白芍15克、党参30克、山慈菇15克、海藻15克、八月札15克、甲片10克、浙贝母20克、瓜蒌皮15克。随症加减:肝郁气滞型加川芎10克、香附15克、陈皮15克;痰瘀互结型加薏苡仁30克、川芎10克、当归尾15克、赤芍15克;气血两虚型加黄芪30克、白术30克、当归15克;冲任失调型加熟地黄20克、枸杞子15克、山茱萸30克、淮山药30克、茯苓15克;热毒蕴结型加金银花10克、野菊花10克、蒲公英15克、紫草15克。ER(雌激素受体)阳性患者同时接受内分泌治疗,ER阴性患者常规治疗后,乳积方辨证加减治疗,定期复查,未行后续西医治疗。随访100例乳腺癌患者,结果显示:乳积方辅

① 丁宁,杨宇飞,等. 杨宇飞教授运用"三交疏肝补肾方"中西医结合论治乳腺癌经验探析[J]. 世界科学技术—中医药现代化,2014, 16(4):734-737.
② 傅向平,等. 中西医结合治疗乳腺癌60例[J]. 中国中医药现代远程教育,2014,12(3):49-50.
③ 李秋琼,等. 中药减轻乳腺癌术后化疗不良反应的临床观察[J]. 医学理论与实践,2013,26(13):1743-1744.
④ 杨丽娜,等. 调和气机法治疗乳腺癌疗效观察[J]. 现代中西医结合杂志,2013,22(12):1307-1309.
⑤ 杨海霞. 中药益气健脾和胃法治疗乳腺癌术后化疗胃肠道不良反应临床疗效观察[J]. 安徽医药,2013,17(11):1967-1968.

助治疗女性乳腺癌术后患者,2～3年短期内,能够改善患者总生存、无疾病生存,降低复发转移率,提高生存质量,疗效优于不服用中药的对照组。[①]

39. 参芪扶正颗粒　党参10克、黄芪20克、白术10克、防风15克、桂枝15克、白芍15克、甘草5克、大枣10克。口服,每日3次,每次10克,连服2个月。吴忠廉等以此方治疗乳腺癌患者30例,患者神疲乏力,口苦口干,心烦失眠,乳房肿块,乳房肿痛等症状明显改善,可提高患者的生存质量。[②]

40. 疏肝益肾方　黄芪30克、白芍9克、柴胡9克、白术15克、莪术9克、女贞子15克、枸杞子15克、夏枯草15克、土茯苓15克、何首乌9克、丹参12克、石菖蒲9克。高雅静等以本方治疗乳腺癌化疗脑142例,治疗后,患者视空间与执行能力、命名力、注意力、语言能力、抽象、记忆力及延迟回忆力、定向力均有所提高;疲倦、失眠、食欲丧失等症状有明显的改善,显示本方对化疗脑有一定的治疗作用,且观察期间未发现有恶心、呕吐、胸闷等不良反应。[③]

41. 逍遥散加味　柴胡15克、当归15克、白芍15克、白术15克、茯苓15克、生姜15克、薄荷6克、炙甘草6克、熟地黄24克、女贞子12克、墨旱莲12克、泽泻9克。随症加减:若潮热出汗者加麦冬、煅牡蛎、浮小麦;失眠、烦躁者加酸枣仁、柏子仁、远志、钩藤;恶心、呕吐者加紫苏梗、刀豆、柿蒂;骨关节痛者加络石藤、寻骨风、补骨脂;头痛者加川芎、藁本、羌活;乏力者加炙黄芪、当归、太子参。孙士玲等以本方治疗乳腺癌服用三苯氧胺治疗的患者31例。结果显示:本方可改善三苯氧胺引起的不适症状,患者Kupperman改良评分改善,且对雌激素无明显影响。[④]

42. 乳岩消汤　枸杞子6克、女贞子6克、甘草6克、菟丝子9克、玄参9克、黄精12克、茯苓12克、莪术12克、黄芪24克、薏苡仁24克、党参

18克、白花蛇舌草18克。随症加减:气虚加太子参12克、西洋参6克;恶心呕吐加竹茹9克、半夏9克;白细胞降低加补骨脂12克、鸡血藤12克。术后第3天开始服。于颖娟以乳岩消汤联合化疗治疗乳腺癌术后化疗患者32例,治疗组显效(白细胞总数≥$5×10^9$/L或净增$2×10^9$/L)9例,有效(白细胞总数≥$4×10^9$/L或净增$1×10^9$/L)15例,无效(白细胞总数$0.5×10^9$/L)8例,总有效率75.00%。治疗后患者恶心呕吐、疼痛、食欲不振、睡眠障碍等症状明显改善,且骨髓抑制、脱发、肝功损伤等不良反应率下降。[⑤]

43. 四逆六君调冲汤　柴胡10克、白芍12克、枳壳10克、生黄芪30克、生白术15克、茯苓15克、陈皮10克、半夏9克、炒三仙各30克、生地黄15克、枸杞子15克、淫羊藿15克、莪术10克、土茯苓20克、白花蛇舌草15克。随症加减:肝气郁结较重,情绪抑郁,时时叹息,加郁金、八月札;脾胃虚弱明显,纳呆腹胀,体倦乏力,加太子参、山药、生薏苡仁、益智仁等;肾气肾精亏损较著,腰膝酸软,月经失调,加山茱萸、菟丝子、补骨脂、杜仲等;瘀热明显,乳房红肿疼痛,加当归、川芎、牡丹皮、赤芍、紫草、升麻等;痰湿壅盛,胸胁胀闷,痰多难咯,加生薏苡仁、白豆蔻、桔梗、杏仁等;阴虚内热,口干欲饮,舌红燥裂,去陈皮、半夏、黄芪、白术,加重沙参、麦冬、石斛、五味子、百合、天冬等;术后淋巴回流不畅,上肢水肿,常用鸡血藤、当归、桑枝、威灵仙、茯苓、泽泻等;化疗之后恶心嗳逆,则用苏梗、白豆蔻、砂仁、生姜等;化疗导致血象下降,周身乏力,可用生晒参、紫河车、山茱萸、芡实等;如有淋巴转移,隐核累累,则用连翘、夏枯草;如骨转移,周身关节疼痛,药用川牛膝、延胡索、徐长卿、虎杖等;如为绝经前患者常规内分泌治疗后,出现情志异常、烦躁易怒、烘热汗出、心悸失眠等症,常以生地黄、知母、百合、牡丹皮、沙参、麦冬、五味子等合玉屏风散治疗;如绝经后予内分泌

① 田华琴,等. 乳积方对女性乳腺癌术后患者生存状况的影响[J]. 中国中西医结合杂志,2013,33(10):1336-1340.
② 吴忠廉,等. 参芪扶正颗粒治疗乳腺癌术后的疗效观察[J]. 湖北中医杂志,2013,35(9):6-7.
③ 高雅静,卢雯平,等. 疏肝益肾方加减治疗乳腺癌化疗脑142例[J]. 中国中医药信息杂志,2013,20(9):70-71.
④ 孙士玲,张红瑞. 逍遥散加味防治三苯氧胺副作用的临床研究[J]. 中国中医基础医学杂志,2013,19(8):956-957.
⑤ 于颖娟. 乳岩消汤联合化疗治疗乳腺癌术后化疗随机平行对照研究[J]. 实用中医内科杂志,2013,27(8):26-27.

治疗者,可见肌肉酸痛、关节疼痛、运动障碍骨质疏松等症,属于中医肾精不足,骨髓失养,常用熟地黄、狗脊、补骨脂、骨碎补等;如心肝血虚或者心肾不交,失眠多梦,易惊早醒,常用酸枣仁、柏子仁、夜交藤、肉桂、煅龙骨、煅牡蛎等;大便干结,数日一行,则选用肉苁蓉、何首乌;如见便干,临厕努挣乏力,常常重用生黄芪、当归、生白术、厚朴等。朴炳奎以此方治疗乳腺癌患者,临床取得良好效果。[①]

44. 扶正疏肝消癌方　枸杞子 30 克、熟地黄 20 克、黄芪 15 克、柴胡 10 克、白芍 10 克、夏枯草 10 克、半枝莲 15 克、半边莲 15 克、山慈菇 10 克、莪术 10 克。随症加减:脾胃虚弱、胃肠道症状明显者加党参 15 克、白术 15 克、茯苓 15 克、法半夏 15 克、炒莱菔子 15 克;腰膝酸软明显加淫羊藿 15 克、菟丝子 15 克、杜仲 15 克;阴血亏虚明显加黄精 20 克、鸡血藤 20 克,当归 10 克;睡眠障碍者加茯神 15 克、酸枣仁 15 克、夜交藤 15 克。每日 1 剂,从放化疗开始至放化疗结束后 3 个月;其后每周服用 4～7 剂,共 1 年疗程。结果显示:观察组治疗 6、12 个月主要症状、体征记分均低于同期对照组,总体健康评分、总体生活质量评分均高于对照组,血清血管内皮生长因子(VEGF)水平均低于同期对照组,可能有防止乳腺癌复发和转移作用。[②]

45. 复方红豆杉方　红豆杉皮 5 克、蟾皮 2 克、山慈菇 10 克、莪术 10 克、灵芝 20 克、补骨脂 10 克。配合应用复方斑蝥胶囊。章迅等以此方治疗三阴性乳腺癌患者 21 例,18 例患者 5 年内无复发转移,2 例 3 年内无复发转移,1 例 3 年内复发转移,总有效率为 95.2%,优于对照组 71.4%。少数患者有一过性胃部不适、恶心或轻度腹痛腹泻等不良反应,经减量或对症治疗后症状消失。[③]

46. 扶正益气解毒方　黄芪 30 克、生晒参 9 克、白术 12 克、茯苓 12 克、女贞子 9 克、黑芝麻 15

克、山慈菇 12 克、浙贝母 15 克、柴胡 12 克、香附 6 克、麦冬 12 克、当归 15 克、鸡血藤 20 克、薏苡仁 20 克、夏枯草 30 克、白花蛇舌草 30 克、甘草 10 克。随症加减:贫血者,加枸杞子、墨旱莲、补骨脂;肾阳不足者,加淫羊藿、巴戟天;纳差者,加焦三仙、莱菔子;气逆、恶心者,加半夏、竹茹、旋覆花、代赭石;心烦失眠者,加柏枣仁、夜交藤;上肢水肿者,加桑枝、车前子、桂枝;气郁不舒者,加橘核、郁金;气滞经络不通者,加木香、丹参、红花、路路通、丝瓜络。秦丽用本方治疗乳腺癌术后患者 39 例,取得良好疗效,可明显降低治疗组患者胃肠道反应率,治疗组生存质量改善稳定率和存活率均明显高于对照组。[④]

47. 扶正解毒方　黄芪 30 克、太子参 20 克、当归 10 克、云灵芝 15 克、鸡血藤 30 克、白花蛇舌草 30 克、半枝莲 30 克、薏苡仁 20 克、陈皮 12 克、茯苓 15 克、何首乌 15 克、女贞子 12 克、枸杞子 15 克、补骨脂 15 克、山慈菇 15 克、炙甘草 6 克。随症加减:呕吐严重者加竹茹 10 克、代赭石 10 克、旋覆花 10 克、半夏 10 克、生姜 5 片;纳差者加神曲 20 克、麦芽 15 克、鸡内金 10 克;心烦失眠者加百合 15 克、酸枣仁 9 克、夜交藤 15 克、茯神 10 克;脾虚泄泻者加党参 20 克、白术 10 克、山药 20 克;血象下降者加熟地黄 10 克、黄精 15 克、阿胶(烊化)20 克、大枣 20 克等;肾阳虚者加仙茅 15 克、淫羊藿 15 克、炮附子 6 克、肉桂 6 克;阴虚者可加鲜石斛 12 克、熟地黄 15 克、麦冬 15 克;血瘀者可加三七 9 克、丹参 15 克、三棱 10 克、莪术 10 克。临床观察扶正解毒法可有效改善新辅助化疗乳腺癌患者骨髓抑制和消化道功能紊乱等不良反应,提高患者对化疗的耐受性,提高患者生活质量。[⑤]

48. 高清经验方　柴胡 10 克、枳壳 15 克、白芍 15 克、茯苓 15 克、白术 10 克、鸡内金 10 克、白花蛇舌草 30 克、垂盆草 30 克、蒲公英 30 克、甘草 10 克、当归 12 克、赤芍 15 克、丹参 15 克、五味子

① 王兵,侯炜,等. 朴炳奎教授辨治乳腺癌临床经验探析[J]. 环球中医药,2013,6(8):627 - 629.
② 李福鑫. 扶正疏肝消癌方对乳腺癌术后放化疗患者复发转移和生存质量的影响[J]. 中国实验方剂学杂志,2013,19(7):342 - 345.
③ 章迅,章永红,等. 复方斑蝥胶囊合复方红豆杉方加减治疗三阴乳腺癌临床观察[J]. 世界中医药,2013,8(7):748 - 749.
④ 秦丽. 扶正益气解毒方治疗乳腺癌术后 39 例[J]. 中医研究,2013,26(7):19 - 21.
⑤ 莫小勤,等. 扶正解毒法配合新辅助化疗防治乳腺癌的临床研究[J]. 中医学报,2013,28(7):939 - 940.

6 克。随症加减:气阴两虚者,加黄芪 30 克、女贞子 15 克;湿热内盛者,加金钱草 30 克、茵陈 30 克;瘀血明显者,加三棱 15 克、莪术 15 克。水煎取汁 200 毫升,每日 1 剂,分 2 次温服。疗程 14 天。高清以本方治疗乳腺癌术后化疗药物性肝损伤患者 30 例,临床总有效率达 93.3%,患者血 AST(谷草转氨酶),ALT(谷丙转氨酶)水平明显下降,疗效优于西药对照组。①

49. **乳腺癌方 18** 党参 15 克、白术 15 克、陈皮 10 克、木香 10 克、半夏 10 克、生姜 6 克、吴茱萸 3 克。中药打粉,使用前用姜汁调成糊状,捏成重约 3 克的药团,用 2 厘米×2 厘米纱布将药团包裹,用药前清洁穴位皮肤后,用胶布固定贴于中脘、内关(双)、足三里(双)穴位上,然后用手指紧贴药团,同时呈冲击势按压两侧固定于穴位上的药团,以两侧穴位微感疼痛为度,从化疗前 1 日开始,每个穴位各贴敷并且按压 15 分钟,每日早、中、晚各施术 1 次,化疗后 1 天结束,每日更换 1 次,连用 3 日为 1 疗程,连用 2 个疗程,疗程间无休息,连续治疗。丘平等以本方穴位贴敷治疗乳腺癌化疗后恶心呕吐患者 21 例,完全有效控制 10 例,部分有效控制 8 例,轻微控制 2 例,无效 1 例,总有效率 85.7%。②

50. **章永红经验方** 党参、黄芪、白术、茯苓、红豆杉、石榴皮、老鹳草、天花粉、生麦芽、炙甘草。随症加减:血虚加白芍、阿胶珠;阴虚加玉竹、百合、麦冬、北沙参;肾虚加桑寄生、盐杜仲、枸杞子、补骨脂;肝气郁结加绿梅花、佛手、木蝴蝶;气滞血瘀加片姜黄、莪术。癌毒分为热毒、瘀毒、痰毒、湿毒,热毒加半枝莲、白花蛇舌草、夏枯草、露蜂房,瘀毒加天龙、全蝎、蛇蜕、干蟾皮,痰毒加制半夏、山慈菇、浙贝母、天南星,湿毒加苍术、漏芦、生薏苡仁、雷公藤等。③

51. **补中益气汤加减** 黄芪 30 克、党参 18 克、炒白术 9 克、升麻 9 克、当归 12 克、陈皮 9 克、柴胡 9 克、生甘草 6 克。随症加减:纳差者加炒麦芽 9 克、焦山楂 15 克、焦神曲 15 克;口干者加知母 15 克、玄参 15 克、麦冬 15 克;夜寐欠安者加夜交藤 30 克、合欢皮 15 克。高秀飞等以本方治疗乳腺癌放化疗期口腔溃疡患者 40 例,痊愈 27 例,显效 5 例,有效 5 例,无效 3 例,痊愈率 67.5%,总有效率 92.5%。④

52. **益血汤** 黄芪 15 克、党参 15 克、当归 15 克、补骨脂 15 克、白术 15 克、茯苓 15 克、益智仁 15 克、淫羊藿 15 克、鸡血藤 30 克、龟甲 20 克,可酌加太子参、木香、黄精、茯神。在化疗后 1 天开始服用本方;化疗后 3 天开始服用归脾汤,分别在早 8 点和中 2 点服用。雷秋娥以本方治疗乳腺癌患者 50 例,总有效率为 94%,随访 3 年,49 例患者均顺利完成化疗计划,仅 1 例患者复发。⑤

53. **冯秀梅经验方** 熟地黄 10 克、枸杞子 10 克、山茱萸 15 克、杜仲 10 克、菟丝子 10 克、党参 10 克、山药 10 克、白术 10 克、制附子 10 克、肉桂 10 克、当归 10 克、鹿角胶 10 克、炙甘草 5 克、干姜 5 克。于化疗的第 7 日开始,口服 10 日,贯穿化疗的 4～6 个周期。冯秀梅报道以本方治疗乳腺癌化疗引起的骨丢失患者 40 例,结果显示 31 例骨质增加,6 例骨质无变化,3 例骨质减少。提示本方可预防乳腺癌化疗引起的骨质丢失。⑥

54. **益气养血方** 黄芪 24 克、山药 15 克、党参 15 克、白术 15 克、当归 10 克、龙眼肉 15 克、白芍 15 克、川芎 10 克、熟地黄 15 克、何首乌 10 克、茯苓 10 克、甘草 6 克。于化疗前 1 周开始服用。田丽丽等以本方治疗乳腺癌化疗患者 30 例,结果显示:治疗后患者症状评分及卡氏评分均有改善,血红蛋白与同期对照组比较明显增高,提示本

① 高清. 中西医结合治疗乳腺癌术后化疗药物性肝损害 30 例[J]. 上海中医药杂志,2013,47(6):38-39.
② 丘平,等. 穴位贴敷疗法治疗乳腺癌化疗后恶心呕吐 21 例[J]. 云南中医中药杂志,2013,34(6):51-52.
③ 刘敏,章永红. 章永红治疗乳腺癌经验[J]. 辽宁中医药大学学报,2013,15(3):19-21.
④ 高秀飞,等. 补中益气汤加减治疗乳腺癌放化疗期口腔溃疡疗效观察[J]. 浙江中西医结合杂志,2013,23(3):222-223.
⑤ 雷秋娥. 中药对 50 例乳腺癌患者化疗骨髓抑制的影响及观察[J]. 中医临床研究,2013,5(1):69-70.
⑥ 冯秀梅. 温阳益气法预防乳腺癌化疗引起的骨丢失 40 例[J]. 四川中医,2012,30(6):93.

方有改善乳腺癌化疗相关贫血的作用。①

55.扶正消瘤汤 西洋参10克、灵芝15克、生黄芪30克、猪苓30克、仙鹤草15克、百合30克、薏苡仁30克、半枝莲10克、法半夏10克、陈皮10克、白花蛇舌草15克、三棱15克、山慈菇10克、黄药子5克、莪术15克、生甘草10克。本方为张仲海经验方,临床观察本方可提高患者细胞免疫功能,治疗后患者CD3＋、CD4＋、CD4＋/CD8＋比值及NK细胞百分比均有提高,疗效优于对照组。②

56.乳癌抑郁方 醋柴胡、白芍、姜半夏、陈皮、党参、生白术、茯苓、浙贝母、薄荷、石菖蒲、远志、黄芪、当归、酸枣仁、泽泻、甘草。随症加减:血瘀明显者,加莪术、泽兰;阴虚者,加麦冬、生地黄;肝郁化火者,加夏枯草、龙胆草;食欲不振者,加焦三仙、鸡内金;患侧上肢肿胀者,加桂枝、忍冬藤、桑白皮;痛剧者,加延胡索;失眠严重者,加夜交藤、合欢皮;化疗期间出现肝功损伤者,加虎杖、五味子;血象异常者,加鸡血藤、女贞子;恶心呕吐者,加佛手、竹茹。刘松江等以本方配合五行音乐治疗乳腺癌术后抑郁状态属中医气滞痰凝型者,临床疗效满意。③

57.益气生血汤 黄芪30克、当归15克、肉桂6克、鸡血藤25克、生地黄10克、女贞子15克、仙鹤草10克、山药30克、山茱萸30克。临床观察结果显示,经本方治疗的35例乳腺癌化疗患者,出现骨髓抑制0度11例,Ⅰ度10例,Ⅱ度10例,Ⅲ度2例,Ⅳ度2例,明显优于单纯西药常规治疗组,并能减少化疗期间粒细胞刺激因子的使用总量。④

58.增髓汤 鸡内金10克、骨碎补15克、竹茹10克、鸡血藤30克、夜交藤30克、黄芪15克、黑老虎15克、炙龟甲20克、浮小麦15克、天花粉15克、甘草6克。临床观察本方可改善乳腺癌化疗后引起的骨髓抑制,对白细胞、粒细胞、血小板均有提升作用,可改善化疗引起的恶心呕吐症状。⑤

59.益气解毒方 黄芪50克、太子参20克、白术15克、淮山药15克、云灵芝15克、陈皮6克、半夏10克、茯苓15克、南沙参10克、制首乌10克、枸杞子10克、白花蛇舌草30克、半枝莲30克、白英10克、薏苡仁20克、甘草6克。自化疗结束后开始服用,疗程3个月。临床观察结果显示:治疗组症状明显改善,总体健康状况和总体生活质量改善情况均明显优于不配合中药治疗的对照组。⑥

60.补虚化毒方 全蝎、九香虫、绞股蓝、炒白芍、生甘草、透骨草、灵芝、冬虫夏草。主要用于乳腺癌疼痛患者。随症加减:如见口渴、便秘、舌红绛、脉数等热毒内蕴之候,配伍白花蛇舌草、漏芦、紫花地丁、半枝莲、龙葵、蒲公英等;如见结核色白、疼痛得温减轻,配伍浙贝母、莱菔子、海藻、山慈菇、续断等;如见胁下刺痛或胀痛,嗳气呕逆,舌质暗,或舌边有瘀斑,脉弦细等,加用醋柴胡、土鳖虫、失笑散、桃仁、三棱、莪术、八月札等;如后期气虚乏力,面色萎黄,腹胀便溏,配伍黄芪、太子参、白术、茯苓、薏苡仁;见出血、咳嗽、舌红苔少等阴虚火热证候,则加用南北沙参、川楝子、麦冬、生地黄、西洋参等。⑦

61.加味四君子汤 党参15克、当归15克、白术10克、黄芪15克、熟地黄12克、阿胶10克、丹参15克、三七5克、陈皮10克、半夏9克、茯苓10克、甘草6克。临床观察治疗乳腺癌化疗患者30例,结果显示本方可改善恶心呕吐、白细胞下降症状。⑧

① 田丽丽.益气养血法治疗乳腺癌化疗相关性贫血的临床观察[J].山西医药杂志,2011,40(12):1235-1236.
② 李宏建,杨赶梅,等.扶正消瘤法对乳腺癌术后患者细胞免疫功能的影响[J].中医药导报,2011,17(7):19-21.
③ 刘松江,等.自拟乳癌抑郁方结合中医五行音乐治疗乳腺癌术后抑郁状态60例回顾分析[J].中国卫生产业,2011,8(6):100-101.
④ 祝东升,等.益气生血汤防治乳腺癌化疗期间骨髓抑制35例[J].中医杂志,2011,52(2):159-160.
⑤ 张宏,等.增髓汤减轻乳腺癌化疗患者的不良反应[J].广东医学,2010,31(4):514-515.
⑥ 周亮,等.益气解毒方对乳腺癌术后化疗后患者生存质量的影响[J].中医药导报,2010,16(3):15-16.
⑦ 黄春香.章永红教授辨治乳腺癌疼痛经验[J].中国中医急症,2010,19(3):459,472.
⑧ 陈彦.加味四君子汤对乳腺癌化疗不良反应的影响[J].中医药导报,2009,15(1):38-40.

62. **单卫兵经验方** 黄芪 30 克、党参 15 克、白芍 15 克、当归 10 克、枸杞子 10 克、柴胡 10 克、郁金 10 克、香附 10 克、白花蛇舌草 15 克、山慈菇 10 克。随症加减：恶心呕吐者加代赭石 10 克、半夏 10 克、莱菔子 10 克；局部疼痛者加延胡索 10 克；白细胞降低者加黄精 15 克；上肢水肿加桑枝 10 克、茯苓 10 克；放、化疗者加太子参 15 克、麦冬 15 克。单卫兵以此方治疗乳腺癌患者 65 例，经过 4 个疗程（4 周 1 个疗程）的治疗，显效 19 例（29.2％），有效 37 例（56.9％），无效 9 例，总有效率为 86.2％，患者治疗后血红蛋白上升，说明该方具有一定的改善乳腺癌术后患者贫血的作用。①

63. **乳癌术后方** 生黄芪 30 克、党参 12 克、白术 9 克、茯苓 12 克、南沙参 15 克、枸杞子 15 克、淫羊藿 15 克、巴戟天 12 克、肉苁蓉 12 克、石见穿 30 克、莪术 30 克、露蜂房 12 克。本方为陆德明经验方，刘胜等报道临床观察可明显降低乳腺癌术后的复发转移率。②

64. **生血汤** 党参 20 克、白术 15 克、茯苓 20 克、甘草 6 克、炙黄芪 20 克、当归 15 克、熟地黄 20 克、山药 15 克、黄精 30 克、香附 6 克、牡丹皮 15 克、芍药 15 克、清半夏 6 克、牡蛎 9 克、竹茹 10 克。胡仕祥以本方配合化疗治疗乳腺癌患者 72 例，完全缓解 7 例，部分缓解 36 例，稳定 19 例，无效 10 例，有效率为 51.39％，对于乳腺癌锁骨上淋巴结转移及肺转移也有较好疗效，并可缓解化疗不良反应，白细胞下降率仅为 48.61％，仅 4 例化疗中出现肝肾功能损伤。③

65. **逍遥散合二仙汤加减** 柴胡 10 克、炒白芍 10 克、当归 10 克、白术 10 克、茯苓 10 克、知母 10 克、黄柏 10 克、巴戟天 10 克、仙茅 10 克、淫羊藿 10 克、炙甘草 5 克。随症加减：情绪暴躁加郁金 10 克、香附 10 克、合欢花 10 克；夜寐不安者加酸枣仁 10 克、五味子 10 克、夜交藤 15 克；烘热汗出者加龙骨 30 克、牡蛎 30 克、浮小麦 30 克、地骨皮 10 克；头晕乏力者加太子参 30 克、黄芪 30 克、紫河车 10 克；腰膝酸软者加杜仲 15 克、续断 15 克。周斌等以本方治疗乳腺癌治疗后类绝经期综合征患者 50 例，结果临床治愈 36 例，有效 12 例，无效 2 例，总有效率为 96％，优于常规西药治疗组。④

66. **扶正抗癌汤** 党参 15 克、黄芪 15 克、白术 15 克、茯苓 15 克、淮山药 15 克、薏苡仁 15 克、肉苁蓉 15 克、夏枯草 15 克、浙贝母 15 克、半枝莲 15 克、白花蛇舌草 15 克、山慈菇 10 克、莪术 10 克、露蜂房 6 克。随症加减：有放、化疗后恶心呕吐证，加用半夏 15 克、竹茹 15 克、神曲 15 克、莱菔子 15 克；有气虚症状，重用黄芪至 30 克，加太子参 15 克；有白细胞降低，在气虚药上再加用鸡血藤 15 克、黄精 15 克、补骨脂 15 克；有术后上肢水肿，加用羌活 15 克、桂枝 15 克、桑枝 15 克；有伤口发炎，加蒲公英 15 克、连翘 15 克；绝经前妇女因服用雌激素受体拮抗剂出现心烦易怒、潮热汗出等更年期症状，加用地骨皮 15 克、银柴胡 15 克、夜交藤 15 克、麦冬 15 克、百合 15 克、知母 15 克。罗雪冰等报道本方可改善乳腺癌术后患者疲劳、恶心呕吐、疼痛、呼吸困难、睡眠障碍、食欲不振等临床症状，改善患者生存质量。⑤

67. **补气降逆方** 党参 15 克、白术 10 克、茯苓 10 克、竹茹 10 克、制半夏 10 克、代赭石 10 克、炙甘草 10 克、麦冬 20 克、天冬 20 克、砂仁（后下）6 克。随症加减：痰浊偏重加陈皮 15 克；肝气犯胃加木香 10 克、厚朴 10 克、郁金 10 克；脾胃虚寒加干姜 6 克、吴茱萸 10 克；胃阴不足加石斛 10 克、玉竹 10 克。临床观察服用本方后，乳腺癌化疗患者出现恶心呕吐的程度低于常规西药基础止吐治疗，且出现呕吐时服用 5 - 羟色胺受体抑制剂治疗病例明显少于对照组。⑥

---

① 单卫兵. 益气生血舒肝解毒法治疗乳腺癌术后的临床疗效观察[J]. 中外医疗, 2008, 27(19)：93.
② 刘胜, 等. 乳癌术后方对乳腺癌术后 5 年复发转移率的影响[J]. 中西医结合杂志, 2008, 6(10)：1000 - 1004.
③ 胡仕祥. 中西医结合治疗乳腺癌 72 例临床观察[J]. 辽宁中医杂志, 2008, 35(6)：900 - 901.
④ 周斌, 等. 疏肝补肾法治疗乳腺癌内分泌治疗后类更年期综合征 50 例[J]. 浙江中医杂志, 2008, 43(6)：341.
⑤ 罗雪冰, 等. 扶正抗癌汤治疗乳腺癌术后疗效观察[J]. 辽宁中医杂志, 2007, 34(9)：1288 - 1289.
⑥ 罗雪冰. 补气降逆法治疗乳腺癌化疗恶心呕吐证临床观察[J]. 中国中医急症, 2007, 16(9)：1073, 1116.

68. **王冬娜经验方** 太子参 15 克、黄芪 15 克、沙参 15 克、黄精 30 克、党参 15 克、姜半夏 15 克、黄芩 9 克、陈皮 12 克、鸡内金 12 克、山楂 30 克、焦三仙各 12 克、大枣 6 枚。随症加减：口渴加麦冬 15 克、天花粉 15 克；腹泻加仙鹤草 12 克、补骨脂 12 克；便秘加火麻仁 15 克、郁李仁 12 克；脱发加女贞子 12 克、墨旱莲 12 克；口苦加黄连 6 克。于第 1 次化疗前 5 日及每次化疗后第 9~21 天服用。王冬娜以本方治疗乳腺癌化疗患者 34 例，显效 20 例，有效 11 例，无效 3 例，总有效率 91.2%，结果显示本方可明显恢复患者化疗后的体质，增强食欲，减轻消化道反应，减轻对骨髓的抑制，提高机体的免疫功能状态，增强患者对化疗药物的耐受性，减少痛苦，提高乳腺癌患者的生存质量。①

69. **乳移平方** 莪术 12 克、生薏苡仁 12 克、山慈菇 12 克、露蜂房 12 克、八月札 9 克。随症加减：患肢水肿加王不留行 12 克、三棱 12 克；对侧乳腺小叶增生加海藻 30 克、桃仁 12 克；失眠加酸枣仁 12 克、夜交藤 30 克。本方由陆德明乳宁Ⅱ号方化裁而成，刘胜等以此方治疗乳腺癌术后患者 40 例，2 年内复发转移率 5.41%，与乳宁Ⅱ号方无显著差异，说明本方为乳宁Ⅱ号方抗复发转移的主要成分。②

70. **消瘕方** 党参 30 克、黄芪 30 克、白术 10 克、茯苓 20 克、薏苡仁 30 克、八月札 12 克、青皮 10 克、橘核 10 克、浙贝母 10 克、山慈菇 15 克、白花蛇舌草 30 克、半枝莲 5 克、炙鳖甲 15 克。随症加减：食少纳差者加神曲、麦芽；虚烦失眠者加酸枣仁、夜交藤；嗳气呃逆者加旋覆花、代赭石；放化疗后出现贫血、白细胞减少者加熟地黄、仙鹤草、女贞子、枸杞子；上肢水肿者加车前子、茯苓皮、桑枝。欧阳华强等报道以本方治疗乳腺癌术后患者 74 例，结果显示：中药治疗组患者无病生存期、10 年无病生存率均明显高于无中药治疗组，提示本

方能预防和延缓乳腺癌术后的复发及转移。以本方加减配合介入治疗对乳腺癌肝转移患者亦有较好疗效。每日 1 剂，介入前后持续服用。临床观察 42 例肝转移患者，完全缓解 5 例，部分缓解 13 例，稳定 7 例，进展 7 例，总有效率 42.9%；累计中位生存期为 13.5 月，临床症状及生活质量评分、体力状况都有明显提高。③

71. **养血汤** 黄芪 50 克、党参 20 克、茯苓 10 克、白术 10 克、熟地黄 12 克、淮山药 20 克、黄精 15 克、枸杞子 15 克、女贞子 15 克、当归 20 克、川芎 15 克、阿胶(烊化)10 克、白芍 8 克、麦冬 15 克、焦三仙各 9 克、甘草 6 克。于化疗第 3~20 日服用。周恩相等以本方治疗乳腺癌 96 例，结果显示：治疗组外周血白细胞、血小板、血红蛋白含量较为稳定，与化疗前比较无显著性差异，但每次检查均高于对照组。提示自拟养血汤辅助治疗对骨髓造血有明显的保护作用，且明显优于利血生和鲨肝醇。④

72. **加味逍遥散** 柴胡 10 克、当归 15 克、白芍 15 克、白术 12 克、茯苓 12 克、甘草 6 克。随症加减：骨髓抑制加女贞子 15 克、鸡血藤 20 克；恶心呕吐加半夏 12 克、竹茹 6 克；纳差加麦芽 12 克、神曲 15 克；疲乏加太子参 15 克、黄芪 15 克；胸痛加枳壳 12 克、郁金 12 克；失眠加酸枣仁 12 克、远志 6 克。化疗首日开始服用至化疗结束。文玲波等以本方治疗乳腺癌术后化疗患者 33 例，结果显示：本方可改善化疗引起的白细胞、血小板减少，恶心呕吐症状，提高患者生存质量，疗效优于单纯西药治疗组。⑤

73. **丹栀逍遥散加减** 牡丹皮 10 克、栀子 12 克、柴胡 10 克、当归 10 克、白芍 15 克、白术 15 克、茯苓 15 克、炙甘草 6 克。随症加减：心悸、头晕、汗出加煅龙骨、煅牡蛎；失眠加炒酸枣仁、夜交藤；骨关节痛、头痛加延胡索、川楝子；疲乏无力加太子参、生黄芪。临床观察本方对乳腺癌内分泌

① 王冬娜. 乳腺癌患者化疗后不良反应的中药治疗[J]. 时珍国医国药，2007,18(6)：1525.
② 刘胜，等. 乳移平抗乳腺癌术后复发转移的临床研究[J]. 中西医结合学报，2007,5(2)：147-149.
③ 欧阳华强，等. 消瘕方治疗乳腺癌术后 110 例的临床观察[J]. 上海中医药杂志，2006,40(6)：50-51.
④ 周恩相，等. 自拟养血汤对乳腺癌 CTF 辅助化疗患者骨髓造血功能的保护作用[J]. 实用预防医学，2006,13(4)：997-998.
⑤ 文玲波，等. 加味逍遥散改善乳腺癌术后化疗不良反应的临床观察[J]. 湖南中医学院学报，2006,26(3)：38-40.

综合征有较为明显的改善作用,在缓解患者潮热汗出、失眠、烦躁、疲乏、骨关节痛、头痛等症状及改善性生活状况等方面效果显著。①

74. 六味地黄丸加味 熟地黄 10 克、山萸肉 10 克、淮山药 10 克、枸杞子 10 克、泽泻 10 克、牡丹皮 10 克、钩藤 15 克、浮小麦 30 克、黄芪 30 克、菟丝子 10 克、煅龙齿 20 克、龟甲 15 克、地骨皮 10 克、鳖甲 15 克。随症加减:夜寐差加炒酸枣仁 30 克、夜交藤 15 克、远志 10 克;出汗多加煅牡蛎 30 克、白芍 10 克。高绍荣等以此方治疗乳腺癌三苯氧胺疗后综合征患者 68 例,治愈 42 例,好转 23 例,无效 3 例,总有效率为 95.6%。②

75. 补中益气汤加味 黄芪 40 克、人参 10 克、当归 15 克、橘皮 10 克、升麻 6 克、柴胡 10 克、白术 10 克、益母草 15 克、枸杞子 15 克、菟丝子 15 克、薏苡仁 20 克、白花蛇舌草 30 克。余江利报道,经本方治疗后患者能顺利完成 2 个疗程的化疗,外周血白细胞、血小板平均计数和血红蛋白含量均较为稳定,每次检查均高于对照组,因此证明本方辅助治疗对化疗所致的骨髓抑制有明显的防治作用,且能提高机体细胞的免疫功能,减少化疗对机体免疫功能的损伤。③

76. 自拟健脾益肾方 太子参 9 克、生黄芪 15 克、生白术 15 克、云茯苓 12 克、白芍 12 克、当归 10 克、川芎 9 克、女贞子 15 克、墨旱莲 15 克、骨碎补 12 克、大枣 3 枚、生姜 3 克、炙甘草 4.5 克。随症加减:恶心呕吐频繁,加用竹茹 9 克、制半夏 9 克、陈皮 4.5 克;如多思多虑,情绪低落者,加用八月札 9 克、广郁金 9 克、柴胡 6 克。同时加入抗癌解毒药:白花蛇舌草 15 克、半枝莲 15 克、半边莲 15 克。恶心呕吐者则浓煎 1 剂,少量多次分服。韩娅以本方治疗乳腺癌放疗患者 30 例,与常规西药治疗相比,本方可减少放疗不良反应,提高患者生存质量。④

77. 墨旱莲汤 墨旱莲 20 克、女贞子 15 克、益母草 15 克、仙茅 6 克、淫羊藿 6 克。随症加减:外阴干涩者加白鲜皮 12 克、土茯苓 10 克;心烦潮热者加柴胡 6 克、牡丹皮 10 克、炒酸枣仁 20 克;多汗者加珍珠母 30 克、山萸肉 12 克。张晓丽等以此方治疗乳腺癌内分泌治疗有不良反应患者 52 例,治愈 18 例,好转 30 例,无效 4 例,总有效率为 92%。⑤

78. 二仙汤加减 仙茅 15 克、巴戟天 15 克、知母 15 克、黄柏 15 克、当归 15 克、生地黄 15 克、淫羊藿 30 克。随症加减:气虚者加黄芪 30 克、党参 30 克;阳虚明显重用淫羊藿至 60 克;阴虚明显加北沙参 15 克、天冬 15 克、麦冬 15 克;大便秘结加炒莱菔子 30 克、炒枳壳 9 克、炒枳实 9 克;胃纳欠佳加炒鸡金 15 克、炒三仙 30 克;腰膝酸软者加杜仲 15 克、续断 15 克、桑寄生 15 克;气郁者加柴胡 9 克、郁金 15 克。在辨证的基础上还可有选择地加入全蝎、蜈蚣、蟾壳、七叶一枝花、天龙、地龙、夏枯草、山慈菇等抗癌抑瘤之品。刘龙等以本方治疗乳腺癌治疗后出现类围绝经期综合征患者 35 例,结果显效 16 例(临床症状消失,停药 3 个月无反复),有效 12 例(临床症状消失,但停药 3 个月后症状反复),好转 5 例(部分症状消失,停药 3 个月已消除症状未重新出现,遗留症状未加重),无效 2 例(症状改善不明显或加重),总有效率为 94.28%。⑥

79. 八珍汤加味 熟地黄 10 克、当归 10 克、白术 10 克、茯苓 12 克、川芎 9 克、白芍 12 克、党参 15 克、甘草 6 克、黄芪 30 克、女贞子 18 克、陈皮 6 克。随症加减:纳差者加麦芽 15 克、神曲 10 克;高血压者加钩藤 10 克、牛膝 10 克;糖尿病者加天花粉 15 克、葛根 18 克;恶心呕吐者加半夏 12 克;淋巴结肿大者加夏枯草 10 克;骨疼痛者加骨碎补 30 克。黄智芬以此方治疗脾肾亏虚,冲任失调型乳腺癌患者 37 例,治疗组近期总缓解率为

---

① 徐咏梅,等. 丹栀逍遥散加减治疗乳腺癌内分泌综合征 65 例临床观察[J]. 河北中医,2005,27(9):676.
② 高绍荣,等. 六味地黄汤加味治疗乳腺癌 TAM 疗后综合征 68 例[J]. 国医论坛,2005,20(2):24-25.
③ 余江利. 补中益气汤协同新辅助化疗治疗乳腺癌 48 例[J]. 湖南中医杂志,2005,21(1):33-34.
④ 韩娅. 健脾益肾中药防治乳腺癌放疗血液毒性作用的观察[J]. 中医药临床杂志,2005,17(1):15-16.
⑤ 张晓丽,等. 旱莲草汤缓解乳腺癌内分泌治疗不良反应 52 例[J]. 吉林中医药,2004,24(4):22.
⑥ 刘龙,等. 二仙汤为主治疗乳腺癌治疗后出现类更年期综合征 35 例[J]. 浙江中医杂志,2004,39(2):75.

75.6％，生活质量改善率 83.8％，临床证候改善率为 83.8％，均明显优于对照组，并能有效减轻化疗造成的骨髓抑制等不良反应，提高患者生存质量。[1]

80. 扶正抑瘤颗粒　红芪、当归、墓头回、莪术按 3∶1∶3∶1 的比例组成，口服，每日 2 次，每次 9 克。赵健雄以本方治疗乳腺癌患者 30 例，临床观察与单纯化疗组比较，患者核转录因子-κB 的表达及 G0/1 期细胞比例明显升高，S 期细胞比例及细胞增殖指数明显下降，对乳腺癌患者的预后有积极作用。[2]

81. 乳康Ⅰ方　黄芪 30 克、当归 15 克、山慈菇 10 克、半枝莲 30 克、薏苡仁 30 克、莪术 10 克、白花蛇舌草 30 克、补骨脂 15 克、凤尾草 30 克、八月札 15 克。于化疗前 3 日开始连服 15 日，与化疗方案同步服用 2～3 个周期。李湘奇等以本方配合化疗治疗乳腺癌 61 例，结果显示：完全缓解 17 例，部分缓解 39 例，稳定 5 例，进展 0 例，有效率为 91.8％，优于对照组；可缓解呕吐、外周血白细胞降低等化疗副作用，增加体重，提高生活质量；淋巴转移率低于对照组。[3]

82. 乳宁Ⅱ号方　生黄芪 30 克、太子参 30 克、天冬 12 克、枸杞子 12 克、当归 12 克、淫羊藿 12 克、鹿角片 12 克、莪术 12 克、生薏苡仁 12 克、山慈菇 12 克、露蜂房 12 克、八月札 9 克。本方为陆德铭经验方，陈前军等用本方治疗乳腺癌患者 104 例，观察不同期别患者 2 年内的短期复发转移率均低于未经中药治疗的患者，提示本方有助于控制乳腺癌的复发转移。[4]

83. 加减逍遥散　柴胡 10 克、郁金 10 克、当归 10 克、白芍 15 克、黄芪 30 克、白术 10 克、茯苓 15 克、瓜蒌 12 克、白芷 10 克、滇三七（冲服）5 克、七叶一枝花 15 克、龙葵 30 克、蛇莓 20 克、紫杉（枝叶同用）15 克、甘草 4 克。随症加减：痰瘀较甚者，去白芍，加制南星 6 克、法半夏 10 克、红花

或甲片 6 克；气血虚弱较甚者，加人参 10 克（另炖）、紫河车粉 3 克（分两次服）；疼痛者，加延胡索 10 克、乳香 5 克；食欲不振者，加炭山楂 15 克、炒麦芽 15 克；腹满者，加陈皮 10 克、厚朴 10 克；气喘者，加桑白皮 15 克、杏仁 10 克。张正习以此方加化疗治疗中晚乳腺癌 32 例，治疗后瘤体变化部分缓解 11 例，稳定 18 例，进展 3 例，有效率 34.37％；生活质量提高稳定率 90.64％；体重增加稳定率 87.5％，外周血红蛋白、白细胞、肝功能稳定率分别为 81.25％、78.13％、96.87％。[5]

84. 乳安方　生黄芪 30 克、太子参 30 克、白术 12 克、茯苓 12 克、鹿角片 9 克、肉苁蓉 12 克、灵芝 12 克、薏苡仁 15 克、龙葵 15 克、露蜂房 9 克、白花蛇舌草 15 克。在此基础上，根据症状、术后并发症、季节等再辨证分型加减用药。唐汉钧以此方治疗乳腺癌术后患者 288 例，3 年生存率 96.4％，5 年生存率 90.5％。放化疗期间加服中药后，患者胃肠道症状明显减轻。骨髓抑制情况，多数患者白细胞、红细胞、血小板均在正常范围，少数白细胞下降的患者，服药后白细胞至下次放化疗前均能恢复至正常范围；放化疗前后检查 T 细胞亚群及 NK 细胞（自然杀伤细胞）活性，显示本方能明显提高患者细胞免疫功能。[6]

85. 升白汤　生黄芪 15～30 克、生地黄 30 克、熟地黄 30 克、太子参 15～30 克、白术 10 克、茯苓 20 克、半夏 10 克、补骨脂 10 克、当归 10 克、枸杞子 15 克、女贞子 15 克、何首乌 15 克、黄精 15 克、知母 6 克、鸡血藤 15～30 克、巴戟天 9 克、淫羊藿 10～15 克、菟丝子 10～20 克、丹参 30 克、甘草 6 克。随症加减：凡阳虚畏寒者加附片 6 克、肉桂 3 克；若肝气郁结者加香附、柴胡各 10 克；肝胃不和者加青皮 10 克、陈皮 10 克、砂仁 6 克、木香 6 克；若肝脾不和者加炒白术 10 克、枳壳 10 克，健脾舒肝；失寐者加夜交藤 30 克、远志 15 克；若脾

① 黄智芬,等. 八珍汤加味配合化疗治疗中晚期乳腺癌的研究[J]. 现代中西医结合杂志,2003,12(11)：1123-1124,1126.
② 赵健雄,等. 扶正抑瘤颗粒对乳腺癌核转录因子-κB 及细胞周期的影响[J]. 中国中西医结合杂志,2003,23(6)：421-422.
③ 李湘奇,等. 乳康Ⅰ方抑制乳腺癌转移 61 例临床观察[J]. 中国中医药科技,2003,10(5)：305-306.
④ 陈前军,等. 乳宁Ⅱ号抗乳腺癌短期复发转移的临床研究[J]. 现代中西医结合杂志,2002,11(16)：1546-1548.
⑤ 张正习. 加减逍遥散治疗中晚期乳腺癌 32 例临床观察[J]. 湖南中医药导报,2002,8(6)：347-349.
⑥ 唐汉钧,等. 中医药治疗乳腺癌术后患者 288 例临床观察[J]. 上海中医药大学学报,2002,16(3)：23-25.

胃尚健者,仅以黑木耳一味,洗净焙干研面,每日以15~30克,分3~4次冲服。以本方治疗乳腺癌化疗后白细胞减少80例,结果显效(白细胞净增2×10⁹/L以上或总数达5×10⁹/L)40例,有效(白细胞净增1×10⁹/L以上或总数达4×10⁹/L)38例,无效(白细胞不增)2例。总有效率为97.5%。[①]

86. **益气养血方** 黄芪30克、党参20克、当归20克、女贞子20克、丹参20克、山茱萸15克、淫羊藿15克。制成颗粒冲剂,每日3次,每次9克。张瑾等临床观察,本方可明显提高乳腺癌患者血中和癌组织淋巴细胞中CD11a、CD18、CD54水平,提高引流淋巴结中CD11a、CD54水平,对于拮抗化疗的免疫损伤,抑制肿瘤细胞的淋巴转移和血行播散,提高机体免疫防御能力均具有重要意义。[②]

87. **补肾生精化血汤** 熟地黄15克、补骨脂30克、菟丝子30克、鹿角胶(烊化)10克、阿胶(烊化)10克、紫河车(冲服)10克、枸杞子15克、女贞子15克、黄芪30克、丹参15克、黑豆30克、砂仁(后下)6克、炙甘草6克。临床观察治疗乳腺癌化疗后白细胞减少患者30例,显效20例,有效8例,无效2例,总有效率为93.33%。[③]

88. **乳腺癌方19** 黄芪30克、党参30克、白术15克、茯苓12克、沙参30克、天冬15克、白花蛇舌草60克、半枝莲60克、半边莲15克、侧耳根10克、夏枯草30克、蒲公英30克、山楂20克。术后一周开始服用,3年内每日一剂,3年后酌情减少服药次数,维持5~6年。结果显示:治疗组3年生存率为30/31,4年生存率为29/31,5年以上生存率为23/31。患者5年以上生存率显著优于不服中药的对照组,且治疗组患者免疫功能全部正常,均能顺利接受放疗化疗。[④]

89. **天漏汤** 漏芦15克、天葵子30克、八角

莲9克、芸苔子30克、土鳖虫9克、白蔹9克、金雀花9克、木馒头30克。随症加减:疼痛加露蜂房9克。上海市徐汇区天平路地段医院用本方口服配合化疗小剂量穴位注射,治疗乳腺癌42例,有效25例,无效17例,总有效率为59.5%。[⑤]

90. **复方山慈菇丸** 丽江山慈菇0.75克、山豆根0.75克、马蔺子0.75克、瓜蒌0.75克、橘叶0.75克。蜜制为丸,用于术后随访期乳腺癌患者,每半年服用1个疗程。每日服半丸,连服1个月,每月总量15丸。临床观察5年生存率为66.6%。[⑥]

三、手术后,单独用方

1. (1) **加味金黄膏** 麻油550克、苍术125克、姜黄125克、冰片50克、白芷75克、生胆南星75克、大黄75克、厚朴75克、天花粉75克、黄柏250克。(2) **温经活络方** 苦参60克、艾叶60克、白芷60克、皂角刺60克、干姜60克、天南星30克、生半夏30克、红花100克、当归100克。取50克加味金黄膏于防水油纸上均匀涂抹,并经纱布覆盖,于太渊、曲池及天泉穴位贴敷,用由温经活络方制备的喷雾进行治疗,每日1次,每次20分钟。配合患侧水肿部位按摩和物理治疗,并指导患者锻炼上臂,可适度抬举上肢,分别朝前、后旋转,每次30~60分钟。临床治疗乳腺癌术后淋巴水肿患者48例,显效18例,有效20例,无效2例,总有效率95%,疗效优于常规物理治疗组,且无不良反应。[⑦]

2. **活血散结方** 黄芪45克、桃仁15克、桂枝12克、川芎15克、红花15克、莪术12克、三棱12克、防己12克。随症加减:急性期加金银花15克、赤小豆15克、紫花地丁15克、泽泻15克。闫京涛在临床常规治疗的基础上联合本方治疗乳腺癌术后水肿患者41例,显效17例,有效22例,无效2例,总有效率95.12%,治疗后患者疼痛NRS

① 张春玲,等. 自拟升白汤治疗乳腺癌化疗致白细胞减少80例[J]. 辽宁中医学院学报,2001,3(2):121.
② 张瑾,等. 乳腺癌患者淋巴细胞功能相关抗原表达水平的临床研究[J]. 中国中西医结合杂志,2000,20(2):110-112.
③ 田建明. 补肾生精化血汤治疗恶性肿瘤化疗后白细胞减少30例[J]. 湖南中医杂志,1997,13(4):30,34.
④ 王琪,等. 中西医结合治疗乳癌31例[J]. 重庆医药,1990,19(2):29.
⑤ 杨今祥. 抗癌中草药制剂[M]. 北京:人民卫生出版社,1981:270.
⑥ 天津市人民医院乳腺组. 秋水仙碱制剂综合治疗乳腺癌90例的五年疗效总结[J]. 医学研究通讯,1977,6(9):18-20.
⑦ 樊杜英,张华,等. 中药硬膏穴位贴敷联合中药喷雾治疗乳腺癌术后淋巴水肿疗效观察[J]. 湖南中医药大学学报,2018,38(1):74-76.

评分降低,疗效明显提高。①

3. 四妙勇安汤加味 金银花 30 克、玄参 30 克、当归 10 克、甘草 6 克。随症加减:湿热重者,加川柏 10 克、苍术 10 克、知母 10 克、泽泻 10 克;血瘀明显者,加桃仁 10 克、红花 10 克、虎杖 10 克;气血两虚者,加党参 10 克、炙黄芪 10 克、生地黄 10 克、白术 10 克、鸡血藤 10 克。黄箫娜等以本方配合按摩、局部热敷等方法治疗乳腺癌术后上肢水肿患者 30 例,显效 15 例,有效 10 例,无效 5 例,总有效率 83.33%,疗效优于西药组。②

4. 乳腺癌方 20 当归 10 克、川芎 10 克、赤芍 10 克、生地黄 15 克、桃仁 10 克、红花 10 克、柴胡 10 克、枳实 10 克、泽泻 10 克、川木通 15 克、猪苓 30 克、大腹皮 15 克、石菖蒲 30 克、甘草 10 克。廖登辉等报道,在物理治疗和肢体锻炼等常规治疗的基础上,加用本方可明显改善临床疗效,治疗乳腺癌术后上肢淋巴水肿的患者 24 例,临床疗效优良 5 例,良好 12 例,有效 5 例,无效 2 例,总有效率 91.67%。③

5. 通脉消肿散 延胡索 15 克、乳香 15 克、制没药 15 克、香附 20 克、透骨草 25 克、鸡血藤 30 克、威灵仙 30 克、桑枝 15 克、独活 15 克、木瓜 20 克、黄芪 30 克。以上药物研细末与 35% 白酒调匀,以布包好,用时将药包入锅,加水 1 000 毫升隔水蒸 45 分钟,取出待温度降至 38℃ 左右将药包热敷患处,每日早晚各 1 次,每次 15 分钟,15 日为 1 个疗程。陈闯等以本方外敷治疗乳腺癌术后上肢淋巴结水肿患者 40 例,对照组行常规治疗配合局部功能锻炼。治疗后患者肢体沉重感改善率为 84.2%,肢体活动受限改善率为 88.2%,肢体肿胀改善,总有效率为 87.5%。④

6. 益气活血通络方 黄芪 20 克、白术 10 克、茯苓 20 克、当归 15 克、赤芍 15 克、川芎 10 克、桃仁 10 克、红花 6 克、丹参 15 克、桑枝 15 克、漏芦

15 克、路路通 15 克、王不留行 15 克、柴胡 6 克、大枣 20 枚。术后首日开始服用。临床观察服用本方后可缩短胸骨旁引流管及腋下引流管拔管时间,患者术后皮下积液及皮瓣坏死的发生率均明显降低。⑤

7. 益气活血汤 生黄芪 30 克、党参 15 克、桃仁 10 克、红花 6 克、川芎 10 克、当归 10 克、丹参 15 克、生地黄 10 克、桑枝 15 克、茯苓 10 克、泽泻 10 克、甘草 6 克。随症加减:患肢微红疼痛者加金银花、连翘、野菊花;患肢麻痹疼痛、皮色不红者加地龙、路路通;食欲不振者加焦三仙。除口服外,药渣煎第 3 次后熏洗并热敷患肢。吴军临床治疗乳腺癌术后上肢水肿患者 30 例,结果显示:显效 12 例,有效 14 例,无效 4 例,总有效率 86.678%;生活质量评分,提高 15 例,稳定 12 例,下降 3 例,总有效率 90%,疗效优于单纯西医常规治疗组。⑥

8. 乳腺癌方 21 黄芪 25 克、党参 15 克、白术 15 克、茯苓 10 克、生地黄 15 克、熟地黄 15 克、黄精 15 克、女贞子 10 克、陈皮 12 克。胡冬菊等以此方治疗乳腺癌术后脾肾精气两亏型患者 70 例,于常规治疗前 7 天开始服用上方至术后 28 天,临床观察有助于乳腺癌患者术后体液免疫功能和细胞免疫功能的恢复,术后 14 天患者免疫球蛋白 IgA、IgG、IgM、CD4、CD4/CD8、IL-2 升高,TNF(肿瘤坏死因子)-a 恢复至术前水平。⑦

四、转移后用方

1. 白术附子汤加味 炮附子 15 克、白术 10 克、生姜 5 片、大枣 6 枚、甘草 6 克。随症加减:胃脘作胀者加木香 10 克、砂仁 10 克、厚朴 10 克、陈皮 9 克;夜寐不安者加酸枣仁 30 克、磁石 30 克、珍珠母 30 克;骨痛明显者加延胡索 30 克、五灵脂 10 克;反酸、烧心者加海螵蛸 30 克、瓦楞子 30 克。

① 闫京涛. 活血散结方治疗乳腺癌术后淋巴水肿 41 例[J]. 光明中医,2016,31(7):952-953.
② 黄箫娜,吴政龙. 四妙勇安汤加味治疗乳腺癌术后上肢水肿 30 例[J]. 河南中医,2014,34(12):2398-2399.
③ 廖登辉,吕钢,等. 中药配合理疗治疗乳腺癌术后上肢淋巴水肿疗效观察[J]. 实用中医药杂志,2014,30(6):496-497.
④ 陈闯,等. 通脉消肿散外敷治疗乳腺癌患侧上肢肿胀 40 例临床观察[J]. 湖南中医杂志,2013,29(6):44-46.
⑤ 寿凌飞,等. 益气活血通络中药在乳癌术后早期的运用[J]. 中国中西医结合外科杂志,2011,17(3):316-317.
⑥ 吴军. 中西医结合治疗乳腺癌术后上肢水肿 30 例[J]. 湖南中医杂志,2009,25(2):74-76.
⑦ 胡冬菊,等. 益气养精中药对乳腺癌术后患者免疫功能的影响[J]. 中医杂志,2008,49(1):35-37.

每日 1 剂,早晚分服,每周至少服药 5 剂,共服药 1 年。程旭锋等以本方联合唑来膦酸注射液治疗乳腺癌骨转移患者,临床观察本方在疾病控制率、卡氏评分有效率均有明显升高;患者疼痛评分、氨酚羟考酮片使用剂量均明显下降,且不增加不良反应,疗效优于单纯西药常规治疗组。[①]

2. 加味阳和汤　熟地黄 35 克、肉桂 12 克、麻黄 12 克、鹿角胶(烊化)20 克、白芥子 10 克、炮姜炭 10 克、生甘草 10 克、乳香 10 克、没药 10 克、骨碎补 20 克、狗脊 20 克、续断 15 克。李阳等以本方治疗乳腺癌骨转移患者 30 例,结果显示:本方改善骨转移病灶疗效与对照组无明显差异,但在改善患者活动能力及生活质量、缓解疼痛方面,疗效优于对照组。[②]

3. 乳腺癌方 22　柴胡 15 克、当归 15 克、白芍 15 克、白术 15 克、茯苓 15 克、生姜 15 克、薄荷 6 克、炙甘草 9 克、甲片 10 克、红参 12 克、鸡内金 15 克、熟地黄 30 克、山茱萸 15 克、山药 15 克、鹿角胶 20 克、黄芪 30 克。自化疗前 3 天开始口服中药,化疗开始第 1～3 天暂停中药,第 4 天开始口服至第 14 天。王志光等以本方治疗肝郁型转移性三阴性乳腺癌患者 39 例,完全缓解 1 例,部分缓解 15 例,稳定 16 例,无效 7 例,近期疗效与单纯化疗组无差异,但平均无进展生存期为 7.5± 0.7 个月,中位无进展生存期 6.5±0.6 个月,优于单纯化疗组,且服中药治疗后患者化疗后胃肠道反应减少。[③]

4. 乳腺癌方 23　肿节风 200 克、黄芪 200 克、红花 100 克、苦参 100 克、三尖杉 100 克、黄连 100 克、半枝莲 200 克、喜树果 100 克、茜草 100 克、绞股蓝 100 克、人参 100 克、灵芝 100 克、莪术 100 克。以上药物除人参外用水浸泡一夜,煎煮 3 次,每次 3 小时、2 小时、1 小时,然后将人参粉成末加入煎煮液中再煎熬成稠膏,加入蜂蜜适量制成药

膏。服用时每次一勺开水冲服,每日 2 次,以上是 8 天的用量。活血化瘀,清热解毒,增强免疫力,抗癌。患者可长期应用。刘文义等以本方配合化疗药物治疗复发转移性乳腺癌患者 20 例,完全缓解 7 例,部分缓解 10 例,稳定 3 例,进展 0 例,总有效率 85%。[④]

5.(1)李佩文经验方 1　熟地黄 15 克、山药 10 克、枸杞子 10 克、山茱萸 10 克、川牛膝 10 克、菟丝子 10 克、鹿角胶 10 克、透骨草 10 克、骨碎补 10 克、补骨脂 10 克、鹿含草 10 克、马鞭草 10 克。李佩文以此方治疗乳腺癌骨转移患者,脊椎转移者加桑寄生、伸筋草;上肢骨转移加葛根、桑枝;下肢骨转移加牛膝、千年健;疼痛明显者加藁本、蔓荆子;有热毒表现者加菊花、蒲公英、石见穿、白花蛇舌草、半枝莲等。(2)自拟痛块消口服液　玫瑰花、香附、白芍、川芎、党参、茯苓、菊花、白花蛇舌草、甘草。本方可在辨证用药的基础上长期服用,临床疗效良好。(3)外洗消肿方 1　苦参 20 克、蛇床子 20 克、地肤子 20 克、黄柏 20 克,水煎 200 毫升,与 0.1% 利凡诺交替湿敷,每日 2 次,每次 1 小时。(4)外洗消肿方 2　骨碎补 20 克、桃仁 15 克、红花 20 克、细辛 10 克、姜黄 15 克、透骨草 30 克、伸筋草 30 克、鸡血藤 30 克。水煎 1 000 毫升,先熏后洗,每次 30 分钟。上二方适用于乳腺癌术后上肢水肿患者。(5)李佩文经验方 2　生黄芪 10 克、当归 10 克、紫草 10 克、生大黄 20 克、红花 10 克,加植物油约 400 毫升,慢火煎开约 10 分钟,过滤取油,局部外用。适用于乳腺癌破溃或化疗药外渗引发的皮损,疗效较好。(6)李佩文经验方 3　葶苈子 20 克、大枣 20 克、桑白皮 20 克、黑白丑 10 克、猪苓 20 克、泽泻 20 克、生薏苡仁 30 克、车前子 20 克,浓煎约 30～40 毫升,冰片 5 克兑入,外敷胸壁,每日换药 1 次。适用于控制及减少乳腺癌所致胸水,缓解憋喘及胸痛,促进

① 程旭锋,等.白术附子汤加味联合唑来膦酸注射液治疗乳腺癌骨转移临床观察[J].中医学报,2018,33(4):533－536.
② 李阳,黄立中,等.加味阳和汤治疗乳腺癌骨转移的临床观察[J].中南药学,2015,13(10):1105－1108.
③ 王志光,等.疏肝健脾益肾中药联合化疗治疗肝郁型转移性三阴性乳腺癌患者疗效及安全性研究[J].中国全科医学,2015,18(6):620－624.
④ 刘文义,刘全宇.中西医结合治疗复发转移性乳腺癌 20 例疗效观察[J].吉林中医药,2013,33(1):55－56.

胸膜粘连。[①]

6.骨转移癌协定方 寻骨风15克、威灵仙12克、地龙12克、汉防己10克、续断12克、䗪虫10克。随症加减:气血亏虚加生黄芪20克、生白术12克、枸杞子15克;气滞湿阻加八月札12克、制半夏10克;瘀血阻滞加莪术10克、炮甲片10克。临床观察治疗53例患者,配合本方治疗后Ⅰ级、Ⅱ级、Ⅲ级疼痛的缓解率分别为100%、95%、50%,疗效优于止痛药治疗组,且停用西药止痛剂,改服中药维持治疗后,患者疼痛现象并未加重。[②]

单 方

1.吴茱萸 组成:吴茱萸。功效主治:降逆止呕,散寒止痛,疏肝下气,助阳止津;适用于乳腺癌术后失眠、口腔溃疡。制备方法:将吴茱萸粉与热醋调成一定的比例后备用。用法用量:温水泡脚10~20分钟后,用吴茱萸粉贴于双脚涌泉穴(失眠者加失眠穴),失眠患者可于次日清晨取去,口腔溃疡患者每日2次,每次贴敷2小时。临床应用:临床治疗乳腺癌失眠患者48例,痊愈23例,显效10例,有效12例,无效3例,总有效率93.75%,优于西药组。口腔溃疡患者配合足三里穴位注射胸腺肽效果更佳。[③][④]

2.全蝎核桃散 组成:全蝎6克、核桃4个、蜈蚣2条。功效主治:消瘀散结;适用于乳腺癌。制备方法:将核桃一开两半,将两药放入,再将另一半对合捆住,放火上烧之冒青烟为度,研末。用法用量:上药研末,分两次服完,黄酒送服。[⑤]

3.龟甲黑枣丸 组成:龟甲数块、黑枣肉适量。功效主治:滋阴益胃;适用于乳腺癌。制备方法:将龟甲炙黄研末,黑枣肉捣烂,两者混合为丸。用法用量:每日10克,开水送服。[⑥]

4.葫芦巴散 组成:葫芦巴120克。功效主治:散寒止痛;适用于乳腺癌。制备方法:将葫芦巴置于盐水中,炒干研末。用法用量:每日1次,每次10克,黄酒送服。[⑦]

5.姜半夏 组成:半夏粉10克。功效主治:降逆止呕;适用于乳腺癌化疗后恶心呕吐。制备方法:加生姜汁5毫升、蜂蜜1毫升,拌成泥状。用法用量:取1元硬币大小放于纱布中,使用前先用75%酒精消毒并为皮肤脱脂,酒精过敏者改用温水清洁。于化疗第1天开始,将准备好的姜半夏贴于患者神阙穴处,放置时间5~6小时,每日更换1次,持续治疗5天,并用外用输液贴固定保护。临床应用:临床观察乳腺癌化疗患者94例,结果表明,治疗组发生急性恶心呕吐10例,迟发性恶心呕吐7例,对照组发生急性恶心呕吐45例,迟发性恶心呕吐23例,疗效明显。[⑧]

6.三黄膏 组成:黄芩、黄连、黄柏。功效主治:清热解毒,消肿散结;适用于乳腺癌放疗后皮肤损伤。制备方法:制膏。用法用量:每次放射治疗后,将三黄膏摊于纱布上贴于放射野或直接涂于放射野,每日换药1次。临床应用:研究发现,试验组出现水肿、瘙痒、脱屑及疼痛等局部皮肤反应的发生率低于硫酸镁湿敷对照组,且其出现轻度和中度及以上皮肤改变的时间均显著慢于对照组,整体出现皮肤损伤的程度低于对照组。[⑨]

7.马齿苋 组成:马齿苋。功效主治:解毒消肿;适用于乳腺癌化疗后静脉损伤。制备方法:在6~7月间马齿苋茎叶茂盛的花开时节,割取马齿苋全草去根洗净泥土,用沸水略烫后晒干碾碎成粉末备用,使用时取马齿苋末和蜂蜜适量勾兑

① 朱世杰.李佩文治疗乳腺癌经验撷英[J].北京中医药,2008,27(3):173-175.
② 王红岩,等.中药配合化疗治疗晚期乳腺癌骨转移疼痛53例[J].河南中医药学刊,2000,15(5):53-55.
③ 陈梦鸽,等.吴茱萸粉调醋穴位贴敷治疗乳腺癌术后失眠疗效观察[J].新中医,2017,49(3):36-37.
④ 陆金兰,卢冠铭,等.穴位注射配合穴位外敷治疗乳腺癌化疗后口腔溃疡疗效观察[J].陕西中医,2018,39(4):527-529.
⑤ 王维恒,等.千家妙方(第2版)[M].北京:中国科学技术出版社,2017:30.
⑥ 同上.
⑦ 同上.
⑧ 张新玉,等.姜半夏敷神阙穴预防乳腺癌患者化疗所致恶心呕吐的效果观察[J].护理学报,2014,21(20):73-74.
⑨ 徐彦,等.三黄膏联合蜂蜜防治乳腺癌术后放射性皮炎的疗效观察[J].中国药房,2014,25(19):1789-1791.

调和成膏。用法用量：在输注化疗药物开始时，即用马齿苋蜂蜜膏外敷患者上肢静脉穿刺点近心端沿血管走行的皮肤，厚约0.1厘米，宽2～3厘米，长40～50厘米，每60分钟更换一次至输液完毕后1小时。临床应用：临床观察乳腺癌化疗患者83例患者的疼痛灼热，沿静脉走向发红肿胀、色素沉着，静脉血管硬化呈条索状改变的发生概率明显低于对照组。注意事项：外敷过程要用透明薄膜覆盖和衬垫，防止马齿苋蜂蜜膏水分丢失及污染衣被。①

8. **皮硝** 组成：皮硝250克。功效主治：消肿，镇痛，软化包块；适用于乳腺癌术后上肢水肿。制备方法：以棉布制成40厘米×20厘米大小的袋子，将皮硝250克装入自制皮硝袋内。用法用量：外敷，每日2次，每次30分钟。临床应用：临床治疗乳腺癌术后上肢水肿患者48例，总有效率93.75%。注意事项：皮硝晒干后可反复使用。皮硝外敷时要研碎，外敷后解除布袋，用温水擦洗皮肤，减少对皮肤的刺激。皮硝应贮于密塞瓶中，或用双层塑料袋小包装置于30℃以下保存。②

9. **三黄抗氧化方** 组成：黄芪30克、制大黄10克、片姜黄10克。功效主治：益气化瘀，通经止痛；适用于乳腺癌。用法用量：每日1剂，水煎服。术前1天至术后7天服用。临床应用：卞卫和等以本方治疗气血两虚夹瘀型乳腺癌术后患者15例，结果术后7天患者血—氧化氮水平降低，超氧化物歧化酶水平上升；自术后12～24小时，患者的血清肿瘤坏死因子a、白介素-6及血管内皮生长因子水平低于常规治疗组；自术后6小时表现为显著抑制血管内皮细胞的增殖；术后24小时患者全身应激症状积分明显改善，疗效均优于常规治疗组。提示本方可以改善乳腺癌围手术期患者全身应激状态的临床症状及氧化应激相关的血

清学指标，抑制血管内皮细胞增殖与血管内皮生长因子的表达。③

10. **芍药甘草汤** 组成：白芍30克、生甘草10克。功效主治：缓急止痛；适用于乳腺癌化疗期尿路感染。用法用量：每日1剂，水煎服。随症加减：纳差者加炒麦芽9克、焦山楂15克、焦神曲15克；口干者加知母15克、玄参15克、麦冬15克；夜寐欠安者加夜交藤30克、合欢皮15克。每日1剂，早晚2次水煎温服。临床应用：以芍药甘草汤治疗乳腺癌化疗期尿路感染为陆德明经验方，高秀飞等临床应用治疗本病60例，痊愈30例，显效12例，有效11例，无效7例。④

11. **当归补血汤** 组成：黄芪60克、当归12克。功效主治：补气生血；适用于乳腺癌术后。用法用量：每日1剂，水煎服，水煎200毫升，早晚各100毫升服用。从化疗第1天开始服用至化疗结束。临床应用：治疗后患者CD8明显下降，CD4/CD8比值明显上升，血清IgG和IgM含量明显升高。⑤

12. **消癌散** 组成：蛇蜕、露蜂房、全蝎各等份。功效主治：活血消肿；适用于乳腺癌。制备方法：上药共研细末。用法用量：每日3次，每次12克，30天为一疗程。⑥

13. **天龙** 组成：活天龙1条、新鲜青壳鸭蛋1只。功效主治：散结止痛；适用于乳腺癌。制备方法：先在鸭蛋顶端开一环孔（大小以能纳入天龙为宜），再将天龙塞进蛋中，然后迅速将黄泥巴裹住整个鸭蛋，放置瓦片上煅烧存性，去黄泥，杵成粉。用法用量：上蛋1枚杵成粉，在1日内分4～5次开水送服，连服40天。临床应用：与280页单方14合用，服用2个月后症状全部消失，半年后乳头形态恢复原状。⑦

14. **蟾蜍** 组成：活蟾蜍40只、面粉4斤、白

① 刘蜀滇. 马齿苋外敷保护乳腺癌化疗静脉的护理[J]. 中国中医药现代远程教育,2013,11(17)：145.
② 李海龙,高秀飞. 皮硝外敷治疗乳腺癌术后上肢水肿48例[J]. 中国药业,2013,22(8)：96-97.
③ 卞卫和,姚昶,等. 三黄抗氧化方抑制乳腺癌患者围手术期应激状态的临床研究[J]. 临床肿瘤学杂志,2013,18(7)：590-594.
④ 高秀飞,等. 芍药甘草汤加减治疗乳腺癌化疗期尿路感染疗效观察[J]. 浙江中医杂志,2013,48(3)：183.
⑤ 陈鹊汀,等. 当归补血汤对乳腺癌术后化疗患者免疫功能的影响[J]. 时珍国医国药,2009,20(5)：1207-1208.
⑥ 张民庆. 肿瘤良方大全[M]. 合肥：安徽科学技术出版社,1994：187-188.
⑦ 顾林江. 乳癌治验[J]. 江苏中医,1990,35(12)：26.

糖适量。功效主治：解毒消肿；适用于乳腺癌。制备方法：将蟾蜍洗净，置大铁锅内，加水适量，猛火煮烂，冷却后以纱布反复过滤取汁，倒入面粉中，加白糖适量充分搅拌后捏成大西米粒状，再在铁锅内炒熟。用法用量：上丸每日服 3～4 次，每次服 15 克。临床应用：与 280 页单方 13 合用，服用 2 个月后症状全部消失，半年后乳头形态恢复原状。①

15. 活蟾贴　组成：活蟾蜍 1 只、蛇胆 1 具。功效主治：解毒散结，消肿止痛；适用于乳腺癌。制备方法：剥蟾皮撒蛇胆汁。用法用量：外敷患处，每日换药。连用 30 日为 1 个疗程。②

16. 生蟹壳　组成：生蟹壳数个。适用于肿瘤坚硬如石未破溃者。制备方法：生蟹壳数个，置瓦焙干研细末。用法用量：每日 3 次，每次 6 克，黄酒送服。③

17. 斑蝥　组成：斑蝥 3 只、新鸡蛋 1 个。适用于肿瘤早期未溃者。制备方法：斑蝥 3 只，新鸡蛋 1 个，外用纸封好，蒸熟后去斑蝥吃鸡蛋。用法用量：每日 1 次。④

18. 乳腺癌方 24　组成：藤梨根 30 克、野葡萄根 30 克、生南星 3 克。适用于乳腺癌。制备方法：水煎服。用法用量：每日 1 剂，分 2 次服。⑤

中 成 药

1. 华蟾素胶囊　组成：干蟾皮。功效主治：解毒，消肿，止痛；适用于中、晚期肿瘤。用法用量：每日 3 次，每次 0.5 克，以 21 天为一个周期，至少治疗 2 个周期。临床应用：临床观察 31 例患者，联合治疗缓解率 54.84％，总有效率 70.97％，可显著提高含卡培他滨基础方案治疗晚期乳腺癌

的远期疗效。⑥

2. 威麦宁胶囊　组成：金荞麦。功效主治：清热解毒，活血化瘀，祛邪扶正；适用于不适宜放化疗的肿瘤患者。用法用量：每日 3 次，每次 6～8 粒。临床应用：临床观察，治疗后患者神疲乏力、少气懒言、呼吸气短、纳谷少馨等症状改善，100 例患者完全缓解 10 例，部分缓解 70 例，总缓解率 80％，平均无进展生存期为 6.8 个月，平均总体生存期 14.9 个月。⑦

3. 消癌平注射液　组成：乌骨藤。功效主治：清热解毒，化痰软坚；适用于肿瘤。制备方法：消癌平注射液 60 毫升加入 5％葡萄糖注射液 250 毫升中。用法用量：消癌平注射液 60 毫升静脉滴注，每日 1 次，与新辅助化疗同步进行。临床应用：临床观察乳腺癌患者 33 例，完全缓解 7 例，部分缓解 19 例，稳定 4 例，无效 3 例，总有效率 78.79％。⑧

4. 复方斑蝥胶囊　组成：斑蝥、人参、黄芪、刺五加、三棱、半枝莲、莪术、山茱萸、女贞子、熊胆粉。功效主治：破血消瘀，攻毒蚀疮，扶正固本；适用于三阴性乳腺癌。用法用量：每日 3 次，每次 3 粒，口服，4 周为 1 个疗程，连服 3 个疗程。⑨

5. 复方皂矾丸　组成：皂矾、西洋参、海马、肉桂、大枣（去核）、核桃仁。功效主治：温肾健髓，益气养阴，生血止血；适用于乳腺癌化疗期。用法用量：口服，每日 3 次，每次 7～9 丸，饭后即服。临床应用：临床观察本药可预防化疗引起的严重骨髓抑制的出现。⑩

6. 西黄丸　组成：牛黄、麝香、乳香、没药。功效主治：清热解毒，消肿散结；适用于热毒壅结所致癌肿。用法用量：每日 2 次，每次 1 瓶，一个月为一个疗程，连续两个月。临床应用：临床联合唑来膦酸注射液治疗乳腺癌骨转移患者疗

① 顾林江. 乳癌治验[J]. 江苏中医,1990,35(12)：26.
② 李岩. 肿瘤临证备要[M]. 北京：人民卫生出版社,1980：236.
③ 吉林省卫生局《肿瘤的诊断与防治》编写小组. 肿瘤的诊断与防治[M]. 长春：吉林人民出版社,1973：198.
④ 同上.
⑤ 同上.
⑥ 邓爽,等. 华蟾素胶囊联合含卡培他滨基础方案治疗晚期乳腺癌疗效及耐受性观察[J]. 药学与临床研究,2017,25(5)：439－443.
⑦ 王海燕,等. 威麦宁胶囊联合卡培他滨对于晚期乳腺癌患者的近期疗效和安全性评价[J]. 辽宁中医杂志,2017,44(12)：2588－2590.
⑧ 阮立为,邓甬川. 消癌平对乳腺癌新辅助化疗疗效的增强作用及其机制探讨[J]. 中国中药杂志,2015,40(4)：749－752.
⑨ 章迅,章永红,等. 复方斑蝥胶囊合复方红豆杉方加减治疗三阴乳腺癌临床观察[J]. 世界中医药,2013,8(7)：748－749.
⑩ 孙文辉,等. 复方皂矾丸对乳腺癌化疗骨髓抑制的预防作用[J]. 海峡药学,2010,22(5)：100－102.

效明显提高,疼痛缓解总有效率82.5%,骨质修复总有效率62.5%且可改善免疫,提高CD3和降低CD8百分比。①

7. 艾迪注射液　组成:斑蝥、人参、黄芪、刺五加。功效主治:清热解毒,消瘀散结;适用于肿瘤。用法用量:艾迪注射液100毫升溶于10%葡萄糖液400毫升中静脉滴注,每日1次,连用10日为1个周期。临床应用:临床观察结果显示联合应用本药治疗乳腺癌患者,可减轻化疗药物的不良反应,提高患者的生活质量,改善化疗药物对肝肾功能的损害方面,降低患者腋窝淋巴结阳性率及乳腺癌C-erbB-2表达阳性率。②

8. 金克槐耳颗粒　组成:槐耳。功效主治:扶正固本,活血消癥;适用于乳腺癌所致的神疲乏力、少气懒言等症状。用法用量:每日3次,每次1包,连服3个月为一疗程。临床应用:临床观察乳腺癌晚期患者29例,证候改善总有效率64.4%,生存质量改善显效10例,有效14例,无效5例,疗效优于化疗组,且可延长部分患者生存期。③

9. 金龙胶囊　组成:鲜天龙、鲜金钱白花蛇、鲜蕲蛇。功效主治:破瘀散结,解郁通络;适用于肿瘤血瘀郁结证。用法用量:每日3次,每次4粒。临床应用:配合中药辨证分型治疗乳腺癌患者39例,临床总有效率87.17%。④

10. 慈丹胶囊　组成:莪术、山慈菇、鸦胆子、马钱子粉、露蜂房等。功效主治:化瘀解毒,消肿散结,益气养血;适用于肿瘤。用法用量:每日3~4次,每次5粒。临床应用:本药为郑伟达经验方,临床治疗乳腺癌257例,取得较好疗效。⑤

11. 平消胶囊　组成:郁金、马钱子粉、仙鹤草、五灵脂、白矾、硝石、干漆、枳壳。功效主治:活血化瘀,散结消肿,解毒止痛;适用于毒瘀内结所致的肿瘤。用法用量:每日2~3次,每次2~4粒,体重60千克以上者可增加至每次5~6粒。从月经后开始服用,每月服15~25天。临床应用:治疗乳腺癌17例,有效14例。⑥

① 贾文娟,田菲,等. 西黄丸联合唑来磷酸注射液治疗乳腺癌骨转移癌的临床研究[J]. 世界科学技术——中医药现代化,2009,11(3):450-453.
② 李湘奇,等. 艾迪注射液配合CEF方案化疗对乳腺癌的疗效分析[J]. 中药药理与临床,2006,22(3、4):176-177.
③ 钟少文,等. 金克槐耳颗粒治疗Ⅳ期乳腺癌[J]. 中国肿瘤,2003,12(12):754-755.
④ 徐晓燕. 金龙胶囊配合中草药治疗乳腺癌39例[J]. 武警医学,2000,11(8):463-464.
⑤ 郑伟鸿,等. 慈丹系列抗癌药治疗癌症5 168例初步观察[J]. 福建医药杂志,2000,22(1):217-218.
⑥ 张文莉,等. 平消胶囊治疗乳腺疾病的临床观察(附668例分析)[J]. 现代肿瘤医学,1996,4(3):179,封3.

食　管　癌

概　述

食管癌是指发生于食管黏膜上皮的一类恶性肿瘤，主要存在鳞癌与腺癌两种病理类型，是消化道较为常见的恶性肿瘤。食管癌以鳞状细胞癌最多见，在我国约占 90%，腺癌约占 5%，未分化癌较少见。发病年龄多在 40 岁以上，50～69 岁高发，男性发病略多于女性，在局部地区有聚集发病现象。食管癌的发生与该地区的生活条件、饮食习惯、存在强致癌物质、缺乏一些抗癌因素及遗传易感性等有关。[①]

食管癌早期症状不明显，随着病情加剧，轻症患者主要临床表现为胸骨后不适，烧灼感或疼痛，食物通过有滞留感或轻度梗阻感，咽部干燥或有紧缩感。重症患者见持续性、进行性吞咽困难，咽下梗阻即吐，吐出黏液或白色泡沫黏痰，严重时伴有胸骨后或背部肩胛区持续性钝痛，进行性消瘦。患者常有情志不畅、酒食不节、年老肾虚等病史。长期摄食不足导致明显的慢性脱水、营养不良、消瘦与恶病质。有左锁骨上淋巴结肿大，或因癌肿扩散转移引起的其他表现，如压迫喉返神经所致的声嘶、骨转移引起的疼痛、肝转移引起的黄疸等。当肿瘤侵及相邻器官并发生穿孔时，可发生食管支气管瘘、纵隔脓肿、肺炎、肺脓肿及主动脉穿破大出血，导致死亡。

早期内窥镜检查可在直视下观察肿瘤的形态、大小、部位、范围并钳取活组织行病理学检查，是最可靠的食管癌的诊断方法。临床食管钡餐检查可观察食管的蠕动情况、食管壁的舒张度、食管黏膜的改变、食管的充盈缺损以及梗阻的程度。食管蠕动停顿、逆蠕动，食管壁僵硬不能充分扩张，食管黏膜紊乱、中断和破坏，食管腔狭窄，以上征象均提示食管癌的可能。CT 检查可以清晰地显示食管与周围组织的关系。正常食管与周围组织的分界清楚，食管壁的厚度不超过 5 毫米，如食管壁的厚度增加，与周围器官的边界不清楚，则提示食管病变的存在。内镜超声既可以观察食管病变，又能进行超声扫描，显示食管壁层次及周围结构的清晰图像。食管超声内镜检查应用的主要目的是比较客观地判断食管癌浸润深度，其准确率为 70%～87%，对癌周是否有肿大的淋巴结诊断准确率可达 80% 左右。这对外科制定合理的手术方案，特别是内镜下治疗早期食管癌适应证的选择及疗效判定有重要的参考价值。目前实验室检查对食管癌诊断无特异性。肿瘤相关标志物如癌胚抗原（CEA）、前列腺特异抗原（PSA）、糖类抗原 CA199、CA125、CA724、CA242 等，具有取材容易、患者痛苦少的优点，但存在特异性和敏感性不高的问题，联合检测可提高诊断的特异性和敏感性，虽然不能作为诊断和评估疗效的标准，但对判断食管癌患者的病情、预后、疗效及检测术后复发有一定意义，术前 CEA、CA199 升高者多提示预后不良。[②]

早期食管癌的大体病理形态分型：早期食管癌一般根据内镜或手术切除标本所见，可分为隐伏型（充血型）、糜烂型、斑块型和乳头型。其中以斑块型为最多见，癌细胞分化较好，糜烂型次之，

---

① 陈熠. 肿瘤中医证治精要[M]. 上海：上海科学技术出版社，2007：141-152.
② 中华医学会消化内镜学分会，中国抗癌协会肿瘤内镜专业委员会. 中国早期食管癌筛查及内镜诊治专家共识意见[J]. 中国实用内科杂志，2015，35(4)：320-337.

二者均为原位癌。隐伏型是食管癌最早期的表现，多为原位癌。乳头型病变较晚，癌细胞虽分化较好，但原位癌却较少。中晚期食管癌的大体病理形态分型：可分为5型，即：髓质型、蕈伞型、溃疡型、缩窄型、腔内型和未定型。髓质型呈坡状隆起，侵及食管壁各层及周围组织，切面灰白色如脑髓，本型多见，恶性程度最高；蕈伞型多呈圆形或卵圆形，向食管腔内突起，边缘外翻如蕈伞状，表面常有溃疡，属高分化癌，预后较好；溃疡型表面常有较深的溃疡，边缘稍隆起，出血和转移较早，而发生梗阻较晚；缩窄型呈环形生长，质硬，涉及食管全周，食管黏膜呈向心性收缩，出现梗阻较早，而出血和转移发生较晚，本型较少见；腔内型向食管腔内呈圆形或卵圆形突起，有蒂与管壁相连，表面常有糜烂或溃疡，肿瘤可侵入肌层，但较上述各型为浅，比较少见；少数中、晚期食管癌不能归入上述各型者，称未定型。①

食管癌早期以手术切除为主，中晚期患者宜采用包括手术、化疗、中医药、生物免疫调节及放疗在内的综合治疗。食管癌0期及部分Ⅰ期，病变浅小局限的，无淋巴结转移，可视为局部病变，行局部切除治疗，无须扩大手术；Ⅰ～Ⅱa期为外科治疗最佳适应证，远期生存率高；Ⅱb期和部分Ⅲ期患者，虽然肿瘤外侵明显或局部淋巴结转移，只要病变局限，患者情况允许，应争取彻底切除及区域淋巴结清扫，以达到根治目的，手术前后行放、化综合治疗；Ⅲ期患者应行综合治疗，术前新辅助治疗可望提高手术切除率和远期生存率；Ⅲ期癌外侵明显不能切除、进食梗阻严重者，根据患者情况可行姑息手术，解决进食营养问题，进行综合治疗，提高生活质量，延长生存期；Ⅳ期不适宜手术，采用以中医药为主的综合治疗及对症处理。中医药可贯穿于全部治疗过程中，特别对于晚期及手术、放化疗后患者。②

在全球范围内食管癌的发病率在恶性肿瘤中居第8位，死亡率为第6位。我国是食管癌最高发的国家之一，每年食管癌新发病例超过22万例，死亡约20万例。提高我国食管癌诊疗水平是艰巨而紧迫的医学研究难题。目前，超过90%的食管癌患者确诊时已进展至中晚期，生活质量低，预后较差，总体5年生存率不足20%。③

食管癌根据其临床表现对比古代医籍的描述，可将其归于中医"噎膈"范畴。1985年上海科学技术出版社的《中医内科学》教材对"噎膈"的描述为："噎即噎塞，指吞咽之时梗噎不顺；膈为格拒，指饮食不下，或食入即吐。正如张石顽《千金方衍义》所指出：'噎之与膈，本同一气。膈证之始，靡不由噎而成。'据临床所见，噎虽可单独出现，而又每为膈的前驱，故往往以噎膈并称。""噎膈"的有关记载始见于《黄帝内经》。《素问·阴阳别论篇》中提出"一阳发病，少气善咳善泄；其传为心掣，其传为隔""三阳结谓之隔"，精辟地总结了"隔证"的传变规律和病机，指出该病证与人身津液亏损有关。《灵枢·上膈》对"上膈""下膈"的症状和发病机制进行了描述。后世医家往往将《黄帝内经》中的相关论述作为研究"噎膈"的一个原点。"噎膈"初起为进行性吞咽困难，尤其是固体食物，虽勉强咽下，亦必阻塞不下，随即吐出，久后严重者连半流质、流质亦难摄入，胸膈疼痛，最终发展为全身消瘦，面容憔悴，精神衰疲。噎膈一证主要是食管的病变，属于本虚标实之证，实指气、血、痰等互结于食管，虚者系属津血之日渐枯槁，故治法总体以解郁理气、养阴润燥、化痰活血等为原则，其他如补脾益肾、养肝清热等根据患者情况辨证使用。④

辨 证 施 治

1. **痰气交阻型** 症见食入不畅，吞咽哽噎，时有嗳气不舒，胸膈痞满，泛吐痰涎，口干，病情可随

① 孙桂芝主编. 孙桂芝实用中医肿瘤学[M]. 北京：中国中医药出版社，2009：213-217.
② 陈熠主编. 肿瘤中医证治精要[M]. 上海：上海科学技术出版社，2007：141-152.
③ 中华医学会消化内镜学分会，中国抗癌协会肿瘤内镜专业委员会. 中国早期食管癌筛查及内镜诊治专家共识意见[J]. 中国实用内科杂志，2015，35(4)：320-337.
④ 杨枝青. 噎膈[M]. 上海：上海科学技术出版社，2015：2.

情绪变化而增减。舌淡苔薄腻，脉弦细。治宜开郁降气、化痰散结。

（1）自拟开郁化痰方　柴胡 10 克、白芍 15 克、枳壳 15 克、法半夏 10 克、陈皮 10 克、天龙 6 克、地龙 10 克、山慈菇 15 克、半枝莲 15 克、七叶一枝花 10 克。随症加减：伴打嗝反酸者加紫苏梗 10 克；纳差明显者加鸡内金 10 克、山楂 20 克；疼痛明显者加延胡索 15 克、威灵仙 15 克；舌质瘀黯或有其他夹瘀表现可加莪术 15 克、土鳖虫 6 克、桃仁 10 克。[1]

（2）四逆散合逍遥散加减　柴胡、枳实、蒲公英、半枝莲、白及、赤白芍、法半夏、山豆根。[2]

（3）旋覆代赭汤合四逆散加减　柴胡、枳壳、白芍、旋覆花、代赭石、法半夏、郁金、陈皮、山豆根、七叶一枝花。[3]

（4）启膈散加减　沙参、丹参、茯苓、川贝母、郁金、砂仁、荷叶蒂、杵头糠。此方可加瓜蒌皮、陈皮增加化痰力量。[4]

2.瘀血阻滞型　症见饮食难下，吞咽困难加剧，食入即吐，吐出物如赤豆汁，胸膈疼痛，肌肤枯燥，形体消瘦。尚可见面色暗黑，肌肤枯燥，形体消瘦，大便燥结或坚如羊屎，或便血，小便黄赤，舌质紫黯，或舌质红少津，或有斑点瘀点，脉细涩或细滑。治宜理气散结、活血化瘀。

（1）自拟祛瘀化痰方　土鳖虫 6 克、桃仁 10 克、丹参 30 克、天龙 6 克、石上柏 15 克、红豆杉 3～6 克、白术 15 克、法半夏 10 克、竹茹 15 克、瓜蒌皮 15 克。随症加减：大便不通者加火麻仁 15 克、杏仁 10 克；胸背部疼痛明显者加八月札 15 克、延胡索 15 克；口干明显者加太子参 30 克、天花粉 15 克。临床观察：张某，男，67 岁，2012 年 8 月 23 日初诊。患者由于吞咽困难 1 月余，于 2012 年 3 月到中山大学附属肿瘤医院就诊，经

检查确诊为食管低分化鳞癌，由于已出现肝、骨等多处远处转移，未行手术切除，在该院行放化疗后于本院门诊就诊。初诊症见患者精神尚可，吞咽困难，胸背部偶有疼痛，眠差，夜间梦多，口干口苦，舌黯红，苔黄厚，脉弦。中医诊断：噎膈，血瘀凝滞证。西医诊断：食管低分化鳞癌放化疗后（cT3NxM1，Ⅳ 期）。治宜解毒祛瘀、化痰散结。方用土鳖虫 6 克、丹参 30 克、天龙 6 克、石上柏 15 克、红豆杉 6 克、山慈菇 15 克、半枝莲 15 克、白术 15 克、太子参 30 克、天花粉 15 克、桔梗 10 克、杏仁 10 克、酸枣仁 15 克。后患者坚持每 2 周～4 周在门诊就诊，续服解毒祛瘀、化痰散结之中药，后多次复查 CT 提示肝脏及骨转移病灶稳定，随访至 2015 年 12 月，患者无吞咽梗阻感，纳眠俱佳，生活如常人。[5]

（2）血府逐瘀汤加减　当归、生地黄、桃仁、红花、枳壳、赤芍、川芎、桔梗、柴胡、急性子、半夏、全瓜蒌。[6]

（3）通幽汤加减　生地黄、熟地黄、甘草、红花、升麻、桃仁、当归。随症加减：血瘀者加五灵脂、三七、乳香、没药、丹参、赤芍、蜣螂虫。[7]

3.阴虚热结型　症见食入格拒不下，咽喉干痛，入而复出，形体消瘦，潮热盗汗，口干咽燥，大便干结，五心烦热。舌质干红少津，或舌有裂纹，脉细弦而数。治宜滋养津液、泻热散结。

（1）一贯煎合益胃汤加减　生地黄 15 克、麦冬 15 克、太子参 30 克、葛根 20 克、女贞子 20 克、墨旱莲 20 克、玉竹 15 克、石斛 15 克。随症加减：潮热盗汗明显者加醋鳖甲 20 克、知母 15 克、黄柏 15 克；大便不通者加肉苁蓉 15 克；吞咽困难明显者加天龙 6 克、蜈蚣 3 条；待患者阴津恢复、正气充盛后，酌加山慈菇、半枝莲、冬凌草等抑瘤之品。[8]

① 李佳殷,杨秋晔,等. 林丽珠辨治食管癌经验撷要[J]. 辽宁中医杂志,2016,43(10)：2064－2065.
② 田恬. 尹莲芳教授治疗食管癌经验[J]. 中西医结合心血管病杂志,2016,4(28)：25－27.
③ 中华中医药学会肿瘤分会. 中医食管癌诊疗指南(草案). 国际中医药肿瘤学术大会,2007：415－418.
④ 张伯奥. 中医内科学[M]. 上海：上海科学技术出版社,1985：139－142.
⑤ 李佳殷,杨秋晔,等. 林丽珠辨治食管癌经验撷要[J]. 辽宁中医杂志,2016,43(10)：2064－2065.
⑥ 中华中医药学会肿瘤分会. 中医食管癌诊疗指南(草案). 国际中医药肿瘤学术大会,2007：415－418.
⑦ 张伯奥. 中医内科学[M]. 上海：上海科学技术出版社,1985：139－142.
⑧ 李佳殷,杨秋晔,等. 林丽珠辨治食管癌经验撷要[J]. 辽宁中医杂志,2016,43(10)：2064－2065.

（2）增液汤合沙参麦冬汤加减　玄参、麦冬、细生地黄、沙参、玉竹、甘草、桑叶、天花粉、生扁豆。[①]

（3）五汁安中饮　梨汁、藕汁、牛乳、生姜汁、韭菜汁。此方另可加沙参、石斛、生地黄等鲜药榨汁，补胃肾之阴，用法宜少量多次，频频饮服，不可操之过急。[②]

4. 气虚阳微型　晚期食管癌，症见水饮不下，泛吐清水或黏液白沫，形瘦神衰，畏寒肢冷，乏力气短，面色苍白，面浮足肿，舌质淡紫，苔白滑，脉弱虚细无力。治宜益气养血、健脾补肾。

（1）林丽珠四君子汤加味经验方　党参15克、白术15克、茯苓25克、黄芪30克、法半夏10克、当归10克、熟地黄15克、山楂20克、鸡内金10克。随症加减：此方系四君子汤为主方进行加减，呕吐清水或痰涎较多者，加干姜10克、吴茱萸3克、黄连10克；口干明显者，加葛根20克、天花粉15克。[③]

（2）当归补血汤合桂枝人参汤加减　黄芪、当归、干姜、党参、白术、熟地黄、白芍、桂枝、急性子、半夏。[④]

（3）补气运脾方合右归丸加减　人参、白术、茯苓、当归、黄芪、熟地黄、山茱萸、肉桂、制附子、杜仲、砂仁、陈皮、威灵仙、白芍、急性子。[⑤]

5. 齐元富分4型

（1）痰湿郁阻型　症见吞咽梗噎，口吐清涎，两胁胀痛，情绪不稳，苔薄腻，脉弦滑。治宜开郁化痰、润燥降气。方用自拟行气化痰方：陈皮、清半夏、制南星、青礞石、槟榔、厚朴、佛手。陈皮芳香行气、理气健脾，半夏燥湿化痰、降逆止呕、消痞散结，两者相合而用，起到调畅气机，气顺则痰消的作用。此外，制南星燥湿化痰、散结消肿，临床上也常用于食管癌的治疗。青礞石、槟榔、厚朴下气除满，佛手疏肝健脾、理气化痰，共奏降气化痰除湿之功。随症加减：呃气者用紫苏梗、炒莱菔子降气止呃；胁痛者用柴胡疏肝解郁；痰多者用清半夏、胆南星燥湿化痰；呕吐涎沫者用旋覆花、赭石降逆止呕；胸闷者用薤白、全瓜蒌通阳散结。

（2）脾肾阳虚型　症见吞咽困难，腰膝酸软，畏寒肢冷，语声低微，少气懒言，形体消瘦，舌淡苔白，脉沉迟无力。治宜温肾助阳、健脾益气。方用自拟温肾健脾方：薏苡仁、白扁豆、白术、附子、肉桂、肉苁蓉、鹿角胶。薏苡仁、白扁豆、白术健脾补脾，附子、肉桂、肉苁蓉、鹿角胶温补肾阳。随症加减：乏力者加黄芪、太子参、党参健脾益气；纳差者加炒神曲、炒麦芽、炒谷芽健脾消食；尿频者金樱子温肾固精缩尿；腹泻者加用山药、白扁豆、补骨脂温脾止泻，石榴皮涩肠止泻。

（3）气滞血瘀型　症见饮食难下，食入即吐，胸膈疼痛，肌肤甲错，舌质青紫有瘀点，脉细涩。治宜行气止痛、破血行瘀。方用自拟活血祛瘀方：郁金、莪术、当归、鸡血藤、青皮、枳壳、槟榔、煅瓦楞子、瓜蒌、延胡索。郁金活血止痛、行气解郁；莪术破血行气、消积止痛；当归、鸡血藤活血化瘀、生血养血；青皮、枳壳、槟榔破积行气。食管溃疡用煅瓦楞子收湿敛疮，胸骨后疼痛用瓜蒌、延胡索理气活血止痛。

（4）津亏热结型　症见吞咽困难，口干咽燥，午后低热，形体消瘦，大便干结，舌质光红少津，脉细弦数。治宜滋阴养血、润燥生津。方用生津润燥方：麦冬、沙参、石斛、芦根、生地黄、天花粉。麦冬、沙参、石斛、芦根、生地黄、天花粉，既可滋阴养血润燥，又可防化痰药之燥烈而伤津耗液。随症加减：咽喉肿痛者加半枝莲、山豆根化瘀散结消肿；干咳者加白前、前胡降气化痰，配紫菀、款冬花润肺止咳；便干者加火麻仁润肠通便；眠差者加益智仁、百合、远志、炒酸枣仁养心安神；双足麻木加桂枝、白芍、细辛、鸡血藤、桑枝解肌通络。

---

① 中华中医药学会肿瘤分会. 中医食管癌诊疗指南(草案). 国际中医药肿瘤学术大会,2007：415-418.
② 张伯臾. 中医内科学[M]. 上海：上海科学技术出版社,1985：139-142.
③ 李佳殷,杨秋晔,等. 林丽珠辨治食管癌经验撷要[J]. 辽宁中医杂志,2016,43(10)：2064-2065.
④ 中华中医药学会肿瘤分会. 中医食管癌诊疗指南(草案). 国际中医药肿瘤学术大会,2007：415-418.
⑤ 张伯臾. 中医内科学[M]. 上海：上海科学技术出版社,1985：139-142.

临床观察：张某，男，62岁。2014年12月29日初诊。患者于2014年8月因"吞咽困难"就诊于山东省某医院，行胃镜示：食管距门齿31～37厘米见环周1/2～4/5溃疡性病变，底结节不平，边缘堤状。活检病理示：（食管）鳞状细胞癌。遂于2014年8月20日行食管癌切除术，术后病理示：食管溃疡型中-高分化鳞状细胞癌，侵犯纤维膜，上下切线未见癌。区域淋巴结状态：食管贲门周(6/8)查见癌，其余淋巴结未见癌。术后行化疗：多西他赛注射液＋顺铂注射液，化疗反应可耐受。后行放疗33次。患者现右眼视物模糊，口苦，纳差，厌油腻，进食以半流质为主，咳嗽，痰少，盗汗，眠可，二便调，全身乏力，体质量近期减轻5千克，舌质红，苔厚腻。中医诊断：积证，证属痰湿郁阻证。治宜开郁化痰、润燥降气。药用：陈皮15克、清半夏15克、厚朴15克、炒莱菔子30克、七叶一枝花15克、郁金15克、莪术15克、青礞石30克、白术15克、枳壳15克、炒神曲30克、炒麦芽30克、全瓜蒌24克、紫苏梗15克。水煎取汁200毫升，分早晚2次温服。随访4个月余，随症加减用药，共服药80余剂，患者纳差、咳嗽、痰少、盗汗症状减轻，眠可，二便调，体质量近3个月来较平稳。痰湿之邪郁于中焦，故患者可见纳差，厌油腻；湿困脾胃，气机升降失职，故咳嗽，痰少，舌苔多厚腻；湿郁化火，蒸熬水湿，故口干，口苦。因此辨证应为痰湿郁阻之型。药用半夏厚朴汤为底，加陈皮、白术以行气散结、健脾化痰；炒神曲、炒麦芽，一升一降，调节脾胃气机；全瓜蒌清热涤痰、宽胸散结的同时，又可润肠通便，调节便干之证；郁金助行气解郁之效；另有莪术破气中之血，是治疗消化道肿瘤之良药。以上诸药，合而用之，共奏行气解郁，健脾化痰之功。①

6. 尹莲芳分4型

（1）痰气阻滞型　方用四逆散合逍遥散加减：蒲公英、半枝莲、白及、赤白芍、法半夏、山豆根、柴胡、枳实。

（2）血瘀互结型　方用自拟活血祛瘀方：当归、红花、川芎、香附、芍药、牡蛎、煅瓦楞。气为血之帅，血随气行，气滞日久必致血瘀，瘀血不能单独导致本病的发生，但本病自始至终都存在血瘀的病理变化。因此，尹莲芳在治疗本病时一方面善于加入软坚散结的药物，另一方面选用活血行气散瘀的药物。

（3）阴虚内热型　方用益胃汤合一贯煎加减：北沙参、生地黄、当归、麦冬、川楝子、太子参、葛根、女贞子、墨旱莲、玉竹、石斛。本型多见于年迈肾虚或病变日久入于阴络，阴伤内热者，常见吞咽困难，咽喉干痛，潮热盗汗，舌红少苔或舌有裂纹，常以滋阴润燥、清热生津为治疗原则，若潮热盗汗明显者，尹莲芳常再加用地骨皮、知母、黄柏等滋阴清热。

（4）脾肾虚衰型　方用归脾汤合金匮肾气丸加减：白术、党参、黄芪、当归、甘草、茯苓、远志、酸枣仁、木香、龙眼肉、生地黄、怀山药、山茱萸、茯苓、牡丹皮、泽泻、桂枝。随症加减：若呕吐清水较多者，用吴茱萸、黄连等。

临床观察：孙某，男，63岁，1996年11月17日初诊，患者于1995年12月28日出现食后胸部梗阻感，尤进干食明显，在本院门诊摄食道吞钡片示：食道下端癌，并于1996年2月17日行食道癌根治手术。病理诊断：食道下端腺癌Ⅰ级6.5厘米×5.8厘米×2.5厘米大小，浸润至深肌层，食管切缘、胃切缘（－）。后住我院化疗科进行治疗，于1996年11月17日停其他一切治疗开始服中药治疗。辨证：脾胃虚弱，气血凝滞。治宜调理脾胃、开郁破结。药用：淮山药30克、陈皮10克、沉香5克、鸡内金10克、白花蛇舌草30克、半枝莲30克、急性子10克、淡竹叶10克、炒谷麦芽各15克、生甘草3克。7剂每日1剂，水煎服。上方随症加减，服用近1年，复查胸片示：无转移性病灶，食管X线片无异常，精神佳，面色红润，体胖，进食未有梗阻感，仍按上方化裁以巩固疗效。1999年12月随访，两年来，体质壮健如常，

---

① 裴可，等. 齐元富教授辨证论治食管癌经验[J]. 河北中医，2017，39(6)：815 - 818.

已停药 1 年。①

7. 郑伟达分 3 型

（1）气痰互阻型　方用伟达 4 号方合 5 号方加减：黄药子 15 克、山慈菇 10 克、三七粉（冲服）3 克、七叶一枝花 10 克、露蜂房 6 克、乳香 6 克、没药 6 克、白花蛇舌草 15 克、半枝莲 15 克、半边莲 15 克、柴胡 10 克、白芍 12 克、枳壳 10 克、生甘草 6 克、川芎 6 克、香附 6 克、当归 10 克、炙罂粟壳 10 克、延胡索 10 克、川楝子 10 克、天台乌药 10 克、青皮 6 克、川贝母 10 克、陈皮 6 克、竹茹 10 克。

（2）脾虚痰滞型　方用伟达 2 号方合 6 号方加减：太子参 20 克、白术 10 克、茯苓 10 克、扁豆 12 克、怀山药 20 克、薏苡仁 15 克、续断 10 克、补骨脂 10 克、红枣 6 枚、生姜 3 片、法半夏 10 克、陈皮 6 克、枳壳 10 克、竹茹 10 克、佩兰 10 克、白豆蔻 6 克、桔梗 10 克、浙贝母 10 克、鱼腥草 20 克、生甘草 6 克。

（3）气血不足型　方用伟达 1 号方合 2 号方加减：当归 10 克、黄芪 15 克、川芎 6 克、白芍药 10 克、熟地黄 15 克、三七粉（冲服）3 克、黄精 10 克、紫河车 6 克、桑椹子 10 克、何首乌 10 克、丹参 10 克、太子参 20 克、白术 10 克、茯苓 10 克、炙甘草 6 克、扁豆 12 克、怀山药 20 克、薏苡仁 15 克、续断 10 克、补骨脂 10 克、红枣 6 枚、生姜 3 片。②

8. 张代钊分 4 型

（1）痰湿壅盛型　症见胸膈胀满，进食梗噎，头晕目眩，便溏，舌胖大、齿痕，舌苔白腻或灰腻，脉弦滑。方用自拟化痰通噎汤：半夏 10 克、天南星 10 克、莪术 15 克、沉香 10 克。

（2）肝郁气滞型　症见进食梗噎伴两胁作痛，呃逆频作，口苦口干，腹胀便秘，舌红苔白，或舌苔薄黄，脉弦细。方用逍遥散加味方：柴胡 9 克、当归 9 克、赤芍 12 克、白芍 12 克、茯苓 12 克、白术 12 克、炙甘草 6 克、干姜 6 克、薄荷 6 克、急

性子 15 克、威灵仙 10 克、广木香 10 克、紫苏梗 10 克。李时珍在《本草纲目》中说急性子"其性急速，故能透骨软坚"，威灵仙味咸，能软坚而消骨鲠。现代研究证实，威灵仙能使咽及食道平滑肌松弛，增强蠕动；急性子微苦、辛，温，有小毒，归肺、肝经，破血软坚，消积，用于瘕痞块、经闭、噎膈。张代钊将这两味药用于食道癌，可以明显缓解进食梗噎的症状。

（3）血瘀热毒型　症见进食梗噎伴胸背刺痛，烦热口渴，面色发黑，口唇发紫，大便干结，舌紫暗有瘀斑，舌苔黄燥，脉弦细而滑。方用自拟解毒活血汤：熟地黄 12 克、赤芍 12 克、白芍 12 克、川芎 6 克、当归 9 克、莪术 15 克、山慈菇 15 克、水红花子 10 克、露蜂房 10 克。

（4）热毒伤阴型　症见进食梗噎伴口干咽痛，午后潮热，五心烦热，大便干燥，尿黄尿少，舌红或绛，舌无苔少津，脉沉细。方用自拟养阴清热汤：人参 12 克、麦冬 15 克、五味子 9 克、银柴胡 10 克、鳖甲 20 克、生地黄 20 克、天花粉 20 克、山豆根 10 克。③

9. 单兆伟分 3 期

治疗食管癌强调治病求本，在临证中对食管癌诊治常根据病期的早晚来辨治。

（1）初期　症多为痰火胶结于食管。治宜燥湿化痰、降火平逆。方用涤痰消膈汤：旋覆花（包煎）10 克、代赭石 10 克、胆南星 10 克、川贝母 6 克、法半夏 6 克、全瓜蒌 15 克、茯苓 12 克、陈皮 10 克、炒枳壳 10 克。

（2）中期　症见火热伤阴，胃津亏耗，食管失于濡养。治宜滋补阴津、养血行瘀。方用开瘀畅膈汤：丹参 10 克、川贝 6 克、郁金 10 克、南沙参 12 克、北沙参 12 克、茯苓 12 克、砂仁（后下）2 克、莪术 6 克、桃仁 10 克、红花 10 克。

（3）晚期　症见正气大衰、先后天之气欲竭。治宜扶正固体、培元益气。方用芪竹汤：黄芪 10

① 田恬. 尹莲芳教授治疗食管癌经验［J］. 中西医结合心血管病杂志，2016，4（28）：25-27.
② 郑东京，等. 名老中医郑伟达治疗食管癌经验探析［J］. 中医临床研究，2015，7（33）：1-3.
③ 崔慧娟，等. 张代钊治疗食管癌经验［J］. 中医杂志，2011，52（10）：821-823.

克、玉竹 10 克、郁金 10 克、生薏苡仁 15 克、仙鹤草 15 克、灵芝 15 克、百合 15 克、急性子 15 克、威灵仙 10 克、半枝莲 15 克、白花蛇舌草 15 克。

随症加减：大便秘结明显者加决明子 15 克、莱菔子 15 克；夜寐不佳者加夜交藤 15 克、灵磁石 15 克；伴有饮食吞咽疼痛加煅乌贼骨 15 克、白及 10 克；此外可配合山药、鸡内金；或曲类健运消食之剂，以醒脾开胃。

案例：赵某，女，91 岁，2007 年 12 月初诊。患者于 2007 年 10 月因进行性吞咽困难 4 个月余赴当地医院就诊，胃镜检查示食管中、下段癌，病理细胞学检查确诊为食道鳞状细胞癌。因患者证属高年体虚，手术风险大，患者家属拒绝院方为其行手术治疗。刻诊：面色无华，形体消瘦，食入梗阻、吞咽困难，每顿仅能进半流饮食少许，夜寐不佳，大便干结，舌偏红，苔薄黄，脉沉细。辨证属气阴两伤，正气大虚。方用芪竹汤加减：黄芪 10 克、玉竹 10 克、郁金 10 克、生薏苡仁 15 克、仙鹤草 15 克、灵芝 15 克、百合 15 克、急性子 15 克、威灵仙 10 克、半枝莲 15 克、白花蛇舌草 15 克、夜交藤 15 克。药服 14 剂后来诊，食入作阻已有改善。先后出入莱菔子 15 克、麦冬 15 克、煅乌贼骨 15 克、白及 10 克、木蝴蝶 2 克，计服 8 个月余后，患者进食通畅，每天可进软饭 6 两左右，体重增加 5 千克。近日随访，症状明显改善，饮食已如常人，唯面色少华，继续以益气养血健脾中药调理。[①]

10. 孙桂芝分 5 型

(1) 肝气郁结型　症见咽部不适或进食异物感，或胃脘胀满不舒，时有嗳气呃逆，胸闷口苦，两胁胀痛，头痛目眩，烦躁失眠，舌苔薄黄，脉弦细。治宜疏肝理气解郁、解毒化痰散结。方用柴胡疏肝散加减：柴胡 10 克、川芎 15 克、白芍 15 克、香附 10 克、枳壳 10 克、陈皮 10 克、郁金 12 克、佛手 10 克、荷梗 6 克、绿萼梅 10 克、天龙 6 克、全蝎 5 克、僵蚕 10 克、白花蛇舌草 15 克、生甘草 10 克。

(2) 痰湿内蕴型　症见吞咽困难，痰涎壅盛，恶心，呕吐黏条，胸脘痞闷，头晕目眩，身重倦怠，或咳痰不爽，舌体胖大，边有齿痕，苔白厚腻，脉滑。治宜清热化痰、软坚散结。方用小陷胸汤合二陈汤合三子养亲汤加减：制半夏 10 克、瓜蒌 15 克、黄连 15 克、陈皮 10 克、茯苓 15 克、生甘草 6 克、生薏苡仁 15 克、白芥子 6 克、川贝母 9 克、莱菔子 10 克、天龙 5 克、急性子 6 克、石见穿 15 克、炮甲片（先煎）10 克、鳖甲（先煎）10 克、僵蚕 10 克、山慈菇 15 克。

(3) 瘀血内停型　症见吞咽梗阻，胸背疼痛，食不能下，甚则滴水难进，大便坚硬如羊屎，或吐下如赤豆汁，或便血，舌质青紫，有瘀斑瘀点，脉细涩。治宜活血化瘀、软坚散结。方用通幽汤加减：生地黄 15 克、熟地黄 15 克、当归 9 克、桃仁 10 克、红花 6 克、急性子 3 克、郁金 10 克、升麻 9 克、陈皮 10 克、莪术 10 克、川芎 10 克、石见穿 15 克、炮甲片（先煎）10 克、鳖甲（先煎）15 克、威灵仙 15 克、生甘草 10 克。

(4) 阴津亏损型　症见吞咽梗阻而痛，形体逐渐消瘦，口干咽燥，大便燥结，五心烦热，舌质干红或有裂纹，舌体瘦削，苔少或无苔，少津，脉细无力。治宜滋阴润燥、软坚散结。方用沙参麦冬汤加减：沙参 15 克、麦冬 10 克、玉竹 12 克、桑叶 10 克、百合 10 克、石斛 10 克、黄精 15 克、天花粉 15 克、生地黄 15 克、墨旱莲 15 克、枸杞子 15 克、炮甲片（先煎）10 克、急性子 3 克、石见穿 15 克、威灵仙 15 克、鳖甲（先煎）10 克、龟甲（先煎）10 克、焦槟榔 10 克、焦山楂 15 克、陈皮 10 克、鼠妇 6 克、九香虫 10 克、甘草 10 克。

(5) 脾肾阳虚型　症见吞咽困难，饮食难下，面色苍白，神疲乏力，腰膝酸软，气短，泛吐清水痰涎，头面浮肿及足肿，舌淡苔白，脉细弱。治宜温补脾肾、软坚散结。方用四君子汤合肾气丸加减：太子参 15 克、白术 10 克、茯苓 10 克、生黄芪 30 克、生地黄 15 克、山茱萸 10 克、枸杞子 15 克、菟丝子 15 克、杜仲 15 克、桑寄生 15 克、山药 15 克、

---

① 胥波. 单兆伟教授治疗晚期食管癌经验撷要[J]. 辽宁中医药大学学报，2010，12(1)：111 - 112.

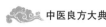

牡丹皮 9 克、附子(先煎)5 克、肉桂 5 克、炮山甲(先煎)10 克、鳖甲(先煎)10 克、威灵仙 15 克、急性子 3 克、生甘草 10 克。①

11. 刘福民分 4 型

刘福民将晚期食管癌分为 4 型论治。

(1) 痰气互结型 治宜开瘀化痰、润燥消肿、和胃降逆。方用锡类散、半枝莲、八月札、锡类散〔象牙(现禁用)屑、青黛、壁钱炭、人指甲(滑石粉制)、珍珠、冰片、牛黄〕加半枝莲、八月札、白花蛇舌草。

(2) 血瘀气滞型 治宜活血理气、消肿解毒。方用皂角刺、白花蛇舌草、生脉饮加开关散:人参、麦冬、五味子、硼砂、丁香、麻黄、大黄、当归、广木香、粉甘草、上沉香、橘红、豆霜、牛黄、麝香、上梅片、朱砂、皂角刺、白花蛇舌草。

(3) 痰毒内盛型 治宜清热解毒、涤痰通腑。方用五汁安中饮:牛乳 60 毫升,韭汁、姜汁、藕汁、梨汁各 10 毫升。

(4) 气血两虚型 治宜扶正健脾、补益气血。方用六味地黄丸、开道散加减:生地黄 12 克、山药 15 克、山茱萸 6 克、牡丹皮 6 克、茯苓 12 克、泽泻 6 克、朱砂 3 克、硼砂 3 克、硇砂 3 克、柿霜 6 克、青黛 12 克、白糖 50 克、蛤壳粉 50 克、猫胎盘 15 克、韭菜汁 15 克、冬凌草 15 克。②

12. 李晶等分 3 期

在食管癌(噎膈)发病的整个过程中,尽管"阴血亏虚、肾水枯涸"本虚贯穿疾病过程的始终,但不同的发病阶段又表现出各自的特点,多为瘀血、顽痰、逆气等标实的表现。

(1) 早期 症见吞咽不顺,胸膈满闷,嗳气不舒,呕吐痰涎,情绪舒畅时诸症稍有减轻,反之加重,舌质干红,苔薄白。病机:早期病在气分,气逆不降,津液不布,聚而成痰,痰气交阻咽喉胸膈之间。治宜降气化痰、开郁润燥。方用启膈散为主:沙参 15 克、丹参 12 克、茯苓 12 克、川贝母(去心)6 克、郁金 3 克、砂仁壳 3 克、荷叶蒂 2 个、杵头

糠 1.5 克。随症加减:虚者加人参;兼虫积者加胡黄连、芜荑;兼血积者加桃仁、红花,或另以生韭汁饮之;若兼痰积者加广橘红;兼食积加莱菔子、麦芽、山楂。此方甘凉滋润,行气解郁化痰而不伤阴。痰涎壅盛,大便秘结者加昆布丸(出自《外台秘要方·卷二十三》):昆布(洗去咸汁)60 克、通草 30 克、羊靥(炙)2 具、海蛤(研)30 克、马尾海藻(洗去咸汁)30 克。上五味,共研细末,炼蜜为丸,如弹子大。细细含咽汁。此方化痰散结为主。注意事项:用药切忌大量应用辛香燥热之品破气散结,逞一时之快,劫伤阴血,其后必加重病情。

(2) 中期 症见食不得下,或食后即吐出,口燥咽干,胸部疼痛,大便坚如羊屎,面色晦暗,肌肤甲错,舌质暗干燥,脉细涩。病机:中期病在血分,气结日久,血瘀不行,结而日久,阴血耗衰,胃脘干槁。治宜养血润燥、化瘀散结。方用桃红四物汤为基础加用散结止痛之药:急性子 3 克、肿节风 15 克、徐长卿 12 克、桃仁 12 克、红花 9 克、熟地黄 12 克、川芎 9 克、白芍 12 克、当归 9 克。桃红四物汤中四物汤养血活血润燥,加桃仁、红花增强活血化瘀之效。此期患者梗塞症状较重,可用通道散〔硼砂、硇砂、冰片、牛黄、象牙(现禁用)屑、玉枢丹〕缓解梗塞症状。注意事项:此期患者体质衰弱,不可过用破瘀攻伐之类,耗伤气阴。

(3) 晚期 症见饮食不下,面色苍白或萎黄,肌肤不荣,大肉已削,形寒肢冷,少气懒言,面足浮肿,口干唇燥,便干量少,舌质淡,脉虚细无力。病机:由单纯的阴血亏虚,发展为气虚阳微,阴阳两虚。顽疾迁延日久,最终阴损及阳。此期治宜益气养血、温阳滋阴。方用十全大补汤加右归丸合左归丸(原方水煎服)加半夏、陈皮、荷叶和胃降逆、醒脾开胃之品:人参 9 克、茯苓 12 克、白术 12 克、炙甘草 6 克、川芎 6 克、当归 9 克、白芍 12 克、熟地黄 9 克、黄芪 15 克、肉桂 6 克、附子(炮附片)6 克、山药 12 克、山茱萸(酒炙)6 克、菟丝子 9 克、鹿角胶 15 克、枸杞子 12 克、杜仲(盐炒)12 克、牛

① 孙桂芝. 孙桂芝实用中医肿瘤学[M]. 北京:中国中医药出版社,2009:217-219.
② 刘福民. 中医药为主治疗晚期食管癌 30 例疗效观察[J]. 中国现代医生,2008,46(11):84-85.

膝12克、龟甲胶15克、制半夏9克、陈皮6克、荷叶15克。注意事项：此期患者衰弱已极，切忌攻伐。至此期正衰已极邪气亢盛，难收良效。

（4）食管癌术后　症状表现一：此时病灶已祛除，这部分患者无明显症状。病机：阴血亏虚。治宜养血滋阴。方用左归丸、四物汤、六味地黄丸加减：熟地黄12克、菟丝子9克、牛膝12克、龟甲胶15克、鹿角胶15克、山药12克、山茱萸6克、枸杞子12克、川芎6克、当归9克、白芍12克、牡丹皮6克、茯苓12克、泽泻6克。

症状表现二：厌食、胀满、烧心等术后消化功能紊乱。治宜健脾和胃。方用四君子汤、小建中汤调整消化功能：人参12克、茯苓12克、炙甘草6克、白术12克、桂枝9克、甘草6克、大枣6枚、芍药18克、生姜9克、胶饴30克。"急则治其标，缓则治其本"，术后阶段的中医治疗很重要，针对本虚治疗是预防复发转移的关键，此时标急已除，针对其本治疗以断病源，可起到预防复发转移的作用，以延长生存期。①

13.杨达夫分4型

（1）阳虚气滞型　症见虚弱无力，舌色不荣，苔薄白，脉象虚弱或细软，形色黄白虚胖，胸膈郁闷，噎塞较甚，是阳气不足，寒痰凝滞。治宜补阳行气。方用五噎丸、五膈丸。五噎丸（出自《备急千金要方·十六卷》）：干姜30克、蜀椒30克、吴茱萸30克、桂心30克、人参30克、细辛45克、白术45克、橘皮45克、茯苓30克、附子30克。上为细末，炼蜜为丸，如梧桐子大。每服3丸，不治，渐加至10丸，温酒送下，每日3次。五膈丸（出自《备急千金要方·十七卷》）：麦冬150克、甘草150克、蜀椒90克、远志90克、桂心90克、细辛90克、附子45克、人参120克、干姜60克。上九味，为细末，炼蜜为丸，弹子大。先噙化1丸，喉及胸中当热，药力稍尽，再含1丸，每日3次，夜2次。

（2）阴虚血枯型　症见舌苔光绛或有青暗瘀斑，脉象弦细数，形色枯瘦黧黑，大便燥结，胸膈疼痛，是阴虚火炽，津血枯槁。治宜养血化瘀。方用归地膏加五汁饮、膈下逐瘀汤、滋血润肠汤：当归15克、生地黄15克、五灵脂（炒）6克、川芎6克、桃仁（研泥）9克、牡丹皮6克、赤芍6克、乌药6克、延胡索3克、甘草9克、制香附4.5克、红花9克、枳壳4.5克、白芍（煨）12克、红花（酒洗）3克、大黄（酒煨）6克。上药煎取药汁400毫升，加牛乳60毫升、韭汁10毫升、姜汁10毫升、藕汁10毫升、梨汁10毫升。共计500毫升，分两次温服，每次250毫升。

（3）肝旺火盛型　症见舌苔红黄或黄厚而干，脉象弦大或滑数，形色红黑，情绪急躁，呃逆胸痛，是肝旺火盛，湿热炽甚。治宜镇冲降逆。方用参赭培气汤：潞党参18克、天冬12克、生赭石（轧细）24克、清半夏9克、肉苁蓉12克、知母15克、当归身9克、柿霜饼15克（服药后含化徐徐咽之）。

（4）脾虚痰壅型　症见舌苔白腻，脉象弦滑或缓滑，形色白胖，痰涎壅甚，反胃严重，是元阳不足，脾胃虚惫。治宜健脾理痰。方用大半夏汤合理中汤合八味丸：生半夏（汤洗，去滑）9克、人参12克、白蜜20毫升、白术12克、甘草6克、干姜6克、附子6克、桂枝9克、山药12克、山茱萸6克、熟地黄12克、牡丹皮6克、泽泻6克、茯苓12克。②

经 验 方

一、一般方

1.扶正降逆通幽汤　仙鹤草80克、生黄芪40克、旋覆花（包煎）15克、代赭石30克、法半夏12克、陈皮6克、天龙12克、露蜂房12克、生薏苡仁30克、生白术40克。随症加减：兼嗳气或呃逆或呕吐痰涎者加醋柴胡、木香、广郁金、白芍等；兼泛吐黏痰，舌质紫或伴瘀斑者加莪术、莱菔子、生水

① 李晶，等. 浅谈食管癌的中医治疗[J]. 陕西中医，2006，27(3)：318-319.
② 杨达夫. 关于食管癌中医分型论治的刍议[J]. 天津医药杂志，1961(6)：359-361.

蛭、炮山甲等；兼口干咽燥，五心烦热，大便干结，舌红少苔者加太子参、沙参、麦冬、石斛、玉竹等；兼痰涎壅盛、恶心呕吐者加山药、茯苓、苍术、厚朴、砂仁等；兼形寒气短、下肢浮肿者加生晒参、附子、干姜、茯苓等。每日1剂，水煎，分早、中、晚服用，3个月为1个疗程，共治疗2个疗程。

此方系朱良春治疗食管癌经验方，本研究结果表明，扶正降逆通幽汤治疗食管癌近期疗效显著，中医证候、生存质量、生命质量治疗后均明显优于治疗前，改善了临床症状，提高了生活质量。20例患者中有14例生存期≥1年，1年生存率达70%，有效延长生命。除有1例患者因病情加重出现肝转移致肝损外，余未出现明显的不良反应，且治疗后不良反应均较治疗前有减少，足以证明扶正降逆通幽汤在治疗食管癌上是安全的。血清肿瘤标志物在治疗前后比较，差异无统计学意义（$P > 0.05$）。[①]

2. 会厌逐瘀汤化裁方　桃仁10克、炒红花10克、甘草9克、桔梗9克、生地黄12克、当归6克、玄参10克、柴胡6克、枳壳6克、赤芍10克、海藻15克、水蛭10克、石见穿15克、急性子15克、天龙5克。每日1剂，水煎分3次服，每次服120毫升。方中桃仁、红花、赤芍、当归活血化瘀，生地黄、玄参滋阴润燥，柴胡、枳壳疏肝理气解郁，桔梗引药上行，加海藻、水蛭、石见穿、急性子、天龙化痰消瘀散结，清热解毒抗癌。共奏疏肝理气，化痰消瘀，解毒散结之功。随症加减：兼有气虚者加黄芪以益气；阴虚明显者加沙参、麦冬加强养阴润燥；兼有肠燥便秘者加火麻仁、大黄以润肠通腑；呕吐涎痰者加生姜、半夏以化痰止呕。

案例：黄某，男，73岁，2013年10月28日初诊，食管中下段癌晚期，食入梗阻，仅能进流质饮食，涎痰多，大便秘结，舌紫暗，苔厚腻，脉缓。方用会厌逐瘀汤加减：桃仁10克、红花10克、甘草9克、桔梗10克、生地黄12克、当归6克、玄参6克、柴胡3克、枳壳6克、赤芍6克、大黄10克、厚

朴10克、天龙5克、石见穿15克、急性子10克、黄芪30克。7剂，每日1剂，水煎服。另予海藻60克、水蛭16克，研末，每次服3克，每日3次。服药至3天后诉进食梗阻症状明显好转，并能进荤汤。守原方略作增减，患者至今病情稳定，纳食正常，无明显进食梗阻症状。按：患者年龄较大，发现时即为晚期，患者及家属拒绝行放化疗，予会厌逐瘀汤化裁疏肝理气，化痰消瘀，解毒散结。若便秘加小承气汤通腑；年老气衰加黄芪益气补虚，另予海藻、水蛭为末服，加强化痰消瘀散结之力。守方治疗，改善生存质量，延长生命，颇具实效。会厌逐瘀汤出自王清任《医林改错》，原治疗呃逆、慢性喉暗、喉痹等属气滞血瘀症。朱祥麟认为该方疏肝解郁，活血化瘀散结，养阴生津润燥，基本符合食管癌的发病机制。在其方基础上加黄芪、沙参、麦冬以增强益气养阴之功；石见穿、海藻、水蛭、天龙等化痰消瘀散结、清热解毒抗癌。随症增损，对改善晚期食管癌进食梗噎症状能起到明显效益，显著延长患者带瘤生存的时间，具有重复应用的临证效果。[②]

3. 当归补血汤及柴胡疏肝散加减　王绪鳌认为中医药在食管癌治疗中有不可忽视的地位，强调应将机体整体情况与食管癌局部情况相结合，分期而治。早期症状和体征不明显，易误诊，治疗重在疏肝解郁，活血补血，化痰散结，润燥降逆；中晚期患者大多数出现进行性反复吞咽困难、恶心呕吐、咽下疼痛、声音嘶哑等症状，多为虚实夹杂，实者指气、血、痰三者互结于食道，虚者指津血亏虚，日久渐致枯槁，应补虚扶正，攻补兼施，宜健脾补肾，益气养血，养阴生津，兼祛邪之法；手术后及放疗后的患者，由于阴液极度亏损，故治疗应偏重滋阴。方中黄芪、当归补气益血，柴胡、枳壳之品等调达肝气，并配用攻邪抑瘤药物如天葵子、石见穿、三叶青、藤梨根、香茶菜等，王绪鳌特别指出疏肝理气时切忌大量运用辛香燥热之品，易劫伤阴血，加重病情。随症加减：在基本用药上另可加

① 吴艳秋，朱建华，等. 朱良春教授运用扶正降逆通幽汤治疗食管癌经验撷菁［J］. 云南中医学院学报，2016，39（2）：84－87.
② 谢守泳. 朱祥麟运用会厌逐瘀汤化裁治疗晚期食管癌经验［J］. 湖北中医杂志，2015，37（4）：25.

用山慈菇、急性子通膈消肿,伴有下颌淋巴结肿大更是将山慈菇加量以加强清热解毒之效;化痰散结多选化橘红、天竺黄、竹沥半夏等;养阴生津常用生地黄、南沙参、北沙参、铁皮石斛等;恶心呕吐选姜半夏、广木香、苏梗、旋覆花、沉香等;食欲不振用鸡内金、神曲、谷芽、麦芽、山楂、砂仁等;若有腹泻则加用煨肉果、白术、木香、白槿花等。

案例:刘某,男,63 岁。2008 年 10 月诊,4 个月前体检发现患食管癌,遂行食管癌根治术,病理示:食管溃疡型中分化鳞状细胞癌,临床分期为T3N2M0,未作放化疗。患者形体消瘦,面色晦暗,气短乏力,胃脘胀闷,舌质黯、苔白,脉细沉。治宜扶正祛邪、健脾和胃法。药用生黄芪 30 克、藤梨根 30 克、生薏苡仁 30 克、当归 6 克、防风 9克、石见穿 12 克、天葵子 12 克、三叶青 12 克、楤木 12 克、香茶菜 20 克、猪苓 15 克、茯苓 15 克、苍术 15 克、白术 15 克、象贝 15 克、白芍 15 克、柴胡10 克、郁金 10 克、炮甲片 10 克。每日 1 剂,水煎服。服用 14 剂后,患者气短乏力及胃脘胀闷有所改善。继守该方随症加减,至今未有复发。①

4. 旋覆代赭汤加减　旋覆花 10 克、代赭石(先煎)30 克、法半夏 10 克、制天南星 10 克、南沙参 15 克、天花粉 15 克、生地黄 10 克、麦冬 10 克、石斛 15 克、威灵仙 15 克、急性子 10 克、山豆根 10克、石见穿 30 克、半枝莲 30 克。刘沈林认为行气降气非旋覆代赭汤莫属,此方为足阳明胃药,食管亦为胃气所主,胃气上逆则饮食不下,旋覆花软痞硬,赭石养阴血,止反胃,共奏下气除满之效;法半夏、胆南星两药性温燥,除湿化痰,胆南星性更烈于法半夏,均为化痰要药;濡润药为沙参、生地黄、麦冬、天花粉、石斛,均有养阴润燥、滋养阴血之功,又可防化痰药之燥烈,伤津耗液,可随症选用;威灵仙通络软坚;急性子、山豆根、石见穿、半枝莲消炎退肿,化瘀散结,均为治疗食管癌常用要药,其中山豆根因有头晕、心慌等副反应,刘沈林认为因人而异,宜从小剂量开始使用,5～10 克较为安全。

案例:史某,男,68 岁。因进食梗阻,2010 年6 月 5 日在外院查胸部 CT 示:食管胸上段癌改变。2010 年 6 月 23 日江苏省中医院胃镜病理示:食管中、上段中低分化鳞癌,因年龄体质因素及没有医保,而未行手术及放化疗,慕名前来求治。刻诊:吞咽困难,舌黯红,苔腻,脉细涩。刘沈林认为证属痰瘀交阻,胃失通降。治宜行气化痰、养阴润燥、祛瘀解毒。药用:旋覆花(包煎)10 克、赭石(先煎)30 克、法半夏 10 克、制天南星 10 克、陈皮6 克、紫苏梗 10 克、枳壳 10 克、南沙参 15 克、天花粉 15 克、威灵仙 15 克、急性子 10 克、山豆根 10克、石见穿 30 克、半枝莲 30 克、炙甘草 3 克、丁香(后下)3 克。每日 1 剂,水煎 2 次共取汁 150 毫升,分 3 次服用。并用天龙粉、三七粉各 1 克温水调服,每日 2 次。之后随症加减,至 2011 年 4 月 1日患者进食通畅,一般状况良好,其间亦未使用放化疗。②

5. 豆根管食通口服液　山豆根、沉香、急性子、黄药子、姜半夏、三七、制天南星、郁金 8 味药物组成。郑玉玲根据"邪郁蕴毒、痰瘀相关"的学术思想,以涤痰化瘀、攻逐癌毒为基本治法并结合现代药理研究,在临床中总结出了治疗食管癌的经验方——豆根管食通口服液。其中山豆根散结消肿为君,性寒,属清热解毒、利咽和具有细胞毒作用的抗癌中草药,其所含多种生物碱为其抗肿瘤有效成分,尚具有升高白细胞、平喘、解痉、镇痛、镇静、抗菌、消炎、保肝等多种药理作用;制天南星温化顽痰,体外对 Tela 细胞有抑制作用,对小鼠实验性肿瘤如肉瘤 S180、TCA 实验型及 V14等也有效,还有祛痰、抗惊厥、镇静、镇痛等作用;急性子软坚消瘀,黄药子解毒散结消瘀,姜半夏化痰散结降逆,沉香行气降逆,郁金活血止痛共为臣药,郁金对化学致癌物具有抑制和抗突变作用;三七化瘀止血、活血定痛为佐使,其含有的三七总皂苷有一定清除超氧阴离子自由基的作用,对肿瘤

① 陶丽华,王晨瑶. 王绪鳌治疗食管癌的经验[J]. 浙江中医杂志,2012,47(4):236－237.
② 潘宇. 刘沈林治疗晚期食管癌经验[J]. 河北中医,2011,33(10):1447－1448.

预防有一定意义。全方以祛邪为主,方简意赅,适用于中医辨证为痰气交阻、瘀血内结或痰瘀互结等证型的食管癌患者。[1]

6. 自拟三辨消鳞汤 冬凌草、半枝莲、白屈菜、玄参、黄芪、沙参、石斛、半夏、茯苓、山豆根、夏枯草、旋覆花、威灵仙、甘草。本方化痰解毒,益气养阴,适用于中晚期食管癌。方中冬凌草、半枝莲、白屈菜清热解毒,主治鳞癌,为主药;黄芪、玄参、沙参、石斛益气养阴;半夏、茯苓化痰祛湿,共为臣药;旋覆花、威灵仙开通食管,解除梗阻,为佐药;甘草调和诸药,为使药。全方配伍严谨,选药精妙,标本兼治,正所谓"药有个性之特长,方有合群之妙用"。随症加减:临床上热毒壅盛,癌灶有感染、坏死者加七叶一枝花、白花蛇舌草以清热解毒、消肿散结;痰瘀阻滞者加天南星、牡蛎化痰软坚;涌吐大量痰涎白沫者加旋覆花、代赭石、葛根;口干、舌红者加麦冬、天花粉、石斛;若进食困难、梗阻严重者加代赭石、半夏、柿蒂、丁香降逆之品,亦可加入瓜蒌、威灵仙、薤白对缓解梗阻有效;病理类型属腺癌者选用七叶一枝花、龙葵、藤梨根;淋巴转移者加海藻、夏枯草、白芥子;肝转移者加柴胡、郁金、甲片、鳖甲。[2]

7. 瓜蒌薤白半夏汤加减 4 方 基本方:瓜蒌 9~12 克、薤白 9~12 克、制半夏 9 克、生姜 3 片、玄参 9~30 克、夏枯草 9 克、地龙 9 克、威灵仙 9 克、七叶一枝花 9 克、白花蛇舌草 9~30 克。每日 1 剂,水煎服。

(1) 气滞痰阻型 此类患者大多以泛痰多涎,胸闷叹息为特征。苔薄腻或滑腻,脉弦滑或濡,身体状况较好。治宜化痰开结、燥湿降逆。案例:林某,男,67 岁,1998 年 9 月 14 日就诊,胸闷叹息,泛痰返食,苔滑腻,舌淡紫,脉弦滑。食道钡片显示食道癌晚期。因拒绝住院放化疗,方用瓜蒌薤白半夏汤加减:瓜蒌 12 克、薤白 9 克、制半夏 9 克、生姜 3 片、茯苓 15 克、玄参 15 克、生牡蛎(先煎)15 克、地龙 9 克、威灵仙 9 克、天竹黄 9 克、七

叶一枝花 15 克、粉川贝母(冲服)6 克。每日 1 剂,水煎服。给药 3 剂后,吞咽困难减轻,痰量明显减少,于是加入墨旱莲 15 克、鳖甲 9 克,月余症状悉除。

(2) 痰瘀胶结型 此类患者以明显吞咽困难,胸痛泛痰,肌肤甲错为特征。舌黯或青紫脉涩。身体状况一般。治宜逐痰化瘀、散结通经。案例:黄某,男,60 岁,2005 年 3 月就诊,陈述两年前在同安某医院确诊为食道癌,因经济困难放弃治疗。胸痛彻背,泛痰泛呕,每餐仅饮 50 毫升菜汤或牛奶,大便艰涩;肌肤甲错,舌青紫,触其脉涩。方用瓜蒌薤白半夏汤加减:瓜蒌 12 克、薤白 12 克、制半夏 9 克、五灵脂 9 克、生蒲黄 9 克、丹参 15 克、白花蛇舌草 15 克、七叶一枝花 9 克、昆布 9 克、威灵仙 9 克、地龙 9 克、生大黄(后下)9 克、苦杏仁 9 克、竹沥汁(冲汤饮)20 毫升,每日 1 剂,水煎服。给 2 剂后,排出羊屎状便,4 剂后排出半碗黏液性便,遂能进食约 200 毫升米粥,半个月后症状基本解除。

(3) 气阴两亏,痰瘀互结型 此类患者以形寒息短,口渴少饮,形体消瘦为特征。大多舌面光剥无苔,舌红或舌淡,脉沉细弱或细数。治宜益气养阴为主、少佐通阳化结。案例:陈某,男,50 岁,2003 年 5 月被某医院确诊为食管癌并肺结核,因经济困难而放弃治疗。同年 6 月求诊,胸背疼痛,口渴饮之欲呕,咳痰黏稠,潮热盗汗,每餐仅饮约 50 毫升豆浆或菜汤;体瘦如槁,舌红绛无苔,触其脉细数。方予瓜蒌薤白半夏汤加减:瓜蒌 9 克、薤白 9 克、天竺黄 9 克、沙参 50 克、麦冬 9 克、五味子 6 克、玄参 30 克、生地黄 30 克、生黄芪 30 克、当归 6 克、地龙 9 克、鳖甲(先煎)9 克、七叶一枝花 15 克。每日 1 剂,水煎服。3 天后,潮热盗汗,口渴不欲饮解除。遂生黄芪增至 50 克,10 天后,患者自感无不适,又继续农田劳作。

(4) 气虚阳微型 此类患者以形寒肢冷,倦怠欲寐,脉沉细为特征。治宜回阳救脱为急务;若

① 洪永贵. 郑玉玲教授治疗中晚期食管癌心法[J]. 辽宁中医药大学学报,2010,12(10):113-115.
② 安国辉. 张士舜主任医师治疗食管癌经验介绍[J]. 新中医,2010,42(12):153-154.

拘泥于祛痰逐瘀,通阳散结,必置人于死地。先以参附汤加味(人参20克、炮附子20克、生黄芪100克、当归20克)救急为主,再合前述瓜蒌薤白半夏汤基本方。案例:洪某,男,40岁,2005年7月就诊,7个月前被厦门某市级医院确诊为食管癌晚期,住院化疗3个月未见明显好转而出院,中止化疗已4个月。目前每餐饮3匙(约30毫升)牛乳,终日以输液度日。但见其体如枯槁,面浮肢肿,奄奄一息,四肢冰冷,脉沉细欲绝,急处方药用:党参90克、制附子(先煎)20克、生黄芪100克、当归20克、白术15克、薏苡仁20克。水煎急服。仅1剂,立见四肢转温,浮肿减退,气息好转。再予3剂,病情平稳。遂减参芪归附用量,加入瓜蒌薤白半夏汤,去白术及玄参、川贝母、地龙等药,15天后,能食约800毫升米粥,输液停止。

本组治疗食管癌有效,主要基于:第一,瓜蒌薤白半夏汤主治痰涎结聚严重,胸部疼痛不得安卧之胸痹。食管癌(膈食)大多是痰瘀互结阻塞胸部食道所致,疾病不同,但病机病因病位相似,移用合理,当然有效;第二,选加的川贝母、玄参、牡蛎、鳖甲、夏枯草等药有软坚散结作用,可以缩小肿瘤,抑制癌细胞的活动和扩散;第三,选加的七叶一枝花、白花蛇舌草、半枝莲、墨旱莲等药,已被现代科技证实有抗癌作用,可以有效地抑制或杀灭癌细胞;第四,选加的薏苡仁、地龙、威灵仙等药物,已被现代科技证实有扩张平滑肌、拓宽食道管腔作用,可以有效减轻或解除吞咽困难。[1]

8. 涤痰化瘀方 制半夏10克、制胆南星10克、青礞石30克、露蜂房15克、丹参12克、薏苡仁30克、川芎10克、茯苓15克。加入300毫升水,浸泡30分钟,中火煎15分钟,药汁约150毫升,下午重复煎1次,分2次饭后1小时左右服,连服1个月为1疗程。对照组用复方天仙胶囊治疗,药物由吉林通化制药厂生产,每次3片,每日3次,以1个月为1疗程。两组患者治疗1月后复查观察指标。治疗中晚期食管癌30例,并与复方天仙胶囊治疗30例对照观察。结果显示治疗组生存质量提高率86.7%,对照组60.0%,治疗组疗效优于对照组(P<0.05)。提示涤痰化瘀法能明显改善中晚期食管癌患者生活质量。[2]

9. 通幽汤联合鸦胆子油乳剂方 生地黄15克、熟地黄15克、桃仁9克、当归9克、红花9克、炙甘草6克、柴胡9克、升麻6克。随症加减:胸膈胀痛者加延胡索9克;呕吐痰多者加白芥子6克、半夏9克、贝母10克;淋巴结转移者加牡蛎24克、龙骨2克、玄参10克;消瘤加山豆根9克、半枝莲24克、白花蛇舌草24克、半边莲24克。每日1剂,水煎频服,每日口服200毫升。同时配合鸦胆子油乳剂20毫升,每日3次口服。15日为1个疗程,4个疗程后统计疗效。最短2日后可以进流食,最长4日可以进流食,在治疗第1日时可以予氨基酸注射液500毫升或脂肪乳注射液500毫升,每日1次静脉滴注。黄芪注射液、生脉注射液均可选用,并补充日需液体量,等到能进流食后液体量可减少。显效:可以进普食,胸膈后无疼痛,无呕吐痰涎,体质量增加5千克。有效:进半流食物,胸膈后胀痛消失,无呕吐痰涎,体质量增加2千克。无效:汤水难以下咽,胸膈后胀痛,呕吐痰涎。本组40例,显效14例,占35%;有效24例,占60%;无效2例,占5%,总有效率95%。通幽汤方中生地黄、熟地黄、当归滋阴养血;桃仁、红花活血化瘀;炙甘草缓急止痛,调和药性;柴胡、升麻升举下陷清阳之气。鸦胆子油乳剂的主要成分为油酸,能抑制拓扑异构酶(TOPOⅡ)的活性,从而抑制细胞DNA的合成及生长,阻断了癌细胞的增殖,对肿瘤癌细胞具有选择性,即选择性破坏癌细胞和线粒体系膜性系统,使癌细胞变性坏死,而对正常的细胞无损坏,并且对肿瘤细胞具有靶向性,用药后药物浓度集中,并与癌细胞具有特异性、紧密的亲和力,对体液免疫和细胞免疫均有促进作用,促进骨髓干细胞的造血功能。

案例:刘某,女,73岁,2004年9月6日初诊,

① 黄大枞. 食道癌中医治疗窥探[J]. 辽宁中医药大学学报,2008,10(3):11-12.
② 高继良,等. 涤痰化瘀法治疗中晚期食道癌30例[J]. 浙江中医药大学学报,2007,31(2):176-177.

于 2004 年 1 月感到进食时出现梗阻感,故前往某医院就诊,诊断为咽炎,予抗炎治疗无好转,渐出现半流质饮食时也出现梗阻感,身体消瘦。刻诊:汤水难以下咽,食后即吐,面色晦暗,滴水不进 2 日,呕吐大量痰涎,口干咽燥,胸膈后胀痛,大便干结,舌黯红有瘀点,苔白腻,脉沉细涩。胃镜见食管中断,有 5 厘米×4 厘米的病灶;活检提示溃疡型腺癌;腰椎核磁共振检查提示第 2 椎体骨转移;颈部 B 超提示颈部淋巴结转移。诊断为食管癌Ⅳ期,腰椎第 2 椎体骨转移,颈部淋巴结转移。已无手术指征,患者拒绝放化疗,要求中医治疗。方用通幽汤加味:生地黄 15 克、熟地黄 15 克、桃仁 9 克、当归 9 克、红花 9 克、炙甘草 6 克、柴胡 9 克、升麻 6 克、半枝莲 24 克、白花蛇舌草 24 克、山豆根 9 克、延胡索 9 克、半夏 9 克、牡蛎 24 克、龙骨 24 克、贝母 10 克。每日 1 剂,水煎取汁 200 毫升频服。并予鸦胆子乳剂 20 毫升,每日 2 次口服。氨基酸注射液 500 毫升、生脉注射液 50 毫升,每日 1 次静脉滴注,并补充维生素及日需液体量。第 3 日可以进少量的流食,10 日后进半流食,15 日后进普食,于 2004 年 10 月 12 日好转出院。①

10. 丁香透膈汤　丁香 5 克、砂仁 3 克、生黄芪 20 克、白花蛇舌草 30 克、夏枯草 20 克、制半夏 10 克、制南星 10 克、生瓦楞子 30 克、急性子 20 克、蜣螂虫 10 克、制天龙 10 克、威灵仙 20 克、石打穿 20 克、露蜂房 10 克、全蝎 5 克、蜈蚣 2 条。治疗期间有 10 人短期服用喃氟啶,其他病例均单用丁香透膈汤。服药 1.5～2 个月者 2 例,服 3～6 个月 12 例,6 个月以上者 66 例。徐丽霞等以此方治疗 80 例患者,经食管摄片、食管镜检查及病理活检确诊,治疗后症状好转 72 例,占 90.5%;转移灶缩小 6 例,占 33.3%。食管钡片显示治疗后病灶缩小或消失者 6 例,食管镜下所见病灶成类瘢痕组织 2 例,治疗后存活 6 个月以上者 38 例,占 47.5%;1 年以上者 28 例,占 35%;2 年以上者 5

例,占 6.25%;3 年以上者 2 例,占 2.5%。证明此方治疗晚期食道癌有一定疗效。②

11. 噎膈方　生半夏 10 克、石见穿 30 克、礞石 10 克、急性子 20 克、莪术 20 克。随症加减:伴乏力、体虚者加炙黄芪 20 克、太子参 20 克;胸痛明显者加延胡索 15 克、郁金 10 克;呕吐明显者加川黄连 3 克、生姜 10 克、苏梗 10 克;纳差消瘦者加炒谷麦芽各 15 克、六曲 10 克、淮山药 15 克。加水 500 毫升,分煎 2 次后混匀,每日 3 次分服,吞咽困难明显者则宜少量频服,少数水饮难入患者可用药液 500 毫升灌肠,每日 1 次。

治疗期间配合适当营养支持治疗,治疗 2 个月后开始观察疗效。对照组:选用钴 60 或 4－8MVX 线,中胸段和下胸段食道癌选用 18MV 或以上 X 线,放疗靶区包括肿瘤侵犯范围和可能存在的亚临床病灶及区域淋巴结,剂量常规分割,每周照射 5 次,每次 2 gy,总剂量 60～70 gy/7～8 周。化疗以 PF(顺铂＋5－氟尿嘧啶)方案为主:顺铂针 30 毫克,第 1～3 天;5－氟尿嘧啶针 0.75 克,第 1～3 天。3～4 周后重复,一般做 2～4 个疗程。2 月后开始观察疗效。噎膈方对吞咽困难的缓解率为 79.4%,高于对照组的 50%($P<0.01$);噎膈方控制可测量肿块的有效率为 45.2%,与对照组(43.8%)相仿;噎膈方组患者 1、2、3 年生存率分别为 80%、51%、31%,高于对照组的 72%、42%、15%($P<0.05$)。结论:噎膈方治疗能提高中晚期食道癌患者的生活质量,延长生存期,综合疗效对比明显优于放化疗治疗。③

12. 自拟导通口服液　板蓝根、猫眼草、人工牛黄、硇砂、威灵仙、制南星。每支 10 毫升(相当于生药 2 克)。每日 3 支,用药前漱口,口服 2% 双氧水 10 毫升。清洁食管,痰涎、食物残渣吐净后,频饮导通口服液,以使药液与病灶接触时间较长。采用自身对照法观察,每例患者均连续用药 60 天。王金河等以此方治疗食管癌患者 86 例,结果显效 26 例,占 30.2%;有效 51 例,占 59.4%;无效

① 阿依贤古. 通幽汤联合鸦胆子乳剂治疗中晚期食管癌的疗效观察[J]. 河北中医,2007,29(6):511－512.
② 徐丽霞,等. 丁香透膈汤治疗晚期食道癌 80 例[J]. 吉林中医药,2006,26(12):36.
③ 李勇. 噎膈方治疗中晚期食道癌 49 例疗效观察[J]. 湖南中医杂志,2004,20(4):1－3.

9 例,占 10.4%。总有效率为 89.6%。[1]

13. 益气通瘀方　红参 20 克、黄芪 20 克、白术 15 克、当归 15 克、生地黄 15 克、红花 10 克、桃仁 10 克、蜈蚣 10 克、全蝎 10 克、厚朴 15 克、砂仁 15 克。每日 1 剂,水煎两次,两煎药液混合后分早、中、晚各服 1 次,若吞咽困难者每次 50 毫升,每半小时服 1 次。随症加减:气滞血瘀者,症见进食梗阻,胸膈疼痛,形体消瘦,面色晦滞,重用桃仁、红花,加枳实、木香;气虚阳微者,症见吞咽梗阻,面色苍白,形寒气短,面浮足肿,重用红参、黄芪,加肉桂;痰气互阻者,症见吞咽困难,胸膈痞满,呕吐痰涎,加川贝母、郁金、丹参。同时考虑到食管癌绝非一般血瘀可比,再添蜈蚣、全蝎共奏破血祛瘀之功。结果显示:在 45 例患者中,显效 28 例,显效率 62%;好转 9 例,好转率 20%;有效 5 例,有效率 11%;无效 3 例。其中疼痛改善者 37 例,止痛率达 82%;呕吐改善者 32 例,占 71%;所有患者生活质量皆有所提高。[2]

14. 食管癌梗阻吞咽困难含化方　① 参三七 10 克、象贝 10 克、郁金 10 克、川黄连 5 克。上药研末,加蜂蜜适量制成如枣核大丸,置口中噙化,每日 4～5 次,每次 1 丸,用以治疗食管癌吞咽困难。② 蛤粉 30 克、柿霜 15 克、硼砂 9 克、硇砂 6 克、青黛 45 克、白糖 60 克。上药研末,每次 0.9～1.5 克含化。适用于食管癌梗阻。[3]

15. 灌肠治疗晚期食管癌梗阻方　火麻仁 15 克、郁李仁 15 克、桃仁 10 克、当归 15 克、黄芪 30 克、半枝莲 15 克、白花蛇舌草 15 克。上药水煎,制成等渗、等温溶液。先用 pH 试纸试验,防止过酸。将过滤药液放入输注瓶内,接导尿管,插入肛门约 25 厘米,胶布固定,调整滴数以无便意为度。用于治疗晚期食管癌完全梗阻,汤水不入,同时有大便秘结者。[4]

16. 灵仙代赭汤　太子参 15 克、生黄芪 30

克、生薏苡仁 30 克、枸杞子 15 克、威灵仙 10 克、代赭石(先煎)30 克、白花蛇舌草 30 克、法半夏 10 克、枳实 10 克、蓬莪术 10 克、茯苓 15 克、生甘草 5 克。根据 1978 年全国抗肿瘤药物疗效评定标准,参照国外药物治疗癌症疗效评定法和标准审评疗效按通用的 CR(完全缓解)、PR(部分缓解)、MR(轻度缓解)、S(稳定)和 P(恶化)五级来判定。疗效为 CR 1 例,PR 4 例,缓解率为(CR+PR)4.63%。MR 42 例,有效率(CR+PR+MR)43.51%。S 51 例,稳定率(CR+PR+MR+S)90.74%。P 10 例,恶化率占 9.26%。[5]

二、手术后,与放、化疗合用方

1. 加味麦冬汤(食管癌术后化疗配合中药调理方)　人参 5 克、白术 15 克、茯苓 20 克、黄芪 30 克、沙参 20 克、麦冬 15 克、生地黄 15 克、枸杞子 20 克、半夏 15 克、陈皮 15 克、生姜 10 克、鸡内金 15 克、当归 15 克、丹参 15 克、白芍 10 克、半枝莲 15 克、白花蛇舌草 20 克、甘草 10 克。随症加减:疼痛明显者加延胡索、天仙藤;正气亏虚者,加山药、黄精;吞咽困难者加旋覆花、代赭石;呕吐酸水痰涎者加黄连、吴茱萸;消化功能紊乱者,加山楂、麦芽、六神曲;腹泻者加葛根、黄连、乌梅;睡眠不好者加龙齿、合欢皮、夜交藤;对于有出血的患者常用血见愁、紫珠草、仙鹤草、藕节炭;白细胞、血小板减少者加鸡血藤、女贞子、阿胶。中药由制剂室统一煎煮,每日 1 剂,分早晚 2 次口服,每次 100 毫升,于化疗前 1 周至化疗后 1 周期间服用,所有患者治疗结束后统计有效例数及有效率。手术是治疗食管癌的首选方法。术后所有患者均应对症接受基本的营养支持治疗,如静点葡萄糖、氨基酸、脂肪乳等,用药量及用药天数视具体病情而定。采用化学疗法与手术治疗相结合的治疗措施。一般术后 4～6 周开始术后化疗。化疗方案:治疗第 1～5 天给予顺铂(DDP)静脉滴注,剂

① 王金河,等. 自拟导通口服液治疗食道癌 86 例[J]. 辽宁中医杂志,2002,29(2):108.
② 褚世金. 益气通瘀法治疗中晚期食管癌 45 例[J]. 湖南中医药导报,2000,6(10):29.
③ 郑玉玲. 食管癌的中医外治法[J]. 实用中医内科杂志,1994,8(4):44.
④ 同上.
⑤ 张文杰. 灵仙代赭汤治疗食道癌 108 例临床体会[J]. 河南中医,1994,14(6):352.

量为 20 毫克/平方米,并同时给予氟尿嘧啶(5-FU)静脉滴注,剂量为 500 毫克/平方米,以上化疗每 3～4 周重复一次。治疗组除采用手术切除及术后化疗方法治疗外,加用自拟中药加味麦冬汤口服。本研究所用方剂为自拟加味麦冬汤,方中人参、白术、茯苓、甘草取四君子汤之义,旨在益气健脾、养胃合中,以培"后天之本",对改善体质起着重要的作用;黄芪大补元气,通过补气以生血,补气以生津,补气以活血;沙参、麦冬、生地黄、枸杞子养阴补血,益胃生津;半夏、陈皮取二陈汤之义,能够健脾和胃,降逆止呕,增进食欲;生姜、鸡内金健胃消食,止呕止吐;当归、丹参、白芍、丹参养血活血,使补血而不滞血,活血而不伤正;半枝莲、白花蛇舌草,消积化坚;甘草既能清热解毒,又能调和诸药。纵观全方,共奏益气养血,健脾和胃,滋阴生津,化瘀消积之效。结果显示:在食管癌术后化疗期间采用中药汤剂口服比单纯化疗疗效明显。疗程结束后治疗组与对照组中医证候疗效有效率分别为 64.0%、36.0%,两组相比,有显著性差异($P<0.05$);治疗后两组中医症状积分分别为 7.8±2.5、15.3±5.8,两组相比,治疗组明显优于对照组,有显著性差异($P<0.05$);疗程结束后,治疗组的 Karnofsky 评分及体力状况(ZPS)评分均高于对照组,两组相比,有统计学差异($P<0.05$);在改善血细胞计数及免疫 T 细胞亚群方面,治疗组可以明显提高白细胞、血小板数量以及 CD4、CD8 细胞的数量,两组相比,有显著性差异($P<0.05$);在两组治疗后主要不良反应比较中可以看出,治疗组的不良反应发生率明显低于对照组,与对照组相比较有显著性差异($P<0.05$),表明了中药在降低化疗药物不良反应中的确切作用。可见,以中医辨证施治理论为基础,结合化疗,一方面可以提高患者对化疗的敏感性,增强治疗效果;另一方面可以减轻放化疗的毒性,减轻临床症状;更重要的是,中医药还可以提高人体免疫功能及抗病力,合并化疗进行食管癌术后

治疗,效果明显优于单纯西医化学治疗,值得临床推广使用。[1]

2. 吴良村自拟术后益气养阴方　南沙参 15 克、北沙参 15 克、白术 15 克、生黄芪 30 克、茯苓 10 克、干蟾皮 6 克、灵芝 30 克、天龙 10 克、露蜂房 10 克、冬凌草 30 克、白花蛇舌草 30 克、半枝莲 15 克、山慈菇 15 克、黄药子 15 克、女贞子 30 克、菟丝子 30 克、枸杞子 30 克、生麦芽 30 克、鸡内金 30 克。吴良村认为食管癌虽然病因病机复杂,但基本病机贯穿始终,即癌毒胶结,痰气血瘀,燥湿相混,上下不通,本虚标实。食管癌患者,多有接受手术、放疗、化疗的经历,手术后组织与器官受损,表现为气血不足,功能紊乱;中药以调整脾胃功能、补气养血为主,辅以调整脏腑功能。[2]

3. 吴良村自拟放疗调理方　太子参(或野山参)、绞股蓝、白术、黄芪、当归、熟地黄、薏苡仁、陈皮。放疗为"热毒",易伤津耗液,致肺、胃、肝、肾阴虚亏损不足,早期宜养阴清热,太子参、北沙参、天麦冬、枸杞子、生地黄、萸肉、生玉竹、石斛、仙鹤草、白花蛇舌草等益气养阴、清热解毒;后期宜加强滋补肝肾,多用六味地黄汤、一贯煎加减。[3]

4. 吴良村自拟化疗调理方　党参、白术、茯苓、陈皮、薏苡仁、竹茹、鸡内金、谷麦芽。化疗后常见脾胃功能失调,脾肾两亏,气血不足,首先以健脾助运为主。《素问·阴阳应象大论》有云"治病必求于本",吴良村治疗以"益气养阴"为主,兼以"健脾化痰,疏肝理气",辅以"软坚散结,攻邪消积"。随症加减:肝气郁结型加柴胡、杭白芍、郁金、香附;肝郁化火型症见性情急躁易怒、胸闷胁胀、口苦、舌质红苔黄、脉弦数者加牡丹皮、栀子以解郁清热;肝胃气逆型症见嗳气频频、胸脘不畅加旋覆花、代赭石、陈皮以平肝降逆;热毒伤阴型加生地黄、生石膏、玄参、天花粉、麦冬;气滞血瘀型加桃仁、红花、赤芍、川芎;脾虚痰湿型加陈皮、半夏、薏苡仁、代赭石;气血双亏型加当归、白芍、熟地黄、阿胶。辨证用药的同时还加入对症药物,以

---

① 陈颢. 食管癌术后化疗配合中药调理临床观察[J]. 中华中医药学刊,2014,32(6):1527-1531.
② 张洁,等. 吴良村教授诊治原发性食管癌临证经验[J]. 亚太传统医药,2008,4(6):55-56.
③ 同上。

298

尽快减轻症状,缓解患者痛苦,提高生活质量。如吞咽不利多用急性子、芫荽子、黄药子、威灵仙;呕吐常用生姜、半夏、陈皮;恶心常用藿香、佩兰;疼痛常用生蒲黄、五灵脂、延胡索;出血常用白及、仙鹤草、血余炭、白茅根;腹水常用猪苓、大腹皮、车前子。①

三、未手术,与放、化疗合用方

1. 食道通结方 由党参、枸橘李、天龙、急性子、石见穿、制南星组成,配方颗粒由江阴天江药业有限公司生产,规格为10.3克/袋。每日2次,每次1袋。上海胸科医院中西医结合科金长娟以益气健脾、扶助正气治本,化痰消积、调畅气机治标,研制出治疗中晚期食管癌的经验方食道通结方。方中以党参补中益气、固本扶正,加以急性子专治"噎食不下",再合以天龙、石见穿增强破血消积解毒之力,佐以制南星化痰软坚,枸橘李疏肝和胃、理气散结,全方标本兼顾,共奏健脾益气、化痰消积之功。连续服用2个月后观察结果提示,食道通结颗粒能显著提高中晚期食管癌的近期疗效,改善临床症状,减轻患者骨髓抑制、恶心呕吐等化疗后不良反应,同时调节患者的免疫机能。食道通结颗粒联合化疗可作为中晚期食管癌综合治疗的优选方案之一。②

2. 扶正抗癌方 七叶一枝花12克、黄芪30克、石见穿20克、生薏苡仁30克、仙鹤草20克、白花蛇舌草30克、白英15克、生白术15克、党参15克、炙甘草9克。随症加减:血瘀者加赤芍12克、红花5克、桃仁10克;阴虚热盛者加知母20克、生地黄25克、葛根10克、玄参12克、石斛12克;血虚者加熟地黄12克、白芍18克、当归18克;呕血者加槐花30克、地榆30克。每日1剂,早晚餐前1~1.5小时温服,共30天。对照组应用常规化疗方案,第1天取顺铂注射液75毫克/平方米加入0.9%氯化钠注射液300毫升中静脉滴注;第1、第8天取酒石酸长春瑞滨注射液30毫克/平方米加入0.9%氯化钠注射液125毫升中静

脉滴注。1个疗程为21天,共行2个疗程治疗。试验组在对照组基础上,同时取扶正抗癌方加减治疗。依据《肿瘤临床常用中药指南》相关标准评定:完全缓解(CR)为症候评分降低>4分,且经观察,患者病灶呈消失显示;部分缓解(PR)为症候评分降低2~4分,病灶长径经观察,缩小大于30%;稳定(SD)为症候评分降低0~2分,病灶长径经观察,缩小或扩大小于30%;进展(PD)为有新病灶出现,或病灶长径经观察呈30%扩大。有效率=(CR例数+PR例数)/总例数×100%。两组吞咽梗阻、纳差等中医症候积分治疗前,差异无统计学意义(P>0.05),治疗后均有降低,试验组显著低于对照组,差异有统计学意义(P<0.05)。试验组有效率明显高于对照组,差异有统计学意义(P<0.05)。试验组肝功能损伤10例,占20.0%;胃肠不适30例,占60.0%;对照组分别为29例,占58.0%;41例,占82.0%。试验组均低于对照组,差异有统计学意义(P<0.05)。本研究试验组针对所选取的中晚期食管癌病例,在常规化疗基础上,联用扶正抗癌方治疗,相较单行化疗的对照组,有效率居更高水平,症状积分下降明显,表明应用中西医结合治疗方案,可对肿瘤细胞扩散抑制,增强临床疗效。中医认为,噎嗝以阴阳失衡、劳累过度、肝郁气滞、饮食不洁等为主要致病因素。扶正抗癌方中白花蛇舌草、黄芪、生薏苡仁、党参、白术等中药材具有活血化瘀、疏肝利湿、温阳益气之效,将益气升阳、补气健脾的黄芪、白术、党参,排脓消肿、清热利湿的生薏苡仁,利湿通淋、清热解毒的白花蛇舌草等为君药;益精填髓、滋阴补血的熟地黄,润肺解毒、和中缓急的炙甘草,消肿止痛、清热解毒的七叶一枝花等为臣药,可使患者机体免疫功能得到较大程度改善,促使阴阳状态得到有效调节,亏损的血气得以补充,瘀塞的经络得以疏通,进而发挥培本固元的目的。且本研究中,试验组不良反应率明显低于对照组,提示化疗联用扶正抗癌方,更具安全性。③

① 张洁,等. 吴良村教授诊治原发性食管癌临证经验[J]. 亚太传统医药,2008,4(6):55-56.
② 蔡霄月、张铭,等. 食道通结颗粒联合化疗治疗中晚期食管癌的近期疗效观察[J]. 上海中医药杂志,2017,51(7):44-47.
③ 王颖. 扶正抗癌方联合化疗在中晚期食道癌患者中的应用[J]. 医疗装备,2017,30(9):131-132.

3. 益气养阴方 黄芪 30 克、党参 15 克、茯苓 12 克、白术 12 克、陈皮 12 克、法半夏 15 克、仙鹤草 30 克、黄精 30 克、三棱 15 克、莪术 20 克、沙参 30 克、麦冬 30 克、石斛 10 克、玉竹 30 克、海藻 20 克、昆布 20 克、浙贝母 12 克、露蜂房 15 克、白花蛇舌草 30 克、半枝莲 15 克、白英 15 克、蛇莓 15 克（根据患者病情适量加减）。每日 1 剂，每剂煎 400 毫升，分两次服用（配合整个放疗结束）。同时采用放射治疗至少 2 个周期。放疗方案：采用直线加速器等中心照射，CT 模拟定位，局部放疗 30 次，DT60 Gy，2 Gy/次，5 次/周；治疗期间，半流质饮食，勿食辛辣油炸腥发之物。本研究结果表明，中西医结合食管癌，在观察两组近期疗效评价发现，联合组的 RR 为 46.5%（20/43），对照组为（16/43）39.5%，P>0.05；但观察临床症状方面联合组显著高于对照组（P<0.05）。在改善中医证候，提高患者 KPS 方面显著优于单纯对照组（P<0.05），明显降低放疗所致的一系列不良反应，与文献报道一致。可见，中医辨证论治加放疗虽然未能明显提高食管癌患者的近期有效率，但能改善临床症状及中医证候，能提高患者的生活质量，中药联合放疗治疗食管癌有效，但二者如何结合才能达到最佳疗效有待医学发展、研究。细胞免疫是机体抗肿瘤免疫的主要方式，食管癌患者细胞免疫功能低下，主要表现在 CD3+、NK、B、CD4+、CD4+/CD8+ 下降，本研究结果显示，联合组治疗后血 CD3+ 及 CD4+、CD4+/CD8+、NK 细胞、B 细胞数量显著升高，对照组却有下降趋势，表明中药联合放疗能提高中晚期食管癌患者 T 细胞介导的免疫功能。可见，在恶性肿瘤中扶正是根本，能增强机体免疫力，为控制病灶创造条件，而祛邪是目的，可以维护人体正气，因此，扶正与祛邪相辅相成、不可偏废任何一方，体现在治疗中就是益气滋阴与解毒散结同时利用。正确处理扶正与祛邪的辨证关系，调整阴阳平衡，纠正邪正盛衰，使食管癌患者"带瘤生存"成为可能。[①]

4. 健脾消积方 太子参 25 克、白术 20 克、茯苓 20 克、薏苡仁 15 克、麦芽 10 克、鸡内金 15 克、使君子 10 克、半夏 15 克、枳实 15 克、山慈菇 20 克、白花蛇舌草 15 克、地锦草 15 克、柴胡 15 克、陈皮 15 克、延胡索 15 克、白芍 15 克、甘草 9 克。随症加减：顽痰凝结者加昆布、海蛤壳以化痰消积；久病瘀血在络者加三棱、莪术、红花；胃虚气逆、呕吐不止者加旋覆花、代赭石。以上药物浓煎成 200 毫升，放化疗第 1 天开始服用，每日 1 剂，4 周为 1 个治疗周期，化疗 2 个周期，之后进行定期复查及随访。对照组：采用 MV-X 线医用电子直线加速器进行放疗，根据食管钡餐造影及 CT 横断图像勾画出肿瘤靶体积（GTV）、临床靶体积（CTV），然后左右、前后各外放 3 厘米，选择采用 6～15 共面或非共面适形照射野 MV-X 线照射，常规分割，2 Gy/次，1 次/天，每周 5 天，放疗剂量达 60～70 Gy，治疗过程中需每周进行肝肾功能、血常规检查，放疗结束后接受 CT、MRI 检查。同时在放疗的第 1 天采用 DCF 方案化疗，于第 1 天静滴顺铂注射液（PDD）75 毫克/平方米，多西紫杉醇注射液（DTX）60 毫克/平方米，继以第 1 天、第 2 天静脉泵入 22 小时 750 毫克/平方米氟尿嘧啶（5-FU），以 4 周为 1 个治疗周期，化疗 2 个周期。治疗组：在对照组治疗的基础上同步予以健脾消积方治疗，比较治疗前后两组患者血清中 IL-2、IL-4、IL-6、IL-10、IFN-γ 的水平；记录两组患者 PFS 及 OS；比较治疗后两组的中医证候积分；对两组患者进行安全性评价。结果：治疗后观察组 IL-6、IL-10 及 IL-4 水平显著降低（P<0.05），IL-2 及 IFN-γ 则显著升高（P<0.05）；治疗后对照组 IL-6、IL-10 及 IL-4 水平显著升高（P<0.05）；IL-2 及 IFN-γ 则显著降低（P<0.05）。观察组患者治疗后的中医证候积分也较对照组降低得更为显著（P<0.05）；观察组患者的无进展生存时间（PFS）及总生存时间（OS）均较对照组患者长（P<0.05）；观察组不良反应总发生频次显著少于对照组（P<0.05）。结论：健脾消积方可以提高中晚期患者食管癌患者的临床

① 李玉海. 益气养阴方加味联合放疗治疗食管癌疗效分析[J]. 中医临床研究，2017，9（3）：108-110.

疗效,并且具体机制与调节外周血 Th1/Th2 比例有关。健脾消积方中太子参为气阴双补之药,补气健脾,是补益方剂之首,为君药。白术益气健脾,是脾脏补气健脾第一要药;茯苓善渗泄水湿,甘则能补,淡则能渗,既可祛邪,又可扶正;薏苡仁渗除脾湿、健脾止泻,与茯苓、白术配伍太子参,治脾虚湿盛之泄泻;山慈菇清热解毒、消痈散结;白花蛇舌草性苦寒,清热解毒能力较强,利湿通淋;地锦草清热解毒止痢,既凉血止血,又活血散瘀;山慈菇、白花蛇舌草及地锦草广泛应用于肿瘤的应用,以上同为臣药。佐以半夏、枳实燥湿化痰、破气消积、消痞散结;麦芽消食健胃;鸡内金健运脾胃;使君子健脾消疳、消积导滞,与白术、使君子、麦芽配伍消积作用增强。白芍酸敛肝阴,养血柔肝而止痛,治肝脾不和;柴胡性善条达肝气,疏肝解郁,与白芍、白术、茯苓配伍治肝郁血虚、脾失健运,神疲食少;陈皮理气健脾、燥湿化痰,可增强白术、茯苓补气健脾之功效。延胡索辛散温通,活血止痛;甘草补脾益气、祛痰止咳、缓急止痛,调和诸药。以上诸药相合,共奏补脾益气、清热解毒、化痰消积之效。本研究显示,采用单纯放化疗治疗的对照组患者的 Th1 细胞分泌的细胞因子水平显著降低,Th2 细胞分泌的细胞因子显著升高,Th1/Th2 比例较治疗前失调严重,由此可见,放化疗在杀灭癌症细胞的同时,也使机体免疫力显著下降,引起的不良反应也随之增多。而健脾消积方同步放化疗治疗的观察组患者 Th1 分泌细胞因子显著升高,Th2 分泌细胞因子显著降低,可见患者免疫力得到提升,减少了放化疗给患者带来的不良反应,表明健脾消积方可以提高癌症及放化疗患者的免疫力,减少患者的痛苦。[①]

5. 百口开关饮 赭石 10 克、川牛膝 10 克、鹅管石 10 克、威灵仙 10 克、柿霜 10 克、急性子 10 克、硼砂 6 克、紫硇砂 6 克、青礞石 5 克。川牛膝、威灵仙、急性子先水煎煮取汁,其他成分均碾成粉末后加入汁液中,同时趁热放入蜂蜜、藕粉混合均

匀至糊状,慢慢吞服,3 小时分服完。每日 1 剂。治疗组百口开关饮联合常规化疗,对照组给予单纯化疗。TP 化疗方案:紫杉醇 150 毫克/平方米静脉滴注,3 小时内匀速滴完,第 1 天使用;顺铂 40 毫克/平方米静脉滴注,第 2～3 天使用,1 周期 21 天,共化疗 2 周期。治疗组化疗方案同对照组,加用百口开关饮治疗。化疗第 1 天开始服用,分 2 次服,共治疗 2 周期。有效率观察组为 55.6%,对照组为 50.0%,两组比较,差异无统计学意义($P > 0.05$)。治疗后,两组吞咽困难分级均明显下降($P < 0.05$);而两组组间比较,差异无统计学意义($P > 0.05$)。治疗后,两组中医症状积分均明显下降($P < 0.05$),卡氏评分均明显上升($P < 0.05$),且观察组上述指标改善较对照组更显著($P < 0.05$)。观察组白细胞下降 27 例,血小板下降 7 例,恶心呕吐 9 例;对照组白细胞下降 32 例,血小板下降 11 例,恶心呕吐 20 例,两组恶心呕吐发生率比较,差异有统计学意义($P < 0.05$)。本研究结果显示,两组治疗后吞咽困难分级较治疗前均明显改善($P < 0.05$),表明百口开关饮联合常规化疗与单纯化疗治疗均能明显改善患者吞咽困难症状,这与吞咽困难本身为食管癌主症有关,但也反映出加以中药干预效果更佳。另外,本结果还显示,百口开关饮联合常规化疗能明显改善食管癌临床症状,减少恶心呕吐症状,显著提高患者生存质量。[②]

6. 化瘀润燥方 半枝莲 20 克、天花粉 15 克、土鳖虫 6 克、太子参 15 克、佛手 10 克、威灵仙 30 克、白花蛇舌草 20 克、山豆根 6 克、山药 18 克。随症加减:血虚者加当归 10 克、熟地黄 10 克;阴虚者加女贞子 8 克、枸杞子 10 克;气滞者加陈皮 12 克、枳壳 12 克;阳虚者加淫羊藿 10 克、补骨脂 10 克。每日 1 剂,水煎服。徐跃峰以上方联合放疗治疗食管癌,两组患者放疗总量至 60 Gy 时,行疗效评定。对照组采用单纯放射治疗,钡餐透视下 X 线模拟机定位,照射野长度分别超过原发病

① 赵延军,等. 健脾消积方同步放化疗治疗中晚期脾虚气滞型食管癌的临床疗效及对外周血 Th1/Th2 的影响[J]. 四川中医,2017,35(12):114-117.
② 姜玲. 百口开关饮联合常规化疗治疗食管癌所致吞咽困难临床观察[J]. 新中医,2016,48(7):202-203.

灶边缘3~4厘米,野宽参照胸部CT检查病灶最大直径外放1.0~1.5厘米,设置前后对穿野照射DT40 Gy,然后该斜野避脊髓加量至65 Gy,每日1次,每次2 Gy;观察组给予与对照组一致放射治疗的基础上根据中医辨证给予中药治疗。从统计结果分析,在放射治疗基础上根据中医辨证辅助中药治疗取得了明显优于对照组的治疗效果,中西医结合治疗食管癌疗效值得肯定。综上所述,放疗联合中药治疗中晚期食管癌疗效确切,不良反应少,用药安全方便,值得临床推广。[1]

7. 益气解毒汤 太子参15克、山豆根6克、半枝莲20克、红花6克、威灵仙30克、白花蛇舌草20克、佛手10克、山药18克、土鳖虫6克、天花粉15克、天冬12克。随症加减:阴虚者加枸杞子、女贞子;血虚者加熟地黄、当归、阿胶;阳虚者加淫羊藿、补骨脂。每日1剂,水煎2次,取汁350~400毫升,在三餐前及睡前温服,连续用药2周。内镜介入治疗:术前15分钟给予患者10毫克山莨菪碱及安定肌注,常规插入胃镜查找病灶。若内镜能够通过狭窄段,则利用内镜注射针由病变远端从前后左右壁500毫克5-氟尿嘧啶及2毫克丝裂霉素混合液1~2毫升注射,注射针拔出后,将微波辐射探头插入其中,由病灶远端对目标进行加压,行分段灼及扫灼,到癌组织变为褐黑色。对于突入管内结节,可在病灶根部两侧进行加压辐射,实现电切效果。若患者管腔伴有重度狭窄,要先给予其内镜扩张治疗,然后再行上述操作。术后3天给予患者口服消炎解痉液治疗。放射治疗:采用钡餐透视下X线模拟机定位,胸上段食管癌合并锁骨上淋巴结转移患者靶区为T型野,其主要包含双下颈锁骨上淋巴结区和原发灶,而胸下段食管癌、胸中段及合并纵隔淋巴结转移患者靶区主要是由纵隔淋巴结转移灶及原发灶组成,利用6 mV-X线,前后对穿野照射DT40 Gy,然后改为斜野避脊髓照射,60~70 Gy,放疗时间为6~7周,每天1次,每周5次,每次2 Gy,照射

长度应大于原发病灶上下缘30~40毫米,野宽则主要以胸部CT检查病灶为依据,大于其最大直径10~15毫米。给予患者微波治疗时,探头温度高达250℃,可促进癌组织凝固、变性及坏死,且局部化疗对微波治疗后部分癌细胞的杀伤具有协同作用,本组患者均在肿瘤局部注射化疗药物,药物浓度相对较高,同时配合微波高温,有效提高了化疗药物的抗癌作用,同时还可有效避免全身化疗反应现象发生。本组98例患者均行内镜下微波、内服中药联合放疗、球囊扩张及局部注射化疗药物综合治疗,疗效显著。[2]

8. 化痰散瘀方 姜半夏9克、桃仁15克、威灵仙30克、胆南星9克、黄药子10克、川贝母10克、瓜蒌15克、丹参9克、红花15克、茯苓15克、郁金15克、当归15克。随症加减:神疲乏力明显者加黄芪30克、白术12克;梗阻明显者加天龙6克、蜈蚣2条、露蜂房18克;胸痛明显或痛掣胸背者加五灵脂6克;大便不通、面色苍白者加何首乌20克、生地黄15克、火麻仁10克;阳衰水泛、双下肢水肿者加猪苓30克、附子6克、桂枝10克;恶心者加竹茹15克。上述复方先加水浸泡1小时,每剂药用煎药机煎取约400毫升,分早晚两次温服。自化疗第1日起服药,每日1剂,每个周期至少服用14剂,21天为1个周期,共观察4个周期。化疗方案采用DDP(或NDP)+CF+5-FU(顺铂或奈达铂+亚叶酸钙+5-氟尿嘧啶)、DDP(或NDP)+PTX(顺铂或奈达铂+紫杉醇)等方案。对照组仅给予常规化疗,化疗方案同上。两组用药期间避免使用华蟾素注射液、艾迪注射液等可能干预治疗效果的中成药。两组治疗前中医症状积分比较差异无统计学意义($P>0.05$);两组症状积分治疗后较治疗前均明显下降($P<0.01$);治疗后两组比较,治疗组症状积分降低优于对照组($P<0.01$)。治疗前两组KPS评分比较差异无统计学意义($P>0.05$);两组治疗后KPS评分均较治疗前升高($P<0.01$);两组治疗后比较,治疗组

① 徐跃峰. 中西医结合治疗食管癌疗效观察[J]. 光明中医,2015,30(7):1505-1506.
② 王瑞群. 中西医结合治疗食管癌疗效观察[J]. 光明中医,2014,29(6):1265-1266.

KPS 评分高于对照组（$P<0.05$）。两组瘤体缓解率差异无统计学意义（$P>0.05$），而瘤体稳定率差异有统计学意义（$P<0.05$）。本研究结果显示，化痰散瘀法可以明显改善患者症状、提高生活质量、提高肿瘤缓解率和稳定率、保护骨髓，充分表明了此方法配合化疗时的增效减毒作用，这是中医药在治疗中晚期食管癌的独特优势，为进一步开展中医药治疗中晚期食管癌的研究提供了有益的参考。[1]

9. 通膈合剂　枳实 3 克、青皮 3 克、降香 3 克、槟榔 3 克、甲片 3 克、黄药子 3 克、甘草 3 克、柴胡 6 克、海藻 6 克、当归 6 克、茯苓 6 克、生姜 6 克、白术 10 克、山药 10 克、乌梅 10 克、白芍 10 克。每日 1 剂。用冷水浸泡 1 小时，水煎 2 次，每次 20 分钟，合并滤出药液，浓缩至 120 毫升。随症加减：血瘀型患者，采取活血化瘀、温阳益气、通经止痛的治法，在上方基础上加人参 6 克、黄芪 15 克、桂枝 20 克、薤白 15 克、炮附子（先煎）30～60 克、女贞子 15 克、川芎 12 克、鸡血藤 20 克、鹿茸 3 克、北豆根 20 克、鸡内金 10 克；溃疡型疼痛明显或呕血者加白及粉 60 克、三七粉 15 克、延胡索粉 30 克，加氢氧化铝凝胶混匀，使呈半糊状，头低位分次口服。中药汤剂分早晚两次服用，长期服用。经过 0.5～1 年服用中药汤剂，76.56% 的患者得到有效治疗（RP）。其中 CR 18 例；PR 31 例；SD 8 例；PD 7 例；其中 23 例患者服药 2 周后，能进全流食；20% 的患者用药 1 周后停用补液；14 例进食呕吐患者用药后不再呕吐；胸骨后疼痛的患者中有 67% 的患者不再疼痛；经过随访得知患者服用中药后无不良反应，生活质量得以提高。张东坚立培土抑木为基本治法，兼以活血化瘀、解毒散结。通膈合剂方中柴胡、枳实、青皮、降香、槟榔理气散结；甲片、海藻活血消痰散结；黄药子解毒散结；白芍、当归、茯苓、白术、山药健脾益气养血；乌梅养阴；甘草、生姜调和诸药。经观察，本方法近期、远期效果均佳，提高了患者的生活质量，延

长了生存期，对不能接受手术治疗的中晚期食管癌患者，确是一条可行途径。[2]

10. 益气消瘀汤　黄芪 18 克、西洋参 15 克、白及 15 克、法半夏 15 克、三七 5 克、土鳖虫 10 克、胆南星 10 克、川贝母 15 克、天龙粉（冲服）6 克、焦山楂 15 克、焦神曲 15 克、焦麦芽 15 克、水蛭 10 克、天花粉 15 克、石斛 15 克。加水 300 毫升浸泡 30 分钟，文火煎 20 分钟取汁留渣，再加水 200 毫升依前法煎，取汁，两次煎得药汁合后约 300 毫升，每日 1 剂，早晚各服 1 次。初治时若呕吐较甚，可滴少许姜汁于舌面上，再服煎药。随症加减：呃逆明显者加赭石、旋覆花；肝气犯胃者加柴胡、木香；气阴两虚者加太子参、麦冬、枸杞子、生地黄；气虚阳微者加人参、白术、茯苓、山药、附子、干姜；血虚者加当归、鸡血藤；湿重者加苍术、厚朴；便秘者加生大黄；瘀血重者加大土鳖虫、水蛭的剂量。每日 1 剂，早晚餐后 30 分钟温服。禹城市人民医院武志等以益气消瘀汤配合化疗治疗食管癌，益气消瘀汤以益气养阴、化瘀消结为主，配合化疗后复发率明显减低，可使病灶消失或减小，伴随症状如吞咽困难、虚弱无力、疼痛等缓解，较单纯西医治疗疗效明显而稳妥。症状缓解后可连服 6～8 疗程，10 疗程后可改用散剂用藕粉或蜂蜜调服。[3]

11. 噎膈二号方　生半夏 10～30 克（剂量从 10 克起步，每周加量 5 克）、生姜 10～30 克（等量半夏）、急性子 30 克、石见穿 30 克、代赭石 20 克、仙鹤草 100 克、莪术 15 克、水蛭 6 克、天龙粉（吞服）3 克。上方加水 500 毫升，先煎生半夏 0.5 小时后，纳入其他药物，续煎 40 分钟，取汁 200 毫升，每日 3 次分服，吞咽困难者可少量频服，水饮难入者可用药液 300 毫升灌肠，每日 1 次。治疗期间可适当配合营养支持治疗，治疗 2 个月后开始观察疗效。对照组采用放化疗和营养支持对症治疗结合，外放射治疗：X 线等中心三野照射，每次 1.8～2.0 戈瑞，总剂量 60～70 戈瑞/7～8 周。

①　马纯政,张明智,等. 化痰散瘀法联合化疗治疗中晚期食管癌 30 例临床观察［J］. 中医杂志,2013,54(15)：1301 - 1303,1307.
②　张东坚. 中晚期食管癌中药治疗临床观察［J］. 中国中医药现代远程教育,2013,11(13)：30.
③　武志,等. 益气消瘀汤配合化疗治疗食管癌 80 例［J］. 山东中医药杂志,2012,31(9)：653 - 654.

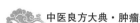

化疗方案：以顺铂联合方案，或紫杉类联合方案为常用。具体用法：方案1：顺铂75毫克/平方米，1天＋紫杉醇135毫克/平方米，1天，每3周重复，或方案2：顺铂75毫克/平方米，1天＋多西紫杉醇75毫克/平方米，1天，每3周重复。以上方案一般行2～4周期，治疗开始2个月后观察疗效。方中生半夏味辛性温，长于化痰破坚，消肿散结，为治痰治呕圣药，现代多畏其毒，反复炮制后应用，其效大减。其实生半夏入煎效佳，但需注意煎法，须单味先煎30分钟，至口尝无麻辣感后，再下余药，等量生姜温中止呕，也可解生半夏之毒，一物二用，甚为合拍。石见穿、急性子、莪术共起清热解毒，化瘀消肿止痛，均为治疗食管癌民间经验良药。水蛭俗称马蟥，味咸性平，《本草》谓其"主逐恶血、瘀血、月闭、破血征积聚……"近代名医张锡纯认为本品有"破瘀血不伤新血，专入血分不损气分"之妙。天龙味咸性寒，天龙善于攻散气血凝结，又具解毒消坚之功，对多种癌肿有良效，生用研粉吞服疗效更胜一等。仙鹤草大剂量使用，有补虚、止血、解毒等多种功效。代赭石质重性降，为重镇降逆要药，为食管癌易胃气上逆，呕呃不止而设。诸药合用，共起涤痰化瘀、解毒消肿、扶正抗癌之功效。本方针对中晚期食管癌基本病机而设，攻补兼施，病症兼顾，丝丝入扣。与原组方相比，本组方增加生半夏剂量，并加入天龙、水蛭、仙鹤草等良药，组方更为精纯，量大力宏。研究表明：噎膈二号方明显改善中晚期食管癌患者吞咽梗阻、癌痛、纳差消瘦等症状，对吞咽梗阻有效率为85.3％，对癌性疼痛有效率为83.3％，与对照组相仿。对纳差消瘦的有效率达到82.7％，高于对照组的67.6％。治疗组随着吞咽梗阻、疼痛等症状的缓解，患者的营养状况得到改善，而行放化疗的对照组即使吞咽症状好转，也难以改变晚期患者纳差消瘦、营养不良的状态。表明现代放化疗治疗模式控制局部肿瘤进展同时，并未带来全身状况的改善，同时放化疗产生的诸多副作用，如骨髓抑制、肝肾功能毒性、消化道毒性、神经毒性等均一定程度上限制其临床应用。本项小样本数据显示，中医药治疗相比放化疗疗法甚至具有生存优势，值得进一步深入研究。①

12. 通道化噎丸 黄药子、硼砂、冰片、板蓝根、硇砂、肉苁蓉、天龙。由河南省中医院制剂室提供。每日3次，每次1丸（9克蜜丸），1个月为1个疗程，每例患者均服药2个疗程。同时配合化疗方法，化疗方案采用DF方案即顺铂（DDP）20毫克/平方米，静脉注射，第1～5天；氟尿嘧啶（5－FU）750毫克/平方米，持续静脉注射，第1～5天。每4周重复1次，4周为1个疗程。化疗组（对照组）：化疗方案采用DF方案，治疗方法同上。每4周重复1次，4周为1个疗程。两组均采用相同的营养、支持治疗。完全缓解（CR）、部分缓解（PR）、无变化（SD）、恶化（PD）。治疗组30例，治疗后CR＋PR＋SD为73.33％，对照组CR＋PR＋SD为50.00％，两组比较，差异有统计学意义（$P<0.05$）。临床观察结果显示，治疗组食管癌患者的吞咽困难、呕吐、胸痛等症状改善明显，而对照组患者治疗后症状无明显改善，说明通道化噎丸对食管癌患者的临床症状有明显的改善作用。经统计学分析，两组症状比较，差异有统计学意义（$P<0.01$）。经四格表 χ^2 检验，通道化噎丸可减轻化疗引起的骨髓抑制。治疗组与对照组比较，差异有统计学意义（$P<0.01$）。通过本研究观察，通道化噎丸联合化疗患者的近期疗效明显改善、瘤体缩小、疼痛减轻、食欲增强。中晚期食管癌的主要病理表现为正虚邪实，通道化噎丸以辨证与辨病相结合，突出精血亏虚兼以痰热瘀毒内结为病理关键，扶正祛邪、标本兼治，是治疗中晚期食管癌的一种具有较好临床疗效的纯中药制剂，值得临床推广使用。②

13. 仙朴消噎饮联合化疗 威灵仙15克、川厚朴15克、半夏12克、半枝莲15克、白花蛇舌草30克、石见穿30克、天龙（冲服）3克、三七粉（冲

① 李勇，等. 噎膈二号方治疗中晚期食管癌临床疗效观察［J］. 肿瘤学杂志，2012，18（5）：397－398.
② 邵玉英，等. 通道化噎丸配合化疗治疗60例中晚期食管癌的临床对照研究［J］. 中国当代医药，2009，16（16）：55，57.

服)10克、甲片(先煎)10克、西洋参12克、麦冬12克。随症加减：以痰气郁结为主证者，症见咽食梗阻，胸膈痞满隐痛，苔白，脉弦，加砂仁9克、苏叶12克、贝母12克；阴津亏虚为主证者，症见咽食梗阻，口燥咽干，大便艰涩，舌体瘦质红，脉弦细，加石斛15克、天花粉12克；中气亏虚为主证者，症见咽食梗阻，面色无华，四肢乏力，舌淡苔白脉弱，加黄芪20克；脾肾阳微为主证者，症见饮食不下，泛吐清涎，面浮足肿，形寒肢冷，舌淡，脉细弱，加肉桂9克、附片9克。对照组与治疗组均给予标准化疗，治疗方案为：顺铂(DDP)75～100毫克/平方米，分割到3～5天静脉滴注，同时水化利尿及抗呕吐，第1～5天。氟尿嘧啶(5-FU)500～750毫克/平方米/天，每天缓慢静脉滴注8小时，连续5天。丝裂霉素(MMC)6～8毫克/平方米静脉滴注，第1天。21天重复为1个治疗周期，4周为1个疗程。仙朴消噎饮与化疗药物合用可协同提高抗肿瘤作用，对延长患者的生存期，提高生活质量具有确切的良好疗效，同时能减轻化疗药物的不良反应，增加人体对化疗的耐受能力，使患者能够完成全程的治疗，显著改善患者预后，值得进一步探讨。[1]

14. 自拟通关散　元寸香(麝香)12克、煅珍珠10克、沉香10克、硼砂10克、月石20克、冰片6克、乌梅炭10克、白芍10克。共研极细末，装瓶密封备用。服用时每次用筷子末端沾蜂蜜后，再黏药粉约1克含咽，每2小时1次，直至能咽下汤水为止，尔后服用中药。同时，静脉滴注营养支持药物及维持水电解质平衡药物。对于进食严重哽噎难下的患者，予自拟通关散让患者频频含咽，药后食道癌肿部位组织脱落坏死，水肿消失，缓解梗阻症状。[2]

15. 健脾散结汤　山豆根10克、半夏15克、冬凌草15克、茯苓15克、鸡内金15克、郁金30克、莪术30克、生黄芪30克、半枝莲30克。随症加减：气虚甚者加党参20克或红参10克等；阴虚内热者加鳖甲30克或青蒿15克等；瘀血明显者加桃仁、红花各10克；出血者加仙鹤草30克、三七粉10克等；咽下疼痛或胸痛者加夏天无15克、延胡索15克；大便干者加莱菔子30克、生大黄10克，或肉苁蓉30克；舌红少苔咽干痛者加麦冬15克。每日1剂，煎2次，取汁300毫升，每日3次，温服。饮水困难者，服药前0.5～1小时口服20毫升食道舒缓液(生理盐水250毫升、山莨菪碱40毫克、庆大霉素32万U、利多卡因100毫克、地塞米松10毫克)扩管、消炎、止痛。另设对照组34例，治疗期间，两组患者均宜清淡饮食，忌酒，忌辛辣，配合治疗。按照WHO近期疗效标准评价，两组患者治疗前后，治疗组与对照组临床效的比较：治疗组完全缓解(CR)2例，部分缓解(PR)23例，稳定(SD)10例，进展(PD)3例，总有效率(CR＋PR＋SD)92.11％；对照组完全缓解(CR)1例，部分缓解(PR)15例，稳定(SD)11例，进展(PD)7例，总有效率(CR＋PR＋SD)79.42％。不良反应比较：治疗组消化道反应18例，肝肾功能损害2例，骨髓抑制5例，脱发3例；对照组消化道反应25例，肝肾功能损害3例，骨髓抑制9例，脱发5例。两组总有效率比较有显著性差异($P<0.05$)。[3]

16. 周浩本等经验方　两组均行化疗，用POF方案，即长春新碱(VCR)1.4毫克/平方米，第1天、第8天；顺铂(DDP)30毫克/平方米，第1～3天；亚叶酸钙(CF)150毫克/平方米，第1～5天；5-氟尿嘧啶(5-FU)500毫克/平方米，第1～5天。21天为1个周期，共做3个周期。治疗组在化疗同时根据中医辨证分为两型治疗：① 痰气瘀阻型：吞咽不适，大便溏薄，舌苔白腻或灰腻，舌质红或紫暗，脉弦滑为主要特征。此型病程和经治时间较短，治宜行气化痰、祛瘀散结。方用旋覆代赭汤加瓜蒌薤白半夏汤加减：旋覆花10克、代赭石20克、瓜蒌15克、薤白10克、姜半夏12克、桃仁10克、杏仁10克、山慈菇15克、浙贝母10克、郁金12克、砂仁10克、枳实10克、厚朴10

① 周雪林. 仙朴消噎饮联合化疗治疗中晚期食道癌159例临床观察[J]. 世界中西医结合杂志，2009，4(6)：432-434.
② 同上.
③ 董明娥. 健脾散结汤配合介入治疗中晚期食道癌38例[J]. 四川中医，2007，25(9)：71.

克。每日1剂,水煎服分服;②津亏热结型:以吞咽涩痛,形体消瘦,五心烦热,口干咽燥,大便干结,舌红少苔或有裂纹,舌质光红,脉弦细数为主要特征。此型病程和经治时间较长,大部分已行放疗,治宜滋阴养血、清热生津。沙参麦冬汤加减:沙参12克、麦冬12克、天花粉10克、乌梅10克、生地黄12克、山药10克、牡丹皮10克、当归10克、党参12克、玄参10克、半枝莲15克、生山楂10克、白扁豆12克。每日1剂,水煎服分服。中医辨证论治配合化疗不仅能提高疗效,延长生存时间,而且能明显地改善症状,提高生存质量。①

17.虎及散 天龙4克、白及4克、瓦楞子4克、黄芪8克、人参3克、血竭0.5克、沉香0.5克、枳壳2克、川朴2克、白术2克、广木香2克、八月札2克、北沙参6克。上述生药烘干,打粉,过120目筛后装袋,每袋40克,每次4克温开水或蜂蜜调配送服,1日3次,3个月1个疗程。治疗组在常规化疗的同时口服虎及散;对照组采用手术、放疗、化疗、介疗、免疫疗法等综合治疗。结果显示:虎及散并化疗组25例中完全缓解5例,部分缓解6例,微效2例,稳定6例,进展4例,死亡2例;对照组20例完全缓解2例,部分缓解4例,微效3例,稳定2例,进展6例,死亡3例。虎及散并化疗组总有效率76.0%,对照组为55.0%,两组比较有显著性差异(P<0.01),虎及散并化疗组优于单纯化疗组。②

18.益气消积汤 党参30克、茯苓15克、炒白术15克、蝉蜕30克、砂仁10克、白豆蔻10克、威灵仙15克、川楝子10克、延胡索10克、白花蛇舌草30克、鸡内金10克、山慈菇30克、半枝莲30克、徐长卿30克、鳖甲10克、牡蛎30克、麝香(冲服)0.1克。每日1剂,水煎分2次服。随症加减:痛甚者加七叶一枝花50克、蜈蚣(冲服)4条、白芍30克;腹胀甚者加厚朴15克、槟榔15克;恶心呕吐加薏苡仁50克、蒲公英30克;声音嘶哑者加桔

梗10克、木蝴蝶30克;咳嗽咯痰者加川贝母10克、枇杷叶30克;苔腻者加泽漆30克、七叶一枝花30克。化疗鳞癌予DPV或DBV方案,腺癌予FAM方案。益气消积汤中用党参、茯苓、白术健脾益气,扶正固本,砂仁、白豆蔻、鸡内金行气和胃,蝉蜕、威灵仙能疏通经络、利咽通噎,白花蛇舌草、半枝莲、山慈菇抗肿瘤,川楝子、延胡索行气活血止痛,鳖甲、牡蛎、徐长卿、麝香消积软坚散结,全方共奏益气扶正、活血行气、解毒利咽、软坚散结、抗肿瘤之功,临床灵活加减使用,使正气得以恢复,病邪得以祛除或减轻,疗效令人满意。③

19.黄芪水蛭合剂 黄芪60克、水蛭4条、土鳖虫15克、七叶一枝花30克、黄药子10克、山甲10克、甘草10克。随症加减:大便秘结者加大黄;多痰者加莱菔子、苏子、天竹黄。并每日以红参15克、石斛30克水煎成500毫升代茶常饮。以上10天为1疗程。10例均用中药治疗6个疗程以上,在中药基础上增加化疗药品,如丝裂霉素、5-氟尿嘧啶。病例随访至1991年4月,10例全部死亡。从发病到随访结束,平均生存期为11.5个月。生存期最长为2年8个月;恶化1例最短为4个月。④

四、未手术,单独用方

1.自拟涤痰化淤方 半夏10克、陈皮12克、胆南星12克、茯苓15克、甘草9克、夏枯草15克、王不留行15克、丹参15克、大黄9克、土鳖虫12克、桃仁12克、急性子20克、瓜蒌15克、硇砂(冲服)0.3克。随症加减:上方由涤痰汤合下淤血汤加减组成,伴呕吐甚者加黄连6克、紫苏梗10克;体虚乏力者加党参15克、黄芪20克;纳呆、消瘦者加焦山楂20克、焦麦芽20克、焦神曲20克、山药15克;胸痛明显者加延胡索12克、川芎9克。每日1剂,加水800毫升,分煎2次取汁300毫升,每日3次分服,吞咽困难未完全梗阻者少量频服,连服30天为1个疗程。服用1~3个疗程。

① 周浩本,等.中医辨证论治配合化疗治疗中晚期食管癌35例[J].中医研究,2006,19(6):30-31.
② 王林,等.虎及散并化疗治疗食管癌25例[J].陕西中医,1997,18(11):491.
③ 张明,等.益气消积汤合化疗治疗食道癌52例[J].实用中医药杂志,1996,12(2):27.
④ 沈兆科.黄芪水蛭合剂治疗中晚期食道癌[J].福建中医药,1992,23(5):29.

临床观察：2004年1月至2007年12月河北辛集市第一医院收治的42例食管癌患者，均经病理结果证实，为失去手术机会或不愿接受放射治疗和化学治疗而要求服中药治疗者。王晓兵等自2004年始应用自拟涤痰化淤法治疗中晚期食管癌，药以涤痰汤合下淤血汤加减，取涤痰汤涤痰开窍、下淤血汤破血逐淤、攻坚破结之用，加夏枯草、瓜蒌开郁散结、化痰宽胸；丹参为活血化淤要药，王不留行行水化淤，对食管疾患痰淤互结者宣通之功甚著；硇砂有消淤去腐之作用，用以消除肿物；急性子破淤软坚，本草纲目载其可治噎膈，对吞咽困难者用之有效。诸药合用，共奏涤痰化淤、开郁破结之功。涤痰化淤法为活血化淤与化痰散结药物配伍应用，治疗肿瘤的临床意义在于一方面增强了消肿散结的作用，另一方面淤去有利于痰消，痰消有利于淤去，两者相辅相成，提高了治疗效果。另外，现代研究还发现涤痰化瘀均有不同程度的抗癌效果，但作用环节不同，两者配伍可产生协同作用，加快肿块的消散。本研究结果显示，中药涤痰化淤法治疗中晚期食管癌，呕吐、吞咽困难、疼痛症状改善明显，总有效率分别达75%、79%、75%，疗效满意，且无发生明显不良反应，但能否延长患者的生存期，由于本研究时间较短，尚需继续随访观察。[1]

2. 星半通膈散　生半夏12克、制南星15克、代赭石20克、露蜂房10克、紫丹参15克、干蟾皮10克等。共研末，每日3次，每次10克，蜜调后温开水冲服，餐后服用。21天为1个疗程，间隔7天，再服用第2个疗程。共服2个疗程。对照组：用氟尿嘧啶(5-FU)治疗，每天3次，每次100毫克，餐后服用。21天为1个疗程，间隔7天再服用第2个疗程。治疗组中药联合化疗治疗。治疗共2个疗程。两组患者均可根据具体病情，给予必要对症处理。治疗组和对照组治疗前后症状积分差值变化比较，治疗组在控制食物反流、疼痛方面明显优于对照组($P<0.05$)；治疗组血液流变学较

治疗前有明显变化($P<0.05$)。星半通膈散是南京中医药大学张民庆教授经验方，方中半夏燥湿化痰、散结消肿、降逆止呕，为君药；天南星除痰下气、宽胸利膈、破坚散血，为臣药；佐以丹参活血化瘀、消痈止痛、养血安神；代赭石降胃止呕、凉血平肝，两药之苦寒以制半夏、天南星之温燥，露蜂房攻毒破积，助半夏、天南星散除癌瘤。诸药相伍，共奏涤痰降逆，宽胸散结，活血消瘀之功。前期实验研究表明：本方药物血清能够明显抑制人食管癌Eca-109细胞生长，诱导人食管癌Eca-109细胞凋亡。星半通膈散能减轻中晚期食管癌患者临床症状，提高患者生存质量，对局部肿瘤缩小有一定作用，且安全性较高。[2]

3. 自拟开噎启膈汤　芦根(煎汤代水泡余药)60～120克、炒栀子10克、干姜10克、丹参30克、莪术10克、水蛭10克、苏半夏10克、白芍20克、大枣3枚、生姜5片、炙甘草6克。每日1剂，煎煮2次，取汁约300毫升，早晚分服或根据病情而定。15日为1个疗程。随症加减：伴气短乏力、多汗者加黄芪30克、红参(另炖)10克、炒白术10克；恶寒身冷，四肢拘急者加制附子(先煎)10克、桂枝10克、党参15克；口干苦、舌质嫩红者加沙参20克、玉竹15克、生地黄12克、黄芪30克；腹胀大便干结难下者加大黄(后下)5克、芒硝(冲服)3克；胸痛彻背者加王不留行10克、延胡索10克、瓜蒌皮10克；夜寐欠安者加酸枣仁20克、煅牡蛎(先煎)20克。住院患者根据辨证结果：阳虚者用参附注射液30毫升加10%葡萄糖500毫升静脉滴注，每日1次；气虚者用黄芪注射液30毫升加5%葡萄糖250毫升静脉滴注，每日2次；气阴两虚者用参麦针50毫升加5%葡萄糖500毫升静脉滴注，每日1次；同时配合5%葡萄糖500毫升加维生素B$_6$ 0.2克、维生素C 2.0克、10%氯化钾10毫升静脉滴注，每日1次；以及必要的营养支持治疗。

案例1：吴某，男，68岁，因进食时梗阻伴胸骨

---

① 王晓兵，等. 自拟涤痰化淤方用于控制中晚期食管癌症状的短期疗效观察——附42例报告[J]. 新医学，2009，40(8)：543-544.
② 施兰英，等. 星半通膈散治疗痰瘀互结型中晚期食管癌20例[J]. 江西中医药，2008，39(9)：29-30.

后隐痛半年,经胃镜检查示食管中、下段癌,病理细胞学检查确诊为食道鳞状细胞癌。钡餐检查显示病变长度约 15 厘米,管腔呈不同程度的狭窄,管壁僵硬,病变部位黏膜中断,钡剂通过受阻。临床各项辅助检查均正常,未发现有转移扩散灶。经多家医院肿瘤科会诊,因病程已经至中晚期,不能手术切除,拒绝放疗、化疗,要求保守治疗。初诊时间 2001 年 7 月 28 日,给予自拟开噎启膈汤并随症加减。先后服用中药 50 余剂,住院 67 天,临床症状消失,经胃镜、食道钡餐复查,原发病灶消失,获临床治愈。随访 3 年,身体健康,能从事一般家务劳动。

案例 2:许某,女,80 岁,因进行性吞咽困难、水谷不下、胸骨后疼痛伴形体消瘦 4 月余,加重 1 月,于 2000 年 4 月 19 日来诊。经胃镜检查示食道上、中、下段癌,病理细胞学检查确诊为食道鳞状细胞癌。钡餐检查示病变长度约 17 厘米,管腔呈不同程度的狭窄,管壁僵硬,病变部位黏膜中断,钡剂通过受阻。临床各项辅助检查均正常,已发现有肺转移并扩散。因患者年高体弱,病程已经至中晚期,失去手术时机,并有肺部转移,拒绝放疗、化疗,要求中药保守治疗。给予开噎启膈汤并随症加减,同时予以必要的对症处理。先后服用中药 150 余剂,症状明显好转,饮食已经如常人,获临床治愈,唯面色少华,短气乏力,继续以中药调理数月。[1]

4. 自拟祛瘀降逆方 党参 15 克、北黄芪 15 克、甲片(先煎)10 克、川贝母 10 克、法半夏 10 克、代赭石(先煎)60 克、郁金 10 克、丹参 15 克、桃仁 10 克、三棱 10 克、莪术 10 克、砂仁(后下)3 克。清水三碗文火煎八分,上午 10 时左右服药。渣加水二碗文火煎七分,下午 3 时左右温服,每日 1 剂。随症加减:血瘀、梗阻严重者加水蛭粉 2 克冲服,每日 1 次;阴亏者加石斛 15 克另炖兑服;痰湿重呕痛剧者加法半夏,用量最多至 30 克;热毒盛者去砂仁加大茶叶糖浆 10 毫升口服,每日 3 次。经

治疗可以改善病状,说明中医药对不适应手术治疗又不耐受化疗、放疗的中晚期食管癌患者,有减轻、改善临床症状,延长生存时间的肯定疗效。[2]

五、转移后用方

1. 加味启膈散 丹参 10 克、沙参 10 克、郁金 15 克、砂仁(后下)10 克、茯苓 30 克、贝母 10 克、玄参 10 克、生地黄 20 克、麦冬 10 克、荷叶 10 克、浮小麦 30 克。每日 1 剂,水煎服,分早晚两次服用,150 毫升/次,累计服用 1 年或至疾病复发转移。对照组:Ⅰ期患者根治术后,Ⅱ~Ⅲ期患者辅助化疗完成后不施加中药干预措施,只定期随访。中药组:Ⅰ期患者于食管癌根治术后 3 周,Ⅱ~Ⅲ期患者于完成辅助化疗后 3 周开始服用加味启膈散。中药组无病生存时间(DFS)长于对照组,1 年复发转移率低于对照组,差异有统计学意义($P<0.05$);两组患者 2 年复发转移率比较,差异无统计学意义($P>0.05$)。治前两组患者总体健康状态、躯体功能、角色功能、认知功能、情绪功能、社会功能、恶心呕吐、疼痛、疲倦、气促、失眠、便秘、腹泻、经济困难、进食、吞咽唾液、梗阻、食欲减退、咳嗽、言语功能评分比较,差异无统计学意义($P>0.05$);中药组反流评分高于对照组,吞咽困难评分低于对照组,两组患者食欲丧失、口干评分比较,差异有统计学意义($P<0.05$)。治疗 3 个月后两组患者角色功能、认知功能、情绪功能、社会功能、疼痛、食欲丧失、气促、失眠、便秘、腹泻、经济困难、吞咽困难、进食、吞咽唾液、口干、食欲减退、咳嗽、言语功能评分比较,差异无统计学意义($P>0.05$);中药组总体健康状态、躯体功能评分高于对照组,恶心呕吐、疲倦、反流、梗阻评分低于对照组,差异有统计学意义($P<0.05$)。中药组卡氏评分(KPS)分级优于对照组,差异有统计学意义($P<0.05$)。两组患者体质量变化比较,差异无统计学意义($P>0.05$)。加味启膈散能够明显增强食管癌细胞间的同质黏附,抑制食管癌细胞的迁徙能力;通过增加食管癌细胞间隙连接蛋白

① 张志敏. 开噎启膈汤治疗中晚期食道癌 36 例[J]. 吉林中医药,2004,24(10):23-24.
② 方振千. 65 例食管癌中医治疗观察[J]. 实用医学杂志,1990,6(4):39-40.

的表达,增强细胞间隙连接,并且抑制食管癌细胞微丝骨架重排及细胞上皮细胞间质化的发生,最终达到阻止食管癌细胞转移的发生。加味启膈散可降低食管癌根治术后患者的复发转移率,延长生存期,提高生存质量。[1]

2. 自拟消膈丸 斑蝥5克、芒硝60克、北豆根炭180克、黄芪90克、当归60克、白芍60克、党参60克、白术60克、炙甘草30克。共为细末,炼蜜为丸,每次6克,每日3次口服。同时配合化疗:5-FU 200毫克/(平方米·天),采用便携式微量输液泵持续静脉输注,持续3周;DDP 6毫克/(平方米·天)静脉输注,2小时内完成,每周用5天,连用3周,以上方案每4周为1个周期。治疗过程中,配合5-羟色胺受体阻滞剂止吐治疗。所有病例均完成2周期或2周期以上治疗后评定疗效。选择上述时期收治的晚期食管癌患者,均经病理组织学和/或影像学诊断,治疗前有客观可观察指标。全组42例,男29例,女13例;年龄46~75岁,中位年龄62岁;初治16例,复治26例;术后复发或转移24例,晚期未能手术18例。患者均有1个或1个以上部位转移。全组42例中,CR(完全缓解)0例,PR(部分缓解)24例,SD(病情稳定)13例,PD(病情进展)5例。总有效率为57%(24/42),其中初治病例有效率为56%(9/16),复治病例有效率为58%(15/26)。初复治病例疗效比较无显著性差异(P>0.05)。5例SD患者肿瘤虽无明显缩小,但疼痛、进食困难等症状有所改善,生活质量有所提高。全组病例均完成2个或2个以上周期的化疗,毒性反应主要是消化道反应、骨髓抑制及脱发等。55%发生白细胞降低,Ⅲ度白细胞减少仅占2%,未见Ⅳ度白细胞减少,对血小板、血红蛋白的影响轻微;脱发较明显,占81%;消化道反应表现为恶心呕吐、口腔溃疡、轻度腹泻,发生率分别为33%、12%及2%,SGPT升高占7%;未见明确肾脏毒性及心脏毒性。采用自拟消膈丸联合低剂量FP方案治疗晚期食管癌

取得了57%的近期疗效。痰瘀互结为本证之病机。消膈丸中斑蝥破血散结,芒硝软坚散结,北豆根炭解毒散肿止痛,辅以黄芪、当归、白芍、党参、白术、炙甘草等补气养血,意在扶正祛邪,诸药合用,共收祛痰逐瘀、软坚散结、消肿止痛、扶正祛邪之效。药理研究表明,斑蝥的抗癌活性成分为斑蝥素,可抑制癌细胞蛋白质的合成,影响RNA和DNA的合成;北豆根亦有抗癌活性。5-FU为细胞周期特异性药物,其半衰期短,持续滴注能不断杀死进入S期的肿瘤细胞,DDP是细胞周期非特异性药物,有剂量依赖性和时间依赖性特点,在总给药量与血液中游离药物浓度——时间曲线(AUC)一定的情况下,一次大剂量给药与分次给药疗效相当,而低剂量分次给药显著减轻了其不良反应。本方法在化疗药物上并没有降低药物剂量强度,同时使用中药消膈丸,明显地提高了疗效,也比较明显地减轻了化疗药物的毒性反应。本组病例在近期疗效上达到了57%,在中西医结合治疗晚期食管癌上取得了令人鼓舞的疗效。[2]

3. 鹅管通膈汤 鹅管石30克、母丁香5克、代赭石20克、旋覆花12克、急性子15克、女贞子15克、党参20克、当归12克、麦冬12克、沉香6克、炙甘草6克、生黄芪30克、北沙参24克、威灵仙30克、仙鹤草30克、枸杞子15克、生薏苡仁40克、天龙10克、王不留行10克、升麻6克。水煎2次,两汁和匀,共计500毫升,分2次口服,饮水困难者分3~4次口服。每日1剂,60日为1疗程。视病情需要给予清蛋白、脂肪乳及葡萄糖氯化钠注射液适量静脉注射作支持治疗。本组24例均为不宜手术或不愿手术或放疗、化疗病例。纵隔转移9例,肝转移4例,局部淋巴结转移9例,其他转移2例。徐景藩认为,鹅管石能治胸膈痞满,与母丁香同用,具有扩张食管的功用;代赭石、旋覆花、沉香、母丁香降逆化痰,党参、生黄芪、当归、女贞子、枸杞子、麦冬、北沙参、薏苡仁益气养阴、

① 张玉双,李晶,等. 加味启膈散对食管癌根治术后患者复发转移及生存质量的影响[J]. 中国全科医学,2018,21(10):1239-1243.
② 高峰. 自拟消膈丸联合低剂量FP方案治疗晚期食管癌[J]. 现代中西医结合杂志,2009,18(18):2151-2152.

健脾扶正、固本补虚,经现代医学研究表明能改善细胞免疫功能,促进网状内皮系统吞噬能力,调整机体免疫状态,提高环磷酸腺苷的相对值,抑制癌细胞增长;急性子活血通经、软坚散结;威灵仙通络止痛,现代医学研究证明其可缓解食管平滑肌痉挛,并对体外兔平滑肌有抗阻胺作用;仙鹤草,《本草纲目拾遗》引葛祖方所录:"消宿食,散中满,下气,疗吐血各病,翻胃噎膈";天龙,《本草纲目》言:"咸寒,有小毒",《四川中药志》曰:"能驱风,破血积包块,治肿瘤",现代研究表明,天龙能抑制人体肿瘤细胞呼吸,具有抗癌效应;沉香配升麻调整气机,升降得宜。全方共奏益气养阴、降逆化痰、祛瘀散结抗癌之功效。临床运用结果亦表明,鹅管通膈汤可明显缓解吞咽困难、吐黏液及疼痛诸症,减缓局部肿瘤生长速度,虽无明显抗肿瘤作用,但仍不失为改善患者生活质量、延长带瘤生存期的一种有效手段。①

单　方

1. 张代钊治食管癌梗阻方 1　组成:苍术 15 克、黄连 3 克、麻黄 3 克。功效主治:化痰祛湿;适用于中早期食管癌梗阻属于痰湿郁阻者,大量吐黏液的患者。用法用量:每日 1 剂,水煎服。②

2. 张代钊治食管癌梗阻方 2　组成:天龙 10 条、天葵子 30 克。功效主治:活血化瘀,软坚散结;适用于中晚期食管癌梗阻属于血瘀肿大者。制备方法:浸于 250 毫升白酒内 1 周。用法用量:每日 4 次,每次 2 毫升。③

3. 虎七粉　组成:天龙粉、三七粉。功效主治:化瘀破血散结;适用于老年中晚期食管癌属于血瘀证较严重者。制备方法:天龙粉用钴 60 短时照射后给患者使用,解决部分患者服药后异种蛋白变态反应。用法用量:混合,加工成粉剂口服。原文未注明,建议适量饮用。注:天龙粉、三七粉可见于《痛证名家药方》之癌肿痛篇。④

4. 冬龙祛噎胶囊　组成:冬凌草、天龙、山豆根。功效主治:清热解毒,消肿止痛,善通经络;适用于老年中晚期食管癌属于血瘀证,热毒痰瘀者。制备方法:冬凌草、天龙、山豆根同比例组成,研末装胶囊口服。用法用量:胶囊制剂口服。每日 3 次,每次 5 克。⑤

5. 茜草根　组成:茜草根。功效主治:通经脉、治骨节风痛、活血行瘀;适用于老年中晚期食管癌属于血瘀证,气郁痰阻者。制备方法:茜草根白酒浸泡。用法用量:口服。原文未注明,建议适量饮用。⑥

6. 黄连蒌仁汤　组成:黄连 1.5 克、瓜蒌仁 3 克、半夏 6 克。功效主治:解毒化痰散结;适用于食管癌。制备方法:加水 500 毫升,先煎瓜蒌仁,取 350 毫升,再入另两味,煎取 250 毫升。用法用量:每日 1 剂,分 3 次温服。临床应用:若咳嗽有痰饮,宜兼服南吕丸(礞石、沉香、黄芩、大黄),每日 3～6 克,分 2 次服。本方为日本名医吉益南涯经验方,对食道癌咽下困难症状有效。⑦

7. 菝葜片　组成:菝葜。功效主治:祛风利湿,消肿抗癌;适用于食管癌。制备方法:研粉,轧制成片。用法用量:每日 2 次,每次 5 片。临床应用:中国医科院日坛医院治 1 例食管癌,用后症状缓解半年。上海中药二厂报道 60 例,均有主观症状之改善,但无客观检查之变化。⑧

8. 荞麦杆梢霜　组成:甜荞麦杆梢、苦荞麦杆梢等分。功效主治:温中健脾;适用于食管癌。制备方法:上药烧灰,水浸泡 7 天,滤其汁,阴干取霜。用法用量:每日 2 次,每次 1.5～3 克,可与其

① 陈允望. 鹅管通膈汤治疗老年中晚期食管癌 24 例[J]. 山东中医杂志,2006,25(12):827.
② 崔慧娟,等. 张代钊治疗食管癌经验[J]. 中医杂志,2011,52(10):821 - 823.
③ 同上.
④ 潘宇. 刘沈林治疗晚期食管癌经验[J]. 河北中医,2011,33(10):1447 - 1448.
⑤ 安国辉. 张士舜主任医师治疗食管癌经验介绍[J]. 新中医,2010,42(12):153 - 154.
⑥ 谢华. 茜草根治疗老年中晚期食管癌. 第八届中西医结合肿瘤学术会议论文集,2000:93.
⑦ 陈熠. 肿瘤单验方大全[M]. 北京:中国中医药出版社,1998:269.
⑧ 陈熠. 肿瘤单验方大全[M]. 北京:中国中医药出版社,1998:296.

他方间隔配合使用。注意事项：痰多者不宜。①

中 成 药

1. 六神丸　组成：珍珠粉 4.5 克、犀牛黄 4.5 克、麝香 4.5 克、雄黄 3 克、蟾酥 3 克、冰片 3 克。功效主治：清凉解毒，消炎止痛；适用于烂喉丹痧，咽喉肿痛，喉风喉痛，单双乳蛾，小儿热疖，痈疡疔疮，乳痈发背，无名肿毒。用法用量：口服。每日 3 次，温开水吞服；1 岁每次服 1 粒，2 岁每次服 2 粒，3 岁每次服 3~4 粒，4~8 岁每次服 5~6 粒，9~10 岁每次服 8~9 粒，成年每次服 10 粒。临床应用：食管癌属热毒偏盛症见吞咽梗阻、胸骨后疼痛者。注意事项：可外敷在皮肤红肿处，取丸十数粒，用冷开水或米醋少许，盛食匙中化散，敷搽四周，每日数次常保潮润，直至肿退为止。如红肿已将出脓或已穿烂，切勿再敷。②

2. 艾迪注射液　组成：人参、刺五加、斑蝥、黄芪 4 味中药提取制成。功效主治：清热解毒，消瘀散结，具有抗疲劳、恢复上调化疗药物损伤导致的机体免疫功能衰退，增强宿主机体非特异性和特异性免疫功能的作用；适用于原发性肝癌、肺癌、直肠癌、恶性淋巴瘤、妇科恶性肿瘤等。用法用量：艾迪注射液 10 毫升加入 250 毫升生理盐水中静脉滴注。临床应用：用于晚期食管癌患者，属热毒正虚者，并可用于癌症辅助治疗。③④

3. 西黄丸　组成：牛黄、乳香（醋制）、没药（醋制）、麝香。功效主治：清热解毒，和营消肿；适用于痈疽疔毒，瘰疬，流注，癌肿等。用法用量：口服。每日 2 次，每次 3 克。临床应用：用于晚期食管癌热毒内攻，瘀血内结者。⑤

4. 平消片　组成：郁金、马钱子粉、仙鹤草、五灵脂、白矾、硝石、干漆（制）、枳壳（麸炒）。功效

主治：活血化瘀，散结消肿，解毒止痛；适用于毒瘀内结所致的肿瘤患者，具有缓解症状、缩小瘤体、提高机体免疫力、延长患者生存时间的作用。用法用量：口服，每日 3 次，每次 4~8 片。临床应用：食管癌属于血瘀痰滞者。⑥

5. 小金丸（小金丹、小金片）　组成：白胶香 45 克、草乌 45 克、五灵脂 45 克、地龙 45 克、木鳖（制末）45 克、没药 22.5 克、当归身 22.5 克、乳香（净末）22.5 克、麝香 9 克、墨炭（陈年锭子墨，略烧存性，研用）3.6 克。功效主治：辛温通络，散结活血；适用于瘰疬，阴疽，鼠疮等病，西医诊断之颈部淋巴结核、甲状腺腺瘤、甲状腺癌、多发性神经纤维瘤、皮肤猪囊虫、皮脂囊肿、淋巴肉瘤、脂肪瘤、青春期乳腺炎、乳房小叶增生、乳房纤维瘤、乳房结核、骨或关节结核、胸壁结核、皮肤转移癌可用本剂。制备方法：以糯米粉 36 克为厚糊，和入诸末，捣千锤为丸，如芡实大，此一料约为 250 丸，晒干忌烘，固藏。用法用量：古法炮制服用法（临用取 1 丸，布包放平石上，隔布敲细，入杯内，取好酒几匙浸药，用小杯合盖，约浸 1~2 小时，以银物加研，热陈酒送下，醉，盖取汗。幼孩不能服煎剂及丸子者，服之甚妙。如流注等症，成功将溃，溃久者，当以 10 丸作 5 日早晚服）；现代制剂口服法（成人每次 0.6 克；病重者每服 1.2 克，每日 2 次，捣碎，温黄酒或温开水送下，醉后盖取汗。7 岁以上小儿每服 0.3 克，7 岁以下小儿每服 0.15~0.2 克）。临床应用：食管癌血瘀凝滞者。⑦

6. 肿节风片　组成：肿节风。功效主治：清热解毒，消肿散结；适用于肺炎、阑尾炎、蜂窝织炎，属热毒壅盛证候者，并可用于癌症辅助治疗。用法用量：口服。规格① 薄膜衣片，每片 0.75 克，一次 1 片；规格② 糖衣片（片心 0.25 克），每日 3 次，每次 3 片。临床应用：食管癌热

① 陈熠. 肿瘤单验方大全[M]. 北京：中国中医药出版社，1998：297.
② 部颁标准中药成方制剂第十八册 WS3-B-3374-98.
③ 卫生部药品标准中药成方制剂第二十册及国家药品标准（修订）颁布件 2002ZFB0298；标准编号：WS3-B-3809-99-2002.
④ 吴洁. 中药艾迪注射液配合化疗治疗晚期食管癌 22 例的临床观察[J]. 内科急危重症杂志，2013，19（2）：100-101，115.
⑤《中华人民共和国药典》2010 年版第一增补本.
⑥《中华人民共和国药典》2010 年版第一部.
⑦《中华人民共和国药典》2010 年版第三增补本.

毒较盛者。①

7. 消癌平片　组成：乌骨藤提取物。功效主治：抗癌，消炎，平喘；适用于食管癌、胃癌、肺癌，对大肠癌、宫颈癌、白血病等多种恶性肿瘤，亦有一定疗效，亦可配合放疗、化疗及手术后治疗。并用于治疗慢性气管炎和支气管哮喘。用法用量：口服，每日 3 次，每次 8～10 片。每片重 0.3 克。临床应用：食管癌易于梗阻者。②

① 《中华人民共和国药典》2005 版第一部.
② 国家食品药品监督管理局标准（试行）YBZ09022004.

胃　癌

概　述

胃癌是指起源于胃黏膜上皮细胞的恶性肿瘤,其发病部位包括贲门、胃体、幽门。2002年全球估计新发胃癌934 000例,在所有恶性肿瘤中位列第4位,仅次于肺癌、乳腺癌和大肠癌。在我国,男女性的胃癌发病率高居各种恶性肿瘤发病率的第2位和第3位,且死亡率处于各种恶性肿瘤的前列。胃癌发病在人群中的分布以中老年男性发病率最高,非贲门癌的男女性发病比例约为2:1,贲门癌的男女性发病比例高达6:1,高发年龄为50～70岁。

胃癌病因至今尚未完全明了,大多认为环境因素与胃癌发病有关,其中最主要的是饮食因素,比如经常吃盐腌食品、烟熏食品等,吸烟、遗传、肥胖、基因突变等也与胃癌发生密切相关。胃癌发病与社会经济地位也有一定关系,通常经济收入低的阶层胃癌发病率高,可能与高幽门螺杆菌(Hp)感染率和饮食结构中缺少新鲜蔬菜、水果有关。

早期胃癌多无明显的症状,甚至毫无症状,随着病情的进展,可逐渐出现非特异性、类似胃炎或胃溃疡的症状。上腹痛是最常见的症状,初起时可能仅为饱胀不适,胀痛或隐隐作痛,有时表现为节律性痛,给予相应治疗后症状也可暂时缓解。少数患者可出现恶心、呕吐、食欲减退,偶有呕血、黑便等。进展期胃癌除上述症状比较明显外,尚可发生梗阻、上消化道出血及穿孔。若梗阻发生于贲门部,则可出现进食哽噎感和进行性吞咽困难。如病灶位于胃窦或幽门部,可出现幽门梗阻症状,表现为食后饱胀、呕吐宿食及脱水。上消化

道出血多表现为贫血和大便隐血检查阳性,有时出血量较大,表现为呕血或黑便。有大出血者并不一定意味着肿瘤已属晚期,因胃壁的黏膜下层具有丰富的动脉血供,胃癌浸润破坏黏膜下动脉时可发生大出血。胃癌急性穿孔可导致弥漫性腹膜炎而出现相应的症状。约有10%的进展期胃癌患者出现腹泻,多为稀便,症状的出现常提示胃酸低下、缺乏或不全性幽门梗阻。多数进展期胃癌伴有食欲减退、消瘦、乏力等全身症状,晚期常伴有发热、贫血、下肢水肿、恶病质。应当强调的是,临床上有相当一部分胃癌患者没有明显的症状或出现症状的时间很短,一经确诊病情即告中晚期。因此,临床医师应重视患者细微的主诉,对有非特异性上消化道症状者,或不明原因贫血、消瘦、乏力的患者不应只给予对症治疗,而应及早进行针对性检查,以免延误胃癌的诊断。多数胃癌患者无明显体征,部分患者可有上腹部轻度压痛。位于胃窦或胃体部的进展期胃癌有时可在上腹部扪及质硬肿块,常随呼吸上下移动。当肿瘤严重浸润邻近脏器或组织时,肿块可固定而不能推动,多提示肿瘤已无法手术切除。伴幽门梗阻者上腹部可见胃形,并可闻及震水声。胃癌发生肝转移时,有时能在肿大的肝脏中触及结节状肿块。胃癌穿孔导致弥漫性腹膜炎时出现腹部压痛、肌紧张、反跳痛等典型的腹膜炎"三联征"。肝十二指肠韧带、胰头后淋巴结转移或原发灶直接浸润压迫胆总管时,可发生梗阻性黄疸。经肝圆韧带转移至脐部时可在脐孔处扪及质硬的结节,经胸导管转移可出现左锁骨上淋巴结肿大。晚期胃癌腹膜广泛种植时,可出现腹腔积液,直肠指检于膀胱(子宫)直肠凹陷内常可扪及质硬的结节或肿块。肠管和(或)肠系膜广泛种植转移时,可导致部分或

完全性肠梗阻而出现相应的体征。女性患者出现卵巢转移（Krukenberg瘤）时，双合诊常可扪及可推动的盆腔肿块。凡此种种大多提示肿瘤已属晚期，往往已丧失治愈的机会。

胃癌诊断方法除病史及体格检查之外，肿瘤标志物胃蛋白酶原（PGⅠ及PGⅠ/PGⅡ）、癌胚抗原（CEA、CA199、CA72-4、CA50、CA-242、MG-AG）、X线钡餐、CT、MRI、PET/CT、PET/MRI、胃镜及病理检测、超声内镜、腹腔镜检查也为常用手段。研究发现，几乎所有的肿瘤标志物均与胃癌TNM分期及预后有关。

胃癌临床需与胃溃疡、胃息肉、胃原发性恶性淋巴瘤、胃间质瘤相鉴别。

胃癌的治疗有手术、化疗、放疗及免疫治疗。

早期胃癌首选手术治疗，目前正日益趋向缩小手术和微创手术，传统根治术的适应证范围正逐渐缩小。临床上可根据患者的年龄、全身情况、肿瘤大小、病理类型、浸润深度、淋巴结转移状态以及术者的经验和技术条件确定手术方式。对于黏膜内癌和生物学行为良好的黏膜下癌，有条件的单位应首选内镜治疗，无条件或不宜行EMR、ESD或腹腔镜局部切除的早期胃癌，可根据具体剖腹局限性手术或传统的胃癌根治手术（D1或D2术），D2以上的根治手术仅适用于部分多灶性早期癌或伴有第3站淋巴结转移者。迄今，手术治疗仍是治愈进展期胃癌的唯一有效方法。一般认为，ⅢA期之前的进展期胃癌经手术为主的综合治疗后可获得治愈效果，而ⅢB期和Ⅳ期患者多数只能施行姑息性手术。临床上应根据患者的全身情况、肿瘤分期和生物学特性选择合理的手术方式，对于有可能治愈的进展期癌应力争做到A级根治切除。进展期胃癌内镜下治疗主要适用于因心、肺、肝、肾器质性疾病不能耐受手术的患者，以及已有远处转移无手术指征或手术无法切除的患者。可根据病情选用微波凝固治疗、激光治疗、直接注射化疗药物、无水乙醇或免疫制剂、经皮内镜下胃-小肠联合造瘘术及自行扩张金属支架手术治疗。术后并发症：近期可见消化道出血、十二指肠残端瘘、吻合口瘘、残胃排空

延迟并发症，远期可见反流性食管炎、倾倒综合征及营养性并发症。

胃癌确诊时大部分病例已属进展期，单纯手术疗效较差。作为综合治疗的重要组成，化疗是当今胃癌治疗的重要手段之一，其在胃癌综合治疗中的应用受到越来越多的重视。2007年，美国国家综合癌症网络（NCCN）《胃癌治疗指南》建议，接受根治性手术病理分期为T1N0的胃癌患者应定期随访，无须辅助治疗；T2N0中无不良预后因素的也只需要随访；但T2N0中有不良预后因素者（肿瘤细胞分化差、病理分级高、血管神经有侵犯、年龄＜50岁）需接受辅助治疗；T3～4或任何T，淋巴结阳性的患者均须接受术后辅助治疗；对临床分期＞T2或淋巴结阳性的患者接受术前辅助治疗，术后根据病理分期继续辅助治疗。对无远处转移、不能手术的进展期患者，可以接受局部放疗并同期接受氟尿嘧啶/亚酸钙（5-FU/LV）治疗，以后继续应用全身化疗。而一般状况不佳或已有远处转移的晚期胃癌者应予以挽救治疗。挽救治疗包括：（1）最佳支持治疗；（2）挽救化疗，以5-FU或顺铂（DDP）或奥利沙铂或紫杉类（PCT/DCT）或伊立替康（CPI-11）为基础的联合化疗；（3）鼓励参加临床试验。

胃癌根治术后局部复发或区域淋巴结转移是导致治疗失败的常见原因之一。局部或区域复发多见于肿瘤床、吻合口和淋巴引流区。作为手术的局部补充治疗，术中或术后的局部放疗有可能控制或消除术中残留的癌灶，降低局部复发率，并有可能改善患者的预后。对于局部晚期估计难以切除的胃癌，术前放疗可以使部分肿瘤降期，提高手术切除率，减少瘤床部位的复发。此外，放疗亦可作为胃癌的姑息治疗手段，用于不可切除或姑息性切除的胃癌患者，以控制局部病变、缓解疼痛等临床症状。不同组织类型的胃癌对放疗的敏感性差异较大，通常未分化癌、低分化腺癌、管状腺癌、乳头状腺癌对放疗均有一定敏感性；而黏液腺癌和印戒细胞癌对放疗不敏感，因而禁忌做放疗。胃癌的放疗通常与化疗相结合，在放疗的同时采用5-FU类药物进行化疗，以增进疗效。

免疫治疗是指通过调整机体对肿瘤的免疫反应而产生抗肿瘤效果的治疗方法。目前，用于胃癌临床的免疫治疗主要有非特异性生物反应调节治疗和过继免疫治疗两大类。

胃癌的预后与胃癌的临床病理分期、部位、组织类型、生物学行为以及治疗措施有关，而以分期对预后的影响最大，早期胃癌预后远比进展期胃癌好。就全球范围而言，胃癌根治术后的 5 年生存率多在 20%～50%，总体胃癌人群的 5 年生存率仅 10%～20%，且生存率数据存在很大的地域差异。过去 10 年来，我国虽然在胃癌的规范化手术和综合治疗方面取得了长足的进步，也不乏根治性手术后 5 年生存率 40% 或 50% 以上的报道，但总体术后 5 年生存率仍较日、韩存在很大差距，究其原因最主要的是日本和韩国早期胃癌诊断率远较我国为高，达 45%～55%，而我国早期胃癌的诊断率仍徘徊在 10% 左右。因此，欲改善我国胃癌患者的预后，关键还是要提高早期胃癌的诊断率。鉴于目前我国尚难开展胃癌普查工作，临床医师应适当放宽上消化道钡餐造影和胃镜检查的指征，条件许可时，应积极开展胃癌高危人群的普查工作。[①]

胃癌主要见于中医文献中"胃反""反胃""翻胃""噎膈""积聚""伏梁""胃脘痛"等，以进行性胃脘痛、食少、消瘦、便血为常见症状。胃反之病名首见于汉代《金匮要略·呕吐哕下利病脉证治》："朝食暮吐，暮食朝吐，宿谷不化，名曰胃反。"明确指出本病的病机主要是脾胃损伤，不能腐熟水谷。治疗方面，有大半夏汤和茯苓泽泻汤，至今仍为临床所常用。隋代巢元方《诸病源候论·胃反候》对《金匮要略》之说有所发挥，"荣卫俱虚，其血气不足，停水积饮，在胃脘则脏冷，脏冷则脾不磨，脾不磨则宿谷不化。其气逆而成胃反也"，强调了荣卫俱虚，血气不足在致病中的作用。金元时期，朱丹溪《丹溪心法·反胃》提出"反胃大约有四：血虚、气虚、有热、有痰兼病"之说，治疗上主张根据气、血、痰、热偏重不同辨证选方，"血虚者四物为主，气虚者四君子为主，热以解毒为主，痰以二陈为主"。明代张景岳对于反胃的病因、病机、治法等，均有较多的阐发，《景岳全书·反胃》有："或以酷饮无度，伤于酒湿，或以纵食生冷，致损胃气而然。"又："反胃一证，本属火虚，盖食入于胃，果胃暖脾强，则食无不化，何致复出……然无火之由，则犹有上中下三焦之辨，又当察也。若寒在上焦，则多为恶心或泛泛欲吐，此胃脘之阳虚也。若寒在中焦，则食入不化，每食至中脘，或少顷或半日复出者，此胃中之阳虚也。若寒在下焦，则朝食暮吐，或暮食朝吐，仍以食入幽门，火不能传化，故久而复出，此命门之阳虚也。"治疗上提出："虚在上焦，微寒呕恶者，惟姜汤为最佳，或橘皮汤亦可。虚在中焦而食入反出者，宜五君子煎、理中汤……虚在下焦而朝食暮吐……则责在阴，非补命门以扶脾土之母，则火无以化，土无以生，亦犹釜底无薪，不能腐熟水谷，终无济也。宜六味回阳饮，或人参附子理阴煎，或右归饮之类主之。"其中，尤强调补命门之说。明代李中梓根据临床实际，对反胃的病机提出了不同的意见。他在《医宗必读·反胃噎膈》中指出："反胃大都属寒，然不可拘也。脉大有力，当作热治，脉小无力，当作寒医。色之黄白而枯者为虚寒，色之红赤而泽者为实热，以脉合证，以色合脉，庶乎无误。"丰富了反胃的辨证内容。明代吴昆《医方考》指出："翻胃一证，古今难之。若胃脘未枯，皆为可治。借曰枯之，则从容用药，犹可久延。若造次不察病理，非唯无益，而又害之矣。"并认为是积痰满胃所致，用三花神祐丸。清代沈金鳌《杂病源流犀烛·噎塞反胃关格源流》作出了较为系统的总结："反胃原于真火衰微，胃寒脾弱，不能纳谷，故早食晚吐，晚食早吐，日日如此，以饮食入胃，既抵胃之下脘，复返而出也。若脉数，为邪热不杀谷，乃火性上炎，多升少降也。"这些论述至今对临床仍有指导意义。病因病机：因六淫外邪，七情受困，或饮食所伤，或素体不足，均致脾胃运化失常；肝主疏泄，肝郁气滞，影响脾胃气机的升降；疾病日久，脾肾阳虚，无法腐熟水

① 汤钊猷. 现代肿瘤学（第三版）[M]. 上海：复旦大学出版社，2011：845 - 887

谷,均致饮食停留。痰凝气滞,热毒血瘀,交阻于胃,积聚成块,是胃癌的主要病因,而正气亏虚,脏腑功能失调是发病的内存原因。[1]

辨 证 施 治

1. **痰气凝滞型** 症见进食不畅,或反胃夹有多量黏液,食欲不振,口淡无味,胸脘胀闷或隐痛,舌质淡,苔白腻或黄腻,脉弦滑。治宜理气和胃、软坚化痰。

(1) **消痰散结方** 制南星15克、制半夏15克、山慈菇10克、鸡内金15克、茯苓15克、炙甘草6克。水煎服,每剂300毫升,生药浓度为44.5克/升,每日服1剂,分2次服,早晚各1次。疗程3~6个月。临床观察:赵颖等用上方为基础辨证加减治疗中晚期胃癌患者40例,结果显示,中药可以提高患者生存质量,在缓解疲倦、失眠、食欲不振、恶心呕吐以及情绪等方面比氟尿嘧啶化疗组疗效显著。[2]

(2) **胃癌方1** 陈皮15克、半夏15克、制南星15克、郁金15克、莪术15克、青皮15克、厚朴15克、槟榔15克、薏苡仁30克、莱菔子30克、紫苏梗15克、生甘草15克。7剂,每日1剂,水煎服,分早晚温服。临床观察:齐元富以上方治疗1例贲门癌术后患者,因化疗反应大,寻求中医治疗,先后复诊16次,顺利完成6周期化疗,患者无明显不适,肿瘤标志物降至正常,CT示疾病无进展。[3]

(3) **胃癌方2** 南沙参10克、杏仁10克、陈皮10克、半夏10克、当归10克、鸡内金10克、佛手10克、绿梅花10克、石见穿15克、白芍15克、莱菔子15克、枇杷叶15克、六神曲15克、炙甘草3克。理气和胃化痰。[4]

(4) **胃癌方3** 炒白术30克、莪术30克、猪苓30克、茯苓30克、薏苡仁60克、八月札15克、紫苏梗15克、藿香梗15克、旋覆花(包煎)10克、厚朴花30克、天龙(制)4条、龙葵30克、白花蛇舌草30克、半枝莲60克、刺猬皮15克、鸡内金15克、甘草10克。每日1剂,水煎服。临床观察:常青以上方为基础治疗1例胃癌术后患者,曾化疗3次,目前出现淋巴结、腹腔转移,随症施治,2周后腹水消退大半,伺机重投抗癌之品持续治疗半年,患者体重增加至65千克,饮食、起居一如常人,复查癌胚抗原及CA125、CA199等均在正常范围,已恢复工作。[5]

(5) **消痰散结方** 制南星30克、制半夏30克、茯苓15克、广陈皮15克、炒白术15克、蜈蚣3条、全蝎6克、炙甘草6克。每日1剂,水煎服,1个月为1个疗程,共治疗6个疗程。临床观察:吕东来等以上方治疗中晚期胃癌15例,并与化疗(FOLFOX4方案)治疗患者对比,结果显示中药治疗组15例中,卡氏评分显效5例,有效6例,无效4例,总有效率73.3%;体重上升7例,稳定6例,下降2例;临床症状改善率均优于化疗组。[6]

(6) **二陈汤加减** 半夏9克、南星9克、枳实9克、茯苓12克、橘红3克、白术9克、全瓜蒌(切)15克、菝葜30克、藤梨根30克、白花蛇舌草30克。〔见352页22.李树芳分4型(3)〕

(7) **胃癌方4** 海藻、昆布、半夏、陈皮、贝母、当归、川芎、独活、牡蛎、夏枯草、白术、木香、茯苓、山慈菇。〔见353页27.陈郭君分4型(2)〕

(8) **胃癌方5** 木香7克、砂仁7克、白人参(先煎)10克、茯苓10克、白术10克、檀香7克、急性子10克、鸡内金10克、广陈皮7克、半夏10克、龙葵15克、蛇莓15克、白英15克。每日1剂,水煎服。随症加减:若胃纳差加焦槟榔10克、六曲30克、焦山楂30克;气短乏力加生黄芪30

---

① 王永炎,严世芸.实用中医内科学[M].(第二版).上海:上海科学技术出版社,2009:685.
② 赵颖,魏品康,等.消痰散结方为基础的中药辨证治疗对中晚期胃癌生存质量的影响[J].第二军医大学学报,2016,37(11):1333-1337.
③ 郝云云,齐元富,等.齐元富治疗胃癌经验[J].辽宁中医杂志,2013,40(9):1770-1771.
④ 徐江雁.国医大师验案良方·脾胃卷[M].北京:学苑出版社,2010:337-338.
⑤ 常胜.常青论治中晚期胃癌经验[J].中医杂志,2010,51(7):594-595.
⑥ 吕东来,魏品康.消痰散结方治疗中晚期胃癌15例[J].中国中西医结合消化杂志.2007,15(6):401-402.

克、枸杞子 30 克、桂枝 7 克。适用于胃癌,胸脘可扪及硬块,饮食减少,咽下困难或呕吐不适,也可用于肠癌患者。①

(9)胃癌方 6　生半夏 6 克、木香 9 克、草豆蔻 9 克、沙参 30 克、炒苍术 9 克、石斛 9 克、云茯苓 9 克、陈皮 9 克、香附 6 克、鸡内金 12 克、丹参 15 克、两头尖 30 克、谷芽 15 克、瓦楞子 12 克、蒲黄 9 克、枳壳 6 克。水煎服。适用于胃癌气滞腹胀者。②

(10)胃癌方 7　党参 30 克、白术 15 克、茯苓 12 克、陈皮 10 克、天南星 10 克、白花蛇舌草 30 克、半枝莲 30 克、炒大黄(研粉吞)10 克、沉香 4 克、白豆蔻(后下)6 克。每日 1 剂,水煎 2 次,分 2 次服。临床观察:曾达荔治疗胃癌 1 例,服药 3 剂后症状缓解,继续用 5 剂后,病情进一步缓解,但查血色素 4 克,原方加黄芪 30 克、当归 15 克,继续服 28 剂后,诸症均消失。出院后又连服中药 4 月余后停药,复查胃食道吞钡显示:胃呈钩型,未见明显狭窄征象及不规则充盈缺损,钡剂通过顺利,临床告愈。③

(11)三棱散　莪术 60 克、益智仁 60 克、三棱 60 克、青皮 60 克、白茯苓 120 克、甘草(炙)90 克。上药研为细末,每服 6 克。用水 300 毫升,加大枣 1 枚,盐少许,同煎至 150 毫升,温服,不拘时候。理气健脾,祛痰散结。④

(12)胃癌方 8　炒山楂、神曲、炒麦芽、鸡内金、煅瓦楞、陈皮、木香、枳壳、川楝子、延胡索、丹参、桃仁、赤芍、白芍、海藻、牡蛎、夏枯草、党参、黄芪、甘草、蒲黄、仙鹤草、白及,并随症加减。每日 1 剂,水煎 2 次,分 2～3 次服。临床观察:汤新民等用上方治疗晚期胃癌 189 例。贲门癌 120 例的 1、2、3 年生存率分别为 31.6%、6.14%、0.96%;胃体癌 36 例的 1、2、3、5 年生存率分别为 33.33%、12.12%、7.41%、4.35%,幽窦癌 29 例的 1、2、3、5 年生存率分别为 41.38%、22.22%、12%、5.56%。⑤

2.肝胃不和型　症见胀满,时时作痛,窜及两胁,与情绪关系比较密切,生气、紧张时症状表现明显。食少,呕吐反胃,吞酸嘈杂,嗳气陈腐,口苦心烦,舌质红,苔薄白或薄黄,脉弦带数。治宜疏肝和胃、降逆止痛。

(1)养肝健脾汤　醋柴胡 5 克、枳壳 10 克、白芍 10 克、全当归 10 克、苏梗 10 克、制香附 10 克、炒栀子 10 克、牡丹皮 10 克、青皮 5 克、陈皮 5 克、炒白术 10 克、茯苓 15 克、麦冬 10 克、合欢花 10 克、绿萼梅 5 克、炙甘草 3 克。〔见 348 页 13.刘沈林分 7 型(5)〕

(2)四逆散加减　柴胡 10 克、白芍 18 克、枳实 15 克、半夏 10 克、陈皮 10 克、三棱 10 克、莪术 30 克、威灵仙 30 克、八月札 30 克、山慈菇 30 克、浙贝母 30 克、蜈蚣 6 克、甘草 6 克。〔见 349 页 14.王晞星分 4 型(1)〕

(3)胃癌方 9　柴胡 10 克、郁金 10 克、枳壳 10 克、旋覆花(布包)10 克、代赭石 15 克、半夏 10 克、白芍 15 克、甘草 6 克、焦三仙 30 克、玫瑰花 10 克、白屈菜根 10 克。中成药:慈丹胶囊,每日 4 次,每次 5 粒;扶正固本胶囊,每日 3 次,每次 5 粒。〔见 350 页 15.郑伟达分 4 型(1)〕

(4)胃癌方 10　紫苏梗 6 克、炙五灵脂 6 克、香附 10 克、陈皮 10 克、半夏 10 克、莪术 10 克、鸡内金 10 克、当归 10 克、枸杞子 10 克、佛手 10 克、石见穿 10 克、白花蛇舌草 10 克。疏肝行瘀。适用于胃癌,证属肝气郁结。⑥

(5)旋覆代赭汤　太子参 15 克、旋覆花 12 克、代赭石(先煎)30 克、茯苓 15 克、生半夏 30 克、八月札 30 克、菝葜 30 克、野葡萄藤 30 克、藤梨根 30 克、半枝莲 30 克、枸橘李 30 克、瓦楞子 30 克、枳实 12 克、生马钱子(打)3 克、川石斛 15 克、全瓜蒌(打)30 克、天龙 6 克、制大黄 15 克、地龙 30 克。临床观察:刘嘉湘治贲门癌拒绝手术患者 1 例,上

① 赵建成.段凤舞肿瘤积验方[M].合肥:安徽科学技术出版社,1991:257.
② 史兰陵,等.癌症中医治验[M].济南:山东科学技术出版社,1990:197.
③ 曾达荔.胃癌一例治验[J].新疆中医药,1989(4):54
④ 刘景源.太平惠民和剂局方[M].北京:人民卫生出版社,1985:124.
⑤ 汤新民,雷永仲.中医药治疗晚期胃癌 189 例[J].云南中医杂志,1983(1):10-13.
⑥ 徐江雁.国医大师验案良方·脾胃卷[M].北京:学苑出版社,2010:337-338.

方进退加减服用 4 个月,病情稳定。①

(6) 逍遥散加减　柴胡、郁金、白芍、玫瑰花、白屈菜、半夏、枳壳、旋覆花、代赭石、焦三仙、当归、茯苓、藤梨根、炙甘草。〔见 350 页 16. 周维顺分 6 型(1)〕

(7) 胃癌方 11　旋覆花、代赭石、柴胡、郁金、赤白芍、半夏、枳壳、白屈菜,选加抗癌中草药。〔见 350 页 17. 郁仁存分 4 型(1)〕

(8) 旋覆代赭汤合理中汤　旋覆花 10 克、白术 10 克、生姜 10 克、法半夏 10 克、党参 20 克、代赭石 30 克、炙甘草 6 克、大枣 4 枚。随症加减:伴腹满便秘者加制大黄 10 克、厚朴 6 克;胃寒者加丁香 10 克、高良姜 10 克;痰多者加茯苓 10 克、陈皮 10 克;发热者加竹叶 10 克、生地黄 30 克;胃阴虚加沙参 10 克、麦冬 10 克、石斛 10 克。每日 1 剂,浓煎取汁 100 毫升,予口服或鼻饲,每次 50 毫升,早晚各 1 次。5 天后观察疗效。临床观察:吴苏柳用上方治疗胃癌术后顽固性呃逆 27 例,临床治愈 15 例,有效 11 例,无效 1 例,总有效率 96.3%。②

(9) 逍遥散合参赭培气汤加减　郁金 10 克、柴胡 10 克、枳壳 10 克、旋覆花 10 克、代赭石 30 克、半夏 10 克、白芍 15 克、焦三仙 30 克、玫瑰花 10 克、白屈菜 10 克、甘草 6 克。每日 1 剂,水煎服。〔见 351 页 19. 王惟恒分 6 型(1)〕

(10) 四逆散合平胃散加减　郁金 10 克、枳壳 10 克、陈皮 10 克、甘草 10 克、白术 10 克、川楝子 10 克、代赭石 30 克、白英 30 克、藤梨根 30 克、野葡萄根 30 克。水煎服。〔见 352 页 21. 王纪东分 5 型(1)〕

(11) 柴胡疏肝散加减　柴胡 6 克、当归 9 克、白芍 12 克、陈皮 6 克、枳壳 9 克、白术 9 克、茯苓 12 克、代赭石(先煎)30 克、八月札 15 克、佛手 6 克、土茯苓 30 克、藤梨根 30 克。〔见 352 页 22. 李树芳分 4 型(1)〕

(12) 旋覆代赭汤加味　党参 15 克、旋覆花(包煎)10 克、半夏 10 克、炙甘草 10 克、代赭石(先煎)30 克、黄芪 30 克、煅瓦楞子 30 克、丹参 30 克、焦三仙 30 克、白花蛇舌草 30 克、山慈菇 30 克、姜汁 1 匙、韭菜汁 1 匙。每日 1 剂,水煎服。③

(13) 柴芍六君子汤合痛泻要方加减　党参 12 克、白术 12 克、茯苓 12 克、砂仁 10 克、半夏 10 克、延胡索 12 克、香附 15 克、醋炒柴胡 12 克、八月札 20 克、半枝莲 20 克、枳实 12 克、白芍 12 克、木香 10 克、陈皮 10 克、甘草 6 克。随症加减:兼腑实便结者,加大黄 10 克、厚朴 10 克、枳实 10 克;兼肛门坠胀者,加升麻 12 克。〔见 352 页 23. 陶炼分 4 型(2)〕

(14) 胃癌方 12　橘李、橘叶、枳壳、陈皮、八月札、香橼、丁香、佛手、玫瑰花、槟榔、丹参、赤芍、牡蛎、天龙、木香、香附、生熟地黄、薏苡仁、合欢皮、川楝子、茯苓、白芍。随症加减:白术、党参、露蜂房、全蝎、象牙(现禁用)屑、瓜蒌皮、当归、生黄芪、土茯苓、菝葜、石见穿、石打穿、白花蛇舌草、墨旱莲。酌情加用成药云南白药、人参鳖甲煎丸等,连续服汤药 1 年左右,改为丸药(用汤药方做成),每日 3 次,每次 6 克。临床观察:钱伯文治疗 1 例胃癌拒绝手术治疗患者,服药 3 年余,大便色泽由黑色逐渐转为黄色,中上腹肿块逐渐缩小,以致消失。复查胃食道吞钡示:胃小弯病变明显好转,能做家务劳动。④

(15) 柴胡疏肝散加减　柴胡 10 克、炒枳壳 12 克、炒枳实 12 克、厚朴 12 克、八月札 30 克、砂仁(后下)6 克、炒白芍 15 克、法半夏 10 克、制南星 10 克、紫金牛 30 克、黄药子 6 克、炙甘草 6 克、大枣 5 枚。临床观察:魏品康用此方治疗 1 例进展期胃癌行胃次全切除术患者,每日 1 剂,水煎服。服药 20 余剂,右胁胀痛缓解,食纳大增,精神转佳,能起床散步,继以成药金龙蛇口服液(主要为消痰散结药)治疗至今,患者一般情况较好。〔见 352 页 25. 魏品康分 4 型(1)〕

① 刘苓霜. 刘嘉湘经方论治肿瘤验案二则[J]. 辽宁中医杂志,2009,36(9):1460,1461.
② 吴苏柳. 旋覆代赭汤合理中汤治疗胃癌术后顽固性呃逆 27 例[J]. 福建中医药,2007,38(3):35.
③ 张昱. 当代名医临床秘诀[M]. 北京:科学技术文献出版社,2003:739-740.
④ 钱伯文.《二十世纪上海百名老中医学术经验集成》选刊——钱伯文医案[J]. 中医文献杂志,2002(2):37-39.

（16）胃癌方 13　姜竹茹 10 克、清半夏 10 克、橘皮 10 克、枇杷叶（布包）12 克、柿蒂 30 克、炒黄连 6 克、吴茱萸 3 克、旋覆花（布包）12 克、代赭石 15 克、乌梅 12 克、焦三仙各 15 克、炒白芍 12 克、生甘草 6 克。3～7 剂，每日 1 剂。如不能进中药者，宜针刺足三里、内关、膈俞穴，或胃复安 30～50 毫克静脉滴注。〔见 354 页 30. 吴良村分 4 型（3）〕

（17）柴胡疏肝汤合喜树煎剂　柴胡 10 克、白芍 10 克、枳壳 10 克、陈皮 6 克、香附 6 克、郁金 6 克、延胡索 6 克、生姜 6 克、丁香 6 克。分 2～3 次服，每日 1 剂。另每日取鲜喜树叶 500 克，水煎服。临床观察：张晓明治疗胃癌 1 例，服 2 日后出现口唇麻木，恶心，减喜树叶为 250 克，继续服 10 日，胃脘痛消失，大便潜血阴性。后减喜树叶为 150 克，连服 2 月停药。胃脘痛完全消失，食欲正常，体重增加。出院后用柴胡疏肝汤加减调治。[1]

（18）玉术汤　郁金 15 克、代赭石 30 克、半夏 15 克、枳壳 12 克、苍术 12 克、露蜂房 10 克、全蝎 10 克、厚朴 10 克、陈皮 10 克、瓦楞子 30 克、山豆根 10 克、生甘草 6 克、料姜石 60 克。每日 1 剂，水煎服。疏肝降逆，解毒软坚。适用于胃癌，症见胸胁胀满，胃脘嘈杂，胀痛，嗳气呕逆，心烦口苦，大便不调，苔薄黄，脉沉细弦。[2]

（19）胃癌方 14　柴胡 10 克、香附 10 克、木香 10 克、枳壳 10 克、法半夏 10 克、焦神曲 10 克、焦麦芽 10 克、焦山楂 10 克、莱菔子 15 克、八月札 15 克。随症加减：兼腑实便结加大黄 10 克、槟榔 15 克、厚朴 12 克；兼火热内郁加黄连 10 克、栀子 12 克、黄芩 12 克。〔见 356 页 33. 龚皓分 6 型（2）〕

3. 气虚血瘀型　症见胃脘刺痛，痛有定处拒按，心下痞块，烦热口渴，神疲乏力，纳呆腹胀，便干色黑，舌质紫黯或有瘀点瘀斑，苔少或黄，脉细涩或沉涩。治宜健脾益气、活血化瘀。

（1）胃癌方 15　茯苓 10 克、姜半夏 10 克、白术 10 克、陈皮 10 克、旋覆花 10 克、补骨脂 10 克、佛手 10 克、香附 10 克、郁金 15 克、女贞子 15 克、党参 20 克、黄芪 20 克、麦芽 20 克、威灵仙 30 克。每日 1 剂，分早晚服用，连续服用 21 天（1 个疗效），共治疗 4 个疗程。临床观察：祝炳军等以益气健脾、理气活血、化痰散结法配合化疗治疗中晚期胃癌患者，结果显示该法有显著增加疗效、延长生存期、增强体质的作用。[3]

（2）益气健脾活血汤　茯苓 10 克、姜半夏 10 克、女贞子 15 克、墨旱莲 10 克、鸡内金 10 克、党参 20 克、白术 10 克、郁金 15 克、陈皮 10 克、旋覆花 10 克、黄芪 20 克、佛手 10 克、威灵仙 30 克、补骨脂 10 克、谷芽 20 克、麦芽 20 克、香附 10 克。随症加减：腹胀便秘者加大黄 10 克、厚朴 10 克；呕吐严重者加竹茹 10 克、炮姜 5 克。观察组 4 个化疗周期后，继续服中药 2 个月以上。临床观察：王圣庄等以上方配合化疗（替吉奥＋奥利沙铂）治疗中晚期胃癌 33 例，PR 13 例，SD 10 例，PD 10 例，RR 39.4％。至随访结束，观察组 33 例患者中，存活 17 例，死亡 16 例，中位生存时间为 15.0 个月，95％CI 为 13.2～18.8 个月，明显长于对照组，且中医可以降低化疗药物的不良反应。[4]

（3）胃癌方 16　党参 15 克、黄芪 15 克、白术 15 克、薏苡仁 10 克、槟榔 10 克、半夏 10 克、陈皮 10 克、半枝莲 15 克、白花蛇舌草 15 克、丹参 15 克。每日 1 剂，水煎分上下午两次服用，每次约 100～150 毫升，化疗期间尽量不间断。临床观察：黄奇雷用希罗达奥沙利铂化疗配合此中药益气消瘀化湿治疗进展期胃癌 30 例，结果证实加用中药具有减轻化疗不良反应，改善生存质量的优点。[5]

（4）胃癌方 17　蒲公英 15 克、白花蛇舌草 15 克、乌骨藤 15 克、红木香 15 克、党参 15 克、炒白术 15 克、茯苓 15 克、白芍 15 克、当归 15 克、旋覆花 15 克、甘草 6 克。每日 1 剂，水煎服，7 天为 1 个疗程。随症加减：合并呕血、便血者加紫珠草、

① 张晓明. 柴胡疏肝汤合喜树煎剂治疗胃癌一例〔J〕. 新中医，1990（3）：38.
② 贾堃. 中医癌瘤证治学〔M〕. 西安：陕西科学技术出版社，1989：269.
③ 祝炳军，等. 中西医结合治疗中晚期胃癌 30 例临床观察〔J〕. 新中医，2016，48（10）：154 - 155.
④ 王圣庄，等. 中西医结合治疗中晚期胃癌的临床观察〔J〕. 中国中医药科技，2016，23（1）：112 - 114.
⑤ 黄奇雷. 希罗达奥沙利铂化疗配合中药治疗进展期胃癌疗效观察〔J〕. 吉林医学，2013，34（10）：1876 - 1877.

仙鹤草、血余炭、阿胶、白及,减当归;脾胃虚寒者选加砂仁、吴茱萸、淡附子;便秘重者加麻仁、番泻叶;疼痛者选加延胡索、乌药;水肿选加车前子、茯苓皮、猪苓、泽泻。临床观察:徐吉密以上方联合替吉奥治疗晚期胃癌 30 例,可有效提高治疗效率,降低药物不良反应发生率,改善患者预后。[1]

(5)胃癌方 18　冬凌草 15 克、炒白术 15 克、半枝莲 30 克、白花蛇舌草 30 克、莪术 10 克、丹参 10 克、陈皮 10 克、绞股蓝 20 克、藤梨根 20 克、黄芪 30 克。随症加减:纳呆加神曲、砂仁;腹胀加木香;便溏加薏苡仁、淮山药;便秘加杏仁、火麻仁;呃逆加姜半夏、旋覆花、枇杷叶。每日 1 剂,水煎温服,分上下午 2 次服用,每次约 150～200 毫升,化疗期间尽量不间断,如呕吐剧烈可暂停 2～3 天。治疗结束后亦尽可能坚持内服中药汤剂连续 6 个月以上。临床观察:熊墨年等用口服益气清毒化瘀方药同时联合化疗治疗中晚期胃癌患者 30 例,结果显示配合中药治疗可以降低肿瘤恶化率、改善临床症状、提高生活质量、免疫功能以及降低化疗不良反应,提高第 2、3 年的存活率。[2]

(6)化瘀消瘤方　莪术 15 克、三棱 12 克、当归 12 克、白花蛇舌草 30 克、郁金 9 克、黄芪 30 克、白术 12 克、鸡内金 24 克、佛手 15 克、生甘草 9 克。随症加减:气虚者加党参、茯苓等;兼血虚者加熟地黄、鸡血藤等;痰浊盛者加陈皮、半夏、南星等;热毒盛者加生地黄、玄参、蒲公英等;纳差者加炒谷麦芽、焦山楂等;胃阴虚者加麦冬、玉竹、石斛等;阳虚者加制附子、菟丝子等。上方水煎 2 次,合取汁 200～300 毫升,每日 1 剂,早晚分 2 次服用,至 2 个周期化疗结束后评价,并继续用药观察。临床观察:王朋等用化瘀消瘤方加减配合 OLF(奥沙利铂＋CF＋5－FU)方案化疗治疗晚期胃癌 23 例,结果显示中西医结合治疗可较好改善胃癌患者临床症状,显著降低血瘀证证候积分,提

高生活质量,稳定并增加体质量,提高机体免疫功能,改善血液的高凝状况,减轻血液、消化系统及脱发、周围神经损害等不良反应。结果显示化瘀消瘤方加减配合 OLF 方案治疗晚期胃癌疗效明显,具有增效减毒作用。[3]

(7)胃癌方 19　黄芪 30 克、半枝莲 20 克、白术 18 克、枸杞子 18 克、女贞子 15 克、当归 15 克、白花蛇舌草 15 克、葛根 15 克、猪苓 15 克、灵芝 12 克、龙葵 12 克、姜半夏 10 克。水煎 2 次,取药汁共 400 毫升,每天 2 次,温服,于每次介入治疗前 1 周开始服用,连续服用 4～6 周,配合每次介入治疗。临床观察:苑静波等以上方配合介入疗法治疗贲门癌 42 例,结果显示此方有助于改善患者的生活质量,减轻不良反应,延长生存时间。[4]

(8)胃癌方 20　生黄芪 30 克、党参 15 克、当归 15 克、白术 10 克、茯苓 10 克、熟地黄 15 克、砂仁 10 克、威灵仙 20 克、清半夏 10 克、七叶一枝花 15 克、白芍 15 克、鸡血藤 30 克、紫河车 10 克、川芎 10 克、黄药子 6 克、白花蛇舌草 30 克、苦参 15 克。随症加减:呕吐嗳气者加旋覆花、代赭石、姜半夏、陈皮、威灵仙;呕吐黏痰者加半夏、陈皮、胆南星、青礞石;呃逆上气者加丁香、柿蒂、老刀豆;气滞胸痛者加瓜蒌、郁金、八月札、厚朴、橘叶;血瘀胸痛者加延胡索、制乳香、没药、五灵脂、赤芍。每日 1 剂,水煎服,分 2 次服用。临床观察:刘宗亮治疗贲门癌 45 例,采用上方联合手术治疗,可达到降低术后并发症和 2 年复发率,提高术后生活质量的效果。[5]

(9)黄白扶正祛邪方　黄芪 20 克、苦参 20 克、白及 30 克、白蔹 20 克、三棱 30 克、莪术 20 克。[6]

(10)胃癌方 21　党参 15 克、茯苓 20 克、炙甘草 10 克、黄芪 20 克、黄精 15 克、枸杞子 10 克、谷芽 30 克、香附 10 克、五灵脂 10 克、败酱草 15 克、半枝莲 15 克、薏苡仁 30 克。随症加减:兼黄

① 徐吉密. 中药联合替吉奥治疗晚期胃癌 30 例[J]. 中国药业,2013,22(2):83－84.
② 熊墨年,等. 益气清毒化瘀法治疗中晚期胃癌 30 例[J]. 陕西中医,2012,33(1):7－10.
③ 王朋,等. 化瘀消瘤方联合 OLF 方案治疗晚期胃癌的临床观察[J]. 现代中西医结合杂志,2012,21(18):1952－1954.
④ 苑静波,等. 中药配合介入疗法治疗贲门癌疗效观察[J]. 新中医,2011,43(6):90－91.
⑤ 刘宗亮. 手术联合中药治疗贲门癌的疗效观察[J]. 中国医药指南,2010,8(30):200－201.
⑥ 徐江雁. 国医大师验案良方·脾胃卷[M]. 北京:学苑出版社,2010:335－336.

疸可加用水牛角、茵陈、白茅根、通草、路路通、王不留行、三七等以清利通瘀;兼气滞可加用陈皮、半夏、鸡内金、藿香、防风等;便溏加益智仁、石榴皮等;气阴不足可加用麦冬、石斛、紫苏梗、白术、茯苓、炙甘草、陈皮、法半夏、谷芽,兼可服益胃汤(沙参、麦冬、冰糖、生地黄、玉竹)合六君子汤(人参、白术、茯苓、甘草、陈皮、半夏);泛酸加煅瓦楞子;阴虚夹热加石见穿、蒲公英。健脾调营,兼理气活血清瘀;适用于胃癌中期。①

(11)胃癌方22　黄芪30克、党参15克、茯苓12克、白术12克、鸡内金10克、当归12克、白芍12克、蜈蚣2条、全蝎5克、藤梨根30克、白花蛇舌草30克。每日1剂,水煎,早晚分2次服用。临床观察:孙金芳分析本方结合奥沙利铂和希罗达化疗治疗晚期胃癌26例,连服21天为1个周期,2个周期后评价疗效。中西医结合治疗的有效率与疾病无进展生存期都明显优于单纯化疗组。②

(12)胃宁颗粒　黄芪、茯苓、莪术、枸杞子。邓鑫用上方联合FAM方案化疗治疗胃癌术后患者80例,可提高疗效,改善患者生活质量,降低复发率。③

(13)胃癌方23　小叶金钱草20克、姜黄12克、白英30克、龙葵15克、土茯苓15克、七叶一枝花15克、白花蛇舌草30克、白术10克、茯苓10克、太子参30克、生黄芪30克、枸杞子12克、鸡血藤30克、焦三仙各30克、鸡内金10克、砂仁10克。每日1剂,水煎,早晚分服。服药后诸症逐渐缓解,经过5年余的中药治疗,贲门癌肿虽未消失,但肿瘤大小始终比较稳定,无明显增长,患者也无明显不适症状,进食无哽噎感,饮食如常,精神体力俱佳。此后仍坚持服药治疗。④

(14)枳朴六君汤加味　枳壳10克、厚朴10克、陈皮10克、乌梢蛇10克、半夏10克、土鳖虫10克、甘草10克、白术15克、茯苓30克、党参30

克、蜈蚣2条。随症加减:伴胃脘部疼痛明显者,加白芍、娑罗子、九香虫各30克;恶心呕吐者,加竹茹10克,生姜10克,半夏改为15克;身疲乏力者,加黄芪30克,西洋参10克;合并腹水者,加猪苓30克,大腹皮10克;食少纳差者,加炒三仙各30克。中药汤剂每日1剂,分早晚温服;同时配合中成药平消片,每日3次,每次6～10片。临床观察:彭轶霞用上药治疗胃癌40例,获得满意疗效,中医证候有效率为82.50％;生存质量提高13例,稳定23例;体重增加12例,稳定24例。⑤

(15)清瘀扶正汤　黄芪40克、白芍24克、延胡索15克、草果15克、乌贼骨15克、茯苓15克、炙甘草15克、煅瓦楞12克、五灵脂10克、没药10克、当归10克、白术10克、鸡内金10克、田三七(研冲)15克、西洋参(另煎)10克。每日1剂,水煎服,连用3个月。随症加减:脾胃虚寒,上方加砂仁、白蔻仁、淡附子;呕血或便血,加紫珠草、仙鹤草、金银花、血余炭、阿胶;便秘,加瓜蒌、麻子仁、生大黄、芒硝;水肿,加车前子、猪苓、泽泻;白细胞、血小板减少,加鸡血藤、女贞子、阿胶;幽门梗阻,呕吐酸味食物,加旋覆花、代赭石、生半夏、吴茱萸;腹泻,加厚朴、黄连、白屈菜;腹胀加大腹皮、莱菔子。临床观察:张亚密等用清瘀扶正汤配合化疗(EPA方案,小剂量CF方案)治疗中晚期胃癌30例,结果显示中西药治疗可明显提高患者的生存质量,效果明显优于化疗。⑥

(16)健脾化瘀合剂　黄芪20克、党参15克、白术12克、山药12克、薏苡仁30克、陈皮6克、丹参10克、莪术15克、石见穿10克、龙葵15克。临床观察:王瑞平等以上方合草酸铂(L-OHP)+5-氟尿嘧啶(5-FU)/亚叶酸钙(CF)方案化疗治疗晚期胃癌属脾虚血瘀证患者24例,并与单纯化疗组对比,用2～3个周期。结果显示健脾化瘀合剂配合化疗有较好的稳定瘤体、提高疗效的作用,且在

① 徐江雁. 国医大师验案良方·脾胃卷[M]. 北京:学苑出版社,2010:337-338.
② 孔金芳. 中西药结合治疗晚期胃癌的临床疗效观察[J]. 中医临床研究,2009(21):31.
③ 邓鑫,等. 中药胃宁颗粒联合化疗防治胃癌复发转移的临床分析[J]. 世界华人消化杂志,2008,16(2):175-179.
④ 唐武军. 郁仁存老师治疗胃癌经验总结[J]. 中国实验方剂学杂志,2007,13(8):69-70.
⑤ 彭轶霞. 中医健脾祛瘀法治疗胃癌40例[J]. 陕西中医,2006,26(9):1037-1038.
⑥ 张亚密,等. 清瘀扶正汤治疗中晚期胃癌30例[J]. 陕西中医,2005,26(9):889-891.

改善临床症状、延长生存时间等方面优于对照组。[1]

（17）**胃癌方 24** 黄芪 40 克、党参 30 克、丹参 30 克、赤芍 30 克、茜草 30 克、三棱 30 克、代赭石 30 克、茯苓 15 克、白术 10 克、甘草 10 克、山慈菇 10 克、旋覆花（布包）6 克。每日 1 剂。随症加减：气滞血瘀加白及（冲服）10 克；脾虚湿阻加焦三仙、薏苡仁；呕吐加半夏、竹茹，不能口服者可用鼻饲方法。临床观察：李淑芳等应用益气活血中药联合 EAP（足叶乙甙、阿霉素、顺铂）方案，对 35 例胃癌进行治疗。结果显示应用中药患者普遍反映食欲好转，体重有所增加；胃肠道反应降低及生存质量综合指数 KPS 评分较治疗前明显提高。[2]

（18）**山仙颗粒** 山楂 30 克、仙鹤草 30 克、薏苡仁 30 克、丹参 30 克、猪苓 30 克、西洋参 10 克、莪术 15 克、龟甲 15 克、鳖甲 15 克。陕西中医学院附属医院制剂中心生产，每袋 10 克（含生药 11.5 克），每日 3 次，每次 1 袋，1 个月为 1 个疗程，连用 2 个疗程。临床观察：王希胜等用此药配合化疗治疗各种消化道恶性肿瘤气虚血瘀型，包括胃癌患者 9 例，采用 ELF 方案化疗，结果显示该药有明显抑制肿瘤生长、改善症状、提高生存质量、延长生存时间的作用，且与化疗同用，可明显减轻化疗的毒性反应。[3]

（19）**胃癌方 25** 黄芪 30 克、太子参 30 克、茯苓 30 克、菝葜 30 克、夏枯草 9 克、地龙 30 克、当归 20 克、山药 30 克、牡丹皮 20 克、莪术 15 克。随症加减：腹胀加香附、香橼、佛手、枳壳；腹痛加川楝子、延胡索、炙乳香、炙没药；反酸加煅瓦楞、煅龙骨等。每日 1 剂，长期口服。临床观察：张琼用益气健脾养阴、软坚散结化瘀、清热解毒中药配合干扰素、白细胞介素-2 肌肉注射治疗 26 例胃癌并周围淋巴结转移切除术后患者，与单纯化疗组比较，第 3、5 年复发率及生存率，均有显著性差异。[4]

（20）**三参化瘀汤及拔毒攻坚散** ① 三参化瘀汤：华蟾 10 克、天龙 6 克、泽漆 15 克、蜈蚣 3 条、三七 10 克、生晒参 10 克、党参 15 克、苦参 10 克、莪术 9 克、黄芪 15 克、当归 9 克、川芎 9 克、白芍 10 克、熟地黄 10 克、生大黄（后下）6 克、七叶一枝花 10 克、延胡索 10 克、天花粉 10 克、制南星 10 克、姜半夏 10 克、半枝莲 15 克、蒲公英 15 克、旋覆花 10 克、茯苓 10 克、白术 10 克、甘草 6 克、陈皮 6 克、黄精 10 克、白豆蔻 6 克、砂仁 6 克、水蛭 6 克、乌梅 10 克、没药 10 克、厚朴 10 克、鸡内金 10 克。每日 2 次，水煎饭后半小时服用，或一日多次少量服用。② 拔毒攻坚散：泽漆 60 克、华蟾 50 克、天龙 20 克、莪术 20 克、三棱 20 克、川芎 20 克、延胡索 20 克、独活 20 克、乳香 20 克、没药 20 克、当归 20 克、川乌 20 克、草乌 20 克、木香 20 克、麻黄 20 克、土鳖虫 20 克、大戟 20 克、皂矾 20 克、红花 10 克、甘遂 10 克。以上药物分别按规定炮制，粗粉过筛掺匀，装在 20 厘米×20 厘米布袋内缝口备用。先将药袋在普通饭锅内热蒸 20～30 分钟，再洒酒 50～100 毫升。为防止烫伤皮肤，需用干毛巾将药袋包好敷于癌灶原发部位，待温度适宜时，再将毛巾去掉。为确保疗效，需保持一定的温湿度（每次蒸药后务必洒酒 100 毫升），热敷时，药袋上放一热水袋，患者若感太重可采用立位热敷，待局部感到温度下降时，再将药袋翻转后敷于患处，每日 2～3 次，每次热敷时间持续 30 分钟左右，反复间断热敷。每包药物可反复应用 5 天。宋洪恩等用中药内服加外敷治疗胃癌 93 例，治愈 32 例（34.41%），显效 34 例（36.56%），有效 24 例（25.8%），无效 3 例（3.23%），总有效率为 96.77%，经观察瘤块消失时间最长者用药 141 天，最短者用药 75 天，平均用药时间 108 天。[5]

（21）**胃癌方 26** 党参 15 克、黄芪 15 克、白术 10 克、山药 10 克、甘草 3 克、茯苓 10 克、半夏 10 克、三棱 10 克、莪术 10 克、桃仁 10 克、石见穿

① 王瑞平，等. 健脾化瘀合剂配合化疗治疗晚期胃癌 24 例临床观察［J］. 江苏中医药，2004,25(11)：22-23.
② 李淑芳，等. 益气活血中药联合 EAP 方案改善晚期胃癌患者生存质量的临床观察［J］. 四川中医，2002,20(12)：33,34.
③ 王希胜，等. 山仙颗粒治疗恶性肿瘤 56 例［J］. 陕西中医，2002,23(9)：778-779.
④ 张琼. 中西医结合疗法对胃癌并周围淋巴结转移术后的预后观察［J］. 中国中西医结合杂志，1998,18(9)：567.
⑤ 宋洪恩，等. 三参化瘀汤及拔毒攻坚散治疗胃癌 93 例［J］. 上海中医药杂志，1997(5)：27.

15克、白花蛇舌草30克。随症加减,每日1剂,分2次煎服。临床观察:胡萍萍等用补气健脾、破瘀化痰中药结合化疗治疗Ⅲ期胃癌术后45例患者,5年生存率明显优于单用化疗组。①

(22)胃癌方27 黄芪15克、太子参15克、虎杖15克、夏枯草15克、莪术12克、三棱12克、海藻12克、猪苓12克、薏苡仁12克、浙贝母10克、桔仁10克、枳壳10克、土茯苓30克、白花蛇舌草30克、鳖甲30克。随症加减:阴虚加沙参、石斛;湿热加黄芩、茵陈;气滞加苏梗、青木香;血瘀加红花、桃仁、血竭;白细胞减少者加黄精、枸杞子等。临床观察:周正清对30例胃癌术后肝转移患者采用中医扶正抗癌治疗,生存期比单纯化疗组明显延长。②

(23)加减小金丹方 ① 甲组服活血方:马钱子、制草乌、当归、白胶香、地龙、制乳香、制没药、五灵脂(以上为小金丹成分)及丹参。② 乙组服扶正活血方:党参、黄芪、白术加甲组方。临床观察:黄大慰等用加减小金丹方为主配合单味化疗药FT207治疗中晚期胃癌术后44例,五年生存率甲组为48%,乙组为40%,甲、乙两组与对照组相比五年生存率有明显差异。③

(24)胃癌方28 党参、黄芪、白术、茯苓、陈皮、佛手、枳壳、广木香、广郁金、莪术、三棱、天龙、昆布、枸杞子、杜仲、土茯苓、败酱草、白花蛇舌草。随症加减:生熟薏苡仁、象贝母、桑寄生、料豆衣、白菊花、女贞子、白芍、赤芍、合欢皮、白扁豆、北沙参等。临床观察:钱伯文以上方治疗1例术后患者,服药后症情日趋稳定,颈部及锁骨上淋巴结消失。已存活8年,能胜任家务劳动,目前仍继续服中药及随访。④

(25)胃癌方29 党参10克、云茯苓12克、枇杷叶9克、桃仁6克、广陈皮9克、生半夏6克、厚朴9克、紫菀3克、葛花12克、香附9克、当归9克、乌梅9克、五味子3克、蜈蚣5条、雄黄0.6克。水煎服。神农丸8~15粒,每晚1次。临床观察:史兰陵治疗1例胃癌患者,服药2个月,包块明显缩小、变软,压痛消失,食欲增进,体力倍增,调养半年,带药出院。1962年5月试行半日工作。1963年7月恢复全日工作。1977年11月26日复诊,精神饮食均佳。以后随访多次,至今仍健在。⑤

(26)参赭桃仁汤 人参10克、代赭石20克、娑罗子15克、陈皮10克、当归15克、厚朴10克、白术12克、红花10克、桃仁10克、生黄芪30克、生甘草6克。每日1剂,水煎服。理气消胀,活血化瘀。适用于胃癌,症见食前食后胃脘发胀,恶心吐酸,或呕吐,或胃脘疼痛进行性加重,痛无节律。⑥

(27)胃癌方30 将鸡蛋上方凿1个小口,再将斑蝥(去翅)1个装在鸡蛋内,用纸封口,蒸熟或煨熟,每日服1个。服2日后,反应不大,乃将药量增加1倍,每日早晚各服1枚。虽有反应,坚持服月余,共服斑蝥60个。后改用加味补中益气汤:党参15克、白术15克、黄芪15克、乌梢蛇15克、升麻6克、全蝎6克、当归10克、陈皮10克、山楂12克、蜈蚣(去头足)1条。每日1剂,水煎2次,分2~3次服,连服10剂后,由于天热,改服补中益气丸(5盒),服药月余。临床观察:王纪民治疗胃癌已扩散转移,未行切除病灶患者1例。13年后,患者仍健在,身体安康。⑦

(28)胃癌方31 乌梢蛇10克、蜈蚣2条、土鳖虫10克、炮甲片10克、山慈菇10克、紫草10克、功劳叶10克、黄柏10克、丹参30克、生薏苡仁30克、党参30克、白术15克、青黛6克。水煎服。临床观察:谢远明治疗胃窦部癌肿1例,上方连服5个月后,诸症消失。复查报告结果:未见器质性病变。为巩固疗效,继服上方6个月,1年后

① 胡萍萍,等. 中西医结合治疗Ⅲ期胃癌术后45例[J]. 南京中医药大学学报,1996,12(4):42.
② 周正清. 中西医结合治疗胃癌术后肝转移53例[J]. 中国中西医结合杂志,1995,5(4):30-31.
③ 黄大慰,等. 加减小金丹对胃癌术后患者的治疗作用. 上海医学[J],1994,17(11):666-667.
④ 陈伟,等. 钱氏验方加减结合化疗治疗152例胃癌的临床观察[J]. 上海中医药杂志,1990(8):10-13.
⑤ 史兰陵,等. 癌症中医治验[M]. 济南:山东科学技术出版社,1990:76-77.
⑥ 贾堃. 中医癌瘤证治学[M]. 西安:陕西科学技术出版社,1989:268.
⑦ 王纪民. 胃癌治验[J]. 四川中医,1988(2):22-23.

恢复工作,20年来随访和复查10余次,均未发现异常变化。①

（29）胃癌方32　党参60克、黄芪60克、白术15克、茯苓30克、生薏苡仁30克、半夏18克、枳壳10克、陈皮10克、厚朴10克、乌梢蛇10克、土鳖虫10克、全蝎10克、蜈蚣2条、甘草6克。水煎服。临床观察:谢远明治疗胃窦癌广泛转移1例,服上方45剂后,心下刺痛和脘腹胀满症状减轻,朝食暮吐基本消失,检查上腹部肿块及颈淋巴结均明显缩小。治疗继续用上方加南星10克。同时配合散剂内服:乌梢蛇120克、蜈蚣40条、土鳖虫60克、全蝎60克、白术100克、枳壳100克,共为细末,每次6克,每日3次,用温开水送服。前后治疗1年半时间,共服药400余剂,随之诸症消失,触诊未扪及包块,X线检查未发现器质性病变。②

（30）灭癌汤　水蛭2克、硇砂0.5克、夏枯草15克、党参15克、木香3克、白矾3克、月石3克、紫贝齿10克、槟榔10克、玄参10克、赭石10克、川大黄5克、丹参30克、陈皮6克。上药煎液,每2日1剂,数次分服。灭癌散:生大黄12克、白矾20克、血竭10克、麝香1克、人中白3克(焙一半)、红参20克。共研细末,分装20包,每日2次,早晚各服1包,以开水和成稀粥,含口内慢慢咽下。临床观察:张世雄治疗胃癌67例,显效(存活7～13年)4例,有效(存活3年以上)12例,缓解(存活2年以上)24例,无效(存活1年以内)27例。③

4.胃热阴伤型　症见胃脘灼痛,空腹较甚,得食稍减,口干多饮,呕吐鲜血,消瘦,潮热盗汗,手足心热,心烦不寐,尿黄便干,舌红少津,少苔或无苔,或灰黑干苔,脉细数。治宜滋阴养胃、清热生津。

（1）胃癌方33　太子参30克、炒白术10克、枸杞子30克、女贞子30克、菟丝子10克、补骨脂

30克、炙黄芪30克、代赭石(先煎)10克、煅瓦楞子(先煎)10克、黄精10克、猪苓10克、茯苓10克、生薏苡仁10克、煅乌贼骨(先煎)10克、白芍10克、乌药10克、白及10克、藤梨根30克、石见穿10克、当归10克、豨莶草10克、鸡内金10克、仙鹤草30克。临床观察:徐力以上方加减治疗1例贲门癌术后患者,服药2个月,患者症状基本消失,腹部CT平扫未见转移灶,复查CEA、CA199、CA242、CA724、血常规均在正常范围内。④

（2）益肠汤加减　白花蛇舌草15克、玉竹15克、知母10克、北沙参15克、姜半夏10克、淡竹叶10克、天花粉10克、陈皮6克。清每日1剂,水煎服,早晚各服1次。临床观察:罗冠琴用上方配合氟尿嘧啶化疗治疗胃癌51例,显效24例,起效26例,失效1例,治疗总有效率为98.04%,显著高于对照组。⑤

（3）滋阴养胃汤　南沙参15克、北沙参10克、麦冬15克、玉竹15克、生地黄15克、天花粉15克、玄参10克、百合15克、白芍10克、炙甘草5克、火麻仁30克、酸枣仁30克、华鼠尾草15克、白花蛇舌草15克。〔见348页13.刘沈林分7型(3)〕

（4）胃癌方34　炙鳖甲(先煎)15克、海螵蛸15克、煅瓦楞子15克、黄芪15克、薜荔果15克、茜草根15克、枸杞子15克、八月札12克、川楝子12克、天冬12克、石见穿25克、白花蛇舌草20克、仙鹤草20克、炙刺猬皮10克、山慈菇10克、当归10克、漏芦10克、失笑散10克。清热生津,散瘀止痛,扶正抗癌。适用于胃癌。⑥

（5）玉女煎合增液汤加减　生地黄、玄参、麦冬、知母、玉竹、天花粉、沙参、藤梨根、白花蛇舌草。有实热时可用大黄。〔见350页16.周维顺分6型(4)〕

（6）解毒抗癌方　沙参10克、麦冬12克、白

① 谢远明.胃癌治验两则[J].陕西中医,1987(7):320.
② 同上.
③ 张世雄.中药治疗消化道肿瘤136例[J].陕西中医,1986,7(3):111-112.
④ 安慧娟.徐力教授治疗胃癌经验举隅.河南中医学院学报[J].2018,23(139):63-64.
⑤ 罗冠琴.中西医结合临床路径方案治疗胃癌的疗效观察[J].中西医结合心血管病电子杂志,2016,4(20):165.
⑥ 徐江雁.国医大师验案良方·脾胃卷[M].北京:学苑出版社,2010:341.

花蛇舌草 30 克、半枝莲 30 克、藤梨根 30 克、黄药子 15 克、石见穿 30 克、三棱 12 克、莪术 12 克、生山楂 15 克、鸡内金 10 克、枸杞子 15 克。①

（7）沙参麦冬汤合二陈汤加减　北沙参 15 克、麦冬 15 克、玉竹 15 克、炒谷芽 15 克、炒麦芽 15 克、姜半夏 15 克、川朴花 12 克、玳玳花 12 克、石斛 12 克、红枣 30 克、生薏苡仁 30 克、白蔻仁（后下）9 克。每日 1 剂，水煎分 2 次服，同化疗疗程同步。〔见 351 页 18. 吴良村分 3 型(3)〕

（8）麦冬汤合竹叶石膏汤加减　麦冬 15 克、竹叶 10 克、生石膏 15 克、知母 10 克、天花粉 15 克、沙参 15 克、蛇莓 15 克、夏枯草 15 克、石斛 15 克、龙葵 30 克、石见穿 15 克、白花蛇舌草 30 克、甘草 6 克。每日 1 剂，水煎服。〔见 351 页 19. 王惟恒分 6 型(4)〕

（9）胃癌方 35　北沙参 10 克、麦冬 10 克、鲜石斛 10 克、玉竹 10 克、蒲公英 30 克、凌霄花 10 克、蛇莓 30 克、夏枯草 30 克、制大黄 15 克、法半夏 10 克、胆南星 10 克、天龙 10 克、全蝎 3 克、炒麦芽 15 克、炒谷芽 15 克。临床观察：魏品康用此方治疗 1 例贲门癌术后伴淋巴结转移患者，药进 7 剂，胃口开，口干缓，大便通畅，继以消痰散结法调治，3 个月体重增加 4 千克，面色红润，精力充沛，食纳，二便正常。完成化疗全过程。〔见 353 页 25. 魏品康分 4 型(3)〕

（10）沙参麦冬汤增损　北沙参 20 克、黄精 20 克、麦冬 15 克、生地黄 15 克、白及 15 克、制大黄 10 克、蒲黄 10 克、白芍 30 克、地榆 12 克。临床观察：李训照以此方为基础，随症加减，治疗 1 例胃癌患者，共服药 160 余剂，除有时上腹隐痛外，无其他严重症状，未再出血。〔见 353 页 26. 李训照分 3 型(3)〕

（11）胃癌方 36　北沙参 9 克、石斛 12 克、太子参 9 克、山药 9 克、旋覆花 9 克、枸橘叶 9 克、广

郁金 9 克、川楝子 9 克、延胡索 9 克、白英 15 克、龙葵 15 克、蛇莓 15 克、夜交藤 30 克、生牡蛎 30 克（先煎）、炒谷芽 12 克。益阴和胃，清热消积。适用于胃癌术后气阴匮乏、脉络瘀滞。②

（12）胃癌方 37　北沙参 30 克、麦冬 15 克、生地黄 30 克、女贞子 12 克、八月札 15 克、绿梅花 9 克、野葡萄藤 30 克、生薏苡仁 30 克、夏枯草 15 克、生牡蛎 30 克、瓜蒌仁（打）30 克、仙鹤草 30 克、鸡内金 12 克。服药已 2 年余，病情稳定，无明显不适。③

（13）胃癌方 38　南北沙参各 24 克、天花粉 30 克、白术 12 克、枳壳 12 克、佛手 12 克、茯苓 24 克、玉竹 12 克、莪术 24 克、仙鹤草 30 克、八月札 12 克、生熟薏苡仁各 24 克、白花蛇舌草 30 克。临床观察：钱伯文运用上药治疗 1 例胃癌患者，连服 3 周，进食梗阻感明显改善，腑行畅通，胃纳稍增。以后随症加减，仍以益气养阴、理气宽中为主，至今已连续服药 2 年，病情稳定。④

（14）六味地黄丸加减　熟地黄 30 克、山茱萸 12 克、山药 12 克、泽泻 10 克、牡丹皮 15 克、茯苓 10 克、川芎 20 克、莪术 20 克、鸡血藤 30 克、天冬 15 克。每日 2 次，日服 1 剂。长期服用，大多数病例坚持服药 1～2 年，症状改善后亦可改为隔日一剂。临床观察：林宝福以上方治疗Ⅳ期胃癌 35 例，仅 7 例行胃空肠吻合术，定期随访和评价，治疗后近期效果明显，大多症状缓解，食欲增加，一般情况改善，症状消失或缓解率达 80%。Karnofsky 评分平均 71 分，60 分以上者占 71.2%（生活基本自理）。全部病例随访满三年，半年生存率 91.4%，1 年生存率 85.7%，2 年生存率 48.6%，3 年生存率 22.8%。⑤

（15）胃癌方 39　沙参 30 克、山药 9 克、云茯苓 12 克、丹参 15 克、石斛 9 克、玉竹 9 克、鸡内金 12 克、当归 9 克、建曲 9 克、生白术 9 克、甘草 3 克。水煎服。适用于胃癌，阴伤烦热燥渴者。⑥

① 范宏宇. 胃癌治疗心得[J]. 中医研究，2008，21(2)：54-55.
② 张镜人. 中华名中医治病囊秘·张镜人卷[M]. 北京：文汇出版社，1998：160-161.
③ 赵丽红. 刘嘉湘教授扶正法治疗肿瘤经验[J]. 辽宁中医杂志，1995，22(3)：101-102.
④ 钱心兰. 钱伯文运用攻补兼施治疗肿瘤的经验[J]. 上海中医药杂志，1993(6)：1-3.
⑤ 林宝福. 六味地黄汤加减治疗Ⅳ期胃癌 35 例[J]. 浙江中医学院学报，1993，17(6)：13.
⑥ 史兰陵，等. 癌症中医治验[M]. 济南：山东科学技术出版社，1990：197.

（16）竹莪汤　玉竹 30 克、猪苓 60 克、莪术 15 克、藤梨根 30 克、瓦楞子 30 克、娑罗子 15 克、白术 20 克、佛手 15 克、郁金 15 克、仙鹤草 60 克、阿胶 30 克、生甘草 3 克、料姜石 60 克。活血化瘀，软坚散结，清胃和中，养阴润燥，理气止痛，养血止血，疏肝解郁，清热解毒，利水消胀，降逆镇冲。适用于胃癌瘀毒凝滞、胃热阴伤，胃脘嘈杂、灼热，心下痞硬，刺痛或压痛，食后剧痛，舌紫暗、瘀斑者。①

（17）益胃汤加减　西洋参 10 克或太子参 30 克、麦冬 15 克、白扁豆 15 克、玉竹 15 克、大枣 15 克、生地黄 15 克、炙甘草 10 克、麦芽 12 克、姜半夏 5 克。〔见 356 页 33. 龚皓分 6 型（5）〕

5. 脾胃虚寒型　症见胃脘隐痛，喜温喜按，纳食减少，食入即吐或朝食暮吐，暮食朝吐，口泛清水，四肢不温，大便溏薄，神疲乏力，面色苍白，舌质淡白，边有齿印，舌苔白滑，脉沉细。治宜温中散寒、健脾和胃。

（1）黄芪建中汤　黄芪 30 克、桂枝 9 克、炙甘草 6 克、芍药 18 克、生姜 9 克、大枣 6 枚、胶饴糖 30 克。随症加减：如泛吐清水较多者，可加陈皮、半夏、茯苓以降逆和胃；若胃寒痛甚，加良附丸以增强温中散寒行气止痛之效；若兼纳呆，舌苔厚腻者，可加神曲、谷麦芽、枳实以消导合胃；如有黑便者，改用炮姜炭，加灶心土、白及、地榆炭；痛止后可服用一段时间六君子丸或香砂六君子丸，巩固疗效。每日 1 剂，水煎煮，取汁约 300 毫升，分早晚 2 次口服，每次约 150 毫升。临床观察：王海龙等用上方加减治疗胃癌脾胃虚寒型患者 40 例，结果显示黄芪建中汤可以明显缓解胃癌患者乏力纳差、腹胀腹痛、大便溏泄等临床症状，提高患者生活质量。②

（2）胃癌方 40　人参 10 克、白术 10 克、茯苓 10 克、半夏 15 克、高良姜 6 克、荜茇 10 克、娑罗子 10 克、陈皮 10 克、甘草 6 克、生黄芪 30 克、紫豆蔻 6 克。中成药：慈丹胶囊，每次 5 粒，每日 4 次；扶正固本胶囊，每次 5 粒，每日 3 次。〔见 350 页 15. 郑伟达分 4 型（2）〕

（3）理中汤加减　党参、白术、干姜、半夏、娑罗子、荜茇、茯苓、生薏苡仁、陈皮、甘草。〔见 350 页 16. 周维顺分 6 型（2）〕

（4）胃癌方 41　人参、白术、茯苓、半夏、高良姜、荜茇、梭罗子、豆蔻、生黄芪等。选加抗癌中草药。〔见 350 页 17. 郁仁存分 4 型（2）〕

（5）理中丸合二陈汤加减　党参 15 克、白术 15 克、干姜 15 克、姜半夏 15 克、炒谷芽 15 克、炒麦芽 15 克、红枣 30 克、生薏苡仁 30 克、陈皮 12 克。加饴糖温服。〔见 351 页 18. 吴良村分 3 型（2）〕

（6）理中汤加减方　人参 10 克、白术 10 克、熟附片 6 克、良姜 6 克、茯苓 10 克、半夏 12 克、荜茇 10 克、娑罗子 10 克、陈皮 10 克、生黄芪 30 克、豆蔻 6 克、甘草 6 克。每日 1 剂，水煎服。〔见 351 页 19. 王惟恒分 6 型（2）〕

（7）胃癌方 42　党参 20 克、白术 10 克、半夏 10 克、制附子 10 克、陈皮 10 克、草蔻仁 6 克、干姜 6 克、猪苓 15 克、补骨脂 15 克。〔见 351 页 20. 郭晓玉分 4 型（3）〕

（8）理中汤合六君子汤加减　党参 15 克、梭罗子 15 克、白术 10 克、半夏 10 克、高良姜 10 克、陈皮 10 克、吴茱萸 10 克、附子 10 克、干姜 5 克、丁香 2 克、白蔻仁 3 克。水煎服。〔见 352 页 21. 王纪东分 5 型（4）〕

（9）附子理中汤加减　党参 20 克、白术 10 克、半夏 10 克、制附子 10 克、陈皮 10 克、草豆蔻 6 克、干姜 6 克、猪苓 15 克、补骨脂 15 克。〔见 352 页 24. 刘毅分 4 型（3）〕

（10）胃癌方 43　黄药子 15～30 克、肉桂 10 克、干姜 10 克、生黄芪 30 克、党参 15 克、续断 15 克、沙苑子 15 克、陈皮 10 克、赭石 30 克、藤梨根 30 克、白花蛇舌草 30 克、槟榔 20 克、莪术 10 克、生姜 5 克、大枣 10 克。随症加减：气阴亏损加太子参 30 克、黄精 10 克、熟地黄 18 克；大便干结加生大黄 10 克、番泻叶 6 克；痛甚加蜈蚣 3 条、全蝎 5 克；恶心呕吐加炒竹茹 15 克、姜半夏 10 克；食不

①　贾堃. 中医癌瘤证治学［M］. 西安：陕西科学技术出版社，1989：270.
②　王海龙，等. 黄芪建中汤治疗脾胃虚寒型胃癌临床研究［J］. 长春中医药大学学报，2013，29（1）：49－50.

消化加神曲 15 克、莱菔子 15～30 克、谷芽 30 克；中阳虚甚加附子 10 克、高良姜 10 克、佛手 10 克。临床观察：杨继泉等治疗中晚期胃癌 102 例，单纯中药组以温寒化瘀、健脾降胃、解毒抗癌法治疗 69 例，中药加化疗组治疗 33 例，两组进行比较。结果表明中药能改善症状，提高疗效，增加机体免疫功能，同时能减轻化疗患者的不良反应、防治术后复发、降低转移率、延长远期生存率、改善生活质量。①

（11）加味枳实理中汤　炮姜炭 1.8 克、党参 9 克、白术 9 克、制半夏 9 克、炙甘草 6 克、枳实 4.5 克、桂枝 3 克、参三七（研末冲服）3 克、牡蛎 30 克、茯苓 15 克、猪苓 15 克。每日 1 剂，水煎，分 2 次温服。温中健脾，消痞止血，利湿化痰。适用于胃癌，症见气虚久损，脾阳不振，脾失健运，痰湿内停。临床观察：沈敏南用上方治疗 1 例胃癌患者，加减服药半年，诸恙均除。1969 年 6 月随访，已 2 年余未复发。②

（12）胃癌方 44　生黄芪 15 克、党参 15 克、苍白术各 12 克、生薏苡仁 30 克、猪茯苓各 15 克、全当归 10 克、淡附片 6 克、补骨脂 10 克、仙鹤草 30 克、楤木 30 克、广木香 10 克、制半夏 10 克、鸡内金 10 克、焦三仙各 15 克、三七粉（冲或吞）3 克。每日 1 剂。〔见 354 页 30. 吴良村分 4 型(1)〕

（13）苡莪汤　黄芪 60 克、苍术 12 克、代赭石 30 克、茯苓 60 克、瓦楞子 30 克、薏苡仁 30 克、娑罗子 15 克、清半夏 15 克、莪术 15 克、生甘草 6 克、干姜 30 克、料姜石 60 克。和胃健脾，温中止呕，活血化瘀，降逆镇冲，温阳理气，软坚散结，利水消胀，止吐止痛。适用于胃癌脾胃虚塞，胃脘隐痛，食后胀满，喜按喜温痛减，口泛清水者。③

（14）二香养胃丸　丁香 7.5 克、木香 7.5 克、陈皮 15 克、益智仁 15 克、砂仁 15 克、甘草 15 克、肉桂 15 克、槟榔肉 15 克、豆蔻 15 克、青皮 12 克、炮姜 9 克。上为细末，炼蜜为丸，每 30 克作 10 丸。每次 1～2 丸，食前细嚼，热汤送服。④

（15）胃癌方 45　红参 10 克（或党参 30 克）、白术 12 克、干姜 5 克、炙甘草 10 克、草豆蔻 10 克、法半夏 10 克、厚朴 10 克、大枣 20 克、公丁草 3 克。痛甚加五灵脂 10 克、高良姜 10 克、三棱 10 克。〔见 356 页 33. 龚皓分 6 型(4)〕

（16）丁沉丸　甘草（炙）150 克、青皮 150 克、丁香 150 克、白豆蔻仁 150 克、沉香 150 克、木香 150 克、槟榔 150 克、肉豆蔻仁 150 克、白术 1 200 克、人参 300 克、茯苓 300 克、诃黎勒 300 克、肉桂 75 克、炮姜 75 克、麝香（另研）30 克。上为细末，加入麝香调匀，炼蜜和丸，如酸枣大。每次 1 丸，细嚼，空腹，食前用炒生姜盐汤或温酒送服。温胃散寒，行气化湿。⑤

（17）撞气阿魏丸　茴香 30 克、青皮 30 克、甘草 30 克、莪术 30 克、川芎 30 克、陈皮 30 克、白芷 15 克、丁香皮 30 克、砂仁 15 克、肉桂 15 克、炒生姜 120 克、胡椒 7.5 克、阿魏 7.5 克。上药捣末，用阿魏糊为丸，如鸡头子大，每 500 克，用朱砂 21 克为衣。每服 1 丸，烂嚼，茶、酒任下。行气止痛。⑥

（18）双乌胃癌汤加贝粉　乌药 6 克、乌贼骨 30 克、槟榔 15 克、香附 15 克、炒莱菔子 15 克、陈皮 9 克、半夏 9 克、三棱 9 克、莪术 9 克、桃仁 9 克、红花 9 克、木香 9 克、良姜 9 克、佛手 9 克、木鳖子 9 克、枳壳 6 克。水煎服，隔日 1 剂，分 2 次服。贝粉：乌贼骨 300 克、枯矾 240 克、白及 180 克、苏打 150 克、粉草 90 克、瓦楞子 90 克、蛤粉 60 克、陈皮 30 克、香附 30 克。上药共为细末，制成内服散剂，每日 1～2 次，每次 3 克，饭前吞服。临床观察：天津市和平区东兴市场卫生院用本方配合其他疗法治疗胃癌多例，近期有效率 50% 以上。⑦

① 杨继泉，等. 中医药治疗中晚期胃癌 102 例临床疗效分析[J]. 中医杂志，2000，41(8)：483－484.
② 张民庆. 肿瘤良方大全[M]. 合肥：安徽科学技术出版社，1994：101－102.
③ 贾堃. 中医癌瘤证治学[M]. 西安：陕西科学技术出版社，1989：269－270.
④ 杨俊. 杨氏家藏方[M]. 北京：人民卫生出版社，1988：111.
⑤ 刘景源. 太平惠民和剂局方[M]. 北京：人民卫生出版社，1985：84.
⑥ 刘景源. 太平惠民和剂局方[M]. 北京：人民卫生出版社，1985：101.
⑦ 杨今祥. 抗癌中草药制剂[M]. 北京：人民卫生出版社，1981：205－206.

6.气血双亏型 久病或手术、放化疗后耗血伤气,脾气虚弱,运化无力。症见胃脘隐痛,绵绵不断,腹胀纳呆,神疲乏力,少气懒言,头晕,自汗,心悸失眠,面色无华,唇淡色白,白细胞下降,甚至红细胞、血色素等均下降。舌质淡嫩,苔薄白,脉细。治宜大补气血。

(1)胃癌方46 熟地黄15克、当归15克、炙黄芪30克、炒白术15克、绞股蓝20克、藤梨根30克、女贞子30克、蒲公英15克、仙鹤草20克、九香虫10克、山茱萸15克、炙鳖甲(先煎)15克、补骨脂10克、赤白芍各15克、半夏10克、代赭石(先煎)10克、旋覆花(布包)10克、炙甘草6克、炒谷芽15克、炒麦芽15克。临床观察:徐力以上方加减治疗1例胃癌术后患者,该患者一直坚持服中药治疗,胃纳可,无特殊不适,生活质量大大提高。①

(2)胃癌方47 红豆杉20克、黄芪30克、人参15克、麦冬20克、白花蛇舌草10克、半枝莲20克、七叶一枝花15克、沙参10克、五味子10克、鳖甲10克、玄参10克、鸡内金10克、浙贝母10克、陈皮10克、甘草6克。临床观察:柯龙升中药联合替吉奥及奥沙利铂结合治疗晚期胃癌37例,相比单纯应用化疗而言,不仅能提高疗效,而且可降低药物不良反应,改善患者生活质量。②

(3)归脾汤方 党参10克、茯苓10克、炙黄芪30克、炙甘草10克、白术15克、酸枣仁30克、木香10克、当归10克、远志10克。随症加减:发热加升麻8克、柴胡10克;腰膝酸软加熟地黄20克、枸杞10克;腹胀加腊梅花10克、佛手10克;失眠加制何首乌15克、夜交藤30克。上药水煎,两煎取汁100毫升。临床观察:徐宏涛等在腹腔镜手术后肠内营养管滴注归脾汤治疗胃癌根治术后疲劳综合征患者20例,术后第2~8天均给予肠内营养支持,腹腔镜归脾汤组在肠内营养支持的同时,鼻肠管滴注归脾汤100毫升,1日1剂,共使用7天。结果显示腹腔镜归脾汤组恢复更快,心境状态和术后疲劳程度优于开腹组和腹腔镜组。③

(4)胃癌方48 黄芪30克、人参30克、党参30克、白术10克、茯苓10克、黄精10克、甘草6克、当归6克、谷麦芽各15克、淫羊藿10克。中成药:慈丹胶囊,每日4次,每次5粒;复方莪术消瘤胶囊,每日4次,每次5粒。〔见350页15.郑伟达分4型(4)〕

(5)胃癌方49 生黄芪30克、白芍10克、太子参15克、炒白术15克、茯苓15克、生麦芽30克、代赭石15克、鸡内金30克、白芷10克、露蜂房5克、血余炭10克、生蒲黄10克、白及10克、煅瓦楞子10克、白花蛇舌草15克、佛手15克、香橼10克、七叶一枝花15克、炮山甲15克、龟甲15克、生甘草10克、虎杖15克、藤梨根30克。每2日1剂,分2次服用。临床观察:孙桂芝用此方治疗1例胃癌术后患者,疗效显著,两年后复查未见异常。胃镜:吻合口小弯侧黏膜充血水肿,未见溃疡。病理:胃黏膜组织中度慢性炎症。患者无自觉症状,食欲好,体重增加10千克,随访至今已健康生存7年。④

(6)十全大补汤加减 黄芪、党参、白术、茯苓、当归、杭白芍、淫羊藿、紫河车(吞)、黄精、鸡血藤、陈皮、何首乌、阿胶(烊)。〔见350页16.周维顺分6型(6)〕

(7)八珍汤加减 黄芪、党参、白术、茯苓、当归、熟地黄、白芍、黄精、阿胶、炙甘草。虚甚者再加人参、紫河车,并随症加减。〔见350页17.郁仁存分4型(4)〕

(8)胃癌方50 太子参10克、炒白术10克、杭白芍10克、炙甘草3克、香扁豆10克、山药10克、灵芝草10克、黄精10克、炒当归10克、八月札30克、蛇果草15克、白英15克、白花蛇舌草30克、炒谷芽12克。随症加减:胃脘部胀满者加香附10克、郁金10克;胃脘部刺痛者加延胡索10克、刺猬皮10克;恶心呕吐者加制半夏10克、炒

① 安慧娟.徐力教授治疗胃癌经验举隅[J].河南中医学院学报,2018,23(139):63-64.
② 柯龙升.中西医结合治疗气阴两虚型晚期胃癌37例[J].中国中医药现代远程教育,2016,14(14):102-104.
③ 徐宏涛,等.腹腔镜手术后肠内滴注归脾汤治疗胃癌患者术后疲劳综合征研究[J].中国中西医结合外科杂志,2013,19(4):365-368.
④ 何立丽.孙桂芝治疗胃癌的经验[J].北京中医药,2008,27(9):689-691.

陈皮 10 克；纳呆者加炒楂曲各 12 克、炙鸡金 5 克；夜寐不安者加合欢皮 15 克、夜交藤 30 克；盗汗者加煅龙骨(先煎)30 克、煅牡蛎(先煎)30 克；心悸者加淮小麦 30 克、炙远志 3 克；眩晕者加枸杞子 10 克、白蒺藜 10 克；腰酸者加炒杜仲 15 克；大便溏薄者加炮姜 10 克，另加服保和片，每次 4 片，每日 3 次，餐前温开水送服；口干舌红者加南沙参 10 克、川石斛 10 克；胃镜下见残胃炎加凤凰衣 10 克、芙蓉叶 15 克；息肉增生者加生牡蛎；白细胞减少者加猪殃殃 30 克。①

(9) 八珍汤加味　党参 30 克、茯苓 15 克、白术 15 克、炙甘草 10 克、白芍 15 克、熟地黄 15 克、川芎 10 克、黄芪 30 克、补骨脂 15 克、女贞子 15 克、大枣 5 枚。随症加减：便稀加薏苡仁 30 克、山药 20 克；恶心呕吐加竹茹 10 克。每日 1 剂，水煎服，分早晚两次口服。化疗第 1 天开始服用，连用 16 天，休息 5 天，再同第 2 个周期化疗同时开始服用，共完成两个周期为 1 个疗程。临床观察：高绍荣等用上方配合 OLF 方案化疗治疗胃癌术后患者 32 例，生活质量变化改善 8 例，稳定 15 例，下降 9 例，总改善率 71.8%，比对照组显著提高；提高 T 淋巴细胞 Ag-NORs 的表达、降低化疗药物不良反应均明显低于对照组。②

(10) 胃癌方 51　黄芪 30 克、党参 15 克、白术 10 克、茯苓 10 克、当归 10 克、熟地黄 15 克、白芍 15 克、黄精 15 克、阿胶 10 克、陈皮 10 克、淫羊藿 10 克、谷麦芽 30 克、人参(另煎或切片噙化服)10 克、紫河车粉(冲服)3 克、甘草 6 克。〔见 351 页 19. 王惟恒分 6 型(6)〕

(11) 胃癌方 52　党参 30 克、黄芪 30 克、白术 15 克、茯苓 15 克、当归 15 克、川芎 10 克、白芍 10 克、枳壳 10 克、熟地黄 10 克、肉桂 6 克、菟丝子 12 克、枸杞子 12 克。每日 1 剂，水煎，分 2 次服用，2 个月为 1 个疗程。〔见 351 页 20. 郭晓玉分 4 型(4)〕

(12) 当归补血汤合四君子汤加减　黄芪 30 克、党参 9 克、白术 9 克、茯苓 9 克、当归 9 克、黄精 12 克、紫河车 6 克。水煎服。〔见 352 页 21. 王纪东分 5 型(5)〕

(13) 八珍汤加减　西洋参(蒸兑)10 克、黄芪 30 克、白术 12 克、茯苓 12 克、当归 12 克、白芍 15 克、阿胶(烊化)10 克、黄精 12 克、何首乌 12 克、白英 30 克。随症加减：兼黑便者，加地榆炭 30 克、灶心土 15 克；兼脱肛者，加炙升麻 15 克、炙柴胡 15 克。每日 1 剂，水煎，分 2 次服。连服 1 个月为 1 疗程。〔见 352 页 23. 陶炼分 4 型(4)〕

(14) 十全大补汤加减　党参 30 克、黄芪 30 克、白术 15 克、茯苓 15 克、当归 15 克、川芎 10 克、白芍 10 克、枳壳 10 克、熟地黄 10 克、肉桂 6 克、菟丝子 12 克、枸杞子 12 克。〔见 352 页 24. 刘毅分 4 型(4)〕

(15) 归脾汤加减　太子参、炙黄芪、焦白术、当归、熟地黄、柴胡、墨旱莲、潼白蒺藜、龙齿、乌贼骨、制香附、鸡内金、炙甘草。后加用抑癌散吞服。临床观察：潘澄濂治疗 1 例胃癌术后化疗引起骨髓移植患者，血常规恢复正常，且能正常工作，随访 6 年，仍健在。③

(16) 八珍汤加味　黄芪 30 克、党参 30 克、人参 15 克、枸杞子 15 克、白术 12 克、当归 12 克、熟地黄 12 克、茯苓 12 克、川芎 12 克、白芍 12 克、大枣 12 克、木香 10 克、生姜 10 克、炙草 10 克。〔见 354 页 29. 戴继红分 5 型(3)〕

(17) 十全大补汤提取剂　黄芪 3 克、肉桂 3 克、地黄 3 克、芍药 3 克、川芎 3 克、苍术 3 克、当归 3 克、人参 3 克、茯苓 3 克、甘草 1.5 克。按比例混合，7.5 克/日，分 3 次服用，每 7.5 克散剂中含生药 5 克。临床观察：卜平用上药加 FAM 方案化疗治疗 8 例进展期胃癌患者，结果提示中西医结合治疗总有效率明显高于化疗组，而扩展率低于化疗组。④

---

① 张镜人. 胃癌术后如何辨证治疗[N]. 上海中医药报，2006-05-26.
② 高绍荣，等. 八珍汤加味合并化疗对胃癌 T 淋巴细胞 Ag-NORs 的影响[J]. 中国中西医结合杂志，2006,26(4)：371-372.
③ 潘澄濂. 中国百年百名中医临床家丛书·潘澄濂[M]. 北京：中国中医药出版社，2001：354.
④ 卜平. 联合化疗配合中药对进展期胃癌细胞动力学影响[J]. 中国肿瘤临床与康复，1996,3(4)：54-55.

（18）十全大补汤加橘皮竹茹汤加减　党参12克、白术10克、黄芪12克、熟地黄2克、当归10克、炙甘草6克、茯苓10克、白芍10克、川芎6克、肉桂3克、淡竹茹20克、橘皮10克、红枣20克、焦三仙各12克。每日1剂，水煎服。临床观察：赵瑛以上方配合化疗治疗胃癌术后患者，可以减轻化疗药物的不良反应。①

（19）大补元煎加减　太子参20克、枸杞子20克、黄芪20克、山药15克、熟地黄15克、山茱萸15克、当归15克、白芍15克、杜仲12克、炙甘草10克。〔见356页33.龚皓分6型（6）〕

（20）和气养荣汤加减　广郁金10克、醋延胡索10克、炒白术10克、云茯苓12克、炒白芍12克、炒党参12克、炒当归10克、绵黄芪10克、蓬莪术10克、绿萼梅6克、生甘草3克、谷麦芽各10克。每日1剂，水煎2次，分3次服。每疗程30剂，停药5天，再开始第2个疗程。3～5个疗程后，停药观察一段时间，以后再适量服用。随症加减：如胃癌已被切除，即用上方；如胃癌未能切除，病情为正虚邪实者，加三棱、薏苡仁、鸡内金等。临床观察：黄永昌治疗胃癌16例，胃癌施手术切除的10例，存活2～3年2例，3～4年2例，4～5年2例，5～6年2例，8年7个月1例，已满9年者1例，平均存活时间为4年9个月；胃癌未行切除术者6例，存活1～2年2例，2～3年3例，已满3年者1例，平均存活时间为2年2个月；其中行胃空肠吻合术的2例，存活时间均不满2年。②

7. 脾胃气虚型　多见于中晚期胃癌术后放化疗患者。症见胃脘隐痛，食后脘腹胀满，食少纳呆，大便时干或溏，少气懒言，面色黄，舌质淡，脉缓弱。治宜健脾益气、解毒抗癌。

（1）健脾补精汤　白芍15克、怀山药20克、黄芪30克、白术15克、党参15克、土茯苓10克、百合10克、陈皮10克、黄精20克、冬虫夏草15

克、灵芝12克。用药时可根据辨证结果加减用药，诸药材加水共同煎至300毫升，每次150毫升，每日2次，共治疗7天。临床观察：刘爱萍等用上方配合早期胃肠营养治疗，观察对胃癌术后脾虚证患者的临床疗效和免疫功能的影响。结果显示中药可有效改善患者胃肠及免疫功能。③

（2）胃癌方53　炒白术12克、茯苓30克、陈皮15克、白扁豆30克、红藤30克、党参15克、白术15克、夏枯草9克。每日1剂，水煎，15周为1个疗程。临床观察：王智峰用上方配合替吉奥化疗治疗中晚期胃癌42例，结果表明中医可以使患者临床症状得到明显改善，且应用中药可明显降低单独使用西药化疗产生的不良反应，减轻胃癌给患者带去的身体上疼痛和精神上的影响，提高患者的生活质量。④

（3）补中益气汤　黄芪、党参、当归、陈皮、升麻、柴胡、白术、甘草。临床观察：朱国栋等用上方配合PTX＋DDP＋5－FU方案化疗治疗晚期胃癌34例，结果：补中益气汤治疗2个周期后，中药组患者躯体、精神、认知、社会等生活质量改善明显。结果显示补中益气汤可以改善胃癌患者化疗间期癌因性疲乏的发生。⑤

（4）健脾益胃汤　白术12克、党参15克、石斛15克、黄芪30克、半枝莲20克、莪术10克、白芍15克、茯苓12克、郁金12克、半夏12克、麦芽15克、陈皮6克。随症加减：呕吐者加竹茹9克；纳差者加炒山楂10克、怀山药20克；腹痛者加延胡索12克、木香9克；粪便溏薄者加芡实12克、薏苡仁30克。每日1剂，清水文火煎至200毫升，早晚2次分服。临床观察：罗锦洪用上方联合FOLFOX方案化疗治疗晚期胃癌33例，以3周为1个化疗周期，化疗2个周期以上评价疗效。结果证实中西医结合治疗可提高患者的生存质量，改善中医临床症状，减轻不良反应，延长

① 赵瑛，等.化疗反应的中西药防治［J］.中国中西医结合杂志,1993,13(5)：307.
② 黄永昌.和气养荣法治疗胃癌的临床观察［J］.中医杂志,1986(12)：40－41.
③ 刘爱萍，等.健脾补精汤对胃癌术后脾虚证患者临床疗效及免疫功能的影响［J］.中医学报,2017,32(10)：1836－1840.
④ 王智峰,耿献辉.中西医结合治疗中晚期胃癌64例报告［J］.航空航天医学杂志,2017,28(6)：691－693.
⑤ 朱国栋，等.补中益气汤治疗胃癌化疗间期癌因性疲乏的临床观察［J］.现代医院,2016,16(8)：1169－1171.

生存期。①

（5）胃癌方54　党参25克、黄芪25克、茯苓15克、白术15克、陈皮10克、郁金20克、半夏15克、菟丝子10克、女贞子10克、干姜5克。每日1剂，水煎服，分两次服用，连续服用5个月以上，可随病情变化调整药量。临床观察：郑洪昭用上方配合化疗（5-FU+顺铂+亚叶酸钙）治疗中晚期胃癌40例，有效17例，显效18例，无效5例，总有效率87.5%；治疗后生存质量提高20例，稳定13例，降低7例，均明显高于对照组，且化疗反应降低。②

（6）胃癌方55　黄芪29克、野葡萄根30克、藤梨根30克、云茯苓31克、党参14克、白术15克、鸡内金8克、炙甘草7克、半夏10克、吴茱萸11克、青陈皮6克。随症加减：气滞血瘀加延胡索、桃仁、当归适量；恶心呕吐者加郁金、代赭石、竹茹；痰湿交阻者加神曲、浙贝母、山楂；口渴者加玉竹、石斛。每日1剂，连续治疗2个月。临床观察：王宝亮用上方配合化疗（ADM+5-FU）不同期胃癌90例，结合组总有效率为84.44%，显著高于参照组；临床症状改善情况显著高于参照组，且可降低不良反应。③

（7）胃癌方56　野葡萄根30克、藤梨根30克、黄芪30克、云茯苓30克、白扁豆30克、白术15克、党参15克、吴茱萸10克、半夏9克、鸡内金9克、干姜5克、青陈皮5克、炙甘草6克。随症加减：对于气滞血瘀患者，加用赤芍、桃仁、当归、红花、延胡索等；痰食交阻患者，加用神曲、山楂、海藻、浙贝母等；恶心呕吐患者，加用郁金、代赭石等；有口渴症状患者可适量加用玉竹和石斛。均采用水煎法，每日1剂，早晚分服，连续用药2个月。临床观察：方云用外科手术联合中药以及ECF方案化疗治疗胃癌52例，观察患者的

治疗情况和临床疗效，并随访1年。治疗总有效率为92.3%，中药有助于降低术后并发症发生率和死亡率，提高临床疗效和患者的生活质量。④

（8）胃癌方57　炒白术12克、茯苓30克、白扁豆30克、红藤30克、生牡蛎30克、夏枯草9克、党参15克、干姜5克、半夏15克、薏苡仁15克、陈皮15克。用水熬煮，每日1剂，口服，连续服用15周以上，根据病情的变化调整用药剂量。临床观察：程纬等治疗中晚期胃癌32例，在西药替吉奥治疗的基础上加用健脾益气的中药调理，随访2年，结果显示中西医结合组治疗总有效率为84.38%，显著高于单用西药组的40.63%，且治疗后胃癌的临床症状得到明显的缓解，应用中药可明显降低单独使用西药化疗产生的不良反应，提高了带病患者的生活质量。⑤

（9）胃癌方58　生黄芪25克、炙黄芪25克、党参10克、太子参10克、当归10克、炒白术10克、炒白芍10克、焦山楂10克、焦神曲10克、炒谷芽15克、炒麦芽15克、茯苓10克、白花蛇舌草15克、陈皮10克、炙甘草6克。临床观察：朱旭升等ECF方案联合上方治疗进展期胃癌术后患者30例，所有患者经治疗后，肿瘤未复发25例（83.3%），复发5例（16.7%），所有患者均进行1年以上随访，死亡2例，1年生存率为93.3%。⑥

（10）胃癌方59　生晒参15克、炒莪术15克、半夏15克、补骨脂15克、八月札15克、陈皮12克、炒白术20克、猪苓20克、茯苓20克、薏苡仁30克、白花蛇舌草30克、仙鹤草30克、天龙3条、佛手10克、甘草10克。临床观察：沈元良以上方治疗1例胃癌晚期伴直肠转移，不耐手术和化疗的患者，治宜健脾和胃扶正，上方加减治疗400余剂，随后近2年，病情稳定，生活自理。⑦

（11）加味香砂六君汤　党参15克、炒白术

① 罗锦洪.健脾益胃汤联合化疗治疗晚期胃癌临床研究[J].中医学报,2016,31(12)：1852-1854.
② 郑洪昭.中西医结合治疗中晚期胃癌的临床观察[J].医疗装备,2015,28(18)：152-153.
③ 王宝亮.中西医结合治疗不同期胃癌的疗效观察[J].中西医结合心血管病电子杂志,2015,3(20)：128-129.
④ 方云.外科手术联合中西医结合治疗胃癌的效果观察[J].中国处方药,2015,13(11)：109-110.
⑤ 程纬,等.中西医结合治疗中晚期胃癌64例报告[J].临床医学工程,2014,21(4)：467-468.
⑥ 朱旭升,等.ECF方案联合中药治疗进展期胃癌术后疗效分析[J].江西中医药,2014(9)：50,80.
⑦ 贺玉龙.沈元良教授治疗胃癌经验介绍[J].新中医,2013,45(4)：203-204.

10 克、炙黄芪 15 克、茯苓 15 克、陈皮 6 克、法半夏 10 克、木香 10 克、砂仁（后下）3 克、全当归 10 克、白芍 10 克、三棱 15 克、莪术 15 克、华鼠尾草 15 克、白花蛇舌草 15 克、炙甘草 5 克。〔见 348 页 13. 刘沈林分 7 型（1）〕

（12）香砂六君子汤　党参 15 克、白术 10 克、茯苓 12 克、木香 7 克、砂仁 10 克、生黄芪 24 克、山药 15 克、丹参 10 克、赤芍 10 克、山楂 15 克、甘草 3 克。临床观察：谢松等用中药配合 TPF 方案化疗治疗中晚期胃癌穿孔患者 55 例，从化疗第 1 天同时口服香砂六君子汤，每日 1 剂，水煎服，早晚分 2 次服用，连服 21 天为 1 个周期，2 个周期后评价疗效。完全缓解 10 例，部分缓解 19 例，稳定 16 例，进展 10 例，总缓解率为 52.73%，与化疗组无明显差异；中西医结合治疗可更好地提高患者生活质量、体重指数，降低不良反应发生率。[①]

（13）扶正抗癌汤　党参 20 克、黄芪 30 克、炒白术 12 克、薏苡仁 15 克、半夏 15 克、陈皮 15 克、茯苓 30 克、甘草 6 克。半枝莲 15 克、白花蛇舌草 15 克、山慈菇 15 克、丹参 12 克、三棱 10 克、沙参 12 克、麦冬 12 克、白芍 15 克。随症加减：幽门梗阻、呕吐酸味食物，加旋覆花、代赭石、吴茱萸；呕血或便血，加紫珠草、血余炭、海螵蛸；胸脘胀满，吞咽不利或呕恶痰涎，腹胀便溏，加香附、厚朴、莱菔子；胃脘刺痛，拒按，痛有定处，加川楝子、莪术；白细胞、血小板减少，加鸡血藤、女贞子、阿胶；腹泻，加黄连、白屈菜。每日 1 剂，水煎服，每次 50 毫升，每日 3 次。临床观察：包文龙等用上方配合化疗（多烯紫杉醇＋奥沙利铂）治疗中晚期胃癌 40 例，完全缓解 5 例，部分缓解 17 例，稳定 16 例，进展 2 例，总缓解率 55.00%，较单纯化疗组明显提高。治疗后生活质量评分与中医证候改善率亦明显高于单纯化疗组，化疗后几项主要的不良反应如恶心呕吐、白细胞下降、静脉炎、腹泻的发生率明显下降，表明了中药在降低化疗药物不良反应中的确切作用。[②]

（14）胃癌方 60　党参 15 克、白术 15 克、云茯苓 30 克、半夏 9 克、青陈皮各 5 克、白扁豆 30 克、吴茱萸 10 克、干姜 5 克、鸡内金 9 克、黄芪 30 克、藤梨根 30 克、野葡萄根 30 克、炙甘草 6 克。随症加减：如口渴者，可加玉竹、石斛；恶心呕吐者加竹茹、郁金、代赭石；如痰食交阻加海藻、昆布、山楂、神曲、浙贝母；气滞血瘀加当归、桃仁、五灵脂、延胡索、赤芍、红花。采用水煎法，每日 1 剂，连用 8 周以上。临床观察：陆志芳用中药配合化疗（5－FU＋CF＋DDP）治疗中晚期胃癌 33 例，结果中西医结合治疗中晚期胃癌能改善生存质量，延长生存期，提高综合疗效。[③]

（15）四君子汤加减　薏苡仁 30 克、怀山药 20 克、茯苓 15 克、炒二芽 15 克、猪苓 15 克、姜半夏 15 克、姜竹茹 15 克、炒白术 15 克、党参 15 克、鸡内金 12 克、炙甘草 6 克。随症加减：腹泻者，加肉豆蔻、五味子收涩止泻；便秘者，加牛膝温补肾阳，肉苁蓉、当归养血润肠通便；口腔溃疡，加黄连、板蓝根清热解毒。浓煎 400 毫升，每日 1 剂，分 2 次服。临床观察：陈劲等用中药配合化疗治疗胃癌术后患者 41 例，化疗药用表阿霉素、顺铂、替加氟。结果显示中药可明显降低化疗药物的胃肠道反应，提高患者生活质量。[④]

（16）胃癌方 61　黄芪 30 克、陈皮 10 克、南北沙参各 15 克、半夏 10 克、厚朴 10 克、佛手 10 克、白蔻仁 6 克、鸡内金 10 克、砂仁 6 克、黄精 15 克、焦三仙各 10 克、甘草 3 克。煎服。临床观察：邵新宇予上方配合化疗治疗胃癌术后 33 例患者，每日 1 剂，1 个月为 1 个周期，连服 1 年。1 年后评价疗效。结果显示：在化疗措施的同时给予益气健脾中药治疗，疗效更为显著。[⑤]

（17）扶脾化瘤饮　黄芪 30 克、党参 30 克、茯苓 30 克、生薏苡仁 30 克、白花蛇舌草 30 克、白术 15 克、半夏 15 克、枳壳 15 克、厚朴 15 克、半枝莲 15 克。每日 1 剂，水煎 200 毫升，分早晚 2 次口

① 谢松，等. 中西医结合治疗胃癌穿孔临床研究[J]. 中华中医药学刊，2012，30（2）：447－448.
② 包文龙，等. 扶正抗癌汤配合化疗治疗中晚期胃癌临床疗效观察[J]. 中华中医药学刊，2012，30（11）：2581－2583.
③ 陆志芳. 中西医结合治疗中晚期胃癌的临床观察[J]. 医学信息（上旬刊），2011，24（6）：3356－3358.
④ 陈劲，等. 中药治疗胃癌化疗后胃肠道反应临床观察[J]. 中国社区医师·医学专业，2011，13（18）：158.
⑤ 邵新宇. 化疗配合中药在胃癌术后的应用疗效观察[J]. 中外医疗，2010，29（33）：74.

服,疗程 3 个月。临床观察:屈小元等予扶脾化瘤饮治疗 32 例脾胃虚弱型中晚期胃癌;对照组 30 例,予平消胶囊。经治 12 周,治疗组免疫功能的改善优于对照组。[①]

(18)胃癌方 62　枳壳 10 克、当归 10 克、紫苏梗 10 克、鸡内金 10 克、太子参 10 克、佛手 10 克、绿萼梅 10 克、石见穿 15 克、白芍 15 克、茯苓 15 克、白花蛇舌草 15 克、海金沙 15 克、煅瓦楞子 30 克、白蒺藜 12 克、甘草 3 克。[②]

(19)扶正抗癌方　太子参 20 克、炒白术 15 克、茯苓 15 克、生黄芪 25 克、鸡血藤 30 克、生薏苡仁 35 克、薜荔果 20 克、藤梨根 20 克、野葡萄根 30 克、八月札 15 克、白花蛇舌草 20 克、炒鸡内金 15 克。随症加减:若胃脘作胀比较明显,同时伴有嗳气者,加枳壳、柴胡等;若胃脘刺痛明显,可根据情况加入适量的失笑散、桃仁等;若出现胃脘隐痛、便溏肢冷等,可加干姜、吴茱萸等;若嘈杂口干、烦热便秘者可加瓜蒌仁、北沙参、麦冬、石斛、知母等。临床观察:徐福春用化疗配合中药治疗中晚期胃癌 31 例,选用 FLE 或 MF 方案化疗,两种方案均 4 周为 1 个周期,4 周期为 1 个疗程。完全缓解 1 例,部分缓解 11 例,稳定 15 例,进展 4 例,总有效率 36.71%,与西药组不存在显著性差异,但在改善患者症状、提高患者生存率上明显优于单用西药组。[③]

(20)参苓白术散加减　炙黄芪 30 克、怀山药 30 克、薏苡仁 30 克、党参 20 克、茯苓 15 克、炒白术 12 克、扁豆 10 克、陈皮 10 克、炙甘草 6 克、砂仁(后下)6 克。每日 1 剂,水煎服。每周 5 剂,连用 8 周。临床观察:费燕华等用上方配合 OLF 方案化疗治疗胃癌术后患者 25 例,结果显示中药可明显减轻化疗药物的副作用,改善患者的生活质量。[④]

(21)胃癌方 63　炒白术 12 克、茯苓 30 克、

白扁豆 30 克、红藤 30 克、生牡蛎 30 克、夏枯草 9 克、党参 15 克、干姜 5 克、半夏 15 克、薏苡仁 15 克、陈皮 15 克。采用水煎剂,每日 1 剂,分次口服,连用 12 周以上。根据临床辨证,在主方基础上加减。临床观察:叶国超用上方配合 FAM 方案化疗治疗胃癌术后患者 51 例,完全缓解 8 例(16%),部分缓解 26 例(52%),稳定 10 例(20%),有效率为 34 例(67%),明显高于对照组。且 1 年、3 年、5 年的生存率以及患者生活质量、化疗药物反应等均较对照组高。[⑤]

(22)健脾消癌方　黄芪 15 克、当归 10 克、太子参 12 克、白术 9 克、茯苓 9 克、清半夏 10 克、竹茹 10 克、升麻 6 克、葛根 6 克、八月札 15 克、半枝莲 15 克、白花蛇舌草 15 克、砂仁 6 克、鸡内金 9 克、甘草 6 克。调补脾胃,升清降浊,理气消肿,扶正抗癌。[⑥]

(23)扶正和胃汤　党参 15 克、生黄芪 30 克、麦冬 10 克、西洋参 6 克、炒白术 10 克、茯苓 10 克、姜半夏 10 克、青皮 6 克、陈皮 6 克、当归 10 克、薏苡仁 10 克、八月札 15 克、藤梨根 15 克、白及 10 克、枳壳 6 克、郁金 10 克、竹茹 10 克、黄连 6 克、生蒲黄 10 克、五灵脂 10 克。每日 1 剂,水煎分 2 次服,连服 6 周为 1 个疗程。临床观察:王洪真等用中药配合 DCF 方案化疗治疗进展期胃癌患者 34 例,完全缓解 1 例,部分缓解 18 例,稳定 10 例,进展 5 例,总缓解率 55.9%;生活质量显著改善 20 例,改善 6 例,稳定 4 例,下降 4 例,总有效率为 76.5%;半年生存 28 例(82.4%),1 年生存 18 例(52.9%);且降低化疗药物的不良反应,优于化疗组。结果显示:中西医结合治疗进展期胃癌虽未能明显改善近期疗效,但能减轻不良反应,改善患者生活质量,延长患者生存期。[⑦]

(24)胃癌方 64　中医治疗在化疗过程中以健脾和胃、降逆止呕为法,方用香砂六君子汤加

① 屈小元,等.扶脾化瘤饮治疗脾胃虚弱型中晚期胃癌 32 例[J].陕西中医,2010,31(1):9.

② 徐江雁.国医大师验案良方·脾胃卷[M].北京:学苑出版社,2010:337-338.

③ 徐福春.化疗配合中药治疗中晚期胃癌 62 例临床研究[J].中国医学创新,2010,7(12):48-49.

④ 费燕华,等.参苓白术散对胃癌术后患者化疗药物副作用和生活质量的影响[J].浙江中医杂志,2009,44(3):208.

⑤ 叶国超,等.中西医结合治疗中晚期胃癌 51 例临床疗效研究[J].浙江中医药大学学报,2008,32(1):73-74.

⑥ 范宏宇.胃癌治疗心得[J].中医研究,2008,21(2):54-55.

⑦ 王洪真,等.DCF 方案联合扶正和胃汤治疗进展期胃癌 34 例临床观察[J].中国中西医结合杂志,2007,27(10):927-929.

减：木香 10 克、白术 10 克、砂仁 5 克、甘草 5 克、陈皮 9 克、佛手 9 克、半夏 12 克、茯苓 12 克、党参 15 克、薏苡仁 30 克。化疗间歇期以扶正健脾、补益气血为法：党参 15 克、何首乌 15 克、山药 15 克、女贞子 15 克、山茱萸 15 克、白术 10 克、茯苓 12 克、薏苡仁 30 克、黄芪 30 克、鸡血藤 30 克、谷芽 30 克、麦芽 30 克、陈皮 9 克、甘草 5 克。完成 2～4 个周期化疗或不能耐受化疗后，则以健脾扶正、解毒抗癌为法：党参 15 克、山慈菇 15 克、白术 10 克、红藤 10 克、茯苓 12 克、薏苡仁 30 克、黄芪 30 克、菝葜 30 克、藤梨根 30 克、野葡萄根 30 克、谷芽 30 克、半枝莲 30 克、麦芽 30 克、陈皮 6 克、甘草 5 克。随症加减：兼血虚，加何首乌 15 克、鸡血藤 30 克；兼血瘀，加莪术 10 克、三七 12 克；便血，加白及 30 克、仙鹤草 15 克。每日 1 剂，水煎分 2 次服。临床观察：施仲义等观察中药健脾扶正为主联合化疗治疗晚期胃癌 28 例的临床疗效，结果显示中西医结合治疗可以提高患者生活质量，改善临床症状，并减轻化疗反应，提高临床疗效。[1]

(25) 二陈汤合四君子汤加减　太子参 15 克、白术 15 克、茯苓 15 克、蒲公英 15 克、姜半夏 15 克、旋覆花 15 克、代赭石 15 克、炒谷芽 15 克、炒麦芽 15 克、生薏苡仁 30 克、绿萼梅 12 克、川朴 12 克。临床观察：吴良村以此方治疗胃癌，效果显著。〔见 351 页 18. 吴良村分 3 型(1)〕

(26) 香砂六君子汤　木香 10 克、砂仁 10 克、当归 10 克、三七 10 克、白芍 12 克、菖蒲 12 克、郁金 12 克、五灵脂 12 克、麦冬 12 克、黄连 12 克、党参 15 克、茯苓 15 克、石斛 15 克、佛手 15 克、蒲公英 15 克、白花蛇舌草 30 克、生薏苡仁 30 克。疗程 3 个月。临床观察：陈捷等用香砂六君子汤治疗气虚湿盛型胃癌 60 例，总有效率为 93.3%，其中，显效 40 例，有效 16 例，无效 4 例。理气健脾类中药配伍治疗胃癌确有良效，对胃脘痛、胃胀闷等症状的改善有显著疗效。[2]

(27) 补中益气汤加减　党参 20 克、生黄芪 20 克、茯苓 15 克、白术 15 克、陈皮 10 克、炙甘草 6 克、当归 15 克、丹参 15 克、莪术 10 克、姜半夏 10 克。每日 1 剂，水煎服。临床观察：李航等用补中益气汤加减联合 PF 小剂量持续给药方案(小剂量顺铂和 5－氟尿嘧啶)治疗进展期胃癌 10 例，在术前连用 7 天，停药观察 3 天后手术，术前及术后常规给予全胃肠外营养(TPN)。结果显示：中药对癌细胞的凋亡有促进作用，可明显抑制免疫封闭因子的产生而保护机体的免疫功能，同时还能部分防治化疗所引起的不良反应。[3]

(28) 扶正抗癌冲剂　党参 15 克、白术 20 克、生黄芪 30 克、薏苡仁 30 克、白英 20 克、七叶一枝花 30 克、白花蛇舌草 30 克、补骨脂 10 克、石见穿 30 克、炙甘草 5 克。由胡庆余堂药厂加工制成冲剂，每包相当于含生药 60 克。临床观察：朱金水等用超选择高剂量 EAP 方案动脉介入化疗结合中药治疗晚期胃癌患者 40 例，首次动脉介入化疗 48 小时后开始口服扶正抗癌冲剂，1 包/次，2 次/日，2 个月为 1 个疗程。结果显示：配合中药治疗近期疗效佳，不良反应小，可显著改善患者的生活质量，提高中位生存期和生存率，这可能与其治疗后机体免疫功能改善及造血功能及时重建有关。[4]

(29) 天龙合剂　天龙 4 克、冬凌草 30 克、菝葜 30 克、藤梨根 30 克、人参 30 克、黄芪 30 克、茯苓 20 克、生薏苡仁 30 克、山楂 15 克、莪术 15 克、八月札 30 克。由河北省中医院制剂室煎制。每日 3 次，每次 50 毫升，口服，21 日为 1 个周期，2 个周期为 1 个疗程。临床观察：刘经选等用天龙合剂配合 MFP 方案化疗治疗晚期胃癌 30 例，结果显示加用天龙合剂不仅晚期胃癌患者的临床症状缓解率明显提高，而且患者的肿瘤病灶出现缩小，有效率 46.7%，高于对照组 36.7%；进展率 6.6%，明显低于对照组的 33.3%。在改善生存质量，提高机体细胞免疫力和增加体重方面也有明显疗效。[5]

① 施仲义，等. 中药健脾扶正为主联合化疗治疗晚期胃癌 28 例疗效观察[J]. 新中医，2006，38(6)：44－45.
② 陈捷，等. 香砂六君子汤治疗气虚湿盛型胃癌 60 例[J]. 陕西中医，2006，27(10)：1231－1232.
③ 李航，等. 中药联合新辅助化疗治疗进展期胃癌的临床研究[J]. 江苏中医药，2006，27(3)：25－27.
④ 朱金水，等. 超选择动脉化疗结合中药治疗胃癌患者的近期疗效及其对免疫功能的影响[J]. 中西医结合学报，2006，4(5)：478－481.
⑤ 刘经选，等. 天龙合剂治疗晚期胃癌 30 例疗效观察[J]. 河北中医，2006，28(10)：739－740.

（30）胃癌方 65　黄芪 30 克、党参 15 克、茯苓 15 克、丹参 15 克、莪术 15 克、白术 15 克、枳壳 10 克、蒲公英 30 克、陈皮 5 克、炙甘草 5 克。随症加减：食滞者加山楂 15 克、麦芽 10 克；苔腻者加藿香 10 克、薏苡仁 15 克；呕吐者加姜半夏 10 克。上药每日 1 剂，水煎，分 2 次服，术后 3～6 个月内服用，总疗程 12 个月。临床观察：宋家驹用上方配合 FAM 方案化疗治疗胃癌术后患者 40 例，术后复发率和转移率均低于对照组，Karnofsky 评分、生存率明显高于对照组，且免疫功能明显改善。[1]

（31）香砂六君汤加减　木香 6 克、砂仁（后下）3 克、党参 12 克、炒白术 9 克、茯苓 12 克、猪苓 12 克、陈皮 6 克、半夏 9 克、山药 12 克、生熟薏苡仁各 15 克，藤梨根 30 克、白花蛇舌草 30 克、土茯苓 30 克。〔见 352 页 22. 李树芳分 4 型（2）〕

（32）胃癌方 66　太子参 15 克、白术 15 克、茯苓 10 克、陈皮 6 克、生半夏 30 克、牡蛎 30 克、莪术 20 克、三棱 20 克、藤梨根 30 克、枳壳 10 克、干姜 10 克。随症加减：阳虚，加附子、肉桂、桂枝等；血虚，加当归、熟地黄等；腹胀，加大腹皮、枳实、槟榔等；湿重，加苍术、厚朴、生南星等；便秘，加生大黄、玄明粉等；瘀血甚，加土鳖虫、甲片等。每日 1 剂，早晚分服，连续服 1 年。临床观察：曹林华将上方临床用于胃癌手术后不愿化疗或化疗反应强烈的 68 例患者，运用益气健脾、化痰祛瘀法进行巩固治疗，取得了较好的治疗效果。68 例中生存期 1 年以上 67 列，生存期 2 年以上 65 例，生存期 5 年以上 64 例。[2]

（33）参苓白术散加减　白参（蒸兑）10 克、茯苓 12 克、白术 12 克、怀山药 15 克、莲子肉 15 克、薏苡仁 15 克、砂仁 10 克、白扁豆 12 克、海螵蛸 12 克、半枝莲 30 克、石见穿 30 克、甘草 5 克。随症加减：兼形寒肢冷者，加干姜 3 克、制附子 6 克；痛甚加五灵脂 10 克、三棱 10 克、延胡索 15 克；腹水

或下肢浮肿者，加车前子 15 克、木通 15 克、冬瓜皮 15 克、赤小豆 20 克、制鳖甲（先煎 30 分钟）20 克。〔见 352 页 23. 陶炼分 4 型（3）〕

（34）胃癌方 67　党参、白术、茯苓、佛手、白花蛇舌草、仙鹤草、土茯苓、焦山楂、六曲、煅牡蛎、陈皮。服上药 2 周后胃纳稍开，泛酸减轻，原方加生薏苡仁、熟薏苡仁、莪术、枳壳，再服 2 周后各症均见减轻，精神稍佳，唯下肢肿胀，原方加赤小豆、大腹皮。此后基本按此法随症加减，服药至今病情稳定，精神亦佳。[3]

（35）健脾消积汤　党参 15 克、白术 12 克、茯苓 12 克、甘草 6 克、陈皮 6 克、白花蛇舌草 15 克、薏苡仁 30 克、枳壳 12 克、黄芪 15 克、麦芽 10 克。随症加减：腹胀痛，加砂仁（后下）6 克，木香 9 克；恶心呕吐，加半夏 12 克。每日 1 剂，水煎至 200 毫升，早晚分 2 次服，28 天为一个周期，1 个疗程（周期）后评价疗效。临床观察：黄智芬等予健脾消积汤配合 MF 方案或 FAM 方案化疗治疗 30 例晚期胃癌患者，结果显示中药能改善临床证候，减轻化疗药物的脱发不良反应。[4]

（36）香砂六君子汤出入　生黄芪 10 克、陈皮 10 克、苏叶 10 克、怀山药 12 克、焦白术 12 克、茯苓 12 克、瓦楞子 12 克、猫人参 20 克、绞股蓝 20 克、沉香曲 15 克、炒白芍 15 克、紫河车 15 克、白及 15 克。临床观察：李训照以此方治疗 1 例胃癌患者，服 10 剂后胃脘疼痛减轻，纳谷略增，精神好转。此后以上方为基础，随症加减，并配合输液支持及对症治疗，共服中药近 100 剂，生存期 9 月余。期间未见剧烈疼痛，亦未见上消化道大出血。〔见 353 页 26. 李训照分 3 型（2）〕

（37）加味香砂六君子汤　党参 30 克、白术 15 克、茯苓 15 克、甘草 6 克、半夏 12 克、砂仁（布包）10 克、吴茱萸 9 克、木香 9 克、陈皮 12 克、竹茹 12 克、生姜 12 克、黄芪 20 克、女贞子 12 克、枸杞子 15 克。每日 1 剂，水煎服，于化疗前 1 日开始

① 宋家驹. 健脾中药抗胃癌术后转移的研究[J]. 现代中西医结合杂志,2004,13(22):2956-2957.
② 曹林华. 胃癌术后的中药治疗[J]. 江苏中医药,2002,23(8):19.
③ 钱伯文.《二十世纪上海百名老中医学术经验集成》选刊——钱伯文医案（续完）[J]. 中医文献杂志,2002(4):44-45.
④ 黄智芬,等. 健脾消积汤配合化疗治疗晚期胃癌 30 例[J]. 山西中医,2002,18(4):35-36.

至化疗结束后 2 天。高瞻等以此方复方丹参注射液、参麦注射液静滴,配合化疗(FEM 或 FED 方案)治疗胃癌术后患者 30 例,发现中西医结合组的减毒作用明显优于单纯西医组。[①]

(38)健脾益胃方 炒党参 12 克、炒白术 10 克、云茯苓 10 克、生薏苡仁 30 克、炙鸡内金 10 克、威灵仙 10 克、法半夏 9 克、陈皮 6 克、广木香 6 克、龙葵 30 克(或半枝莲 30 克)。随症加减:恶心呕吐者,酌加淡竹茹、姜半夏、沉香、代赭石等;腹胀食滞者,酌加川朴、焦槟榔、炒枳壳、焦楂曲、炒谷麦芽等;胃脘疼痛者,酌加制香附、延胡索、白芍、五灵脂、桃仁、红花等;偏胃阴不足者,去炒白术,酌加沙参、麦冬、川石斛等;便血者,酌加仙鹤草、地榆炭、藕节炭、三七粉等;伴有便溏者,酌加炒苍术、怀山药、诃子肉、炒薏苡仁等。临床观察:朱旭东等化疗结合健脾益胃治疗中晚期胃癌 48 例,综合组及对照组均分别采取 MF、FAM、EAP 等方案联合化疗,疗程一般均在 2 周期以上,综合组在化疗间歇期加用健脾益胃剂口服治疗。每日 1 剂,分 2 次煎服。总服药时间一般均在 2 个月以上。通过治疗,综合组完全缓解 1 例(1/48),占 2.08%,部分缓解 22 例(22/48),占 45.83%。总有效率为 47.92%,综合组疗效(缓解率)优于对照组。综合组患者全身状况及主观症状改善程度较对照组更为明显。消化道毒性反应及血液学毒性反应较对照组患者轻。[②]

(39)芪龙安胃汤 黄芪 15 克、太子参 15 克、茯苓 15 克、山药 15 克、薏苡仁 15 克、龙葵 30 克、虎杖 30 克、莪术 15 克、佛手 10 克、谷麦芽各 10 克、炙鸡内金 10 克、炙甘草 5 克。每日 1 剂,水煎,分 2 次服用,连服 90 天以上。随症加减:气滞较甚,上腹胀痛明显者,加延胡索、香附;胃气上逆,呕吐甚者,加法半夏、代赭石、旋覆花;络损血溢,大便色黑者,加茜草炭、白及,另服云南白药;兼有阴虚内热者,加用玄参、麦冬、知母。临床观

察:王瑞平等用芪龙安胃汤结合 FAM 方案化疗治疗晚期胃癌 47 例,结果表明:治疗组在稳定病灶、改善临床症状及体质状态、提高生存率等方面均优于单纯化疗组。[③]

(40)健脾消癌饮 党参 15 克、茯苓 15 克、白术 12 克、香附 12 克、黄芪 20 克、莪术 10 克、法半夏 10 克、丹参 30 克、半枝莲 30 克、白花蛇舌草 30 克、七叶一枝花 30 克、石见穿 50 克、甘草 6 克。随症加减:口干咽燥,选加麦冬、石斛、天花粉、天冬等;血虚,选加当归、白芍、枸杞子等;恶心呕吐,加竹茹、代赭石等;纳呆,选加鸡内金、焦神曲、焦山楂、炒麦芽等;呕血、便血,加大黄粉、地榆炭、生蒲黄等;疼痛,加延胡索、川楝子、白芍等。每日 1 剂,水煎 2 次,分 2 次服。2 个月为 1 个疗程。临床观察:蒋益兰用上方治疗晚期胃癌 52 例,中药组有效率为 84.5%,1、2、3、4、5 生存率为 84.6%、66.1%、53.1%、37.9%、34.0%,改善症状、提高生活质量方面也均优于化疗组。[④]

(41)参术蕲蛇汤 党参 15 克、白术 9 克、木香 9 克、茯苓 9 克、蕲蛇 9 克、麦冬 9 克、黄药子 9 克、山豆根 9 克、蜈蚣 3 克、茅藤 30 克、浙贝母 6 克、急性子 6 克、金银花 6 克、鸡内金 6 克、生半夏 6 克。每日 1 剂,煎 2 次分服。健脾益气,解毒散结。适用于贲门癌。临床观察:福州市第一人民医院用于治疗贲门癌有效。1 例男性患者确诊为贲门癌侵犯胃底,用本方治疗 1 年半,吞咽阻塞症状改善,肿块缩小。[⑤]

(42)胃癌方 68 党参 30 克(或人参 10 克)、茯苓 15 克、清半夏 15 克、陈皮 15 克、白术 10 克、露蜂房 10 克、全蝎 10 克、黄芪 60 克、料姜石 60 克、瓦楞子 30 克、蜈蚣 2 条。随症加减:气阴两虚型,易党参为沙参,加麦冬、草石斛、天花粉等;气虚挟痰湿型,酌加山慈菇、土贝母、生薏苡仁等;气虚血瘀型,酌加丹参、红花、桃仁、土鳖虫等。临床观察:刘边林用中药治疗晚期胃癌 33

① 高瞻,等. 中西医结合支持胃癌术后化疗 30 例[J]. 肿瘤防治研究,1999,26(1):56 - 58.
② 朱旭东,等. 化疗结合健脾益胃治疗中晚期胃癌 48 例[J]. 江苏中医,1996,17(11):14 - 15.
③ 王瑞平,等. 芪龙安胃汤结合化疗治疗晚期胃癌临床观察[J]. 山东中医杂志,1996,15(6):248 - 249.
④ 蒋益兰. 健脾消癌饮治疗晚期胃癌 52 例临床观察[J]. 湖南中医杂志,1994(4):3 - 5.
⑤ 张民庆. 肿瘤良方大全[M]. 合肥:安徽科学技术出版社,1994:105.

例，平均生存期 3.5 年。[1]

（43）参苓白术散或资生健脾汤化裁　人参 10 克或党参 20 克、白术 12 克、茯苓 15 克、山药 15 克、炒白扁豆 15 克、泽泻 15 克、炙甘草 10 克、陈皮 10 克、白豆蔻 6 克、砂仁 6 克、薏苡仁 20 克、大枣 20 克。随症加减：兼自汗加黄芪 20 克；兼黑便加白及 12 克、阿胶 12 克、灶心土 15 克。〔见 356 页 33. 龚皓分 6 型（1）〕

（44）胃癌方 69　党参 15～20 克、黄芪 15～20 克、白术 15 克、生薏苡仁 30 克、菝葜 30 克、生半夏 12～15 克、狼毒 3～4.5 克、陈皮 6 克、甘草 3 克。每日 1 剂，水煎服。同时加用狼毒浸膏片，每日 3 次，每次 0.5 克，或狼毒提取液口服，每日 2 次，每次 2 克。每疗程 3 个月至常年维持服中药。临床观察：申屠瑾用健脾散结法治疗晚期胃癌 23 例，存活 6～10 个月者 9 例，1 年 5 例，2 年 4 例，3 年 3 例，5 年以上 2 例。平均生存期 24.61 个月，中位生存期 20 个月。其中 8 例行捷径手术及单纯剖腹探查者，平均生存期 32.63 个月，中位生存期 22 个月。[2]

（45）胃癌方 70　党参 15 克、黄芪 15 克、白术 10 克、薏苡仁 30 克、石见穿 30 克、白花蛇舌草 30 克、仙鹤草 30 克、白英 30 克、七叶一枝花 12 克。随症加减：阴虚，加沙参、天冬、麦冬、石斛、生地黄；血虚，加当归、白芍、熟地黄；湿热，加黄芩、甘露消毒丹；气滞气逆，加八月札、川朴、旋覆花；血瘀，加莪术、三棱、当归、丹参；白细胞低，加黄精；消化不良，加谷麦芽、鸡内金、山楂、神曲；疼痛，加川楝子、延胡索；其他，加用肿节风或柞树糖浆或猴菇菌片。临床观察：王冠庭等用上方结合化疗治疗晚期胃癌 53 例，经治疗和 6 年以上的长期随访观察，特别是用中医中药和中药加化疗的 46 例晚期胃癌病例，经过扶正抗癌、中西医结合治疗，生存期限比单纯用化疗组病例明显延长，最长者已 5～6 年以上，除 14 例死亡之外，32 例仍在随访中。[3]

8. 脾肾两虚型　症见胃脘隐痛，喜温喜按，口泛清水，纳食甚少，大便溏薄，腰膝冷痛，四肢不温，小便不畅、水肿，面色苍白，舌质淡体胖，舌苔薄或白腻，脉沉细。治宜健脾益肾。

（1）附子理中汤加减　附子 10 克、白术 30 克、干姜 9 克、茯苓 30 克、肉桂粉（后下）3 克、党参 30 克、黄芪 30 克、青陈皮各 5 克、苍术 15 克、蛇六谷（久煎）30 克、山慈菇 15 克、生牡蛎（先煎）30 克、夏枯草 15 克、山茱萸 10 克、煅龙骨（先煎）15 克、金钱草 30 克、佛手 10 克、鸡内金 15 克。临床观察：杨金坤以上方为主随症加减治疗 1 例胃癌术后伴转移的患者，症状改善。定期复查，5 年后复查 CEA 稳定在 14～16 毫摩尔/升左右，胰颈部肿块基本稳定。[4]

（2）扶正抗癌方　白术 15 克、巴戟天 20 克、枸杞子 30 克、骨碎补 20 克、熟地黄 15 克、淫羊藿 30 克、山茱萸 30 克、红参 50 克、杜仲 30 克、补骨脂 20 克、肉桂 5 克、当归 10 克、仙茅 10 克。随症加减：兼有肝胃不和者，加用柴胡、白芍、川楝子；兼有气滞血瘀者，加用红花、川芎、枳壳；兼有胃阴亏虚者，加用生地黄、麦冬、石斛；化疗后气血亏虚甚者，加用当归、黄精、白芍、阿胶、龟甲胶；纳差者，加用炒谷芽、炒麦芽、焦山楂、隔山撬；呕吐者，加用半夏、生姜。以上组方水煎 3 次，过滤取汁 450 毫升，早、中、晚分 3 次服用，每日 1 剂，持续服用至化疗结束。临床观察：李大成等用上方联合 mFOLFOX4 化疗方案治疗进展期胃癌患者 34 例，完全缓解 18 例，部分缓解 9 例，稳定 3 例，进展 4 例，缓解率 79.41%。中医证候积分及 TNF-α 水平显著降低，且生存质量明显提高，化疗反应降低。[5]

（3）黄芪蚤藤汤　黄芪 15 克、党参 12 克、白

① 刘边林. 中药治疗晚期胃癌 33 例[J]. 陕西中医杂志. 1990，11（11）：487.
② 申屠瑾，等. 健脾散结法治疗晚期胃癌 23 例疗效分析[J]. 陕西中医，1985，6（4）：154 - 155.
③ 王冠庭，等. 中西医结合治疗晚期胃癌 53 例[J]. 中医药杂志，1982（8）：25 - 27.
④ 黄立萍，余达，等. 杨金坤教授治疗胃癌临床经验浅谈[J]. 浙江中医药大学学报，2017，41（9）：747 - 751.
⑤ 李大成，等. 扶正抗癌方联合 mFOLFOX4 化疗方案治疗进展期胃癌临床研究[J]. 中医学报，2016，31（9）：1253 - 1257.

术 9 克、茯苓 12 克、生薏苡仁 30 克、赤芍 15 克、白芍 12 克、神曲 9 克、山楂 12 克、炒枳壳 9 克、七叶一枝花 15 克、藤梨根 30 克。水煎服。临床观察：湖北省肿瘤医院用上方治胃癌，5 年生存率为 57.7%。[①]

（4）补火暖土汤　炒党参 15 克、茯苓 15 克、炒白术 10 克、炙黄芪 15 克、陈皮 6 克、姜半夏 6 克、木香 10 克、砂仁（后下）3 克、鹿角片 10 克、肉桂 5 克、炙甘草 3 克。〔见 349 页 13. 刘沈林分 7 型（7）〕

（5）胃癌方 71　党参 30 克、黄芪 45 克、炒白术 30 克、薏苡仁 30 克、淫羊藿 20 克、补骨脂 15 克、莪术 15 克、山楂 15 克、枸杞子 12 克、女贞子 12 克、鸡内金 12 克、山茱萸 12 克、法半夏 10 克、生甘草 10 克、茯苓 10 克、黄连 6 克。每日 1 剂，煎取 300 毫升，早晚分 2 次服用，连服 6 周。临床观察：赵艳莉等用健脾益肾法联合化疗治疗晚期胃癌 38 例。结果显示健脾益肾法联合化疗可明显改善晚期胃癌患者的生活质量，并可减轻化疗药物引起的周围神经毒性反应的发生。[②]

（6）健脾益肾方　太子参 30 克、黄芪 30 克、炒白术 16 克、茯苓 16 克、法半夏 10 克、黄芩 10 克、黄连 6 克、肉桂 10 克、淫羊藿 20 克、莪术 20 克、生薏苡仁 30 克、陈皮 10 克、浙贝母 30 克、木蝴蝶 10 克、豆子 16 克、甘草 10 克。每日 1 剂，煎取 300 毫升，分 2 次服用，连服 8 周。临床观察：郑秋惠等用中药配合 L-OHP＋5-FU/CF 方案化疗治疗 35 例晚期胃癌。结果显示生活质量改善情况提高率为 54.28%，临床证候改善率为 80.00%。中西医结合治疗晚期胃癌能使瘤灶稳定，有效调节机体异常的病理生理状态，在延长生存期、提高生活质量、改善临床证候等方面有显著优势。[③]

（7）奠土汤　炒白术 15 克、茯苓 15 克、砂仁 5 克、山药 30 克、党参 15～30 克（或人参 6～9

克）、炒莱菔子 6 克、炮附子 3～6 克、姜半夏 6 克、补骨脂 9 克。每日 1 剂，水煎 2 次，取 300 毫升，浓缩至 150 毫升，餐前半小时温服 30～50 毫升。随症加减：洞泻无度，加诃子 9 克、米壳 9 克；腹痛明显，加炒白芍 18 克、肉桂 3～6 克；水样便，加炮姜 9 克、车前子 15 克；舌红少苔，去附子、茯苓、白术，加乌梅炭 9 克、木瓜 9 克、焦山楂 9 克；胀甚，加木香 9 克；胃呆不饥或药后呕恶，加佩兰 9 克、藿香 9 克、白豆蔻 6 克。临床观察：张坚等用奠土汤治疗胃癌术后"倾倒"综合征 17 例，3 周为 1 个疗程，治愈 10 例，好转 4 例，中途停药 2 例，无效 1 例，总有效率 92.5%。[④]

（8）胃癌方 72　党参 30 克、黄芪 30 克、茯苓 10 克、炒白术 9 克、仙茅 12 克、淫羊藿 12 克、天龙 15 克、制南星 15 克、法半夏 15 克、黄药子 10 克、薜荔果 30 克。临床观察：魏品康用此方治疗 1 例胃癌根治术后患者，治疗 1 个月后，黏痰消失，食纳骤增，可服普食，体重增加 6 千克，继以消痰散结法治疗以善其后。〔见 352 页 25. 魏品康分 4 型（2）〕

（9）胃癌方 73　附子、党参、白术、干姜、甘草、旋覆花、代赭石、半夏、大枣、木香。〔见 353 页 27. 陈郭君分 4 型（4）〕

（10）附子理中汤加味　党参 20 克、白术 15 克、干姜 12 克、制附子 10 克、肉桂（冲服）1.5 克、吴茱萸 10 克、白豆蔻 3 克、茯苓皮 20 克、炙甘草 6 克。每日 1 剂，水煎服，另给吉林人参 10 克炖服，每周 2 次。临床观察：刘伟胜等以此方治疗 1 例胃癌术后患者，连服 3 周后症状改善，以后 2 年内经常服药，至 1997 年下半年改为每周服健脾益气中药 2 剂，1997 年 12 月后停药，患者生活完全自理，可做家务。[⑤]

（11）胃癌方 74　生黄芪 30 克、当归 10 克、绞股蓝 15 克、阿胶（烊冲）12 克、生熟地黄各 12 克、炒薏苡仁 30 克、虎杖 30 克、仙鹤草 30 克、猪

① 谢文纬. 与癌磨，不与癌搏，开启无毒抗癌治疗［M］. 沈阳. 辽宁科学技术出版社，2014：247.
② 赵艳莉，等. 健脾益肾法联合化疗治疗晚期胃癌 38 例［J］. 陕西中医，2012，33（9）：1107－1108.
③ 郑秋惠，等. 健脾益肾中药对晚期胃癌化疗患者的辅助疗效观察［J］. 四川中医，2012，30（3）：73－74.
④ 张坚，等. 奠土汤治疗胃癌术后"倾倒"综合征 17 例报告［J］. 黑龙江中医药，2002（4）：11，12.
⑤ 刘伟胜，等. 中医肿瘤、呼吸病临证证治［M］. 广州：广东人民出版社，1999：84－85.

茯苓各 15 克、鹿衔草 15 克、石韦 15 克、广木香 12 克、紫丹参 15 克、鸡内金 10 克、红枣 30 克、炮姜 3 克。每日 1 剂。〔见 354 页 30. 吴良村分 4 型(4)〕

(12)胃癌方 75　陈皮 10 克、半夏 10 克、莪术 10 克、高良姜 10 克、桃仁 10 克、佛手 10 克、蛤蚧粉 10 克、川大黄 10 克、玄明粉(冲服)10 克、海藻 15 克、牡蛎 15 克、海螵蛸 15 克、女贞子 30 克、生首乌 30 克、槟榔 30 克、皂角刺 5 克、山慈菇 12 克、蜈蚣(焙干研末冲服)2 条。临床观察:胡滨等用上方治疗 1 例晚期胃癌患者,属脾肾阳虚之寒瘀毒结之症,治宜温阳解毒攻下,服上方 4 月病情基本稳定,此后间断服药 2 年余。停药近 4 年一切正常。[①]

(13)蜂补汤　生黄芪 60 克、当归 15 克、骨碎补 15 克、淫羊藿 15 克、刺五加 15 克、白术 20 克、瓦楞子 30 克、娑罗子 15 克、露蜂房 15 克、生甘草 3 克、料姜石 60 克。每日 1 剂,水煎服。补气健脾,益肾补血,软坚消肿。适用于胃癌,症见痞块固定不移,胃脘疼痛,饮食难下,精神疲倦,自汗盗汗,虚烦难眠,身体寒冷,面色苍白,四肢无力,舌干暗淡,苔少,脉沉细无力。[②]

9. 湿毒内蕴型　症见腹胀胁痛,厌食,口苦口臭,大便干结,小便短赤,发热午后为甚,身目发黄,腹水,舌红少津,或有瘀斑,苔黄厚腻,脉弦数。治宜清热利湿、解毒散结。

(1)乌虎汤　乌骨藤 60 克、虎杖 45 克、陈皮 15 克、枳壳 15 克、海藻 15 克、昆布 15 克。水煎服。临床观察:武汉部队总医院用此方临床治愈 1 例胃癌患者。[③]

(2)胃癌方 76　蒲公英 30 克,苦参 10 克,木香(后下)10 克,桔梗 10 克,槟榔 15 克,厚朴 15 克,八月札 15 克,岗梅根 15 克,连翘 15 克,土鳖虫 6 克,天龙 6 克,甘草 6 克。临床观察:林丽珠以上方治疗 1 例胃癌术后伴淋巴结转移患者,每

日 1 剂,水煎服,并给予六神丸,每日 3 次,每次 10 粒,口服配合治疗。后在上方基础上加减治疗 5 年余,未见复发及转移,生活如常人。[④]

(3)胃癌方 77　冬凌草 9 克、半枝莲 20 克、全蝎 2 克、八月札 9 克、白花蛇舌草 10 克、七叶一枝花 10 克、薏苡仁 10 克、山慈菇 9 克、黄药子 9 克、藤梨根 10 克、夏枯草 9 克、威灵仙 10 克、旋覆花 9 克、枳壳 9 克、黄芪 15 克、太子参 9 克、焦三仙各 9 克、鸡内金 15 克、当归 9 克、大枣 9 克。每日 1 剂,水煎分 2 次服。临床观察:欧阳文等报告 1 例经胃镜及病理检查确诊为晚期食管和胃重复癌,采用中西医结合方法治疗,5 个半月后临床完全缓解出院,患者自觉无不适,分别于出院后 3 个月及 6 个月时复查胃镜,食管、胃黏膜未见明显异常。[⑤]

(4)胃癌方 78　茵陈、生薏苡仁、藿香、生蒲黄、五灵脂、露蜂房、棕榈炭、白屈菜、延胡索、土鳖虫、血余炭、半枝莲、白花蛇舌草、龙葵、白英、蛇莓、土茯苓等。〔见 350 页 17. 郁仁存分 4 型(3)〕

(5)温胆汤加减　竹茹 10 克、半夏 15 克、陈皮 12 克、茯苓 20 克、薏苡仁 12 克、泽泻 10 克、猪苓 15 克、黄芩 9 克、黄连 9 克、胆南星 12 克、山楂 15 克、神曲 15 克、麦芽 15 克、生姜 6 克、枳实 15 克、厚朴 15 克、甘草 3 克、大枣 9 克。每日 1 剂,水煎,分早晚服,连服 10 剂。临床观察:赵付芝等用上方治疗 1 例胃癌术后 1 年腹腔淋巴结转移患者辨证属脾虚胃热,予中药方治疗后食欲增加,未再呕吐,诸症减轻。B 超显示病灶稳定。[⑥]

(6)胃癌方 79　鳖甲(先煎)15 克、海螵蛸 15 克、煅瓦楞子 15 克、生黄芪 15 克、薜荔果 15 克、茜草根 15 克、枸杞子 15 克、八月札 12 克、川楝子 12 克、天冬 12 克、石打穿 25 克、白花蛇舌草 20 克、仙鹤草 20 克、炙刺猬皮 10 克、山慈菇 10 克、当归 10 克、漏芦 10 克、失笑散(蒲黄、五灵脂)10

① 胡滨,等. 晚期胃癌治验[J]. 陕西中医,1990,11(1):25.
② 贾堃. 中医癌瘤证治学[M]. 西安:陕西科学技术出版社,1989:271.
③ 谢文纬. 与癌磨不与癌搏:开启无毒抗癌治疗[M]. 沈阳. 辽宁科学技术出版社,2014:248.
④ 肖志伟,等. 林丽珠教授治疗胃癌经验举隅[J]. 新中医,2011,43(10):141-142.
⑤ 欧阳文,等. 中西医结合治愈食管胃晚期重复癌 1 例[J]. 临床误诊误治,2007,20(5):27-28.
⑥ 赵付芝,等. 温胆汤加减改善恶性肿瘤患者症状举隅[J]. 山东中医杂志,2005,24(4):252.

克。每日 1 剂,水煎温服。二诊:服上方 14 剂,腹痛缓解,便血渐止,舌有裂纹,苔薄,脉沉细,守上方去炙鳖甲、煅瓦楞子、川楝子,加太子参 15 克、焦白术 10 克、鸡内金 10 克、砂仁(后下)3 克。三诊:服 20 剂,口干减轻,饥而思食,体力渐增。临床观察:周仲瑛治疗一例胃癌患者,予上方清热生津,散瘀止痛,扶正抗癌,取得良好效果。①

(7)小承气汤加减 制大黄 15 克、蒲公英 15 克、延胡索 15 克、川连 6 克、白花蛇舌草 30 克、白芍 30 克、生薏苡仁 30 克、枳壳 10 克、五灵脂 10 克、瓦楞子 10 克、莱菔子 10 克、生鸡内金 10 克。3 剂后大便得下,腹痛得减,遂加藿梗、神曲等味继续治疗。此后间断服药,在 9 个月的生存期间,未使用任何止痛药。临床观察:李训照治疗 1 例胃癌疼痛患者,疗效显著。〔见 353 页 26. 李训照分 3 型(1)〕

(8)胃癌方 80 鲜生地黄 30 克、鲜石斛 30 克、水牛角(先煎)30 克、北沙参 30 克、麦冬 30 克、玄参 10 克、山豆根 10 克、炒黄连 10 克、半枝莲 30 克、三叶青 12 克、白花蛇舌草 30 克、生大黄 10 克、川楝子 30 克、生甘草 10 克、西洋参 3 克(炖服或泡茶饮)、真西黄粉(冲或吞服)0.3 克。便秘加玄明粉(冲服)10 克。〔见 354 页 30. 吴良村分 4 型(2)〕

(9)胃癌方 81 金银花 30 克、茯苓 12 克、陈皮 9 克、半夏 9 克、厚朴 9 克、蜈蚣 5 条、雄黄 1 克、茵陈 30 克、金钱草 30 克、酒大黄 3 克、甘草 3 克。水煎服。神农丸 8～15 粒,每晚 1 次。临床观察:史兰陵治疗 1 例胃癌患者,服药治疗 11 个月,钡餐 X 线复查病灶已不可见,停药观察 3 年,一直好转。后随访,生存 12 年。②

(10)胃癌方 82 茵陈 30 克、白花蛇舌草 30 克、半枝莲 20 克、龙葵 20 克、赤茯苓 15 克、车前子(包煎)15 克、泽泻 15 克、栀子 12 克、大黄 10

克、莪术 10 克、延胡索 10 克。重症用清瘟败毒方或用安宫牛黄丸。〔见 356 页 33. 龚皓分 6 型(3)〕

10. 瘀毒内阻型 胃脘疼痛或刺痛,灼热,心下痞块胀满拒按或见呕血,便干色黑,口渴思饮,五心烦热,舌质紫黯或有瘀点,苔少或黄苔,脉沉细而数。治宜清热解毒、凉血祛瘀。

(1)胃癌方 83 干蟾蜍 12 克、土鳖虫 12 克、水蛭 9 克、炒枳壳 9 克、当归 9 克、薜荔果 15 克、藤梨根 30 克、白花蛇舌草 30 克、半枝莲 18 克、大蜈蚣 2 条、石见穿 18 克、炙甘草 3 克。每日 1 剂,水煎服。解毒化瘀。适用于胃窦癌属气滞血瘀者。③

(2)神农丸 甘草 2 克、当归 10 克、川芎 6 克、雄黄 3 克、炮甲片 10 克、水牛角粉 30 克、蜈蚣 6 克。共研细末,再将 6 克马钱子油炸成黄色,与上药共研匀制成蜜丸 50 丸。每日 2 次,每次 1 丸。适用于胃癌、肠癌、乳腺癌、脊髓瘤。④

(3)四妙勇安汤合犀黄丸加减方 四妙勇安汤:当归 20 克、金银花 20 克、玄参 20 克、甘草 10 克。随症加减:湿热重者,加泽泻、苍术、知母、黄柏;气血两虚者,加党参、生地黄、白术;血瘀甚者,加红花、桃仁。每日 1 剂,水煎,分早晚 2 次温服。犀黄丸:乳香 9 克、没药 9 克、麝香 0.1 克、牛黄 0.3 克、甲片 10 克、土茯苓 10 克、金银花 10 克、皂角刺 10 克。水蜜为丸,口服,每日 2 次,每次 3 克。共治疗 3 月。临床观察:姜玲观察四妙勇安汤合犀黄丸加减治疗溃疡型胃癌属瘀毒内阻型患者 38 例的临床疗效。总有效率为 89.47%。治疗后,患者胃脘痛、五心烦热、痞满、便干色黑症状积分均较治疗前降低。⑤

(4)白蛇六味汤 白英 30 克、蛇莓 30 克、龙葵 30 克、丹参 15 克、当归 9 克、郁金 9 克。水煎服。临床观察:李岩用上方加蟾酥皮注射液静脉滴注治疗胃癌 10 例,治后肿瘤缩小 4 例。⑥

① 宋长城,等. 周仲瑛教授治疗恶性肿瘤验案 3 则[J]. 新中医,2002,34(12):56 - 57.
② 史兰陵,等. 癌症中医治验[M]. 济南:山东科学技术出版社,1990:77 - 78.
③ 王惟恒,等. 千家妙方系列丛书-肿瘤[M]. 北京:中国科学技术出版社,2017:61.
④ 王惟恒,等. 千家妙方系列丛书-肿瘤[M]. 北京:中国科学技术出版社,2017:64.
⑤ 姜玲. 四妙勇安汤合犀黄丸加减治疗溃疡型胃癌及对 MTDH 蛋白的影响[J]. 新中医,2016,48(8):215 - 217.
⑥ 谢文纬. 与癌磨不与癌搏:开启无毒抗癌治疗[M]. 沈阳:辽宁科学技术出版社,2014:246.

（5）三七天龙散　天龙粉、参三七粉。每日 2 次，每次 1 克，以汤剂送服。汤剂组成：百合 10 克、白及 10 克、茯苓 15 克、炒白术 10 克、法半夏 10 克、陈皮 6 克、制大黄 6 克、华鼠尾草 15 克、白花蛇舌草 15 克、炙鸡内金 10 克、炙甘草 3 克。〔见 348 页 13. 刘沈林分 7 型（6）〕

（6）胃癌方 84　生蒲黄（包煎）10 克、五灵脂 10 克、蛇蜕 6 克、血余炭 3 克、仙鹤草 30 克、露蜂房 12 克、延胡索 10 克、棕榈炭 20 克、玉竹 15 克、白屈菜根 20 克、藕节 20 克。中成药：慈丹胶囊，每日 4 次，每次 5 粒；复方莪术消瘤胶囊，每日 4 次，每次 5 粒；扶正固本胶囊，每日 3 次，每次 5 粒。〔见 350 页 15. 郑伟达分 4 型（3）〕

（7）胃癌方 85　苦参 40 克、黄药子 20 克、当归 50 克、白花蛇舌草 100 克、延胡索 20 克、柴胡 50 克、炙刺猬皮 20 克、乳香 20 克、没药 20 克。每日 1 剂，水煎，分 6 次在 3 小时内服完。随症加减：若呕吐，再服用麝香 0.6 克。清热解毒，活血化瘀，散结止痛。适用于胃癌，症见中晚期热毒蕴结，疼痛。[1]

（8）失笑散加减　龙葵、生蒲黄（包）、五灵脂、白屈菜、延胡索、铁树叶、藤梨根、仙鹤草、当归、赤芍、三七粉（吞）、桃仁、蒲公英、玉竹、露蜂房。〔见 350 页 16. 周维顺分 5 型（3）〕

（9）失笑散与膈下逐瘀汤加减　蒲黄 10 克、五灵脂 10 克、桃仁 10 克、红花 10 克、当归 10 克、赤芍 10 克、蛇蜕 6 克、延胡索 12 克、川楝子 12 克、侧柏炭 15 克、仙鹤草 30 克、露蜂房 12 克、白屈菜 20 克、甘草 6 克。〔见 351 页 19. 王惟恒分 6 型（3）〕

（10）加味芍药甘草汤　芍药 60～120 克、炙甘草 15～30 克、白花蛇舌草 30 克、半夏 15 克、鸡内金 10 克、乳香 10 克、没药 10 克、蜈蚣（研末冲服）3 条。随症加减：刺痛，加延胡索 20 克；胀痛，加木香 10 克、枳壳 10 克；气虚，加黄芪 30～60 克、党参 30 克；血虚，加当归 15 克、阿胶 12 克；湿浊内阻，加茯苓 30 克；大便干，加大黄 10～20 克；

大便溏，加罂粟壳 10～20 克。上药每日 1 剂，水煎服。临床观察：崔红海用上方配合 DDP 方案化疗治疗 40 例胃癌晚期疼痛患者，完全缓解 8 例，部分缓解 22 例，轻度缓解 6 例，无效 4 例，已用杜冷丁者 3 例停用，其余 7 例已减少用量。[2]

（11）消结散　天龙、三七、水蛭、半夏、鸡内金、威灵仙、猫爪草、草豆蔻。上药各等份，共研细末，每日 3 次，每次 9 克，用蜂蜜调成糊状，或开水冲服。同时服用通关口服液，药用氟尿嘧啶针、654-2 针、地塞米松针、普鲁卡因针、A-糜蛋白酶等药物组成（南阳市肿瘤医院制剂室提供），每日 3 次，每次 10 毫升，饭前服用。临床观察：赵玲等以自拟消结散合通关口服液治疗 70 岁以上不能化疗，或者不属于化疗的 I～IV 期胃癌患者 36 例，本组患者中手术后未作化疗 7 例，术后反复化疗 9 例，未手术 8 例，初治患者 12 例。连续服用 2 个月后评价疗效。结果总有效率为 41.67%。生存期 1 年以上 12 例，占 33.33%；6 个月至 1 年 12 例，占 33.33%；6 个月以内 12 例，占 33.33%。以中药为主治疗胃癌能明显改善症状，增强体质，提高生活质量，延长生存期。[3]

（12）胃癌方 86　生蒲黄（布包）10 克、五灵脂（布包）10 克、龙葵 30 克、铁树叶 30 克、藤梨根 30 克、仙鹤草 30 克、蒲公英 30 克、延胡索 10 克、当归 10 克、赤芍 10 克、桃仁 10 克、玉竹 20 克、白屈菜 20 克、藕节 20 克。〔见 351 页 20. 郭晓玉分 4 型（2）〕

（13）膈下逐瘀汤加减　当归 9 克、生地黄 12 克、赤芍 12 克、川芎 9 克、牡丹皮 9 克、五灵脂 9 克、乌药 6 克、延胡索 30 克、香附 9 克、枳壳 9 克、山慈菇 30 克、炙天龙 1 条。〔见 352 页 22. 李树芳分 4 型（4）〕

（14）膈下逐瘀汤加减　桃仁 10 克、红花 6 克、当归 12 克、赤芍 12 克、川芎 10 克、延胡索 12 克、香附 15 克、枳壳 10 克、乌药 6 克、丹参 15 克、白参（蒸兑）10 克、白术 12 克、茯苓 12 克、黄连 5

[1]　徐江雁. 国医大师验案良方·脾胃卷[M]. 北京：学苑出版社，2010：335-336.
[2]　崔红海. 中西医结合治疗胃癌晚期疼痛 40 例[J]. 河南中医，2005，25（7）：60.
[3]　赵玲，等. 消结散合通关口服液治疗胃癌 36 例[J]. 辽宁中医杂志，2005，32（1）：47.

克、三七粉(冲服)6克、地榆炭20克、土鳖虫10克、石见穿30克、白花蛇舌草30克。随症加减：火热内郁者，加黄芩15克、栀子12克；兼口渴喜饮，舌干无苔者，加沙参15克、麦冬15克、女贞子12克、墨旱莲12克。〔见352页23.陶炼分4型(1)〕

(15)失笑散加味　生蒲黄10克、五灵脂10克、龙葵30克、铁树叶30克、藤梨根30克、仙鹤草30克、蒲公英30克、延胡索10克、当归10克、赤芍10克、桃仁10克、玉竹20克、白屈菜20克、藕节20克。〔见352页24.刘毅分4型(1)〕

(16)胃癌方87　五灵脂、当归、川芎、桃仁、牡丹皮、赤芍、乌药、延胡索、红花、枳壳、犀角(水牛角代)、生地黄、银花、丹参、麦冬、野葡萄藤、白英、半枝莲。〔见353页27.陈郭君分4型(3)〕

(17)龙蛇消瘤丸　海龙1条、白花蛇2条、水蛭6克、虻虫6克、全蝎9克、人指甲6克、乳香6克、没药6克、川楝子6克、龙胆草15克、黄柏6克、露蜂房9克、雄黄30克。上为细末，金银花煎水为丸，雄黄为衣。每日2次，每次1丸，开水送服。清热解毒，化瘀抗癌。适用于胃癌。①

(18)藤梨根汤　藤梨根90克、龙葵60克、石见穿30克、乌不宿30克、鬼箭羽30克、铁刺铃60克、无花果30克、九香虫9克。每日1剂，水煎服。解毒活血，清热利湿。适用于中晚期胃癌。临床观察：王佑民以本方治疗中晚期胃癌72例，治疗后症状有所改善，病灶基本稳定维持1个月以上者50例，有效率为69.4%。②

(19)漆豆散　干漆30克、仙鹤草30克、枯白矾15克、谷芽30克、鸡内金30克、青果15克、露蜂房30克、全蝎30克、蛇蜕30克、山豆根60克。共研成细粉，每次3克，黄芪煎水或开水送下。清热解毒，化瘀软坚，健脾开胃。适用于胃癌，症见疲倦，胃脘胀气痞闷，心口灼热，进食发噎，吞咽困难，嗳气恶心，食欲不振。③

(20)蜂宝散　射干24克、狗宝(或马宝)9克、青果15克、山豆根30克、神曲45克、露蜂房9克、蛇蜕9克、全蝎9克。共碎为细粉，每日3次，每次3克，黄芪煎水或开水送下。清热解毒，活血利膈，软坚消肿，开胃健脾。适用于胃癌，症见胃脘疼痛，进食前后呕吐较甚或咽下困难，涎沫多。④

(21)胃癌方88　两头尖30克、五灵脂9克、蒲黄9克、三棱9克、莪术9克、黄连9克、吴茱萸3克、延胡索9克、蜈蚣3条、全蝎3克、大黄3克、猪苓24克、丹参30克、鳖甲9克。每日1剂，水煎服。散用：制乳香1克、制没药1克、麝香0.1克、牛黄0.05克、蟾酥0.02克、血竭0.2克、珍珠0.01克、明雄黄0.2克。共为粉，每日2次冲服。临床观察：丁国华用汤剂和散药并用，治疗1例胃癌晚期不能手术的患者，治疗半月余，疼痛渐止，食纳好转。配合用5-FU冲击化疗。三月后钡餐透视复查，胃内病变消失，故而未再治疗。⑤

11.气阴两虚型　胃脘隐痛或胀痛，呕吐频作，口干喜饮，大便干结，全身疲乏，自汗盗汗，气短懒言，苔花剥或红光无苔，脉细数或沉细。治宜益气养阴。

(1)健脾补肾汤　黄芪30克、党参30克、茯苓15克、白术15克、枸杞子15克、鸡内金20克、白芍20克、山茱萸20克、女贞子20克、鸡血藤20克、补骨脂20克、当归10克、炙甘草6克。随症加减：胃脘部胀满不适纳差者，加焦山楂、枳壳、厚朴以消食理气化滞；恶心呕吐重者，加半夏、竹茹、代赭石以降气止呕；胃脘嘈杂、泛酸口苦者，加麦冬、沙参、石斛以清润养阴；腰酸腿软、尿多色清者，加杜仲、山药、芡实以补肾固摄；腹泻便溏者，加白扁豆、肉豆蔻、柴胡、升麻以健脾补中益气。每日1剂，水煎分服，于化疗前1周开始，化疗期间及化疗后均服用，直至患者化疗6个周期结束。临床观察：张婷素等运用健脾补肾汤治疗30例胃癌术后化疗(FOLFOX4化疗方案)患者，结果显

① 张民庆.肿瘤良方大全[M].合肥：安徽科学技术出版社，1994：100.
② 张民庆.肿瘤良方大全[M].合肥：安徽科学技术出版社，1994：113.
③ 贾堃.中医癌瘤证治学[M].西安：陕西科学技术出版社，1989：272.
④ 贾堃.中医癌瘤证治学[M].西安：陕西科学技术出版社，1989：272-273.
⑤ 丁国华.胃癌三例[J].山东中医学院学报，1983，7(3)：58-59.

示中药可以降低化疗引起的骨髓移植及肝功能损害的不良反应。[1]

（2）芪竹方　黄芪 10 克、玉竹 15 克、法半夏 6 克、麦冬 15 克、仙鹤草 15 克、薏苡仁 15 克、白花蛇舌草 15 克、灵芝 15 克、半枝莲 15 克。单兆伟治疗胃癌术后经验方。益气养阴,扶正抗复发。适用于癌症术后气阴两虚患者,防止复发。[2]

（3）胃复方加减　黄芪 20 克、党参 20 克、茯苓 10 克、白术 10 克、香附 10 克、郁金 15 克、佛手 10 克、陈皮 10 克、半夏 10 克、旋覆花（布包）10 克、威灵仙 30 克、女贞子 15 克、菟丝子 15 克、墨旱莲 10 克、补骨脂 10 克、麦芽 20 克、谷芽 20 克、鸡内金 10 克。随症加减:呕吐甚者加炮姜 5 克、竹茹 10 克;腹胀、便秘者加厚朴 10 克、枳实 10 克、大黄（后下）10 克;口渴者加玉竹 10 克、石斛 10 克。临床观察:李东芳等用此方结合替吉奥化疗治疗中晚期胃癌 24 例,化疗后继服 2 个月以上。所有患者均随访 1 年,总有效率为 45.83％。中西医结合治疗能改善患者症状,减轻化疗不良反应,提高生活质量,延长患者生存期。[3]

（4）扶正消瘤汤　党参 15 克、黄芪 20 克、生地黄 15 克、枸杞子 15 克、麦冬 15 克、川楝子 15 克、鳖甲 10 克、牡丹皮 15 克、半边莲 15 克、半枝莲 30 克、水红花子 15 克、白花蛇舌草 15 克。水煎服。同时随汤药送服西黄胶囊 2 克,每日 2 次口服。给药 6 周。临床观察:刘帆用扶正消瘤汤送服西黄胶囊配合 FAM 方案化疗治疗胃癌 26 例,完全缓解 4 例（20.9％）,部分缓解 6 例（28.6％）,稳定 8 例（38.1％）,进展 3 例（14.2％）,有效率 47.6％,临床受益率 85.7％,显著优于化疗组,中药能明显提高患者近期疗效、生活质量和免疫功能,减轻化疗不良反应。[4]

（5）胃癌方 89　太子参 20 克、当归 10 克、灵芝 10 克、黄精 10 克、山药 15 克、炒杜仲 15 克、白花蛇舌草 30 克、白英 15 克。补气养血,补脾益肾。适用于胃癌证属脾胃虚弱和气血两虚。[5]

（6）胃癌方 90　党参 12 克、生黄芪 25 克、当归 10 克、太子参 10 克、天冬 10 克、麦冬 10 克、枸杞子 10 克、生薏苡仁 15 克、八月札 15 克、石见穿 20 克、煅瓦楞子 15 克、丹参 10 克、北沙参 12 克、炒鸡内金 10 克。益气养阴,健脾和胃,扶正抗癌。[6]

（7）补肾健脾消症方　黄芪 15 克、党参 15 克、扁豆 12 克、茯苓 15 克、菟丝子 9 克、补骨脂 9 克、桑椹 15 克、黄连 3 克、半夏 9 克、厚朴 9 克、陈皮 6 克。随症加减:恶心、呕吐加竹茹 9 克、吴茱萸 3 克、砂仁 4.5 克;水肿加猪苓 9 克、泽泻 9 克、薏苡仁 15 克;腹泻加地榆炭 12 克、仙鹤草 15 克、诃子 9 克;便秘加瓜蒌 30 克、火麻仁 15 克。每日 1 剂,水煎分 2 次服,每 14 天为 1 个周期,完成 2 个周期后评价疗效。临床观察:张海鸥等用上方配合紫杉醇＋奥沙利铂＋亚叶酸＋氟尿嘧啶化疗治疗 30 例胃癌术后患者,结果显示,补肾健脾消症方可显著提高胃癌术后患者化疗过程中的细胞免疫功能和生存质量。[7]

（8）扶正抗癌方　西洋参 15 克、枸杞子 30 克、山茱萸 15 克、当归 12 克、鳖甲 15 克、龟甲 15 克、炮甲片 10 克、鸡内金 12 克、焦三仙各 12 克、石见穿 30 克。[8]

（9）加味八珍汤　黄芪 30 克、党参 20 克、白术 10 克、茯苓 10 克、白芍 15 克、当归 12 克、熟地黄 10 克、川芎 10 克、法半夏 9 克、陈皮 6 克、鳖甲 30 克、甲片 15 克、鸡血藤 30 克、田七 6 克、甘草 5 克。每日 1 剂,水煎取汁 200 毫升,分 2 次服。临床观察:刘华等用上方配合顺铂＋甲酰四氢乙酸钙＋5-氟尿嘧啶方案化疗治疗 38 例晚期胃癌患者,完全缓解 5 例,部分缓解 21 例,总缓解率为

①　张婷素,等. 健脾补肾汤预防胃癌术后化疗所致不良反应的疗效观察[J]. 浙江中医杂志,2016,51(3):181.
②　张婷,单兆伟. 单兆伟教授自拟芪竹方加减治疗胃癌术后气阴两虚[J]. 长春中医药大学学报,2013,29(6):991-992.
③　李东芳,等. 中西医结合治疗中晚期胃癌的临床观察[J]. 四川中医,2012,30(11):88-89.
④　刘帆. 扶正消瘤汤送服西黄胶囊对胃癌患者化疗的增效减毒作用[J]. 中国实验方剂学杂志,2011,17(8):244-246.
⑤　徐江雁. 国医大师验案良方·脾胃卷[M]. 北京:学苑出版社,2010:339.
⑥　徐江雁. 国医大师验案良方·脾胃卷[M]. 北京:学苑出版社,2010:341.
⑦　张海鸥,等. 补肾健脾消症方联合化疗治疗胃癌术后患者疗效观察[J]. 中华中医药学刊,2010,28(8):1781-1783.
⑧　范宏宇. 胃癌治疗心得[J]. 中医研究,2008,21(2):54-55.

68%，生活质量提高12例。[①]

（10）扶正抗癌汤　黄芪30克、黄精30克、天花粉15克、陈皮6克、鸡内金10克、炙甘草6克。体质差者，可加用西洋参6～8克。临床观察：杨崇江探讨MOF Ⅲ方案加服中药扶正抗癌汤治疗不宜手术或放射治疗的64例晚期食管癌、贲门癌患者，治疗期间，26例能进食者，每日服用扶正抗癌汤一剂，连服10天为1个疗程；滴水不进的患者，经化疗后能进饮食时开始服用扶正抗癌汤剂，服法同前。体质差者，化疗间隙期间服10～20剂。结果显示中药扶正抗癌汤可以提高MOF Ⅲ方案的抗癌效果，减少不良反应。[②]

（11）胃癌方91　黄芪30克、党参30克、八月札30克、半枝莲30克、鳖甲30克、生山楂15克、白术15克、谷芽15克、麦芽15克、乌梅10克、茯苓20克。水煎服。每日1剂，早晚各1次。临床观察：强咏治疗24例胃癌术后转移性肝癌，将上药水煎后分2～3次内服，并配合Seldinger介入疗法，5‐FU、顺铂、丝裂霉素化疗。结果显示中西医结合治疗显效3例，有效10例，稳定8例，1年分别生存15例。治疗组疗效明显优于单纯介入组。[③]

（12）胃癌方92　党参、茯苓、生黄芪、橘皮、竹茹、生姜、大枣、沙参、麦冬、玉竹、旋覆花、降香、扁豆、甘草。〔见353页27.陈郭君分4型(1)〕

（13）四君子汤合生脉散加减　黄芪30克、党参30克、白术15克、沙参15克、麦冬12克、当归12克、五味子12克、玄参12克、生地黄12克、桃仁12克、甘草6克。〔见354页29.戴继红分5型(2)〕

（14）扶正升血汤　黄芪30克、党参20克、黄精20克、白术10克、当归15克、生地黄15克、熟地黄15克、制首乌15克、阿胶(烊化)12克、枸杞子12克、女贞子12克、鸡血藤30克、陈皮10克、

木香10克。随症加减：若恶心呕吐，加半夏10克、竹茹10克；食欲不振，加焦三仙各10克、鸡内金10克；呃逆，加沉香10克、代赭石20克。每日1剂，水煎早晚分服，每周服5天，共服8周。临床观察：李琇等用扶正升血汤配合FAM方案化疗治疗50例胃癌患者，结果显示该方不但可以减轻化疗药物的不良作用，而且可以改善患者的一般状况，从而保证了化疗的顺利进行。[④]

（15）六君升血汤　红参12克、白术15克、茯苓20克、炙甘草10克、陈皮10克、法半夏12克、紫河车12克、女贞子15克、山茱萸12克、枸杞子15克、何首乌30克、山楂20克。每日1剂，水煎2次，分早晚服用，疗程1个月。临床观察：沈美玉用六君升血汤治疗胃癌贫血30例，结果显示该方不仅能明显改善胃癌贫血，还能提高患者生存质量，有助患者"带瘤延年"。[⑤]

（16）扶正化毒汤　黄芪30克、枸杞子30克、半枝莲30克、白花蛇舌草30克、当归10克、白术10克、茯苓10克、党参10克、陈皮6克、炙甘草5克。于术后第5天，脱离手术危险及胃肠功能恢复后服。随症加减：有腹胀、纳呆、舌苔腻者，加广木香10克、炒枳壳10克、焦楂曲各10克；精神不振、腹胀、口干而不思饮、尿色黄者，加藿佩梗各15克、厚朴10克、苍术10克、炒薏苡仁10克；口干、舌质红、苔少者，加南北沙参15克、鲜石斛15克、麦冬10克；白细胞、血小板减少者，加阿胶(炖服)15克、黄精10克、女贞子10克、何首乌10克；泛吐酸水、苦水者，加清半夏10克、淡竹茹10克；失眠、多梦者，加酸枣仁10克、五味子10克；稀便者，加黄芩10克、白芍10克；盗汗者，加糯稻根10克、瘪桃干10克；体质虚弱者，加西洋参(另煎服)5克。每日1剂，水煎服，连服半年至1年。术中及术后均常规使用抗癌药物(腹腔内化疗用丝裂霉素，静脉化疗按AMF方案进行)，共使用12个

① 刘华,等. 加味八珍汤配合化疗治疗晚期胃癌疗效观察[J]. 现代中西医结合杂志,2006,15(24):3366.
② 杨崇江. MOF Ⅲ方案加服中药扶正抗癌汤治疗64例晚期食管癌、贲门癌的疗效分析[J]. 中国临床医学,2000,7(4):400‐401.
③ 强咏. 中西医结合治疗胃癌术后转移性肝癌24例[J]. 中西医结合肝病杂志,2000,10(1):56‐57.
④ 李琇,等. 扶正升血汤对癌症化疗患者骨髓保护作用的临床观察[J]. 中国中西医结合杂志,1998,18(7):433‐434.
⑤ 沈美玉. 六君升血汤改善胃癌贫血的疗效观察[J]. 广州中医药大学学报,1998,15(1):12‐14.

疗程。临床观察：费福林用扶正化毒汤配合化疗治疗胃癌术后50例，存活3年以上47.7％，5年以上31.8％，提示本法有扶正培本、祛邪化毒的作用。[1]

（17）健脾益肾方　党参10克、黄芪10克、白术10克、山茱萸10克、沙苑子12克、女贞子12克、当归15克、白花蛇舌草40克、龙葵10克。每日1剂，水煎分2次服。随症加减：气滞者加枳壳、木香、砂仁壳、苏梗；痰湿重者加陈皮、半夏、川贝母；血瘀者加川芎、桃仁、王不留行；泛酸者加煅瓦楞子、台乌药、海螵蛸；出血者加三七粉、云南白药；疼痛者加川楝子、延胡索、失笑散。临床观察：张鑫等用上方配合5-FU化疗治疗残胃癌40例，结果完全缓解3例，部分缓解7例，轻度缓解14例，稳定15例，进展1例，总有效率97.5％。该方能改善残胃癌患者临床诸症状，对残胃癌广泛转移或不愿手术者改善生存质量、延长生存期有一定疗效。[2]

（18）健脾升血汤　党参30克、白术15克、茯苓15克、甘草9克、陈皮6克、半夏9克、黄芪30克、鸡血藤30克、麦谷芽各30克、女贞子15克。每日1剂，水煎服，分上下午口服，至化疗疗程结束。临床观察：金源等用健脾升血汤配合EAP方案治疗31例晚期胃癌患者，结果显示中药有减轻化疗不良反应作用，总缓解人数共18例，总有效率为50％（11/22），稍高于化疗组，但无差异。[3]

（19）健脾减毒汤　党参15克、黄芪15克、白术10克、茯苓10克、陈皮6克、半夏6克、鸡血藤30克、枸杞子15克、女贞子15克、白芍12克、麦冬12克、白花蛇舌草15克。两组患者入院后即开始用药，每日1剂，分上下午口服至疗程结束。临床观察：王榕平等用FEP或FM方案化疗配合健脾减毒汤治疗60例进展期胃癌，结果表明该方可以提高FEP方案的疗效，降低不良反应。[4]

（20）解毒补血汤　半枝莲20克、半边莲20克、白花蛇舌草20克、白英15克、七叶一枝花15克、金银花15克、牡丹皮15克、黄精15克、生熟地黄15克、仙鹤草15克、大青叶10克、玄参10克、麦冬10克、当归10克、五味子10克、黄芪30克。临床观察：韩峰等用此方结合化疗治疗47例晚期胃癌术后患者，应用时根据辨证适当加减。如化疗中对骨髓抑制明显者基本方中加补骨脂20克、党参20克、菟丝子20克、枸杞子15克、女贞子15克、白术10克。全部病例在术后恢复正常饮食时即开始服用上汤，每日1剂，煎服二次，直至疗程结束。同时鼓励患者增加营养。合用化疗，均采用FAM（5-Fn、ADM、MMC）方案，8次为一疗程。韩峰等以中药配合化疗治疗晚期胃癌术后患者47例，随访有结果共45例，其1年生存率达100％；存活3年者22例，占48.8％；存活5年者15例，33.3％；存活6年以上者有8例，占17.8％。[5]

（21）扶正健脾汤　生黄芪20克、党参15克、白术12克、茯苓12克、甘草3克、熟地黄15克、枸杞子12克、何首乌12克、黄精10克、女贞子15克、沙参10克、麦冬10克、鸡血藤24克、芡实15克、怀山药12克。随症加减：恶心呕吐，选加吴萸连、姜半夏、新竹茹、柿蒂、丁香，酌减鸡血藤、何首乌、麦冬；腹胀，选加木香、陈皮、佛手干、建曲，酌减麦冬、鸡血藤；腹痛，选加延胡索、白屈菜、乌药；食欲不振，选加鸡内金、麦谷芽、北山楂、建曲、芡实，酌减熟地黄、鸡血藤、何首乌；口干舌燥，选加石斛、玉竹、藕片、天冬、鲜竹沥，酌减生黄芪、党参、熟地黄、何首乌、芡实；大便秘结，选加大黄、麻仁、干瓜蒌、肉苁蓉、番泻叶，酌减芡实、党参、怀山药、何首乌、熟地黄；腹泻，选加罂粟壳、白屈菜、川连、秦皮、川朴，酌减麦冬、沙参、鸡血藤；脾胃虚塞（口淡、吐冷涎），选加干姜、砂仁、蔻仁、丁香、大枣、人参，酌减麦冬、沙参、黄精、女贞子、鸡血藤；失眠，选加酸枣仁、五味子、柏子仁、夜交藤，酌减

---

① 费福林. 扶正化毒汤治疗胃癌术后50例[J]. 陕西中医，1997,18(7)：301.
② 张鑫，等. 中西医结合治疗残胃癌40例[J]. 南京中医药大学学报，1997,13(4)：238.
③ 金源，等. 健脾升血汤在EAP方案治疗晚期胃癌中减毒作用的初步临床观察[J]. 福建中医药，1996,27(2)：1-3.
④ 王榕平，等. 联合化疗配合健脾减毒汤治疗进展期胃癌60例近期疗效的评价[J]. 福建中医药，1993,24(5)：23-26.
⑤ 韩峰，等. 晚期胃癌术后治疗47例报告[J]. 四川中医，1993,11(9)：30,31.

黄精、鸡血藤、芡实；水肿，选加车前子、泽泻、茯苓、木通，酌减麦冬、沙参、女贞子；贫血，选加当归、紫河车，加重黄芪及鸡血藤的用量；发热，选加青蒿、金银花、牛黄解毒散、新癀片、片仔癀，酌减熟地黄、鸡血藤、何首乌、芡实；咳嗽，选加川贝、款冬花、紫菀、杏仁、枇杷叶、桔梗，酌减熟地黄、何首乌、鸡血藤、黄精；便血，选加侧柏、地榆、紫珠草、血余炭、阿胶，酌减熟地黄、何首乌。在化疗期间及化疗后2～4周内投给扶正健脾汤，每日1剂，每剂煎3次，多次饮服。45～55剂为1个疗程，疗程间隔1～4个月行下1个疗程。最少1个疗程，最多5个疗程，平均3个疗程。临床观察：潘明继等通过临床实践和筛选出扶正健脾汤经辨证加减，配合不同方案的化疗治疗各种癌症534例，包括胃癌292例，结果表明中药明确能防治化疗的不良反应，且有增敏增效的作用。①

（22）扶正冲剂 党参、白术、枸杞子、女贞子、菟丝子、补骨脂。从化疗前1周开始服用，每日服2次，每次用温开水冲服1包（30克），一直到化疗结束后1周停服。临床观察：李秉英等用扶正冲剂配合MFV方案化疗治疗34例晚期胃癌术后患者，结果显示该方可以增强机体的抗癌能力，减少化疗后所致的胃肠道反应，减轻对造血功能的损害，促进免疫功能的恢复，提高机体对化疗药物不良反应的耐受能力。②

（23）开道散Ⅰ号 冰片9克、硼砂60克、硇砂9克、丁香9克、礞石15克。上药共为细末，加糖制成膏状，冷却作片剂，每片0.5克。每日3～4次，每次含化1片。适用于中晚期食管癌、贲门癌梗阻者。临床应用时，配合使用针灸和扶正培本中药（黄芪20克、党参15克、女贞子30克、补骨脂9克、鸡血藤30克、当归12克，水煎浓缩为200毫升，每日1次）点滴灌肠。临床观察：张代钊治疗1例食管中段癌，管腔高度狭窄，钡剂通过受阻患者，通过上述治法，进食情况逐渐改善，一周后可吃软面条，从出现梗阻已生存6个月。③

（24）升血汤 生黄芪30克、太子参30克、鸡血藤30克、白术10克、云苓10克、枸杞子15克、女贞子15克、菟丝子15克。每日1剂，水煎，早晚口服，6周为1个疗程。临床观察：饶燮卿等以升血汤配合MFV或MFC方案化疗治疗63例中、晚期胃癌患者，结果显示升血汤可以减轻化疗的不良反应，增加体重。④

12. 痰瘀互结型 症见胃脘部刺痛拒按，痛有定处，或可扪及肿块，腹满不欲食，呕吐宿食或如赤豆汁，或见黑便如柏油状，舌质紫黯或有瘀点，舌苔薄白，脉细弦或沉涩。治宜活血化瘀、化痰软坚。

（1）消癌丸 僵蚕120克、蜈蚣48克、炮甲片48克、制马钱子24克、硫黄9克。将马钱子浸润去皮，切片，麻油炸黄后，再用砂土炒去油；诸药共研极细末，以炼蜜为丸如桂圆核大，每日服1粒。服用10日后痛减而呕止，连服2～3个月，可控制病情。消癌止痛，解毒抗癌。适用于胃癌。⑤

（2）痰瘀同治方 半夏10～15克、陈皮10～12克、胆南星15～20克、山慈菇15～30克、丹参15～20克、露蜂房15～20克、三棱5～10克、莪术5～10克、郁金10～15克、八月札10～15克。随症加减：兼见胃脘隐隐作痛，喜暖喜按，便溏属脾胃虚弱者，结合香砂六君子汤加减；兼见胃脘胀痛，嗳气频作，遇情志变化而加重属肝胃不和者，结合柴胡疏肝散加减；兼见胃脘隐痛，口干便秘属胃阴不足者，结合一贯煎加减；兼见口臭纳呆，排便不畅属脾胃湿热者，结合黄连温胆汤加减。视病情而择用抗癌解毒药，如白花蛇舌草、蛇莓、白英、石见穿等。临床观察：闵亮等用痰瘀同治方联合化疗（奥沙利铂＋替吉奥）治疗30例进展期胃癌术后，结果治疗组2年复发转移率低于对照组，无进展生存时间（PFS）为28.1个月，较对照组长，中医证候评分和生活质量评分改善程度均优于对照组，不良反应中治疗组恶心呕吐反应较对

① 潘明继，等. 扶正健脾汤辨证加减防治534例癌症化疗副反应的观察[J]. 中西医结合杂志，1991，11（4）：233－234.
② 李秉英，等. 扶正冲剂治疗晚期胃癌化疗不良反应的临床观察[J]. 山西中医，1990，6（4）：16－17.
③ 王济民. 食管癌、胃癌证治[J]. 中医杂志，1987（9）：10－12.
④ 饶燮卿，等. 升血汤配合化疗治疗中、晚期胃癌的临床观察及实验研究[J]. 中西医结合杂志. 1987，7（12）：715－717.
⑤ 朱建平，等. 朱良春精方治验实录[M]. 北京：中国科学技术出版社，2017：146.

照组轻。①

（3）攻坚散结术　太子参 9 克、姜半夏 9 克、石斛 9 克、丹参 9 克、郁金 9 克、赤芍 9 克、失笑散 12 克、甲片 12 克、夏枯草 12 克、薜荔果 12 克、陈皮 4.5 克、木香 6 克、生牡蛎 30 克。每日 1 剂。配合攻坚丸：制马钱子 10 克、活蜗牛 5 克、蜈蚣 15 克、乳香 1 克、带子露蜂房 5 克、全蝎 3 克。将全蝎、蜈蚣、露蜂房炒黄研末，并将蜗牛捣烂，晒干研末，共与制马钱子、乳香粉为糊泛丸，丸之大小以 20 丸共重 3 克为宜，每日 3 克，分两次吞服。临床观察：上海曙光医院用上方治疗胃癌 1 例，临床治愈。②

（4）消瘀散结方　半枝莲 30 克、生半夏 15 克、白花蛇舌草 15 克、鸡内金 12 克、白英 15 克、全蝎 6 克、地龙 15 克、蛇莓 30 克、凌霄花 15 克、沉香 6 克。每日 1 剂，水煎，分早晚 2 次服，共 6 个月。随症加减：血虚者，加龟甲、阿胶、鸡血藤、当归；气虚者，加白术、党参、茯苓、黄芪，阳虚者，加肉桂、巴戟天、淫羊藿、菟丝子；阴虚者，加麦冬、太子参、黄精、川石斛；兼呕吐，加姜竹茹、苏梗、金沸草；兼腹痛，加延胡索、九香虫、荜茇、降香；兼腹水，加泽泻、大腹皮、猫人参。临床观察：刘炜用上方配合 FOLFOX4 化疗方案治疗胃癌术后转移 27 例，复发转移 8 例（29.6%），3 年生存率 16 例（59.3%），较对照组明显降低，且体力状态恢复更好。③

（5）夏星汤　姜半夏 15 克、制天南星 12 克、代赭石 20 克、露蜂房 10 克、丹参 15 克。每日 1 剂，水煎取汁 300 毫升，分早晚餐后 2 次服。临床观察：严容等运用夏星汤治疗 20 例痰瘀互结型中晚期胃癌，结果显示中药可以提高患者生活质量，改善胸膈满闷、呕吐痰涎及厌食纳呆等症状，对肿瘤局部缩小也有一定的作用，且安全无不良反应。④

（6）胃癌汤　陈皮 10 克、半夏 10 克、佛手 10

克、枳壳 10 克、香附 10 克、川厚朴 10 克、高良姜 10 克、三棱 10 克、莪术 10 克、菟丝子 15 克、牵牛子 15 克、槟榔 15 克、皂角刺 6 克。行气消积，化痰逐瘀。随症加减：气虚乏力，加黄芪、党参、大枣益气扶正；手足心烦热，加女贞子、墨旱莲养阴除烦；饮食不振，加刀豆、甘松醒脾开胃；消化不良，加莱菔子、鸡内金助胃消食；胃寒，加干姜、肉桂、附子温胃散寒；胃热，加生石膏、蒲公英清胃降火；恶心呕吐，加紫豆蔻、白胡椒、竹茹化湿止呕；胃酸增多，加海螵蛸、牡蛎抑制胃酸；胃酸缺乏，加枯矾、焦山楂补益胃酸；失眠，加合欢皮、白芍、琥珀敛阴镇静；大便秘结，加大黄、玄明粉（冲服）、枳实泻热通腑。⑤

（7）降浊化瘀汤　瓜蒌 30 克、半夏 15 克、黄连 9 克、茵陈 15 克、鸡内金 12 克、蒲黄 12 克、五灵脂 15 克、三棱 12 克、败酱草 30 克、仙鹤草 30 克、三七粉（冲服）4 克。随症加减：脘腹胀闷，加栀子 9 克、厚朴 12 克；背痛，加沙参 30 克；胁痛，加天花粉 12 克、延胡索 20 克；烧心，加蒲公英 30 克；咽下哽噎，加大贝母 12 克、芦根 15 克、威灵仙 20 克；嗳气，加石菖蒲 30 克；乏力，加石斛 15 克、西洋参 10 克。临床观察：李建新曾治疗 1 例因贲门癌行胃次全切术患者，上方加减治疗 8 个月后恢复日常工作，复查胃镜：食管、胃吻合口通畅，四壁软，弹性良，扩张可，表面充血水肿，触之软。病理诊断：慢性炎性变化。证实其癌变消失，随访健在。⑥

（8）胃癌方 93　凌霄花 10 克、赤芍 10 克、当归 10 克、丹参 30 克、全蝎 6 克、蜈蚣 3 条、天龙 10 克、地龙 15 克、制南星 10 克、法半夏 10 克、薜荔果 20 克、炒麦芽 15 克、炒谷芽 15 克、炙甘草 6 克、大枣 5 枚。临床观察：魏品康用此方治疗 1 例贲门癌术后患者，服药 3 剂，顽痛顿减，再拟上方加减治疗半年，胃脘疼痛完全缓解。食欲好转，精

① 闵亮，等. 痰瘀同治方联合化疗治疗进展期胃癌术后 60 例临床观察[J]. 中国中西医结合消化杂志，2017，25(7)：481 - 484.
② 谢文纬. 与癌磨不与癌搏：开启无毒抗癌治疗[M]. 沈阳. 辽宁科学技术出版社，2014：245 - 246.
③ 刘炜. 中西医结合治疗胃癌术后转移 27 例[J]. 中国老年学杂志，2012，32(9)：1952 - 1953.
④ 严容，等. 夏星汤治疗痰瘀互结型中晚期胃癌 20 例疗效观察[J]. 河北中医，2010，32(4)：512 - 513.
⑤ 高振华. 孙秉严治疗胃癌经验撷菁[J]. 中医药临床杂志，2009，21(2)：105.
⑥ 郭喜军. 李建新治疗胃癌经验[J]. 中医杂志，2006，47(6)：426，441.

神振作,二便通畅,继以消痰散结法治疗至今。〔见353页25.魏品康分4型(4)〕

(9) 抑癌散 白术30克、半夏30克、瓦楞子30克、木香9克、血竭9克、雄黄6克。将上述六味混合,研极细末,分成30等份,每次1份,每日3次,用开水冲服。临床观察:陈孝明用抑癌散治疗30例晚期胃癌,临床症状的总有效率(23/30)76.7%。[1]

(10) 727散 橘络64克、炮干姜64克、生半夏64克、生南星128克、淫羊藿128克、炒白术128克、茯苓128克、生牡蛎128克、鱼鳔(炒)128克、人参128克、补骨脂128克、土鳖虫128克、水蛭128克、全蝎128克、蚕茧128克。共研细末备用。和阳通滞,活血祛瘀,攻毒化痰,软坚消癥。每次3克(大便隐血试验阳性者1.5克),与白蜜10毫升调成糊状,每日按7、11、17、21时咽服(夏令时推迟1小时),服后1小时内禁止任何饮食。治疗期间忌食生冷、饮酒及不消化物。临床观察:胡安黎辨证结合辨病治疗39例晚期胃癌,连续服药9~12个月,作出疗效判定。总有效率为79.48%,瘤体消失率为58.97%。[2]

(11) 旋代鳖甲汤合热鹅血饮 代赭石粉15克、海藻15克、旋覆花(布包)9克、煨三棱9克、昆布15克、煨莪术9克、夏枯草60克、赤芍9克、制鳖甲15克、白茅根30克、白花蛇舌草120克。养血散瘀,软坚破结,止痛消肿,败毒抗癌。适用于晚期胃癌。上药加水约2500毫升,煎至1000毫升,滤去渣,再加蜂蜜60克入药汁中,熬和。每2日1剂,分6次温服。白鹅血,趁热服,5~10日服1次(一法:将鹅头宰掉,患者即口含鹅颈,吸吮热血。据临床观察,饮食吞咽困难的患者饮热鹅血,绝大多数都不吐。如白鹅难得,白鸭亦可,效力相同。二法:可将白鹅尾毛,或白鸭尾毛,撸下来,放于瓦盆或瓷盆内,火烧成炭,未烧透的再烧,研极细,分三次,调入米汤或稀粥内,或调藕粉,和服。鹅、鸭也可煨汤吃,须少吃,适量);并嘱患者

忌食发疮动火的食物,忌食辛、辣、酒类。张梦依用上药治疗1例胃癌穿孔患者,5年后随访,患者信复,胃癌治愈。[3]

13. 刘沈林分7型

(1) 脾气亏虚型 症见神疲乏力,面色不华,肢体倦怠,胃脘隐痛不适,食欲不振,或恶心欲呕,大便稀溏,舌质淡,苔薄白,脉细弱。治宜健脾益气。〔方药见331页辨证施治7.(11)〕

(2) 痰湿中阻型 症见脘腹胀满,攻窜作痛,食后胀甚,嗳气频频,头晕胸闷,肢体困重,口气臭秽,口干不欲饮,大便不爽,尿浊色黄,舌苔厚腻或垢浊,脉滑。治宜芳香助运。方用加味不换金正气汤:藿香10克、半夏10克、厚朴6克、陈皮6克、茯苓15克、党参15克、炒白术10克、木香10克、砂仁(后下)3克、枳壳6克、炒谷芽15克、炒麦芽15克、薏苡仁15克、华鼠尾草15克、六一散(包煎)15克。

(3) 胃阴不足型 症见胃脘隐痛或有灼热感,口干心烦,嘈杂泛酸,饮食不香,大便干结,数日一行,尿短赤,舌质红绛,有裂纹,少苔或无苔,脉细数。治宜养阴护胃。〔方药见324页辨证施治4.(3)〕

(4) 胃气上逆型 多见于晚期胃癌,胸膈疼痛,胃脘不适,进食不顺,嗳气泛酸,恶心呕吐,舌质淡红或暗红,舌苔薄白,脉弦。治宜降逆和胃,方用降气和胃汤:旋覆花(包煎)10克、代赭石(先煎)30克、麦冬10克、半夏10克、陈皮6克、木香10克、砂仁(后下)3克、枳壳10克、苏梗10克、厚朴6克、藤梨根15克、急性子15克、三棱10克、莪术10克、炙甘草3克。

(5) 肝脾不调型 症见胸胁胀满,脘腹疼痛,食欲不振,口苦咽干,大便不调,时干时稀,舌苔薄白或薄白腻,脉弦或弦细。治宜调和肝脾。〔方药见317页辨证施治2.(1)〕

(6) 毒瘀交结型 胃癌患者经手术治疗后,局部癌块被切除、肿瘤负荷减小,但少量残留的癌

① 陈孝明.抑癌散治疗晚期胃癌的近期疗效观察[J].新中医,1997(1):34.
② 胡安黎.辨证结合辨病治疗39例晚期胃癌疗效分析[J].北京中医杂志,1988,9(5):21-23.
③ 张梦依.胃癌治验一例[J].新中医,1974(3):22.

细胞可能已入血液,仍当提高警惕防止复发转移。癌毒性烈,易于流窜、动血,瘀血阻滞血脉,血行不循常道而外溢,均可导致出血见症,故胃癌患者可能出现吐血、黑便等兼症。临床表现为胸膈疼痛剧烈,痛处固定,入夜尤甚,肿瘤进展迅速,面色晦暗,或腹部可触及肿块,或见呕血,或见大便色黑如柏油状,或伴发热,口干欲饮,舌质紫黯,脉细数或涩。治宜解毒活血。〔方药见341页辨证施治10.(5)〕

(7) 阳虚寒凝型 症见胃脘冷痛,畏寒肢冷,面色晦暗,神疲乏力,泛吐清水,不欲饮食,腹痛腹泻,或见肢体浮肿,舌质淡胖,边有齿印,苔薄白,脉沉细无力。治宜温阳散寒。〔方药见338页辨证施治8.(4)〕①

14. 王晞星分4型

(1) 肝胃不和型 症见胃脘胀痛,窜及两胁,嗳气反酸,呕吐反胃,饮食减少,进行性消瘦,口苦心烦,大便干结,舌质红,苔薄黄,脉弦细。治宜疏肝和胃、软坚散结。〔方药见317页辨证施治2.(2)〕

(2) 痰毒瘀结型 症见胸闷膈满,胃脘刺痛,心下痞硬,恶心纳呆,大便色黑,甚则呕血,肌肤甲错,面色晦暗,舌质紫黯或有瘀斑,舌苔黄或黄厚,脉沉细涩。治宜化痰解毒、活血散结。方用小陷胸汤合温胆汤加减:瓜蒌30克、半夏10克、黄连6~10克、竹茹10克、枳实10克、陈皮10克、茯苓10克、菝葜30克、藤梨根30克、山慈菇30克、莪术30克、石见穿30克、郁金15克、砂仁10克、浙贝母30克、甘草6克。

(3) 肝胃阴虚型 症见胃内灼热,嘈杂不舒,食后脘痛,纳食不香,两胁胀痛,口干欲饮,便干溲黄,五心烦热,舌质红或有裂纹,苔薄黄或有花剥,脉弦细。治宜养阴柔肝和胃、化痰活血散结。方用一贯煎合四逆散加减:生地黄15克、当归10克、沙参30克、麦冬15克、川楝子15克、柴胡10克、白芍18克、枳实15克、八月札30克、莪术30克、蜈蚣6克、山慈菇30克、浙贝母30克、甘草6克。

(4) 脾虚气滞型 症见身疲乏力,喜卧懒言,食少纳呆,呕吐痰涎,腹胀便溏,或排便不畅,肢体浮肿,舌淡胖,苔白滑或厚腻,脉沉细。治宜健脾理气、解毒散结。方用香砂六君子汤加减:党参10克、白术15克、茯苓15克、半夏10克、陈皮10克、木香10克、砂仁10克、莪术30克、山慈菇30克、菝葜30克、野葡萄藤30克、白花蛇舌草30克、甘草6克。随症加减:气虚明显加生黄芪30克;血虚加阿胶12克、当归10克、女贞子15克、鸡血藤30克;纳呆加神曲10克、谷麦芽各15克、鸡内金15克。

胃癌疾病过程中可有出血、疼痛、呕吐、反流等表现,严重影响患者生活质量,甚至危及生命。王晞星在临床诊治中针对患者之所苦,强调在辨证基础上,辨病为先,急则治标。

① 贲门癌术后或以反流症状为主,治宜健脾和胃降逆。方用六君子汤合四逆散加减:党参10克、白术15克、茯苓15克、半夏10克、陈皮10克、柴胡10克、白芍18克、枳实15克、砂仁10克、郁金15克、莪术30克、浙贝母30克、海螵蛸30克、甘草6克。

② 以呕吐为主症,治宜和胃降逆止呕。方用温胆汤合旋覆代赭汤加减:竹茹10克、枳实10克、半夏10克、陈皮10克、茯苓15克、旋覆花12克、代赭石30克、砂仁10克、神曲10克、谷芽、麦芽各15克、甘草6克。随症加减:阴虚加麦冬15克、石斛15克;幽门梗阻加葶苈子30克、大黄6~10克、防己10克、川椒10克;吻合口狭窄加郁金15克、瓦楞子30克、柴胡10克、白芍18克、枳实15克。

③ 以呕血为主症,治宜清热和胃、降逆止血。方用半夏泻心汤加减:半夏10克、黄连6~10克、黄芩炭10克、炮姜10克、地榆30克、白及30克、茜草15克、仙鹤草15~30克、三七参(冲服)3~6克、大黄炭10克、血余炭30克、甘草6克。

④ 以疼痛为主症,治宜活血理气止痛。方用

① 彭海燕,等. 刘沈林教授七法辨治胃癌的经验[J]. 中华中医药杂志,2013,28(11):3269-3271.

逍遥散加减：当归 10 克、白芍 18 克、柴胡 10 克、白术 15 克、茯苓 15 克、半夏 10 克、陈皮 10 克、百合 15 克、乌药 15 克、川楝子 10 克、延胡索 15 克、五灵脂 15 克、砂仁 10 克、莪术 30 克、八月札 30 克、甘草 6 克。随症加减：肝转移疼痛，重用延胡索 30～60 克，加郁金 15 克、片姜黄 30 克；顽固性疼痛酌用虫类药，如蜈蚣 1～2 条、土鳖虫 10 克、僵蚕 15～30 克、露蜂房 6～10 克；制酸止痛用海螵蛸、浙贝母、瓦楞子各 30 克。①

15. 郑伟达分 4 型

（1）肝胃不和型　症见胃脘胀满，时时作痛，窜及两胁，口苦心烦，嗳气陈腐，食少或呕吐反胃，舌苔薄黄或薄白，脉弦细。治宜调和脾胃、疏肝理气。〔方药见 317 页辨证施治 2.(3)〕

（2）脾胃虚寒型　症见胃脘胀痛，喜按喜温，或暮食朝吐，朝食暮吐，或食入经久仍复吐出，时呕清水，面色苍白无华，肢凉神疲，或便溏、浮肿，舌质淡胖边有齿痕，苔白滑润，脉沉细缓或细濡。治宜温中散寒、健脾和胃。〔方药见 326 页辨证施治 5.(2)〕

（3）瘀毒内阻型　症见胃脘刺痛，灼热灼痛，食后痛剧，口干思饮，脘胀拒按，心下痞块，或有呕血、便血，肌肤枯燥甲错，舌质紫黯或见瘀点，脉沉弦、细涩或弦数。治宜解毒祛瘀、清热养阴。〔方药见 341 页辨证施治 10.(6)〕

（4）气血双亏型　胃癌晚期，重度贫血，面色苍白无华，面目虚肿，畏寒身冷，全身乏力，心悸气短，头晕目眩，虚烦不寐，自汗盗汗，纳少乏味，形体羸瘦，上腹包块明显，舌质淡胖苔白，脉虚细无力或虚大。治宜补气养血、健脾补肾。〔方药见 328 页辨证施治 6.(4)〕②

16. 周维顺分 6 型

不论何型，对放疗后的胃癌患者，中医治疗原则是健脾理气、补益肝肾、活血化瘀、清热解毒、生津润燥、凉补气血。而对化疗后的胃癌病人治疗原则是健脾理气、滋补肝肾、温补气血、解毒抗癌。

（1）肝胃不和型　治宜疏肝和胃、降逆止痛。〔方药见 318 页辨证施治 2.(6)〕

（2）脾胃虚寒型　治宜温中散寒、健脾温胃。〔方药见 326 页辨证施治 5.(3)〕

（3）瘀毒内阻型　治宜解毒祛瘀、清热养阴、活血化瘀。〔方药见 341 页辨证施治 10.(8)〕

（4）胃热伤阴型　治宜清热解毒或养阴清热。〔方药见 324 页辨证施治 4.(5)〕

（5）痰湿凝结型　治宜化痰散结、温化中焦。方用开郁二陈汤加减。常用药：茯苓、陈皮、半夏、夏枯草、生薏苡仁、苍白术、生牡蛎、海藻、苏子。

（6）气血双亏型　治宜补气益血、健脾补肾。〔方药见 328 页辨证施治 6.(6)〕③

17. 郁仁存分 4 型

（1）肝胃不和型　多见于Ⅰ、Ⅱ期患者。症见胃脘胀满，痛串两胁，口苦心烦，嗳气频作，饮食少进或呕吐反胃，舌苔薄黄或薄白，脉弦细，治宜疏肝和胃。〔方药见 318 页辨证施治 2.(7)〕

（2）脾胃虚寒型　多见于Ⅱ、Ⅲ期患者。症见胃脘胀痛，喜按就温，肢凉神疲，或便溏浮肿，或暮食朝吐、朝食暮吐，舌淡而胖、齿迹、苔白滑腻，脉沉细濡。治宜健脾温中。〔方药见 326 页辨证施治 5.(4)〕

（3）湿热瘀毒型　多见于Ⅱ、Ⅲ、Ⅳ期患者。症见胃脘刺痛，灼热反胃，食后痛重，脘腹拒按，心下痞块，或有呕血便血，或食入即吐，或食入经久仍复吐出，舌质暗紫或有瘀点，苔黄腻，脉弦滑或弦数。治宜清热化湿、解毒祛瘀。〔方药见 339 页辨证施治 9.(4)〕

（4）气血双亏型　多见于晚期Ⅲ或Ⅳ期患者。症见面苍无华、面睑虚肿，身冷畏寒，全身乏力，心悸气短，头晕目眩，虚烦不寐，饮食不下，形体羸瘦，上腹包块明显，舌质淡胖，白苔，脉虚细无力、细数或虚大。治宜气血双补，以延时日。〔方药见 328 页辨证施治 6.(7)〕

随症加减：呕吐，加半夏、生姜、竹茹、旋覆

①　李宜放，等. 王晞星教授治疗胃癌经验[J]. 中国民间疗法，2011，19(2)：15－16.
②　郑伟达，等. 胃癌的中医治疗体会[J]. 世界中医药，2011，6(6)：497－498.
③　刘振东. 周维顺中西医结合治疗胃癌经验[J]. 浙江中医药大学学报，2008，32(1)：52－53.

花、丁香、威灵仙、佩兰等；口干，加石斛、麦冬、天花粉、沙参、知母等；胃痛，加延胡索、香附、白屈菜、降香、梭罗子、五灵脂、乌头、八月札等；大便干燥，加火麻仁、郁李仁、大黄、芒硝、瓜蒌等；便溏，加儿茶、老鹳草、苍术、罂粟壳等；呕血、便血，加仙鹤草、血余炭、棕榈炭、白及等；腹胀，加枳壳、厚朴、莱菔子、砂仁、沉香面、大腹皮等。

祛邪则选用具有抑癌作用的中草药，常用的有半枝莲、白花蛇舌草、白英、龙葵、土茯苓、藤梨根、生薏苡仁、虎杖、蛇莓、冬凌草、肿节风、喜树果等。

胃癌化疗时常用健脾和胃滋补肝肾方：生黄芪、太子参、白术、茯苓、砂仁、鸡内金、鸡血藤、女贞子、枸杞子、菟丝子、黄精。研究表明化疗期间并用健脾补胃中药能有效地稳定患者机体内环境，使一些易受化疗损伤的组织与机能维持在正常范围内。[1]

18. 吴良村分3型

(1) 脾胃气虚型　症见乏力，纳减，恶心，呕吐，舌淡边有齿痕，苔薄白，脉细弱。治宜健脾和胃。〔方药见334页辨证施治7.(25)〕

(2) 脾胃虚寒型　症见困倦乏力，眩晕，恶心，呕吐，喜暖恶寒，面白便溏，舌淡，脉濡弱。治宜温中健脾、和胃降逆。〔方药见326页辨证施治5.(5)〕

(3) 胃阴不足型　症见呕吐频发，口燥咽干，乏力，纳减，舌红津少，脉细或数。治宜滋养胃阴、降逆止呕。〔方药见325页辨证施治4.(7)〕[2]

19. 王惟恒分6型

(1) 肝胃不和型　症见胃脘胀满，时时隐痛，串及两胁，情郁则重，或嗳气、呃逆、呕吐，舌淡红，脉弦。治宜疏肝和胃、降逆止痛。〔方药见318页辨证施治2.(9)〕

(2) 脾胃虚寒型　症见胃脘隐痛，喜温喜按，或朝食暮吐，暮食朝吐，形寒肢冷，面色无华，舌淡胖，或有齿印，脉沉缓或沉细。治宜温中散寒、健脾和胃。〔方药见326页辨证施治5.(6)〕

(3) 瘀毒内阻型　症见心下痞块，胃脘刺痛，痛有定处，拒按；或呕吐血性胃内容物；便黑或燥结；舌紫暗或见瘀斑、瘀点，脉沉细涩。治宜解毒祛瘀、活血止痛。〔方药见341页辨证施治10.(9)〕

(4) 胃热伤阴型　症见胃脘灼热、嘈杂，食后更甚，口干，便秘，五心烦热，舌红绛或光红无苔，脉细数。治宜养阴解毒、益胃和中。〔方药见325页辨证施治4.(8)〕

(5) 痰湿凝结型　症见胸膈满闷，面黄虚肿，头重头晕，呕吐痰涎，痰核累累，下肢沉重，舌淡而润，苔滑腻，脉细滑。治宜化痰散结、温运中焦。方用开郁二陈汤加减方：陈皮10克、半夏12克、天南星6克、猪苓15克、桂枝6克、苍术10克、白术12克、土贝母15克、生牡蛎30克、半边莲30克、夏枯草15克、甘草6克。每日1剂，水煎服。

(6) 气血双亏型　胃癌晚期，高度贫血，面目虚肿，形体羸瘦，脉虚细无力或脉虚大。治宜补气血、益脾胃、扶正抗癌。〔方药见329页辨证施治6.(10)〕

临床上还可结合上述辨证施治，运用胃癌基本方。药物组成：七叶一枝花30克、菝葜30克、藤梨根30克、生薏苡仁30克、延胡索30克。每日1剂，水煎分2次服。[3]

20. 郭晓玉分4型

(1) 痰湿凝结型　陈皮10克、半夏10克、海藻10克、昆布10克、郁金10克、象贝10克、茯苓15克、全瓜蒌30克、生牡蛎30克、甘草6克。

(2) 瘀毒内阻型　方用胃癌方86。〔方药见341页辨证施治10.(12)〕

(3) 脾胃虚寒型　方用胃癌方42。〔方药见326页辨证施治5.(7)〕

(4) 气血两亏型　方用胃癌方52。〔方药见329页辨证施治6.(11)〕[4]

21. 王纪东分5型

虽然理论上辨证详细，但术后往往虚实夹杂，

[1] 唐武军. 郁仁存老师治疗胃癌经验总结[J]. 中国实验方剂学杂志,2007,13(8):69-70.
[2] 舒琦瑾,等. 中西医结合治疗Ⅲ期胃癌的临床研究[J]. 浙江中医杂志,2006,41(6):324-325.
[3] 王惟恒,等. 中医抗癌300问[M]. 合肥:安徽科学技术出版社,2005:117-119.
[4] 郭晓玉,孙士玲. 中西医结合内科治疗中晚期胃癌疗效分析[J]. 中医药学刊,2005,23(8):1522-1523.

气血阴阳失调,常需灵活应用。

(1) 肝胃不和型　方用四逆散合平胃散加减。〔方药见 318 页辨证施治 2.(10)〕

(2) 痰食交阻型　方用海藻玉壶汤加味:海藻 15 克、昆布 15 克、山楂 15 克、神曲 15 克、木莲 15 克、半夏 10 克、青皮 10 克、枳实 10 克、浙贝母 10 克、茯苓 10 克、南星 10 克、牡蛎 30 克。水煎服。

(3) 气滞血瘀型　方用膈下逐瘀汤加减:当归 10 克、桃仁 10 克、五灵脂 10 克、香附 10 克、半夏 10 克、三棱 10 克、莪术 10 克、延胡索 10 克、蜣螂虫 10 克、赤芍 15 克、山楂 15 克、夏枯草 15 克、红花 6 克,水煎服。

(4) 脾胃虚寒型　方用理中汤合六君子汤加减。〔方药见 326 页辨证施治 5.(8)〕

(5) 气血双亏型　方用当归补血汤合四君子汤加减。〔方药见 329 页辨证施治 6.(12)〕①

22. 李树芳分 4 型

(1) 肝胃不和型　症见胃脘胀痛,窜及两胁,呃逆呕吐,苔薄腻,脉弦细。治宜疏肝和胃。〔方药见 318 页辨证施治 2.(11)〕

(2) 脾胃虚弱型　症见脘腹胀满,食后尤甚,胃纳减少,大便溏薄,面色萎黄,苔薄白,质淡,脉濡细。治宜健脾益胃。〔方药见 335 页辨证施治 7.(31)〕

(3) 痰凝气滞型　症见食后泛恶,甚至呕吐,挟有多量黏痰,胸脘胀闷,或有隐痛,食欲不振,或痰核累累,苔白腻,脉弦滑。治宜化痰理气。〔方药见 316 页辨证施治 1.(6)〕

(4) 瘀毒内阻型　症见胃脘钝痛或刺痛,灼热,心下痞块,胀满拒按,或见呕血、黑便,口渴思饮,五心烦热。苔少或薄黄,舌质紫黯或有瘀点,脉沉细而数。治宜解毒祛瘀。〔方药见 341 页辨证施治 10.(13)〕②

23. 陶炼分 4 型

(1) 热毒蕴结型　症见胃脘不适,疼痛拒按,心下痞块,按之坚硬不移,或呕血、便血,舌质紫黯或见瘀斑,苔薄白或薄黄,脉沉细或涩。治宜解毒祛瘀消癌。〔方药见 341 页辨证施治 10.(14)〕

(2) 肝胃不和型　症见胃脘或腹部胀满,时作胀痛,攻窜两胁,口苦心烦,嗳气陈腐,或呃逆、呕吐反胃,或大便泄泻,舌质淡红,苔薄白,脉弦细。治宜疏肝解郁、降逆止呕抗癌。〔方药见 318 页辨证施治 2.(13)〕

(3) 脾胃虚弱型　症见嗳气泛酸,恶心纳差,腹胀,或有呕吐,便溏,舌质淡,苔薄白,脉细弱。治宜健脾养胃、益气抗癌。〔方药见 335 页辨证施治 7.(33)〕

(4) 气血亏虚型　症见全身乏力,心悸气短,头晕目眩,面色无华,自汗或盗汗,舌淡少苔,脉沉细无力。治宜益气、补血、抗癌。〔方药见 329 页辨证施治 6.(13)〕③

24. 刘毅分 4 型

(1) 瘀毒内阻型　方用失笑散加味〔方药见 342 页辨证施治 10.(15)〕

(2) 痰湿凝结型　方用二陈汤、海藻玉壶汤加减:陈皮 10 克、半夏 10 克、郁金 10 克、海藻 10 克、昆布 10 克、浙贝母 10 克、茯苓 15 克、全瓜蒌 30 克、生牡蛎 30 克、甘草 6 克。

(3) 脾胃虚寒型　方用附子理中汤加减〔方药见 326 页辨证施治 5.(9)〕

(4) 气血两亏型　方用十全大补汤加减〔方药见 329 页辨证施治 6.(14)〕④

25. 魏品康分 4 型

(1) 肝胃不和型　临床多表现为胃脘胀闷,攻撑作痛,脘痛连胁,嗳气频繁,大便不畅,每因情志因素而痛作,苔薄白,脉沉弦。治宜舒肝和胃、消痰散结。〔方药见 318 页辨证施治 2.(15)〕

(2) 脾肾亏虚型　患者肢倦乏力,面削形瘦,皮色苍淡,舌质淡胖,苔白腻,脉沉细弱。治宜健脾益肾、消痰散结。〔方药见 338 页辨证施治 8.(8)〕

① 王纪东,等. 中西医结合治疗中晚期胃癌 92 例临床分析[J]. 现代中西医结合杂志,2004,13(17):2281-2282.
② 李树芳,等. 羟基喜树碱结合中药辨证施治晚期胃癌的疗效观察[J]. 辽宁中医杂志,2003,30(2):148-149.
③ 陶炼. 辨证治疗晚期胃癌 40 例临床观察[J]. 湖南中医杂志,2002,18(2):5-6,58.
④ 刘毅,等. 中西医结合治疗晚期胃癌 30 例[J]. 山东中医杂志,2002,21(3):164-165.

（3）胃热阴伤型　表现为胃脘疼痛，食欲减退，口干唇燥，大便干燥，形体消瘦，手足心热，舌质红绛，苔少，脉细数。治宜养阴解毒、消痰散结。〔方药见 325 页辨证施治 4.(9)〕

（4）痰瘀互结型　晚期胃癌患者，久病入络，波及血分，痰瘀互结，临床多表现为胃脘疼痛，痛有定处而拒按，或痛有针刺感，食后痛甚。或见吐血便血，舌质紫黯，脉涩。治宜活血化瘀、消痰散结。〔方药见 347 页辨证施治 12.(8)〕①

26. 李训照分 3 型

（1）热毒瘀阻型　主症为胃脘疼痛，纳食胀闷，大便干结，纳谷减少，脘部拒按，苔黄脉弦。治宜清中化湿、解毒通腑。〔方药见 340 页辨证施治 9.(7)〕

（2）脾胃虚弱型　主症为反复胃脘疼痛，日久不愈，面色萎黄无华，纳呆乏力，消瘦，多伴黑便，或面部及下肢轻度浮肿，舌淡脉细。治宜健脾养胃、扶正祛邪。〔方药见 335 页辨证施治 7.(36)〕

（3）津枯血燥型　主症为胃脘疼痛，大便干结，潜血持续阳性，面色灰滞，病程长，有恶液质表现，可及淋巴结，舌黯无津，苔少，脉弦细。治宜养阴增液、润肠通便。〔方药见 325 页辨证施治 4.(10)〕②

27. 陈郭君分 4 型

因癌症患者多为久病之人，经手术或放疗、化疗后，元气衰败，脏腑阴阳气血亏损，复感外邪，损伤脾胃，以致运化失司，气血生化不足。故早期、中期癌症患者以气阴两虚型为多见，脾肾阳虚型多见于晚期患者。肾为先天之本，脾为后天之源，此二脏为脏腑阴阳之根，二者相互依存，缺一不可。晚期癌症患者脾阳不振，肾阳衰竭，气血俱衰阴阳离决，往往病情趋于严重。

（1）气阴两虚型　治宜益气养胃。〔方药见 344 页辨证施治 11.(12)〕

（2）痰郁气滞型　治宜理气化痰、软坚散结。〔方药见 316 页辨证施治 1.(7)〕

（3）瘀毒内阻型　治宜清热解毒、凉血祛瘀〔方药见 342 页辨证施治 10.(16)〕

（4）脾肾阳虚型　治宜健脾益气、温中散寒。〔方药见 338 页辨证施治 8.(9)〕③

28. 代国平分 3 型

（1）热毒蕴胃型　症见胃脘部灼热疼痛，口干、口苦、口臭、口渴喜冷饮，腹胀，便秘，舌质红，苔黄腻，脉沉弦。治宜清热解毒和胃。方用三黄泻心汤加减：大黄 15 克、黄连 15 克、黄芩 12 克、郁金 15 克、白花蛇舌草 30 克、瓜蒌 15 克、莪术 15 克、半枝莲 30 克、蒲公英 30 克、甘草 10 克、干蟾蜍 6 克。水煎频服，每日 1 剂。

（2）阴虚气结型　症见胃脘部灼痛，口干，口渴不欲饮，烦躁，失眠，多梦，消瘦乏力，腹部攻窜作痛，舌红无苔，脉弦细。治宜疏肝理气、益气养阴。方用一贯煎加减：沙参 15 克、麦冬 15 克、生地黄 30 克、枸杞子 12 克、川楝子 12 克、当归 15 克、枳壳 15 克、石斛 15 克、白芍 15 克、佛手 30 克、甲片 15 克、五灵脂 15 克、蒲黄 15 克。水煎频服，每日 1 剂。

（3）寒凝血瘀型　症见胃脘部刺痛，得温则减，畏寒肢冷，疲倦乏力，喜热饮，舌淡或紫暗有瘀点，舌苔白或黑，脉弦涩。治宜温中和胃、活血破瘀。方用附子理中丸合大黄䗪虫丸加减：附子（共煎）9 克、白术 12 克、茯苓 30 克、红参 9 克、干姜 10 克、薏苡仁 30 克、大黄 15 克、白芍 15 克、生地黄 30 克、水蛭 3 克、三七 6 克。水煎频服，每日 1 剂。

穴位外敷：生乳香 15 克、生没药 15 克、胆南星 15 克、雄黄 15 克、白降丹 15 克、土鳖虫 20 克、生白矾 20 克、蟾酥 1 克、麝香 0.5 克、冰片 6 克、鲜仙人掌 100 克。上述药物除仙人掌外共研末，切入仙人掌共捣如泥，调和成膏，做成花生米大，然后以伤湿止痛膏贴敷于中脘、上脘、建里、膻中或神阙穴。④

① 王建平，等. 魏品康从痰论治胃癌四法[J]. 辽宁中医杂志，2001，28(6)：332-333.
② 李训照. 辨证治疗晚期胃癌体会[J]. 浙江中医杂志，2000，35(5)：221
③ 陈郭君. 中医辨证分型治疗胃癌[J]. 湖北中医杂志，2000，22(3)：19.
④ 代国平，等. 晚期胃癌的中西医姑息疗法[J]. 黑龙江中医药，2000(5)：59.

29. 戴继红分 5 型

（1）气虚型　症见语气低怯，乏力食少。治宜养血活血、益气健脾。方用四君子汤加味：党参 30 克、黄芪 30 克、白术 12 克、当归 12 克、茯苓 12 克、陈皮 12 克、砂仁 12 克、法半夏 12 克、生姜 10 克、大枣 15 克、甘草 6 克。

（2）气阴两虚型　症见神疲气短，汗出心悸，食少口干渴，苔花剥或红光无苔，脉细数。治宜益气养阴。〔方药见 344 页辨证施治 11.(13)〕

（3）气血两虚型　症见精神委顿，气短乏力，面色苍白，心悸头晕，食少口干，甲爪不华，脉细弱，舌淡苔白。治宜气血两补为主。〔方药见 329 页辨证施治 6.(16)〕

（4）肾阳虚衰型　症见精神萎靡，面苍白浮肿，形寒肢冷，语气低怯，畏光懒言，腰膝软弱，脉虚迟，舌淡胖嫩。治宜温阳补肾、益气活血。方用当归饮合四君子汤加味：附片 12 克、肉桂 12 克、炮姜 12 克、淫羊藿 12 克、巴戟天 12 克、白术 12 克、当归 12 克、熟地黄 12 克、鹿胶 12 克、茯苓 12 克、桃仁 12 克、党参 20 克、黄芪 30 克、枸杞子 15 克、甘草 6 克。

（5）肝肾阴虚型　症见神疲乏力，面色晦暗，目光暗滞，头昏耳鸣，夜半咽干口燥，脉细无力，舌黯红少津。治宜滋补肝肾。方用圣愈汤加六味地黄汤加减：黄芪 30 克、人参 15 克、枸杞子 15 克、白术 12 克、当归 12 克、熟地黄 12 克、枣皮 12 克、牡丹皮 12 克、茯苓 12 克、山药 12 克、五味子 12 克、鹿胶 12 克、巴戟天 12 克、桃仁 12 克。

随症加减：根据全身情况和化疗药物的不良反应，如腹胀、恶心、呕吐、舌苔厚腻、胃浊上浮者，加藿香、苏梗、白术、苍术；泄泻者，去当归，加苍术、厚朴、猪苓；食少者，加山楂、谷芽；热毒甚癌灶转移者，加白花蛇舌草、半枝莲、黄连、黄芩；水肿积液者，加猪苓、泽泻等。①

30. 吴良村分 4 型

（1）插管前以中医药治疗为主。一是病程日久，或经手术或其他疗法后脾胃虚弱，气血不足，运化失司，湿痰瘀血凝结成积。症见面色萎黄，或㿠白无华，形体消瘦，全身乏力，头昏目眩，心悸气短，食欲不振，肠腹积块，痞满疼痛，呕吐清水，或朝食暮吐，暮食朝吐或食物梗阻，便溏浮肿，舌淡或胖，苔腻或白滑，脉象细弱或沉细。血常规检查三系偏低，大便潜血阳性，免疫指标低下。此类病例居多，首先宜中医辨证治疗，治宜健脾助运、补益气血、扶正抗癌。〔方药见 327 页辨证施治 5.(12)〕

（2）插管前另一类是病情进展迅速或静脉化疗后，放疗后热毒内蕴，灼伤津液，阴虚血热。症状表现为发热、口干、咽燥或五心烦热，胃脘疼痛，食后加剧，大便秘结，脉弦或数或滑，舌质红绛或紫黯或裂纹，苔黄或无苔或黑苔。治宜养阴生津、清热解毒。〔方药见 340 页辨证施治 9.(8)〕

（3）插管后由于化疗药物消化道毒性大，引起肝胃不和，功能紊乱，出现恶心、呕吐，不能饮食，脘腹胀满，大便失调，多溏或次数增多，脉弦或细，舌淡或嫩红，苔腻或糙。治宜疏肝和胃、降逆止呕。〔方药见 319 页辨证施治 2.(16)〕

（4）由于大剂量联合化疗药物灌注体内都有不同程度的骨髓抑制、肝肾中毒症状，常见为血象低下，神倦乏力，头昏耳鸣，视物模糊，食欲不振，脘腹饱胀，腰脊酸痛，大便溏薄或秘结。中医认为脾虚胃弱，肝肾两亏，气血不足所致。治宜益气养血、滋补肝肾为主，兼顾脾胃。〔方药见 338 页辨证施治 8.(11)〕②

31. 史兰陵分 3 型

（1）肝脾郁结，血燥血瘀型　症见面色潮红或晦暗，舌黯紫，苔黄厚腻或白腻，亦或绛赤无津，脉细数或弦数，便秘干黑等，为肝脾瘀结之象，多属血燥血瘀。治宜用两通厥阴阳明之法，疏其肝气之郁结，佐以扶正益胃阴之剂。药用：当归 12 克、白芍 12 克，香附 10 克、橘红 10 克、半夏 10 克、云茯苓 10 克、竹茹 10 克、生枇杷叶 10 克、鲜石斛 10 克、郁金 10 克。随症加减：便秘者，加大黄（后入，可暂用破

① 戴继红，等. 中西医结合治疗胃癌 30 例〔J〕. 四川中医，1998，16(5)：22 - 23.
② 吴良村，等. 中医药结合腹腔动脉插管化疗治疗晚期食管癌、胃癌 130 例临床观察〔J〕. 中国中西医结合杂志，1993，13(3)：173 - 174.

结,中病则已,不可久服)6克,其他如两头尖(用植物不用公鼠粪,此药消腹内部肿块)30克、三棱9克、莪术9克、延胡索10克、丹参10克,体质尚健者俱可参入;如病期较晚应以扶正为主,扶脾养胃,以虫类药物缓治,如八珍汤加蜈蚣9克、土鳖虫9克、地龙9克、生水蛭9克、虻虫9克,交替使用,采取三补一攻,五补一攻,掌握病机,灵活运用。

（2）脾阳不振,寒湿停蓄型　症见面色萎黄,神倦无力,消化迟钝,呕吐黏涎无酸苦臭味,或朝食暮吐,食少便溏,舌淡,脉迟弦紧,属脾阳不振,寒湿停蓄。治宜扶脾土以振中阳,兼以辛热化浊、通补胃腑。方用理中汤、吴茱萸汤、补中益气汤、胃苓汤加减施用。随症加减:下湿上燥者,可酌用理连汤;湿重者,加猪苓、泽泻;寒甚者,加附子3克、桂心6克,其他如砂仁6克、生半夏9克、丁香9克、益智仁10克,都可选用;俟其阳气来复,再继以益阴养血之品,如人参1.5克、山药18克、莲子10克、乌梅6克、大枣4枚、薏苡仁15克、甘草3克、当归10克、白芍10克。

末期阳虚涎泛,大量伤液,亦可造成阴阳两虚,治应阴阳并调。方用八味地黄汤（丸）、八珍汤加减施用。正气不支时可给人参粉冲服。呕吐不食,脘系闭塞,大便不通者可配合输液等支持疗法。必要时可外科造瘘或行改道术。

（3）胃阴亏损型　症见面色苍黄,咽干,大便干黑,胃脘隐痛如割,绵绵不休,舌绛无苔,脉数急或细数无力,为胃阴亏损之象。治宜甘酸化阴,兼以辛滑通痹。药用:沙参30克、丹参15克、麦冬9克、乌梅9克、枇杷叶9克、石斛10克、竹茹10克、瓜蒌皮10克、陈皮10克、甘草3克。其他如竹沥水20毫升、知母9克、杏仁9克、酸枣仁15克、木瓜60克、柿霜60克,都可参照选用。随症加减:气逆者,可少加半夏以佐之;胸闷食少者,少入白檀香或盔沉香粉3克冲服。

随症加减:上腹饱闷隐痛,虚者,补中益气合平胃散加减;实者,膈下逐瘀汤合平胃散;寒者,理中汤合吴茱萸汤;热者,养胃汤加化瘀活血清热之

剂;呕吐,寒者,吴茱萸汤、大半夏汤（主治朝食暮吐）;热者,橘皮竹茹汤、柴平汤、养胃汤或茅根、芦根煎水频服,清脾热以育胃阴;虚者,砂仁、半夏汤、理中汤、参赭培气汤温中扶脾以促运化;实者,金匮茯苓泽泻汤去术加半夏、生姜,祛湿邪壅盛;便血,虚寒者,黄土汤选加三七粉、仙鹤草、茜草、血余炭、炮姜炭或补中益气汤加止血药;实热者,葛根芩连汤加三七粉、茜草等。[1]

32. 胡安黎分3型

（1）脾胃虚寒痰瘀交阻型　症见面色淡白,胃脘饱胀,癥块喜按;或胃脘隐痛不休,呕吐痰涎,或呕血,少气懒言,食少便溏;舌质淡红挟蓝,苔白薄润滑,或舌质黯,苔白腻,脉迟,或沉细涩。治宜温中降逆、补肾助阳、调气和血。方用附子理中汤合平胃散加味:淡附子6克、党参6克、白术6克、茯苓6克、补骨脂6克、黄芪12克、炙甘草3克、干姜3克、缩砂仁6克、小茴香6克、厚朴6克、苍术6克、陈皮6克。

（2）肝脾不和气虚血瘀型　症见面色苍黄挟青,胃脘癥块喜按,或疼痛如刺;不思饮食,腹胀暖气,肠鸣阵作;或呕吐物如酱,少腹挛痛,大便溏黑;或腹部胀满,下肢浮肿,小便不利;舌质紫黯,苔薄白,脉弦涩。治宜温中补虚、柔肝缓急。方用黄芪建中汤合失笑散加味:黄芪12克、桂枝6克、白芍6克、缩砂仁6克、党参6克、白术6克、茯苓6克、防风6克、半夏6克、五灵脂6克、生蒲黄6克、大枣6克、生姜6克、炙甘草3克。

（3）脾胃阴虚痰热瘀毒型　症见面色晦暗,胃脘灼热,疼痛如刺,癥块坚硬拒按;口干咽燥,食则呕吐,大便干结;舌质黯红,苔薄黄,或苔黄干涩,脉细弦数。治宜滋阴清热、润燥降逆、解毒化痰。方用增液汤合一贯煎加减:玄参24克、麦冬24克、生地黄24克、鲜白茅根24克、川楝子9克、枸杞子9克、海藻9克、昆布9克、瓜蒌实9克、芦根12克、北沙参12克、丹参12克、黄芪12克、虎杖12克、火麻仁12克、郁李仁12克、仙鹤草12克、白芍12克、生山药12克、绿萼梅6克、生甘草6克、海参（洗）2条。

① 史兰陵,等. 癌症中医治验[M]. 济南:山东科学技术出版社,1990:71-72.

随症加减：呕吐不止，另用牛奶 30 毫升、韭菜汁 6 毫升、生姜汁 6 毫升，伴荜茇末 2 克，分 2 次徐徐咽服；呕血者，另用紫珠 3 克、荆芥炭 3 克、白及 3 克、田七末 3 克、地榆炭 6 克、仙桃草末 6 克，拌匀，分 4 次以冷开水送服；巅顶痛者，此胃病及肝经，为肝胃虚寒之象，故加服吴茱萸汤 1 剂，以肝胃同治；若身热夜甚，口不甚渴，神昏谵语，大便数日不通，小便短赤，舌质光绛，脉细数无力，此乃毒火炽盛，热入营血，气阴两伤之危急证，治当清营解毒，两补气阴，方用新加黄龙汤合清营汤（《温病条辨》）加减：细生地黄 15 克、玄参 15 克、金银花（后下）15 克、生大黄（后下）9 克、丹参 9 克、连翘 6 克、当归 6 克、人参（另煎）6 克、生甘草 6 克、芒硝 3 克、竹叶心 3 克、姜汁 6 匙；腹水或下肢浮肿，加益母草 90～120 克、蟋蟀粉（冲服）3 克；黄疸，加阴行草 12 克、郁金 12 克、车前子 12 克、六月雪 12 克、焦山楂 12 克、桃仁 9 克、丹参 9 克、信前胡 9 克；外感风热，加葛根 9 克、浮萍 9 克、青蒿 9 克、前胡 9 克；外感风寒，加防风、荆芥、生麻黄。[1]

33. 龚皓分 6 型

（1）脾胃气虚型　临床多见食少纳呆，食后脘腹胀满，时有干呕或腹泻，少气懒言，面色萎黄，舌质淡，脉缓弱。治宜益气健脾、化湿降浊。〔方药见 337 页辨证施治 7.(43)〕

（2）肝脾不和型　多见于癌肿压迫梗阻，或肝胰腹腔转移。临床特征为胃脘胀满或疼痛，呃逆反胃，嗳气陈腐，舌质黯滞苔薄白或薄黄，脉弦等。治宜舒肝和胃、消积导滞。〔方药见 319 页辨证施治 2.(19)〕

（3）湿毒内蕴型　临床多见腹水，黄疸，日晡发热或发热数日不退，大便干结，口渴，腹胀大等肝、腹腔转移症状，甚或神昏，舌质红或瘀滞，苔黄厚腻，脉弦数等。治宜清热利湿、解毒破结。〔方药见 340 页辨证施治 9.(10)〕

（4）脾胃虚寒型　临床常见饮入即吐，或朝食暮吐，口淡不渴，口泛清水，喜暖恶寒，困惫乏力；或上腹有症块，时感作痛，舌淡白苔白滑，脉沉迟等。此乃中寒之象，治宜温中补气。〔方药见 327 页辨证施治 5.(15)〕

（5）胃阴亏虚型　多由久病或化疗不良反应之后，病者饥不欲食，口干舌燥，大便干结，小便短少，或恶热，低热，舌尖红少津，苔少或微黄，脉细数等。治宜滋养胃阴、降逆止呕。〔方药见 326 页辨证施治 4.(17)〕

（6）气血两虚型　常见头晕，心悸失眠，面色无华，少气懒言，乏力自汗，舌淡嫩，脉细弱。或仅见白血球下降而身无所苦。〔方药见 330 页辨证施治 6.(19)〕[2]

经 验 方

一、一般方（未明确是否与其他治疗合用方）

1. 蟾皮散　干蟾皮 5 克、儿茶 5 克、延胡索 3 克、云南白药 4 克。共研成细末，每日 1 次，每次 10 克，1 周后增至 1.2 克，2 周后增至 1.5 克。抗癌散结，凉血定痛。适用于胃癌伴疼痛、吐血者。[3]

2. 抗癌单刃剑方　仙鹤草 50～90 克、白毛藤 30 克、龙葵 25 克、槟榔片 15 克、制半夏 10 克、甘草 5 克。仙鹤草单独煎煮，煎取汁备用；其他药物一同煎取汁，和仙鹤草煎汁混合，1 次顿服，每日 1 次即可。若饮药有困难，可分次服，1 日内饮完。解毒抗癌，镇静镇痛。适用于胃癌、食管癌、肺癌、肝癌、乳腺癌等多种癌症，有很好的镇痛效果。[4]

3. 胃癌散　蜣螂虫 30 克、硇砂 30 克、硼砂 30 克、火硝 30 克、土鳖虫 30 克、蜈蚣 30 条、天龙 30 条、绿萼梅 15 克、冰片 15 克。共研极细末，每日 3 次，每服 1.5 克。理气止痛，攻毒制癌，破血祛瘀。适用于胃癌。有出血倾向者慎用；体虚甚者，亦勿用。[5]

4. 治胃癌汤方　九香虫 9 克、藤梨根（先煎 2

① 胡安黎. 辨证结合辨病治疗 39 例晚期胃癌疗效分析[J]. 北京中医杂志,1988,9(5):21-23.
② 龚皓. 中药加化疗治疗晚期胃癌 38 例[J]. 陕西中医,1987(7):310.
③ 王惟恒,等. 千家妙方系列丛书——肿瘤[M]. 北京:中国科学技术出版社,2017:64.
④ 朱建平,等. 朱良春精方治验实录[M]. 北京:中国科学技术出版社,2017:141-142.
⑤ 朱建平,等. 朱良春精方治验实录[M]. 北京:中国科学技术出版社,2017:146.

小时)90 克、龙葵 60 克、铁刺苓 60 克、石见穿 30 克、鸟不宿 30 克、鬼箭羽 30 克、无花果 30 克。每日 1 剂，水煎服。随症加减：便秘加全瓜蒌 30 克；呕吐加姜半夏 15 克；疼痛加娑罗子 15 克。适用于胃癌。药后可改善症状，控制病情发展。①

5. 二白薏米方　白花蛇舌草 75 克、白茅根 75 克、薏苡仁 30 克、红糖 90 克。每日 1 剂，水煎服，分 3 次服。江西省南昌市第二医院用上方治疗 81 例胃癌患者，获临床治愈者 15 例。②

6. 蟾皮莪术汤　干蟾皮 9 克、莪术 9 克、生马钱子 3 克、八月札 12 克、枸橘 30 克、瓜蒌 30 克、白花蛇舌草 30 克、白茅藤 30 克、煅瓦楞子 30 克、生薏苡仁 30 克、槟榔 15 克、赤芍 15 克、夏枯草 15 克、木香 9 克。水煎服。刘嘉湘用此方治疗胃癌 18 例，5 年及 7 年以上生存率各 1 例。③

7. 山楂三根汤　藤梨根 90 克、水杨梅根 90 克、虎杖根 60 克、焦山楂 6 克、鸡内金 6 克。水煎服。浙江省中医院用此方临床治愈 1 例胃癌患者。④

8. 三根汤　藤梨根 90 克、水杨梅根 90 克、野葡萄根 60 克、半枝莲 60 克、白茅根 15 克、凤尾草 15 克、半边莲 15 克。水煎服。浙江省兰溪县人民医院用此方临床治愈 2 例胃癌患者。⑤

9. 复方山慈菇汤　① 蟾蜍 4 份、紫草 4 份、山慈菇 4 份。② 白花蛇舌草 10 份、山慈菇 5 份、蟾蜍 0.5 份、紫草 5 份、半枝莲 10 份，水煎服。吉林省人民医院用此方治疗胃癌，临床治愈 77 例，本方对溃疡型胃癌疗效较好。⑥

10. 救胃延龄汤　苦参 20 克、槐花 10 克、甘草 15 克、藏红花 5 克、茯苓 20 克、海螵蛸 25 克、红豆蔻 15 克、败酱草 20 克、白蔹 25 克、麦芽 15 克、白扁豆 15 克、瓦楞子 20 克、蓼实 15 克。健脾和胃，化瘀消痛。适用于胃癌。⑦

11. 徐景藩经验方 1　麦冬 15 克、白花蛇舌草 15 克、石见穿 15 克、茯苓 15 克、枇杷叶 15 克、六神曲 15 克、白芍 15 克、橘络 6 克、鸡内金 10 克、佛手 10 克、当归 10 克、冬瓜子 20 克、炙甘草 3 克。养阴，健脾，行瘀。适用于胃癌。⑧

12. 徐景藩经验方 2　当归 15 克、赤芍 10 克、白芍 15 克、川芎 10 克、香附 15 克、枳壳 15 克、香附 15 克、制大黄 6 克、五灵脂 10 克、乌药 15 克、桃仁 10 克、三棱 10 克、龙葵 10 克、半枝莲 15 克。随症加减：兼有气虚加黄芪、党参；小便不利加泽泻、泽兰、冬葵子、玉米须；夹有湿热加黄芪、苍术、藿香。扶正固本，调理脾胃。适用于胃癌早期证属气阴不足，兼气滞，瘀热，痰湿。⑨

13. 张镜人经验方　炒白术 10 克、炒白芍 10 克、炙甘草 3 克、郁金 10 克、陈皮 5 克、制黄精 10 克、灵芝草 10 克、白扁豆 10 克、怀山药 10 克、生薏苡仁 12 克、续断 15 克、杜仲 15 克、丹参 10 克、天麻 10 克、白英 15 克、蛇莓 15 克、谷芽 12 克、猪殃殃 30 克、白花蛇舌草 30 克。随症加减：兼贫血加当归、枸杞子、制何首乌；手术后加八月札、蝉蜕、蒲公英。健脾化湿，兼清瘀热。适用于胃癌。⑩

14. 扶正抗癌方　太子参 15 克、炒白术 12 克、茯苓 12 克、生甘草 6 克、黄芪 30 克、白扁豆 30 克、黄精 30 克、白花蛇舌草 30 克、半枝莲 30 克、丹参 30 克、生山楂 30 克、陈皮 9 克、山药 9 克、山茱萸 9 克、灵芝草 9 克、姜半夏 9 克。随症加减：肝胃不和，胃脘胀满，脘胁疼痛，嗳气或呃逆呕吐，加柴胡 9 克、延胡索 9 克、代赭石 15 克；脾胃虚寒，胃脘隐痛，喜温喜按，或朝食暮吐，便溏浮肿，形寒肢冷，加制附子 6 克、吴茱萸 6 克、干姜 3 克；痰气交阻，胸脘胀满，吞咽不利或呕恶痰涎，腹胀

①　朱建平，等. 朱良春精方治验实录[M]. 北京：中国科学技术出版社，2017：147.
②　谢文纬. 与癌磨不与癌搏：开启无毒抗癌治疗[M]. 沈阳. 辽宁科学技术出版社，2014：245
③　谢文纬. 与癌磨不与癌搏：开启无毒抗癌治疗[M]. 沈阳. 辽宁科学技术出版社，2014：247
④　同上.
⑤　谢文纬. 与癌磨不与癌搏：开启无毒抗癌治疗[M]. 沈阳：辽宁科学技术出版社，2014：248.
⑥　同上.
⑦　徐江雁. 国医大师验案良方·脾胃卷[M]. 北京：学苑出版社，2010：335 - 336.
⑧　徐江雁. 国医大师验案良方·脾胃卷[M]. 北京：学苑出版社，2010：337 - 338.
⑨　同上.
⑩　徐江雁. 国医大师验案良方·脾胃卷[M]. 北京：学苑出版社，2010：339.

便溏,加木香 9 克、香附 6 克;气滞血瘀,胃脘刺痛,拒按,痛有定处,呕吐宿食,加川楝子 10 克、三棱 9 克;胃阴不足,胃脘灼热隐痛,嘈杂不适,口干欲饮,大便秘结,加生地黄 15 克、熟地黄 15 克、石斛 9 克。乔晓洪予上方治疗 40 例中晚期胃癌,完全缓解 5 例,部分缓解 8 例,稳定 20 例,恶化 7 例,总缓解率 32.55%。生存期最短 3 个月,最长 4 年,平均生存时间 24.93 个月。[1]

15. 抑癌散 麝香 0.9 克、蟾酥 0.1 克、蜈蚣 18 克、露蜂房 36 克、蛇蜕 36 克、血余炭 10 克。共研细末,以蜜为丸,如绿豆大小,每日 3 次,每次吞服 0.1 克。2 周为 1 疗程。活血解毒。适用于胃癌。[2]

16. 胃癌止痛散 蜈蚣 10 条、水蛭 15 克、血竭 10 克、全蝎 15 克、蕲蛇 2 条、蟾酥 2 克、白芥子 10 克。共研细末,过 100 目筛,备用。每日 2 次,每次服 1.5～3 克,饭前半小时冲服(或装胶囊口服)。李发杰等治疗胃癌疼痛 100 例,显效 72 例,有效 26 例,无效 2 例,总有效率为 98%。[3]

17. 行气消癌汤 丹参 25 克、茯苓 20 克、郁金 20 克、砂仁 15 克、麦冬 20 克、瓜蒌 25 克、半枝莲 50 克、干蟾蜍 3 只、生水蛭 15 克、荷叶 15 克。水煎取液 1 000 毫升,每服 50 毫升,加牛奶适量冲服,每日 2 次。行气逐瘀,解毒抗癌。适用于胃癌,证属气结伤阴。赵葆昌用上方治疗 1 例胃癌患者,半年后随访,患者面色红润,体重已增至 64 千克,且已上班工作,检查腹部肿块已消失,又随访 2 年,患者仍健在。[4]

18. 复方蛇舌草汤 白花蛇舌草 120 克、莪术 9 克、三棱 9 克、赤芍 9 克、代赭石粉 15 克、海藻 15 克、昆布 15 克、制鳖甲 15 克、旋覆花(包煎)9 克、夏枯草 60 克、白茅根 30 克、蜂蜜 60 克、白鹅

血一碗。水煎煮,制成煎剂后再加入蜂蜜熬和,即得。口服,煎 2 次分服,另用白鹅血乘热生服,每 5～10 日服 1 碗。和胃降逆,软坚消积。适用于胃癌。湖北中医学院用于治疗胃癌有效。[5]

19. 戊己散加味 海螵蛸 60 克、象贝 60 克、明没药 60 克、柿霜 120 克、玄明粉 45 克、生牡蛎 60 克、胎盘 60 克、制马钱子粉 45 克。共研细末,每日 4 次,每次 3～4 克。适用于溃疡型胃癌。[6]

20. 胃癌方 94 两头尖 30 克、生半夏 6 克、沙参 30 克、丹参 15 克、苍术 9 克、石斛 9 克、枳壳 15 克、草豆蔻 12 克、厚朴 6 克、茯苓 12 克、木香 6 克、陈皮 6 克、瓦楞子 12 克、甘草 3 克、谷芽 15 克。随症加减:呕吐,加竹茹 9 克;便秘,加玄明粉 9 克;吐血,加三七粉 6 克;腹痛,加鸡内金 9 克、香附 9 克;便血,加海螵蛸 12 克。水煎服。适用于浸润型胃癌。[7]

21. 冰砂酊 朱砂 15 克、乳香 15 克、没药 15 克、冰片 30 克。上 4 味共捣碎后放入盛有 500 毫升米酒的瓶内,密封浸泡 2 天后备用。用时沉淀后取少量澄清液装于小瓶内备用。用棉签或毛笔蘸药水搽于痛处,搽药范围宜略大些,稍干后再重复 3～4 遍即可。李绍珍报道用本方治疗癌肿疼痛 21 例,其中胃癌 4 例,均收到满意效果。一般用药 10～15 分钟疼痛消失或明显缓解。止痛维持时间为 2～4 小时不等。个别患者止痛时间可能更长一些。如患者疼痛再发,按上法搽药,可获同样效果。[8]

22. 蛋楞丸 白术 60 克、鸡蛋壳 120 克、枯白矾 30 克、谷芽 60 克、娑罗子 90 克、代赭石 90 克、瓦楞子 60 克。共粉成细粉,水泛为丸,如绿豆大。每日 3 次,每服 6 克,黄芪水或白开水送下。补中安胃,化瘀软坚,降逆镇中。适用于胃癌。症见神

① 乔晓洪. 扶正抗癌方治疗中晚期胃癌 40 例临床观察[J]. 浙江中医杂志,2005,40(8):342,343.
② 潘澄濂. 中国百年百名中医临床家丛书·潘澄濂[M]. 北京:中国中医药出版社,2001:354.
③ 李发杰,等. 胃癌止痛散治疗胃癌疼痛 100 例[J]. 山东中医杂志,1994,13(10):443.
④ 张民庆. 肿瘤良方大全[M]. 合肥:安徽科学技术出版社,1994:102-103.
⑤ 张民庆. 肿瘤良方大全[M]. 合肥:安徽科学技术出版社,1994:107.
⑥ 史兰陵,等. 癌症中医治验[M]. 济南:山东科学技术出版社,1990:195.
⑦ 史兰陵,等. 癌症中医治验[M]. 济南:山东科学技术出版社,1990:196.
⑧ 李绍珍. 冰砂酊治疗癌肿疼痛 21 例[J]. 新中医,1990(3):37-38.

疲乏力,饮食无味,嗳气。①

23. 加减漏芦汤　将漏芦 30～60 克、土茯苓 15～90 克、党参(或生芪)15～60 克、白术 30～60 克、云茯苓 30～60 克、牡丹皮 15～30 克、升麻 15～30 克、黄芩 9～30 克、吴茱萸 9～24 克、生甘草 9～15 克、制半夏 50 克(或生半夏 15～30 克)。煎三遍去渣,将三煎兑在一起再浓缩成 300 毫升左右,每日分 3～4 次服用。此煎法可去除半夏之毒性。同时配合三味散(炒土鳖虫 30 克、炒全蝎 30 克、红参(或太子参)30 克,共研细末),每次冲入汤剂 1.5 克,随汤药服用。如吐血、便血者,可在三味散内加田三七 30 克。山东省肿瘤防治研究办公室用此方治胃癌有效。②

24. 抗胃癌糖浆　金刚刺 5 斤、荠菜 5 斤、蛇莓 2 斤半、枳壳 1 斤、广木香半斤。将以上各药洗净,置搪瓷桶内,加水浸没药面,加热煎煮 2 小时,纱布过滤,药渣再加水煮沸 2 小时过滤,合并二次滤液,浓缩至约 4 000 毫升,加蔗糖及防腐剂适量,搅匀,充分溶解,纱布过滤,即得。口服,每日 3 次,每次 50 毫升。适用于气郁型胃癌和血瘀型胃癌。湖北红安县永河卫生院用于治疗胃癌有效。③

25. 蛇莲汤　① 方1:半枝莲 30 克、半边莲 30 克、黄毛耳草 30 克、薏苡仁 30 克、天胡荽 60 克、白玉簪花根 1.5 克。② 方2:白花蛇舌草 75 克、龙葵 30 克、薏苡仁 30 克、黄独 9 克、乌梅 6 克、乌药 3 克、田三七粉 1.5 克。③ 方3:白花蛇舌草 75 克、白茅根 75 克、薏苡仁 30 克、红糖 90 克。加水煎煮,制成煎剂。每日 1 剂,口服,顿服,连服 2～4 个月为 1 个疗程。以上三方可按病情交替服用。江西南昌市第二人民医院用于治疗胃癌有较好疗效,另对食管癌、肝癌、直肠癌等亦有一定效果。④

26. 癌宁 7 号丸　莪术 15 克、三棱 15 克、黄药子 24 克、阿魏 24 克、乳香 24 克、没药 24 克、硇

砂 12 克、蟾酥 9 克、木鳖子 12 克、延胡索 30 克、天仙藤 30 克、甘草 15 克、露蜂房 18 克、生玳瑁 18 克、鸡内金 45 克。将以上各药共研细末,炼蜜为丸,制成梧桐子大小的丸剂,即得。每日 2～3 次,每次 5 丸,口服。青岛医学院附属医院用治胃癌多例有一定疗效,可缓解临床症状,适当延长生命,但根治者尚少。⑤

二、手术后,与放、化疗等合用方

1. 健脾消瘀滋生汤　炙甘草 3 克、陈皮 6 克、白芍 10 克、茯苓 10 克、当归 10 克、木香 10 克、炒白术 10 克、怀山药 15 克、党参 15 克、薏苡仁 20 克、石打穿 30 克、菝葜 30 克。随症加减:肝胃郁热、胃灼泛酸者加煅瓦楞子、淡吴茱萸、川连;脾胃虚寒、腹遇冷便溏者加炮姜炭、肉豆蔻、补骨脂;肝气犯胃、腹胀加砂仁、制香附、苏梗;嘈杂脘痛、胃阴不足加炙乌梅、麦冬、北沙参;大便秘结、肠腑燥结者加槟榔、瓜蒌仁、火麻仁。以水煎煮 2 次共取 400 毫升汤药混合,每日 1 剂,分早晚服用。车杭盈用上方配合 mFOLFOX 方案化疗胃癌术后患者 42 例,中医证候治疗总有效率为 97.62%,高于对照组的 66.67%。中西医结合治疗胃癌能显著提高疗效,改善患者临床症状及体征,提高生存质量,且化疗不良反应少。⑥

2. 健脾抗瘤汤　① 健脾益气:生黄芪 30 克、党参 15～18 克、茯苓 15～18 克、炒白术 18～30 克、生甘草 3～6 克、生薏苡仁 12 克、黄精 12～18 克。② 疏肝理气:八月札 15～18 克。③ 解毒抗癌:漏芦 30 克、土茯苓 30 克、半枝莲 30 克、藤梨根 30 克。随症加减:症见衰急力乏加补中益气口服液,每日 3 次,每次 10 毫升;口干津少加茅根 15 克、天冬 9 克、麦冬 9 克;口腔溃疡加生石膏 30 克、板蓝根 30 克、鱼腥草 30 克;腹部作胀加猫爪草 30 克、紫草根 30 克、香橼皮 9 克、蚕沙 12 克;脘胁疼痛加白芍 30 克、香附 12 克、枸杞子 12 克;

① 贾堃. 中医癌瘤证治学[M]. 西安:陕西科学技术出版社,1989:267-268.
② 郁仁存. 中医肿瘤学・上册[M]. 北京:科学出版社,1983:251.
③ 杨今祥. 抗癌中草药制剂[M]. 北京:人民卫生出版社,1981:206.
④ 杨今祥. 抗癌中草药制剂[M]. 北京:人民卫生出版社,1981:209-210.
⑤ 杨今祥. 抗癌中草药制剂[M]. 北京:人民卫生出版社,1981:211.
⑥ 车杭盈. 中西医结合治疗用于胃癌术后化疗中的临床意义[J]. 中外医学研究,2017,15(22):146-148.

泛恶呕吐加姜半夏 9 克、竹茹 12 克、公丁香 6 克；嘈杂泛酸加煅瓦楞子 30 克、淫羊藿 12 克、白及 12 克；大便干结加瓜蒌 30 克；皮肤瘙痒加白鲜皮 9 克、地肤子 30 克、苦参片 20 克、蛇床子 9 克、生麻黄 6 克、蝉蜕 3 克；夜寐欠安加酸枣仁 12 克、香甘松 12 克、合欢皮 12 克；腰酸膝软加杜仲 12 克、牛膝 12 克、补骨脂 12 克、仙鹤草 30 克。王義明用上方配合草酸铂＋5-氟尿嘧啶方案化疗治疗 1 例胃癌根治术后患者，经治疗患者生活质量良好，直至目前总结时，已经康复存活 7 年余，仍连续安享晚年生活中。[①]

3. 健脾益气化瘀方　生牡蛎 30 克、白扁豆 30 克、茯苓 30 克、红藤 30 克、党参 15 克、薏苡仁 15 克、半夏 15 克、炒白术 15 克、陈皮 15 克、夏枯草 9 克、干姜 5 克。每日 1 剂，水煎服，随症加减，连续服药 12 个月。薛兴存以此方结合西药化疗（方案不详）治疗 46 例早期胃癌术后患者，3 年存活率 95.65%、5 年存活率 78.26%，均显著高于西药组。[②]

4. 乌梅丸加味合兰州方加减　乌梅 4 枚、黄连 6 克、川椒 6 克、干姜 6 克、半夏 6 克、牡丹皮 6 克、郁金 6 克、白芍 15 克、厚朴 10 克、佛手 10 克、威灵仙 10 克、薏苡仁 30 克、延胡索 10 克、川楝子 20 克、焦三仙各 10 克、丹参 20 克、草豆蔻 6 克、木香 6 克、海藻 10 克、夏枯草 15 克。每日 1 剂，水煎服，早晚饭后服用。裴正学以上方治疗 1 例胃癌根治术后患者，并令其长期服用裴氏升血颗粒（兰州方的颗粒剂）。复诊，自述服上方 15 剂后上腹部胀闷疼痛减轻，食欲好转，患者将进行化疗。裴正学处方：兰州方加减，即北沙参 15 克、太子参 15 克、人参须 15 克、党参 15 克、桂枝 10 克、白芍 10 克、生姜 6 克、大枣 4 枚、生地黄 12 克、山药 10 克、山茱萸 30 克、浮小麦 30 克、麦冬 10 克、五味子 3 克、延胡索 10 克、川楝子 20 克、焦三仙各 10

克、丹参 20 克、草豆蔻 6 克、木香 6 克、海藻 10 克、夏枯草 15 克。嘱其化疗期间继续服用以减轻化疗反应。患者化疗周期中无任何明显不适，一般状况好，CT 示未复发未转移，为防止病情复发，裴正学令其长期服用中药和裴氏升血颗粒提高机体正气。[③]

5. 养胃抑瘤方　太子参 30 克、白术 30 克、茯苓 30 克、红藤 30 克、生牡蛎 30 克、菝葜 30 克、藤梨根 30 克、白花蛇舌草 30 克、陈皮 5 克、夏枯草 10 克、佛手 10 克、鸡内金 15 克。口服，术后 3～6 个月开始，每日 1 剂，水煎分服，持续 6 个月以上至观察期结束或因肿瘤原因死亡。黄立萍等用中药配合 EOF 方案化疗治疗 20 例胃癌根治术后患者，化疗 6 个疗程。1、2、3 年生存率分别为 100%、85%、65%，1、2、3 年复发转移率分别为 5%、25%、45%，复发转移后的带瘤生存期 12.7±4.5 个月，均优于化疗组，证明综合治疗可延缓肿瘤复发转移，延长带瘤生存期，提高生存质量。[④]

6. 胃癌方 95　党参 15 克、白术 10 克、麦冬 15 克、沙参 15 克、白芍 15 克、当归 15 克、补骨脂 15 克、莪术 10 克、砂仁 10 克、枳壳 10 克、白英 30 克、白花蛇舌草 30 克。中药汤剂 100 毫升，每日 2 次口服。姜华以上方配合奥利沙铂＋亚叶酸钙＋5-FU 方案化疗治疗 22 例中晚期胃癌患者，完全缓解 3 例，部分缓解 10 例，稳定 6 例，进展 3 例，有效率 59.1%，较单纯化疗组疗效显著。[⑤]

7. 周仲瑛经验方　南沙参 10 克、北沙参 10 克、麦冬 10 克、太子参 10 克、法半夏 10 克、煅瓦楞子 20 克、泽漆 12 克、山慈菇 12 克、八月札 12 克、公丁香 5 克、丹参 12 克、失笑散（布包）10 克、肿节风 20 克、石打穿 20 克、急性子 10 克、仙鹤草 15 克、炙刺猬皮 15 克、独角蜣螂 2 只、天龙 5 克。周仲瑛以上方结合化疗（方案不详）治疗 1 例贲门癌术后患者，疗效显著。[⑥]

① 李洪霖，陈东林. 王義明教授治疗胃癌经验撷菁[J]. 吉林中医药，2013,33(3)：225－227.
② 薛兴存，等. 健脾益气化瘀方配合西药治疗早期胃癌术后疗效观察[J]. 陕西中医，2012,33(7)：843－844.
③ 齐雪婷. 裴正学教授治疗胃癌经验[J]. 实用中医内科杂志，2012,26(10)：11－12.
④ 黄立萍，等. 养胃抑瘤方防治胃癌术后复发转移 20 例[J]. 浙江中医杂志，2011,46(6)：429.
⑤ 姜华. 中西医结合治疗中晚期胃癌疗效观察[J]. 黑龙江中医药，2011,40(1)：8.
⑥ 王小坤，顾勤，等. 周仲瑛教授应用复法辨治胃癌 1 则[J]. 吉林中医药，2011,31(11)：1104,1105.

8. **扶正抗癌汤** 生黄芪 30 克、生白术 12 克、生薏苡仁 30 克、冰球子 24 克、莪术 12 克、七叶一枝花 24 克、女贞子 12 克、姜黄 9 克、天龙 6 克、淫羊藿 12 克。每日 1 剂,水煎服,分 2～3 次口服。王鸽等用上方配合化疗(5-氟尿嘧啶＋阿霉素＋丝裂霉素联合)治疗 43 例中晚期胃癌术后,完全缓解 17 例,部分缓解 19 例,无变化 6 例,进展 1 例,总有效率为 97.7%,且化疗反应减少。[1]

9. **旋覆代赭汤** 旋覆花(布包)6 克、代赭石(先煎)20 克、石打穿 20 克、白花蛇舌草 20 克、法半夏 10 克、太子参 10 克、麦冬 10 克、失笑散(布包)10 克、炒枳壳 10 克、生薏苡仁 15 克、煅瓦楞子 15 克、山慈菇 12 克、泽漆 12 克、降香 3 克。每日 1 剂,水煎服。周仲瑛用上方配合化疗(方案不详)治疗 1 例贲门癌术后患者,直到化疗 6 个周期结束,消化道反应不明显,症状改善。[2]

10. **扶正抗癌汤** 黄芪 30 克、当归 12 克、党参 12 克、白术 12 克、茯苓 12 克、陈皮 12 克、清半夏 12 克、麦芽 10 克、莪术 10 克、鸡内金 10 克、鸡血藤 30 克、女贞子 30 克、丹参 30 克。随症加减:恶心呕吐者加竹茹 12 克、旋覆花 10 克、代赭石 15 克、生姜 3 片;腹泻者加炒薏苡仁 24 克、白扁豆 18 克;白细胞减少加补骨脂 15 克、虎杖 12 克;贫血者当归加至 15 克,加阿胶(烊化)6 克、生熟山楂各 9 克;血小板减少者加生三七 3 克(冲服)、肉苁蓉 10 克。每日 1 剂,每次 200 毫升。早晚分服或多次频服。王小龙等以上方配合 FLE 或 MF 化疗治疗胃癌 31 例,少部分是未手术的,并与单纯西药组对比,结果显示治疗组中完全缓解比对照组中增加 4 例(12.9%),部分缓解比对照组中增加 3 例(9.7%)。总有效率治疗组为 83.9%,对照组为 54.8%,提高 29.1%,差异显著(P＜0.05),中西医结合治疗能预防和减轻化疗引起的不良反应,保护机体的重要脏器功能及免疫功能,是保证胃癌

化疗完成行之有效的方法。[3]

11. **加味四君颗粒** 党参 10 克、茯苓 15 克、白术 10 克、菝葜 30 克、虎杖 20 克、灵芝 15 克。每日 1 剂,4 周为 1 个疗程。胡少明等用中药配合 MLF 方案化疗治疗 40 例胃癌术后患者。结果提示:加味四君颗粒联合化疗对胃癌术后患者机体免疫功能有保护和促进作用,并能防治化疗引起的骨髓抑制。[4]

12. **胃癌方 96** 人参 10 克、黄芪 30 克、海藻 30 克、白花蛇舌草 30 克、夏枯草 30 克、半夏 20 克、炒白术 12 克、橘皮 15 克、薤白 15 克、炒枳实 15 克、浙贝母 6 克、茯苓 18 克、炒薏苡仁 25 克。每日 1 剂,水煎服。每周 5 剂,连用 8 周。韩玉华等术后 FAM 方案化疗配合自拟中药方治疗进展期胃癌 30 例,临床观察发现中药可以使患者体重增加,减轻化疗药物对白细胞的杀灭作用和对心脏的不良反应,提高患者的生活质量,减轻患者的痛苦,延长寿命。[5]

13. **胃肠安** 太子参 12 克、白术 12 克、茯苓 30 克、红藤 30 克、夏枯草 9 克、菝葜 30 克、绿萼梅 9 克。每日 1 剂,水煎分两次口服,术后 3～6 个月内开始治疗,持续治疗 6 个月以上。杨金坤等以上方联合 FAM 方案化疗治疗 58 例进展期胃癌根治术后患者,1、2、3 年生存期分别为 89.51%、69.77%、55.76%,明显高于化疗组;1、2、3 年转移率分别为 15.52%、41.38%、46.55%,均明显低于化疗组。中药胃肠安对胃癌术后患者的复发转移有防治作用。[6]

14. **健脾活血解毒方** 黄芪 30 克、女贞子 20 克、薏苡仁 30 克、猪苓 15 克、仙鹤草 30 克、鸡血藤 30 克、苦参 15 克、白花蛇舌草 30 克、威灵仙 30 克、玄参 20 克,并随症加减。许尤琪等用上方配合化疗(ELFP 或 EAP 方案)治疗 42 例胃癌术后患者,术后复发率和转移率均低于对照组,Karnofsky 评

① 王鸽,等. 中西医结合治疗中晚期胃癌疗效分析[J]. 当代医学,2011,17(4):156.
② 霍介格. 周仲瑛教授运用经方治疗肿瘤验案 5 则[J]. 新中医,2009,41(2):119-120.
③ 王小龙,等. 中西医结合治疗胃癌 31 例[J]. 现代中医药,2007,27(3):18-19.
④ 胡少明,等. 加味四君颗粒联合化疗治疗胃癌 40 例临床研究[J]. 中医杂志,2006,47(4):274-276.
⑤ 韩玉华,等. 术后化疗配合中药治疗进展期胃癌 30 例临床观察[J]. 山西中医,2005,21(2):13.
⑥ 杨金坤,等. 中药胃肠安防治进展期胃癌术后转移的临床研究[J]. 中国中西医结合杂志,2003,23(8):580-582.

分、血黏度和免疫功能均较对照组有改善。①

15. 扶正化瘀基本方 黄芪 15 克、鳖甲 12 克、蛇六谷 12 克、天龙 12 克、白术 12 克、薏苡仁 30 克、当归 10 克、茯苓 18 克、白花蛇舌草 30 克。随症加减：胃阴不足者加生地黄 10 克、玄参 10 克、麦冬 10 克；痰湿阻滞者加半夏 10 克、胆南星 10 克；热毒炽盛者加半枝莲 30 克、山慈菇 10 克、龙葵 10 克；瘀血阻滞明显者加水蛭 10 克、川芎 10 克等。卜平等用中药配合 FAT 方案化疗治疗 36 例胃癌术后患者，结果表明中药能降低胃癌的转移复发率，且明显提高外周血 CD4、CD4/CD8 值，扶正化瘀方药能通过提高胃癌患者免疫功能而防止癌细胞扩散。②

16. 胃癌方 97 基本方：太子参 15 克、炒白术 15 克、茯苓 10 克、清半夏 10 克、陈皮 10 克、生蒲黄(包煎)10 克、炒露蜂房 4 克、九香虫 6 克、白屈菜 10 克、砂仁 6 克、藤梨根 15 克、虎杖 15 克、生麦芽 30 克、鸡内金 30 克、白花蛇舌草 30 克、半枝莲 15 克、甘草 6 克。随症加减：肝胃不和者，加柴胡 10 克、白芍 15 克、川楝子 15 克、旋覆花 10 克、代赭石 15 克；胃阴不足者，加北沙参 15 克、麦冬 10 克、玉竹 10 克、天花粉 12 克、石斛 10 克、鳖甲 10 克；瘀毒内阻者，加桃仁 10 克、川芎 10 克、延胡索 10 克、白及 10 克、三七粉(冲服)3 克；脾胃虚寒者，加制附子 10 克、干姜 10 克、肉桂 8 克、诃子肉 10 克、儿茶 10 克；痰湿凝结者，加瓜蒌皮 10 克、川贝母 10 克、枇杷叶 10 克、桔梗 10 克、猪苓 15 克、防己 15 克；气血双亏者，加熟地黄 12 克、当归 10 克、白芍 15 克、生黄芪 30 克、何首乌 15 克、川芎 10 克。水煎服，每日 2 次，每日 1 剂。徐晓燕等用金龙胶囊合并以上中药治疗 33 例中晚期胃癌，大部分患者来之前已行手术和化疗治疗，金龙胶囊 3 粒/次/天，饭前半小时服。结果显示：临床症状缓解总有效率为 78.75%。瘤体完全消失 3 例，部分缩小 7 例，稳定 16 例，恶化 7 例，总缓解率 30%。生存期最短 3 个月，最长 5 年 10 个月，

平均 23.3 个月。③

17. 健脾消症生肌汤 党参 15 克、黄芪 15 克、甘草 15 克、白术 10 克、茯苓 10 克、七叶一枝花 10 克、白英 10 克、血竭 5 克、牡蛎 30 克、白花蛇舌草 30 克、藤梨根 30 克、紫草 20 克、半枝莲 50 克。随症加减：脾胃虚弱(症见形体消瘦，倦怠乏力，面色㿠白，脘腹胀满，饮食多即呕吐，时作时止，食少便溏，舌淡苔白，脉虚弱者)，选用基本方即可；痰凝气滞型(症见进食不畅，甚至反食，夹有多量黏涎，胸腔痞满胀闷，或有隐痛和刺痛，食欲不振，舌苔白腻，脉多弦滑者)，上方加用姜半夏 15 克、陈皮 10 克、青皮 10 克、昆布 30 克、海藻 30 克；肝胃不和型(症见脘胁胀痛，善太息，嗳气吞酸，嘈杂呕恶，苔薄白，脉弦缓)，上方加香附 10 克、八月札 10 克、川朴花 10 克、绿萼梅 10 克、佛手 10 克。随症加减：呕吐剧烈者加旋覆花(布包)10 克、生代赭(先煎)20 克、姜半夏 10 克；便血者加血竭 5 克、白及 10 克、仙鹤草 30 克、蒲黄炭 15 克、槐花炭 15 克；头昏心慌者加当归 12 克、阿胶(烊冲)10 克、黄精 12 克。每日 1 剂，水煎分早、中、晚 3 次服，3 个月为 1 个疗程，连服 2 个疗程。丁汀等用健脾消症生肌汤合常规化疗方案治疗 62 例胃癌，结果显示：该方可增强机体免疫功能，提高生存质量，减少化疗不良反应，延长生存期，取得良好的临床疗效，其有效率达到 84.38%。④

18. 胃癌方 98 黄芪 30 克、党参 15～20 克、云茯苓 20 克、白术 15 克、淮山药 15 克、陈皮 10 克、半夏 10 克、薏苡仁 15 克、白扁豆 15 克、当归 20 克、女贞子 15 克、白芍 15 克、生甘草 15 克。浓煎 200～400 毫升，每日分 2～3 次口服，每次服 100～150 毫升，服药量以患者不出现不适感为度。随症加减：如血白细胞下降可加阿胶、鸡血藤；腹胀纳呆可加焦三仙、鸡内金；脾虚湿重可加泽泻、车前子等。曹羽以此方配合 MFV 方案化疗治疗 30 例胃癌术后患者，患者消化道不良反应及体重减轻率

① 许尤琪，等. 健脾活血解毒中药抗胃癌术后转移的临床观察[J]. 中西医结合学报，2003,1(3)：192-194.
② 卜平，等. 扶正化瘀方对胃癌患者术后转移的抑制作用及 T 淋巴细胞亚群的影响[J]. 中医杂志，2001,42(4)：226-227.
③ 徐晓燕，等. 金龙胶囊合并中药治疗胃癌 33 例疗效观察[J]. 北京中医，2001(2)：61-62.
④ 丁汀，等. 健脾消症生肌汤合化疗治疗胃癌 62 例[J]. 四川中医，1999,17(8)：21-22.

(指体重下降较化疗前少于2.5千克,例数28例)、末梢血白细胞计数降低程度等,均明显低于单纯化疗组,化疗完成率也明显高于化疗组。①

19.**圣和散** 党参150克、太子参150克、玄参300克、炒白术300克、荜茇60克、白花蛇舌草300克、鸡血藤300克、土鳖虫90克、血竭60克、肉苁蓉100克、生地黄150克、补骨脂60克、砂仁30克、甘草60克。每日3次,每次6克,连服10个月。随访2~4年。夏跃胜等以本方配合FAM方案化疗治疗75例胃癌根治术后患者,治疗组复发率12.0%,转移率17.3%,对照组复发率23.0%,转移率36.1%,两组比较有显著差异($P<0.05$),1、2、3年生存率治疗组依次为93.3%、85.3%和81.3%,明显优于对照组的73.8%、63.9%和55.7%($P<0.01$)。圣和散联合化疗能明显降低胃癌术后复发与转移,提高远期疗效,是胃癌术后综合治疗值得探索的途径。②

20.**健脾理气汤** 党参15克、白术12克、茯苓12克、甘草3克、生黄芪20克、麦冬10克、木香8克、沙参10克、陈皮8克、瓜蒌仁12克、莲肉20克、鸡内金10克、麦芽20克、建曲9克、黄连4.5克。手术后5~7天服用,每剂煎3次,每日或隔日服1剂,如未拔胃管可从胃管灌入,夹管2小时。潘明继等用中药配合MFA或MFC方案化疗治疗胃癌术后7天内的患者20例。结果显示服用中药组患者食欲减退、创口愈合率、脾肾虚症候出现率明显优于不服中药组。③

21.**两参汤** 两头尖30克、生半夏3克、沙参15克、丹参9克、炒苍术9克、石斛9克、贝壳9克、草豆蔻6克、姜朴6克、茯苓9克、甘草6克、木香6克、陈皮6克、瓦楞子12克、香附9克、延胡索9克、鸡内金9克、谷芽12克。每日1剂,分2次服。济南市西郊医院以本方为主,配合化疗、放疗及手术,共治疗贲门癌100例,总有效率

25%,其中3例存活4年以上。④

22.**扶正抗癌方** 潞党参、生黄芪、生白术、生薏苡仁、仙鹤草、白英、白花蛇舌草、七叶一枝花、石见穿。随症加减:阴虚加沙参、天冬、麦冬、生地黄、石斛等;血虚加当归、白芍、熟地黄等;气滞、气逆加八月札、旋覆花、枳壳、佛手等;血瘀加丹参、赤芍、川芎、桃仁、红花等;恶心呕吐加姜半夏、姜竹茹、代赭石等;消化不良加神曲、山楂、鸡内金、谷麦芽;疼痛加川楝子、延胡索、橘皮叶等;白细胞减少加黄精、鸡血藤、补骨脂等。可长期服用,一般持续2~3年,5年以上可间歇服用,大部分患者服用4~5年。吴贤益以此方配合5-FU方案或5-FU加FT207方案化疗治疗,追踪随访患者多年,患者存活时间均较长。⑤

23.**健胃消癥汤** 党参15克、茯苓10克、白术10克、生黄芪30克、生薏苡仁30克、白花蛇舌草30克、佛手10克、陈皮10克、清半夏10克、半枝莲20克、甘草10克、昆布30克、桃仁10克、红花10克。每日1剂,水煎服。术前、术后或化疗中均可服用,剂量与疗程随病情而定,尚须随症加减。随症加减:脾胃虚寒,选加砂仁、白蔻仁、干姜、田三七、淡附子等;胃热伤阴,口干咽燥,舌红少苔,选加麦冬、玉竹、芦根、石斛、天花粉、生地黄、知母等,并改党参为太子参;气血两虚,选加当归、枸杞子、鸡血藤,改党参为西洋参,重用生黄芪;便秘者选加瓜蒌、大黄、槟榔、火麻仁等;腹泻者选加米壳、葛根、厚朴、黄连等;纳呆者选加焦三仙、鸡内金、砂仁等;疼痛者选加延胡索、白芍、乌药等;水肿者选加车前子、茯苓皮、猪苓、泽泻、大腹皮等;呃逆者酌加米壳、西洋参。马廷行等以上方配合常规化疗方案治疗50例中晚期胃癌,少部分未手术,中药能延长患者生存时间,且与术后尽早使用中药密切相关。⑥

24.**桂附地黄丸加味** 生地黄10克、山药10

① 曹羽.胃癌术后中西医结合治疗的疗效观察[J].中国临床医生,1999,27(5):45.
② 夏跃胜,等.圣和散联合化疗对胃癌术后复发、转移率的影响[J].中国中西医结合外科杂志,1996,2(6):402-404.
③ 潘明继,等.胃癌中西医结合治疗规律的探讨[J].中医杂志,1994,35(3):159-161.
④ 张民庆.肿瘤良方大全[M].合肥:安徽科学技术出版社,1994:103.
⑤ 吴贤益,等.扶正抗癌活血化瘀为主治疗术后晚期胃癌158例[J].辽宁中医杂志,1993,20(7):25-26.
⑥ 马廷行,等.中西医结合治疗中晚期胃癌50例[J].山东中医杂志,1993,12(2):35-36.

克、山茱萸 12 克、泽泻 15 克、炮附子 6 克、桂枝 6 克、茯苓 12 克、菟丝子 10 克、党参 15 克、白术 10 克、生薏苡仁 15 克、藤梨根 15 克、大枣 5 枚、半枝莲 15 克、焦三仙各 10 克。孙桂芝治疗 1 例胃癌术后患者,每日 1 剂,水煎服,连服药 2 周,胃脘症状有所减轻,食欲增加,大便软不成形。后再加服加味西黄丸,每日 3 次,每次 2 粒,饭后服。继续观察 2 周,患者体质逐渐恢复,精神、食欲均较前好转。后患者经过长期中药或中成药坚持治疗和间断小量化疗,收到意想不到的疗效,带瘤生存 3 年 6 个月。[1]

25. 扶正抗癌方 党参 15 克、生黄芪 15 克、生白术 10 克、生薏苡仁 30 克、仙鹤草 30 克、白英 30 克、白花蛇舌草 30 克、七叶一枝花 18 克、石见穿 18 克。随症加减:阴虚加沙参、天冬、麦冬、生地黄、石斛等;血虚加当归、白芍、熟地黄等;气滞气逆加八月札、旋覆花、枳壳;血瘀加丹参、桃仁等;恶心呕吐加姜半夏、姜竹茹、赭石等;消化不良加山楂、神曲、鸡内金、谷麦芽;疼痛加川楝子、延胡索、川草乌等;白细胞减少加黄精、补骨脂等。每日 1 剂。可长期服用,一般持续 1～2 年,2 年以上者可间歇服用,大部分患者长期服用 3～4 年。王冠庭等用扶正抗癌方配合化疗(化疗方案有单纯应用 5－FU 或 FT207,和联合化疗即 CCNU 方案及 MMF 方案)治疗晚期胃癌术后 158 例,生存时间有所延长。[2]

26. 小金丸加减 制马钱子 0.5 克、当归 6 克、制乳香 6 克、制没药 6 克、白胶香 9 克、地龙 9 克、五灵脂 9 克、丹参 9 克、制草乌 9 克、陈皮 9 克、厚朴 9 克、木香 9 克、砂仁 4.5 克。制成片剂,每片含生药 0.5 克。手术后 1 个月起服用,每日 3 次,每次 4 片。周阿高等用小金丸加减配合 FT－207 化疗治疗中晚期胃癌术后患者 44 例,1 年生存率为 93.2％,1.5 年生存率为 82.4％,2 年平均生存率为 80％。各临床病理分期患者的 1 年、2

年生存率均高于对照组,其中 IV 期患者的 1 年生存率为 88.2％。[3]

27. 理胃化结汤 党参 15 克、熟地黄 15 克、生黄芪 15 克、芡实 15 克、莲子肉 15 克、白术 12 克、茯苓 12 克、黄精 12 克、甘草 3 克、白毛藤 30 克、白花蛇舌草 30 克、田三七(研冲)1.5 克、大枣 6 枚、沙参 10 克、羊肚枣 10 克、枸杞子 9 克。每剂煎 3 次,每日 1 剂。术前、术后或化疗中均可服用。但应辨证加减,剂量与疗程随病情而定,少者 60 剂,多者 1 000 剂。随症加减:脾胃虚寒者,选加砂仁、白豆蔻仁、淡附子,重用田三七,酌减白毛藤、沙参、白花蛇舌草;气血两虚、白细胞降低者,选加鸡血藤、女贞子、当归,重用生黄芪;呕血及便血,选加紫珠草、仙鹤草、金银花、血余炭、阿胶、白及;便秘者选加瓜蒌、火麻仁、大黄、肉苁蓉、番泻叶,酌减大枣、田三七、熟地黄;腹泻选加罂粟壳、秦皮、厚朴、黄连、白屈莱,酌减白花蛇舌草、白毛藤;食欲不振者选加麦谷芽、山楂、鸡内金、建曲,酌减熟地黄、大枣;疼痛选加延胡索、乌药;水肿选加车前子(包煎)、茯苓皮、猪苓、泽泻;幽门梗阻、吐出酸味食物选加旋覆花、代赭石、生半夏、吴萸连,酌减熟地黄、枸杞子、大枣、黄精。潘明继等用中药配合化疗(丝裂霉素或丝裂霉素＋氟尿嘧啶和长春新碱或丝裂霉素＋氟尿嘧啶和阿糖胞苷或氟尿嘧啶＋喜树碱或氟尿嘧啶＋噻替哌)治疗 320 例手术后中晚期胃癌,其中根治及姑息切除术 3、5、10 年生存率分别为 60.5％、47.36％、18.42％及 44.06％、23.16％、5％。改道术为 15％、2.5％、2.5％ 等。远期生存率与不同病理类型 3、5、10 年生存率为,高分化腺癌:55.5％、44.4％、16.6％;溃疡癌变:46％、34.6％、11.5％;腺癌:46％、23.4％、7％;黏液腺癌:31％、15.5％、6.6％;低分化腺癌:26％、20％、8.6％;未分化腺癌:23.3％、16.6％、3.3％。比国内报告的纯西医治疗疗效好。[4]

28. 胃癌放疗时配合方 北沙参 30 克、麦冬

① 孙桂芝. 常见肿瘤诊治指南[M]. 北京:中国科学技术出版社,1991:49－51.
② 王冠庭,等. 扶正抗癌方为主结合化疗对 158 例术后晚期胃癌的治疗及实验研究[J]. 中西医结合杂志,1990,10(12):712－716,707.
③ 周阿高,等. 小金丸加减为主治疗中晚期胃癌术后患者疗效观察[J]. 中西医结合杂志,1990,10(6):343－344,324.
④ 潘明继,等. 理胃化结汤结合手术与化疗治疗 320 例胃癌的疗效分析[J]. 中西医结合杂志,1986,6(5):268－270,258.

15 克、石斛 15 克、玉竹 10 克、鸡血藤 30 克、橘皮 10 克、竹茹 15 克、木瓜 10 克、女贞子 15 克、砂仁 6 克、内金 10 克、甘草 5 克。每日 1 剂，水煎分服。和胃降逆、益气养阴，可减轻放疗反应。①

三、手术后，单独用方

1. **粘连松解汤** 金银花 30 克、玄参 20 克、生地黄 15 克、厚朴 15 克、栀子 15 克、人参 6 克、炒白术 60 克、木香 6 克、川芎 9 克、陈皮 18 克、红花 12 克、连翘 15 克。水煎取汁 100 毫升，每日 1 剂。王玉林用中药治疗胃癌空肠间置术后患者 60 例，治疗 1 个月评价疗效，结果提示：中药在术后排气时间、胃液引流量、肠鸣音频率、术后排便时间均优于目前医院常规恢复方法，有更为明显的作用。②

2. **扶元汤** 黄芪 45 克、党参 30 克、白术 30 克、薏苡仁 30 克、枸杞子 12 克、女贞子 12 克、山茱萸 12 克、莪术 12 克、补骨脂 15 克、仙鹤草 15 克。随症加减：胃痛加延胡索 24 克、五灵脂 10 克；腹胀加木香 12 克；恶心、呕吐加姜半夏 12 克、陈皮 12 克、竹茹 12 克；泛酸加海螵蛸 20 克、煅瓦楞子 12 克；纳差、苔腻加砂仁 12 克、鸡内金 15 克、焦三仙各 15 克；口干、少苔或无苔去党参、补骨脂，加沙参 30 克、麦冬 15 克；便秘去补骨脂，加大黄 10 克、火麻仁 15 克、何首乌 12 克；呃逆加旋覆花 15 克、代赭石 15 克；腹泻加茯苓 20 克、诃子 10 克；黑便加三七粉（冲服）10 克、蒲黄炭 10 克；肢冷畏寒加干姜 10 克、制附子 10 克。每日 1 剂，水煎 2 次取汁 240 毫升，分 8～10 次温服，忌食辛辣、生冷、油腻之品。2 个月为 1 个疗程，治疗 1 个疗程后观察疗效。张亚密用扶元汤治疗 60 例 Ⅱ～Ⅳ 期胃癌，少部分为未手术患者，结果显示该方可改善患者症状，提高患者生存质量及免疫功能，降低 CEA 指标。③

3. **四磨汤合香砂养胃汤加减** 槟榔 12 克、鸡内金 12 克、木香 6 克、甘草 6 克、大黄 3 克、砂仁 3 克、枳实 15 克、陈皮 9 克、清半夏 10 克、山楂 10

克、炒麦芽 30 克。水煎 300 毫升，每日 1 剂，分 2 次经胃管注入，每次闭管 2 小时。廖成文等用该方配合针灸以及常规西药治疗胃癌术后胃瘫综合征 36 例，患者均痊愈，其中 7～14 天痊愈 11 例，15～22 天痊愈 14 例，23～30 天痊愈 8 例，31～37 天痊愈 3 例。④

4. **黄祖明经验方** 党参 20 克、白术 15 克、茯苓 15 克、姜半夏 10 克、陈皮 15 克、黄芪 30 克、当归 15 克、白芍 15 克、茵陈 30 克、虎杖 20 克、仙鹤草 15 克、枳壳 12 克、制大黄 10 克、威灵仙 12 克、焦三仙各 15 克。每日 1 剂，水煎 2 次，分 2～3 次服。黄祖明以上方治疗 1 例胃癌术后伴淋巴结转移、贫血患者，证为气血亏虚，脾胃气虚，肝郁气滞，湿热内蕴。治宜健脾和胃、疏肝和胃、补气养血、清热利湿。服药 15 剂后精神明显好转，贫血好转，食欲改善，拒绝化疗，坚持服中药。上方随症加减，并酌情定期给予生物制剂如甘露聚糖肽（力尔凡），随访无复发，保持较高的生活质量。⑤

5. **郁仁存旋覆代赭汤** 旋覆花 10 克、代赭石 15 克、半夏 10 克、枳壳 10 克、玄参 15 克、陈皮 10 克、焦三仙各 30 克、焦槟榔 10 克、丹参 15 克、生黄芪 30 克、藤梨根 30 克、白花蛇舌草 30 克、半枝莲 20 克、砂仁 10 克、鸡内金 10 克、瓦楞子 10 克、党参 12 克。每日 1 剂，水煎服。郁仁存用上方治疗 1 例胃底贲门癌切除术后患者，证属气虚血瘀、肝胃不和。治宜益气活血、疏肝和胃、解毒消肿。患者坚持服药，至今已 7 年，诸症控制较好，定期复查肿瘤无复发转移迹象。⑥

6. **变味异功散加味** 太子参 15 克、黄花 10 克、山药 12 克、茯苓 10 克、炙甘草 5 克、石斛 15 克、陈皮 10 克、炒谷芽 15 克、炒麦芽 15 克、鸡内金 10 克。每日 1 剂，水煎服。陈瑞春以上方治疗 1 例晚期胃癌，5 个月前因胃癌行胃 4/5 切除术，术中发现有腹腔淋巴结转移。术后行化疗，因副

① 郁仁存. 中医肿瘤学·上册［M］. 北京：科学出版社，1983：254.
② 王玉林. 中药治疗对胃癌空肠间置术后早期胃肠功能恢复的效果研究［J］. 中华中医药学刊，2016，34（8）：2042 - 2044.
③ 张亚密. 扶元汤治疗 Ⅱ～Ⅳ 期胃癌 60 例［J］. 河北中医，2013，35（3）：358 - 359.
④ 廖成文，等. 中西医结合治疗胃癌术后胃瘫综合征的疗效分析［J］. 江西医药，2013，48（12）：1099 - 1100.
⑤ 刘秀平，黄祖明，等. 黄祖明治疗胃癌经验［J］. 实用中医药杂志，2012，28（9）：782.
⑥ 贺兴东. 当代名老中医典型医案集·中册·内科分册［M］. 北京：人民卫生出版社，2009：680.

作用大而化疗难以坚持,后改为中药治疗。配合粥疗方,加减治疗 1 月余,症状明显好转,守方服用 1 年后随访,病情较稳定,一般情况良好。[1]

7. 木香顺气汤 木香 6 克、陈皮 12 克、茯苓 20 克、白术 12 克、枳壳 12 克、佛手 9 克、法半夏 6 克、莱菔子 12 克、青皮 6 克、甘草 6 克。每日 1 剂,水煎服,7 剂为 1 个疗程。胡仕祥用上方结合常规西医治疗以及针灸治疗胃癌根治术后胃排空障碍患者 35 例,胃肠功能恢复率 74.29%,提示中药可以改善胃排空障碍。[2]

8. 康赛口服液 潞党参、黄芪、当归、白术、茯苓、丹参、桃仁、枳壳、鸡内金、甘草、焦楂曲、大枣。由南京市雨花医院院内制剂室加工成口服液,每支 20 毫升。陈宁等用康赛口服液给 40 例食道癌、胃癌患者术后空肠给饲,其中上半胃切除食管胃吻合 18 例,全胃切除食管空肠吻合 10 例,下半胃切除胃十二指肠吻合 12 例。在术后第 2 天开始将康赛口服液 20 毫升加入 5% 葡萄糖溶液 200 毫升中,由空肠给饲管缓慢滴入,每日 2 次,持续使用 5～10 天拔除鼻饲管为止。结果 40 例使用后 1～2 天恢复肠鸣音者 32 例(80%),使用 3 天后肛门排气 27 例(67.5%)。40 例中无 1 例发生术后切口延期愈合、吻合口瘘和其他感染。[3]

9. 五味消毒饮加味 蒲公英 20 克、紫花地丁 15 克、紫背天葵 15 克、野菊花 12 克、金银花 20 克、土茯苓 15 克、半枝莲 15 克、白花蛇舌草 15 克、砂仁 6 克、茯苓 12 克、党参 12 克。随症加减:毒入营血型加水牛角粉(冲服)10 克、生地黄 12 克、黄连 8 克、牡丹皮 9 克、赤芍 9 克;瘀血化毒型加丹参 30 克、桃仁 6 克、炮甲片 8 克;气虚毒陷型加黄芪 30 克、天花粉 12 克;脾胃虚弱型加党参 12 克、白术 12 克、鸡内金 15 克、神曲 15 克。上药以清水浸泡 1 小时,第一煎煮沸 15 分钟,第二煎 30

分钟,两煎共取汁 200 毫升,早晚各服 100 毫升,每日 1 剂,30 天为 1 个疗程。宋静以上方治疗内镜下早期胃癌手术后患者 33 例,治愈 16 例,有效 14 例,无效 3 例,治愈率 48.48%,总有效率 90.91%。[4]

10. 益气和胃汤 柴胡 10 克、白芍 15 克、枳实 10 克、大黄 6 克、延胡索 15 克、厚朴 10 克、太子参 15 克、焦白术 10 克、黄芪 20 克。随症加减:胃寒者加吴茱萸、高良姜、砂仁等;气虚甚者加重补气药的用量;口干、舌红等胃阴不足者加山楂、乌梅、石斛;疼痛甚者加三七、白及、罂粟壳等;酸水频频者加海螵蛸、瓦楞子、大贝母等。并可根据症状的轻重适量增减药物的剂量。每日 1 剂,早晚各服 1 次,严重者可每日服 3 次。周雯用上方治疗胃癌呕吐 21 例,少部分未手术,治愈 12 例,有效 6 例,治愈率 57%,有效率 86%。[5]

11. 复方大承气汤 厚朴 15～30 克、炒莱菔子 30 克、枳实 9 克、桃仁 9 克、赤芍 15 克、大黄(后下)9～12 克、芒硝(冲服)9 克。煎成 200 毫升,经胃管或营养管注入,夹闭 3～4 小时,每日 2 次。李保东用上方配合常规西药治疗胃癌术后功能性胃排空障碍患者 12 例,进食的恢复时间为 7～15 天,平均(9.56±2.32)天;每日平均胃液量为(689.86±58.38)毫升,均显著优于对照组。[6]

12. 补气降逆汤 党参 15 克、白术 15 克、黄芪 12 克、熟地黄 20 克、当归 10 克、炙甘草 6 克、白芍 10 克、柴胡 10 克、肉桂 3 克、海螵蛸 15 克、焦神曲 12 克、焦山楂 12 克、焦麦芽 12 克、鸡内金 15 克、蒲公英 30 克。每日 1 剂,水煎服。邵建民以该方治疗胃癌术后胆汁反流 16 例,显效 9 例,好转 6 例,无效 1 例,总有效率 93.7%。[7]

13. 胃癌方 99 黄芪 20 克、白术 10 克、枳实 10 克、大黄(后下)4 克、木香 10 克、丹参 10 克。于庆生等对 30 例胃切除术患者术中小肠内放呈

① 胡珂,等. 陈瑞春治疗晚期胃癌经验[J]. 江西中医药,2009,40(1):29-30.
② 胡仕祥. 中西医结合治疗胃癌根治术后胃排空障碍疗效观察[J]. 四川中医,2008,26(6):57,58.
③ 陈宁,等. 康赛口服液术后空肠给饲临床观察 40 例[J]. 南京中医药大学学报,2005,21(3):185.
④ 宋静. 五味消毒饮加味治疗早期胃癌 33 例近期疗效观察[J]. 山东中医杂志,2003,22(9):547.
⑤ 周雯. 益气和胃汤治疗胃癌呕吐 21 例[J]. 中国基层医药,2003,10(11):1160.
⑥ 李保东. 复方大承气汤治疗胃癌术后功能性胃排空障碍[J]. 中国现代医学杂志,2002,12(22):78,80.
⑦ 邵建民,等. 补气降逆汤治疗胃癌术后胆汁反流[J]. 山东中医杂志,1999,18(6):258-259.

硅胶管,术后 6～12 小时滴注中药煎剂治疗。上方煎汤 100 毫升,浓度 15％～25％,维持温度 39～40℃匀速(50 毫升/小时)滴入。以后每日滴入同样汤药早、晚各 100 毫升,至肠蠕动恢复正常并进食止。患者术后肠鸣音恢复、肛门排气、胃管留置时间和饮食恢复时间均少于常规治疗组(P＜0.001);术后胃排空延迟等并发症也低于对照组(P＜0.05)。①

14. 丁国华经验方 1 黄芪 30 克、白术 15 克、茯苓 30 克、猪苓 30 克、山药 24 克、木香 12 克、延胡索 12 克、合欢皮 24 克、枳壳 15 克、炒三仙 15 克、石斛 24 克、太子参 30 克、天花粉 24 克。每日 1 剂,并嘱患者以生薏苡仁 45 克加小米适量熬粥服,早晚各 1 次。丁国华治疗 1 例胃癌术后化疗 1 疗程未能坚持的患者,其坚持服用上方治疗 5 年余,病情稳定。②

15. 胃癌方 100 枸橘李 15 克、青皮 15 克、生白术 15 克、石打穿 15 克、白花蛇舌草 15 克、生薏苡仁 15 克、八月札 30 克、菝葜 30 克。随症加减:胃中嘈杂,胸胁胀痛,呕逆嗳气,苔薄黄,脉沉弦,加柴胡、赤芍、枳壳、木香、沉香曲;呃逆呕吐,口泛清水,面色萎黄,便溏浮肿,舌暗苔白,脉沉细,加党参、黄芪、紫河车、肉桂;胃内灼热、心下痞硬,压痛刺痛,舌紫,脉沉细涩,加失笑散、干蟾蜍皮;面色㿠白,自汗盗汗,头晕目眩,舌淡苔少,脉沉细无力,加人参、当归、白芍、阿胶(烊化)。范忠泽等以上方治疗 49 例胃癌术后患者,临床症状显效加有效为 44 例,占 89.80％;显效率加有效率为 84.38％。手术加中医中药组无论是在临床症状的改善,还是在生活状态评分方面,均优于手术加化疗组。1 年和 5 年的生存率亦较手术加化疗组高,还有 10 年以上的生存病例,说明从整体上来讲,中医中药在胃癌的综合治疗中有其独特的作用和地位。③

16. 胃癌方 101 芍药甘草汤(芍药、甘草)为

主方加黄芪、乌梅、山楂、红枣、麦芽(或代以饴糖)、黄连(或代以黄芩)、枳壳、厚朴、白花蛇舌草(或代以蒲公英)。随症加减:阴虚为主者加怀山药、石斛;阳虚为主者加肉桂、干姜;气血两虚为主者加当归、党参、五味子;湿阻气滞者去红枣加薏苡仁、茵陈、神曲;血瘀气滞者加莪术、乳香、没药、香附;配合化疗者加鸡血藤、黄精、白术、太子参、枸杞子。一般待症状缓解后尚须断续服药调理,隔 2～3 天 1 剂,必要时加参桂乌梅丸 6～9 克,每晚睡前吞下。陈宝树以酸甘化阴为主组方治疗胃癌术后 21 例,两周后观察,主症缓解 9 例,基本缓解 6 例。④

17. 扶正抗癌方 党参、黄芪、白术、茯苓、薏苡仁、土茯苓、半枝莲、制半夏、仙鹤草、陈皮。扶正抗癌。随症加减:吞咽不顺者,加急性子、枳壳;纳呆腹胀者,加鸡内金、焦楂曲、炒谷麦芽;恶心呕吐者,加降香、炒竹茹;脘腹疼痛者,加白芷、煨木香;便溏腹泻者,加炒苍术、怀山药;消化道出血者,加地榆、墨旱莲;有淋巴结转移者,加海藻、昆布、煅牡蛎;放疗后阴津亏虚者,加南沙参、石斛、麦冬;手术后血虚者,加当归、干地黄;放疗、化疗后白细胞下降者,加补骨脂、枸杞子、鸡血藤。适用于中晚期消化道肿瘤。坚持服药 3 个月以上。翟范报道曾以上方治疗 48 例消化道恶性肿瘤,其中,食道癌 17 例,贲门癌 7 例,胃癌 11 例,大肠癌 13 例。其中单纯用中药者 9 例,中药配合手术治疗者 31 例,中药配合放疗者 6 例,中药配合化疗者 2 例。结果显示:患者症状有所改善,尤其是单纯以中药治疗,症状皆有改善;血色素、血小板、白细胞一般都有不同程度的上升,尤以白细胞升高为明显。治疗后主要免疫指标有所上升,体质增强,精神转佳,生存期延长。生存 1 年以上者 7 例,2 年以上者 10 例,3 年以上者 2 例,5 年以上者 3 例。⑤

18. 胃积糖浆方 制川乌 3 克、姜半夏 9 克、

① 于庆生,等. 胃切除术后早期应用中药 30 例临床观察[J]. 新中医,1995(4):18-19.
② 齐元富,等. 丁国华治疗癌症的经验[J]. 辽宁中医杂志,1994,21(2):63-65.
③ 范忠泽,等. 中医药在胃癌术后治疗中的作用——附 99 例临床分析[J]. 上海中医药杂志,1994(5):16,17.
④ 陈宝树. 酸甘化阴为主组方治疗胃癌术后 21 例临床观察[J]. 江苏中医,1990(6):6,7.
⑤ 翟范. 中药治疗中晚期消化道肿瘤 48 例[J]. 江苏中医杂志,1989(8):5-7.

煅赭石 15 克、枳壳 9 克、半枝莲 30 克、红丹参 9 克、白茅根 30 克、鸡内金 12 克、党参 9 克、巴豆霜 0.15 克。上药浓煎取汁，加白糖 60 克，制成糖浆 200 毫升装瓶备用。每日 3 次，每次 20 毫升。下气散结，化痰降逆，解毒祛瘀，扶脾和胃。适用于胃癌。桂忆昌报道桂梦雄治疗 1 例胃腺癌行胃次全切除术，1973 年元旦直肠有转移性癌变而施行第 2 次手术。20 个月连续服用本方 100 多瓶，诸症悉平，复查未见异常改变。随访观察 11 年，一切情况良好。[1]

19. **胃癌方 102**　古羊藤 15 克、刺桐皮 15 克、土党参 15 克、白花蛇舌草 15 克、六耳苓 30 克、龙船花 30 克、九牛力 30 克、冬瓜仁 30 克、威灵仙 9 克、半夏 9 克、砂仁 6 克、甘草 6 克。李才魁以上方治疗胃肉瘤伴转移，行胃空肠吻合术患者 1 例，3 年后经全面检查，证实患者胃平滑肌肉瘤已完全消失。[2]

20. **手术后调理脾胃方**　生黄芪 30 克、党参 15 克、陈皮 10 克、枳壳 10 克、半夏 10 克、厚朴 10 克、石斛 15 克、砂仁 6 克、鸡内金 10 克、生三仙 30 克、甘草 4 克。随症加减：自汗及虚汗多者加浮小麦、五味子、防风；阴虚者加沙参、麦冬、生地黄；腹胀加莱菔子、大腹皮；便秘加火麻仁；便溏加白术、茯苓。益气健脾、理气化痰。[3]

21. **扶正祛邪基本方**　生黄芪 30 克、太子参 30 克、白术 10 克、云茯苓 10 克、陈皮 10 克、补骨脂 10 克、半枝莲 30 克、藤梨根 30 克、香茶菜 20 克、白英 30 克、白花蛇舌草 30 克、七叶一枝花 15 克、焦三仙 30 克、肿节风片 3 片。每日 3 次。[4]

22. **复方元枣根汤**　方①：元枣根 90 克、白屈菜 30 克、楤木 30 克、薏苡仁 30 克、刺五加 30 克、三棱 9 克、莪术 9 克。随症加减：疼痛加延胡索、香附、川楝子。方②：元枣根 90 克、白屈菜 30 克、楤木 30 克、刺五加 30 克、核桃枝 15

克。随症加减：黑便加三七 60 克、白芍 30 克、当归 30 克；体虚加五味子 15 克、黄芪 30 克、党参 30 克、香附 30 克。每日 1 剂，2 次分服。黑龙江一面坡中心卫生院用本方配合手术治疗胃癌 50 例，显效 6 例，有效 20 例，无效 24 例，总有效率 52%。[5]

23. **胃癌方 103**　生黄芪 15 克、党参 12 克、茯苓 12 克、白术 10 克、薏苡仁 30 克、赤白芍各 10 克、藤梨根 60 克、七叶一枝花 15 克、神曲 12 克、炒谷麦芽各 10 克、山楂 12 克、枳壳 10 克、陈皮 10 克。随症加减：兼有血虚者，加当归 10 克、鸡血藤 30 克或何首乌 20 克；兼有胃阴虚者，加石斛 12 克或沙参 12 克；兼有肾阴虚者，加女贞子 30 克或枸杞子 12 克；兼有肾阳虚者，加淫羊藿 10 克、熟附片 6 克或枸杞子 12 克；兼有血瘀者，加丹参 15 克或郁金 12 克。为加强抗癌作用可选用喜树果 30 克、半枝莲 30 克、白花蛇舌草 30 克、石见穿 30 克或黄毛耳草 30 克等。陈延昌报道用本方加减治疗 28 例中、晚期胃癌术后患者。结果显示：存活 1 年以上者 26 例，1 年生存率为 93%；存活 2 年以上者 25 例，2 年生存率为 89%；存活 3 年以上者 18 例，3 年生存率为 64.3%；术后满 5 年者 14 例，其中存活 5 年以上者 9 例（7 年以上者 2 例，8 年以上者 1 例，10 年以上者 1 例，13 年以上者 1 例）。[6]

四、未手术，与放、化疗等合用方

1. **健脾消积汤**　党参 15 克、炙黄芪 20 克、炒白术 10 克、茯苓 10 克、薏苡仁 20 克、法半夏 10 克、陈皮 6 克、白花蛇舌草 15 克、山慈菇 10 克、红豆杉 10 克、半枝莲 30 克、大枣 10 克、炙甘草 6 克。每日 1 剂，水煎服，早晚各 1 次，至 4～6 个周期化疗结束。诸孟娟用上方配合化疗（奥利沙铂＋替吉奥）治疗中晚期胃癌 41 例，总有效率为 58.54%，高于对照组，且能明显减少化疗的不良

① 桂忆昌. 桂梦熊老中医治疗胃癌验案［J］. 辽宁中医杂志,1984(8):37.
② 李才魁,吴森. 中草药治愈胃肉瘤一例［J］. 广西中医药,1983(3):49-50.
③ 郁仁存. 中医肿瘤学·上册［M］. 北京:科学出版社,1983:252-253.
④ 郁仁存. 中医肿瘤学·上册［M］. 北京:科学出版社,1983:253.
⑤ 杨今祥. 抗癌中草药制剂［M］. 北京:人民卫生出版社,1981:206-207.
⑥ 陈延昌. 28 例中、晚期胃癌术后中草药巩固疗效的初步小结［J］. 湖北中医杂志,1979(1):60-62.

反应,提高患者生存质量。①

2. 香砂六君子汤　砂仁7克、木香11克、法半夏13克、陈皮10克、白术12克、党参16克、薏苡仁35克、茯苓13克、甘草7克、佛手10克。在化疗过程中,给予具有健脾和胃、降逆止呕功效的香砂六君子汤加减疗法。在化疗间歇期间,采用具有健脾扶正、补益气血的中药,药用:白术12克、茯苓15克、党参13克、黄芪35克、薏苡仁28克、何首乌12克、鸡血藤35克、陈皮10克、山药10克、女贞子20克、陈皮10克、谷芽20克、山茱萸20克、甘草6克、麦芽22克。化疗进行2~4周左右,当患者不再耐受时,可以选择健脾扶正、解毒抗癌的药物进行辅助治疗,药用:白术10克、党参10克、薏苡仁28克、茯苓13克、黄芪25克、藤梨根27克、山慈菇20克、野葡萄根25克、半枝莲35克、红藤8克、麦芽25克、陈皮7克、甘草8克、麦芽35克。化疗后,如果患者出现血虚情况,可加何首乌13克、鸡血藤25克;便血者可加仙鹤草20克、白及25克。药物加500毫升每日1剂,水煎服。李中生以上方配合化疗(亚叶酸钙+5-氟尿嘧啶)治疗晚期胃癌98例,总缓解例数为70例,占71.43%。②

3. 参藤消胃积汤　人参1份、藤梨根5份、乌骨藤5份、珍珠菜5份、白首乌1份、三七1.5份、黄芪1.5份、干姜0.5份。上药由石家庄华光中医肿瘤医院制剂室经严格生药鉴定后按比例煎煮取汁,每1毫升含生药0.12克,每袋180毫升。每日3次,每次1袋,口服。随症加减:如纳呆可加焦三仙、鸡内金等;如肾阳虚加巴戟天、淫羊藿;肾阴虚加南沙参、石斛等;如气滞加川厚朴、乌药等;腹痛加延胡索、鼠妇等。方玉红等用上方配合奥利沙铂+亚叶酸钙+5-FU介入化疗治疗中晚期胃癌43例,近期疗效:完全缓解2例,部分缓解2例,无变化34例,进展2例,临床获益率95.3%;

生存质量疗效提高33例,稳定9例,下降1例,提高稳定率97.7%;43例中生存期1年占76.7%,2年占44.1%,3年占27.8%,4年占16.3%,5年占7.0%,中位生存期为23个月,无病生存共有3例,2例为5年,1例为1.5年。③

4. 胃癌方104　炒白术12克、白扁豆30克、红藤30克、茯苓30克、生牡蛎30克、党参15克、半夏15克、陈皮15克、薏苡仁15克、夏枯草9克、干姜5克。水煎煮,每日1剂,分早晚2次进行服用,连续治疗12周以上。王仲涛用上方配合化疗(5-FU+CF+DDP)治疗中晚期胃癌74例,临床疗效观察结果,完全缓解8例,部分缓解34例,轻度缓解19例,稳定7例,进展6例,总有效率82.4%,明显高于对照组;生存质量观察结果,提高52例,稳定13例,降低9例,更显著提高患者生活质量,明显降低化疗不良反应。④

5. 归芍六君汤　党参15克、茯苓15克、炒白术10克、砂仁3克、木香10克、半夏10克、陈皮6克、当归10克、白芍10克、白花蛇舌草15克、石见穿15克、三棱10克、莪术10克、炙甘草3克。随症加减:胃阴不足,舌红少苔,加生地黄10克、麦冬10克、炙乌梅10克;肝胃郁热,泛酸烧灼,加川黄连3克、淡吴茱萸2克、煅瓦楞子15克;中虚气滞,脘腹胀满,加枳壳10克、佛手10克、香橼10克;脾虚胃寒,脘痛便溏,加桂枝5克、肉豆蔻5克、炮姜3克;瘀毒内阻,舌质紫黯瘀斑,加紫丹参10克;纳食欠馨,加神曲10克、麦芽10克、鸡内金10克。于化疗前2日开始口服,每日1剂,每日早晚各1袋,每袋200毫升。李烜等用上方配合紫杉醇脂质体联合替吉奥方案化疗治疗晚期胃癌23例,治疗4个化疗周期,结果显示中药能明显减轻化疗不良反应,改善临床症状,提高生活质量。⑤

6. 藤梨根汤　藤梨根30克、黄芪20克、生薏苡仁20克、山豆根20克、苦参15克、太子参10

① 诸孟娟. 中西医结合治疗中晚期胃癌的疗效及对患者生存质量的影响[J]. 医学理论与实践,2017,30(18):2712-2713.
② 李中生. 中西医结合治疗晚期胃癌98例[J]. 中国中医药现代远程教育,2016,14(2):130-131.
③ 方玉红,李雪松,等. 三辨治癌合并介入治疗中晚期胃癌43例[J]. 辽宁中医杂志,2015,42(3):535-536.
④ 王仲涛. 中西医结合治疗中晚期胃癌74例临床观察[J]. 中国医药指南,2015,13(5):223-224.
⑤ 李烜,等. 归芍六君汤联合化疗治疗晚期胃癌23例临床研究[J]. 江苏中医药,2014,46(12):19-21.

克、白花蛇舌草 20 克、女贞子 10 克、枸杞子 10 克、半枝莲 10 克、山慈菇 10 克、莪术 10 克、丹参 10 克、川芎 15 克、川牛膝 10 克、白术 10 克、茯苓 10 克、制半夏 10 克、陈皮 10 克、甘草 15 克。每日 1 剂，水煎取汁 300 毫升，分早晚 2 次温服，连续用药 2 个疗程。戴超颖用此方配合奥沙利铂＋替吉奥胶囊化疗治疗 55 例胃癌患者，结果显效 30 例（87.5％），有效 23 例（7.5％），总有效 96.4％。明显优于对照组，而且后期随访复发（3 例）、转移（3 例）及加重（2 例）情况，藤梨根汤治疗组明显较对照组轻。[1]

7. 健脾养正消癥汤 党参 15 克、炒白术 10 克、茯苓 10 克、怀山药 15 克、生薏苡仁 20 克、陈皮 6 克、木香 10 克、当归 10 克、白芍 10 克、菝葜 30 克、石打穿 30 克、炙甘草 3 克。随症加减：脾胃虚寒，腹冷便溏，加炮姜炭 3 克、肉豆蔻 5 克、补骨脂 10 克；肝胃郁热，灼热泛酸，加川黄连 3 克、淡吴茱萸 1.5 克、煅瓦楞子（先煎）30 克；胃阴不足，嘈杂脘痛，加北沙参 15 克、麦冬 12 克、炙乌梅 5 克；痰瘀凝滞，吞咽哽噎，加法半夏 10 克、威灵仙 15 克、急性子 10 克；气滞血瘀，肝转移或胁痛，加三棱 10 克、莪术 10 克、水蛭 5 克；肝气犯胃，脘腹胀满，加苏梗 10 克、制香附 10 克、砂仁（后下）3 克；肠腑燥结，大便秘结，加火麻仁 15 克、瓜蒌 15 克、槟榔 10 克；癌毒流窜，骨质疼痛，加蜈蚣 2 条、续断 15 克、狗脊 15 克。每剂中药煎煮 2 次和匀，取药液共 450 毫升左右，每日 1 剂，于上午 9:00、下午 3:00、晚 8:00 各 1 次口服，每次约 150 毫升。陈玉超等在标准化疗方案的基础上加用健脾养正消癥汤治疗 84 例晚期胃癌患者，并与对照组 51 例单独使用标准化疗方案＋对症支持治疗患者对比。1 类方案：DCF（多西他赛、顺铂和 5－FU）、ECF、ECF 改良方案。2 类方案：顺铂加氟尿嘧啶类（卡培他滨、替吉奥、5－FU）；紫杉醇为基础类方案；伊立替康加氟尿嘧啶类；伊立替康加顺铂；奥沙利铂加氟尿嘧啶类；DCF 改良方案；氟尿嘧

啶类单药口服（对于老年患者和体力状况较差者）。两组均治疗 3 个月为 1 个疗程后观察疗效。结果提示：晚期胃癌患者在化疗的同时加入中药治疗，可以显著改善患者生活质量评分和乏力、纳差症状。[2]

8. 自拟和胃汤 黄芪 30 克、郁金 18 克、蒲公英 20 克、葛根 32 克、党参 32 克、白花蛇舌草 32 克、生薏苡仁 32 克、蜈蚣 5 克、莪术 16 克、炙甘草 16 克。随症加减：气虚者加人参、炒白术、茯苓、桑椹；血虚者加紫河车、当归、阿胶、何首乌、龟甲；阴虚者加麦冬、黄精、玉竹、川石斛；阳虚者加黑附片、菟丝子、淫羊藿、巴戟天、枸杞子、肉桂；兼呕吐加生姜、苏梗；兼腹胀加佛手、枳实、厚朴；兼腹痛加川芎、延胡索、九香虫；兼纳差加砂仁、炒白术、木香；兼黑便加地榆炭、仙鹤草、槐花；兼淋巴结转移加山慈菇、海藻；兼肝转移加土鳖虫、甲片、夏枯草。均为每日 1 剂，水煎服。校利绒等用以上中药配合针灸、内镜微波治疗以及化疗（FP 或 ELF 方案）治疗胃癌 43 例，完全缓解 10 例，部分缓解 20 例，稳定 10 例，无效 3 例，总有效率为 93.2％，与单纯西医治疗比较差异有显著性。[3]

9. 补脾消瘤方 太子参 15 克、炒白术 12 克、茯苓 12 克、生薏苡仁 30 克、天龙 6 克、生牡蛎 30 克、藤梨根 30 克、半枝莲 30 克、八月札 15 克、炒谷芽 30 克、炒麦芽 30 克、山药 15 克。随症加减：肝胃不和型加柴胡 10 克、枳壳 10 克、郁金 10 克；脾虚痰湿型加半夏 10 克、陈皮 10 克、砂仁 3 克；脾胃虚寒型加生黄芪 30 克、菟丝子 12 克、淫羊藿 12 克；胃热伤阴型加天麦冬各 15 克、黄精 15 克、枸杞子 12 克。口服汤药，每日 1 剂，早晚分服，21 天为 1 个周期，2 周期为 1 疗程。张子文等用以上中药配合卡培他滨化疗治疗老年晚期胃癌 34 例，好转 13 例，稳定 8 例，进展 13 例，瘤灶控制率 61.8％。生活质量提高 22 例，稳定 7 例，下降 5 例，总有效率 85.3％，且能显著

① 戴超颖，等. 藤梨根汤治疗胃癌患者 110 例临床疗效分析[J]. 中国中医药科技,2014,21(6)：698－699.
② 陈玉超,等. "健脾养正消癥汤"改善晚期胃癌患者化疗后生活质量 84 例临床研究[J]. 江苏中医药,2013,45(6)：18－20.
③ 校利绒,等. 中西医结合治疗胃癌 43 例[J]. 河南中医,2013,33(10)：1738－1740.

提高患者免疫功能。①

10. 化浊和胃汤　姜半夏 10 克、姜竹茹 10 克、枳壳 10 克、陈皮 10 克、苍术 10 克、厚朴 10 克、生甘草 5 克、佩兰 15 克、砂仁 6 克、蔻仁 6 克、茯苓 30 克、薏苡仁 30 克。每日 1 剂，水煎 2 次分服，连服 2 个月。骆学新等以上方配合 XE-LOX 方案化疗治疗晚期胃癌 30 例，完全缓解 3 例，部分缓解 11 例，稳定 11 例，进展 5 例，总有效率 46.7%。中医证候：显著改善 8 例，部分改善 17 例，无效 5 例，总有效率 83.3%，较单纯化疗组改善明显。②

11. 参虎饮加味　生晒参 12 克、天龙 6 克、七叶一枝花 12 克、炙甘草 6 克。随症加减：气血双亏者加炙黄芪 30 克、炒白术 10 克、茯苓 20 克、薏苡仁 20 克、枸杞子 20 克、炒山楂 15 克、焦建曲 15 克；瘀毒内阻型加白花蛇舌草 30 克、生蒲黄 15 克、五灵脂 15 克、莪术 15 克等；脾胃虚寒型加菟丝子 15 克、淫羊藿 15 克、砂仁 6 克等；肝胃不和型加醋柴胡 10 克、枳壳 10 克、木香 6 克等；胃热伤阴型加太子参 15 克、何首乌 15 克、鸡血藤 30 克、石斛 30 克（或金钗石斛 12 克）、女贞子 15 克等。另外化疗期间可以适当加用姜半夏、旋覆花、姜竹茹等以和胃降逆止呕，减轻消化道反应。马纯政等用参虎饮加味联合化疗（FL＋C 方案）治疗晚期胃癌 35 例，在瘤体变化、主观症状变化、患者体质量变化、不良反应、免疫功能等方面都优于对照组。③

12. 健脾益气养阴活血方　太子参 30 克、麦冬 15 克、五味子 10 克、天冬 15 克、炒白术 15 克、云茯苓 15 克、法半夏 10 克、陈皮 6 克、炙黄芪 30 克、玉竹 30 克、生薏苡仁 15 克、仙鹤草 15 克、川芎 10 克、莪术 10 克、白花蛇舌草 30 克、炒谷芽 15 克、炒麦芽 15 克、炙甘草 6 克。首次化疗前 2 周及每次化疗后 6～21 天开始口服中药，连服 8 周。徐力等以上方加改良 DCF 化疗方案治疗中晚期不能手术或未能行根治术的胃癌患者 30 例，结果显示：在提前干预前提下健脾益气养阴活血方可以改善胃癌患者化疗后脾胃气虚、阴虚血瘀证的症状，在提高患者生活质量方面优于单纯化疗。④

13. 加味三物白散　巴豆霜（含 10% 油）0.3 克、浙贝母 10 克、桔梗 15 克、炙甘草 5 克、土鳖虫 10 克、莪术 10 克、白及 10 克、枳壳 6 克、生三七 3 克、生薏苡仁 30 克、柴胡 10 克、木香 6 克、当归 10 克、炒白芍 10 克、生黄芪 30 克、潞党参 15 克。以上中药每日 1 剂，水煎分 2 次服，连服 6 周为 1 个疗程。朱莹等用以上中药配合 OLF 方案化疗治疗进展期胃癌 20 例，2 个周期后评价疗效。临床受益率为 90.00%，1 年生存率治疗组为 80.00%，优于化疗组，且中药可减轻化疗药物的不良反应。⑤

14. 开道散合扶正和胃合剂　① 开道散处方：青黛 50 克、硼砂 25 克、卤砂 25 克、冰片 15 克。每日 2 次，每次 1 克，口服。② 扶正和胃合剂处方：党参 10 克、炒白术 10 克、茯苓 10 克、茯神 10 克、谷芽 10 克、麦芽 10 克、枇杷叶 10 克、山药 15 克、制半夏 6 克、陈皮 6 克、猪苓 30 克、薏苡仁 30 克。每日 1 剂，水煎至 100 毫升，分 2～3 次口服。10～14 天为 1 疗程，治疗 1～2 疗程。均由无锡市中医医院制剂室提供。胡萍萍等选择出现不同程度进食困难患者，经胃镜及病理证实为上消化道恶性肿瘤（包括食道癌、贲门癌、胃癌）无法手术，或者手术后局部复发导致上消化道狭窄患者 40 例，采用口服开道散、扶正和胃合剂联合胃镜下癌灶内注射 5-脲啶注射液及胆子乳剂方法治疗上消化道癌性狭窄。结果显示：治疗后无瘤灶消失病例，34 例患者肿瘤缩小达 50% 以上，有效率为 85.0%。治疗后患者吞咽困难有了较明显的改善，显效 7 例，有效 31 例，总有效率 95.0%。生活质量有所改善。⑥

① 张子文，等. 中西医结合治疗老年晚期胃癌的临床研究[J]. 四川中医，2013，31(11)：67-68.
② 骆学新，等. 燥湿化浊行气和胃法联合化疗治疗晚期胃癌的临床观察[J]. 浙江中医杂志，2013，48(5)：337.
③ 马纯政，张明智，等. 参虎饮加味联合化疗治疗晚期胃癌 35 例[J]. 中国中医基础医学杂志，2013，19(11)：1361-1362.
④ 徐力，等. 健脾益气养阴活血方联合改良 DCF 方案对中晚期胃癌患者生活质量影响研究[J]. 长春中医药大学学报，2012，28(6)：1059-1060.
⑤ 朱莹，等. 加味三物白散方治疗进展期胃癌临床研究[J]. 中国中医急症，2010，19(4)：578-580.
⑥ 胡萍萍，等. 开道散合扶正和胃合剂治疗上消化道癌性狭窄疗效观察[J]. 新中医，2009，41(9)：32-34.

15. 扶正解毒和胃方 黄芪 30 克、党参 20 克、白术 20 克、薏苡仁 20 克、菟丝子 20 克、斑蝥 8 克、甲片 15 克、白花蛇舌草 30 克、山慈菇 30 克。杨静予扶正解毒和胃方配合奥利沙铂加 5 - FU 化疗治疗晚期胃癌 16 例,部分缓解 7 例,稳定 6 例,进展 3 例,临床获益率 43.8%,显著优于化疗组,且中药可以减轻恶心、呕吐、腹泻等化疗药物的不良反应,提高患者生活质量。[①]

16. 五六合剂 藤梨根 30 克、水杨梅根 30 克、野葡萄根 30 克、柘木根 30 克、虎杖根 30 克、党参 12 克、陈皮 12 克、炙甘草 5 克、茯苓 15 克、白术 15 克、制半夏 6 克。随症加减:嗳气泛酸加煅瓦楞、海螵蛸;胃脘隐痛加炒川连、吴茱萸;便血加白及、蒲黄;胁痛加炒川楝子、延胡索;化疗期间恶心加姜竹茹,厌食加鸡内金、炒谷麦芽。每日 1 剂,水煎分服。黄晓涛以此方加减配合化疗治疗 66 例进展期胃癌,化疗药物选用 5 - FU + CF、DDP、ADM、MMC 等,以三药联合化疗为主,28 天化疗 1 次为 1 个疗程,共治疗 2 个疗程。完全缓解 1 例,部分缓解 13 例,稳定 26 例,进展 19 例,总有效率为 36.38%。腹胀 45 例有 40 例缓解,腹痛 51 例有 39 例缓解,恶心呕吐 38 例有 31 例缓解,厌食 60 例有 54 例缓解。生存时间 6~12 个月者 28 例,13~24 个月者 22 例,中位生存期 12 个月。生存质量上升 14 例,稳定 33 例,下降 19 例。[②]

17. 复胃汤 陈皮 12 克、厚朴 12 克、桂枝 10 克、白术 10 克、泽泻 10 克、苍术 15 克、茯苓 9 克、猪苓 9 克、全蝎 5~10 克、蜈蚣 1~3 条、大枣 10 枚、甘草 6 克。每日 1 剂,40 剂为 1 个疗程。随症加减:气滞证重用陈皮、厚朴加佛手;胃寒证重用桂枝加高良姜;胃热证去桂枝加藿香、薏苡仁、赤芍;食滞证加党参、麦芽、谷芽;瘀血证加五灵脂、蒲黄;阴虚证加玉竹、沙参;虚寒证去桂枝加肉桂、吴茱萸;出血者加三七、茜草。1 个疗程后钡透或胃

镜检查。牛红星用此复方配合化疗(UFTM、FAM、EAP、ELF、FM 等方案)治疗晚期胃癌 60 例,治疗组完全缓解 9 例,部分缓解 36 例,轻度缓解 11 例,稳定 4 例,总缓解率 75%,显著高于对照组。[③]

18. 黄芪党参蘑菇煎 黄芪 50 克、党参 30 克、茯苓 20 克、枸杞子 20 克、女贞子 20 克。用开水 1 000 毫升浸泡 250 克普通蘑菇 30 分钟,以此水煎煮上方,50 分钟取汁口服,每日 1 剂,应用时间从化疗开始到第 2 周期的结束,共用 60 天。肖月升以此方配合化疗(羟基喜树碱、氟尿嘧啶、顺铂、四氢叶酸钙,观察 1 疗程)治疗食管癌胃癌患者 27 例,完全缓解 3 例,部分缓解 10 例,稳定 12 例,进展 2 例,总有效率 48%,6 个月生存 17 例,生存率 62.9%,1 年生存 11 例,生存率 40.7%。说明中药可以改善患者生活质量,提高免疫功能,提高疗效及生存率。[④]

19. 加味承气汤 大黄 10 克、芒硝 5 克、焦三仙 10 克、黄芪 10 克、当归 10 克、川芎 10 克、桃仁 10 克、红花 15 克、三棱 10 克、莪术 10 克、半夏 10 克、陈皮 10 克。15 剂,每日 1 剂,早晚分 2 次服。服药后 2 小时,患者即感肠鸣,排气并排便。如大便次数超过 3 次/天,则大黄减量,以防发生脱水现象。陈萍等予顺铂腹腔化疗及 CF 和 5 - FU 静脉化疗,配合加味承气汤治疗 32 例晚期胃癌,4 周为 1 个疗程,2 个疗程后评价疗效及不良反应。所有患者随访 1 年。结果显示:32 例中完全缓解 3 例,部分缓解 15 例,无变化 10 例,进展 4 例,总缓解率为 56.25%。其中完全缓解的 3 例中,腹腔淋巴结转移 1 例,腹腔合并肝转移 1 例,腹腔合并左锁骨上淋巴结转移 1 例。不良反应均较轻,其中 5 例化疗后出现恶心、食欲减退,对症治疗后缓解,无呕吐、腹胀、腹痛及口腔溃疡发生,大便 2~3 次/天,5 例化疗后 2 周出现轻度白细胞减少,经口服生白胺片后正常。在治疗过程中所有患者均未

① 杨静. 扶正解毒和胃方配合化疗治疗晚期胃癌临床观察[J]. 实用中医内科杂志,2008,22 (9):26,27.
② 黄晓涛. 五六合剂配合化疗治疗进展期胃癌 66 例[J]. 浙江中医杂志,2007,42(2):89.
③ 牛红星,等. 中药复方加化疗治疗晚期胃癌 120 例[J]. 陕西中医,2006,26(9):1034 - 1035.
④ 肖月升,等. 黄芪党参蘑菇煎对食管癌胃癌辅助治疗的临床研究[J]. 时珍国医国药,2006,17(3):401 - 402.

出现消化道出血。说明在双途径化疗基础上,配合服用加味承气汤治疗,可防止腹腔感染,预防肠粘连,且不易引起消化道出血,并可减轻化疗药物的消化道毒性,达到增效减毒的作用。[①]

20. 胃癌方105 当归10克、生地黄10克、川芎10克、赤芍10克、桃仁5克、红花5克、三棱10克、莪术10克、清半夏10克、陈皮10克、云茯苓10克。翟世伟等用上方配合双途径化疗(顺铂腹腔化疗,5-FU静脉化疗)治疗晚期胃癌34例,以上方案每4周重复,2个疗程以上评价疗效及不良反应。结果显示:完全缓解4例,部分缓解16例,总缓解率为58.8%。[②]

21. 健脾消癌汤 生黄芪30克、怀山药30克、生薏苡仁30克、太子参15克、猪苓15克、茯苓15克、莪术15克、半枝莲15克、白花蛇舌草40克、藤梨根40克。随症加减:有气滞者,配合柴胡疏肝散、小柴胡汤加减;伴湿滞,配合平胃散、二陈汤,亦可兼予消导的药物;痰阻中焦时,配合二陈汤类化痰;热邪盛予竹叶石膏汤加减;大便不畅,配合承气汤加减;气血两虚,配合十全大补汤加减;瘀毒内阻,配合膈下逐瘀汤加减。每日1剂,水煎分2次服用,连服3个月以上。王晓露等予健脾消癌汤配合ELF方案化疗治疗老年胃癌晚期90例,结果显示:完全缓解0例,部分缓解42例(46.67%),无变化31例(34.44%),进展17例(18.89%)。中西医结合治疗在控制和稳定病灶、改善临床症状、提高生存质量、保护骨髓造血功能、延长患者生存期、减轻化疗不良反应等方面均优于单纯化疗。[③]

22. 抗癌Ⅲ号 人参12克、黄芪30~50克、鸡血藤30~50克、当归12克、补骨脂12克、肿节风12克、龙葵15克、蛇莓15克、半枝莲30克、山慈菇15克、蜈蚣3条、天龙6克、铁树叶20克、石见穿20克、猫眼草15克、冬凌草30克、生半夏6

克。每日1剂,水煎服。刘宇等用上方配合FAM方案化疗治疗晚期胃癌68例,部分缓解21例(30.88%),无变化28例(41.18%),进展19例(27.94%),有效率49例(72.06%);半年生存率为86.2%,1年生存率为67.7%,2年生存率为25.5%。均明显优于对照组。[④]

23. 扶正方和软坚方 ① 扶正方:黄芪20克、白术15克、女贞子10克、当归10克、阿胶15克、茯苓15克、陈皮10克、半夏10克、薏苡仁30克、木香10克、砂仁6克、山药20克、白扁豆15克、炙甘草6克。每日1剂,随症增损。② 软坚方:鳖甲20克、山甲12克、莪术20克、三棱10克、制乳没各6克、丹参15克、浙贝母15克、皂角刺10克、红花6克、桃仁10克、酒炒大黄15克、土鳖虫10克。随症加减:体质差者加黄芪20克、党参15克;出血者去红花、桃仁。每日1剂。蔡汝锌在双路化疗(MFP方案)前3天投以软坚方至化疗结束后3天,再服扶正方至下一周期,使中药和化疗有机配合,服中药90天,攻补两法在化疗周期中形成"夹心式",疗效及生存期优于单纯扶正组。[⑤]

24. 胃癌方106 党参20克、黄芪20克、薏苡仁30克、石见穿30克、白花蛇舌草30克、仙鹤草30克、白术10克、三七粉(分2次冲服)10克、蜈蚣粉(去头,分2次冲服)6克。随症加减:阴虚加北沙参、天冬、麦冬、生地黄;血虚加当归、白芍、熟地黄;湿热加黄芩、黄连;气滞气逆加厚朴、香附、生半夏、生姜;血瘀加三棱、莪术;消化不良加鸡内金、山楂、神曲;疼痛加乳香、没药。每日1剂,水煎2次,分2~3次服。朱昌国用上方配合化疗(5-氟尿嘧啶,仅1例用喃氟啶)治疗晚期胃癌27例,仅3例未做手术,其他均行姑息切除原发病灶手术,中药组、化疗组、中西药组分别为14、4、9例,结果显示:分别存活9、1、7例,平均生存期分别为38、22、46个月,单纯中药治疗组和中西医结

① 陈萍,等. 双途径化疗配合中药治疗晚期胃癌32例[J]. 江苏中医药,2004,25(12):24,25.
② 翟世伟,等. 双途径化疗配合中药治疗晚期胃癌疗效观察[J]. 中国中西医结合外科杂志,2004,10(2):81-83.
③ 王晓露,等. 健脾消癌汤配合化疗治疗老年胃癌晚期90例[J]. 山东中医杂志,2002,21(9):527-528.
④ 刘宇,等. 抗癌Ⅲ号结合化疗治疗晚期胃癌临床观察[J]. 山东中医药大学学报,2002,26(6):444.
⑤ 蔡汝锌. 胃癌双路化疗期间服中药软坚剂和扶正剂疗效观察[J]. 江西中医药,1996,27(5):34.

合治疗组的生存期限明显延长。[1]

25. 王济民经验方　冬凌草 60～120 克、石见穿 30～60 克、藤梨根 30～60 克、白花蛇舌草 30～60 克(或半枝莲 60～90 克)。每日 1 剂,分次饮服。随症加减:气滞者加八月札 15～30 克;血瘀者加丹参 15～30 克、赤芍 9～5 克;气虚者加黄芪、党参(或人参)、白术、甘草;血虚加黄芪、当归、阿胶、熟地黄(或制首乌);阴虚加天冬、女贞子;阳虚加补骨脂、淫羊藿。符合化疗条件的加用中小剂量化疗,并用中药减轻化疗反应,在化疗间歇期继续用中药扶正抗癌,对早期患者疗效较好,中晚期患者疗效较差,但仍能缓解症状,延长寿命,提高生存质量。噎膈严重,甚至滴水难下,X 线检查为覃伞型、髓质型者,用鲜半夏捣烂,装胶囊内吞服,每日 3 次。王济民用上方治疗食道癌、贲门癌,有减轻梗阻症状的作用,但对于食管、贲门有明显疼痛,若 X 线检查为溃疡型者不宜用,缩窄型用之无效。[2]

五、未手术,单独用方

1. 芪蟾丸　明雄黄 6 克、明白矾 6 克、山慈菇 6 克、制马钱子 3 克、蟾酥 1.5 克、朱砂 3 克、麝香 1.5 克、黄芪 120 克。上方中蟾酥以牛奶浸,黄芪熬膏干燥,余药共研细末,再将全部药物混匀,加猪胆汁和制为丸,每丸 0.1 克,烘干,每日 3 次,每服 1～2 丸,温开水送服。适用于晚期胃癌身体虚弱,疼痛剧烈,咽下困难,朝食暮吐或暮食朝吐。[3]

2. 八月野藤汤　八月札 15 克、藤梨根 30 克、石打穿 30 克、白花蛇舌草 30 克、菝葜 30 克、野葡萄藤 30 克、红藤 15 克、白毛藤 30 克。水煎服。刘嘉湘用本方治疗经剖腹探查病理确诊的 IV 期胃癌 58 例,5 年生存率为 32.43%,10 年生存率为 27.8%。[4]

3. 胃积方　黄芪 30 克、炒白术 15 克、茯苓 20 克、砂仁 10 克、焦三仙各 10 克、白花蛇舌草 30 克、蒲公英 30 克、延胡索 15 克、八月札 15 克、陈皮 12 克、蜈蚣 2 条、三七粉(冲服)3 克、甘草 6 克。每日 1 剂,水煎服,3 个月为 1 个疗程。可根据情况同时辅用对症治疗、支持治疗、抗感染治疗及止血治疗等。张娟以胃积方加减治疗中晚期胃癌 46 例,显效 3 例(6.52%),有效 21 例(45.65%),稳定 14 例(30.43%),无效 8 例(17.39%)。[5]

4. 温阳降逆方　制附子 10 克、牛蒡子 10 克、制香附 10 克、山慈菇 10 克、肉桂(研末)20 克、莪术 20 克、生牡蛎(打碎先煎)30 克、炮甲片 15 克、枳壳 6 克、苍耳子 6 克。浓煎至 50 毫升,不拘次数,少量频服,每日 1 剂。朱翔等用温阳降逆方治疗胃癌伴发不完全性肠梗阻患者 31 例,服药 3 周后,呕吐黏液的症状明显减轻,食欲明显增加,患者的功能状态及生存质量得到提升。[6]

5. 食道通口服液　土茯苓、自然铜、乌梅、红花(都为加工好的饮片),加常水浸泡 1 小时后,煎煮 3 次(1.5 小时、1 小时、1 小时),合并 3 次煎液,先用多层纱布滤过,再离心分离,减压浓缩至一定的量(2 克/毫升),待冷,加入乙醇,使含醇量达 70%,静止沉淀 24 小时,取上清液过滤,回收乙醇,再加入预先处理好的盐胆水至全量,搅匀,加入防腐剂,过滤,灌封,灭菌即得。邵云生用上方治疗食道癌和贲门癌引起的食道完全梗阻患者 200 例,显效 68 例,有效 114 例,无效 18 例,总有效率为 91%,其中显效率为 34%。开通时间观察为:最快者服药后 5 分钟即通,服后 2 小时内可进食者 8 人,2～12 小时可进食者 120 人,13～24 小时可进食者 44 人,25～72 小时可进食者 10 人,平均开通时间为 15.05 小时。结果显示食道通口服液对食道癌、贲门癌晚期,食道完全梗阻者,确有消除肿胀、扩张患部食管、开通食道的作用,使患者可进饮食,继续接受药物治疗,

① 朱昌国. 中西医结合合治疗晚期胃癌 27 例小结[J]. 湖南中医杂志,1995,11(2):6-8.
② 专题笔谈. 食管癌、胃癌证治[J]. 中医杂志,1987(9):10-12.
③ 王惟恒,等. 千家妙方系列丛书-肿瘤[M]. 北京:中国科学技术出版社,2017:63.
④ 谢文纬. 与癌磨不与癌搏:开启无毒抗癌治疗[M]. 沈阳. 辽宁科学技术出版社,2014:246-247.
⑤ 张娟. 胃积方治疗中晚期胃癌 46 例临床体会[J]. 山西中医学院学报,2006,7(4):62.
⑥ 朱翔,等. 中药治疗胃癌伴发不全性肠梗阻疗效观察[J]. 辽宁中医杂志,2004,31(12):1011-1012.

从而延长患者的生命。①

6. 蚁蚣丸加味　蚂蚁 50%、蜈蚣 10%、黄芪 30%、当归 10%。随症加减：肝胃不和、胃气上逆加柴胡、郁金、枳壳、代赭石；瘀毒虚寒、中焦不运加党参、白术、云苓、陈皮、甘草。以上药物按型取药分别用低温烘烤，粉碎，100 目过筛，水泛为丸，无毒塑料袋封装，每袋 500 克。每日 3 次，每次 10 克，1 月为 1 个疗程。周爱国等用其治疗胃癌 13 例，显效 4 例，有效 6 例，无效 3 例。②

7. 抑癌散　白术 30 克、半夏 30 克、瓦楞子 30 克、木香 9 克、血竭 9 克、雄黄 6 克。上药混合，研极细末，分成 30 等份，每日 3 次，每次 1 份，开水送服。陈孝明用抑癌散治疗晚期胃癌不能手术者 30 例，结果显示：本方可抑制肿瘤生长，调理机体平衡，改善胃癌临床症状。③

8. 手拈散　延胡索 10 克、没药 10 克、香附 10 克、五灵脂 10 克。随症加减：气滞甚加木香 10 克、枳壳 10 克；痛甚加地金牛 15 克、蟾酥（后下）0.02 克、蜈蚣（研末，入药汁 0.5 克）；湿热中阻加苍术 10 克、黄连 5 克；便秘加大黄（后下）6 克；脾胃气虚加黄芪 15~40 克、党参 15~30 克；胃阴不足加北沙参 15 克、麦冬 15 克；脾肾阳虚加附子 9 克、肉桂（研末、入药汁）3 克。中药加水 600 毫升，煎成 240 毫升，每日上、下午及睡前各灌肠 1 次，每次 80 毫升。刘如瀚治疗胃癌疼痛，用药灌肠 2 日，显效 10 例，有效 17 例，无效 3 例，总有效率为 90%。本组疼痛缓解持续时间优于对照组。④

9. 健脾消癌饮　党参 15 克、茯苓 15 克、白术 12 克、黄芪 20 克、莪术 10 克、丹参 30 克、香附 12 克、法半夏 10 克、半枝莲 30 克、白花蛇舌草 30 克、七叶一枝花 30 克、石见穿 50 克、甘草 6 克。随症加减：口干咽燥者选加麦冬、石斛、天花粉、天冬等；血虚者选加当归、白芍、枸杞子；恶

心、呕吐者选加竹茹、代赭石；纳呆者选加鸡内金、焦三仙等；呕血、便血者选加大黄粉、地榆炭、生蒲黄等；疼痛者选加延胡索、川楝子、白芍等。每日 1 剂，水煎，分 2 次口服。2 个月为 1 疗程。蒋益兰用健脾消癌饮治疗晚期胃癌 52 例，总有效率达 86.5%，且无任何不良反应，并能显著改善症状，改善患者的一般情况，延长生存期，提高生活质量。⑤

10. 豆芪汤　刀豆子 30 克、黄芪 30~50 克、人参 10 克、麦冬 10 克、白术 10 克、掌叶半夏 10 克、制南星 10 克、猪苓 15 克、巴戟天 15 克、锁阳 15 克、莪术 15 克、肉桂 3 克。随症加减：上腹疼痛加延胡索、香附；呕吐加旋覆花（包煎）、代赭石；腹胀加枳壳、炒莱菔子；黑便加棕榈炭；舌苔厚腻加砂仁、厚朴花；舌有瘀斑加丹参、参三七。每日 1 剂，水煎 2 次，早晚分服。在服中药期间，停用其他疗法。徐迪华用上方治疗晚期胃癌 17 例，最长生存期 28.8 个月，最短生存期 3.4 个月；其中生存 3.4~6 个月者 6 例，6~9 个月者 5 例，9~12 个月者 3 例，12~24 个月者 2 例，24 个月以上 1 例。平均生存时间 11.97 个月，中位生存期 6.8 个月。⑥

11. 密根莲枣汤　棉花根 60 克、藤梨根 60 克、白茅根 15 克、半枝莲 60 克、金钱草 15 克、大枣 3 枚。每日 1 剂，水煎服。清热解毒，益气和中。适用于胃癌。温州市抗癌研究小组以本方治疗晚期胃癌 22 例，显效 6 例，近期缓解 9 例，总有效率为 68.1%。⑦

12. 三宝功德丹　半枝莲 100 克、白花蛇舌草 100 克、金石斛 50 克、黄芪 100 克、广木香 60 克、威灵仙 100 克、大黄 60 克、羚羊骨 100 克、砂仁 50 克、炮甲片 50 克、山豆根 50 克、露蜂房 50 克、马鞭草 50 克、地骨皮 50 克、核桃树枝 50 克。上药共为细末，过 100 目筛备用，或做成丸如梧子大备

① 邵云生. 食道通口服液治疗食道癌与贲门癌梗阻临床观察[J]. 时珍国医国药,1999,10(2):139-140.
② 周爱国,等. 蚁蚣丸加味治疗胃癌 13 例临床观察[J]. 四川中医,1997,15(8):28.
③ 陈孝明. 抑癌散治疗晚期胃癌的近期疗效观察[J]. 新中医,1997(1):34.
④ 刘如瀚. 手拈散加味灌肠治疗胃癌疼痛 30 例[J]. 安徽中医学院学报,1995,14(2):23.
⑤ 蒋益兰. 健脾消癌饮治疗晚期胃癌 52 例临床观察[J]. 湖南中医杂志,1994,10(4):3-5.
⑥ 申春悌. 徐迪华运用豆芪汤治疗晚期胃癌的经验[J]. 江苏中医,1994,15(7):6-7.
⑦ 张民庆. 肿瘤良方大全[M]. 合肥:安徽科学技术出版社,1994:111.

用。每日 3 次，每次 10 克，用地骨皮 10 克、枸杞子 10 克煎汤冲服。可连续服用，直到临床症状缓解为止。陈长义用三宝功德丹治疗中晚期胃癌 182 例，基本治愈 46 例，显效 52 例，好转 45 例，无效 39 例。服药时间最长者 10 年，最短者 1 个月。从临床观察看来，服药时间越长，治疗效果越好。且对大部分患者进行了随访观察，随访 1 年者 64 例，2 年者 36 例，3 年者 19 例，4 年者 11 例，5～10 年者 19 例。随访期间有 97 例仍在服药，生活能自理，部分患者已工作，有的伴做气功治疗。[1]

13. 复方白龙汤　人参 15 克、仙鹤草（龙牙草）15 克、白花蛇舌草 30 克、急性子 15 克、皂角刺 12 克、淫羊藿 15 克、女贞子 20 克、生白术 15 克、桃仁 15 克、丹参 15 克、龙葵 30 克、半枝莲 30 克。扶正培本，活血化瘀，清热解毒，消肿止痛，软坚散结。适用于消化道恶性肿瘤。每日 1 剂，分次内服。随症加减：气血双亏为主，加黄芪 30 克、当归 10 克；气滞血瘀为主，加三棱 10 克、莪术 12 克；湿热内阻为主，加薏苡仁 30 克、土茯苓 30 克、七叶一枝花 20 克、墨旱莲 30 克；食欲不振者，加神曲、麦芽、焦山楂；睡眠不安者，加生龙骨、生牡蛎、炒酸枣仁；热盛者，加大青叶、板蓝根；出血者，加小蓟、血余炭、棕榈炭、黄芩炭。张华等报道曾用本方治疗消化道恶性肿瘤 100 例，显效 6 例，有效 68 例，稳定 14 例，无效 12 例，总有效率为 74%。[2]

14. 七气化瘀汤　两头尖 30 克、川朴 9 克、紫蔻 3 克、大腹皮 9 克、莪术 9 克、三棱 9 克、云茯苓 12 克、白术 10 克、莱菔子 9 克、木香 6 克、草豆蔻 10 克、藿香 9 克、瓦楞子 12 克、蒲公英 12 克、白花蛇舌草 30 克、谷芽 15 克、甘草 3 克。水煎服。神农丸 8～14 粒，每晚 1 次。史兰陵等用上方治疗 1 例胃癌患者，服药半个月后精神、饮食改善，未再呕吐，逐渐好转。2 个月后包块缩小，症状消失。后随访已存活 5 年以上。[3]

15. 通幽汤加味　生地黄 30 克、熟地黄 30

克、当归 30 克、制半夏 30 克、白花蛇舌草 30 克、七叶一枝花 30 克、桃仁 15 克、厚朴 15 克、枳实 15 克、红花 10 克、炙甘草 10 克、升麻 10 克、大黄 10 克、生姜汁 6 克、韭菜汁 6 克。水煎取汁并浓缩至 300 毫升，冲入姜、韭汁，每日 1 剂，分 6～8 次频服。宜少量呷饮。黄志华等用上方治疗晚期胃癌 33 例，全部有效。维持食后不吐最长 6 个月，最短 1 个月，存活期最长 20 个月，最短 3 个月。在不加用其他任何药物的情况下，本方可使胃癌的顽固性呕吐能很快缓解并逐渐好转。[4]

16. 加味犀黄丸合化痞丹　① 加味犀黄丸：乳香 50 克、没药 50 克、牛黄 1.5 克、麝香 7.5 克、马钱子 9 克、象牙（现禁用）屑 2.5 克、天龙 20 克、蟾蜍 1 克。共研极细末，每料用大米面 55 克，打糊杵为小丸，如火麻籽仁大，每日早晚各服 1 次，每次 3～5 克。② 化痞丹：砂仁 10 克、硝石 10 克、矾石 10 克、鸡内金 7.5 克、五灵脂 7.5 克、制马钱子 6 克、甲片 12 克、麝香 5 克、干漆 3 克、枳壳 15 克。共研极细末，打小水丸，每日 2 次，每次 3 克，早晚分服。服用时均对症选用中药煎水送服。钱方田用加味犀黄丸合化痞丹治疗肺癌、喉癌、胃癌、食道癌等 70 余例，收到了较满意的效果。其中有的患者已失去手术机会或拒不接受手术治疗而放疗、化疗又不能忍受，经治疗后，有相当一部分患者症状明显改善，延长了生存期，有的现已存活十年以上。[5]

17. 自拟消症汤合旋覆代赭汤化裁　炙鳖甲 30 克、白花蛇舌草 30 克、代赭石（先煎）30 克、瓦楞子 12 克、桃仁 12 克、枳壳 12 克、香附 12 克、急性子 10 克、木香 10 克、生半夏 10 克、旋覆花（包煎）10 克、威灵仙 10 克、红花 6 克、青皮 6 克。每日 1 剂，水煎分服。胡德泉用上方治疗胃腺癌 1 例无法手术者，服药 3 剂后，疼痛减轻，吐食停止。原方去代赭石，加卫矛。继服药 6 剂后，疼痛停止，唯胀满不适，舌质稍黯，苔薄白，脉细。仍守前

① 陈长义. 三宝功德丹治疗中晚期胃癌 182 例[J]. 湖南中医杂志,1992(3)：39.
② 张华,等. 含武中草药治疗消化道恶性肿瘤的临床疗效评价——附 100 例报告[J]. 山西中医,1991,7(2)：12-13.
③ 史兰陵,等. 癌症中医治验[M]. 济南：山东科学技术出版社,1990：83-84.
④ 黄志华,等. 通幽汤加味治疗晚期食管癌胃癌 76 例[J]. 陕西中医,1990,11(11)：488.
⑤ 钱方田. 加味犀黄丸、化痞丹治疗肿瘤疗效观察[J]. 四川中医,1989(2)：27.

方加减：制鳖甲 30 克、白花蛇舌草 30 克、瓦楞子 12 克、桃仁 12 克、急性子 10 克、木香 10 克、卫矛 10 克、京三棱 10 克、红花 6 克、枳实 6 克、半枝莲 15 克、人参(另炖兑入)6 克。水煎服。西药给予支持疗法。后继用消症汤加减连服 6 个月，未见病情恶化，亦无明显疼痛等自觉症状。虽未能尽消其包块，但服中药后每能痛止，且包块日渐见小，停药后则包块增大，带瘤生存 6 年。①

18. 赵树珍经验方　生黄芪、炒党参、茯苓、生薏苡仁、莪术、薜荔果、白花蛇舌草、仙鹤草。随症加减：脾胃虚寒、脘胀便溏者加淡附片、炮姜；气虚乏力明显加红参、白术；肝胃不和，脘胀隐痛加枳壳、白芍、川楝子；疼痛固定，持续不解，属气滞血瘀者加延胡索、五灵脂；胃气上逆，呕吐频繁加生半夏、代赭石；瘀毒积聚，肿块明显加三棱、丹参、生牡蛎。适用于晚期胃癌。②

19. 胃癌方 107　乌骨藤、石见穿、藤梨根、七叶一枝花、白花蛇舌草、半枝莲、枳实、半夏、薏苡仁。随症加减：呕吐加砂仁、白豆蔻仁；大便潜血阳性者加紫珠草、仙鹤草；大便秘结者加大黄、番泻叶；血虚者加灵芝、何首乌；气虚加党参、白术。少数病例加用猴菇菌片。外用：外敷药用丁香樟脑膏(丁香、山萘、樟脑、七叶一枝花，共研细末)，使用时将药粉薄薄撒于胶膏上面，贴在腹部肿块的相应部位上，再用热水袋敷 2～3 次。邵德石治疗胃癌 22 例，不能手术者 12 例，手术切除病灶而癌细胞广泛转移者 10 例。存活 6 个月者 6 例，6～9 个月者 3 例，12～16 个月者 5 例，19～24 个月者 6 例，30 个月者 2 例。③

20. 胃癌方 108　当归 9 克、白及 9 克、青陈皮 12 克、木香 12 克、赤白芍 12 克、夏枯草 12 克、甘草 12 克、海藻带 15 克、丹参 15 克、楂曲 18 克、谷麦芽各 18 克、牡蛎 30 克、瓦楞子 30 克、丹参 30 克、铁树叶 30 克。汤新民用上方治疗胃癌 1 例，

服药半年后胃纳增加，胃痛减轻。随访 1 年零 7 个月仍健在。④

21. 旋覆代赭汤合五汁饮　旋覆花、代赭石、党参、半夏、炙甘草、韭菜汁、牛乳、藕汁、姜汁、甘蔗汁、梨汁、生蜜、薤白头、刀豆子、半枝莲、半边莲、藤梨根。随症加减：凡痰湿壅盛者，去炙甘草、党参，加陈皮、佛手、全瓜蒌、鲜竹沥理气化痰；脾胃虚弱者，重用党参，加黄芪、白术健脾益胃；阴虚者，去半夏、党参，加麦冬、白芍、太子参、石斛养阴健胃；肝胃不和者，去半夏、薤白头，加灵磁石、左金丸、香附、柴胡疏肝和胃；瘀血内阻者，去党参、薤白头，加丹参、延胡索、全瓜蒌、黄芪活血化瘀。和胃降逆，理气化痰，补虚抗癌。适用于食道癌、胃癌、贲门癌、幽门癌等消化道癌症。李笔怡报道张士飒曾用上方治疗消化道癌(食道癌和胃癌)43 例，结果显示：症状消失，进食不呕，一年未复发者 20 例；症状消失，有时吞咽有异常感者 12 例；症状基本消失，过于疲劳或饮食不当仍有复发者 7 例；症状此起彼伏，需间断服药者 4 例。⑤

22. 丁国华经验方 2　茯苓、猪苓、泽泻、桂枝、白术、陈皮、半夏、甘草、乌梅、胆南星、枳实、党参、菖蒲、竹茹、槟榔、黄连、三棱、莪术、两头尖(竹节香附)、桃仁。水煎服，明雄黄粉 0.3 克冲服。丁国华用上方治疗 1 例胃癌不愿手术患者，同时服猴菇菌片治疗三月，饮食增加，再加减服用半年后随访，已工作，5 年后仍体健。⑥

23. 胃癌方 109　炒楂曲各 18 克、炒麦芽 18 克、生鸡内金 9 克、青陈皮各 12 克、广木香 12 克、山豆根 9 克、煅牡蛎 30 克、夏枯草 15 克、海藻 15 克、海带 15 克、白花蛇舌草 30 克、铁树叶 30 克、旋覆花 12 克、代赭石 30 克、姜半夏 12 克、姜竹茹 12 克、公丁香 12 克、降香 12 克。随症加减：脘痛较剧者加川楝子、延胡索、蒲黄、炙九香虫；呕逆不止者加蔻仁、砂仁、檀香、黄连、吴茱萸；吐血、黑便

① 胡德泉. 自拟消症汤治胃腺癌一例[J]. 江西中医药,1987(5):34.
② 专题笔谈. 食管癌、胃癌证治[J]. 中医杂志,1987(9):10-12.
③ 邵德石. 中草药治疗胃癌 22 例[J]. 湖北中医杂志,1986(3):9.
④ 汤新民. 健脾软坚法治疗消化系癌 3 例[J]. 山东中医杂志,1985(3):19-20.
⑤ 李笔怡. 张士飒治疗消化道癌症的经验[J]. 湖北中医杂志,1984(3):13-14.
⑥ 丁国华. 胃癌三例[J]. 山东中医学院学报,1983,7(3):58-59.

377

者加仙鹤草、白及、藕节炭、地榆炭、蒲黄炭、贯众炭、槐花炭;神疲乏力者加太子参、党参、黄芪、当归;软坚消癥加白英、石见穿、薜荔果。汤新民用上方治疗晚期贲门癌 20 例,生存 1 年以上 9 例,占 45%;生存 2 年以上 3 例,占 15%。20 例的中位生存期为 8 个月,平均生存时间为 11 个月。[①]

24. 白莲合剂　白花蛇舌草 12 克、半枝莲 12 克、半边莲 12 克、当归 12 克、蒲公英 12 克、香附 12 克、赤芍 9 克、紫花地丁 9 克、七叶一枝花 9 克、枳实 9 克、广木香 9 克、乌药 9 克、桃仁 9 克、郁金 9 克、延胡索 6 克。理气活血,化瘀通络,消积导滞,消肿解毒。适用于胃癌。本方应用时当随症加减,根据证情选加土茯苓、茯苓、薏苡仁、黄毛耳草、丁香、牡蛎、合欢皮、全蝎、天龙、橘皮、川楝子、佛手、香橼皮、枸橘、八月札、玫瑰花、丹参、紫参、瓜蒌、党参、黄芪、白术、脐带、墨旱莲、露蜂房、象皮。王默报道用本方治疗 1 例胃窦部癌,未经手术切除而单用中医中药,经续服用本方 3 个多月,诸证消失。X 线胃肠钡餐复查,胃窦部病变明显好转。随访 6 年仍健康,能料理家务。[②]

25. 胃癌方 110　基本方:焦山楂、焦建曲、焦麦芽、煅瓦楞、鸡内金、川楝子、延胡索、蒲黄、陈皮、木香、枳壳、丹参、桃仁、煅牡蛎、夏枯草、海藻、海带。攻坚三丸:马钱子、蜈蚣、带子露蜂房、活蜗牛、全蝎、乳香、没药。加工成丸剂,每日 20～30 粒,分 2 次吞服。雷永仲用此经验方随症加减治疗晚期胃癌 6 例均存活 7 年以上。[③]

26. 胃癌方 111　北沙参 12 克、川贝母 9 克、象贝母 9 克、沉香粉 6 克、脐带(焙)1 条、生甘草 6 克、云南白药 3.6 克。共研细末,分 4 次服,每次 4.5 克,另以童便,每日 2 次,每次 200 毫升。上海国营贸易职工医院中医科治疗胃癌 1 例,半月

后症状缓解。继续服 6 个月,诸症基本消失,恢复轻工作。[④]

单　方

1. 吴禹鼎经验方　组成:乌梢蛇 420 克、土鳖虫 90 克、蜈蚣 90 克。功效主治:抗肿瘤;适用于各型胃癌。制备方法:上药共研细末,炼蜜为丸,每丸 3 克。用法用量:早晚各 1 丸,温开水送服。[⑤]

2. 胃癌糖浆　组成:藤梨根 500 克、薏苡仁 250 克、连苗荸荠 500 克。功效主治:抗肿瘤;适用于胃癌。制备方法:上药加水煎取汁,去渣后浓缩成膏,加适量蔗糖搅匀备用。用法用量:每日 3 次,每次 2 茶匙。[⑥]

3. 红豆杉　组成:红豆杉枝叶 5～10 克。功效主治:清热解毒抗癌;适用于胃癌、肠癌、血管癌及各种肿瘤。制备方法:置砂锅中,加水 1 000 毫升,煮沸后用文火煎煮 10～15 分钟。用法用量:每日 1 剂,饭后服。[⑦]

4. 猕猴桃根　组成:猕猴桃根 60 克。功效主治:清热活血补血;适用于胃癌。制备方法:猕猴桃根 60 克,加水 1 000 毫升,煎 3 小时。用法用量:每日 1 剂,10～15 天为 1 个疗程,每个疗程间休息数日再服,共服 4 个疗程。[⑧]

5. 肿节风　组成:肿节风 30 克。功效主治:清热凉血,活血消斑,祛风通络;适用于胃癌、直肠癌、肝癌。用法用量:水煎服。连服 1 个月为 1 个疗程,可服数个疗程。[⑨]

6. 野葡萄鲜根　组成:野葡萄鲜根 60 克。功效主治:解毒止血,祛风湿;适用于消化道癌、肠癌、肝癌。用法用量:每日 1 剂,水煎服。[⑩]

① 汤新民,雷永仲. 中医药治疗晚期贲门癌 20 例临床分析[J]. 辽宁中医杂志,1981(10):32-33.
② 王默. 白莲合剂治疗胃癌 1 例[J]. 广西中医药,1980(3):46-47.
③ 雷永仲,等. 中医药治疗 6 例存活七年以上晚期胃癌的临床分析[J]. 上海中医药杂志,1979,7(2):20-21,23.
④ 上海国营贸易职工医院中医科. 治愈胃癌 1 例的经验介绍[J]. 上海中医药杂志,1958(11):33.
⑤ 王惟恒,等. 千家妙方系列丛书-肿瘤[M]. 北京:中国科学技术出版社,2017:62.
⑥ 王惟恒,等. 千家妙方系列丛书-肿瘤[M]. 北京:中国科学技术出版社,2017:63.
⑦ 胡郁坤,陈志鹏. 中医单方全书(珍藏本)[M]. 长沙:湖南科学技术出版社,2009:456.
⑧ 同上.
⑨ 同上.
⑩ 同上.

7. 夏枯草注射液　组成：夏枯草。功效主治：清热利湿；适用于中晚期胃癌属脾胃湿热者。制备方法：由单味夏枯草经水煎醇提法制成的静脉注射液，为曙光医院院内制剂，沪卫药剂 91－279。用法用量：夏枯草注射液 80 毫升＋5％葡萄糖注射液或 0.9％生理盐水 500 毫升静脉缓慢滴注，每日 1 次，30 天为 1 疗程。临床应用：夏枯草注射液对中晚期胃癌，中医辨证属脾胃湿热者有较好临床应用价值，尤其在改善患者临床症状，提高生存质量，提高患者血清 IFN－γ 水平方面疗效肯定。[1]

8. 制草乌　组成：制草乌 24 克。功效主治：回阳救逆；适用于晚期胃癌属阳虚。制备方法：制草乌 24 克，文武火水煎两次，兑于一起，共 480 毫升。用法用量：每日 2 次，每次 20 毫升，服 12 天后，休息 4 天，重复上述 1 个疗程。28 天为一个周期，服用 2～4 个周期。临床应用：以本药治疗 31 例胃癌患者，近期疗效完全缓解 2 例（6.45％），部分缓解 16 例（51.61％），总有效率 58.2％。注意事项：草乌有毒，请注意煎煮方法，宜在医生指导下服用。[2]

9. 抗炎 1 号静脉注射液　组成：注射液每毫升含生药白花蛇舌草 2.5 克、蒲公英 2.5 克、苍耳草 0.5 克。功效主治：清热解毒，抗感染；适用于中晚期胃癌。制备方法：曙光医院院内制剂。用法用量：每日予抗炎 1 号 50 毫升加入 5％葡萄糖注射液 500 毫升（糖尿病患者改用 0.9％生理盐水）静脉缓慢滴注，30 天为 1 疗程，休息 7～10 天后进行第 2 疗程。临床应用：临床观察发现抗炎 1 号在治疗中晚期胃癌时，有较明显的缓解症状、提高生活质量和延长患者生存期的作用。[3]

10. 黄连　组成：黄连提取物小檗碱。功效主治：抗肿瘤；适用于胃癌。[4]

11. 核桃枝　组成：核桃枝 120 克、鸡蛋 4 枚。适用于胃癌。制备方法：将核桃树枝剪碎，加水煮半小时，放入鸡蛋煮至蛋熟，去壳，用竹签遍扎 10 多孔，再放汤内煮 1 小时。用法用量：早晨空腹 1 次吃完。1 月为第 1 个疗程，停 1 周后服第 2 个疗程。[5]

12. 蛇莓　组成：蛇莓。适用于肝癌、胃癌、食管癌。[6]

13. 狼毒大戟蛋煎剂　组成：狼毒大戟根。功效主治：泄水逐饮，攻毒，消肿散结；适用于胃癌、肠癌。制备方法：当日晚间将 3～6 克狼毒大戟根冲洗后，浸泡在 300 毫升水中，翌日清晨将浸泡后的药根和药液倒入锅中，并加入适量的水文火煎至 50 毫升左右时，再将 1～2 个鸡蛋打入药液中煮熟，冷凉后便可服用。用法用量：每日 1 剂，空腹服用，若有胃肠道反应的患者减量服用，坚持长年服药不间断。注意事项：该药有毒，请在医师指导下使用。[7]

14. 玉龙胶囊　组成：蝮蛇蛇毒和眼镜蛇蛇毒为主要原料。适用于各种实体癌。用法用量：每日 3 次，每次 2 粒，饭前口服。1 个月为 1 疗程，可连服 3 个疗程或更久。临床应用：临床治疗 32 例晚期实体癌，总有效率为 75％。（1）止痛效果好，多数患者服用 1 周后疼痛开始减轻，长期服用不成瘾；（2）改善临床症状明显，患者胃纳、精神、睡眠等症状均有改善，体重有所增加；（3）长期服用，部分患者病灶缩小或稳定。[8]

15. 复方乌梅汤　组成：半枝莲 100 克、乌梅 30 克。功效主治：解毒抗癌；适用于各种癌症，对胃癌、食道癌更好。制备方法：先煎半枝莲加水 1.5 升，煎成 750 毫升，过滤，去渣。乌梅加水 1.5 升水中浸泡 24 小时，再加温煮沸半小时去渣，浓缩至 50 毫升，倾入半枝莲煎剂中即成。用法用

① 王文海，等. 夏枯草注射液为主治疗中晚期胃、大肠癌 30 例临床观察[J]. 山西中医，2003，19(3)：24－26.
② 崔大江，等. 草乌治疗阳虚型晚期胃癌 31 例[J]. 陕西中医，2002，23(12)：1079－1080.
③ 周荣耀，等. 抗炎 1 号静脉注射液治疗 24 例中晚期胃癌的临床观察[J]. 上海中医药杂志，2000，34(8)：15－16.
④ 陈冠林，等. 盐酸小檗碱诱导人胃癌 MGC－803 细胞凋亡的研究[J]. 中药药理与临床，2000，16(5)：16－17.
⑤ 李堂华. 小单方治大病[M]. 成都：四川科学技术出版社，1999：373.
⑥ 段泾云，等. 蛇莓抗肿瘤作用研究[J]. 中药药理与临床，1998，14(3)：28.
⑦ 孙志刚，等. 狼毒大戟蛋煎剂治疗消化道腺癌的临床研究[J]. 齐鲁肿瘤杂志. 1998(3)：224－225.
⑧ 王富兴，等. 玉龙胶囊治疗晚期恶性肿瘤 32 例[J]. 江苏中医，1997，18(6)：24.

量：每日 3 次,每次 50 毫升,饭后服。①

16. 麝香　组成：麝香。功效主治：抗肿瘤；适用于胃癌术后。制备方法：所用麝香均为真品纯麝香,术前将麝香 3 克装入小瓶内密封,随敷料一并消毒处理。用法用量：手术时将 3 克麝香分为 3 等份,分别埋藏于肠系膜或残留胃网膜内。②

17. 龙葵　组成：龙葵 120 克。适用于癌性胸腹水。制备方法：上药去根,首煎留汁适量(100 毫升左右),复煎 1 次,2 次煎液兑匀。用法用量：每日 1 剂,分晚睡前,次晨各服半量。临床应用：张立忠等报道用本方治疗胃癌 1 例行姑息性手术两周后出现腹水,服药后穿刺放液间歇期明显延长。③

18. 皂角　组成：皂角 1 条。功效：开窍祛痰,散结消肿,润燥通便。制备方法：皂角 1 条,火炮、煎水 200～250 毫升。用法用量：每日 1～2 次口服。另服红参 15 克、白术 30 克、半夏 10 克,煎水,兑入少量蜂蜜,分 3 次服。④

19. 胃癌方 112　组成：(1) AO-1 号：乌蛇粉；(2) AO-2 号：乌蛇粉、土鳖虫各等分；(3) AO-3 号：乌蛇粉 420 克、土鳖虫 90 克、蜈蚣 90 克。适用于胃癌,其他肿瘤亦可应用。制备方法：(1) AO-1 号：研之极细；(2) AO-2 号：共研极细；(3) AO-3 号：共为细粉,炼蜜为丸,每丸重 3 克。用法用量：(1) AO-1 号：每日 2 次,每次 3 克,温水送下；(2) AO-2 号：每日 2 次,每次 3 克,温开水送下；(3) AO-3 号：早晚各服 1 丸,温开水送下。⑤

20. 半夏　组成：鲜半夏适量。功效主治：减轻梗阻；适用于胃癌、食道癌噎膈严重,甚至滴水难下,X 线检查为蕈伞型、髓质型。制备方法：用

鲜半夏捣烂,装胶囊内备用。用法用量：每日 3 次,每次 2 克,装胶囊内吞服。注意事项：对于食管、贲门有明显疼痛,若 X 线检查为溃疡型者不宜用,缩窄型用之无效。⑥

21. 蟾蜍　组成：蟾蜍。功效主治：解毒散肿,止痛,强心止血；上海民间用治各种癌症。用法用量：内服。制备方法：(1) 将蟾蜍一只,放少许黄酒,隔水煮,服其汁,每日 1 次；(2) 将蟾蜍和黄酒,水共煮,去肉骨,放入面粉,烘成干粉,每日服一只蟾蜍；(3) 将蟾蜍煮烂和面去骨食；(4) 将蟾蜍和黄酒煮烂,去骨,烘成干粒,每日服一只蟾蜍。以上四方,均有人服用。注意事项：有个别人服后腹痛,不舒服,可停服,等反应过后可再服。⑦

22. 蜒蚰　组成：蜒蚰。上海民间用治各种癌症。制备方法：洗涤干净或作黑烧后用。30 多条,用半匙盐分三次去黏液,放在清水中洗净,除去破碎的蜒蚰,得 30 条和瘦肉三两加水煮两小时,浓缩 300 毫升,服汁,肉也可食,每日服一次,要忌鲜辣及发物等。也有患者将蜒蚰洗净,生吃三条,也无反应。用法用量：内服,每日 1 次,外用捣烂敷。⑧

23. 人参香茶片　组成：红参、香茶菜、枳壳。功效主治：益气养阴,清热解毒,散瘀消肿；适用于胃癌术后。制备方法：红参、香茶菜、枳壳制成糖衣片。用法用量：术后 2 周开始用药,头 3 个月每日 3 次,每次 5 片；3 个月后,每日 3 次,每次 3 片。连续服药,3 个月为 1 疗程。⑨

24. 大黄　组成：大黄。功效主治：清热解毒,凉血止血；适用于胃癌合并出血。用法用量：单味大黄粉(或片),每日 2～4 次,每次 3 克口服。⑩

25. 蟾蜍皮注射液　组成：蟾蜍皮。功效主

① 张民庆. 肿瘤良方大全[M]. 合肥：安徽科学技术出版社,1994：107.
② 孟照华,等. 腹内埋藏麝香对延长胃癌术后生存期的远期疗效观察(附 74 例报告)[J]. 解放军医学杂志,1993,18(4)：303-305.
③ 张立忠,等. 龙葵治疗癌性胸腹水 5 例[J]. 新中医,1990(3)：37.
④ 张传清. 皂角为主治愈晚期胃癌一例[J]. 四川中医,1988(2)：22.
⑤ 常敏毅. 当代名医疗癌方选介[J]. 福建中医药,1987(2)：47-49.
⑥ 专题笔谈. 食管癌、胃癌证治[J]. 中医杂志,1987(9)：10-12.
⑦ 高震. 癌病者服蜒蚰和服蟾蜍的 20 年家访[J]. 中医药学报,1986(5)：27-29.
⑧ 同上.
⑨ 王锦云,等. 人参香茶片治疗胃癌术后 101 例的近期疗效观察[J]. 中医杂志,1983(7)：27-29.
⑩ 焦东海,等. 单味大黄治疗 31 例胃癌合并出血的临床分析. 肿瘤[J]. 1983,3(4)：166-167.

治：强心，升压，消炎，抗癌，局麻，提升血象，攻补兼施；适用于晚期胃癌。制备方法：提炼成注射液。用法用量：每次 20～40 毫升，溶于 5% 葡萄糖溶液 250 毫升内，静脉滴注，每日 1 次，连用 7 天，休息 3 天开始第 2 周期，6 个周期为 1 疗程。停药 2 月后再重复治疗。临床应用配合扶正中药。[1]

26. 三子片　组成：黄药子 500 克、天葵子 500 克、算盘子 500 克。适用于胃癌。制备方法：先将黄药子适当粉碎，与天葵子、算盘子共同加水煎煮，过滤，滤液浓缩成浸膏状，加入辅料后制粒，干燥，压片，即得。用法用量：口服，每日 3 次，每次 5～10 片。[2]

27. 胃癌粉　组成：白花蛇 20 克、螃蟹 15 克、鹿角霜 10 克、生薏苡仁 30 克。功效主治：温阳燥湿，解毒散结；适用于虚寒性胃癌、贲门癌、肝癌、乳腺癌、淋巴瘤、宫颈癌、膀胱癌等。制备方法：以上药物等量相配，烘干，共研细末分装，每袋 5 克，备用。用法用量：每日 3 次，每次 1 袋，白开水冲服。[3]

28. 新鲜鹅血　组成：新鲜鹅血 200 毫升。适用于胃癌。制备方法：新鲜鹅血 200 毫升，鲜韭菜 250 克挤汁约 100 毫升，混合。用法用量：每日或隔日 1 次，边搅匀边喝。临床应用：另加鲜韭菜 250 克。[4]

中 成 药

1. 复方斑蝥胶囊　组成：斑蝥、半枝莲、熊胆粉、人参、刺五加等。功效主治：破血消瘀，攻毒蚀疮；适用于原发性肝癌、肺癌、胃癌、直肠癌、前列腺癌、膀胱癌、恶性淋巴瘤及妇科肿瘤。用法用量：每日 2 次，每次 3 粒。[5]

2. 艾迪注射液　组成：人参、刺五加、黄芪、斑蝥等。功效主治：清热解毒，消瘀散结；适用于各种肿瘤，如胃癌、原发性肝癌、肺癌、直肠癌、恶性淋巴瘤、妇科恶性肿瘤等。用法用量：艾迪注射液 50～100 毫升，加入 0.9% 氯化钠注射液或 5%～10% 葡萄糖注射液 400～450 毫升中静脉滴注，每日 1 次。[6]

3. 消癌平注射液　组成：乌骨藤等。功效：清热解毒，化痰软坚；适用于食道癌、胃癌、肺癌、肝癌，并可配合放疗、化疗的辅助治疗。用法用量：肌肉注射，每日 1～2 次，每次 2～4 毫升；静脉滴注用 5% 或 10% 葡萄糖注射液稀释后滴注，每日 1 次，每次 20～100 毫升；或遵医嘱。[7]

4. 康莱特注射液　组成：薏苡仁。功效：益气养阴，消癥散结。用法用量：康莱特注射液 200 毫升缓慢静脉滴注，每日 1 次，21 天为 1 个疗程，间隔 3～5 天后可进行下一疗程。临床应用：对中、晚期癌症患者具有一定的抗恶液质和止痛作用。[8]

5. 榄香烯乳注射液　组成：从姜科植物温郁金（温莪术）中提取的抗癌活性物质。功效主治：抑制肿瘤细胞生长，诱发肿瘤细胞凋亡；适用于恶性胸腹腔积液、肺癌、食管癌、胃癌、肝癌等多种实体瘤以及脑转移癌的治疗。用法用量：榄香烯乳注射液 500 毫克加入 5% 葡萄糖注射液 500 毫升中稀释后静脉滴注，每日 1 次。[9]

6. 西黄丸　组成：牛黄、麝香、乳香、没药。功效主治：解毒，消痈，散结；适用于各种癌症。用法用量：每 20 粒重 1 克。每次 3 克，每日 2 次口服。[10]

① 李岩，章新奇. 中西医结合"159"方案治疗晚期胃癌 10 例[J]. 辽宁中医杂志，1982(8)：14-15.
② 杨今祥. 抗癌中草药制剂[M]. 北京：人民卫生出版社，1981：213-214.
③ 李岩. 肿瘤临证备要[M]. 北京：人民卫生出版社，1980：292.
④ 刘嗣镐. 鹅血、韭菜汁治疗网细胞肉瘤[J]. 新医学，1975(4)：218-219.
⑤ 胡志辉. 复方斑蝥胶囊联合 XELOX 方案对胃癌术后血清转移相关指标水平和 T 淋巴细胞亚群的影响[J]. 中医学报，2018，33(4)：536-540.
⑥ 林斌. 艾迪注射液联合中药对胃癌晚期患者的临床效果观察[J]. 中国当代医药，2016，23(34)：139-141.
⑦ 熊林，等. 消癌平注射液用于晚期胃癌化疗患者效果观察[J]. 山东医药，2015，55(14)：71-72.
⑧ 张智敏，等. 康莱特联合替吉奥治疗晚期胃癌的临床研究[J]. 现代中西医结合杂志，2013，22(15)：1631-1632.
⑨ 于丹，安广宇，等. 榄香烯乳联合替吉奥治疗晚期胃癌的疗效观察[J]. 世界中西医结合杂志，2013，8(3)：264-266.
⑩ 王海燕，等. 西黄丸联合介入化疗治疗中晚期恶性肿瘤 26 例近期疗效观察[J]. 云南中医中药杂志，2012，33(3)：27-28.

7. 华蟾素注射液　组成：干蟾蜍皮。功效主治：清热解毒、活血化瘀、软坚散结；适用于中、晚期肿瘤的治疗，亦可用于慢性乙型肝炎等。用法用量：华蟾素注射液 30 毫升加入 5% 葡萄糖注射液 500 毫升中稀释后静滴，每日 1 次。①

8. 天芝草胶囊　组成：白花蛇舌草、肿节风、半枝莲、延胡索、三棱、莪术、丹参、人参、黄芪、灵芝、鸡血藤、地黄、枸杞子、天花粉、蒲公英、山豆根、苦参、甘草。功效主治：活血祛瘀，解毒消肿，益气养血；适用于血瘀证之胃癌、鼻咽癌、肝癌的辅助治疗。用法用量：每日 3 次，每次 5 粒，口服。②

9. 紫杉醇脂质体　组成：从短叶红豆杉植物皮中提取，具有含氧四环的紫杉烷环及酯侧链。功效主治：促使肿瘤细胞凋亡，最后导致肿瘤细胞死亡；适用于多种癌症，如卵巢癌、乳腺癌、肺癌、头颈部鳞癌、胃癌、恶性黑色素瘤等。用法用量：紫杉醇脂质体 135 毫克/平方米，加入 5% 葡萄糖注射液 500 毫升，静脉滴注 3 小时内完成，一天一次。③

10. 平消胶囊　组成：郁金、仙鹤草、五灵脂、白矾、硝石、枳壳（麸炒）等。功效主治：活血化瘀，散结消肿，解毒止痛；适用于各种肿瘤。用法用量：0.25 克/粒，5 粒/次，2 次/天，口服。④

11. 乌头注射液　组成：川乌、草乌经精加工制的中药水针剂。功效主治：缓解癌痛，减轻恶心、呕吐、腹胀及吞咽困难等症状；适用于各种消化道肿瘤。用法用量：乌头注射液 0.62 毫克，每日 2 次，肌肉注射，连续 21 天为 1 周期。临床应用：联合化疗有减毒增效的作用。⑤

12. 复方皂矾丸　组成：由西洋参、海马、皂矾为主药的复方中药制剂。功效：温肾健髓、益气养阴、生血止血。用法用量：9 粒/次，3 次/日，口服。均从化疗前 3 天开始服药，连服 10 天。正常化疗患者预防服药，每月 10 天；出现白细胞下降的患者，化疗延迟，同上服药至白细胞恢复正常为止。临床应用：主要用于治疗骨髓低增生类疾病，对造血功能紊乱有显著的治疗作用，对放、化疗引起的骨髓造血功能损伤有较好的保护作用。⑥

13. 松友饮颗粒　组成：生黄芪、枸杞子、炙鳖甲、丹参、焦山楂等。功效主治：补气养血，健脾益肾；适用于胃癌、肝癌等恶性肿瘤。用法用量：每日 2 次，每次 1 包。⑦

14. 鸦胆子油乳注射液　组成：鸦胆子提取物精制而成。功效主治：抗肿瘤、调节免疫；适用于消化道肿瘤、肺癌及肺癌脑转移。用法用量：10% 鸦胆子油乳 30 毫升，加入生理盐水 250 毫升稀释后静滴，每日 1 次，连续 21 天为 1 周期，2 周期为 1 疗程。⑧

15. 复方天仙胶囊　组成：天花粉、威灵仙、莪术、黄花、白花蛇舌草等。功效：清热解毒，活血化瘀，散结止痛。用法用量：每日 3 次，每次 4 粒，饭后服。每 1 月为 1 疗程，停药 3～7 天再继续服用。临床应用：对食管癌、胃癌有定抑制作用，配合化疗、放疗可提高其疗效。⑨

16. 苦参碱注射液　组成：从豆科植物苦参、苦豆子、广豆根等中分离出来的生物碱。功效主治：抗肝纤维化，抗心律失常，免疫抑制，抗炎，抗高血压血管重构，抗肿瘤等；适用于活动性慢性迁延性肝炎、心律失常、各种肿瘤。用法用量：苦参碱注射液 100 毫升，每日 1 次静脉滴注，连用 10 日。⑩

① 王晓炜,等. 华蟾素联合希罗达/奥沙利铂治疗进展期胃癌[J]. 现代中西医结合杂志,2012,21(3):235－238.
② 赵树平,等. 化疗联合天芝草胶囊治疗晚期胃癌的体会[J]. 中国中医药现代远程教育,2011,9(5):148－149.
③ 刘君,等. 紫杉醇脂质体联合奥沙利铂和卡培他滨一线治疗晚期胃癌临床观察[J]. 现代中西医结合杂志,2011,20(3):268－270,273.
④ 范志刚,等. 平消胶囊联合化疗治疗进展期胃癌 47 例[J]. 陕西中医,2011,32(1):6－7.
⑤ 王龙,等. 乌头注射液联合 FP 方案治疗消化道恶性肿瘤疗效观察[J]. 甘肃医药,2009,28(4):297－299.
⑥ 何肇晴,等. 复方皂矾丸对抗胃癌化疗骨髓抑制的临床研究[J]. 现代肿瘤医学,2008(4):616－617.
⑦ 范越,蔡定芳,等. 松友饮联合化疗治疗 60 例胃癌患者的临床观察[J]. 中华中医药杂志,2007,22(7):467－469.
⑧ 周浩本,等. 化疗加鸦胆子油乳注射液治疗中晚期恶性肿瘤 86 例[J]. 实用肿瘤杂志,2007,22(2):172－174.
⑨ 吕琪新. 复方天仙胶囊联合平消胶囊治疗晚期胃癌临床观察[J]. 右江医学,2007,35(1):25－26.
⑩ 邢晓静,等. 苦参碱联合化疗治疗进展期胃癌疗效分析[J]. 辽宁中医杂志,2007,34(12):1742－1743.

17. 姬松茸复合颗粒　组成：姬松茸。适用于胃癌。用法用量：每日 3 次，每次 1 包。临床应用：抗肿瘤辅助产品。[1]

18. 参芪扶正注射液　组成：党参、黄芪。功效：益气扶正。用法用量：每日 250 毫升，经外周静脉滴入，每日 1 次。临床应用：肺癌、胃癌的辅助治疗。[2]

19. 生脉注射液　组成：人参、麦冬、五味子。功效：补益气血、温补脾肾，提高机体免疫力，减轻化疗药物不良反应。用法用量：生脉注射液 60 毫升加入 0.9% 生理盐水 250 毫升中静脉滴注，14 天为 1 疗程。临床应用：胃癌辅助治疗。[3]

20. 归脾合剂　组成：人参、黄芪、白术、茯苓、当归、大枣、酸枣仁、龙眼肉、甘草等。功效：益气健脾，养血安神。用法用量：每日服 3 次，每次 20 毫升。临床应用：各种原因引起心脾两虚证患者，可用于癌症术后辅助治疗。[4]

21. 胃泰胶囊　组成：柴胡、白芍、生黄芪、莪术、藤梨根、生薏苡仁、川芎、全蝎、丹参、生甘草。功效主治：健脾益气，疏肝和胃，活血化瘀，清热利湿，消症化积，攻毒散结；适用于胃癌术后。用法用量：每日 3 次，每次 4 粒，口服，连服 3 个月。[5]

22. 参附注射液　组成：红参、黑附片。每毫升注射液相当于生药红参 0.1 克、黑附片 0.2 克。功效：大补元气，益气生津，增强机体对有害刺激的防御能力。用法用量：参附注射液 60 毫升加入 5% 葡萄糖液 250 毫升中静滴，每日 1 次，共 10 天。临床应用：配合放疗、化疗能使疗效明显增加；可促进骨髓造血功能，减轻化疗药物对骨髓的抑制；减轻化疗药物对脏器的损伤，增强机体免疫力，提高生活质量。[6]

23. 复方玄驹胶囊　组成：黑蚂蚁 30 克、人参 15 克、黄芪 30 克、白术 15 克、鸡内金 10 克、丹参 15 克、麦冬 15 克、白花蛇舌草 20 克、莱菔子 15 克等。功效主治：滋补肝肾，健脾和胃，清热解毒，活血化瘀；适用于中晚期胃癌。用法用量：每日 3 次，每次 4～6 粒，口服。[7]

24. 羟基喜树碱　组成：喜树皮或枝叶提取物。适用于消化道肿瘤。用法用量：每次 4～6 毫克加生理盐水 20 毫升，静脉推注，每日 1 次。[8]

25. 灵芝精粉和孢子粉混合物　组成：灵芝。功效：滋补强身、扶正固本、安神止痛。临床应用：增强机体免疫功能，抗肿瘤。[9]

26. 蟾龙康胶囊　组成：蟾蜍、天龙、七叶一枝花、芦荟、大黄、莪术等。功效主治：拔毒消肿，扶正增免，破瘀软坚，拓宽狭窄；适用于食管贲门癌。用法用量：每日 3 次，1 次服 3～4 粒，饭前 30 分钟服。若吞咽困难，去胶囊，将药面放入口中直接用温开水送服，量同上。[10]

27. 云芝糖肽　组成：中国云芝菌丝中提取的多糖肽聚合物。功效主治：减轻胃癌化疗的不良反应；适用于各种癌症。用法用量：每日 3 次，每次 3 粒，饭后温开水送服。[11]

28. 复方苦参注射液　组成：苦参等。功效主治：清热利湿，凉血解毒，散结止痛；适用于消化道肿瘤。用法用量：复方苦参注射液 20 毫升静滴，每日 1 次，3 周为 1 个周期，2 个周期为 1 个疗程。[12]

29. 柘木糖浆　组成：柘木。功效：抗肿瘤。用法用量：口服，一次 25 毫升，一日 3 次。临床应用：用于食管癌、胃癌、贲门癌、肠癌的辅助

[1] 范越，蔡定芳，等. 姬松茸复合颗粒联合化疗治疗胃癌临床研究[J]. 中成药，2006，28(9)：1314－1316.
[2] 敬新蓉，等. 参芪扶正注射液配合化疗治疗胃肠腺癌的临床疗效观察[J]. 四川中医，2006，24(7)：45－47.
[3] 顾伟，等. 生脉注射液联合化疗治疗晚期胃癌 36 例临床观察[J]. 新中医，2006，38(10)：59－60.
[4] 沈利华，等. 归脾合剂配合胃癌术化疗的疗效观察[J]. 中成药，2006，28(12)：1765－1766.
[5] 陈曦，等. 胃癌患者 sCD44v6 表达与中医证型的关系及胃泰胶囊对其影响[J]. 中国中西医结合杂志，2005，25(1)：12－15.
[6] 杨振淮，等. 参附注射液联合 ELFP 方案治疗晚期胃癌 40 例[J]. 中医研究，2005，18(7)：26－27.
[7] 郭岳峰，等. 复方玄驹胶囊联合化疗治疗中晚期胃癌的临床观察[J]. 中国中西医结合杂志，2003，23(12)：941－942.
[8] 李树芳，等. 羟基喜树碱结合中药辨证施治晚期胃癌的疗效观察[J]. 辽宁中医杂志，2003，30(2)：148－149.
[9] 陈陵际，丁健，等. 灵芝精粉和孢子粉混合物抑制肿瘤细胞生长的实验研究[J]. 癌症，2002，21(12)：1341－1344.
[10] 马斌. 蟾龙康胶囊治疗食管贲门癌的临床研究[J]. 世界华人消化杂志，2002，10(9)：1076－1077.
[11] 钟薏，等. 云芝糖肽对胃癌化疗患者减毒作用的临床观察[J]. 辽宁中医杂志，2001，28(11)：668－669.
[12] 鲁守斌，等. 复方苦参注射液配合化疗治疗胃癌 120 例临床观察[J]. 山东中医杂志，2001，20(4)：210－211.

治疗。①

30. 复方珍箭液　组成：珍珠菜、鬼箭羽、水蛭、薏苡仁、苦参。适用于胃癌。用法用量：每支10毫升，每次40毫升，每日3次，口服。②

31. 康基、育康口服液　组成：康基的主要成分为羊酸模、滑榆、牛蒡根及土耳其大黄等印第安草本植物；育康的主要成分为鳞凤兰、大小茴香、丁香花苞、玉桂皮、甘草根、蜜糖等。功效主治：抗肿瘤，提高免疫，对化疗药物有一定的增效作用；适用于胃癌。用法用量：康基90毫升/次，3次/日，加1倍蒸馏水，空腹暖服；育康20毫升/次，2次/日，两药同日用，但不可同时服用。③

32. 吗特灵注射液　组成：苦参。适用于中、晚期胃癌。用法用量：1 000～1 500毫克加入5%葡萄糖500毫升中静脉滴注，每日1次。④

33. 参麦注射液　组成：每支原液10毫升，含人参、麦冬生药各1克。功效主治：益气养阴，可改善患者免疫功能（CD4/CD8、SIL－2R、NK、LAK），有助于化疗的施行；适用于结合化疗治疗晚期胃癌。用法用量：在化疗前3天或化疗开始同时使用，每次40～60毫升，加入10%葡萄糖250毫升中静脉滴注，每日1次，连用10天。⑤

34. 益气健脾口服液　组成：生黄芪、党参、白术、何首乌、拳参、藤梨根、茯苓。功效主治：益气健脾，和胃化食；适用于胃癌的辅助治疗。用法用量：每支10毫升，含生药21.6克，1次服20毫升，1日3次，口服。⑥

35. 癌复康　组成：仙人草、生熟地黄、黄芪、

党参、三七、丹参、牛黄、麝香、猫眼草、龙葵、半枝莲等。功效主治：健脾和胃，补气养血，清热解毒，扶正固本；适用于胃癌术后。用法用量：分别炮制，浓缩提取，制成冲剂，每日2次，每次8克内服，连用30天，间隔1周再用。⑦

36. 参芪注射液　组成：党参、黄芪。功效主治：扶正固本，调节免疫功能；适用于消化道肿瘤术后。用法用量：参芪注射液20毫升（含党参、黄芪提取物3.25克）加入5%葡萄糖盐水200毫升中，经锁骨下静脉插管内滴入，与化疗药物同期使用。每日1次，5周为1疗程。⑧

37. 棉酚片　组成：棉酚。适用于胃癌术后。用法用量：每日40毫克棉酚，每日1次口服。另每日60毫克红枣口服。注意事项：该药有毒，心、肝功能不全和低钾血症慎用。宜在医师指导下使用。⑨

38. 平消片　组成：仙鹤草18克、枳壳18克、郁金18克、净火硝18克、白矾18克、干漆6克、五灵脂15克、制马钱子12克。加工制成片剂，每片0.48克。功效主治：顺气活血、祛痰通络、软坚散结、扶助正气；适用于各种肿瘤。用法用量：每次4～8片，每日3次。连续服三个月为1个疗程。⑩

39. 柘木注射液　组成：柘木。适用于胃癌、贲门癌等，对肝癌、肺癌、鼻咽癌等肿瘤亦有一些疗效。用法用量：本品40～100毫升，加入5%或10%葡萄糖注射液500毫升中滴注。每日1次或遵医嘱。⑪

① 丁红华，等. 柘木糖浆治疗胃癌疗效观察[J]. 中成药，2001，23(2)：151－152.
② 邵静. 复方珍箭液治疗晚期胃癌的临床观察[J]. 中医杂志，1998，39(8)：479－480.
③ 周柯鑫，等. 康基、育康口服液辅助化疗治疗胃癌的临床观察[J]. 北京中医药大学学报，1998，21(5)：50－51.
④ 黄曙，等. 吗特灵注射液治疗中晚期胃癌的临床观察[J]. 中国中西医结合杂志，1997，17(6)：364.
⑤ 林胜友，等. 参麦注射液对胃癌化疗后免疫功能影响的观察[J]. 中国中西医结合杂志，1995，15(8)：451－453.
⑥ 王桂绵，等. 益气健脾口服液合并化疗治疗胃癌临床及实验研究[J]. 中国中西医结合杂志，1994，14(11)：661－663.
⑦ 许殿元，等. 中药癌复康加化疗治疗进展期胃癌术后的临床观察[J]. 山西中医，1993，9(4)：14.
⑧ 李乃卿，等. 参芪注射液配合化疗治疗消化道恶性肿瘤的临床及实验研究[J]. 中国中西医结合杂志，1992，12(10)：588－592.
⑨ 顾祖良. 棉酚辅助手术治疗胃癌11例初步小结[J]. 浙江中医杂志，1987，22(9)：400.
⑩ 贾堃，等. 平消片治疗180例癌瘤疗效观察[J]. 陕西中医，1984，5(6)：10－11.
⑪ 曹更生. 抗肿瘤新药——柘木注射液[J]. 中成药研究，1980(1)：34－35.

原发性肝癌

概　　述

原发性肝癌主要包括肝细胞癌、肝内胆管癌、肝细胞及胆管混合癌 3 种细胞类型。我国原发性肝癌 90％以上为肝细胞癌，本章论述的肝癌也以肝细胞癌为主。肝细胞癌（以下简称"肝癌"）是我国常见恶性肿瘤，严重威胁人类健康。我国是肝癌高发区，根据四川大学华西公共卫生学院兰蓝等对中国居民恶性肿瘤死亡分布特征的最新研究，肝癌是 2015 年中国居民死亡率最高的 5 种癌症中的第二位，我国肝癌最高发的省份为广西，其后依次为海南、黑龙江、四川、福建。[①]

本病的病因尚不完全明了，不同地区的病因因素不尽相同，在我国主要与病毒性肝炎（乙型与丙型肝炎为主）、黄曲霉毒素污染、饮水污染、肝硬化、吸烟、饮酒及遗传因素有关。年龄 40 岁以上的男性风险更大。血清甲胎蛋白（Alpha-fetoprotein, AFP）和肝脏超声检查（ultrasono graphy, US）是早期筛查的主要手段，建议高危人群每隔 6 个月进行至少一次检查。

肝癌早期缺乏特殊症状，5 厘米以下小肝癌 70％无症状，而肝癌一旦出现症状，常说明肿瘤已经较大。肝癌中晚期可见到肝区疼痛、食欲减退、乏力、消瘦、倦怠、腹胀、腹泻、恶心呕吐、上腹肿块，部分患者可出现发热、黄疸、鼻衄、牙龈出血及皮下瘀斑，以及各种由转移灶引起的症状。具体症状和体征如下：

晚期肝癌的常见症状。① 肝区疼痛：多为右上腹部肝区间歇性、持续性钝痛或刺痛、不经治疗可自行缓解。部分患者肝区紧绷或胀感。有的向肩背部放射。疼痛是由于肿瘤迅速生长，肝包膜张力增大牵扯所致。剧烈疼痛，提示肝小叶破裂，肝包膜下出血，肝破裂血液流入腹腔引起腹部胀痛。夜间休息不仅不能减轻而往往疼痛更甚，用一般止痛剂不能缓解。② 腹胀：以上腹部胀满多见，肝左叶肿大时，腹胀更甚，因肝脏压迫胃部所致。③ 食欲减退：消化道症状最为常见。有些患者尚有一定食欲，但因食后腹胀而不愿进食，因胃被肿大肝脏压迫。由于消化吸收障碍，肠道感染，导致肠功能紊乱，故常伴腹泻。④ 倦怠乏力、消瘦：因肿瘤增大，体力消耗，饮食少进，营养不良所致。逐渐发展成恶液质。⑤ 发热：部分患者有持续性发热，多在 37.5℃～38℃，也有高达 39℃以上的。体温虽高，但痛苦不明显。发烧原因可能是癌瘤内部缺血坏死，坏死产物被吸收，或肝功能不良，代谢紊乱产生致热原。⑥ 鼻衄：牙龈出血及皮下瘀斑。⑦ 其他全身性症状：部分患者在其疾病发展过程中可出现低血糖症、红细胞增多症、高脂血症、类白血病反应，高血钙症以及偶可见到的卟啉病、淀粉样沉积症、异常纤维蛋白原血症、黑棘皮症等。这些全身性的异常表现和综合征可能是由于肝癌细胞合成某种类似内分泌腺激素样物质所引起的。有时也可表现为最早期的症状。

晚期肝癌的主要体征。① 肝肿大：进行性肝肿大是肝癌最典型最重要的体征，肝脏常在 1～3 个月内迅速增大。巨大癌块可使腹壁明显隆起，表面呈结节状，凹凸不平，质地坚硬，伴有轻度压痛。若表面光滑较软者，系癌块位于肝实质深部，个别癌组织坏死液化，其质地较软，呈囊性感。

---

① 兰蓝,等. 中国居民 2015 年恶性肿瘤死亡率流行病学特征分析［J］. 中华流行病学杂志,2018(1)：32-34.

② 黄疸：在晚期或垂危患者中约有 1/3 以上出现不同程度的黄疸，并呈进行性加重，也可呈波动性。其原因是胆管阻塞或肝细胞受癌细胞浸润而产生肝细胞性黄疸。③ 腹水：为晚期患者的常见表现，约半数为血性，常不能为利尿剂所缓解。主要原因是门脉高压或血浆蛋白减少。④ 脾肿大：约有 1/3 的患者有脾肿大，多由合并肝硬化所引起。⑤ 肝区血管杂音、腹壁静脉扩张，还有肝掌、蜘蛛痣等肝硬变的体征。⑥ 转移灶的体征：以肺转移较多，其次以锁骨上淋巴结转移及胸腹腔、骨、颅内转移等。

晚期肝癌的主要并发症。① 肿瘤破裂出血：破裂可限于肝包膜下，或穿破到腹腔，严重者表现为出血性休克。通常多数在短期内导致患者死亡。② 消化道出血：多因肝硬变或瘤栓引起门、肝静脉高压症，导致食管下段及胃底静脉曲张破裂出血。常诱发肝昏迷出血性休克而死亡。③ 肝昏迷：常为肝癌的终末期并发症。出血、感染、腹泻、利尿剂或用损害肝脏的药物及放腹水等常为诱发因素。

肝癌的诊断需要结合临床症状、体征、影像诊断、实验室检查及分子病理学检查等几方面。影像诊断：各种影像学检查手段各有特点，临床常综合应用，主要包括超声检查、X 线计算机断层成像（Computed Tomography，CT）、磁共振成像（Magnetic Resonance Imaging，MRI）、数字减影血管造影（Digital Subtraction Angiography，DSA）、核医学影像检查，包括正电子发射计算机断层成像（Positron Emission Tomography/CT，PET/CT）和发射单光子计算机断层扫描仪（SPECT - CT）。

实验室检查。肿瘤标志物，AFP 是当前诊断肝癌常用而又重要的方法，诊断标准为：AFP≥400 μg/L，排除慢性或活动性肝炎、肝硬化、睾丸或卵巢胚胎源性肿瘤以及怀孕等；血清学指标如肝功能、免疫学指标异常等。

分子病理学检查。肝脏占位病灶或者肝外转移灶活检或手术切除组织标本，经病理组织学和/或细胞学检查诊断为肝癌。病理诊断须与临床证据相结合，全面了解患者 HBV/HCV 感染史、肿瘤标志物以及影像学检查等信息。

肝癌当与以下疾病相鉴别。1. 转移性肝癌：转移性肝癌大多能找到原发灶，多数患者有其他脏器原发癌的相应症状或手术史。肿瘤多呈散在性结节，病情发展一般较慢，AFP 检测大多为阴性，多无肝炎病史或肝硬化表现；患者血中癌胚抗原（CEA）升高，有助于鉴别诊断。2. 慢性肝炎与肝硬化：大的肝硬化结节，影像学检查可显示为肝占位性病变，特别是 AFP 阳性或滴度升高时，很难与肝癌进行鉴别，应予以注意；肝炎、肝硬化出现 AFP 升高，其持续时间短，一般不会超过 2 个月，且含量大多在 300 μg/毫升以下，AFP 与 ALT 的升降是同步的，若 AFP 持续升高，ALT 反而下降，提示肝癌可能性大，若 ALT＞200 U，大多是肝炎活动期，ALT＜100 U 要考虑肝癌。3. 肝良性肿瘤：患者全身情况好，病情发展慢，病程长，往往不伴有肝硬化。常见的有肝海绵状血管瘤、肝腺瘤等。借助 AFP 检查、B 超、CT、MRI 以及肝动脉造影可以鉴别。4. 肝脓疡：肝脓疡起病较急，发热较高，伴有全身感染症状，肿大肝脏不硬且光滑，局部压痛明显，AFP 多呈阴性，鉴别不难。但巨块型肝癌如果内部坏死液化伴感染，白细胞升高，有压痛点，AFP 呈阴性者，与肝脓疡有许多相似之处，可从下列几方面考虑鉴别：一般肝脓疡好发于右叶顶部，有右侧胸膜反应，胸膜腔积液机会较肝癌多，抬高的右横隔多为光滑的。观察病程发展，结合病史，多次 B 超复查有助鉴别。5. 邻近器官的肿瘤：胃、胰腺、胆囊及腹膜后脏器（如右肾、右肾上腺等）的肿瘤，可在上腹部出现肿块，特别是右腹膜后肿瘤可将右肝推向前方，触诊时可能误为肝大。这些疾病 AFP 检测为阴性，结合 B 超、CT、MRI 检查以及其他特殊检查（如静脉肾盂造影、胃肠钡餐造影及肝动脉造影等）有助于鉴别诊断。少数病例需经剖腹探查才能明确诊断。

肝癌的分期对于评估预后、选择合理的治疗方案至关重要。影响肝癌患者预后的因素很多，包括肿瘤因素、患者一般情况及肝功能情况，国外有多种的分期方案，如：BCLC、TNM、JSH、APASL 等。依据中国的具体国情及实践积累，推荐下述肝癌的分期方案，包括：Ⅰa期、Ⅰb期、Ⅱa期、Ⅱb期、Ⅲa期、Ⅲb期、Ⅳ期。另外，TNM 分期也较为常见，两种分期的具体情况如下：

临床分期

1. Ⅰ～Ⅳ期

Ⅰa期、Ⅰb期——只具有一个肿瘤病灶，或者有 2～3 个病灶，但是每个病灶直径小于 3 厘米；

Ⅱa期、Ⅱb期——具有 2～3 个病灶，且每个病灶的直径大于等于 3 厘米，或者具有 4 个以上病灶；

Ⅲa期——肝功能 Child～Pugh A/B，出现血管侵犯；

Ⅲb期——肝功能 Child～Pugh A/B，出现肝外转移；

Ⅳ期——肝功能 Child～Pugh C，或者 PS 评分 3～4 分，具有以上的表现。

2. TNM 分期

T～原发病灶

Tx：原发肿瘤不能测定；T0：无原发肿瘤的证据；Tis：原位癌。

T1：孤立肿瘤没有血管受侵；

T2：孤立肿瘤，有血管受侵或多发肿瘤其最大直径≤5 厘米；

T3：多发肿瘤直径＞5 厘米或肿瘤侵及门静脉的主要分支或肝静脉；

T4：肿瘤侵及周围组织，或致胆囊或脏器穿孔。

N～局部淋巴结

Nx：局部淋巴结不能测定；

N0：无局部淋巴结转移；

N1：局部淋巴结转移。

M～远处转移

Mx：远处转移不能测定；

M0：无远处转移；

M1：有远处转移。

进一步分期为Ⅰ～Ⅳ期：

Ⅰ期	T1	N0	M0
Ⅱ期	T2	N0	M0
ⅢA期	T3	N0	M0
ⅢB期	T4	N0	M0
ⅢC期	任何 T	N1	M0
Ⅳ期	任何 T	任何 N	M1[①]

随着医疗技术的发展，肝癌的治疗已发展为以外科手术为主的多学科综合治疗。外科手术仍是肝癌最理想的根治性治疗手段，对可切除肝癌，首选手术治疗，术前、术中和术后综合治疗可提高肿瘤根治率，降低术后复发率。对不可切除的中晚期肝癌，局部和综合治疗是延长生存时间的必要手段，包括消融治疗、经导管肝动脉化疗栓塞、放疗、分子靶向治疗、免疫治疗、中医中药治疗等。术前综合治疗可使部分患者瘤体缩小，获得手术切除机会；对仍不可切除的患者，可选用多种疗法的联合与序贯应用，延长生存时间。

在我国，影响肝癌（HCC）的预后转归因素有病期的早晚、治疗方式、机体的免疫功能、发现肝癌时的肝功能状态、肝癌病理等。发现早、手术机会大、机体免疫功能和肝功能状态佳、单一小肝癌、癌的分化程度高、癌包膜完整或癌纤维组织量多，则预后较好。发现晚、无法手术、单用抗癌药物、转肽酶（γ～GT）和碱性磷酸酶（ALP）明显升高、肝癌伴有肝炎或肝硬化者、肝功能失代偿、癌的分化程度低、多发癌结节、肿瘤生长不规则、外无包膜者，预后不良。[②]

我国传统医学中没有肝癌的名称记载，但根据其临床表现，可能与"脾积""肥气""伏梁""息贲""肝积"等病症有关。《难经》中记载："脾之积，名曰痞气，在胃脘，腹大如盘，久不愈，令人四肢不收，发黄疸，饮食不为肌肤。"《医学入门》载："脾积，胃脘稍右曰痞气，言阳气为湿所困也，令人黄疸倦怠，饮食不为肌肤。"《诸病源候论》载："诊得

① 汤钊猷. 现代肿瘤学[M]. 上海：上海医科大学出版社，2011：908.
② 中华人民共和国卫生和计划生育委员会医政医管局. 原发性肝癌诊疗规范（2017年版）[J]. 中华消化外科杂志，2017（7）：635-647.

肝积,脉弦而细,两胁下痛,邪走心下,足胫寒,胁下痛引少腹……身无膏泽,喜转筋,爪甲枯黑。"这些记载中涉及的右上腹肿块、胁痛、黄疸、乏力、消瘦、食欲减退等,与肝癌临床有相似之处。

产生这些病证的病因有两方面,一是外因,如感受湿热或邪毒,饮食不洁,湿热内阻等。《内经》云:"邪在肝行,两胁下痛。"现代医学认为,肝癌的发病与肝炎病毒、黄曲霉毒素和水质等环境因素有密切关系。二是内因,如七情内伤,导致气滞血瘀,形成积聚。《内经》云:"喜怒不适……积聚已留。"又如正气虚损,邪气则乘虚而入。

上述病因导致肝癌,有几种基本病机。1. 气滞血瘀:因肝为刚脏,性喜条达,恶抑郁。如情志不畅,肝气郁结,或感受外邪,气机不畅,气滞日久,必致血瘀,渐结为肿块,留积于肝,成为肝癌。《医林改错》载:"肚腹结块,必有形之血",已论及此。2. 湿热蕴结:湿热之邪内侵,阻滞于体内,或饮食不洁,损伤脾胃以及肝气横逆犯及脾胃,使水谷不能正常运化,致水湿内停,日久郁而化热,湿热熏蒸,可致黄疸等。加之痞块逐渐增大,愈使气机壅塞,水湿难以外泄,可致腹水。3. 肝肾阴虚:肝体阴而用阳,肝气疏泄功能属肝之"用",肝阴、肝血为肝之"体"。"肝用常有余""肝体常不足"是肝病特点。肝郁可以化火,与湿热相合,损伤络脉,致使血液离经外溢,热灼阴液,肝阴不足,病至晚期"穷则及肾",肾阴枯竭导致阴虚阳亢或血虚气滞。4. 正气虚衰:《黄帝内经》记载:"正气存内,邪不可干""邪之所凑,其气必虚",邪即可乘虚而入,阻滞气血水液,成湿成瘀,而成积聚,且使气血耗损,使病体陷入恶性循环。[①]

辨 证 施 治

1. 肝气郁滞型 因七情内伤,肝郁气滞,胁络受阻,肝气犯胃乘脾,脾胃运化失常所致。症见肝区胀或隐痛,胸闷腹胀,食后胀闷更甚,两胁气窜

作痛,胃纳不佳,疲倦乏力,泛恶或呕吐,舌苔白腻,脉弦细。治宜疏肝理气、消郁散结。

(1)柴胡疏肝散加减 柴胡、枳壳、香附、陈皮、川芎、赤芍、甘草。随症加减:若有胁下肿块,可加莪术、三棱、桃仁、浙贝母等破血逐瘀、软坚散结;若肝区疼痛明显,加郁金、延胡索以行气止痛;食欲不佳可加白术、薏苡仁、焦神曲、焦山楂、炒麦芽等。〔见391页8.陈泽涛分4型(1)〕

(2)血府逐瘀汤加减 桃仁10克、红花10克、䗪虫10克、当归10克、乌梢蛇10克、柴胡10克、丹参30克、赤芍30克、生牡蛎30克、忍冬藤30克、枳壳15克、熟地黄15克、蜈蚣2条。〔见393页12.刘边林分4型(1)〕

(3)柴胡疏肝散为主 柴胡6克、芍药9克、枳壳6克、炙甘草3克、陈皮6克、川芎6克、香附6克。〔见396页18.张所乐分4型(1)〕

2. 气滞血瘀型 症见肝区胀痛或刺痛,疼痛固定不移,胁下有积,边缘不平,表面高低不平,可有肝脾肿大,面色晦暗,红斑赤缕,或有蜘蛛痣、肝掌,或见腹壁静脉怒张,面色黧黑,肢倦乏力,形体消瘦,肌肤甲错,舌苔白腻,舌质紫黯,舌边有瘀斑,脉细弦或涩。治宜理气消滞、活血祛瘀。

(1)气滞血瘀型肝癌疼痛 症见疼痛性质表现为胀满、刺痛、拒按、面色晦暗、舌质紫黯或有瘀点瘀斑、脉弦涩。方用血府逐瘀汤:桃仁15克、红花10克、当归10克、生地黄10克、牛膝10克、川芎6克、桔梗6克、赤芍5克、柴胡5克、枳壳5克、甘草5克。对照组患者服用中药汤剂安慰剂:茵陈15克、茯苓20克、甘草6克、陈皮10克、鸡内金10克。中药汤剂服法:每日1剂,每次200毫升,从TACE术后当天开始,连服7天。临床观察:卢冬彦等将60例原发性肝癌TACE术后气滞血瘀型疼痛患者随机分为治疗组和对照组,每组30例,结果显示:血府逐瘀汤能有效减轻原发性肝癌TACE术后气滞血瘀型疼痛,提高患者生活质量。[②]

① 陈熠. 肿瘤中医证治精要[M]. 上海:上海科学技术出版社,2007:173.
② 卢冬彦,等. 血府逐瘀汤治疗原发性肝癌TACE术后气滞血瘀型疼痛30例[J]. 安徽中医药大学学报,2016,35(1):45-47.

（2）膈下逐瘀汤　五灵脂、当归、川芎、桃仁、牡丹皮、赤芍、延胡索、乌药、甘草、香附、红花、枳壳〔见 392 页 10. 贾英杰分 4 型（2）〕。可酌加或配用鳖甲煎丸或大黄䗪虫丸以消癥化积。随症加减：若出现腹大如鼓，皮色苍黄，脉络暴露，可加甘遂、大戟、芫花攻逐水饮。〔见 391 页 8. 陈泽涛分 4 型（2）〕

（3）何任经验方 1　延胡索、白芍、川楝子、生甘草、沉香曲、乌药、制香附为主方加减。〔见 392 页 9. 何任分 3 型（2）〕

（4）膈下逐瘀汤加味　桃仁、牡丹皮、赤芍、乌药、延胡索、甘草、当归、川芎、五灵脂、红花、枳壳、香附、三棱、莪术、丹参、七叶一枝花、白花蛇舌草。〔见 394 页 14. 马伯亭分 4 型（3）〕

（5）崔扣狮经验方 1　丹参 30 克、白花蛇舌草 30 克、大黄 30 克、醋鳖甲 30 克、川楝子 15 克、当归 15 克、莪术 15 克、甲片 15 克、栀子 15 克、赤芍 20 克、醋香附 20 克、蜈蚣 5 条、郁金 10 克。〔见 394 页 15. 崔扣狮分 4 型（1）〕

（6）吴玉生经验方 1　柴胡、黄芩、白芍、郁金、桃仁、䗪虫、大黄、田三七、莪术、半枝莲、七叶一枝花。〔见 395 页 16. 吴玉生分 4 型（1）〕

（7）桂枝茯苓汤（桂枝、茯苓、桃仁、芍药、丹参）、膈下逐瘀汤（五灵脂、当归、川芎、牡丹皮、赤芍、延胡索、乌药、甘草、香附、红花、枳壳）。〔见 396 页 18. 张所乐分 4 型（2）〕

（8）抗癌 2 号　生牡蛎、郁金、甲片、蜈蚣、䗪虫、三棱、莪术、延胡索、赤芍、芫花、露蜂房。〔见 396 页 20. 王泽光分 4 型（2）〕

（9）血府逐瘀汤（桃仁、红花、当归、生地黄、川芎、赤芍、牛膝、枳壳、桔梗、柴胡、甘草）、桂枝茯苓丸（桂枝、茯苓、桃仁、芍药、丹参）、越鞠丸〔香附（醋制）、川芎、栀子（炒）、苍术（炒）、六神曲（炒）〕。〔见 397 页 21. 钱伯文分 5 型（2）〕

3. 肝胆湿热型　症见肝区胀痛，鼓胀，发热烦渴，身目俱黄，纳呆，恶心呕吐，口干口苦，大便秘结，小便短赤，舌苔黄腻，脉弦滑或数。治宜清热解毒、利湿退黄。

（1）龙胆泻肝汤　龙胆草 15 克、黄芩 9 克、生甘草 9 克、栀子 9 克、木通 9 克、生地黄 12 克、当归 12 克、泽泻 15 克、车前子 15 克、柴胡 9 克。水煎服，每日 2 次，每日 1 剂，早晚服用，2 周为 1 个疗程。临床观察：将湿热内阻型原发性肝癌患者共 80 例，随机分为观察组和对照组，对照组采取 FOLFOX4 全身化疗，观察组在对照组的基础上，加用龙胆泻肝汤加减进行治疗。结果显示治疗组的总有效率 80% 显著高于对照组的 45%，其中完全缓解、部分缓解、稳定、进展的例数分别是 14（35%）、18（45%）、5（12.5%）、3（7.5%），而对照组仅为 6（15%）、12（30%）17（42.5%）、5（12.5%）。[1]

（2）甘露毒饮加减　茵陈 30 克、金钱草 30 克、黄芩 10 克、白豆蔻 10 克、木通 10 克、郁金 10 克、全蝎 10 克。随症加减：发热不退合白虎汤，石膏可用至 100 克。〔见 393 页 12. 刘边林分 4 型（2）〕

（3）茵陈四苓散合黄连解毒汤加味　茵陈、生大黄、栀子、茯苓、泽泻、猪苓、白术、黄连、黄柏、黄芩、半枝莲、七叶一枝花、白花蛇舌草。〔见 394 页 14. 马伯亭分 4 型（2）〕

（4）茵陈汤（茵陈、栀子、大黄）、龙胆泻肝汤加减（龙胆草、栀子、黄芩、木通、泽泻、车前子、柴胡、甘草、当归、生地黄）。〔见 397 页 21. 钱伯文分 5 型（4）〕

4. 肝肾阴虚　晚期肝癌患者，病程相对长，癌毒伤阴。症见面色红黯，目赤干涩，形体消瘦，虚弱无力，食少，纳差，短气，不寐，或身热烦躁，语声低微，甚至气息奄奄，口干舌燥，大便干结，小便短赤，舌质红绛，舌苔黄或剥脱，舌体干瘪，脉弦细或细微。治宜养血柔肝、滋阴补肾。

（1）一贯煎加减　北沙参、麦冬、当归、生地黄、枸杞子、川楝子。〔见 392 页 10. 贾英杰分 4 型（4）〕

（2）一贯煎加减　生地黄 20 克、枸杞子 20 克、北沙参 20 克、麦冬 20 克、龟甲 20 克、茯苓 20 克、当归 10 克、川楝子 10 克、知母 15 克、甘草 5 克。随症加减：头晕目眩，耳鸣显著加杜仲 20 克、桑寄生 20

① 吴菊意，等. 龙胆泻肝汤加减联合化疗治疗湿热内阻型原发性肝癌临床观察［J］. 中药材，2014，37（7）：1301－1304.

克、何首乌20克；黄疸加栀子15克、茵陈15克、藤梨根30克；腹水加泽泻15克、丹参24克、郁金10克；纳差加麦谷芽各20克、山楂15克。每日1剂，水煎2次，分2～3次服。服药1～2个月为1疗程。临床观察：治疗原发性肝癌肝肾阴虚型41例，所有病例均口服呋喃氟尿嘧啶（FT～207），每天10～16毫克/千克，治疗组加用中药治疗。结果治疗组显效（症状基本消失，甲胎蛋白明显下降）7例，有效30例，无效4例，优于对照组。①

（3）一贯煎加减　当归10克、川楝子10克、乌梢蛇10克、䗪虫10克、生地黄15克、枸杞子15克、虎杖15克、北沙参30克、丹参30克、忍冬藤30克、蜈蚣2条。〔见393页12.刘边林分4型（4）〕

（4）滋水清肝汤加味　生地黄、熟地黄、山药、山茱萸、牡丹皮、茯苓、泽泻、当归、炒白芍、柴胡、栀子、大枣、龟甲、丹参、白花蛇舌草、七叶一枝花。〔见394页14.马伯亭分4型（4）〕

（5）吴玉生经验方2　女贞子、墨旱莲、生地黄、麦冬、山茱萸、西洋参、丹参、五味子、鳖甲、七叶一枝花、半枝莲、鸡内金。〔见395页16.吴玉生分4型（4）〕

5.湿热瘀毒型　此型症状较重，病情发展迅速，多属肝癌中晚期患者。症见胁痛如刺，脘腹胀满，肝脏增大明显，质硬，触痛明显，有时可触及结节突起，心烦口臭，多有发热，大便次数增多，小便短赤，或有腹水，或巩膜皮肤黄染，脉象弦数或弦滑，舌质黯红苔腻。治宜清热利湿，祛瘀解毒。

（1）消岩汤加减　黄芪30克、太子参15克、姜黄15克、郁金10克、夏枯草10克、白花蛇舌草10克。〔见392页10.贾英杰分4型（3）〕

（2）崔扣狮经验方2　丹参30克、醋柴胡15克、川楝子15克、当归15克、三棱15克、莪术15克、栀子15克、赤芍20克、酒大黄6克、蜈蚣5条。〔见394页15.崔扣狮分4型（2）〕

6.气阴两虚型　症见阴虚内热，低热不退，精神疲倦，腹胀纳呆，四肢乏力，动辄汗出，口干津

少，甚则头晕目眩，腰酸腿软，形体羸瘦，或兼面色晦滞，腹胀如鼓，青筋暴露，鼻衄牙宣，舌嫩红或舌光，苔少，脉细无力或细数。治宜益气养阴生津。

（1）何任经验方2　党参、黄芪、茯苓、女贞子、枸杞子、猪苓、猫人参、白花蛇舌草、三叶青为基本方加减。根据临床气阴亏虚严重程度的不同，可随症选用太子参、生晒参易党参，阴虚甚者可加入北沙参。〔见392页9.何任分3型（1）〕

（2）补肾健脾方　熟地黄15克、山茱萸9克、淮山药9克、党参9克、白术9克、茯苓15克、泽泻9克、牡丹皮9克、炙甘草6克。每日1剂，水煎，分2次口服。临床观察：王文海等将117例患者分为治疗组60例，对照组57例，治疗组以TACE术后服用补肾健脾方，对照组TACE术后口服保肝药益肝灵（水飞蓟素，上海复星朝晖药业有限公司生产），每日3次，每次0.48克；维生素C每日3次，每次0.3克，口服。两组治疗12周为1个疗程，治疗1个疗程后随访。结果显示补肾健脾方可明显提高中医证候疗效（73.33％，44/60例），对照组为52.63％（30/57例）；提高0.5年生存率83.33％（50/60例），对照组为70.18％（40/57例），两组比较，差异均有统计学意义（P＜0.05）；但对照组疾病控制率92.7％（CR＋PR＋SD，51/55例）高于治疗组（78.0％，46/59例），P＝0.035；治疗组单核细胞表面MHCⅡ类分子（CD14＋/HLA～DR）表达提高，IFN～γ及IL～12的表达提高，中医药可以提高患者生活质量，无明显不良反应。②

（3）陆祖霖经验方1　八角金盘12克、蛇莓20克、白花蛇舌草30克、黄芪30克、鲜石斛30克、生地黄30克、煅牡蛎30克、糯稻根30克、党参30克、制鳖甲30克、西洋参5克、生白术15克、芡实15克、淮山药15克、茯苓15克、炙甘草6克、益智仁6克。〔见393页11.陆祖霖分4型（3）〕

（4）林宗广经验方1　黄芪12克、白术10克、玄参10克、生地黄10克、白毛夏枯草10克、枳实10克、天冬10克、女贞子15克、制鳖甲30

① 黄伟贤.一贯煎加减治疗原发性肝癌肝肾阴虚型的疗效观察［J］.福建中医药，1995，26（4）：33.
② 王文海，周荣耀，等.补肾健脾方对原发性肝癌介入术后患者细胞免疫功能的调节作用［J］.中国中西医结合杂志，2008，28（7）：583-587.

克、制龟甲 30 克、蛇莓 30 克、甘草 6 克。〔见 393 页 13. 林宗广分 4 型(3)〕

(5)生脉散(人参、麦冬、五味子)、一贯煎(北沙参、麦冬、当归、生地黄、枸杞子、川楝子)、大补阴丸(熟地黄、盐知母、盐黄柏、醋龟甲、猪脊髓)、加减复脉汤(炙甘草、干地黄、白芍、麦冬、阿胶、火麻仁)。〔见 397 页 21. 钱伯文分 5 型(5)〕

7. 气虚(脾虚)血瘀型　症见腹胀纳呆,或腹痛,神疲乏力,消瘦,短气懒言,腹泻,右胁肋胀痛或刺痛,面色不华,食纳不佳,大便溏薄,脉细弦,或弦,舌有瘀斑,苔薄。

(1)扶正补虚方　党参 15 克、茯苓 15 克、白术 10 克、炙甘草 6 克、黄芪 15 克、熟地黄 15 克、山茱萸 10 克、山药 10 克、薏苡仁 30 克、泽泻 10 克、牡丹皮 10 克、三棱 10 克、莪术 10 克、厚朴 6 克、竹茹 10 克、柴胡 10 克、大枣 10 枚。随症加减:腹痛明显者,加延胡索、芍药;腹胀明显者,加木香、砂仁;纳食差者,加麦芽、山楂;黄疸明显者,加茵陈;便血患者,加三七粉、仙鹤草。上述药物每日 1 剂,水煎服,煎取药液 400 毫升分 2 次早晚温服,连服 3 个月。临床观察:胡文雷等随机将 58 例患者分为两组,观察组治疗总有效率为 55.17%,对照组的总有效率为 27.59%,组间比较差异有统计学意义($P<0.05$),同时治疗的中医症状、生活质量及免疫状态等也有了显著改善。[1]

(2)内服方　淫羊藿 15 克、党参 18 克、白术 15 克、黄芪 30 克、怀山药 15 克、丹参 30 克、莪术 30 克、大腹皮 30 克、茯苓 15 克、猪苓 15 克、泽泻 30 克、柴胡 15 克、鳖甲 30 克、五味子 9 克。随症加减:气滞明显者,加青皮、陈皮、香附、广木香;瘀血明显者,加桃仁、赤芍、泽兰;恶心纳呆者,加紫苏梗、麦芽、谷芽;呕吐呃逆者,加旋覆花、柿蒂;大便不通者,加火麻仁、生大黄、枳实。每日 1 剂,水煎,分 3～4 次服完。外敷方:制甘遂 9 克、砂仁 9 克、冰片 3 克。研为细末,与芒硝 250 克混合拌匀,装 15 厘米×20 厘米大小的纱布袋内,以神阙穴为中心外敷脐部,每日入暮敷至次日凌晨,待药物潮解后去除,清洁腹部皮肤,每日 1 次。临床观察:将 60 例脾虚血瘀型原发性肝癌腹水患者随机分为治疗组和对照组 30 例。对照组口服安体舒通,治疗组采用健脾活血利水内服方及逐水药外敷,疗程均为 15 天。结果显示:治疗组完全缓解 1 例,显效 2 例,有效 13 例,无效 14 例,总有效率为 53.3%;对照组有效 8 例,无效 22 例,总有效率为 26.7%。两组腹水改善情况比较,差异有显著性意义($P<0.05$)。[2]

(3)补阳还五汤　生黄芪 60 克、当归 10 克、赤芍 10 克、地龙 6 克、川芎 6 克、桃仁 6 克、红花 3 克、大枣 15 克。每日 1 剂,文火煎煮 2 次,第 1 次加水 500 毫升,煎取 200 毫升,第 2 次加水 400 毫升,煎取 200 毫升,共取汁 400 毫升,混匀,分早晚饭前半小时温服。随症加减:外感,加金银花、连翘;鼻孔干燥,加知母;胃脘不适,加谷芽、麦芽。临床观察:将 70 例辨证为气虚血瘀型的术后肝癌患者,分为治疗组(中药治疗)和对照组,对照组术后不予其他治疗。结果显示治疗组的 5 年生存率为 85.71%,对照组仅为 65.71%。[3]

8. 陈泽涛分 4 型

(1)肝气郁结证　症见右胁部胀痛,右胁下肿块,胸闷不舒,善太息,情绪忧郁,夜寐不安,纳差,食欲差,面色灰暗,大便不成形,月经不调,舌苔薄腻,或舌有瘀斑或紫暗,脉弦。治宜疏肝健脾、活血化瘀。方用柴胡疏肝散加减。〔见 388 页辨证施治 1.(1)〕

(2)气滞血瘀证　症见右胁疼痛拒按,如锥如刺,入夜尤甚,甚至痛引肩背,走窜疼痛,急躁易怒,或见左胁下痞块,面色萎黄而暗,倦怠乏力,脘腹胀满,甚至腹胀大,皮色苍黄,脉络暴露,食欲不振,大便溏结不调,妇女可见月经闭止,或痛经,经色紫暗有块,舌质紫黯或见瘀斑,脉涩。方用膈下逐瘀汤加减。〔见 389 页辨证施治 2.(2)〕

(3)湿热聚结证　症见右胁疼痛,甚至痛引

① 胡文雷,等. 扶正补虚方对原发性肝癌患者细胞免疫功能及生活质量的影响[J]. 中国中西医结合消化杂志,2014,22(8):444－446.
② 金琦,等. 中药内服结合外敷治疗脾虚血瘀型肝癌腹水疗效观察[J]. 上海中医药杂志,2012,46(9):38－40.
③ 山广志,等. 应用补阳还五汤维持治疗肝癌术后患者 35 例[J]. 中国中医药科技,2011,18(2):164－165.

肩背,右胁部结块,身黄目黄,心烦易怒,口干口苦,喜冷饮,腹胀满,便干溲赤,面红,目赤,纳差,失眠,尿赤,乏力,大便干结,苔黄腻,舌质红,脉洪数。治宜清热利胆、泻火解毒。方用茵陈汤加减:茵陈、栀子、大黄、白花蛇舌草、黄芩、蒲公英。若腹水明显可加五苓散加减。

(4)肝阴亏虚证 症见胁肋疼痛,胁下结块,质硬拒按,五心烦热,头晕目眩,潮热盗汗,纳差厌食,腹胀大,甚则呕血、便血、皮下出血,舌苔薄白或花剥,脉弦细数。治宜养血柔肝、凉血解毒。方用一贯煎加减:生地黄、当归、枸杞子、沙参、麦冬、川楝子。随症加减:若大便秘结,加瓜蒌仁;有虚热或汗多,加地骨皮;出血者,加白茅根、牡丹皮清热凉血止血。[1]

9. 何任分3型

(1)气阴两虚型 肝藏血,调节全身的血流量。热毒阻于肝胆,久耗肝阴,肝血暗耗,致气阴两虚,或手术、放疗、化疗重伤气阴,常导致肝癌患者出现气阴两虚证。治宜补气养阴。方用何任经验方2。〔方药见390页辨证施治6.(1)〕

(2)气滞血瘀型 肝主疏泄,喜条达而恶抑郁。情志不遂,郁滞肝气,肝气不疏,气机不利,气不行血,可致气滞血瘀证。治宜疏肝理气、活血止痛。方用何任经验方1〔见389页辨证施治2.(3)〕。以延胡、白芍、川楝子、生甘草、沉香曲、乌药、制香附为主方加减。

(3)湿热内蕴型 肝郁日久,化热化火,火郁成毒,同时肝郁乘脾,痰湿内生,湿热互结,可致湿热内蕴证。治宜疏肝理气、清热利湿。方用何任经验方3:太子参、川朴、干姜、半夏、黄芩、黄连、大黄为主方加减治疗。[2]

10. 贾英杰分4型

(1)肝气郁结型 症见胁部胀痛或肿块,胸闷不舒,善太息,纳呆食少,时有腹泻,舌苔薄腻,脉弦。治宜疏肝理气解郁。方用柴胡疏肝散化裁。

(2)气滞血瘀型 血瘀阻于肝络,不通则痛。

症见胁下痞块,胁痛引背,拒按,入夜更甚,脘腹胀满,食欲不振,大便溏结不调,体倦乏力,舌质紫黯有瘀点或瘀斑,脉沉细或弦涩。治宜行气活血、化瘀消积。方用膈下逐瘀汤加减。〔见389页辨证施治2.(2)〕

(3)湿热瘀毒型 症见肝区胀痛,周身黄染,纳食少,时恶心呕吐,大便秘结,小便短赤,舌质红有瘀斑,苔黄腻,脉弦滑数。治宜清肝解毒、活血祛瘀。方用消岩汤加减。〔见390页辨证施治5.(1)〕

(4)肝肾阴虚型 症见面色晦暗,形体消瘦,虚弱无力,腰膝酸软,低热,脘腹胀满,大便干结,小便短赤,皮下瘀斑,舌质红绛,无苔或苔少,脉细数。治宜养阴柔肝、补肾健脾。方用一贯煎加减。〔见389页辨证施治4.(1)〕

随症加减:若兼见黄疸者,常加青蒿、金钱草、苦参、虎杖等药物以利胆退黄;若兼见腹水者,加茯苓、泽泻、猪苓、车前草等药物以利水消肿;兼阴虚发热者,用青蒿、银柴胡、地骨皮、知母等滋阴清热;若病者大便稀溏,次数增多,舌淡边有齿印,常用苍术、白术、补骨脂、诃子炭、五味子等,并适当减少养阴药,收敛止泻疗效明显;若患者有呕血便血,则加用凉血止血药,如仙鹤草、白及、血余炭等;对于肝区疼痛,则加用延胡索、川楝子、乌药、香附等以行气止痛。[3]

11. 陆祖霖分4型

(1)血瘀型 症见面部暗黄,四肢消瘦,腹部鼓胀,肝区疼痛,唇甲青紫,舌质紫瘀,脉象细涩或细弦。治宜活血化瘀、解毒散结。方用陆祖霖经验方2:八角金盘15克、蜣螂15克、䗪虫15克、莪术15克、水蛭9条、猫爪草30克、白英30克、延胡索30克、黄芪30克、丹参30克、茯苓30克、当归12克、人参10克。随症加减:腹水甚加葫芦壳30克、猪苓30克、半边莲30克;高热神昏加犀角片(水牛角代)10片、生地黄30克、牡丹皮12克。

(2)阴虚型 症见消瘦,颧红,潮热,胁痛,舌质红或镜面舌,脉弦涩细。治宜滋阴清热、消症散

① 任秀东,陈泽涛,等. 陈泽涛治疗肝癌经验[J]. 山东中医杂志,2014,33(12):1030-1032.
② 何若苹,等. 何任教授中医药辨治肝癌经验探讨[J]. 中西医结合肝病杂志,2012,22(3):174-175.
③ 谢招辉,贾英杰,等. 贾英杰治疗原发性肝癌经验拾零[J]. 山东中医杂志,2009(7):501-502.

结。方用陆祖霖经验方 2：八角金盘 15 克、生地黄 15 克、白芍 15 克、延胡索 15 克、山楂 15 克、制鳖甲 24 克、知母 12 克、牡丹皮 12 克、鸡内金 12 克、当归 12 克、水牛角 30 克、猫爪草 30 克、龙葵 30 克、白花蛇舌草 30 克、黄芪 30 克、西洋参 5 克。

（3）气阴两虚型　症见神萎，消瘦，自汗，盗汗，心悸，短气，舌质红，舌体短小而干，脉细弱略数。治宜益气养阴、敛汗扶正抗癌。方用陆祖霖经验方 1。〔方药见 390 页辨证施治 6.(3)〕。

（4）阴阳两虚型　晚期肝癌严重状态，甚至昏迷、昏睡，腹部严重鼓胀，四肢极度消瘦，少尿或无尿，撮空理线等肝昏迷状态。治宜扶阳益阴、回阳救逆。方用陆祖霖经验方 4：八角金盘 12 克、牡丹皮 12 克、泽泻 12 克、槟榔 12 克、人参 6 克、附子 6 克、炙甘草 6 克、犀角（水牛角代）9 克、生地黄 30 克、葫芦壳 30 克、茯苓 20 克、猪苓 20 克、蛇莓 15 克、蛇六谷 15 克、沉香 3 克。随症加减：若肠胃不适，酌加绿萼梅、姜竹茹、砂仁。每日 1 剂，水煎 2 次，分 3 次服。八角金盘先煎 30 分钟。

临床观察：用本方治疗肝癌 50 例，存活 3 个月、6 个月、1 年、大于 2 年者分别为 11、24、7、3 例，无效 5 例，总有效率 90%。[1]

12. 刘边林分 4 型

（1）气滞血瘀型　症见肝区疼痛如针刺，脘腹胀满，肝脏肿大明显，坚硬如石，表面不平。脉弦细或沉弦，舌质暗或有瘀斑。此型多见身体素质较好正气未衰者。治宜活血化瘀、软坚散结为主。方用血府逐瘀汤加减。〔见 388 页辨证施治 1.(2)〕

（2）肝胆湿热型　症见黄疸，恶心纳差，口苦胁痛，小便短赤，或长期发热。舌质绛红、苔黄腻，脉弦数。治宜清热利胆。方用甘露毒饮加减。〔见 389 页辨证施治 3.(2)〕

（3）脾胃虚弱型　症见身困乏力，纳差消瘦，脘腹胀满，大便溏泻，下肢肿胀或有腹水，舌淡苔白，脉弦滑或沉细无力。治宜健脾理气。方用枳朴六君子汤加减：党参 30 克、茯苓 30 克、猪苓 30

克、丹参 30 克、生牡蛎 30 克、白术 15 克、枳壳 15 克、陈皮 10 克、半夏 10 克、厚朴 10 克、全蝎 10 克、蜈蚣 2 条、甘草 6 克。

（4）肝肾阴虚型　吞酸口苦，烦热盗汗，肝区隐隐作痛，舌红少苔，脉弦细或细数。治宜滋养肝肾，佐以化瘀清热之法。方用一贯煎加减。〔见 390 页辨证施治 4.(3)〕。

每日 1 剂，水煎 2 次，分 2～3 次服。临床观察：治疗原发性肝癌 30 例，存活 3～6 个月者 5 例，6～12 个月者 8 例，12～18 个月者 12 例，24 个月者 2 例，平均生存 15 个月。[2]

13. 林宗广分 4 型

（1）气虚型　症见肌瘦乏力，食欲减退，餐后腹胀，大便溏薄，日行数次，或气少懒言，或有肢体浮肿，自汗，舌胖或边有齿印，脉细涩。治宜用补气法。方用林宗广经验方 2：人参 10 克（或党参 15 克）、白术 10 克、当归 10 克、炙黄芪 15 克、薏苡仁 30 克、橘皮 6 克。

（2）阴虚型　症见肝痛，局部灼热，头晕目眩，腰酸膝软，五心烦热，下午低热，咽燥口干，纳差，尿短赤或有余沥，盗汗，或有鼻腔、牙龈出血，或有发脱齿摇，或有黄疸，舌红少苔或剥苔或无苔，脉细弦数。治宜用滋阴法。方用林宗广经验方 3：知母 10 克、黄柏 10 克、牡丹皮 10 克、青蒿 10 克、夏枯草 10 克、生地黄 12 克、玄参 12 克、山药 12 克、女贞子 15 克、制鳖甲 30 克、制龟甲 30 克、蛇莓 30 克。

（3）气阴两虚型　症见消瘦、自汗、盗汗、心悸、短气，舌质红，舌体短小而干，脉细弱略数。治宜用益气育阴法。方用林宗广经验方 1。〔见 390 页辨证施治 6.(4)〕

（4）阴阳两虚型　症见晚期肝癌，腹部严重鼓胀，四肢极度消瘦，少尿或无尿，撮空理线等肝昏迷状态，舌细小红紫，脉细涩或现"绝脉"。方用林宗广经验方 4：制附子 10 克、补骨脂 10 克、巴戟天 10 克、生地黄 10 克、女贞子 15 克、山药 15

① 陆祖霖. 八角金盘治疗肝癌的临床体会[J]. 浙江中医学院学报,1995,19(2)：13.
② 刘边林. 辨证治疗原发性肝癌 30 例[J]. 陕西中医,1992,13(1)：17-18.

克、炙鳖甲 30 克、炙龟甲 30 克。

以上各型用药均每日 1 剂,水煎 2 次,分 2～3 次服。随症加减:按瘀血程度加用 4～6 味活血软坚药,常用赤芍、三棱、莪术、䗪虫、炮甲片、急性子、丹参、桃仁;腹水或下肢水肿证,加车前子(包煎)30 克、半边莲 30 克、三白草 30 克、猪苓 30 克、泽泻 30 克、茯苓 30 克;黄疸证属湿热阻滞者,加茵陈、大黄、栀子、黄芩、六一散(甘草、滑石粉)等。临床观察:治疗中晚期原发性肝癌 44 例,对改善低热、纳差、肝压痛、腹胀、腹水等均有较好疗效。其中肝脏回缩 7 例,血清甲胎蛋白转阴、定量降至正常 3 例。治疗半年、1 年、3 年、5 年以上生存率分别为 77.3％、59％、15.9％、6.8％。[1]

14. 马伯亭分 4 型

(1) 肝郁脾虚型 症见胁痛腹胀、食少便溏、形体消瘦、神疲乏力、下肢浮肿或有腹水、舌质淡胖、苔白腻、脉弦滑或濡滑。治宜养血疏肝健脾、消肿散结。方用逍遥散加味:当归、白芍、柴胡、茯苓、白术、甘草、生姜、薄荷、三棱、莪术、白花蛇舌草、七叶一枝花。

(2) 肝胆湿热型 症见右肋疼痛、巩膜或全身黄深、有时发热、食少恶心、大便干燥或闭结、小便短赤、舌质红苔黄腻、脉弦滑数。治宜清热利湿、消肿散结。方用茵陈四苓散合黄连解毒汤加味。〔见 389 页辨证施治 3.(3)〕

(3) 气滞血瘀型 症见肝大坚满、两胁刺痛、舌质正常或舌质黯边有瘀斑、苔薄、脉沉弦细。治宜行气活血化瘀、消肿散结。方用膈下逐瘀汤加味。〔见 389 页辨证施治 2.(4)〕

(4) 肝肾阴虚型 症见面色晦暗、腹大胀满、盗汗低热、形体消瘦、腰腿酸软、小便短赤、口干舌燥、舌红少苔、脉弦细数。治宜滋补肝肾、软坚消肿散结。方用滋水清肝汤加味。〔见 390 页辨证施治 4.(4)〕

每日 1 剂,水煎 2 次,分 2～3 次服。2 个月为 1 疗程。临床观察:治疗中晚期原发性肝癌 60

例,生存期 4 年以上 1 例,3 年以上 2 例,2 年以上 3 例,1～2 年 13 例,半年以上 13 例,不足半年 28 例。[2]

15. 崔扣狮分 4 型

采用内服中药,外敷膏药,内外夹攻的办法,对 971 例晚期肝癌进行辨证施治。

(1) 气滞血瘀型 症见腹胀如鼓,癥块膨满,食后上腹憋胀,脘腹及胁下有癥块,口苦咽干,厌油腻,倦怠乏力,大便不实或燥结,舌红、苔薄白或偏白苔,脉弦或滑。治宜疏肝理气、活血化瘀。方用自拟 A_9 化瘀汤。〔方药见 389 页辨证施治 2.(5)〕

(2) 湿热瘀毒型 症见胁下癥块坚硬,痛如锥刺,脘腹胀满,食后尤甚,腹胀如鼓,目肤黄染,面色晦暗,肌肤甲错,高热烦渴,小便赤黄,大便燥黑或稀频下坠,舌质红绛或有瘀斑,苔黄厚腻,脉滑而数,治宜清热利湿、活血化瘀、解毒消癥。方用自拟 A_{10} 化瘀汤。〔方药见 390 页辨证施治 5.(2)〕

(3) 正虚邪实型 症见腹部胀满如鼓,青筋怒张,小便赤黄、量少,大便稀频,两足浮肿,午后潮热,渴欲冷饮,饮入腹胀,舌红绛、苔灰黄厚腻或有芒刺,脉滑数或细数。治宜益气滋阴、化瘀消癥。方用自拟 A_{11} 化瘀汤:太子参 30 克、丹参 30 克、北沙参 30 克、鳖甲 30 克、白花蛇舌草 30 克、茵陈 30 克、黄芪 40 克、当归 15 克、三棱 15 克、莪术 15 克、麦冬 15 克、白术 15 克、生大黄 9 克、赤芍 20 克、蜈蚣 5 条。

(4) 热毒伤阴型 症见腹胀如鼓,肿块膨隆,形体羸瘦,潮热汗出,或高热烦渴,大便溏频灼热,或干结,小便短赤伴有腥臭,睾丸肿大,腹痛下坠,舌质红绛少苔,脉弦细而数。治宜清热解毒、滋阴化癥。方用自拟 A_{12} 化瘀汤:太子参 15 克、栀子 15 克、当归 15 克、赤芍 15 克、莪术 15 克、丹参 30 克、炒大黄 30 克、白花蛇舌草 30 克、金银花 30 克、生地黄 30 克、黄芪 20 克、茵陈 20 克、水牛角 20 克。

以上各型方药均每日 1 剂,水煎 2 次,分 2～3

① 林宗广. 扶正软坚法治疗中晚期原发性肝癌 44 例[J]. 中医杂志,1992(2):23-24.
② 马伯亭,等. 60 例原发性肝癌临床疗效观察[J]. 中医药学报,1992(5):21-24.

次服。配合以下 2 种外敷药：① A₁ 化瘀膏，药用参三七 100 克、川芎 9 克、红花 9 克、桃仁 9 克、䗪虫 9 克、芫花 150 克、铅丹 150 克、赤芍 15 克、附子 15 克、红花 15 克、当归 15 克、紫草 15 克、三棱 15 克、莪术 15 克、大黄 15 克、黄芪 15 克、蒲公英 15 克、板蓝根 15 克、益母草 15 克、羌活 15 克、防风 15 克、乳香 15 克、没药 15 克、枸杞子 15 克、露蜂房 1 枚、无花果 3 枚、蛇蜕 1 条、水蛭粉 6 克、干姜 6 克、甘草 60 克、麝香 5 克、血竭 30 克、阿魏 20 克、土茯苓 40 克、蟾酥 3 克、轻粉 3 克、雄黄 3 克、䗪虫 10 克、芝麻油 150 毫升等熬膏外敷。活血化瘀、消癥止痛。② A₃ 化瘀膏，药用在 A1 化瘀膏方药中去枸杞、益母草、天龙、羌活、防风、干姜、板蓝根，加核桃枝 20 克、槐树枝 20 克、小红娘 10 克、楸树枝 30 克熬膏外敷。攻坚除癥、活血化瘀、消胀止痛。临床观察：治疗晚期肝癌 971 例，临床治愈(B 型超声检查肝脏肿块消失，已恢复正常工作或劳动)186 例，显效 247 例，有效 109 例，死亡 429 例，死亡存活时间 105 日至 10 年，平均 5.8 年。①

16. 吴玉生分 4 型

(1) 气滞血瘀型　症见两胁胀痛或刺痛，入夜加剧，脘腹胀闷，胁下有癌块，甚则肌肤甲错，舌紫黯，有瘀点或瘀斑，苔白或薄黄，脉弦细或涩。治宜疏肝理气、活血化瘀。方用吴玉生经验方 1。〔见 389 页辨证施治 2.(6)〕

(2) 肝热湿毒型　症见右上腹疼痛，心烦易怒，发热出汗，体倦纳呆，甚或身黄、目黄、尿黄如浓茶样，舌红，苔黄腻，脉弦数。治宜清肝利湿、解毒散结。方用吴玉生经验方 3：茵陈、栀子、七叶一枝花、半枝莲、白花蛇舌草、大黄、田三七、猪苓、丹参、土茯苓、山楂。

(3) 脾胃虚弱型　症见腹胀纳呆，神疲体倦，消瘦乏力，短气懒言，舌淡胖，苔薄白，脉细弱。治宜健脾益气、扶正抗癌。方用吴玉生经验方 4：党参、白术、茯苓、陈皮、法半夏、薏苡仁、丹参、山楂、徐长卿、白花蛇舌草、七叶一枝花。

(4) 肝肾阴虚型　症见胁肋疼痛，头晕目眩，腰酸腿软，形体羸瘦，面色晦滞，腹胀如臌，青筋暴露，鼻衄牙宣，舌嫩红，苔少，脉细数。治宜滋养肝肾、软坚散结。方用吴玉生经验方 2。〔见 390 页辨证施治 4.(5)〕

随症加减：肝区痛甚者，加延胡索、田三七、郁金，外敷双柏散；腹胀，加厚朴、大腹皮；纳呆食少，加麦芽、山楂；黄疸，加茵陈、大黄、田基黄；腹水，加猪苓、车前草、白茅根；汗多，重用西洋参；有出血倾向者，加西洋参、仙鹤草、生藕汁；肝昏迷先兆者，加用石菖蒲、牛黄、安宫牛黄丸或醒脑净静脉滴注，并对症处理。以上各型用药均每日 1 剂，水煎 2 次，分 2 次服，并适当配合服用莲花片。临床观察：治疗晚期原发性肝癌 35 例中，存活 1 月以上者占 25.7%，2 月以上者占 22.8%，3～4 月以上者分别占 2.8%，5 月以上者占 5.7%，半年以上者占 11.4%，一年以上者占 5.7%。平均生存期间为 108 天，中位生存数为 62 天，其中 1 例生存 1.5 年。②

17. 余庆伟分 3 型

(1) 肝胆湿热瘀滞型　症见黄疸，恶心纳差，口苦胁痛，腹胀，小便短赤，或长期发热，舌红，苔黄腻，脉弦数。治宜清利肝胆湿热，佐以健脾理气。药用岩柏 30 克、金钱草 30 克、茵陈 30 克、白花蛇舌草 30 克、半枝莲 15 克、白术 15 克、大腹皮 12 克、郁金 12 克、香附 12 克、泽泻 12 克、猪苓 12 克、茯苓 12 克、玫瑰花 6 克。

(2) 肝阴不足，虚阳上扰型　症见水不涵木，肝阴不足，本虚标实，虚阳上扰。治宜柔肝滋肾、育阴潜阳。方用一贯煎(细生地黄、沙参、麦冬、当归、川楝子、枸杞子)加平地木 15 克、白花蛇舌草 15 克、广郁金 12 克、茜草 12 克。

(3) 脾阳不振，湿邪壅阻型　症见脾阳不足，湿邪壅阻，肝木侮土，虚中夹实。治宜温中健脾化湿。方用茵陈术附汤(茵陈、白术、附子、干姜、甘草(炙)、肉桂)加黄精 30 克、白术 30 克、党参 12 克、升麻 9 克。

① 崔扣狮. 辨证治疗晚期肝癌 971 例[J]. 陕西中医,1991,12(11)：484－485.
② 吴玉生. 中药治疗晚期原发性肝癌 35 例临床观察[J]. 新中医,1991(10)：23－25.

每日 1 剂，水煎 2 次，分 2～3 次服。临床观察：治疗癌性黄疸 19 例，有效、稳定各 3 例，无效 13 例。①

18. 张所乐分 4 型

(1) 肝郁气滞型　症见肝区隐胀痛或刺帝、腹胀、时有腹泻，纳呆，疲乏，脉弦或细而弦，舌有瘀斑，舌质红，苔白或微黄。治宜疏肝解郁、健脾益气。方用柴胡疏肝散为主〔见 388 页辨证施治 1.(3)〕。

(2) 气滞血瘀型　症见肝区疼痛如针刺，脘腹胀满，肝脏肿大明显，坚硬如石，表面不平。脉弦细或沉弦，舌质暗或有癣斑。治宜活血化癣、软坚散结为主。方用膈下逐瘀汤（五灵脂、当归、川芎、桃仁、牡丹皮、赤芍、延胡索、乌药、甘草、香附、红花、枳壳）、桂枝茯苓丸（桂枝、茯苓、桃仁、芍药、丹参）。〔见 389 页辨证施治 2.(7)〕

(3) 肝阴亏损型　症见吞酸口苦，烦热盗汗，肝区隐隐作痛，舌红少苔，脉弦细或细数。治宜滋养肝肾。方用一贯煎（细生地黄、沙参、麦冬、当归、川楝子、枸杞子）。

(4) 肝胆湿热型　症见黄疸，恶心纳差，口苦胁痛，小便短赤，或长期发热。舌质绛红、苔黄腻，脉弦数。治宜清热利胆。方用茵陈汤、龙胆泻肝汤。

以上各型用药均每日 1 剂，水煎 2 次，分 2～3 次服。同时各型病例均每日予安宫牛黄丸，温开水送服，显示疗效后改 2～3 日服 1 丸，平均服 27.6 丸。临床观察：治疗中晚期原发性肝癌 20 例，显效（症状基本消失，肝脏明显缩小，可触及的肿块缩小一半以上，同位素扫描、超声波与生化检查明显好转，出现疗效维持 1 月以上）2 例，有效（症状好转，肝脏可触及之肿块缩小或稳定，同位素扫描、超声波与生化检查有所改善或稳定，出现疗效维持 1 月以上）13 例，无效 5 例。②

19. 陈宝珍辨证分 2 型

(1) 肝郁气滞，脾虚血瘀型　症见肝区隐胀隐痛或刺痛，腹胀，时有腹泻，纳差，疲乏，脉弦或细而弦，舌有瘀斑，舌质红，苔白或微黄。治宜疏肝解郁、健脾益气、活血化瘀、扶正。方用肝癌 1 号化裁施治。基本方：黄芪、党参、七叶一枝花、白术、茯苓、柴胡、甲片、桃仁、丹参。随症加减：气滞血瘀重，加上土鳖虫、香附、三七；脾虚重者，加郁金、淮山药、麦芽；兼肝胆湿热者，加茵陈、黄连、蒲公英。

(2) 肝阴亏损，湿热结毒型　症见肝区胀痛，发热或低热，心烦意乱，口干口苦，纳差，大便干结，尿黄而少，脉细数，痛剧或高热时可出现弦数脉，舌质红降，苔黄而花剥。治宜益气养阴、养血柔肝、散结泻火解毒之法，随症化裁。方用肝癌 2 号方：太子参、麦冬、玉竹、白术、天葵子、鳖甲、茯苓、三杖、木香。随症加减：肝区痛甚者，加上全蝎、蜈蚣、姜黄；发热重者，加半边莲、白花蛇舌草；疑有肝区膜下出血者加茜草、蒲黄、五灵脂。临床观察：本组 48 例应用肝癌 1、2 号方与早期的单纯化疗组 28 例相对比，其生存率有明显延长，且稳定率明显高于单纯化疗组。③

20. 王泽光分 4 型

(1) 肝气郁滞型　症见胸闷不舒，善太息，情绪变化时加重、浮肿、纳呆、腹胀，胁下痞硬，两胁坠胀疼痛，右侧较甚，舌苔淡白，脉弦。治宜疏肝解郁、消痞散结。方用抗癌 1 号：柴胡、白芍、当归、郁金、鳖甲、三棱、青皮、青黛、半枝莲。

(2) 血瘀气滞型　症见胁痛如锥刺，痛牵腰背，固定不移，入夜痛剧，纳差，恶心，脘腹胀闷，胁下痞硬，呃逆嗳气，或伴腹水，大便不实，乏力，舌苔淡白，质紫暗，舌边尤甚，呈紫斑状，脉弦涩。治宜活血化瘀、行气消积。〔方药见 389 页辨证施治 2.(8)〕

(3) 湿热蕴毒型　症见两胁痞硬，刺痛不移，脘腹胀满，发热心烦，腹胀如鼓，身目黄染，恶心少食，便结尿赤，舌苔黄腻，质红而紫暗，脉弦数稍滑。治宜解毒泻火、清肝利胆。方用抗癌 3 号：茵陈、熟大黄、栀子、片姜黄、七叶一枝花、连翘、金钱

① 余庆伟，等. 癌性黄疸的中医治疗[J]. 上海中医药杂志，1991(5)：10-11.
② 张所乐，等. 安宫牛黄丸并中医辨证治疗中晚期原发性肝癌 20 例临床疗效观察[J]. 江西中医药，1991,22(2)：37-38.
③ 陈宝珍. 肝癌 1、2 号方配合化疗对中晚期肝癌治疗 48 例临床分析[J]. 海南医学，1991,2(1)：33-34.

草、蒲公英、商陆、土茯苓。

（4）肝阴亏虚型　症见胸胁隐痛，形体消瘦，腹大如鼓，腹壁青筋暴露，低烧盗汗，五心烦热，入夜尤甚，皮肤巩膜黄染，便赤或呕血便血，舌红少苔，脉细数无力。治宜养阴益气、和血清热。方用抗癌4号：太子参、北沙参、当归、赤芍、牵牛子、半边莲、青蒿、仙鹤草、牡丹皮、厚朴。

每日1剂，水煎2次，分2～3次服。以上除分型用药外，均服抗癌5号：人参、鹿茸、紫河车、麝香、雄黄、藏红花、广角、羚羊角、冰片、鸡内金、水蛭、牛黄、炙马前子、蟾酥、血竭、甘遂、祖师麻、鳖甲、川乌、甲片，以上方药均日服3克。治疗110例，有一定疗效。[①]

21. 钱伯文分5型

（1）肝气抑郁型　症见胸腹胀满，食后胀闷更甚，胁下疼痛，胃纳不佳，时有恶心，疲倦乏力，下肢浮肿，苔腻，脉细弦或细濡。治宜疏肝解郁。方用健脾化湿用逍遥散、异功散、参苓白术散、香砂六君子汤等加减。

（2）气血瘀滞型　症见胁下积块，胀痛不适，肢倦乏力，面色黧黑，形体消瘦，舌苔厚腻，舌质紫黯，脉细涩或弦细等。治宜活血化瘀、理气散结为主。〔方药见389页辨证施治2.(9)〕

（3）热毒内蕴型　症见发热烦渴，胁下刺痛，黄疸加深，大便秘结，小便短赤，齿龈出血，甚则便血，舌苔黄腻而干，脉弦数。治宜清热解毒利湿。方用黄连解毒汤、龙胆泻肝汤、当归龙荟丸等加减。

（4）肝胆湿热型　症见面目身黄，发热，两胁胀痛，口苦便干，舌质红，苔黄腻，脉弦数。治宜清利肝胆湿热为主。方用茵陈汤、龙胆泻肝汤等加减。〔方药见389页辨证施治3.(4)〕

（5）气阴两虚型　症见阴虚内热，低热不退，精神疲倦，四肢乏力，动辄汗出，口干津少，舌光苔少，脉细无力。治宜益气养阴生津。方用生脉散、一贯煎、大补阴丸、加减复脉汤等加减。〔方药见

391页辨证施治6.(5)〕

以上各型用药均每日1剂，水煎2次，分2～3次服。全部病例均连服药3个月上。此外，在辨证的基础上可用人参鳖甲煎丸，每日服2次，每次服2～3克；斑蝥素片(0.5毫克/日)等药物。临床观察：治疗原发性肝癌32例，生存6年以上1例，2年以上4例，1年以上9例，半年以上18例。[②]

经 验 方

一、一般方（未明确是否与其他治疗合用方）

1. 白花蛇舌草解毒健脾方　白花蛇舌草15克、白术20克、党参20克、淮山药15克、陈皮15克、茯苓15克、谷芽10克、甘草10克。研究者将80例原发性肝癌晚期患者随机分为研究组和对照组，每组40例，对照组实施常规支持治疗，研究组在常规支持治疗基础上，给予自拟白花蛇舌草解毒健脾方，比较两组患者的疼痛评分（VAS）及血清肿瘤相关指标。结果显示治疗后两组VAS均较治疗前显著下降（$P<0.05$），研究组VAS低于对照组，但差异无统计学意义（$P>0.05$），治疗后研究组血清中甲胎蛋白、癌胚抗原、糖抗原199水平均显著低于治疗前及对照组（$P<0.05$），血清结缔组织生长因子、血管内皮生长因子及缺氧诱导因子-1α水平均显著低于治疗前及对照组（$P<0.05$）。两组不良反应比较，差异无统计学意义（$P>0.05$）。研究表明白花蛇舌草解毒健脾方能够显著缓解原发性肝癌晚期患者的疼痛，抑制肿瘤细胞的增殖，且不良反应小，安全性高，临床可推广使用。[③]

2. 肝癌方1　黄芪20克、甲片5克、三七5克、丹参30克、白术15克、茯苓15克、猪苓15克、郁金15克、麸炒枳壳15克、枸杞子15克、珍珠草30克、大腹皮15克、牛膝15克、白花蛇舌草15克、半枝莲15克。由深圳市中医院煎药房统一煎制，每日1

① 王泽光，等. 中医药治疗原发性肝癌110例临床观察[J]. 北京中医，1990(5)：32-33.
② 钱伯文. 中医药治疗32例肝癌临床小结[J]. 辽宁中医杂志，1987(4)：13-15.
③ 蔡林，廖伯年. 白花蛇舌草解毒健脾方对原发性肝癌晚期患者肿瘤相关指标及疼痛的影响[J]. 东南大学学报(医学版)，2017,36(1)：44-47.

剂,早晚顿服,自 DC、CIK 采血为第 1 天,连续服用 4 周,12 周为 1 个治疗周期。研究者对细胞免疫治疗加用中药的疗效进行了对比,结果显示单纯细胞免疫治疗与肝癌方加减联合细胞免疫治疗的 ORR、DCR 及中位生存期分别为 22.2%、66.7%; 29.0%、90.3%;18 个月、46 个月,DCR 及中位生存期差异均有统计学意义($P<0.05$)。[①]

3. 朱良春化瘤丸 人参 18 克、桂枝 6 克、姜黄 6 克、丁香 18 克、虻虫 6 克、苏木 18 克、桃仁 18 克、紫苏子 6 克、五灵脂 6 克、降香 6 克、当归 12 克、香附 6 克、吴茱萸 2 克、延胡索 6 克、水蛭 6 克、阿魏 6 克、艾叶 6 克、川芎 6 克。上述诸药共为细末,加米醋 250 毫升浓煎,晒干,再加醋熬,如此 3 次,晒干。另用麝香 6 克(可以人工麝香代)、大黄 24 克、益母草 24 克、鳖甲 50 克,研细末,与之调匀,无菌环境下装 0.3 克胶囊。每日服 4 次,每次 5 粒,黄酒 1 杯为引,温开水送服。据朱良春介绍,化瘤丸和肝癌膏〔见 398 页经验方一、一般方(未明确是否与其他治疗合用方)4〕为朋友高允旺在民间征集之验方,系高允旺 1971 年跟随休县祖传三代名医孔二交学习时传授所得。他亲眼看到孔医生治疗的效果,名不虚传。孔医生认为本方有行气活血、消瘕散结、补益扶正作用,治疗癥结久不消散,血痹,右胁痛,或痛经、外伤跌。经临床观察,对肝硬化、肝脾大、肝癌均有一定效果。[②]

4. 朱良春肝癌膏 蟾蜍 30 克、丹参 30 克、大黄 60 克、石膏 80 克、明矾 40 克、青黛 40 克、黄丹 30 克、冰片 60 克、马钱子 30 克、黑矾 20 克、全蝎 30 克、蜈蚣 30 克、牵牛子 100 克、甘遂 100 克、水蛭 20 克、乳香 50 克、没药 20 克。用食醋 1 000 毫升文火熬至 1/4 度;或将上药研极细末,用醋调匀为厚糊状,涂敷于肝区或疼痛部位,以胶布固定,3 日换 1 次。朱良春擅用虫类药治癌症,认为

虫类药的一个重要功能是攻坚破积,能治疗各种肿瘤。[③]

5. 朱良春蟾龙散 蟾酥 5 克、蜈蚣 25 克、儿茶 25 克、参三七 25 克、丹参 25 克、白英 25 克、龙葵 25 克、山豆根 25 克。共研极细末,每日 3 次,每次服 4 克。活血化瘀、散结消癥,清热解毒、镇痛。[④]

6. 朱良春天龙散 天龙 100 条。低温烘干,研极细末,每日 3 次,每服 2 克,解毒消坚、通络定痛,并有强壮作用。少数病例服后有咽干、便秘现象,可取麦冬、决明子各 10 克水泡代茶饮之。[⑤]

7. 朱良春蜣蛭散 蜣螂、全蝎、蜈蚣、水蛭、僵蚕、天龙、五灵脂各等份。研极细末,每日 2 次,每服 4 克。解毒消癥,化瘀止痛,抗癌药效较强,攻坚破积。[⑥]

8. 柴胡桂枝干姜汤 柴胡 15 克、黄芩 10 克、桂枝 10 克、干姜 6 克、桂枝 10 克、天花粉 15 克、生牡蛎(先煎)15 克、炙甘草 10 克、生白术 30 克、茯苓 30 克、泽泻 30 克。治疗 1 例肝癌腹水引起的腹胀患者,服用药物一个月后,腹胀症状完全缓解。[⑦]

9. 扶正解毒消积汤 黄芪 15 克、半枝莲 15 克、当归 10 克、枸杞子 9 克、白术 15 克、茯苓 10 克、麦冬 20 克、乌药 10 克、茵陈 12 克、甲片 10 克、鳖甲 10 克。随症加减:气滞甚者,加服青皮 15 克、陈皮 15 克;瘀血甚者,加服红花 10 克、川芎 10 克、桃仁 15 克;食欲不振者,加山楂 15 克、麦芽 10 克、鸡内金 15 克;嗳气呕吐者,加枳实 15 克、厚朴 15 克;心烦失眠者,加酸枣仁 30 克、合欢花 15 克。每日 1 剂,用水 1 碗,加生姜 3～5 片,煎七分,早晚餐后 30 分钟温服,两组患者每个疗程均为 1 个月,连续治疗 3 个疗程。研究者将 76 例患者随机分为对照组与中药治疗组,结果显示治疗组患者肿瘤体积改善的总有效率 81.6% 要显著高于对照组 63.2%,结果有统计学差异($P<0.05$);

① 张思容,彭立生,等. 肝癌方加减联合细胞免疫治疗晚期原发性肝细胞癌的临床观察[J]. 中医药导报,2017,23(3):49 - 52.
② 朱建平,等. 朱良春精方治验实录——增补修订本[M]. 北京:中国科学技术出版社,2017:148.
③ 朱建平,等. 朱良春精方治验实录——增补修订本[M]. 北京:中国科学技术出版社,2017:148 - 149.
④ 朱建平,等. 朱良春精方治验实录——增补修订本[M]. 北京:中国科学技术出版社,2017:149.
⑤ 同上.
⑥ 同上.
⑦ 阳国彬,等.《伤寒论》柴胡汤类方辨治肝癌并发症体会[J]. 中医药通报,2016,15(3):14 - 16.

治疗组患者 AFP 的改善率与对照组患者比较,差异无统计学意义($P>0.05$);治疗组治疗后 ALT 及 ALB 水平较治疗前显著降低($P<0.05$),且显著低于对照组治疗后水平($P<0.05$);两组患者治疗前后 TBiL 水平并无显著改善($P>0.05$)。结论:扶正解毒消积汤联合西医疗法治疗原发性肝癌有较好的临床疗效,患者的预后优于单用西医方法治疗,疗效确切,能提高患者的生存质量和生存时间。[1]

10. 疏肝解毒活血汤 柴胡 12 克、郁金 15 克、白芍 15 克、厚朴 12 克、溪黄草 30 克、田基黄 15 克、全蝎 10 克、蜈蚣 3 条、炙甘草 10 克。随症加减:肝郁明显者,加香附、半夏;热毒明显者,加黄连、大黄;瘀血明显者,加川芎、红花;湿热明显者,加龙胆草、栀子;痰湿明显者,加茯苓、白术;脾虚明显者,加太子参、山药;阴虚明显者,加生地黄、熟地黄。以上药物先加水 300 毫升,浸泡 30 分钟,文火煎 30 分钟,取汁 200 毫升;再加水 300 毫升,煎 30 分钟,取汁 200 毫升。两煎合并,每日 1 剂,分 2 次口服。研究者将 61 例中晚期原发性肝癌患者按照随机数字表法随机分成两组,对照组给予保肝及营养对症支持疗法,治疗组在对照组治疗基础上加服疏肝解毒活血汤。两组均以治疗 30 日为 1 个疗程,连续治疗 2 个疗程后判定疗效。结果显示:治疗组显著改善 15 例。部分改善 14 例,无改善 2 例,改善率为 93.55%;对照组显著改善 6 例,部分改善 9 例,无改善 15 例,改善率为 50.00%。两组对比,差别有统计学意义($P<0.01$)。[2]

11. 健脾扶正汤 黄芪 30 克、薏苡仁 30 克、党参 15 克、白术 12 克、茯苓 12 克、半夏 12 克、枳壳 12 克、石斛 12 克、陈皮 6 克、甘草 6 克、竹茹 9 克、女贞子 18 克。随症加减:腹痛加延胡索 12 克、白芍 12 克;腹胀加木香 6 克、砂仁(后下)6 克;纳差加麦芽 15 克、炒山楂 12 克;小便黄短加白茅根 10 克、车前子 10 克;黄疸加茵陈 12 克、田基黄 12 克;便血加三七粉(冲服)3 克、仙鹤草 20 克;大便秘结加大黄 6 克。每日 1 剂,清水煎至 200 毫升,早晚分两次温服。1 个月为 1 疗程,两组均两个疗程评价疗效。研究者将 60 例患者随机分成两组,均采用相同的西医药治疗,治疗组患者加用健脾扶正汤。结果显示:两组患者中医证候疗效比较,治疗组与对照组总改善率分别为 83.3% 和 60.0%($P<0.05$);两组治疗后肝功能(ALT、AST、TBil)指标较治疗前均有明显改善($P<0.05$),其中 ALT、AST 水平治疗组较对照组改善更明显($P<0.05$)。免疫功能:治疗组治疗后 CD3+、CD4+ 水平升高,CD8+ 下降,CD4+/CD8+ 比值提高,与治疗前比较差异有统计学意义($P<0.05$);对照组治疗前后比较差异无统计学意义($P>0.05$);两组治疗后比较,CD3+、CD4+ 及 CD4+/CD8+ 水平差异有统计学意义($P<0.05$)。治疗组不良反应明显低于对照组($P<0.05$)。[3]

12. 疏肝健脾汤 黄芪 30 克、人参 15 克、白术 10 克、陈皮 10 克、当归 10 克、甘草 5 克。随症加减:如患者出现热像者,加金银花;患者湿象重者,加藿香。每日 1 剂,用 500 毫升清水煎煮为 250 毫升,取汁早晚服用,连服 4 周为 1 个疗程,治疗 3 个疗程后观察,记录临床症状改善情况。研究者对 58 例患者给予西医对症治疗的同时,采用疏肝健脾汤治疗,观察症候积分疗效。结果显示:显著改善 20 例,部分改善 30 例,无改善 8 例,改善率占 86.2%。[4]

13. 理肝实脾汤 升麻 15 克、柴胡 15 克、大枣 15 克、虫草 3 克、怀山药 30 克、太子参 30 克、黄芪 30 克、薏苡仁 30 克、白术 12 克、郁金 12 克、茯苓 12 克、白花蛇舌草 20 克、平地木 20 克、丹参 20 克、山棱 15 克、莪术 15 克、当归 15 克、青皮 6 克、陈皮 6 克、甘草 6 克。随症加减:右肋痛加延胡索 10 克、川楝子 10 克;口干舌红加石斛 12 克、

① 钟海,等. 扶正解毒消积汤治疗原发性肝癌的临床效果和预后影响[J]. 中华中医药学刊,2015,33(10):2552 - 2554.
② 唐静雯,等. 疏肝解毒活血汤联合西药治疗中晚期原发性肝癌 31 例[J]. 中医研究,2014,27(7):26 - 28.
③ 许瑞琪,黄智芬,等. 健脾扶正汤对晚期原发性肝癌患者临床疗效及免疫功能的影响[J]. 中西医结合肝病杂志,2013,23(2):73 - 75.
④ 王敏,等. 疏肝健脾汤治疗原发性肝癌 58 例[J]. 中医研究,2012,25(1):39 - 40.

麦冬 12 克;黄疸加茵陈 15 克、田基黄 15 克;小便不利且黄者加白茅根 30 克、陈葫芦 30 克;大便秘结加用生大黄 6 克。每日 1 剂,水煎至 200 毫升,分早晚 2 次服用。研究者将 72 例患者随机分为治疗组 38 例与对照组 34 例,均采用相同的西药保肝对症支持治疗,治疗组同时加用理肝实脾汤治疗,结果显示:治疗组的有效率、稳定率分别为 8% 和 66%,对照组分别为 3.0% 和 38%,两组比较有显著性差异($P < 0.05$);治疗组第 6、第 12 个月的生存率分别为 58% 和 33%,对照组分别为 39% 和 13%,两组比较有显著性差异($P < 0.05$)。[1]

14. 健脾抑瘤汤 党参 30 克、白术 12 克、茯苓 12 克、陈皮 6 克、白芍 15 克、柴胡 6 克、白花蛇舌草 15 克、郁金 12 克、半枝莲 15 克、甘草 6 克、石斛 12 克、枳壳 12 克。随症加减:黄疸加茵陈 15 克、田基黄 15 克;纳差加麦芽 15 克、山楂 10 克;胁痛加青皮 9 克、延胡索 12 克;小便黄加白茅根 30 克;大便溏烂加薏苡仁 30 克、苍术 12 克;口苦加黄芩 30 克;肝脾肿大加三棱 10 克、莪术 12 克;便血加仙鹤草 30 克、白及 15 克。每日 1 剂,清水煎至 200 毫升,早晚分 2 次口服。1 个月为 1 个疗程,两组均 2 个疗程后统计疗效,可继续治疗。60 例患者随机分成治疗组(30 例)与对照组(30 例),两组患者均采用相同的西药疗法,治疗组同时加用健脾抑瘤汤治疗,1 个月 1 个疗程,2 个疗程评价疗效。观察两组患者生活质量变化及生存率比较和中医证候疗效变化情况。结果显示:两组生活质量变化比较,治疗组与对照组总稳定率分别为 73.3%、56.7%($P < 0.05$);两组生存率比较,两组患者 3 个月～1 年的生存率比较差异有显著性($P < 0.05$,$P < 0.01$);两组中医证候疗效比较,治疗组与对照组总改善率分别为 76.7%、46.7%($P < 0.05$)。[2]

15. 行气消坚方 柴胡 6 克、莪术 15 克、香

附 10 克、郁金 10 克、青皮 6 克、泽兰 20 克、八月札 30 克、炙鳖甲 10 克、姜半夏 10 克、枳壳 10 克、炙甘草 6 克。随症加减:黄疸加茵陈 30 克、虎杖 10 克;腹水加泽泻 30 克、猪苓 30 克。每日 1 剂,水煎服。研究者将患者分为艾迪注射液组和中药复方＋艾迪注射液组(治疗组),结果显示:治疗组实体瘤疗效有效率(CR＋PR)为 6.25%,对照组为 3.33%;疾病控制率(CR＋PR＋SD)分别为 75.00%、70.00%;两组疗效差异无统计学意义($P > 0.05$)。[3]

16. 自拟肝癌汤 半枝莲 20 克、白花蛇舌草 20 克、丹参 20 克、郁金 10 克、泽兰 20 克、浙贝母 20 克、生薏苡仁 20 克、炙鳖甲 10 克、陈皮 10 克、黄芪 20 克。功效:解毒化瘀,软坚散结。随症加减:若患者两胁窜痛,腹胀,脉弦,加柴胡、川楝子疏肝理气;若神疲懒言,腹胀足肿,舌胖脉濡,加白术、茯苓、大腹皮健脾化湿;若身目俱黄,口苦,小便短赤,舌红,脉滑数,加金钱草、炙大黄、虎杖、茵陈清热利湿;若烦热口干,低热消瘦,舌红少苔或光剥裂纹,脉细涩,加生地黄、当归、白芍、枸杞子、山茱萸滋阴柔肝。柳玉美运用自拟肝癌汤治疗晚期肝癌 32 例,与单用保肝对症治疗的晚期肝癌 30 例作比较观察,① 近期疗效比较:治疗组 PR 2 例(6.2%),NC 18 例(56.2%),PD 12 例(37.6%),总缓解率(PR＋NC)62.4%;对照组 NC 12 例(40%),PD 18 例(60%),总缓解率(NC)40%。两组比较差异无显著性($P > 0.05$);② 生存时间比较:全部病例均随访至 2009 年 12 月 31 日(生存时间从患者治疗开始至死亡或末次随访时间)。治疗组 0.5 年、1 年生存率分别为 65.6%、37.5%,中位生存期平均为 6.2 个月;对照组 0.5 年、1 年生存率为 40%、23.3%,中位生存期平均为 4 个月。两组 1 年生存率差异有显著性($P < 0.05$),提示自拟肝癌汤可延长晚期肝癌患者的生存期。[4]

17. 大黄甲虫汤 熟大黄 9 克、西洋参 10 克、

① 蒋建龙,等. 理肝实脾汤对晚期原发性肝癌患者生活质量的影响[J]. 现代中西医结合杂志,2011,20(30):3796 - 3797,3800.
② 陈强松,等. 健脾抑瘤汤对晚期原发性肝癌患者生活质量的影响[C]. 全国中医药肿瘤学术年会,2011:763 - 764.
③ 尤保良,等. 行气消坚方联合艾迪注射液治疗中晚期原发性肝癌 32 例[J]. 肿瘤学杂志,2011,17(10):793 - 794.
④ 柳玉美. 自拟肝癌汤改善晚期肝癌患者生存质量 32 例[J]. 光明中医,2011,26(9):1822 - 1823.

水蛭 10 克、鳖甲 10 克、甲片 10 克、延胡索 10 克、丹参 30 克、三七 10 克、白术 15 克。随症加减：腹水加茯苓、车前子；疼痛明显加川楝子；黄疸加茵陈、郁金；伴有低热加柴胡、白花蛇舌草；白细胞减少加女贞子、阿胶。每日 1 剂，水煎服，服 4 次，2 周为 1 疗程。研究者治疗 30 例患者，显示显效 5 例，有效 10 例，好转 12 例，无效 3 例，总有效率 90％。①

18. 健脾活血抑癌方　法半夏 10 克、陈皮 10 克、柴胡 10 克、郁金 10 克、白术 10 克、泽兰 30 克、龙葵 30 克、白花蛇舌草 30 克、丹参 20 克、生甘草 10 克。随症加减：黄疸者，加茵陈、大黄、栀子；恶心呕吐者，加旋覆花、竹茹；纳呆者，加炒二芽、焦三仙；腹胀者，加枳壳、厚朴、木香；胁痛者，加延胡索、川楝子；发热者，加蒲公英、黄芩、黄连。每日 1 剂，连服 3 个月，同时给予相应的西医对症支持治疗。对照组只给予单纯西医对症支持治疗。结果显示：对照组与治疗组的完全缓解、部分缓解、稳定、无缓解分别为 0/7/4/19 例和 0/3/13/14 例，治疗的稳定率分别为 36.67％和 53.33％。②

19. 黄美琴经验方　黄芪 30 克、党参 15 克、姜半夏 9 克、旋覆花 15 克、代赭石 30 克、香附 9 克、枳实 9 克、枳壳 9 克、柴胡 9 克、厚朴 9 克、莱菔子 9 克、竹茹 9 克、甘草 9 克。每日 1 剂，水煎服，每日 2 次，连续服用 3 日。健脾疏肝和胃、降逆理气。适用于晚期肝癌顽固性呃逆。治疗组 35 例，其中呃逆痊愈 9 例，显效 15 例，有效 6 例，无效 5 例，有效率 85.71％。③

20. 扶正平肝消瘤汤　人参 3～10 克、党参 20 克、黄芪 30 克、焦白术 15 克、薏苡仁 20 克、柴胡 10 克、郁金 10 克、莪术 10 克、三棱 10 克、赤芍 20 克、鳖甲（先煎）10 克、天龙 3 条、石见穿 15 克、猫人参 15 克、仙鹤草 15 克。随症加减：口淡、恶心，脘痛，舌淡中寒者，加干姜、砂仁、半夏；食欲不振者，加谷芽、麦芽、鸡内金；肝区疼痛加延胡索、川

棟子、丹参、全蝎、蜈蚣；肝功能损害者加半枝莲、平地木、垂盆草；黄疸加茵陈、虎杖；大便干结者加大黄、玄明粉；腹水加猪苓、茯苓、大腹皮、二丑；发热加青蒿、地骨皮；脏器转移者酌情加干蟾皮、黄药子、龙葵、猫爪草、鱼腥草、山慈菇、露蜂房、地榆；骨转移者加鹿衔草、自然铜。治疗中晚期肝癌 135 例，结果显示：半年生存率为 85％（115/135），1 年生存率为 64.4％（87/135），2 年生存率为 30％（41/135），生存期最长的达 8 年，大于 2 年生存期中至随访结束时仍存活者有 23 人，其中 3 例痊愈（肿块消失，无不适症状及阳性体征）。④

21. 平消汤　柴胡 20 克、黄芩 15 克、白花蛇舌草 30 克、半枝莲 30 克、炮山甲 12 克、干蟾皮 6 克、当归 12 克、太子参 15 克、女贞子 15 克、郁金 15 克、生甘草 10 克。随症加减：黄疸加车前子、茵陈；腹水加猪茯苓、木瓜、大腹皮；腹胀加广木香、青皮、香附；肝区疼痛加三棱、莪术；气血虚弱加黄芪、白芍；腹泻加炒白术、炒山药、薏苡仁；有出血倾向去郁金。每日 1 剂，水煎分早晚 2 次温服，服药 6 剂为 1 个疗程，观察 2～3 个疗程。研究者治疗 36 例肝癌发热患者，结果显示：显效（1 个疗程体温恢复正常 24 例，占 66.67％）；有效（2 个疗程体温恢复正常 8 例，占 22.22％）；无效（2 个疗程体温不降，或需其他辅助治疗 4 例，占 1.11％）；总有效率 88.89％。⑤

22. 黄金昶经验方　生黄芪 30 克、山茱萸 20 克、生地黄 20 克、龟甲 20 克、白芍 20 克、当归 20 克、白术 10 克、桂枝 10 克、莪术 10 克、八月札 15 克、蜈蚣 2 条、天龙 10 克、龙葵 15 克、川椒目 15 克、鸡内金 20 克、蒲公英 12 克。水煎服，每日 2 次，每日 1 剂。3 个月为 1 疗程。随症加减：肝区痛者，加郁金 15 克、白屈菜 30 克、鼠妇 40 克、延胡索 15 克；进食后腹胀或哽噎者，加用小陷胸汤（半夏 10 克、黄连 6 克、瓜蒌 15 克）；黄疸者，加茵陈 15 克，配合芒硝 1 克、枯矾 1 克冲服；低热者加

① 杨勤龙. 大黄甲虫汤治疗原发性肝癌[J]. 山东中医杂志,2010,29(3)：215.
② 吴东,等. 健脾活血抑癌方治疗晚期原发性肝癌 30 例疗效观察[J]. 中西医结合研究,2010,2(6)：305－306.
③ 黄美琴,等. 中药治疗晚期肝癌顽固性呃逆 35 例[J]. 上海中医药杂志,2010,44(1)：36－37.
④ 单泽松,等. "扶正平肝消瘤汤"治疗中晚期肝癌 135 例[J]. 浙江中医药大学学报,2007,31(1)：77－78.
⑤ 周琳. 自拟平消汤治疗肝癌发热 36 例[J]. 辽宁中医药大学学报,2007,9(6)：119－120.

青蒿 15 克、地骨皮 15 克、银柴胡 15 克或安脑丸 1 丸，每日 2 次；腹腔积液者，予细辛 10 克，椒目 15 克，龙葵 15 克，桂枝 10 克，黑牵牛子、白牵牛子各 10 克，生黄芪 30 克，诸药研细末取少许醋调敷脐部，外置生姜灸，每日 1 次，每次 2 小时；腹泻去生地黄加炙甘草 30 克、赤石脂 15 克或五倍子研末醋调敷脐部；便秘加生大黄 10 克、炒莱菔子 20 克；便血或呕血加土大黄 20 克、蒲黄炭 15 克、血余炭 15 克、烧干蟾 10 克。出血急量大者急予善得定静滴、凝血酶和肾上腺素加入冰盐水频服等处理。益气养阴，活血抗癌。适用于原发性肝癌门静脉栓塞。研究者治疗 40 例患者，结果显示：癌栓消失率 62.50％，总有效率 85.00％，尤以Ⅱ型癌栓或肝阴血不足型治疗效果明显；6 例患者肝脏肿瘤消失，15 例缩小；所有病例生存时间超过 6 个月，平均生存时间为 15.7 个月，部分患者的生存期得到了延长。另外可明显改善晚期肝癌患者的腹胀、纳差、寐差、便秘或腹泻等临床症状，提高生存质量。对腹腔积液、黄疸等常见并发症也有一定疗效，对降低 AFP 指标也有一定效果。[1]

23. **膈下逐瘀汤** 川芎 12 克、赤芍 12 克、牡丹皮 12 克、延胡索 12 克、当归 12 克、香附 12 克、乌药 12 克、枳壳 12 克、红花 15 克、桃仁 20 克、五灵脂 10 克、甘草 10 克。每日 1 剂，水煎 2 次，每次取汁 200 毫升，两煎合一，分 2～3 次餐后口服。研究者在西医治疗的基础上加用膈下逐瘀汤，结果显示：治疗组患者平均生存时间 6～8 个月，疼痛平均间隔时间 4～6 小时；经治疗腹胀、纳差、恶心呕吐等症状 1 个疗程内明显减轻，腹水显著消退，肝增大不明显。对照组患者平均生存时间 2～6 个月，疼痛平均间隔时间 1～2 小时；腹胀纳呆无明显减轻，很快出现恶病质，两组之间具有统计学意义。[2]

24. **豆褚方** 黑料豆 10 克、褚实子 10 克、泽兰 10 克、泽泻 10 克、茵陈 10 克、川牛膝 10 克、大腹皮 10 克、连皮茯苓 20 克、路路通 5 克、厚朴 5 克。上药冷水适量浸泡 30 分钟，再以陈葫芦 200 克煎汤代水煎药，每日 1 剂，分上下午服用。大量腹水者同时配合口服双氢克尿噻，每次 25 毫克，每天 3 次；安体舒通，每日 2 次，每次 20 毫克。2 周为 1 疗程，共治疗 4 疗程。研究者治疗慢性乙肝病毒相关性肝癌腹水 18 例，其中完全缓解 8 例，部分缓解 9 例，无缓解 1 例，总有效率 94.4％。[3]

25. **肝积汤** 太子参 30 克、薏苡仁 30 克、白术 10 克、莪术 10 克、柴胡 10 克、大黄 10 克、鳖甲 15 克、甲片 15 克、白花蛇舌草 30 克、半枝莲 30 克、蜈蚣 2 条。随症加减：高热加生石膏、滑石；低热加青蒿、地骨皮；黄疸加茵陈、金钱草；胁胀痛加川楝子散；刺痛加失笑散；腹胀加川朴、枳实；腹水加大腹皮、车前子；恶心呕吐加法半夏、竹茹；纳差加神曲、炒二芽。研究者治疗 26 例中有 8 例显效，10 例有效，8 例无效，症状改善主要表现在纳食增加、恶心呕吐消失、发热消退、胁痛缓解及黄疸好转。[4]

26. **软肝汤** 黄芪 15 克、丹参 10 克、太子参 15 克、白术 10 克、茯苓 15 克、龟甲 15 克、鳖甲 15 克、三棱 10 克、莪术 10 克、茵陈 15 克、柴胡 15 克、炒山楂 10 克、炒神曲 10 克、炒麦芽 10 克、泽泻 15 克、白花蛇舌草 30 克、炙甘草 10 克。每日 1 剂，水煎服。研究者用软肝汤治疗弥漫性肝癌患者 51 例，根据评判标准，结果显示：51 例中，显效 11 例，占 21.6％；有效 26 例，占 51％；无效 14 例，占 27.5％，总有效率 72.6％。生存 6～12 个月者 10 例，生存 12～18 个月者 16 例，生存 18～24 个月者 15 例，生存 24～30 个月者 5 例，有 1 例存活超过 36 个月，有 4 例于发病 3～6 个月间因上消化道出血而死亡。生存期超过 12 个月者 37 例，占总病例数的 72.6％，疗效显著。[5]

27. **补肝软坚方** 生牡蛎 60 克、仙鹤草 30 克、党参 30 克、半枝莲 30 克、海藻 30 克、陈葫芦

---

① 黄金昶，等. 中药治疗原发性肝癌门静脉癌栓 40 例临床观察[J]. 癌症进展杂志，2007，5(6)：598－600.
② 费新应，等. 膈下逐瘀汤辅助治疗原发性肝癌的临床观察[J]. 湖北中医杂志，2006，28(1)：34.
③ 彭海燕，等. 豆褚方加味治疗慢性乙肝病毒相关性肝癌腹水 18 例[J]. 新中医，2005，37(6)：75.
④ 朱学明. 肝积汤治疗晚期原发性肝癌 26 例临床疗效观察[J]. 光明中医，2005，20(4)：66.
⑤ 韩建国. 软肝汤治疗弥漫性肝癌 51 例[J]. 辽宁中医杂志，2004，31(8)：662.

30 克、泽兰 30 克、灵芝 30 克、槲寄生 30 克、甲片 20 克、天冬 20 克、炙鳖甲 20 克、石斛 20 克、全蝎 6 克、天龙 6 克、三七粉（冲服）3 克。每日 1 剂，水煎服，连服 2 个月为 1 个疗程。研究者治疗确诊的 100 例原发性肝癌，结果显示：癌灶缓解情况（完全缓解 0 例，部分缓解 8 例，稳定 75 例，恶化 17 例，近期缓解率为 8%，瘤体稳定率 83%）；生存质量变化情况（显效 6 例，有效 65 例，无效 29 例，有效率为 71%）；生存期疗效情况（显效 27 例，有效 58 例，无效 15 例，有效率为 85%）。[1]

28. 柴芍四君子汤　柴胡 6～9 克、白芍 15～30 克、枳壳 12 克、太子参 15～30 克、白术 12 克、茯苓 12 克、甘草 6 克、延胡索 12 克、全蝎 6～9 克。疏肝健脾，通络止痛。每日 1 剂，清水煎至 200 毫升，早晚分 2 次服，7 天为 1 个疗程。研究者将治疗组与对照组（盐酸曲马多胶囊＋谷维素片）比较，结果显示：治疗组 30 例，显效 12 例，良效 9 例，有效 6 例，无效 3 例，总有效率 90.0%；对照组 30 例，依次为 4、6、9、11 例，总有效率为 63.3%，两组显效率及总有效率具有统计学意义，治疗组未发现不良反应；对照组 9 例偶有恶心、呕吐、出汗、思睡、头晕等。[2]

29. 疏肝化瘀汤　柴胡 15 克、枳实 15 克、泽兰 15 克、郁金 12 克、厚朴 15 克、土鳖虫 10 克、龙葵 20 克、半枝莲 20 克、丹参 15 克、莪术 15 克、甲片 12 克、桃仁 10 克、黄芪 30 克、当归 15 克、生薏苡仁 20 克。水煎服。随症加减：腹水加猪苓、车前草；黄疸加茵陈、金钱草；肝区疼痛加延胡索、川楝子；低热加地骨皮、青蒿。研究者治疗 30 例原发性肝癌，经疏肝化瘀汤治疗，结果显示：完全缓解 0 例，部分缓解 1 例，稳定 22 例，恶化 7 例。生活质量：显著改善 0 例，改善 9 例，稳定 11 例，减退 10 例。体重：增加 1 例，稳定 22 例，下降 7 例。[3]

30. 止痛奇效汤　柴胡 10 克、乌药 10 克、半夏 15 克、当归 15 克、桃仁 15 克、白芍 20 克、延胡索 20 克、川芎 20 克、鳖甲 30 克、黄芪 30 克、蟅虫 10 克。每日 1 剂，文火水煎 2 次，取汁 300 毫升，分 2 次口服，1 周为 1 疗程，服药期间忌食生冷辛辣之物，并逐渐减少原止痛剂剂量。研究者治疗 20 例肝癌痛患者，结果显示：显效（用药 1 周后疼痛缓解 I 级以上，且停用原所有止痛剂，疗效维持 1 周以上）10 例；有效（用药 1 周后疼痛缓解 I 级以上，且原止痛剂剂量或种类减少 1 半以上，疗效维持 1 周以上）7 例；无效（用药 1 周疼痛无明显缓解，原止痛剂无减量甚至增加剂量或种类）3 例。其中 I 级疼痛 5 例均获效；II 级疼痛 13 例中获效 12 例，无效 1 例；III 级疼痛 2 例均无效。[4]

31. 消肝积汤　海藻 10 克、昆布 10 克、牡蛎 30 克、海螵蛸 10 克、瓦楞子 30 克。随症加减：肝阴不足加用沙参 10 克、麦冬 10 克、鳖甲 15 克；脾虚湿盛加用茯苓 12 克、炒白术 15 克、薏苡仁 15 克；乏力明显加用党参 12 克、黄芪 15 克、山药 15 克；血虚明显加用阿胶 12 克、鸡血藤 15 克。其他随症加减，每日 3 次，每次 200 毫升，每日 1 剂，半月为 1 个疗程，间隔 3～5 天，连用 5 个疗程，并嘱患者服用大黄蟅虫丸，其组成为大黄 300 克、黄芩 60 克、甘草 90 克、桃仁 60 克、杏仁 60 克、芍药 120 克、干地黄 300 克、干漆 30 克、虻虫 60 克、水蛭 60 克、蛴螬 60 克、蟅虫 30 克。共为细末，炼蜜为丸，重 3 克，每服 1 丸，温开水送服，连服 3 个月。结果显示：治疗本组 50 例，显效（症状明显改善；CT 检查示瘤体明显缩小，甲胎蛋白值明显下降）5 例，占 10%；有效（症状改善；CT 检查瘤体轻度缩小，甲胎蛋白值轻度下降）35 例，占 70%；无效（症状无改变，甲胎蛋白值及 CT 检查瘤体大小前后无变化）10 例，占 20%，总有效 80%。[5]

32. 大黄甲虫汤　熟大黄 9 克、西洋参 10 克、水蛭 10 克、鳖甲 10 克、甲片 10 克、延胡索 10 克、丹参 30 克、三七 10 克、白术 15 克。随症加减：有腹水者加云苓、车前子；疼痛明显者加川楝子；有

① 彭海燕，等. 补肝软坚方治疗肝癌 100 例临床观察[J]. 北京中医，2004，23(1)：30-31.
② 黄智芬，等. 柴芍四君子汤合西药治疗肝癌疼痛 30 例[J]. 中国中西医结合消化杂志，2004，12(5)：297-298.
③ 赵付芝，等. 疏肝化瘀汤治疗原发性肝癌 30 例[J]. 山东中医杂志，2003，22(4)：215.
④ 席玉才，等. 止痛奇效汤治疗肝癌疼痛 20 例[J]. 中国中医药科技，2002，9(4)：227.
⑤ 彭铁霞. 消肝积汤治疗原发性肝癌 50 例[J]. 陕西中医学院学报，2001，24(4)：38.

黄疸者加茵陈、郁金;伴有低热者加柴胡、白花蛇舌草;白血球偏低者加女贞子、阿胶。每日服1剂,分4次服完,10天为1疗程。研究者治疗30例患者,显效5例约占17%,良效10例约占33%,好转者12例约占40%,无效3例占10%。①

33. 扶正抑瘤汤 黄芪30克、半枝莲30克、白花蛇舌草30克、当归15克、薏苡仁15克、茯苓15克、白术12克、龙葵12克、白英12克、七叶一枝花12克、三棱9克、莪术9克。每日1剂,水煎。研究者治疗42例原发性肝癌患者,结果显示:完全缓解(CR)2例,部分缓解(PR)7例,稳定(NC)18例,进展(PD)15例。缓解(CR+PR)9例,缓解率为24.89%。②

34. 疏肝健脾消积汤 柴胡10克、枳壳10克、赤芍30克、绞股蓝40克、天花粉15克、猪茯苓各20克、黄芪50克、石见穿30克、白术20克、全蝎粉(冲服)5克、甲片粉(冲服)8克、半枝莲30克、制天龙15克。随症加减:纳呆腹胀者加鸡内金15克、大腹皮12克;肝区疼痛者加参三七粉(分冲)8克、延胡索10克;黄疸加茵陈40克、虎杖20克。每日1剂,水煎分2次服。30日为1个疗程,3个疗程后评定疗效。配合安徽金蟾药业公司生产的华蟾素20毫升加入5%葡萄糖500毫升稀释后缓慢滴注,每个疗程4周,用药1周后休息1~2日,共使用3个疗程。研究者治疗32例,结果显示:近期疗效:部分缓解5例,轻度消退8例,无变化12例,恶化7例,总有效率78%。临床症状改善情况:治疗前全部患者均有不同程度的自觉症状,治疗后25例症状有所改善;纳谷改善18例,明显改善9例;腹胀、腹痛减轻13例,消失6例;黄疸减轻5例,消失3例;腹水减轻12例,消失3例;AFP下降20例,完全降至正常4例;肝功能好转9例,正常5例。生活质量:治疗后生活质量提高13例,稳定12例,降低7例,总有效率

78%。随访结果:治疗后存活2个月以上8例,4个月以上10例,6个月以上5例,8个月以上3例,1年以上6例,最长者2年6个月,平均生存期13个月。③

35. 健脾化积汤 太子参25克、白术12克、茯苓15克、猪苓10克、陈皮12克、法半夏12克、生黄芪10克、枳实12克、郁金15克、莪术10克、甲片(先煎)15克、土鳖虫10克、茵陈20克、半枝莲30克、鸡内金10克。随症加减:腹胀纳呆者加大腹皮15克、川厚朴15克;肝区疼痛者加三七10克、川楝子12克;黄疸加栀子10克、虎杖12克、玄参12克。每日1剂,水煎分2次服,30天为1个疗程,3个疗程后评定疗效。刘绮用自拟健脾化积汤治疗36例晚期肝癌患者,治疗后存活2个月以上8例,4个月以10例,6个月以上6例,8个月以5例,1年以上7例,最长者2年6个月,平均生存期13个月。④

36. 天津市中医院院内方 柴胡、三棱、莪术、山慈菇、刘寄奴、甲片、皂角刺、七叶一枝花、生牡蛎、马鞭草、枳壳、鳖甲、木香、丹参。随症加减:有黄疸者重用茵陈、板蓝根、儿茶;肝区疼痛甚者加乳香、没药、雄黄、延胡索;机体过度消耗衰竭者,加黄芪、当归等,阴虚津伤者加龟甲胶、天花粉、玄参、麦冬等。每日1剂,水煎2次,分3次服。治疗肝癌3例,2例好转,1例基本痊愈。⑤

37. 吕志连经验方 生鳖甲30克、丹参30克、干蟾皮30克、生山楂30克、半枝莲30克、炙全蝎5克、三棱15克、莪术15克、马蔺子15克、水蛭10克、狼毒6克。每日1剂,水煎2次,分2次服。治疗1例肝脏占位性病变,服药2剂后,泻下黑色大便,肝区疼痛减轻。于原方去狼毒,加生鸡内金、生牡蛎、党参、炒白术、大枣、当归、郁金等续服20余剂,肝肿逐渐变软缩小,诸症陆续减退。继以逍遥散、金匮鳖甲煎丸进退施治。复检甲胎

① 杨勤龙. 大黄甲虫汤治疗原发性肝癌30例临床报告[J]. 黑龙江中医药,2001(5):28-29.
② 傅理琦. 扶正抑瘤汤治疗晚期肝癌42例临床观察[J]. 浙江中医杂志,2001,36(9):375-376.
③ 周琴. 疏肝健脾消积汤合华蟾素治疗原发性肝癌32例小结[J]. 甘肃中医,2001,14(6):26-27.
④ 刘绮. 自拟健脾化积汤治疗中晚期原发性肝癌36例[J]. 广西中医药,2000,23(1):16.
⑤ 陈熠. 肿瘤单验方大全[M]. 中国中医药出版社,1998:498.

蛋白试验阴性,体征消失。追访4年无殊。[1]

38. **大承气汤** 大黄(后下)30克、厚朴60克、枳实30克、芒硝(冲服)20克。用1000毫升水慢火煎至500毫升,待药液温度降至39℃~41℃时,以滴肛法将药液滴入结肠40～60厘米处,并尽量延长药液保留时间以利吸收。每日使用1剂滴肛,连续7天为1疗程。研究者观察38例原发性肝癌并发肝性脑病患者,其中治愈3例,有效19例,显效3例,无效3例,总有效率92.1%。[2]

39. **三甲汤** 鳖甲(先煎)10克、生牡蛎(先煎)15克、炒甲片(研末冲服)10克、柴胡12克、郁金15克、白芍15克、山慈菇15克、半枝莲15克、白花蛇舌草30克、铁树叶30克、川楝子6克、青皮10克、甘草6克。随症加减:气虚乏力者加黄芪、白术、太子参;胁痛明显者加延胡索、田七、炙乳香、炙没药;脾失健运者加焦三仙、白术;有黄疸腹水者加茵陈、猪苓、茯苓、泽泻、车前子;肿块巨大者加三棱、莪术、丹参、赤芍。每日1剂,水煎服,1个月为1疗程。研究者治疗40例晚期肝癌患者,结果显示显效20例,占50%;有效17例,占42.5%;无效3例,占7.5%。总有效率为92.5%。[3]

40. **陈连起经验方** 白花蛇舌草30克、石见穿30克、半枝莲30克、黄芪30克、鳖甲10克、赤芍10克、陈皮10克、生地黄20克、沙参20克、石斛15克、水牛角15克、党参15克、三棱15克、莪术15克、栀子9克、白术9克、金银花9克、甲片粉4克。随症加减:气滞加郁金、柴胡;痰湿重加瓜蒌、猫爪草、海藻、昆布。每日1剂,水煎2次,分2～3次服。治疗肝癌介入发热症150例,对照组100例,用西药退热治疗。结果显示:两组退热时间3日内、4～7日、8～14日、≥15日分别32、15例,86、34例,34、35例,2、16例,两组比较有显著性差异(P<0.01)。[4]

41. **消瘤汤** 仙鹤草80克、黄芪30克、太子参30克、白术30克、薏苡仁15克、阿胶(烊化冲服)15克、鳖甲(先煎)30克、白芍15克、半枝莲30克、威灵仙30克、五灵脂15克、炒麦芽40克。每次均以仙鹤草80克煎汤代水煎药。每日1剂,每剂煎2次,分早、中、晚3次服。随症加减:夹湿热者加茵陈、虎杖、黄柏、蒲公英、败酱草等;脘腹胀甚,气滞重者加大腹皮、沉香、三棱、莪术等;阴虚者加麦冬、玉竹、西洋参等;并发腹水者加泽泻、猪苓、车前子、马鞭草等;腹水甚者短程加用西药利尿药(一般2～3天),平时为防止并发腹水,即使没有腹水也间断加入1～2味利尿药;胃纳不佳者加焦楂曲、鸡内金之类。治疗8例晚期肝癌患者,生存期大于3年者1例,大于2年者2例,大于1年者2例,另3例也均大于6个月。[5]

42. **下瘀血汤合理冲汤加味** 炒大黄6克、三棱6克、莪术6克、䗪虫8克、桃仁8克、石菖蒲8克、白术8克、黄芪15克、炒栀子15克、墨旱莲15克、旋覆花15克、青黛15克、侧柏叶15克。以白花蛇舌草60克、半枝莲60克煮汤代水煎药,每日1剂,加入鲜竹沥60毫升,分3次服。治疗肝癌1例,服药15剂,便通苔化,牙出血已止,原方遂去柏叶、墨旱莲、石菖蒲,加党参20克、全瓜蒌20克、鳖甲20克,黄芪倍量,煎法、服法同上。并每日加服自制消症散(胎盘粉12克、三七2克、水蛭1克)15克,分3次吞服。守方服近2个月后,局部胀痛消失,癥块明显缩小,遂以鸡内金15克易棱、莪,续服60余剂,康复如常。半年后B超复查,肝内病变完全消失,甲胎蛋白亦转阴,遂停药。4年后随访,患者健康无恙。[6]

43. **加减参赭培气汤** 生赭石15克、太子参10克、生怀山药15克、天花粉10克、天冬10克、鳖甲15克、赤芍10克、桃仁10克、红花10克、夏枯草15克、生黄芪30克、枸杞子30克、焦山楂30克、泽泻15克、猪苓15克、龙葵15克、白英15

① 陈熠. 肿瘤单验方大全[M]. 中国中医药出版社,1998:499.
② 嵇玉峰. 大承气汤滴肛治疗原发性肝癌并发肝性脑病38例临床疗效观察[J]. 中医药研究,1998,14(4):29-30.
③ 唐亚能. 三甲汤为主治疗晚期肝癌40例[J]. 湖南中医杂志,1995,11(4):30.
④ 陈连起. 150例肝癌介入治疗发热症的中医疗效观察[J]. 陕西中医,1995,16(7):293.
⑤ 孙军. 自拟消瘤汤为主治疗肝癌8例[J]. 中国中西医结合杂志,1994(1):228-229.
⑥ 彭景星. 肝癌1例治验[J]. 中医杂志,1993(7):443.

克、白芍 10 克、焦六曲 30 克、三七粉分冲 3 克。水煎服。随症加减：有黄疸者加茵陈 30 克；腹水者加商陆 10 克、牛膝 10 克、大腹皮 10 克；局部疼痛剧者加郁金 10 克、延胡索 10 克、凌霄花 15 克、八月札 10 克；腹胀甚者加大腹皮 6 克、厚朴 10 克、木香 6 克；呕逆者加旋覆花 10 克、柿蒂 10 克；口干渴甚者加沙参 10 克、麦冬 10 克；大便干燥、数日不便者加瓜蒌 20 克、郁李仁 12 克。调气、化瘀、利水。适用于肝癌。①

44. 徐荷芳经验方　活蕲蛇 400～1 200 克，将掌面大纱布塞进蛇咽喉部杀死，取出蛇胆，生吞，蛇肉用适量大蒜炒后煮熟，分 1～3 次食用，1日内食完。取出蛇口内纱布晾干存放，再将蛇头、皮、尾、内脏等一起烘干，连同含毒汁的纱布分 4等份，隔日水煎服 1 份，1～2 周服 1 条蛇，并同时配合中药辨证施治。治疗原发性肝癌 4 例，存活 14 年以上和 6 年者各 1 例，存活 2 年者 2 例。②

45. 王晓经验方　桂枝、茯苓、丹参、牡丹皮、桃仁、红花、白芍、柴胡、川楝子、郁金、蒲黄、五灵脂。随症加减：出血加地榆、白及、云南白药；腹满纳呆加厚朴、山楂；畏寒足肿加附子、干姜；气虚乏力加党参、黄芪；发热、黄疸加茵陈、黄芩、龙胆草；酌佐白花蛇舌草、半枝莲。每日 1 剂，水煎 2次，分 2～3 次服。治疗晚期原发性肝癌 24 例，症状有效率 60.96%，肿瘤缩小率 26.67%，中位数生存期为 5 个月，1 年以上生存率为 25%。其中合并发热、黄疸、腹水者 20 例，加用安宫牛黄丸，每日 0.5～1 丸，6 例并行不等量钴 60 放疗。③

46. 周荣跃经验方　赤芍、王不留行、三棱、莪术。随症加减：脾虚加党参、白术；阴虚加麦冬、生地黄、鳖甲；黄疸加茵陈、栀子、黄芩；腹水加茯苓、泽泻、车前子。每日 1 剂，水煎 2 次，分 2～3次服。Ⅱ期、Ⅲ期分别 3 个月、1 个月为 1 疗程。

治疗Ⅱ期、Ⅲ期原发性肝癌 51 例，症状、体征均有好转（42%～84%）。甲胎蛋白阳性者 38 例，用药后下降 15 例，稳定 13 例，上升 10 例，血液流变学各指标均有改善，1、2、3 年生存率为 37%、14%、4%。④

47. 段凤舞经验方 1　①方 1：生赭石 15 克、党参 15 克、麦冬 15 克、山药 15 克、天花粉 15 克、鳖甲 15 克、夏枯草 15 克、泽泻 15 克、猪苓 15 克、赤芍 10 克、白芍 10 克、草红花 10 克、凌霄花 10克、八月札 10 克、川朴 10 克、焦三仙 10 克、生黄芪 30 克、枸杞子 30 克、金钱草 30 克。②方 2：茵陈 30 克、猪苓 30 克、泽泻 30 克、防己 30 克、生芪 30 克、枸杞子 30 克、六曲 30 克、焦楂 30 克、路路通 30 克、桂枝 7 克、白术 15 克、云茯苓 15 克、川朴 15 克、枳壳 15 克、南葶苈子 15 克、鳖甲 15 克、龙葵 15 克、白英 15 克、蛇莓 15 克、大枣 5 个。以上方 1 用于肝癌中期患者，方 2 用于肝癌晚期患者。症见上腹部或肋下包块巨大坚硬，胀痛难忍，不思饮食，后期出现黄疸，腹水，体力下降快。脾肿瘤也可用此方。⑤

48. 参赭培气汤　潞党参 18 克、天冬 12 克、生赭石（轧细）24 克、清半夏 9 克、肉苁蓉 12 克、知母 15 克、当归身 9 克、柿霜饼（服药后含化徐徐咽之）15 克。水煎服。适用于肝癌、膈食（食道癌）、胃癌。段凤舞先生以该方和逍遥散加减化裁，每多效验。该方可去苁蓉、柿霜，加入丹参、赤芍、莪术、八月札等理气活血、逐瘀攻邪，并可随症加减。常用于肝癌中晚期，症见肝胁隐痛、癥瘕结硬，纳少消瘦，神疲乏力，腹胀呃逆，或周身面目发黄，或呕血衄血，舌淡脉濡等。⑥

49. 段凤舞经验方 2　地龙 15 克、甲片 15 克、生牡蛎 15 克、桃仁 9 克、红花 6 克、牡丹皮 6 克、郁金 9 克、炒常山 6 克、川楝子 9 克。每日 1 剂，水煎服。⑦

① 佚名.七世名医段凤舞教授治疗肝癌方［J］.医学文选,1993(3)：43 - 44.
② 徐荷芳.蕲蛇治疗原发性肝癌［J］.浙江中医药大学学报,1992,16(1)：28.
③ 王晓,周红.活血化瘀为主治疗晚期原发性肝癌 24 例临床观察［J］.北京中医学院学报,1992(3)：15.
④ 周荣耀,雷永仲,张丽英.活血化瘀治疗Ⅱ·Ⅲ期原发性肝癌的临床观察及实验研究［J］.上海中医药杂志,1992(9)：5 - 7.
⑤ 赵建成.段凤舞肿瘤积验方［M］.合肥：安徽科学技术出版社,1991：173.
⑥ 赵建成.段凤舞肿瘤积验方［M］.合肥：安徽科学技术出版社,1991：174.
⑦ 赵建成.段凤舞肿瘤积验方［M］.合肥：安徽科学技术出版社,1991：176.

50. 段凤舞经验方3　牡丹皮9克、茜草9克、桃仁6克、桂枝6克、橘红6克、砂仁3克、水红花子30克、甘草9克。随症加减：若有黄疸，加茵陈、姜黄、郁金、鸡内金；肝脾肿大加鳖甲、柴胡、莪术。每日1剂，水煎服。①

51. 段凤舞经验汤　半枝莲30克、薏苡仁30克、白花蛇舌草30克、石见穿15克、半边莲15克、金钱草15克、丹参15克、陈皮9克、木香9克、三棱6克、莪术6克。随症加减：根据病情还可加入茵陈30克、车前子30克、牡蛎30克、党参15克、川楝子15克、延胡索12克、凌霄花12克、六神曲12克、黄芪9克。每日1剂，水煎，2次分服。适用于肝癌症见肝区疼痛、黄疸、纳差、乏力等。②

52. 段凤舞经验方4　老鸦柿根（先煎）60克、猫人参30克、半枝莲30克、平地木15克、丹参5克、三棱9克、莪术9克、泽兰9克、当归9克。每日1剂，水煎服。③

53. 段凤舞经验方5　雄黄、朱砂、五倍子、山慈菇各等份。上药为极细末，每次少量由鼻吸入。④

54. 段凤舞经验方6　阿魏24克、乳香24克、没药24克、黄药子24克、天仙藤30克、延胡索30克、生玳瑁27克、三棱15克、莪术15克、硇砂12克、蟾酥9克、木鳖子12克、露蜂房18克、鸡内金45克、甘草15克。上药研为细末，炼蜜为丸，如梧桐子大。每次服5粒，每日服2～3次。适用于肝癌、胃癌、直肠癌。⑤

55. 段凤舞经验方7　黄芪30克、仙鹤草30克、蒲公英30克、车前草30克、炙鳖甲（先煎）30克、茯苓24克、焦山楂24克、焦六曲24克、赤白芍各12克、白花蛇舌草24克、佛手9克、陈皮6克、生熟薏苡仁各24克、淮山药12克。随症加

减：若口渴，苔少，舌红加生地黄30克、沙参15克；气虚乏力加党参20克；肝区疼痛加石见穿20克、鸡血藤30克。每日1剂，水煎服。⑥

56. 金甲丸　龟甲、鳖甲、生牡蛎、大青叶、娑罗子、地龙、青皮、郁金、露蜂房、蛇蜕、全蝎各等份。上药共研为细粉，水泛为丸，如绿豆大小。每日3次，每次服3～9克。黄芪煎水送下，或开水送下。适用于肝癌肿大质硬，能摸到多数结节或肿块者。⑦

57. 茵金丸　茵陈60克、郁金45克、硇砂9克、白矾45克、滑石30克、黄芩30克、火硝30克、谷芽30克、生甘草30克。共为细末，水泛为丸。每日3次，每服1.5～3克。黄芪煎水送下，或开水送下。适用于肝癌肿块坚硬伴有黄疸者。⑧

58. 青金三甲汤　牡蛎15克、龟甲5克、鳖甲15克、山豆根10克、地龙12克、郁金15克、红花9克、川楝子18克、牡丹皮9克、大青叶30克、贯众15克、丹参30克、大枣10枚。1剂药煎2次，合在一起，分2次服。适用于肝癌，症见肋下疼痛，上腹胀疼不舒者。⑨

59. 苡莲汤　薏苡仁30克、半枝莲30克、半边莲30克、枳壳12克、白芍18克、川朴9克、丹参30克、云茯苓30克、郁金15克、茵陈30克、柴胡12克、车前子30克、生甘草3克、大枣6枚。1剂药煎2次，合在一起，分2～3次服。适用于肝癌后期出现腹水，形体消瘦者。⑩

60. 肝Ⅰ号煎　白蒺藜9克、当归9克、丹参91克、扁豆9克、漏芦12克、红花6克、香附6克、瓦楞子18克、石燕18克、半枝莲60克。随症加减：有黄疸加茵陈15～30克、栀子10～15克；便秘加生大黄3～10克；肝区疼痛加川楝子10克、延胡索10克；腹胀加枳实10克、厚朴10克、木香

① 赵建成. 段凤舞肿瘤积验方[M]. 合肥：安徽科学技术出版社，1991：176.
② 赵建成. 段凤舞肿瘤积验方[M]. 合肥：安徽科学技术出版社，1991：177.
③ 赵建成. 段凤舞肿瘤积验方[M]. 合肥：安徽科学技术出版社，1991：178.
④ 同上.
⑤ 同上.
⑥ 赵建成. 段凤舞肿瘤积验方[M]. 合肥：安徽科学技术出版社，1991：179.
⑦ 赵建成. 段凤舞肿瘤积验方[M]. 合肥：安徽科学技术出版社，1991：180.
⑧ 同上.
⑨ 赵建成. 段凤舞肿瘤积验方[M]. 合肥：安徽科学技术出版社，1991：180-181.
⑩ 赵建成. 段凤舞肿瘤积验方[M]. 合肥：安徽科学技术出版社，1991：181.

10 克、砂壳 3 克;阴虚加沙参 10～30 克、天花粉 10～30 克、茅根 30 克、芦根 30 克;腹水加车前子 30 克、黑白丑各 15 克。水煎服。适用于肝癌甲胎蛋白阳性者。上海肿瘤医院和沈阳医学院附属第一医院均用此方治疗肝癌,用药后一般均能使癌肿缩小,症状减轻。①

61.杀癌合剂 1 号　半枝莲 30 克、半边莲 30 克、黄毛耳草 30 克、薏苡仁 30 克、天胡荽 60 克。每日 1 剂,水煎服。②

62.抗癌丸　乳香 30 克、没药 30 克、三棱 30 克、莪术 30 克、大黄 30 克、延胡索 30 克、生玳瑁 30 克、炙甲片 30 克、露蜂房 30 克、土鳖虫 30 克、牛黄 15 克、蜈蚣 15 克、鼠妇 15 克、全蝎 15 克、硇砂 15 克、陈皮 15 克、砂仁 15 克、生姜 15 克、木鳖子 12 克、蟾酥 9 克、生甘草 12 克。为末,炼蜜为丸,每日服 1.5～3 克。③

63.抵癌散　生黄芪 10 克、北沙参 45 克、炙鳖甲 45 克、赤练蛇粉 45 克、白芍 30 克、生香附 20 克、生牡蛎 20 克、制乳没各 20 克、炙全蝎 60 克、炙露蜂房 120 克、炙马钱子 3 克、半边莲 15 克、凌霄花 15 克、钩藤 15 克、佛手花 15 克、炒苍术 15 克、广陈皮 15 克、代赭石 15 克。共研细末,每日 2 次,每次 3 克,冲服。④

64.复方元宝草汤　元宝草 30 克、岩柏 30 克、岗稔根 30 克、甲片 9 克、云茯苓 9 克、白花蛇舌草 9 克、石见穿 30 克、海蛆 3 克。随症加减:疼痛加延胡索 30 克;腹胀加徐长卿 30 克;腹水加河白草 30 克。每日 1 剂,煎 2 次分服。⑤

65.健肝粉　斑蝥 500 个、陈皮 500 克、糯米 5 千克。先将糯米淘洗干净,沥干,加入斑蝥后置锅内用微火炒至焦黄,拣去斑蝥,糯米研碎,另将陈皮研粉,混合均匀,即得。口服,每日 3 次,首用量

每次 10～15 克;维持量每次 5～6 克。均于饭后温开水冲服。注意事项:本方服用后可有小便刺激痛及轻度腹痛,停药数天即可自愈。⑥

66.肝癌方 2　人工牛黄 30 克、八月札 30 克、菝葜 90 克、生半夏 15 克、生天南星 15 克、黄芪 30 克、炒楂曲各 30 克。共为末,每日 2 次,每服 1.5 克。⑦

67.段凤舞经验方 8　莪术 15 克、鳖甲 15 克、当归 12 克、水蛭 3 克、猪殃殃 30 克、败酱草 30 克、半枝莲 30 克、白花蛇舌草 30 克、虎杖 30 克、人参(嚼服)10 克。水煎服。适用于晚期肝癌,症见肝痛剧烈,彻夜不眠,形体消瘦,皮肤发黄,腹胀如鼓,腹水较多,腹壁青筋暴露,大便秘,小便不利,苔薄脉细,舌边有瘀斑。病至此期,治疗甚难,但若能有效地止痛,令患者精神愉快,仍能延长生存时间。⑧

68.肝癌丸　麝香 3 克、人参 1.5 克、没药 15 克、生薏苡仁 60 克、三七 15 克、银耳 15 克、乳香 15、茯苓 30 克、牛黄 3 克、熊胆 3 克。共研细末,装胶囊中,每胶囊装 0.3 克。用法:每日 2～3 次,每次 5 粒,连服 4 个月为 1 个疗程,一般可服 1～2 个疗程。适用于肝癌术后服用,对延长术后生存时间有一定作用。⑨

69.参藻汤　太子参 30 克、夏枯草 30 克、海藻 30 克、漏芦 30 克、丹参 30 克、铁树叶 30 克、赤芍 18 克、郁金 2 克、当归 12 克、桃仁 9 克、鸡血藤 30 克、制乳香 6 克、制没药 6 克、延胡索 9 克。每日 1 剂,水煎 2 次分服。适用于原发性单纯型肝癌。⑩

70.蛇莲豆根汤　白花蛇舌草 60 克、半枝莲 60 克、山豆根 30 克、蒲公英 30 克、丹参 30 克、薏苡仁 30 克、醋鳖甲 30 克、紫花地丁 12 克、鸡内金

---

① 赵建成. 段凤舞肿瘤积验方[M]. 合肥:安徽科学技术出版社,1991:181.
② 赵建成. 段凤舞肿瘤积验方[M]. 合肥:安徽科学技术出版社,1991:183.
③ 同上.
④ 同上.
⑤ 赵建成. 段凤舞肿瘤积验方[M]. 合肥:安徽科学技术出版社,1991:184.
⑥ 同上.
⑦ 同上.
⑧ 赵建成. 段凤舞肿瘤积验方[M]. 合肥:安徽科学技术出版社,1991:184－185.
⑨ 赵建成. 段凤舞肿瘤积验方[M]. 合肥:安徽科学技术出版社,1991:185.
⑩ 同上.

12 克、夏枯草 15 克、枳实 9 克、郁金 9 克。每日 1 剂,水煎,2 次分服。①

71. 段凤舞经验方 9　水蛭 6 克、平地木 9 克、水红花子 9 克、三棱 12 克、莪术 12 克、丹参 15 克、鳖甲 15 克、半边莲 30 克、棉花根 30 克。每日 1 剂,水煎服。②

72. 段凤舞经验方 10　青铁树叶 9 克、红铁树叶 9 克、白花蛇舌草 60 克、半枝莲 60 克、芦根 30 克。每日 1 剂,水煎服。③

73. 段凤舞经验方 11　人参(或太子参)9 克、射干 9 克、石韦 9 克、牡丹皮 9 克、桂枝 9 克、土鳖虫 9 克、露蜂房 9 克、赤芍 9 克、凌霄花 15 克、鳖甲 18 克、火硝 12 克、硇砂 12 克。以上药物共研成细末,装入胶囊中。早晚各服 3 克,用温开水送服。④

74. 一号散　三棱 18 克、莪术 18 克、水蛭 18 克、瓦楞子 18 克、苏木 15 克、红花 15 克、延胡索 15 克、香附 5 克、木香 15 克、砂仁 15 克、陈皮 15 克、半夏 15 克、厚朴 15 克、枳实 15 克、木通 15 克、大黄 9 克。共为细末,制成片剂,每日 3 次,每服 8～10 片(3 克)。⑤

75. 全蝎散　全蝎 30 克、蜈蚣 30 克、水蛭 30 克、僵蚕 30 克、蜣螂 30 克、天龙 30 克、五灵脂 30 克。共为细末,每日 2 次,每服 3 克。⑥

76. 蟾龙粉　蟾酥 10 克、蜈蚣 50 克、儿茶 50 克、白英 500 克、龙葵 500 克、山豆根 500 克、丹参 500 克、三七 500 克。共为细末,每日 3 次,每服 1 克。⑦

77. 复方丹参汤　丹参 30 克、石见穿 30 克、夏枯草 30 克、香附 15 克、党参 15 克、马鞭草 15

克、七叶一枝花 15 克、活血龙 15 克、鹅不食草 9 克、天龙 5 条。随症加减:腹水加车前子 60 克;发热加金银花 50 克,黄芩 15 克;疼痛加延胡索 15 克,威灵仙 30 克。每日 1 剂,水煎,2 次分服。⑧

78. 段凤舞经验方 12　鳖甲 30 克、猪苓 30 克、败酱草 30 克、肿节风 30 克、莪术 15 克、龙葵 15 克、山豆根 15 克。每日 1 剂,水煎服。⑨

79. 段凤舞经验方 13　鳖甲 30 克、猪苓 30 克、败酱草 30 克、肿节风 30 克、莪术 15 克、龙葵 15 克、山豆根 15 克。每日 1 剂,水煎服。⑩

80. 段凤舞经验方 14　蒲公英 60 克、核桃树枝 30 克、半枝莲 30 克、山豆根 30 克、全瓜蒌 30 克、白花蛇舌草 30 克、黄芪 30 克、党参 15 克、金银花 15 克、炮山甲 15 克、生甘草 12 克。每日 1 剂,水煎服。⑪

81. 段凤舞经验方 15　白花蛇舌草 30 克、生牡蛎 30 克、藤梨根 30 克、党参 9 克、白术 9 克、白芍 9 克、茯苓 9 克、郁金 9 克、炮山甲 9 克。每日 1 剂,水煎服。⑫

82. 段凤舞经验方 16　当归 12 克、白芍 12 克、水蛭 3 克、莪术 15 克、丹参 15 克、虎杖 15 克、龙葵 15 克、八月札 15 克、鳖甲 15 克、铁树叶 30 克、白英 30 克、败酱草 30 克、白术 24 克、茯苓 24 克、九香虫 6 克。每日 1 剂,水煎,2 次分服。适用于中、晚期肝癌,症见胁痛增剧,有时肩背部亦痛,胁下扪及肿块,质硬,呈结节状或巨块型,食少、饱胀,大便干,小便少;舌质紫黯,舌边有瘀斑,脉弦或弦涩。⑬

83. 退黄消胀方　石见穿 30 克、白花蛇舌草 30 克、丹参 15 克、八月札 15 克、平地木 15 克、广

① 赵建成. 段凤舞肿瘤积验方[M]. 合肥:安徽科学技术出版社,1991:187.
② 同上.
③ 同上.
④ 赵建成. 段凤舞肿瘤积验方[M]. 合肥:安徽科学技术出版社,1991:187-188.
⑤ 赵建成. 段凤舞肿瘤积验方[M]. 合肥:安徽科学技术出版社,1991:188.
⑥ 同上.
⑦ 同上.
⑧ 赵建成. 段凤舞肿瘤积验方[M]. 合肥:安徽科学技术出版社,1991:189.
⑨ 同上.
⑩ 同上.
⑪ 同上.
⑫ 赵建成. 段凤舞肿瘤积验方[M]. 合肥:安徽科学技术出版社,1991:189-190.
⑬ 赵建成. 段凤舞肿瘤积验方[M]. 合肥:安徽科学技术出版社,1991:190.

郁金 9 克、小金钱草 15 克、半枝莲 30 克。水煎服。适用于肝癌出现黄疸,肝区胀痛者。①

84. 攻补结合方

补法:五味子糖浆每日服 3 次,每次 20 毫升;或用党参属 10 克、白术 15 克、附子 9 克;或单用独参汤(红参 15～30 克水煎),每日服 3～4 次。

攻法:与补法同时应用或依据病情不同先后交替应用,通常还要根据体力如何而定,体强者可用大剂量,体弱则酌情施用小剂量攻之,攻法如下。

(1)体强者:半枝莲 120～180 克。每日 1 剂,水煎,每日服 3 次。同时还要用乌梅卤水汤,每日服 3 次,每次 30 毫升。(2)体弱者:半枝莲 60～120 克。每日 1 剂,水煎,每日服 2 次,同时服用乌梅卤水汤,每日服 3 次,每次 20 毫升。②

85. 当归利肝汤

方 1:当归 15 克、赤芍 9 克、黑栀 15 克、广木香 3 克、郁金 9 克、姜黄 3 克、土茯苓 9 克、佩兰 9 克、金银花 30 克、龙葵 15 克、十大功劳 15 克、甘草 9 克。方 2:龙胆草 15 克、马鞭草 15 克、茵陈 15 克、当归 9 克、黑栀 15 克、牡丹皮 15 克、广木香 6 克、郁金 3 克、姜黄 9 克、柴胡 3 克、龙葵 15 克、金灯 9 克、土茯苓 9 克、卷柏 9 克、甘草 9 克。方 3:当归 15 克、赤芍 9 克、黑栀 15 克、茯苓 12 克、车前子 9 克、猪苓 9 克、川大黄(后下)3 克、白芥子 3 克、玉米须 9 克、蟛蜞 9 克、半枝莲 30 克、甘草 9 克。口服,每次 1 剂,煎 2 次分服。方 1 适用于普通型肿块;方 2 适用于黄疸型肝癌;方 3 适用于腹水型肝癌。③

86. 复方茵陈汤

方①:茵陈 30 克、半枝莲 30 克、茯苓 30 克、青蒿 15 克、徐长卿 15 克、川大黄 9 克(男用方)。随症加减:当归 15 克、益母草 30 克、逍遥丸 9 克;茵陈 30 克、半枝莲 30 克、半边莲 30 克、茯苓 30

克、青蒿 15 克、柴胡 4.5 克、川大黄 9 克(女用方)。随症加减:淫羊藿 15 克、阳起石 15 克、左金丸 9 克。方②:茵陈 30 克、半枝莲 30 克、蛇六谷 30 克、马蹄金 30 克、海藻 30 克、铁树叶 30 克、茯苓 30 克、白花蛇舌草 30 克。方③:半枝莲 30 克、蛇六谷 30 克、马蹄金 15 克、铁树叶 30 克、茯苓 30 克、白茅根 30 克、徐长卿 15 克、当归 15 克、鸡内金 15 克、陈皮 9 克、逍遥丸 9 克。口服,每日 1 剂,煎 2 次分服。方①适用于肝癌发展第一阶段(即犯肝),出现肝气郁结,不通则痛,气滞血凝,形成痞块等(注意男女区别用方);方②适用于肝癌发展第二阶段(血瘀、热毒亢盛);方③适用于肝癌发展第三阶段(邪盛正衰)。方②、方③男女通用。④

87. 段凤舞经验方 17 鲜小儿鼓槌根 45 克、茵陈 60 克、透骨草 60 克、白茅根 60 克、甜草根 60 克、大枣 60 克、鲜策李根 30 克、龙胆草 30 克、白糖适量。每日 1 剂,文火慢煎,2 次分服,服后盖被稍作休息。适用于肝癌及肝硬化腹水。注意事项:忌食油盐。⑤

88. 段凤舞经验方 18 龙葵 15 克、姜半夏 9 克、槟榔 12 克、田基黄 30 克、仙鹤草 80 克、白英 30 克。将后二味先煎成膏,然后将其他药煎水冲膏服,每日 1 剂,分 4 次服。对于肝癌初、中期有较好疗效,并能缓解疼痛。⑥

89. 肝外一号方 雄黄 60 克、明矾 60 克、青黛 60 克、皮硝 60 克、乳香 60 克、没药 60 克、冰片 10 克、血竭 30 克。以上诸药研成细末,和匀,每包分装 60 克或 30 克。用米醋和猪胆汁各半(若对皮肤刺激过甚,则米醋比例小于猪胆汁),将 1 包药调成糊状,外敷患处,药干后再蘸以醋和胆汁,使药面保持湿润。每日 1 次,每次敷 8 小时左右,适用于晚期肝癌、胰腺癌患者出现剧痛者,以及乳腺癌、食管癌等骨转移的患者。夜间敷用,部分患

① 赵建成. 段凤舞肿瘤积验方[M]. 合肥:安徽科学技术出版社,1991:190.
② 赵建成. 段凤舞肿瘤积验方[M]. 合肥:安徽科学技术出版社,1991:191.
③ 同上.
④ 赵建成. 段凤舞肿瘤积验方[M]. 合肥:安徽科学技术出版社,1991:192.
⑤ 赵建成. 段凤舞肿瘤积验方[M]. 合肥:安徽科学技术出版社,1991:193.
⑥ 同上.

者止痛效果更优于白天敷用。[①]

90. 软坚丹 甲片 30 克、制乳没各 10 克、生南星 10 克、白僵蚕 10 克、制半夏 10 克、朴硝 10 克、红芽大戟 20 克、甘遂 15 克、蟾酥 2 克、麝香 2 克、蜈蚣 30 条、铜绿少量、阿魏少量。上药各为细末，混匀，装入瓷瓶收贮。同时视患者肿块大小取药粉调凡士林成膏状，摊于纱布上，贴敷肿块部位用胶布固定，每日一换。适用于肝癌肝大疼痛。注意事项：只可外用，切勿内服。[②]

91. 加减金黄散 大黄 50 克、姜黄 50 克、黄柏 50 克、皮硝 50 克、芙蓉叶 50 克、冰片 20 克、生南星 20 克、乳香 20 克、没药 20 克、雄黄 30 克、天花粉 100 克。研成极细末，和匀，装瓶备用。取药末适量加水调成糊状，摊于油纸上，厚约 5 毫米，周径略大于肿块，敷贴于肿块上。隔日 1 次。适用于肝癌后期疼痛难忍。注意事项：若敷药后局部出现丘疹或水疱，应暂停用，待皮肤恢复正常再敷用。一般 1～2 次即可止痛。止痛效果与疼痛轻重无直接关系，剧痛者的止痛作用反较隐痛者明显。部分患者敷药后肿块有缩小趋势。[③]

92. 段凤舞经验方 19 水红花子、朴硝、三棱、莪术、当归、赤芍各等量。研末，醋调敷患处。适用于肝癌疼痛。注意事项：该药有止痛和使肿块变软的效果。[④]

93. 香蚣散 麝香 1.5 克、蜈蚣 10 条、乳香 30 克、没药 30 克、生半夏 45 克、陈橘皮 45 克、硼砂 30 克、七叶一枝花 45 克、全蝎 30 克、紫花地丁 45 克、银朱 9 克。上药各研为细粉，合在一起，混匀。同时以荞麦面粉打成稀糊，调药粉，按疼痛的部位大小，外敷于对侧（肝疼部位的对侧）皮肤上，每敷一对时，换药 1 次，或 2 日换药 1 次。适用于肝癌肿块大，疼痛剧烈者。注意事项：可同时配合内服药物治疗。[⑤]

94. 消肿止痛膏 制乳没各 30 克、龙胆草 15 克、铅丹 15 克、冰片 15 克、公丁香 15 克、雄黄 15 克、细辛 15 克、煅寒水石 60 克、密陀僧 30 克、干蟾皮 30 克、姜黄 50 克、生南星 20 克。各为细末，和匀。用时取酌量药粉调入凡士林内，摊于纱布上，贴敷肿块部位，隔日一换。适用于肝癌疼痛。注意事项：若敷药后局部出现丘疹或水泡则停止使用，待皮肤正常后再用。该膏方也有加马钱子、斑蝥、樟脑、黄连等药的。[⑥]

95. 肝癌膏药 蟾酥 100 克、白英 100 克、丹参 100 克、马钱子 100 克、五倍子 100 克、全蝎 100 克、蜈蚣 100 克、大黄 180 克、石膏 250 克、明矾 120 克、青黛 500 克、黄丹 200 克、冰片 200 克、夏枯草 200 克、黑矾 60 克、水蛭 60 克、紫草 300 克、黑白丑各 300 克、甘遂 300 克、乳香 150 克、没药 150 克。以上药共研细末，用凡士林调药。用时取若干外敷肝区，每 7 日换药 1 次。适用于肝癌，症见肝区疼痛、肝肿大等。[⑦]

96. 阿雄膏 阿魏 60 克、皮硝 60 克、雄黄 30 克、马钱子 30 克、麝香 3 克、整体鳖甲 1 个、葱白若干。先将前四味药研成细末，再与葱白捣如泥状，将药泥装入鳖甲内，患处皮肤上涂布麝香末，并将药泥叩敷于右肋肝区疼痛明显处，外以纱布包扎固定，7 日一换。适用于原发性肝癌。注意事项：该药外敷的同时，配合内服汤药，可提高疗效。[⑧]

97. 雷击液 雷公藤根皮 90 克、五灵脂 20 克、皂角刺 20 克、白芥子 30 克、生大黄 30 克、甲片 30 克、阿魏 90 克、乒乓球 30 只、丙酮 2 千克。先将丙酮倒入小口玻璃瓶内，然后放入雷公藤根皮等 6 味药，7 天后，将药渣滤出，加入乒乓球（煎

① 赵建成. 段凤舞肿瘤积验方［M］. 合肥：安徽科学技术出版社，1991：193 - 194.
② 赵建成. 段凤舞肿瘤积验方［M］. 合肥：安徽科学技术出版社，1991：194.
③ 赵建成. 段凤舞肿瘤积验方［M］. 合肥：安徽科学技术出版社，1991：194 - 195.
④ 赵建成. 段凤舞肿瘤积验方［M］. 合肥：安徽科学技术出版社，1991：195.
⑤ 同上.
⑥ 赵建成. 段凤舞肿瘤积验方［M］. 合肥：安徽科学技术出版社，1991：195 - 196.
⑦ 赵建成. 段凤舞肿瘤积验方［M］. 合肥：安徽科学技术出版社，1991：196.
⑧ 同上.

碎），阿魏，待药完全溶化后，即可应用。取药棉一团，蘸药液搽患处，每日 3 次。适用于肝癌疼痛。注意事项：此方只可外用，切勿内服。①

98.肝癌贴脐膏 水红花子或水红花全草50克、三棱 30 克、莪术 30 克、阿魏 30 克、樟脑粉 10克、活蛤蟆 1 个。制法：先将前三种药分别打碎为粗末，再将蛤蟆剖腹（不去内脏），然后把药粗末与蛤蟆放入锅中加水，文武火煎汤液，捞去药渣，最后加入阿魏末、樟脑粉同煎熬，调成膏备用。取上药膏适量摊在 2 块厚白布上，厚约 1.5 厘米，用以贴在患者脐窝、肿块痛处之上，外加胶布或橡皮膏固定之。每日换药 1 次。适用于原发性肝癌，右上腹肿块，质地坚硬，表面结节不平，推之不移，肿块疼痛，腹部膨胀，青筋暴露。注意事项：贴脐后患者感觉皮肤发痒时则揭下药膏，休息 1～2 日待不痒时再续贴 1 次。②

99.肝癌填脐丸 巴豆仁 15 克、硫黄 6 克、轻粉 6 克。先将巴豆仁捣烂如泥，加入硫磺、轻粉共捣均匀，捏成圆形药饼 1 个备用。取纱布一层铺在患者脐上，再将药丸对准脐部，压在纱布上面，压平后外覆盖纱布并加胶布固定，隔天换药 1 次。适用于肝癌后期，大腹水肿，腹膨胀如鼓，小便短少。注意事项：一般填敷药丸后 1 小时，大小便即通泻而下；等到患者自觉脐孔有灼热和发痒感时，即可以去掉药丸。本方药性有毒，制作时严防入口，以免发生中毒事故。③

100.消癌膏药 蓖麻子 120 个、巴豆（去壳）120 克、归尾 30 克、红花 30 克、三棱 30 克、鳖甲 30 克、甲片 30 克、牙皂 30 克、木通 30 克、川乌 30克、草乌 30 克、七叶一枝花 30 克、生南星 30 克、甘遂 30 克、二头尖 30 克、鬼箭羽 30 克、槟榔 30克、冰片 15 克、丁香 15 克、阿魏 15 克、乳香 15克、没药 15 克、血竭 15 克、风化硝 120 克、麝香 3

克、黄丹 560 克、麻油 1.5 千克。以上各药共研细末调制成膏药，装瓶备用。同时取若干药膏外敷患处，隔 3～5 日换药 1 次。适用于早、中期肝癌，胃癌。④

101.香砂大蒜膏 大蒜 8 枚、丁香 10 克、砂仁 10 克、高良姜 10 克、生姜 15 克、食盐 5 克。同捣如泥作饼状，贴中脘（腹正中线，脐上 4 寸处）、足三里（双侧，穴在膝下髌韧带外侧之犊鼻穴直下3 寸，胫骨前嵴外开约一横指处）穴，每日一换。适用于肝癌，胃纳减退，腹胀羸瘦者。注意事项：敷药后，患者当出现肠鸣矢气，可解下臭秽大便，饮食就会逐渐增进。⑤

102.段凤舞经验方 20 太子参 9 克、黄芪 9克、丹参 9 克、郁金 9 克、桃仁 9 克、凌霄花 9 克、八月札 9 克、香附 9 克、炙鳖甲 12 克。每日 1 剂，水煎，2 次分服。⑥

103.谢远明经验方 党参 30 克、茯苓 30 克、丹参 30 克、白术 15 克、陈皮 10 克、半夏 10 克、枳壳 10 克、厚朴 10 克、乌梢蛇 10 克、䗪虫 10 克、蜈蚣 2 条、甘草 6 克。随症加减：肿块疼痛剧烈者加全蝎 10 克、罂粟壳 15 克，同时用蟾酥 10 克、冰片10 克、麝香 3 克，浸入 60% 酒精中 48 小时后，外搽局部；有腹水者加牛膝 30 克、大腹皮 10 克、猪苓 60 克；便秘加大黄 10 克、桃仁 10 克。每日 1剂，水煎 2 次，分 2 次服。治疗晚期肝癌 25 例，生存 5 个月 1 例，5～1 年 10 例；1～2 年 7 例，2～5.5年 1 例，5～6 年 1 例，6～10 年 1 例。⑦

104.王德龙经验方 ① 外用普陀膏：血竭、地龙、无名异、全蝎、蜈蚣、水红花子、僵蚕、木鳖子、大枫子、䗪虫、虻虫、冰片等。经加工制成外用膏剂。每帖外敷 5～7 日，休息 3 日再换，12 帖为1 疗程。② 内服方：黄芪 30 克、仙鹤草 30 克、龙葵 30 克、北沙参 30 克、牡蛎 30 克、白花蛇舌草 30

---

① 赵建成. 段凤舞肿瘤积验方［M］. 合肥：安徽科学技术出版社,1991：196－197.
② 赵建成. 段凤舞肿瘤积验方［M］. 合肥：安徽科学技术出版社,1991：197.
③ 赵建成. 段凤舞肿瘤积验方［M］. 合肥：安徽科学技术出版社,1991：197－198.
④ 赵建成. 段凤舞肿瘤积验方［M］. 合肥：安徽科学技术出版社,1991：198.
⑤ 同上.
⑥ 赵建成. 段凤舞肿瘤积验方［M］. 合肥：安徽科学技术出版社,1991：199.
⑦ 谢远明. 健脾化瘀法治疗中晚期肝癌 25 例［J］. 陕西中医,1990,11(10)：448.

克、马鞭草 20 克、水红花子 20 克、党参 20 克、生薏苡仁 20 克、石见穿 20 克、制鳖甲 10 克、制龟甲 10 克、白术 10 克、白芍 10 克、醋三棱 10 克、醋莪术 10 克、醋香附 10 克、夏枯草 10 克、鸡内金 10 克。酌情选用 10 余味，每日 1 剂，水煎 2 次，分 2～3 次服。治疗原发性肝癌 70 例，镇痛显效率 83.5%，有效率 96.7%，配合内服中，Ⅱ期肝癌 1 年生存率达 44.8%。[①]

105. 柴胡鳖甲参术汤加减　柴胡、鳖甲、白芍、清半夏、䗪虫、黄芩、桃仁、党参、焦白术、茯苓、砂仁、半枝莲、龙葵、鸡内金、焦山楂、焦麦芽、焦神曲、甘草、山核桃。随症加减：腹水、尿少，去清半夏、黄芩、䗪虫，加泽泻、车前子、大腹皮、姜皮、石韦；黄疸，去䗪虫、焦白术，加茵陈、生栀子；胁痛加乌药、川楝子。每日 1 剂，水煎 2 次，分 2～3 次服。同时加用转移因子、多种维生素等。个别病例补充血浆、白蛋白、复方氨基酸等。治疗原发性肝癌 40 例，好转 15 例，有效 18 例，无效 7 例，总有效率 82.5%，平均生存时间为 9.95 个月。[②]

106. 健脾强肝方　人参、茯苓、白术、甘草、黄芪、白芍、泽兰、王不留行、益母草、大腹皮、车前子、半枝莲、延胡索、砂仁、鸡内金、麦芽、陈皮。随症加减。每日 1 剂，水煎 2 次，分 2 次服。消肿膏：独角莲 500 克、天南星 100 克、生半夏 100 克、乳香 100 克、制马钱子 50 克、白芥子 50 克、急性子 50 克、藤黄 30 克、没药 10 克、蜈蚣 100 条。制成一料黑膏，敷患处皮肤部位，5 天换药 1 次。治疗不宜手术和化疗的晚期肝癌 2 例，使肝肿瘤消失，AFP 正常，生存 5～11 年余。[③]

107. 茵陈莲苡汤加减　茵陈 20 克、茯苓 20 克、半枝莲 30 克、半边莲 30 克、薏苡仁 30 克、白花蛇舌草 30 克、炒栀子 10 克、熟大黄 12 克、泽泻 12 克、郁金 18 克、滑石粉 15 克、紫丹参 15 克、田三七 6 克。每日 1 剂，水煎 2 次，分 2 次服。治疗

1 例肝癌，服药 17 剂，诸症消失，患者自认为病已痊愈，自行停药。半月后，诸症复发，病情加重，治守原方去紫丹参，加柴胡 12 克、大腹皮 12 克、金钱草 20 克。连服 25 剂，症状、体征消失，守第二处方去柴胡，加人参以扶正气。后根据本方加减扶正药物，巩固疗效。服药 480 余剂，经检查原有症状、体征均消失，B 超检查，肝内无明显占位性病变，过 4 个月后，追访，病情稳定，未见复发。[④]

108. 逍遥散合舒肝散化裁　当归 30 克、夏枯草 30 克、焦山楂 30 克、半枝莲 30 克、郁李仁 30 克、金钱草 30 克、赤芍 15 克、海藻 15 克、昆布 15 克、鳖甲 15 克、柴胡 6 克、延胡索 6 克、牡蛎 60 克、青皮 9 克。每日 1 剂，水煎 2 次，分 2 次服。治疗 1 例肝癌。服 2 剂后，肝区疼痛大减，寒热交作停止，并能食稀饭。根据病情继用原方加减，同时服用丸药方：鳖甲 30 克、甲片 30 克、当归 30 克、茯苓 30 克、牡蛎 30 克、焦栀子 30 克、瓦楞子 30 克、丹参 30 克、焦山楂 60 克、金钱草 60 克、白花蛇舌草 60 克、木瓜 31 克。以上药共研细末，炼蜜为丸，每日 3 次，每服 6 克，温开水送服（感冒停服）治疗 7 个月，肝区包块及疼痛完全消失，食欲增加，体重增加。随访观察 7 年未见复发。[⑤]

109. 香砂六君子汤加味　党参 15 克、焦白术 15 克、茯苓 15 克、甘草 6 克、广木香 6 克、砂仁 10 克、陈皮 10 克、半夏 10 克、鸡内金 10 克、厚朴 10 克、柴胡 10 克、延胡索 10 克、薏苡仁 20 克。每日 1 剂，水煎 2 次，分 2 次温服。治疗 1 例肝癌，服药 5 剂，明显好转，肿块缩小，续服 10 剂，诸症基本消失，守前方去柴胡、厚朴，服 20 余剂，后随诊 3 次，用药基本同前。经 B 超检查，肿块消失，肝脾无异常。[⑥]

110. 张宗良经验方　赤芍 6 克、白芍 6 克、紫丹参 30 克、桃仁泥 12 克、当归 9 克、红花 9 克、土鳖虫 9 克、广木香 5 克。随症加减：脾虚加炒党参

① 王德龙. 普陀膏并中药治疗原发性肝癌 70 例疗效分析[J]. 中西医结合杂志，1990，10(12)：723－725.
② 李乃民，等. 柴胡鳖甲参术汤加减治疗原发性肝癌[J]. 四川中医，1989(5)：32－33.
③ 杨通礼. 临证治疗晚期肝癌体会[J]. 中医函授通讯，1989(2)：40.
④ 黄少华. 肝癌诊治 1 例报道[J]. 中医杂志，1988(5)：25.
⑤ 林旭阳，等. 治愈肝癌一例[J]. 四川中医，1987(2)：38.
⑥ 王梅英. 肝脏症瘕[J]. 湖南中医杂志，1987(5)：44－45.

10克、炒枳壳6克、炒白术9克、制鸡内金9克；包块有形加三棱9克、莪术9克；疼痛加延胡索9克、炙乳香5克、炙没药5克；大便燥结，加火麻仁12克、全瓜蒌12克、大黄5～9克；便血加地榆炭12克、槐花炭9克、仙鹤草15克；脾肾阳虚，加制附子片3克、肉桂3克、炒党参12克、炒白术9克；黄疸腹水，加茵陈24克、炒白术9克、泽泻9克、猪苓12克、茯苓12克、车前子12克；并随症选用半枝莲、白花蛇舌草、石打穿、败酱草等药。每日1剂，水煎2次，分2～3次服。疗程3个月至3.5年。治疗8例转移性肝癌，症状好转，肝肿缩小者2例，稳定者2例，增大者1例，肝功恢复者2例，无效1例。生存期：大肠癌肝转移生存10个月、17个月、42个月、58个月各1例；胃癌肝转移生存13个月1例、25个月2例；肺癌肝、胰等广泛转移1例，生存3个月。①

111. 汤新民经验方 茵陈30克、车前子(布包)30克、海藻30克、海带30克、牡蛎30克、白花蛇舌草30克、铁树叶30克、延胡索30克、漏芦15克、郁金15克、丹参15克、黄芪15克、党参15克、南沙参15克、北沙参15克、石斛15克、当归12克、赤芍12克、白芍12克、夏枯草12克、甘草12克、川楝子9克。随症加减：有黄疸者，加栀子、平地木、田基黄；有腹水者，加车前草、茯苓、猪苓，合用西药利尿剂；有胸水者，加桑白皮、葶苈子、白英、龙葵；有发热者，加生石膏、金银花、大青叶，合用西药消炎痛；有呕血便血者，加仙鹤草、白及、藕节炭、地榆炭、侧柏炭、贯众炭、槐花炭；有神昏谵语者，加鲜生地黄、石菖蒲、牛黄清心片，醒脑静注射液等。每日1剂，水煎2次，分2次服。治疗Ⅲ期原发性肝癌73例，治后生存率：1月以上者为34.25％(25例)；2月以上者为8.22％(6例)；6月以上者为2.74％(2例)；1年以上者为1.37％(1例)。平均生存期间为34.01天，中位生存数为19天。②

112. 肝复方 黄芪、党参、白术、茯苓、柴胡、甲片、桃仁、丹参、苏木、七叶一枝花、牡蛎、鼠妇。随症加减：气滞血瘀型加䗪虫、莪术、三七、香附；肝郁脾虚型加郁金、淮山药、陈皮、麦芽；肝胆湿热型加茵陈、败酱草、蒲公英、黄芩、木通；阴虚内热型加牡丹皮、地骨皮、麦冬、鳖甲。每日1剂，水煎2次，分2～3次服。连服2个月为1个疗程。疗程结束后，定期门诊复查，继续服药。治疗原发性肝癌60例，存活半年以上26例，1～2年12例，2年以上4例，其中气滞血瘀型24例，治疗后存活半年以上13例，1～2年6例，2年以上1例；肝郁脾虚型23例，治后存活半年以上者7例，1～2年3例，2年以上1例；肝胆湿热型8例，治后存活半年以上5例，1～2年2例，2年以上1例，阴虚内热型5例，治后存活半年以上1例，1～2年1例，2年以上1例。③

113. 孙秀峰经验方 黄芪20克、党参20克、丹参20克、鸡内金20克、山药30克、天花粉15克、当归尾15克、赤芍10克、三棱10克、莪术10克、干蟾皮1张、全蝎(研末吞服)2克、犀黄丸(吞服)9克。每日1剂，水煎2次，分2次服。治疗1例肝癌，服30余剂，病情明显好转，肿块缩小，疼痛缓解。在此基础上，加减选用桃仁、红花、水蛭、䗪虫、蛇蜕、蜈蚣、天龙、三七、人参、女贞子、枸杞子、天麻、酸枣仁。目前已服蟾皮200张、全蝎500克、犀黄丸500克。已生存15个月，全身情况良好，肿块已基本触不到，按肝区已无痛感。④

114. 童百年经验方 丹参12克、生牡蛎(先煎)12克、鳖甲(先煎)15克、香附9克、川楝子9克、赤芍9克、白芍9克、鸡内金9克、木香6克、白花蛇舌草30～60克、紫花地丁30～60克、金钱草30克、白蜜(冲服)30克。随症加减：发热加金银花、连翘；便结加制大黄；胁痛加徐长卿；便血加茅根；软坚加三棱、莪术；神疲乏力加太子参、沙参。每日1剂，水煎2次，分2次服。治疗1例肝

① 张宗良，等. 治疗8例转移性肝癌的临床观察[J]. 江苏中医杂志，1987(2)：13-15.
② 汤新民，雷永仲. Ⅲ期原发性肝癌73例临床疗效观察[J]. 上海中医药杂志，1985(12)：11-12.
③ 潘敏求，等. 60例原发性肝癌临床疗效观察[J]. 上海中医药杂志，1985(11)：13-14.
④ 孙秀峰. 肝癌治验[J]. 辽宁中医杂志，1982(3)：43.

癌,连服3月余,症状改善,病情稳定。以后陆续以上方加减,治疗观察3年,间或与一贯煎等方剂加减服用。目前患者一般情况尚可,偶有发热,肝区隐痛,腹部癥块依然。已存活3年余,现仍用中药治疗观察。[1]

115. 三甲复脉汤加减　干生地黄12克、制龟甲12克、夜交藤12克、七叶一枝花12克、赤芍9克、白芍9克、麦冬9克、地骨皮9克、青蒿9克、牡蛎18克、制鳖甲18克、北沙参18克、珍珠母30克、白花蛇舌草30克、生甘草3克。每日1剂,水煎2次,分2次服。治疗晚期原发性肝癌1例,服药30余剂,肝区胀痛显减,精神转佳,但口干未瘥,目糊多眵。更方:玄参9克、麦冬9克、制首乌9克、七叶一枝花9克、女贞子9克、鲜石斛12克、鲜生地黄12克、制龟甲12克、天花粉12克、北秫米12克、墨旱莲12克、北沙参18克、生甘草3克、生牡蛎15克、生鳖甲15克、干芦根15克、珍珠母30克、白花蛇舌草30克。每日1剂,水煎2次,分2次服。服药后,病情稳定。原方中加入养胃之品,以善其后,随访至今,患者安然(存活1年以上)。[2]

116. 扶正抗癌汤　①Ⅰ号方,扶正活血,疏肝解毒:太子参15克、生薏苡仁50克、当归12克、红花9克、佛手9克、柴胡9克、木香9克、紫草根50克、夏枯草50克、野菊花50克;②Ⅱ号方,疏肝解毒,软坚化瘀,调理脾胃:党参15克、炒白术9克、当归12克、丹参24克、八月札9克、柴胡9克、木香9克、莪术15克、生牡蛎100克、白花蛇舌草50克、半枝莲30克、平地木50克、炙甘草9克;③Ⅲ号方,补气养血,养阴柔肝,健脾和胃,清热利湿:党参9克、黄芪12克、地黄9克、当归18克、白芍9克、鳖甲15克、龟甲15克、白术9克、茯苓9克、陈皮9克、泽泻9克、白花舌蛇草50克、七叶一枝花50克。中草药"扶正抗癌汤"Ⅰ～Ⅲ号方,每方连服3剂循环交替使用,如全身情况

较差者,可连续服用Ⅲ方,部分病例随症加减。根据患者体质的耐受情况使用5-氟脲嘧啶250毫克,静脉滴注,每日1次,连续1周后改为隔日1次,2～3周后改用复方5-氟脲嘧啶口服,1日3次,每次100毫克,并同时服用中成药小金片及一些护肝药物。按上海市肝癌协作组所拟定的分型分期标准,50例患者中属单纯型Ⅰ期1例,Ⅱ期21例,Ⅲ期6例;硬化型Ⅰ期1例,Ⅱ期5例,Ⅲ期10例;炎症型Ⅱ期2例,Ⅲ期4例。按1972年石家庄会议所拟定的"原发性肝癌药物治疗疗效评定标准",本组50例中,特效5例,显效12例,有效13例,有效率为60%;生存1年以上17例,占34%,其中生存2年以上8例,占16%。[3]

117. 江苏省常州市第一医院院内方　丹参30克、石见穿30克、夏枯草30克、香附15克、党参15克、马鞭草15克、七叶一枝花(根茎)15克、活血龙(虎杖)15克、鹅不食草9克、天龙5条。随症加减:腹水加车前子(包煎)60克;发热加金银花60克、黄芩15克;疼痛加延胡索15克、威灵仙30克。每日1剂,水煎2次,分2次服。另外在疼痛区外敷鲜癞蛤蟆皮。治疗肝癌1例,用药3个月后肝区疼痛明显减轻,食欲增加,肝肿块缩小1半。[4]

二、手术后,与放、化疗等合用方

1. 软肝利胆汤　柴胡12克、黄芩12克、半夏9克、红参10克、甘草6克、田基黄30克、垂盆草30克、茵陈30克、夏枯草15克、生牡蛎30克、延胡索10克、姜黄10克。随症加减:脾阳虚,加桂枝、干姜;水饮停滞,加茯苓、猪苓、泽泻;阴虚,加阿胶、麦冬。每日1剂,水煎服。研究者将收集78例均有乙肝病史、接受过肝癌根治性切除术、术后均行2～3次TACE治疗的肝癌患者,将可能影响原发性肝癌术后无病生存期的观察指标包括性别、年龄、酗酒史、乙肝病毒控制情况、Child～Pugh分级、门静脉癌栓、术前甲胎蛋白值、肿瘤直

① 童百年. 中药治疗肝癌一例[J]. 上海中医药杂志,1982(7):27.
② 王超然. 中医药治疗晚期原发性肝癌一例[J]. 上海中医药杂志,1980(3):26.
③ 启东县海复地区医院肝癌防治组. 扶正抗癌汤合并5-氟脲嘧啶治疗原发性肝癌50例临床疗效观察[J]. 医学研究通讯,1975,(5):22-24.
④ 江苏省常州市第一医院. 全国中草药新医疗法展览会资料汇编[C]. 1972(3):422.

径、血管是否侵犯、切缘距离、中医中药治疗等,用 Cox 模型分析各因素与无病生存期之间的关系。结果显示:年纪稍大、乙肝病毒控制良好、Child～Pugh A 级、无门静脉癌栓、原发肿瘤越小、无血管侵犯、术后行中药软肝利胆汤治疗,且服中药时间长均可延长肝癌术后无病生存期。①

2. 龙葵承气汤　鲜龙葵果 30 克、大黄 10 克、厚朴 12 克、枳实 12 克、白芍 12 克、柴胡 12 克、甘草 8 克。每日 1 剂,水煎 150 毫升,饭后服用,持续到术后 7 日。研究者选取 71 例肝癌介入术后患者,随机分为 2 组,各 34 例。对照组仅给予常规治疗,观察组在常规治疗基础上加用龙葵承气汤,总有效率观察组 86.5％、对照组 58.8％,两组比较,差异有统计学意义。②

3. 肝益方　熟地黄 15 克、山茱萸 9 克、淮山药 9 克、党参 9 克、白术 9 克、茯苓 15 克、泽泻 9 克、牡丹皮 9 克、炙甘草 6 克。对照组 TACE 后予以口服维生素 C 片 0.2 克,3 次/日,维康福 1 片,1 次/日,益肝灵 105 毫克,3 次/日。上述各组治疗 6 周为 1 疗程,2 个疗程后随访。结果显示:治疗组 34 例,治疗后显效 10 例,有效 17 例,无效 7 例,总有效率 79.41％;对照组 20 例,治疗后显效 2 例,有效 9 例,无效 9 例,总有效率 55％。中医临床总证候治疗有效率治疗组优于对照组,二者间有统计学差异($P<0.05$)。③

4. 加味茵陈汤　茵陈 30 克、栀子 15 克、大黄 15 克、党参 15 克、白术 15 克、法半夏 12 克、石菖蒲 15 克、鸡骨草 30 克。清热祛湿,健脾和胃。随症加减:热甚者,加溪黄草、蒲公英、黄芩;湿重者,加车前子、滑石、白蔻仁;气虚甚者,加黄芪、淮山药;阴虚甚者,加玄参、生地黄、沙参;夹瘀血者,加乳香、没药、桃仁、红花。每日 1 剂,煎水 200 毫升,早晚各服 1 次,1 周为 1 疗程。研究者运用加味茵陈汤治疗原发性肝癌栓塞化疗后发热 48 例,结果显示:显效 31 例(1 个疗程内体温恢复正常,

停药 1 周内无复热现象);有效 11 例(治疗 7～14 天后体温恢复正常,停药 1 周内无复热现象);无效 6 例(治疗 14 天后体温下降不足 1℃,或需加其他辅助方法治疗)。总有效率为 87.50％。④

三、手术后,单独用方

肝积康复汤　黄芪 30 克、党参 30 克、白花蛇舌草 30 克、半枝莲 30 克、茯苓 15 克、赤芍 15 克、鸡血藤 15 克、绞股蓝 15 克、红景天 15 克、枸杞子 15 克、白术 9 克、北柴胡 9 克、炮甲片 9 克、莪术 9 克、郁金 9 克。随症加减:若湿热重者茯苓易土茯苓,加绵茵陈;若热甚便秘者去白术,加大黄;若脾虚便溏者白术易炒白术,加扁豆;若气血亏虚甚者重用黄芪,加当归、熟地黄;若脘胁疼痛者加延胡索、川楝子;若食欲不振者加山楂、神曲。中药汤剂每日 1 剂,文火煎 2 次,每次煎 30 分钟,分早、中、晚饭后半小时服,每次 200 毫升。研究者将中药治疗组(30 例)与复方斑蝥组进行对比发现,治疗后治疗组总缓解率(显效＋好转)70.00％,显效率 30.00％;对照组总缓解率(显效＋好转) 30.00％,显效率 10.00％,两组间总缓解率与显效率差异均有显著性意义($P<0.01$)。⑤

四、未手术,与放、化疗等合用方

1. 益脾柔肝方　黄芪 50 克、薏苡仁 50 克、鳖甲 30 克、浙贝母 20 克、党参 15 克、茯苓 50 克、连翘 15 克。加水 500 毫升水煎至 200 毫升左右,每日 1 剂,分早晚 2 次口服,共治疗 2 个月。将 97 例中晚期原发性肝癌患者作为研究对象,采用抽签法随机分为中医组 48 例和单纯化疗组 49 例,两组均给予肝动脉介入栓塞化疗,中医组同时给予益脾柔肝方进行辅助治疗,21 天为 1 个疗程,共计完成 4 个疗程。结果显示:中医组的化疗总有效率与单纯化疗组相比差异不具统计学意义(83.33％,77.55％);治疗后,中医组的生活质量(quality of life,QOL)评分,行为状态评分(Karnofsky performance score,KPS)高于

① 斯韬,宁雪坚,等. 软肝利胆汤对肝癌术后无病生存期的影响[J]. 长春中医药大学学报,2015,31(1):145-148.
② 徐振杰,等. 龙葵承气汤对肝癌介入术后患者并发症及肝功能的影响[J]. 新中医,2015(8):207-209.
③ 王文海,等. 肝益方治疗原发性肝癌介入术后 34 例疗效观察[J]. 云南中医中药杂志,2006,27(5):4-5.
④ 邓伟民,杨星. 加味茵陈汤治疗原发性肝癌栓塞化疗后发热 48 例[J]. 江苏中医药,1998,19(2):30-31.
⑤ 陈军平,等. 肝积康复汤治疗肝癌术后甲胎蛋白升高的临床观察[J]. 光明中医,2011,26(8):1594-1595.

单纯化疗组,差异具有统计学意义($P<0.05$);治疗后,中医组的各项中医症候积分低于单纯化疗组,差异具有统计学意义($P<0.05$)。提示益脾柔肝方联合化疗对中晚期原发性肝癌患者的化疗效果影响不显著,但可以显著缓解患者的临床症状、提高患者的生存质量。[①]

2. 健脾解毒方　白花蛇舌草 25 克、半枝莲 20 克、解毒草 15 克、白术 10 克、蜈蚣 2 条、茯苓 10 克、七叶一枝花 15 克、黄芪 30 克、柴胡 10 克、陈皮 15 克、郁金 10 克、党参 30 克、山楂 10 克、甘草 5 克。每日 1 剂,浓煎 100 毫升,分 2 次温服。研究者将 59 例原发性肝癌患者随机分为对照组 29 例和治疗组 30 例。对照组采用单纯 TACE 术治疗,治疗组在对照组的基础上联合健脾解毒方治疗,结果显示:对照组和治疗组的 6 个月、12 个月、18 个月、24 个月带瘤生存时间分别为 25（86.2%）和 27（90.0%）、12（41.3%）和 21（70.0%）、4（17.2%）和 13（43.3%）、2（6.8%）和 8（26.6%）,具有临床意义。[②]

3. 莲龙消积方　半枝莲 15 克、穿山龙 30 克、生黄芪 30 克、莪术 8 克、郁金 10 克、鸡内金 30 克、薏苡仁 30 克、生甘草 6 克。水煎 30 分钟,每日 1 剂,分早晚 2 次口服,每次 100 毫升,持续至术后 1 个月。研究者采用开放性随机对照临床试验方法,将 55 例中晚期 PHC 患者分为治疗组 25 例,对照组 30 例。对照组行常规 TACE,治疗组在对照组基础上加用榄香烯灌注或栓塞治疗,并口服莲龙消积方。结果显示:治疗组和对照组的实体瘤疗效有效率分别为 20.00% 和 13.33%,临床获益率为 96.00% 和 83.33%;治疗组治疗后 ALB、ALT、AST 均恢复至术前水平,对照组 ALB 未恢复至术前水平（$P<0.05$）;治疗组中医证候改善率为 68.00%,对照组为 33.33%,治疗组中医证候改善程度和改善率均显著高于对照组（$P<0.05$）;两组均显著改善胁痛、腹胀症状（$P<0.05$）;

在胸闷、善太息、纳呆、食少、大便溏泄、神疲乏力、面色晦暗、大便干结、口苦、口干咽燥、溲赤方面,治疗组显著改善（$P<0.05$）,对照组则无统计学差异;治疗组 KPS 改善程度及改善率显著优于对照组（$P<0.05$）;治疗组 PLT 显著性下降（$P<0.05$）,对照组 WBC、HGB、PLT 均显著性下降（$P<0.05$）。[③]

4. 益气活血解毒方　枳壳 25 克、枳实 25 克、八月札 10 克、桃仁 10 克、红花 10 克、三棱 10 克、莪术 10 克、柴胡 10 克、黄芩 10 克、延胡索 10 克、金银花 15 克、连翘 15 克。100 毫升/次,口服,2 次/天。将 56 例晚期肝癌患者随机分为对照组和观察组,每组 28 例。对照组患者采用奥沙利铂栓塞治疗,观察组患者采用奥沙利铂栓塞联合益气活血解毒中药治疗,观察并比较两组患者治疗前后血清缺氧诱导因子（HIF）、甲胎蛋白（AFP）、脯氨酸羟化酶 2（PHD2）、血管内皮生长因子（VEGF）水平的变化情况以及临床总有效率。结果显示:与治疗前相比,两组治疗后患者血清 AFP、VEGF、HIF 及 PHD2 水平均降低,差异具有统计学意义（$P<0.05$）;与对照组比较,观察组患者治疗后血清 AFP、VEGF、HIF 及 PHD2 水平较低,差异具有统计学意义（$P<0.05$）;观察组临床总有效率（92.59%）高于对照组（71.43%）,差异具有统计学意义（$P<0.05$）。结论:益气活血解毒中药联合奥沙利铂能够降低肝癌晚期患者血清 AFP、VEGF、HIF 及 PHD2 水平,提高临床疗效。[④]

5. 健脾柔肝方　黄芪 50 克、党参 15 克、茯苓 50 克、薏苡仁 50 克、浙贝母 20 克、连翘 15 克、鳖甲（先煎）30 克。随症加减:胁肋胀痛者加郁金 12 克、三棱 10 克、莪术 10 克、延胡索 20 克;脘痞腹胀者加厚朴 12 克、枳实 9 克、乌药 15 克;气虚下陷、少气懒言者加升麻 9 克、北柴胡 15 克、太子参 20 克;大便干结者加瓜蒌 20 克、火麻仁 12 克;五心烦热者加银柴胡 10 克、牡丹皮 15 克、青蒿 10 克;眠差者加夜交藤 30 克、酸枣仁 15 克、合欢皮

① 吴贵阳,等. 益脾柔肝方联合化疗对中晚期原发性肝癌患者疗效及生存质量的影响[J]. 中国生化药物杂志,2016,36(11):144-146.
② 韦新,等. 健脾解毒方联合 TACE 术治疗原发性肝癌 30 例[J]. 河南中医,2016,36(10):1751-1753.
③ 储真真,等. 莲龙消积方联合榄香烯介入治疗中晚期原发性肝癌临床疗效评价[J]. 中华中医药杂志,2016,31(6):2421-2424.
④ 潘改燕,等. 益气活血解毒中药联合奥沙利铂对晚期肝癌 AFP,VEGF 的影响[J]. 现代生物医学进展,2016,16(31):6124-6127.

20克等。每日1剂，水煎服，分两次口服。研究者将55例中晚期原发性肝癌患者随机分为对照组25例和治疗组30例，对照组口服替吉奥胶囊化疗，治疗组在对照组的基础上口服健脾柔肝方加减，每日1剂。两组均以21天为1个疗程，共4个疗程。结果显示：治疗组临床疗效的客观有效率为30.00%，临床受益率为83.33%；对照组客观有效率为28.00%，临床受益率为76.00%，两组客观有效率和临床受益率比较差异均无统计学意义(P>0.05)。治疗组中医证候疗效和生活质量总有效率明显高于对照组(P<0.05)。治疗后治疗组各项症状积分较治疗前明显降低(P<0.05)。治疗后治疗组纳差、乏力、腹胀、便溏积分均明显低于对照组(P<0.05)。两组治疗后生活质量评分均较治疗前明显升高，肿瘤大小明显减小(P<0.05)。治疗后治疗组生活质量评分明显高于对照组(P<0.05)。治疗组白细胞减少、血小板减少、口腔炎、周围神经毒性发生例数均明显少于对照组(P<0.05)。[1]

6. 癌痛消方　白花蛇舌草20克、半枝莲15克、赤芍10克、延胡索5克、香附15克、乌药5克、黄芪45克、绞股蓝10克、三棱10克、莪术10克、红花10克、甘草6克。解毒散结，行气止痛，健脾益气。随症加减：肝区疼痛者加三七15克、地龙15克；纳呆食少者加生麦芽10克、焦山楂15克、焦神曲15克、鸡内金10克；腹胀甚者加桂枝10克、莱菔子12克；腹水者加猪苓15克、薏苡仁40克、泽泻10克；恶心呕吐者加砂仁6克、竹茹10克；发热者加桂枝10克、薄荷20克、柴胡15克。研究者将中晚期肝癌患者106例，随机分为治疗组与对照组各53例，两组均应用TACE治疗，术后根据临床症状对症处理，每4周重复1次，共行3次。治疗组加服癌痛消方加减汤剂，每日1剂，连续服用3个月，分别于治疗后12周进行临床观察。结果显示：① 治疗组在肝功能、凝

血功能及免疫功能的恢复情况均优于对照组，差异均有统计学意义(P<0.05)；② 治疗组生活质量改善率为67.92%，对照组为22.64%，两组比较差异有显著性意义(P<0.05)；③ 治疗组在腹痛、发热、恶心呕吐、乏力等症状的缓解情况优于对照组(P<0.05)；④ 两组近期疗效有效率分别为60.38%和52.83%，稳定率分别为84.90%和71.70%，有效率差异有显著性意义(P<0.05)，稳定率差异无显著性意义(P>0.05)。[2]

7. 扶正解毒颗粒　黄芪15克、白术15克、茯苓15克、白花蛇舌草15克、枳壳15克、丹参15克、太子参10克、莪术10克、八月札10克、砂仁5克、薏苡仁30克。随症加减：血虚明显者加鸡血藤、当归；阴虚者加枸杞、石斛、知母、麦冬；气滞腹胀者加柴胡、厚朴、槟榔；腹痛明显者加延胡索、乌药；肝胆湿热者加虎杖、垂盆草、赤芍；水肿尿赤者加泽泻、猪苓、车前子；恶心呕吐者加姜半夏、竹茹、旋覆花。每日1剂，水冲服，两个月为1疗程。研究者在肝动脉化疗栓塞术基础上加用中药作为治疗组(49例)，结果显示：两组患者治疗后中医症候积分均较治疗前下降，差异有显著性意义(P<0.05)；治疗后两组积分差值比较差异有显著性意义(P<0.05)。[3]

8. 肝乐方　党参15克、茯苓10克、白术10克、甘草6克、龙葵15克、肿节风15克、夏枯草10克、虎杖15克、柴胡6克。随症加减：恶心呕吐者加法半夏、竹茹；疼痛者加延胡索、白芍；热盛者加牡丹皮、石膏。水煎服每日200毫升，分2次口服。研究者选取肝癌接受动脉栓塞(TACE)治疗的患者共60例，分为两组，结果显示：治疗组发热、腹痛、恶心呕吐等症状持续时间明显减少(P<0.05)，且生活质量优于对照组(P<0.05)。[4]

9. 固元解毒汤　灵芝、黄芪、党参、绞股蓝、全蝎、甘草。每日1剂，早晚分服。将符合纳入标准的80例肝癌患者随机分为观察组与对照组各40

① 史国军，等. 健脾柔肝方联合替吉奥胶囊治疗中晚期原发性肝癌患者30例临床观察[J]. 中医杂志，2016,57(8)：677-681.
② 唐秋媛，韦艾凌，等. 癌痛消方联合肝动脉栓塞化疗治疗中晚期肝癌患者的临床疗效观察[J]. 时珍国医国药，2015,26(4)：906-908.
③ 高志远，等. 肝动脉化疗栓塞术联合扶正解毒方治疗原发性肝癌临床回顾性分析[J]. 中西医结合肝病杂志，2015,25(2)：108-109.
④ 陈文真，等. 肝乐方治疗肝癌栓塞后综合征30例[J]. 福建中医药，2015,46(4)：14-15.

例。对照组给予 FOLFOX4 方案治疗,观察组在实施 FOLFOX4 化疗方案的同时服以自拟固元解毒汤治疗。结果显示:观察组总有效率为 25.0%,对照组总有效率为 22.5%,两组总有效率比较无显著性差异($P>0.05$);两组患者不良反应主要表现为血液系统的白细胞减少、血红蛋白及血小板减少,消化系统的恶心、呕吐、腹泻,神经毒性反应以嗜睡和感觉异常为主;两组不良反应比较差异具有统计学意义($P<0.05$);治疗后观察组中位生存期 7.5 个月,对照组中位生存期 7.0 个月,两组生存期比较无显著性差异($P>0.05$)。①

10. **疏肝健脾解毒汤** 炒白术 10 克、郁金 10 克、丹参 10 克、炒白芍 10 克、太子参 15 克、茯苓 15 克、怀山药 15 克、茵陈 15 克、垂盆草 15 克、醋柴胡 6 克、陈皮 6 克、炙甘草 6 克。每日 1 剂,水煎 200 毫升,每日 2 次。研究者用疏肝健脾解毒汤联合 TACE 术(治疗组)与单纯采用 TACE 术(对照组)治疗原发性肝癌患者 46 例,结果显示:临床肿瘤客观疗效比较:治疗组 PR 5 例(21.74%)、SD 11 例(47.82%)、PD 7 例(30.74%),有效率(CR+PR) 4 例(21.74%);对照组 PR 6 例(26.09%)、SD 9 例(39.13%)、PD 8 例(34.78%),有效率(CR+PR)6 例(26.09%)。治疗组的有效率较对照组比较差异无统计学意义($P>0.05$)。证候疗效比较治疗前临床症状体征积分经比较无显著差异($P>0.05$),具有可比性。治疗组中医证候显效 4 例(17.39%),有效 14 例(60.87%),无效 5 例(21.74%),总有效 18 例(85.00%);对照组中医证候显效 0 例,有效 12 例(52.17%),无效 11 例(47.83%),总有效 12 例(52.17%)。治疗组与对照组总有效率比较差异有统计学意义($P<0.05$)。②

11. **益气活血消积方** 党参 20 克、白术 20 克、白花蛇舌草 30 克、薏苡仁 30 克、半夏 10 克、露蜂房 10 克、赤芍 10 克、当归 10 克、青皮 7 克、甘草 5 克。随症加减:伴肝硬化者加鳖甲 15 克、土鳖虫 10 克;发热者加黄芩 15 克、柴胡 10 克;转

氨酶升高者加败酱草、土茯苓、茵陈各 30 克;腹痛者加木香 10 克、乌药 10 克、延胡索 20 克;腹胀便秘者加大腹皮 10 克、枳壳 10 克。每日 1 剂,经医院制剂室煎煮取汁 400 毫升,分早晚 2 次服用,每次 200 毫升。连续服用 1 月为 1 疗程,3 个疗程后复查。将 60 例中晚期原发性肝癌,分为两组,各 30 例。对照组采用介入治疗;研究组在对照组治疗基础上联合益气活血消积方。观察 3 月。结果显示:总有效率研究组 83.33%,对照组 63.33%,两组比较差异有统计学意义($P<0.01$)。2 组治疗后,基质金属蛋白酶-9(MMP-9)、甲胎蛋白(AFP)、谷丙转氨酶(ALT)、谷草转氨酶(AST)比较,差异均有统计学意义($P<0.01$)。肝功能损害率研究组 6.67%,对照组 16.67%,两组比较差异有统计学意义($P<0.05$)。③

12. **固本减毒汤** 柴胡 15 克、枳壳 10 克、黄芪 30 克、山药 15 克、白芍 15 克、阿胶 12 克、人参 10 克、白术 20 克、茯苓 20 克、薏苡仁 30 克、半夏 10 克、当归 15 克、莪术 15 克、丹参 15 克、鳖甲 30 克、龟甲 30 克、半枝莲 15 克、白花蛇舌草 30 克、甘草 10 克。随症加减:发热者加生石膏、知母;夜卧不安者加生龙骨、生牡蛎、远志;食少纳差者加焦山楂、焦神曲、炒麦芽、鸡内金;恶心、呕吐甚者加砂仁、吴茱萸;五心烦热者加牡丹皮、赤芍;盗汗者加生地黄;乏力明显者加党参、太子参;疼痛者加延胡索、郁金;黄疸者加茵陈、虎杖;腹水者加大腹皮;便秘者加制大黄;癌肿较大者,加用七叶一枝花、半边莲。每日 1 剂,水煎服,每次 100 毫升,每日 3 次,两组疗程均为 2 个月。研究者将 80 例分为 2 组,对照组采用 FP 方案化疗。结果显示:在两组客观有效率比较中,治疗组为 37.5%,对照组为 25.0%,两组相比有统计学差异($P<0.05$)。在两组治疗前后 Karnofsky 评分比较中,治疗组好转率为 55.0%,对照组好转率为 30.0%,两组相比有统计学差异($P<0.05$)。在两组治疗前后体质量增长情况比较中,治疗组好转率为 45.0%,对

① 杨闯,孙秋萍. 自拟固元解毒汤改善肝癌患者化疗中不良反应的临床研究[J]. 中医药信息,2015,32(4):116-118.
② 胡玥,张微,等. 疏肝健脾解毒汤联合肝动脉化疗栓塞术治疗原发性肝癌的临床研究[J]. 陕西中医,2015,36(9):1139-1140.
③ 王廷祥,等. 益气活血消积方联合介入疗法治疗中晚期原发性肝癌疗效及安全性分析[J]. 新中医,2015,47(5):236-239.

照组好转率为 27.50%,两组相比有统计学差异(P<0.05)。①

13. 健脾益肝方 党参 15 克、白术 15 克、茯苓 15 克、黄芪 30 克、柴胡 10 克、白芍 15 克、丹参 15 克、鸡内金 8 克、女贞子 10 克、石见穿 15 克、甘草 6 克。随症加减:腹痛者加川楝子 15 克、郁金 15 克、延胡索 15 克;发热者加生石膏 30 克、寒水石 30 克、柴胡改为 15 克;黄疸者加茵陈 30 克、生大黄 8~12 克、栀子 10 克;恶心呕吐者加半夏 15 克、陈皮 15 克、代赭石 30 克;腹胀(或有腹水)者加大腹皮 30 克、猪苓 15 克。煎剂浓缩至 100 毫升,每日 1 剂,分早晚 2 次服用,至少服用 12 周。将 80 例老年原发性肝癌患者随机分为治疗组 42 例和对照组 38 例,对照组行 TACE 及对症治疗,治疗组行 TACE 联合口服中药健脾益肝方;TACE 治疗 3 次,中药至少服用 12 周。结果显示:治疗组 6 个月及 1 年、3 年生存率分别为 85.71%、71.43%、35.71%,均高于对照组的 65.79%、47.37%、15.79%(P<0.05);术后 3 个月,两组肿瘤控制率无明显差异(P>0.05)。②

14. 健脾消痰散结方 党参 30 克、白术 15 克、茯苓 15 克、浙贝母 30 克、法半夏 15 克、莪术 15 克、牡蛎 30 克、鳖甲 10 克、苍术 12 克、郁金 12 克、焦三仙各 15 克、甘草 9 克。根据专家共识拟定的肝癌证型加减,共有 8 种证型。随症加减:气滞型可加柴胡、川芎、枳壳等;血瘀型可加三棱、石见穿、延胡索等;热证可加白花蛇舌草、半枝莲、夏枯草等;湿证可加厚朴、薏苡仁等;气虚证可加黄芪、大枣等;血虚证可加当归、黄精、熟地黄等;阳虚证可加杜仲、补骨脂等;阴虚证可加沙参、麦冬、玄参等。所有患者至少治疗 1 个疗程,每疗程 3 个月。每日 1 剂,水煎服,煎取 200 毫升,分 2 次服用,早晚各服 100 毫升,连续服用 3 个月为 1 个疗程。两组均治疗 12 周后评价疗效。运用前瞻性队列研究观察健脾消痰散结方治疗中晚期原发性肝癌行

TACE 术后的患者 32 例,对照组 30 例,结果显示:① 在证候疗效方面,治疗组和对照组治疗后分别为 78.13%、63.33%;在证候积分方面,治疗组和对照组治疗后的积分分别为 20.31±9.19、24.63±5.66,均有统计学差异(P<0.05);② 生活质量改善比较,治疗组和对照组治疗后的生活质量积分分别为 74.06±7.96、66.97±8.02,有统计学差异(P<0.05);③ 甲胎蛋白(AFP)比较,治疗组和对照组治疗后分别为(818.63±327.13)纳克/毫升、(744.88±235.46)纳克/毫升,无统计学差异(P>0.05)。③

15. 止痛益气汤 刘寄奴 15 克、川楝子 15 克、车前子 15 克、郁金 15 克、马鞭草 10 克、鸡内金 10 克、合欢皮 10 克、陈皮 10 克、连翘 20 克、延胡索 20 克、茯苓 30 克、白芍 30 克、柴胡 8 克、炙甘草 6 克。将以上药物浸泡 30 分后用水煎,去渣取汁,每日 1 剂,1 剂分 2~3 次于饭后 30 分钟服下,连续用药 30 天为 1 个疗程。研究者将 79 例患者分为对照组(39 例,常规治疗)和治疗组(40 例,中药＋心理疏导),结果显示:治疗后,对照组和治疗组的无痛、轻度、中度、重度分别是 6、10、20、3 和 18、22、0、0,提示止痛益气汤可以有效缓解肝癌痛。④

16. 益气活血方 党参 15 克、莪术 15 克、三棱 15 克、枸杞子 15 克、补骨脂 15 克、茵陈 15 克、珍珠草 15 克、淮山药 20 克、桃仁 10 克、全蝎 10 克、蜈蚣 1 条、鳖甲(先煎)20 克。随症加减:胸腹水加泽泻、瞿麦、南葶苈子、大腹皮等;纳呆加鸡内金、炒谷麦芽等;胁肋胀痛加徐长卿、八月札、延胡索等;小便黄加半枝莲、虎杖、白花蛇舌草等;骨髓抑制加用太子参、枸杞子、补骨脂、阿胶等;放射治疗后如果消化道症状明显,则加藿香、谷麦芽、厚朴等;发热加用新癀片;黄疸加用七叶一枝花。加水 1 000 毫升,煎煮 30 分钟至药液 200 毫升,第 2 煎加水 500 毫升,煎煮 20 分钟至 100 毫升。将两

① 李清波,张海兵,等. 抗癌保肝汤联合化疗对原发性肝癌的临床疗效观察[J]. 中华中医药学刊,2015,33(8):2027-2030.
② 邓兰,彭国林,等. 经皮肝动脉化疗栓塞联合健脾益肝方口服治疗老年原发性肝癌疗效观察[J]. 山东医药,2014,54(16):59-61.
③ 李斌,等. 健脾消痰散结方治疗中晚期原发性肝癌临床观察[J]. 辽宁中医杂志,2014,41(1):108-110.
④ 陈毓秀,等. 止痛益气汤配合心理干预对肝癌介入治疗中疼痛症状缓解的疗效分析[J]. 陕西中医,2014,35(1):55-57.

次药液混合 300 毫升药液,150 毫升/次,2 次/天。将原发性肝癌患者 63 例随机分为治疗组 32 例和对照组 31 例。对照组采用三维适形放疗,治疗组在对照组基础上放疗期间和放疗后 3 个月采用中药治疗。治疗后评价临床疗效、KPS 评分、不良反应等相关指标。结果显示:治疗组总有效率为 81.25%,对照组总有效率为 41.93%,两组总有效率比较具有统计学意义($P < 0.01$);两组 AFP 指标治疗前后无统计学意义($P > 0.05$);治疗组 CD4+、CD8+、KPS 评分改善情况优于对照组($P < 0.01$);治疗组 3 个月、6 个月生存率明显高于对照组($P < 0.05$)。[1]

17. 瑶药权提汤 夏枯草 20 克、田基黄 30 克、生牡蛎 30 克、山慈菇 12 克、半边莲 30 克、薏苡仁 30 克、生姜 9 克、马齿苋 30 克、叶下珠 30 克、水杨梅 30 克。随症加减:体虚乏力去山慈菇,加人参 10 克、黄芪 30 克;形寒肢冷、腰膝酸软加补骨脂 12 克、吴茱萸 6 克。每日 1 剂,水煎 250 毫升,早晚温服,TACE 前 1 周、TACE 后服用。TACE 治疗同对照组(对照组常规治疗)。结果显示:治疗 1 疗程(40 天),实体瘤大小变化治疗组与对照组无显著性差异($P > 0.05$),但在生活质量方面治疗组取得了明显好转。[2]

18. 小柴胡汤 柴胡 30 克、黄芩 15 克、人参 15 克、清半夏各 15 克、炙甘草 6 克、生姜 6 克、大枣 3 枚。每日 1 剂,早晚分 2 次温服,2 周为 1 个疗程,治疗 3 个疗程。将中晚期原发性肝癌患者 78 例随机分为治疗组 40 例和对照组 38 例,治疗组采用小柴胡汤联合 TACE 治疗;对照组采用单纯 TACE 治疗。结果显示:治疗组临床中医证候积分总有效率 74.4%,对照组为 61.1%,两组比较差异有统计学意义($P < 0.05$)。治疗组总缓解率为 79.5%,对照组为 66.6%,两组比较差异有统计学意义($P < 0.05$)。[3]

19. 扶正抗癌方 党参 30 克、黄芪 30 克、当归 15 克、红花 10 克、莪术 10 克、白花蛇舌草 15 克、半枝莲 15 克、龙葵 15 克、薏苡仁 10 克、半夏 10 克。随症加减:恶心、呕吐者加生姜 9 克、旋覆花 20 克;腹胀不适者加木香 9 克、厚朴 9 克;纳差者加砂仁 9 克、麦芽 15 克;口干渴者加麦冬 15 克、石斛 15 克、生地黄 20 克,原方党参改为西洋参 30 克。以上中药水煎服,从化疗前 1 周开始服用,至化疗结束后 2 周停用。研究者将 78 例原发性肝癌患者,随机分为治疗组和对照组,各 39 例。两组均采用“GP”化疗方案:吉西他滨(GEM)1 250 毫克/平方米 + 顺铂(DDP)35 毫克/平方米,静脉滴注,第 1 日、第 8 日;每 3 周为一个周期,共治疗 4 个周期后观察疗效。治疗组在此基础上加服扶正抗癌方治疗,疗程均为 4 个周期。观察并比较两组患者的消化道反应结果表明,治疗组优于对照组($P < 0.05$);近期疗效,治疗组优于对照组($P < 0.05$);外周血象变化,治疗组优于对照组($P < 0.05$);1 年生存率比较,两组无显著差异($P > 0.05$)。结论:扶正抗癌方联合“GP”化疗方案,能减少化疗的不良反应,提高机体免疫力,减少骨髓抑制,提高生活质量。[4]

20. 培元抗癌汤 西洋参 10 克、白术 9 克、茯苓 12 克、法半夏 10 克、薏苡仁 9 克、砂仁 6 克、白花蛇舌草 30 克、莪术 15 克、焦山楂 10 克、焦神曲 10 克、焦麦芽 10 克、陈皮 10 克。随症加减:气血虚弱证为主者,加制首乌 10 克、阿胶 12 克、生地黄 10 克;以腹胀为主者,加枳壳 9 克、厚朴 9 克;呕逆、呕吐症状较重,加代赭石 30 克、旋覆花 15 克。每日 1 剂,水煎 300 毫升,分早晚 2 次温服,服药期间随症状加减,化疗开始即开始服用,6 周 1 个疗程。研究者将中晚期肝癌 76 例分成治疗组(中药 + FOLFOX4 方案)、对照组(FOLFOX4 方案)各 38 例,结果显示:治疗组完全缓解 0 例、部分缓解 16 例、好转 11 例、稳定 9 例、进展 2 例,有效率为 42.11%,对照组分别为 0 例、12 例、8 例、

① 张华. 益气活血方联合三维适形放疗治疗中晚期原发性肝癌临床分析[J]. 中医药学报,2014,42(5):125-128.
② 谢永贤,等. 瑶药权提汤联合肝动脉化疗栓塞治疗原发性肝癌随机平行对照研究[J]. 实用中医内科杂志,2014,28(4):74-76.
③ 乔喜婷,等. 小柴胡汤联合肝动脉化疗栓塞术治疗原发性肝癌的临床观察[J]. 陕西中医,2014,35(7):835-836.
④ 崔艳东. 扶正抗癌方治疗原发性肝癌 39 例临床疗效观察[J]. 河南中医,2013,33(1):58-59.

14 例、4 例,有效率为 31.58%,具有统计学意义。[①]

21. 扶正抑瘤方　黄芪 30 克、灵芝 30 克、女贞子 15 克、淮山药 15 克。根据兼症不同适当加减。先取 300 毫升水将中药浸泡半小时后,大火煎煮,待汤药沸腾后,小火煎 10 分钟左右,取 100～150 毫升汤药于饭前半小时服用。每日 2 次,3 个月为 1 疗程,共服用 2 个疗程。研究者将 60 例患者分为单纯微波治疗组和微波治疗＋中药治疗组,结果显示:中药治疗组的显效、有效、无效分别为 15/12/3 例,而微波治疗组为 6/16/8 例,表明治疗组对原发性肝癌证候的改善作用显著高于对照组(P＜0.05),两组对中医证候均有改善作用,主要表现为肝区疼痛、乏力、纳差等症状减轻或消失,饮食增加明显,体重增加,精神状态好转,但治疗组疗效更显著。[②]

22. 解毒疏肝汤　柴胡 12 克、黄芩 12 克、姜半夏 12 克、青蒿 25 克、陈皮 12 克、枳壳 12 克、姜竹茹 10 克、滑石 18 克、甘草 3 克、栀子 12 克、白花蛇舌草 20 克、川楝子 10 克、延胡索 10 克。每日 1 剂,水煎至 200 毫升,每日 2 次,早晚分服,30 剂为 1 个疗程。研究者将 64 例 TACE 治疗患者随机分为对照组和治疗组(中药),结果显示:治疗后两组主要症状如发热、恶心呕吐、腹痛较治疗前均有改善,但治疗组明显优于对照组,两组比较,差异有统计学意义(P＜0.05)。[③]

23. 大柴胡汤合六君子汤　柴胡 10 克、黄芩 10 克、白芍 15 克、枳实 10 克、姜半夏 10 克、茯苓 15 克、生白术 15 克、茵陈 15 克、太子参 20 克、砂仁 10 克、木香 10 克、甘草 6 克、延胡索 15 克。每日 1 剂,水煎后早晚分服,从 TACE 术前 2 日开始服用,直至术后 1 周。研究者将患者分为西医对照组和中药治疗组,结果显示:治疗组恶心呕吐、腹痛、发热及肝功损害的发生率及程度较对照组轻,治疗后生活质量评分较对照组高,差异有统计

学意义(P＜0.05)。结论:中药大柴胡汤合六君子汤减能够减轻肝癌患者 TACE 所导致的栓塞后综合征。[④]

24. 八珍汤合化积丸加减　红参 10 克、白术 20 克、茯苓 15 克、炙甘草 5 克、熟地黄 25 克、白芍 15 克、当归 10 克、川芎 10 克、三棱 10 克、莪术 10 克、香附 15 克、赤芍 15 克、丹参 20 克、甲片 10 克。随症加减:肝气郁结者加柴胡 6 克、枳壳 12 克、川楝子 6 克;气滞血瘀者加桃仁 9 克、红花 10 克、牡丹皮 10 克;疼痛明显者加延胡索 15 克、乳香 10 克、没药 10 克;肝肾阴虚者加女贞子 30 克、枸杞子 15 克。每日 1 剂,水煎分早晚服用。研究者将 63 例中晚期原发性肝癌随机分为治疗组 32 例和对照组 31 例,两组均行 TACE 术,而治疗组同时口服八珍汤合化积丸加减汤剂,4 周为 1 疗程,治疗 1～2 个疗程后观察疗效。结果显示:两组对肿瘤病灶疗效的有效率分别为 51.72% 和 25.00%,两组比较差异有统计学意义(P＜0.05),治疗组优于对照组;治疗组治疗后生存质量较治疗前的提高率与稳定率分别为 48.28% 和 34.48%,而对照组为 25.00% 和 32.14%,两组比较差异有统计学意义(P＜0.05),治疗组优于对照组。[⑤]

25. 益气化瘀解毒方　黄芪 30 克、人参 10 克、白术 15 克、女贞子 20 克、八月札 15 克、莪术 15 克、丹参 20 克、半枝莲 30 克、白花蛇舌草 30 克、蜈蚣 3 条、天龙 10 克。随症加减:腹痛者加香附 15 克、延胡索 15 克;发热者加生石膏 30 克、柴胡 15 克、黄芩 15 克;黄疸者加茵陈 30 克、生大黄 10 克、栀子 10 克;恶心呕吐者加半夏 10 克、砂仁 10 克、代赭石 30 克;腹胀者加大腹皮 15 克、木香 10 克、猪苓 15 克。每日 1 剂,水煎,每日两次内服,连服 60 天。对照组则单行化疗栓塞治疗。将 67 例中晚期原发性肝癌患者随机分为两组,治疗组 37 例采用益气化瘀解毒方加减联合化疗栓塞

①　李仁廷,等. 培元抗癌汤联合 FOLFOX4 方案化疗治疗中晚期肝癌临床研究[J]. 辽宁中医杂志,2013,40(1):92－93.
②　许荣,等. 扶正抑瘤方改善肝癌微波术后患者中医证候临床观察[J]. 中国社区医师(医学专业),2011,13(11):159.
③　王勋,等. 解毒疏肝汤防治肝癌介入化疗栓塞术后综合征 32 例[J]. 中国民间疗法,2011,19(1):28－29.
④　韩冬,杨国旺,等. 大柴胡汤合六君子汤加减防治肝癌栓塞后综合征的临床研究[J]. 北京中医药,2011,30(11):842－843.
⑤　王建新. 八珍汤合化积丸加减结合肝动脉化疗栓塞术治疗原发性肝癌的临床观察[J]. 光明中医,2011,26(8):1579－1580.

治疗,对照组 30 例单行化疗栓塞治疗。结果显示:治疗组有效率(CR+PR)为 59.6%,而对照组为 46.7%,两组比较有统计学差异($P<0.05$)。①

26. 健脾解毒方 太子参 10 克、茯苓 15 克、炒白术 10 克、薏苡仁 15 克、半枝莲 15 克、莪术 10 克、土鳖虫 5 克、白花蛇舌草 30 克、山慈菇 15 克。随症加减:气血两虚乏力者加黄芪、当归;气滞腹胀者加佛手、香橼皮;阴虚舌红苔少者加沙参、麦冬、枸杞子;脾虚泄泻者加炮姜、淮山药、炒扁豆、肉豆蔻;肝郁胁痛,遇怒尤甚者加白芍、醋柴胡、郁金;血瘀腹部刺痛者加延胡索、川楝子、失笑散;腹胀水停尿少者加车前子、泽泻;肝胆湿热黄疸者加茵陈、虎杖;胃气上逆,恶心呕吐者加姜半夏、炒竹茹;癌性低热者,加金银花、白薇。每日 1 剂,水煎服,煎取 150 毫升,分 2 次服用,连续服用 3 个月为 1 个疗程。研究者将 66 例肝动脉化疗栓塞术患者按平行对照研究方法,分为治疗组 34 例和对照组 32 例,其显效、有效、无效及总有效率分别为对照组 2(6.25%)、18(56.25%)、12(37.5%)、62.5%,治疗组 5(14.71%)、24(70.59%)、5(14.71%)、85.29%,表明健脾解毒方治疗后具有延长生存率的作用。②

27. 健脾活血方 党参 30 克、茯苓 20 克、白芍 20 克、白术 15 克、淮山药 15 克、柴胡 15 克、枳壳 15 克、牡丹皮 15 克、桃仁 15 克、䗪虫 6 克、甘草 6 克。随症加减:热盛者加绵茵陈、黄芩、栀子;恶心、呕吐者加法半夏、生姜、旋覆花;疼痛者加三七、延胡索、木香、郁金。观察 2 个疗程后评估。研究者将 68 例患者随机分为治疗组(35 例)和对照组(33 例),两组均采用相同的西医治疗方法,治疗组在 TACE 前后均服用健脾活血方,结果显示:治疗组在减轻患者临床症状、胃肠道反应、发热及肝损害方面优于对照组,两组比较有显著性差异($P<0.05$),TACE 后治疗组患者 NK、CD3、CD4/CD8 明显增高,与对照组有显著性差异($P<0.05$)。③

28. 化痰去瘀消瘤方 白花蛇舌草 60 克、蒲公英 30 克、玄参 12 克、夏枯草 12 克、海藻 12 克、黄芪 12 克、鸡内金 10 克、浙贝母 10 克、莪术 10 克、桃仁 10 克、枳实 10 克、青皮 10 克、甘草 10 克。水煎汤液送服西黄丸、小金丸。每日 1 剂,早晚服用,上午送服小金丸 3 克。睡前送服西黄丸 3 克。研究者将 62 例患者分为治疗组和单纯肝动脉栓塞术,结果显示:对照组 6 月、1 年、2 年生存率分别为 75.3%、40.3%、21.4%,治疗组分别为 74.6%、65.9%、44.5%。两组 6 月生存率无显著性差异($P>0.05$),而治疗组 1 年、2 年的生存率明显高于对照组($P<0.05$)。④

29. 健脾养肝汤 党参 30 克、白术 12 克、苍术 12 克、茯苓 12 克、陈皮 6 克、枳壳 12 克、郁金 12 克、枸杞子 12 克、白芍 15 克、何首乌 12 克、麦芽 12 克、白茅根 30 克。随症加减:腹痛甚加延胡索 12 克、乌药 12 克;吐血或便血加仙鹤草 30 克、田七粉(冲服)3 克;低热加地骨皮 12 克、银柴胡 12 克;小便黄加茵陈 12 克、田基黄 15 克;腹胀甚加砂仁(后下)9 克、木香(后下)9 克;肢肿加泽泻 12 克、猪苓 12 克。每日 1 剂,水煎 200 毫升,早晚分 2 次服。所有患者从确诊后开始治疗,未接受其他抗癌药物治疗。两组均为 30 天为 1 个疗程,统计疗效。将 62 例患者完成 30 日以上的治疗,其中治疗组 32 例,对照组 30 例。生存时间治疗组最长时间为 0.97 年,最短时间 33 日;半年生存率为 37.5%(12/32 例)。对照组生存最长时间为 0.78 年,最短时间 36.5 日;半年生存率为 16.7%(5/30 例)。⑤

30. 调气行水方 柴胡 10 克、姜半夏 10 克、党参 10 克、黄芩 10 克、炒白术 15 克、桂枝 5 克、泽泻 30 克、茯苓 30 克、猪苓 30 克、莪术 15 克、泽兰 30 克、生姜 5 克、甘草 3 克。腔内治疗前 1 周开始持续服用调气行水方基本方至腔内治疗 2 周

① 曾普华,等. 益气化瘀解毒方加减联合化疗栓塞治疗中晚期原发性肝癌 37 例总结[J]. 湖南中医杂志,2011,27(6):19-20.
② 陆原,等. 健脾解毒方联合经皮肝动脉化疗栓塞术治疗原发性肝癌疗效观察[J]. 世界中西医结合杂志,2011,6(3):244-246.
③ 李猛. 健脾活血方联合 TACE 术对肝癌患者生活质量的影响[J]. 陕西中医,2011,32(7):854-856.
④ 陈佐云. 化痰祛瘀消瘤方配合肝动脉化疗栓塞治疗中晚期原发性肝癌 30 例[J]. 陕西中医,2011,32(5):515-516.
⑤ 陈强松,等. 健脾养肝汤治疗中晚期肝癌临床研究[J]. 中医学报,2010,25(5):830-831.

期结束。中药汤剂每日1剂,煎300毫升,早晚分2次服,28天为1周期。观察40例肝癌腹水患者,随机分为治疗组和对照组各20例。治疗组服用中药调气行水方联合顺铂、白介素-2腔内治疗;对照组单纯顺铂、白介素-2腔内治疗。观察两组治疗后腹水的消退情况,实体瘤近期客观疗效以及对患者生活质量、临床常见症状的改善情况的影响。结果显示:治疗组在增强腹水消退(治疗组有效率分别为85.00%,对照组55.00%,$P<0.05$),提高生命质量、缓解临床症状、减轻化疗不良反应方面,与对照组比较,差异有统计学意义。在近期疗效方面,有效率与对照组相当,疾病控制率高于对照组,两组有显著差异。[1]

31. 自拟中药方 党参15克、白术15克、陈皮12克、乌药9克、枳壳6克、白芍12克、栀子15克、白花蛇舌草30克。随症加减:腹胀痛者加延胡索9克;低热不退加青蒿15克、地骨皮15克。每日1剂,水煎,早晚分服,共服7剂。研究者将36例患者随机分成两组,对照组采用常规抗炎、止呕、保肝等治疗,治疗组在此基础上内服中药,观察两组患者经肝动脉栓塞灌注化疗(TACE)术后不良反应的程度及其持续时间和生活质量。结果显示:治疗组症状改善情况、症状持续时间、生活质量改善情况均优于对照组($P<0.05$)。[2]

32. 健脾消积汤 太子参18克、黄芪30克、白术12克、茯苓15克、青皮10克、陈皮9克、薏苡仁30克、郁金12克、麦芽15克、枳壳12克、莪术10克、白花蛇舌草20克、甘草6克。随症加减:胁痛加延胡索12克;口干加石斛15克;黄疸加茵陈15克、田基黄12克;大便稀加苍术10克;小便黄短加白茅根30克;大便秘结加大黄6克。每日1剂,清水煎至200毫升,早晚分2次服。2组患者均以1个月为1个疗程,2个疗程结束后评价疗效。将60例HCC患者随机分成2组,各30例,2组均采用相同的西药保肝、对症支持疗法。

治疗组同时加用健脾消积汤治疗,治疗组6、12个月生存率为74.1%(20/27)、37.4%(10/27);对照组69.2%(18/26)、23.1%(6/26)。[3]

33. 护肝消癥汤结合外敷散结消痛膏 ①护肝消癥汤:生黄芪30克、太子参15克、薏苡仁30克、乌梅15克、白芍15克、柴胡10克、水红花子10克、丹参15克、三七(分冲)6克、制鳖甲15克、炮甲片10克、白花蛇舌草30克、半夏15克、厚朴10克、焦槟榔15克、炙甘草10克。随症加减:伴黄疸者,加茵陈30克、赤小豆30克、大黄6克;伴腹水双下肢浮肿、尿少者,加带皮茯苓30克、泽泻30克、冬瓜皮30克;伴呕血、黑便者,加白及粉(分冲)6克、炒地榆30克;灌注后发热者,加生石膏30克、紫雪散(分冲)0.6克;腹痛者,加川楝子10克、醋延胡索24克;恶心、呕吐严重者,加代赭石20克、生姜10克。水煎服,第1~3个月每日1剂,第4个月每2日1剂。②散结消痛膏:独角莲60克、明矾30克、七叶一枝花30克、生南星15克、雄黄15克、制乳香15克、制没药15克、栀子15克、沉香15克、阿魏10克、蟾酥6克、冰片6克。制法:冰片、阿魏另研,余药共研细末,过80目筛,混合均匀;以鲜猪胆汁、醋各半调成糊状,外敷在剑突下至右肋下锁骨正中线处或有肿块疼痛处,每2日换药1次。如敷药部位出现皮肤瘙痒、皮疹,可局部外搽复方地塞米松软膏,并延缓敷药时间,同时在敷药时于皮肤、药膏之间增加2层纱布。将62例中晚期原发性肝癌病例随机分为治疗组(32例)和对照组(30例)。两组均给予肝动脉化疗栓塞,每4~6周1次,均治疗3次,并配合对症治疗;治疗组同时口服护肝消癥汤、外敷散结消痛膏。两组均治疗4个月,结果治疗组、对照组肿瘤稳定率分别为87.5%、63.3%,组间近期临床疗效差异有统计学意义($P<0.01$);治疗组治疗后肝区疼痛、腹胀、食欲不振、全身乏力明显改善,与对照组比较,差异有统计学意义($P<0.05$,$P<$

① 尤建良,等. 中药调气行水方联合顺铂白介素-2腹腔内注射治疗肝癌腹水的临床观察[J]. 辽宁中医杂志,2010,37(11):2176-2178.
② 黄伶,等. 中西医结合治疗原发性肝癌栓塞灌注化疗术后综合征18例[J]. 山东中医杂志,2010,29(7):471-472.
③ 黄智芬,等. 健脾消积汤对晚期原发性肝癌患者生存质量的影响[J]. 中国中西医结合消化杂志,2010,18(1):47-48,50.

0.01);治疗组治疗后生活质量、血清白蛋白及丙氨酸氨基转移酶改善情况均明显优于对照组($P<$0.05);治疗组 0.5、1 年、2 年、3 年生存率分别为 81.25%、68.75%、43.75%、31.25%,对照组分别为 73.33%、43.33%、20.0%、10.0%;两组比较,1、2、3 年生存率差异有统计学意义($P<0.05$)。[1]

34. 解毒固本汤　生黄芪 30 克、当归 15 克、西洋参 15 克、白花蛇舌草 30 克、半枝莲 30 克、鸡血藤 30 克、陈皮 12 克、半夏 15 克、竹茹 12 克、鸡内金 30 克、莪术 15 克、厚朴 15 克、白芍 20 克。放疗第 1 天开始水煎温服,每日 1 剂,连服 6 周。适形放疗:靶区单次剂量 4～8 Gy,采用 4～7 个非共面射线束,每周 4 次,总剂量为 DT40～60 Gy。对照组单纯行适形放疗。联合治疗组 1 年以上生存率 77.8%,对照组 69.4%,骨髓抑制:联合治疗组白细胞减少 7%,对照组 15%,胃肠道反应两组发生率分别为 8.3% 和 13.9%。[2]

35. 柔肝健脾方　党参 30 克、黄芪 30 克、白芍 30 克、山药 30 克、薏苡仁 30 克、茯苓 15 克、白术 10 克、虎杖 15 克、灵芝 6 克、丹参 15 克。TACE 后再随症加减:恶心、呕吐者加姜半夏 10 克、竹茹 10 克、佩兰 15 克;发热者加柴胡 10 克、地骨皮 15 克、栀子 10 克;疼痛者加延胡索 30 克、郁金 15 克。每日 1 剂,水煎服,于术前 3 日服用,15 日为 1 疗程。研究者将 52 例中晚期肝癌患者随机分为治疗组和对照组,治疗组在 TACE 前后均服用柔肝健脾方,对照组于 TACE 前后给予甘利欣和肌苷护肝。两组病例分别在 TACE 治疗前和治疗后 1 月检查肝功能。结果显示:治疗组 TACE 治疗后 1 月血清丙酮酸氨基转移酶(ALT)、γ-谷氨酰转肽酶(GGTP)、总胆红素(TB)和直接胆红素(DB)均较治疗前无明显改变或只有轻微升高($P>$0.05);对照组则 ALT、GGTP、TB 和 DB 均较治疗前升高($P<0.01$)。[3]

36. 益肝方　柴胡 9 克、郁金 12 克、党参 20

克、黄芪 15 克、茯苓 15 克、白术 12 克、白芍 15 克、木香 12 克、砂仁 12 克、枳壳 12 克、莱菔子 15 克、焦三仙 15 克、竹茹 12 克、甘草 6 克。水煎 200 毫升,早晚各服 100 毫升,每日 1 剂,15 天为 1 个疗程,共服 6 个疗程。肝癌患者 60 例随机分为两组:单纯氩氦刀治疗组(对照组)30 例,益肝方合氩氦刀治疗组(治疗组)30 例。治疗前后检测外周血 T 淋巴细胞亚群和 NK 细胞指标变化。结果显示:单纯氩氦刀治疗组接受治疗后 7 天和 14 天,CD3+、CD4+、CD4+/CD8+ 和 NK 细胞形成率稍高于治疗前,但无统计学意义($P>0.05$);益肝方合氩氦刀治疗组接受治疗后 7 天和 14 天,CD3+、CD4+、CD4+/CD8+ 和 NK 细胞形成率明显高于治疗前,有显著性差异($P<0.05$);两组治疗后比较,CD4+、CD4+/CD8+ 和 NK 细胞值益肝方合氩氦刀治疗组明显高于单纯氩氦刀治疗组,在统计学上有显著性差异($P<0.05$)。提示益肝方合氩氦刀治疗较单纯氩氦刀治疗更能明显地增强中晚期肝癌患者的细胞免疫功能,且未发现明显不良反应,是中晚期肝癌综合治疗的一种安全、微创、副反应少的有效方法。[4]

37. 消瘤汤　半枝莲 15 克、石见穿 20 克、白花蛇舌草 20 克、藤梨根 20 克、薏苡仁 30 克、灵芝 15 克、黄芪 20 克、延胡索 15 克、鸡内金 15 克、丹参 12 克。药材均购置于华中科技大学同济医学院附属协和医院中药房,并由药剂科加水浓煎取汁 200 毫升,每日 1 剂,早、中饭后 2 小时服用,14 日为 1 个疗程,非手术期连用 6 月。按治疗方式分为治疗组(TACE+消瘤汤组,38 例)和对照组(单行 TACE 组,24 例),结果显示:治疗组的部分缓解、稳定、恶化、总有效率分别为 7(18.42%)、27(71.05%)、4(10.50%)、89.47%,明显优于对照组。[5]

38. 益肝方　柴胡 10 克、郁金 10 克、党参 15 克、茯苓 15 克、白术 10 克、白芍 15 克、当归 15

[1] 翟瑞庆,等. 中药内外合治配合肝动脉化疗栓塞治疗中晚期原发性肝癌 32 例[J]. 上海中医药杂志,2010,44(11):48-51.
[2] 刘延军,等. 解毒固本汤联合适形放疗治疗肝癌的疗效观察[J]. 四川中医,2009,27(4):83.
[3] 赵峻. 柔肝健脾方防治肝癌化疗栓塞术后肝损害疗效观察[J]. 山东中医药大学学报,2009,33(1):35-36.
[4] 白广德,等. 益肝方合氩氦刀治疗对中晚期肝癌患者免疫功能的影响[J]. 辽宁中医杂志,2009,36(9):1535-1537.
[5] 张慧,刘建国,等. 消瘤汤联合介入疗法治疗中晚期原发性肝癌疗效观察[J]. 山东中医药大学学报,2009,33(1):32-34.

克、川芎 10 克、牡丹皮 12 克、桃仁 10 克、陈皮 12 克、半夏 15 克、鳖甲 20 克、䗪虫 6 克、昆布 15 克、海藻 15 克、半枝莲 30 克、白花蛇舌草 30 克、甘草 10 克。随症加减：气虚甚者，去党参，加红参 10 克、黄芪 20 克；黄疸者，加茵陈 20 克、田基黄 20 克；呕逆者，加旋覆花 12 克、竹茹 12 克；腹胀者，加枳壳 10 克、厚朴 12 克、木香 10 克；腹水者，加牛膝 12 克、大腹皮 12 克、商陆 10 克；局部疼痛剧烈者，加延胡索 12 克、郁金 12 克；口干渴甚者，加沙参 12 克、麦冬 12 克；便秘者，加瓜蒌 12 克、郁李仁 12 克。每日 1 剂，常规水煎服，30 天为 1 个疗程，共服 2～3 个疗程。白广德等将 90 例失去手术切除机会的原发性中晚期肝癌患者，随机分为对照组（单纯 TACE 治疗组）30 例，治疗 1 组（TACE＋氩氦刀治疗）30 例，治疗 2 组（自拟益肝方＋TACE＋氩氦刀治疗）组 30 例。观察三组治疗后近期疗效、1 年生存率、肿瘤初次复发率、治疗前后 T 淋巴细胞亚群水平及生活质量（KPS 评分）变化，结果显示：三组治疗后总有效率分别为 63.33%（19/30）、83.33%（25/30）、90%（27/30），1 年生存率分别为 56.67%（17/30）、86.67%（26/30）、93.33%（28/30），肿瘤初次复发率分别为 46.67%（14/30）、13.33%（4/30）、10%（3/30），T 淋巴细胞亚群（CD3＋、CD4＋、CD8＋、CD4＋/CD8＋）水平及生活质量 KPS 评分值均比治疗前有不同程度提高，三组间总有效率、1 年生存率、肿瘤初次复发率、治疗后 T 淋巴细胞亚群水平及 KPS 评分值的差异均有统计学意义。[1]

39. 培土固本生血汤　黄芪 25 克、党参 15 克、女贞子 15 克、墨旱莲 15 克、何首乌 15 克、白术 12 克、山药 12 克、生地黄 12 克、黄精 12 克、制鳖甲 12 克、枸杞子 12 克、白芍 12 克、大枣 3 枚。每日 1 剂，水煎取汁 400 毫升，分 2 次温服。研究者对 68 例患者在介入治疗后分为 2 组，治疗组以培土固本汤加地榆升白片，对照组单用地榆升白片治疗，结果显示：WBC、ANC、RBC、PLT 均回

升（$P < 0.01$，$P < 0.05$），治疗组较对照组回升明显（$P < 0.05$），说明治疗组有明显的抗骨髓抑制作用。[2]

40. 扶正抗癌汤　西洋参 10 克、白术 9 克、茯苓 12 克、法半夏 10 克、薏苡仁 9 克、砂仁 6 克、白花蛇舌草 30 克、莪术 15 克、焦三仙各 10 克、陈皮 10 克。随症加减：以气血虚弱为主者，加制首乌 10 克、阿胶 12 克、生地黄 10 克；以腹胀为主者，加枳壳、厚朴各 9 克；呃逆、呕吐较重者，加赭石 30 克、旋覆花 20 克。每日 1 剂，水煎，分早、晚 2 次温服，3 个月 1 个疗程。李仁廷等采用中药加介入疗法治疗原发性肝癌 64 例，并与单用介入疗法治疗的 64 例进行对照观察，结果显示：治疗组 64 例中，完全缓解 3 例，部分缓解 24 例，稳定 35 例，进展 2 例，PR＋CR 为 42.2%。对照组 64 例中，完全缓解 1 例，部分缓解 18 例，稳定 22 例，进展 23 例，PR＋CR 为 29.7%。两组比较，$P < 0.05$。远期疗效比较，治疗组半年、1 年、2 年的生存率分别为 75%（48/64）、59.3%（38/64）、35.9%（23/64），中位生存时间为 26 个月；而对照组半年、1 年、2 年的生存率则分别为 59%（38/64）、45.3%（29/64）、28.1%（18/64），中位生存时间为 23 个月。两组比较，$P < 0.05$。[3]

41. 自拟方　党参 15 克、茯苓 15 克、白术 15 克、半夏 10 克、陈皮 10 克、柴胡 10 克、枳壳 10 克、白芍 15 克、炙甘草 6 克、神曲 15 克、山楂 15 克、麦芽 15 克、玄参 15 克、鳖甲 15 克、牡蛎 15 克。每日 1 剂，水煎服。随症加减：腹痛加延胡索，腹胀明显加厚朴，黄疸加茵陈 15 克，大便干结加大黄，腹水加猪苓、泽泻。一般在术后第 3 天随访血常规、肝肾功能，以后每周检测肝肾功能 1 次，1 个月左右复查超声、CT 及 AFP 检测。将原发性肝癌不能手术治疗的 54 例患者，采用 seldinger 改良技术，经皮股动脉插管进行肝动脉灌注化疗栓塞（transcatheter arterial chemo-embolization，TACE）配合中医疏肝健脾、软坚散结法，并术后

① 白广德，等. 自拟益肝方配合西医治疗中晚期肝癌临床疗效观察［J］. 时珍国医国药，2008，19（11）：2793－2795.
② 苏春芝，等. 培土固本生血汤联合地榆升白片治疗肝癌介入术后骨髓抑制临床观察［J］. 河北中医，2008，30（2）：132－133.
③ 李仁廷，等. 中药加介入疗法治疗原发性肝癌 64 例［J］. 湖南中医杂志，2008，24（2）：60－61.

随访。超声、CT、AFP 定期检查。结果显示：54 例患者总体生存率半年 70.5％，1 年 48.6％，2 年 26.4％，3 年 11.3％，平均生存期 13.4 个月。①

42. 抑瘤康复方　红参 10 克、黄芪 30 克、茯苓 15 克、白术 15 克、白芍 15 克、当归 15 克、川芎 10 克、丹参 15 克、熟地黄 15 克、山楂 10 克、枳实 10 克、神曲 10 克、昆布 15 克、海藻 15 克、八月札 15 克、半枝莲 30 克、白花蛇舌草 30 克、甘草 10 克。随症加减：黄疸者，加茵陈 20 克、田基黄 20 克；呕逆者，加旋覆花 12 克、竹茹 12 克；腹胀者，加枳壳 10 克、厚朴 12 克、木香 10 克；腹水者，加牛膝 12 克、大腹皮 12 克、商陆 10 克；局部疼痛剧烈者，加延胡索 12 克、郁金 12 克；口干渴甚者，加沙参 12 克、麦冬 12 克；便秘者，加瓜蒌 12 克、郁李仁 12 克。每日 1 剂，水煎服，30 天为 1 个疗程。将 75 例不能手术切除的巨块型肝癌患者，随机分为 3 组，A 组：单纯 TACE 治疗组 23 例；B 组：TACE＋氩氦刀治疗组 26 例；C 组：TACE＋氩氦刀＋中药治疗组 26 例。结果显示：A 组术后肿瘤完全坏死率及初次复发率、术后 12 个月、18 个月生存率分别为 26.08％、47.82％、56.52％、43.48％；B 组分别为 61.54％、11.54％、84.61％、73.08％；C 组分别为 69.23％、7.69％、88.46％、80.77％。结论：TACE 术联合氩氦刀及中药序贯治疗原发性中晚期肝癌是一种疗效确切、安全可靠的综合治疗方法，并可能成为非外科手术治疗肝癌的发展方向。②

43. 健脾益肾方　党参 15 克、白术 12 克、枸杞子 15 克、黄芪 30 克、补骨脂 10 克、女贞子 18 克、茯苓 15 克、姜半夏 6 克、半枝莲 30 克、白花蛇舌草 15 克、龙葵 10 克。视患者具体情况辨证加减。水煎取汁 400 毫升，早晚分服，于每次介入治疗前 3 天至 1 周开始服用，完成每个疗程介入治疗后继续服用 1 个月。研究者治疗 28 例中晚期肝癌患者，结果显示：完全缓解 1 例，部分缓解 11 例，稳定 11 例，恶化 5 例，总有效率（CR＋PR）为 42.9％。生活质量显著改善 6 例，改善 13 例，无变化 7 例，恶化 2 例，获益率为 67.9％。③

44. 扶正解毒汤　党参 20 克、茯苓 15 克、白术 15 克、白花蛇舌草 30 克、半枝莲 30 克、赤芍 10 克、丹参 12 克、黄芪 15 克、柴胡 12 克、八月札 15 克、茵陈 18 克。随症加减：气虚甚者，加黄芪 15 克、西洋参 6 克；血虚者，加当归 12 克、鸡血藤 30 克；阴虚甚者，加玉竹 12 克、石斛 15 克；脾虚纳差者，加黄精、炒谷麦芽各 12 克、陈皮 10 克；发热者，加生石膏 30 克、芦根 20 克、知母 9 克；肝区疼痛者，加延胡索 15 克、郁金 15 克。每日 1 剂，加水煎成约 400 毫升，分 2 次口服。林军将 116 例患者随机分为肝动脉栓塞术组和术后加中药的治疗组，结果显示：治疗组术后不良反应症状明显少于对照组。表明扶正解毒汤可减轻 TACE 导致的不良反应和肝损害，提高患者生存质量。④

45. 健脾疏肝汤　柴胡 12 克、枳壳 9 克、黄芪 30 克、白术 9 克、白芍 15 克、茯苓 15 克、陈皮 9 克、酒大黄 15 克、苦参 30 克、枸杞子 30 克、当归 15 克、丹参 15 克、生地黄 15 克、牡丹皮 12 克、赤芍 12 克、黄芩 12 克、黄连 6 克、半夏 9 克。口服，每日 1 剂，连用 2 月为 1 疗程。将 60 例原发性肝癌合并脾功能亢进患者随机分为治疗组和对照组，两组均行肝脾动脉双栓塞术及肝动脉灌注化疗术，治疗组同时给予中药健脾疏肝汤口服，观察患者肝功能、血常规、AFP、测量门静脉及脾静脉直径及肿瘤大小，结果显示：治疗组患者肝功能恢复明显优于对照组（$P<0.05$）、AFP 低于对照组（$P<0.05$）、门静脉及脾静脉直径明显低于对照组（$P<0.05$），且并发症发生率低于对照组。⑤

46. 扶正平肝消瘤汤　人参 3～10 克、党参 20 克、黄芪 30 克、焦白术 15 克、薏苡仁 20 克、柴胡

① 徐成兴，等. 中西医结合治疗中晚期原发性肝癌 54 例临床分析[J]. 辽宁中医杂志，2008，35(1)：101-102.
② 白广德，等. 中西医结合治疗原发性中晚期肝癌疗效对照观察[J]. 辽宁中医杂志，2008，35(1)：98-100.
③ 赵青，等. 介入疗法配合健脾益肾方治疗中晚期肝癌 28 例[J]. 河北中医药学报，2008，23(2)：28.
④ 林军. 扶正解毒方配合肝动脉栓塞化疗术治疗原发性肝癌的临床观察[J]. 湖北中医杂志，2008，30(2)：30-31.
⑤ 孙先普，等. 健脾疏肝汤联合肝脾双栓治疗原发性肝癌合并脾功能亢进临床研究[J]. 中国中西医结合影像学杂志，2007，5(2)：84-86.

10克、郁金10克、莪术10克、三棱10克、赤芍20克、鳖甲15克、天龙3条、石见穿15克、猫人参15克、仙鹤草15克。随症加减：口淡，恶心，脘痛，舌淡中寒者，加干姜、砂仁、半夏；食欲不振者，加谷芽、麦芽、鸡内金；肝区疼痛加延胡索、川楝子、丹参；肝功能损害者加半枝莲、平地木、垂盆草；黄疸加茵陈、虎杖；大便干结者加大黄、玄明粉；腹水加猪苓、茯苓、大腹皮、二丑；发热加青蒿、地骨皮。每日1剂，水煎2次，酌情分2～4次温服，人参另调空腹温服。研究者将扶正平肝消瘤汤配合一次性介入（30例，第一组）及配合多次介入（35例，第二组）治疗中晚期肝癌，并与多次单纯介入治疗中晚期肝癌（35例，第三组）进行对照观察。结果显示：第一组有效率40%，第二组有效率29%，第三组有效率37%，各组6个月、1年、1.5年的生存率显示第一组分别为87%、70%、53%，第二组分别为83%、51%、34%，第三组分别为69%、23%、11%，各组之间具有差异。[1]

47. 柴芍六君子汤 柴胡12克、白芍15克、党参15克、白术15克、茯苓12克、陈皮6克、法半夏6克、炙甘草6克。随症加减：化疗后恶心呕吐者加柿蒂、竹茹、姜半夏、陈皮等；纳呆者加山楂、焦三仙等；黄疸加茵陈、栀子、地耳草等；腹痛、胁痛者加延胡索、香附、木香等；发热者加蒲公英、黄连、黄芩等；腹胀者加砂仁、莱菔子等；腹水者加厚朴、大腹皮、车前子等；伴阴虚者加沙参、天花粉；血瘀加三棱、莪术；湿重者加苍术、薏苡仁。每日1剂，水煎，分2次服，服药1个月为1疗程，连服3～6个疗程。研究者将60例原发性肝癌患者随机分为治疗组30例及对照组30例。对照组用单纯经导管肝动脉化疗栓塞（TACE）疗法治疗，治疗组在栓塞疗法的同时予柴芍六君子汤治疗，并随症加减。结果显示：治疗组不良反应情况与对照组比较，差异有统计学意义（P＜0.05）。结论：柴芍六君子汤能防治原发性肝癌介入治疗后

副反应，能明显改善患者生活质量。[2]

48. 燕忠生等中药复方 黄芪、党参、白术、茯苓、陈皮、丹参、三棱、莪术、半枝莲、白花蛇舌草、虎杖、甘草。健脾理气、活血化瘀、清热解毒。研究者治疗29例患者，将其分为A组（射频治疗（RF）组）、B组（RF＋TACE＋中药组）、C组（TACE组），比较各组治疗1月后的临床疗效。结果显示：A、B、C组临床受益率依次为55.6%、75.0%、62.5%，B组显著高于A、C组（均P＜0.05），A、C两组间临床疗效无显著性差异（P＞0.05）。[3]

49. 柴胡莪术汤 柴胡9克、黄芩12克、姜半夏12克、党参15克、温莪术15克、甘草5克、生姜3片、大枣5枚。每日1剂，水煎至300毫升，分2次口服。同时针刺治疗，方法同对照组。对照组取双侧太冲、足三里、内关、公孙，以0.3毫米×40毫米无菌毫针，直刺快速进针。太冲用泻法，足三里用补法，内关、公孙采用平补平泻。得气后留针30分钟，每隔10分钟行针1次，每日2次。研究者将61例患者分为治疗组（31例）和对照组（30例），结果显示：治疗组总有效率占96.77%，对照组总有效率占80.00%。两组有效率对比，有显著性差异（P＜0.05）。结论：柴胡莪术汤配合针灸治疗肝癌介入化疗栓塞术后顽固性呃逆疗效确切，方法简便。[4]

50. 消癥扶正汤 黄芪25克、白术20克、茯苓20克、龙葵18克、当归15克、生地黄15克、五灵脂15克、枸杞子15克、白芍12克、川芎12克、香附12克、牡丹皮12克。随症加减：恶心、呕吐，食欲下降症状明显时，加陈皮12克、竹茹12克；有出血征象者，加三七粉（冲服）4克。每日1剂，水煎，分2次温服。5周为1疗程，连续服用5疗程。将45例随机分为治疗组和对照组，结果显示：近期有效率治疗组为79.2%，对照组为47.6%。[5]

① 单泽松，等. 扶正平肝消瘤汤配合介入治疗中晚期肝癌的临床观察[J]. 中国中西医结合杂志，2007，27(1)：83－84.
② 毛春晖，等. 柴芍六君子汤防治原发性肝癌介入治疗后副反应的临床观察[J]. 中医药导报，2007，13(9)：25－26.
③ 燕忠生，等. TACE射频单独及两者与中药联合治疗原发性肝癌疗效观察[J]. 辽宁中医杂志，2006，33(9)：1147.
④ 王晓瑜，等. 柴胡莪术汤配合针刺治疗肝癌介入术后顽固性呃逆31例[J]. 中医研究，2006，19(5)：41－42.
⑤ 苑静波，等. 介入疗法配合消癥扶正汤治疗肝癌24例疗效观察[J]. 新中医，2005，37(3)：63－65.

51. 抗瘤护肝汤 枸杞子10克、生麦芽10克、白术10克、郁金10克、臭牡丹皮10克、莪术10克、地龙10克、田基黄15克、党参15克、山药15克、丹参15克、赤芍15克、龙葵15克、半枝莲15克、白花蛇舌草15克、制鳖甲30克、冬虫夏草2克。每日1剂，文火煎服。研究者将单纯灌注化疗（顺铂60～100毫克、氟美松10毫克、山莨菪碱20毫克，5-FU 1 000毫克，加入1 500～2 000毫升平衡液中）组与灌注化疗＋中药组相比，结果显示：治疗后半年生存率及1年生存率，治疗组分别为73.7％和65.4％，对照组分别为63.3％和53.5％。两组相比差异有显著性意义（$P<0.05$）。①

52. 参苓汤 党参40克、茯苓25克、北五味25克、生地黄20克、泽泻15克、黄芪15克、白芍15克、丹参15克、山药15克、甘草3克。每日1剂，服至停止放疗后1个月，研究者观察56例原发性中晚期肝癌进行局部放疗例，对照组的放疗方法（钴60—γ射线）同实验组，不服中药。结果显示：两组治疗后包块缩小和AFP阳性率的下降相近，二者的肝功能损害分别为28.6％（16/56）和64.1％（25/39），平均生存时间分别为12个月和7个月。结论：参苓汤有减轻射线对肝脏损伤保护作用和延长生命的作用。②

53. 抗瘤护肝汤组成 党参15克、山药15克、白术10克、生麦芽10克、丹参15克、郁金10克、制鳖甲30克、赤芍15克、龙葵15克、田基黄15克、半枝莲15克、白花蛇舌草15克、延胡索10克、臭牡丹皮10克、莪术10克、地龙15克、枸杞子10克、冬虫夏草2克。随症加减：呕恶明显者加橘皮、竹茹、黄连、半夏；肝区痛甚者加延胡索、川楝子、青皮、蒲黄、麝香；神疲体困，倦怠者加黄芪、黄精、枸杞子；舌苔黄腻，身目发黄，湿热偏盛者，加栀子、茵陈、大黄；舌尖红，苔少有阴虚者加生地黄、麦冬、沙参、白芍；腹胀，尿少，双下肢浮肿者加车前子、枳壳、白术、大腹皮、猪苓。每日1

剂，文火煎服。研究者1999年10月至2001年10月采用抗瘤护肝汤配合肝动脉化疗与栓塞治疗原发性肝癌27例，并与单纯TAE治疗27例进行临床对比观察治疗后半年生存率及1年生存率：治疗组分别为72.7％和65.3％；对照组分别为64.3％和54.5％，两组相比有显著性差异（$P<0.05$）。③

54. 丹桃芪苓汤 丹参40克、桃仁10克、黄芪30克、黄芩10克、猪苓20克、茯苓20克、沙参15克、延胡索30克、陈皮10克。每日1剂，每日2次，早晚服用。研究者以丹桃芪苓汤联合腹腔灌注疗法，发现与常规治疗组相比，治疗后治疗组部分缓解6例（30％），无变化10例（41％），进展4例（20％）；对照组部分缓解1例（7％），无变化3例（21％），进展10例（72％），两组比较 $P<0.05$ 有显著性差异。④

55. 解毒扶正饮 柴胡12克、枳壳10克、赤芍12克、白花蛇舌草30克、蒲公英20克、鳖甲15克、党参15克、黄芪30克、茯苓15克、陈皮10克、郁金10克、白术10克。随症加减：术后恶心呕吐加半夏、竹茹、生姜；胁痛剧加延胡索、莪术、香附；纳少腹胀加莱菔子、砂仁、木香；湿热黄疸加茵陈、栀子、黄芩；腹水加大腹皮、车前子、猪苓等。每日1剂，水煎分2～3次服，1个月为1个疗程，观察治疗3个疗程。研究者将94例患者分为中西医治疗组（62例）和单纯西医治疗组（32例），结果显示：治疗组完全缓解3例（4.83％）、部分缓解16例（25.82％）、稳定40例（64.5％）、恶化3例（4.83％）；对照组分别为1例（3.12％）、8例（25.0％）、19例（59.38％）、4例（12.5％）。⑤

56. 猕铁汤 藤梨根60克、铁树叶30克、半枝莲60克、白花蛇舌草30克、赤芍9克、丹参20克、党参25克、甘草3克。每日1剂，水煎服，服7日后休息1周，每月服药2周，1个月为1个疗程；同时口服替加氟0.2克，每日3次，20克为1疗程。研究者将16例患者分为治疗组8例以猕铁

① 吴冰，等. 灌注化疗配合抗瘤护肝汤治疗中晚期原发性肝癌30例[J]. 中西医结合肝病杂志，2005，15（5）：300-301.
② 邓国忠，等. 放疗加参苓汤治疗56例中晚期肝癌的临床观察[J]. 四川中医，2004，22（1）：38-39.
③ 曹建雄，等. 抗瘤护肝汤配合肝动脉灌注化疗与栓塞治疗原发性肝癌27例[J]. 中国中医药信息杂志，2004，11（7）：634-635.
④ 刘宏. 丹桃芪苓汤联合腹腔灌注治疗晚期肝癌疗效观察[J]. 包头医学，2003，27（3）：23-24.
⑤ 宋旭日，等. 解毒扶正饮联合肝动脉化疗栓塞治疗中晚期肝癌62例[J]. 山东中医杂志，2003，22（5）：293-294.

汤加替加氟口服,对照组 8 例行选择性介入化疗(TAE)进行疗效对比观察。结果显示:经猕铁汤加替加氟治疗组 8 例,临床症状好转,生活质量提高。存活 3～5 年者 6 例,占 75%,临床症状无明显好转,存活 1.5～2 年者 2 例,占 25%;总有效率为 75%。对照组经皮动脉穿刺高选择性肝癌介入化疗(TAE),临床症状无明显改善,存活均在 5～8 个月之间。①

57. 护肝软坚方 党参 30 克、黄芪 30 克、云茯苓 30 克、白花蛇舌草 30 克、溪黄草 30 克、白术 12 克、郁金 12 克、柴胡 12 克、鳖甲(先煎)20 克、泽泻 20 克、丹参 20 克、蜈蚣 3 条。每日 1 剂,文火水煎服。随症加减:肝瘤疼痛明显者,可酌加延胡索、徐长卿、五灵脂、蒲黄;肢体浮肿者可酌加泽泻、白茅根、广东商陆;并发黄疸者可酌加羚羊角(或重用水牛角)、大黄、栀子、茵陈;大便秘结者酌加虎杖、大黄。将 60 例 Ⅱ～Ⅲ 期原发性肝痛随机分为治疗组 30 例,对照组 30 例,治疗组使用肝动脉化疗栓塞加中药护肝软坚方辨证治疗,对照组单用 TAE 治疗。结果显示:治疗组与对照组有效率分别为 63.3%、50%;治疗后半年生存率为 71.7%、63.3%,1 年生存率为 63.3%、53.3%;临床证候改善率治疗组 70%,对照组 53.3%,治疗组优于对照组($P<0.05$)。②

58. 化岩汤 黄芪 50 克、丹参 20 克、白芍 15 克、七叶一枝花 20 克、土鳖虫 10 克、桃仁 10 克、白花蛇舌草 30 克、茯苓 10 克、炙鳖甲 10 克、党参 15 克、白术 10 克、枳壳 10 克、莪术 10 克、薏苡仁 30 克。水煎内服,每日 1 剂。随症加减:肝区痛甚加延胡索 30 克;湿热重者加大黄 6 克、茵陈 20 克;纳呆腹胀加白豆蔻 10 克、谷芽 20 克;阴虚甚者加麦冬 20 克、枸杞子 15 克,连用 2 个月为一个疗程,最少用 1 个疗程,最多用 10 个疗程,平均 3 个疗程。结果显示:治疗组 60 例,半年生存率为

45%,1 年生存率为 21.7%,2 年生存率为 6.7%,中位生存期为 264 天;对照组(单纯化疗)30 例中,半年生存率为 20%,1 年、2 年生存率分别为 0,中位生存期为 141 天,差别显著。③

59. 扶正化积解毒方 乌梅 30 克、焦山楂 30 克、人参 10 克、白术 12 克、鳖甲 20 克、苦参 12 克、茯苓 15 克、山茱萸 10 克、薏苡仁 30 克、半枝莲 30 克、山慈菇 10 克、土茯苓 12 克。上方水煎,取汁 1 000 毫升,每日分 2～3 次口服,一般在 TAIE 术后 3 日开始服用,每个周期服药 21 日,连用 3 周期。研究者将 107 例患者分为单纯 TAIE 和中药＋TAIE 组,结果显示:治疗后治疗组肿块明显缩小者 49 例,AFP 明显下降者 44 例。单纯行 TAIE 治疗的治疗后 AFP 下降、肿块缩小均不及 TAIE 加中药组。生存期自首次行中药＋TAIE 治疗超过 1 年者占 58.7%(37/63),2 年生存率为 30.1%(19/63),3 年生存率为 22.2%(14/63),其中,最长 1 例追踪 48 个月仍健康存活,最短 1 例生存 3 月死于肝功能衰竭,中位生存期 10 月,单纯行 TAIE 治疗者生存期远不及中药＋TAIE 组。④

60. 健脾清肝汤 黄芪 30 克、党参 30 克、白术 15 克、茯苓 15 克、水牛角 30 克、茵陈 30 克、垂盆草 30 克、青黛 6 克、柴胡 9 克、当归 9 克、白芍 12 克。水煎 200 毫升,早晚饭前服。随症加减:热毒炽盛加生石膏、知母、半枝莲等;阴虚内热加沙参、银柴胡、地骨皮等;热重于湿加栀子、虎杖;湿重于热加苍术、泽泻等;胆红质高加生大黄、郁金等;谷丙转氨酶高加田基黄等;恶心呕吐加半夏、竹茹等;肝区刺痛加八月札、赤芍、延胡索等。西药组给予肝泰乐 0.2 克,每日 3 次,饭前服,2 周为 1 疗程。结果显示:中药组 37 例中显效 22 例(59.46%),有效 11 例(29.73%),无效 4 例(10.81%),总有效率 89.19%。西药组 32 例中显效 9 例(29.03%),有效 14 例(45.16%),无效 8 例

① 翁锦树,等. 猕铁汤与介入化疗治疗转移性肝癌的临床观察[J]. 临床外科杂志,2002,10(S1):122.
② 邹晓东,等. 中药护肝软坚方对 Ⅱ～Ⅲ 期原发性肝癌肝动脉化疗栓塞增效减毒作用的观察[J]. 中西医结合肝病杂志,2002,26(1):43－44.
③ 隋道敬,等. 化岩汤治疗原发性肝癌 60 例[J]. 江西中医药,2002,33(1):17.
④ 王兆香,等. 扶正化积解毒方并肝动脉化疗栓塞术治疗原发性肝癌[J]. 河南中医,2001,21(6):48－49.

(25.81％)，总有效率74.19％。[1]

61. 香砂六君子汤 木香15克、砂仁15克、党参15克、白术15克、茯苓20克、炙甘草5克、陈皮10克、半夏10克、山楂15克、麦芽15克。随症加减：合并腹水加猪苓15克、泽泻15克、大腹皮15克、厚朴15克；黄疸加茵陈20克、大黄20克；肝区疼痛明显加柴胡15克、白芍15克、延胡索20克、枳壳15克、香附10克。每日1剂，水煎服。研究者在66例治疗患者中，单纯肝动脉药物灌注20例（Ⅱ期13例，Ⅲ期7例），肝动脉栓塞46例（Ⅱ期38例，Ⅲ期8例）。介入次数最少1次，最多5次。结果显示：全组病例经治疗后，自觉症状均有不同程度的改善，肝区疼痛及腹胀减轻，食欲改善。B超、CT复查：肝内肿瘤缩小28例（其中栓塞26例，单纯药物灌注2例）。肝内肿瘤无明显变化26例，病灶增大增多12例。生存期最短4个月，最长30个月，平均10.8个月。1年生存率9％。其中2例经介入治疗肝内病灶缩小后行肝肿瘤切除术，但最后仍出现肝内复发转移。无完全缓解病例。[2]

62. 加减承气汤 生大黄（后下）15克、生石膏15克、枳壳15克，大腹皮12克、玄明粉（冲服）6克。随症加减：发热甚，体温持续在39℃以上者加青蒿15克、栀子12克、竹茹12克、生石膏加至30克；大便已解而腹胀不消者加砂仁（后下）6克、素馨花10克；无发热则去生石膏。随症变化治疗肝癌介入治疗后当天或次日出现发热、腹胀、便秘症状的疗效，结果显示：3项症状同时具备25例中，有效21例，无效4例；具备2项症状5例中，有效4例，无效1例。[3]

63. 竹叶石膏汤 竹叶10克、制半夏10克、麦冬10克、生石膏30克、党参6克、炙甘草3克、粳米12克。随症加减：呕吐频繁如射者，加竹茹12克、代赭石18克、枇杷叶10克；火热太甚者，去党参、甘

草，加黄连3克、知母10克；舌苔少、脉细、津伤较重者，加芦根20克、乌梅6克。水煎取汁200毫升，徐徐服之，不拘次数。每日1剂，3日为1个疗程。治疗原发性肝癌选择性动脉插管化疗后呕吐58例，42例基本控制（恶心呕吐消失）；13例显效（恶心呕吐消失，停药后复发，再用上方仍有效）；3例无效（服药后恶心呕吐未见缓解），总有效率为95％。[4]

五、未手术，单独用方

1. **三甲护肝汤** 玳瑁30克、鳖甲20克、龟甲20克、太子参20克、石斛20克、麦冬15克、丹参15克、茜草根15克、白花蛇舌草30克、白薇15克。随症加减：发热加地骨皮15克；黄疸加茵陈20克；腹水加猪苓15克、泽泻15克。每日1剂，1 500毫升煎成250毫升分2次服，症状缓解后，隔日1剂。研究者随机分组：治疗组50例，对照组40例，其中对照组用支持疗法，患者进食少或不能进食时，静脉应用高渗葡萄糖、维生素C、肝太乐，病情需要时滴注复方氨基酸，血清白蛋白低时滴注白蛋白，结果显示：① 生存质量效果：治疗组，能自理27例占54％，半自理8例占16％，不能自理15例占30％；对照组，能自理11例占27％，半自理9例占22％，不能自理21例占52％。两组经统计学处理$P < 0.05$。② 生存时间：治疗组生存时间最长25个月，平均（11.9±6.5）月，生存超过8个月31例占62％；对照组生存时间最长15个月，平均（6.8±4.3）月，生存超过8个月11例占27％，两组对比$P < 0.01$。③ 肿瘤体积变化的效果：治疗组，稳定期时间最长21个月，平均（8.9±6.5）月，恶化期为3个月；对照组，稳定期最长12个月，平均（1.8±4.3）月，恶化期达5个月，两组对比$P < 0.01$。[5]

2. **华虎内攻汤联合热敷消癌散** （1）华虎内攻汤：炙华蟾10克、炙天龙6克、泽漆15克、蜈蚣3条、三七10克、人参10克、炒白术10克、茯苓

① 李宁鸿，等. 健脾清肝汤治疗肝癌化疗后肝损害［J］. 吉林医药学院学报，1998，20（1）：38－39.
② 林清，等. 中西医结合治疗中晚期原发性肝癌66例［J］. 辽宁中医杂志，1997，24（7）：319－320.
③ 卢秋红. 加减承气汤治疗肝癌介入后急性反应30例［J］. 新中医，1997（7）：40－40.
④ 金普放. 竹叶石膏汤治疗肝癌介入化疗后呕吐58例［J］. 浙江中医杂志，1995（5）：200.
⑤ 张国熙. 三甲护肝汤治疗晚期肝癌的临床研究［J］. 辽宁中医杂志，2002，29（5）：267－268.

10克、醋炙莪术10克、炙三棱10克、炙黄芪10克、当归10克、炒川芎10克、白芍10克、赤芍10克、威灵仙10克、金不换10克、大黄10克、七叶一枝花10克、鳖甲10克、延胡索10克、天花粉10克、姜南星10克、姜半夏10克、八角莲10克、土鳖虫10克、白头翁15克、熟地黄15克、半枝莲15克、八月札15克、蒲公英15克、炙甘草6克。每日1剂，水煎，饭后半小时服。(2)热敷消癌散：泽漆60克、华蟾50克、炙天龙20克、莪术20克、三棱20克、川芎20克、延胡索20克、独活20克、乳香20克、没药20克、当归20克、川乌20克、草乌20克、木香20克、麻黄20克、䗪虫20克、大戟20克、皂矾20克、红花10克、甘遂10克。以上药物分别按规定炮制粗粉过筛掺匀，装在20×20厘米布袋内缝口备用。用法：先将药袋在普通饭锅内加热蒸20～30分钟，为保持一定的温湿度，洒酒50～100毫升于药袋上，为防止烫伤皮肤，用毛巾将药袋包好敷于癌灶原发部位，待温度适宜时，再将毛巾去掉。热敷时药袋上放一热水袋，患者若感太重可采用立位热敷，待局部感到温度下降时，再将药袋翻转后敷于患部。每日2～3次，每次热敷时间持续30分钟左右，反复间断热敷，每包药物可连续使用5天。研究者采用上述方法治疗肝癌患者118例，经过20余年的临床随访观察，结果显示：在118例患者，治愈34例，占28.81％；临床治愈39例，占33.05％；显效40例，占33.90％；无效5例，占4.24％。总有效率为95.76％。经观察，瘤块消失时间最长者用药150天，最短者用药60天，平均用药时间105天。[1]

六、转移后用方（包括与其他方法联合治疗）

1. 疏肝健脾方　柴胡10克、党参10克、白术10克、茯苓10克、黄芩10克、枳壳10克、赤白芍10克、当归10克、制半夏6克、陈皮6克、郁金6克、鳖甲20克、半枝莲30克、白花蛇舌草30克。随症加减：气虚甚加黄芪15克；黄疸加茵陈30

克、栀子10克；呕逆加旋覆花10克、竹茹10克；腹胀加大腹皮10克、枳实6克；腹水加车前子30克或车前草30克、商陆10克；局部疼痛剧烈加延胡索30克、川楝子10克；口干渴甚加玄参12克、麦冬12克；便秘加全瓜蒌30克、郁李仁10克。每日1剂，每剂加水浸泡30分钟以上，煎2次，每次煎约40分钟左右，共取汁100～200毫升，酌情分2～3次温服。持续服用，间歇停药不超过3天。同时配合应用艾迪注射液（贵州益佰产）30～50毫升/天，静滴，1～15天，间隔半个月，30天为1个疗程，共2～6个疗程。研究者治疗36例中晚期肝癌患者，以诊断明确（术后复发）时开始到死亡或末次随访时间计算，半年生存率为77.8％（28/36），1年生存率为52.8％（19/36），2年生存率为25.0％（9/36），3年生存率为8.3％（3/36）。目前生存期最长的达4年，病情稳定，无不适症状及阳性体征，AFP＜10纳克/毫升。[2]

2. 黑逍遥散　熟地黄25克、柴胡20克、当归15克、白芍15克、茯苓15克、炒白术15克、薄荷10克、炙甘草15克。水煎服，早晚各1次，每日1剂。研究者用黑逍遥散治疗癌症肝转移患者62例，结果显示：经治疗生存期3个月59例，6个月（包括6个月）45例，9个月38例，12个月11例。生存期最长26个月。[3]

单　　方

1. 三甲汤　组成：炮山甲、鳖甲、龟甲。功效主治：填精生髓，养血和营，调补肝肾，滋阴潜阳，软坚散结；适用于原发性肝癌。用法用量：每日1剂，水煎服。[4]

2. 化纤通络方　组成：桃仁、水红花子、地龙。功效主治：软肝散结，松解纤维化；适用于原发性肝癌伴肝纤维化。用法用量：每日1剂，水煎服。注意事项：注意根据病情需要遴选止血药适

① 单国英，等.华虎内攻汤及热敷消癌散治疗原发性肝癌118例[J].江苏中医，1996，17(7)：22－23.
② 薛青.中医药治疗晚期肝癌36例[J].辽宁中医杂志，2009，36(4)：588－589.
③ 孙维刚，等.黑逍遥散治疗肝转移癌62例[J].辽宁中医杂志，2003，30(3)：199－199.
④ 何立丽，孙桂芝，等.孙桂芝运用"体阴用阳"理论论治肝癌经验[J].辽宁中医杂志，2013，40(11)：2216－2218.

当予以配伍,以防动血、伤血。[①]

3. 益气柔肝方　组成:生黄芪、杭白芍。功效主治:疏肝理气,敛阴补血;适用于肝癌患者气血不足、失其条达者。用法用量:每日1剂,水煎服。[②]

4. 辛散止痛方　组成:荜茇、细辛。功效主治:理气通络止痛;适用于肝癌积聚疼痛、气血不通者。用法用量:每日1剂,水煎服。[③]

5. 藤虎汤　组成:藤梨根、虎杖。功效主治:抗癌软坚;适用于肝癌。用法用量:每日1剂,水煎服。[④]

6. 田螺膏　组成:田螺肉10枚、鲜七叶一枝花30克、冰片1克。功效主治:利水;适用于肝癌腹水。制备方法:将田螺肉与七叶一枝花同捣如泥,做饼状,加冰片1克,敷于表面。用法用量:田螺膏敷于脐部,每日1次。临床应用:一般连用3天,尿量可明显增加,腹水减少。周氏用本法治疗原发性肝癌伴腹水1例,男,68岁,1980年10月初诊,先采用常规方法综合治疗,症状无明显改善腹水逐渐增加,甚则腹胀喘急,不能平卧,口干溺短,舌质红绛,脉细数。以上法治之,3天后尿多,腹水减,症状好转。[⑤]

7. 酸味三君子方　组成:乌梅20克、焦山楂20克、山茱萸20克。适用于原发性肝癌。用法用量:上方水煎服,取汁500毫升,每日分2~3次口服。临床应用:王兆香等进行一项研究,将治疗组(30例)在TACE术后3天服用酸味三君子方,每个周期21天。对照组(30例)采用TACE,结果显示治疗组30例中,CR0例,PR7例,NR18例,PD5例,有效率为83.33%;对照组30例中,CR0例,PR5例,NR15例,PD10例,有效

率为66.67%。两组近期癌灶变化比较,治疗组优于对照组($P<0.05$);两组治疗前后肿瘤缩小情况:两组治疗后肿瘤均有缩小,与治疗前比较差异有显著性($P<0.05$),但治疗组肿瘤面积缩小更为明显($P<0.01$)。[⑥]

8. 泻心汤　组成:大黄粉(冲服)5~10克、黄芩10克、黄连5克。用法用量:每日1剂,水煎服。临床应用:本组70例均为本院住院患者(肝癌伴有上消化道出血),随机分为观察组(泻心汤加西药组)40例和对照组(单纯西药组)30例,结果治疗组疗效达到77.5%(31例),对照组60.0%(18例)。[⑦]

9. 段凤舞经验方21　组成:八月札30克、石燕30克、马鞭草30克。适用于肝癌。用法用量:每日1剂,水煎服。[⑧]

10. 段凤舞经验方22　组成:十大功劳叶30克、龙葵30~60克。适用于肝癌。用法用量:水煎2次分服,每日1剂。[⑨]

11. 段凤舞经验方23　组成:水杨梅根120克、凤尾草30克。适用于肝癌、胃癌。用法用量:每日1剂,水煎服。[⑩]

12. 段凤舞经验方24　组成:天性草根120克、野芥菜根120克。适用于肝癌。用法用量:分别水煎,去渣后加白糖适量用之。上午服用天性草根汤剂,下午服用野芥菜根汤剂。[⑪]

13. 肝癌方3　组成:白花蛇舌草90克、白茅根30克。适用于肝癌。制备方法:加白糖适量,水煎。用法用量:水煎服,每日3次。[⑫]

14. 蚣蚰鸡蛋方　组成:鸡蛋1枚、蚣蚰1条研末。适用于肝癌。制备方法:两味搅匀蒸熟。

① 何立丽、孙桂芝,等. 孙桂芝运用"体阴用阳"理论论治肝癌经验[J]. 辽宁中医杂志,2013(11):2216-2218.
② 同上.
③ 同上.
④ 同上.
⑤ 陈熠. 肿瘤中医证治精要[M]. 上海科学技术出版社,2007:181.
⑥ 王兆香,等. 酸味三君子方结合TACE治疗原发性肝癌30例观察[J]. 河南中医,2007,27(8):31-32.
⑦ 金红,等. 泻心汤为主治疗中晚期肝癌上消化道出血40例临床观察[J]. 中国中西医结合杂志,1996,16(12):743-744.
⑧ 赵建成. 段凤舞肿瘤积验方[M]. 合肥:安徽科学技术出版社,1991:199.
⑨ 同上.
⑩ 同上.
⑪ 同上.
⑫ 同上.

用法用量：早晚各 1 次，饭前服。①

15. 段凤舞经验方 25　组成：黑矾 1 块（玉米粒大小）。适用于肝癌。制备方法：将黑矾加热溶化在香油中，煎 1 个鸡蛋吃。用法用量：每日 1 次。②

16. 段凤舞经验方 26　组成：黑矾（2～3 个玉米粒大小）一块，老母鸡一只。适用于肝癌。用法用量：加水炖 1 只老母鸡，吃鸡喝汤，不拘量，食 7 只母鸡为一个疗程。③

17. 铁树薏苡仁粥　组成：铁树叶 30 克、薏苡仁 50 克、大枣 10 个。制备方法：加水共煮粥，熬至米烂枣熟，去铁树叶，每日下午当点心食用。用法用量：经常使用。临床应用：肝癌的辅助食疗。④

18. 段凤舞经验方 27　组成：核桃仁适量、铜绿 0.1～0.2 克。制备方法：两味同嚼，嚼烂后咽下。用法用量：每日 2～3 次。临床应用：肝癌初期的患者可以该方作为食饵疗法。⑤

19. 段凤舞经验方 28　组成：鳢鱼 1 条、绿矾 20～35 克。适用于肝硬化癌变。制备方法：鳢鱼剖腹洗净污物，将绿矾 20～35 克装入肚内放在炉灶上煨熟，绿矾熔化后渗入鱼肉内，再将鱼烘干，然后食鱼干。用法用量：每日 3～5 次，每次 30～50 克，服完 1 条鱼后，继以上述方法服第 2 条，服至症状完全消失。⑥

20. 蟾蜍酒　组成：活蟾蜍 3 只、黄酒 500 克。适用于肝癌、胃癌、肠癌。制备方法：活蟾蜍泡黄酒 500 克中放笼屉上蒸，水沸后再蒸半小时，然后去蟾蜍留酒，冷藏备用。用法用量：每日 3

次，每服 10 毫升。连用 1 个月，休息 3 天，再服下个月，3 个月为 1 个疗程。⑦

21. 段凤舞经验方 29　组成：活癞蛤蟆 1 只、雄黄。适用于肝癌疼痛。制备方法：活癞蛤蟆 1 只去内脏，将雄黄加温水少许调成糊状，放入蛤蟆内，敷在肝区疼痛最明显处。用法用量：效果达 12 小时，每日 2 次。⑧

22. 段凤舞经验方 30　组成：冰片 15 克、白酒 50 毫升。适用于肝癌后期疼痛。制备方法：冰片 15 克溶于白酒 50 毫升中，溶化后用棉签蘸上药涂擦疼痛部位。用法用量：一般用药后 10～15 分钟达到止痛效果。⑨

23. 段凤舞经验方 31　组成：野荞麦根 30 克、醋少许。适用于肝癌肿胀疼痛。制备方法：野荞麦根 30 克研末，用醋少许调为糊状，外敷患处。⑩

24. 段凤舞经验方 32　组成：甘遂 1.5 克、麝香 0.5 克。适用于肝癌腹水。制备方法：共为捣烂，贴脐窝。用法用量：每日 1 次。⑪

25. 段凤舞经验方 33　组成：田螺（去壳取肉）10 枚、七叶一枝花（鲜品）30 克、冰片 1 克。适用于肝癌腹水。制备方法：同捣如泥，作饼状，加冰片 1 克散于表面，敷贴脐部。用法用量：每日 1 次。一般连用 3 日。⑫

26. 段凤舞经验方 34　组成：活蟾蜍 1 只、鸡蛋。适用于肝癌腹水。制备方法：活蟾蜍 1 只剖腹去除内脏，把鸡蛋放入其腹腔内，缝合后焙干，研成细末。用法用量：每日 1 只冲服，连服 7 日为 1 个疗程。休息 3 天，再服下 1 个疗程。⑬

27. 段凤舞经验方 35　组成：鼠妇干品 60

① 赵建成. 段凤舞肿瘤积验方[M]. 合肥：安徽科学技术出版社,1991：199.
② 同上.
③ 同上.
④ 同上.
⑤ 同上.
⑥ 同上.
⑦ 同上.
⑧ 同上.
⑨ 赵建成. 段凤舞肿瘤积验方[M]. 合肥：安徽科学技术出版社,1991：200.
⑩ 同上.
⑪ 同上.
⑫ 同上.
⑬ 同上.

克。用法用量：水煎 2 次，共取汁 240 毫升，混合后每天分 4 次口服。临床应用：肝癌剧烈疼痛，药后约 30 分钟肝区疼痛明显减轻，可维持 2～4 小时。注意事项：服药期间禁食酸、辣、腥味。①

28. 鼠妇汤　组成：鼠妇 60 克。功效：破血利水，解毒止痛。制备方法：将鼠妇加适量水，煎 2 次，共取汁 240 毫升。用法用量：每日服 240 毫升，分 4 次服。临床应用：姚氏将鼠妇汤与杜冷丁进行动物实验对照，认为杜冷丁镇痛作用产生较快，但持续时间短；鼠妇汤镇痛作用亦明显，且持续时间超过杜冷丁，姚氏以本法治疗晚期肝癌肝区疼痛患者 6 例，均在服药 30 分钟后，肝区疼痛明显减轻，维持 2～4 小时。其中 1 患者，男，57 岁，10 年前曾患乙型肝炎，近经 B 超诊断为肝癌，即用中西医抗癌药治疗。病情未见改善，继而出现腹水，肝区疼痛明显加剧，疼痛发作时大汗淋漓，捧腹屈膝，床上翻滚，几不可忍。需每天上下午各肌注杜冷丁 100 毫克，疼痛才稍见缓解。后因疼痛持续出现，杜冷丁已难止痛，改用大剂量鼠妇汤口服。服药 30 分钟后，肝区疼痛明显减轻，每次药后可维持 2 小时左右，有时半天内未见疼痛。患者自觉肝区有轻松感，尿量增多，腹水亦见减少，已能起床活动。注意事项：服药期间禁食酸、辣、腥味。②

29. 黄毒狼毒　组成：黄毒、狼毒。适用于晚期肝癌。临床应用：路氏以本法治疗晚期肝癌 16 例，并设 10 例对照组。治后 14 例于用药 2 周临床症状缓解，缓解期平均 3～4 个月。而对照组都在入院后 1～2 个月死亡。用药过程中无不适反应，止痛作用明显。实验资料表明：黄毒、狼毒对小鼠肝癌有明显抑制作用，可抑制肿瘤细胞的生长，同时促进正常机体细胞的代谢，相对抑制代谢旺盛的细胞组织，从而起到增加机体抵抗力和抗癌作用。③

30. 鳖苋敷剂　组成：活杀鳖头 2 具、鲜灰苋菜 150 克（干者 90 克）、水红花籽 90 克。功效主治：软坚止痛；适用于肝癌。制备方法：先将鳖头剁成碎块，然后用小铁锤在干净石板上捶成泥状，再将灰苋菜水红花籽加入，共捣如烂泥。用法用量：按包块及疼痛部位大小，选择大小适中的纱布，将药摊平（厚约 1.5 厘米），再向药物表面浇洒 1 杯炖温的陈醋，趁温敷于患处，外以胶布缚好。12 小时换 1 次。一般连用 2 天，患处疼痛明显好转，杜冷丁有时只需晚间肌注 1 次。敷 6～7 天，针刺样疼痛消失，局部硬块可变软，一般可以停用止痛注射剂。④

31. 冬凌草　组成：冬凌草。适用于肝癌等。制备方法：上药加工成糖浆、片剂、注射液。用法用量：冬凌草糖浆每次 30 毫升，每日 3 次。冬凌草片每次 5 片，每日 3 次。两种药同用 2～3 个月为 1 疗程。冬凌草注射液每次静注用药 75～100毫克，隔日 1 次。临床应用：有人用本品治疗中、晚期肝癌患者 31 例，近期缓解率 80%，治后半年生存率为 29.6%，1 年生存率为 12%，2 年生存率为 10%。⑤

32. 钩吻（断肠草）　组成：钩吻。适用于肝癌。制备方法：上药研粉。用法用量：每日服 3 次，每次服 50 毫克，3 日后若无反应增加至每次 100～150 毫克。临床应用：有人用本品治疗 8 例肝癌，一般连服 1～2 个月后，病情见有好转，疼痛减轻或消失，食欲、体重增加，肝脏缩小，存活 2 年以上。注意事项：有一定的不良反应，如头晕、眼花、视力模糊、乏力等。连续服药 1～2 周后，上述反应均能自行减轻，但此药大毒，宜慎用。⑥

33. 冰片酒　组成：冰片 15 克、白酒适量。功效：止痛。制备方法：将冰片溶于白酒中。用法用量：用棉花签蘸冰片酒擦于疼痛部位，约 10～15 分钟见效。临床应用：马安宁用本法治疗

① 赵建成. 段凤舞肿瘤积验方[M]. 合肥：安徽科学技术出版社，1991：200.
② 姚善业，张一雄. 鼠妇治疗肝癌剧痛的临床经验及止痛的动物实验[J]. 浙江中医杂志，1989(2)：70.
③ 路云飞. 黄、狼毒对晚期肝癌的治疗[J]. 肿瘤，1987,7(6)：251.
④ 王必发. 鳖苋敷剂治肝癌剧痛[J]. 江苏中医杂志，1986(4)：4.
⑤ 郁仁存. 中医肿瘤学[M]. 科学出版社，1985：269.
⑥ 同上.

原发性肝癌1例,男,45岁,于1976年2月确诊为原发性肝癌。同年8月病情恶化,右胸腹部剧烈疼痛难以忍受,用杜冷丁只能维持短时间,改用上法涂擦患部,疼痛明显缓解。后因广泛转移而死亡。[①]

34. 靛玉红 组成:青黛。适用于肝癌、白血病等。制备方法:青黛提取有效成分靛玉红制成片剂。用法用量:口服片剂,每次50～100毫克,每日3次。另服左旋咪唑,每半月连服3日,每日3次,每次50毫克。临床应用:有人治疗28例肝癌,坚持用本法治疗1个月以上者9例,治后半年生存率12.5%(1/8),治后1年生存率20.0%(1/5),中数生存期2个月20天,治后生存最长时间1年2个月1例。注意事项:用本法治疗的28例中,有7例出现不良反应,其中4例于服药当天及第2天出现恶心呕吐,2例因症状严重被迫停药。1例于服药后1周出现口干、腹痛、腹胀、食欲减退。1例服药4天后出现尿痛。1例回家服药10天,因反应大而停药。1例药后红、白血球、血小板有所下降。1例药后尿中出现蛋白(+),血中非蛋白氮由44.5毫克升至88毫克。[②]

35. 刺河豚皮 组成:刺河豚皮。适用于原发性肝癌。制备方法:刺河豚皮干,为末,或装胶囊。用法用量:口服药末每日30～50克,口服胶囊每日10克。临床应用:陈效莲用本品治疗中晚期肝癌25例,其中14例已有腹水,肝区剧痛8例。治后腹水消退5例,好转3例,疼痛消失7例,减轻10例,有效率68%。服药后生存期明显延长。[③]

36. 三棱莪术汤 组成:三棱15～30克,莪术15～30克。功效主治:活血化瘀,消坚破积;适用于肝癌。用法用量:每日1剂,水煎,分2次服。随症加减:乏力腹胀、纳呆加四君子汤及黄芪、薏苡仁、山药、神曲、大枣;肝肿大、疼痛加逍遥散及桃仁、牡丹皮、川楝子、延胡索;腹水明显加五皮饮及泽泻、车前子、猪苓;黄疸、肝功能不正常,加茵陈汤及夏枯草、牡丹皮、虎杖、泽泻、车前子。临床应用:另用蟾酥制剂、针剂(每支内含蟾酥5rag)1支,肌肉注射,每日1次;或用胶囊剂(干蟾皮研细末装入胶囊,0.5克/粒)2粒口服,每日3次。斑蝥素,每次服0.5毫克,每日3次。肿节风,每次0.75克,每日服3次。有人以本法治疗肝癌43例,存活1年以上5例(12%),存活4～6个月者5例(12%),存活3个月以下27例(62%)。尚存活5例中,1年以上者3例(8%),存活10个月和7个月者各1例(2%)。曾治1例晚期肝癌,男,58岁,因腹胀,食减8月余。于1974年8月9日就诊。查体:腹膨,肝上界第6肋间,肝脾肋下未能满意扪及,腹水征(++),两下肢浮肿Ⅰ度。超声波:肝上界第5肋间,肋下2厘米,剑突下1厘米,肝区波型低小,复波,丛状,脾肋下2厘米。肝功能:麝香草酚浊度10单位,硫酸锌浊度28单位,谷丙转氨酶44卡门氏单位。同位素肝扫描,肝区弥漫性病变。甲胎蛋白对流免疫电泳:阴性。腹水涂片,1974年8月27日与同年8月29日、1975年11月27日3次查见恶性细胞。[④]

37. 胡蔓藤根粉 组成:胡蔓藤根粉。功效主治:祛风攻毒消肿止痛;适用于原发性肝癌。用法用量:水煎,胡蔓藤根粉口服,剂量由小到大。临床应用:有人用本法治疗38例,特效1例,显效3例,有效19例,无效15例。其中经探查病理诊断者18例,特效1例,显效2例,有效8例,无效7例。经治疗1年以上症状基本消失,可触及癌块缩小1/2以上,已能恢复部分工作的3例,治疗1年以上目前仍能生活自理的3例,38例平均生存8个月。曾治1男性患者,男,37岁,因右上腹胀疼出现包块,消瘦3个月,于1972年5月13日诊断为原发性肝癌住院。5月23日剖腹探查,见左、右两叶肝普遍增大,表面不平有拇指大小不等之散在癌性病灶,针吸细胞活检,见典型之

① 马安宁. 肝癌后期止痛方[J]. 山东中医杂志,1982(2):82.
② 胡昌梯,等. 靛玉红治疗原发性肝癌28例初步观察[J]. 泸州医学院学报,1981(1):23-24.
③ 陈效莲,等. 刺河豚皮治疗肝癌25例初步报告[J]. 新医药通讯,1979(1):13-15.
④ 江苏省南通地区肿瘤医院中医科. 中药为主治疗43例原发性肝癌的初步观察[J]. 陕西新医药,1978(2):8-10.

肝细胞癌性结构,肝组织活检报告:原发性肝细胞癌。术后1星期开始服胡蔓藤根粉125毫克,每天中午饭后服药1次。服药后2~3小时内出现轻度头晕、眼花、无力,不经处理卧床休息3小时后反应消失。坚持每日服药1星期后,症状明显减轻,饭量增加,精神好转。住院服药1月主观症状基本消失,出院后继续门诊治疗,每月取药1次,3个月复查1次。服药1年后复查症状消失,精神尚好,肝脏由术前肋下5厘米缩为不能触及。已恢复办公室全天工作。1974年1月14日全面复查,一般情况好,透视心肺无特殊,腹部检查肝脏未触及,但同位素扫描仍可见明显占位性病变,比半年前有明显缩小,目前虽已恢复一般工作,但仍坚持服药治疗。注意事项:一般服药后2~3小时内可出现轻度反应,如头晕、眼花、乏力等,只要卧床休息2~3小时即可自行缓解,不必停药。若出现严重呼吸困难,口唇紫绀,全身轻度抽搐,精神紧张烦躁,咽喉干燥等严重中毒症状,应及时给氧、输液,肌注新斯的明。[1]

中 成 药

1. 复方苦参注射液 组成:苦参、白土苓,辅料为聚山梨酯80、氢氧化钠、醋酸。功效:清热利湿、凉血解毒、散结止痛。用法用量:静脉滴注,每次20毫升,用氯化钠注射液200毫升稀释后应用,每日1次。临床应用:研究者治疗肝恶性肿瘤患者共60例,分析肝动脉灌注化疗栓塞术(TACE)联合复方苦参注射液治疗前后患者肝功能的变化规律,结果显示与术前1周比较,治疗组术后1天天冬氨酸氨基转氨酶(AST)、谷氨酸氨基转氨酶(ALT)、直接胆红素(DBIL)及总胆红素(TBIL)均明显升高($P<0.05$),术后1周ALT、DBIL及TBIL均明显升高,差异均有统计学意义($P<0.05$)。术前1周与术后4~6周患者的

Child-Pugh分级A、B级及Child评分差异均有统计学意义($P<0.05$)。肝恶性肿瘤患者的肝功能变化与治疗次数、是否合并肝硬化及门脉癌栓相关($P<0.05$)。张扶莉等用复方苦参注射液治疗后,发现治疗组中患者3个月、半年、一年的存活率分别为84%、72%和26%,而对照组中3个月、半年、一年存活率分别为46.7%、13.3%和6%。[2][3]

2. 香砂六君子颗粒 组成:党参10克、白术10克、茯苓10克、陈皮6克、半夏6克、砂仁6克、木香6克、炙甘草6克。用法用量:每日1剂,分2次服,服药14天为1个疗程。临床应用:研究者将纳入病例随机分为治疗组和对照组各30例,治疗组在介入的基础上加用中医药治疗,结果显示治疗前两组各项指标比较,差异均无统计学意义(0.05);介入治疗后两组肝功能指标ALT、AST、GGT、TBIL较治疗前升高,其中对照组AST、TBILi值显著高于治疗组,ALB均值显著低于治疗组,差异均有统计学意义($P<0.05$);介入治疗后治疗组ALT、GGT均值低于对照组,但差异无统计学意义($P<0.05$)。[4]

3. 参麦注射液 组成:人参、麦冬。功效:大补元气、益气固脱、养阴生津。制备方法:正大青春宝药业有限公司提供。用法用量:参麦注射液60毫升加入500毫升葡萄糖注射液中静脉滴注,每日1次,连用4周。临床应用:史春雷等检测29例肝癌患者应用参麦注射液治疗前后血清可溶性白细胞介素-2受体(SIL-2R)及T淋巴细胞亚群水平,结果:治疗前SIL-2R及CD8明显高于正常对照组,CD4水平显著低于正常对照组;治疗后血清SIL-2R及CD8较治疗前显著降低,CD4水平明显升高,且治疗后CD4、CD8、SIL-2R水平与正常对照组比较无明显差异,提示参麦注射液对肝癌患者免疫功能有广泛调节作用。郭翔宇等治疗18例,结果显示在治疗的有效率方面,治疗组明显优于对照组($P<0.05$),其差异具有统

① 广西医学院肿瘤研究小组. 胡蔓藤治疗肝癌临床观察初步总结[J]. 广西卫生,1974(3):20-22.
② 任海涛,等. TACE联合复方苦参治疗肝恶性肿瘤的临床研究[J]. 辽宁中医杂志,2017(5):1001-1003.
③ 张扶莉,等. 大剂量复方苦参注射液联合小剂量FOLFOX经动脉置管灌注治疗晚期肝癌疗效观察[J]. 辽宁中医杂志,2016,43(6):1233-1234.
④ 崔德利,等. 香砂六君子汤对原发性肝癌介入术后患者肝功能的影响[J]. 中医药导报,2015,21(16):39,45.

计学意义,表明对肝癌化疗患者使用参麦注射液,能使化疗后的不良反应得到明显减轻,使化疗效果得到提升。[1][2]

4. 薯蓣丸 组成:薯蓣300克、当归100克、桂枝100克、神曲100克、干地黄100克、豆黄卷100克、甘草100克、西洋参150克、川芎60克、白芍60克、白术60克、麦冬60克、杏仁60克、柴胡50克、桔梗50克、茯苓50克、阿胶300克、干姜30克、白蔹30克、防风60克、大枣(为泥)300克,另外加入鳖甲胶300克。制备方法:组方药物按比例适当调整制成膏方。用法用量:空腹米饮或温水服下,每日2次,每次25。临床应用:研究者将80例分为2组,对照组40例肝癌恶病质患者,在甘利欣、还原型谷胱甘肽、思美泰等护肝降酶退黄及补充白蛋白等综合治疗基础上,不与中药治疗;治疗组40例肝癌恶病质患者,在以上综合治疗基础上,予中药薯蓣丸膏方口服,每次25克,每日2次,1个月为1个疗程。结果显示症状体征改善以及肝功能、肿瘤坏死因子(TNF-a)好转情况明显好于对照组,两组比较有显著差异($P < 0.05$)。[3]

5. 艾迪注射液 组成:人参、黄芪、刺五加、斑蝥提取物。用法用量:艾迪注射液50毫升加入5%葡萄糖注射液400毫升中静脉滴注。临床应用:研究者将68例肝转移瘤患者随机分为对照组和治疗组,治疗组(34例)动脉灌注化疗联合应用艾迪注射液治疗,对照组单纯接受动脉灌注化疗,比较两组经6个治疗周期前后肿瘤的大小、Karnofsky评分、胃肠道反应和骨髓抑制。结果显示:治疗组近期有效率50.0%,对照组41.8%,统计学无显著性差异($P > 0.05$);治疗组的生存质量、胃肠道反应和骨髓抑制均优于对照组,统计学有显著性差异($P < 0.05$)。[4]

6. 参一胶囊合慈丹胶囊 组成:参一胶囊——人参皂苷RG3,慈丹胶囊——黄芪、党参、山慈菇、鸦胆子、人工牛黄、莪术、露蜂房、僵蚕、制马钱子。功效主治:补中益气、消肿止痛、散结化瘀、以毒攻毒;适用于原发性肝癌。用法用量:参一胶囊(吉林亚泰制药有限公司生产),每日2次,每次2粒,两药连用60天;慈丹胶囊(金陵药业股份有限公司生产),每日3次,每次5粒。临床应用:研究者将60例中晚期原发性肝癌患者随机分为两组,治疗组30例,以参一胶囊加慈丹胶囊并联合介入化疗栓塞治疗;对照组30例,则单行介入化疗栓塞治疗,结果显示:① 两组(CR+PR)有效率分别为66.7%(20/30)和36.7%(11/30),两组有显著性差异($P < 0.05$);② 治疗组疗后1周、1个月血管内皮生长因子(VEGF)水平均低于对照组($P < 0.05$);③ 两组生活质量改善方面,治疗组疗效明显优于对照组,差异有显著性($P < 0.05$);④ 两组不良反应比较,治疗组白细胞下降、恶心呕吐发生率均低于对照组,两组差异显著($P < 0.05$)。表明参一胶囊加慈丹胶囊联合介入化疗栓塞治疗中晚期原发性肝癌,其疗效明显优于单行介入化疗栓塞治疗,两种中成药联合使用,具有协同作用,可以减少化疗栓塞所导致不良反应,并能提高患者疗效。[5]

7. 复方苦参碱注射液 组成:苦参。制备方法:山西振东金晶制药有限公司生产。用法用量:20毫升加入5%葡萄糖注射液250毫升静脉滴注,每日1次。临床应用:复方苦参碱注射液(商品名:岩舒注射液,每支5毫升)20毫升加入5%葡萄糖注射液250毫升静脉滴注,每日1次,联合自拟健脾理气方(黄芪30克、党参15克、陈皮6克、白术10克、郁金12克、茯苓9克、枳壳12克、麦芽12克、苍术9克)口服。随症加减:黄疸加茵陈15克、金钱草15克;疼痛加延胡索9克、川楝子6克;腹水、尿少加白茅根30克、泽泻20克、大腹皮12克;腹胀加乌药12克、木香9克;发热加石膏60克、知母9克。每日1剂,水煎服。

① 史春雷,等.参麦注射液对原发性肝癌患者免疫功能的影响[J].山东中医杂志,2000,19(10):615-616.
② 郭翔宇,孙涛,等.参脉注射液对原发性肝癌化疗后副作用的防治探讨[J].辽宁中医杂志,2013,40(12):2522-2523.
③ 欧阳钦,等.薯蓣丸膏方辅助治疗肝癌恶病质40例临床疗效分析[J].中国高等医学教育,2012(6):126-127.
④ 刘冲,等.艾迪注射液联合动脉灌注化疗治疗肝转移瘤的疗效观察[J].辽宁中医杂志,2010,37(4):687-688.
⑤ 黄景玉,樊青霞,等.参一胶囊加慈丹胶囊联合介入治疗中晚期肝癌的疗效观察[J].辽宁中医杂志,2009,36(10):1721-1723.

均 1 个月为 1 个疗程,共观察 2 个疗程。结果治疗组随访 22 例,最长生存期 17 个月,最短 2.2 个月,平均(7.2±3.4)个月;对照组随访 20 例,最长 13 个月,最短 2.5 个月,平均(6.7±3.0)个月。[1]

8. 大黄䗪虫丸 组成:大黄、黄芩、甘草、桃仁、杏仁、芍药、干地黄、干漆、虻虫、水蛭、蛴螬、䗪虫。制备方法:研细末装胶囊,每粒 0.5 克。用法用量:口服,每日 3 次,每次 3 克。临床应用:原发性肝癌,研究者治疗 15 例原发性肝癌患者,发现可以缩小肝脏肿块,降低血中甲胎蛋白和碱性磷酸酶的量,另一方面可以改善患者的生存质量,延长存活时间,且相对于西医的放化疗无不良反应。[2]

9. 康莱特注射液 组成:薏苡仁。用法用量:康莱特注射液 100 毫升/次/天。临床应用:研究者对 10 例患者在均于入院后静滴康莱特注射液 100 毫/次/天,30 天为 1 周期,待肝功能基本恢复正常后行介入治疗,10 例患者均经导管动脉栓塞治疗。在 X 线透视下,根据肿瘤的大小注入 40%碘化油 10～20 毫升,表阿霉素 80 毫克,氟尿嘧啶 500～1 000 毫克,顺铂 60～80 毫克。结果显示:10 例中部分缓解 4 例,轻度消退 4 例,无变化 2 例。AFP 下降者 7 例,完全恢复正常者 2 例,治疗前肝功能异常者 8 例,治疗后均有所改善,其中有 3 例 1 个月后完全恢复正常。[3]

10. 软肝消肿止痛膏 组成:生马钱子 6 克、蟾酥 0.4 克、生芫花 5 克、水蛭 5 克、冰片 5 克、生大戟 3 克、青娘子 5 克、牙皂 5 克、麝香 1 克、血竭 5 克、乳香 5 克、没药 15 克、当归 15 克、白芍 15 克、山慈菇 15 克、生南星 15 克、白附子 15 克、麻油 500 克、桃丹 200 克。用法用量:制成膏药外贴患处,1 周 1 换。临床应用:晚期肝癌痛,研究者治疗 42 例肝癌痛患者,疼痛减轻达 77.3%,用药

后最快 3 天即明显减轻,对照组则无变化。平均生存时间治疗组平均生存 173 天,对照组平均生存 87 天。[4]

11. 华蟾素注射液 组成:中华蟾蜍皮。制备方法:安徽淮北金蟾制药有限公司。用法用量:5%葡萄糖注射液＋20 毫升华蟾素注射液。临床应用:购自安徽淮北金蟾制药有限公司,每支 5 毫升,治疗时以 5%葡萄糖注射液＋20 毫升华蟾素注射液,采用华蟾素静滴加肝动脉插管栓塞化疗(TAE)治疗原发性肝癌 36 例,与常规 TAE 治疗的 44 例进行临床观察对比,结果显示:华蟾素组肿瘤缩小率、AFP 下降与转阴率、肿瘤转移率和 1 年生存率,均明显优于常规 TAE 组。[5]

12. 消癌平针 组成:消癌平注射液。用法用量:采用 Seldinge 技术将导管超选择性插到肝固有动脉或肝左、肝右动脉后灌注药物,300 毫升/次。临床应用:用中药消癌平针剂经肝动脉介入治疗转移性肝癌 31 例,并与化疗介入 22 例作对照。结果显示:临床总有效率分别为 70.97%、40.91%,两组比较 $P<0.01$。肿瘤的 PR＋NC 分别为 67.74%、63.63%,两组比较 $P>0.05$。治疗平均生存天数为 226.07 天、118.38 天,两组比较 $P<0.01$;KPS 评分总有效率分别为 80.65%、50%,两组比较 $P<0.05$。提示中药消癌平可改善临床症状和体征,提高患者的生存质量,缩小或稳定病灶,延长生存期。[6]

13. 百年乐 组成:碧血草、人参、黄芪。功效主治:益气扶正,提高免疫;适用于肝癌。用法用量:每日服 2 次,每次 15 毫升。[7]

14. 犀黄丸 组成:牛黄、麝香、乳香、没药。功效主治:清热解毒,化痰散结,兼以活血散结;适用于肝癌、食管癌、胃癌。制备方法:上药制成丸剂。用法用量:一般病例,每日 1 次,每次 6 克,

① 陈闯,等. 复方苦参碱注射液联合健脾理气方治疗晚期原发性肝癌 33 例[J]. 中国中西医结合消化杂志,2006,14(1):51－52.
② 赵宁宁,等. 大黄䗪虫丸治疗原发性肝癌 15 例[J]. 辽宁中医杂志,2006,33(11):1463.
③ 姜育川. 康莱特注射液配合介入治疗晚期肝癌疗效分析[J]. 辽宁中医杂志,2005,32(2):123.
④ 刘训峰,等. 软肝消肿止痛膏治疗晚期肝癌 42 例[J]. 辽宁中医杂志,2001,28(12):737－737.
⑤ 吴洪梅,等. 华蟾素肝动脉插管栓塞化疗治疗肝癌临床观察[J]. 辽宁中医杂志,2000,27(3):127－128.
⑥ 孙珏,等. 中药消癌平针剂经肝动脉介入治疗转移性肝癌的临床研究[J]. 上海中医药杂志,2000,34(1):14－17.
⑦ 雷一鸣,等. 中华名医顽症绝症秘方大全[M]. 南宁:广西科学技术出版社,1999:740.

米醋20毫升送下。较重病例,每日3次,每次服6克。局部疼痛较重者,可用该丸研末加米醋调成糊状,外敷肝区,每日1次,每次6小时。苦于服药者,可用本药6克加30毫升水化开,保留灌肠,每日1次。晚期正气亏虚,可以人参煎汤送服本药。曾以本药治疗数10例原发性肝癌,收到了提高生存质量、延长生存期、减轻疼痛的效果。本方以牛黄清热解毒、豁痰散结为主药,辅以麝香辛窜,既能活血散结,又能通经活络。牛黄得麝香之助,则化痰散结之力更大,麝香得牛黄辛温走窜而无助燃火毒之弊,佐以乳香、没药则可活血化瘀、消肿定痛。①

15. **安宫牛黄丸** 组成:安宫牛黄丸。制备方法:江西林树制药厂产品。用法用量:每日1丸,口服;显示疗效后,2～3日一丸。临床应用:治疗中晚期原发性肝癌20例,显效(症状基本消失,肝脏明显缩小,可触及的肿块缩小一半以上,同位素扫描、超声波与生化检查明显好转,出现疗效维持1月以上)2例,有效(症状好转,肝脏可触及之肿块缩小或稳定,同位素扫描、超声波与生化检查有所改善或稳定,出现疗效维持1月以上)13例,无效5例。②

16. **AT素** 组成:蟑螂。适用于原发性肝癌。制备方法:蟑螂加工提炼出AT素。用法用量:注射剂9～24克加入10％葡萄糖液250～500毫升中,每日静脉滴注。连续应用1～3个月后,酌情减为隔日1次。治满3个月者为1个疗程。片剂每次口服6～8片,每日3次,连续服用。临床应用:陈氏以片剂治疗中晚期肝癌49例,部分缓解1例(2.04％),稳定21例(42.86％),存活期最短20天,最长880天。病后平均生存期为9.75个月。雷氏以注射剂加辨证中药汤剂,治Ⅱ期原发性肝癌98例,治后生存率6个月77.55％(76例),1年38.78％(38例),2年22.45％(22例),3年8.16％(8例)。治疗Ⅲ期肝癌226例,治后生存率

1个月71.24％(161例),2个月44.69％(101例),3个月39.38％(89例),6个月23.00％(52例),1年5.31％(12例)。2组均与对照组有明显差异。③

17. **槐耳冲剂** 组成:槐耳。功效主治:破血,益力;适用于原发性肝癌。制备方法:上药加工成冲剂。用法用量:每日服3次,每次1～2包。临床应用:王墨荣观察47例,Ⅰ组25例,单用上法治疗。Ⅱ组22例,以上法结合5-FU,总量在10克以上。少数病例合并自力霉素、噻漕派、斑蝥素等。另设对照组25例,其中单用5-FU治疗18例,合并自力霉素、噻喏派、斑蝥素、长春新碱7例,治后半年生存率Ⅰ组59％(13例),Ⅱ组40.9％(9例),对照组48％,(12例)无显著性差异。治后1年生存率Ⅰ组33％(7例),Ⅰ组22.6％(5例),对照组4％(1例)。曾治疗肝癌1例,男,39岁,1984年5月因腹胀纳减,小便少1个月入院,体征肝肋下未及,剑下3厘米,移动性浊音呈阳性。AFP阴性,SGPT阴性,ZnTTl4单位。B超肝右叶5×6厘米光团,肝穿刺证实肝细胞性肝癌,临床诊断肝癌硬化型Ⅰ期。入院后用槐耳冲剂1包,每日服3次,斑蝥素1～1.5毫克,静推,每日1次;另服清热解毒活血中药治疗。4个月后,B超右叶光团变模糊乃至消失,症状改善。1985年1月在上海肿瘤医院复查AFP阴性,B超示可疑肝门区占位病变,同位素肝扫描阴性,1985年5月在南京军区总院CT检查肝区未见占位性病变,治疗至1985年12月出院,目前情况良好,能参加正常工作。④

18. **甲基斑蝥胺** 组成:斑蝥。适用于原发性肝癌。制备方法:斑蝥经加工提炼,提取有效成分斑蝥素,与甲胺水溶液合成甲基斑蝥胺。用法用量:口服,每日200～400毫克。临床应用:有人观察Ⅱ、Ⅲ期原发性肝癌193例,以半年以上生存率统计,单用甲基斑蝥胺组72例生存率为37.5％,甲基斑蝥胺综合治疗组121例生存率为

① 马风友. 犀黄丸治疗肝癌探讨[J]. 四川中医,1991(10):33.
② 张所乐,等. 安宫牛黄丸并中医辨证治疗中晚期原发性肝癌20例临床疗效观察[J]. 江西中医药,1991,22(2):37-38.
③ 雷永仲,等. AT素合并中药治疗原发性肝癌324例[J]. 上海中医药杂志,1990(8):9.
④ 王墨荣. 槐耳冲剂治疗Ⅱ期原发性肝癌47例[J]. 南京中医药大学学报(自然科学版),1988,(4):17.

66.9%,而对照组中单用 5-FU 组 15 例生存率为 6.7%,单用斑蝥素组 31 例生存率为 12.9%,经统计学处理,有显著性差异。结果显示甲基斑蝥胺组疗效优于对照组。①

19. 莲花片　组成:半枝莲、七叶一枝花、山慈菇、蜈蚣、莪术、田七、牛黄等。功效主治:清热解毒,活血化瘀;适用于肝癌。制备方法:上药制成片剂。用法用量:每日服 3 次,每次服 6 片,连服 5 日,停药 2 日。一般以服药 2 个月为 1 个疗程。服完 1 个疗程后休息 1~2 周,再继续服药。临床应用:本片曾做动物抗肿瘤实验,对肉瘤 180 的抗瘤率为 49%~60%,提示本品有一定的抗癌作用。周氏以本法治疗肝癌 13 例,全部生存 1 年以上,其中生存 12、13、14、15、17、18、23、25 个月各 1 例,生存 16 个月 2 例,生存 21 个月 3 例。曾治疗原发性肝癌 1 例,男,62 岁,因上腹胀疼并腹泻月余,于 1981 年 11 月就诊,体查无黄疸、肝掌及蜘蛛痣,腹胀大,腹水(+),肝大质硬,右锁骨中线肋下 2.5 厘米,剑突下 6 厘米,脾不大,AFP 阳性,核素肝扫描及 B 型超声波检查示肝左叶肝癌。舌质黯红,苔白,脉弦,诊为原发性肝癌属肝热血瘀型。于 1981 年 12 月至 1982 年 8 月,1983 年 2~7 月服莲花片治疗,共服 42 瓶,1983 年 7 月复查,诉上腹仍时有不适,胃纳,二便尚正常,AFP 阳性,肝右锁骨中线肋一下 2 厘米,剑突下 6 厘米,已无腹水,舌苔白,脉弦细,至今存活 25 个月。②

20. 鹿仙草“B”　组成:鹿仙草。功效主治:清热解毒,壮阳补肾,止血生肌;适用于治肝癌。用法用量:每次口服 6 克,每日 4 次,并用生药鹿仙草每日 300~500 克煎水频服。临床应用:白氏等以本品治疗晚期肝癌 4 例,按 1978 年 12 月全国抗癌药物协作会议制定的疗效标准,治疗后部分缓解 2 例,稳定 2 例。③

21. 葫芦素　组成:甜瓜蒂经分离提取有效成分,即葫芦素。适用于肝炎、肝癌。制备方法:上药制成片剂。用法用量:口服。开始由每次 0.2 毫克,每日 3 次,逐渐增加至 0.3~0.4 毫克,每日 3 次。临床应用:从 1978 年以来应用葫芦素有效成分 BE 片,治疗原发性肝癌 50 例,显效 22 例,占 44%,Ⅱ期疗效显著优于Ⅲ期,有效病例能稳定病情,改善全身情况,缩小肝脏,不良反应小,可长期服用,适用于非手术或术后巩固治疗的病例。注意事项:少数患者在服药期间有轻度胃肠道反应,经对症支持疗法治疗,容易缓解,一般不需停药。④

22. 冬凌草　组成:冬凌草。适用于肝癌等。制备方法:上药加工成糖浆、片剂、注射液。用法用量:冬凌草糖浆每日 3 次,每次 30 毫升。冬凌草片每日 3 次,每次 5 片。两种药同用 2~3 个月为 1 个疗程。冬凌草注射液每次静注用药 75~100 毫升,隔日 1 次。临床应用:有人用本品治疗中、晚期肝癌患者 31 例,近期缓解率 80%,治后半年生存率为 29.6%,1 年生存率为 12%,2 年生存率为 10%。⑤

23. 美登木注射液　组成:美登木。适用于原发性肝癌。用法用量:每日肌注 2~3 次,每次 2 毫升,10~14 天为 1 疗程,停 3~7 天,再进行第 2 疗程。单日量最少 2 毫升肌注,每天 1 次;最大量是 2 毫升,肌注,每日 4 次。给药总量最少 40 支,最多 300 支。临床应用:黄氏用本品治疗原发性肝癌 20 例,参考上海市肿瘤防治协作组肝癌小组制定的疗效标准,显效 6 例,有效 6 例,似效 3 例,无效 5 例。治后生存期,3 个月以下 3 例,3 个月以上 5 例,半年以上 5 例,1 年以上 7 例。⑥

24. 乌头碱　组成:乌头碱。功效主治:温经止痛;适用于肝癌。用法用量:每日静脉滴注 1 次,每次 100~300 纳克。临床应用:有人以本法治疗

①　曾育龙. 甲基斑蝥胺治疗原发性肝癌的研究[J]. 中国中西医结合杂志,1985,5(2):121-122.
②　周岱翰,等. 莲花片治 22 例肝癌生存 1 年以上临床分析[J]. 新中医,1985(6):21.
③　白树勋,等. 鹿仙草“B”抗肝癌的研究[J]. 云南中医中药杂志,1984(3):53.
④　陈雪良. 葫芦素治疗原发性肝癌 50 例临床观察[J]. 中国新药与临床杂志,1984,3(2):21-22.
⑤　郁仁存. 中医肿瘤学(上)[M]. 北京:科学出版社,1983:269.
⑥　黄大文. 美登木注射液治疗原发性肝癌 20 例初步报告[J]. 广西医学,1981(1):9-10.

中晚期肝癌89例,治后半年生存率为29.21%(26例),1年生存率为11.24%(10例),治后平均存活时间为5.38个月。[1]

25.羟基喜树碱 组成:喜树。适用于多种癌症。用法用量:静脉用药,每日2～10毫克。临床应用:袁氏用本品治疗原发性肝癌132例,有效72例(54.5%)。陆氏用本品结合扶正中药治疗肝癌22例,治疗后症状好转59.1%,AFP转阴18.2%,肝脏缩小1/2以上22.7%,有2例生存达6年4个月。[2]

① 王汝宽.第二次全国肝癌防治研究协作会议[J].医学研究杂志,1981(10):15－20.
② 袁云.羟基喜树碱对肝癌的远期疗效[J].武汉市医学科研,1981(2):27－29.

胆囊、胆道恶性肿瘤

概　述

胆囊癌整体发病率较低，占全部恶性肿瘤0.8%～1.2%，为最常见的胆道恶性肿瘤，发病率逐渐上升，占胆囊手术的2%，主要发生在年龄≥50岁的中老年人群，女性发病率为男性患者的3倍多，胆囊癌恶性程度较高，具有生长快和转移早的特点。胆囊癌的病因尚不清楚。据流行病学调查，其发病的高危因素有年龄、性别、种族、饮食、激素、细菌感染、肥胖、糖尿病、胆囊结石等。

胆管癌是指发生在左右肝管直至胆总管下端的肝外胆管癌。患胆管癌的年龄大多在50～70岁，男女性之比为2∶1～2.5∶1。据文献报道，先天性胆管扩张症、溃疡性结肠炎、家族性结肠息肉病、中华分支睾吸虫病患者胆管癌发生机会比一般人群高，既往有胆囊炎病史者、肝硬化者的胆管癌的危险性升高，且胆管癌与乙型肝炎病毒感染密切相关。

胆囊癌及胆管癌早期一般缺乏临床症状。胆囊癌往往在B超检查后发现胆囊隆起性病变才引起注意，出现的临床症状主要有中上腹隐痛、胀痛、不适、恶心、呕吐、嗳气、乏力、纳差等，一旦出现右上腹包块、黄疸、腹腔积液、消瘦等症状，提示疾病晚期。当胆囊管阻塞或癌变累及肝脏或邻近器官时，有时可在右上腹扪及坚硬肿块，如癌侵犯十二指肠，可出现幽门梗阻症状；当癌直接累及肝外胆管或发生胆管转移时，可出现梗阻性黄疸。国内对430例胆囊癌调查分析表明，临床上症状表现为上腹痛者占87%，恶心、呕吐者31%，黄疸者31%，消瘦者28%，右上腹包块者22%，低热者19%。因半数以上的胆囊癌伴有胆囊结石，结石

性胆囊炎症状有时掩盖了胆囊癌或胆管癌的表现，甚至发生急性胆囊炎，切除的胆囊经病理切片检查才发现胆囊癌。

胆管癌临床表现更不典型，易误诊漏诊。大多数患者表现为黄疸进行性加深，尿色深如红茶，大便呈陶土色，伴皮肤瘙痒。部分胆管癌患者出现黄疸表现，伴随ALT轻度升高，易误诊为肝炎进入传染病病房治疗。部分患者有胆石病史，可出现上腹绞痛，伴畏寒、发热等症状，甚至已行胆管手术，再次手术取狭窄处胆管壁活检才发现胆管癌。ERCP发现扩张的胆管内有充盈缺损，酷似结石，肿瘤较大时也可不出现黄疸。

对胆囊癌、胆管癌早期筛查首推B超检查，超声还是随访病变大小变化的最简易手段。CT是最常用、最重要的诊断手段，CT还能显示胆囊癌浸润肝实质的深度、范围、肝内转移灶，肝内胆管是否扩张以及肝十二指肠韧带周围、后腹膜淋巴结有无肿大等。经PTC螺旋CT胆管成像可为评估胆管癌提供多方面资料。除此之外，MRI因其软组织分辨率高已成为目前诊断、治疗中不可或缺的技术。经内镜逆行胰胆管造影（ERCP）对胆囊癌及胆管癌的诊疗也具参考价值。对胆囊癌而言，术中探查活检也是诊断的重要手段。肿瘤相关抗原CA199的显著增高也可作为一项辅助诊断标准。对胆管癌，血清CA242、CA50，血清胆管癌相关抗原（CCRA）也具提示作用。

胆囊癌、胆管癌需与黄疸型肝炎、胆石症、胆囊息肉、硬化性胆管炎、结核、肝癌胆管癌栓及其他胆管狭窄性病变鉴别。

对于胆囊癌、胆道癌早期诊断、活检和手术方法规范、综合治疗是提高疗效，改善预后的重要环节。胆囊癌的治疗方法有手术、化疗、放疗、介入

治疗等。根据肿瘤侵犯深度和有无转移，Nevin于1976年将胆囊癌分为5期。Ⅰ期：肿瘤仅侵犯黏膜层的原位癌；Ⅱ期：肿瘤侵犯黏膜下层和肌层；Ⅲ期：肿瘤侵犯至胆囊壁全层，但尚无淋巴结转移；Ⅳ期：胆囊壁全层受累及，合并胆囊管周围淋巴结转移；Ⅴ期：肿瘤侵犯至肝或其他脏器伴胆总管周围法界或远处转移。Nevin Ⅰ、Ⅱ、Ⅲ、Ⅳ期的胆囊癌患者，手术是主要治疗手段。即使是Nevin Ⅴ期患者，只要没有腹腔积液，低蛋白血症，凝血功能障碍和心、肺、肝、肾的严重器质性病变不应放弃手术探查的机会。手术方式包括：单纯胆囊切除术、根治性胆囊切除术、胆囊扩大根治性切除术、胆囊癌姑息性手术。胆囊癌对放疗有一定敏感性，故手术可辅加放疗，失去手术机会时，可采用介入疗法，采用介入性肝动脉插管进行区域动脉灌注化疗。

胆管癌应以手术治疗为主，目的是切除肿瘤和恢复胆管通畅。可行胆管部分切除辅以放、化疗。对于下段胆管癌和中段胆管癌累及胰腺者应行胰十二指肠切除。对于中段胆管癌且局限者可行胆管部分切除、胆管空肠 Roux-Y 吻合术。

胆囊癌、胆管癌引起的梗阻性黄疸，多采用经PCTD 或 ERCP 记忆合金胆管内支架植入，行姑息性治疗。放置金属胆管支架的指征：（1）肝癌累及肝门部胆管、肝门部胆管癌行姑息性胆管引流时；（2）胆囊癌累及肝门部胆管伴腹腔积液或肝内转移；（3）胃肠道和腹腔癌肝门部转移。硬化型胆管癌化疗效果较差，尚可采用术中放疗、术后定位放疗及经导管内照射。胆管癌手术切除范围有限，胆管切端累及、区域淋巴结清扫不彻底的情况较为常见。因此，术后宜辅助化疗，静脉给药或区域动脉灌注化疗。术后肿瘤复发或胆泥堵塞胆管内支架致梗阻性黄疸者，可分不同情况，经ERCP 或 PCTD 途径，再次疏通或引流胆管，以延长患者生存期。

胆囊癌、胆管癌的预后取决于早期诊断、病理

类型和分期、手术方式、术后综合治疗等。根据上海市胆道癌研究协作组资料，胆囊癌0期、Ⅰ期患者术后5年生存率100%和58.7%。Ⅱ期、Ⅲ期患者5年生存率40.2%和9.2%，ⅣA期和ⅣB期仅为13.5%和7.1%。

胆管癌的疗效较差。上海市胆道癌研究协作组资料示，仅26.2%患者获根治性切除机会，术后5年生存率为11.1%。除乳头状腺癌和腺瘤癌变的近期疗效较好外，其余病理类型者绝大多数在近期内死亡。行姑息治疗的患者在术后1年内死亡。采取内支撑法解除胆管梗阻，平均生存期约7月。提高早期诊断率和手术切除率，加强术后的综合治疗，有望进一步提高胆囊癌、胆管癌的疗效。[①]

中医文献中虽无胆囊癌、胆管癌的名称，但类似本病的证候记载散见于"肝胃气痛""黄疸""胁痛""癥瘕""积聚""痞块"等门类中。早在两千多年前的《黄帝内经》已有黄疸之名，并对黄疸的病因病机、症状等都有了初步的认识，如《素问·平人气象论篇》云："溺黄赤，安卧者，黄疸；……目黄者曰黄疸。"《素问·六元正纪大论》云："溽暑湿热相薄，争于左之上，民病黄疸而为朋肿。"《灵枢·经脉》云："是主脾所生病者，……黄疸，不能卧。"另有《胀论》篇中"胆胀者，胁下胀痛""肝胀者，胁下满而痛引少腹"的记载。汉代《伤寒论》太阳病描述"结胸"的症状是："膈内疼痛、拒按、气短、心下部坚硬胀满、身发黄"等，与胆囊癌、胆管癌颇为相似。[②]

《金匮要略》将黄疸立为专篇论述，并将其分为黄疸、谷疸、酒疸、女劳疸和黑疸等五疸。《伤寒论》还提出了阳明发黄和太阴发黄，说明当时已认识到黄疸可由外感、饮食和正虚引起，病机有湿热、瘀热、寒湿在里，相关的脏腑有脾胃肾等，并较详细地记载了黄疸的临床表现，创制了茵陈汤、茵陈五苓散等多首方剂，体现了泻下、解表、清化、温化、逐瘀、利尿等多种退黄之法，这些治法和方剂

① 汤钊猷. 现代肿瘤学[M]. 第三版. 上海：复旦大学出版社，2011：1520-1528.
② 张霄岳，等. 消化系统肿瘤新治[M]. 北京：中医古籍出版社，2015：479.

仍为今天所喜用,表明汉代对黄疸的辨证论治已有了较高的水平。元代罗天益所著《卫生宝鉴·发黄》总结了前人的经验,进一步明确湿从热化为阳黄,湿从寒化为阴黄,将阳黄和阴黄的辨证论治系统化,执简驭繁,对临床实践指导意义较大,至今仍被采用。宋代韩祗和的《伤寒微旨论》除论述了黄疸的"阳证"外,还特设《阴黄证篇》,并首创用温热药治疗阴黄。"胁痛"在《内经》已有记载,并明确指出胁痛的发生主要是由于肝胆病变。如《灵枢·五邪》篇载:"邪在肝,则两胁中痛"。《素问·缪刺论》也载:"邪客于足少阳之络,令人胁痛不得息。"关于胁痛的病因,《内经》认为有寒、热、瘀等方面。《素问·刺热》:"肝热病者……胁满痛,手足躁,不得安卧。"其后历代医家对胁痛的病因在《黄帝内经》基础上逐步发展。《景岳全书·胁痛》从临床实际出发,将病因分为外感、内伤,并提出以内伤者多见,如"胁痛有内伤外感之辨……有寒热表证者方是外感,如无表证悉属内伤。但内伤胁痛者居之八九。"同时又对内伤胁痛发病原因进行归纳,认为有郁结伤肝、肝火内郁、痰饮停伏、外伤瘀血以及肝肾亏损等。《证治汇补·胁痛》对胁痛的病因亦提出:"因暴怒伤肝,悲哀气结,饮食过度,风冷外侵,跌扑伤形……或痰积流注,或瘀血相搏,皆能为痛。至于湿热郁火,劳逸房色而病者,间亦有之。"这样就使对胁痛的病因认识更趋完善。[①]

本病病因多端,与"黄疸""胁痛"有相似之处,如《景岳全书·黄疸》中所提出的"黄家所得,从湿得之",又有其特点,《景岳全书·论积垢》云:"饮食之滞,留蓄于中,或结聚成块,或胀满鞕痛,不化不行,有所阻隔者,乃为之积",《积聚》篇载:"积聚之病,凡饮食,血气,风寒之属皆能致之"。朱丹溪言:"壮人无积,虚人则有之",正气虚弱是癌肿发生的重要病因。《金匮翼·积聚统论》篇:"凡忧思郁怒,久不得解者,多成此疾"。中医学认为,胆为"奇恒之府",附于肝,与肝相表里,它的功能以通

降下行为顺,与人体饮食的消化、吸收、传化关系密切。

本病的特点是虚实夹杂,以虚为本,以实为标,脾胃阴虚、脏腑气虚为本,血瘀、湿热、痰浊、毒邪为标。病位在胆,与肝、脾密切相关。本病初起隐匿,随后缓慢发病,后期病情严重。病机而言,病程短者多因情志不调、饮食内伤、虫积砂石等而致气滞、痰浊、瘀血、湿热内生,毒邪凝滞,湿热蒸熏肝胆,形成积聚;病程较长者,气虚血瘀,脾气日衰,气血生化乏源,正气愈虚,癥瘕留著愈不易消散。由于毒邪留于胆腑气滞血瘀,脉络受阻热壅血瘀,故疼痛不止;胆失疏泄,胆液不循常道而外溢,出现黄疸;肝胆失于疏泄条达,脾不健运,胃失和降,则出现恶心呕吐,饮食不振。后期脾土衰败,气血亏虚,出现消瘦、乏力等恶病体质。若从热化,热伤阴津,呈现脱水;热传心包,则神昏谵语;热极伤阴,阴损及阳,阳随汗溢以致阳脱,出现中毒性休克征象。[②]

辨 证 施 治

一、胆囊癌

1. **瘀血阻滞型** 症见右上腹出现间歇性疼痛,痛有定处,痛处拒按,入夜痛甚,低热,伴有恶心,呕吐,纳呆,便秘。舌淡红或淡黯,有瘀斑或紫暗,舌下脉络曲张,脉沉弦涩。治宜疏肝活瘀、理气止痛。

(1)膈下逐瘀汤 柴胡、黄芩、桃仁、红花、赤芍、牡丹皮、半夏、陈皮、当归、川芎、枳壳、三棱、莪术、香附、麦芽、白术。随症加减:若呕吐甚者,加姜竹茹、旋覆花;饮食减少者,加鸡内金、神曲等。〔见447页6.《肝胆脾胃病中西医诊疗进展》分4型(1)〕

(2)四逆散合新绛汤加减 柴胡10克、炒白芍12克、炒枳壳10克、旋覆花(包煎)10克、绿萼梅15克、谷芽15克、麦芽15克、清半夏9克、八

① 张伯臾. 中医内科学[M]. 上海:上海科学技术出版社,1985:182.
② 魏睦新,等. 医治肿瘤的大医之法[M]. 北京:科学技术文献出版社,2015:111-112.

月札 9 克、玫瑰花 12 克、金钱草 15 克、红花 6 克、甘草 2 克、生姜 1 片。水煎服,隔日 1 剂。①

2. **肝胆湿热型** 症见右上腹出现持续性胀痛或灼热疼痛,常向右肩部放射,或右上腹见有包块,疼痛拒按,伴有高热寒战,身目发黄,口苦厌油。舌质红,苔黄腻,脉弦滑数。治宜清热利湿、疏肝理气。

(1)龙胆泻肝汤加减 柴胡、黄芩、栀子、枳壳、茵陈、大黄、半夏、郁金、车前子、金钱草、白花蛇舌草、陈皮、苍术。随症加减:若高热者,黄芩加量。〔见 447 页 6.《肝胆脾胃病中西医诊疗进展》分 4 型(2)〕

(2)茵陈汤加减 茵陈 30 克、栀子 9 克、大黄(后下)9 克、茯苓 15 克、泽泻 15 克、虎杖 30 克、白术 15 克、柴胡 9 克、白花蛇舌草 30 克、藿香 9 克、土茯苓 30 克。随症加减:恶心呕吐严重者,加橘皮、竹茹等降逆止呕;心中懊恼,可加黄连、龙胆草;伴有结石者,宜加金钱草、海金沙等利胆排石;小便短少者,加木通,车前草,大腹皮等以清热利尿。〔见 447 页 7.《消化系统肿瘤新治》分 4 型(2)〕

(3)软肝消结汤 薏苡仁、茵陈、白花蛇舌草、败酱草、鳖甲、莪术、夏枯草。随症加减:失笑散、白茅根、仙鹤草、垂盆草。〔见 448 页 8.陈博分 3 型(2)〕

(4)胆囊癌方 1 柴胡 10 克、延胡索 10 克、白芍 15 克、郁金 10 克、猪苓 20 克、黄芩 10 克、栀子 15 克、车前子(布包)30 克、清半夏 10 克、茵陈 30 克、虎杖 10 克、郁金 10 克、党参 10 克、炒白术 10 克、茯苓 10 克、茯神 10 克、怀山药 20 克、片姜黄 10 克、川楝子 6 克、炙鸡内金 10 克、赤芍 10 克、白芍 10 克、马鞭草 30 克、地骨皮 30 克、龙葵 20 克、藤梨根 15 克、徐长卿 30 克、甘草 6 克。同时配服由青黛、野菊花、山慈菇、三七粉按 1∶3∶2∶2 比例配制而成的散剂(装空心胶囊),每次 1 克,每日 2 次。〔见 448 页 9.尤建良教授分 3 型(1)〕

(5)茵陈汤合五苓散加减 茵陈 30 克、金钱草 30 克、白花蛇舌草 30 克、大黄 10 克、栀子 10 克、猪苓 10 克、藿香 10 克、白术 10 克、泽泻 10

克、虎杖 15 克、茯苓 15 克、车前子 15 克。〔见 449 页 11.王伯祥分 5 型(3)〕

3. **火毒炽盛型** 症见右上腹出现持续性灼痛、胀满,见有包块,疼痛拒按,高热口渴,身目小便黄染,肢冷,神昏,便秘。舌质红绛或黯红,苔黄燥,脉弦数。治宜泻火解毒、疏肝清热。

方用大柴胡汤加减:柴胡、黄芩、大黄、栀子、枳实、石膏、茵陈、白茅根、黄连、白芍、白花蛇舌草、麦芽。随症加减:腹胀甚者,加大腹皮、炒莱菔子等理气止痛;发热者,加蒲公英、金银花加强清热之功。〔见 447 页 6.《肝胆脾胃病中西医诊疗进展》分 4 型(3)〕

4. **气血虚弱型** 症见右上腹出现隐痛,右腹包块明显,面色无华或萎黄,畏寒肢冷,神疲乏力,气短,心悸,自汗或盗汗,纳差,消瘦。舌质淡嫩,苔白,脉细无力或微。治宜气血双补、健脾益肾。

方用八珍汤加减:太子参、黄芪、白术、茯苓、陈皮、黄精、熟地黄、白芍、鸡血藤、淫羊藿、麦芽、白花蛇舌草。随症加减:食欲不振者,加鸡内金、焦神曲健脾和胃;腹中冷甚,畏寒明显者,加干姜、桂枝、白附片以温中散寒。〔见 447 页 6.《肝胆脾胃病中西医诊疗进展》分 4 型(4)〕

5. **脾虚湿阻型** 症见面目及肌肤发黄,黄色较淡,右胁隐痛或胀痛绵绵,脘闷腹胀,纳差肢软,大便溏薄,苔白腻,舌淡体胖,脉沉细或濡细。治宜健脾和胃、利胆退黄。

(1)参苓白术散合茵陈五苓散加减 党参 15 克、茯苓 15 克、猪苓 15 克、白术 15 克、泽泻 15 克、白扁豆 15 克、薏苡仁 15 克、茵陈 30 克、桂枝 9 克、陈皮 9 克。随症加减:便血者,加仙鹤草、蒲黄炭、参三七等止血之品;便溏者,加苍术、淮山药、石榴皮等健脾止泻;气虚甚者,去党参,改用人参,重用黄芪;伴有发热、口干者,酌加石斛、知母、金银花等养阴清热。〔见 447 页 7.《消化系统肿瘤新治》分 4 型(4)〕

(2)胆囊癌方 2 党参 10 克、炒白术 10 克、茯苓 10 克、茯神 10 克、猪苓 30 克、姜半夏 10 克、

---

① 刘宗莲,等. 路志正医案 2 则[J]. 中医杂志,1999,40(7):402 - 403.

陈皮 6 克、炒谷芽 15 克、炒麦芽 15 克、薏苡仁 10 克、怀山药 20 克、鸡内金 15 克、炒山楂曲 15 克、柴胡 6 克、黄芩 6 克、枳壳 10 克、参三七 10 克、八月札 30 克、片姜黄 12 克、甘草 6 克。〔见 448 页 9. 尤建良分 3 型(2)〕

(3) 茵陈术附汤加减　茵陈 30 克、白术 12 克、制附子 9 克、干姜 5 克、党参 15 克、木香 10 克、三棱 10 克、莪术 10 克、炮山甲 10 克、白花蛇舌草 30 克。随症加减：腹痛者,加鸡血藤 10 克、七叶莲 12 克；恶心欲吐者,加姜半夏 10 克、川黄连 5 克。〔见 448 页 10. 朱培庭分 3 型(3)〕

(4) 参苓白术散合茵陈五苓散加减　茵陈 30 克,茯苓、猪苓、白术、薏苡仁、山药各 15 克,党参、桂枝、泽泻、扁豆、陈皮各 10 克,砂仁 5 克。〔见 449 页 11. 王伯祥分 5 型(5)〕

6.《肝胆脾胃病中西医诊疗进展》分 4 型

(1) 瘀血阻滞型　症见右上腹出现间歇性疼痛,痛有定处,痛处拒按,入夜痛甚,低热,伴有恶心、呕吐、纳呆,便秘。舌淡红或淡黯,有瘀斑或紫暗,舌下脉络曲张,脉沉弦涩。治宜疏肝活瘀、理气止痛。〔方药见 445 页辨证施治 1.(1)〕

(2) 肝胆湿热型　症见右上腹出现持续性胀痛或灼热疼痛,常向右肩部放射,或右上腹见有包块,疼痛拒按,伴有高热寒战,身目发黄,口苦厌油。舌质红,苔黄腻,脉弦滑数。治宜清热利湿、疏肝理气。〔方药见 446 页辨证施治 2.(1)〕

(3) 瘀毒内结型　症见右上腹出现持续性灼痛、胀满,见有包块,疼痛拒按,高热口渴,身目小便黄染,肢冷、神昏、便秘。舌质红绛或黯红,苔黄燥、脉弦数。治宜泻火解毒、疏肝清热。〔方药见 446 页辨证施治 3.〕

(4) 气血虚弱型　症见右上腹出现隐痛,右腹包块明显,面色无华或萎黄,畏寒、肢冷、神疲、乏力、气短、心悸,自汗或盗汗。纳差、消瘦。舌质淡嫩,苔白,脉细无力或微。治宜气血双补、健脾益肾。〔方药见 446 页辨证施治 4.〕[1]

7.《消化系统肿瘤新治》分 4 型

(1) 肝气郁结型　症见右胁隐痛、胀痛或闷痛,低热或发热,食欲减退,或有恶心呕吐,或目黄、身黄、小便黄赤,舌质淡红或淡黯,苔薄,脉弦细。治宜疏肝利胆、化痰软坚。方用大柴胡汤和大黄䗪虫丸加减：柴胡 9 克、枳实 9 克、厚朴 9 克、法半夏 9 克、鸡内金 9 克、䗪虫 9 克、赤芍 15 克、车前子 15 克、瓜蒌皮 15 克、半枝莲 30 克。随症加减：胁痛甚者,加青皮、川楝子、郁金；气郁化火,口干口苦,尿黄便秘者,加牡丹皮、栀子、黄连等清泻肝火；胁痛肠鸣者,为肝气横逆犯脾,加茯苓、泽泻、白术等。

(2) 肝胆湿热型　症见右上腹可有持续性胀痛,多向右肩背部放射,右上腹或见包块疼痛拒按,身目黄染,高热寒战,或往来寒热,口苦咽干,口渴,恶心呕吐,大便秘结,小便短赤。舌质红,苔黄腻,脉弦滑。治宜清热利胆、化湿退黄。〔方药见 446 页辨证施治 2.(2)〕

(3) 瘀毒内结型　症见右上腹持续性疼痛,以胀痛或刺痛为主,且有包块,疼痛拒按,或见身目黄染,胸闷纳呆,恶心,乏力大便不畅,舌质黯红,有瘀斑,苔腻,脉弦或沉涩。治宜清肝利胆、活血化瘀。方用龙胆泻肝汤合桃红四物汤加减：龙胆草 9 克、茵陈 30 克、黄芩 9 克、栀子 9 克、泽泻 15 克、赤芍 15 克、当归 15 克、牡丹皮 9 克、桃仁 9 克、红花 9 克、郁金 9 克、半枝莲 30 克、半边莲 30 克。随症加减：血瘀甚者,可加三棱、莪术、五灵脂等破血祛瘀之品；胁痛甚者,加延胡索、川楝子、香附、枳壳等理气止痛；腹胀者,加莱菔子、厚朴、陈皮、木香等理气消滞。

(4) 脾虚湿阻型　症见右上腹隐痛,右上腹包块明显,脘闷腹胀,纳差,面目虚肿,畏寒身冷,乏力气短,自汗,形体羸瘦,舌质淡嫩或淡胖,苔白,脉细弱无力或虚大。治宜健脾益气、利湿退黄。〔方药见 446 页辨证施治 5.(1)〕[2]

8. 陈博分 3 型

(1) 肝气乘脾型　症见右上腹及背痛,纳差,

①　李鲜,等. 肝胆脾胃病中西医诊疗进展[M]. 郑州：郑州大学出版社,2015：207.
②　张霄岳,等.《消化系统肿瘤》[M]. 北京：中医古籍出版社,2015：481-483.

恶心呕吐,呃逆,舌淡紫苔白,脉弦。治宜疏肝理气、健脾和胃、活血化瘀兼软坚散结。方用疏肝消结汤:旋覆花、代赭石、薏苡仁、白茅根、赤芍、鳖甲、三棱、白花蛇舌草。随症加减:三七、仙鹤草、炒枳壳、姜半夏、姜竹茹、五灵脂、蒲黄。临床观察:以该方为基础方,治疗拒绝手术及放、化疗的患者,随访5年,病情稳定,无腹痛、黄疸。

(2)肝胆湿热型 症见右上腹胀满,右胁胀痛,黄疸,身热不扬,小便短黄,舌红或绛,苔白或黄腻,脉滑数或濡。治宜疏肝利胆、清热利湿、抗癌排毒、软坚散结。临床观察:该方治疗胆囊癌术后复发患者,二诊即见黄疸消退,肝功能好转,体重增加,饮食增进。〔方药见446页辨证施治2.(3)〕

(3)瘀毒水阻型 症见面色黧黑,右胁下坚硬,腹部胀满,青筋暴露,舌质紫黯,脉涩。治宜通络化瘀、利水散结、化痰祛湿、扶正抗癌。方用腹水方:蟾蜍、龙葵、川贝母、三七、野灵芝。随症加减:仙鹤草、小赤豆、薏苡仁、白花蛇舌草。临床观察:该方治疗胆囊癌腹膜后淋巴转移伴大量腹水患者,三诊即见腹水消失。①

9.尤建良分3型

(1)肝胆湿热型 治宜疏肝利胆、除湿退黄、清热解毒抗癌。临床观察:尤建良依该方治疗一胆囊癌肝转移无法手术者,治疗2月后发热、黄疸消退,腹胀消失,食欲正常,腹部肿块不能触及,多次CT、B超均提示胆囊占位灶未见增大。〔方药见446页辨证施治2.(4)〕

(2)脾虚湿阻型 治宜健脾理气、利胆散结。临床观察:该方治疗胆囊占位侵及十二指肠、胰头、后腹膜淋巴结,无法手术患者,患者形体消瘦,不思饮食,上腹饱胀不适,治疗3月后诸症好转,生活质量改善。〔方药见446页辨证施治5.(2)〕

(3)痰饮内停型 治宜降逆化饮、健脾疏肝。方用胆囊癌方3:葶苈子15克、大枣12枚、白芥子10克、苏子10克、莱菔子30克、桂枝4克、茯苓30克、柴胡10克、延胡索10克、清半夏10克、

陈皮6克、茵陈30克、潞党参10克、炒白术10克、白芍10克、片姜黄10克、甘草6克。临床观察:该方治疗胆囊癌广泛转移,伴胸腹水患者,连续治疗半年,多次复查提示腹腔占位病灶稳定,胸腹水减少。②

10.朱培庭分3型

(1)气滞血瘀型 症见平素情志抑郁或易怒,右胁胀痛、刺痛或绞痛,牵及肩,口苦食少,大便秘结,舌苔薄黄或有瘀点,脉弦。治宜疏肝利胆、理气治血。方用大柴胡汤加减:柴胡10克、黄芩12克、枳实10克、郁金10克、木香10克、赤芍10克、八月札10克、白花蛇舌草30克、半枝莲30克、石见穿30克、丹参30克。随症加减:便秘者,加生大黄(后下)5克、玄明粉(冲入)5克;腹胀,加厚朴12克、大腹皮15克;低热,加栀子10克、牡丹皮10克;伴胆结石,加金钱草30克、海金沙30克、鸡内金30克。

(2)湿热蕴结型 症见皮肤、巩膜黄染,尿黄,大便秘结,右胁下胀痛或胃脘胀闷,口苦食少,恶心欲吐,舌质红,舌苔黄腻,脉滑数。治宜清化湿热。方用龙胆泻肝汤合茵陈汤加减:柴胡10克、龙胆草10克、黄芩12克、金银花10克、蒲公英30克、茵陈30克、栀子15克、大黄(后下)9克、白花蛇舌草30克、薏苡仁30克。随症加减:便秘者,加玄明粉5克;口干欲饮阴伤者,加生地黄30克、麦冬12克。

(3)脾虚湿阻型 症见黄疸晦暗,脘腹闷胀,食少恶心,畏寒形疲,右胁下可及肿块,大便溏薄,舌淡红边有齿痕,苔白腻,脉濡细。治宜益气健脾、温阳化湿。〔方药见447页辨证施治5.(3)〕③

11.王伯祥分5型

(1)肝郁气滞型 症见右胁隐痛,钝痛及胃脘胀痛,嗳气,恶心,腹胀,纳差,或口干苦或身目黄,小便黄赤,苔薄,脉弦。治宜疏肝利胆、化痰软坚。方用大柴胡汤合大黄䗪虫丸或鳖甲煎丸加减:柴胡10克、枳实10克、厚朴10克、半夏10克、鸡内

① 陈博,等.中医药治疗胆囊癌的经验[J].中国医药导刊,2009,11(8):1401-1402.
② 尤建良.胆囊癌验案三则[J].辽宁中医杂志,2007,34(12):1797-1799.
③ 朱培庭,等.实用中医胆病学[M].北京:人民卫生出版社,1999:166.

金 10 克、䗪虫 10 克、赤芍 15 克、虎杖 15 克、车前子 15 克、瓜蒌皮 15 克、茵陈 30 克、半枝莲 30 克。

（2）痰瘀互结型　症见右胁胀痛或刺痛，胸闷纳呆，恶心呕吐，腹胀乏力，胁肋下或见积块，或身目俱黄，苔白腻，舌有瘀斑，脉弦滑。治宜健脾化痰、祛痰活血。方用温胆汤合桃红四物汤加减：半夏 10 克、陈皮 10 克、柴胡 10 克、菖蒲 10 克、桃仁 10 克、红花 10 克、当归 10 克、川芎 10 克、郁金 10 克、白花蛇舌草 30 克、白术 15 克、茯苓 15 克。

（3）肝胆湿热型　症见右胁胀痛，或向右肩胛放射痛，胸闷且痛，恶心呕吐，口苦，身目发黄，小便黄赤，大便不畅，苔黄腻，脉弦滑。治宜清热化湿、利胆退黄。〔方药见 446 页辨证施治 2.(5)〕

（4）肝胆实火型　症见黄疸胁痛，高热烦躁，口苦口干，胃纳呆滞，腹部胀满，恶心呕吐，大便秘结，小便黄赤，苔黄燥，脉弦滑数。治宜清肝解毒、凉血退黄。方用龙胆泻肝汤合黄连解毒汤加减：茵陈 30 克、赤芍 30 克、黄芩 10 克、栀子 10 克、龙胆草 10 克、黄柏 10 克、泽泻 10 克、木通 10 克、当归 10 克、牡丹皮 10 克、柴胡 10 克、车前子 15 克。

（5）脾虚湿阻型　症见面目及肌肤发黄，黄色较淡，右胁隐痛或胀痛绵绵，脘闷腹胀，纳差肢软，大便溏薄，苔白腻，舌淡体胖，脉沉细或濡细。治宜健脾和胃、利胆退黄。〔方药见 447 页辨证施治 5.(4)〕①

二、胆管癌

1. 湿热蕴蒸型　症见右上腹胀痛或隐痛，可向腰背部放射，甚或右上腹可扪及包块，身目黄色鲜明，口渴或不渴，心中懊憹，纳减恶心，小溲短赤，大便秘结，舌苔黄腻，脉弦数。治宜疏肝利胆、清热利湿退黄。

（1）方用茵陈汤或龙胆泻肝汤加减。〔见 449 页 5. 刘沈林分 4 型(1)〕

（2）方用大柴胡汤合茵陈汤加减　柴胡、黄芩、芍药、半夏、生姜、枳实、大黄、栀子等。随症加减：如恶心、呕吐者，可加竹茹；胸闷腹胀者，加枳壳、大腹皮等。〔见 450 页 6.《肝胆脾胃病中西医诊疗进展》分 4 型(1)〕

（3）方用茵陈汤合大柴胡汤加减　柴胡 12 克、黄芩 10 克、枳实 10 克、白芍 10 克、生姜 10 克、半夏 12 克、大枣 4 枚、茵陈 24 克、大黄 10 克、栀子 10 克。〔见 451 页 9. 朱培庭分 3 型(1)〕

2. 热毒炽盛型　症见发病急骤，身如金黄，高热烦渴，腹胀满疼痛，神昏谵语，或衄血，便血，右上腹积块痛不可触，口苦口干，大便燥结，舌质红绛，苔黄而燥，脉弦数或细数。治宜清热解毒、凉血护阴。

方用犀角散（《千金要方》）加减：水牛角、黄连、升麻、栀子、茵陈等。随症加减：如恶心呕吐者，可加半夏、竹茹、生姜；胸闷腹胀者，加枳壳、大腹皮；胁痛者，加香附、川楝子、白芍等。〔见 450 页 6.《肝胆脾胃病中西医诊疗进展》分 4 型(2)〕

3. 寒湿郁滞型　症见右胁腹隐痛或胀痛，右上腹包块明显，黄疸暗晦，纳少脘闷，或见大便不实，神疲畏寒，舌质淡苔腻，脉象濡缓。治宜温里助阳、利湿退黄。

方用茵陈四逆汤加减：茵陈、制附子、干姜、炙甘草等。随症加减：如胸闷腹胀者，加枳壳、大腹皮；便溏者，加白术、山药、茯苓；食滞者，加山楂、谷麦芽、鸡内金、六曲等。〔见 450 页 6.《肝胆脾胃病中西医诊疗进展》分 4 型(3)〕

4. 脾阳虚衰型　症见形体消瘦，右胁腹隐痛，可扪及包块，身目俱黄，黄色晦暗，肌肤不泽，神疲畏寒，肢软乏力，纳差少眠，大便溏薄，舌质淡苔腻，脉细或濡。治宜健脾温中、补养气血。

方用小建中汤加减：饴糖、桂枝、芍药、生姜、大枣、炙甘草、柴胡等。随症加减：若胁痛者，加香附、川楝子；面浮足肿者，加白扁豆、薏苡仁、山药、茯苓、猪苓等；肿块明显者，加夏枯草、鳖甲、昆布、海藻、生牡蛎等。〔见 450 页 6.《肝胆脾胃病中西医诊疗进展》分 4 型(4)〕

5. 刘沈林分 4 型

（1）湿热蕴结型　临床多见皮肤、巩膜黄染，口干口苦，厌食呕恶，腹部胀满等症。治宜清化湿

---

① 王伯祥，等. 中西医结合肝胆病学[M]. 北京：中国医药科技出版社，1997：291 - 292.

热、健脾益气。〔方见 449 页辨证施治 1.(1)〕

（2）肝郁瘀滞型　临床多见胁腹胀痛，右上腹部胀痛，食欲不振，情绪忧愁等症。舌质黯红，脉弦涩。治宜疏肝化瘀、理气和中。方用大柴胡汤或丹栀逍遥散加减。

（3）肝脾两伤型　临床多见胁腹痞满，右胁及上腹疼痛，恶心呕吐，食欲不振，体虚乏力等症。治宜疏肝健脾。方用逍遥散合参苓白术散加减。临床观察：刘沈林依方治疗胆管细胞癌术后 4 月脘腹胀满、食欲欠佳的 90 岁患者，3 周后诸症改善，刘沈林教授认为患者高龄，且经手术治疗，伤阴耗气，肝脾两伤，顾护脾胃，健脾益气需贯穿治疗始终。

（4）肝肾虚损型　临床多见于疾病晚期，可见五心烦热，口干盗汗，胁腹疼痛甚至腹水等症。舌质红少苔，脉细数或无力。治宜滋补肝肾、扶正祛邪。方用一贯煎合六味地黄丸加减。①

6.《肝胆脾胃病中西医诊疗进展》分 4 型

（1）湿热蕴蒸型　症见右上腹胀痛或隐痛，可向腰背部放射，甚或右上腹可扪及包块，身目黄色鲜明，口渴或不渴，心中懊憹，纳减恶心，小溲短赤，大便秘结，舌苔黄腻，脉弦数。治宜疏肝利胆、清热利湿退黄。〔方药见 449 页辨证施治 1.(2)〕

（2）热毒炽盛型　症见发病急骤，身如金黄，高热烦渴，腹胀满疼痛，神昏谵语，或衄血，便血，右上腹积块痛不可触，口苦口干，大便燥结，舌质红绛，苔黄而燥，脉弦数或细数。治宜清热解毒凉血护阴。〔方药见 449 页辨证施治 3〕

（3）寒湿郁滞型　症见右胁腹隐痛或胀痛，右上腹包块明显，黄疸暗晦，纳少脘闷，或见大便不实，神疲畏寒，舌质淡苔腻，脉象濡缓。治宜温里助阳、利湿退黄。〔方药见 449 页辨证施治 4〕

（4）脾阳虚衰型　症见形体消瘦，右胁腹隐痛，可扪及包块，身目俱黄，黄色晦暗，肌肤不泽，神疲畏寒，肢软乏力，纳差少眠，大便溏薄，舌质淡苔腻，脉细或濡。治宜健脾温中、补养气血。〔方药见 449 页辨证施治 5〕②

7.雷正荣分 7 型

（1）肝郁气滞型　症见胁肋隐痛、钝痛，脘腹胀痛，嗳气，恶心，纳差或口干苦，目黄，身黄，小便黄赤，苔薄，脉弦。治宜疏肝利胆、化痰软坚。方用大柴胡汤合大黄䗪虫丸、鳖甲煎丸加减：柴胡 10 克、枳实 10 克、厚朴 10 克、法半夏 10 克、鸡内金 10 克、土鳖虫 10 克、赤芍 15 克、虎杖 15 克、车前子 15 克、鳖甲 30 克、茵陈 30 克、半枝莲 30 克。随症加减：胁痛剧烈者，加郁金 12 克、川楝子 12 克、丹参 30 克；大便秘结者，加生大黄 9 克、郁李仁 30 克；若肝郁脾虚者，则以柴胡疏肝散合四君子汤加减。

（2）痰瘀互结型　症见右胁胀痛或刺痛，胁肋下或见积块，胸闷纳呆，恶心呕吐，腹胀乏力，或身目俱黄，苔白腻，舌有瘀斑，脉弦涩。治宜健脾化痰、祛瘀活血。方用温胆汤合桃红四物汤加减：法半夏 10 克、陈皮 10 克、柴胡 10 克、石菖蒲 10 克、桃仁 10 克、红花 10 克、当归 10 克、川芎 10 克、郁金 10 克、丹参 30 克、薏苡仁 30 克、白花蛇舌草 30 克、白术 15 克、茯苓 15 克。随症加减：纳食不香者，加鸡内金 12 克、炒山楂 20 克、麦芽 20 克。

（3）肝胆实火型　症见黄疸胁痛，高热烦躁，口苦口干，胃纳呆滞，腹部胀满，恶心呕吐，大便秘结，小便黄赤，苔黄燥，脉弦滑数。治宜清肝解毒、凉血退黄。方用龙胆泻肝汤合黄连解毒汤加减：茵陈 30 克、赤芍 30 克、白花蛇舌草 30 克、大黄 10 克、黄芩 10 克、栀子 10 克、龙胆草 10 克、黄柏 10 克、泽泻 10 克、木通 10 克、当归 10 克、牡丹皮 10 克、柴胡 10 克、车前子 15 克。随症加减：发热不退者，加金银花、连翘、石膏各 30 克。

（4）肝胆湿热型　症见右胁胀痛，向肩胛放射，口苦，身目发黄，小便短黄，胸闷且痛，恶心呕吐，大便不畅，苔黄腻，脉弦滑。治宜清热化湿、利胆退黄。方用茵陈汤合五苓散加减：茵陈 30 克、

① 邹玺,刘沈林,等. 刘沈林教授胆管癌治疗经验及临床应用举隅[J]. 中国组织化学与细胞化学杂志,2017(5)：346.
② 李鲜,等. 肝胆脾胃病中西医诊疗进展[M]. 郑州：郑州大学出版社,2015：215.

金钱草 30 克、猪苓 30 克、虎杖 30 克、白花蛇舌草 30 克、栀子 10 克、藿香 10 克、白术 10 克、泽泻 15 克、车前子 15 克。随症加减：恶心呕吐者，加竹茹 12 克、姜半夏 12 克；大便秘结者，加生大黄 6 克、芒硝 10 克。

（5）脾虚湿困型　症见面目及肌肤发黄，腹胀纳呆，大便溏薄，右胁隐痛或胀痛绵绵，身倦肢重，苔白腻，舌淡体胖，脉沉细或濡细。治宜健脾和胃、利胆退黄。方用参苓白术散合茵陈五苓散加减：茵陈 30 克、茯苓 30 克、猪苓 30 克、薏苡仁 30 克、山药 30 克、泽泻 30 克、党参 15 克、白术 15 克、扁豆 15 克、桂枝 10 克、陈皮 10 克、砂仁（后下）9 克。随症加减：若寒湿较甚，身目黄色晦暗者，则加制附子（先煎）10 克、干姜（后下）10 克。

（6）脾肾阳虚型　症见畏寒肢冷，腹部胀满，大便溏泻，肢体浮肿，身目俱黄，黄色较淡，甚或昏迷、出血，舌质淡胖，舌苔白腻，脉沉细。治宜温肾健脾、活血利水。方用附子理中丸合五苓散加减：炮附子（先煎）10 克、干姜 6 克、党参 30 克、茯苓 30 克、猪苓 30 克、泽泻 30 克、白术 12 克、桂枝 12 克、桃仁 12 克、红花 12 克。随症加减：胁下痞块疼痛者，加炙鳖甲 20 克、炙牡蛎 20 克；腹部胀甚者加木香 12 克、乌药 12 克。

（7）肝肾阴虚型　症见五心烦热，盗汗，口干咽燥，眩晕耳鸣，视物昏花，腰膝酸软，舌质红，少津，苔少，脉沉细或数而无力。治宜滋阴补肾柔肝。方用一贯煎合二至丸加减：生地黄 10 克、熟地黄 10 克、麦冬 10 克、南沙参 10 克、怀牛膝 10 克、川楝子 10 克、黄柏 10 克、当归 15 克、枸杞子 15 克、山茱萸 15 克、龟甲（先煎）30 克、白芍 30 克。随症加减：口干苦甚者，加天花粉 12 克、石斛 12 克；虚热盗汗者，加地骨皮 20 克、银柴胡 12 克。[1]

8. 刘喜财等分 3 型

（1）肝郁脾虚，瘀毒内阻型　治宜疏肝健脾、软坚散结、活血化瘀、清热解毒。方用胆管癌方 1：焦楂 15 克、神曲 15 克、炒谷麦芽 15 克、鸡内金 15 克、郁金 15 克、三棱 15 克、莪术 15 克、生牡蛎 15 克、白花蛇舌草 15 克、半枝莲 15 克、山豆根 15 克、七叶一枝花 15 克。

（2）肝郁脾虚，湿热内阻型　治宜疏肝健脾、软坚散结、健脾除湿。方用胆管癌方 2：焦楂 15 克、神曲 15 克、炒谷麦芽 15 克、鸡内金 15 克、郁金 15 克、三棱 15 克、莪术 15 克、生牡蛎 15 克、白术 15 克、茯苓 15 克、生薏苡仁 15 克、姜半夏 15 克、藿香 15 克、佩兰 15 克、苍术 15 克。

（3）湿热内阻，气血亏损型　治宜健脾除湿、行气理气、益气养阴。方用胆管癌方 3：白术 15 克、茯苓 15 克、生薏苡仁 15 克、姜半夏 15 克、藿香 15 克、佩兰 15 克、苍术 15 克、煨木香 15 克、降香 15 克、沉香 15 克、黄芪 15 克、生地黄 15 克、麦冬 15 克、沙参 15 克。

临床观察：刘喜财等将 18 例胆管癌患者行肝门胆管癌根治性切除，术后分 3 型配合中药治疗。随访 1 年，腹胀不适明显改善 16 例，食欲佳 14 例，乏力减轻 15 例，体重增加 15 例。中西医结合治疗肝门胆管癌是综合治疗一部分，可改善生存质量，提高生存率。[2]

9. 朱培庭分 3 型

（1）湿热蕴结型　症见胁脘疼痛如掣、如绞、拒按，手不可近，或可触及包块，发热或往来寒热，口苦咽干，恶心呕吐，不思纳食。有时颜面及全身黄似橘色，便秘溲赤，舌红苔黄腻，脉弦滑或滑数。治宜清热利胆、化湿通下。〔方药见 449 页辨证施治 1.（3）〕

（2）气滞血瘀湿热互结型　症见右胁下胀痛，可向右腰背放射，右胁下可触及癥积，全身黄疸，低热，口苦纳少，尿黄，大便秘结，乏力，舌苔黄腻，脉弦数。治宜理气活血、清热利湿。方用鳖甲煎丸合茵陈汤加减：醋制鳖甲 30 克、大黄（后下）9 克、䗪虫 10 克、桃仁 9 克、赤芍 12 克、柴胡 10 克、厚朴 12 克、茵陈 30 克、栀子 15 克、玄明粉（冲入）6 克、白花蛇舌草 30 克、红七叶一枝花 30 克、生甘

① 雷正荣，等. 中西医结合脾胃病手册[M]. 成都：四川科学技术出版社，2014：462 - 465.
② 刘喜财，等. 中西医结合治疗肝门胆管癌 18 例[J]. 中国中西医结合外科杂志，2009，15(2)：132 - 133.

草 6 克。

（3）正虚邪实型　症见晚期肿瘤广泛转移，正虚邪陷，消瘦，五心烦热，疲倦乏力，口干食少，肌肤、巩膜黄染，色晦暗，右胁下胀痛，舌红少苔或光剥无苔，脉细弦数。治宜益气养阴、佐以祛邪化瘀。方用一贯煎加减：生地黄 30 克、北沙参 15 克、麦冬 12 克、知母 10 克、太子参 30 克、川石斛 12 克、川楝子 9 克、茵陈 15 克、白花蛇舌草 30 克、土鳖虫 6 克、赤芍 15 克、郁金 10 克、甘草 6 克。[①]

经 验 方

一、胆囊癌

1. 一般方

（1）利胆散结汤　金钱草 30 克、虎杖 15 克、郁金 15 克、焦三仙各 15 克，冰球子 15 克，石燕 30 克，八月札 30 克，三棱 12 克，莪术 12 克。每日 1 剂，水煎服，分 2 次口服。[②]

（2）藤甲消瘤汤　寻骨风 30 克、龙胆草 15 克、夏枯草 15 克、续随子 9 克、甲片 9 克、鸡内金 9 克、昆布 9 克、海藻 9 克、海浮石 9 克、通草 9 克、阿魏 15 克、斑蝥 1.5 克。每日 1 剂，水煎服，分 2 次服。[③]

（3）参苓白术散加减　太子参 10 克、白术 12 克、生山药 30 克、生薏苡仁 20 克、砂仁 6 克、焦三仙 15 克、茵陈 30 克、赤芍 20 克、白芍 20 克。[④]

2. 手术后，与放、化疗等合用方

（1）疏肝利胆汤　海金沙 15 克、赤茯苓 15 克、鸡内金 10 克、炒川楝子 10 克、白芍 10 克、炒枳实 10 克、柴胡 10 克、车前子 10 克、川郁金 8 克、黄芩 8 克。术后两周开始服用，每日 1 剂，水煎分两次服用，每次 250 毫升，连续服用 6 周。与单纯术后

化疗的对照组相比术后化疗的基础上加服疏肝利胆汤能够显著增加患者对化疗的耐受性，改善治疗效果，减轻化疗不良反应，提高人体免疫力。[⑤]

（2）抗癌利胆汤　柴胡 10 克、炒黄芩 12 克、枳实 10 克、人参 5 克、白术 15 克、茯苓 20 克、黄芪 30 克、沙参 20 克、麦冬 15 克、生地黄 15 克、枸杞子 20 克、半夏 15 克、陈皮 15 克、鸡内金 15 克、金钱草 30 克、当归 15 克、丹参 15 克、白芍 10 克、半枝莲 15 克、白花蛇舌草 20 克、甘草 10 克、郁金 10 克、广木香 10 克。随症加减：热重者加石膏、金银花；便秘者加芒硝、厚朴；疼痛者加川楝子、延胡索；呕吐者加竹茹、代赭石；便溏者加苍术、薏苡仁；瘀血者加桃仁、红花；食欲不振者加山楂、神曲、山药；腹胀加莱菔子、大腹皮。每日 1 剂，分早晚 2 次口服，每次 100 毫升，于化疗前 1 周至化疗后 1 周期间服用。治疗组可以明显提高白细胞、血小板数量以及 CD4、CD8 细胞的数量，降低化疗不良反应发生率，减少胆囊癌患者术后的并发症改善其生存质量。[⑥]

3. 手术后，单独用方

胆囊癌方 4　旋覆花 10 克、代赭石 3 克、薏苡仁 12 克、白茅根 10 克、赤芍 10 克、鳖甲 15 克、三棱 12 克、白花蛇舌草 30 克。随症加减：肝气郁结者加香附 10 克、香橼 10 克、佛手 10 克；湿热内蕴者加龙胆草 10 克、黄连 10 克；饮食停滞者加鸡内金 15 克、麦芽 10 克、炒莱菔子 15 克；瘀血刺痛者加五灵脂 9 克、蒲黄 6 克、三七 6 克；木胜伐脾者加姜半夏 12 克、姜竹茹 6 克。每日 1 剂，分早晚服 2 次温服。全方在中医药理论指导下，君臣相辅，并通过辨证论治，加减方药对意外胆囊癌术后患者有一定疗效。[⑦]

4. 未手术，与放、化疗等合用方

（1）蒿芩清胆汤　青蒿 15 克、黄芩 10 克、枳

① 朱培庭，等. 实用中医胆病学［M］. 北京：人民卫生出版社,1999：169－170.
② 朱培庭，等. 实用中医胆病学［M］. 北京：人民卫生出版社,1999：166.
③ 同上.
④ 同上.
⑤ 王洪海，秦秉玉，等. 疏肝利胆汤对胆囊癌术后化疗患者生活质量及免疫功能的影响［J］. 陕西中医,2015,36(8)：942－943.
⑥ 邬继云，等. 胆囊癌术后化疗配合中药调理临床观察［J］. 中华中医药学刊,2014,32(6)：1510－1514.
⑦ 徐明，卢明柱. 意外胆囊癌 16 例的中医治疗体会［J］. 国际中医中药杂志,2012,34(8)：765－765.

壳 10 克、茯苓 10 克、法半夏 10 克、陈皮 10 克、竹茹 10 克、滑石 10 克、甘草 6 克、青黛 9 克。随症加减：热重加焦栀子 10 克、夏枯草 10 克；湿重加白鲜皮 10 克；黄疸重加茵陈 30 克、大黄 10 克；腹胀纳呆加大腹皮 10 克、广郁金 10 克；小便不利且腹水多者加腹水草 30 克、牵牛子 20 克。水煎取 300 毫升，每日 1 剂，分 2 次服用，连续治疗 8 周。蒿芩清胆汤联合高强度聚焦超声（HIFU）治疗胆囊癌肝转移疗效确切，可有效提高患者免疫球蛋白含量。[①]

（2）清胆化瘀汤　黄芪 45 克、党参 30 克、云茯苓 25 克、炒白术 25 克、猪苓 30 克、莪术 20 克、延胡索 24 克、炒三仙各 15 克、厚朴 15 克、补骨脂 10 克、甘草 9 克。随症加减：黄疸加茵陈 30 克；热重加石膏 20 克、连翘 10 克；便秘用大黄 10 克、莱菔子 15 克；呕吐加陈皮 12 克、半夏 12 克、竹茹 12 克、生姜 5 片、砂仁 12 克；便溏加苍术 20 克、薏苡仁 30 克；食欲不振加藿香 12 克、佩兰 10 克；腹胀加莱菔子 15 克、鸡内金 15 克、大腹皮 12 克、木香 12 克。每日 1 剂，水煎服，分早晚 2 次口服，配合培他滨片 1 500 毫克/平方米，每日分 2 次口服，共 6 周。治疗 20 例患者，中药加化疗较单纯化疗可提高有效率，改善恶心、呕吐、纳差等症状，稳定并增加体重，提高患者生存质量，保护机体免疫功能，减少化疗不良反应。[②]

（3）三甲利胆汤　甲片 10 克、鳖甲 10 克、龟甲 12 克、茵陈 30 克、金钱草 30 克、地肤子 30 克、蝉蜕 9 克、水蛭 10 克、三七 10 克、白术 12 克、延胡索 12 克、丹参 30 克、太子参 25 克、熟大黄 9 克。随症加减：腹水者加车前子、桑白皮；胆结石者加海金沙；伴有低热者加柴胡、地骨皮；血小板减少者加阿胶、当归。每日服 1 剂，分 4 次服完，15 天为 1 个疗程。治疗患者 30 例，总有效率达 92%。[③]

5. 未手术，单纯用方

（1）灌肠方 1　生大黄 30 克、枳壳 15 克、厚朴 15 克、蒲公英 30 克、乌梅 30 克。保留灌肠以清热利湿排毒，每日 1 次，每次约 30 分钟。[④]

（2）灌肠方 2　茵陈 30 克、金钱草 45 克、大黄 25 克、枳实 25 克、厚朴 25 克、黄连 25 克、乌梅 30 克。每剂煎煮取 400 毫升，每日 2 次，每次 200 毫升，高位保留灌肠，每次 20~30 分钟。[⑤]

（3）排毒化肿茶　黄芪、半枝莲、黄连、黄芩、白花蛇舌草。沸水浸泡数分钟后代茶饮用，每次 1 袋，每日 2 次，30 天为 1 个疗程。15 例胆囊癌患者服用排毒化肿片、排毒化肿茶后，多数患者病情稳定，症状减轻，肿块缩小，能正常生活和工作。提示排毒化肿片与排毒化肿茶联用，可改善胆囊癌患者特别是中早期患者的临床症状，提高生存质量，稳定病灶，延长其生存期。[⑥]

（4）微调三号方　潞党参 10 克、猪苓 30 克、炒白术 10 克、茯苓 10 克、陈皮 6 克、姜半夏 6 克、薏苡仁 15 克、炒谷麦芽各 15 克、苏梗 10 克、炙枇杷叶 10 克。每日 1 剂，煎服 2 次。本方为赵景芳经验方。尤建良在该方基础上加减治疗晚期胆囊癌，可以起到稳定肿瘤、缓解症状、提高生存质量、延长生命的作用。[⑦]

（5）柴芍六君汤加减　党参 30 克、白术 30 克、山药 30 克、炒扁豆 30 克、生麦芽 30 克、焦苍术 15 克、茯苓 15 克、山土瓜（云南地方草药，具有化湿行气功效）15 克、龙葵 15 克、金钱草 15 克、延胡索 15 克、鬼针草 15 克、法半夏 15 克、炒白芍 15 克、柴胡 12 克、炙鸡内金 12 克、陈皮 12 克、甘草 5 克。每日 1 剂，水煎，分早、中、晚口服。李斯文以此方治疗确诊胆囊癌拒绝手术治疗患者，连续服药 2 年余，并据症加虎杖、海金沙排石通便等，后患者 B 超提示胆囊占位性病变及结石均消失，肝

① 公培强，池晓玲，等. 蒿芩清胆汤联合高强度聚焦超声治疗胆囊癌肝转移疗效及其对患者血清免疫球蛋白含量的影响[J]. 中华中医药学刊，2017,35(11)：2831 - 2835.
② 张亚密. 自拟清胆化瘀汤治疗老年胆囊癌的临床研究[J]. 中华中医药学刊，2013,31(8)：1810 - 1812.
③ 杨勤龙. 三甲利胆汤治疗胆囊癌 30 例[J]. 四川中医，2009,27(4)：85.
④ 李鲜，等. 肝胆脾胃病中西医诊疗进展[M]. 郑州：郑州大学出版社，2015：208.
⑤ 同上.
⑥ 李宝鸿，等. 排毒化肿片配合排毒化肿茶治疗胆囊癌 15 例[J]. 国际中医中药杂志，2013,35(4)：348 - 350.
⑦ 尤建良. 胆囊癌中医治疗心得[J]. 陕西中医，2008,29(6)：762 - 763.

组织无异常。①

(6) 养血消瘤汤　当归 10 克、赤芍 12 克、白芍 12 克、柴胡 10 克、茯苓 10 克、白术 10 克、马鞭草 15 克、郁金 12 克、白花蛇舌草 30 克、延胡索 12 克、丹参 30 克、黄芪 40 克、山慈菇 12 克、泽兰 10 克、甘草 6 克。随症加减：若黄疸者加茵陈、金钱草利胆退黄；若呕吐者加竹茹、姜半夏和胃降逆；若便秘者加大黄、枳实通腑泻下。每日 1 剂，水煎服。崔煜锦以上方治疗 50 岁女性胆囊癌患者，断续服百余剂，患者自觉症状消失，续服半年，1 年后随访生活自理仍生存。②

(7) 调胃承气汤加减　生大黄(后下)12 克、玄明粉(冲服)6 克、生黄芪 30 克、炒党参 15 克、生炒薏苡仁各 15 克、鸡内金 30 克、人参 6 克、丹参 15 克、当归 12 克、半枝莲 15 克、猫爪草 60 克、茯苓 12 克、炒谷芽 12 克、麦芽 12 克、白花蛇舌草 15 克、大枣 10 枚、炙草 10 克。随症加减：若有黄疸加茵陈 45 克、栀子 12 克；若腹痛较甚，加川楝子 15 克、延胡索 30 克；呕吐明显者加旋覆花(包)10 克、代赭石 10 克。每日 1 剂，水煎服，加水煎取头汁为 150 毫升左右，分早晚 2 次口服，呕吐严重者分 4～5 次口服，亦可少量频服，连服 20～25 天，有黄疸者继服至 25～30 天。少数患者服药后出现头晕乏力、口干、舌淡红少苔等气阴两虚证，此时可去原方中玄明粉，加用生地黄 12 克、太子参 15 克、麦冬 10 克，以增强益气养阴之功。运用调胃承气汤加味治疗 10 例晚期胆囊癌患者，在减轻症状方面取得较好的疗效。③

二、胆管癌

1. 一般方

(1) 抗癌消癥方　丹参 30 克、石见穿 30 克、薏苡仁 30 克、牡蛎 30 克、七叶一枝花 15 克、马鞭草 15 克、甲片 9 克、法半夏 12 克、胆南星 12 克。每日 1 剂，水煎服。随症加减。适用于各类型肿瘤。④

(2) 解毒散积汤　黄芪 45 克、薏苡仁 45 克、昆布 30 克、海藻 30 克、炙鳖甲 30 克、三棱 15 克、莪术 15 克、夏枯草 50 克、茵陈 50 克、白花蛇舌草 50 克、半枝莲 50 克。水煎早晚分服，每日 1 剂。随症加减，适用于各类型肿瘤。⑤

(3) 扶正抑癌方　黄芪 45 克、菌灵芝 45 克、西洋参 9 克、赤芍 30 克、蒲公英 30 克、金银花 30 克、夏枯草 30 克、半枝莲 30 克、白花蛇舌草 30 克、法半夏 10 克、当归 10 克、陈皮 6 克、甘草 6 克。水煎服。扶正抑癌。⑥

(4) 软坚通滞汤加减　柴胡 10 克、枳壳 10 克、黄芩 10 克、栀子 10 克、厚朴 10 克、茵陈 15 克、虎杖 15 克、甲片 15 克、鳖甲 15 克、山慈菇 15 克、黄芪 20 克、党参 20 克、茯苓 12 克、山药 12 克。随症加减：黄疸重者加赤芍、白头翁各 20 克，车前草 10 克；疼痛明显者加延胡索、川楝子、乳香、没药各 10 克。⑦

(5) 扶正方　黄芪 15 克、白芍 15 克、蒲公英 15 克、金银花 15 克、半枝莲 15 克、白花蛇舌草 30 克、法半夏 10 克、当归 10 克、八月札 10 克、新会皮 6 克、甘草 4.5 克。⑧

(6) 胆管癌方 4　茵陈 20 克、云茯苓 20 克、薏苡仁 20 克、栀子 10 克、熟大黄 12 克、泽泻 12 克、半枝莲 30 克、白花蛇舌草 30 克、滑石 15 克、丹参 15 克、郁金 18 克、三七 6 克。⑨

(7) 胆管癌方 5　柴胡 6 克、黄芩 6 克、龙胆草 6 克、醋延胡索 10 克、郁金 10 克、赤白芍各 15 克、桃仁 10 克、牡丹皮 10 克、大黄 10 克、枳壳 10 克、半夏 10 克、白术 10 克、炙甘草 6 克、焦三仙各

① 韩尽斌,李斯文,等. 李斯文教授治疗恶性肿瘤验案举隅[J]. 新中医,2008,40(4)：115.
② 爨积科. 崔煜锦主任治疗癌症经验方 2 则[J]. 实用中医内科杂志,1999,13(4)：5.
③ 陈玉,等. 调胃承气汤治疗晚期消化道肿瘤 35 例临床观察[J]. 安徽中医临床杂志,1998,10(4)：197－198.
④ 雷正荣,等. 中西医结合脾胃病手册[M]. 成都：四川科学技术出版社,2014：465.
⑤ 同上.
⑥ 同上.
⑦ 马建伟,等. 消化系统恶性肿瘤的中医辨证治疗[J]. 空军医学杂志,2005,21(4)：225－227.
⑧ 朱培庭,等. 实用中医胆病学[M]. 北京：人民卫生出版社,1999：170.
⑨ 同上.

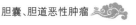

30 克。上药浓煎至 100～150 毫升，每日 1 剂，分 2～3 次口服。随症加减：腹胀甚加莱菔子 10 克、厚朴 15 克；纳呆加鸡内金(研末冲服)15 克、大白 10 克；大便干结，枳壳易枳实，酒大黄改生大黄；神倦体乏，消瘦便溏加参苓白术散。该方治疗包括胆管癌在内的胆道疾病，在增加食欲、恶心嗳气减轻、改善胁腹胀痛等方面总有效率达 96.7%。①

2. 手术后，与放、化疗等合用

益气生血汤 黄芪 20 克、党参 20 克、当归 12 克、阿胶(烊化)10 克、何首乌 15 克、骨碎补 15 克、焦三仙各 15 克、木香 10 克、砂仁 10 克。随症加减：脾胃虚弱型加茯苓 15 克、半夏 10 克、竹茹 10 克；舌苔厚腻加佩兰 10 克、厚朴 10 克；气血不足加枸杞子 15 克、白芍 15 克；失眠加炒酸枣仁 30 克、夜交藤 15 克；阴虚内热型加沙参 15 克、麦冬 12 克、生地黄 30 克、金银花 30 克，党参改太子参；口腔溃疡外敷双料喉风散或冰硼散。每日 1 剂，每剂两煎，分早晚 2 次口服。该方配合化疗治疗消化系统肿瘤，其中胆管癌 3 例，总体显效率高于单纯化疗组。②

3. 手术后，单独用方

(1) 大柴胡汤加减 大柴胡 10 克、保和丸 10 克、茵陈 20 克、半枝莲 20 克。赵景芳认为六腑以通为用，在胆道肿瘤治疗中，应注意使患者保持大便通畅，可减少发热、胆道感染的发生，并注意利胆，保持胆汁排泄通畅。大柴胡汤是常用的方剂，赵景芳以此方治疗因胆管癌胆道引流术后 4 月，反复高热患者，3 周后患者发热渐退，症情平稳。③另有大柴胡汤加生鸡内金、金钱草治疗胆囊壶腹部癌所致胆总管或肝内胆管癌栓形成 13 例，所有患者疼痛明显减轻，食欲增进，精神转佳，肝功能各项指标均有不同程度改善，半年生存率达 69.2%。④

(2) 胆管癌方 6 生黄芪 20 克、党参 20 克、炒白术 15 克、淮山药 30 克、鸡内金 15 克、木香 6 克、木瓜 6 克、白花蛇舌草 20 克、白芍 15 克、炒谷麦芽各 15 克、鸡血藤 15 克、金钱草 5 克。水煎服。尹莲芳以此方为基础方，治疗胆管癌术后 1 年脾虚湿困患者，治疗 2 月后，患者体力增，纳便调，生化指标均在正常范围内。⑤

4. 未手术，与放、化疗等合用方

扶正抗癌方 党参 30 克、黄芪 30 克、半夏 15 克、鸡血藤 30 克、白花蛇舌草 30 克、山豆根 15 克、败酱草 30 克、夏枯草 30 克、半枝莲 20 克、薏苡仁 30 克、山慈菇 10 克、天龙 6 克、炙甘草 12 克。每日 1 剂，水煎，在化疗期间口服，共 5 周。该方治疗消化道恶性肿瘤患者 50 例，其中胆管癌 7 例，与对照组单纯化疗的 50 名患者相比，显著提高了临床治疗效果，明显改善了患者的生存质量，还能够较好地降低化疗后骨髓抑制的发生率。且治疗组能显著降低血清 VEGF、IGF-1 水平，优于对照组($P<0.01$)，说明扶正消癌方能够更好地阻止肿瘤血管网的形成和肿瘤细胞的增殖生长。⑥

中成药

1. 金胆片 组成：龙胆草、金钱草、虎杖、猪胆膏等。功效：利胆消炎。适用于胆道感染、胆石症及胆囊炎疾病、胆囊癌术后患者感染。制备方法：制成片剂。用法用量：每日 2～3 次，每次 5 片。⑦

2. 华蟾素注射液 组成：中华大蟾蜍全皮提取物制成。功效主治：解毒散热，消肿化瘀；抗肿瘤。制备方法：中华大蟾蜍全皮提取物制成注射液。用法用量：20 毫升华蟾素注射液加入 0.9% 氯化钠 250 毫升中，静滴，每日 1 次，15 日为 1 个

① 毕郭龙，等. 胆道疾病术后的中医治疗[J]. 山西中医，1994，10(1)：21.
② 赵素云，等. 中西医结合防治癌症术后化疗反应疗效观察[J]. 河北中医，1998，20(1)：53.
③ 倪依群，赵景芳. 肝胆肿瘤治验二则[J]. 山东中医杂志，2015，34(4)：307-308.
④ 朱国先. 大柴胡汤加减治疗胆管癌栓的体会[J]. 江苏中医药，1999，20(12)：18-19.
⑤ 周兰，等. 临床治验[M]. 合肥：安徽科学技术出版社，2012：35-36.
⑥ 刘慧君. 化疗联合中药扶正抗癌方治疗消化道恶性肿瘤 50 例[J]. 中医研究，2011，24(2)：44-46.
⑦ 时红云，等. 金胆片对胆囊癌术后患者感染情况及免疫功能的影响[J]. 中医学报，2017，32(12)：2311-2313.

疗程。注意事项：个别患者出现不良反应时，应停止用药作对症治疗，待反应消失后仍可正常用药。①

3. 排毒化肿片 组成：灵芝、黄芪、半枝莲、黄芩、黄连、冰片等。功效主治：扶正培本，清热解毒，活血化瘀，健脾利气；适用于中、早期胆囊癌。制备方法：蒙自军分区医院研制，片剂，获专利，批准文号：成制字(2011)F05003。用法用量：每日3次，每次6片。②

4. 化坚丸 组成：桔梗、海藻、昆布、三棱等。主治功效：软坚止痛，活血散结；适用于中晚期肿瘤患者。制备方法：天津中医学院第一附属医院药厂制备。用法用量：每日2次，每次9克，口服；并依据临床辨证加用适当中药汤剂。连服半个月后，加用全身化疗，化坚丸配合辨证中药继续口服3个月，化疗2个疗程。③

5. 参芪扶正注射液 组成：黄芪、党参提取物。功效：扶正固本。制备方法：黄芪、党参提取物制成注射液。用法用量：参芪扶正注射液250毫升，每日1次，每21天或28天为1个周期（随化疗方案而定），2个周期为1个疗程。临床应用：抗肿瘤，保护骨髓功能，促进造血，提高机体免疫功能和应急能力。注意事项：辨证用于气虚证者；有出血倾向者慎用。④

6. 康莱特注射液 组成：薏苡仁提取物。功效：益气养阴，健脾利湿，消症散结。制备方法：薏苡仁提取物制成注射液。用法用量：100毫升静脉滴注，每日1次，连续静滴20天。临床应用：中、晚期恶性肿瘤。注意事项：① 如偶有患者出现严重脂过敏现象可对症处理，并酌情停止使用。② 本品不宜加入其他药物混合使用。③ 静脉滴注时应防止渗漏血管外而引起刺激疼痛；冬季可用30℃温水预热，以免除物理性刺激。④ 使用本品应采用一次性输液器（带终端滤器）。⑤ 如发现本品出现油、水分层（乳析）现象，严禁静脉使用。⑥ 如有轻度静脉炎出现，可在注射本品前和后适量（50～100毫升）输注0.9％氯化钠注射液或5％葡萄糖注射液。⑤

① 胡金凤,夏黎明,等. 华蟾素治疗中晚期胆囊癌47例临床研究[J]. 中医药临床杂志,2016,28(1)：72－75.
② 李宝鸿,等. 排毒化肿片配合排毒化肿茶治疗胆囊癌15例[J]. 国际中医中药杂志,2013,35(4)：348－350.
③ 贾英杰,等. 化坚丸配合中医辨证论治对中晚期肿瘤患者生存质量的影响[J]. 天津中医药,2005,22(1)：18－21.
④ 王燕,等. 参芪扶正注射液配合化疗治疗中、晚期恶性肿瘤的临床观察[J]. 河北医药,2004,26(4)：343.
⑤ 费忠东,等. 康莱特注射液治疗中晚期恶性肿瘤20例[J]. 中医研究,1999,12(2)：18－19.

胰 腺 癌

概 述

胰腺癌在消化道肿瘤中比较少见。胰腺癌主要指胰外分泌腺的恶性肿瘤,位居世界肿瘤发病率第 9 位,病死率第 6 位;位居中国肿瘤发病率第 9 位,病死率第 8 位,并且其发病率在逐年上升。由于胰腺癌具有起病隐匿、诊断困难、切除率低、恶化迅速、预后较差等特点,近年来已取代肝癌跃居"癌中之王",中位生存期仅为 5.4～5.6 个月,1 年生存率只有 16%～19%。本病多发于 40～60 岁之间,男性病例较女性为多。其病因尚未完全阐明,可能与环境致癌物质、嗜酒、过服咖啡、吸烟、慢性胰腺疾病等因素有关。

胰腺癌以胰头部为多,少数发生在胰体及胰尾部。胰头癌以阻塞性黄疸为主要症状,胰体、胰尾癌以上腹部肿块为主要症状。腹痛是常见的早期症状之一,表现为上腹部深在的、进行性加重的隐痛、钝痛、阵发性剧痛等,并与体位有明显关系。此外,还有消瘦、食欲减退、上腹不适、发热等症状。

本病的诊断须根据患者的症状和体征,借助各种辅助检查手段以确诊。B 型超声波是对胰腺癌的早期诊断和鉴别诊断最有参考意义的诊断方法,CT 扫描及磁共振(MRI)检查的诊断较为准确。

根治性手术是胰腺癌最有效的治疗方法,但是 52%～55% 的胰腺癌患者诊断时已伴有远处转移(1975—2005 年),只有 10%～20% 的患者能进行手术治疗,且术后常有复发或转移。对于不可切除者,吉西他滨仍然是标准一线治疗方案,但 5

年生存率仅为 2%～6%。近年来,许多专家采用中医药或者中西医结合治疗胰腺癌,在改善其临床症状、提高患者生活质量、延长患者生存期等方面取得了一定的疗效。

虽然据统计胰腺癌的手术切除率不超过 20%,5 年生存率仅 2%～3%,但目前临床上仍以手术切除为主,而中西医结合治疗具有较广阔的前景。其大致有以下四个方面:① 手术根治术后的中医药治疗;② 姑息性手术(改道术)后的中医药治疗;③ 术后放疗加中医药治疗;④ 晚期失去手术治疗机会者的中医药治疗。[①]

临床表现:

胰腺癌临床表现胰腺癌的早期症状不明显,当出现临床症状时,常已至晚期。

常见的临床表现有:

① 黄疸:是胰腺癌,尤其是胰头癌的重要症状。表现为无痛性、进行性的阻塞性黄疸,伴小溲深黄,大便呈陶土样,伴皮肤瘙痒。② 腹痛:是胰腺癌最常见的早期症状。胰腺癌患者可表现为难以定位的轻度腹部不适或钝痛,可放射至背部,常与明显消瘦、厌食、疲乏、腹泻及呕吐等症状相伴随。患者的腹痛最初往往起因于腹腔或肠系膜上静脉的侵犯。表现为持续性的、进行性加重的上腹部深在的疼痛,呈隐痛、钝痛、阵发性剧痛,并有牵涉痛。典型的胰腺癌疼痛是:仰卧平躺时,上腹疼痛或原有的腹痛加重,坐立或髋关节屈曲时则疼痛缓解或减轻,疼痛以晚期为显著。③ 腹部肿块:胰腺位于腹腔深部,上腹部能触及肿块时,大多已属晚期,肿块质硬,边界不清,固定。④ 消化道症状:胰腺癌常有不同程度的各种消化道症

---

① 陈熠,肿瘤中医证治精要[M].上海:上海科学技术出版社,2007:168.

状,最常见的是消化不良和食欲减退,有时伴恶心呕吐。部分患者出现上消化道出血。⑤ 全身症状:如消瘦、乏力、精神忧郁或焦躁,发热呈持续性发热或长期间断性低热,少数有高热寒战。⑥ 转移:肝脏转移时有肝肿大,并可能触及肿块或结节;腹膜转移时有腹水;晚期有淋巴结转移。①

肿瘤的定位往往决定了患者的症状和预后,胰头部位的肿瘤常在疾病早期引起症状,如无痛性的黄疸见于50%以上的胰头癌患者,原因是该部位的肿瘤易造成肝外胆管的压迫梗阻。在不到1/3的患者中,胰头癌引起的胆道梗阻伴随有可扪及的无痛性胆囊肿大,称为 Courvoisier 征。Courvoisier 征还可见于胆管癌、十二指肠癌及壶腹癌患者。

胰体及胰尾部的肿瘤往往表现为无症状性或非特异性症状、如腹部不适等,因此这类患者绝大多数在发生转移以后才得以确诊。

胰管的梗阻可引起胰腺外分泌功能不全,表现为脂肪痢及吸收障碍。50岁以后新发的糖尿病与胰腺癌的发生发展相关,尤其是对于既往无糖尿病家族史的患者。其他胰腺癌不常见的临床表现包括老年人无明显诱因出现急性胰腺炎发作、血栓性静脉炎、心理障碍、胆汁淤积引起的瘙痒、上消化道出血的症状和体征、胰腺癌侵犯或长入十二指肠腔内引起的梗阻表现。在50岁以上的患者中,胰腺癌可表现为肠易激综合征或早发型糖尿病的临床特点。②

由于缺乏相对特异的症状和体征,胰腺癌患者往往在发现时表现为疾病晚期。因此,只有不到15%的患者在确诊时具备手术切除的机会,甚至在这类手术切除的患者中,尽管切除边缘为癌细胞阴性,其术后的5年生存率仅为10%~25%,平均中位生存期为10~20个月。

诊断:

凡40岁以上,尤其是男性,出现阻塞性黄疸、腹痛、腹部肿块及其他有关症状及体征时,需进行如下检查以确诊。

(1)血、尿、粪便的常规检查可发现贫血、糖尿、胆红素尿、大便潜血等,有一定意义;血液化学检查主要了解阻塞性黄疸及肝脏受损情况,如血清胆红素升高、ALT 升高等。① 血清 ALP、GGT 增高,有阻塞性黄疸时血清 ALT、TBIL 也增高,尤以 DBIL 升高为主。少数患者空腹或餐后血 GLU 增高,可有 OGTT 异常改变。② 血、尿淀粉酶:可有血、尿淀粉酶一过性升高,并发急性胰腺炎或胰管梗阻时血清 AMY 常明显升高。③ 尿液分析:阻塞性黄疸时尿 BIL 强阳性,完全阻塞时 URO 可为阴性,部分患者尿 GLU 阳性。④ 粪便常规、隐血试验:常见脂肪球,粪胆原减少或消失。OB 阳性。

(2)血清癌胚抗原阳性对胰腺癌的诊断有一定意义。半数以上患者 CA199、胰腺癌相关抗原(PCAA)、胰腺特异性抗原(PaA)、POA、CA50、CA242、CEA、TS-GF 升高。CA199 诊断胰腺癌的正确率可达90%,是目前最常用于胰腺癌的辅助诊断和术后随访的重要指标。胰腺癌时,PaA 阳性率达70%,特异性达95%。PaA 联合 PCAA 可使阳性率高达95%。但是,有1/3的良性胰腺肿瘤患者 PaA 也可升高。胰癌相关抗原(DU-PAN-2)是目前诊断胰腺癌较有希望的标志物。与胰腺癌有关的标志物还有组织多肽抗原(PTA)、半乳糖转移酶同工酶-Ⅱ(GT-Ⅱ)、HE 等。

(3)X 线检查 ① 钡剂造影,胰头癌 X 线显示十二指肠受侵、胆道受压征象,胰体尾癌 X 线显示十二指肠横部和上升部受压或侵蚀征象。② 选择性腹腔动脉及肠系膜上动脉血管造影,了解胰腺动、静脉受肿瘤压迫征象。③ 经纤维镜逆行胰管造影,显示胰管狭窄、变形、阻塞或造影剂漏出管外等征象。④ 经皮肝穿刺胆管造影,了解胆总管受阻情况。

(4)B 型超声波检查 对早期诊断和鉴别诊

① 陈熠. 肿瘤中医证治精要[M]. 上海:上海科学技术出版社,2007:168.
② (美)诺顿·J·格林伯格;陈世耀,沙卫红主译. 胃肠病学、肝脏病学与内镜学最新诊断和治疗(Current diagnosis & treatment: gastroenterology, hepatology & endoscopy)[M]. 天津:天津科技翻译出版有限公司,2016:378.

断有参考价值,可了解胰腺内占位性病变的位置、大小、性质,胰腺外形变化等。

（5）CT扫描检查　也是较为确切的诊断方法之一,可了解胰腺肿瘤及其与周围关系、扩散范围等。

（6）经皮胰腺穿刺活组织检查　用穿刺针穿刺胰腺吸取活组织作病理检查以确诊。

（7）腹水细胞学　阳性率较高,找到癌细胞可以明确诊断。

（8）K-ras基因是胰腺癌的特异性基因诊断依据。

（9）组织病理　导管腺癌主要由分化不同程度的导管样结构腺体构成,伴有丰富的纤维间质。高分化者主要由分化较好的导管样结构构成,内衬高柱状上皮细胞;中分化者由不同分化程度的导管样结构组成;低分化者仅见少许不规则腺腔样结构。大部分为实性癌巢,细胞异形性很大。可从未分化小细胞到瘤巨细胞,甚至多核瘤巨细胞,在有腺腔样分化的区域可有少量黏液。肿瘤的间质含有丰富的Ⅰ和Ⅳ型胶原以及纤维连接蛋白。腺鳞癌多见于胰尾部,高分化者有明显的角化,典型的腺鳞癌由腺癌和鳞癌成分混合构成。胶样癌切面可呈胶冻状,间质中可产生黏液池,其中可见散在的恶性上皮细胞。免疫组化:CK20、MUC2和CDX2(＋)。腺泡细胞癌瘤细胞呈多角形、矮柱形或圆形,腺泡状或条索状,核圆,常位于基底部,胞浆强嗜酸性颗粒状。小腺体癌多见于胰头部,肿瘤由很多小腺体结构及实性癌巢组成,有纤细的纤维间隔。细胞可为立方或柱状,核较为一致,常见小灶性坏死,在小腺体的腔缘可见少量黏液。嗜酸性腺瘤瘤细胞具有丰富的嗜酸性颗粒性胞浆,核圆形或卵圆形,排列成小巢状,有纤维间隔分隔。电镜瘤细胞胞浆内充满肥大的线粒体。小细胞癌由一致的小圆细胞或燕麦样细胞构成。胞浆很少,核分裂很多,常有出血坏死,免疫组化:NSE(＋)。(CCK - PZ)、胰泌素试验AMY

值和碳酸氢盐浓度均显著降低,血清胰腺转肽酶(PGGT)/总转肽酶(TGGT)＞1对胰腺癌的诊断也有一定价值。并发急性胰腺炎或胰管梗阻时血清脂肪酶(LIP)也可升高,升高的程度与阻塞的程度相关。[①]

胰腺癌鉴别诊断须与下列疾病作鉴别:

（1）急性黄疸型肝炎起病较急,病程短,有厌油腻,腹胀、黄疸,肝区疼痛,肝脏肿大等。肝功能损害明显,尿三胆试验阳性,经治疗黄疸迅速消退,肝功能恢复较快。

（2）肝癌肝脏肿大,质硬,表面不平,结合X线、超声波、CT检查可以鉴别。

（3）胃十二指肠溃疡腹痛有规律性,服制酸剂及解痉剂能缓解,胃肠钡餐及胃十二指肠镜检可以确诊。

（4）胆石症发病急,黄疸呈间歇性,随发热、疼痛等症状的发生而起伏,有胆绞痛史,腹部平片可以确诊。

（5）胰岛素瘤有的有腹部肿块,主要以神经、精神症状为主。

病因病机:

中医学中虽无胰腺癌的记载,但就其临床表现,本病属于中医学"癥积""结胸""黄疸""胸痛"等范畴,对其病因病机亦有不少论述。如《难经·五十六难》:"脾之积,名曰痞气,在胃脘,覆大如盘。久不愈,令人四肢不收,发黄瘅,饮食不为肌肤。"《诸病源候论》:"瘕者,由寒温失节,致脏腑之气虚弱,而饮食不消,聚结在内,渐渐生长块段,盘牢不移动者,是瘕也……若积引岁月,人即柴瘦,腹转大,遂致死。"《济生方》:"癌者,征也,有块可验……皆由饮食不节,寒温不调,气血劳伤,脏腑虚弱,受于风冷,与气血相结而成也。"《活人录汇编》:"脾之积为痞气……病者多由思虑伤脾,脾气郁结不舒,则营气凝滞,不运不舒,并积于中宫而成痞。"《证治汇补》:"积之始生,因起居不时,忧患过度,饮食失节,脾胃亏损,邪正

① 王谦. 检验医学手册[M]. 山东:山东科学技术出版社,2016:79 - 81.

相搏,结于腹中"等等。[1]

胰腺癌的中医病因病机,分为内因、外因、不内外因三种。病机主要为正气内虚、邪毒内结所致。尤建良等认为胰腺癌的发生发展与后天失养、饮食失调、七情郁结等诸因有关。[2] 王庆才等认为湿热、瘀毒、正虚为胰腺癌发病的基本病理因素,而形成这三大病理因素应主要归因于肝脾功能的失调,其中,中焦脾胃功能失调则为关键。[3] 刘鲁明认为胰腺癌的病因病机可以从内、外两个方面来认识:内因包括七情失调、肝气郁结、气机不畅以及寒温不调,饮食失节,恣食肥腻、醇酒厚味等损伤脾胃,脾虚生湿,湿郁化热,热毒内蓄;外因为"湿、热"毒邪直接侵入人体。内、外因所致湿、热毒邪互结,久之积而成瘤,认为胰腺癌发病的关键环节是湿、热毒邪的形成。[4] 孙桂芝认为胰腺癌本质上属于脾胃病范畴,为脾胃损伤、癌毒侵犯所致的恶性病变,其中脾胃亏虚为本,癌毒侵犯为标。[5] 邱佳信认为脾虚是胰腺癌患者的根本,尽管有时有毒热、湿阻、痰凝、气滞血瘀等表现,但都是在脾虚基础上衍生而来。[6]

总的来说,各医家对胰腺癌病机认识主要分为以脾虚为主和以邪盛(痰、湿、热、毒等)为主的两种主流观点,而无论虚实,本病与脾脏皆有密切关联。因胰腺为脾经所辖,从属消化系统,加之日久耗气伤正,更伤脾胃,而"脾为后天之本",脾胃亏损,运化失职,气血生化不足,更无力祛邪外出,故诸位医家在治疗胰腺癌时多强调调理脾胃功能。脾虚则木郁,土虚则生湿,气滞血瘀与湿邪相结,阻滞胆道,胆汁外溢而多见黄疸症状,故治疗胰腺癌在健脾和胃以扶助正气,清热解毒以祛邪外出的同时,多酌情配伍疏肝理气之品以防病进。

辨 证 施 治

1. 脾气亏虚,痰瘀互结型 症见神疲乏力,少气懒言,胸闷胸痛,食欲不振,恶心呕吐,腹部胀痛,夜寐不安,舌苔腻,脉细弦。治宜健脾益气,辅以清热解毒、软坚散结。

(1) 邱佳信经验方 太子参、炒白术、茯苓、鸡内金、红藤、黄柏、佛手、香橼、茵陈、栀子、厚朴、枳壳、生牡蛎、夏枯草。[7]

(2) 潘敏求经验方 党参10克、白术10克、茯苓15克、木香10克、枳壳10克、鸡内金10克、炒山楂10克、夏枯草15克、莪术10克、大黄5克、蜈蚣3条。随症加减:腹痛甚加延胡索、川楝子、白芍;黄疸加生大黄、栀子;腹泻加吴茱萸、黄连;腹水加大腹皮、冬瓜皮;恶心呕吐加姜半夏、姜竹茹。[8]

(3) 李佩文经验方 党参15克、茯苓15克、白术15克、陈皮10克、香橼10克、佛手10克、绿萼梅5克、木香10克、乌药10克、川楝子10克、刘寄奴8克、荜澄茄3克。[9]

(4) 张宝南经验方 桃仁12克、红花9克、牡丹皮12克、当归12克、赤芍15克、延胡索12克、五灵脂12克、香附12克、枳壳12克、莪术9克、夏枯草12克、半枝莲30克、炒鸡内金30克、白术12克、黄芪30克。[10]

(5) 顾丕荣经验方 党参15克、白术12克、茯苓15克、半夏12克、黄连6克、干姜6克、瓜蒌15克、薤白10克、桂枝6克、当归15克、赤芍12克、麦冬12克、石斛15克、莪术15克、皂角刺20克、海藻20克、生牡蛎30克、焦山楂20克、白英

① 陈熠. 肿瘤中医证治精要[M]. 上海:上海科学技术出版社,2007:169.
② 尤建良,等. 调脾抑胰方治疗晚期胰腺癌42例[J]. 浙江中医杂志,2000,35(6):238.
③ 王庆才,等. 中医药治疗晚期胰腺癌13例[J]. 四川中医,1996,14(10):20.
④ 刘鲁明. 胰腺癌的中医病因病机与辨病论治[J]. 中西医结合学报,2008,6(12):1297-1299.
⑤ 何立丽,孙桂芝. 孙桂芝治疗胰腺癌经验[J]. 辽宁中医杂志,2010,37(7):1215.
⑥ 杨金祖,邱佳信. 邱佳信教授治疗胰腺癌的实验介绍——附16例疗效分析[J]. 陕西中医,2001,22(6):354-355.
⑦ 蒋益兰. 肿瘤名家遣方用药指导·邱佳信验案[M]. 北京:人民军医出版社,2016(3):175-176.
⑧ 尚怀海,等. 中医名方验方丛书·肿瘤治疗名方验方[M]. 北京:人民卫生出版社,2016:260.
⑨ 同上.
⑩ 张宝南. 膈下逐瘀汤对晚期胰腺癌生存质量的影响[J]. 辽宁中医杂志,2008,35(10):1518.

30克、白花蛇舌草30克、地锦草30克。①

（6）蒌参汤　瓜蒌15克、太子参9克、焦白术9克、茯苓9克、草豆蔻9克、陈皮9克、香附9克、郁金9克、延胡索9克、五灵脂9克、半夏9克、海螵蛸9克、薏苡仁30克、生黄芪30克、当归15克、柴胡6克、广木香6克。②

2. 气血双亏，癌毒内蕴型　症见肿块结聚于内，上腹疼痛，恶心呕吐，食欲减退；气短，乏力，面色萎黄，舌质淡胖，苔薄白，脉弱。治宜健脾和胃、消食化积，佐以抗癌止痛。

（1）刘嘉湘经验方　党参9克、白术9克、茯苓15克、石斛12克、怀山药15克、薏苡仁30克、八月札12克、莱菔子9克、红藤15克、野葡萄藤30克、菝葜15克、山慈菇15克、天龙6克、生牡蛎30克、鸡内金9克、生山楂9克、黄连6克、紫苏叶9克、大枣9克。③

（2）孙桂芝经验方　黄芪30克、白芍15克、砂仁10克、太子参15克、炒白术15克、茯苓15克、麦芽30克、赭石15克、鸡内金30克、露蜂房5克、凌霄花15克、生蒲黄10克、白芷10克、荜茇5克、细辛3克、煅瓦楞子10克、白花蛇舌草15克、延胡索10克、香橼10克、炮甲片10克、藤梨根30克、生甘草10克。④

（3）周维顺经验方1　党参10克、黄芪10克、苍术10克、白术10克、当归15克、鸡血藤30克、枸杞子15～30克、熟地黄15克、延胡索15克、八月札30克、浙贝母30克、灵芝30克、肿节风15克、猪苓15克、茯苓15克、陈皮10克、青皮10克、姜竹茹12克、姜半夏10克、炙甘草6克。〔见465页10.周维顺分3型（3）〕

3. 湿热毒瘀互结，肝胃失和型　症见癥瘕结聚，面色萎黄，气短，咳嗽无力，少腹疼痛、小腹坠胀，便干难解，恶心欲呕等脏腑失调证候。治宜疏肝和胃、理气通腑、清化湿浊、扶正抗癌。

（1）周仲瑛经验方1　制大黄6克、黄连4克、吴茱萸3克、赤芍12克、紫苏叶10克、九香虫5克、炒延胡索10克、川楝子10克、青皮10克、乌药10克、法半夏12克、煅瓦楞子（先煎）20克、独角蜣螂2克、泽漆15克、党参12克、北沙参10克、肿节风20克、仙鹤草15克、炒神曲10克、砂仁（后下）3克、豆蔻（后下）3克。⑤

（2）刘鲁明经验方　白花蛇舌草30克、蛇六谷15克、半枝莲30克、薏苡仁30克、白术10克、八月札30克、灵芝30克、山楂炭30克、六神曲30克、鸡内金10克、延胡索30克、红枣30克、全蝎10克、山慈菇15克、川楝子30克、露蜂房30克、天龙6克。⑥

（3）周维顺经验方2　猫爪草30克、猫人参30克、三叶青30克、蒲公英30克、八月札30克、香附15克、延胡索15克、柴胡9克、枳壳10克、白花蛇舌草30克、菝葜30克、垂盆草30克、虎杖30克、生薏苡仁30克、浙贝母30克、猪苓15克、茯苓15克、炒谷芽15克、炒麦芽15克、神曲12克、炙鸡内金12克、姜半夏10克、橘红10克、橘络10克、炙甘草6克。⑦

（4）赵冠英经验方　黄连6克、吴茱萸6克、生甘草6克、乌梅9克、赤芍15克、白芍15克、延胡索15克、白花蛇舌草15克、川楝子15克、莪术15克、石见穿15克、白英15克、龙葵15克、七叶一枝花15克。⑧

（5）胰腺癌方1　苍术10克、厚朴10克、陈皮10克、法半夏15克、猪苓30克、胆南星15克、薏苡仁30克、茯苓30克、泽泻30克。随症加减：面浮足肿明显加车前子、木瓜；腹部肿块硬实疼痛

① 凌耀星. 中医治癌秘诀［M］. 上海：文汇出版社，1995：43.
② 张民庆. 肿瘤良方大全［M］. 合肥：安徽科学技术出版社，1994：141.
③ 蒋益兰. 肿瘤名家遣方用药指导·刘嘉湘验案［M］. 北京：人民军医出版社，2016：176.
④ 蒋益兰. 肿瘤名家遣方用药指导·孙桂芝验案［M］. 北京：人民军医出版社，2016：177-178.
⑤ 蒋益兰. 肿瘤名家遣方用药指导·周仲瑛验案［M］. 北京：人民军医出版社，2016：178.
⑥ 王晓戎. 刘鲁明教授运用病机理论治疗胰腺癌经验介绍［J］. 云南中医学院学报，2009，32（6）：60-61.
⑦ 申兴勇，等. 周维顺教授治疗胰腺癌的经验［J］. 河北中医，2008，30（9）：901-902.
⑧ 杨明会，等. 赵冠英验案精选［M］. 北京：学苑出版社，2003：215.

加三棱、莪术;胀痛明显加木香、青皮。①

4. 热毒内蕴,脾胃亏虚型 症见患者术后不久,复受化疗热毒侵袭,脾胃渐虚,症见纳差、倦怠乏力、面色萎黄;癥瘕结于腹中,影响气机运行,而致右上腹不适。治宜清热解毒、健脾和胃。

(1)清胰化积方加减 白花蛇舌草 30 克、天南星 15 克、半枝莲 30 克、薏苡仁 30 克、白术 10 克、八月札 30 克、灵芝 30 克、山楂炭 30 克、六神曲 30 克、鸡内金 10 克、延胡索 30 克、大枣 30 克、全蝎 10 克、山慈菇 15 克、川楝子 30 克、露蜂房 30 克、天龙 6 克。②

(2)尤建良经验方 1 潞党参 10 克、炒白术 10 克、茯苓 10 克、茯神 10 克、姜半夏 10 克、陈皮 6 克、黄连 2 克、黄芩 10 克、白芍 10 克、防风 10 克、炮姜 6 克、桂枝 3 克、山楂炭 10 克、煨肉果 6 克、七叶一枝花 10 克、连翘 10 克、薏苡仁 10 克、炙枇杷叶 10 克、生甘草 10 克。③

(3)尤建良经验方 2 潞党参 10 克、炒白术 10 克、苏梗 10 克、枳实 10 克、全瓜蒌 10 克、茯苓 12 克、茯神 12 克、姜半夏 12 克、陈皮 6 克、怀山药 15 克、薏苡仁 20 克、炒谷芽 20 克、炒麦芽 20 克、猪苓 30 克、徐长卿 30 克、八月札 30 克、炙甘草 6 克、茵陈 30 克、延胡索 20 克、佛手 10 克、大腹皮 10 克、郁金 15 克、白芍 15 克。同时配服由青黛、野菊花、山慈菇、三七粉按 1∶3∶2∶2 比例配成的散剂,每次 1 克。④

(4)周仲瑛经验方 2 黄连 3 克、吴茱萸 2 克、乌梅肉 5 克、赤芍 12 克、白芍 12 克、白花蛇舌草 20 克、延胡索 10 克、川楝子 10 克、莪术 10 克、石见穿 20 克、僵蚕 10 克、生甘草 3 克。随症加减:痛甚加片姜黄 10 克;口干加石斛 10 克;肝脾不和川楝子加至 15 克。⑤

(5)香砂六君子汤加减 党参 24 克、炒白术 24 克、茯苓 24 克、焦山楂 24 克、赤芍 24 克、陈皮 12 克、木香 12 克、枳壳 12 克、水红花子 12 克、炒桃仁 12 克、生薏苡仁 30 克、炒薏苡仁 30 克、莪术 30 克、白花蛇舌草 30 克、天龙 5 条、砂仁 3 克、生甘草 3 克。〔见 466 页 13. 陆菊星分 4 型(3)〕

(6)李笔怡经验方 茵陈 30 克、车前子 30 克、半枝莲 30 克、代赭石(先煎)30 克、美人蕉 30 克、白花蛇舌草 40 克、丹参 15 克、虎杖 15 克、龙葵 15 克、延胡索 15 克、生大黄 12 克、龙胆草 10 克、柴胡 10 克、黄芩 10 克、三棱 10 克、莪术 10 克、六一散(包煎)20 克。⑥

5. 肝郁脾虚,热毒内蕴型 症见情志不遂,正气受损,纳差呕吐,腹部胀痛,恶心嗳气,舌红,苔黄。治宜疏肝健脾、清热解毒。

(1)周维顺经验方 3 八月札 30 克、香附 15 克、延胡索 15 克、柴胡 9 克、枳壳 10 克、白毛藤 30 克、白花蛇舌草 30 克、金刚刺 30 克、垂盆草 30 克、虎杖 30 克、生薏苡仁 30 克、浙贝母 30 克。〔见 465 页 10. 周维顺分 3 型(2)〕

(2)尤建良经验方 3 炒柴胡 12 克、延胡索 40 克、枳壳 10 克、白芍 15 克、香附 10 克、黄芩 10 克、栀子 15 克、姜半夏 10 克、青皮 10 克、潞党参 30 克、炒白术 10 克、茯苓 10 克、茵陈 30 克、八月札 10 克、炙甘草 6 克。⑦

(3)李红梅经验方 黄芪 15 克、党参 15 克、白术 12 克、茯苓 12 克、香附 15 克、郁金 15 克、川楝子 10 克、柴胡 10 克、白芍 10 克、大腹皮 20 克、延胡索 15 克、苏木 10 克、莪术 10 克、七叶一枝花 30 克、半枝莲 30 克、甘草 5 克。⑧

(4)孙玉冰经验方 柴胡 10 克、黄芩 10 克、党参 20 克、炙甘草 5 克、生姜 3 克、法夏 7 克、当

① 李忠. 临床中医肿瘤学[M]. 沈阳:辽宁科学技术出版社,2002:183.
② 蒋益兰. 肿瘤名家遣方用药指导·刘鲁明验案[M]. 北京:人民军医出版社,2016:197 - 180.
③ 姚新新,尤建良. 尤建良治疗胰腺癌经验[J]. 辽宁中医杂志,2008,35(9):1303 - 1305.
④ 同上.
⑤ 顾勤. 跟周仲瑛抄方[M]. 北京:中国中医药出版社,2008:256.
⑥ 李笔怡. 胰腺头癌一例治验[J]. 辽宁中医杂志,1986(7):34.
⑦ 姚新新,尤建良. 尤建良治疗胰腺癌经验[J]. 辽宁中医杂志,2008,35(9):1303.
⑧ 李红梅,梁松岳. 健脾疏肝汤治疗晚期胰腺癌 32 例[J]. 湖南中医杂志,2007,23(5):41 - 42.

归 6 克、云苓 10 克、白术 10 克、大腹皮 15 克、麦冬 12 克。乳香、白花蛇舌草、生蒲黄等蜜醋调敷。①

（5）王庆才经验方　柴胡 10 克、枳壳 10 克、郁金 10 克、田七 10 克、干蟾皮 10 克、姜半夏 10 克、姜竹茹 10 克、陈皮 10 克、鸡内金 10 克、茵陈 15 克、生山楂 15 克、六曲 15 克、生大黄 30 克、白术 30 克、猪苓 30 克、茯苓 30 克、菝葜 30 克、白花蛇舌草 30 克、半枝莲 30 克、生薏苡仁 30 克。②

（6）胰腺癌方 2　牡丹皮 12 克、栀子 12 克、当归 12 克、赤芍 12 克、三棱 12 克、莪术 12 克、茯苓 15 克、柴胡 15 克、白术 15 克、浙贝母 15 克、丹参 30 克、甘草 6 克。③

（7）胰腺癌方 3　茵陈 30 克、猪苓 30 克、茯苓 30 克、白术 10 克、泽泻 15 克、桂枝 10 克、菝葜 20 克、陈皮 10 克、法半夏 10 克、石见穿 30 克、山慈菇 30 克、甘草 5 克。随症加减：脾阳不振，寒湿阻遏明显加制附片、干姜；湿邪郁而化热加藿香、黄芩、薏苡仁。④

（8）胰腺癌方 4　莪术 15 克、甲片 15 克、柴胡 15 克、水蛭 3 克、白芍 12 克、枳壳 12 克、半枝莲 30 克、白术 24 克、黄药子 15 克。⑤

6. 邪毒内攻型　症见黄疸甚，包块坚硬，疼痛剧烈，舌红绛，有瘀斑，苔白，或黄腻，脉弦。治宜清热解毒、利湿化浊。

（1）黄连解毒汤合茵陈汤加减　制大黄 6 克、炒柴胡 6 克、黄连 4.5 克、黄芩 10 克、红花 10 克、栀子 12 克、丹参 24 克、赤芍 24 克、薏苡仁 30 克、蒲公英 30 克、茵陈 30 克、白花蛇舌草 30 克、土茯苓 30 克、莪术 30 克、天龙 5 条。〔见 466 页 13. 陆菊星分 4 型(1)〕

（2）胰腺癌方 5　冬凌草 20 克、肿节风 20 克、白花蛇舌草 20 克、白英 20 克、茵陈 15 克、茯苓 12 克、白术 12 克、甘草 3 克。⑥

（3）秦茵汤　秦艽 15 克、茵陈 60 克、半枝莲 60 克、金钱草 30 克、生黄芪 60 克、大枣 6 枚、料姜石 60 克、全蝎 10 克、露蜂房 10 克、山豆根 10 克。同时服平消片。⑦

7. 气滞血瘀型　症见上腹积块疼痛，累及肩背，夜间尤甚，或有恶心呕吐，饮食减少，面色黧黑，羸瘦乏力，舌苔厚腻，质紫黯，脉细涩或弦数。治宜活血化瘀、软坚散结。

（1）周维顺经验方 4　丹参 15～30 克、赤芍药 15 克、红花 10 克、延胡索 10 克、香附 15 克、浙贝母 30 克、菝葜 30 克、八月札 30 克、藤梨根 30 克、肿节风 15 克、桃仁 9 克。〔见 465 页 10. 周维顺分 3 型(1)〕

（2）尤建良经验方　炒柴胡 6 克、延胡索 40 克、枳壳 10 克、白芍 10 克、片姜黄 10 克、莪术 10 克、潞党参 10 克、茯苓 10 克、茯神 10 克、薏苡仁 10 克、猪苓 10 克、鬼箭羽 10 克、八月札 30 克、青黛（包煎）5 克、甘草 6 克。外敷消癥止痛膏。⑧

（3）血府逐瘀汤加减　生地黄 12 克、桃仁 12 克、川牛膝 12 克、枳壳 12 克、水红花子 12 克、菝葜 12 克、延胡索 12 克、川楝子 12 克、红花 10 克、川芎 10 克、香附 10 克、赤芍 24 克、当归 24 克、莪术 20 克、天龙 5 条、生甘草 3 克。〔见 466 页 13. 陆菊星分 4 型(2)〕

（4）青一方　大青叶 30 克、白花蛇舌草 30 克、半枝莲 30 克、蒲公英 30 克、桃仁 15 克、红花 10 克、丹参 30 克、郁金 10 克、白术 15 克、茯苓 15 克、薏苡仁 30 克。随症加减：湿热，加茵陈、虎杖、金钱草；血瘀，加丹参、红花、桃仁；脾虚，加山药、

① 孙玉冰，等. 和解法配合中药外敷治疗中晚期胰腺癌 22 例临床观察[J]. 中华实用中西医杂志，2003，3(16)：1770.
② 王庆才，等. 中医药治疗晚期胰腺癌 13 例[J]. 四川中医，1996，14(10)：20.
③ 吴希进. 癌症独特秘方绝招[M]. 北京：中国医药科技出版社，1996：166.
④ 潘敏求. 中华肿瘤治疗大成[M]. 石家庄：河北科学技术出版社，1996：571.
⑤ 贾河先. 百病良方[M]. 北京：科学技术文献出版社，1989：211.
⑥ 张民庆. 肿瘤良方大全[M]. 合肥：安徽科学技术出版社，1994：141.
⑦ 贾堃. 中医癌瘤证治学[M]. 西安：陕西科学技术出版社，1989：353.
⑧ 姚新新，尤建良. 尤建良治疗胰腺癌经验[J]. 辽宁中医杂志，2008，35(9)：1303.

白术、莪术、陈皮、鸡内金。①

（5）**胰腺癌方6** 甲片15克、川楝子10克、香附12克、郁金10克、石见穿30克、丹参15克、陈皮12克、夏枯草24克、红花30克、龙葵30克、广木香10克、枸杞子30克、八月札12克。随症加减：黄疸明显加茵陈、栀子、大黄；浮肿加茯苓、泽泻、猪苓、车前子、半枝莲。②

（6）**豆莪汤** 三棱10克、莪术10克、白芍15克、当归15克、柴胡12克、龟甲20克、鳖甲20克、郁金15克、山豆根10克、佛手15克。③

8. 痰湿中阻，脾肾亏损型 症见面色萎黄晦暗，形体消瘦，畏寒甚，重度贫血，冷战肢厥，伤口不愈合。食生冷瓜果后立觉冷彻心脾，腰困如折，二便调，食纳不香，舌淡紫，无苔，齿痕，脉微。治宜补肾固阳、健脾涤痰、固阳救逆。

（1）**李可经验方1** 高丽参（另煎）15克、海藻30克、炙甘草30克、全蝎12只、大蜈蚣（研末冲服）3条、白芥子10克、熟地黄30克、五灵脂30克、麻黄5克、肉桂10克、鹿角霜45克、姜炭15克、生半夏75克、生南星10克、制附子45克、茯苓45克、细辛45克、浙贝母120克、生姜45克。④

（2）**李可经验方2** 生附子30克、干姜30克、白术30克、高丽参（另煎）30克、炒麦芽60克、炙甘草60克、肉桂10克、砂仁30克、生半夏45克、茯苓45克、生姜45克。⑤

（3）**参苓白术散加减** 生黄芪30克、党参15克、白术10克、茯苓10克、扁豆10克、陈皮10克、法半夏10克、白蔻仁10克、茵陈15克、桂枝10克、干姜8克、藤梨根20克、肿节风20克、炙甘草8克。〔见466页12.郁仁存分4型（4）〕

（4）**胰腺癌方7** 茵陈20克、苍术10克、白术10克、干姜5克、制附子6克、猪苓15克、厚朴10克、陈皮10克、泽泻30克。⑥

9. 杨金坤分4型

（1）**脾气失健，正亏邪入型** 症见纳差、疲乏、消瘦、腹胀、腹泻等脾虚症状。常用方药有党参、白术、茯苓、黄芪、太子参等，其中党参、白术、茯苓源自四君子汤，有健脾益气之意。随症加减：若遇患者阴虚内热较重，则以黄芪、太子参代之，健脾益气养阴。

杨金坤认为脾虚是胰腺癌发生发展的机体潜在因素，是疾病之本，固护正气是治疗的要点。胰腺发生癌肿时，其运化功能受损，故以健脾益气为第一法则，先使患者脾气健运，水液通调，元气增进，再予后续祛邪治疗。

（2）**痰凝邪恋型** 症见胰腺癌患者多因嗜食甜腻、膏脂饮食而导致湿浊聚集中焦不化，日久炼液成痰，痰聚不散成为痰结，继而形成癌肿，其癌肿的病理基础是痰，故祛邪时紧抓痰结病机，用化痰散结法治疗。常用药物有姜半夏、制胆南星、生牡蛎、夏枯草、白芥子、莱菔子、蛇六谷等。

中医学中亦有"百病皆由痰作祟"一说，痰不仅是一种致病因素，也是一种病理产物。近年来有多位医家采用从痰论治恶性肿瘤，施以化痰散结之法，抑制癌肿生长，均取得较好疗效。杨金坤使用姜半夏，不仅加强半夏止呕降逆作用，还增强了温化寒痰的作用。《金匮要略·痰饮咳嗽病脉证治第十二》曰："病痰饮者，当温药和之。"后世将其作为治痰饮病之大法。因痰结凝滞于脏，属阴邪，宜以温散化痰药治之。天南星，苦、辛、温，有毒，归肺、肝、脾经，具有化痰散结、祛风止痉通络之效，是化痰要药，可以协同半夏，增强其化痰散结之效。生牡蛎、夏枯草是常用化痰药对；生牡蛎，咸、微寒，归肝、胆、肾经，功效：软坚散结、平肝潜阳、重镇安神；夏枯草，辛、苦、寒，归肝、胆经，功效：清热泻火、散结消肿、明目。两药合用化痰散结之功倍增，并能佐制半夏、胆南星刚

① 凌昌全.肿瘤辨病专方治疗[M].北京：人民卫生出版社，2000：249.
② 郎伟君，孟立春.抗癌中药一千方[M].北京：中国医药科技出版社，1992：323.
③ 贾堃.中医癌瘤证治学[M].西安：陕西科学技术出版社，1989：312.
④ 张涵.跟师李可抄方记（肿瘤篇）[M].北京：中国医药科技出版社，2010：1.
⑤ 张涵.跟师李可抄方记（肿瘤篇）[M].北京：中国医药科技出版社，2010：94.
⑥ 李佩文.中西医临床肿瘤学[M].北京：中国中医药出版社，1996：762.

躁之性,对于有淋巴结转移的患者尤为适宜。白芥子,《本草新编》载其:味辛,气温,无毒……能去冷气,安五脏,逐膜膈之痰,辟鬼祟之气。对处于膜膈之间的胰腺,白芥子以温阳化痰之功,散结祛邪。蛇六谷,辛、温,有毒,归肺、肝、脾经,具有化痰散积、行瘀消肿之功,因其有毒,需先煎2小时服用,常将其用于病情进展或有远处转移的胰腺癌患者。

(3)痰结中焦,痰火互结型 症见痰结积于中焦,腰背部疼痛,得温亦不减;侵扰于上,可致胃脘嘈杂,嗳腐吞酸,口干喜饮;侵扰于前,常见腹痛腹胀,大便秘结。治宜清热攻毒祛邪外出。药用:红藤、菝葜、藤梨根、野葡萄藤、芙蓉叶、马兰根。

红藤、菝葜、藤梨根、野葡萄藤合而组成肿瘤科常用抗肿瘤小复方——四藤方,四种药物均能清热解毒,并有一定的通经止痛作用。现代研究亦证实,上述四药具有抗肿瘤及抑制肿瘤细胞生长的作用。芙蓉叶,性凉,具有清热解毒、活血消肿的功效。李时珍谓其治痈肿之功,殊有神效。对于胰腺癌腹中癌肿疼痛,牵及后背者尤适。马兰根,性平,功能清热解毒,利尿。因马兰根有利尿退黄的作用,常用其治疗胰腺癌伴肝转移,或有胆红素及转氨酶升高的患者。

(4)脾虚湿盛,气滞阻遏型 症见胰腺癌患者因手术或癌肿侵犯,多有胰腺外分泌功能不全的影响因素存在,饮食不馨,食谷难消,腹胀、腹泻较为常见。根据中医辨证,属脾虚湿盛,气滞阻遏之证,故治宜化湿理气。药用:青皮、陈皮、石韦、香附、茶树根、赤石脂、白芍。青皮、陈皮化湿理气助运,常用5克,以免破气伤阴。

湿浊需尽快化除,否则湿邪进一步影响运化,使脾虚更甚;另一方面,湿浊还易凝结成痰,促进肿瘤进展。化湿同时,配合理气药物,使中焦通调畅达,也可助脾运化恢复。石韦、香附为经验药对,其化湿理气之功对于消化道肿瘤最为适宜。石韦化湿、香附理气,一动一静相互配合,对于中

下焦湿浊气滞,药到显效。另外,现代研究亦表明,石韦还有一定抗肿瘤及升高白细胞作用。茶树根,清热化浊,常用于降血脂的治疗,胰腺癌患者多有嗜食膏脂类食物的习惯,故常用茶树根清湿热化浊。赤石脂、白芍亦为临床使用的特色药对,常用其治疗有肠道粘连及肠腑不通的患者,认为其具有化湿理气、祛浊解痉、防治肠粘连的作用。此外,在治疗的同时,也不忘使用乌梅、谷麦芽等增进患者胃纳、促进消化等药物,以改善患者的饮食状态。[1]

10. 周维顺分3型

按中医学辨证将胰腺癌分为3型,即气滞血瘀型、肝郁蕴热型和气血两虚型,大致相当于现代医学的早、中、晚期。

(1)气滞血瘀型 症见恶心呕吐,呃逆,胸腹胀痛,疼痛不移,腹中痞块,形体消瘦,面色不华,月经量少或经闭,舌质青紫或瘀斑,脉弦或涩。治宜活血化瘀、理气止痛、软坚散结。〔方药见463页辨证施治7.(1)〕

(2)肝郁蕴热型 症见恶心呕吐,嗳气,脘胁胀满,腹痛拒按,心烦易怒,发热,黄疸,大便干结,小便色黄,舌质红苔黄厚腻或燥,脉弦数或滑数。治宜疏肝解郁、清热解毒。〔方药见462页辨证施治5.(1)〕

(3)气血两虚型 症见消瘦,倦怠,乏力,贫血,腹胀疼痛,腹中包块,舌质淡或有瘀斑、瘀点,苔薄白,脉沉细数。治宜益气养血、化瘀散结。〔方药见461页辨证施治2.(3)〕[2]

11. 杨炳奎分4型

(1)湿热毒盛型 多见于胰头癌,症见上腹积块,质硬而按则痛剧,发热口干,恶心呕吐,身目俱黄,小便黄赤,大便干结,皮肤瘙痒,舌苔黄腻而干,质紫红,脉弦数。治宜清热利湿解毒。方用黄连解毒汤合茵陈汤加减:制大黄、炒柴胡、黄连、黄芩、栀子、郁金、赤芍、薏苡仁、茯苓、蒲公英、茵陈、白花蛇舌草、土茯苓、莪术、天龙。

① 王丹,郑舞. 杨金坤教授治疗胰腺癌四法[J]. 环球中医药,2017,2(10):214-216.
② 唐蕾,等. 周维顺辨证治疗胰腺癌经验[J]. 浙江中西医结合杂志,2010,20(3):137.

（2）气血瘀滞型　症见上腹积块疼痛,累及肩背,夜间尤甚,或有恶心呕吐,饮食减少,食后作胀,面色黧黑,舌苔黄腻或燥黄,质紫黯,舌底脉络增粗,脉细涩或弦数。治宜活血消肿、理气散结。方用莪术散加减:三棱、莪术、郁金、枳壳实、木香、柴胡、天龙、炙甲片、茵陈、黄芩、薏苡仁、焦楂曲。

（3）脾虚湿热型　症见神疲乏力,胸腹胀满,食后更甚,胁下疼痛,纳食呆钝,恶心呕吐,下肢浮肿,大便溏薄,舌苔白腻脉细弦或细濡。治宜健脾化湿宽中。方用香砂六君子汤合排气饮加减:党参、苍白术、茯苓、焦谷芽、木香、陈皮、半夏、枳壳、川朴、茯苓、莪术、天龙、蔻砂仁、生甘草。

（4）阴虚内热型　症见形瘦神疲,或伴有长期低热不退,口苦津少,上腹胀满而痛,便坚溲黄,心烦易怒,舌光苔少,脉虚细而数。治宜益气养阴、清热利湿。方用参麦散合沙参麦冬汤加减:太子参、北沙参、麦冬、天花粉、生地黄、地骨皮、焦楂曲、木香、大腹皮、白花蛇舌草、土茯苓、莪术、大黄。[1]

12. 郁仁存分4型

胰腺癌的病位在肝、脾,常因外感湿邪、忧思恼怒、嗜食肥甘厚腻等因素,导致肝气郁结、痰湿蕴聚、瘀毒内结,日久不散,积而成瘤。

（1）肝气郁滞型　多见于胰腺癌早期,临床可见胸胁满闷,食欲减退,恶心呕吐,口干口苦,大便秘结,舌红苔薄,脉弦数。治宜疏肝理气、解毒散结。方用柴胡疏肝散合小柴胡汤加减:柴胡10克、枳实10克、白芍10克、赤芍10克、半夏10克、黄芩10克、生甘草6克、姜黄10克、半枝莲30克、白花蛇舌草30克。

（2）肝胆湿热型　多见于胰腺癌中、晚期,临床可见胸胁胀痛,目睛黄染,身热汗黏,腹背疼痛,皮肤瘙痒,恶心呕吐,大便干结或色如灰土或色如白垩,小便短赤,舌红苔黄腻,脉弦滑数。治宜清肝利胆、通腑解毒。方用胰头癌方加减:柴胡10克、茵陈20克、鬼箭羽20克、金钱草30克、白英

30克、生大黄(后下)10克、枳实10克、厚朴10克、姜黄10克、虎杖15克、泽泻15克、八月札15克、龙胆草10克、焦三仙10克。

（3）肝郁血瘀型　多见于胰腺癌中、晚期,临床可见黄疸日久,色黄晦暗,面色黧黑,胁下肿块,刺痛时作,不思饮食,身体消瘦,舌暗有瘀斑,脉弦涩或细涩。治宜疏肝解毒、益气活血。方用胰体癌方加减:柴胡10克、茵陈10克、金钱草15克、郁金10克、三棱10克、赤芍10克、香附10克、鳖甲15克、姜黄15克、肿节风15克、延胡索15克、生黄芪30克、莪术10克、白英30克、白花蛇舌草30克等。

（4）中虚湿阻型　多见于胰腺癌晚期,临床可见胃脘胀满,肿块隐痛,恶心纳呆,大便泄泻,色如陶土,神疲乏力,面色萎黄,舌淡苔白,脉沉弱。治宜健脾温阳、益气祛湿。方用参苓白术散加减。〔方药见464页辨证施治8.(3)〕[2]

13. 陆菊星分4型

本病证情复杂,典型的单一证型并不多见,往往多种证型兼夹为病,故辨证施治应主次分清,标本兼顾。

（1）邪毒内攻型　常见于胰头癌,症见上腹积块,大如覆盘,质硬痛剧,身热不退,恶心呕吐,身目俱黄,小便黄赤,大便秘结,皮肤瘙痒。舌苔黄腻而干、质紫红,脉弦数。治宜清热解毒、利湿化浊。方用黄连解毒汤合茵陈汤加减。〔方药见463页辨证施治6.(1)〕

（2）气滞血瘀型　症见上腹积块疼痛,累及肩背,夜间尤甚,或有恶心呕吐,饮食减少,面色黧黑,羸瘦乏力。舌苔厚腻、质紫黯,脉细涩或弦数。治宜活血化瘀、软坚散结。方用血府逐瘀汤加减。〔方药见463页辨证施治7.(3)〕

（3）脾虚湿阻型　症见神疲乏力,胸腹胀满,食后更甚,胁下疼痛,深压可扪及肿块,纳食呆钝,恶心呕吐,下肢浮肿,大便溏薄。舌苔腻,脉细弦或细濡。治宜健脾化湿宽中。方用香砂六君子汤

① 杨炳奎. 中医药治疗42例胰腺癌的临床观察[J]. 浙江中医杂志,2009,23(3):44.
② 郁仁存. 郁仁存中西医结合肿瘤学[M]. 北京:中国协和医科大学出版社,2008:291.

加减。〔方药见 462 页辨证施治 4.(5)〕

(4)阴虚内热型　症见低热不退,精神疲惫,上腹胀满,便坚溲黄,心烦易怒,口苦津少。舌光、苔少,脉虚细而数。治宜养阴生津泻火。方用一贯煎合清凉甘露饮加减:北沙参 24 克、麦冬 24 克、天花粉 12 克、知母 12 克、地骨皮 12 克、水红花子 12 克、桃仁 12 克、白英 30 克、白花蛇舌草 30 克、土茯苓 30 克、莪术 30 克、制大黄 6 克、天龙 5 条、甘草 3 克。[1]

经 验 方

一、一般方

1. 胰腺癌基础方　太子参 12 克、北沙参 20 克、白术 15 克、薏苡仁 15 克、白扁豆 12 克、佛手 12 克、八月札 30 克、乌药 12 克、神曲 15 克、鸡内金 10 克、白花蛇舌草 30 克、冬凌草 20 克等。益气健脾,理中利通。何裕民总结出的胰腺癌基础方在此基础上辨证加减。5 年存活率为 10.00%,在提高胰腺癌患者的生存率、改善临床症状等方面基本有益。[2]

2. 茵陈汤合黄连解毒汤加减(郑伟达经验方)茵陈 30 克、大黄 10 克、栀子 10 克、龙胆草 10 克、黄芩 10 克、黄连 10 克、白芥子 10 克、丹参 15 克、半枝莲 3 克。每日 1 剂,水煎服。清热利湿、化瘀解毒。适用于胰腺癌。[3]

3. 杨氏健脾益肾方(杨金坤经验方)　太子参 15 克、生地黄 9 克、豆蔻仁(后下)3 克、牡丹皮 9 克、玄参 30 克、乌梅 9 克、仙鹤草 30 克、仙茅 9 克、淫羊藿 9 克、知母 12 克、黄柏 9 克、红藤 30 克、野葡萄藤 30 克、菝葜 30 克、藤梨根 30 克、炒谷芽 30 克、炒麦芽 30 克、鸡内金 9 克。每日 1 剂,水煎服。健脾益肾,化瘀解毒。适用于胰腺癌。[4]

4. 加味乌梅丸　乌梅 30～50 克、当归 20 克、细辛 3 克、川椒 10 克、桂枝 10 克、黄连 3 克、黄柏 10 克、党参 15 克、干姜 10 克、制附子 10 克、白芍 20 克、生黄芪 30 克、天龙 30 克。症见上腹疼痛,饱胀不适,食欲下降,消瘦,便秘,腹泻,肩背痛,腰痛,口干,恶心呕吐等。随症加减:如黄疸者,加茵陈 20 克、芒硝 0.5 克、枯矾 0.5 克,研末冲服;上腹疼痛甚者,加延胡索 15 克、乳香 10 克;腹痛伴便秘者,加酒大黄 10 克;上腹胀,加厚朴 10 克、大腹皮 15 克;湿重口干甚者,加薏苡仁 30 克、苏梗 10 克;食欲差者,加鸡内金 30 克、焦山楂 30 克;腹泻者,加赤石脂 30 克、石榴皮 15 克;恶心呕吐者,加旋覆花 15 克、代赭石 30 克、柿蒂 20 克;阴虚甚者,加知母 20 克、熟地黄 30 克;瘀血甚,加莪术 10 克、水蛭 5 克;合并腹水加大腹皮 15 克、龙葵 15 克,去川椒加椒目 10 克,同时予细辛 3 克、龙葵 15 克、桂枝 10 克、生黄芪 30 克,共研细末敷脐部,外置生姜灸,每日 1 次,每次 2 小时。适用于中晚期胰腺癌。

临床观察加味乌梅丸治疗胰腺癌的临床症状改善程度及临床获益率,重点观察对疼痛及食欲的改善情况,发现乌梅丸加减汤剂口服,配合温阳化痰、软坚散结中药外敷,治疗 14 天后总疼痛缓解率为 52.63%,疼痛起效时间最短为 2 天(2 例);食欲下降症状改善明显,治疗 14 天后食欲改善率为 80%,最快改善食欲时间为 2 天(1 例);治疗前后患者卡氏评分有显著提高;临床受益率为 71.43%;21 例患者中位生存时间为 7.0 个月,平均生存期(5.98±0.29)个月。[5]

5. 益元汤加减(沈敏鹤经验方)　生黄芪 18 克、太子参 30 克、茯苓 15 克、猪苓 15 克、枸杞子 30 克、菟丝子 30 克、广藿香 15 克、佩兰 15 克、薏苡仁 30 克、苦杏仁 12 克、杜仲 15 克、桑寄生 15 克、虎杖根 30 克、鸡内金 15 克。每日 1 剂,水煎服。补益脏腑元气,调和阴阳。适用于胰腺癌。沈敏鹤在治疗胰腺癌方面认为正虚邪积是胰腺癌发病的主要病机,辨证首先责之肝脾,按照人体正

① 陆菊星. 辨证治疗中晚期胰腺癌 30 例[J]. 浙江中医杂志,2000,35(4):150.
② 赵若琳,等. 中医为主治疗胰腺癌的疗效评价[J]. 中华中医药杂志,2017,32(3):1313-1316.
③ 孙灿朝,郑伟达. 郑伟达治疗胰腺癌经验[J]. 世界中西医结合杂志,2014,9(8):807-808,821.
④ 赵亚东,杨金坤. 杨金坤运用扶正祛邪法治疗胰腺癌经验举隅[J]. 上海中医药杂志,2013,47(6):11-13.
⑤ 黄金昶,徐林. 加味乌梅丸治疗胰腺癌 21 例疗效观察[J]. 中国临床医生,2012,40(11):52-55.

气之盛衰、病情之发展辨证论治,确立了以疏肝健脾为主要治法治疗胰腺癌,意在调畅中焦气机,气顺则癥积自消。①

6. 健脾和胃方(孙桂芝方) 生黄芪30克、白芍15克、砂仁10克、太子参15克、炒白术15克、茯苓15克、生麦芽30克、赭石15克、鸡内金30克、露蜂房5克、凌霄花15克、生蒲黄10克、白芷10克、荜茇5克、细辛3克、煅瓦楞10克、白花蛇舌草15克、延胡索10克、香橼10克、炮甲片10克、藤梨根30克、生甘草10克。随症加减:若要"通腑"泄酶,则多用柴胡、香附、延胡索、川楝子、乌药、莪术等行气通腑;伴有梗阻性黄疸时,则更须加用茵陈、金钱草等通腑退黄。每2日1剂,分2次服用。健脾和胃,消食化积,抗癌止痛。适用于胰腺癌。②

7. 益气健脾化瘀方 炙黄芪30克、人参10克、白术15克、茯苓12克、炙甘草10克、神曲25克、麦芽15克、木香10克、砂仁8克、白花蛇舌草50克、炙甲片15克、参三七10克、三棱15克、莪术15克、肿节风30克。随症加减:呕吐者,加姜半夏10克、姜竹茹10克;腹胀痛,加延胡索15克、厚朴12克、白芍12克;腹水者,加车前子15克、猪苓12克;黄疸者,加茵陈30克、田基黄20克;伴腹泻者,加诃子肉15克、肉豆蔻12克。水煎服,每日2次,每日1剂。1个月为1个疗程。益气,健脾,化瘀。适用于胰腺癌,症见腹痛腹胀、食欲减退、黄疸、消瘦、腹泻等。益气健脾化瘀法治疗晚期胰腺癌能提高临床疗效及免疫功能,改善患者生存质量,延长患者的生存期。③

8. 调脾抑胰方 潞党参10克、炒白术10克、苏梗10克、枳实10克、全瓜蒌10克、茯苓12克、茯神12克、姜半夏12克、怀山药15克、猪苓30

克、徐长卿30克、八月札30克、薏苡仁20克、炒谷芽20克、炒麦芽20克、陈皮6克。随症加减。赵景芳用调脾抑胰方治疗晚期胰腺癌42例,明显改善患者黄疸、食欲减退及疼痛症状,生存期均超过6个月,其中最长者达67个月。④

9. 调脾抑胰方 潞党参10克、炒白术10克、茯苓12克、茯神12克、姜半夏12克、陈皮6克、猪苓30克、苏梗10克、枳实10克、薏苡仁20克、怀山药15克、炒谷芽20克、炒麦芽20克、全瓜蒌10克、徐长卿30克、八月札30克。缓解患者腹痛、黄疸、消瘦、食欲减退、腹水等症状。适用于胰腺癌姑息治疗期。⑤

10. 树叶红藤汤 铁树叶50克、红藤50克、白花蛇舌草150克、半枝莲100克。每日1剂,水煎服。清热解毒。适用于胰腺癌。⑥

11. 八月参归汤 八月札30克、党参10克、黄芪10克、白术10克、当归15克、鸡血藤30克、枸杞子15～30克、熟地黄15克、延胡索15克、浙贝母30克、炮甲片30克、制鳖甲30克、土鳖虫30克。每日1剂,水煎,分次饮服。益气养血,化瘀散结。适用于胰服癌气血两虚型者。⑦

12. 八月二白汤 八月札30克、香附15克、延胡索15克、柴胡9克、枳壳10克、白毛藤30克、白花蛇舌草30克、菝葜30克、垂盆草30克、虎杖30克、生薏苡仁30克、浙贝母30克。每日1剂,水煎,分次饮服。疏肝解郁,清热解毒。适用于胰腺癌属肝郁蕴热型者。⑧

13. 八月三红汤 丹参15～30克、赤芍15克、红花10克、八月札30克、延胡索10克、香附15克、炮甲片10克、浙贝母30克、菝葜30克、藤梨根30克。每日1剂,水煎,分次饮服。活血化瘀,理气止痛,佐以软坚散结。适用于胰腺癌之气

① 姚成,等. 沈敏鹤治疗胰腺癌经验[J]. 深圳中西医结合杂志,2011,21(1):33-36.
② 何立丽,孙桂芝. 孙桂芝治疗胰腺癌经验[J]. 辽宁中医杂志,2010,37(7):1215-1216.
③ 陆运鑫,等. 益气健脾化瘀法治疗晚期胰腺癌的临床观察[J]. 湖南中医药大学学报,2008,28(3):63-65.
④ 尤建良,赵景芳. 调脾抑胰方治疗晚期胰腺癌42例[J]. 中医杂志,2002,43(1):49.
⑤ 同上.
⑥ 常敏毅. 抗癌良方[M]. 长沙:湖南科学技术出版社,1998:162.
⑦ 陈熠,丛众. 肿瘤单验方大全[M]. 北京:中国中医药出版社,1998:523.
⑧ 同上.

滞血瘀型。①

14. 胰腺癌方8　金钱草30克、生大黄9克、柴胡9克、生半夏30克、枸橘叶30克。每日1剂,水煎服。清利肝胆。适用于胰腺癌。②

15. 胰腺癌方9　苦参90克、龙胆草30克、栀子15克、人参20克。共研细末,用猪胆汁加入熟蜜为丸,如梧桐子大。每日3次,每次50丸,以大麦汤送服。清热利湿。适用于胰腺癌证属肝胆湿热。③

16. 周仲瑛经验方　制大黄6克、桃仁6克、土鳖虫6克、九香虫5克、延胡索10克、川楝子10克、柴胡5克、赤芍15克、天花粉15克、八月札10克、七叶一枝花15克、干蟾皮5克、白花蛇舌草25克。调节阴阳平衡,改善患者症状,延缓甚至阻止病情的发展恶化。适用于胰腺癌姑息治疗期。④

17. 柴胡赤芍汤　柴胡12克、枳实12克、赤芍12克、青皮12克、陈皮12克、炮甲片12克、厚朴12克、木香12克、三棱15克、莪术15克、延胡索15克、苍术10克、三七10克、茵陈10克、半枝莲20克、甘草3克。每日1剂,水煎,分次饮服。理气消癥,活血化瘀,佐以利湿退黄。适用于胰腺癌。⑤

18. 半夏泻心汤加味　法半夏10克、黄连3克、黄芩10克、干姜5克、炙甘草6克、西党参10克、大红枣4枚、白花蛇舌草30克、半枝莲30克、茵陈30克、皂角刺6克、郁金10克、佛手10克。每日1剂,水煎,分3次服。清热利湿,降逆和胃。适用于胰头肿瘤。⑥

19. 半夏泻心汤加减　法半夏12克、黄连3克、黄芩10克、干姜6克、炙甘草6克、西党参10克、大枣4枚、皂角刺10克、甲片10克、肉桂末

(冲服)3克、蒲公英15克、半枝莲30克。每日1剂,水煎,分3次服。清热利湿,通调气机。适用于胰头癌。⑦

20. 四君子汤加减　党参12克、白术12克、茯苓12克、黄精12克、首乌9克、当归12克、川芎9克、郁金12克、延胡12克、三棱6克、莪术6克、木香9克、白花蛇舌草30克、甘草6克。每日1剂,水煎服,分次饮服。须与磨积散、槐耳汤同用,扶正祛邪并进。扶正益气,活血化瘀。适用于胰腺癌。⑧

21. 磨积散　醋鳖甲500克、龟甲300克、鸡内金150克、水蛭150克、土鳖虫150克、炮甲片200克。将所有药物混合后研末装入胶囊。每日3次,每次2克,口服。须与扶正方四君子汤加活血化瘀之品、槐耳汤同用。消积抗癌。适用于胰腺癌。⑨

22. 二冬茵陈汤　天冬30克、麦冬15克、沙参15克、茯苓12克、薏苡仁20克、太子参15克、郁金10克、银花12克、瓜蒌20克、麦芽15克、建曲9克、茵陈13克。每日1剂,水煎,分次饮服。扶正养阴,清热解毒。适用于胰腺癌手术前调理。⑩

23. 冬凌肿节汤　冬凌草20克、肿节风20克、白花蛇舌草20克、寻骨风20克、茵陈15克、茯苓12克、白术12克、甘草3克。每日1剂,水煎,分次代茶饮服。适用于胰腺癌属阴虚热毒及湿热内郁型。⑪

24. 青黛牛黄汤　青黛、人工牛黄、野菊花、紫金锭。每日1剂,水煎,分次饮服。适用于胰腺癌。⑫

25. 薏苡白毛汤　薏苡仁30克、白毛藤30克、郁金12克、茵陈12克、麦芽15克、神曲10克、太子参15克、茯苓15克、猪苓15克、瓜蒌20

① 陈熠,丛众. 肿瘤单验方大全[M]. 北京:中国中医药出版社,1998:523.
② 潘敏求. 中华肿瘤治疗大成[M]. 石家庄:河北科学技术出版社,1996:573.
③ 潘敏求. 中华肿瘤治疗大成[M]. 石家庄:河北科学技术出版社,1996:573－574.
④ 龙明照,等. 周仲瑛治疗消化系统恶性肿瘤经验介绍[J]. 国医论坛,1996,11(4):17－18.
⑤ 董硕丰,廖子君. 胰腺癌验案一则[J]. 成都中医学院学报,1991,14(3):27－28.
⑥ 程绍斌. 半夏泻心汤加味治疗胰头肿瘤验案两则[J]. 国医论坛,1990(1):15.
⑦ 同上.
⑧ 靳华. 胰腺肿瘤一例治验[J]. 河南中医杂志,1990(1):29－30.
⑨ 同上.
⑩ 潘明继. 癌的扶正培本治疗[M]. 福州:福建科学技术出版社,1989:214.
⑪ 潘明继. 癌的扶正培本治疗[M]. 福州:福建科学技术出版社,1989:215.
⑫ 潘明继. 癌的扶正培本治疗[M]. 福州:福建科学技术出版社,1989:216.

克、木香9克、白术12克、甘草3克、黄芩9克、大黄6～10克。清热祛湿,利胆抑癌。每日1剂,水煎,分次饮服。适用于胰头癌、壶腹周围癌,总胆管受阻出现黄疸者。①

26. 丹参赤芍汤 丹参18克、赤芍12克、延胡索12克、没药15克、浙贝母10克、炮甲片12克、茯苓12克、白术10克、甘草3克、麦冬12克、八月札30克、仙鹤草20克、太子参15克、白屈菜9克、藤梨根20克。每日1剂,水煎,分次饮服。另同用新癀片3～4片,每日3次,饭中或饭后服。活血化瘀,理气止痛,佐以软坚散结。适用于胰腺癌,癌瘤侵犯胰体及其周围组织,压迫腹腔神经节,属于气滞血瘀者。②

27. 石斛知母汤 石斛15克、知母15克、沙参12克、白茅根15克、藕片2克、瓜蒌10克、黄芩12克、银花10克、白花蛇舌草3克、半边莲20克、太子参15克、绞股蓝15克、白术10克、大黄4克、麻仁9克(或麻仁丸9克)。每日1剂,水煎,分次饮服。另同用新癀片3～4片,每日3次,饭中或饭后服。滋肾养阴,清热解毒。适用于胰腺癌病至晚期,合并感染,久病伤阴,或接受放、化疗之后,属阴虚热毒者。③

28. 党参河车汤 党参15克、白术15克、茯苓15克、甘草3克、鸡血藤20克、生黄芪18克、猪苓15克、泽泻10克、熟地黄15克、女贞子15克、紫河车15克、人参6克、芡实15克、白毛藤20克。每日1剂,水煎,分次饮服。益气补血,健脾扶正。适用于胰腺癌病至后期、贫血,血浆蛋白低下,消化功能障碍,属气虚脾困者。④

29. 龙胆蛇舌汤 龙胆草、栀子、黄芩、黄连、茵陈、生地黄、柴胡、丹参、大黄、蒲公英、白花蛇舌草、土茯苓、薏苡仁、茯苓、郁金等。每日1剂,水煎,分次饮服。随症加减:湿热毒盛期,可加用牛黄醒消丸;稳定好转期,加用六味地黄丸等。清热解毒利湿。适用于胰头癌属湿热毒盛型者。⑤

30. 桃红香附汤 生地黄、桃仁、红花、枳壳、赤芍、甘草、牛膝、川芎、香附、水红花子、莪术、天龙等。每日1剂,水煎,分次饮服。活血化瘀,理气散结。适用于中、晚期胰腺癌属于气血瘀滞型者。⑥

31. 参术枸橘汤 党参、白术、茯苓、甘草、陈皮、焦楂曲、木香、砂仁、枳壳、枸橘李、薏苡仁等。每日1剂,水煎,分次饮服。健脾化湿宽中。适用于中、晚期胰腺癌属于脾虚湿阻型者。⑦

32. 沙参骨皮汤 沙参、麦冬、生地黄、天花粉、知母、甘草、地骨皮、白花蛇舌草、土茯苓、茯苓、焦楂曲、大黄等。每日1剂,水煎,分次饮服。养阴生津泻火。适用于中、晚期胰腺癌属于阴虚内热型者。⑧

33. 茵陈术附汤 茵陈30克、白术9克、制附子9克、茯苓30克、桂枝6克、泽泻15克、大腹皮15克、生姜皮6克、枸杞子12克。每日1剂,水煎,分次饮服。温肾健脾,淡渗利湿。适用于胰头癌出现阻塞性黄疸、腹水、下肢水肿等。本方近期疗效颇佳。⑨

34. 加减方 牡蛎20克、夏枯草20克、贝母12克、玄参15克、青皮15克、党参30克、炒白芥子30克、首乌30克、白术10克、当归10克、赤芍10克、胆南星10克、法半夏10克、木通7克、白芷7克、台乌药7克、小金丹(吞)1支。每日1剂,水煎,分次饮服。活血化瘀,软坚散结。适用于胰腺癌。⑩

35. 中药汤剂 牡蛎20克、贝母15克、玄参15克、厚朴15克、白芥子30克、瓜壳30克、柴胡30克、三棱10克、莪术10克、酒大黄10克、

① 潘明继. 癌的扶正培本治疗[M]. 福州:福建科学技术出版社,1989:214.
② 同上. 潘明继. 癌的扶正培本治疗[M]. 福州:福建科学技术出版社,1989:215.
③ 潘明继. 癌的扶正培本治疗[M]. 福州:福建科学技术出版社,1989:215.
④ 同上.
⑤ 杨炳奎. 辨证治疗中晚期胰腺癌42例[J]. 浙江中医杂志,1988(3):107.
⑥ 同上.
⑦ 同上.
⑧ 同上.
⑨ 徐志芳. 心衰、胰头癌[J]. 湖南中医杂志,1987(6):33-34.
⑩ 谢民福. 治愈胰腺癌一例[J]. 四川中医杂志,1987(2):38.

小金丹(吞)1支。每日1剂,水煎,分次饮服。适用于胰腺癌。①

36. 祛瘀散结汤 八月札12克、甲片12克、干蟾皮12克、香附12克、枸杞子30克、红藤30克、龙葵30克、平地木30克、夏枯草30克、蒲公英30克、石见穿30克、丹参15克、郁金9克、川楝子9克、广木香9克。每日1剂,水煎,分次饮服。适用于胰腺癌。②

37. 蒌参汤 太子参9克、焦白术9克、茯苓9克、草蔻仁9克、陈皮9克、香附9克、郁金9克、延胡索9克、五灵脂9克、半夏9克、海螵蛸9克、薏苡仁9克、生黄芪30克、当归15克、瓜蒌15克、炒柴胡4.5克、广木香4.5克。每日1剂,水煎,分次饮服。适用于胰腺癌。③

38. 二粉丸 红粉300克、轻粉150克、杏仁150克、桃仁150克、核桃肉150克、黑芝麻150克、松罗茶150克、生半夏150克、人参150克、珍珠母150克、蛤粉150克、雄黄150克、槐米150克、生南星150克、生姜150克、炒木鳖子仁240克、儿茶90克、炒巴豆(带皮)90克、银花90克、黄连90克、川大黄180克、藿香30克、朱砂30克、沉香30克、珍珠30克、陈皮60克、琥珀60克。以上各药共研细末,蜜枣肉为丸,如黄豆大小即得。每日1次,每次1丸,口服,可逐渐增加至每日3～5丸。服药后部分患者有轻微恶心,腹泻反应,属正常现象,可继续服用,不必停药。适用于胰腺癌、胃癌、肠癌、肝癌、肺癌、膀胱癌等。④

39. 茵陈蒿汤合龙胆泻肝汤加味 茵陈30克、车前子(包煎)30克、半枝莲30克、代赭石(先煎)30克、美人蕉30克、白花蛇舌草40克、六一散(包煎)20克、丹参15克、虎杖15克、龙葵15克、延胡索15克、生大黄(后入)12克、龙胆草10克、柴胡10克、黄芩10克、三棱10克、莪术10克。每日1剂,水煎,分次饮服。清热利湿,解毒化瘀,佐以通腑。为急则治其标之剂,适用于晚期胰头肿瘤。⑤

40. 中药汤剂 白术10克、川石斛10克、知母10克、泽泻10克、生蒲黄10克、当归10克、黄柏10克、玉竹20克、北沙参20克、茵陈20克、益元散(布包)15克、天花粉15克、虎杖15克、猪苓12克、生薏苡仁30克、半枝莲30克、白石英30克、白花蛇舌草40克。每日1剂,水煎,分次饮服。扶正祛邪,生津益胃,清热解毒,佐以化瘀。适用于胰腺癌。⑥

41. 中药汤剂 潞党参10克、当归10克、白术10克、白芍10克、陈皮10克、茯苓12克、大腹皮12克、玉竹15克、北沙参20克、生鳖甲20克、黄芪30克、白花蛇舌草30克、半枝莲30克、广木香3克、砂仁(后入)6克。每日1剂,水煎,分次饮服。补养气血,健脾和胃。适用于胰腺癌。须与"茵陈龙胆汤""茵陈白玉汤"间隔使用。⑦

42. 胰腺癌方10 柴胡、黄芩、清半夏、党参、丹参、广木香、金钱草、龟甲、枳壳、山慈菇、甲片、茵陈、栀子、焦三仙、甘草。每日1剂,水煎,分次饮服。适用于胰腺癌。⑧

43. 中药汤剂 三棱、莪术、金钱草、山慈菇、丹参、广木香、五灵脂、生蒲黄、延胡索、生鳖甲、龟甲、王不留行。每日1剂,水煎,分次饮服。适用于胰腺癌。⑨

44. 茵陈赤小豆汤 茵陈30克、赤小豆30克、茯苓10克、薏苡仁15克、干蟾皮30克、水蛭20克、山慈菇10克、半枝莲30克、白花蛇舌草30克、夏枯草15克。随症加减:便秘不畅加大黄(后下)5克;纳差乏味加谷芽30克;腹胀不适加广木香5克。每日1剂,水煎,分次饮服。健脾利湿退

---

① 谢民福. 治愈胰腺癌一例[J]. 四川中医杂志,1987(2):38.
② 杨今祥. 抗癌中草药制剂[M]. 北京:人民卫生出版社,1987:278－279.
③ 杨今祥. 抗癌中草药制剂[M]. 北京:人民卫生出版社,1987:279.
④ 同上.
⑤ 李笔怡. 胰腺头癌一例治验[J]. 辽宁中医杂志,1986(7):34.
⑥ 同上.
⑦ 同上.
⑧ 夏步程. 中医中药治疗肿瘤二例观察[J]. 山西中医,1985(2):23.
⑨ 同上.

黄,化痰祛瘀,清热解毒。适用于胰腺肿瘤。①

45. 茵栀虎杖汤 茵陈 30 克、栀子 12 克、大黄 6 克、柴胡 12 克、败酱草 30 克、半枝莲 30 克、白花蛇舌草 30 克、虎杖 30 克、莪术 15 克、甲片 15 克。随症加减:体虚者,加人参 6~10 克,嚼服,黄芪 30 克。每日 1 剂,水煎,分次饮服。疏肝理脾,利湿退黄,佐以活血化瘀。适用于肝胆湿热型胰腺癌。②

46. 莪术水蛭汤 莪术 15 克、水蛭 3 克、甲片 15 克、柴胡 15 克、白芍 12 克、枳壳 12 克、半枝莲 30 克、白术 24 克、黄药子 15 克。每日 1 剂,水煎,分次饮服。疏肝理脾,活血逐瘀。适用于气滞血瘀型胰腺癌。③

47. 肿节风大黄汤 肿节风 30 克、大黄 30 克、人参(嚼服)10 克、黄芪 30 克。每日 1 剂,水煎,分次饮服。适用于胰腺癌。④

48. 栀子连翘汤 栀子 10 克、连翘 10 克、黄连 10 克、莲子心 10 克、乳没 5 克、木通 15 克、生地黄 20 克、莪术 15 克、仙鹤草 30 克、藤梨根 30 克、白花蛇舌草 30 克、虎杖 20 克、生黄芪 20 克、夏枯草 20 克、山慈菇 20 克、焦三仙 30 克。每日 1 剂,水煎,分次饮服。降心火,清脾热。适用于晚期胰尾癌属心脾实热者。⑤

49. 逐瘀解毒汤 丹参 30 克、牡丹皮 30 克、桃仁 10 克、红花 10 克、莪术 15 克、三棱 10 克、炒灵脂 10 克、蒲黄 10 克、胡黄连 10 克、黄柏 10 克、乌药 10 克、延胡索 10 克、白屈菜 30 克、鸡内金 10 克、当归 10 克、甲片 10 克、白花蛇舌草 20 克。每日 1 剂,水煎,分次饮服。破瘀散结,疏肝清热。适用于胰体癌见肝脾瘀结者。⑥

50. 茵陈羊泉汤 茵陈 30 克、栀子 15 克、生大黄 10 克、龙胆草 10 克、金钱草 20 克、白英 30 克、龙葵 30 克、代赭石 20 克、半枝莲 30 克、丹参 30 克、车前子 30 克、黛蛤散 30 克、六一散 30 克。每日 1 剂,水煎,分次饮服。清热利湿,解毒和胃。适用于胰头癌属脾胃湿热者。⑦

51. 鸡金三七散 鸡内金 30 克、青黛 15 克、人工牛黄 15 克、紫金锭 10 克、野菊花 60 克、七叶一枝花 30 克、三七 30 克。共研细末。每日 3 次,每次 2 克,口服。适用于胰腺癌。⑧

52. 胰腺癌方 11 党参 12 克、白术 10 克、大枣 10 枚、当归 12 克、生地黄 12 克、何首乌 15 克、炒鳖甲 20 克、栀子 10 克、桃仁 10 克、僵蚕 10 克、浙贝母 20 克。每日 1 剂,水煎,分 3 次服。双补气血,消瘀化积。适用于胰腺癌。⑨

53. 中药汤剂 茵陈 30 克、半枝莲 30 克、栀子 10 克、茯苓 15 克、当归 12 克、郁金 10 克、丹参 15 克、延胡索 10 克、炒鳖甲 30 克、牡蛎 24 克、僵蚕 12 克、鸡内金 8 克、桃仁 10 克、王不留行 15 克。清热利湿,理气活血,化瘀消积。每日 1 剂,水煎,分 3 次服。适用于晚期胰腺癌。本方为急者治标之剂,须结合其他汤剂、六君子丸、归脾丸等扶正药合用。⑩

54. 柴胡败酱草汤 柴胡 12 克、白芍 12 克、枳实 12 克、泡参 30 克、白术 15 克、茯苓 24 克、陈皮 12 克、法半夏 12 克、败酱草 30 克、白花蛇舌草 30 克。每日 1 剂,水煎,分次饮服。疏肝和胃,益气健脾。适用于胰腺癌属肝胃不和,脾胃虚弱者。⑪

55. 莪术甲片汤 莪术 15 克、水蛭 3 克、甲片 15 克、柴胡 15 克、白芍 12 克、枳壳 12 克、半枝莲 30 克、白术 24 克、黄药子 15 克。每日 1 剂,水煎,

① 董汉良. 胰腺肿瘤治验一例的报告[J]. 江西中医药杂志,1985(3):12.
② 贾河先. 百病良方(第二集)[M]. 重庆:科学技术文献出版社重庆分社,1983:211.
③ 同上.
④ 同上.
⑤ 李岩. 肿瘤临证备要[M]. 北京:人民卫生出版社,1983:273.
⑥ 同上.
⑦ 同上.
⑧ 李岩. 肿瘤临证备要[M]. 北京:人民卫生出版社,1983:274.
⑨ 董瑞雄. 胰腺癌治验[J]. 江苏中医药杂志,1983(3):33.
⑩ 同上.
⑪ 韩志文,贾河先. 中医药防治肿瘤[M]. 广州:科学普及出版社广州分社,1982:89.

分次饮服。疏肝理脾,活血逐瘀。适用于胰腺癌属气滞血瘀者。①

56. 茵陈甲片汤　茵陈 30 克、栀子 12 克、大黄 6 克、柴胡 12 克、败酱草 30 克、半枝莲 30 克、白花蛇舌草 30 克、虎杖 30 克、莪术 15 克、甲片 15 克。每日 1 剂,水煎,分次饮服。疏肝理脾,利湿退黄,佐以活血化瘀。适用于胰腺癌属肝胆湿热者。②

57. 软坚 1 号片　紫草根、煅牡蛎、夏枯草、海藻、玄参、天花粉、丹参、黄菊花、怀山药、桃仁、石见穿、徐长卿、当归、赤芍、漏芦、郁金、川楝子。每日 3 次,每次 5 片,口服。清热解毒,活血软坚。适用于各种恶性肿瘤,主要是胰腺癌。本片剂由上海中医学院附属曙光医院自行生产。③

58. 中药汤剂　煅牡蛎、夏枯草、海藻、海带、漏芦、白花蛇舌草、铁树叶、当归、赤芍、白芍、丹参、党参、白术、茯苓、川楝子、郁金。随症加减:活血化瘀加桃仁、炙甲片、王不留行;软坚消癥加炙鳖甲、望江南;健脾和胃加陈皮、木香、太子参、黄芪、薏苡仁、山药;清利湿热加茵陈、车前草、金钱草、虎杖。此方与软坚 1 号片联合使用。每日 1 剂,水煎,分次饮服。健脾和胃,清利湿热,理气活血,软坚消癥。适用于胰腺癌。④

二、手术后,与放、化疗等合用方

1. 清胰化积方　半枝莲、白花蛇舌草、蛇六谷、绞股蓝、豆蔻。其中,半枝莲清热解毒、化湿消肿为君,白花蛇舌草、蛇六谷化痰散结为臣,绞股蓝扶助正气为佐,白豆蔻化湿和胃、行气宽中为使,全方共奏清热解毒、化湿散结之功。研究证明,以清热、化湿为主要治法的清胰化积方具有抗胰腺癌及抗胰腺癌肝转移、抑制血清中促炎症因子的作用,以清胰化积方为基础,辨证与辨病相结合论治晚期胰腺癌,可取得显著疗效,缓解

症状,改善生存质量,延长生存时间。徐燕立等对 20 例晚期胰腺癌患者长期带瘤生存进行分析。所有患者均采用常规疗法(手术、放疗、化疗及介入中的一种或多种)并全部口服以清胰化积方为主的中药。结果 20 例生存超过 3 年的胰腺癌患者均带瘤生存,其中超过 5 年的有 13 例,最长的生存期 169 个月。研究发现以清胰化积方为主的中西医联合疗法 1 年、3 年、5 年的生存率均明显高于目前国内外所报道的罕见长期生存者,而且出现了非常重要的临床现象——长期带瘤生存。⑤

2. 胰腺癌方 12　当归 12 克、川芎 10 克、熟地黄 12 克、白芍 10 克、人参(蒸兑)10 克、白术 10 克、茯苓 12 克、陈皮 10 克、生姜 3 片、大枣 2 枚、柴胡 10 克、木香 10 克、肿节风 20 克、半枝莲 15 克、炙甘草 5 克。随症加减:血瘀明显者,去熟地黄,加桃仁 10 克、丹参 20 克;术后黄疸不退者,加茵陈 15 克、白花蛇舌草 20 克、田基黄 15 克;腹胀疼痛者,加隔山消 30 克、延胡索 10 克、郁金 10 克。每日 1 剂,水煎,分 2 次服。⑥

三、手术后单独用方

1. 白毛郁金汤　寻骨风 30 克、郁金 10 克、茵陈 15 克、猪苓 15 克、茯苓 15 克、金钱草 20 克、太子参 15 克、生黄芪 15 克、薏苡仁 20 克、麦冬 15 克、鸡内金 10 克、白术 12 克、绞股蓝 12 克、黄芩 9 克。每日 1 剂,水煎,分次饮服。扶正保肝,利胆,排毒。适用于胰腺癌术后。⑦

2. 参芪海螵蛸汤　太子参 9 克、生黄芪 30 克、当归 15 克、白术 9 克、茯苓 9 克、草蔻仁 9 克、薏苡仁 30 克、炒柴胡 4 克、陈皮 9 克、香附 9 克、郁金 9 克、延胡 9 克、广木香 4 克、五灵脂 9 克、瓜蒌 15 克、半夏 9 克、海螵蛸 9 克。每日 1 剂,水煎,分次代茶饮服。适用于胰头癌术后。⑧

① 韩志文,贾河先. 中医药防治肿瘤[M]. 广州:科学普及出版社广州分社,1982:89.
② 同上.
③ 雷永仲,等. 中药治疗晚期胰腺癌存活二年以上 5 例报告[J]. 湖北中医杂志,1980(1):51-52.
④ 同上.
⑤ 徐燕立,刘鲁明. 晚期胰腺癌长期生存患者 20 例临床分析[J]. 中华中医药杂志,2014,29(8):2679-2681.
⑥ 潘敏求. 中华肿瘤治疗大成[M]. 石家庄:河北科学技术出版社,1996:573.
⑦ 潘明继. 癌的扶正培本治疗[M]. 福州:福建科学技术出版社,1989:573.
⑧ 同上.

四、未手术，与放、化疗等合用方

1. 山甲白花汤 生薏苡仁、焦山楂、甲片、蒲公英、白花蛇舌草、丹参、赤芍。魏一强等研究山甲白花汤，将 SW1990 随机分为对照组、单纯吉西他滨组及中西医结合组，结果显示加入山甲白花汤后的中西医结合组与单纯化疗组其抑瘤率分别为 92.21％,80.52％,且血清中白介素-6 水平低于单纯化疗组,表示山甲白花汤对胰腺癌防治作用优于单纯化疗组。①

2. 清热化积方 白花蛇舌草、半枝莲、薏苡仁、神曲、麦芽、大枣。朱晓燕等通过清热化积方联合 HAI/TACE 治疗 70 例中晚期胰腺癌患者的Ⅱ期临床研究,结果显示清热化积方能降低胰腺癌患者 CA199 水平,缓解疼痛症状,改善生活质量,延长生存期。②

3. 微调三号方 潞党参 10 克、猪苓 30 克、炒白术 10 克、茯苓 10 克、陈皮 6 克、姜半夏 6 克、薏苡仁 15 克、炒谷麦芽各 15 克、苏梗 10 克、炙枇杷叶 10 克。适用于中晚期胰腺癌化疗期、维持治疗期、姑息治疗期。微调三号方或微调三号方合化疗治疗晚期胰腺癌可延缓疾病进展,改善生存质量,减轻痛苦。③

4. 补气通络解毒方 人参 5 克、黄芪 30 克、枳壳 10 克、川芎 15 克、地龙 10 克、柴胡 8 克、蜈蚣 3 克、莪术 15 克、龙葵 15 克、炙甘草 6 克。每日 1 剂,浓煎成 500 毫升,分 3 次口服,28 天为 1 个周期,共服药 6 个周期以上。适用于中晚期胰腺癌,症见腹痛腹胀、食欲减退及消瘦、黄疸等。④

5. 扶正抗癌方 黄芪 15 克、西洋参 15 克、灵芝 15 克、龙葵 15 克、莪术 12 克、半夏 12 克、陈皮 12 克、白术 12 克、云苓 12 克、甘草 3 克。适用于晚期胰腺癌化疗期。李秋荐等将 86 例胰腺癌患者随机分成治疗组 51 例,对照组 35 例。治疗组加用扶正抗癌方药,两组患者均行 LFEP 方案化疗。结果显示扶正抗癌方配合化疗可以增加患者的机体抵抗力,改善体质,提高生存质量,延长患者生存期。⑤

6. 扶正和胃合剂 潞党参 10 克、猪苓 10 克、炒白术 10 克、谷麦芽各 15 克、茯苓神各 10 克、薏苡仁 10 克、制半夏 10 克、陈皮 6 克、炙枇杷叶(包煎)10 克、炙甘草 6 克。适用于中晚期胰腺癌化疗期。扶正和胃合剂配合 GEMOX 方案治疗中晚期胰腺癌患者,可以改善临床症状(总有效率为 88.46％),稳定肿瘤(临床获益率为 86.54％),提高生存质量(总有效率为 82.69％),增加体重(总有效率为 86.54％),降低肿瘤放免(总有效率为 76.92％),获得较高的整体疗效(总收益率为 75.00％),1 年生存率为 55.77％,中位生存期为 15.8 个月。⑥

7. 清胰化积方 蛇六谷 15 克、白花蛇舌草 30 克、半枝莲 30 克、绞股蓝 15 克、灵芝 20 克、豆蔻 6 克、薏苡仁 20 克。随症加减:热毒型,加大柴胡汤(柴胡 20 克、黄芩 15 克、半夏 10 克、大黄 10 克、枳实 15 克、白芍 20 克、生姜 20 克、大枣 15 克);湿热型,加茵陈汤(茵陈 30 克、大黄 3 克、栀子 10 克);湿阻型,加二陈汤或平胃散(半夏 10 克、陈皮 6 克、茯苓 15 克、苍术 10 克、厚朴 10 克)。每日 1 剂,水煎服,每日 2 次,连续服用至少 1 个月。清热解毒,化湿。适用于晚期胰腺癌,症见上腹或腹背疼痛、消瘦、黄疸、纳差、便秘、腹泻、恶心呕吐等。⑦

8. 益气活血中药方 生黄芪 15 克、太子参 10 克、白术 10 克、茯苓 10 克、鸡血藤 15 克、赤芍 10 克、延胡索 10 克、柴胡 6 克、黄芩 10 克、半夏 10 克、焦三仙各 10 克等。适用于晚期胰腺癌化疗期。回顾性研究发现益气活血中药配合化学药物(吉西他滨＋顺铂)动脉灌注治疗晚期胰腺癌 43 例的临床疗效及受益反应。结果显示患者总有效

① 魏一强,等. 山甲白花汤对胰腺癌小鼠血清 IL-6 表达的影响[J]. 中医药学报,2014,42(4):64-65.
② 朱晓燕,等. 清热化积方联合动脉灌注化疗/栓塞治疗中晚期胰腺癌的随机对照临床疗效分析[J]. 中国癌症杂志,2013,23(3):218-223.
③ 倪依群,等. "微调三号方"或联合化疗对中晚期胰腺癌患者生存质量影响的临床研究[J]. 江苏中医药,2013,45(2):29-31.
④ 胡波,等. 补气通络解毒方配合 GEMOX 方案治疗中晚期胰腺癌临床观察[J]. 北京中医药,2010,29(10):770-772.
⑤ 李秋荐,等. 扶正抗癌方治疗晚期胰腺癌 51 例[J]. 中国医药导报,2009,6(24):75,78.
⑥ 尤佳良,姚新新. 中药扶正和胃合剂配合 GEMOX 方案治疗中晚期胰腺癌 40 例疗效观察[J]. 辽宁中医杂志,2009,36(12):2135-2138.
⑦ 沈晔华,刘鲁明. 清胰化积方为主综合治疗晚期胰腺癌 64 例生存分析[J]. 中医杂志,2009,50(1):39-42.

率(CR＋PR)为25.6％,临床获益率(CR＋PR＋NC)为67.4％,并有较好的临床受益反应,主要表现在疼痛程度、生活质量水平等方面,其疼痛缓解率达74.3％。①

9. 健脾清胃汤(尤建良经验方) 党参10克、炒白术10克、茯苓10克、茯神10克、姜半夏10克、陈皮6克、黄连2克、黄芩10克、白芍10克、防风10克、炮姜6克、桂枝3克、山楂炭10克、煨肉果6克、七叶一枝花10克、连翘10克、薏苡仁10克、炙枇杷叶10克、生甘草10克。每日1剂,水煎服。健脾清胃。适用于配合化疗治疗胰腺癌根治术后。②

10. 健脾疏肝汤 黄芪15克、党参15克、白术12克、茯苓12克、香附15克、郁金15克、川楝子10克、柴胡10克、白芍10克、大腹皮20克、延胡索15克、苏木10克、莪术10克、七叶一枝花30克、半枝莲30克、甘草5克。适用于晚期胰腺癌化疗期。采用健脾疏肝汤治疗晚期胰腺癌32例,疗效满意。③

11. 滋阴健脾方 生山药25克、麦冬10克、莲子肉10克、薏苡仁15克、芡实10克、山茱萸15克、牡蛎15克、白术15克、砂仁10克、陈皮10克。水煎服150毫升,每日2次,每日1剂,治疗1个月。滋阴健脾。适用于胰腺癌伴腹泻者。④

12. 清胰消积方 白花蛇舌草30克、魔芋15克、白豆蔻10克、薏苡仁30克等。适用于晚期胰腺癌化疗期。中药组1年生存率为34.37％,中位生存期6.07个月,明显优于化疗组(1年生存率11.25％)。⑤

13. 清热化痰散结方 白花蛇舌草30克、浙贝母30克、甲片10克、牡蛎30克、黄芩15克、柴胡15克、川楝子15克、白术20克、枳实15克、猪苓30克、茯苓30克、三棱15克、莪术15克、党参30克、黄芪30克、炙甘草10克。适用于晚期胰腺癌化疗期。治疗组化疗期间和化疗后继续服中药巩固疗效。结果显示两组近期疗效差异无统计学意义,临床获益率和远期疗效治疗组明显优于对照组,P＜0.01。中医药配合化疗可提高局部晚期胰腺癌的临床获益率,延长生存期。⑥

14. 膈下逐瘀汤 柴胡9克、香附12克、枳壳12克、赤白芍各15克、生地黄15克、桃仁12克、红花9克、莪术9克、川牛膝12克、夏枯草12克、半枝莲30克、炙甲片9克、生牡蛎(先煎)30克。水煎服,每日2次,每日1剂。根据胰腺癌临床表现,中医辨证以肝气郁滞、瘀毒内结为主,治宜疏肝理气、活血散结、解毒抗癌。随症加减:口苦,身目俱黄,大便燥结者,加茵陈30克、威灵仙12克、生大黄(后下)6～9克;腰腹痛甚者,加延胡索12克、徐长卿30克;体虚气血亏损者,加生黄芪30克、白术12克、当归12克。适用于中晚期胰腺癌。⑦

15. 参术白毛汤 党参15克、白术10克、茯苓16克、甘草3克、沙参10克、太子参15克、白毛藤20克、生黄芪15克、猪苓15克、枸杞子12克、天冬15克、银花10克、黄芩9克、茵陈12克。每日1剂,水煎,分次饮服。扶正固本,增强体质。适用于胰腺癌放、化疗时。⑧

单 方

1. 胰腺癌方13 组成:冰片15克。功效主治:清热止痛,开窍醒神;适用于胰腺癌剧痛。用法用量:溶于白酒中,用棉签蘸涂患部。⑨

2. 胰腺癌方14 组成:山楂40克、山楂叶40克。功效主治:活血,消食健胃;适用于胰腺癌,

① 张青,王笑民.益气活血中药联合吉西他滨动脉灌注治疗晚期胰腺癌临床观察[J].中国中医药信息杂志,2008,15(8):20-21.
② 姚新新,尤建良.尤建良治疗胰腺癌经验[J].辽宁中医杂志,2008,35(9):1303-1305.
③ 李红梅,梁松岳.健脾疏肝汤治疗晚期胰腺癌32例[J].湖南中医杂志,2007,23(5):41.
④ 施丽婕,杨强.从脾阴虚论治胰腺癌相关性腹泻30例[J].天津中医药,2007,24(5):375-377.
⑤ 沈晔华,等.中药联合化疗治疗晚期胰腺癌32例临床研究[J].中医杂志,2006,47(2):115-117.
⑥ 姜玉华,等.中药加化疗治疗局部晚期胰腺癌的疗效分析[J].中华肿瘤防治杂志,2006,13(24):1907-1908.
⑦ 贺用和,等.口服膈下逐瘀汤配合动脉插管化疗治疗晚期胰腺癌——附26例报告[J].中国中西医结合外科杂志,2001,7(2):81-82.
⑧ 潘明继.癌的扶正培本治疗[M].福州:福建科学技术出版社,1989:574.
⑨ 胡郁坤,陈志鹏.中医单方全书(珍藏本)[M].长沙:湖南科学技术出版社,2009:459.

饮食积滞,消化不良,不思饮食。制备方法:共放瓦煲内,加水煲 1 小时,去渣取汁,冲蜜糖水服。用法用量:口服。①

3. 胰腺癌方 15　组成:胡芦巴 120 克。功效主治:止痛,散结;适用于胰腺癌疼痛。制备方法:置于盐水中,浸泡,烘干研末。用法用量:每日 1 次,每服 10 克。②

4. 胰腺癌方 16　组成:紫草 30 克。功效主治:清热解毒凉血;适用于胰腺癌出血。用法用量:每日 1 剂,水煎服。③

5. 胰腺癌方 17　组成:仙鹤草 60～100 克。功效主治:收敛止血;适用于胰腺癌等消化道肿瘤溃破所致的吐血。用法用量:每日 1 剂,水煎服。④

6. 胰腺癌方 18　组成:茯苓 15 克。功效主治:健脾利湿,除虚热;适用于胰腺癌。用法用量:水煎服,加水 300 毫升。每日 1 剂,分 3 次服。⑤

7. 胰腺癌方 19　组成:鲜野葡萄根 60 克。功效主治:清热解毒;适用于胰腺癌。用法用量:每日 1 剂,水煎服。⑥

8. 蛙液素　组成:蟾蜍。功效主治:解毒止痛,消肿通窍;适用于胰腺癌术后。制备方法:将蟾蜍用清水洗净,再洒硫酸镁粉(蟾蜍:硫酸镁＝100:5),收集其皮肤分泌的白色液体,过滤分装消毒备用。用法用量:每日 3 次,每次 15 毫升,口服,连服 3 个月。小儿量酌减。王永起等报道曾治疗 1 例胰腺癌患者,行包括肿瘤的胰尾切除术,并切除附近肿大的淋巴结,肿瘤为 9 厘米×9 厘米×7.5 厘米,表面凹凸不平,呈结节状,无完整包膜,质硬而脆。术后服蛙液素后,自觉症状消失,

一般情况好转,饮食和体重增加,并能参加体力劳动。随访 4 年,检查未见复发征象。⑦

9. 胰腺癌方 20　组成:菝葜 60～120 克。功效主治:清热解毒;适用于胰腺癌证属邪毒内结,气血亏虚者。制备方法:研成粉末。用法用量:每日 3 次,每次 3 克。⑧

10. 胰腺癌方 21　组成:薏苡仁 120～150 克。功效主治:利湿解毒;适用于胰腺癌证属脾虚湿盛,或痰郁化热者。制备方法:研成粉末。用法用量:每日 3 次,每次 3 克。⑨

11. 全蝎粉　组成:全蝎 100 克。适用于胰腺癌。制备方法:研成粉末。装入空心胶囊,每粒 0.5 克。功效:解毒抗癌。用法用量:每日 2 次,每次 4 克。⑩

12. 胰腺癌方 22　组成:肿节风 15 克。功效主治:清热解毒;适用于胰腺癌。用法用量:每日 1 剂,水煎服。⑪

13. 胰腺癌方 23　组成:槐耳 5～10 克。功效:扶正祛邪,治风破血,益力。用法用量:水煎服,每周 5～10 克,代茶饮。⑫

14. 垂盆莶菜汤　组成　垂盆草 250 克、莶菜 150 克。功效主治:退黄,消炎,利尿,抑癌;适用于胰腺癌属阴虚热毒型及湿热内郁型。制备方法:上方煎汤,亦可加冰糖少许。用法用量:每日 1 剂,代茶多次饮服,连服 1～3 个月。⑬

中 成 药

1. 薏苡仁油　组成:薏苡仁油(康莱特,含薏苡仁提取物;浙江康莱特药业)。适用于老年晚期

① 胡郁坤,陈志鹏. 中医单方全书(珍藏本)[M]. 长沙:湖南科学技术出版社,2009:459.
② 同上.
③ 同上.
④ 钟振琪. 单方治病 300 则[M]. 北京:知识产权出版社,2005:245.
⑤ 同上.
⑥ 同上.
⑦ 陈熠. 肿瘤单验方大全[M]. 北京:中国中医药出版社,1998:512.
⑧ 潘敏求. 中华肿瘤治疗大成[M]. 石家庄:河北科学技术出版社,1996:573.
⑨ 同上.
⑩ 同上.
⑪ 李佩文. 中西医临床肿瘤学[M]. 北京:中国中医药出版社,1996:763.
⑫ 靳华. 胰腺肿瘤一例治验[J]. 河南中医,1990,10(1):29.
⑬ 潘明继. 癌的扶正培本治疗[M]. 福州:福建科学技术出版社,1989:572.

胰腺癌。用法用量：用薏苡仁油 200 毫升，静脉滴注，每日 1 次，用 2 周。[①]

2. 一粒止痛丹　组成：披麻草、独丁子、没药、麝香等组成。适用于胰头癌疼痛甚者。用法用量：每粒 0.16 克，每日 3 次，每次 1 粒，或痛时服 1 粒。注意事项：痛时服 1 粒后须间隔 4 小时后方可再服；孕妇忌服。[②]

3. 消瘤片　组成：半枝莲、白花蛇舌草、肿节风、藤梨根、七叶一枝花、全蝎等。适用于各期胰腺癌。用法用量：每片 1 克，每日 3 次，每次 5~6 片，1 个月为 1 个疗程。[③]

4. 软坚散　组成：紫草、煅牡蛎、夏枯草、海藻、玄参、天花粉、丹参、漏芦等。适用于中、晚期胰腺癌。用法用量：每日 3 次，每次 3 包，每包 2.5 克，1 个月为 1 个疗程。[④]

5. 小金丹　组成：五灵脂、制草乌、地龙、木鳖、乳香、没药、当归身、麝香、墨炭等组成。适用于胰腺癌疼痛者。用法用量：每日 2 次，每次 2~5 丸，每丸 0.5 克，1 个月为 1 个疗程。[⑤]

6. 肿节风总黄酮制剂　组成：肿节风。制备方法：先从肿节风干中提取 1313 总黄酮，制成片剂，每片 200 毫克，针剂 25 毫克/2 毫升。用法用量：(1) 肿节风总黄酮片剂，每日 3~4 次，每次 100~400 毫克，口服。(2) 肿节风总黄酮针剂，每日 2 次，每次 25 毫克/2 毫升，肌肉注射。临床应用：胰腺癌。[⑥]

①　邓立春. 注射用薏苡仁油联合吉西他滨治疗老年晚期胰腺癌的临床观察[J]. 现代中西医结合杂志,2013,22(21)：2281-2283.
②　潘明继. 癌的扶正培本治疗[M]. 福州：福建科学技术出版社,1989：572.
③　同上.
④　同上.
⑤　同上.
⑥　李熙民,陆婉琴. 肿节风总黄酮体治疗晚期胰腺癌初步观察[J]. 中草药,1980,11(8)：365-366.

大 肠 癌

概　　述

大肠癌是大肠黏膜上皮的恶性肿瘤,包括结肠癌与直肠癌,是常见的恶性肿瘤。据有关资料统计,全世界每年新发大肠癌病例约为 120 万。从世界范围看,大肠癌的发病率居于恶性肿瘤发病率的第 3 位,其中在一些西方发达国家的发病率最高,如大洋洲、北美和欧洲国家,大肠癌的发病率居于恶性肿瘤发病率的第 2 位。根据 2010 年美国国立综合癌症网络(National Comprehensive Cancer Network, NCCN)指南提供的数据显示,其导致的病死率已经升至第 2 位。我国为大肠癌低发地区,但发病率呈上升趋势,全国每年约有新发大肠癌病例 13 万,已经跃居我国恶性肿瘤第 4~5 位。据我国肿瘤防办最近发表的统计结果显示,我国大肠癌死亡率男性为 5.29/10 万,女性为 3.86/10 万,均列恶性肿瘤死亡率的第 5 位。且大肠癌发病率与病死率在地理分布上有明显的特征:东部沿海地区比内陆西北地区高发,其中最高的是长江中下游地区,也就是经济发达地区发病率高,城市较农村高,大城市又较小城市高。目前有资料显示,北京、上海等大城市的大肠癌年发病率已高达(30~40)/10 万,达到或超过了西方发达国家的平均水平。这可能与我国生活水平提高、饮食结构变化和人口老龄化趋势等因素相关。[1]

流行病学调查发现,大肠癌的发生与饮食中脂肪含量高,纤维素含量低等有关。身体素质、血吸虫病,抽烟饮酒等生活习惯也可能与发病有关。本病的临床症状主要为消化道不适,如恶心、呕吐、呃逆、腹胀、便秘、腹泻、便血,大便变形及出现肠道梗阻症状等,后期出现消瘦、贫血、虚弱。因为肿瘤发生的部位不同,临床症状出现的时间、严重程度等可以有较大的差异。所以对于慢性肠功能紊乱、反复便血、出现肠梗阻等症状的高龄患者,应警惕本病的发生。大便潜血试验、直肠镜结肠镜、钡灌肠 X 线摄片、肛指检查、活组织病理检查等都可以作为辅助诊断的手段。

大肠癌的临床分期:

Ⅰ期:病变局限于肠壁内。

Ⅱ期:病变超出肠壁,但周围无淋巴结转移。

Ⅲ期:伴有病变附近淋巴结转移。

Ⅳ期:伴远处淋巴结转移、远处脏器转移,或伴广泛腹膜播散,广泛周围器官浸润。

期末转移和中期尚可手术治疗的大肠癌,应尽量争取外科手术切除,再配合放疗、化疗免疫及中医药等综合治疗。中晚期则采用放疗、化疗、中医药治疗等相结合的方法。

大肠癌的诊断要点:

1. 病史:平素有嗜食高脂肪、高动物蛋白、少纤维等饮食习惯,有大肠慢性炎症、大肠腺瘤、血吸虫病等相关病史,有放射线损害、吸烟史、某些微量元素缺乏等因素。

2. 症状:大肠癌早期无特殊症状,一旦进入晚期可出现较明显的症状,但有些症状并非特异,常见症状有大便规律改变,如便频、便秘、里急后重、便血或黏液血便等;腹胀、腹痛、肠梗阻等阻塞性表现;贫血、发热、恶病质、乏力等全身症状。如肿瘤出现转移会出现转移部位的相应症状表现。大肠癌因原发部位不同,症状也各有差异,结肠癌

---

[1]　嵇冰,等. 国家级名老中医周维顺恶性肿瘤治疗经验集[M]. 杭州:浙江大学出版社,2016:110.

主要表现为腹痛,便溏带脓血,便次增多,尤以左半结肠病变为多,伴有消瘦、乏力和贫血、腹中包块;直肠癌常有便血、大便频、黏液便,或大便变细、里急后重等症;肛管癌有肛门不适感及疼痛,或有出血等。据国内资料,便血以直肠癌多见(88.5%),左半结肠为74.8%;贫血在右半结肠为58.8%,左半结肠为38%;肠梗阻以左半结肠多见(31.5%),较右半结肠多1倍;便频左半结肠为49.6%,右半结肠仅27.8%。

3. 体征:大多数大肠癌患者无明显体征,当瘤体体积较大时,有时可扪及腹部肿块,质地坚硬,表面有结节感,一般可以推动(至后期则固定),当合并感染时可有压痛。

大肠癌的检查:

1. 粪便检查:大便常规及潜血试验对诊断虽无特异性,但方法简便易行,可作为普查筛选的手段,提供早期诊断的线索。

2. 直肠指诊:是直肠癌最为简单有效的检查方法,大部分直肠癌可在直肠指诊时触及。

3. 肠镜检查:是大肠癌确诊的最佳方法,可直接观察全结肠的肠壁、肠腔改变,并可确定肿瘤部位、大小及浸润范围,可通过肠镜取组织活检以确诊。

4. 影像学检查:最好采用气钡双重造影,可提高放射学诊断的正确率,并显示癌肿的部位与范围,可发现充盈缺损、肠腔狭窄、黏膜皱襞破坏等征象。CT主要用于了解大肠癌肠外浸润和转移情况,有助于进行临床病理分期及术后随访。近年来应用超声结肠镜,可观察大肠癌在肠壁的浸润深度及大肠癌淋巴结的转移情况,对术前肿瘤的分期颇有帮助。

5. 血清癌胚抗原(CEA)测定:对本病诊断不具有特异性,但用放射免疫法检测CEA作定量动态观察,对判断大肠癌的手术效果与监测术后复发有一定意义。

此外,直肠黏液T-抗原试验方法简便,可作为筛检大肠癌的一种方法。大肠癌的诊断临床需

注意与肠道良性肿瘤、肠结核、阿米巴病、血吸虫病、溃疡性结肠炎、痔疮、功能性便秘、慢性细菌性痢疾、Crohn病、直肠结肠息肉以及常见的肛门直肠疾病等相鉴别。[①]

本病属中医"肠蕈""脏毒""肠癖""锁肛痔""便血"等范畴。中医认为本病的发生多因饮食不节,忧思抑郁,久泻久痢,劳倦体虚,感受外邪,湿毒蕴结等因素引起,此等因素致脾胃受损,水谷精微不能运化输布,以致湿浊内生,加之五脏虚衰,正气不足,易受外邪,邪毒滞肠道,日久积聚成块,肿块阻塞肠道,排便艰难或粪便变细变形;湿毒久蕴,化热灼伤血络,则见便血;热毒炽盛,肉腐络伤,则便下脓血,或如鱼冻状,恶臭难闻;久泻久痢,肾阳不足,不能温运脾阳,而致脾肾阳虚。久病累及肝肾,精血亏虚,出现肝肾阴虚,终至神离气脱,阴阳离决。

关于大肠癌的中医病机,《灵枢·水胀》篇记述"肠覃如何?岐伯曰:寒气客于肠,外与卫气相搏,气不得荣,因有所系,癖而内著,恶气乃起,息肉乃生"。说明此病与外邪入侵、营卫失调有关。《外科正宗·脏毒论》中记载:"又有生平情性暴急,纵食膏粱,或兼补术,蕴毒结于脏腑,火热流注肛门,结而为肿。其患痛连小腹,肛门坠重,二便乖违,或泻或秘,肛门内蚀,串烂经络,污水流通大孔,无奈饮食不餐,作渴之甚,凡犯此未得见其有生。"文中关于脏毒主症及病机的记载与大肠癌极为相似。《外科大成·论痔漏》言:"锁肛痔,肛门内外如竹节锁紧,形如海蜇,里急后重,便粪细而带扁,时流臭水,此无治法。"上述症状的描述与直肠癌基本相符。《素问·太阴阳明论》载:"饮食不节,起居不时,阴受之……阴受之则入五脏……入五脏则䐜满闭塞,下为飧泄,久为肠澼。"《灵枢·五变》曰:"人之善病肠中积聚者,皮肤薄而不泽,肉不坚而淖泽。如此,则肠胃恶,恶则邪气留止……蓄积留止,大聚乃起。"《景岳全书·积聚》曰:"凡积聚之治,如经之云者,亦既尽矣。然欲总其要,不过四法,曰攻,曰消,曰散,曰补,四者而已。"对

① 花金宝,等. 名中医经方时方治肿瘤[M]. 北京:中国中医药出版社,2008:155-156.

积聚治法做了高度概括。《医学心悟·积聚》篇详细记载了分阶段论治:"治积聚者,当按初中末之三法焉,邪气初客,积聚未坚,宜直消之,而后和之。若积聚日久,邪盛正虚,法从中治,须以补泻相兼为用。块消及半,便以末治,即住攻击之药,但和中养胃,导达经脉,俾荣卫流通,而块自消矣。更有虚人患积者,必先补其虚,理其脾,增其饮食,然后用药攻其积,斯为善治,此先补后攻之法。"这些治疗基本原则,至今仍为临床所沿用。[①]

目前,手术切除是大肠癌的主要治疗方法,术后辅助化疗能提高 Dukes C 期患者的生存率。直肠癌术前放疗能提高手术切除治愈率、降低复发率,术后放疗能降低局部复发率。因此,大肠癌的治疗强调手术为主的综合治疗。结肠癌:尽量手术切除。病变局限于黏膜、黏膜下层,淋巴结未发现转移者,术后应定期检查。病变侵及肌层以外或淋巴结(+),术后要辅助化疗。直肠癌:术前行放疗,病变侵及深肌层或淋巴结(+)者,术后应先放疗、后定期化疗。大肠癌术后辅助化疗一般于术后 2～4 周开始,每个疗程 3 个月,共 3 个疗程。晚期不宜手术切除或术后有复发转移者,应选择化疗、中医药、生物反应调节剂、介入、局部放疗等手段综合治疗。因直肠癌手术时约 30% 有隐匿性转移,且直肠位于盆腔内,因此选择术前放疗和/或术后放、化疗等可在一定程度上减少复发转移,提高生存率。即使不能行根治性切除术,也应进行肿瘤局部切除、短路或造瘘等姑息手术,这对于解除梗阻、止血、控制感染、改善全身状态等均有益处,也为进一步治疗提供了条件。中医治疗大肠癌早期以攻为主,中期攻补兼施,晚期以补为主。益气温阳,养阴生津,清热解毒,祛湿化瘀是治疗大肠癌的总原则。[②]

大肠癌是一个慢性、全身性疾病,在大肠癌辨证治疗中首先要重视的是患者全身整体状况,其次要注意局部肿瘤变化情况。治疗应注意不能恣意攻伐,应扶正与祛邪相举,根据辨病辨证相结合

的原则,通过辨证分型,并权衡邪正盛衰,对处方中各组分进行恰当的调整。中医药治疗应贯穿大肠癌治疗的全程。在围手术期、围放化疗期,中医药治疗可减轻手术、放化疗的不良反应,改善患者临床症状,促进患者机体的恢复,提高化疗、放疗的疗效。大肠癌术后治疗后巩固期,中医药治疗有助于机体平衡的恢复,降低肿瘤的复发转移率,改善症状,提高生活质量。大肠癌晚期,中医药治疗可缓慢控制肿瘤,减轻临床症状,提高生活质量,延长生存时间。在大肠癌的防治方面,应注意日常生活中勿偏食,保持营养平衡,肉类食品以含脂肪低的瘦肉为佳,食用适量维生素 A、C、E 及微量元素和胡萝卜素,多吃水果及蔬菜,避免饮食过量,保持大便通畅,尽量避免或减少油炸、熏烤及各种腌制食品的摄入,减少大肠癌的发生。

辨 证 施 治

1. 脾虚湿盛型 症见腹部隐隐作痛,腹胀,疲乏无力大便溏泻或便溏与便结交替,时夹白色黏冻,纳差口淡,神疲乏力,面浮萎黄,小便清长,舌淡苔白微腻,舌质淡红,胖嫩有齿印,脉细滑。多见于右半结肠癌或伴有非特异性炎症,或化疗、放疗引起结肠炎症。治宜健脾化湿、抗癌解毒。

(1) 香砂六君子汤加减 党参 10 克、炒白术 10 克、茯苓 10 克、木香 6 克、砂仁(后下)3 克、半夏 10 克、陈皮 6 克、八月札 15 克、枳壳 10 克、乌药 6 克、绿萼梅 6 克、野葡萄藤 15 克、蛇莓 10 克。[③]

(2) 大肠癌方 1 太子参 15 克、白术 12 克、茯苓 15 克、陈皮 9 克、制半夏 9 克、青蒿 12 克、荷叶 9 克、淡竹叶 9 克、藤梨根 30 克、炒稻芽 12 克、麦芽 12 克、甘草 6 克。每日 1 剂,水煎服。随症加减:气虚质者,多用炒党参、白术、茯苓、炒薏苡仁等健脾益气之品;阴虚质者,多用太子参、北沙参、麦冬等养阴之品;痰湿质,多用苍术、厚朴、陈皮、半夏等理气燥湿之品;湿热质中热盛者,多用

① 许玲,孙建立. 中医肿瘤学概论[M]. 上海:上海交通大学出版社,2017:114.
② 花宝金. 中医临床诊疗指南释义. 肿瘤疾病分册[M]. 北京:中国中医药出版社,2015:44.
③ 徐力,鹿竞文. 抗癌验方 100 种[M]. 北京:人民卫生出版社,2014:52.

夏枯草、炒黄芩、焦栀子等清热凉血之品，有湿者多用藿香、佩兰、荷叶、淡竹叶、滑石等化湿利湿之品。痰湿质者，可加前胡、款冬花等化痰湿；瘀血质者，多用蒲黄粉、五灵脂活血化瘀；气郁质结者，多用柴胡、郁金、八月札疏肝理气。[①]

（3）大肠癌方2 太子参15克、苍术10克、薏苡仁30克、茯苓15克、马齿苋30克、半枝莲30克、败酱草30克、墨旱莲30克、地榆炭15克。其中太子参、苍术、薏苡仁、茯苓健脾除湿抗癌；马齿苋、半枝莲、败酱草清热利湿抗癌；墨旱莲、地榆炭凉血止血抗癌。随症加减：大便次数多，伴黏液或脓血者，加樗根皮9克、侧柏叶9克、芥菜花9～15克、无花果9～15克、诃子9克、马齿苋9～15克、凤尾草9～30克、血见愁9～15克；便血多，加茜草根9克、仙鹤草15克、炙刺猬皮9克、凤尾草9～30克；腹胀不适，加广木香3～9克、川朴6克、枳壳6克、台乌药3～9克、大腹皮9克；便涩滞，加大黄9克、桃仁9克；体虚者，用麻仁9克；血细胞低，加鸡血藤5克、虎杖根15克、赤小豆15克、当归9克、炙黄芪19克；淋巴结肿大者，可加昆布、海藻等。[②]

（4）参苓白术散加减 党参20克、白术20克、山药20克、白扁豆20克、猪苓30克、茯苓30克、黄芪30克、白芍12克、枸杞子12克、莪术12克、龙骨12克、牡蛎12克、丹参12克、生鸡内金粉（分3次冲服）15克、仙鹤草40克、生薏苡仁40克、大枣10个。随症加减：恶心呕吐者，加木香15克、半夏15克、代赭石30克；畏寒肢冷者，加干姜15克，甚至制附子（先煎）12克；腹泻明显者，加制诃子15克、肉豆蔻15克；神疲乏力、心悸气短者，用红参15克代党参，黄芪加量至40克，加升麻10克、柴胡10克、当归12克；腹块肿大者，莪术用至15克，加三棱15克、海藻15克；便血量

多，色暗淡，加阿胶（化服）15克、灶心土30克、炮姜炭12克、血余炭10克。[③]

（5）参苓白术散加减 党参15克、白术12克、苍术12克、茯苓20克、薏苡仁30克、扁豆30克、白芍30克、儿茶6克、石榴皮15克、半枝莲30克、厚朴12克、广木香12克、甘草6克。[④]

2. 湿热蕴结型 症见腹胀腹痛，便带脓血黏液，臭秽异常，便次频多，里急后重，排便不尽感，口干欲饮，肛门灼热肿痛，小腹坠胀，胸闷烦躁，恶心纳呆，小便黄少或尿频、尿痛、尿急、血尿，舌质红，苔黄腻，脉弦数或滑数。多见于癌肿坏死、溃烂（尤其乙状结肠、直肠癌肿），或有非特异性结肠炎症，继发感染，或癌肿累及前列腺、膀胱，或放疗、化疗引起结肠炎症。治宜清热利湿、宽肠散结、解毒抗癌。

（1）大肠癌方3 黄连6克、木香12克、白芍12克、白头翁30克、马齿苋30克、苍术12克、黄柏9克、红藤30克、野葡萄藤30克、菝葜30克、藤梨根30克、甘草6克。随症加减：大便出血，可加槐花、生地榆、血余炭、仙鹤草等；腹胀腹痛明显，可加延胡索、槟榔、枳实等。[⑤]

（2）白头翁汤合槐角丸加减 槐花10克、地榆15克、白头翁10克、败酱草15克、红藤15克、马齿苋10克、黄柏6克、苦参10克、薏苡仁20克、黄芩6克、赤芍10克。[⑥]

（3）白头翁汤（《伤寒论》）加减 黄柏10克、白头翁20克、黄连5克、广木香10克、秦皮10克、厚朴10克、槐花20克、苍术10克、赤芍12克、白花蛇舌草30克、败酱草30克、生薏苡仁30克、甘草5克。每日1剂，水煎取汁250毫升，每日2次，口服。清热化湿、散结宽肠。随症加减：痛引两胁者，加柴胡10克、郁金15克；热结便秘者，加大黄8克；便血多者，加地榆炭10克、荆芥

① 蒋立文,郭勇.郭勇教授中医治疗辅助期大肠癌经验浅析[J].中国中医急症,2013,22(12):2055-2057.
② 荣文舟,李东冰.直肠癌[M].北京:科学技术文献出版社,2004:79.
③ 郭子光,等.现代中医治疗学[M].第二版.成都:四川科学技术出版社,2002:441.
④ 李佩文.中西医临床肿瘤学[M].北京:中国中医药出版社,1996:771.
⑤ 许玲,孙建立.中医肿瘤学概论[M].上海:上海交通大学出版社,2017:118.
⑥ 徐力,鹿竞文.抗癌验方100种[M].北京:人民卫生出版社,2014:53.

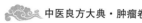
10克、田三七粉(冲服)5克。①

(4)槐角地榆汤合葛根芩连汤加减 槐角10克、地榆10克、黄芩10克、黄连10克、防风10克、七叶一枝花10克、马兜铃12克、当归15克、秦皮15克、龙葵15克、炒麦芽15克、葛根20克、半枝莲30克、白花蛇舌草30克、山慈菇30克。每日1剂,水煎取汁250毫升,每日2次,口服。适用于湿热蕴结,泄泻频繁型肠癌。随症加减:伴有腹胀、腹痛,加延胡索15克、赤芍15克;肠道肿块,加夏枯草30克、陈皮10克、海藻15克、三棱20克、莪术20克;食少疲倦者,加茯苓20克、白术20克、鸡内金20克。②

(5)龙胆泻肝汤加减 龙胆草20克、栀子15克、黄芩10克、木通10克、泽泻10克、车前草15克、柴胡10克、白芍20克、山药20克、薏苡仁30克。每日1剂,水煎取汁250毫升,每日2次,口服。适用于湿热下注,邪毒蕴结肠道之肠癌。③

(6)利湿散结方 黄芪30克、仙鹤草30克、蒲公英30克、车前草30克、炙鳖甲(先煎)30克、茯苓24克、焦山楂24克、焦六曲24克、赤白芍各12克、白花蛇舌草24克、佛手9克、陈皮6克、生熟薏苡仁各24克、怀山药12克。每日1剂,水煎取汁250毫升,每日2次,口服。清热利湿,消肿散结。适用于湿热蕴结之肠癌。随症加减:若口渴、苔少、舌红,加生地黄30克、沙参15克;气虚乏力,加党参20克;腹痛,加石见穿20克、鸡血藤30克。④

(7)槐角丸(《丹溪心法》)加减 槐角15克、地榆15克、枳壳10克、黄芩10克、黄柏10克、白头翁15克、败酱草30克、红藤15克、生薏苡仁30克。每日1剂,水煎服。随症加减:大便下血者,加血余炭10克、血见愁10克、茜草10克、三七粉(冲服)5克;热结便秘者,加大黄(后下)5~10克、枳实10克、厚朴10克;腹泻明显者,加马齿苋30克、白头翁30克;腹部胀痛,加木香10克、陈皮10

克、延胡索15克、赤芍15克、白芍15克;覆部肿块者,加夏枯草30克、海藻15克、昆布15克、三棱10克、莪术10克。⑤

(8)大肠癌方4 白花蛇舌草30克、败酱草30克、肿节风30克、地榆30克、白头翁15克、金银花15克、秦皮10克、木香(后下)6克、黄柏10克、薏苡仁30克。配合平消胶囊口服,华蟾素注射液静脉滴注。清热利湿,解毒散结。以白花蛇舌草、败酱草清热解毒;肿节风活血散结;白头翁、秦皮、黄柏、地榆清热解毒、凉血止血。⑥

(9)大肠癌方5 石见穿30克、败酱草30克、丹参30克、半枝莲60克、山豆根15克、红藤30克、瓜蒌30克、槐角15克、白花蛇舌草30克。白花蛇舌草、半枝莲、山豆根、石见穿、败酱草清热解毒抗癌;丹参、红藤活血消积;瓜蒌软坚化痰、润便抗癌;槐角凉血止血。随症加减:毒热炽盛酌选半枝莲15克、土茯苓30克、七叶一枝花30克、肿节风15克、木鳖子15克、苦参15克、铁树叶15克;软化肿块,酌选夏枯草30克、海蛤壳30克、海藻15克、昆布15克、生牡蛎30克、土贝母30克、莪术30克、山慈菇10克、黄药子15克、白英15克、龙葵10克、刘寄奴30克、赤芍15克、蒲黄10克、五灵脂10克等;肿痛明显,酌选白屈菜30克、延胡索10克、沉香6克、川楝子10克、木香6克、厚朴10克、炙乳没10克、寻骨风10克、鼠妇10克等;便血明显,酌选仙鹤草30克、三七粉(冲服)3克、云南白药(1克、冲服)、血余炭10克、露蜂房10克、灶心土30克、莲房炭10克、棕榈炭10克;对于有风邪的情况,加养血祛风药如防风、槐花、茜草、黄芪、当归等;里急后重,大便脓血,予黄芪10克、当归10克、川连10克、木香6克、槟榔10克、酒军6克、炒山楂10克等;泻利不止,酌选车前子30克、猪苓30克、瞿麦15克、泽泻10克;固涩,酌选炒乌梅10克、石榴皮10克、诃子肉10

① 花金宝,等. 名中医经方时方治肿瘤[M]. 北京:中国中医药出版社,2008:160.
② 同上.
③ 同上.
④ 花金宝,等. 名中医经方时方治肿瘤[M]. 北京:中国中医药出版社,2008:161.
⑤ 周宜强. 实用中医肿瘤学[M]. 北京:中医古籍出版社,2006:395.
⑥ 曹洋,等. 陈锐深教授治疗大肠癌的经验[J]. 中医药学刊,2005,23(10):1750-1751.

克、米壳 6 克、儿茶 10 克、赤石脂 30 克、禹余粮 30 克；气血双亏者,加黄芪 30 克、党参 10 克、熟地黄 30 克、当归 10 克、紫河车 30 克、阿胶(烊化)10 克、首乌 10 克等；阴虚口干,酌选沙参 30 克、天花粉 30 克、麦冬 10 克、石斛 30 克等；大便不畅,加通下药如生大黄、半枝莲等；大便时结时溏者,则视情况或先后用通下、燥湿法,或同时用两法而在剂量上做适当调整,务使大便保持在每天 1～3 次；癌肿病势迁延,渐入危途,属气虚下陷,应以补中益气汤为主;不能收涩者,可重用党参、白芍;偏阳虚者,还可加入赤石脂、禹余粮等,基本治愈要以健脾理气为主,以四君、六君为主。后期肾阴不足可予生地黄、五味子等。[1]

(10)大肠癌方 6 败酱草 30 克、红藤 30 克、半枝莲 30 克、白花蛇舌草 30 克、生薏苡仁 30 克、藤梨根 30 克、白芍 20 克、秦皮 15 克、山慈菇 15 克、木香 15 克、黄连 9 克、生甘草 6 克。随症加减：腹部胀痛者,加槟榔 15 克、枳壳 15 克、厚朴 15 克;大便不畅或秘结者,去秦皮,加生大黄(后下)10 克、莱菔子(打碎)30 克,务必保持大便通畅;肛门肿痛者,加炙刺猬皮 12 克、甲片 10 克。另外,用五倍子 15 克、黄柏 15 克、明矾 10 克、白芷 10 克煎液,加少许冰片,熏洗、坐浴;尿痛尿急等尿道刺激症状者,去木香,加滑石 30 克、白茅根 30 克、车前草 30 克、乌药 12 克;便血、尿血者,加槐花 15 克、栀子 15 克、仙鹤草 30 克、生三七粉(分 3 次冲服)15 克;淋巴结转移,加黄药子 15 克、石上柏 10 克;肝转移,加铁树叶 20 克、莪术 10 克;肺转移,加全瓜蒌 20 克、龙葵 20 克、生薏苡仁 60 克。[2]

(11)白头翁汤合槐花地榆汤加减 白头翁 20 克、败酱草 30 克、半枝莲 30 克、炒地榆 15 克、槐花 15 克、生薏苡仁 30 克、厚朴 10 克、苦参 10 克、广木香 10 克、川楝子 10 克、苍术 15 克、黄柏

10 克、红藤 30 克。清热解毒,祛湿攻积。孙桂芝认为湿热蕴毒型大肠癌应予以清热解毒、祛湿攻积,方中白头翁、败酱草、半枝莲、地榆、苦参、黄柏清热解毒;薏苡仁、苍术利水渗湿。[3]

(12)地榆槐花汤加减 地榆 20 克、槐花 15 克、白头翁 20 克、败酱草 30 克、马齿苋 30 克、黄柏 20 克、苦参 15 克、薏苡仁 30 克、黄芩 15 克、赤芍 15 克、藤梨根 30 克、土茯苓 30 克。[4]

3.瘀毒内阻型 症见烦热口渴,腹痛拒按,痛如锥刺,便下脓血,血色紫黯,里急后重,舌质紫黯或有瘀点,脉滞涩或细数。治宜行气活血、化瘀解毒。

(1)膈下逐瘀汤加减 当归 10 克、红花 10 克、桃仁 10 克、赤芍 10 克、丹参 10 克、生地黄 15 克、川芎 10 克、生薏苡仁 15 克、半枝莲 15 克、藤梨根 15 克、败酱草 15 克、红藤 15 克、白花蛇舌草 15 克。[5]

(2)仙方活命饮(《校注妇人良方》)加减 金银花 15 克、天花粉 15 克、炒皂角刺 10 克、乳香 5 克、没药 5 克、当归 10 克、赤芍 10 克、广木香 10 克、厚朴 10 克、生薏苡仁 30 克、败酱草 30 克、七叶一枝花 10 克、炮甲片(先煎)10 克、甘草 5 克。每日 1 剂,水煎取汁 250 毫升,每日 2 次,口服。清热解毒,化瘀软坚。随症加减：腹硬满痛甚者,可加枳实 10 克、槟榔 10 克;排便困难者,可加大黄 8 克、桃仁 8 克;发热偏甚者,可加牡丹皮 10 克、生地黄 10 克。[6]

(3)血府逐瘀汤加减 当归 12 克、生地黄 12 克、牛膝 12 克、红花 6 克、柴胡 9 克、赤芍 12 克、川芎 12 克、丹参 12 克、三棱 12 克、莪术 15 克、生牡蛎 30 克、八月札 12 克、石见穿 15 克。每日 1 剂,水煎取汁 250 毫升,每日 2 次,口服。活血化瘀,理气散结。[7]

① 荣文舟,李东冰.直肠癌[M].北京：科学技术文献出版社,2004：80.
② 郭子光,等.现代中医治疗学[M].第二版.成都：四川科学技术出版社,2002：441.
③ 张新,等.孙桂芝治疗大肠癌经验[J].山东中医杂志,1998,17(4)：173-175.
④ 李佩文.中西医临床肿瘤学[M].北京：中国中医药出版社,1996：771.
⑤ 徐力,鹿竞文.抗癌验方 100 种[M].北京：人民卫生出版社,2014：53.
⑥ 花金宝,等.名中医经方时方治肿瘤[M].北京：中国中医药出版社,2008：161.
⑦ 同上.

（4）肝积方合血府逐瘀汤加减　桃仁15克、川红花10克、当归12克、生地黄15克、川芎10克、赤芍15克、牛膝15克、柴胡10克、山楂30克、鳖甲（先煎）20克、牡蛎（先煎）15克、甘草6克。每日1剂，水煎取汁250毫升，每日2次，口服。理气化瘀，软坚散结。①

（5）小柴胡汤合大黄䗪虫丸加减　柴胡10克、郁金12克、当归12克、桃仁12克、牡丹皮12克、赤芍15克、枳壳10克、土鳖虫12克、炙鳖甲15克、徐长卿15克、延胡索12克、生大黄（后下）6克、石见穿30克。每日1剂，水煎取汁250毫升，每日2次，口服。疏肝理气，活血化瘀。随症加减：胁下肿块硬痛，加王不留行、炮甲片、三棱、莪术；胁下痛剧，加川楝子、延胡索、乳香、没药。②

（6）祛瘀排毒汤　桃仁12克、红花10克、当归15克、丹参30克、延胡索12克、防风15克、赤芍15克、白芍15克、白术12克、酒大黄10克、炒五灵脂10克、生蒲黄12克、七叶一枝花30克。随症加减：肿块坚硬者，加三棱10克、莪术10克、土鳖虫6克；便血不止者，加仙鹤草30克、阿胶10克、三七粉（分冲）4克；口干舌燥者，加玄参12克、石斛15克、麦冬10克。每日1剂，水煎，分2次服。祛瘀排毒，理气止痛。③

（7）膈下逐瘀汤加减　桃仁10克、红花10克、当归尾10克、生地黄10克、赤芍10克、川芎10克、莪术10克、炮甲片15克、薏苡仁30克、半枝莲30克、败酱草30克、藤梨根30克、马齿苋30克、红藤20克。每日1剂，水煎服。化瘀解毒，理气化滞。适用于治疗直肠癌瘀毒证。④

4. **脾肾阳虚型**　症见面色萎黄或苍白，腰酸膝软，畏寒肢冷，少气懒言，疲倦乏力，腹部冷痛，喜温喜按，五更泄泻或污浊频出无禁，舌质淡胖或有齿印，舌苔薄白，脉沉迟或沉细。治宜温补脾肾、益气固涩。

（1）理中丸合四神丸加减　党参15克、炒白术15克、茯苓10克、制附子9克、薏苡仁15克、补骨脂10克、诃子10克、肉豆蔻6克、吴茱萸3克、干姜6克、陈皮6克、五味子10克。⑤

（2）附子理中丸（《太平惠民和剂局方》）合四神丸（《证治准绳》）加减　党参15克、白术10克、茯苓10克、炙甘草3克、干姜10克、制附子10克、肉豆蔻10克、补骨脂10克、五味子10克、吴茱萸10克、生薏苡仁30克。每日1剂，水煎服。随症加减：肾阳虚明显者，加淫羊藿10克、巴戟天10克、肉桂10克；便血量多色黯者，加灶心土30克、艾叶15克；大便无度者，加诃子10～20克、白檾花15克、罂粟壳15克；兼腹水尿少者，加白茅根30克、大腹皮30克、茯苓皮30克。⑥

（3）四君子汤合四神丸加味　党参10克、茯苓10克、白术10克、肉豆蔻10克、五味子15克、吴茱萸10克、补骨脂10克、黄芪30克、薏苡仁30克、老鹳草15克、赤芍10克、诃子肉10克、苍术10克、焦山楂10克、槟榔10克。温补脾肾，祛湿化浊。⑦

（4）附子理中汤或四神丸加减　党参15克、附子10克、白术10克、茯苓10克、薏苡仁30克、补骨脂10克、诃子10克、吴茱萸10克、肉豆蔻10克、陈皮10克、山慈菇10克、干姜6克、炙甘草6克。每日1剂，水煎服。温补脾肾，祛湿散寒。⑧

5. **肝肾阴虚型**　症见心胸、手脚心热，低热，头晕，口苦，口干咽干，腰酸腿软，大便干燥，五心烦热，口燥咽干，夜寐不安，盗汗耳鸣，头晕目眩，烦躁易怒，消瘦，舌红少苔，脉细弦或细数，多见于晚期或放疗患者。治宜滋养肝肾、清热解毒。

（1）六味地黄丸加减　熟地黄、生地黄、山茱萸、淮山药、茯苓、女贞子、墨旱莲。随症加减：便

① 花金宝，等. 名中医经方时方治肿瘤[M]. 北京：中国中医药出版社，2008：161.
② 同上.
③ 魏文浩. 直肠癌从毒论治[J]. 河北中医，2000，22（5）：365-366.
④ 李佩文. 中西医临床肿瘤学[M]. 北京：中国中医药出版社，1996：785.
⑤ 徐力，鹿竞文. 抗癌验方100种[M]. 北京：人民卫生出版社，2014：53.
⑥ 周宜强. 实用中医肿瘤学[M]. 北京：中医古籍出版社，2006：396.
⑦ 张新，等. 孙桂芝治疗大肠癌经验[J]. 山东中医杂志，1998，17（4）：173.
⑧ 李佩文. 中西医临床肿瘤学[M]. 北京：中国中医药出版社，1996：785.

秘者,酌加柏子仁、火麻仁润肠通便;入睡困难,夜寐欠安者,予炒枣仁、合欢皮、夜交藤、远志等养心安神助眠〔见487页7.郭勇分4型(4)〕。

(2)二至丸加味 生地黄12克、北沙参12克、墨旱莲12克、女贞子12克、枸杞子15克、当归9克。随症加减:低热,可加地骨皮、银柴胡等;腹胀,可加大腹皮、八月札等;大便秘结,可加火麻仁、郁李仁等。①

(3)大肠癌方7 熟地黄15克、生地黄15克、山茱萸15克、麦冬15克、沙参20克、枸杞子20克、女贞子20克、白芍30克、山药30克、白花蛇舌草30克、半枝莲30克、仙鹤草30克。随症加减:腹胀后重者,去熟地黄,加枳壳15克、槟榔15克;大便干结者,加制大黄10克、火麻仁(打碎)30克;神差气短者,加西洋参12克、生黄芪30克;烦热口干明显者,加知母15克、黄柏12克;若发热者,去熟地黄加青蒿15克、鳖甲20克;便溏者,去熟地黄,加白术15克、茯苓20克。②

(4)知柏地黄汤加味 知母10克、黄柏10克、生地黄12克、枸杞子30克、女贞子15克、茯苓10克、鳖甲15克、山茱萸12克、山药10克、泽泻15克、天冬15克、金银花30克、马齿苋30克、败酱草30克、红藤15克。每日1剂,水煎,分2次服。滋补肝肾,养阴清热。③

(5)知柏地黄汤加减 知母10克、黄柏10克、生地黄10克、牡丹皮10克、茯苓10克、山茱萸10克、山药10克、泽泻10克、五味子10克、石斛10克、鳖甲15克、败酱草30克。④

6.气血两虚型 症见周身无力,形体瘦削,卧床不起,面色苍白,唇甲色淡,头昏目眩,心悸气短,嗜睡,四肢倦怠,肠鸣腹泻或脱肛下坠,有时便秘,大便变形变细,常反复性便血,肛门脱垂,小便清长,舌质淡,苔薄白,脉细弱无力。治宜补气养血、扶正固本。

(1)补中益气汤合四物汤加减 生黄芪30克、党参15克、当归15克、茯苓10克、熟地黄15克、白芍10克、川芎10克、升麻10克、炒白术10克、丹参6克、陈皮6克、八月札10克、大枣10枚、炙甘草6克、红藤15克、野葡萄藤10克、藤梨根15克。⑤

(2)八珍汤加减 生黄芪80克、白术20克、茯苓20克、陈皮6克、阿胶珠12克、当归12克、酒黄精20克、荷梗12克、紫苏梗12克、莪术10克、赤芍12克。每日1剂,水煎服。随症加减:泄泻者,加罂粟壳、诃子肉、茯苓、白扁豆、补骨脂、山药;腹胀、纳呆,予焦三仙、鸡内金、砂仁、藿香、枳壳;恶心、呕吐者,用姜半夏、黄连、藿香、炙黄芪、旋覆花、代赭石等。⑥

(3)大肠癌方8 红藤30克、苍术30克、白术30克、白芍30克、薏苡仁30克、山药30克、杜仲30克、夜交藤30克、酸枣仁30克、炙黄芪30克、黄精30克、北沙参30克、续断20克、蜀葵20克、黄连6克、延胡索15克、茯苓15克、五味子15克、山茱萸15克、远志15克、香附9克、乌药9克、生晒参9克、炙甘草9克。每日1剂,水煎服。健脾益肠,扶正祛邪。适用于治疗大肠癌(腹泻型)。随症加减:腹痛者,加白芍、延胡索、白英;疼痛明显者,予失笑散(包煎)、鼠妇,或合用西黄丸;腹胀者,加大腹皮、枳壳、厚朴;便血者,加仙鹤草、地榆、槐花、鹿含草;里急后重者,加煨木香、地锦草、秦皮、乌药、大黄;肛门坠胀者,加黄芪、升麻、葛根;纳食不振者,加焦神曲、鸡内金、莱菔子、沉香曲;气血亏虚者,加黄芪、太子参、熟地黄、当归、黄精;阳虚者,合用附子理中丸,以及补骨脂、益智仁、仙茅、淫羊藿;阴虚者,合用六味地黄丸,以及北沙参、麦冬、石斛;腰酸疲劳明显者,加杜仲、续断、狗脊、川牛膝、枸杞子;失眠者,加夜交

① 许玲,孙建立.中医肿瘤学概论[M].上海:上海交通大学出版社,2017:117-118.
② 郭子光,等.现代中医治疗学[M].第二版.成都:四川科学技术出版社,2002:441.
③ 张新,等.孙桂芝治疗大肠癌经验[J].山东中医杂志,1998,17(4):173-175.
④ 李佩文.中西医临床肿瘤学[M].北京:中国中医药出版社,1996:780.
⑤ 徐力,鹿竞文.抗癌验方100种[M].北京:人民卫生出版社,2014:55.
⑥ 秦英刚.花宝金教授治疗大肠癌经验[J].中医学报,2013,28(2):160-161.

藤、五味子、酸枣仁、远志。①

（4）归脾汤（《正体类要》）加减　党参15克、白术12克、茯苓12克、广木香15克、陈皮10克、黄芪20克、当归10克、酸枣仁12克、龙眼肉10克、枳实10克、七叶一枝花10克、全蝎6克、甘草5克。每日1剂，水煎取汁250毫升，每日2次，口服。功能健脾养心，益气摄血。随症加减：气虚甚者，加红参（蒸兑）6克；大便秘结者，加大黄8克、桃仁8克；便血不止者，加炮姜炭10克、三七粉（冲服）5克；腹胀甚者，加厚朴10克、沉香粉（冲服）5克。②

（5）八珍汤加减　当归15克、白芍10克、熟地黄15克、川芎10克、党参15克、白术10克、茯苓10克、升麻5克、生黄芪15克、炙甘草5克。每日1剂，水煎服。随症加减：兼心悸失眠者，加炒枣仁10克、柏子仁10克、远志10克；若脱肛下坠，大便频繁者，加柴胡10克、白槿花10克、诃子10克；大便带血者，加艾叶10克、三七10克、灶心土（包）15克。③

（6）大肠癌方9　黄芪30克、党参30克、白术9克、茯苓9克、当归9克、制黄精30克、白芍30克、半枝莲30克、白花蛇舌草30克、藤梨根30克、仙鹤草30克、瓜蒌仁9克、鸡内金9克、香谷芽30克、焦山楂9克、神曲9克。方中黄芪、党参、白术、茯苓益气健脾；当归、白芍、黄精养血和血；半枝莲、白花蛇舌草、藤梨根清热解毒消瘤；仙鹤草收敛止血；鸡内金、香谷芽、焦山楂、神曲健胃和中。上药合用，共奏益气养血、扶正祛毒之功效。对于要求保守治疗或全身情况不能耐受手术的患者，以中药治疗为主，还可改善患者的生活质量，延长生存期。全方益气养血、扶正祛邪。适用于治疗大肠癌邪毒内蕴，气血虚衰型。④

（7）大肠癌方10　黄芪15克、丹参30克、当归15克、薏苡仁30克、青陈皮各10克、白花蛇舌草30克。黄芪、丹参、当归益气养血抑癌；薏苡仁、青陈皮、白花蛇舌草调理脾胃抗癌。随症加减：脾虚湿盛纳呆，加党参30克、苍白术各10克、茯苓30克、薏苡仁30克、山药30克、炒扁豆30克、鸡内金10克等；肾虚寒凝肢冷，加淫羊藿30克、狗脊10克、杜仲10克、天麻10克、附子6克、肉桂10克、桑寄生30克、续断10克、吴茱萸10克、肉豆蔻10克等；阴虚内热汗出，酌加芍药30克、沙参15克、麦冬15克、麻黄根10克、牡丹皮10克、地骨皮10克；血虚便血紫暗，酌加首乌10克、仙鹤草30克、紫河车10克、槐花炭10克、阿胶（烊化）10克。⑤

（8）归脾汤合黄土汤加减　党参、白术、茯苓、当归炭、阿胶、生黄芪、荆芥炭、炒蒲黄、槐花炭、陈皮、地榆、灶心黄土（包煎）等。益气健脾，补血止血。适用于大肠癌证属气血两虚。脾不统血，因长期出血，量较少，肉眼不见便血，而粪便隐血试验持续阳性。症见面色苍黄，便溏，肛门下坠，腹隐痛，纳少，气少懒言，神倦乏力，舌苔薄白，质淡，脉细。⑥

（9）大肠癌方11　黄芪30克、当归10克、白芍15克、熟地黄10克、太子参15克、白术10克、阿胶（烊化）10克、生薏苡仁30克、甘草6克、肉桂6克、枸杞子30克、菟丝子10克、鸡血藤15克、槐花15克。每日1剂，水煎，分2次服。补气养血，扶脾益肾。适用于治疗大肠癌证属气血双亏型。症见心悸气短，面色苍白，形体消瘦，脱肛下坠，大便失禁，腹胀如鼓，四肢虚肿，苔薄白或无苔，舌淡瘦小或干裂，脉沉细无力，或细弱而数。⑦

（10）参芪四物汤加减　党参15克、黄芪30克、白芍15克、熟地黄10克、川芎10克、升麻10克、白术10克、陈皮10克、诃子10克、石榴皮10

①　傅裕金，金国梁. 金国梁教授辨治大肠癌经验介绍[J]. 新中医，2011，43（7）：167-169.
②　花金宝，等. 名中医经方时方治肿瘤[M]. 北京：中国中医药出版社，2008：163.
③　周宜强. 实用中医肿瘤学[M]. 北京：中医古籍出版社，2006：396.
④　张雅明. 柏连松运用扶正祛邪法治疗大肠癌的经验[J]，上海中医药杂志，2005，39（9）：29.
⑤　荣文舟，李东冰. 直肠癌[M]. 北京：科学技术文献出版社，2004：83.
⑥　林宗广. 大肠癌便血怎样辨治止血[J]. 中医杂志，1999，40（7）：441.
⑦　张新，等. 孙桂芝治疗大肠癌经验[J]. 山东中医杂志，1998，17（4）：173-175.

克、丹参 15 克、败酱草 15 克。每日 1 剂，水煎服。①

（11）芪藤汤　黄芪 60 克、党参 30 克、瓦楞子 30 克、马齿苋 30 克、薏苡仁 30 克、露蜂房 10 克、全蝎 10 克、紫阳茶 10 克、红藤 30 克、料姜石 60 克。1 剂药煎 2 遍，合在一起，分 2 次服。可配平消片或金星散（郁金 20 克、白矾 20 克、硝石 20 克、七叶一枝花 20 克、蟾酥 3 克、红硇砂 6 克、鸡蛋壳 30 克、料姜石 30 克、仙鹤草 30 克、天南星 30 克）。将上药共研细粉。每次服 1～6 克，每日 3 次，温开水送。药用黄芪、党参、薏苡仁补气健脾；紫阳茶强心兴奋，利水消肿；瓦楞子、料姜石软坚散结；马齿苋、红藤、露蜂房、全蝎养血活血、解毒消肿。诸药共奏补气养血、软坚散结、健脾止泻、强心醒脑之功效。②

7. 郭勇分 4 型

郭勇推崇三根汤（藤梨根、水杨梅根、虎杖根）为肠癌经验方。藤梨根甘、咸、微涩，寒，能祛风除湿，消痈医疮，有抗癌作用，对胃肠道癌肿疗效较佳；水杨梅根辛、香、温，清热解毒，消肿止痛，利尿；虎杖根性微寒，味微苦、涩，祛风利湿，散瘀定痛，止咳化痰。同时强调三根汤用量需在辨证基础上灵活变通，例如治疗初期湿热症状显著可"三根"全用，稳定期患者总体表现为虚证时则应减少用量或只用藤梨根。在此基础上，根据患者中医证型再做相应的药物加减。

（1）脾虚不足型　方用四君子汤加减，药用太子参、白术、茯苓、陈皮、半夏、鸡内金、神曲、麦芽。太子参、白术、茯苓健脾益气；陈皮、半夏健脾理气、燥湿化痰；鸡内金、神曲、麦芽健脾开胃、消食导滞。

（2）阴虚内热型　方用沙参麦冬汤加减，药用南北沙参、天麦冬、玉竹、干芦根、铁皮石斛、青蒿、荷叶、淡竹叶。南沙参、北沙参、天冬、麦冬等甘寒养阴之品，酌加生玉竹、干芦根养阴润燥、除烦止渴；铁皮石斛滋阴清热、润肺益肾；青蒿、荷叶、淡竹叶清热除蒸、清实热、退虚热；若有外感热邪者，加入大青叶、金银花、连翘等清热解表解毒。

（3）湿浊内蕴型　方用三仁汤合四君子汤加减，药用杏仁、豆蔻、薏苡仁、党参、白术、茯苓、郁金、八月札。药用杏仁、豆蔻、薏苡仁清热利湿、宣畅气机；党参、白术、茯苓益气健脾、扶正祛邪；湿浊凝滞导致气滞血瘀者，加入郁金、八月札疏肝理气、活血止痛。

（4）肝肾阴亏型　方用六味地黄丸加减。〔方药见 485 页辨证施治 5.(1)〕③

8. 李斯文分 4 型

李斯文认为肠癌早期以邪实为主，治当攻邪为主，偏重于清热利湿、化瘀解毒、利湿；中期则攻补兼施，扶正与祛邪并重；晚期以正虚为主，治宜扶正祛邪，以益气健脾、滋补肝肾、补益气血为主。基本方：太子参、条参、白术、茯苓、法半夏、木香、陈皮、山药、炒扁豆、炒谷芽、炒麦芽、炒鸡内金、甘草。

（1）脾虚湿毒型　症见腹胀痛，神疲乏力，食少面黄，血便或黏液血便，或有肛门坠胀，舌胖，苔白腻或薄黄，脉缓或滑数。治宜健脾益气除湿、清热解毒。方用基本方合槐花地榆汤加减。

（2）湿热瘀毒型　症见腹胀腹痛，痛有定处，拒按，便下脓血，便溏不爽，里急后重，纳呆，口干口苦，舌红或见瘀点、瘀斑，苔黄浊，脉弦数或滑数。治宜清热利湿解毒、化瘀散结止血。方用基本方合桃红四物汤加减。

（3）脾肾两虚型　症见面色苍白，神疲乏力，纳呆，口干不欲饮，腹胀肢肿，肠鸣而泻，泻稍安，舌淡而不润，苔薄，脉沉细或弱。治宜健脾补肾。方用基本方合参苓白术散加味。

（4）气血两虚型　症见心悸气短，面色不华，形体消瘦，少气乏力，脱肛下坠，四肢虚肿，舌质淡，苔薄白，脉沉细。治宜益气补血、扶脾益肾。方用基本方合八珍汤合当归补血汤加减。

①　李佩文. 中西医临床肿瘤学［M］. 北京：中国中医药出版社，1996：786.
②　贾堃. 中医癌瘤证治学［M］. 西安：陕西科学技术出版社，1989：281.
③　崔一怡，郭勇. 郭勇中西医结合辨治大肠癌临证思路［J］. 浙江中西医结合杂志，2018，28(2)：83－85.

随症加减：纳少者，加薏苡仁、厚朴、鸡内金健脾除湿；便脓血者，加地榆、槐花、白头翁清热止血；湿盛者，加虎杖、马齿苋清热利湿；里急后重者，加枳实破气除胀；腹痛者，加香附、瓜蒌壳、延胡索行气止痛；腹泻次数多者，加芡实、莲子、罂粟壳利湿止泻；汗出甚者，加生晒参、糯稻根、麻黄根、生牡蛎益气健脾止汗。常在辨证论治基础上加天龙、地龙、龙葵、白花蛇舌草、半枝莲、红藤、八月札、石见穿、蛇六谷、全蝎、蜈蚣等抗肿瘤药物。①

9. 周维顺分 3 型

（1）脾虚湿热型　症见脾虚气亏、湿热滞肠。治宜健脾理气、清热利湿法。方用大肠癌方12：苍术 10 克、白术 10 克、生薏苡仁 30 克、茯苓 10 克、厚朴 10 克、野葡萄根 30 克、龙葵 30 克、败酱草 30 克、白头翁 20 克、延胡索 10 克、红藤 20 克。

（2）湿热瘀毒型　症见湿热留滞、瘀毒结积。治宜清热解毒、理气化滞、祛瘀攻积。方用大肠癌方13：三棱 10 克、莪术 10 克、败酱草 30 克、红藤 30 克、马齿苋 30 克、菝葜 30 克、龙葵 30 克、蛇莓 30 克、儿茶 10 克、厚朴 10 克、土茯苓 30 克、猫人参 30 克、白花蛇舌草 30 克、藤梨根 30 克、半枝莲 30 克。

（3）脾肾寒湿型　症见脾肾阳虚、寒湿结毒。治宜温肾健脾、祛寒胜湿。方用大肠癌方14：党参 20 克、苍术 10 克、白术 10 克、茯苓 10 克、补骨脂 10 克、肉豆蔻 10 克、石榴皮 10 克、干姜 6 克、生黄芪 30 克、生薏苡仁 30 克、炙甘草 6 克、老鹳草 10 克、儿茶 10 克。

随症加减：腹胀痛甚者，加延胡索、赤芍、木香、香茶菜等；失眠者，加酸枣仁、夜交藤、合欢皮、琥珀等；纳差者，加鸡内金、谷麦芽等；恶心呕吐者，加姜半夏、姜竹茹等；便血者，加仙鹤草、三七粉、茜草等；盗汗者，加浮小麦、瘪桃干、豆衣等；大便秘结者，加大黄、枳实、厚朴等；呃逆频繁者，加丁香、柿蒂、刀豆等；放疗后的患者，治宜清热解毒、生津润燥、清补气血、健脾和胃，滋补肝肾；对化疗后的患者宜温补气血、健脾和胃、滋补肝肾；如出现发热反应时则可酌加清热解毒之剂。

临床观察：李某，男，50 岁，结肠癌术后一年，于 2013 年 2 月 26 日就诊。刻诊：面色晦暗，腹胀腹痛，痛有定处，口渴，大便次数多，舌质暗，苔黄腻，脉涩。辨证属瘀毒内阻，治宜活血化瘀、解毒止痛。药用白花蛇舌草 15 克、半枝莲 15 克、马齿苋 30 克、黄连 6 克、牡丹皮 10 克、藿香 10 克、陈皮 10 克、制半夏 10 克、茯苓 15 克、党参 20 克、炒白术 12 克、生黄芪 20 克、生炒薏苡仁各 30 克、丹参 30 克、赤芍 12 克、当归 10 克、川芎 10 克、桃仁 10 克、红花 10 克、白芷 10 克、乌药 10 克、生甘草 5 克、大枣 30 克。服药 7 剂，每日 1 剂，水煎，早晚分服。复诊：腹胀腹痛好转，仍口渴，大便次数减少，予以减甘草、藿香，加女贞子 10 克、苦参 10 克。每周门诊随访，诸药随症加减，随访至今，仍健在。按语：该患者为结肠癌术后未曾放化疗，临床见面色晦暗、腹胀腹痛、痛有定处、口渴、舌质暗，都是瘀毒内阻的征象，但瘀毒形成的原因为脾胃虚弱，不能运化水湿，导致痰湿内阻，郁而化热。方中以牡丹皮、丹参、赤芍、当归、川芎、桃仁、红花活血化瘀；白花蛇舌草、半枝莲、马齿苋、黄连清热解毒；藿香、陈皮、制半夏、茯苓健脾化湿；党参、炒白术、生黄芪、生炒薏苡仁、大枣健脾益气，白芷、乌药芳香行气、除胀止痛，生甘草调和诸药。全方以活血化瘀为主，健脾益气化湿为辅。②

10. 裴正学分 3 型

（1）早期（肠风虚寒型）　症见颜面萎黄，食欲不振，体乏无力，大便下血，少腹时有隐痛，大便时干时稀，次数时多时少，脉沉细，舌质胖淡，苔薄白。治宜健脾益气、温中止血。方用大肠癌方15：党参 10 克、白术 10 克、茯苓 12 克、甘草 6 克、干姜 6 克、附子 6 克、黄连 3 克、黄芩 10 克、黄柏 10 克、白术 10 克、阿胶(烊化)10 克、虎杖 10 克、蒲公英 20 克、生薏苡仁 25 克、大枣 4 枚、木香 10 克。

① 郭利华，李艺. 精准辨证分期治癌李斯文学术思想及临床经验撷萃[M]. 北京：中国中医药出版社，2016：91 - 92.
② 嵇冰，等. 国家级名老中医周维顺恶性肿瘤治疗经验集[M]. 杭州：浙江大学出版社，2016：114 - 115.

每日 1 剂,水煎服。随症加减:伴恶心呕吐者,加生代赭石 30 克;伴明显腹痛者,加延胡索 10 克、川楝子 10 克。

(2)中期(肠风夹热型) 症见消瘦,衰竭,贫血,乏力,发热身困,脐周及少腹阵阵作痛,大便每日 3~4 次,里急后重,黏液血便或下血,排便不畅,舌质红,苔黄腻,脉滑数而无力。治宜清热燥湿、行气止痛。方用大肠癌方 16:当归 10 克、苍术 9 克、枳壳 10 克、黄芩 10 克、黄连 6 克、厚朴 10 克、槟榔 10 克、生黄芪 30 克、木香 6 克、川芎 6 克、生薏苡仁 30 克、陈皮 10 克、防风 12 克、甘草 6 克。每日 1 剂,水煎服。随症加减:纳呆,加焦三仙各 9 克;腹痛,加延胡索 10 克、川楝子 10 克;乏力甚者,加太子参 30 克。

(3)晚期(脏毒积聚型) 症见腹满肛门重坠,腹部可触及明显之包块,恶液质,行动困难,腹痛腹泻,黏液血便或便血,一部分患者腹胀难忍,有肠梗阻表现;一部分患者高热不退;一部分患者全身淋巴结肿大伴肝大,舌红苔黄腻,脉滑数中空。治宜清热泻火、解毒逐瘀。方用大肠癌方 17:白花蛇舌草 30 克、半枝莲 30 克、七叶一枝花 15 克、冬瓜子 15 克、槐花 15 克、山慈菇 15 克、白术 20 克、莪术 10 克、女贞子 15 克、墨旱莲 15 克、生薏苡仁 60 克、丹参 15 克、蒲公英 15 克、败酱草 15 克、紫花地丁 15 克、乌药 10 克、水蛭 3 克。每日 1 剂,水煎服。[1]

11. 孙桂芝分 5 型

(1)湿热蕴结,下迫大肠型 治宜清热利湿、解毒抗癌。方用槐花地榆汤加味或芍药汤加味。

(2)脾虚蕴湿,毒结大肠型 治宜健脾化湿、解毒抗癌。方用参苓白术散或黄芪健中汤加味。随症加减:肝郁脾虚者,则以逍遥散加味。

(3)脾肾阳虚,寒邪客肠型 治宜温补脾肾、祛邪抗癌。方用四君子汤合四神丸加味。[方药见 484 页辨证施治 4.(3)]

(4)肝肾阴虚,津亏肠燥型 治宜滋阴清热、

益水涵木。方用六味地黄丸加味。

(5)正虚邪实,气血双亏型 治宜益气养血、解毒抗癌。方用八珍汤加味[方药见 486 页辨证施治 6.(5)]。

在主方基础上随症加减:解毒抗癌,酌选露蜂房、藤梨根、红藤、败酱草、七叶一枝花、白花蛇舌草、白英等;热毒炽盛者,加土茯苓、地榆、槐花等;泻痢不止,加炒乌梅、石榴皮、诃子肉、炒薏苡仁等;湿重时加利湿止泻药,如猪苓、泽泻、车前草等;出血多者,加血余炭、侧柏炭、藕节炭、地榆炭、三七粉等;肿瘤压迫、翻花,加山慈菇、黄药子、夏枯草、生牡蛎、龟甲、鳖甲、甲片等;疼痛,加郁金、延胡索、乌药、香附、荜茇、桃仁、水红花子、凌霄花等。[2]

12. 柏连松分 3 型

(1)早期 肠癌早期,属气血瘀滞,湿热毒蕴所致者。治宜行气导滞、清热祛湿、解毒消瘤。方用大肠癌方 18:夏枯草 30 克、海藻 30 克、太子参 15 克、白术 12 克、淮山药 30 克、半枝莲 30 克、白花蛇舌草 30 克、虎杖 30 克、山豆根 12 克、鬼球 30 克、生薏苡仁 30 克、陈皮 9 克、焦山楂 9 克、神曲 9 克。水煎服。

(2)中期 肠癌中期,正气尚未衰者。治宜清热祛湿、解毒抗癌、健脾和中。方用大肠癌方 19:黄芪 40 克、党参 30 克、制黄精 30 克、淮山药 30 克、龙葵 30 克、白花蛇舌草 30 克、半枝莲 30 克、夏枯草 30 克、海藻 30 克、生薏苡仁 30 克、鸡内金 9 克、香谷芽 30 克。水煎服。

(3)晚期 肠癌晚期,正气耗伤,体质衰弱,肿瘤增大侵犯周围组织和脏器,或转移扩散,或化疗、放疗、癌肿切除术后,正气衰败者。治宜益气健脾、软坚散结。方用大肠癌方 20:黄芪 50 克、党参 30 克、白术 12 克、枳壳 9 克、淮山药 30 克、扁豆衣 9 克、陈皮 9 克、香谷芽 30 克、丹参 30 克、鬼球 30 克、白花蛇舌草 30 克、半枝莲 30 克、焦山楂 9 克、神曲 9 克。水煎服。[3]

[1] 黄邦荣. 裴正学教授治疗大肠癌经验[J]. 中医研究,2013,26(5):56-58.
[2] 何立丽,孙桂芝. 孙桂芝教授治疗大肠癌经验[J]. 辽宁中医药大学学报,2009,11(4):97-99.
[3] 张雅明. 柏连松运用扶正祛邪法治疗大肠癌的经验[J]. 上海中医药杂志,2005,39(9):29.

经 验 方

一、一般方（未明确是否与其他治疗合用方）

1. 二仁乳没汤　桃仁9克、火麻仁12克、乳香3克、没药3克、地榆18克、槐角18克、当归18克、紫花地丁24克、金银花24克、连翘24克、凤尾草12克、紫草15克。每日1剂，水煎服。同时内服小金片，每次4片，每日2次，吞服。适用于肠癌。①

2. 二地三黄汤　生地黄9克、熟地黄9克、黄连3克、黄芩9克、黄柏9克、党参9克、苍术9克、白术9克、地榆9克、乌梅9克、红藤30克、龙葵30克、甘草6克。每日1剂，水煎服。适用于肠癌。②

3. 抗癌汤　菝葜30克、水杨梅根30克、龙葵30克、石打穿30克、木香9克。每日1剂，水煎服。③

4. 消瘤汤　石打穿30克、土茯苓30克、凤尾草30克、藤梨根30克、白头翁30～60克。每日1剂，水煎服。④

5. 硝马丸　芒硝15克、制马钱子15克、郁金15克、白矾15克、生甘草3克。共研为细粉，水泛为丸，如绿豆大小，每次服0.3～0.9克，每日3次。开水送服或黄芪煎汤送服。适用于肿瘤坚硬疼痛者。⑤

6. 赤练蛇粉　赤练蛇粉30克、没食子12克、禹余粮30克、附子6克、干姜6克、诃子10克、肉豆蔻6克、河车粉25克、炙五倍子45克、制乳香30克、制没药30克。共研细末，每次吞服3克，每日2次。适用于晚期肠癌患者。⑥

7. 牛蒡赤小豆散　牛蒡子根70克、赤小豆散（赤小豆、当归、大黄、蒲公英各等份）30克。共为细末，调匀冲服，每日2次，每次6克，温开水送下。⑦

8. 大肠癌方21　黄芪、白术、八月札、野葡萄藤、石见穿、薏苡仁、仙鹤草、藤梨根等。适用于直肠癌，症见脘腹胀闷、口渴少饮、食少纳呆、便溏不爽、肢体困重、身热不扬、恶心呕吐、身目发黄、舌红、苔滑数。⑧

9. 槐花散（原载于宋·许叔微《普济本事方》）　槐花15克、柏叶15克、荆芥穗15克、枳壳15克。粉为细末，每次6克，空腹时清水调下。疏风下气，清肠止血。适用于肠癌证属潮热内蕴，症见便血，血色鲜红或紫暗。⑨

10. 椿根皮丸（原载于宋·许叔微《普济本事方》）　臭椿根皮120克、苍术60克、枳壳60克。上药碎为细末，醋糊为丸，如梧桐子大。空腹时清水下30～40丸。清热燥湿，敛肠止血。适用于肠癌下血。⑩

11. 黑圣散（原载于宋·杨士瀛《仁斋直指方》）　当归15克、川芎15克、茯苓15克、地榆15克、槐花15克、棕榈子15克、艾叶炭15克、百草霜15克。上药为末，每服6克，每日2次。活血祛瘀，收敛止血。适用于肠癌下血不止。⑪

12. 枳壳汤〔原载于宋·张锐（或孙兆存，待考）《鸡峰普济方》〕　皂角黄仁15克、枳壳15克、青皮15克。每次服3克。行气通络，止痛。适用于肠癌腹痛。⑫

13. 卷柏散（原载于宋·王怀隐《太平圣惠方》）　卷柏30克、当归23克、黄芪30克、白术23克、枳壳60克、白芍23克、干姜15克、甘草23克、熟地黄30克、川芎23克。上药捣筛为散，每

---

① 王惟恒,杨吉祥. 千家妙方系列丛书肿瘤[M]. 第2版. 北京:中国科学技术出版社,2017:68.
② 王惟恒,杨吉祥. 千家妙方系列丛书肿瘤[M]. 第2版. 北京:中国科学技术出版社,2017:69.
③ 王惟恒,杨吉祥. 千家妙方系列丛书肿瘤[M]. 第2版. 北京:中国科学技术出版社,2017:70.
④ 同上.
⑤ 同上.
⑥ 同上.
⑦ 同上.
⑧ 杨燕青. 李琦教授辨治大肠癌经验撷英[J]. 四川中医,2017,35(8):4-7.
⑨ 尚怀海,等. 中医名方验方丛书·肿瘤治疗名方验方[M]. 北京:人民卫生出版社,2016:125.
⑩ 同上.
⑪ 尚怀海,等. 中医名方验方丛书·肿瘤治疗名方验方[M]. 北京:人民卫生出版社,2016:125-126.
⑫ 尚怀海,等. 中医名方验方丛书·肿瘤治疗名方验方[M]. 北京:人民卫生出版社,2016:126.

次服 9 克,以水 300 毫升煎至 240 毫升,去滓温服,每日 1～4 次。益气活血,行瘀止痛。适用于肠癌腹痛,下血不止。①

14. 内补黄芪散(原载于宋·王怀隐《太平圣惠方》) 黄芪 60 克、当归 30 克、川芎 60 克、甘草 60 克、龙骨 60 克、槐子 60 克、附子 30 克、白芍 60 克。上药捣,筛为散。每次服 12 克,以水 300 毫升入饴糖 7.5 克,煎至 240 毫升,去滓,空腹温服。益气补虚,涩肠止血。适用于肠癌。症见面色萎黄,神疲乏力。②

15. 凉血地黄汤(原载于金·李杲《脾胃论》) 黄柏 3 克、知母 3 克、青皮 1.5 克、熟地黄 1.5 克、当归 1.5 克。上药为末,加水 300 毫升煎至 210 毫升,去滓温服。清热燥湿,养血凉荣。适用于肠癌下血。③

16. 柏叶汤(原载于明·龚廷贤《寿世保元》) 侧柏叶 15 克、当归 15 克、生地黄 15 克、黄连 15 克、枳壳 15 克、槐花 15 克、地榆 15 克、荆芥 15 克、川芎 15 克、甘草 6 克、乌梅 1 枚、生姜 3 片。每日 1 剂,水煎服。清热燥湿,活血止痛。适用于肠癌腹痛下血。④

17. 加味解毒汤(原载于明·龚廷贤《寿世保元》) 大黄 9 克、黄连 9 克、连翘 9 克、黄芩 9 克、黄柏 9 克、栀子 9 克、赤芍 9 克、枳壳 9 克、防风 9 克、甘草 9 克。上药切片,水煎,空腹服。泻火解毒。适用于肠癌。症见下焦热毒炽盛,大便下血,大肠痛不可忍,肛门肿起。⑤

18. 苍地丸(原载于明·李梴《医学入门》) 苍术 90 克、陈皮 90 克、黄柏 45 克、黄连 45 克、连翘 30 克、黄芩 30 克。上药研末,用生地黄 180 克捣为丸,如梧桐子大。每次服 50～70 丸,白汤送下。清热燥湿,凉血止血。适用于肠癌下血

不止。⑥

19. 约营煎(原载于明·张介宾《景岳全书》) 生地黄 9 克、芍药 9 克、甘草 9 克、续断 9 克、地榆 9 克、黄芩 9 克、槐花 9 克、荆芥穗 9 克、乌梅 9 克。以水 200 毫升煎至 140 毫升,空腹服。随症加减:下焦火盛加栀子、黄连、龙胆草;气虚加人参、白术;气陷加升麻、防风。养阴清热,涩肠止血。适用于肠癌,下血不止。⑦

20. 玉关丸(原载于明·张介宾《景岳全书》) 白面(炒熟)120 克、枯白矾 60 克、文蛤 60 克、北五味子 30 克、诃子(半生半炒)60 克。上药研末,用熟汤和丸,如梧桐子大。温补脾肾。随症加减煎汤送下,或人参汤亦可,如血热妄行,以凉药送下。适用于肠癌出血不止。⑧

21. 九龙丹(原载于明·王肯堂《证治准绳》) 儿茶、血竭、乳香、没药、木香、巴豆(不去油)各等份。上为末,用生蜜调为丸,如绿豆大,瓷盆盛之。每次服 9 克,空腹时热酒送下,行大便 4～5 次方可吃稀粥,肿甚者间日再服 1 次。活血攻毒。适用于腹腔恶性肿瘤及肠道肿瘤伴有腹水。⑨

22. 鳖甲散(原载于明·王肯堂《证治准绳》) 鳖甲 6 克、露蜂房 6 克、蛇蜕 6 克、猪后悬蹄 6 克、刺猬皮 6 克、麝香 0.3 克。除麝香另研外,余俱各烧存性,研末,再与麝香和匀。每次 3 克,空腹时生地黄煎汤调服,并以药末外涂患处。解毒消肿。适用于肛管癌,症见脓血淋漓或肿瘤坚硬下坠。⑩

23. 希露丸(原载于明·孙一奎《赤水玄珠·卷十三》) 白术 30 克、三棱 30 克、干漆 15 克、川乌 15 克、茴香 18 克、青皮 18 克、雄黄 18 克、甲片 6 克、硼砂 12 克、轻粉 3 克、麝香 1.5 克。上药研末,姜汁为糊泛丸,如梧桐子大。每次服 20～30 丸,空腹时姜汤下。攻寒积,祛癥瘕。适用于肠

① 尚怀海,等. 中医名方验方丛书·肿瘤治疗名方验方[M]. 北京:人民卫生出版社,2016:126.
② 同上.
③ 尚怀海,等. 中医名方验方丛书·肿瘤治疗名方验方[M]. 北京:人民卫生出版社,2016:126-127.
④ 尚怀海,等. 中医名方验方丛书·肿瘤治疗名方验方[M]. 北京:人民卫生出版社,2016:127.
⑤ 同上.
⑥ 尚怀海,等. 中医名方验方丛书·肿瘤治疗名方验方[M]. 北京:人民卫生出版社,2016:127-128.
⑦ 尚怀海,等. 中医名方验方丛书·肿瘤治疗名方验方[M]. 北京:人民卫生出版社,2016:128.
⑧ 同上.
⑨ 尚怀海,等. 中医名方验方丛书·肿瘤治疗名方验方[M]. 北京:人民卫生出版社,2016:129.
⑩ 同上.

癌,寒气凝结,久为癥瘕。①

24. 解毒四物汤(原载于明·龚信《古今医鉴》) 当归2.4克、川芎1.5克、白芍1.8克、生地黄3克、黄连1.8克、黄芩2.4克、黄柏2.1克、栀子1.2克、地榆2.4克、槐花1.5克、阿胶珠1.8克、侧柏叶1.8克。每日1剂,水煎,空腹服。养血解毒,清肠止血。随症加减:腹胀,加陈皮1.8克;气虚,加人参9克、白术9克、木香5克;肠风,加荆芥1.5克;气下陷,加升麻1.5克;心血不足,加茯苓1.8克;虚寒,加干姜1.5克。适用于肠癌。症见血虚火旺,大便下血。②

25. 解毒汤(原载于清·唐宗海《血证论》) 大黄3克、黄连9克、黄芩9克、黄柏6克、栀子9克、赤芍6克、枳壳13克、连翘9克、防风9克、甘草3克。每日1剂,水煎,空腹服。泻火解毒,行气活血。适用于肠癌,症见大肿大痛,大便不通。③

26. 槐榆生地黄汤(原载于清·顾靖远《顾松园医镜》) 槐花12克、地榆12克、黄芩12克、金银花12克、生地黄12克、白芍12克、生鸡子12克、甘草12克、荆芥12克、荷叶蒂12克。每日1剂,水煎,空腹服。清热凉血。随症加减:热甚,加犀角(水牛角代)、黄连。适用于肠癌。症见火热下迫,大便下血。④

27. 断红丸(原载于清·严用和《重订严氏济生方》) 侧柏叶30克、续断30克、鹿茸30克、附子30克、黄芪30克、当归30克、阿胶30克、白矾15克。上为细末,醋煮末糊为丸,如梧桐子大。每次服70丸,空腹清水送下。温阳益气,涩肠止血。适用于肠癌。症见便血不止,面色萎黄,日渐羸瘦。⑤

28. 和中丸(原载于清·陈尧道《医学心得》) 白术120克、白扁豆40克、茯苓45克、枳实60

克、陈皮90克、神曲60克、麦芽60克、山楂60克、香附60克、砂仁45克、半夏30克、丹参60克、五谷虫90克。荷叶煎水,泛为丸。每日2次,每次服6克。健脾理气,消积祛瘀。随症加减:寒气甚加干姜、吴茱萸、肉桂;湿热盛加黄连、连翘;大便闭结,先用三黄枳术丸下之,遂用六君子汤或补中益气汤送服此丸。适用于腹部肿瘤,肠道肿瘤,痞积鼓胀。⑥

29. 大肠癌方22 生晒参6克、黄芪20克、苍术15克、白术15克、白芍18克、黄连4克、广木香9克、七叶一枝花15克、白花蛇舌草15克、猫人参30克、蒲公英30克、马齿苋30克。每日1剂,水煎,分2~3次服。扶正健脾,祛邪抗癌。适用于大肠癌。⑦

30. 大肠癌方23 太子参10克、炒白术10克、白芍10克、炙甘草3克、扁豆10克、怀山药10克、灵芝10克、制黄精10克、炒当归10克、八月札30克、白英15克、白花蛇舌草30克、炒谷芽12克。随症加减:脘腹胀满,加制香附10克、广郁金10克;胃脘刺痛,加延胡索10克、刺猬皮10克;恶心呕吐,加制半夏10克、陈皮10克;纳呆,加炒山楂12克、神曲12克、炙鸡内金10克;夜寐不安,加合欢皮15克、夜交藤30克;盗汗,加煅龙骨30克、炙远志30克;眩晕,加枸杞子10克、白蒺藜10克;腰酸,加炒杜仲15克;大便溏薄,加炮姜炭10克;口干舌红,加南沙参10克、川石斛10克。每日1剂,水煎,分2~3次服。健脾和胃,益气养血,解毒抗癌。适用于直肠癌。⑧

31. 大肠癌方24 生晒参9克、白术10克、茯苓12克、炒陈皮10克、制半夏10克、炙黄芪30克、炒当归6克、猫人参30克、薏苡仁30克、枸杞子12克、鸡血藤30克、焦二仙各30克、紫苏梗10

---

① 尚怀海,等. 中医名方验方丛书·肿瘤治疗名方验方[M]. 北京:人民卫生出版社,2016:129.
② 尚怀海,等. 中医名方验方丛书·肿瘤治疗名方验方[M]. 北京:人民卫生出版社,2016:130.
③ 同上.
④ 同上.
⑤ 尚怀海,等. 中医名方验方丛书·肿瘤治疗名方验方[M]. 北京:人民卫生出版社,2016:131.
⑥ 同上.
⑦ 尚怀海,等. 中医名方验方丛书·肿瘤治疗名方验方[M]. 北京:人民卫生出版社,2016:132.
⑧ 同上.

克、石见穿 20 克、白芍 6 克、红枣 20 克、炙甘草 6 克、生姜 3 片。每日 1 剂，早晚分服。理气健脾，扶正抗癌。①

32. **金钱丸** 制马钱子 120 克、制乳香 15 克、制没药 15 克、西红花 15 克、麻黄 60 克、郁金 15 克。共研为细粉，面糊或米饭为丸，如绿豆大。每次服 1～5 丸，黄芪煎水送下或开水送下。疼痛剧烈时服，痛止停药。解郁通络，活血化瘀。适用于肠癌及各种癌瘤剧烈疼痛。马前子、乳香、没药，止痛消肿，提精神，通血脉；郁金、西红花、麻黄，解郁通络，活血化瘀。本方对各种剧烈的疼痛有效。②

33. **大承气汤合四君子汤加减** 大黄（后下）9 克、枳实 15 克、厚朴 15 克、甘草 6 克、黄芪 30 克、党参 20 克、白术 30 克、茯苓 15 克、山药 20 克、莪术 15 克、鳖甲 15 克、白花蛇舌草 30 克。随症加减：如伴见腰膝酸软、畏寒肢冷者，加巴戟天 20 克、淫羊藿 30 克；便血者，加田七末 3 克、白及 15 克、仙鹤草 30 克；腹泻者，去大黄，加补骨脂 15 克、诃子 12 克、五味子 8 克。每日 1 剂，水煎服。配合西医对症处理，不做放化疗。通里攻下，健脾益气。适用于晚期大肠癌。大黄通腑泻下、清热解毒，导邪外出，使邪有出路，兼能活血祛瘀、行气止痛；枳实破气消积、化痰除痞；厚朴行气、燥湿、消积；莪术活血祛瘀、行气止痛；鳖甲软坚散结；甘草调和诸药；四君子汤健脾益气，使胃气健旺，生化有源，邪难入侵，积聚之病难成。治疗晚期大肠癌 42 例（多为术后复发，或经多次放化疗后复发，且年老体弱，抵抗力低下，本人拒绝再次放化疗者），其中 CR 0 例，PR 3 例，MR 14 例，SD 18 例，PD 7 例，大部分患者症状得到不同程度改善，生活质量提高，延长了生存期。随访至 1998 年 8 月，生存 1 年以下 6 例，占 14%；1～2 年 14 例，占 33%；2～3 年 10 例，占 23.8%；3～4 年 10 例，占 23.8%；5 年 2 例，占 45%。③

34. **大肠癌方 25** 地榆 15 克、槐花角 15 克、黄药子 30 克、续断 15 克、沙苑子 15 克、藤梨根 15～25 克、天葵子 15～25 克、核青皮 15 克、干蛤蟆 10 克、急性子 10～15 克、斑蝥 2～5 个、滑石 15 克、独角莲 15～25 克、陈皮 10 克、半夏 15 克、竹茹 10 克、代赭石 30 克、大枣 5 个、生姜 5 片。水煎服。配合成药处方：化郁丸，每日 1 剂或 2 剂；化毒片，每日 5 片；1121 液，每日 3～5 支，口服；青龙衣液，每日 3 支，口服；化坚注射液，2～3 支肌注，每日 1 次。适用于直肠癌。癌症患者，特别是晚期患者，由于疾病的折磨，食欲非常差，可试服促食汤，一般服 3～5 剂即可提高食欲（极度衰竭的患者例外）。促食汤：山药 15 克、木香 10 克、焦三仙各 30 克、竹茹 10 克、陈皮 10 克、炙甘草 10 克、厚朴 10 克、半夏 15 克、砂仁 6 克、香附 10 克、枳壳 10 克、吴茱萸 6 克、黄连 3 克、大枣 5 个、生姜 5 片。水煎服，早晚服。④

35. **大肠癌方 26** 白头翁、墓头回、八月札、菝葜、七叶一枝花、槐米、白花蛇舌草、木香、枳壳、地榆。随症加减：脓血便者，加贯众炭、侧柏炭、槐花、黄芩；腹痛者，加延胡索、乳香、没药；腹部肿块者，加三棱、莪术、皂角刺、甲片；气血衰败者，加人参、黄芪、黄精、当归；淋巴结转移者，加夏枯草、海藻、昆布。水煎服。适用于肠癌。⑤

36. **春蚕丸** 白僵蚕 30 克、乌梅 30 克、干蟾皮 30 克、蛇胆 30 克。僵蚕微炒，去嘴、足，乌梅焙干。共研为细末，米糊为丸如梧桐子大。每次服百丸，饭前白汤送下，每日 3 次。涩肠止痛，抗癌解毒。适用于大肠癌下血者。僵蚕祛风、解痉、化痰散结，为本方的君药；乌梅敛肺、涩肠、生津、安蛔，用于久泻久痢，可增加君药抗癌收涩止泻之功效，为臣药；蟾皮解毒消肿、抗癌止痛，为方中佐药；蛇胆燥湿、杀虫、消肿、止痛，为使药。⑥

37. **芍药汤加减** 白芍 10 克、当归 10 克、槟

① 吴忠廉，王全博. 中医专家推荐肿瘤治验方[M]. 北京：人民军医出版社，2015：159.
② 张士舜. 肠癌中医研究[M]. 石家庄：河北科学技术出版社，2014：192.
③ 张士舜. 肠癌中医研究[M]. 石家庄：河北科学技术出版社，2014：224.
④ 张士舜. 肠癌中医研究[M]. 石家庄：河北科学技术出版社，2014：232.
⑤ 张士舜. 肠癌中医研究[M]. 石家庄：河北科学技术出版社，2014：241.
⑥ 张士舜. 肠癌中医研究[M]. 石家庄：河北科学技术出版社，2014：247.

榔 10 克、黄芩 10 克、木香 6 克、大黄 6 克、黄连 6 克、白头翁 15 克。每日 1 剂，水煎服。清热导滞，调气行血。适用于肠癌证属湿热积滞，症见腹痛，里急后重，大便下血或黏冻，肛门灼热小便短少，舌质红，苔黄腻，脉滑数者。注意事项：宜连续服用以巩固疗效，并酌加龙葵、半枝莲、白花蛇舌草、山慈菇、木鳖子、贝母等抗癌之品。①

38. 大肠癌方 27　赤链蛇粉 30 克、没食子 12 克、禹余粮 30 克、附子 6 克、干姜 6 克、诃子 10 克、肉豆蔻 6 克、紫河车粉 25 克、炙五倍子 45 克、炙乳香 15 克、炙没药 15 克。共研细末，每次 3 克，每日 2 次。适用于晚期直肠癌。②

39. 大肠癌方 28　经病案整理，下列药物轮换服用：方① 温肾健脾，药用补骨脂 10 克、炒白术 12 克、吴茱萸 6 克、肉桂 10 克、山药 12 克。方② 益气养血，药用黄芪 30 克、炙升麻 12 克、党参 15 克、葛根 12 克、茯苓 12 克、黄精 20 克、当归 15 克。方③ 化湿解毒，药用败酱草 15 克、石见穿 30 克、生薏苡仁 30 克、白花蛇舌草 30 克、白英 30 克、半枝莲 30 克。随症加减：腹胀纳呆者，加木香 9 克、大腹皮 15 克、生山楂 30 克、鸡内金 9 克、神曲 9 克、炒生薏苡仁 3 克；脘腹隐痛者，加八月札 12 克、制香附 9 克、延胡索 9 克、炙乳香 6 克、制没药 6 克；大便夹脓血者，加槐花炭 12 克、侧柏炭 12 克、黄连 6 克、白头翁 12 克；大便干结者，加瓜蒌仁 15 克、皂角刺 9 克、火麻仁 30 克、枳实 9 克、玄明粉（冲服）9 克。每日 1 剂，水煎服。温肾健脾，化湿解毒。适用于直肠腺癌证属脾肾两虚，湿毒未清者。徐某，女，40 岁，直肠癌根治术后，做人工肛门。服上药一年余，化疗后出现的头晕乏力，手术后胃肠功能紊乱、腹胀疼痛等症状均基本消失。术后一年多，患者坚持服上药调治。术后配合化疗，同时长期使用中医药调治，随访 7 年，仍健在。③

40. 半枝白花饮　半枝莲 30 克、白花蛇舌草 60 克。上药加水 1.5 升，煎 1～2 小时，日夜当茶饮。适用于直肠癌、胃癌、子宫颈癌、乳腺癌等。本方治直肠癌效果较好。如癌症生花外露，可以用鲜药捣敷，并煎水外洗患处。病情基本好转服药 3～4 个月以巩固疗效。治疗过程中禁食酸、辣、大蒜、羊肉。④

41. 益气消癥方　黄芪 30 克、白术 10 克、川芎 10 克、地龙 10 克、莪术 10 克、紫草 10 克、当归 15 克。每日 1 剂，水煎，分 2 次温服。可配合化疗同时应用。补气活血，消积散瘀。适用于晚期大肠癌证属瘀血凝滞型，正气不足，症见大便溏薄，有黏冻似脓样，神疲乏力，舌淡，脉细。方中黄芪大补肺脾之气，固后天之本，扶正托毒为君药；辅以白术益气健脾以助君药之功；莪术行气破瘀则补而不滞，且元气愈旺愈能鼓舞莪术消坚瘕之力；紫草凉血活血、解毒滑肠、消积散结；当归、地龙、川芎配合莪术活血化瘀起相须作用，且紫草性寒可调黄芪、白术之温，使本方药性平和，攻补兼施，易于长期服用。经实验研究证实本方有较好的抑瘤作用，可明显提高化疗疗效，有显著增效作用。对细胞免疫及体液免疫有明显增强作用。⑤

42. 化瘀复元汤　丹参 30 克、红花 10 克、桃仁 10 克、赤芍 20 克、漏芦 20 克、王不留行 20 克、夏枯草 20 克、罗勒 25 克、柴胡 15 克、天花粉 15 克、人参 15 克、三七 10 克、大黄 5 克。随症加减：胸闷心烦者，加香附、郁金、栀子；便血多者，加仙鹤草、槐花、蒲黄炭；疼痛较甚者，加延胡索、乌药、乳香、没药。每日 1 剂，浓煎 200 毫升，分早晚 2 次服。活血化瘀，疏肝通络。适用于中期大肠癌证属气滞血瘀型，正气不足，症见腹部刺痛，痛处不移，胸闷不舒，神疲乏力，大便带血或大便秘结，舌紫暗，有瘀斑，脉弦涩。临床实验表明用本方治疗大肠癌改善症状、患者生存期方面均取得了良好的效果，配合化疗有协同作用。方中丹参、红花、桃仁、赤芍、漏芦、王不留行、罗勒活血祛瘀、消

①　张士舜. 肠癌中医研究[M]. 石家庄：河北科学技术出版社，2014：288.
②　同上.
③　张士舜. 肠癌中医研究[M]. 石家庄：河北科学技术出版社，2014：292.
④　张士舜. 肠癌中医研究[M]. 石家庄：河北科学技术出版社，2014：309.
⑤　张士舜. 肠癌中医研究[M]. 石家庄：河北科学技术出版社，2014：316.

肿止痛；大黄荡涤凝瘀败血，引瘀血下行；柴胡疏肝调气；夏枯草散郁结；三七祛瘀止血；人参、天花粉益气养阴，扶助正气。诸药共奏畅气行血而消坚积之功。①

43. 固本祛瘀Ⅰ号方　黄芪30克、太子参30克、鸡血藤30克、枸杞子15克、菟丝子15克、淫羊藿10克、茯苓10克、丹参10克、参三七3克。随症加减：腹痛者，加延胡索、郁金、乳香、没药；便血者，加蒲黄炭、茜草、仙鹤草；肿块较大者，加鳖甲、甲片、生牡蛎。每日1剂，水煎分2次，共300毫升，早晚各1次，每次150毫升，连服6周为1个疗程。补脾益肾，活血通络。适用于中晚期大肠癌证属脾肾虚弱，瘀血停滞者，症见大便溏薄，有黏冻似脓样，神疲乏力，腰膝酸软，舌暗或有瘀点，脉细涩。方中生黄芪、太子参、茯苓补肺脾、益元气以固后天之本；鸡血藤、枸杞子、菟丝子、淫羊藿补肝肾、益精血以壮先天之本，合用以固先天之本而扶正，并改善机体免疫功能；丹参、参三七活血化瘀以祛邪，能改善患者血液高凝状态。诸药合用共奏扶正祛邪之功，从而减少肿瘤的复发和转移。②

44. 香砂六君丸合参苓白术散　炙黄芪30克、党参15克、炒白术10克、茯苓15克、炒薏苡仁20克、当归10克、白芍10克、煨木香10克、三棱10克、莪术10克、炮甲片10克、制水蛭5克、白花蛇舌草20克、焦楂曲各15克、炙甘草3克。每日1剂，水煎2次，共取汁150毫升，分2次服用。益气健脾，化瘀解毒，标本兼治。随症加减：如见腹冷便溏，加炮姜、肉豆蔻、补骨脂；肠腑燥结、大便秘结，加火麻仁、瓜蒌仁、槟榔；骨转移癌痛，加蜈蚣、续断、金狗脊；湿热蕴结、便脓血黏液重者，加白头翁、马齿苋、地榆、槐花；食欲不振、脾运不健者，加谷芽麦芽、鸡内金、焦六曲。③

45. 通幽消坚汤合外治法　白花蛇舌草35克、槐角35克、槐花35克、龙葵20克、仙鹤草20

克、地榆20克、当归10克、生黄芪10克、败酱草10克、甲片15克、昆布15克、参三七5克、生大黄5克、黄药子30克。随症加减：大便不爽者，加炒莱菔子30克、麻仁15克；小腹坠胀者，加生黄芪30克、木香6克；肿块不消者，加皂角刺10克、刺蒺藜15克；脱肛不收者，加莲子30克、刺猬皮10克；小便涩滞者，加猪苓30克、海金沙10克；淋巴转移者，加黄药子10克、石上柏10克；子宫转移者，加刺蒺藜20克、半枝莲20克；肺转移者，加鱼腥草30克、瓜蒌30克；肝转移者，加铁树叶30克、刘寄奴10克。每剂煎取汁400毫升，每日早、中、晚3次分服。化瘀解毒散结。适用于直肠癌证属正气虚损，毒邪流注直肠。本法以槐花、槐角为君可使药力直达肛肠。同时配合运用下述治法：方① 保留灌肠槐花汤，药用槐花15克、胆子15克、皂角刺10克、血竭10克、白花蛇舌草40克、生大黄40克、败酱草40克。水煎二次并将药液混合，取汁200毫升，灌肠保留1～2小时，每7日1次。方② 掌心握药，药用全鲜大葱9根、人枣（去核）21枚、巴豆（去壳）21枚、黑砒霜10克。将上药混合，捣成药饼，分成3个，每次用1个握手心，男左手女右手，外用干净白布缠扎固定，每握6小时休息3小时，日夜连续使用，隔日换用1药饼，第7日用毕，休息1周后如法再制再用。握药期间有发热、口干反应，若手掌起泡即停止使用。以上三法同时进行，30日为1个疗程。保留灌肠槐花汤，槐花是治肛肠病的要药；鸦胆子解毒攻坚散结，得皂角刺、血竭性锐力雄之药相助，功效倍增；刺蒺藜有很强的抗癌解毒作用。药力虽猛，但因给药途径不同，祛邪而不伤正。掌心握药毒性较大，通过经络传导作用，下病取上，以毒攻毒。临床观察到用握药后直肠感觉非常敏感，能促进癌变枯萎。三法同用，祛邪扶正兼施，通利与固涩兼顾，效果较好。④

46. 健脾解毒汤　黄芪30克、党参20克、薏

① 张士舜. 肠癌中医研究[M]. 石家庄：河北科学技术出版社，2014：317.
② 同上.
③ 薛维伟，朱超林. 刘沈林教授治疗大肠癌经验[J]. 长春中医药大学学报，2013，29(5)：819－820.
④ 陈敖忠，等. 秘方验方妙治疑难病[M]. 第2版. 人民军医出版社，2012：177.

苡仁 30 克、白术 15 克、茯苓 12 克、陈皮 6 克、木香(后下)9 克、白花蛇舌草 30 克、半枝莲 20 克、蒲公英 25 克、徐长卿 15 克。随症加减：腹痛者，加延胡索 12 克、白芍 15 克；腹胀者，加枳壳 22 克、乌药 12 克；呕吐者，加竹茹 6 克、半夏 12 克；便血者，加三七末(冲服)3 克、仙鹤草 30 克；腹泻者，加芡实 15 克、石榴皮 18 克；腹中寒冷者，加吴茱萸 6 克、干姜 6 克；大便干结者，加火麻仁 12 克、莱菔子(打碎)12 克。每日 1 剂，水煎服，每日 2 次。21 天为 1 个周期。益气健脾，清热解毒。适用于晚期大肠癌。劳高权等治疗总有效率为 40.0%；中位肿瘤进展时间(TTP)为 9 个月；治疗后食量、睡眠改善率提高；治疗后体重、Karnofsky(KPS)评分改善；不良反应程度下降。黄荣海等将上药每日 1 剂，水煎服。与对照组均用 FOLFOX 方案：奥沙利铂 130 毫克/平方米，醛氢叶酸 200 毫克/平方米，第 1 日；5-氟尿嘧啶(5-FU)0.5 克，静脉推注；5-FU 3 克/平方米，静脉滴注：第 1、2 日。化疗前 15 分钟，用 5-羟色胺 3 受体拮抗药及地塞米松。3 周为 1 个疗程。疗效为应用上药治疗晚期大肠癌患者，2 个疗程。结果为两组分别显著改善(证候积分值下降≥2/3)12 例、6 例，部分改善 13 例、12 例，无改善 5 例、12 例，总有效率为 83.4%、60.00%。生理功能、身体疼痛、总体健康、活力、情感职能、精神健康、健康变化评分治疗后治疗组均优于对照组(P<0.05)。[1][2]

47. 三根汤　藤梨根 90 克、野葡萄藤 60 克、半枝莲 60 克、白茅根 15 克、凤尾草 15 克、半边莲 60 克。每日 1 剂，早晚各煎服 1 次。适用于肠癌、胃癌。注意事项：服药期间忌食酸、辣、生冷、鱼腥、红糖、芋头、豆制品等。[3]

48. 健脾抗癌方　生黄芪 30 克、白茯苓 15 克、焦白术 15 克、生薏苡仁 12 克、太子参 15 克、八月札 15 克、藤梨根 30 克、夏枯草 12 克、白花蛇舌草 30 克、菝葜 30 克、野葡萄藤 30 克、红藤 15 克、天龙 6 克。每日 1 剂，水煎服，每日 2 次。益气健脾，解毒抗癌。适用于晚期大肠癌。总有效率为 32.3%；患者生活质量、免疫指标、生存率及不良反应发生率均有改善。[4]

49. 槐榆煎　槐花 9 克、地榆 9 克、浙贝母 9 克、白芷 9 克、桔梗 9 克、金银花 12 克、茵陈 12 克、土茯苓 15 克、甘草 5 克。每日 1 剂，水煎取汁 250 毫升，每日 2 次，口服。清利湿热，排脓消瘀。适用于各期肠癌。随症加减：大便带脓血，加侧柏炭、金银花炭、败酱草、血余炭、白头翁；伴椎体转移者，加骨碎补、女贞子、菟丝子、鸡血藤、蜈蚣、乌梢蛇；气虚腹痛，加香砂六君子丸；大便稀，加肉豆蔻、五味子、吴茱萸、儿茶、升麻、生黄芪；腹痛伴有肿物，用威灵仙散加味(知母 30 克、贝母 30 克、威灵仙 30 克、白术 30 克、莪术 30 克、蟾酥 0.12 克。共为细末。早晚各服 1.5～3 克，白开水送下)，另加皂刺粥(生薏苡仁 60 克、皂刺 30 克、大枣 7 个。煮熟去刺)早餐时吃；术后贫血，加熟地黄、当归、川芎、紫河车、黄芪。[5]

50. 复方半枝莲汤　半枝莲 60 克、地榆 30 克、石见穿 30 克、山豆根 15 克、薏苡仁 30 克、忍冬藤 30 克、槐角 15 克、昆布 30 克、枳壳 9 克、胡麻仁 15 克、七叶一枝花 10 克、川厚朴 9 克。每日 1 剂，水煎取汁 250 毫升，每日 2 次，口服。清热解毒，化瘀散结。适用于肠癌各期。[6]

51. 山甲苦参汤　炮甲片 15 克、苦参 15 克、无花果 15 克、紫花地丁 15 克、皂角刺 15 克、红藤 15 克、黄连 9 克、刺猬皮 9 克、木贼草 9 克、白头翁 9 克、白蔹 9 克、蒲公英 30 克、血见愁 12 克。每日 1 剂，水煎取汁 250 毫升，每日 2 次，口服。随症加减：便秘，加胡麻仁 9 克；腹泻，加白术 15 克、茯苓 9 克、薏苡仁 15 克；便血，加侧柏叶 15 克、槐花炭 9 克、椿根皮 15 克；腹胀，加枳壳 9 克、

① 劳高权，等. 健脾解毒汤配合化疗治疗晚期大肠癌的临床研究[J]. 中医临床研究，2012,4(17)：1-3.
② 黄荣海. 健脾解毒汤对晚期大肠癌患者生活质量的影响[J]. 河北中医，2011,33(4)：494-496.
③ 赵建成，等. 肿瘤方剂大辞典[M]. 北京：中医古籍出版社，2009：743.
④ 方志红，等. 健脾抗癌方配合化疗治疗晚期大肠癌 31 例[J]. 上海中医药杂志，2009,43(3)：29-30.
⑤ 花金宝，等. 名中医经方时方治肿瘤[M]. 北京：中国中医药出版社，2008：157.
⑥ 同上.

厚朴 9 克。清热利湿,凉血排脓。适用于肠癌见腹痛、黏液血者。①

52. 复方猪殃殃汤 猪殃殃 60 克、鸦胆子(胶模包吞)15 粒、白英 60 克、败酱草 30 克、铁扁担 30 克、水红花子 15 克。随症加减:便血,加茜草根 30 克;便秘,加生大黄 10 克;腹胀腹痛,加延胡索 15 克、枳壳 10 克。每日 1 剂,水煎取汁 250 毫升,每日 2 次,口服。抗癌解毒。适用于肠癌各期,本方可配合化疗小剂量穴位注射。②

53. 加减楂榴汤 焦栀子 18 克、山药 30 克、诃子 12 克、石榴皮 21 克、山豆根 9 克、露蜂房 9 克、赤石脂 15 克、莲子肉 30 克、蛇蜕 9 克、全蝎 9 克、地榆 15 克、炒谷芽 30 克。每日 1 剂,水煎取汁 250 毫升,每日 2 次,口服。适用于大肠癌。症见精神疲倦,食欲不振,腹部隐痛,并有腹泻者。③

54. 豆黄丸 露蜂房、蛇蜕、全蝎、瓦楞子、火麻仁、大黄、鸡内金、山豆根、白扁豆各等份。上药共研细粉,水泛为丸,如绿豆大小,每次服 6～9 克,每日 3 次,黄芪煎水送下,或开水送下。适用于大肠癌腹痛、纳差、大便燥结者。④

55. 抗癌方 半枝莲 30 克、石见穿 30 克、生薏苡仁 30 克、红藤 30 克、白花蛇舌草 30 克、败酱草 30 克、莪术 30 克、八月札 15 克、山豆根 12 克、七叶一枝花 12 克、诃子 10 克、陈皮 10 克、苦参 20 克、广木香 6 克、生甘草 10 克。每日 1 剂,水煎取汁 250 毫升,每日 2 次,口服。随症加减:便血,加槐花炭、侧柏炭;里急后重、下腹痛,加黄连、赤芍;大便不通,加瓜蒌仁、皂角刺、大黄;腹痛,加乌药、厚朴。适用于肠癌各期见便血、腹胀、腹痛、腹泻者。⑤

56. 大肠癌方 29 琥珀 30 克、山慈菇 30 克、白及 30 克、山药 30 克、田三七 60 克、牛黄 18 克、黄连 15 克、黄芩 15 克、黄柏 15 克、黄芪 9 克、金

银花 9 克、桑椹子 9 克、五步蛇 9 克、郁金 6 克、陈皮 6 克、贝母 6 克、甘草 9 克、犀角(水牛角代,挫末冲服)0.9 克。配方:明矾 60 克、牙硝 60 克、水银 60 克、煅皂矾 30 克、朱砂 15 克。上两方中各药分别研细末,配方药粉盛在生铁锅内用大瓷碗覆盖,碗上加压,周围以石膏粉密封,然后按一般炼丹法,先文火后武火,火力要求均匀,约炼 3 小时,离火待冷,揭开碗盖,将碗内附着的结晶性粉末轻轻刮下,此丹粉与主方药粉混合均匀,泛制成丸,即得。每日 2～3 次,每次 1 丸,饭后服,1 个月为 1 个疗程。适用于肠癌。注意事项:服药期间少食葱、蒜及浓茶;禁食鸡肉、鲤鱼、牛肉及母猪肉。⑥

57. 七虫散 全蝎 90 克、矽砂 60 克、硫磺 60 克、代赭石 60 克、斑蝥 9 克、蜈蚣 20 条、麝香 1.2 克。配方:露蜂房 60 克、僵蚕 60 克、水蛭 30 克、蛇蜕 30 克、天龙 30 克、土鳖虫 15 克、海马 15 克。先将天龙除去内脏,蜈蚣及全蝎亦除去头足,土鳖虫去翅足,然后用白酒浸洗干净,沥干,微火炒至焦黄,研成细末,备用。另将代赭石、硫黄、矽砂亦分别研成细末。取主方中备药粉(除麝香外)混合均匀,置瓦罐中,外包黄泥,于炭火中煅烧 4～6 小时,埋入沙土内退火一夜,取出内中药粉,再与配方中各药粉及麝香共研均匀,分成 30 包,即得。每日 2 次,口服,每次 1 包,服 30 包为 1 个疗程。适用于结肠癌。注意事项:服药期间多饮用绿豆汤,并禁食无鳞鱼类。⑦

58. 消癌栓 4 号方 蟾酥 20 克、雄黄 20 克、白及 15 克、甘油明胶 65 克、颠茄浸膏 5 克、甘油 75 克。随症加减:气虚,加四君子汤(人参、白术、茯苓、甘草);血虚,加四物汤(熟地黄、白芍、当归、川芎);气血两虚,可用十全大补汤(四君子汤加四物汤,再加黄芪、肉桂)。将前三味药为细末,加入

---

① 花金宝,等. 名中医经方时方治肿瘤[M]. 北京:中国中医药出版社,2008:157.
② 同上.
③ 同上.
④ 花金宝,等. 名中医经方时方治肿瘤[M]. 北京:中国中医药出版社,2008:158.
⑤ 同上.
⑥ 同上.
⑦ 同上.

后两种药研成糊状物,再将甘油明胶置水浴上加热,待溶后,把以上糊状物加入,不断搅拌均匀,倾入已涂过润滑剂的鱼雷形栓模内,冷凝取出以蜡纸包裹备用。以上药量可制栓剂100束。嘱患者取俯卧位,将栓剂1颗轻轻塞入肛门内深达10厘米左右,俯卧半小时,每日2次,30日为1个疗程。散结止痛。适用于晚期直肠癌。①

59. 大肠癌方30 太子参12克、白术9克、茯苓15克、川石斛12克、八月札15克、红藤15克、菝葜30克、野葡萄藤30克、川黄连5克、紫苏叶9克、生薏苡仁30克、淮山药30克、乌梅9克、木香9克、鸡内金12克、谷芽30克、麦芽30克、菟丝子12克、补骨脂12克。每日1剂,水煎服。益气健脾,理气解毒。适用于胃肠溃疡型黏液腺癌。②

60. 胡志敏经验方(肠积消方) 马齿苋、藤梨根、红藤、败酱草、薏苡仁、蒲公英、土茯苓、半枝莲、白花蛇舌草。随症加减:若便血者,加槐角、槐花、地榆、白及、仙鹤草、侧柏炭;腹痛者,加白芍、生甘草;排便困难者,加火麻仁、郁李仁、肉苁蓉;乏力者,加党参、生黄芪、女贞子、枸杞子;食少者,加扁豆、鸡内金、炒麦芽;便次增多者,加诃子、补骨脂、石榴皮。每日1剂,水煎3次混合后分3次口服,3个月为1个疗程。适用于晚期大肠癌。治疗24例,其中腹痛症状改善率为79.1%,便血症状改善率为70.8%,排便异常症状改善率为45%,乏力食少症状改善率为65.7%。生存期2例存活3年以上,6例存活2年以上,10例存活1年以上,3例存活半年以上,3例存活少于半年。③

61. 大肠癌方31 党参40克、白术24克、茯苓15克、淮山药20克、柴胡10克、枳壳12克、半夏9克、陈皮9克、甘草5克。随症加减:口干、少苔者,加玉竹30克、麦冬15克;苔腻有痰湿者,加生薏苡仁30克、厚朴10克;胀痛甚者,加川楝子6

克、延胡索15克;大便硬结者,加瓜蒌仁30克;便溏、腹泻者,加白扁豆20克、煨木香6克。每日1剂,水煎服。2个月为1个疗程。治疗消化道肿瘤(包括大肠癌、胃癌)50例,显效(KPS评分增加10分以上)14例,有效(KPS评分增加不足10分)25例,无效(KPS评分减少)11例。④

62. 健脾方 太子参、白术、茯苓、甘草、陈皮、姜半夏、木香、砂仁、红藤、败酱草、八月札、橘核、荔枝核、半枝莲。每日1剂,水煎服,每天2次。健脾抗癌。适用于肠癌。⑤

63. 健脾消积汤 党参(或太子参)15克、白术12克、茯苓12克、甘草6克、陈皮6克、白花蛇舌草15克、薏苡仁30克、枳壳12克、黄芪15克、麦芽10克。随症加减:腹胀腹痛者,加砂仁(后下)6克、木香(后下)9克;恶心呕吐者,加半夏12克。每日1剂,清水煎至200毫升,早晚分2次服。益气健脾,行气化痰。适用于晚期大肠癌。治疗31例,改善11例,部分改善14例,无改善6例,总改善率81%。⑥

64. 大肠癌方32 人参10克、生黄芪30克、白术30克、云苓10克、金荞麦30克、女贞子15克、枸杞子15克、菟丝子15克、天龙9克、金钱白花蛇(冲服)1条、生麦芽30克、鸡内金30克、半枝莲30克、白花蛇舌草30克。每日1剂,水煎服。健脾益气,养心安神。适用于大肠癌心脾两虚型。方中人参、黄芪为主药,益气健脾、补虚益损以扶正;白术、茯苓、鸡内金、生麦芽增强人参、黄芪益气健脾作用,而且鸡内金又具活血作用;女贞子、菟丝子、枸杞子补肾扶脾;白花蛇舌草、半枝莲、金荞麦消热解毒、利湿抗癌;天龙、金钱白花蛇活血祛瘀、通络消癥,为虫类搜剔之品。全方立法中正,药性平和,补通兼施,共奏益气健脾、清热解毒、补肾扶脾、活血祛瘀通络之功。⑦

① 花金宝,等.名中医经方时方治肿瘤[M].北京:中国中医药出版社,2008:159.
② 丁金芳,施志明.施志明治疗大肠癌经验举要[J].上海中医药杂志,2007,41(5):43-44.
③ 冯晓飞.胡志敏教授中药治疗晚期大肠癌24例经验[J].实用中医内科杂志,2007,21(7):19-20.
④ 肖晓敏.健脾理气法治疗消化道肿瘤50例[J].江西中医药,2006,37(12):40.
⑤ 潘永福.健脾法对不同病理分期的老年肠癌化疗患者生活质量的影响[J].老年医学与保健,2006,12(3):169-171,179.
⑥ 黄智芳,等.健脾消积汤配合化疗治疗晚期大肠癌疗效观察[J].现代中西医结合杂志,2005,14(10):1281-1282.
⑦ 武迎梅.李建生治疗大肠癌的经验[J].北京中医,2004,23(4):212-213.

65. **大肠癌方33** 当归10克、桃仁10克、川楝子10克、三棱10克、莪术10克、延胡索10克、马齿苋30克、半枝莲30克、白花蛇舌草30克。随症加减：气虚，加黄芪、党参、白术、扁豆；伴脾肾阳虚者，伍用补骨脂、菟丝子、薜荔果、益智仁、制附子；血虚，加当归、白芍、阿胶；阴虚，加北沙参、麦冬、川石斛、生地黄、鳖甲；便脓血，加生地榆、槐花炭、血余炭、乌蔹莓、黄柏；便次多，加诃子、升麻、补骨脂、扁豆、赤石脂、禹余粮、罂粟壳；大便秘结体实者，加生大黄、枳实、玄明粉；体虚者，加柏子仁、郁李仁、火麻仁；腹部肿块，加夏枯草、海藻、昆布、生牡蛎、木鳖子。舒肝健脾，化瘀抗癌。其中当归、桃仁、三棱、莪术活血化瘀抗癌；川楝子、延胡索舒肝解郁；马齿苋、半枝莲、白花蛇舌草健脾利湿抗癌。适用于直肠癌中晚期，肛周肿物隆起，触之坚硬如石，坠痛不休；或大便滞下不调，带血色紫暗与粪便相混，里急后重，兼见发热，胸胁痞闷，嗳气食少，舌质紫黯，脉涩。①

66. **大肠癌方34** 桃仁12克、红花12克、蒲黄12克、五灵脂12克、白芍20克、红藤30克、败酱草30克、半枝莲30克、白花蛇舌草30克、槟榔12克、枳壳12克、生大黄（后下）12克、甘草9克。随症加减：神差乏力，脉弦细者，加党参15克、太子参15克；口干舌燥，舌质红者，加生地黄15克、玄参15克；少腹胀痛者，加延胡索15克、川楝子15克；发热口渴者，加柴胡15克、黄连9克。理气化瘀，通腑泻浊。适用于临床症见腹胀肠鸣，腹痛拒按，下利赤白或排便不畅，便血紫黑，面色晦暗，舌苔灰黑或白厚，舌有紫色或舌有瘀点（斑），脉弦涩。多见于左半结肠癌。②

67. **益阴抑瘤汤** 生地黄30克、生山药30克、山茱萸10克、牡丹皮10克、茯苓10克、当归30克、紫花地丁30克、虎杖15克、半枝莲30～60克、白花蛇舌草30～60克、蜈蚣1～3条。益阴养血。方中六味地黄汤滋阴养血，紫花地丁、蜈蚣等

解毒抑瘤。现代药理研究表明：六味地黄汤能提高机体对肿瘤细胞的抑制作用，同时对放化疗所致的骨髓抑制及肾上腺皮质功能受抑等有缓解作用；虎杖能防治放化疗时的白细胞下降；紫花地丁可在一定程度上减轻放化疗的毒性；蜈蚣、白花蛇舌草能使癌细胞受抑，以致溶解坏死。适用于大肠癌阴虚血枯型。③

68. **大肠癌方35** 西洋参（蒸兑）10克、生黄芪12克、制何首乌15克、槐花炭15克、大蓟草10克、仙鹤草12克、黄炭15克、地榆炭12克、金刚兜15克、白花蛇舌草15克、半枝莲15克、蒲公英15克、龙葵12克、桑寄生12克、淮山药15克。每日1剂，水煎，分2次服。益气养阴，清热解毒，凉血化瘀止血。适用于直肠乳头状腺瘤证属气阴两虚，热毒阻肠者。④

69. **温阳排毒汤** 附子10克、党参10克、干姜6克、当归10克、露蜂房10克、酒大黄6克、芒硝5克、黄芪20克、炒白术10克、山药30克、炙甘草10克、九香虫5克。随症加减：虚寒较重者，加吴茱萸6克、肉桂10克；腹痛、腹胀明显者，加延胡索12克、厚朴10克；恶心纳差者，加焦三仙各10克、竹茹10克、半夏15克、生姜10克；下坠便频者，加葛根30克、升麻15克。每日1剂，水煎，分2次服。温阳散寒，益气排毒。适用于直肠癌证属阳虚寒毒，症见腹痛隐隐，喜暖喜按，左少腹可触及肿块固定不移，大便脓血、时发时止，便以白脓为主，四肢不温，或便秘不下，或便细，舌质淡，苔白滑，脉沉迟或沉缓无力。⑤

70. **滋阴排毒汤** 生地黄30克、玄参15克、麦冬15克、阿胶（烊化）15克、桑白皮30克、黄连10克、沙参15克、白茅根30克、八月札10克、土茯苓30克、酒大黄10克、芒硝6克。随症加减：腹痛明显者，加白芍药30克、甘草15克；腹胀者，加厚朴10克、炒枳实15克。每日1剂，水煎，分2次服。适用于直肠癌证属阴虚热毒型，症见少腹

① 荣文舟，李东冰．直肠癌[M]．北京：科学技术文献出版社，2004：82．
② 郭子光，等．现代中医治疗学[M]．第2版．成都：四川科学技术出版社，2002：441．
③ 张海深，等．扶正抑瘤法在大肠癌治疗中的应用[J]．中国中医药信息杂志，2001，8(10)：7．
④ 蔡铁如，等．孙光荣研究员内外兼治直肠癌经验简析[J]．湖南中医药导报，2000，6(6)：9-10．
⑤ 魏文浩．直肠癌从毒论治[J]．河北中医，2000，22(5)：365-366．

疼痛,便有脓血,血多于脓,大便秘结,肛门疼痛,口渴咽干,五心烦热,头晕耳鸣,潮热盗汗,舌质红,少苔,脉沉细数者。①

71. 林芹壁经验方　方①:白花蛇舌草 120 克、半枝莲 30 克、七叶一枝花 30 克、牵牛子 30 克、炒麦芽 30 克、当归 30 克、茜草 90 克、土茯苓 60 克、生薏苡仁 60 克、败酱草 24 克、虎杖 18 克、槟榔 15 克、炒枳实 9 克、玄明粉(冲服)9 克、乌药 9 克、白芍 12 克。方②:当归 30 克、太子参 30 克、制何首乌 30 克、半枝莲 30 克、板蓝根 30 克、炒麦芽 30 克、白芍 15 克、生地黄 15 克、天花粉 15 克、黄芪 18 克、枸杞子 18 克、北沙参 24 克、石斛 21 克、枳壳 9 克、竹茹 12 克、白花蛇舌草 120 克、茜草 60 克。每日 1 剂,水煎服。适用于晚期结肠腺癌及淋巴结转移、涎下腺混合瘤。任某,女,41 岁,1975 年 4 月 3 日行剖腹探查术,见结肠肝区有 6～12 厘米大小肿瘤,表面不光滑,质极硬,已浸润邻近网膜,十二指肠下降部已被肿瘤浸润,粘连带较硬,水肿。肿瘤周围淋巴结均已转移。病理诊断:结肠腺癌,淋巴结转移。既往患冠心病及糖尿病。舌质淡,苔中黄厚腻,脉滑数。证属湿热邪毒,蕴积肠中,热毒灼津,传导不利,日久气血两伤,脾胃升降失司,肝肾亏损。治宜先清热解毒、攻下逐瘀。用方①,继以大补气血,健脾和胃,滋水涵木,佐以清热解毒,用方②。寓攻于补,以方②为主,随症加减:党参、生熟地黄、黄精、虎杖、丹参、鸡血藤、焦白术、忍冬藤、山药等,并配合化疗 13 个疗程 2 年多,诸症均消,体重增加 30 余斤,五年多来一直全日工作。1978 年 X 线胃肠钡检未发现任何异常。至 1983 年 12 月已健康存活 8 年 8 个月并且左颌下肿块逐日软化,变为囊状(行手术切除,病理报告:涎下腺混合瘤,低度恶性)。②

72. 大肠癌方 36　白花蛇舌草 30 克、半枝莲 30 克、黄毛耳草 30 克、薏苡仁 30 克、冬瓜子 20 克、槐花 15 克、山慈菇 15 克、白术 15 克、莪术 15 克、墨旱莲 15 克、丹参 15 克、水蛭 12 克。每日 1 剂,水煎服。扶脾运湿,清热利湿,解毒散结。适用于直肠癌证属脾虚湿带,郁久化热,热伤络脉,症见便血者。李某,男,52 岁,患者因大便带血及黏液,于 1975 年 12 月内窥镜及病理诊断:直肠癌。患者拒绝手术,脉缓,舌胖有瘀点,苔黄腻。采用上方中药加减治疗 7 年余,肿块无明显增长,病情稳定。但 7 年后复发转移,于 1984 年 12 月死亡,治疗后共存活 9 年。③

73. 大肠癌方 37　苍术 10 克、木香 10 克、黄连 10 克、黄柏 12 克、牛膝 12 克、刺猬皮 12 克、玄参 20 克、郁金 20 克、薏苡仁 30 克、牡蛎 30 克、夏枯草 15 克、槐花 15 克、地榆 15 克、海藻 15 克、昆布 15 克、甘草 3 克。每日 1 剂,水煎服。配消核浸膏片,每次 3 片,每日 3 次。除湿解毒,软坚散结。适用于直肠癌证属湿热下注,热毒结块者。代某,男,55 岁,1977 年 11 月患直肠腺癌。因包块在直肠前壁,术中出现并发症,患者又不愿改道,故用上法加减治之。1 月后即见效,1 年后检查肿块仍同样大小,至 1980 年 2 月已带癌生存 2 年,未见不适。④

74. 大肠癌方 38　水杨梅根 30 克、藤梨根 30 克、白花蛇舌草 30 克、炒谷芽 30 克、仙鹤草 30 克、七叶一枝花 9 克、牡丹皮炭 9 克、当归 9 克、虎杖 15 克、瓜蒌皮 15 克。每日 1 剂,水煎服。清热解毒,和络止痢,健胃扶正。适用于直肠腺癌证属癌毒蕴肠,损伤肠络,脾胃不健者。韩某,男,74 岁,1980 年 12 月肛门指诊示:距肛门 4 厘米处直肠肿块约 3.5 厘米×3.5 厘米大小,表面高低不平,菜花状,出血。病理报告:直肠腺癌。原有慢性支气管炎、肺气肿及肺心病,麻醉后出现休克,停止手术。症见下利黏液及血,每日 10 余次,腹隐痛,纳食甚少,时有咳嗽痰多,消瘦乏力,舌质红,苔薄,脉细弦。服上方 1 月,大便出血停止,黏

① 魏文浩.直肠癌从毒论治[J].河北中医 2000,22(5):365-366.
② 李济仁.名老中医肿瘤验案辑按[M].上海:上海科学技术出版社,1999:295.
③ 李济仁.名老中医肿瘤验案辑按[M].上海:上海科学技术出版社,1999:299.
④ 李济仁.名老中医肿瘤验案辑按[M].上海:上海科学技术出版社,1999:312.

液减少,纳食增加,腹痛已瘥。续服半年,体力增强,大便每日2次,带少许黏液,能做轻微家务劳动。带瘤存活3年余。[①]

75.**散寒益气抗癌汤** 人参3克、制附子6克、黄芪10克、茯苓10克、甘草3克、制苦参5克、制莪术6克、天花粉10克、大黄3克、黄连2克、青皮5克。每日1剂,水煎服。散寒消结,益气抗癌。适用于大肠癌证属寒毒型的虚寒型,症见腹部隐隐胀痛,肠鸣,大便稀烂,次数多量少或腹泻,便中带有黏液或血液,纳食差,口淡无味,人体消瘦或虚胖,畏寒怕冷,面色苍白,舌质淡嫩,苔薄,脉沉迟等。[②]

76.**二妙散(《丹溪心法》)加味** 黄柏6克、苍术6克、薏苡仁10克、泽泻10克、猪苓10克、苦参10克、白鲜皮6克、莪术6克。每日1剂,水煎服。清热利湿,解毒抗癌。适用于大肠癌证属湿毒型的湿热型,症见腹部闷灼痛,大便溏黏不爽,每天排便次多量少,便中带有黏液或脓血,或见里急后重,纳食差,人体消瘦,口苦而黏,肢体困重,或肌肤瘙痒,或见下半身湿疹尤甚,小便短赤,舌质红,苔黄或黄腻,脉满数。[③]

77.**平胃散(《太平惠民和剂局方》)加减** 制苍术10克、制厚朴10克、陈皮6克、甘草2克、半夏10克、茯苓10克、白鲜皮10克、制苦参5克、猪苓10克、制莪术3克。每日1剂,水煎服。燥湿消结,解毒抗癌。适用于大肠癌证属湿毒型的寒湿型,症见腹部胀闷作痛,大便溏黏不爽,每天排便次多量少,便中带有黏液或脓血,纳食差,人体消瘦或虚胖,口淡而黏,肢体困重,畏寒,小便短少,舌质淡胖,苔白或腻,脉沉弦。[④]

78.**四君子汤(《太平惠民和剂局方》)加味** 人参5克、白术5克、茯苓6克、炙甘草6克、制苦参10克、天花粉10克、大黄3克、制莪术6克。

每日1剂,水煎服。益气抗癌。适用于大肠癌证属气虚型,症见腹部隐隐作痛,喜按,大便次多量少,便中带有黏液或脓血,纳差,身体消瘦,神疲乏力,少气懒言,头晕目眩,小便无力,面色苍白,舌质淡,苔薄白,脉沉虚无力。[⑤]

79.**养血抗癌汤** 阿胶3克、炒白芍10克、熟地黄6克、制龙眼肉10克、制黄连3克、大青叶3克、紫草10克、炙甘草3克、大枣10克、制莪术6克。随症加减:偏血虚者,加炒当归6克。每日1剂,水煎服。养血抗癌。适用于大肠癌证属血虚型,症见腹部隐隐作痛,喜按,大便干结或几天便中带有黏液或脓血,纳差,身体消瘦,头晕目眩,心悸,四肢易发麻,唇、爪甲淡白,面色萎黄,舌嫩瘦,苔薄,脉沉细无力。[⑥]

80.**大肠癌方39** 白花蛇舌草30克、半枝莲15克、黄芪10克、生地黄15克、仙鹤草10克、藕节10克、枳壳20克、牡蛎20克、莪术10克、厚朴10克、升麻10克、延胡索20克、乌药15克、白芍10克、甘草5克。解毒抗癌,益气养阴。适用于大肠癌气阴两虚型。赵玉刚认为浊邪长期停滞体内酿成癌毒,并且在人体正气不足之时攻击人体,渐发为癌肿。故治疗上除使用清热解毒、软坚散结、抗癌之品如白花蛇舌草、莪术、半枝莲、牡蛎等尚可加入益气养阴之品如黄芪、生地黄、白芍等。诸药合用,共奏抗癌解毒、益气养阴之效。[⑦]

81.**榴鹳理中汤** 党参10克、苍术10克、白术10克、茯苓10克、补骨脂10克、肉豆蔻10克、石榴皮10克、老鹳草10克、儿茶10克、干姜6克、炙甘草6克、黄芪30克、薏苡仁30克。每日1剂,分2次服。温补脾肾,化瘀散结。适用于肠癌。[⑧]

82.**附桂河车汤** 附子6克、干姜6克、肉桂6克、紫河车25克、炙五倍子45克、禹余粮30克、

① 李济仁.名老中医肿瘤验案辑按[M].上海:上海科学技术出版社,1999:316.
② 潘鸿鸪.中医药抗癌学[M].北京:中医古籍出版社,1998:112.
③ 潘鸿鸪.中医药抗癌学[M].北京:中医古籍出版社,1998:113.
④ 同上.
⑤ 同上.
⑥ 潘鸿鸪.中医药抗癌学[M].北京:中医古籍出版社,1998:114.
⑦ 赵玉刚.解毒法在结肠癌治疗中的运用[J].黑龙江中医药,1998(1):32.
⑧ 陈熠,丛众.肿瘤单验方大全[M].北京:中国中医药出版社,1998:539.

没食子 12 克、诃子肉 10 克、赤练蛇 30 克。上药共研细末，每次 3 克，每日 2 次，开水冲服。温补脾肾，散结消瘤。适用于肠癌。[1]

83. 凤尾槿花汤　凤尾草 15 克、枹木根皮 15 克、无花果 15 克、黄毛耳草 15 克、白槿花 9 克、地锦草 9 克、白蔹 9 克、芥菜花 9 克、胡黄连 3 克。每日 1 剂，分 2 次服。清肠解毒，止痛止血。适用于直肠癌血痢疼痛。[2]

84. 肠癌通滞汤　当归 9 克、干地黄 9 克、桃仁 9 克、白芍 9 克、大黄 5 克、红花 5 克、枳实 9 克、韭菜子 9 克。清肠通滞。适用于直肠癌大便秘结。[3]

85. 猬皮红藤败酱汤　白头翁 9 克、红藤 30 克、败酱草 15 克、苦参 9 克、炙刺猬皮 9 克、七叶一枝花 9 克、秦皮 9 克、黄芩 9 克、炮甲片 9 克、皂角刺 9 克、土茯苓 30 克。清热解毒，化瘀消癌。适用于直肠癌下痢。[4]

86. 大戟皂刺汤　大戟 3 克、皂角刺 18 克、闹羊花 3 克、乌桕树根 24 根、山楂根 24 克、野南瓜 15 克、白茅根 30 克、卫矛 6 克。每日 1 剂，分 2 次服。清肠抗癌。适用于直肠癌。[5]

87. 通气汤　沉香 4.5 克、白蔻仁 9 克、广木香 9 克、莱菔子、陈佛手 9 克、大腹皮 12 克、降香 4.5 克、桃仁 9 克、延胡索 9 克、厚朴 9 克。温中散寒，行气化瘀止痛。每日 1 剂，分 2 次服。适用于肠癌。[6]

88. 清肠解毒汤　苦参 30 克、凤尾草 30 克、地锦草 30 克、败酱草 30 克、白花蛇舌草 30 克、野葡萄藤 30 克、生薏苡仁 30 克、蛇莓 30 克、红藤 15 克、赤芍 15 克、土鳖虫 15 克、枳壳 10 克。随症加减：气虚者，加党参、黄芪、白术、茯苓等；血虚者，加黄芪、当归、鸡血藤、熟地黄、龟甲等；阴虚者，加制附片、肉桂、巴戟肉、淫羊藿、菟丝子等；兼便血

者，加地榆、仙鹤草、血余炭；久泻者，加乌梅肉、诃子肉、赤石脂、石榴皮；兼腹水者，加猫人参、龙葵、猪苓、泽泻；兼腹痛者，加延胡索、乳香、川楝子。每日 1 剂，水煎，分 2～3 次服，3 个月为 1 个疗程。适用于晚期大肠癌（盲肠癌、结肠癌、直肠癌）。用本法治疗 24 例 Ⅳ 期大肠癌，1 年生存率为 62.5％、2 年生存率为 25.0％、3 年生存率为 12.4％，最短生存期为 3.5 个月，年均生存期为 13.5 个月。[7]

89. 大肠癌方 40　生黄芪 15 克、苦参 10 克、败酱草 15 克、红藤 15 克、生薏苡仁 15 克、墓头回 10 克、土茯苓 15 克、白花蛇舌草 20 克、枸杞子 10 克、女贞子 10 克、失笑散（包煎）10 克。每日 1 剂，水煎，分 2～3 次服。清热化湿，扶正解毒，抗癌。适用于结肠癌。[8]

90. 大肠癌方 41　白头翁 30 克，马齿苋 15 克、白花蛇舌草 15 克、山慈菇 15 克、黄柏 10 克、浙贝母 10 克、当归 10 克、赤芍 10 克、广木香 10 克、炒枳壳 10 克。随症加减：便下脓血者，加贯众炭、侧柏炭、生地榆等活血止血；腹痛大便秘结者，加延胡索、瓜蒌仁、火麻仁等润肠通便；便溏者，加诃子、赤石脂、石榴皮等涩肠止泻；腹部触及肿块者，加鳖甲、龟甲、甲片等软坚散结；淋巴转移者，加夏枯草、海藻、昆布等；气血衰败者，加党参、黄芪、黄精等。每日 1 剂，水煎服，3 个月为 1 个疗程。采用本方内服和灌肠方（槐花 15 克、鸦胆子 15 克、败酱草 30 克、土茯苓 30 克、白花蛇舌草 30 克、花蕊石 6 克、血竭 10 克、皂角刺 10 克。浓煎后保留灌肠，每日 1 次）。单纯中药内外合治晚期直肠癌 18 例（腺癌 14 例，黏液腺癌 3 例，未分化癌 1 例），结果：① 患者的里急后重、脓血便、肛门坠痛、腹胀腹痛等临床症状改善；② 生存期延长。[9]

① 陈熠，丛众. 肿瘤单验方大全[M]. 北京：中国中医药出版社，1998：539.
② 陈熠，丛众. 肿瘤单验方大全[M]. 北京：中国中医药出版社，1998：552.
③ 同上.
④ 同上.
⑤ 陈熠，丛众. 肿瘤单验方大全[M]. 北京：中国中医药出版社，1998：553.
⑥ 陈熠，丛众. 肿瘤单验方大全[M]. 北京：中国中医药出版社，1998：559.
⑦ 查雪良. 清肠解毒汤治疗晚期大肠癌 24 例[J]. 江苏中医，1997，18（8）：20.
⑧ 龙明照，等. 周仲瑛教授治疗消化系统恶性肿瘤经验[J]. 南京中医药大学学报，1996，12（3）：40-41.
⑨ 陈培丰. 单纯中医药治疗晚期直肠癌 18 例[J]. 陕西中医. 1995，16（1）：12.

91. 大肠癌方 42 党参、白术、茯苓、陈皮、法半夏、生薏苡仁、土茯苓、白花蛇舌草。适用于直肠癌、结肠癌。配合化疗治疗 62 例患者,其 1 年生存率为 98.4%,5 年生存率为 72.7%。研究表明本方能减轻环磷酰胺对小鼠的不良反应,减轻对骨髓的抑制作用,并对荷瘤小鼠有明显的抑瘤作用。[1]

92. 黄敏静经验方 经病案整理,第一阶段自初诊至 1982 年 6 月,以下列药物轮换服用:① 健脾益气:黄芪 15～30 克、太子参 12～15 克、生白术 6～10 克、茯苓 10～15 克。② 清热利湿:生薏苡仁 30 克、黄柏 12 克、败酱草 15～30 克、茯苓 15～30 克、黄连粉(冲服)3 克、白头翁 15～20 克、白英 20～30 克、一枝黄花 15～30 克、白花蛇舌草 30 克。③ 理气化滞:厚朴 12 克、延胡索 10 克、川楝子 12 克。④ 抑癌散结:生薏苡仁 30 克、七叶一枝花 30 克、天龙 1～2 条、山慈菇 30 克、露蜂房 10 克、海藻 15～20 克、昆布 15～20 克。随症加减:清热燥湿者,加黄芩、黄柏、黄连、苦参;清热利湿者,加茯苓、淡竹叶、木通、半边莲;分利止泻者,加车前草、泽泻、大腹皮、茯苓;清肠止泻者,加金银花炭、红藤、马齿苋、土茯苓;消食导滞者,加山楂、谷麦芽、鸡内金、熟大黄。每日 1 剂,水煎服。健脾益气,清热利湿,理气化滞。适用于直肠腺癌证属脾虚气亏,湿热滞肠者。严某,女,49 岁,1978 年诊为早期直肠癌(腺癌)。患者及其家人不愿手术。自 1978 年 6 月起,服用中药治疗,半年左右症状改善,一年后复查,肿块缩小。坚持服药 3 年,复查肿块消失,继续巩固疗效。4 年后一切正常,改服单方,药用薏苡仁 30 克、绿豆 20 克、金银花 10 克。随访 2 年,未见复发。患者心情好,胃口好,体重较病前增加 5 千克,且能操持家务。[2]

93. 大肠癌方 43 木香 7 克、人参(先煎)10

克、茯苓 10 克、白术 10 克、檀香 7 克、急性子 10 克、鸡内金 10 克、陈皮 7 克、清半夏 10 克、龙葵 15 克、草莓 15 克、白英 15 克。每日 1 剂,水煎服。适用于大肠癌。[3]

94. 红白莲花汤 苦参 9 克、七叶一枝花 9 克、红藤 15 克、白头翁 9 克、半枝莲 30 克、白槿花 9 克。随症加减:便血多者,加茜草根 9 克、仙鹤草 15 克、地榆 9 克、炙刺猬皮 9 克、凤尾草 9～30 克;大便次数多、伴黏液或脓血者,加樗根皮 9 克、侧柏叶 9 克、荠菜花 9～15 克、无花果 9～15 克、诃子 9 克、马齿苋 9～15 克、凤尾草 9～3 克、血见愁 9～15 克;腹胀不适者,加木香 39 克、厚朴 6 克、枳壳 6 克、天台乌药 3～9 克、大腹皮 9 克、益欢散(分吞)6 克;大便涩滞者,加大黄 9 克、桃仁 9 克;体虚者,用麻仁丸(吞)9 克;血细胞低者,加鸡血藤 5 克、虎杖 15 克、薏苡仁 15 克、赤小豆 15 克、当归 9 克、炙黄芪 19 克。每日 1 剂,水煎,分 2 次服用。清热解毒,利湿活血。本方治疗大肠癌 30 例,其中 27 例为手术化疗后患者,结果生存 5 年以上 3 例,其中 1 例已存活 9 年半,生存 2 年以上 9 例,生存 1 年以上 12 例,生存 1 年以下 6 例。[4][5]

95. 双藤双参汤 党参 9 克、白花蛇舌草 30 克、红藤 30 克、败酱草 30 克、紫丹参 30 克、白茅藤 30 克、木馒头 30 克、生牡蛎 30 克、乌蔹莓 30 克、瓜蒌仁 30 克、金刚刺 30 克、八月札 15 克、炮甲片 15 克、生枳实 12 克、地榆炭 12 克。每日 1 剂,煎 2 次分服。清肠解毒,活血消积。适用于肠癌。上海中医学院单用本方治疗肠癌 14 例,显效 2 例,有效 5 例,无效 7 例,总有效率为 50%。[6]

96. 肛门痛方 白花蛇舌草 80 克、半枝莲 60 克、忍冬藤 30 克、薏苡仁 30 克、昆布 30 克、夏枯草 15 克、海藻 15 克、槐角 15 克、紫草根 15 克、桃仁 12 克、厚朴 9 克、甲片 9 克。每日 1 剂,加水煎

① 李国栋,等. 中西医结合治疗肛肠病的进展 第十二讲 直肠癌与结肠癌的中西医诊疗概况[J]. 中级医刊,1995,30(3):43-44.
② 凌耀星. 中医治癌秘诀[M]. 上海:文汇出版社,1995:120.
③ 张宗岐. 临床肿瘤综合治疗大全[M]. 北京:奥林匹克出版社,1995:232.
④ 常虹,李鑫. 中医抗癌良方[M]. 哈尔滨:黑龙江科学技术出版社,1995:125.
⑤ 张民庆. 肿瘤良方大全[M]. 合肥:安徽科学技术出版社,1994:148.
⑥ 张民庆. 肿瘤良方大全[M]. 合肥:安徽科学技术出版社,1994:147.

煮,制成煎剂,分2次温服。清热解毒,活血化瘀。适用于肛门癌。陈某,男,66岁。经病理检查确诊为肛门腺癌,服用本方2个多月,症状减轻,癌肿控制,坚持用药1年多,病情一直稳定。①

97. 海蛇软坚汤　夏枯草12克、海藻12克、海带12克、牡蛎30克、玄参12克、天花粉12克、露蜂房15克、丹参15克、浙贝母9克、川楝子12克、贯众炭30克、白花蛇舌草30克、白英15克。随症加减:大便带黏冻,加白芍9克、马齿苋12克、一见喜15克、白头翁15克;便中带血,加金银花炭15克、蒲黄炭12克;大便困难,加生枳实15克、火麻仁30克;腹泻,加诃子12克、补骨脂15克、白术12克、罂粟壳6克。每日1剂,水煎服。理气活血,清热解毒,软坚清癥。适用于直肠癌。②

98. 槐角地榆汤　槐角12克、生地榆9克、金银花12克、白花蛇舌草30克、藤梨根30克、生薏苡仁30克、土茯苓30克、猫人参60克、无花果15克、苦参9克、侧柏叶9克。随症加减:热结便秘,加大黄、番泻叶、黄连;便血多,加大小蓟、三七;腹泻,加马齿苋、白头翁。每日1剂,水煎服。清热利湿,化瘀清肿。适用于直肠癌。③

99. 黄白龙藤汤　黄柏10克、白英30克、龙葵30克、白头翁20克、白术10克、苍术10克、生薏苡仁30克、厚朴10克、茯苓10克、延胡索10克、败酱草30克、川楝子10克、黄连面(冲服)3克、藤梨根30克。每日1剂,分头道、二道煎服,2～3个月为1个疗程。健脾利湿,清热解毒,行瘀排脓。适用于结肠癌、直肠癌。注意事项:禁食酸、辣有刺激性食物。④

100. 红藤马莲汤　红藤30克、藤梨根30克、马齿苋30克、土茯苓30克、半枝莲30克、白英30克、儿茶10克、败酱草30克、马尾莲20克、木香10克、厚朴10克、三棱10克、莪术10克、川楝子

10克。每日1剂,分头道、二道煎服。清热解毒,活血消肿,治痢疗疮,消痈散结。适用于结肠痛、胃癌。注意事项:服药后有个别患者出现恶心、呕吐、胃满、纳差,可改用一剂药分两次服,即可减去胃满等反应。⑤

101. 槐花煎合龙蛇羊泉汤　槐花15克、地榆30克、浙贝母10克、白芷10克、桔梗10克、金银花20克、茵陈30克、土茯苓30克、甘草6克、龙葵20克、白花蛇舌草30克、白英30克。每日1剂,分头道、二道煎服。清热利湿,解毒消滞。适用于直肠癌、结肠癌。注意事项:戒烟、酒;勿食刺激性食物如辣椒、胡椒。⑥

102. 石莲豆汤　石见穿30克、半枝莲60克、生地榆30克、生薏苡仁30克、七叶一枝花20克、忍冬藤30克、槐角30克、枳壳10克、厚朴10克、昆布30克、槐花炭30克、瓜蒌皮30克、儿茶6克、山豆根10克。每日1剂,分头道、二道煎服。清利湿热,解毒化瘀。注意事项:服药后有恶心、胃中嘈杂、纳差等反应者可改为饭后服药,或将药水煎两次药汁混合浓缩后,分成3次饭后服,可消除反应。⑦

103. 加味龙蛇羊泉汤　白花蛇舌草9克、白英30克、龙葵30克、红藤15克、蒲公英30克、槐角30克、半枝莲30克、忍冬藤30克、生地榆30克、败酱草30克、儿茶10克、槐花炭30克。每日1剂,分头道、道麻服。清热解连,消肿止血。适用于结肠癌、直肠病。注意事项:服药后有轻微心胸不适,分服即减少反应。⑧

104. 蛇蛎汤　生牡蛎30克、夏枯草12克、海藻12克、昆布12克、白花蛇舌草30克、玄参12克、露蜂房15克、白英15克、丹参15克、川贝母9克、川楝子12克、贯众炭30克。每日1剂,水煎取汁250毫升,每日2次,口服。散结止痛,清热

① 张民庆. 肿瘤良方大全[M]. 合肥:安徽科学技术出版社,1994:150.
② 张民庆. 肿瘤良方大全[M]. 合肥:安徽科学技术出版社,1994:152.
③ 张民庆. 肿瘤良方大全[M]. 合肥:安徽科学技术出版社,1994:155.
④ 邵梦扬,等. 治癌方[M]. 郑州:河南科学技术出版社,1994:67.
⑤ 同上.
⑥ 邵梦扬,等. 治癌方[M]. 郑州:河南科学技术出版社,1994:68.
⑦ 邵梦扬,等. 治癌方[M]. 郑州:河南科学技术出版社,1994:70.
⑧ 邵梦扬,等. 治癌方[M]. 郑州:河南科学技术出版社,1994:71.

止血。随症加减：大便带黏冻，加白芍 9 克、马齿苋 12 克、穿心莲 15 克、白头翁 15 克；大便带血，加金银花炭 15 克、蒲黄炭 30 克；大便频繁，加诃子 12 克、补骨脂 15 克、白术 12 克、罂粟壳 6 克；大便困难，加生枳实 15 克、火麻仁（打碎）30 克。①

105. 黑圣散（《仁斋直指》）加减　当归、川芎、茯苓、地榆、槐花（焙）、棕榈炭、艾叶（烧存性）、百草霜 15 克。上药为末。每次服 6 克，空腹时用陈米饮调下。活血祛瘀，收敛止血。适用于肠癌下血不止。②

106. 槐花散 1 号（《普济本事方》）　槐花（炒）15 克、侧柏叶（烂杵，焙）15 克、荆芥穗 15 克、枳壳（去瓤，细切，麸炒黄）15 克。研为细末。每次 6 克，空腹时用清米饮调下。疏风下气，清肠止血。适用于肠癌便血，血色鲜红或紫暗，证属潮热内蕴者。方中槐花清大肠湿热，凉血止血为君；侧柏叶助槐花凉血止血；炒荆芥祛风理血为臣；枳壳宽肠利气为佐使。诸药合用，共奏清肠疏风、凉血止血之功。气虚或阴虚者忌用。③

107. 槐花散 2 号（《普济方》引《经验良方》）　槐花（15 克炒，15 克生）30 克、生栀子（去皮，炒）30 克。上为末。每次服 6 克，空腹时用新汲水调下。清肠止血。适用于肠癌便血。④

108. 癌症六味汤　当归 15 克、黄芪 30 克、白芍 15 克、甘草 9 克、陈皮 9 克、龙眼肉 15 克。随症加减：直肠出血或便血者，加仙鹤草 9 克、侧柏炭 9 克、大小蓟各 9 克、茜草 9 克；食欲差者，加砂仁 9 克、鸡内金 9 克、焦山楂 9 克、枳壳 9 克；口干者，加大青叶 9 克、地骨皮 9 克、玉竹 15 克；呕吐者，加藿香 9 克、法半夏 9 克、山茱萸 9 克、生姜 9 克；便秘者，加大黄 9 克、玄明粉 6 克、桃仁 6 克、泽泻 9 克；腰痛者，加延胡索 9 克、香附 9 克、乳香

9 克、石蒜 2 克。水煎服。适用于大肠癌。⑤

109. 大肠癌方 44　白头翁 12 克、炒知母 9 克、夏枯草 24 克、秦皮 12 克、板蓝根 24 克、橘红 9 克、半枝莲 24 克、香附 9 克、郁金 12 克、炒谷芽 12 克、败酱草 15 克、木香 6 克、炒神曲 12 克、甘草 3 克。水煎服。适用大肠癌。⑥

110. 大肠癌方 45　太子参 12 克、姜半夏 6 克、当归 6 克、炒白术 9 克、茯苓 9 克、苦参 9 克、薏苡仁 30 克、藤梨根 30 克、无花果 15 克、猫人参 60 克。每日 1 剂，水煎服。适用于晚期直肠癌，手术损伤气血，脾胃虚弱者。⑦

111. 大肠癌方 46　木槿花 15 克、败酱草 15 克、马尾黄连 10 克、七叶一枝花 15 克、薏苡仁 30 克。每日 1 剂，水煎服。适用于肠癌热毒壅滞者。⑧

112. 复方三四合剂　党参 12 克、白术 12 克、茯苓 12 克、甘草 6 克、藤梨根 30 克、水杨梅根 30 克、野葡萄根 30 克、广木香 9 克、天仙藤 9 克、焦三仙各 9 克、鸡内金 6 克。每日 1 剂，分 2 次服。随症加减：苔腻湿浊者，加藿香 9 克、佩兰 9 克、青蒿 12 克、薏苡仁 30 克；腹胀气滞者，加大腹皮 15 克、川楝子 9 克；便血者，加地榆炭 12 克、生地黄炭 12 克、仙鹤草 30 克、墨旱莲 12 克；形体消瘦，舌质红绛属肝肾阴亏者，加杭白芍 15 克、枸杞子 12 克、熟地黄 12 克、鲜石斛 30 克；便秘者，加全瓜蒌 30 克、望江南 15 克、生大黄（后入）9 克、枳壳 12 克；因化疗引起的恶心呕吐，加旋覆花（包）15 克、代赭石 30 克、姜半夏 9 克、姜竹茹 6 克；白细胞下降者，加黄精 15 克、女贞子 12 克、羊蹄根 15 克、赤小豆 30 克、生地黄 15 克。益气补虚，解毒消瘀。适用于肠癌。⑨

113. 白马龙蛇汤　白英 20 克、蛇莓 20 克、龙葵 20 克、马齿苋 30 克、代赭石 30 克、鸡血藤 30

① 张民庆. 肿瘤良方大全[M]. 合肥：安徽科学技术出版社，1994：153.
② 张民庆. 肿瘤良方大全[M]. 合肥：安徽科学技术出版社，1994：154.
③ 张民庆. 肿瘤良方大全[M]. 合肥：安徽科学技术出版社，1994：155.
④ 同上.
⑤ 刘永生. 治癌处方大全[M]. 天津：天津科学技术出版社，1994：203.
⑥ 同上.
⑦ 睢文发，余朋千. 实用抗癌验方 1000 首[M]. 北京：中医古籍出版社，1993：64.
⑧ 睢文发，余朋千. 实用抗癌验方 1000 首[M]. 北京：中医古籍出版社，1993：66.
⑨ 郭勇，等. 大肠癌的中西医治疗规律初探——附 31 例临床分析[J]. 浙江中医学院学报，1992，16(4)：28-30.

克、当归 9 克、旋覆花 9 克、川芎 6 克、白头翁 20 克。每日 1 剂,水煎,分 2 次服。适用于直肠癌。本方合用氟尿嘧啶注射液治疗 1 例经病理检查诊断为直肠癌的患者,治疗后存活已 5 年,未见远处转移,排便无痛苦,并已恢复工作。①

114. 青根饮 青蒿 60 克、鲜野葡萄藤 60 克、地榆 60 克、鲜蛇莓 30 克。各药洗净后,沥干,置热水瓶内,倒入沸开水浸过药面,浸泡 12 小时,滤出药液,即得。口服,每日 1 剂,供随时饮服,15 天为 1 个疗程。本方用于治疗直肠癌多例,有一定疗效。刘某,男,50 岁,确诊为直肠癌,菜花状肿块,触之出血。服用本方及外搽红升丹 50 多天后,疼痛解除,便血停止,肿块逐渐缩小,继续服药巩固疗效,病情一直稳定。②

115. 大肠癌方 47 生黄芪 30 克、龙葵 30 克、石见穿 30 克、车前子 30 克、泽泻 30 克、薏苡仁 30 克、白术 9 克、乌梅 9 克、茯苓 15 克、八月札 15 克、赤芍 15 克、白芍 15 克、大腹皮 15 克、红藤 15 克、淮山药 15 克、猫人参 60 克、焦山楂 12 克、焦神曲 12 克、升麻 12 克。每日 1 剂,水煎服。益气升提,健脾利水,清肠消肿。适用于直肠癌腹腔广泛转移,证属脾失健运,水湿蓄结者。患者,女,75 岁。1982 年经直肠镜、B 超检查诊断为大肠癌腹腔广泛转移,合并大量腹水。用上方 60 余剂,症状明显改善,3 年后因失治而死亡。③

116. 大肠癌方 48 白花舌蛇草、白茅根、夏枯草、仙鹤草。随症加减:如肿瘤阻塞肠道,加三棱、枳实、旋覆花、玄明粉、荔枝核、海藻、昆布以化痰涤饮、软坚散结、破瘀消肿;气滞坠胀,加薤白、桔梗、橘壳、乌药、青皮以开郁散结、行气导滞;便结液干,无水不能行舟,加天花粉、玄参、麦冬、杏仁、桃仁、火麻仁、柏子仁、郁李仁、松子仁,并重用紫菀以增液润燥、滑肠通便;气血两虚,输送无力,加黄芪、当归、玉竹、沙参、甘草、何首乌、蜂蜜、五

加皮,以滋补气血、益阴和阳;便中带血,加生地黄、白芍、地榆、野菊花、蒲公英、紫花地丁、天葵子以消肿毒;因便通能食,不守禁忌,见舌苔黄腻浊厚,口味作甜,或口干味苦,用省头草、神曲、山楂炒谷麦芽、莱菔子(四消饮)等煎水代茶,以清湿热、化浊秽而消宿食积滞。④

117. 苍藤汤 苍术 12 克、猪苓 60 克、薏苡仁 30 克、红藤 30 克、石榴皮 30 克、焦山楂 30 克、白头翁 10 克、诃子 15 克、藤梨根 30 克、料姜石 60 克。1 剂药煎 2 遍,合在一起分 2 次服。可配服平消片。本方用苍术、薏苡仁燥湿健脾;石榴皮、焦山楂、诃子止泻止痢;红藤、白头翁、藤梨根清热解毒、活血养血;猪苓、料姜石利水消胀、降逆镇冲。诸药共奏健脾利湿、理气止痛、清热解毒、止泻止痢、消肿抗癌之功效。⑤

118. 苡榴汤 2 号 焦山楂 30 克、诃子 15 克、红参 10 克、补骨脂 30 克、石榴皮 30 克、赤石脂 10 克、薏苡仁 30 克、苍术 12 克、干姜 15 克、料姜石 60 克。1 剂药煎 2 遍,合在一起分 2 次服,可服加减苡榴汤与平消丹。温肾健脾,祛寒散结。适用于大肠癌证属脾肾寒结,症见面色苍白,形体消瘦,精神疲倦,嗜睡,气促腹痛喜热,肠鸣腹泻,泻痢频繁,泻后稍安,四肢厥冷,舌淡,苔白,脉沉滞细。本方用干姜、苍术、薏苡仁、补骨脂温肾健脾,燥湿消肿;焦山楂、诃子、石榴皮、赤石脂止泻止痢;红人参、料姜石补虚扶正。诸药共奏温肾健脾、祛寒散结、利湿止泻、扶正祛邪之功。⑥

119. 豆楞汤 紫石英 15 克、花蕊石 15 克、瓦楞子 30 克、山豆根 9 克、槐角 15 克、连翘 30 克、蒲公英 15 克、牛蒡子 15 克、大黄 9 克、木通 9 克、桃仁 9 克、金银花 30 克。不分哪种肠癌,到晚期发生转移时,按转移出现的症状,随症用药。1 剂药煎 2 遍,合在一起分 2 次服。可用本方加减并配服平消丹。适用于肠癌便秘与腹泻交替出现,

① 郎伟君,孟立春. 抗癌中药一千方[M]. 北京:中国医药科技出版社,1992:337.
② 同上.
③ 徐振晔. 升提固涩、导下通腑治疗直肠癌[J]. 上海中医药杂志,1991(7):10-11.
④ 尚炽昌. 疑难病证名验方辑要(下)[M]. 北京:华龄出版社,1990:785-786.
⑤ 贾堃. 中医癌瘤证治学[M]. 西安:陕西科学技术出版社,1989:281.
⑥ 贾堃. 中医癌瘤证治学[M]. 西安:陕西科学技术出版社,1989:283.

或摸到坚硬的结节有压痛者。本方以紫石英、花蕊石、桃仁、瓦楞子、槐角软坚破积、活血止血；山豆根、连翘、蒲公英、金银花、牛蒡子清热解毒、润燥消炎；大黄、木通泻下利尿。各药共奏清热解毒、软坚破积、活血止血、化瘀定痛、通肠泻下、利尿消肿之功。[1]

120. 蛇龙汤　白花蛇舌草 30 克、龙葵 15 克、红藤 30 克、大黄 9 克、牡丹皮 12 克、鳖甲 12 克、瓦楞子 30 克、黄芪 30 克、龟甲 15 克、薏苡仁 30 克。1 剂药煎 2 遍,合在一起分 2 次服。可配服平消丹。适用于肠癌肿块大发生肠梗阻,症见腹部阵阵疼痛,或腹胀便秘。方中白花蛇舌草、龙葵、红藤、大黄畅塞通便、活血消炎,清热解毒；牡丹皮、龟甲、鳖甲、瓦楞子软坚破积、化瘀润燥、止痛止血；黄芪、薏苡仁补气健脾以扶正。各药共奏活血消炎、清热解毒、软坚破积、活血化瘀、健脾补气、润燥畅塞、通便扶正之功。[2]

121. 枳藤汤　枳实 9 克、红藤 30 克、薏苡仁 30 克、地榆 15 克、苦参 30 克、石榴皮 18 克、料姜石 30 克、焦山楂 30 克。1 剂药煎 2 遍,合在一起分 2 次服。可服枳藤汤加减与平消丹。适用于肠癌粪便变细,次数增多,里急后重,或发生梗阻时。本方用枳实利气宽肠；红藤、苦参、地榆活血止血、解毒消炎；薏苡仁、石榴皮、料姜石、焦山楂开胃健脾、除湿止痢。诸药共奏宽肠利气、活血止痛、除湿消炎、开胃健脾、软坚补虚、止泻止痢之功。[3]

122. 青牛散　青黛 15 克、硇砂 15 克、硼砂 15 克、牵牛子 9 克、大黄 15 克、蜈蚣 10 条、红参 15 克、料姜石 30 克、地榆 30 克。共研为细粉。每次服 1.5～3 克,每日 3 次。黄芪煎水服下,或开水送下。本方用青黛、硼砂、蜈蚣、硇砂消炎解毒、软坚化瘀；大黄、牵牛子利便；红参、地榆、料姜石止血消癌、补虚强壮。诸药配合,有补虚强壮、活血止

血、软坚化瘀、消炎解毒、化癌利便之功效。[4]

123. 雄参膏　雄黄 15 克、白矾 15 克、硇砂 1 克、黄柏 30 克、乳香 15 克、没药 15 克、麝香 2 克、蟾酥 2 克、苦参 30 克、冰片 3 克。将上药,各研为细粉,合在一起研匀,用蛋黄油调成膏,敷患处。每日换药 1～2 次。可配服青牛散〔方药见第 507 页经验方一、一般方(未明确是否与其他治疗合用方)122〕与金钱丸〔方药见第 493 页经验方一、一般方(未明确是否与其他治疗合用方)32〕。适用于肛管癌患者便血,排便时日疼痛剧烈。本方用雄黄、白矾、黄柏、苦参清热解毒、燥湿消炎；硇砂,祛腐软坚；没药、乳香、麝香、蟾酥、冰片止痛消肿、祛瘀生新；蛋黄油生肌,保护创面。诸药共奏消炎消肿、清热解毒、软坚化瘀、去腐生肌、活血止痛、燥湿润肤、保护创面之功效。蛋黄油炼法：先将鸡蛋煮熟,去蛋白,将蛋黄放铁锅内炒炼至黑色,压油,去渣,用纱布过滤,即成。[5]

124. 化瘀消癌散　乳香 6 克、红花 6 克、赤芍 12 克、桃仁 12 克、生香附 12 克、乌药 12 克、阿魏 4.5 克。共研细末,以蜂蜜调成糊状外敷痛外,用纱布固定,一昼夜换一次药,配合内服补气活血药。适用于结肠癌广泛转移,腹部剧痛。[6]

125. 苡榴汤 1 号　炒薏苡仁 30 克、石榴皮 21 克、焦山楂 30 克、诃子 12 克、山豆根 9 克、瓦楞子 15 克、黄芪 30 克、党参 15 克、料姜石 30 克。1 剂药煎 2 遍,合在一起分 2 次服。可服加减苡榴汤与平消丹。适用于肠癌症见大便稀薄,混有黏液与血液,大便次数多,有时肛门下坠,或不舒适者。方中用薏苡仁、石榴皮、诃子健脾止泻；焦山楂、瓦楞子、料姜石软坚开胃,助消化；山豆根清热解毒；黄芪、党参补气。诸药共奏补中益气、开胃健脾、软坚化瘀、涩肠止泻、扶正强壮之功。[7]

126. 大肠癌方 49　八月札 15 克、广木香 9

[1] 贾堃. 中医癌瘤证治学[M]. 西安：陕西科学技术出版社,1989：284.
[2] 贾堃. 中医癌瘤证治学[M]. 西安：陕西科学技术出版社,1989：285.
[3] 贾堃. 中医癌瘤证治学[M]. 西安：陕西科学技术出版社,1989：287.
[4] 同上.
[5] 贾堃. 中医癌瘤证治学[M]. 西安：陕西科学技术出版社,1989：288.
[6] 王大榕. 中药外治法在癌性疼痛方面的临床应用[J]. 中医药信息,1988(5)：21-24.
[7] 贾堃. 癌瘤中医防治研究[M]. 西安：陕西科学技术出版社,1983：136.

克、红藤 15 克、白花蛇舌草 30 克、菝葜 30 克、野葡萄藤 30 克、苦参 15 克、生薏苡仁 30 克、丹参 15 克、地鳖虫 9 克、乌梅 9 克、瓜蒌仁 30 克、白毛藤 30 克、凤尾草 15 克、贯众炭 30 克、半枝莲 30 克、天龙(研末分 3 次服)4.5。随症加减:气虚,加黄芪 30 克、党参 30 克、白术 10 克、白扁豆 15 克;伴有脾肾阳虚者,加补骨脂 30 克、菟丝子 15 克、薜荔果 15 克、益智仁 30 克、附子 6 克;血虚,加当归 15 克、白芍 20 克、阿胶 15 克;阴虚,加北沙参 15 克、麦冬 15 克、石斛 15 克、生地黄 15 克、鳖甲 30 克;便脓血,加生地榆 15 克、槐花炭 15 克、血见愁 15 克、血余炭 15 克、乌蔹莓 15 克、黄柏 15 克;便次多,加诃子 15 克、升麻 15 克、白扁豆 15 克、补骨脂 30 克、赤石脂 30 克、禹余粮 15 克、罂粟壳 30 克;便秘,加生大黄 10 克、枳实 15 克、玄明粉 15 克;体虚者,加柏子仁 15 克、郁李仁 9 克、火麻仁 15 克;腹部肿块,加夏枯草 10 克、海藻 10 克、昆布 15 克、生牡蛎 30 克、木鳖子 15 克。每日 1 剂,水煎服。并将本方煎剂 1/3(约 200 毫升)保留灌肠,每次 1～2 次。行气破血,化痰散结,清热解毒,抗癌。①

127. 清肠消肿汤　半枝莲 30 克、白花蛇舌草 30 克、凤尾草 30 克、贯众炭 30 克、瓜蒌仁 30 克、生薏苡仁 30 克、野葡萄藤 30 克、白毛藤 30 克、菝葜 30 克、八月札 15 克、红藤 15 克、苦参 15 克、丹参 15 克、木香 9 克、土鳖虫 9 克、乌梅肉 9 克、天龙(研末分 3 次吞服)4.5。随症加减:气虚,加黄芪、党参、白术、扁豆;伴脾肾阳虚者,常配伍补骨脂、菟丝子、薜荔果、益智仁、制附子;血虚,加当归、白芍、阿胶;阴虚,加北沙参、麦冬、石斛、生地黄、鳖甲;便脓血,加生地榆、槐花炭、血见愁、血余炭、乌蔹莓、黄柏;便次多,加诃子、升麻、扁豆、补骨脂、赤石脂、禹余粮、罂粟壳;大便秘结体实者,加生大黄、枳实、玄明粉;体虚者,加柏子仁、郁李仁、火麻仁;腹部肿块,加夏枯草、海藻、昆布、生牡

蛎、木鳖子。每剂煎 3 次,其中分服 2 煎,每次 200 毫升,口服,每日 1 剂;另 1 煎保留灌肠。清热利湿,散结正痛。适用于肠癌未做手术者。②

二、术后单独用方

1. 益气固摄升提方　生晒参 20 克、生黄芪 30 克、茯苓 10 克、炒白术 10 克、陈皮 10 克、莲子 10 克、石榴皮 10 克、防风 10 克、川木香 10 克、白芍 10 克、升麻 20 克、当归 20 克。对照组 24 例,予蒙脱石散口服,每次 1 袋,每日 3 次;同时口服金双歧,每次 2 克,每日 3 次,共服 2 周。治疗组 25 例,停用类似药物,将上药每日 1 剂,水煎服,分 3 次服,每次 100 毫升,共服 2 周。应用上药治疗直肠癌术后腹泻患者,两组分别完全缓解 8 例、5 例,部分缓解 14 例、8 例,未缓解 3 例、11 例,总有效率为 88.0%、54.1%。治疗组疗效明显优于对照组($P<0.05$)。③

2. 大肠癌方 50　广木香 10 克、香附 10 克、藿香 10 克、焦槟榔 10 克、厚朴 10 克、枳实 10 克、苍术 10 克、黄芪 15 克、当归 15 克、白术 15 克、炒莱菔子 30 克(均为颗粒剂)。治疗组 32 例,手术后 24 小时开始,将上药加水 80 毫升,溶解后,鼻饲胃管注入,夹闭 1 小时后,抽吸;鼻饲胃管拔出后改为冲服。与对照组 32 例均抗感染、营养支持治疗。应用上药治疗结肠癌术后胃肠功能障碍患者,两组分别临床治愈 5 例、2 例,显效 13 例、6 例,有效 11 例、9 例,无效 3 例、15 例,总有效率为 90.63%、53.13%。脘腹胀满、腹痛、食欲缺乏疗效治疗组均优于对照组。肠鸣音恢复时间、肛门排气时间治疗组均短于对照组($P<0.01$)。④

3. 四君子汤加减　太子参 30 克、白术 15 克、茯苓 30 克、生甘草 6 克、生薏苡仁 15 克、莪术 15 克、陈皮 6 克、白花蛇舌草 30 克、野葡萄藤 30 克、木馒头 15 克。水煎服,每天 2 次,每日 1 剂。疗程为 15～18 周。益气健脾。适用于中晚期大肠癌术后。观察组(30 例)在对照组化疗的基础

① 刘嘉湘. 中医中药治疗大肠癌 50 例疗效观察[J]. 中医杂志,1981(12):33.
② 同上.
③ 侯庆,姚德蛟. 益气固摄升提方治疗直肠癌术后腹泻 25 例疗效观察[J]. 国医论坛,2015,30(4):32-33.
④ 张喆. 加味三香颗粒治疗结肠癌术后胃肠道功能障碍 32 例[J]. 中医杂志,2013,54(11):966-967.

上同时口服四君子汤加减。结果观察组中医证候疗效为痊愈20例、显效5例、有效3例、无效2例,总有效率93.33%;生存质量改善总有效率为96.67%。[1]

4. 大肠癌方51 生大黄50克、大腹皮50克、延胡索50克、丹参50克、制附子50克、肉苁蓉50克、当归30克、生甘草30克、赤芍30克、肉桂末(包)3克、蜈蚣3条。将上药水煎制成膏,涂在纱布上,用肉桂末3克撒于药膏上,以神阙穴为中心,外敷腹部,胶布固定,每次50～60分钟,每日3次,每剂用2日。中药外敷治疗结肠癌术后肠梗阻30例,其中痊愈18例,好转10例,无效2例,总有效率为93.33%。注意事项:禁食或少量流食。[2]

5. 补脾升陷汤 黄芪30克、薏苡仁30克、芡实30克、白术12克、煨葛根15克、八月札15克、升麻10克、茯苓20克。随症加减:气虚甚者,黄芪、升麻增量;阳虚者,加附子、干姜;热甚者,加黄连;湿甚者,加苍术、车前子。治疗组31例,每日1剂,水煎服。对照组31例,用复方地芬诺酯每次2片,每日3次口服。均1周为1个疗程,采用上药治疗大肠癌术后腹泻患者,用1个疗程后,两组分别治愈15例、7例,好转各12例,无效4例、12例,总有效率为87.1%、61.3%(P<0.05)。[3]

6. 大肠癌方52 白头翁15克、败酱草15克、当归15克、仙鹤草15克、秦皮15克、白及15克、地榆炭15克、半枝莲30克、白花蛇舌草30克、黄柏10克、制乳香6克、制没药6克、甘草6克。亦可随症加减。每日1剂,水煎服。并用液氮冷冻法,对于肠腔已狭窄者从低部位开始。每次间隔20～30日,用1～8次。术后用九华丹外敷。次日用荆芥子熏洗坐浴;便后用痔疮宁栓纳肛;均每日2次。用上法治疗肛管直肠癌146例,全部有效,其中肿瘤消失48例,缩小68例。随访,平均生存5.5年。[4]

7. 肠益煎 太子参、白术、茯苓、淮山药、黄连、木香、枳实、地榆、半枝莲、土茯苓、白英。水煎服,每日2次,每日1剂。健脾益气,解毒抗癌。适用于结直肠癌术后。治疗50例中显效32例,有效13例,无效5例,总有效率90%。[5]

8. 大肠癌方53 当归9克、白芍9克、防风9克、枳壳9克、黄芩9克、黄连9克、厚朴9克、槟榔9克、黄芪15克、木香4.5克、生薏苡仁18克、甘草6克。每日1剂,水煎服。清疏消滞,行气活血。适应于乙状结肠癌切除术后,复发同前者,证属胃肠湿热蕴结,气血阻滞者。案例:蔡某,女,43岁,1981年2月患乙状结肠腺癌,3月初行乙状结肠部分切除、乙状结肠直肠端吻合术,术后配合化疗,症状明显改善。但1个月后,腹痛、便脓血又作,虽经化疗、支持疗法,不见好转,且患者体质每况愈下,不能再受化疗,诊其形体消瘦,面色苍白,脐周及少腹阵阵作痛,痛甚则欲便,大便每日3～4次,便稀,可见黏液及血,排便不畅,里急后重等症,舌苔黄腻,脉细滑。处以上方。近1月,腹痛减轻,里急后重基本缓解,大便中脓血亦减少,黄腻苔已化,仍宗上方去防风、枳壳、黄连、薏苡仁,加太子参12克、苍术9克、陈皮9克、焦三仙各18克。每日1剂,水煎服。上方加减服用2年余,患者体质明显增强,体重增加,饮食改善,腹痛缓解,大便每日一行,已成形,仅有少许黏液,大便镜检已无红细胞。至1983年11月已存活2年余,并能从事轻家务劳动,恢复半日工作。[6]

9. 大肠癌方54 方①:猕猴桃90克、金银花30克、钩藤根30克、焦白及15克、山楂根15克、三七粉(分冲)15克、虎杖15克、占骨龙15克、香白芷15克、一支香3克、细辛3克、青木香3克。方②:生牡蛎(先煎)30克、生薏苡仁30克、白扁豆(打)30克、五味子9克、白头翁9克、木香(后

① 顾群浩,等. 大肠癌术后患者四君子汤应用观察[J]. 山东医药,2012,52(34):73-74.
② 瞿媛媛,杨新中. 中药外敷治疗结肠癌术后肠梗阻30例[J]. 吉林中医药,2006,26(2):31.
③ 邵树巍. 补脾升陷汤治疗大肠癌术后腹泻31例[J]. 实用中医药杂志,2006,22(6):332.
④ 沈红. 冷冻配合抑瘤汤加减治疗肛管直肠癌146例[J]. 中国中西医结合外科杂志,2005,11(4):354-355.
⑤ 王文海,等. 肠益煎治疗大肠癌术后50例临床观察[J]. 浙江中西医结合杂志,2000,10(6):325-326.
⑥ 李济仁. 名老中医肿瘤验案辑按[M]. 上海:上海科学技术出版社,1999:293.

下）9 克、昆布 15 克、海藻 15 克、茯苓 12 克。方③：猕猴桃 90 克、金银花 15 克、三七粉（分冲）15 克、黄芩 15 克、天台乌药 15 克、焦白及 15 克、七叶一枝花 15 克、香皂根 15 克、茯苓 30 克、白英 30 克、山楂根 30 克、一支香 6 克。水煎服，每日①②③三方交替服用。清热解毒，化瘀散结，抗癌止痢，健脾扶胃。适用于回盲分化不良性腺癌术后回盲部癌复发癌，证属热毒淤积肠道，结聚成癌，下注为痢，脾胃受损。案例：沈某，男，56 岁，1971 年 5 月 X 线钡剂灌肠摄片示，升结肠回盲部及小肠第 5、6 组显影，在回肠末端及回盲部充盈缺损。5 月 17 日手术切除末端回肠约 30 厘米，结肠分离，与肝有些粘连，于肝区处切除升结肠与回肠做端口吻合，后腹膜缺损较多，未做缝合，放置两条雪茄，分层关闭腹腔。病理活检诊断为盲肠分化不良性腺癌。一月后应用化疗。同年 10 月下旬体检时发现肿块复发，用 5－FU 及胱氨酸片治疗无效，而改用上述 3 方轮流交替服用，每日 1 剂，连服 2 周后，食欲渐增，体力逐渐恢复，肿块逐渐缩小。继服 4 个月，于 1972 年 4 月复查，检腹平软，未触及肿块，颈淋巴结（一）。13 年来，患者继续有规律地（3 日 1 剂）用上述三方轮流交替服用，于 1983 年 12 月体检未发现任何复发、肿瘤转移及其他明显症状，近几年来，饭量一直保持在每天 500 克以上，身体健康，恢复工作。忌食腥、酸、辣、酒等发物及刺激性食物。①

10. 大肠癌方 55　方①：桑叶 30 克、沙参 15 克、生石膏（先煎）12 克、生桑白皮 12 克、麦冬 10 克、阿胶（烊化）10 克、粳米（另包）10 克、浙贝母 6 克、杏仁 6 克、甘草 3 克、琥珀 5 克。方②：麦冬 10 克、山豆根 10 克、胡麻仁 12 克、生地黄 12 克、生石膏（先煎）12 克、桑叶 15 克、金银花 15 克、生地榆 15 克、夏枯草 30 克、半枝莲 30 克、黄芩 6 克。方③：麦冬 10 克、桃仁 10 克、天花粉 10 克、生地黄 12 克、火麻仁 12 克、郁金 12 克、生地榆 15 克、金银花 15 克、山豆根 5 克、半枝莲 30 克、黄芩

6 克、枳实 6 克。方④：珍珠 3 克、西红花 10 克、朱砂 10 克、干姜 10 克、月石 10 克、地榆炭 30 克、金银花炭 30 克、硇砂 30 克、蜈蚣 10 对、玄明粉 15 克。①②③方每日 1 剂，水煎服。④方共为细末，蜡六蜜四为丸，梧桐子大，分 1 月服之，早晚各 1 次。滋阴润燥，养血化瘀，解毒。适用于直肠癌术后证属肺胃津亏，血燥夹瘀者。案例：艾某，男，30 岁，1970 年 6 月行直肠切除术后病理诊断直肠结节型黏液腺癌，侵及肠壁全层。出院后，经常腹胀，已 70 余日，大便困难，便形细，食欲和睡眠尚好，面色苍白不泽，唇燥微绀，时时干咳，舌尖红，苔微黄，舌边有瘀斑，脉虚大而芤涩。处以方①，20 剂后，面色润泽，腹胀瘥，大便量增多，稍畅，但仍干，知饥欲食，夜晚干咳，脉弦涩。处以方②，30 剂后，咳嗽瘥，大便通爽，唯夜间口苦，便前腹中不舒，诊脉缓而有力。予服方③30 余剂，精力充沛，肤润发泽，饮食日增，诸证悉除，二便正常，诊脉缓而有力。予方④，每年服一料，以资巩固。1975 年 9 月 X 线钡剂灌肠摄片复查示：下消化道钡透见正常直肠癌术后表现，未见异常改变。患者正常上班工作，至 1984 年 1 月随访，已健康存活 13 年 4 个月。②

11. 大肠癌方 56　半枝莲 30 克、白花蛇舌草 30 克、红藤 30 克、柘木 30 克、地榆炭 30 克、炒白术 15 克、炒白芍 15 克、茯苓 15 克、炒党参 15 克、炙甘草 3 克、生大黄 6。每日 1 剂，水煎服。益气养阴，清热解毒，健脾益肾。适用于结肠癌术后证属邪毒留滞，脾肾两虚，气血亏损。症见头晕目眩，卧床不起，动则气急，纳差，腹部隐痛，大便干燥，面色萎黄，舌质淡，苔薄腻，脉细数。方中以炒党参、炒白术、山药、茯苓、甘草补益脾气、扶正抗癌，增强体质；以半枝莲、白花蛇舌草、柘木等清除毒邪、消肿散结，抑癌抗癌。案例：盛某，女，76 岁。结肠癌术后体质虚弱，且因年事已高，不能接受化疗，故于 1991 年 2 月予以上方，随症加减。服药 3 周后，面色好转，二便自调，体力逐渐恢复，

①　李济仁. 名老中医肿瘤验案辑按［M］. 上海：上海科学技术出版社，1999：297.
②　李济仁. 名老中医肿瘤验案辑按［M］. 上海：上海科学技术出版社，1999：307.

病情逐步好转。术后存活 6 年,癌症未见复发和转移。①

12. **大肠癌方 57** 半枝莲 30 克、白花蛇舌草 30 克、红藤 15 克、枳壳 9 克、木香 9 克、凤尾草 15 克、太子参 15 克、黄芪 15 克、炒白术 15 克、炒白芍 15 克。每日 1 剂,水煎服。健脾益气,清热解毒,扶正抗癌。适用于结肠癌术后证属元气未复,气血俱虚,脾运不健。案例:曹某,男,65 岁。患者于 1991 年 11 月患结肠癌,立即手术切除,术后诊断为左半结肠癌。术后 1 年,头昏肢软频发,胃纳极差,动则气急,于 1993 年 5 月予以上方,随症加减。坚持服药,体力恢复身体康健。②

13. **大肠癌方 58** 半枝莲 30 克、白花蛇舌草 30 克、仙鹤草 30 克、苍术 9 克、厚朴 9 克、陈皮 9 克、皂角刺 15 克、山药 15 克、当归 9 克、炒白术 15 克、炒白芍 15 克、枸杞子 12 克。随症加减。每日 1 剂,水煎服。清热解毒,健脾益气,养血安神,化湿和中。适用于结肠癌术后证属脾虚湿困,气血两亏,心神不宁。案例:张某,男,65 岁。患者于 1990 年底起胃部常觉得有疼痛感,1992 年 12 月诊断为乙状结肠癌,并手术。术后化疗 2 次,因身体过度虚弱,无法继续化疗,于 1993 年 3 月予以上方,随症加减,诸症皆除,身体康健。③

14. **大肠癌方 59** 半枝莲 30 克、白花蛇舌草 30 克、红藤 30 克、凤尾草 15 克、炒白术 15 克、枳壳 9 克、皂角刺 15 克、木香 9 克、太子参 15 克、黄芪 30 克、延胡索 30 克。腹痛剧烈时,以上方中黄芪、皂角刺另行煎汁煮成糯米粥后,与上药同服,每日 1 剂,水煎服。健脾益气,清热化湿。适用于直肠癌(腺癌)术后证属湿热留滞,气血俱亏,脾胃虚弱。案例:周某,女,48 岁。患者于 1995 年 4 月发现大便异常,经直肠镜检查诊断为直肠腺癌,同年 5 月,行手术切除,5 月底出院。1 周后,出现高热不退,腹痛,虚弱乏力,体重降至 40 千克。

1995 年 7 月自诉腹痛难忍,倦怠乏力,胃纳不佳,大便艰难。诊见面色少华,舌淡,苔薄,脉细。遂予以上方,随症加减,服药 3 剂后,腹痛减轻,体温下降。连续服药半年后,诸症皆除,体重增加 10 千克,经复查,各项指标均正常。④

15. **温补脾肾防癌方** 黄芪 20 克、党参 12～15 克、炒白术 12～15 克、干姜 3～6 克、茯苓 12 克、淫羊藿 12 克、熟地黄 15 克、巴戟天 9～12 克、甘草 6 克、炒薏苡仁 20～30 克、天龙 1～2 条(间断应用)。随症加减:胃纳不佳者,加炒谷麦芽各 12 克、炒山楂 12 克、陈皮 9 克;胃痛者,加延胡片 9 克、良附丸(吞)9 克;腹胀,加乌药 9～12 克,去熟地黄;腹痛者,加木香 9 克;大便有黏液者,去天龙、熟地黄,加苍术 9 克、秦皮 9 克;泄泻者,将干姜改为炮姜,加肉豆蔻 9 克、止泻片(炮姜、山楂)、石榴皮 9 克、秦皮 9 克,去熟地黄;大便烂,加瓜蒌皮 12 克;淋巴结肿大,加夏枯草 15 克、海藻 12 克、昆布 12 克;汗多者,加煅牡蛎 30 克、五味子 6～9 克;早搏心悸者,加炙甘草 9～12 克、磁石 30 克、大枣 10 枚;胸闷者,加全瓜蒌 12 克;小便频数不利者,加猪苓 12～15 克、泽泻 9～12 克、甘草梢 9 克、滋肾丸(吞)9 克;尿道部下滞感者,加小茴香 3～6 克、升麻 9 克;尿液镜检白细胞多者,加黄柏 9 克、木通 6 克。每日 1 剂,水煎,早晚分服。适用于结肠癌术后。外感发热时暂时停服本方。根据辨证,外感风寒以荆防败毒散加减,外感风热以银翘散加减。⑤

16. **大肠癌方 60** 方①:黄芪 15～20 克、党参 12 克、炒白术 12～15 克、茯苓 12 克、甘草 6 克。方②:全当归 9～12 克、熟地黄 15 克、淫羊藿 12 克、麦冬 12～15 克、天花粉 12 克、丹参 15 克。方③:天龙 1～2 条(间断应用)、生熟薏苡仁各 15 克、仙鹤草 30 克、白花蛇舌草 30 克。随症加减:腹泻者,加苍术 9 克、炮姜 3～6 克、焦山楂 12 克;

---

① 冯世镐. 上海群力草药店特色草药与验方精选[M]. 上海:上海科学技术出版社,1998:172.
② 同上.
③ 冯世镐. 上海群力草药店特色草药与验方精选[M]. 上海:上海科学技术出版社,1998:173.
④ 冯世镐. 上海群力草药店特色草药与验方精选[M]. 上海:上海科学技术出版社,1998:175.
⑤ 凌耀星. 中医治癌秘诀[M]. 上海:文汇出版社,1995:98.

伴腹痛,加小川连 6 克、木香 9 克、败酱草 30 克;胃脘不适者,加陈皮 9 克、绿萼梅 9 克、苏子 9 克;胸闷痛、心悸者,麦冬加至 30 克,瓜蒌皮 12 克,丹参加至 30 克;血压升高者,加石决明 30 克、钩藤(后下)9～12 克;舒张压＞110 毫米汞柱时,加羚羊角粉(分吞)1 克;多发性息肉者,加海藻 15 克、昆布 15 克、海蛤粉 30 克、山慈菇 12 克、白蔹 9 克、僵蚕 12 克、浙贝母 12 克、生牡蛎 30 克、没药 3 克。每日 1 剂,水煎,早晚分服。健脾益气,养心肾,补阴血,消肿防癌变。适用于乙状结肠管状腺癌术后。[①]

17. 大肠癌方 61　山参 10 克、黄芪 12 克、茯苓 12 克、南北沙参各 12 克、麦冬 12 克、柿蒂 10 只、代赭石 30 克、生姜 5 克、大枣 10 枚。每日 1 剂,水煎服。适用于肠癌术后顽固性呃逆。案例:胡某,男,70 岁,直肠癌切除后行乙状结肠造瘘术,术后呃逆不止,口干乏力,舌苔薄腻,边有齿痕,脉濡。多方治疗无效,改用上方,服 6 剂后痊愈。[②]

18. 蛤蟆皮加草药煎剂　蛤蟆皮 15 只、藤梨根 30 克、白茅根 30 克、野葡萄藤 30 克、野杨梅根 30 克、龙葵 30 克、白花蛇舌草 30 克、蛇毒 30 克、半枝莲 30 克、半边莲 30 克、白英 30 克、香附 30 克、木香 30 克、枳壳 30 克、延胡索 30 克、郁金 30 克。加水 3 000 毫升,煎成 2 000 毫升,每日服 50 毫升,服药时加白糖少许。适用于直肠癌、结肠癌。浙江嘉兴第二医院采用内服中草药蛤蟆皮或加手术切除方法治疗 17 例结肠癌、直肠癌患者,效果良好。但其中 4 例为较晚期病例,经剖腹探查证明为晚期结肠癌、直肠癌广泛转移,已失去根治术机会,有 1 例虽做了根治术,但不彻底。按照旧的观念,这 4 例难以存活 3 个月,但经采用本法治疗后,均已治愈。经一年多的随访,患者健在,并都参加了劳动。[③]

三、术后与放化疗合用方

1. 健脾消瘤方　黄芪 25 克、白术 25 克、茯苓 15 克、薏苡仁 15 克、淫羊藿 10 克、党参 10 克、女贞子 10 克、黄精 10 克、山茱萸 10 克、郁金 10 克、八月札 10 克、土茯苓 10 克、野葡萄藤 10 克、菝葜 10 克、藤梨根 10 克、天龙 6 克、蜈蚣 3 克等。临床对照组和治疗组各 20 例。对照组采用 FOLFOX4 方案治疗,奥沙利铂注射液 85 毫克/平方米,第 1 天;亚叶酸钙注射液 200 毫克/平方米,第 1、2 天;氟尿嘧啶注射液 400 毫克/平方米,第 1、2 天;5 - 氟尿嘧啶 600 毫克/平方米,持续静脉滴注 22 小时,第 1、2 天。2 周为 1 个化疗周期,至少完成 4 个周期治疗的病例进入统计学处理。治疗组在对照组治疗的基础上加用上方,每日 1 剂水煎,每次 100 毫升,饭后温服,每日 2 次。两组均以 2 个月为 1 个疗程。服药期间停用影响本药疗效评价的其他药物。应用上药治疗晚期结直肠癌患者,两组分别有效率为 45.0％、35.0％。1 年生存率治疗组为 85％,对照组为 55.0％,差异有统计学意义($P＜0.05$)。[④]

2. 抗癌消肿汤　八月札 15 克、木香 9 克、红藤 15 克、白花蛇舌草 30 克、菝葜 30 克、野葡萄藤 30 克、苦参 15 克、生薏苡仁 30 克、紫丹参 15 克、土鳖虫 9 克、乌梅 9 克、瓜蒌仁 30 克、白毛藤 30 克、凤尾草 15 克、贯众炭 30 克、半枝莲 30 克。每日 1 剂,水煎服。另天龙 4.5 克,研成粉末,分 3 次用药汁吞服。并将本方煎剂的 1/3 保留灌肠,每日 1～2 次。清热解毒,化湿消肿。适用于直肠癌、结肠癌。[⑤]

3. 脾肾方　黄芪、当归、白术、枸杞子、菟丝子、鹿角胶。每日 1 剂,水煎,分 2 次服。补益肝脾肾。适用于大肠癌后期,尤对化疗、放疗中造成血象降低的患者最为实用。[⑥]

4. 大肠癌方 62　黄芪 30 克、白花蛇舌草 30

① 凌耀星. 中医治癌秘诀[M]. 上海:文汇出版社,1995:99.
② 陈权. 益气养阴法治愈一例肠癌术后顽固性呃逆[J]. 辽宁中医杂志,1990(3):48.
③ 尚炽昌. 疑难病证名验方辑要(下)[M]. 北京:华龄出版社,1990:785.
④ 马骏,等. 健脾消瘤方联合 FOLFOX4 方案治疗晚期结直肠癌临床观察[J]. 新中医,2015,47(3):208 - 209.
⑤ 张士舜. 肠癌中医研究[M]. 石家庄:河北科学技术出版社,2014:86.
⑥ 张士舜. 肠癌中医研究[M]. 石家庄:河北科学技术出版社,2014:147.

克、薏苡仁 30 克、半枝莲 30 克、藤梨根 30 克、党参 15 克、茯苓 15 克、白术 15 克、仙鹤草 15 克、莪术 10 克、土鳖虫 10 克、陈皮 6 克、山慈菇 20 克、谷芽 20 克、麦芽 20 克。随症加减：腹痛严重患者，加郁金、香附；大便溏稀者，加补骨脂、吴茱萸；大便带血者，加地榆、茜草、三七；失眠者，加远志、酸枣仁、柏子仁。对照组和治疗组各 21 例。对照组采用 XELOX 化疗方案：奥沙利铂 135 毫克/平方米，第 1 天，静脉滴注，2 小时；卡倍他滨 1 000 毫克/平方米，第 1～14 天，每日分 2 次口服。21 天为 1 个疗程，连续治疗 2 个疗程。治疗组在对照组化疗基础上加用上方，每日 1 剂，水煎，早晚 2 次分服，疗程 6 周。应用上药治疗晚期大肠癌患者，两组中医症状疗效分别显效 7 例、1 例，有效 12 例、11 例，无效 2 例、9 例，总有效率为 90.48%、57.14%（$P<0.05$）。治疗组疗效明显优于对照组。[①]

5. 当归补血黄柏汤　黄芪 80 克、当归 40 克、黄柏 10 克。每日 1 剂，水煎，分 2 次口服。补气血，除邪毒。适用于大肠癌根治术后联合化疗所致的白细胞减少症。证属气血两虚兼有湿热者，症见少气懒言、面唇色淡白、心悸、舌苔微黄腻等。用 FMC 方案化疗患者全程，并与生白宝口服液组、升白胺片组进行临床对照，结果表明：当归补血黄柏汤组（C 组）和生白宝口服液组（A 组）各 50 例均顺利完成化疗，仅升白胺片组（B 组）于第 4 周一次性给予 6U 白细胞静脉输注以帮助完成化疗，但服用生白宝者多有口腻、口苦、口干不欲饮、食欲不振、舌苔黄厚腻，而服用当归补血黄柏汤方者则无上述表现或轻微。化疗前 1 天各组 WBC＋DC 比较，差异无显著性，说明本研究结果有可比性。化疗第 3 周各组 WBC 虽在正常范围内，但较化疗前 1 天均有下降，尤以 C 组下降更甚，与 A 和 B 二组相比，$P<0.01$。化疗第 4、6 周各组白细胞虽继续较前下降，但仅 C 组低于正常值下限，以致与 A、B 两组之差异依然有高度显著性（$P<0.01$）。余之差异均无显著性。[②]

6. 消瘤化积肠方Ⅱ号　党参 30 克、白术 15 克、茯苓 15 克、白芍 15 克、藤梨根 15 克、八月札 6 克、槐角 15 克、败酱草 15 克、红藤 15 克、白花蛇舌草 30 克、七叶一枝花 30 克。适用于结直肠癌化疗期。方中以党参、白术、茯苓、白芍、八月札健脾益气和胃；藤梨根、槐角、败酱草、红藤、白花蛇舌草、七叶一枝花等一类药清湿热、化瘀毒，诸药合用，起到健脾益气、扶正消积的作用。宋伟祥等人将 40 例晚期大肠癌患者随机分为治疗组和对照组各 20 例，两组均采用 FOLFOX 方案治疗，治疗组同时给予消瘤化积肠方Ⅱ号，观察患者治疗前后生活质量、免疫指标、化疗不良反应以及疗效评价。① 生活质量改善情况：两组患者治疗前卡氏评分无显著性差异，治疗组治疗后改善 14 例，稳定 4 例，下降 2 例，改善率 70.0%；对照组治疗后改善 9 例，稳定 6 例，下降 5 例，改善率 45.0%。提示消瘤化积肠方Ⅱ号有提高患者生活质量的作用。② 治疗前后免疫指标变化情况：两组患者治疗前免疫指标比较差异无统计学意义，治疗组治疗后 CD3＋、NK 水平较治疗前显著升高，而对照组免疫指标治疗前后差异均无统计学意义。提示消瘤化积肠方Ⅱ号有改善患者免疫功能的作用。③ 不良反应比较：化疗的主要不良反应为消化道反应、白细胞减少及神经毒性，但均以Ⅰ～Ⅱ度为主，Ⅲ～Ⅳ度少见。治疗组恶心呕吐、白细胞减少及神经毒性的不良反应发生率与对照组比较，差异有统计学意义。说明消瘤化积肠方Ⅱ号可以显著降低化疗的不良反应。[③]

7. 大肠癌方 63　党参 30 克、木香 6 克、砂仁（后下）3 克、生黄芪 15 克、鸡内金 15 克、麦芽 30 克、白芍 10 克、大枣 10 克、猪茯苓各 10 克、枸杞子 30 克、半夏 10 克、陈皮 6 克、仙鹤草 30 克、莪术 10 克、白花蛇舌草 30 克、生甘草 3 克。适用于结直肠癌维持治疗期或姑息治疗期。徐力认为肠癌病机为脾胃虚弱，湿热蕴结肠道而致多种临床表现。其中脾胃虚弱为本，湿热蕴结肠道为标，需

① 姚成，任函承. 中西医结合治疗晚期大肠癌 21 例疗效观察[J]. 新中医，2014，46(12)：161－163.
② 张士舜. 肠癌中医研究[M]. 石家庄：河北科学技术出版社，2014：52.
③ 宋伟祥，张微微. 消瘤化积肠方Ⅱ号配合化疗治疗晚期大肠癌 20 例临床研究[J]. 江苏中医药，2012，44(2)：13－14.

标本兼治。案例：陈某，女，68 岁。于 2010 年 8 月无明显诱因出现大便带血，时黏液血便，后症状逐渐加重，当地医院诊断为"痔疮"，对症治疗效果不佳，进一步查肠镜：距肛门 20 厘米占位病变，活检结果为中分化腺癌。CT 检查示：两肺多发结节，考虑转移。行 XELOXA＋恩度化疗 6 周期，疗效稳定。2011 年因 CEA、CA125 升高，遂慕名至徐力教授门诊求治。二诊：临床症状见神疲、乏力、矢气较多，肛门时有坠胀，胃纳差，大便偏稀，睡眠一般，舌淡苔薄，脉弦细。考虑患者体虚，化疗后更损伤正气，辨证属脾胃虚弱型。治宜健脾益气、理气和胃。药用上方中药 14 剂口服。三诊：服药后自觉体力较前稍恢复，大便改善，但仍肛门坠胀感未见减轻，时有怕冷畏寒，睡眠正常。舌质淡苔薄白，脉弦。治法同前加入补气固脱温阳之品。药用党参 30 克、生黄芪 30 克、白术 10 克、枳实 8 克、木香 6 克、天台乌药 10 克、炮姜 5 克、川椒目 5 克、法半夏 10 克、陈皮 6 克、白芍 15 克、蒲公英 10 克、半枝莲 15 克、砂仁（后下）3 克、炒谷麦芽各 30 克、猪茯苓各 15 克、乌梅 6 克。14 剂，口服。四诊：服药 1 个月后复查肿瘤指标 CEA、CA125 较前降低，但仍高于正常。肛门坠胀改善，排便后肛门略有不爽，食量略有增加，口微苦，睡眠可。舌质红苔黄腻，脉弦略数。根据检查病情略有好转，治疗大法不变，考虑近日患者进食油腻后出现排便后不适，结合舌苔脉象，原方略加清利湿热之品。药用党参 30 克、生黄芪 20 克、白术 10 克、猪茯苓各 10 克、竹茹 10 克、制胆南星 6 克、木香 6 克、黄连 3 克、槟榔 6 克、枳实 6 克、法半夏 10 克、陈皮 6 克、浙贝母 10 克、砂仁后下 3 克、炒楂曲 10 克、鸡内金 10 克、半枝莲 15 克。7 剂，口服。五诊：服药后排便不爽，口苦缓解，饮食增加，睡眠正常。舌质淡红苔薄白，脉细弦。治疗大法恢复到健脾益气，抗癌解毒。药用党参 15 克、炒白术 10 克、山药 15 克、炮姜 5 克、木香 6 克、乌药 10 克、黄连 3 克、防风 10 克、葛根 10 克、

焦楂曲各 12 克、炒谷麦芽各 15 克、白花蛇舌草 15 克、鸡内金 10 克、红枣 15 克、炙甘草 5 克。患者予门诊长期服用中药，生活质量提高，未见特殊不适。[①]

8. 健脾解毒方　生黄芪、党参、炒白术、薏苡仁、猪苓、石见穿、野葡萄藤、八月札。适用于结直肠癌维持治疗期或姑息治疗期。黄芪、党参、炒白术补气健脾；薏苡仁、猪苓利水渗湿；石见穿、野葡萄根、八月札均有活血散结之功。诸药合用攻补结合，可达到祛邪抗癌消除肿瘤的目的。健脾解毒方是上海中医药大学附属普陀医院范忠泽教授经验方，用于治疗晚期大肠癌患者，临床及实验室研究均已证实健脾解毒方可增强化疗药物的抑瘤效果，提高患者生存质量。李先茜等人从分子生物学的角度探讨健脾解毒方逆转大肠癌多药耐药（MDR）基因的作用机制，可能是通过 PI3K/Akt 信号通路调控 MDR 基因的表达，从而逆转 MDR。[②]

9. 升白汤　生黄芪 30 克、当归 10 克、生晒参 10 克、白芍 12 克、熟地黄 15 克、川芎 9 克、代赭石 20 克、焦三仙各 10 克、三棱 10 克、莪术 10 克、甘草 6 克。适用于结直肠癌化疗期。此方以益气健脾、养血和血为主。方中黄芪为君，益气而健脾，合当归为补血汤，补气生血，以治气血亏虚；当归养血活血，人参固本培元，助黄芪以补气；熟地黄、白芍均养血益阴；三棱、莪术化瘀血；代赭石镇逆气、降痰涎、止呕吐，佐参、芪纳气归元，改善诸症；焦三仙和胃消食，固护脾胃；甘草为使，调和诸药。全方补后天，固先天，对改善患者化疗后白细胞减少效果明显。张召堂等人将 100 例患者随机分成两组，治疗组口服中药升白汤，对照组口服利血生及鲨肝醇，持续 21 天后观察治疗组明显优于对照组，可认为中药升白汤治疗大肠癌术后化疗患者白细胞降低有明显疗效且能改善患者一般状况，值得临床推广。[③]

10. 健脾益肾方　党参 10 克、生白术 10 克、

①　朱林，徐力. 徐力治疗肠癌经验[J]. 湖北中医杂志，2012，34(3)：28－29.
②　李先茜. 健脾解毒方逆转大肠癌多药耐药基因的研究[J]. 山东医药，2012，52(1)：19－21.
③　张召堂，刘芳. 升白汤治疗大肠癌术后化疗白细胞降低临床观察[J]. 中国现代药物应用，2012，6(18)：87－88.

茯苓 15 克、生薏苡仁 10 克、姜半夏 10 克、陈皮 10 克、怀山药 10 克、竹茹 10 克、山茱萸 30 克、熟地黄 10 克、枸杞子 30 克、女贞子 20 克、补骨脂 10 克、菟丝子 10 克、炙甘草 6 克。适用于结直肠癌恶病质期。健脾益肾方中党参、白术、茯苓、薏苡仁、怀山药等类药均以健脾益气为主，山茱萸、熟地黄、枸杞子、女贞子等类药均以补肾益髓为主，两大类药合用，以达到健脾益肾的目的。徐力等将 60 例晚期消化系肿瘤患者按 1∶1 的比例分为治疗组和对照组，治疗组 30 例采用健脾益肾方加甲地孕酮治疗，以单纯服用甲地孕酮 30 例为对照，进行食欲不振恶病质综合征治疗的功能性评价量表（FAACT）评分比较研究。两组 FAACT 评分比较表明健脾益肾方联合甲地孕酮法在生理状况和附加关注状况方面均优于单用甲地孕酮法，两者比较有统计学差异，但在社会（家庭）状况、情感状况、功能状况改善方面，中药联合组并未显优势。从两者总分比较结果来看两者有明显差异，说明健脾益肾方联合甲地孕酮组较单用甲地孕酮更能改善癌症恶病质患者食欲不振的状况。[1]

11. 伊尔康胶囊　人参、黄芪、红花、苦参、三尖杉等。佳木斯大学附属第一医院制剂室研制。治疗组 16 例，用伊尔康胶囊 4～6 粒，每日 2 次，口服。与对照组 16 例，均用奥沙利铂 130 毫克/平方米，静脉滴注，第 1 日；氟尿嘧啶 400 毫克/平方米、亚叶酸钙 100 毫克/平方米、昂丹司琼 8 毫克，静滴，第 1～5 日；每 21 为 1 个周期，用 6 个周期。结果中西医结合治疗晚期结直肠癌患者，两组中位生存期分别 12 个月、9 个月；生存质量改善率 56.25%、18.75%；不良反应分别为 25 例、62 例。[2]

12. 加味四君子汤　党参 15 克、黄芪 15 克、红藤 15 克、败酱草 15 克、白花蛇舌草 15 克、炒谷芽 15 克、炒麦芽 15 克、白术 10 克、茯苓 10 克、陈皮 10 克、焦山楂 10 克、焦神曲 10 克、半夏 5 克、薏苡仁

20 克、甘草 3 克。治疗组 23 例，将上药每日 1 剂，水煎服。与对照组 22 例，均行 FOLFOX4 方案化疗；28 日为 1 个周期，用 2 个周期。应用上药治疗大肠癌患者，T 淋巴细胞亚群 CD3、CD4、CD4/CD8 治疗组明显升高，且高于对照组（P 均＜0.05）；CD4、CD4/CD8 对照组明显降低（P＜0.05）；生活质量评分（KPS）、体质量稳定率两组分别为 65.2%、45.5%，73.9%、59.1%；不良反应及血液系统毒性反应（白细胞减少）发生率治疗组低于对照组（P＜0.05）。[3]

13. 大肠癌方 64　黄芩 12 克、桃仁 12 克、蒲公英 20 克、赤芍 15 克、厚朴 15 克、枳壳 15 克、大黄（后下）6 克、甘草 6 克。随症加减：化疗前以健脾和胃中药预防消化道反应，如恶心、呕吐者用香砂六君子汤加减治疗；化疗间期配合健脾补肾的中药防治化疗药物骨髓抑制，用药如黄芪、党参、补骨脂、骨碎补、菟丝子等。每日 1 剂，水煎服。化湿祛瘀清热，理气通便。适用于直肠腺癌。化疗后攻补兼施，能使虚弱的机体尽快恢复，防止病情变化。在放疗期间同时应用中医药治疗，多辅以清热利湿，放疗后注意补脾益肾兼化瘀以减轻放疗不良反应，提高生存质量，防止复发与转移。[4]

14. 健脾补肾化湿解毒方　党参 30 克、白术 10 克、黄芪 10 克、猪苓 30 克、茯苓 30 克、薏苡仁 15 克、女贞子 30 克、补骨脂 30 克、山茱萸 30 克、败酱草 10 克、仙鹤草 15 克、龙葵 10 克。适用于结直肠癌化疗期。方中黄芪、党参、白术益气健脾、扶助正气；茯苓、猪苓、薏苡仁利水消肿、渗湿健脾；女贞子、山茱萸滋补肝肾；补骨脂补肾壮阳；败酱草清热解毒、活血止痛；仙鹤草、龙葵清热解毒。诸药合用，共奏益气健脾补肾、化湿解毒之功，故效果较好。徐力等将患者分为治疗组和对照组，治疗组 21 例，采用健脾补肾化湿解毒方联合 XELOX 方案联合治疗；对照组 20 例单用 XELOX 方案治疗。1 个月为 1 个周期，2 个周期

①　徐力，等. 健脾益肾方联合甲地孕酮对消化系肿瘤恶病质 30 例 FAACT 的影响[J]. 南京中医药大学学报，2011，27(4)：381-383.
②　刘文义，等. 中西医结合治疗 16 例晚期结直肠癌临床观察[J]. 吉林中医药，2011，31(10)：984-985.
③　肖寒. 加味四君子汤对大肠癌化疗患者的免疫促进作用[J]. 中国中西医结合杂志，2011，31(2)：164-167.
④　白建平，等. 刘伟胜教授治疗大肠癌经验简介. 新中医[J]. 2010，42(11)：132-133.

后评价疗效,治疗组患者生存质量明显改善,优于对照组。健脾补肾化湿解毒方可改善进食改善睡眠,提高体力,减轻疼痛,减轻化疗不良反应。[1]

15. 健脾消癌饮 党参 15 克、黄芪 20 克、白术 12 克、茯苓 12 克、灵芝 15 克、薏苡仁 30 克、枳壳 6 克、淫羊藿 15 克、丹参 6 克、半枝莲 30 克、白花蛇舌草 15 克、七叶一枝花 15 克、石见穿 30 克、莪术 10 克、法半夏 10 克、广木香 6 克、甘草 6 克。适用于结直肠癌维持治疗期。方中党参、白术、茯苓、黄芪健脾益气;灵芝大补元气;薏苡仁、法半夏健脾化湿;枳壳、木香健脾理气,此类药均针对病机中"虚"的特点;丹参、石见穿、莪术均有活血化瘀功效,针对病机中"瘀"的特点;半枝莲、白花蛇舌草、七叶一枝花等清热解毒类药针对"毒"的特点。诸药合用,达到健脾益气、化瘀解毒的功效。蒋益兰等人采用中药健脾消癌饮配合化疗治疗大肠癌根治术后 62 例,并与用单纯化疗治疗的 60 例作对照。治疗 6 个周期为 1 个疗程。观察患者复发转移率、生存期、生存质量等指标。治疗组 62 例中,复发转移率为 25.8%,而对照组复发转移率为 48.3%;治疗后 1、2、3、4、5 年生存率,治疗组分别为 92.2%、86.4%、81.5%、70.5%、63.4%,而对照组则分别为 82.5%、71.3%、61.8%、50.8%、35.5%,治疗组优于对照组。同时治疗组在改善临床症状、提高生活质量、增强患者的免疫功能和降低癌胚抗原的含量等方面均有较好的作用。[2]

16. 清热解毒汤 藤梨根、白茅根、覆盆子、黄芪、大枣。治疗组 42 例,予清热解毒汤,每日 1 剂,水煎服或少量频服。8 周为 1 个疗程。与对照组 40 例,均用顺铂+氟尿嘧啶方案化疗,21 天为 1 个周期,2 个周期为 1 个疗程。结果:中西医结合治疗晚期胃肠癌(含结肠癌、直肠癌、胃癌),按 Kamofsky 评分两组分别有效(提高)28 例、16 例,稳定 9 例、13 例,减退 5 例、11 例;1、2、3 年生存数分别为 37 例、34 例、30 例、19 例、23 例、11 例;白

细胞、血红蛋白、NK 细胞活性、血清癌胚抗原治疗后两组比较均有显著性差异($P < 0.05$)。[3]

17. 十济汤 青黛 2 克、板蓝根 15 克、虎杖 10 克、仙鹤草 10 克、百部 10 克、苦参 8 克、枸杞子 12 克、斑蝥 0.02 克、薏苡仁 20 克、甘草 5 克等。治疗组 31 例,将上药水煎分 2～4 次服,每日 1 剂,用 10 天。与对照组 32 例,均用奥沙利铂 85 毫克/平方米,静脉滴注 2 小时,第 1 天;亚叶酸钙 200 毫克/平方米,静脉滴注 2 小时,第 1、第 2 天;5 - 氟尿嘧啶 400 毫克/平方米,静脉推注,再用 600 毫克/平方米持续静脉滴注 22 小时,第 1、第 2 天。均 14 天为 1 个周期,2 个周期为 1 个疗程。结果:应用上药治疗结直肠癌患者,用 2 个疗程,两组分别完全缓解 2 例、1 例,部分缓解 17 例、14 例,稳定 10 例、14 例,进展 2 例、3 例,总有效率 61.29%、46.88%($P < 0.05$)。[4]

18. 健脾化瘀汤 党参 15～30 克、白术 12 克、丹参 15 克、赤芍 12 克、陈皮 6 克、枳壳 12 克、白花蛇舌草 10 克。随症加减:大便不成形者,加苍术 12 克;腹胀痛者,加木香(后下)9 克、延胡索 12 克;便秘者,加火麻仁 15 克。水煎服,每天 2 次,每日 1 剂。益气健脾,行气,活血化瘀。适用于晚期大肠癌。治疗 34 例,显著改善 11 例,部分改善 19 例,无改善 4 例,改善率 88.2%。[5]

19. 健脾消瘤方 党参 15 克、黄芪 30 克、白术 15 克、八月札 15 克、茯苓 30 克、薏苡仁 30 克、菝葜 30 克、莪术 30 克、郁金 15 克、土茯苓 30 克、野葡萄藤 30 克、蜈蚣 2 克、天龙 6 克、煅瓦楞 30 克、天葵子 12 克、黄精 30 克、山茱萸 15 克、淫羊藿 15 克、菟丝子 15 克。适用于结直肠癌维持治疗期。健脾消瘤方以党参、黄芪、白术、茯苓、薏苡仁健脾理气;淫羊藿、女贞子、黄精、山茱萸补肾;郁金、莪术活血化瘀;土茯苓、菝葜、野葡萄藤清热解毒散结;蜈蚣、天龙以毒攻毒。共奏健脾扶正、化瘀散结之功。马骏等人将 53 例病例随机分为

① 徐力,叶青. 中西医结合治疗结直肠癌 21 例观察[J]. 实用中医药杂志,2009,25(3):164 - 165.
② 蒋益兰,等. 健脾消癌饮配合化疗拮抗大肠癌术后复发转移 62 例总结[J]. 湖南中医杂志,2007,23(1):1 - 3.
③ 郑振浚,等. 中西医结合治疗晚期胃肠癌 42 例[J]. 中国中西医结合外科杂志,2007,13(3):244 - 245.
④ 周蕈. 十济汤联合化疗治疗结直肠癌临床研究[J]. 中国中医急症,2007,16(9):1068 - 1069,1106.
⑤ 黄智芬,等. 健脾化瘀汤配合化疗治疗晚期大肠癌 34 例临床观察[J]. 中国中医药科技,2006,13(6):431 - 432.

治疗组 28 例,对照组 25 例。对照组仅用化疗,治疗组在化疗同时服健脾消瘤方 6 个月。观察患者转移复发情况、生活质量变化、不良反应及 1 年、2 年、3 年的生存率比较。结果显示,治疗组转移复发率少于对照组,治疗组生活质量改善优于对照组,说明健脾消瘤方配合化疗能减少大肠癌术后复发转移,作用优于单纯化疗。[1]

20. 歧黄消瘤饮　白花蛇舌草 30～45 克、半枝莲 15～30 克、半夏 10 克、苍术 10 克、白术 10 克、茯苓 10 克、猪苓 10 克、莪术 10 克、木香 10 克、瓜蒌 30 克、薏苡仁 30 克、党参 20 克、黄芪 30～60 克、蒲公英 1 530 克、甘草 6 克。随症加减:体虚甚,心悸气短者,党参易人参、何首乌、枸杞子;纳差者,加焦山楂、焦神曲、焦麦芽;忧郁者,加柴胡、白芍;口臭、便秘者,加黄连、大黄。每剂制成 2 袋(1 袋 150 毫升),每次 1 袋,每日 2 次,口服。治疗组 49 例与对照组 30 例,均用奥沙利铂 200 毫升,第 1 日;亚叶酸钙 0.2 克,氟尿嘧啶 500 毫克,第 1～5 日,静脉滴注。3～4 周 1 次,9 次为 1 个疗程。采用上药治疗大肠肿瘤患者,两组生存质量分别提高 11 例、4 例,稳定 30 例、14 例,下降 8 例、12 例;症状改善、外周白细胞升高、生存质量治疗组均优于对照组($P<0.01$ 或 $P<0.05$)。[2]

21. 大肠癌方 65　车前草 12 克、泽泻 12 克、黄柏 10 克、木通 15 克、蒲黄 15 克、墨旱莲 15 克、滑石 20 克、大蓟 30 克、小蓟 30 克。治疗组与对照组各 42 例,均行体外常规盆腔放疗:直线加速器,60～70 戈瑞/30～35 次。1 周后治疗组用本方,每日 1 剂,水煎分 3 次内服。与对照组均用庆大霉素 16 万单位加生理盐水 200 毫升,分 3 次口服,用至放疗后 5 日。用上药治疗直肠癌放疗引起的放射性膀胱炎,两组分别治愈 34 例、21 例,有效 6 例、11 例,无效 2 例、10 例,总有效率为 95%、76%。治疗组疗效明显优于对照组($P<0.01$)。[3]

22. 益气调腑汤　白参(蒸兑)10 克、白术 10 克、茯苓 10 克、枳壳 10 克、香附 10 克、山楂 10 克、黄芪 20 克、败酱草 20 克、砂仁 6 克、大黄 5 克、甘草 5 克、广木香 12 克、石见穿 30 克等。治疗组 43 例,将上药每日 1 剂,水煎服,6 周为 1 个疗程。与对照组 40 例均第 1～5 日用亚叶酸钙 100 毫克、5-氟尿嘧啶 500 毫克/平方米,静脉滴注。21 日为 1 个周期,2 个周期为 1 个疗程。采用上药治疗大肠癌患者,两组分别显效 20 例、8 例,有效 14 例、11 例,无效 9 例、21 例,总有效率为 79.1%、47.5%($P<0.01$)。生存质量提高稳定率分别为 93%、57.5%($P<0.01$)。[4]

23. 健脾化瘀解毒方　党参 15 克、白术 10 克、茯苓 12 克、薏苡仁 15 克、蒲黄 12 克、五灵脂 12 克、枳实 10 克、延胡索 12 克、败酱草 15 克、蒲公英 15 克、半枝莲 15 克、白花蛇舌草 15 克、七叶一枝花 15 克。随症加减:兼血虚者,加当归 10 克、白芍 10 克、鸡血藤 15 克;阴虚者,加墨旱莲 15 克、生地黄 12 克、沙参 12 克、麦冬 10 克;肾虚者,加枸杞子 12 克、续断 10 克;气滞者,加莱菔子 15 克、厚朴 10 克、木香 10 克;胃气上逆者,加半夏 12 克、陈皮 10 克;瘀血甚者,加桃仁 10 克、红花 8 克;出血者,加茜草 10 克、白及 12 克、仙鹤草 15 克。每日 1 剂,水煎,分 2 次服。适用于大肠癌证属脾虚瘀毒型,症见面色萎黄,神疲乏力,消瘦,纳谷不香,食后饱胀,腹胀腹痛,痛定拒按,或可扪及肿物,大便秘结或溏滞不爽,或里急后重,便下脓血,舌淡紫或暗红,或有瘀斑,舌苔薄黄或黄厚腻,脉弦滑等。采用中医健脾化瘀解毒法加或不加联合化疗共治疗经根治术后出现复发转移或无法手术切除的晚期大肠癌 55 例,分为中药加化疗组 38 例,中药组 17 例,中药加化疗组平均服药 88 剂,中药组平均服药 92 剂。结果:① 近期客观疗效,中药加化疗组总有效率(CR+PR)为 10.5%,中药组为 5.9%($P>0.05$)。② 中位生存期:中药加化疗组为 6.2 个月,中药组为 6.6 个月。③ 生存率

① 马骏,等. 健脾消瘤方预防大肠癌术后转移复发的临床观察[J]. 上海中医药杂志,2005,39(1):24-25.
② 高振祥. 歧黄消瘤饮配合化疗治疗大肠肿瘤 49 例[J]. 中国中西医结合外科杂志,2004,10(4):316-318.
③ 鲁建林,何军. 中西医结合治疗直肠癌放疗引起放射性膀胱炎[J]. 湖北中医杂志,2003,25(8):39.
④ 潘敏求,等. 益气调腑汤配合化疗治疗大肠癌 43 例临床观察[J]. 湖南中医药导报,2003,9(11):12-14.

（Kaplan - Meier 法）：中药加化疗组 6 个月及 12 个月以上生存率分别为 54.7% 及 10.7%，中药组 6 个月及 12 个月以上生存率分别为 60.5% 及 20.2%（P＞0.05）。说明中医健脾化瘀解毒法治疗晚期大肠癌对改善症状、延长生存期有一定疗效，而加联合化疗并不能提高晚期大肠癌的疗效。①

24. **扶正消瘤汤** 生黄芪 15 克、党参 15 克、茯苓 15 克、半枝莲 15 克、紫草根 15 克、白术 10 克、大枣 7 枚。每日 1 剂，水煎服，30 天为 1 个疗程。均给予 IL-2 10 万单位静滴，隔天 1 次，共 20 次。或肌注，每天 1 次。适用于结肠癌化疗者。用本法对 60 例结肠癌患者进行近期疗效及化疗不良反应的观察，并与单纯用 IL-2 治疗的 60 例进行随机对照。结果：中医症状疗效显效（症状消失或明显好转）20 例，有效（症状好转）36 例，无效（症状无改善或恶化）4 例，总有效率 93%；对照组显效 8 例，有效 36 例，无效 16 例，总有效率 73%。两组疗效比较，治疗组优于对照组（P＜0.05）。表明化疗时用扶正消瘤汤配合 IL-2，能改善患者的临床症状，提高生活质量，增进食欲，消除疲乏，减轻胃肠道反应，提高血清总蛋白和白蛋白，减轻化疗引起的白细胞总数、粒细胞下降的幅度。本中药可改善化疗患者的体质，为下一次化疗做准备。②

25. **扶正减毒汤** 黄芪 30 克、党参 20 克、白术 30 克、鸡血藤 30 克、枸杞子 15 克、五味子 10 克、补骨脂 10 克、天冬 15 克、天花粉 15 克、女贞子 10 克、苏木 15 克、红花 6 克。每日 1 剂，水煎分 2 次服用，配合化疗服至化疗结束后 1 周。用于直肠癌术后配合化疗。中药联合化疗治疗直肠癌术后 26 例，结果 26 例患者均顺利地完成了化疗，其不良反应发生率依次为恶心、呕吐、乏力、脱发、消瘦、白细胞下降、血小板下降、丙氨酸转移酶（ALT）或天冬氨酸氨基转移酶（AST）升高、尿素氮（BUN）或肌酐（Cr）升高、心电图（ECG）异常（ST 段改变），不良反应的发生率较低，而且不良反应程度较轻，经

对症处理后均得到控制。③

26. **扶正抑癌汤** 薏苡仁 60 克、生晒参 10 克、灵芝 10 克、三七 10 克、黄芪 15 克、白术 15 克、苦荞头 15 克、无花果 15 克、猪苓 15 克、山慈菇 15 克、山豆根 10 克、丹参 30 克、败酱草 30 克。随症加减：湿热下注引起里急后重者，加白芍 30 克、升麻 15 克、甘草 10 克；瘀毒阻滞导致腹部肿块，加夏枯草 15 克、海藻 10 克、昆布 10 克；脾肾阳虚引起大便溏薄，加赤石脂 30 克、煨诃子 12 克；肝肾阴虚导致的低热，加地骨皮 15 克、银柴胡 30 克；气血两虚出现的神疲乏力，加西洋参 10 克、仙鹤草 30 克。中医学认为，正气不足、湿毒瘀滞凝结，为大肠癌的基本病机，再加手术创伤更损正气，故大肠癌术后多为正虚为主的本虚标实之证。故拟定了七分扶正、三分祛邪的扶正抑癌汤，方中生晒参补五脏六腑之元气，为补气之魁首，与黄芪、白术、灵芝伍用，以增补气之功，且有健脾之效；薏苡仁、败酱草、山慈菇、猪苓、山豆根除湿清肠清解余毒，通利排毒；无花果、苦荞头理气散结；丹参、三七养血活血。诸药合用共奏扶正固本、清热解毒、理气散结、养血活血之效。于术后 1 个月开始加用中药治疗，每日 1 剂，水煎服。2 个月为 1 个疗程，共治疗 2 个疗程。伍用化疗。适用于大肠癌术后。将大肠癌术后患者分为治疗组 38 例和对照组 31 例，分别采用扶正抑癌汤加化疗治疗与单纯化疗治疗。结果：治疗组患者体力状况好于对照组（P＜0.01），中位生存时间（31.4 个月）长于对照组（18.0 个月）；治疗组生存率高于对照组（P＜0.05），不良反应发生率低于对照组（P＜0.05 或 P＜0.01）；治疗组复发率（21.05%）低于对照组（48.38%），（P＜0.05）；治疗组治疗后免疫功能改善（P＜0.05 或 P＜0.01）。结论：扶正抑癌汤配合化疗在大肠癌术后巩固治疗中，其免疫调节、抑癌抗复发、延长生存周期等作用优于单纯化疗。表明本方治疗大肠癌术后患者有较好的疗效，与对照组比较，患者体力状况好转，免疫功能改善，

① 黄兆明，熊墨年.健脾化瘀解毒法加化疗治疗晚期大肠癌疗效分析[J].浙江中西医结合杂志，2000，10(6)：332-333.
② 吴和木，等.扶正消瘤汤配合白细胞介素 2 治疗结肠癌 60 例[J].中国中西医结合杂志，1999，19(7)：409.
③ 燕忠生，李恒谋.中药联合化疗治疗直肠癌术后 26 例临床观察[J].中国中西医结合脾胃杂志，1999，7(3)：180.

不良反应减少,提示其扶正固本作用较强;治疗后CEA含量明显降低,复发率低于单纯化疗,表明本方具有一定抑癌和抗复发作用。[1]

27. 肠瘤平 党参 12 克、白术 12 克、茯苓 12 克、藤梨根 30 克、水杨梅根 30 克、虎杖 30 克、山楂肉 30 克、鸡内金 6 克、甘草 6 克。随症加减:脾虚气滞者,加木香、天仙藤、大腹皮;湿热下注者,加薏苡仁、白头翁、凤尾草;肝肾阴亏者,加枸杞子、熟地黄、山茱萸。每日 1 剂,水煎服。适用于大肠癌术后。临床验证 31 例(行根治术 23 例,行姑息术 8 例),术后 1 个月内开始用 MEF(V)方案化疗,4～6 周为 1 个疗程,术后 3 年内每年分别用 3、2、1 个疗程。结果:1、3、5 年生存率分别为 100％、80.6％、64.5％。24 例测定癌胚抗原,治疗后有明显降低($P < 0.05$),复发或转移 9 例。[2]

28. 参苓白术散加减 党参 15 克、白术 10 克、苍术 10 克、茯苓 10 克、厚朴 10 克、败酱草 20 克、白头翁 20 克、半枝莲 30 克、龙葵 15 克、乌药 10 克、白英 15 克、薏苡仁 30 克、白芍 15 克、甘草 6 克。每日 1 剂,水煎,分 2 次服用。健脾化湿,清热解毒。适用于大肠癌术后证属脾虚湿热型,症见面色萎黄,气短乏力,食欲不振,腹痛腹胀,大便溏泄,里急后重,便下脓血,苔黄腻,舌质淡而暗红,脉滑数或沉细。案例:某女,50 岁,于 1988 年 9 月检查发现乙状结肠有一菜花样肿物,活检病理为"腺癌",即予手术切除原发灶,并发现腹腔淋巴结转移,因转移灶与大血管粘连无法切除。于 1988 年 11 月主诉左下腹部疼痛,腹胀,大便秘,每日 5～6 次,有时便下脓血,食欲不振,倦怠乏力,舌质黯红,苔白,脉滑数。证属脾胃虚弱,湿热蕴结。处方:太子参 15 克、白术 10 克、茯苓 12 克、厚朴 10 克、白头翁 20 克、败酱草 15 克、红藤 15 克、藤梨根 15 克、八月札 12 克、生薏苡仁 30 克、炒莱菔子 15 克、炮甲片 6 克、儿茶 10 克、白屈菜 10 克、白花蛇舌草 30 克、槐花 15 克、地榆 15 克、

甘草 9 克。每日 1 剂,水煎 2 次分服。配合 MFA 方案化疗,服上方中药 2 周后,腹痛减轻,大便稍稀,每日 2～3 次,未再出现便下脓血,但仍时呈黏液样便。上方加减服用 2 个月后,大便恢复正常,食欲好转,自感活动有力,1 年后 B 超复查,腹腔肿大淋巴结消失。上方化裁服用 6 年,每年约服药 200 余剂,后期重健脾调胃,佐以解毒抗癌。化疗共用 2 个疗程,因白细胞下降而停用。至 1995 年 1 月精神好,大便正常,无自觉症状。B 超复查腹部无异常发现。[3]

29. 八珍汤加减 炙黄芪、炒党参、当归、白芍、熟地黄、炒白术、制黄精、炒薏苡仁、紫丹参、甘草。随症加减:兼白细胞减少者,加补骨脂、鹿角片、淫羊藿等;心悸失眠者,加柏子仁、炒酸枣仁、远志等;纳差食滞者,加砂仁、蔻仁、炒谷麦芽、陈皮等;便血者,可加艾叶、槐花炭、三七粉等;还可酌情选择下列抗癌解毒类药一二种:半枝莲、龙葵、白花蛇舌草、黄药子、山慈菇、半边莲、天龙等。所有病例均化疗 3～4 个疗程,化疗间隙期服用中药,每日 1 剂,分 2 次服。益气健脾养血。适用于中晚期大肠癌化疗后证属气血两虚型,症见面色无华或苍白,神疲气短形体消瘦,时有便溏或脱肛下坠,或腹痛绵绵,舌淡,苔薄白,脉细或沉细无力者。[4]

30. 香砂六君子汤加减 木香、砂仁、炒薏苡仁、炒党参、炒白术、茯苓、淮山药、炙鸡内金、陈皮、炒谷麦芽。随症加减:胸闷呕恶明显者,加姜半夏、竹茹、藿香、佩兰等;腹泻无禁者,加升麻、石榴皮等;还可酌情选择下列抗癌解毒类药一二种加入配方:半枝莲、龙葵、白花蛇舌草、黄药子、山慈菇、半边莲、天龙等。健脾化湿。所有病例均化疗 3～4 个疗程,化疗间隙期服用中药,每日 1 剂,分 2 次服。适用于中晚期大肠癌化疗后证属脾虚湿滞型,症见面色少华或萎黄,肢倦乏力不思纳谷,时有腹胀或腹部隐痛,大便溏薄或夹不消化之

① 郭志雄. 扶正抑癌汤伍用化疗治疗大肠癌术后 38 例疗效观察[J]. 中国中西医结合杂志,1999,19(1):20-22.
② 雷一鸣. 中华名医顽症绝症秘方大全[M]. 南宁:广西科学技术出版社,1999:753.
③ 张新,等. 孙桂芝治疗大肠癌经验[J]. 山东中医杂志,1998,17(4):173-175.
④ 朱旭东,等. 辨证分型治疗中晚期大肠癌 76 例[J]. 江苏中医,1998,19(2):28-29.

物,或胸闷呕恶,舌苔白腻,脉细濡。①

31. 大黄附子细辛汤加味　大黄(后下)10克、制附子9克、细辛2.5克、枳实10克、槟榔10克、桃仁10克。每日1剂,水煎分2次服用。方以制附子、细辛温里散寒;大黄泻下通便,再辅以槟榔、枳实、桃仁理气破滞,助大黄通腑攻下;诸药共奏温下之功。适用于晚期肠癌致不全性肠梗阻术后,证属下焦阳气虚损,寒邪得乘,以致寒凝腹痛,大便不通者。案例:刘某,女性,54岁。患降结肠腺癌,于1992年10月行左半结肠癌根治术。术后5个月出现腹痛、腹胀,呕吐清水及胆汁样内容物,大便1周未通,虽欲矢气不可得,面色苍白,神疲肢冷。查体:腹膨隆,可扪及肠型,肠鸣音亢进,肛门指诊于直肠前窝触及肿块,舌体淡胖,脉沉细。证属寒凝气滞,内结中腑,处以上方。患者服第1剂因呕吐未能见效,服第2剂后未呕而腹胀减,翌日大便1次,再方大黄加至15克,又进2剂,便通而腹痛减呕吐止。②

32. 增液承气汤加味　生地黄25克、玄参20克、麦冬30克、沙参20克、大黄10克、瓜蒌60克、枳实10克。方中重用玄参、麦冬、生地黄、沙参养阴滋润清热,再配以瓜蒌润肠通便,大黄、枳实攻下有形之邪。诸药合用共奏滋阴增液、润肠通便之功。全药由胃管注入,每隔3小时1次约50毫升。适用于晚期肠癌致不全性肠梗阻,证属气阴两伤,津枯肠燥,无水行舟,症见大便不通,口干喜饮,腑气不通,呕吐,嗳气等症者。案例:潘某,女性,65岁,患直肠腺癌(距肛门口4～8厘米处)。于1992年6月行直肠癌剖腹探查术,术中探查发现肿瘤于肠管广泛转移,原发灶固定与周围器官粘连,无法切除遂行降结肠造瘘术。术后2个月患者觉腹胀腹痛,症状进行性加剧,伴恶心呕吐频作,大便5天未排,偶有矢气,口干喜饮,小便短赤,舌红苔光剥少津,脉弦数。查体:形体消瘦,脱水面容,腹膨隆,未见肠型,肠鸣音活跃。X

线腹透见肠管内多处阶梯样气液平面。分析:患者久病体弱,加上手术伤津耗气,阴血大伤,以致中腑运化无力,津枯肠燥,无水行舟,致腑气不通,气逆于上。证属正气虚弱,气阴两伤,津枯肠燥,治以本方。服药2剂后出现一过性腹胀痛加剧,随即矢气频作,继见排臭秽粪便多,腹胀顿消,口渴减轻,唯小便少,上方去大黄加太子参30克,再服3剂后诸症减,精神转佳,继以健脾调中善其后。③

33. 扶正解毒汤　党参15克、白术12克、茯苓12克、甘草4克、田三七(研粉冲服)1.5克、黄芪30克、白英20克、白花蛇舌草15克、半枝莲15克、黄精15克、女贞子15克、仙鹤草15克。水煎服。每剂煎3次,用于各种攻伐疗法的休止期或为后期的巩固治疗。每日或隔日服1剂,连服1年,第2年每周服3剂,第3年每周服2剂,随着生存时间的延长,疗程也增长,疗程最短1年,最长10年。适用于中晚期大肠癌术后。从1975—1988年对260例中晚期大肠癌进行规范性治疗,根据病情分别施行根治术、姑切术或仅做改道术。术后配合中西医药和化疗,部分病例配合放疗。所有病例均配合中医中药治疗。化疗期间主要采用扶正健脾汤辨证加减;放疗期间采用扶正养阴汤辨证加减;在各种攻伐疗法的休止期或后期的巩固治疗则采用扶正解毒汤辨证加减。结果:Ⅱ、Ⅲ、Ⅳ期5年生存率分别为80.6%、56.1%、21.73%,平均5年生存率为50.4%。术中发现45例肝转移进行中西医结合治疗,5年生存率为22.2%。以上各项生存率及疗效均比国内有代表性单位采用纯西医治疗者为优,使一些晚期危重患者提高了生存质量,延长了寿命。④

34. 扶正健脾汤　黄芪30克、党参15克、白术12克、茯苓12克、甘草3克、熟地黄15克、枸杞子12克、何首乌12克、黄精10克、女贞子15克、沙参10克、麦冬10克、鸡血藤25克、芡实15

① 朱旭东,等. 辨证分型治疗中晚期大肠癌76例[J]. 江苏中医,1998,19(2):28-29.
② 王振飞,周美秀. 中药治疗晚期肠癌致不全性肠梗阻的体会[J]. 福建中医学院学报,1996,6(2):23.
③ 同上.
④ 潘明继,等. 中西医结合治疗260例中晚期大肠癌的疗效观察[J]. 中医杂志,1996,37(4):218-220.

克、山药 12 克。水煎服,每剂煎 3 次,同时配合化疗。适用于中晚期大肠癌术后。临床观察见上条 34。①

35. 扶正养阴汤　黄芪 30 克、党参 15 克、茯苓 12 克、白术 12 克、甘草 3 克、太子参 15 克、人参 8 克、麦冬 10 克、沙参 10 克、玉竹 10 克、白花蛇舌草 15 克、丹参 10 克。辨证加减。水煎服,每剂煎 3 次,同时配合放疗。适用于中晚期大肠癌术后。临床观察见上条 34。②

36. 于尔辛、徐益语经验方　① 黄芪 15 克、党参 15 克、白术 10 克、茯苓 15 克。② 当归 10 克、枸杞子 10 克、酸枣仁 10 克、夜交藤 30 克。③ 藿香 10 克、佩兰 10 克、厚朴 10 克、苍术 5 克。④ 白花蛇舌草 30 克、半枝莲 30 克、鳖甲 30 克。随症加减:头晕、头痛,加菊花 9 克、钩藤 10 克、姜半夏 12 克;便溏次数多者,加乌梅 10 克、干姜 10 克、川连 5 克、木香 5 克;消化不良,加六神曲 12 克、炒谷麦芽各 12 克。每日 1 剂,水煎,早晚分服。补气健脾,养血安神,化湿和中,抑癌散结。适用于乙状结肠腺癌术后。案例:蒋某,女,49 岁,乙状结肠腺癌术后。已侵犯至浆膜层,淋巴(-),用化学药物 MF 方案治疗 5 个疗程,因化疗反应大,疗程未结束而停用。自感乏力、头晕、头痛,夜寐不安,大便不成形,苔薄白,舌体略胖,脉濡。证属气血亏损,脾虚湿困,心神不宁。治宜补气健脾、养血安神、化湿和中。自 1988 年 7 月起长期选用上述中药调治,1995 年患者健在,未见复发。③

37. 陈响中经验方　方①:半夏 10 克、陈皮 6 克、茯苓 10 克、山药 10 克、白术 10 克、厚朴 10 克、炒谷麦芽各 15 克、炙甘草 3 克、藿香 20 克、黄连 3 克、白花蛇舌草 30 克、半枝莲 30 克。方②:茵陈 30 克、栀子 10 克、柴胡 10 克、延胡索 10 克、佛手 10 克、郁金 10 克、白芍 12 克、生薏苡仁 20 克、田基黄 30 克、鸡骨草 15 克、车前子 12 克、鸡

内金 10 克。方③:党参 10 克、白术 10 克、山药 10 克、白扁豆 10 克、茯苓 10 克、薏苡仁 15 克、煨葛根 10 克、川石斛 10 克、鸡内金 10 克、黄连 3 克、车前子草各 12 克、炙甘草 3 克。方中藿香芳香化浊、理气和中;厚朴去湿除满;半夏、陈皮理气化湿;白术、茯苓健脾利湿;炙甘草和中补脾。中晚期多伤阴耗气,用党参、甘草补气扶正;白术、薏苡仁、茯苓健脾化湿;山药、白扁豆补脾止泻;川石斛养胃生津;葛根升清。随症加减:① 腹胀者,加木香 6 克、砂仁 3 克、大腹皮 12 克;瘕痕作痛者,加丹参 20 克、川楝子 10 克;血白细胞下降者,加制何首乌 15 克、桑椹子 12 克、女贞子 15 克;大便不成形者,加金银花炭 10 克、神曲 10 克、资生丸 6 克。② 另以垂盆草冲剂,每日 3 次,每次 1 包(冲服)。③ 烘热升火者,加牡丹皮 10 克、知母 10 克、黄柏 10 克;抗癌清热者,加白花蛇舌草 30 克、半枝莲 30 克、白英 30 克、虎杖根 30 克;失眠者,加酸枣仁 10 克、合欢皮 15 克、夜交藤 30 克;汗多者,加煅龙骨 30 克、煅牡蛎 30 克、碧桃干 10 克。每日 1 剂,水煎,早晚分服。功效:① 健脾和胃,清热利湿。② 清热利湿,退黄。③ 益气生津,调理脾胃。适用于升结肠蕈伞型腺癌术后。① 证属脾胃虚弱,胃气不和。② 证属肝胆湿热型。③ 证属脾胃两虚,生化式微,气阴并耗者。案例:乔某,男,43 岁,升结肠蕈伞型腺癌术后,术后一个月化疗,每周 1 次,3 周后因血白细胞明显下降,并诱发药物性肝炎,停止化疗,同时长期选用上述中药调治 7 年多,患者健在,未见复发。④

38. 赵章忠经验方　方①:太子参 15 克、焦白术 1215 克、白扁豆 15 克、山药 15 克、生熟薏苡仁各 15 克、煨葛根 12～15 克、炙甘草 6 克。方②:西洋参 3 克、北沙参 15 克、生地黄 15 克、炒白芍 12～15 克、当归 5～10 克、生地榆 12 克、侧柏炭 15～30 克。方③:白花蛇舌草 30 克、龙葵 30 克、半枝莲 30 克、黄柏 10 克、川连 5～6 克、黄芩 9

---

① 潘明继,等. 中西医结合治疗 260 例中晚期大肠癌的疗效观察[J]. 中医杂志,1996,37(4):218-220.
② 同上.
③ 凌耀星. 中医治癌秘诀[M]. 上海:文汇出版社,1995:99.
④ 凌耀星. 中医治癌秘诀[M]. 上海:文汇出版社,1995:107.

克。随症加减：小腹痛者,加带皮槟榔 10 克、木香 2.5 克、川楝子 10 克;纳呆,加谷芽 15 克、麦芽 15 克、炙鸡内金 10 克、焦山楂 15 克、炒陈皮 6 克;头痛者,加炒防风 10 克、蔓荆子 10 克、川芎 10 克;失眠者,加酸枣仁 10 克、五味子 6 克、灯心草 3 克。每日 1 剂,水煎,早晚分服。功效：① 益气健脾升阳。② 养阴益血凉血。③ 清热化湿解毒。适用于升结肠癌术后。案例：张某,女,32 岁。1983 年和 1988 年两次行结肠癌切除术,并做人造肛门术。1990 年始服用上方两年余,便血、腹痛均止,纳佳,不再感神疲乏力,自觉症状完全消失,血红蛋白升至 105 克/升,白细胞升至 $6×10^9$/L,肿瘤未见复发。①

39. 龚氏直肠腺癌方　经病案整理,选用下列药：方① 益气养阴：黄芪 15 克、南北沙参各 15 克、白术 9 克、茯苓 9 克、麦冬 9 克、甘草 6 克。方② 调补肝肾：桑寄生 15 克、补骨脂 9 克、续断 9 克、枸杞子 9 克。方③ 抗癌防转移：菝葜 30 克、煅瓦楞子 30 克、牡蛎 30 克、海蛤壳 30 克。随症加减：脱发者,加何首乌 15 克、熟地黄 12 克、女贞子 9 克;口干、舌红、苔少者,加生地黄 12 克、玄参 6 克、芦根 15 克、天花粉 15 克;腰酸膝软者,加杜仲 12 克、怀牛膝 9 克;白细胞降低者,加人参 6 克、阿胶(烊冲)9 克,黄芪加至 30 克;大便溏薄者,加党参 9 克、焦山楂 15 克、生薏苡仁 30 克;抑制肠癌细胞,加石见穿 30 克、白花蛇舌草 30 克、八月札 9 克。益气养阴,调补肝肾,抗癌防转移。适用于直肠低分化腺癌术后化疗,证属脾气虚弱,肝肾不足,阴液耗伤。案例：黄某,男,48 岁,1989 年 6 月,活检病理为直肠低分化腺癌。于 1989 年 7 月 3 日行直肠癌根除术,术后病理报告为直肠蕈伞型低分化腺癌,未见转移,术后恢复良好。于 11 月 5 日开始进行化疗,因白细胞数降低至 $2.5×10^9$/升,头发脱落而中止化疗。服用上述中药一个月后,白细胞升至 $4×10^9$/升,3 个月后升至 $5×10^9$/升,脱发已长出,面色转红润,精神振作,大便

转实,能承担轻微的家务劳动。癌胚抗原测定 12.5 微克/升。自 1990 年 1 月起长期服中药治疗 4 年,病情稳定,未见复发。②

40. 黄白解毒汤　黄芪 30 克、黄精 15 克、枸杞子 15 克、鸡血藤 15 克、槐花 15 克、败酱草 15 克、马齿苋 15 克、仙鹤草 15 克、白英 15 克。随症加减：脾胃不和者,加党参 15 克、白术 10 克、陈皮 10 克、茯苓 10 克、半夏 10 克;心脾两虚者,加党参 15 克、酸枣仁 15 克、茯苓 10 克、当归 10 克;脾肾两虚者,加党参 15 克、白术 10 克、菟丝子 10 克、女贞子 10 克;大便秘结者,加冬瓜仁 10 克、火麻仁 10 克、番泻叶 6 克;大便溏,加焦薏苡仁 15 克、诃子 10 克、儿茶 10 克;大便黏液或黏液血便,加地榆 10 克、石榴皮 10 克、槐花 15 克、马齿苋 15 克;腹痛而胀者,加延胡索 10 克、香附 10 克、乌药 10 克、川楝子 10 克。门诊时加白花蛇舌草、半枝莲、藤梨根等清热解毒。每日 1 剂,水煎分 2 次服用。化疗配合中药治疗。一般 5 周 1 个疗程。适用于大肠癌(Ⅲ期)。化疗配合本方治疗Ⅲ期大肠癌 92 例手术后患者。1 年生存率 97.83％,3 年生存率 92.11％,5 年生存率 70.59％。随访 10 年以上 16 例,存活 12 例,10 年生存率为 75.00％。③

41. 十全大补汤合橘皮竹茹汤加减　党参 12 克、黄芪 12 克、焦神曲 12 克、焦山楂 12 克、焦麦芽 12 克、白术 10 克、当归 10 克、茯苓 10 克、白芍 10 克、橘皮 10 克、熟地黄 2 克、炙甘草 6 克、川芎 6 克、肉桂 3 克、淡竹茹 20 克、大枣 20 克。每日 1 剂,水煎服。配合化疗,并合西药(口服常规量胃复安、吗丁啉、维生素 B_4 和 B_6、鲨肝醇,隔日静滴葡萄糖、白蛋白、复方氨基酸、新鲜血浆等)。适用于结肠癌、胃癌、乳腺癌术后患者,化疗后出现纳呆、恶心呕吐、腹泻、乏力、口舌糜烂、白细胞降低、皮疹等。用上法治疗 28 例结肠癌、胃癌、乳腺癌术后,出现上述化疗反应者,并与只用上述西药的西药组 24 例对照。结果：两组分别显效 10 例、5 例,有效 17 例、11 例,无效 1 例、8 例,总

---

① 凌耀星. 中医治癌秘诀[M]. 上海：文汇出版社,1995：108.
② 凌耀星. 中医治癌秘诀[M]. 上海：文汇出版社,1995：118.
③ 张民庆. 肿瘤良方大全[M]. 合肥：安徽科学技术出版社,1994：151.

有效率 96.43%、66.67%。两组比较有显著性差异($P<0.05$)。[1]

42. **八珍汤或人参养荣汤加减** 当归、川芎、白芍、熟地黄、人参、白术、茯苓、甘草、黄芪、五味子、远志。每日 1 剂,水煎分 2 次服。益气养血。随症加减:白细胞减少明显者,重用人参,加大枣、阿胶、鸡血藤胶等;血小板下降者,亦可加花生衣、阿胶等,或长期用猪骨炖花生食;全血细胞减少者,除用原方加上药外,还可加山茱萸、龙眼肉、枸杞子等补肾填髓之药。适用于大肠癌化疗、放疗出现白细胞尤其是粒细胞减少、血小板下降,严重者全血细胞减少等骨髓抑制,证属气血亏虚。症见面色萎黄无华,形体消瘦,神疲倦怠,少气乏力,头晕目眩,舌质淡,脉细弱或沉细无力。[2]

43. **知柏地黄汤合八珍汤加减** 知柏地黄汤合八珍汤加龟甲、鳖甲、地骨皮、青蒿、山慈菇等滋阴清热之品。随症加减:若伴有便血、鼻衄或皮下紫斑等血热妄行之证者,去川芎、当归,熟地黄易生地黄,并加白茅根、牡丹皮、赤芍、水牛角、仙鹤草、马勃、血余炭以及地榆、槐花等凉血止血药。每日 1 剂,水煎服。滋阴养血。适用于大肠癌化疗、放疗出现骨髓抑制,证属热毒伤阴,营养耗损。症见形体消瘦,头晕,目眩,低热不退,或潮热,盗汗,口干咽燥,大便秘结,小便短赤,舌质红苔黄花剥而干,脉沉细数。[3]

44. **四神丸合参苓白术散加减** 肉豆蔻、补骨脂、五味子、山茱萸、莲子、薏苡仁、砂仁、桔梗、茯苓、人参、甘草、白术、山药、白扁豆。温补脾肾。适用于大肠癌化疗、放疗出现骨髓抑制,证属脾肾阳虚者。[4]

45. **六君子汤加减** 人参、白术、茯苓、炙甘草、陈皮、半夏、苍术、薏苡仁、藿香、佩兰、竹茹等除湿化痰之品。随症加减:如偏于脾胃虚弱、胃纳不佳者,加山药、白扁豆、莲子、神曲、谷麦芽等健脾养胃之药。每日 1 剂,水煎服。健脾和胃,燥湿化痰。适用于大肠癌化疗、放疗出现胃肠道反应,证属脾失健运,胃失和降、痰湿中阻、肠道气机不利。症见脘腹闷胀不适,恶心呕吐,痰涎壅盛,口苦纳呆,口干不欲饮,或大便溏泻,舌质淡胖,苔厚腻,脉濡滑。[5]

46. **益胃汤加减** 知母、茯苓、石斛、火麻仁、柏子仁、肉苁蓉等。每日 1 剂,水煎服。滋养胃阴。适用于大肠癌化疗、放疗出现胃肠道反应,证属热毒劫夺胃阴,阳明中焦津液耗损。症见胃脘嘈杂不适,心烦纳差,口干喜饮,或口腔糜烂,便秘溲赤,舌质红,光剥苔,脉细数。[6]

47. **天麻钩藤饮合左归丸加减** 天麻钩藤饮合左归丸加滋补肝肾中药。随症加减:神昏谵语者,可选用安宫牛黄丸或至宝丹等清心开窍之品。每日 1 剂,水煎服。滋补肝肾,平肝潜阳,养心安神。适用于大肠癌化疗、放疗出现中枢神经系统反应者。系化疗或放疗后灼伤阴液,致肝肾阴虚、肝阳上亢、虚火上炎;或肾阴亏虚、心失所养、心肾不交,症见头痛,神疲,倦怠,失眠,多梦,眩晕,甚或听力减退,心神不宁,幻觉,共济失调,反射减弱,震颤等。[7]

48. **八正散加减** 车前子、瞿麦、萹蓄、滑石、栀子、炙甘草、木通、大黄。随症加减:有血尿者,可加白茅根、大小蓟、生地黄炭、马勃、三七等凉血止血药;小便混浊或伴有膏脂(蛋白尿)者,则应与草薢分清饮合方加减;尿闭不通,或伴尿潴留者加小茴香、淡竹叶、夏枯草,或配合导尿等治疗。适用于大肠癌化疗、放疗出现膀胱刺激征,证属湿热毒邪下注下焦,膀胱气化功能不利所致。症见尿频、尿急、尿痛,或小便淋漓不畅甚至尿闭。化验检查见血尿、蛋白尿等。[8]

① 赵瑛,高素媛. 化疗反应的中西药防治[J]. 中国中西医结合杂志,1993,13(5):307.
② 黄卫平,彭显光. 彭显光教授对大肠癌放化疗副反应的治疗经验[J]. 贵阳中医学院学报,1993,15(4):40-43.
③ 同上.
④ 同上.
⑤ 同上.
⑥ 同上.
⑦ 同上.
⑧ 同上.

49. 人参养荣汤合左归丸加减　人参养荣汤合左归丸加乌梅、蝉蜕、五味子，重用何首乌。每日1剂，水煎服。益气养血，滋补肝肾，疏风清热。适用于大肠癌化疗、放疗出现皮肤病变，证属气血亏虚、肝肾不足、发失所养。症见脱发、过敏性皮炎、疱疹以及瘙痒症等皮肤病变。[1]

50. 复方三根汤　藤梨根30～60克、虎杖根30～60克、野葡萄根30～60克、党参15克、白术15克、茯苓15克、八月札15克、薏苡仁30克、生山楂12克、甘草6克。随症加减：恶心呕吐者，加姜半夏12克、姜竹茹12克；腹胀者，加木香12克、大腹皮15克；疼痛者，加延胡索24克、川椒9克、全蝎3克；便秘者，加生大黄(后下)6克、望江南30克、全瓜蒌30克；大便带血者，加仙鹤草30克、地榆炭15克；远处淋巴结转移者，加山豆根5克、蜈蚣3条；化疗后白细胞偏低者，加仙茅15克、淫羊藿15克、羊蹄根30克；阴虚明显者，加北沙参30克、枸杞子15克、牡丹皮12克。每日1剂，水煎，分2次服。补益气血，化瘀散结解毒。适用于中晚期大肠癌。本方结合化疗治疗中晚期大肠癌120例，并与单用中药组38例和单用化疗组20例比较，均4周为1个疗程，平均2.5个疗程。结果：本组疼痛、腹胀、便血等症状改善率比单用中药组高(P<0.05)，化疗组纳差改善率低于中药组(P<0.01)。生存率分析显示：中药加化疗组1年生存率96.5%，5年生存率20.8%；单纯中药组1年生存率93.8%，5年生存率14%；化疗组1年生存率88.9%，5年生存率11.2%。[2]

51. 孙桂芝经验方　黄芪30克、黄精15克、枸杞子15克、鸡血藤15克、槐花15克、败酱草15克、马齿苋15克、仙鹤草15克、白英15克。随症加减：大便秘结，加冬瓜仁10克、火麻仁10克、番泻叶6克；大便溏，加焦薏苡仁15克、诃子10克、儿茶10克；大便黏液或黏液血便，加地榆10克、石榴皮10克、槐花15克、马齿苋15克；腹痛而胀

者，加延胡索10克、香附10克、乌药10克、川楝子10克。每日1剂，水煎服。益气养阴，清热解毒。适用于晚期大肠癌。随访92例，治疗1年生存90例，生存率97.8%；治疗3年总例数76例，生存70例，生存率92.1%；治疗5年总例数51例，生存36例，生存率70.59%。[3]

52. 增液汤合沙参麦冬汤加味　玄参、麦冬、生地黄、沙参、玉竹、鲜芦茅根、鲜石斛、生石膏、天花粉。每日1剂，早晚2次分服。养阴生津，清热润燥。适用于肠癌手术或放疗、化疗后的患者，证属邪衰正虚以阴虚为主者。[4]

53. 健脾止泻汤　厚朴9克、白术12克、茯苓12克、佩兰9克、肉豆蔻10克、苍术9克、太子参12克、甘草9克。每日1剂，水煎2次，早晚分服。化湿健脾。适用于直肠癌术后泻下不止。案例：杨某，女，53岁。因直肠癌而行手术治疗。术后大便日行3～4次，倍感痛苦。大便呈黏液状，伴畏寒腹胀，食欲不振，面色淡白，舌质淡，苔白腻，脉濡缓。曾以温补为法而罔效。思虑再三，乃术后寒湿内阻而致。投上方7剂，诸症大减，继进7剂而病愈。[5]

54. 马吉福经验方　八角金盘12克、山慈菇30克、蛇莓30克、八月札30克、石见穿30克、败酱草30克、薏苡仁30克、黄芪15克、鸡血藤15克、丹参15克、大黄6克、枳壳10克。随症加减：便血者，加槐花炭、侧柏炭；里急后重者，加川连、木香、赤芍；腹痛腹胀者，加白芍、乌药、炒莱菔子、厚朴；大便不通者，加瓜蒌仁、皂角子等。每日1剂，水煎2次，分2次服，3个月为1个疗程。服完1个疗程后，每隔1日或3日服1剂，持续半年至1年。攻积破结，解毒化瘀。适用于直肠癌术后放化疗。本方使用大剂量的八角金盘、山慈菇、八月札、石见穿、蛇莓等药以活血化瘀、解毒消肿；配败酱草、薏苡仁以解毒散瘀、消肿排脓；黄芪、鸡血藤以补益气血、托毒通络；配丹参、大黄、枳壳等行

① 黄卫平,彭显光. 彭显光教授对大肠癌放化疗副反应的治疗经验[J]. 贵阳中医学院学报,1993,15(4)：40-43.
② 包素珍,吴良村. 中药"复方三根汤"结合化疗治疗中晚期大肠癌120例[J]. 辽宁中医杂志,1992,19(7)：33-34.
③ 孙桂芝,等. 化疗配合中药治疗Ⅲ期大肠癌疗效观察[J]. 中西医结合杂志,1988,8(5)：289.
④ 雷永仲,汤新民. 恶性肿瘤患者手术放疗后的中医治疗探讨(附400例临床分析报告)[J]. 上海中医药杂志,1987(5)：2-3.
⑤ 谢立奎. 直肠癌术后泻下不止一则[J]. 湖南中医杂志,1987(2)：57.

气活血、导滞逐瘀以利疏泄。全方共奏祛邪扶正、标本兼顾之效,不仅能抗癌祛邪,而且能增强机体免疫功能。服药期间可酌情配合选用化疗、放疗或手术治疗。用本方治疗直肠癌患者78例,其中6例是单纯中药治疗,其他的或配化疗,或配放疗,或配手术。本组患者的5年生存率达到80.77%,比单纯用西药治疗的高出20%。其中Ⅰ期直肠癌的5年生存率为100%,Ⅱ期为91.2%,Ⅲ期为75.8%,Ⅳ期为28.5%,死亡率为19.23%。采用本方治疗直肠癌收效明显,若与西药或放疗、手术同用,则可使其疗效大大提高,且能消除其不良反应。可见单纯用中药或中西药(手术)结合治疗的效果要优于单纯西药治疗者。①

55. 大肠癌方66 苦参、七叶一枝花、白头翁、白槿花、无花果、薏苡仁、红藤、半枝莲、白花蛇舌草各适量。每日1剂,水煎,分2次服。清热利湿,解毒消肿祛瘀。适用于大肠癌热证、实证、术后或放化疗患者。单用本方或配合放化疗治疗70例大肠癌。其中,单纯服中药18例,配合手术50例,配合化疗、放疗各1例。结果:生存10年以上者7例,生存5年以上者11例,生存3年以上者17例,生存2年以上者14例,生存1年以上者21例。有报告结肠癌患者的自然生存期为9.5个月及17.9个月。本法可改善症状、升高血象、提升免疫指标和增强体质,并能加强化疗、放疗效果,减少不良反应。②

四、未手术,单独用方

1. **野藤风莲汤** 方①:藤梨根60克、野葡萄根15克、水杨梅根15克、凤尾草15克、七叶一枝花15克、半枝莲15克、半边莲15克、土贝母15克、黄药子30克、白茅根30克。随症加减:便干者,加蓖麻仁9克、麻仁12克、郁李仁12克;脓血严重者,加白头翁15克、秦皮12克。方②:藤梨根12克、瞿麦12克、瘦肉12克。方③:全鸦胆子。方①②内服,方③保留灌肠。方①先将前三

药加水500毫升煎煮半小时,再入其余药物,加水至1000~1500毫升,煎至500毫升。方②加水2500~3000毫升,煎煮至500毫升。口服,每日1剂,煎2次分服,可以饮汁食肉。以上两方交替使用。方③研碎加水煎2次,合并浓缩后加醇处理,过滤,回收乙醇浓缩,再加水稀释成20%,分装成2毫升安瓿,消毒后备用。每晚保留灌肠1次,用一般导尿管插入肛内至肿瘤上方,然后将4毫升药液加温水10毫升,灌入即可。适用于直肠癌。用上法治疗直肠癌11例,治愈2例,有效3例,无效6例。总有效率45.5%。案例:李某,女,43岁,确诊为直肠乳头状腺癌,服药3个月症状减轻,半年症状消失,随访2年未复发。③

2. **调中抑瘤汤加减** 党参30克、生白术30克、茯苓30克、甘草10克、青皮10克、半夏10克、香附10克、砂仁10克、蜈蚣3条、半枝莲60克、白花蛇舌草60克、狼毒3克、干蟾皮3克。化湿补中,抗癌解毒。适用于大肠癌中虚湿盛、癌毒内结型。张海深等用香砂六君子汤调理中气,加半枝莲、狼毒等攻逐癌毒。现代研究表明方中党参不利于癌细胞的代谢,却能促进癌宿主细胞的代谢;白术有明显的反启动作用,能选择性杀伤负责转移的瘤细胞亚群;半枝莲、白花蛇舌草、蜈蚣均能抑制肿瘤细胞分裂,促进肿瘤细胞凋亡。临床证实该方能有效阻止大肠癌的始动和启动两个重要环节,对未经过手术和放化疗的大肠癌能起到抑制肿瘤生长,防止癌肿转移,延长患者生命,提高生存质量的作用。④

3. **彭增福经验方** 黄芪30克、无花果30克、白花蛇舌草30克、马鞭草30克、马齿苋30克、仙鹤草30克、砂仁10克、鸡内金10克、升麻10克、厚朴10克、炒地榆15克、炒槐花15克、郁金15克、墨旱莲15克、白芍15克、木瓜15克、石见穿18克。随症加减:腹痛,加延胡索10克、乌药10克、川楝子10克、木香10克;坠胀、便频者,加升

① 马吉福. 中西医结合治疗直肠癌78例疗效分析[J]. 辽宁中医杂志,1986,10(1):14-15.
② 瞿范. 中药治疗大肠癌70例小结[J]. 浙江中医学院学报,1983(6):22-23.
③ 张士舜. 肠癌中医研究[M]. 石家庄:河北科学技术出版社,2014:84.
④ 张海深,等. 扶正抑瘤法在大肠癌治疗中的应用[J]. 中国中医药信息杂志,2001,8(10):7-8.

麻 15 克、葛根 30 克、田三七 6 克、秦皮 10 克；便血者，加血余炭 25 克；里急后重者，加藤梨根 30 克、黄连 10 克、槟榔 12 克。每日 1 剂，水煎 2 次，早晚温服。连服 2 年后改为间歇服。扶正抗癌，化瘀解毒。适用于湿毒滞肠之直肠腺癌，证属病久体虚。症见腹泻，下腹隐痛，脓血便，慢性病容，苔黄腻，脉濡涩者。案例：段某，男，57 岁，腹泻伴下腹隐痛 2 年。因隐痛加重伴大便脓血，经乙状结肠镜检查，发现距肛门 3 厘米处直肠后壁有 4 厘米×4 厘米包块呈菜花状，表面溃烂伴出血。活检病理诊断为直肠腺癌。患者不愿手术。症见慢性病容，神清，皮肤干燥，唇甲灰白，舌黯红，苔黄腻，脉濡涩。服上方加减 2 年，症状逐渐好转，饮食正常，大便每日 1 次，无脓血，便柱增粗，查直肠包块缩小，质软。病理检查未见癌细胞。为巩固疗效，改为间断服药，并时有间服消瘤片，随访 11 年，患者一般情况良好。[1]

4. 抗癌 9 号 八角金盘 12 克、生山楂 12 克、山慈菇 30 克、八月札 30 克、石见穿 30 克、黄芪 30 克、鸡血藤 30 克、败酱草 15 克、党参 15 克、丹参 15 克、大黄 6 克、枳壳 10 克。随症加减：便血者，加槐花炭、侧柏炭；里急后重者，加黄连、木香、赤芍；大便不通者，加瓜蒌。每日 1 剂，水煎 2 次，分 2 次服，30 天为 1 个疗程。适用于直肠癌。单纯用本方治疗 47 例晚期直肠癌患者，生存期达 1 年 4 例，2 年 6 例，3 年 12 例，4 年 4 例，5 年 19 例，不足 1 年者 2 例。3 年与 5 年生存率分别为 74.5％和 40.4％。案例：曹某，男，63 岁。患者腹痛、大便混黏液半年，经治无效。于 1979 年 11 月转本科住院治疗。肛诊：直肠内壁触及肿物，指套带有血性黏液，镜检查见腺癌细胞。两侧腹股沟触及肿大之淋巴结。西医诊断：晚期直肠癌。因患者年高体羸手术治疗困难，且不愿接受化疗，故单纯采用中药治疗。症见面色无华，纳少乏力，腹痛大便混脓血，腰酸肢冷，舌淡白，脉象沉细。治宜解毒化瘀、消肿排脓、温肾健脾。方用抗癌 9 号加肉

桂 10 克、补骨脂 10 克、炒白术 12 克。每日 1 剂内服。外用抗癌栓 4 号（蟾酥 20 克、雄黄 20 克、白及粉 75 克、颠茄浸膏 5 克、甘油明胶 65 克、甘油 75 克）纳肛，每日 2 次。经内外治疗 1 个月，痛除脓血便止，饮食增加。续予本疗法 2 个疗程出院。随访已 7 年，健在。[2]

五、肠癌转移方

1. 橘核莪术汤 盐水炒橘核（研）10 克、煨莪术 10 克、煨三棱 10 克、桃仁泥 10 克、盐水炒川楝子 10 克、赤芍 10 克、盐水炒茱萸 10 克、延胡索 10 克、天台乌药 10 克、盐水炒枳实 10 克、海藻 15 克、昆布 15 克、紫花地丁 30 克、蒲公英 30 克、白花蛇舌草 120 克、蜂蜜 60 克。上药加水 6 磅，熬至 2 磅，去渣，再加蜜同药汁熬和。每剂服 6 次或 8 次，隔日 1 剂。疏肝行气，通经消瘀，软坚破结。适用于肠癌术后睾丸转移。治疗直肠癌睾丸转移 1 例，男，39 岁，1969 年 3 月初诊。患直肠癌，手术切除已 7 年，今年 6 月份曾发高烧，继之左睾丸肿痛，经用抗菌消炎药物治疗后，热退痛止，而肿不消，大于正常睾丸 1 倍以上。睾丸与附睾混成一体，坚如铁石，掐之亦不痛。诊断为癌转移，建议摘除左睾丸，患者不接受，改服中药。服上方 15 剂，睾丸周围完全松活，硬度明显减退，睾丸与附睾界限已能分清，唯附睾仍硬。上方加煅荔枝 15 克、柴胡 10 克、木香 10 克。至 7 月，左睾丸完全恢复正常，附睾变软，大小正常，遂将上方改成丸剂常服。[3]

2. 四君子汤合四逆散加减 党参 10 克、茯苓 10 克、陈皮 10 克、白芍 10 克、莪术 10 克、枳壳 10 克、白术 15 克、鸡血藤 15 克、赤芍 15 克、柴胡 12 克、甘草 6 克。每日 1 剂，水煎后分 2～3 次内服，用药 2 个月以上。用氟尿嘧啶 0.5～1 克，丝裂霉素 10～20 毫克，表阿霉素 40～60 毫克，加 40％碘化油乳液或超高热混悬液 10～15 毫升，左、右肝动脉及其下一级分支供血动脉灌注；并用上述药物总量的 1/3，原发肠癌的供血动脉灌注；每次间

① 彭增福. 中医药治疗直肠癌一例[J]. 新中医，1989，21(5)：12.
② 马吉福. 47 例晚期直肠癌证治小结[J]. 上海中医药杂志，1988(9)：7.
③ 张士舜. 肠癌中医研究[M]. 石家庄：河北科学技术出版社，2014：103.

隔 28～45 日,用药 3 次及以上。对症处理。介入化疗结合中药治疗结肠癌肝脏转移 74 例,完全缓解 4 例,部分缓解 42 例,无变化 24 例,恶化 4 例。平均生存 26 个月。[①]

3. 大肠癌方 67 半枝莲 30 克、白花蛇舌草 30 克、蛇六谷 30 克、露蜂房 9 克、蜈蚣 2 条、土茯苓 30 克、铁包金 15 克、杜仲 9 克、黄芪 15 克。每日 1 剂,水煎服。清瘀热,通络脉,补益肝肾,清热解毒。适用于直肠癌术后骨转移,证属"骨痹"肝肾阴虚。案例:孙某,女,40 岁,1990 年 10 月 4 日做了直肠癌根除手术,术后进行了 1 个月化疗,并同时服用中草药。1991 年 3 月 1 日,突感腰酸背痛,不能行动,经检查为腰椎骨转移性病变。症见舌苔薄白少润,脉弦细数,伴有肝肾阴虚征象。即予以上方,随症加减。服用近 3 个月,再次 CT 复查时,腰椎骨转移性病变已消失,患者精神愉快,并能操持家务。[②]

4. 群力草药店经验方 半枝莲 30 克、白花蛇舌草 30 克、蛇六谷 30 克、石见穿 30 克、鳖甲 9 克、八月札 15 克、白术 15 克、白芍 15 克、金钱草 15 克。每日 1 剂,水煎服。清热化湿,疏肝和胃,消癥散结。适用于直肠癌术后肝转移,证属肝胆湿热内蕴,肝气失疏,横逆犯胃。案例:章某,男,68 岁。患直肠低分化腺癌,于 1991 年 3 月 4 日进行手术治疗。术后每月化疗 1 次,1992 年 1 月 17 日 CT 复查显示:肝转移癌,伴有黄疸。2 月初自诉胃脘不适,右胁胀痛,小便色如咖啡。症见面色黄,形体消瘦,舌苔薄黄,脉弦细,证属身体虚弱,卫外无能,湿热内蕴,癌毒走窜。予以上方,随症加减,服药 3 个月后,黄疸消退,病情好转。继续治疗,患者已带瘤生存 4 年多,且生存质量良好。[③]

5. 唐汉钧、汝丽娟经验方 生黄芪 30 克、天麻 12 克、川芎 12 克、太子参 30 克、白术 15 克、茯苓 12 克、萆薢 12 克、泽泻 12 克、黄柏 9 克、鹿蹄草 30 克、白花蛇舌草 30 克、车前草 30 克、凤尾草 30 克。随症加减:头痛不止者,加全蝎粉 4 克、蜈蚣 4 克,混匀分 2 次吞服,或羚羊角粉 0.6 克分 2 次吞服,或醒消丸 3 克、小金丹(吞服)3 克。每日 1 剂,水煎,早晚分服。扶正益气升阳,利水祛浊。适用于直肠癌术后转移,并发直肠膀胱尿道瘘,行姑息性横结肠造瘘,留置导尿。术后仍有类粒自导尿管中泄出,且时有头目胀痛,苔薄腻,舌质红,脉滑数,证属正虚邪实,邪浊肆虐,上串头目,干扰清阳,下攻水都,清浊难分者。[④]

6. 凌耀星经验方 方①:黄芪 12～30 克、太子参 20～30 克、南沙参 12 克、北沙参 12 克、麦冬 12 克、天花粉 12 克、麸炒白术 9 克、茯苓 12 克、生甘草 6 克、熟地黄 15 克、枸杞子 12 克,另至灵胶囊 9 粒。方②:黛蛤散(包)15 克、鱼腥草 30 克、羊乳根 20、浙贝母 12 克、江剪刀草 20 克。方③:半枝莲 30 克、七叶一枝花 30 克、生熟薏苡仁各 15 克、干蟾皮 9 克、露蜂房 9 克、仙鹤草 30 克、血见愁 30 克、生地黄 15 克、白毛夏枯草 30 克。随症加减:低热者,加柴胡 9 克、青蒿 12 克;高热者,加麻黄 9 克、石膏 30 克;咳甚,加天竺子 9 克、杏仁 9 克、马兜铃 9 克、炙款冬花 9 克、炙枇杷叶(包)12 克;胃中不适者,加陈皮 9 克、半夏 9 克、竹茹 9 克;呃逆,加丁香 6 克、柿蒂 5 枚;咯血多者,加白及 9 克、侧柏叶 12 克、藕节 9 克。每日 1 剂,水煎,早晚分服。功效:① 益气养阴。② 清肺化痰。③ 抗癌止血。适用于乙状结肠腺癌术后肺肝转移。案例:徐某,男,76 岁,乙状结肠癌术后二月余,肝脏及两肺均有转移病灶,未做化疗、放疗。X 线片示:老慢支、肺气肿,右下肺不张及多个转移病灶。刻下时有低热 38℃ 左右,咳嗽较频,痰黏色白,偶夹有少量血液,气急不能平卧,头晕乏力,口干咽燥,胃脘不适,胃纳一般,大便每日 3 次,不成形。面色不华,形容憔悴消瘦,声音沙哑,舌红少津,脉弦细而数。辨证为癌瘤走窜,气阴两虚,痰热壅肺,络伤血渗。治宜益气

① 张元朝. 介入化疗结合中药治疗结肠癌肝脏转移 74 例[J]. 南京中医药大学学报,2001,17(6):387.
② 冯世镐. 上海群力草药店特色草药与验方精选[M]. 上海:上海科学技术出版社,1998:178.
③ 冯世镐. 上海群力草药店特色草药与验方精选[M]. 上海:上海科学技术出版社,1998:179.
④ 凌耀星. 中医治癌秘诀[M]. 上海:文汇出版社,1995:98.

养阴、清肺化痰、抗癌止血。上述药物轮换选用，服用半月已不发热；服药一月痰血减少，咳嗽减轻，食欲进步，体重增加1千克，精神好转；服药二月痰血基本消失，病情稳定，坚持服药两年半，病灶稳定，存活4年余。[1]

7. **大肠癌方68** 方①：藿香20克、佩兰20克、半夏10克、陈皮6克、茯苓10克、山药10克、厚朴10克、白术10克、黄连3克、生薏苡仁15克、车前子12克、车前草12克、白花蛇舌草30克、半枝莲30克。方②：柴胡10克、延胡索10克、白芍10克、茵陈30克、栀子10克、田基黄30克、鸡骨草15克、郁金10克、鸡内金10克、车前子12克、车前草12克。方③：党参10克、白术10克、山药10克、白扁豆10克、茯苓10克、葛根10克、川石斛10克、生薏苡仁15克、鸡内金10克、白英30克、白花蛇舌草30克、炙甘草3克。随症加减：方①另吞四神丸6克，每日2次；方②配服垂盆草冲剂，每次1包，每日3次冲服；内热重者，方③加黄连3克、知母10克、黄柏10克；腹胀者，方③加木香6克、大腹皮12克、砂仁3克；湿重者，方③加藿香20克、佩兰20克等。每日1剂，水煎服。功效：① 健脾和胃，清热利湿。② 清热利湿，护肝退黄。③ 益气生津，调理胃肠。方①适用于结肠腺癌转移证属脾胃不和型者。症见术后局部伤口隐隐作痛、脘腹不舒、肢体困倦，纳欠佳，口黏不渴，嗳气，大便次数增多不成形，每日2～3次，舌淡红，苔厚腻，脉细；方②适用于结肠腺癌转移证属肝胆湿热型者。症见肝区隐痛，黄疸，纳差，神疲乏力，舌红，苔黄腻，脉细数；方③适用于结肠腺癌转移证属脾胃两虚，生化式微气阴并耗。症见自觉腹胀，乏力，时有大便稀薄，口干，纳少，舌淡红微干，苔少，脉虚略数者。案例：乔某，男，50岁。患者于1987年5月底出现全腹部持续性疼痛，伴阵发性加剧1个月。6月20日因病情加重2天同时伴恶心，稀便，拟诊为弥漫性腹膜炎行剖腹探查术，术中发现升结肠中段处有一

穿孔约0.2厘米大小，不断溢粪，周围1厘米肠壁炎症反应明显，升结肠肝曲处见4厘米×4厘米肿瘤，侵犯浆肌层，先做结肠造瘘和结肠回肠吻合术。1个多月后再行右半结肠切除术，术中见升结肠肿瘤增大为5厘米×5厘米大小，小肠壁有大小不等转移结节，无法完全切除，只能行右半结肠肿瘤清除术，病理切片示蕈伞型腺瘤（Ⅱ级），同年8月25日出院后1个月进行化疗治疗，每周1次，共2天，第3周化疗后出现药物性肝炎等不良反应而终止化疗。1987年9月开始用上述方法加减治疗，1988年5月恢复上班，精神体力均好，病情稳定。共治7年，除断续出现消化不良、便稀等症外，无其他不适反应。1994年5月复查腹部核磁共振未见原发病灶复发及转移他脏。[2]

8. **屠揆先经验方** 党参10克、丹参15克、酸枣仁15克、生决明子20克、木灵芝5克、参三七片7克、土鳖虫12克、生甘草12克、黄连4克、肉桂（后下）4克、仙鹤草30克、青木香10克。适用于直肠蕈型腺癌Ⅱ～Ⅲ级伴转移，证属心脾两虚，瘀毒内结。案例：谢某，女，43岁。1982年3月患直肠蕈型腺癌Ⅱ～Ⅲ级，行肿瘤切除及直肠改道术，术后活组织检查术示肠旁及盆腔淋巴结均有转移。给予口服替加氟，每次2片，每日3次。5月始用上方随症加减，断续服药8年，全身情况良好，无特殊不适，能正常工作。[3]

9. **大肠癌方69** 全蝎90克、蜈蚣20条、斑蝥9克、代赭石60克、硫黄60克、硇砂60克、麝香1.2克。配合药物：露蜂房60克、僵蚕60克、水蛭30克、蛇皮30克、天龙30克、土鳖虫15克、海马15克。以上药物视不同癌瘤而加减，辨证施治：如肉瘤者，加重麝香、海马；消化道癌症者，加重天龙、水蛭、僵蚕；手足面水肿者，加地龙。适用于升结肠癌广泛转移术后大网膜转移癌。药物制法：① 先把虫类药物分别加工，除去杂质，天龙去内脏，蜈蚣去足，土鳖虫去翅足，全蝎去足后用酒洗干净，分别炒至焦黄，按每个疗程用量研粉备用。

① 凌耀星. 中医治癌秘诀[M]. 上海：文汇出版社，1995：102.
② 陈响中. 结肠腺癌转移治验1例[J]. 中医杂志，1994，35(12)：720－721.
③ 宋焱. 屠揆先治疗恶性肿瘤验案简介[J]. 中医杂志，1993，34(10)：588－589.

② 把主药中的代赭石、硫黄、硇砂按量分别研粉备用。③ 把主药中各成分（麝香除外），混合装入特制瓦罐中（中医升丹用之器皿），外边包上一层纸，再包上泥土，放于炭火中烧煅4～6小时后，埋入沙中一夜退火气，取出内中药粉。④ 主药粉加配方虫类药粉和麝香混合后按量分服。一剂虫类药粉（1个疗程）分装30包，每次服1包，每天服2次，可和蜜送服。案例：程某，男，35岁。患者于1974年3月行剖腹探查术。手术发现升结肠固定于后壁，无移动性，表面有硬块，凹凸不平，回盲部和距回盲部约10厘米回肠也为肿瘤所浸润，移动性小；横结肠、空回肠及其网膜、膀胱窝均有米粒至绿豆大播散性结节，小颗粒质硬；肝右叶外侧有一花生米大小之硬结。考虑"升结肠癌广泛播散"，结肠尚无梗阻现象，若做回肠、横结肠端侧吻合，则有可能因肿瘤广泛转移至吻合口，组织愈合不良，故取肿块组织检查，对肿瘤未做其他处理。病理报告示"大网膜转移癌，可能来自大肠"。切口愈合出院后注射噻咯哌、氟尿嘧啶3天，并内服抗癌片，因反应剧烈而停药。1974年6月开始服虫类药粉。处方：主药粉加露蜂房60克、僵蚕60克、海藻6克、陈皮15克、黄连15克、天龙30克（研末和主药粉混合分装30包）。共服15天，每次服1包，每日服2次。服后自觉疼痛稍减，又按上药量服20天（将药粉分装40包，每日2包），疼痛明显减轻，后因药物缺乏停药20天而改服草药5剂。处方：半枝莲30克、白花蛇舌草30克、崩大碗30克（均为鲜品），捣汁和蜂蜜服。9月再按上药服20天，并加大蜈蚣量至30条，服后自觉疼痛减轻，肿块比前柔软，食量增加。9月守前方又服20天后，疼痛消失，食欲好，精神好，能帮助做家务工作，为巩固疗效，以后再继服虫类药粉。在治疗期间，患者出现过大便秘结，给服花生油2次，每次30毫升。1974年11月到县人民医院做钡剂灌肠透视，见降、横、升结肠都正常，未发现病理X线征。1975年4月再做钡剂灌肠及腹部复

查。结论：各段结肠未见病理X线征。现患者健在，能参加一般的劳动。注意事项：① 服药期间要饮用绿豆汤。② 忌食无鳞鱼类。③ 剂量视病情而增减。[1]

六、灌肠方

1. 大肠癌方70　半枝莲30克、土茯苓30克、生地榆30克、仙鹤草30克、苦参30克、败酱草30克、野葡萄根20克、生大黄20克、槐花30克、鸦胆子乳剂10毫升（后兑入）。上药用冷水浸40分钟后入煎，煮沸后，取汁200毫升，再煎煮沸20分钟后取汁150毫升，二煎混合，对入鸦胆子乳剂，冷却至30℃～40℃行保留灌肠，每次保留时间为40分钟至1小时。配合中药仙桃草末10克，每日2次，内服。并根据辨证施方内服，每日1剂，早晚各服1次。清热解毒，软坚散结。适用于晚期直肠癌便血。方中生地榆、槐花、生大黄凉血止血，去腐生新；土茯苓、半枝莲、败酱草清热解毒；野葡萄根伍败酱草活血消积，鸦胆子"凉血解毒，善治二便因热下血"。仙桃草末吞服，明显增强了止血功效。[2]

2. 大肠癌方71　地榆20克、白及20克、乳香20克、没药20克、龙骨（煅）20克、牡蛎（煅）20克、白花蛇舌草20克、小月20克、明矾20克、石膏（煅）20克、山慈菇20克、莪术20克、半枝莲20克、冰片6克等。明矾、小月、石膏、冰片等碾细末，余药煎取四次混匀，浓缩至1500毫升，分装3瓶，加入上药细末，高压灭菌后用。每日肛内注射1～2次，每次20～100毫升，14天为1个疗程。破积消癥，软坚散结，化瘤抗癌，止血止痛，化腐生肌消肿，清热解毒。适用于直肠癌、乙状结肠癌。四川省剑阁县人民医院用本方治疗直肠癌和乙状结肠癌不接受或不能手术者，采用保留灌肠，总有效率89.29%，对临床症状和局部病变有明显的控制作用，且无不良反应。[3]

3. 蛇地灌肠方　方①：白花蛇舌草30～60克、地榆20～30克、三棱6～15克、苦参12～20

① 广东省揭阳县云路公社卫生院. 用虫类药治疗升结肠癌一例报告[J]. 新中医,1976(3)：24-25.
② 张士舜. 肠癌中医研究[M]. 石家庄：河北科学技术出版社,2014：82.
③ 张士舜. 肠癌中医研究[M]. 石家庄：河北科学技术出版社,2014：83.

克、黄芪 20～50 克、半枝莲 30～60 克、桑寄生 20～30 克。方②：黄连素片。方③：马钱子适量、蜂蜜适量。方中白花蛇舌草清热解毒，增强机体免疫功能，抗各种肿瘤，尤其是消化道肿瘤；地榆凉血止血，解毒疗疮，用于结肠癌；半枝莲清热解毒，散瘀止血定痛，抗各种肿瘤；桑寄生养血祛风强筋骨，抗胃肠道肿瘤；三棱破血行气，消积止痛，抑制癌细胞生长；黄芪补气升阳，生血行滞，固本止汗，托疮生肌，利尿消肿，提高网状内皮系统吞噬功能，用于各处肿瘤虚证；苦参清热燥湿，杀虫利尿，治疗肠癌；黄连素是黄连的成药，清热燥湿，泻火解毒，润肠通便，增强白细胞的吞噬功能，治疗肠道癌肿；马钱子通络散结，消肿定痛，治疗肠道癌肿，有抑制癌细胞生长功能，蜂蜜"清热、解毒、补中、定痛、润燥也"。用法：① 每日 1 剂，水煎服，2～3 个月为 1 个疗程。年轻或体质好者量偏重，年老体弱者量偏轻。② 黄连素 0.4～0.5克，每日 2～5 片，疗程同上。③ 有腹块者，加用马钱子粉末，与蜂蜜调成糊状外敷，每日换 1 次，半月后 3～5 天换 1 次。④ 直肠癌加用马钱子粉与蜂蜜调糊状 20～30 克灌肠，然后平侧仰卧 30 分钟，隔日或每日 1 次，10 天后 5～7 天 1 次。2 月后可视病情酌用。清热解毒，散瘀消积，止血定痛。适用于肠癌早、中、晚各期。用本法治疗肠癌15 例，其中结肠癌伴腹块 7 例，直肠癌 8 例；中晚期 12 例，早中期 3 例，不用化疗。结果：坚持用本法者目前一切正常。有 5 例晚期患者，用本法 1～2 个疗程后要求手术，其中 3 例术后继续用本法，现已 6～7 年，一切正常。2 例术后不肯再用本法而病故。总有效率 86%，无效占 13%。在治疗过程中仅有乏力感，其他无任何不良反应。表明以扶正培本、健脾益气、健脾补肾结合清热解毒、活血软坚的肠癌方治疗晚期癌症，均可获较好疗效，对早中期疗效更好，可治愈或延长患者的生命。注意事项：① 忌烟酒、辣椒、过冷过热食品及油炸、熏类及一切刺激性食物。② 吃易消化富有营养食物。[1]

4. 大肠癌方 72 射干 30 克、赤石脂 30 克、全蝎 10 克、苦参 60 克、血竭 9 克、草乌 9 克、白及 30克、乳香 9 克、没药 9 克、凤仙花 30 克、花蕊石 60克、红花 15 克、黄柏 30 克、黄芩 30 克、土茯苓 90克。浓煎后灌肠，每日 1～2 次。适用于大肠癌。对晚期肠癌有一定缓解作用。[2]

5. 解毒化瘀汤加减 黄药子 10 克、金银花 15克、紫花地丁 15 克、当归 15 克、七叶一枝花 10克、土茯苓 30 克、苦参 10 克、凤尾草 10 克、白花蛇舌草 30 克。随症加减：伴有发热疼痛者，可用托里透脓汤、内疏黄连汤或普济消毒饮辨证加减，外用冷冻治疗及红油膏擦患部，也可用三黄汤加减，煎浓后直接灌入直肠。灌肠往往比口服效果更佳。[3]

6. 保留灌肠槐花汤 槐花 15 克、鸦胆子 15克、皂角刺 10 克、血竭 10 克、白花蛇舌草 40 克、生大黄 40 克、败酱草 40 克。水煎 2 次，将 2 次药液混合，取汁 200 毫升，一次灌肠保留 1～2 小时，每 7 日 1 次。与通幽消坚汤、掌心握药同时进行，30 日为 1 个疗程。[4]

7. 二七汤 朱砂七、蜈蚣七、秦皮、黄柏、大黄，药物总量为 85 克（灌肠用）。适用于结直肠癌放疗期急性放射性肠炎。二七汤以朱砂七为君，清热解毒、止血止泻；臣以秦皮、黄柏等药清热解毒、燥湿止痢，解肠中湿热之毒；大黄通腑泻热、祛积破瘀，清中有泄，导热毒下行，乃"通因通用"之法；蜈蚣七清热解毒。全方共奏清热燥湿解毒之功效。现代药理学研究发现，方中药物具有抗炎、抗菌、抗溃疡、镇痛、增强免疫的作用，改善肠道血液循环，防治胃肠黏膜病变的作用。童克家将诊断为放射性肠炎的患者，灌肠每日 1 次，15 日为 1个疗程。1～2 个疗程结束后判定疗效。36 例患者中，治愈 24 例，好转 8 例，无效 4 例，总有效率

① 张士舜. 肠癌中医研究[M]. 石家庄：河北科学技术出版社,2014：83.
② 张士舜. 肠癌中医研究[M]. 石家庄：河北科学技术出版社,2014：84.
③ 张士舜. 肠癌中医研究[M]. 石家庄：河北科学技术出版社,2014：86.
④ 张士舜. 肠癌中医研究[M]. 石家庄：河北科学技术出版社,2014：88.

88.89％。治愈 24 例中,1 个疗程治愈 18 例,2 个疗程 6 例。[1]

8. **排毒散结汤肛内点滴** 乌梅 15 克、炮甲片 10 克、地榆 30 克、槐角 15 克、马齿苋 30 克、土茯苓 30 克、露蜂房 15 克、夏枯草 15 克、连翘 15 克、浙贝母 15 克、苦参 50 克、丹参 30 克、黄芩 30 克。上药文火煎 40 分钟,取 200 毫升药液过滤后肛内点滴,每日 1 次,15 日为 1 个疗程。并配合辨证施治法。适用于直肠癌。[2]

9. **大肠癌方 73** 淫羊藿 50 克、枸杞子 50 克、白英 50 克、夏枯草 50 克、忍冬藤 50 克、地榆 50 克、槐花 50 克、全蝎 50 克。水煎后浓缩成 500 毫升(80％,即每 100 毫升 80 克),分装成 7 瓶,每瓶内按每千克体重 20 毫克加入氟尿嘧啶乳剂,每次应用 1 瓶。于术前第 7 天开始,每晚 1 次,以导尿管插入直肠后灌注药物,注药后均卧床,使药物保留于肠管内达 2 小时以上。氟尿嘧啶乳剂直肠内灌注大剂量用药后,可导致直肠癌患者细胞免疫功能的明显抑制。而用上述中药调理机体免疫功能与直肠癌局部治疗相结合治疗 54 例直肠癌患者,与单用上述剂量氟尿嘧啶乳剂的对照组相比,两组 CD3、CD4、CD4/CD3 均于术后第 7 天以后有显著性差异($P < 0.05$)。说明本中药可改善因单用氟尿嘧啶乳剂所致的细胞免疫抑制状态及临床证候,能显著地调理机体细胞免疫系统。[3]

10. **中药浓煎灌肠三方** ① 6％明矾液。② 乌梅 12 克、五倍子 6 克、五味子 6 克、牡蛎 30 克、夏枯草 30 克、海浮石 12 克、紫草 15 克、贯众 15 克。③ 芙蓉叶 60 克、白花蛇舌草 30 克、木馒头 30 克、红藤 30 克、败酱草 30 克。用法:方①50 毫升保留灌肠,每日 1 次。方②浓煎为 150～200 毫升,每次 50 毫升保留灌肠,每日 1 次。方③浓煎为 150～200 毫升,每次 50 毫升保留灌肠,每日 1 次。或研成细末每次取 50 克与适量藕粉调匀成糊状,保留灌肠。适用于直肠癌。[4]

11. **解毒消肿灌肠方** 白花蛇舌草 30 克、藤梨根 45 克、乌梅 30 克、半枝莲 30 克、红藤 30 克、龙葵 15 克、白头翁 30 克、苦参 30 克、皂角刺 15 克、地榆 15 克。加水煎取 100 毫升,保留灌肠,每天 1 次,连续 4 周为 1 个疗程,休息 1 周进行第 2 个疗程,治疗 2 个疗程以上。配合腹腔内化疗,适用于进展期大肠癌(晚期)。治疗组 60 例(腺癌 48 例,黏液癌 11 例,鳞癌 1 例),临床症状疗效结果显效 15 例,有效 29 例,无效 16 例,症状总有效率 73％;对照组(5-氟尿嘧啶 1 克、地塞米松 5 毫克加入林格液 1 000 毫升中腹腔内滴注,每周 1 次;丝裂霉素 6～8 毫克静脉注射,每周 1 次。连用 5 次为 1 个疗程。间隔 21 天进行第 2 个疗程)36 例,显效 4 例,有效 13 例,无效 19 例,症状总有效率 47.2％,两组比较有显著差异($P < 0.05$)。治疗组 60 例中,完全缓解(CR)7 例,部分缓解(PR)13 例,恶化(PD)11 例。对照组 CR 3 例,PR 11 例,NC 9 例,PD 13 例。两组 CR+PR 分别为 60％、38.9％,有显著性差异($P < 0.05$)。治疗组 1 年、2 年、3 年生存率均高于对照组,统计学处理 1 年、2 年生存率有显著性差异($P < 0.01$),3 年生存率有差异($P < 0.05$)。方中白花蛇舌草、藤梨根、红藤、半枝莲、龙葵清热解毒消肿、抗癌;苦参清热燥湿、抗癌;皂角刺散结消肿,配地榆、白头翁凉血止血治便血;乌梅涩肠止泻。诸药共奏清热解毒抗癌、散结消肿止血之效。本方灌肠配合腹腔内化疗治疗组的近期症状改善和远期疗效均优于腹腔内化疗及静脉化疗对照组。表明中药灌肠配合腹腔内化疗治疗大肠癌,能有效地改善症状,提高患者生存质量。[5]

12. **八珍汤合补中益气汤加减** 黄芪、当归、党参、白术、茯苓、升麻、柴胡、鸡血藤、半枝莲、白花蛇舌草等。配合乌梅、白及、白头翁各 30 克,浓煎取汁 50～80 毫升,保留灌肠。益气养血,扶正

① 童克家."二七汤"灌肠治疗急性放射性肠炎 36 例临床观察[J].江苏中医药,2010,42(11):9.
② 魏文浩.直肠癌从毒论治[J].河北中医,2000,22(5):365－366.
③ 王晨光,等.中药加大剂量氟尿嘧啶乳剂直肠内灌注治疗直肠癌临床研究[J].中国中西医结合杂志,1999,19(7):389－391.
④ 王洪宁,厉波.直肠癌的综合治疗[J].河北中西医结合杂志,1999,8(5):750－751.
⑤ 李勇军,李青松.中药灌肠配合腹腔内化疗治疗进展期大肠癌 60 例[J].江苏中医,1999,20(6):30.

祛邪。适用于中晚期直肠癌证属气血虚衰型,多因素体气血不足或年老气血亏虚,或放疗、化疗、手术之后气血耗伤所致。症见肛门坠胀剧痛,便次频繁,形体消瘦,面色无华,气短乏力,舌质红,苔薄白,脉沉细无力。①

13. 灌肠方 槐花15克、鸦胆子15克、败酱草30克、土茯苓30克、白花蛇舌草30克、花蕊石60克、血竭10克、皂角刺10克。浓煎后保留灌肠,每日1次。适用于直肠癌。②

14. 熏洗灌肠方 ① 熏洗方:蛇床子30克、苦参30克、薄荷10克、大黄10克、雄黄10克、芒硝10克。② 灌肠方:鸦胆子15粒、白及15克、苦参30克、白头翁30克、徐长卿30克、乳香30克、没药30克。方①:先将蛇床子、苦参、薄荷等药加水1000毫升,煮沸后再加大黄,煎煮2分钟,再将药液倾入盆中,并把雄黄、芒硝倒入盆内搅拌。患者趁热蹲于盆上,先熏后洗。每晚1次,3个月为1个疗程。方②:将上方加水1000毫升,煎熬至300～500毫升,置凉温后用空针抽取,从远侧端造瘘口推入。隔日1次,3个月为1个疗程。适用于单纯乙状结肠双筒造瘘之癌症患者,肛管癌手术不能切除者。合用上述二方共治疗单纯乙状结肠双筒造瘘癌症患者12例(直肠癌9例,肛管癌3例),其中10例患者在给药后有肛门疼痛减轻、分泌物减少、精神好转、饮食增加等反应,2例因治疗过程中症状加重而中止灌肠。说明在减轻患者(失去手术可能的)痛苦,延长患者寿命等方面有较好效果。案例:徐某,直肠下段癌,癌肿侵及阴道后壁,腹部造瘘口两周,即开始应用熏洗和灌肠疗法,10天后阴道分泌物减少、里急后重感减轻。待1个疗程后,体重增加3千克。4个疗程后,阴道分泌物消失,会阴肛门处亦无自觉症状。肛诊:癌肿虽仍占据肠腔一周,但

表面充血肿胀现象消失,指套无血染。方用徐长卿、乳香、没药等有良好的活血祛瘀、消肿止痛之功;鸦胆子、苦参、白头翁、雄黄等解毒杀虫、抗癌;白及止血。二方共用可奏解毒清热、活血化瘀、软坚散结、消肿止痛之效。③

15. 加味大承气汤 生大黄(后下)9克、玄明粉9克、枳实9克、厚朴9克、白花蛇舌草30克、蒲公英30克、金银花9克、玄参9克。将上药浓煎成200毫升,待患者手术前3天,每天下午服用本方头煎,术前晚上再用原方二煎做一次性灌肠。通腑泄热,清利肠道。适用于肠癌患者术前准备。本方用于代替术前清洁灌肠,准备期间患者的饮食与传统肠道准备相同。应用此法观察15例择期手术的结肠、直肠癌症患者。结果:优级8例,良级5例,差级2例,获优良效果者达86.7%,发生伤口感染者2例,占13.3%。④

16. 灌肠方 黄柏60克、黄芩60克、紫草60克、苦参60克、虎杖120克、藤梨根250克、乌梅15克。上方浓煎成500毫升,睡前每次用30～50毫升保留灌肠,每日1次。清热解毒,消肿利湿。适用于直肠癌。⑤

单 方

1. 葵子蜜枣 组成:葵树子60克、蜜枣30克。适用于肠癌。用法用量:文火久煎,分2次服,每日1剂。⑥

2. 白花蛇舌草煎 组成:白花蛇舌草60克、半枝莲60克。适用于肠癌。用法用量:文火煎服,每日1剂。⑦

3. 菝葜茶 组成:菝葜120克。适用于肠癌等。用法用量:水煎,当茶饮,每日1剂。⑧

4. 冬凌草茶 组成:冬凌草120克。适用于

① 刘佃温,等.直肠癌的中医辨证分型治疗[J].河南中医,1998,18(5):270-271.
② 陈培丰.单纯中医药治疗晚期直肠癌18例[J].陕西中医,1995,16(1):12.
③ 伍文俊,何光鉴.肛管直肠癌的中药熏洗及灌肠疗法[J].四川中医,1989,(4):24.
④ 叶朝文,等.加味大承气汤用于大肠癌患者术前准备的临床观察[J].上海中医药杂志,1987(12):26-27.
⑤ 王绪鳌.老年肠癌的中医药治疗[J].浙江中医学院学报,1986,10(1):21.
⑥ 王惟恒、杨吉祥.千家妙方系列丛书肿瘤[M].第2版.北京:中国科学技术出版社,2017:69.
⑦ 同上.
⑧ 同上.

肠癌。用法用量：每日泡茶饮，或煎汤分 3 次内服。①

5.槐角饮　组成：槐角 30～60 克、生薏苡仁 30～60 克、刀豆子 30～60 克。适用于肠癌等。用法用量：文火久煎分 2～3 次内服，每日 1 剂。②

6.败酱白花蛇舌草灌肠方　组成：败酱草 30 克、白花蛇舌草 30 克。适用于肠癌。用法用量：加 500 毫升水，浓煎至 80 毫升，保留灌肠，每日 2 次，每次 40 毫升。③

7.肿节风片　组成：每片重 0 克，含生药 2.5 克。适用于大肠癌。用法用量：1 次服 4～6 片，每日 3 次。④

8.大黄鸦胆蟾蜍皮煎　组成：大黄(生)5 克、鸦胆子 10 粒、蟾蜍皮 0.05 克。适用于大肠癌。用法用量：共研细末，用白花蛇舌草、白茅根各 30 克，煎汤冲服，每日服 1 次。⑤

9.山慈菇膏　组成：山慈菇(整个破开)120 克。适用于大肠癌。用法用量：洗净后加水浓煎，再用蜂蜜收膏，每次 10 克，每日 2 次服。⑥

10.威灵仙茶　组成：威灵仙全草 40 克。适用于大肠癌。用法用量：煎水代茶饮，或研末做成梧桐子大的药丸，每晚用姜汤送服 10～20 粒。⑦

11.石上柏茶　组成：石上柏全草。适用于大肠癌。用法用量：先用盐水煮，后用开水煮，再焙干研末，每次取 15 克，开水泡服。⑧

12.蛞蝓液　组成：鲜蛞蝓 10 条。适用于直肠癌。制备方法：上药为 1 日量，捣碎，用纱布裹密，绞尽液汁，用消毒后的 50 毫升注射器(不用针头)吸取蛞蝓液 20～30 毫升后，以石蜡油涂于注射器外。用法用量：用时将蛞蝓液缓缓推入直肠，至痛点为止，注后，用药棉塞住肛门，保留 1～2 小时。临床应用：该法配合前述攻补兼施的内服中药，内外合治，临床起效极快，且疗效巩固。⑨

13.鲜瞿麦饮　组成：鲜瞿麦 30～60 克。功效主治：清热利湿；适用于大肠癌。用法用量：用米泔水洗净，每日 1 剂，水煎服。⑩

14.兔耳朵肉　组成：兔耳肉 60～90 克。适用于直肠癌。用法用量：水煎服。⑪

15.鲜猕猴桃　组成：鲜猕猴桃 125 克。功效主治：清热解毒，止渴润肠，开胃助食；适用于直肠癌。用法用量：生吃，每日 2 次。注意事项：多吃易引起腹泻、腹胀、纳差，脾胃虚寒者忌服。⑫

16.田螺　组成：新鲜大田螺 15 个。功效主治：利湿止痛；适用于结肠癌。用法用量：烧至壳白肉干，研末。每日 3 次，每次 5 个，热黄酒送服。⑬

17.蜗牛瘦肉汤　组成：新鲜蜗牛 30～50 只、瘦肉 100 克。功效主治：消肿疗疮，缩肛收脱；适用于直肠癌、结肠癌。用法用量：每日 1 剂，共煮，吃肉喝汤。⑭

18.夏枯草汤　组成：夏枯草 60～90 克、红糖 200 克。功效主治：清火散结，清肝破癥；适用于直肠癌。用法用量：每日 1 剂，加 3 碗水煎至 1 碗，徐徐频服。⑮

19.石竹根汤　组成：瞿麦 30 克、红糖 30 克。功效主治：活血通经，清热利水；适用于肠癌、食管癌。用法用量：每日 1 剂，分头道、二道煎

① 王惟恒,杨吉祥.千家妙方系列丛书肿瘤[M].第 2 版.北京：中国科学技术出版社,2017：69.
② 王惟恒,杨吉祥.千家妙方系列丛书肿瘤[M].第 2 版.北京：中国科学技术出版社,2017：70.
③ 王惟恒,杨吉祥.千家妙方系列丛书肿瘤[M].第 2 版.北京：中国科学技术出版社,2017：71.
④ 郭子光,等.现代中医治疗学[M].第 2 版.成都：四川科学技术出版社,2002：442.
⑤ 同上.
⑥ 同上.
⑦ 同上.
⑧ 同上.
⑨ 蔡铁如,余建文.孙光荣研究员内外兼治直肠癌经验简析[J].湖南中医药导报,2000,6(6)：9-10.
⑩ 潘敏求.中华肿瘤治疗大成[M].石家庄：河北科学技术出版社,1996：493.
⑪ 中国药材公司.中国民间单验方[M].北京：科学出版社,1994：1752.
⑫ 邵梦扬,等.治癌方[M].郑州：河南科学技术出版社,1994(4)：72.
⑬ 同上.
⑭ 同上.
⑮ 邵梦扬,等.治癌方[M].郑州：河南科学技术出版社,1994(4)：73.

服。注意事项:瞿麦兼能破血,孕妇忌用。①

20. 败酱连翁汤　组成:败酱草 50 克、白头翁 15 克、黄连 12 克。适用于直肠癌。用法用量:水煎服。②

21. 三灰散(《秘传证治要诀类方》)　组成:侧柏叶(焙,为末)15 克、棕榈(煅存性,勿令白色)9 克、桐子(烧作炭)6 克。功效主治:清热止血;适用于肠癌,大便出血,血色淡浊者。用法用量:上药为末,分作 2 服,空腹时用米饮调下。③

22. 木鳖子散(《杂病源流犀烛》)　组成:木鳖子、郁金各等份。功效主治:解毒化瘀;适用于直肠癌,肿溃不堪。用法用量:上为末,入冰片少许,水调敷之。④

23. 芦笋罐头　组成:芦笋罐头。适用于各期大肠癌。用法用量:每天一听,每听 415 克。临床应用:据《中国医药报》报道,湖北省汉川县中药材公司刘某 2 年前发现便血,卧床不起,确诊为直肠癌。今年初开始食芦笋罐头,一周后大便正常,一月后重返工作岗位。又据《福建中医药》报道,漳州市常山华侨农场归侨黄某,肝癌扩散后,每天食 415 克一瓶的芦笋罐头,合并化疗,3 个月后肝部肿块明显缩小,最后消失。⑤

24. 白花蛇舌草白茅根汤　组成:白花蛇舌草 120 克、白茅根 120 克、红糖 60 克。适用于直肠癌。用法用量:水煎服。⑥

25. 威灵仙茶　组成:威灵仙全草 40 克。适用于各期大肠癌。用法用量:水煎,或将威灵仙研末加水制成梧桐大小的药丸。若水煎可代茶频饮;若服用药丸,每晚用姜汤服 10～20 丸。⑦

26. 露蜂房酒服　组成:露蜂房 100 克、黄酒适量。适用于大肠癌二便不通者。用法用量:将露蜂房烧末,每次 10～15 克黄酒调服,每日 2 次。⑧

27. 大肠癌方 74　组成:醋炙硇砂 100 克、木瓜 3 枚、附子末适量、米醋 500 毫升、蜂蜜适量。适用于大肠癌。制备方法:将木瓜切须去瓤,将硇砂放入其内,于日下暴晒至瓜烂,研匀,以米醋 500 毫升煎至稀汤,加入适量蜂蜜,同时以附子末和丸如梧桐子大。用法用量:每次热酒送服 1 丸,每日 2 次。⑨

28. 藻蛭散　组成:海藻 30 克、水蛭 6 克。适用于直肠癌。制备方法:两药分别用微火烘干,研细后混合均匀。用法用量:每次 3 克,每日 2 次,用黄酒冲服。⑩

29. 扁木灵芝　组成:扁木灵芝(须生长在皂角树上者)50 克。适用于肠癌。用法用量:炖猪心、猪肺,一次顿服,每日 2～3 剂。⑪

30. 地黄王瓜黄连丸　组成:地黄 60 克、王瓜 30 克、黄连 15 克。适用于直肠癌出血者。制备方法:王瓜烧存性,与地黄、黄连共为粉末,蜜调为丸,如梧桐子大。用法用量:每次 10 丸,每日 3 次,米汤送服。⑫

31. 广东木棉　组成:木棉树皮干品 100 克或鲜品 250 克。适用于肠癌。用法用量:水 6 碗,煎取半碗,分 3 次温服。或剂量不变,加瘦猪肉 100 克,水 9 碗,煎取半碗,分 3 次温服。⑬

32. 槐耳干　组成:槐耳 100 克。适用于大肠癌。用法用量:槐耳干,切成薄片,每次 15～25 克,水煎,分 3 次服。⑭

---

① 邵梦扬,等. 治癌方[M]. 郑州:河南科学技术出版社,1994(4):73.
② 中国药材公司. 中国民间单验方[M]. 北京:科学出版社,1994:1752.
③ 张民庆. 肿瘤良方大全[M]. 合肥:安徽科学技术出版社,1994(1):146.
④ 张民庆. 肿瘤良方大全[M]. 合肥:安徽科学技术出版社,1994(1):147.
⑤ 常敏毅. 抗癌良方[M]. 长沙:湖南科学技术出版社,1993(6):149.
⑥ 常敏毅. 抗癌良方[M]. 长沙:湖南科学技术出版社,1993(6):152.
⑦ 同上.
⑧ 常敏毅. 抗癌良方[M]. 长沙:湖南科学技术出版社,1993(6):155.
⑨ 同上.
⑩ 常敏毅. 抗癌良方[M]. 长沙:湖南科学技术出版社,1993(6):156.
⑪ 同上.
⑫ 同上.
⑬ 同上.
⑭ 常敏毅. 抗癌良方[M]. 长沙:湖南科学技术出版社,1993(6):157.

33. 黄皂粥　组成：黄芪 50 克、皂角刺 50 克。适用于肠癌手术后粘连性肠梗阻。用法用量：煮粥去渣，每日饮服。临床应用：肠癌手术后常有粘连性肠梗阻表现，若不严重服用本方常可收到奇效。①

34. 蛤蟆粉　组成：活蛤蟆。适用于直肠癌。用法用量：剥皮（包括头、足皮），文火焙干研细粉，装胶囊备用。每日内服 1 只蛤蟆皮的量（每胶囊约 0.25 克），每次 2～3 粒，每日 3～4 次。②

中 成 药

1. 艾迪注射液　组成：主要成分为斑蝥、人参、黄芪、刺五加。功效主治：清热解毒，消瘀散结；适用于原发性肝癌、肺癌、直肠癌、恶性淋巴瘤、妇科恶性肿瘤等。用法用量：每次 50～100 毫升加入 0.9% 氯化钠注射液或 5%～10% 葡萄糖注射液 500 毫升中静脉滴注，每日 1 次。与放、化疗合用时，疗程与放、化疗同步。手术前后使用，10 日为 1 个疗程；介入治疗，10 日为 1 个疗程；单独使用，15 天为 1 周期，间隔 3 天，2 周期为 1 个疗程；恶病质患者，30 日为 1 个疗程，或视病情而定。注意事项：首次应用本品，偶有患者出现面红、荨麻疹、发热等反应，极个别患者有心悸、胸闷、恶心等反应。① 首次用药应在医师指导下，给药速度开始 15 滴/分，30 分钟后如无不良反应，给药速度控制 50 滴/分。② 如有不良反应发生应停药并作相应处理。再次应用时，艾迪注射液用量从 20～30 毫升开始，加入 0.9% 氯化钠注射液或 5%～10% 葡萄糖注射液 400～450 毫升，同时可加入地塞米松注射液 5～10 毫克。③ 因本品含有微量斑蝥素，外周静脉给药时注射部位静脉有一定刺激，可在静滴本品前后给予 2% 利多卡因 5 毫升加入 0.9% 氯化钠注射液 100 毫升静滴。③

2. 华蟾素注射液　组成：主要成分取自于蟾皮。功效主治：解毒消肿止痛；适用于中、晚期肿瘤，慢性乙型肝炎等症。用法用量：每次 2～4 毫升（2/5～4/5 支）肌肉注射，每日 2 次；或每次 10～20 毫升（2～4 支）加入 5% 的葡萄糖注射液 500 毫升稀释后静脉滴注，每日 1 次。用药 7 天，休息 1～2 天，4 周为 1 个疗程。注意事项：个别患者如用量过大或两次用药间隔不足 6～8 小时，用药后 30 分钟左右可能出现发冷发热现象；少数患者长期静滴后有局部刺激感或静脉炎，致使滴速减慢，极个别患者还可能出现荨麻疹、皮炎等。个别患者出现不良反应时，应停止用药作对症治疗，待反应消失后仍可正常用药。避免与剧烈兴奋心脏药物配伍。④

3. 康艾注射液　组成：黄芪、人参、苦参素。功效主治：益气扶正，增强机体免疫功能；适用于原发性肝癌、肺癌、直肠癌、恶性淋巴瘤、妇科恶性肿瘤等。用法用量：每日 40～60 毫升，分 1～2 次，用 5% 葡萄糖或 0.9% 生理盐水 250～500 毫升稀释后缓慢静脉注射或滴注。30 日为 1 个疗程，或遵医嘱。注意事项：① 对过敏体质的患者，用药应慎重，并随时进行观察。② 临床使用应辨证用药，严格按照药品说明书规定的功效主治使用。③ 医护人员严格按照说明书规定用法用量使用。④ 输液速度：滴速勿快，老人、儿童以 20～40 滴/分为宜，成年人以 40～60 滴/分为宜。⑤ 加强用药监护。用药过程中，应密切观察用药反应，特别是开始 30 分钟，发现异常，立即停药，对患者采用积极救治措施。⑤

4. 六神丸（民间验方）　组成：牛黄 7.5 克、雄黄 5 克、珍珠 7.5 克、麝香 5 克、冰片 5 克、蟾酥 5 克。功效主治：清热解毒，消肿止痛；适用于消化道肿瘤、白血病、口腔部癌、喉癌、舌癌、扁桃体癌等见有咽喉肿痛、局部溃烂、肿痛、无名肿毒等属热毒偏盛者。制备方法：上 5 味药（除蟾酥）共研极细粉，滚开水泛小丸，烧酒化蟾酥为衣，烘干，制

① 常敏毅. 抗癌良方[M]. 长沙：湖南科学技术出版社，1993(6)：158.
② 尚炽昌. 疑难病证名验方辑要（下）[M]. 北京：华龄出版社，1990(7)：785.
③ 花宝金. 中医临床诊疗指南释义·肿瘤疾病分册[M]. 北京：中国中医药出版社，2015：46.
④ 同上.
⑤ 同上.

成约100粒。用法用量：每次服10粒，每日2～3次。临床应用：有人用本方治疗上消化道晚期肿瘤20例，临床症状消失者19例，缓解者1例，有效率100%，且20例患者都能进流食，其中15例能进普食，2例肿块明显缩小。注意事项：服用本方后最常见不良反应为消化道反应，如恶心、呕吐、腹痛、腹泻等，发生率40%～50%，此外少数患者出现药疹、皮肤紫癜、肝肾功能损害等，严重者可出现过敏性休克、口唇麻木等。[①]

5. 犀黄丸　组成：犀黄（牛黄代）15克、麝香75克（一作15克）、乳香500克、没药500克、黄米饭500克。功效主治：活血化瘀，解毒消肿；适用于肠癌、肺癌、乳腺癌、胃癌、食管癌属热毒内攻，瘀血内结者。症见发热、肿块，或瘰疬痰核、脉滑数。制备方法：乳香、没药去油，研极细末，牛黄、麝香亦研细粉，混合后，用黄米饭捣烂为丸。忌火烘，晒干后，用温热陈酒每次送服10克，每日3次。现一般用黄米350克，蒸熟烘干，和其他药物细末混合研粉，过筛，水泛为小水丸，阴干。用法用量：本药为糊丸，每瓶3克，约10粒。每次服3～5克，每日2～3次。临床应用：用犀黄丸加三七粉、山慈菇治疗晚期恶性肿瘤157例，其中肠癌20例，胃癌61例，肺癌33例，乳腺癌30例，食管癌6例和其他部位癌7例。上药共为细末，每粒0.25克，每日2～3次，每次2～3粒，饭后半小时温开水送服。服药3～4个月为1个疗程，休息7～10天，继续服第2个疗程。157例患者共观察252个疗程。结果：部分缓解7例，稳定134例，恶化16例。注意事项：方中犀黄现用牛黄代替；原方本用清酒送服，但现多可用温开水等送服；本方不宜久服，久服易损脾胃；气血亏虚者慎用，孕妇忌服。[②]

6. 西黄痰气丸　组成：人工牛黄、麝香、蟾蜍、雄黄、山慈菇、苍术、丁香、甘草、麻黄、大黄、天麻、朱砂等组成。适用于直肠癌属热毒壅滞者。用法用量：每丸0.015克。成人每次服10丸，每日2～3次，或遵医嘱，温开水送下。注意事项：孕妇忌用。[③]

7. 黄芪注射液　组成：黄芪。适用于消化道肿瘤手术前，肠癌、胃癌、食管癌等术后化疗者。用法用量：黄芪注射液40毫升（相当于黄芪生药80克）加入5%葡萄糖注射液250毫升中，静滴，每日1次，连用7～10天。临床应用：戴云将95例癌症（术后者54例）患者随机分成治疗组68例，对照组27例，治疗组在用化疗药物化疗时同时使用黄芪注射液（方法同上）。对照组化疗同时口服鲨肝醇150毫克，每日3次；利血生30毫克，每日3次，连用7～10天。结果：治疗组显效者43例，有效者21例，无效者4例，总有效率94.1%；对照组显效4例，有效7例，无效16例，总有效率为40%。有人观察发现消化道肿瘤患者术前用黄芪注射液能增强末梢血中白细胞总数及T淋巴细胞的活性，可增强患者抗感染能力和细胞免疫功能。[④]

8. 柘木糖浆　组成：柘木。每瓶100毫升（相当于柘木生药200克）。适用于结肠癌、直肠癌、食管癌、贲门癌、胃癌。用法用量：每次25毫升，每日3次，口服。临床应用：临床观察全国28个单位，266例晚期消化道肿瘤临床总结显示，柘木对结肠癌、直肠癌、食管癌、贲门癌、胃癌的总有效率为71.8%。注：买不到糖浆的地方也可采桑科柘木每天125～250克煎服。本品无任何不良反应可连续多年服用。有的病例服本品已达10年以上。[⑤]

9. 柘木注射液　组成：每支2毫升（内含柘木生药4克）。适用于大肠癌。用法用量：每次2～4毫升，每日2次，肌肉注射，3个月为1个疗程。[⑥]

① 张士舜. 肠癌中医研究[M]. 石家庄：河北科学技术出版社，2014：44.
② 同上.
③ 张士舜. 肠癌中医研究[M]. 石家庄：河北科学技术出版社，2014：47.
④ 张士舜. 肠癌中医研究[M]. 石家庄：河北科学技术出版社，2014：50.
⑤ 张士舜. 肠癌中医研究[M]. 石家庄：河北科学技术出版社，2014：52.
⑥ 同上.

10. 复方鸦胆子注射液　组成:鸦胆子、青龙衣、金银花、浙贝母、姜半夏、板蓝根、连翘等。适用于大肠癌。用法用量:肌肉注射,每次 2～5 毫升,每日 2 次。[1]

11. 康莱特注射液　组成:本品为水包油型白色乳状液体,薏苡仁为原料。功效主治:益气养阴,消癥散结;适用于大肠癌、胃癌、食管癌等不宜手术的恶性肿瘤证属气阴两虚、脾虚湿困型者。用法用量:100～200 毫升,每日 1 次,缓慢静脉滴注,20 天为 1 个疗程,间隔 3～5 天可进行下一个疗程。联合化疗、放疗时,可酌减剂量。首次使用滴注速度应缓慢,开始 10 分钟滴速应为 20 滴/分钟,20 分钟后可持续增加,30 分钟后可控制在 40～60 滴/分钟。临床应用:刘同度等用康莱特注射液 100～200 毫升,静脉滴注,每日 1 次,连用 20 天。治疗肿瘤患者 376 例,癌痛者 328 例。结果:癌症疼痛控制总有效率达 80.49%,用药结束后疼痛缓解仍可维持 1～7 天,且无成瘾性。在 376 例晚期癌症患者经康莱特治疗后,90% 以上的晚期患者生存质量可以提高,并有提高机体免疫功能及升高外周血象作用。对中晚期肿瘤患者具有一定的抗恶病质和止痛作用。在控制癌痛中,可部分或全部替代吗啡类止痛药物。康莱特对心、肝、肾功能无明显损害。注意事项: ① 禁忌证:在脂肪代谢严重失调时,如急性休克、急性胰腺炎、病理性高脂血症、脂性肾病变等患者禁用;孕妇禁用。② 如偶有患者出现严重脂过敏现象可对症处理,并酌情停止使用。③ 本品不宜加入其他药物混合使用。④ 静脉滴注时防止渗漏血管外而引起刺激疼痛;冬季可用 30℃ 温水预热,以免除物理刺激。⑤ 使用本品应采用一次性输液器(带终端滤器)。⑥ 如发现本品出现油、水分层(乳析)现象,严禁静脉使用。⑦ 约 2.5% 的患者伴有轻度静脉炎。对此可在注射本品前后适量(50～100 毫升)输注 0.9% 氯化钠注射液或 5% 葡萄糖注射液。[2]

12. 乌鸡白凤丸　组成:乌鸡、鹿角胶、制鳖甲、煅牡蛎、桑螵蛸、人参、黄芪、当归、白芍、香附(醋制)、天冬、甘草、生地黄、熟地黄、川芎、银柴胡、丹参、山药、炒芡实、鹿角霜。功效主治:益气养血,填精益智,培土补元;适用于结肠癌。制备方法:以上 20 味,熟地黄、生地黄、川芎、鹿角霜、银柴胡、芡实、山药、丹参八味粉碎成粗粉,其余乌鸡等 12 味分别酌予碎断,置罐中,另加黄酒 1 500 克毫升,加盖封闭,隔水炖至酒尽,取出,与上述粗粉掺匀,低温干燥,再粉碎成细粉,过筛,混匀。每 100 克粉末加炼蜜 30～40 克与适量的水,泛丸,干燥,制成水蜜丸;或加炼蜜 90～120 克制成小蜜丸或大蜜丸,即得。用法用量:每次 1 丸,每日 2 次,口服。配服梅花点舌丹。临床应用:刘某,男,46 岁。因左下腹阵发性疼痛及柏油样便,于 1989 年 2 月 6 日手术。病理诊断:结肠腺癌,淋巴结转移。经化疗后于 3 月 15 日出院。患者近日腹胀腹泻、纳呆、气短乏力。3 月 26 日查:面色萎黄、神疲乏力、头晕眼花、身体瘦弱、腰膝酸痛、动则气急、指甲无华、舌淡、脉细如丝,证属气虚血少、肾亏精枯,治宜补气养血、益脾补肾培元。方用乌鸡白凤丸和梅花点舌丹等治疗月余,患者精神佳、饮食如常、二便利、体质明显改善,嘱其平时常服丹丸以巩固疗效。2 年后随访,患者精神体质好,食欲增加,余症悉除,正气渐复。至今 8 年仍健在。[3]

13. 参莲胶囊(原名:参莲回生丹)　组成:苦参、山豆根、半枝莲、防己、乌梅、三棱、莪术、补骨脂、苦杏仁、白扁豆、丹参等 11 味中药。功效主治:清热解毒,活血化瘀,攻坚消积,理气散结;适用于肠癌、食管癌、胃癌、肺癌、肝癌、淋巴癌、子宫癌。用法用量:每次 6 粒,每日 3 次,饭后半小时温开水送服,1 个疗程 42 天,每个疗程 13 瓶。临床应用:参莲胶囊对肠癌、食管癌、胃癌、肺癌、肝癌、淋巴癌、子宫癌均有显著疗效,经 202 例临床观察,有效抑瘤率达 82%。能在短期内奏效,且无不良反应。该药对癌症患者,特别是中晚期体弱

① 张士舜. 肠癌中医研究[M]. 石家庄:河北科学技术出版社,2014:53.
② 张士舜. 肠癌中医研究[M]. 石家庄:河北科学技术出版社,2014:54.
③ 张士舜. 肠癌中医研究[M]. 石家庄:河北科学技术出版社,2014:55.

者,可抑制肿瘤生长,改善症状,并能保护免疫功能。[1]

14. **肿节风注射液** 组成:肿节风。适用于大肠癌、胃癌、食管癌等消化道恶性肿瘤。用法用量:每次 2～4 毫升,每日 1～2 次,肌肉注射,30 日为 1 个疗程;或加入 5％葡萄糖注射液或生理盐水注射液 500 毫升中缓慢静脉滴注,每日 1 次。临床应用:胡补菊等报道用肿节风制剂治疗消化系统恶性肿瘤 18 例,其中大肠癌 2 例,胃癌 9 例,肝癌 4 例,食管癌 2 例,胰腺癌 1 例。药后疼痛减轻或消失,食欲、体重增加,少数瘤体缩小,总有效率为 72％。肿节风制剂中肿节风注射剂较片剂疗效为好。[2]

15. **太极胶囊** 组成:人参、人工牛黄、麝香、半枝莲、白花蛇舌草、斑蝥、土鳖虫、血竭等。适用于大肠癌、直肠癌、食管癌、贲门癌、肺癌、胃癌、乳腺癌、恶性淋巴瘤、慢性粒细胞性白血病、黑色素瘤、宫颈癌及左颚乳头状鳞癌等。用法用量:每次 2～5 粒,每日 3 次,口服,30 日为 1 个疗程。服 1 个疗程后休息 1～2 月,可用下一个疗程,如病情缓解可减少到维持量,每次 1～2 粒,每日 3 次,或遵医嘱。亦可配服辨证中药方及放、化疗等。临床应用:以太极胶囊配合辨证服用中药治疗直肠癌等恶性肿瘤 203 例中,CR(治疗前见到的病灶完全消失,无新病变出现,持续 4 周以上)26 例,占 12.8％;PR(病灶已缩小到治疗前的 50％或更小,无新病变出现,多灶性病变时,没见到一个病灶增大,持续 4 周以上)149 例,占 73.4％;NC(病灶面积缩小不到 50％,多灶性病变时,总面积有缩小,且没有一个病灶增大超过 25％,无新的病变出现)10 例,占 4.93％(均为 SD,即病灶缩小不到 25％,或增大不超过 25％);PD(单个病灶面积或多个病灶总面积比治疗前增大 25％以上,或出现新的病变,包括转移)18 例(8.87％),总有效率(CR＋PR)

为 86.2％。而不用中药的对照组 100 例中总有效率(CR＋PR)为 60％,两组对比有显著性差异(P＜0.01)。治疗组 1 年的生存率为 50.52％,1 年半的生存率为 29.69％,2 年的生存率为 15.62％。对照组 1 年、1 年半、2 年的生存率分别为 32.61％、13.04％、7.61％,两组对比有显著性差异(P＜0.05)。注意事项:孕妇禁服;禁忌烟酒及辛辣刺激性食物。[3]

16. **康赛迪胶囊(即复方斑蝥胶囊)** 组成:斑蝥、刺五加、三棱、莪术、半枝莲、人参、黄芪、熊胆粉、女贞子、山茱萸、甘草。适用于大肠癌术后肝转移患者。用法用量:每次 3 粒,每日 2 次口服。临床应用:治疗组 36 例用康赛迪胶囊 3 粒/次,每日 2 次口服,用至化疗结束。与对照组 32 例,均于化疗前用甲氧氯普胺(胃复安)、托烷司琼。化疗方案:奥沙利铂(艾恒)130 毫克/平方米,加 5％葡萄糖液 500 毫升,第 1 天;亚叶酸钙 100 毫克,氟尿嘧啶 500 毫克/平方米,第 1～5 天;静脉滴注。均 3 周为 1 个疗程。应用上药治疗大肠癌术后肝转移患者,2 个疗程后,两组分别完全缓解 4 例、1 例,部分缓解 21 例、13 例,稳定 9 例、13 例,进展 2 例、5 例,有效率为 69.4％、43％。[4]

17. **消癌净** 组成:三七、天龙、桂枝、地龙等。功效主治:化瘀散结,活血通络;适用于肠道癌肿。用法用量:该方由上海中医学院制药厂加工片剂,每片含生药 1.5 克,100 片瓶装。每日 3 次,每次 2 片,饭后服用,连续治疗 6 个月以上。临床应用:配合辨证施治,用本方治疗 61 例未用放、化疗肠癌患者,结果生存 10 年以上者 1 例,生存 7 年以上者 2 例,生存 3 年以上者 9 例,生存 2 年以上者 18 例,生存 1 年以上 77 例,生存 6 个月以上者 40 例。3 年生存率为 30％,2 年生存率为 42.9％,1 年生存率为 58％。[5]

18. **复方半枝莲丸** 组成:半枝莲、山豆根、

① 张士舜. 肠癌中医研究[M]. 石家庄:河北科学技术出版社,2014:58.
② 张士舜. 肠癌中医研究[M]. 石家庄:河北科学技术出版社,2014:63.
③ 张士舜. 肠癌中医研究[M]. 石家庄:河北科学技术出版社,2014:64.
④ 谭晓云,龚红卫. 康赛迪胶囊联合化疗治疗大肠癌术后肝转移 36 例[J]. 中西医结合肝病杂志,2006,16(4):248-249.
⑤ 陈熠,丛众. 肿瘤单验方大全[M]. 北京:中国中医药出版社,1998:542.

露蜂房、山慈菇等。适用于大肠癌、食管癌。用法用量：每次 15～30 丸,每日 3 次,饭后服。[①]

19. 复方白花蛇舌草片　组成：白花蛇舌草、藤梨根、半边莲、野葡萄根、青蒿、大黄、佛手、地榆、丹参、号桐。适用于大肠癌、食管癌。用法用量：每片 0.5 克,每次 2～4 片,每日 3 次,口服。[②]

20. 鸦胆子胶囊　组成：鸦胆子。每粒含鸦胆子药粉 0.3 克。适用于大肠癌。用法用量：每次 10～15 粒,每日 2 次,口服。注意事项：口服后常有轻微的肠道刺激反应,误服过量,可出现中毒症状,故服时应掌握剂量。[③]

21. 肿节风片　组成：肿节风。每片 10 克,每片含生药 2.5 克。功效主治：清热解毒,消肿散结;适用于大肠癌、胃癌、食管癌等消化系统肿瘤。用法用量：每次 2～4 片,每日 3 次,口服,30 天为 1 个疗程。[④]

22. 汉防己制剂　组成：汉防己。经加工制成汉防己注射液,每支 180 毫克。适用于直肠癌。用法用量：肌注,每次 180 毫克,每日 1 次。汉防己甲素片：每片 60 毫克,每日 3 次。汉防己栓剂：每日 2 次,每次 1 支塞入直肠内,同时口服汉防己甲素片,每日 3 次,每次 1 片。临床应用：使用本方治疗 8 例晚期直肠癌,其中 7 例为腺癌,1 例为平滑肌肉瘤。结果除 1 例在用药后 4 个月死亡外,其余 7 例均存活 1 年以上。8 例中 7 例有明显止痛效果,3 例在用药 1 个月后肿块缩小,食欲增进,大便通畅。[⑤]

23. 香连化滞丸　组成：黄芩、黄连、木香、厚朴、青皮、陈皮、槟榔、滑石、当归、白芍甘草。本药为蜜丸,每丸重 6 克。成人每次 2 丸,每日 2 次,温开水送服。功效主治：清化湿热,调和气血;适用于大肠癌,证属湿热并重,气机阻滞。症见腹胀严重,腹痛,泻下不爽,肛门灼热,舌质红,苔黄腻,脉弦。[⑥]

24. 肠胃适胶囊　组成：黄连、凤尾草、鸡骨草、两面针、救必应、防己、葛根。功效主治：清利湿热,调理气血,解毒抗癌;适用于大肠癌证属湿热蕴结,气滞血瘀。症见腹痛腹胀,腹中包块,泻下赤白黏液,舌质黯红,苔黄腻,脉滑数。用法用量：水送服。本药为胶囊剂,每瓶 60 粒。每次 4～6 粒,每日 3～4 次。[⑦]

25. 肠达顺胶囊　组成：红藤、苦参、黄连、秦皮、白头翁等。功效主治：清热祛瘀,解毒抗癌;适用于大肠癌证属湿热下注,毒瘀互结型。症见腹痛拒按,大便不爽,脓血便,舌质红,苔黄腻,脉弦滑。用法用量：每次 3 粒,每日 3 次,温开水送服。[⑧]

① 潘敏求. 中华肿瘤治疗大成[M]. 石家庄：河北科学技术出版社,1996：491.
② 同上.
③ 同上.
④ 同上.
⑤ 同上.
⑥ 毛德西. 中西医肿瘤诊疗大全[M]. 北京：中国中医药出版社,1996：523.
⑦ 同上.
⑧ 郑玉玲,韩新巍. 中西医肿瘤诊疗大全[M]. 北京：中国中医药出版社,1996：523.

肾　癌

概　述

肾癌(又称肾细胞癌)是发生在肾的最常见的恶性肿瘤,占原发性肾恶性肿瘤的85%左右,占成人全身所有肿瘤的2%~3%。肾癌的组织病理类型多种多样,其中肾透明细胞癌是主要病理类型。近年来,肾癌的发生率逐年升高,肾癌已占美国成人恶性肿瘤的3%,其发病率仅次于膀胱癌,占泌尿系统肿瘤的第2位。局限性肾癌经过根治性肾切除或保留肾单位的肾切除术可以获得满意的疗效。但是,由于肾癌缺乏特异性的早期表现,确诊时约30%患者已属晚期而预后较差。随着肾癌免疫治疗的进展和分子靶向治疗的兴起,晚期肾癌的疗效也逐步得到改善。

肾癌的病因上不明确。目前比较公认的危险因素包括吸烟、肥胖及高脂饮食、高血压等。其他尚有环境、执业、饮食、家族遗传等因素。

肾癌多为单侧性、单发,双侧肾癌占散发性肾癌的2%~4%。肿瘤可局限在肾实质,当肿瘤逐渐增大穿透假包膜后,也可破坏肾盂、肾盏,并可侵及肾周围脂肪、血管、淋巴管等。肾癌经血液和淋巴转移至肺、脑、骨、肝等。

1997年国际抗癌联盟(UICC)和美国癌症联合委员会(AJCC)根据临床资料统计结果,采用3级核分级系统,即高分化、中分化、低分化(未分化)。根据世界卫生组织(WHO)1997年分型标准,肾癌病理类型分为透明细胞癌、乳头状癌、嫌色细胞癌、集合管癌、未分类肿瘤等。

血尿、腰痛和肿块是肾癌"三主征"。但肾癌在早期发展隐匿、缺乏典型的临床表现,当出现"三主征"时,往往意味着肿瘤已进入进展期。随着医学影像学的发展和普及,约50%的肾癌患者是体检发现的无症状患者。因此,筛查是早期发现肾癌的主要手段,最简便和廉价的方法是B超和尿液分析。CT是诊断肾癌的最重要影像学检查,其诊断小肾癌的敏感度可达95%,可以发现直径≥0.5厘米的肾癌。其他检查还有MRI、放射性核素显像、血管造影、细胞学检查等手段。

肾癌需与以下几种疾病相鉴别:

肾血管平滑肌脂肪瘤:可有腰痛、腰腹肿块及血尿。可通过CT及B超鉴别,必要时行针吸细胞学检查。

肾脓肿:怀疑肾脓肿可结合感染症状体征,发现脓尿、血象高、细菌培养阳性及脓肿穿刺检查等进行诊断。

肾转移癌:肺癌、乳腺癌、黑色素瘤等恶性肿瘤易转移到肾,B超或CT可发现多个小肿物,肾动脉造影肿物部血管少。

肾脏黄色肉芽肿:形态学上为局限性实质性结节状病变或弥散性,肾增大,内部结构紊乱,患者具有感染症状、肾区有痛性包块和尿中有白细胞可资鉴别。

手术治疗时局限性癌首选治疗方法,包括肾癌根治性肾切除和保留肾单位的肾切除术。其他局部治疗方法包括冷冻治疗、射频消融、高强度聚焦超声等,可用于无法耐受手术的局限性肾癌。介入治疗也常用于无法手术的较大肿瘤或术前缩小肿瘤体积、减少出血。转移性肾癌推荐的治疗方法包括免疫治疗和联合化疗、分子靶向治疗。单纯化疗和放疗对肾癌疗效较差,不作为首选。[1]

肾癌属中医学"腰痛""肾积""尿血""癥积"等疾病范畴。《黄帝内经》首次记载了与本病有关的症状。历代医家从不同的侧面对本病的认识和治疗作了许多探索和补充,逐步形成了一套较完整的辨证体系。中医学认为,本病多因肾气亏虚,外受湿热邪毒,入里蓄毒,蕴结于水道所致。明代张景岳认为:"腰痛之虚,十居八九。"强调肾虚是腰痛的重要原因。《证治准绳》曰:"大抵诸腰痛,皆起肾虚。"治疗方面,"唯补肾为先,而后随邪之所见者以施治,标急则治标,本急则治本,初痛宜疏邪滞,理经遂,久痛宜补真元,养血气。"肾癌病位在肾,尿血、腰痛为主症。肾虚是发病的关键所在,而又与脾、肝关系密切,本病的主要病机为内有肾虚毒蕴,脾肾阳虚,气血双亏;外有湿热蕴困,邪凝毒聚日久成积。治疗以扶正攻邪为主,兼顾其他脏腑,始终注重保护正气,攻伐不宜太过,以免损伤正气。①

辨 证 施 治

1. 湿热蕴结型　症见血尿频频出现,腰痛坠胀不适,伴有低热,口渴,乏力,纳呆,恶心呕吐,腰腹部可叩及肿块,舌质黯红,苔黄腻或白腻,脉滑数。治宜清热利湿、解毒抗癌。

(1) 八正散加减　萹蓄、瞿麦、车前子、滑石、黄柏、土茯苓、马鞭草、白花蛇舌草、生地黄、地榆、甘草梢。随症加减:头晕头痛者,加菊花、枸杞子;腹部胀痛加延胡索、川楝子、芍药;胃纳差者,加党参、白术、茯苓、谷麦芽、鸡内金等健脾开胃〔见546页6.刘嘉湘分4型(1)〕。

(2) 八正散加减　萹蓄30克、瞿麦15克、滑石(包)15克、甘草梢6克、车前子(包)15克、黄柏10克、半枝莲30克、白英30克、马鞭草30克、土茯苓30克、生地黄15克。每日1剂,水煎服。随症加减:湿盛困脾,纳呆食少者,加四君子汤;下焦有热,血尿不止者,加阿发煎麦汤(阿胶、血余

炭、麦冬、栀子、丹参、牡丹皮),龙胆泻肝汤亦可辨证用之,可起到清湿热、除血尿的作用;腹部肿块胀痛者,加紫龙汤(紫草、龙胆草、夏枯草、马钱子、瓜蒌、桃仁、党参、玄参、山茱萸、山慈菇、山豆根)、川楝子、延胡索、制乳香、制没药。〔见546页7.裴正学分4型(1)〕

(3) 二妙散加减(周维顺经验方)　炒苍术10克、炒白术10克、黄柏10克、猪苓15克、茯苓15克、半枝莲15克、白花蛇舌草15克、猫人参15克、生薏苡仁30克、炒薏苡仁30克、炙甘草5克、杜仲12克、金毛狗脊30克、续断12克、灵芝30克、墨旱莲15克、仙鹤草30克、炙鸡内金15克、炒谷芽15克、炒麦芽15克。清热利湿解毒。临床观察:李某,男,52岁,浙江嘉兴人。患者以肾癌术后2月余于2010年5月2日就诊,症见身热口渴,渴不多饮,腰酸,肢体困重,尿血,胃纳欠佳,舌质红,苔黄腻,脉濡数。中医诊断:肾积,湿热蕴毒型。治宜清热利湿解毒。方用二妙散加减,上方7剂。每日1剂,水煎早晚分服。二诊上述症状均缓解,守上方7剂,随症加减继服。三诊,上述症状消失,舌脉正常。守上方继续巩固治疗,同时配合中成药治疗,坚持门诊复诊。现面色红润,纳谷馨香,无尿血腰痛,大小便调。②

(4) 八正散加减　瞿麦、车前子、通草、栀子、白英、蛇莓、龙葵、半枝莲。随症加减:若见舌苔厚腻,湿重之象,酌加杏仁、白豆蔻、生薏苡仁宣肺宽胸、利水除湿,猪苓、土茯苓、泽泻利水解毒;血尿者,加大蓟、小蓟、仙鹤草凉血止血;恶心、呕吐者,酌加半夏、黄连、瓜蒌皮祛痰止呕;纳差者,予陈皮、砂仁、鸡内金醒脾开胃;低热者,酌加滑石、连翘、茵陈、地骨皮清除虚热〔见547页9.孙桂芝分5型(3)〕。

(5) 八正散(《太平惠民和剂局方》)加减　萹蓄30克、瞿麦15克、车前子(包煎)10克、栀子10克、白英30克、龙葵30克、蛇莓30克、半枝莲30克、黄柏15克、延胡索10克、土茯苓30克、大蓟

① 孙桂芝. 孙桂芝实用中医肿瘤学[M]. 北京: 中国中医药出版社,2009:329-330.
② 周微红,奚颖. 周维顺治疗肾癌经验[J]. 江西中医药,2012,(2):12.

30 克、小蓟 30 克、仙鹤草 30 克、竹叶 10 克。随症加减：低热加滑石 15 克、茵陈 30 克、连翘 15 克、草豆蔻 10 克。①

（6）八正散加减　木通 10 克、大黄 10 克、栀子 10 克、白术 10 克、滑石 30 克、萹蓄 30 克、马鞭草 30 克、白花蛇舌草 30 克、瞿麦 30 克、七叶一枝花 30 克、生薏苡仁 30 克、车前子 15 克、赤芍 15 克、灯心草 5 克。〔见 548 页 10. 马成杰等分 3 型(1)〕

（7）八正散加减　木通 10 克、车前子(布包) 15 克、萹蓄 15 克、滑石(布包)15 克、瞿麦 15 克、栀子 10 克、生地黄 15 克、大黄炭 10 克、灯心草 6 克、甘草 6 克、白花蛇舌草 30 克、半枝莲 15 克、白茅根 30 克、小蓟 20 克。〔见 548 页 11. 王俊茹等分 5 型(1)〕

（8）二至丸合八正散加减　墨旱莲 20 克、女贞子 15 克、马鞭草 30 克、白花蛇舌草 30 克、瞿麦 20 克、七叶一枝花 30 克、生薏苡仁 30 克、木通 10 克、车前子 15 克、萹蓄 30 克、生熟地黄各 15 克、赤芍 15 克、灯心草 1.5 克、甘草梢 6 克。②

（9）八正散加减　生地黄 12 克、白术 12 克、小蓟 15 克、滑石 15 克、太子参 15 克、蒲黄 10 克、木通 10 克、竹叶 10 克、炒栀子 10 克、猪苓 10 克、藕节 30 克、当归 9 克、金银花 9 克、生甘草 3 克。清热利湿通淋，解毒消肿。适用于肾癌下焦热毒，湿热下注型。③

（10）琥珀散加减　滑石、木通、萹蓄、琥珀、当归、郁金、木香。随症加减：加白英、龙葵、蛇莓、半枝莲、土茯苓解毒抗癌；加大小蓟、仙鹤草以加强清热止血之功；加黄柏、瞿麦、竹叶以增加清利湿热之力；加延胡索以增强止痛之功；恶心呕吐甚，加竹茹、代赭石降逆止呕；湿热伤阴，脉细数者，去木通，加生地黄、阿胶养阴血。④

（11）龙蛇羊泉汤加减　白英 30 克、龙葵 30

克、蛇莓 30 克、半枝莲 30 克、瞿麦 20 克、黄柏 15 克、延胡索 10 克、土茯苓 30 克、大小蓟各 30 克、仙鹤草 30 克、竹茹 10 克、竹叶 10 克。清热利湿，活血散结。适用于湿热瘀毒型肾癌、肾盂癌(中晚期患者或手术后复发)。⑤

2. 瘀血内阻型　症见面色晦暗，血尿频发，腰腹部肿物日见增大，肾区憋胀不适，口干舌燥，舌质紫黯或瘀斑或瘀点，苔薄黄，脉弦或涩或结代。治宜活血化瘀、理气散结。

（1）桃红四物汤加减　桃仁 10 克、红花 6 克、白芍 10 克、川芎 10 克、生地黄 10 克、陈皮 10 克、香附 10 克、甘草 6 克。每日 1 剂，水煎，分 2 次服用。活血化瘀，理气散结。⑥

（2）膈下逐瘀汤加减　桃仁 10 克、红花 10 克、当归 10 克、川芎 10 克、牡丹皮 12 克、赤芍 20 克、五灵脂 10 克、乌药 10 克、延胡索 10 克、枳壳 12 克、香附 10 克、甘草 6 克。随症加减：气结血瘀兼有热毒者，加用大黄䗪虫丸，每次 3～6 克，2 次/天，口服。理气散结，活血化瘀。每日 1 剂，水煎，每天 2 次，空腹服下。适用于肾癌(气结血瘀型)。症见腰部憋胀疼痛，可触及肿块，质硬不移，尿血伴血块，面色晦暗，舌质暗或有瘀点，苔薄，脉弦或涩或结代。⑦

（3）桃仁红花煎加减　桃仁、红花、当归、赤芍、川芎、延胡索、香附、马鞭草、龙葵、白英、大蓟、小蓟、淡竹叶。随症加减：尿血不止，可加阿胶(烊化，冲服)、茜草根、侧柏炭；腹水者，加猪苓、泽泻等。〔见 546 页 6. 刘嘉湘分 4 型(2)〕

（4）益肾汤加减(山西中医研究所)　当归 10 克、川芎 6 克、益母草 30 克、丹参 20 克、桃仁 9 克、赤芍 12 克、金银花 15 克、蒲公英 15 克、紫花地丁 15 克、板蓝根 15 克。每日 1 剂，水煎服。随症加减：血尿多者，加阿发煎麦汤(阿胶、血余炭、

① 孙桂芝. 孙桂芝实用中医肿瘤学[M]. 北京：中国中医药出版社，2009：334－335.
② 王惟恒，夏黎明. 中医抗癌 300 问[M]. 合肥：安徽科学技术出版社，2005：148.
③ 蒋玉洁，李一明. 中国肿瘤秘方全书[M]. 北京：科学技术文献出版社，2001：155.
④ 邵梦扬，宋光瑞. 中医肿瘤治疗学[M]. 天津：天津科技翻译出版公司，1994：310.
⑤ 郁仁存. 中医肿瘤学(上册)[M]. 北京：科学出版社，1983：342.
⑥ 刘华，曾柏荣. 肿瘤良方大全[M]. 太原：山西科学技术出版社，2016：170.
⑦ 傅缨. 肿瘤效验秘方[M]. 北京：中国医药科技出版社，2014：115.

麦冬、栀子、丹参、牡丹皮);疼痛剧烈者,加乳香、没药、延胡索、川楝子;肿瘤巨大且硬者,加山夏五消二方(山慈菇、夏枯草、五灵脂、蒲黄、浙贝母、玄参、牡蛎、延胡索、川楝子、海藻、昆布、乳香、没药、三棱、莪术);发热者,加抗癌五味消毒饮(白花蛇舌草、半枝莲、虎杖、七叶一枝花、夏枯草)。〔见546页7.裴正学分4型(2)〕

(5)膈下逐瘀汤加减 当归15克、赤芍15克、五灵脂15克、蒲黄15克、莪术15克、败酱草15克、延胡索15克、川芎9克、红花9克、柴胡9克、牛膝9克、三棱9克、郁金9克、香附9克、桔梗9克、甘草6克、生地黄24克、桃仁12克、大枣3枚。每日1剂,水煎,分2次空腹服下。临床观察:李某,男,57岁,1999年6月26日初诊。半年前患肾癌,行生物免疫治疗3月余,诸症不减,并出现乏力、纳差、消瘦、腹痛剧烈、腹胀、腹部肿块、腰部酸痛、尿血、大便出血、面色晦暗,舌质暗,有瘀点,脉沉涩。中医辨证属瘀血内阻。治宜活血化瘀、理气止痛。服上方7剂,纳差好转,腰腹部酸痛、腹胀减轻,尿血消失,大便恢复正常,面色晦暗减退,舌质暗,瘀点明显减少,脉沉。守上方加减,治疗2个月,症状日益减轻,后随访多年,患者仍健在,日常生活、工作均恢复正常。[1]

(6)黄芪建中汤合身痛逐瘀汤加减 黄芪、白芍、当归、赤芍、桃仁、水红花子、蒲黄、苏木、香橼、乌药、炮甲片、鳖甲、七叶一枝花、半边莲、白花蛇舌草。〔见548页9.孙桂芝分5型(4)〕

(7)桃红四物汤加味 桃仁10克、红花10克、川芎10克、当归10克、熟地黄15克、白芍10克、黄芪30克、石见穿30克、三七粉(冲服)6克、莪术15克。〔见548页11.王俊茹等分5型(2)〕

(8)膈下逐瘀汤加减 桃仁10克、红花10克、川芎9克、枳壳12克、延胡索15克、当归10克、赤芍15克、乌药15克、香附15克、全蝎6克。理气活血,祛瘀散结。随症加减:疼痛甚者,加乳香10克、没药10克;尿血量多者,加仙鹤草30克、炒蒲黄10克。[2]

(9)蜗蛎甲汤(胡安邦经验方) 牡蛎15克、甲片12克、全蝎6克、青皮6克、木香4.5克、五灵脂9克、桃仁9克、杏仁9克。水煎服。行气化瘀散结。适用于肾癌。临床观察:治疗1例晚期肾透明细胞癌患者,服药5个月,肿块消失,8年后恢复工作。[3]

(10)大黄活血祛瘀汤 大黄12克、水蛭3克、莪术15克、土鳖虫6克、生地黄30克、红参(嚼服)10克、黄芪30克、甲片15克、赤芍12克。随症加减:疼痛剧烈,加延胡索、郁金、乳香、没药;出血多,加炒蒲黄、阿胶、三七粉。每日1剂,分2次服。活血逐瘀。适用于气血瘀结型肾癌。[4]

3.阴虚毒蕴型 症见小便短赤带血,潮热盗汗,眩晕耳鸣,疲倦乏力,纳少,腰痛喜按,腰腹部肿块,舌质红,苔薄黄,脉细数。治宜滋阴补肾、散结止痛。

(1)左归丸加减 熟地黄20克、枸杞子10克、山茱萸10克、鹿角胶(烊化)10克、龟甲胶10克、山药15克、牛膝15克、菟丝子10克、白花蛇舌草20克、半枝莲10克、三七粉(冲服)6克、仙鹤草20克、炒蒲黄10克、白茅根30克。每日1剂,水煎服,每日2次。滋补肝肾。适用于肾癌(肝肾阴虚)。症见小便淋漓不尽、眼睛干涩、腰膝酸痛、耳鸣等。可随症加用龙葵、紫河车、半枝莲等。[5]

(2)知柏地黄丸加减 熟地黄、山茱萸、山药、泽泻、牡丹皮、茯苓、知母、黄柏、半枝莲、白花蛇舌草、鳖甲、炮甲片、生龙牡。随症加减:潮热盗汗明显者,酌加浮小麦、生黄芪、地骨皮;心火亢、舌尖红、心烦,加莲子心。〔见547页9.孙桂芝分5型(2)〕

(3)六味地黄丸(《小儿药证直诀》)加味 生地黄12克、山药20克、山茱萸15克、牡丹皮20克、泽泻10克、茯苓20克、鳖甲(先煎)30克、炮甲片

① 马纯政,杨亚琴.肿瘤辨证施治策略与案例[M].郑州:郑州大学出版社,2012:127.
② 黄火文,张蓓.中西医结合治疗肿瘤病[M].广州:广东人民出版社,2000:387.
③ 谢文伟.中医成功治疗肿瘤一百例[M].北京:科学普及出版社,1993:259.
④ 韩志文,贾河先.中医药防治肿瘤[M].广州:科学普及出版社广州分社,1982:90.
⑤ 傅缨.肿瘤效验秘方[M].北京:中国医药科技出版社,2014:115.

(先煎)10 克、生龙牡(先煎)各 15 克、半枝莲 15 克、白花蛇舌草 30 克、甘草 6 克。随症加减：潮热盗汗，加生黄芪 30 克、浮小麦 30 克、地骨皮 30 克。①

4. 脾肾阳虚(脾肾两虚)型　症见腰部或腹部包块日渐增大，腰痛，腹胀，血尿加重，面色苍白无华，消瘦，纳少，乏力口淡，恶心呕吐，舌质淡，苔白，脉沉细。治宜健脾益肾、软坚散结。

(1) 肾癌方 1　党参 12 克、茯苓 30 克、生白术 15 克、猪苓 20 克、大腹皮 15 克、八月札 30 克、土茯苓 30 克、白英 30 克、龙葵 30 克、猫人参 60 克、乌药 9 克、椒目 9 克、陈葫芦 30 克、胡芦巴 15 克、泽泻 30 克、淫羊藿 15 克、车前子 30 克、鸡内金 12 克。温肾健脾，利水解毒。临床观察：何某，男，60 岁，河南宝丰人，2003 年行右肾癌切除手术。2007 年 5 月复发性右肾癌转移，大量腹水。2008 年 8 月 6 日来诊，患者腹胀，纳少，乏力，舌质淡红苔薄，脉细。辨证属脾肾阳虚衰，水湿内停，久积成毒。以上方为主，随症加减：右腰腹隐痛，口干，大便艰行，加赤芍 15 克、半枝莲 30 克、瓜蒌仁 15 克；腰酸，加桑寄生 15 克、木馒头 30 克、菟丝子 12 克、怀山药 30 克。2009 年 2 月 B 超示右肾窝肿块 6 厘米×4 厘米，与 2008 年 8 月 6 日比，实质不均质块影有缩小，腹水(-)。原方加煨益智仁 15 克、小茴香 9 克。续服 6 月余，病情一直稳定。1 年后随访，一切正常，未有复发。②

(2) 右归丸加减　熟地黄、怀山药、山茱萸、杜仲、枸杞子、八月札、土茯苓、白英、龙葵、白花蛇舌草、菟丝子、熟附子、鹿角片、淫羊藿、仙茅、鸡内金、焦山楂、焦神曲等。随症加减：低热绵绵者，加柴胡、升麻、青蒿、白薇；腹部积块坚硬者，加炙鳖甲、莪术、夏枯草、生牡蛎。〔见 546 页 6. 刘嘉湘分 4 型(3)〕

(3) 肾癌方 2　黄芪 30 克、生熟地黄各 30 克、炒白术 20 克、黄精 12 克、川芎 12 克、山药 20 克、杜仲 12 克、桑寄生 12 克、丹参 30 克、白花蛇舌草

30 克、薏苡仁 30 克、猪茯苓各 15 克、山茱萸 12 克、墨旱莲 15 克、女贞子 15 克。随症加减：大便干结，加制大黄；纳差，加谷麦芽、紫苏；血尿酸偏高者，加虎杖、绵萆薢。每日 1 剂，水煎服，每日 2 次。同时给予饮食治疗、控制血压、纠正水电解质平衡、纠正贫血等对症治疗。益气健脾补肾。适用于肾癌(脾肾两虚)。症见头晕，腰膝酸软无力，尿频，舌淡脉沉细。③

(4) 四君子汤合右归丸加减　太子参、土茯苓、炒白术(大便偏干则改生白术)、熟地黄、肉桂、附子、炒杜仲、山茱萸、枸杞子、僵蚕、鳖甲、龟甲。随症加减：尿血者，加小蓟炭、血余炭凉血止血；食欲低下纳差，加代赭石、鸡内金、生麦芽健脾顺降、开增食欲。〔见 547 页 9. 孙桂芝分 5 型(1)〕

(5) 右归丸加减　太子参 20 克、白术 20 克、生黄芪 30 克、菟丝子 30 克、熟地黄 10 克、山药 20 克、山茱萸 10 克、枸杞子 15 克、杜仲 10 克、当归 10 克、鹿茸 3 克、附子(先煎)6 克、僵蚕 10 克、鳖甲(先煎)30 克、甘草 6 克。随症加减：夜尿多，加桑螵蛸 15 克、鹿角霜 20 克、白果 10 克。④

(6) 二仙汤　淫羊藿 30 克、仙茅 15 克、巴戟天 10 克、当归 10 克、知母 15 克、黄柏 10 克、山茱萸 30 克、牛膝 15 克、党参 15 克、白术 15 克、茯苓 10 克、生薏苡仁 18 克、砂仁(后下)6 克、甘草 6 克。每日 1 剂，水煎服，每日 2 次。辅以干扰素、白细胞介素生物免疫治疗。健脾补肾。适用于肾癌。症见乏力消瘦，面色少华，纳呆食少，腰困膝软，下肢麻木，舌淡红偏胖，苔薄白，脉沉细。⑤

(7) 四君子汤合右归饮加减　白术 10 克、党参 10 克、黄芪 10 克、杜仲 10 克、补骨脂 10 克、当归 12 克、陈皮 12 克、棕榈炭 12 克、赤芍 12 克、马鞭草 30 克、白花蛇舌草 30 克、瞿麦 30 克、七叶一枝花 30 克、生薏苡仁 30 克、黄精 15 克、山茱萸 15 克。〔见 548 页 10. 马成杰等分 3 型(2)〕

(8) 肾气丸合四君子汤加减　桂枝 10 克、附

① 孙桂芝. 孙桂芝实用中医肿瘤学[M]. 北京：中国中医药出版社，2009：334 - 335.
② 郭宏昌. 中草药抗肿瘤便览[M]. 乌鲁木齐：新疆人民卫生出版社，2014：604 - 605.
③ 张凯，等. 肾癌根治性切除术后应用中药联合干扰素的疗效观察[J]. 中医药临床杂志，2011，23(8)：672 - 673.
④ 孙桂芝. 孙桂芝实用中医肿瘤学[M]. 北京：中国中医药出版社，2009：334 - 335.
⑤ 汪欣文，李宜放. 王晞星教授应用二仙汤治疗肾癌的经验[J]. 中国民间疗法，2008，8(10)：6 - 7.

子 10 克、熟地黄 10 克、山药 15 克、山茱萸 10 克、泽泻 15 克、人参(蒸兑)10 克、茯苓 20 克、白术 15 克、甘草 10 克、绞股蓝 30 克、补骨脂 15 克、薏苡仁 30 克、三七粉(冲服)6 克、仙鹤草 20 克、血余炭 10 克。〔见 548 页 11. 王俊茹等分 5 型(3)〕

(9)李真喜经验方 黄芪 30 克、白术 15 克、鹿角霜 20 克、鳖甲 15 克、菟丝子 15 克、女贞子 15 克、莪术 12 克、田七末(冲服)3 克、赤芍 15 克、全蝎 8 克、大黄 6 克、生甘草 3 克。健脾补肾,温阳化瘀。适用于肾癌晚期。症见腰痛、血尿等。随症加减:腰疼剧,加延胡索、乳香、土鳖;血尿明显,去全蝎,加仙鹤草、山楂炭;肿物巨大硬实,加三棱、甲片;腹水,去鳖甲,加大腹皮、半边莲;寒湿重,去女贞子,加天台乌药、益智仁。临床观察:治疗晚期肾癌 5 例,腰痛有 4 例消失,1 例减轻;3 例血尿治疗后均消失,4 例贫血改善及体重增加;2 例腹水治疗后腹水减少。生存半年以下 1 例,生存 1 年 3 个月 2 例,生存 2 年 1 例,生存 6 年 1 例。[1]

5. 气血两虚型 病至晚期,远处转移,症见疲乏无力,自汗盗汗,面色无华,血尿时作,腰痛腹胀,贫血消瘦,行动气促,有时咳嗽伴有低热,口干而不喜饮,舌质红或深红,暗紫有瘀斑,脉细弱或大而数。治宜双补气血,扶正抑癌。

(1)自拟消癥汤(贺罗生经验方) 生黄芪 30 克、赤芍 10 克、茯苓 20 克、山药 30 克、白术 15 克、山楂 12 克、炒栀仁 15 克、地榆炭 15 克、牛膝 10 克、延胡索 8 克、三棱 10 克、莪术 10 克、川芎 6 克、当归 12 克、牡丹皮 10 克、丹参 10 克。临床观察:用本方加减治疗肾癌 3 例,均获佳效。李某,女,63 岁,2011 年 4 月 11 日初诊。因反复血尿 2 月就诊。2 月前出现浓茶色尿,B 超发现左肾肿块约 56 毫米×59 毫米,2 月来肿块渐大,现有 99 毫米×82 毫米。诉尿如浓茶,无尿急尿痛,排尿通畅,阵发腰部胀痛,无腰膝酸软,纳可,大便调,夜寐欠佳,舌淡,苔白脉沉。证属气血双亏,脾不摄血。方用自拟消癥汤加减。每日 1 剂,水煎,分早晚 2 次服。1 月后,排尿渐见清亮,仅镜下少量红细胞。原方去炒栀仁、地榆炭守方 1 月,腰痛渐缓;原方去延胡索,加杜仲、鳖甲、七叶一枝花守方治疗,每 1~2 月复查 1 次 B 超,肿块增长缓慢,现约 114 毫米×85 毫米大小。至 2013 年病情稳定,自觉症状消失。[2]

(2)八珍汤、杷山黄菟四君汤加减 人参 15 克、黄芪 30 克、白术 12 克、山药 30 克、茯苓 30 克、当归 12 克、白芍 9 克、熟地黄 15 克、半枝莲 60 克、黄精 20 克、菟丝子 15 克、女贞子 15 克、墨旱莲 15 克、百合 20 克、芡实 15 克、金樱子 15 克、陈皮 9 克、大枣 9 克、甘草 6 克。每日 1 剂,水煎服。随症加减:气血两虚甚者,加归脾汤;血尿不止者,加大、小蓟炭、阿胶养血止血;气虚下陷而见腹坠胀者,可用补中益气汤加减。〔见 546 页 7. 裴正学分 4 型(4)〕

(3)八珍汤加减 太子参、茯苓、炒白术、当归、白芍、生地黄、苏木、枸杞子、女贞子、僵蚕、白花蛇舌草、鳖甲。〔见 548 页 9. 孙桂芝分 5 型(5)〕

(4)八珍汤(《正体类要》)加减 黄芪 30 克、太子参 20 克、白术 20 克、茯苓 20 克、当归 6 克、白芍 10 克、熟地黄 12 克、女贞子 20 克、枸杞子 15 克、马鞭草 30 克、干蟾皮 6 克、僵蚕 6 克、甘草 6 克。随症加减:气短、纳呆,加生麦芽 30 克、鸡内金 30 克;血尿明显,加白茅根 30 克、血余炭 10 克。[3]

(5)八珍汤 党参 15 克、茯苓 15 克、白术 10 克、黄芪 35 克、白芍 10 克、当归 15 克、熟地黄 10 克、川芎 10 克。随症加减:下焦湿热重者,加用苦参 12 克、土茯苓 15 克、黄芩 10 克、黄柏 10 克清热化湿;瘀血重者,加用水蛭 10 克、莪术 10 克、露蜂房 10 克、水红花子 10 克活血化瘀;下肢水肿者,加用猪苓 15 克、半边莲 15 克、半枝莲 15 克利水渗湿;气虚重者,加补骨脂 15 克、山茱萸 15 克、女贞子 15 克、薏苡仁 15 克益气扶正。水煎,早、

① 李真喜,陈春永. 中医治疗晚期肾癌的体会(附五例分析)[J]. 实用医学杂志,1995,11(12):832-833.
② 张丹,贺罗生. 贺罗生治疗肾癌验案 3 则[J]. 湖南中医杂志,2013,29(11):88-89.
③ 孙桂芝. 孙桂芝实用中医肿瘤学[M]. 北京:中国中医药出版社,2009:334-335.

晚2次服。益气养血。适用于肾癌(气血两虚)。症见小便淋漓不畅,或尿道口有秽浊之物流出,小腹胀痛,舌淡苔白,脉沉细。[1]

(6)八珍汤加减 生黄芪30克、太子参15克、女贞子15克、天冬15克、麦冬15克、黄精15克、茯苓15克、白术15克、甘草5克、生熟地黄各10克、枸杞子10克、金银花10克、绞股蓝15克、白芍5克。〔见548页10.马成杰等分3型(3)〕

(7)八珍汤加减 人参(蒸兑)10克、白术10克、茯苓15克、甘草10克、当归10克、熟地黄15克、白芍药10克、川芎5克、阿胶(烊化)10克、血余炭10克、石见穿15克。〔见548页11.王俊茹等分5型(5)〕

6. 刘嘉湘分4型

(1)湿热内蕴型 症见精神不振,身沉困乏,时有低热,腰部疼痛,坠胀不适,腰或腹部可及肿块,小便短赤,或尿血,舌苔白腻或黄腻,舌体胖,脉濡数或滑数。治宜清热利湿解毒。〔方药见541页辨证施治1.(1)〕

(2)瘀血内阻型 症见面色晦暗,发热,口渴,胃纳减退,恶心呕吐,腰或腹部肿块渐增大,尿血不止,腰腹部疼痛加剧而固定,舌质紫黯,可见瘀斑,苔薄白,脉弦或涩。治宜活血化瘀、理气解毒。〔方药见542页辨证施治2.(3)〕。

(3)脾肾两虚型 症见面色无华,形体消瘦,虚弱无力,不思饮食,恶心呕吐,低热不退,腹胀腰痛,腰或腹部有肿块,尿血,舌质淡,脉沉细无力。治宜温肾健脾、解毒利湿。〔方药见544页辨证施治4.(2)〕

(4)阴虚内热型 症见神疲乏力,颧红口干,午后潮热,盗汗,腰酸,头晕耳鸣,尿血时作时止,舌红少苔,脉细数。治宜养阴清热、凉血止血。方用知柏地黄丸加减:生地黄、山茱萸、茯苓、淮山药、泽泻、牡丹皮、知母、黄柏、龟甲、鳖甲、枸杞子、淫羊藿、白花蛇舌草、白英、龙葵、土茯苓、仙鹤草。随症加减:尿血者,加大、小蓟;口干者,加石斛、玉

竹、天花粉、甘草;头目眩者,加女贞子、墨旱莲。[2]

7. 裴正学分4型

(1)湿热蕴结 症见精神萎顿,身体沉重,周身困乏,时有低热,腰部或腹部肿块日渐增大,腰痛明显,伴坠胀不适,小便短赤或血尿不止,口渴,纳少,恶心,舌苔白腻或黄腻,舌质红,脉滑数或濡数。治宜清热利湿。〔方药见541页辨证施治1.(2)〕

(2)瘀血内阻 症见面色晦暗,腰部或腹部肿块日渐增大,肿块固定,伴腹腰部疼痛加剧,发热,口渴,食欲不振,舌苔薄白,舌质紫黯或有瘀点、瘀斑,脉细涩。治宜活血祛瘀、理气消结。〔方药见542页辨证施治2.(4)〕

(3)肾阴阳虚衰 症见形体消瘦,虚弱无力,腰痛喜按,腰腹部肿块,四肢不温,小便清长,大便溏薄,口干舌红,苔薄少或光剥,脉沉细。治宜滋阴补肾。方用六味地黄汤、金匮肾气丸加减:生地黄30克、山茱萸15克、山药30克、茯苓30克、泽泻15克、牡丹皮12克、枸杞12克、肉桂6克、附子6克、陈皮6克、丹参20克、半边莲30克、白花蛇舌草30克。每日1剂,水煎服。随症加减:体弱虚赢者,加杷山黄菀四君汤(南枇杷叶、山药、黄精、菟丝子、女贞子、墨旱莲、百合、芡实、金樱子、党参、白术、茯苓、甘草),该方健脾益中,亦有补肾之阴阳的寓意。

(4)气血双亏 症见面色苍白无华,神疲乏力,心悸气短,形体消瘦,不思饮食,腰腹部肿块疼痛,尿血色淡不止,口干,低热,舌淡苔薄,脉细弱。治宜补气养血。〔方药见545页辨证施治5.(2)〕[3]

8. 沈庆法分3型

(1)肝肾阴虚,热扰心神型 症见术后腰酸腰痛,眩晕口干,时有耳鸣,心烦,夜寐不安,舌质红,苔薄腻,脉弦细。治宜补益肝肾、清热养阴安神。方用六味地黄丸加减:沙苑子24克、生地黄15克、山药15克、女贞子15克、墨旱莲15克、狗脊15克、茯苓15克、合欢皮15克、煅龙齿15克、

① 张洪亮,雷君.王登正治肾癌[J].新疆中医药,2007,25(1):43-44.
② 沈元良.名老中医话癌症[M].北京:金盾出版社,2013:263.
③ 黄邦荣,王兰英.裴氏实用肿瘤学[M].兰州:甘肃科学技术出版社,2013:324-325.

白花蛇舌草 15 克、续断 12 克、杜仲 12 克、山茱萸 12 克、龙葵 12 克、蛇莓 12 克、半夏 9 克、八月札 9 克、陈皮 6 克、竹茹 6 克、远志 3 克。临床观察：吕某，女，58 岁。于 2005 年 3 月 28 日至 4 月 5 日住院行左肾切除术，病理诊断为左肾透明细胞癌（Ⅱ期）。2005 年 5 月 11 日求中医药治疗，症见术后切口处疼痛，夜寐不安，时有心悸，喉中有痰似梗，眩晕，腰酸，口干（术前劳累时亦有腰酸、耳鸣表现），舌红，中有细裂纹，苔薄腻，脉小弦细。治宜滋养肝肾、养心安神。上方加减近 2 个月，术后切口处疼痛止，心悸除，腰酸减。其后又复诊两次，随症加减。每 6 个月体检复查均正常。服用中药近 2 年，病情稳定，原有症状消失。

（2）湿热伤阴，肠道郁滞型　症见术后脘腹胀满，胁肋不舒，口苦且干，大便秘结或者溏而不爽，舌红，苔黄腻，脉弦或滑。治宜养阴清热、化湿理气通腑。方用枳实导滞丸加减：太子参 30 克、穞豆衣 24 克、佩兰 15 克、生薏苡仁 15 克、石见穿 15 克、白花蛇舌草 15 克、枳实 15 克、山药 15 克、生地黄 15 克、生白术 12 克、茯苓 12 克、半夏 12 克、北秫米（包）12 克、黄芩 12 克、望江南 12 克、蛇莓 12 克、龙葵 12 克、夏枯草 12 克、制大黄 9 克、赤芍 9 克、山茱萸 9 克、陈皮 6 克、竹茹 6 克、远志 5 克、蔻仁（后下）3 克。临床观察：宋某，男，57 岁。左肾切除术，病理诊断为肾细胞癌，透明细胞型，部分乳头型，输尿管切缘未见累及，肾门血管内未见癌栓。后即来中医诊治，症见脘腹胀满，口中干苦，平时汗多，急躁心烦，大便不爽，神疲乏力，四肢困重，腰背不适，舌红，苔黄腻，脉小弦带滑。治宜祛邪扶正、益气养阴、清利湿热、理气导滞。方用上方治疗。术后 3 年余，症情明显改善，精神已振，湿热渐化，升降之气渐畅，大便日行 2～3 次，诸症减轻，病情日趋稳定。进膏方已 2 年，再拟养阴益气，清热解毒，和中化湿，理气导滞，续配膏方以缓图收功。术后服中药至今已 4 年，症情稳定，出院时症状已经消失，术前脂肪肝、高脂血症及长期疲劳乏力、口苦等症状明显好转。目前

仍用中药巩固疗效，入冬用膏方调理。

（3）脾胃虚弱，气机不畅型　症见术后神疲乏力，形体消瘦，纳少，时有嗳气、呃逆、脘闷腹胀，舌红，苔薄腻，脉细小弦。治宜健脾和胃、理气化湿。方用香砂六君子汤加减：太子参 15 克、茯苓 15 克、白花蛇舌草 15 克、生黄芪 12 克、炙黄芪 12 克、炒白术 12 克、北沙参 12 克、枇杷叶（包）12 克、刀豆子 12 克、蛇莓 12 克、龙葵 12 克、姜半夏 9 克、陈皮 6 克、柿蒂 6 克、姜竹茹 6 克、炙甘草 3 克、木香 3 克、公丁香 3 克。临床观察：郑某，男，55 岁。左肾切除术，病理诊断为左肾透明细胞癌，癌组织累及肾皮质。症见形体消瘦，纳食减少，时见呃逆，神疲乏力，动则气短，舌偏淡，脉细软。治宜益气健中、降逆止呃。以上方治疗 2 年余，呃逆于治疗 3 个月后逐渐减少至消失，精神已振，自服中药后只有 1 次感冒，纳食正常，大便时干结，体重增加，舌红，苔少，脉细小弦。治疗仍守前法。药用墨旱莲 30 克、生谷芽 30 克、太子参 15 克、茯苓 15 克、火麻仁 15 克、白花蛇舌草 15 克、女贞子 15 克、生黄芪 12 克、炙黄芪 12 克、炒白术 12 克、枳实 12 克、郁金 12 克、玉竹 12 克、黄精 12 克、蛇莓 12 克、龙葵 12 克、姜半夏 9 克、陈皮 6 克、木香 3 克、炙甘草 3 克。患者服中药至今已近 6 年，病情稳定，每年复查和体检均正常。[①]

9. 孙桂芝分 5 型

（1）脾肾阳亏型　肾癌的基本证候，治疗时应重点关注。症见腰痛，腹胀，血尿加重，面色苍白无华、消瘦、纳少、乏力、口淡，舌质淡，苔白，脉沉细。治宜温补脾胃。〔方药见 544 页辨证施治 4.(4)〕

（2）阴虚毒蕴型　症见尿血或腰痛，腰膝酸软，潮热盗汗，口干咽燥，耳鸣或耳聋，舌红少津，脉细数。〔方药见 543 页辨证施治 3.(2)〕

（3）湿热下结型　症见腰痛坠胀不适，伴有低热，口渴，乏力，纳呆，恶心，呕吐，舌黯红，苔白腻或黄腻，脉滑数。治宜清利湿热。〔方药见 541 页辨证施治 1.(4)〕

① 沈元良. 名老中医话癌症［M］. 北京：金盾出版社，2013：271.

（4）血瘀内阻型　症见肾区肿胀不适，腰痛剧烈，多呈刺痛或者钝痛，痛有定处，血尿或夹有血块，面色晦暗，舌质紫黯或见瘀斑，苔薄白，脉弦或涩或结代。孙桂芝认为，对于肾癌的血瘀证，当以益气活血为主，且选药以和血活血，禁破血。〔方药见543页辨证施治2.(6)〕

（5）气血亏虚　癌耗日久，或受现代医学手术、化疗、免疫治疗等手段的攻伐过甚，气血亏虚严重。症见神疲乏力，面色苍白或萎黄，自汗，心悸，失眠，纳呆，形体消瘦，腰痛明显，或有血尿，舌质淡暗，苔白，脉细弱。此时应以补益气血为主，但宜平补，不得峻补，以防成壅化热。〔方药见545页辨证施治5.(3)〕①

10. 马成杰等分3型

（1）湿热蕴肾型　症见血尿频频出现，腰痛坠胀不适，伴有低热、口渴、乏力、纳呆、恶心呕吐，腰腹部可触及肿块，舌质黯红，苔黄白，脉滑数。治宜清热利湿、解毒化瘀。〔方药见542页辨证施治1.(6)〕

（2）脾肾两虚型　症见腰痛腹胀，尿血或腰腹部肿块，纳差，恶心，呕吐，身体消瘦，虚弱贫血，舌质淡，舌苔薄白，脉沉细无力或弱。治宜健脾益肾、软坚散结。〔方药见544页辨证施治4.(7)〕

（3）气血双亏型　症见精神萎靡，气短乏力，面色㿠白，形体消瘦，心悸心烦，血尿时作，腰部或腹部肿块明显增大，腰痛，腹胀，口干，低热，舌质红或深红、黯紫有瘀斑，脉细弱或大而数。治宜补气益血、祛瘀解毒邪。〔方药见546页辨证施治5.(6)〕②

11. 王俊茹等分5型

（1）湿热蕴结型　症见尿血鲜红，或尿急、尿频、尿灼热疼痛，腰痛或坠胀不适，伴发热、口渴、纳少，舌质红，舌苔黄腻，脉滑数。治宜清热利湿。〔方药见542页辨证施治1.(7)〕

（2）瘀血内阻型　症见肉眼血尿，有时尿中夹有血丝或血块，腰部或腹部可触及肿块，腰痛加剧，多呈刺痛或钝痛，痛处固定，面色晦暗，舌质紫黯，或见瘀斑或瘀点，苔薄白，脉弦或涩或沉细无力。治宜活血化瘀，兼以补虚。〔方药见543页辨证施治2.(7)〕

（3）脾肾气虚型　症见无痛性血尿，腰膝酸软，畏寒肢冷，纳呆食少，腹痛便溏，小便不利，两下肢水肿，舌淡，苔白腻，脉沉细无力或沉涩。〔方药见544页辨证施治4.(8)〕

（4）肝肾阴虚型　症见血尿，头晕耳鸣，腰膝酸软，口燥咽干，渴欲饮水，五心烦热，自汗盗汗，神疲乏力，腰腹肿块，形体消瘦，舌红，少苔或无苔，脉沉细。治宜滋补肝肾。方用左归丸化裁：熟地黄20克、枸杞子10克、山茱萸10克、鹿角胶（烊化）10克、龟甲胶（烊化）10克、山药15克、川牛膝15克、菟丝子10克、白花蛇舌草20克、半枝莲10克、三七粉（冲服）6克、仙鹤草20克、炒蒲黄10克、白茅根30克。

（5）气血两虚型　无痛性持续血尿，腰腹肿块日见增大，疼痛加剧，心悸气短，神疲乏力，面色苍白，形体消瘦，纳呆食少，舌质淡或见瘀斑、点，苔薄白，脉沉细或虚大无力。本症见肾癌晚期虚实夹杂。治宜补气养血。〔方药见546页辨证施治5.(7)〕③

经　验　方

一、一般方（未明确是否与其他治疗合用方）

1. 癌痛散　山柰20克、乳香20克、没药20克、大黄20克、姜黄20克、栀子20克、白芷20克、黄芩20克、小茴香15克、公丁香15克、赤芍15克、木香15克、黄柏15克、蓖麻仁20粒。上药共研细末，取鸡蛋清适量，混合，搅拌均匀成糊状外敷肾穴位，6～8小时更换一次。适用于肾脏肿瘤疼痛者。④

① 王辉,孙桂芝. 孙桂芝教授治疗肾癌经验[J]. 吉林中医药,2011,31(11)：1066-1067.
② 马成杰,李忠. 肾癌的中西医结合诊治[J]. 中国临床医生杂志,2007,35(5)：10-13.
③ 王俊茹,等. 辨证治疗肾癌[J]. 河北中医,2007,29(2)：134-135.
④ 王惟恒,杨吉祥. 千家妙方系列丛书肿瘤[M]. 北京：中国科学技术出版社,2017：92.

2. 小蓟饮子合导赤散加减　生地黄 15 克、小蓟 15 克、淡竹叶 10 克、滑石 10 克、蒲黄 10 克、藕节 10 克、当归 10 克、栀子 6 克、甘草 6 克。每日 1 剂,水煎,分 2 次服用。清心泻火,凉血止血。适用于肾癌心火亢盛型。症见小便热赤带血鲜红,排尿时或有轻微热灼之感,心烦口渴,口舌生疮,夜寐不宁,腰痛胀,舌尖红,脉洪大而有力。[1]

3. 利肾化浊汤　蒲黄 20 克、生地榆 15 克、黄芩 10 克、赤芍 15 克、太子参 15 克、丹参 30 克、莪术 10 克、凤尾草 15 克、仙鹤草 15 克、灵芝 15 克、大黄 3 克、甘草 10 克、麦芽 15 克、淮山药 15 克。每日 1 剂,水煎,分早晚 2 次服。用上方联合白介素-2 和干扰素治疗晚期肾细胞癌 20 例,并与单用白介素-2 和干扰素治疗的 20 例作对照观察。两组治疗 12 周后统计疗效。结果:两组实体瘤近期疗效比较,治疗组有效率为 20.0%,对照组为 15.0%,两组比较差异无统计学意义($P>0.05$);治疗组在提高卡氏评分、减轻白介素-2 和干扰素的不良反应方面均优于对照组,差异均有统计学意义($P<0.05$)。结论:中药利肾化浊汤可有效减轻白介素-2 和干扰素的不良反应。[2]

4. 微调 5 号方　生地黄 10 克、炒白术 10 克、山茱萸 10 克、茯苓 10 克、淮山药 10 克、泽泻 10 克、生薏苡仁 10 克、姜半夏 10 克、参三七 5 克、桑寄生 10 克、茯神 10 克、半枝莲 15 克、炙甘草 3 克。每日 2 次,水煎,口服。适用于肾癌中晚期患者脾肾气阴两虚者。中晚期肾癌患者共 40 例,按随机数字表法分为治疗组(微调 5 号方+生物反应调节剂)及对照组(单纯生物反应调节剂),治疗 2 个疗程后观察两组患者治疗前后实体瘤大小、肿瘤标志物水平,以及治疗不良反应。结果:微调 5 号方+生物反应调节剂在降低肿瘤标志物水平、减轻生物反应调节剂治疗的不良反应方面优于单纯使用生物反应调节剂。结论:微调 5 号方

联合 IL-2 和 IFN-α 2b 治疗中晚期肾细胞癌患者可以降低肿瘤标志物水平,且治疗不良反应减轻。[3]

5. 褚玉槐经验方　瞿麦 15 克、半边莲 12 克、木通 6 克、通草 6 克、龙葵 15 克、蒲公英 15 克、白花蛇舌草 10 克、土茯苓 15 克、山慈菇 15 克、石见穿 8 克。每日 1 剂,水煎服,每天 2 次。清热解毒,消肿散结。适用于肾癌热毒郁结证。[4]

6. 肾癌复法大方　解郁攻坚汤合八正散合封髓丹加减:党参 30 克、当归 15 克、王不留行 30～100 克、琥珀 5～10 克、牡蛎 30 克、夏枯草 30 克、车前子 15 克、大黄 6～15 克、金钱草 30 克、海金沙 30 克、土茯苓 30 克、黄柏 15 克、龟甲 15～30 克、肉桂 5～10 克、砂仁 6 克、六一散 30 克、白花蛇舌草 30 克、桃仁 10 克、土鳖虫 6 克、七叶一枝花 30 克。处治要点:补肾强腰是根本,加生地黄 20 克、熟地黄 30 克、补骨脂 15 克、菟丝子 30 克、枸杞子 30 克、川牛膝 30 克、淫羊藿 15～30 克等;软坚散结治其标,重用王不留行 60～120 克、牡蛎 30～50 克、加鬼箭羽 10～20 克、水红花子 15 克、两头尖 10～20 克、蜈蚣 2 条、鳖甲 15～30 克等。随症加减:腰酸痛者,加女贞子 15 克、墨旱莲 30 克、杜仲 15 克、续断 20 克、狗脊 30 克等;腰胀痛者,加延胡索 15 克、香附 10 克、乳香 6 克、没药 6 克、红花 10 克等;小便热、尿血鲜红者,加小蓟 30 克、大蓟 30 克、赤芍 30 克、侧柏叶 30 克、生地黄 30 克等;尿血暗红者,加仙鹤草 30 克、血余炭 15 克、炮姜 10 克、黄芪 30 克、阿胶 10 克、鹿角胶 10 克等。[5]

7. 化瘀解毒汤　当归 15 克、赤芍 15 克、五灵脂 15 克、蒲黄(包)15 克、莪术 15 克、败酱草 15 克、延胡索 15 克、川芎 9 克、红花 9 克、柴胡 9 克、牛膝 9 克、三棱 9 克、郁金 9 克、香附 9 克、桔梗 6 克、甘草 6 克、生地黄 20 克、桃仁 12 克、大枣 3 克。每日 1 剂,水煎,分 2 次服。适用于晚期肾癌

① 刘华,曾柏荣. 古今传世秘方专治一种病系列丛书·肿瘤良方大全[M]. 太原:山西科学技术出版社,2016:169.
② 彭晓峰,曹建雄. 自拟利肾化浊汤治疗晚期肾癌 20 例总结[J]. 湖南中医杂志,2014,30(3):54-56.
③ 张辰岑,尤建良. 微调五号方治疗中晚期肾癌患者的临床研究[J]. 黑龙江医药,2014(6):1385-1387.
④ 傅缨. 肿瘤效验秘方[M]. 北京:中国医药科技出版社,2014:116-117.
⑤ 何奇,于振洋. 肿瘤复法大方论治心悟[M]. 北京:人民军医出版社,2013:39.

属瘀毒内结者。①

8. 白蛇六味汤　白英 30 克、龙葵 30 克、蛇莓 15 克、郁金 10 克、丹参 10 克、当归 10 克。随症加减：气虚者，加太子参 15 克、党参 15 克、白术 10 克、白扁豆 10 克、淮山药 10 克；结节型，加黄药子 10 克、山慈菇 10 克、昆布 10 克、海藻 10 克、夏枯草 10 克；气滞者，加川芎 10 克、三棱 10 克、莪术 10 克、延胡索 6 克；阴虚型，加生地黄 10 克、玄参 10 克、知母 10 克、石斛 10 克、天花粉 10 克；血虚者，加炙黄芪 30 克、鸡血藤 30 克、女贞子 10 克、熟地黄 10 克、枸杞子 15 克；毒热型，加仙鹤草 10 克、金钱草 10 克、海金砂 10 克、牡丹皮 10 克、地榆 10 克；阳虚者，加仙茅 15 克、淫羊藿 15 克、黄精 15 克、补骨脂 15 克、肉苁蓉 30 克。每日 1 剂，水煎，分 2 次服。适用于肾癌晚期。②

9. 肾癌方 3　党参 10 克、黄芪 20 克、白术 10 克、茯苓 10 克、南沙参 10 克、生地黄 10 克、当归 10 克、女贞子 10 克、制首乌 10 克、肉苁蓉 10 克、郁金 10 克、薏苡仁 10 克、仙鹤草 10 克、鱼腥草 15 克、甘草 3 克。每日 1 剂，水煎服，每日 2 次。益气养阴，扶正祛邪。适用于晚期肾癌。患者已逾古稀，听力减退，用此方加减治疗后生活可以自理，能自行前来复诊。③

10. 草薢化毒汤合八正散加减　草薢 30 克、黄柏 10 克、车前子（包煎）10 克、滑石（包煎）15 克、薏苡仁 30 克、泽泻 30 克、牡丹皮 15 克、土茯苓 30 克、龙葵 30 克、仙鹤草 30 克、生甘草 10 克、琥珀粉（分冲）1.5 克、三七粉（分冲）3 克、白花蛇舌草 30 克、半枝莲 15 克、白茅根 30 克、小蓟 20 克。④

11. 周仲瑛复法大方　潞党参 10 克、焦白术 10 克、茯苓 10 克、炙甘草 3 克、黄连 3 克、吴茱萸 3 克、炒白芍 10 克、陈皮 6 克、法半夏 10 克、藿香 10 克、紫苏叶 10 克、防风 6 克、炙乌贼骨 20 克、竹茹 6 克、炙香附 10 克、砂仁（后下）4 克、地枯萝 12 克、山药 12 克、炒神曲 10 克、炒延胡索 12 克、九香虫 5 克。水煎，分次温服，少量频服。健脾和胃，补脾益肾。适用于肾癌，证属肝胃不和，脾肾两虚，胃肠湿热。患者用此方加减治疗后纳食如常，无明显不适，精神状态良好，多次复查多项肿瘤标志物正常。⑤

12. 肾癌方 4　生黄芪 30 克、炒党参 20 克、白术 15 克、茯苓 15 克、生甘草 6 克、陈皮 9 克、炙半夏 10 克、炙甲片 6 克、炙鳖甲 15 克、龟甲 15 克、薏苡仁 30 克、猪苓 12 克、浙贝母 15 克、猫爪草 15 克、羊乳根 15 克、山慈菇 15 克、柴胡 6 克、玄参 15 克、南沙参 15 克、骨碎补 30 克、生地黄 60 克。健脾，开阖，攻结。每日 1 剂，水煎服，每日 2 次。连服 15 剂，结合西医对症治疗。适用于肾癌之气阴两虚，瘀毒互结。⑥

13. 肾癌术前方　生炙黄芪各 30 克、炒白术 10 克、猪苓 20 克、茯苓 20 克、当归 15 克、女贞子 15 克、墨旱莲 15 克、赤芍 15 克、牡丹皮 15 克、莪术 10 克、龙葵 15 克、川楝子 15 克、乌药 10 克、甘草 10 克。每日 1 剂，水煎服，每日 2 次。扶正培本，清热解毒。适用于肾癌围手术前期。⑦

14. 温肾攻瘀汤　肉桂 6 克、三七粉（吞服）6 克、附片（先煎）30 克、茯苓 30 克、淫羊藿 30 克、丹参 30 克、半枝莲 30 克、白花蛇舌草 30 克、熟地黄 15 克、山茱萸 15 克、人参（嚼服）10 克。每日 1 剂，水煎，分 2 次服下。本方具有温阳补肾，佐以攻瘀的作用。适用于肾阳虚衰型肾癌。⑧

15. 益气补肾方（郁仁存经验方）　黄芪 30 克、太子参 30 克、茯苓 10 克、当归 10 克、赤芍 10

① 黄邦荣，王兰英. 裴氏实用肿瘤学［M］. 兰州：甘肃科学技术出版社，2013：328.
② 同上.
③ 李惠义，等. 中医中药治疗晚期肾癌 1 例［J］. 浙江中医药大学学报，2012，36(8)：883，896.
④ 马纯政，杨亚琴. 肿瘤辨证施治策略与案例［M］. 郑州：郑州大学出版社，2012：123.
⑤ 万秀贤，郭立中. 周仲瑛应用复法大方辨治肾癌一则［J］. 山东中医杂志，2011，30(3)：207-208.
⑥ 叶丽红，张融碧. 运用健脾开阖学说论治肿瘤经验［J］. 中医杂志，2010，51(5)：401.
⑦ 马成杰，李忠. 肾癌的中西医结合诊治［J］. 中国临床医生杂志，2007，35(5)：10-13.
⑧ 蒋玉洁，李一明. 中国肿瘤秘方全书［M］. 北京：科学技术文献出版社，2001：156.

克、白芍 10 克、干蟾皮 10 克、僵蚕 10 克、猪苓 20 克、生地黄 20 克、女贞子 20 克、半枝莲 60 克。每日 1 剂,水煎,分 2 次服下。益气补肾,活血散结。适用于肾癌气阴两虚、邪毒内结型。症见身倦无力,体重减轻,腰酸疼痛,下腹坠痛,尿有余沥,或颜色发红,或排尿困难,尿潴留,腹部肿块,舌淡红,苔薄少,脉细数。①

16. 百合固金汤 百合 10 克、茯苓 15 克、玄参 10 克、浙贝母 10 克、麦冬 10 克、黄芪 10 克、黄精 10 克、白术 15 克、茯苓 15 克、薏苡仁 30 克、仙鹤草 15 克。每日 1 剂,水煎服,每日 2 次。滋养肺肾。适用于肾癌(肺肾阴虚证)。②

17. 肾癌止痛散 冰片 3 克、藤黄 3 克、麝香 0.3 克、生南星 20 克。共为细末,酒醋各半调成糊状,涂敷于腰区疼痛处,药干后换掉。冰香止痛液:朱砂 15 克、乳香 15 克、没药 15 克、冰片 30 克。捣碎装入盛有 500 毫升米醋的瓶中,密封 2 天后取上清液入小瓶备用,用棉签涂药水于痛处。稍干后再用几遍,一般用药后 10～15 分钟即可止痛,可维持 2 小时以上。③

18. 止血散 煅花蕊石 30 克、煅龙牡各 15 克、阿胶珠 30 克、代赭石 30 克、大小蓟各 30 克、侧柏叶炭 20 克、栀子 9 克、茜草炭 20 克。共研细末,加入云南白药 18 克,调匀,每次 6 克,每日 3～4 次,温开水送服。适用于肾癌合并大出血。④

19. 肾肿瘤侵犯结肠方 ① 川附片(另包先煎)10 克、桂枝 9 克、杭芍 9 克、砂仁 9 克、泽泻 9 克、炙甘草 9 克、牡蛎 15 克、鳖甲 15 克、败酱草 15 克、薏苡仁 15 克、炮姜 15 克、茯苓 15 克。每日 1 剂,水煎服。② 当归 15 克、赤芍 15 克、五灵脂 15 克、蒲黄 15 克、莪术 15 克、败酱草 15 克、延胡索 15 克、川芎 9 克、红花 9 克、柴胡 9 克、淮牛膝 9

克、三棱 9 克、郁金 9 克、香附 9 克、桔梗 6 克、甘草 6 克、生地黄 24 克、桃仁 12 克、大枣 3 枚。每日 1 剂,水煎服。⑤

20. 肾癌方 5 小蓟 60 克、瞿麦 30 克、菝葜 30 克、石见穿 30 克、白花蛇舌草 30 克、薜荔果 30 克、赤芍 15 克、炮甲片 15 克、补骨脂 10 克、续断 30 克、牛膝 30 克。水煎服。适用于肾癌。⑥

21. 肾癌方 6 猪苓 30 克、薏苡仁 60 克、汉防己 12 克、八月札 20 克、石上柏 15 克、夏枯草 30 克、石见穿 30 克。水煎服。养阴滋肾,解毒通淋。适用于肾癌。⑦

22. 段氏肾癌扶正方 生熟地黄各 6 克、山药 12 克、山茱萸 12 克、牡丹皮 10 克、云苓 10 克、泽泻 10 克、骨碎补 10 克、女贞子 10 克、怀牛膝 10 克、萹蓄 10 克、阿胶(烊化)10 克、桂枝 7 克、猪苓 15 克、龙葵 15 克、白英 15 克、生黄芪 30 克、枸杞子 30 克。随症加减:若低烧不退,可加青蒿 30 克、鳖甲 15 克、五味子 10 克。补肾强肾,解毒散结。每日 1 剂,水煎分 2 次空腹服下。适用于肾癌。症见腰部酸痛不解,下腹肿块,小便淋漓不畅,或尿中血块,头晕耳鸣,形体消瘦,或有广泛转移者。本方为段凤舞针对肾癌肾虚脾弱、邪毒蕴结之症候,以六味地黄丸加减化裁而成。⑧

23. 段氏肾癌攻邪方 小蓟 30 克、瞿麦 30 克、菝葜 30 克、石见穿 30 克、白花蛇舌草 30 克、薜荔果 30 克、赤芍 15 克、炮甲片 15 克、补骨脂 10 克、续断 30 克、牛膝 30 克。清热解毒,活血消积。适用于各期肾癌。症见身热不解,小便热痛,或间有尿血,大便偏干,腰痛如折,或刺痛,舌质红而少津,舌苔黄或腻,脉数。每日 1 剂,水煎分 2 次空腹服下。适用于肾癌证属热毒结聚,瘀血停滞。⑨

24. 肾癌方 7 龙葵 30 克、白英 30 克、蛇莓

① 蒋玉洁,李一明. 中国肿瘤秘方全书[M]. 北京:科学技术文献出版社,2001:158.
② 黄鹤举. 实用综合医学[M]. 北京:学苑出版社,1999:59.
③ 王群,等. 肾癌、膀胱癌诊疗 200 问[M]. 济南:山东科学技术出版社,1999:65.
④ 王群,等. 肾癌、膀胱癌诊疗 200 问[M]. 济南:山东科学技术出版社,1999:67.
⑤ 余朋千,睢文发. 实用中西医肿瘤治疗大全[M]. 重庆:重庆大学出版社,1995:323.
⑥ 谢文伟. 中医成功治疗肿瘤一百例[M]. 北京:科学普及出版社,1993:259.
⑦ 同上.
⑧ 赵建成. 段凤舞肿瘤积验方[M]. 合肥:安徽科学技术出版社,1991:303.
⑨ 赵建成. 段凤舞肿瘤积验方[M]. 合肥:安徽科学技术出版社,1991:304.

25 克、生牡蛎 20 克、鳖甲 12 克、甲片 15 克、全蝎 6 克、广木香 6 克、青皮 10 克、五灵脂 10 克、杏仁 10 克、红花 10 克、桃仁 8 克。随症加减：若头晕、耳鸣者，加全当归 10～15 克、制首乌 10～15 克、野菊花 10～15 克、白蒺藜 10～15 克、天麻 10～15 克；若气血两虚者，加黄芪 10～20 克、枸杞子 10～20 克、黄精 10～20 克、胎盘粉 10～20 克；若腹部肿块胀痛者，加大腹皮 10～12 克、川楝子 10～12 克、丹参 10～12 克、香附 10～12 克；若血尿不止者，加白及 15 克、仙鹤草 12 克、茜草 10 克、阿胶（烊化）9 克、三七（研末冲服）6 克。每日 1 剂，水煎分 3～4 次口服。2 个月为 1 个疗程。为巩固疗效，在症状消失后，再服 1～2 个疗程。用本方治疗肾癌患者 3 例，经服药 2～3 个疗程后，肿块消失，情况良好。随访 5～8 年，均未见复发。①

25. **肾癌方 8**　白花蛇舌草 30 克、龙葵 30 克、半枝莲 30 克、大蓟 30 克、小蓟 30 克、海金砂 30 克、土茯苓 30 克、车前子（包）25 克、贯仲炭 15 克、蒲黄炭 15 克、六一散（包）15 克、黄柏 15 克、知母 15 克、威灵仙 15 克、生地黄 10 克、灯心草 10 克。随症加减：若体弱虚羸者，加人参 6 克、生黄芪 15 克、黄精 15 克、枸杞子 15 克；若发热者，加炒柴胡 10 克、青蒿梗 10 克；若食欲减退者，加焦三仙 10 克、槟榔 10 克、苍术 10 克；若腹胀腹痛者，加砂仁 10 克、香附 10 克、白术 10 克、陈皮 10 克、白豆蔻 10 克、茯苓 10 克；若小便尿血者，加仙鹤草 10 克、炒槐花 10 克、地榆炭 10 克、大小蓟各 10 克；若大便秘结者，加生大黄（后下）10 克、番泻叶 12 克、火麻仁 12 克。将上药水煎 3 次后合并药液，分 2～4 次口服，每日 1 剂。2 个月为 1 个疗程。服药 1 个疗程后，间隔 3～4 天，再行第 2、3 个疗程。临床观察：用本方治疗肾癌患者 18 例，治疗后存活 2～4 年者 4 例；5～8 年者 6 例；9～12 年者 5 例；13～15 年者 3 例。②

26. **肾癌方 9**　牡蛎 15 克、甲片 12 克、全蝎 6 克、青皮 6 克、木香 4.5 克、赤石脂 9 克、桃仁 9 克、杏仁 9 克。随症加减：头晕耳鸣，加首乌、潼蒺藜、白蒺藜、菊花；腹部肿块胀痛，加丹参、红花、川楝子、大腹皮。每日 1 剂，水煎服。同时吞服鳖甲煎丸。每次 12 克，每日 2～3 次。以本方治疗 1 例晚期肾透明细胞癌，服药 5 个月，腹块消失，情况良好，开始半天工作，8 年后恢复全天工作。③

27. **白毛藤蛇莓汤**　白毛藤 20 克、蛇莓 20 克、龙葵 20 克、茅根 15 克、仙鹤草 18 克、猪苓 15 克、茯苓 12 克、滑石 15 克、萹蓄 18 克、薏苡仁 18 克、甘草梢 6 克、白术 10 克。清热利湿，解毒化瘀。适用于湿热蕴肾，迫血妄行型肾癌、输尿管癌等。症见无痛血尿，间歇发作，迁延数月治而无效，或见腰背酸痛，腰腹肿块，时有低热或身困倦怠，纳食稍差，舌质淡红，苔白腻、中黄，脉滑数或细数。④

28. **二冬滋阴散结汤**　麦冬 12 克、天冬 15 克、沙参 12 克、石斛 12 克、知母 10 克、枸杞子 12 克、太子参 15 克、黄精 12 克、女贞子 15 克、大小蓟各 30 克、仙鹤草 20 克、寻骨风 20 克、猪苓 15 克、白术 10 克、赤芍 10 克、绞股蓝 15 克、西洋参（另炖）6 克。每日 1 剂，水煎，分 2 次服。配服新癀片 3～4 次，每日 3 次，饭后服。滋阴补肾，化瘀散结。适用于中晚期肾癌。⑤

29. **双补抑癌汤**　生黄芪 25 克、太子参 18 克、党参 12 克、茯苓 12 克、白术 12 克、甘草 3 克、麦冬 12 克、天冬 12 克、生熟地黄各 15 克、枸杞子 10 克、女贞子 12 克、黄精 12 克、银花 9 克、仙鹤草 18 克、八百光（另炖）6 克、绞股蓝 15 克。双补气血，扶正抑癌。每日 1 剂，水煎，分 2 次服。适用于肾癌。配服刺五加 4 片，每日 3 次；新癀片 3～4 片，每日 3 次。⑥

30. **肾癌方 10**　薏苡仁 30 克、海金砂 15 克、半枝莲 30 克、白茅根 15 克、血见愁 25 克、半边莲

① 李世文，康满珍. 当代妙方［M］. 北京：人民军医出版社，1990：530.
② 同上.
③ 胡熙明. 中国中医秘方大全（下册）［M］. 北京：文汇出版社，1989：784.
④ 潘明继. 癌的扶正培本治疗［M］. 福州：福建科学技术出版社，1989：295.
⑤ 潘明继. 癌的扶正培本治疗［M］. 福州：福建科学技术出版社，1989：296.
⑥ 同上.

20 克、大小蓟各 20 克、茯苓 15 克、白术 12 克、怀山药 10 克、党参 10 克、甘草 3 克、黄芩 10 克、瞿麦 15 克。每日 1 剂，水煎服，分 2 次服。益气清热解毒利湿。适用于肾癌。[1]

31. **肾癌方 11** 马鞭草 30 克、白花蛇舌草 30 克、瞿麦 30 克、七叶一枝花 30 克、生薏苡仁 30 克。清热利湿。每日 1 剂，水煎，分 2 次服。随症加减：湿热蕴肾型，加木通 10 克、车前子 15 克、萹蓄 30 克、滑石 10 克、甘草梢 6 克、栀子 10 克、大黄 10 克、灯心草 1.5 克、赤芍 15 克；瘀血内阻型，加桃仁 10 克、红花 10 克、赤芍 15 克、丹参 30 克、川芎 10 克、延胡索 10 克、香附 10 克、木香 6 克、枳壳 10 克；脾肾两虚型，加党参 10 克、白术 15 克、黄芪 10 克、补骨脂 10 克、黄精 30 克、山茱萸 12 克、枸杞子 30 克、杜仲 10 克。[2]

32. **肾癌方 12** 刀豆子 30～60 克、生薏苡仁 60 克、赤小豆 60 克、黑豆 60 克。每日 1 剂，水煎服，分 2 次服。益肾利水。适用于肾癌。[3]

33. **肾癌方 13** 白术 30 克、黄精 30 克、猪苓 20 克、牛膝 30 克、山楂 15～30 克。每日 1 剂，水煎服，分 2 次服。益气补肾，利水。适用于肾癌。[4]

34. **肾癌方 14** 小蓟 30～60 克、瞿麦 30 克、菝葜 30 克、石打穿 30 克、白花蛇舌草 30 克、薜荔果 30 克、京赤芍 15 克、炮甲片 15 克、补骨脂 10 克、续断 30 克、牛膝 30 克。每日 1 剂，水煎服，分 2 次服。清热利湿，益肾活血。适用于肾癌。[5]

35. **三七六味汤** 生地黄 30 克、山药 30 克、山茱萸 15 克、茯苓 30 克、桑寄生 30 克、鳖甲 30 克、三七粉 6 克、阿胶 12 克、半枝莲 30 克、白花蛇舌草 30 克。每日 1 剂，水煎服，分 2 次服。滋阴补肾，凉血止血。适用于肾癌。[6]

36. **温阳补肾攻瘀汤** 肉桂 6 克、附子（先煎）30 克、熟地黄 15 克、山药 30 克、山茱萸 15 克、茯苓 30 克、淫羊藿 30 克、三七粉（吞服）6 克、人参（嚼服）10 克、丹参 30 克、半枝莲 30 克、白花蛇舌草 30 克。温阳补肾，佐以攻瘀。适用于肾阳虚衰型肾癌。每日 1 剂，分 2 次服。[7]

37. **鹤仲汤** 仙鹤草 60 克、焦杜仲 30 克、补骨脂 30 克、生地黄 30 克、白茅根 30 克、焦地榆 30 克、知母 10 克、黄柏 10 克、干荷叶 15 克、山慈菇 30 克、料姜石 60 克。每剂药煎两遍，合在一起，分 2 次服。补肾养阴，止血降火。适用于肾癌初起，反复血尿。[8]

38. **茅地汤** 白茅根 60 克、生地黄 30 克、黄药子 20 克、生薏苡仁 30 克、半枝莲 30 克、半边莲 30 克、小蓟 30 克、猪苓 50 克、全蝎 10 克、露蜂房 10 克、仙鹤草 60 克、山豆根 10 克、瓦楞子 30 克。每日 1 剂，水煎服。活血止血，软坚消瘀。适用于肾癌反复血尿，腰部出现包块。[9]

39. **莪蓟汤** 莪术 10 克、大蓟 20 克、小蓟 20 克、三棱 10 克、五灵脂 10 克、生蒲黄 10 克、三七 10 克、郁金 20 克、露蜂房 10 克、全蝎 10 克、延胡索 15 克、猪苓 60 克、白芍 15 克、薏苡仁 30 克、龙葵 30 克、料姜石 60 克。适用于肾癌大量血尿，腰腹肿块明显疼痛，消瘦、贫血。[10]

40. **肾癌方 15** 黄药子 9 克、半边莲 15 克、白茅根 15 克、薏苡仁 15 克、野葡萄根 30 克。随症加减：疼痛，加海金沙 15 克、金钱草 15 克；血尿，加鬼见愁 30 克、大蓟炭 30 克、生地黄炭 30 克。清热解毒利湿。适用于肾癌。[11]

二、手术后，与放、化疗等合用方

1. **肾癌方 16** 生熟地黄各 30 克、黄芪 30 克、

① 潘明继. 癌的扶正培本治疗［M］. 福州：福建科学技术出版社，1989：296.
② 张洪基，等. 中西医结合常见肿瘤临床手册［M］. 郑州：河南科学技术出版社，1984：306－307.
③ 同上.
④ 同上.
⑤ 张洪基，等. 中西医结合常见肿瘤临床手册［M］. 郑州：河南科学技术出版社，1984：307.
⑥ 韩志文，贾河先. 中医药防治肿瘤［M］. 广州：科学普及出版社广州分社，1982：90.
⑦ 韩志文，贾河先. 中医药防治肿瘤［M］. 广州：科学普及出版社广州分社，1982：91.
⑧ 贾堃. 癌瘤中医防治研究［M］. 西安：陕西科学技术出版社，1980：179.
⑨ 同上.
⑩ 贾堃. 癌瘤中医防治研究［M］. 西安：陕西科学技术出版社，1980：180.
⑪ 吉林省卫生局《肿瘤的诊断与防治》编写小组. 肿瘤的诊断与防治［M］. 长春：吉林人民出版社，1973：288.

黄精12克、炒白术20克、山药20克、川芎12克、丹参30克、桑寄生12克、山茱萸12克、女贞子15克、墨旱莲15克、猪茯苓各15克、杜仲12克。随症加减：大便干结，加大黄；血尿酸偏高，加绵萆薢、虎杖。治疗肾癌根治性切除术后患者54例，随机平均分成实验组和对照组各27例。对照组患者在手术后的第10天开始通过皮下或肌注INF-α8百万单位/（平方米·天），每周3次；实验组在对照组的基础上再给予中药治疗，治疗2个月后进行对比。结果：肾癌根治性切除术后联合中药治疗能够帮助减轻患者的不良反应，增强抗免疫能力，延长生存时间，提高生存质量。[1]

2. 肾癌方17 生炙黄芪各30克、炒白术20克、猪苓20克、茯苓20克、生地黄30克、熟地黄30克、丹参20克、龙葵10克、黄柏10克、木通10克、甘草6克。每日1剂，水煎服，每日2次。益气养阴，益肾解毒。适用于肾癌围手术后及放化疗期。[2]

3. 益肾健脾祛邪汤 党参15克、白术12克、茯苓12克、甘草3克、枸杞子10克、太子参15克、熟地黄15克、黄芪15克、麦冬12克、仙鹤草18克、半枝莲15克、大小蓟各30克、猪苓12克、海金沙10克、瞿麦10克。益肾健脾，扶正祛邪。适用于肾癌手术或化疗、放疗后出现的不良反应及后遗症。[3]

三、手术后，单独用方

1. 朴炳奎经验方 熟地黄15克、砂仁3克、山茱萸15克、白术15克、山药15克、茯苓15克、覆盆子15克、土茯苓15克、白英15克、莪术9克、龙葵15克、黄芪30克、女贞子15克、肉桂5克、焦三仙各10克、甘草6克。补肾健脾，解毒利尿。适用于肾透明细胞癌。案例：陈某，男，60岁，2009年8月初诊。肾癌术后，症见乏力，夜尿频，眠差，纳欠佳，大便尚可，舌淡红，苔薄白，脉

弱。既往有高血压病史，口服降压药维持。予上方并配以西黄解毒胶囊口服。后随症加减，治疗近2年余，精神体力均佳，无特殊不适，定期在北京友谊医院复查均无明显异常。[4]

2. 肾癌术后方 熟地黄24克、黄芪20克、半枝莲20克、白花蛇舌草20克、淮山药12克、山茱萸12克、当归10克、泽泻9克、牡丹皮9克。每日1剂，水煎，分2次服。补益气血。适用于肾癌手术后气血亏虚患者。随症加减：伴血尿者，加血余炭30克、红鸡冠花炭30克、阿胶（烊化）10克、白茅根9克、瞿麦9克、灯心炭6克、三七粉（冲服）3克；下腹部不适者，加滑石10克、川楝子9克、乌药9克、木香6克、琥珀末（冲服）1.5克；小便不畅者，加甘草梢15克、木通10克、竹叶6克、升麻6克。[5]

3. 生气通淋汤 生黄芪30克、半枝莲30克、太子参20克、瞿麦20克、土茯苓20克、海金砂15克、生地黄12克、熟地黄12克、枸杞子10克、补骨脂10克、白术10克、云茯苓10克。每日1剂，水煎，分2次服。健脾益肾，利尿通淋。适用于肾癌手术后脾肾气虚者。[6]

4. 肾癌方18 黄芪30克、黄精12克、川芎12克、葛根15克、杜仲12克、桑寄生12克、丹参30克、白花蛇舌草30克、藤藜根30克、茯苓15克、山茱萸12克、山药12克。随症加减：大便干结，加制大黄；纳差，加谷麦芽、紫苏；血尿酸偏高者，加虎杖、绵萆薢等。益气健脾补肾，活血化瘀，扶正抑癌。适用于肾癌术后10例，同时给予饮食控制血压、纠正水电解质平衡、纠正贫血等对症治疗。结果：患者术后常有神疲体倦，乏力消瘦，面色萎黄或苍白少华，腰部酸痛，腹痛便溏，肢体麻木，食少纳呆等脾肾亏虚临床表现。经一段时间中医药辨证治疗，上述临床症状有不同程度改善。治疗后肾功能有明显改善，Scr、BUN与治

① 倪钊，等.肾癌根治性切除术后联合中药治疗的疗效观察[J].中国中医基础医学杂志.2012,8(9)：997,1000.
② 马成杰，李忠.肾癌的中西医结合诊治[J].中国临床医生杂志,2007,35(5)：10-13.
③ 潘明继.癌的扶正培本治疗[M].福州：福建科学技术出版社,1989：295.
④ 张黎颖.朴炳奎教授治疗肾脏肿瘤经验拾萃[J].中医学报,2014,29(6)：704-705.
⑤ 林丽珠.肿瘤中西医治疗学[M].北京：人民军医出版社,2013：239.
⑥ 同上.

疗前比较差异有统计学意义($P<0.01$)。[①]

5. 赵章忠经验方　太子参 12 克、炙黄芪 12～30 克、北沙参 12～15 克、天花粉 12 克、生地黄 12～15 克、川石斛 12 克、炙甘草 6 克、熟地黄 12～15 克、怀山药 12～15 克、山茱萸 10 克、白扁豆 15 克、茯神 15 克、焦白术 15 克、炒黄柏 10 克、生薏苡仁 24 克、白茅根 30 克、炒黄芩 12 克、六一散（包）30 克、白花蛇舌草 30 克、鹿衔草 30 克。随症加减：小便频数，加龙骨 15 克、牡蛎 30 克、覆盆子 12 克、桑螵蛸 12 克、潼蒺藜 12 克；纳呆，加谷麦芽各 15 克、焦山楂 15 克、炒陈皮 5 克；失眠，加酸枣仁 10 克、五味子 6 克、茯神 15 克、莲子心 6 克；便溏，加炒黄芩 15 克、煨葛根 12 克、黄连 5 克；咳嗽，加川贝母 6 克、炙百部 10 克、金荞麦 30 克、鱼腥草 30 克；腰酸，加杜仲 15 克、续断 10 克。案例：王某，男，55 岁。1989 年 6 月 22 日突发无痛性血尿。7 月 23 日长海医院确诊为左侧肾癌，同年 8 月 3 日，在杨浦区中心医院行手术切除，切片诊为未分化型肾癌。术后化疗 2 次，因全身状况不佳，食欲不振，白细胞下降而中止。当年 9 月中旬开始单纯服用上述中药，至今已达 5 年，神疲乏力，精神不振等症均已消除，胃纳佳，血象正常，肿瘤未见复发。[②]

6. 许士骤等经验方　生地黄 15 克、熟地黄 15 克、山茱萸 15 克、牡丹皮 15 克、茯苓 30 克、泽泻 10 克、杜仲 15 克、生黄芪 30 克、补骨脂 15 克、炙龟甲 15 克、桑寄生 15 克、肉桂（后下）10 克、升麻 10 克、白花蛇舌草 30 克、栀子 15 克、六月雪 30 克、炮姜 10 克、姜半夏 15 克、鸡内金 12 克、谷芽 30 克、麦芽 30 克。案例：毛某，男，52 岁。1987 年 9 月 30 日在中山医院做右肾切除，病理报告为右肾腺癌，透明细胞型。右输尿管切端及血管均未见癌浸润。术后见面色虚浮萎黄，腰酸如折，尿多，胃纳欠佳，舌苔黄厚腻，脉虚小弦。辨证为肾

癌切除术后，肾虚湿热内蕴。治宜补肾壮腰、清利湿热为主。持续服上述中药治疗 7 年。经多次检查，均未发现有明显异常。至今肝、胆、胃、肺、左肾及骨等亦无癌症转移现象。症状除有时腰酸外，其余均已消失。患者形体壮健，面色红润，每天坚持骑自行车约 1 小时上班。[③]

7. 肾癌术后蛋白尿方　生黄芪 30 克、桑寄生 30 克、党参 15 克、淮山药 15 克、菟丝子 15 克、山茱萸 15 克、淫羊藿 15 克、熟地黄 12 克、泽泻 12 克、白术 12 克、枸杞子 20 克、牡丹皮 13 克。每日 1 剂，水煎服。[④]

8. 阳和汤合薏苡附子败酱散化裁　生黄芪 30 克、炮附子 10 克、薏苡仁 30 克、败酱草 20 克、白芍 20 克、生甘草 20 克、熟地黄 60 克、鹿角霜 30 克、白芥子 6 克、麻黄 3 克、肉桂 3 克、炮姜 6 克。益气养血，补肾温经。适用于肾癌术后创口久不愈合。患者，男，45 岁，工人。右肾恶性肿瘤，术后切口久不愈合，1986 年 3 月求治于老中医李如英。症见面色㿠白，消瘦，神疲乏力。创口长约 2 厘米，深约 5 厘米，周围皮肤色灰暗塌陷，肉芽苍白，挤压即有脓液流出，脓液时浊时稀，臭秽。舌质淡，舌体胖，苔白润，脉沉紧，寸无力。诊为邪毒内陷，病久精血亏损，阳气不振，阴血失荣。治宜温阳益气，填补精血、内托排脓。方用上方。以上方每日 1 剂，水煎服。二诊：进药 10 剂，创口明显缩小变浅，疼痛减轻，无臭味浊脓。原方去败酱草，加桔梗 10 克，鹿茸（研末冲服）2 克易鹿角霜，继服 5 剂。三诊：药后创口愈合，局部皮色近正常，继以益气养血、补肾温经方调养月余。随访至 1988 年疗效巩固。[⑤]

四、未手术，与放、化疗等合用方

1. 肾癌化疗方　黄芪 30 克、太子参 30 克、炒麦芽 30 克、炒谷芽 30 克、神曲 30 克、鸡血藤 30 克、芦根 30 克、半边莲 20 克、女贞子 15 克、茯苓

① 刘睿，邓跃毅. 肾癌术后的中医药治疗体会[J]. 中国中西医结合肾病杂志，2009，10(7)：629.
② 凌耀星. 中医治癌秘诀[M]. 北京：文汇出版社，1995：230－231.
③ 凌耀星. 中医治癌秘诀[M]. 北京：文汇出版社，1995：232－233.
④ 余朋千，睢文发. 实用中西医肿瘤治疗大全[M]. 重庆：重庆大学出版社，1995：323.
⑤ 霍振田. 李如英老中医治疗肿瘤术后久不愈合验案[J]. 天津中医杂志. 1988(1)：43－44.

15 克、枸杞子 15 克、菟丝子 10 克、鸡内金 10 克、法半夏 10 克、白术 10 克、竹茹 10 克、陈皮 10 克。随症加减：血尿明显者，加小蓟 30 克、白茅根 30 克、仙鹤草 20 克、茜草根 15 克；小便不利兼有灼热者，加猪苓 12 克、瞿麦 10 克、海金沙 10 克；口干明显者，加石斛 15 克、麦冬 12 克。每日 1 剂，水煎，分 2 次服。适用于各种肾癌化疗后治疗。①

2. 肾癌放疗方　石韦 30 克、鸡血藤 30 克、北沙参 30 克、麦冬 15 克、天冬 15 克、天花粉 15 克、女贞子 15 克、黄芪 15 克、黄精 10 克、枸杞子 10 克、炒麦芽 10 克、鸡内金 10 克、五味子 6 克、全蝎 6 克。随症加减：血尿明显者，加大蓟 30 克、小蓟 30 克、仙鹤草 30 克；湿热较盛者，加萹蓄 15 克、瞿麦 15 克。每日 1 剂，水煎，分 2 次服。适用于肾癌放疗后治疗。②

五、未手术，单独用方

1. 周仲瑛经验方 1　炙海螵蛸 20 克、炒延胡索 10 克、地枯萝 10 克、山药 10 克、潞党参 10 克、焦白术 10 克、茯苓 10 克、炒白芍 10 克、法半夏 10 克、藿香 10 克、紫苏叶 10 克、制附子 10 克、炒神曲 10 克、陈皮 6 克、防风 6 克、竹茹 6 克、九香虫 5 克、砂仁(后下)4 克、炙甘草 3 克、黄连 3 克、吴茱萸 3 克。理气和胃，健脾渗湿，益肾泻浊。案例：某男，27 岁，2009 年 4 月 30 日初诊，左肾乳头状肾细胞癌术后常觉胃中嘈杂，胀痛时作，疲劳乏力，食少，晨起口苦，胆区不舒，大便不实，每日 2 次，舌质红，苔黄薄腻，脉细滑。辨证属肝胃不和，脾肾两虚，胃肠湿热。上方辨证加减服药 6 月余，期间多次复查，多项肿瘤标志物基本正常。后基本以上方为主，加减调理，经过 2 年多随诊，患者纳食如常，无明显不适，精神状态良好，多次复查多项肿瘤标志物正常。后患者仍间断复诊，已能正常上班工作。③

2. 补肾消癌汤　桑椹子 15 克、核桃仁 15 克、女贞子 15 克、枸杞子 15 克、菟丝子 15 克、续断 15

克、桑寄生 15 克、半枝莲 15 克、山慈菇 15 克、白毛藤 15 克、白花蛇舌草 15 克。随症加减：纳差，胃脘部灼热疼痛者，加白豆蔻 9 克、黄连 9 克、吴茱萸 3 克；体质虚弱者，加太子参 15 克、黄芪 30 克、西洋参 6 克；瘀血重者，加土鳖虫 12 克、蜈蚣 2 条、水蛭 9 克。每日 1 剂，浓煎 500 毫升，煎 2 次，早晚各服 1 次。另用斑蝥酒：斑蝥(完整者)3～6 只，用量从 3 只逐渐加量至 6 只，白酒 25 毫升，浸泡 12 小时，色黄为度，每日服 2 次。补肾逐瘀利湿热。适用于泌尿系恶性肿瘤。共观察 15 例患者，其中肾透明细胞癌 5 例，膀胱癌 10 例。均未经手术及化疗。治疗时间最短 3 个月，最长 10 个月。结果：5 例肾透明细胞癌中，1 例存活 10 年以上，1 例存活 5 年以上。3 例存活 1 年以上；10 例膀胱癌中，2 例存活 10 年以上，4 例存活 5 年以上，3 例存活 1 年以上，1 例死亡。④

3. 朱祝生经验方　黄芪、党参、炒白术、生薏苡仁、茯苓、半枝莲、黄药子、白花蛇舌草、全蝎、炙甘草、红枣。随症加减：食少，加谷麦芽；有痰，加法半夏、陈皮；喉中有痰声，加苏子、葶苈子；汗多，加煅龙骨、煅牡蛎；大便溏泻，加焦楂曲。益气健脾，解毒消癥。治疗 3 例肾胚胎癌患儿，坚持服药 1 年后自觉症状消失，2 年后 B 超显示腹部肿块消失，并随访 2 年无复发。⑤

六、转移后用方(包括与其他方法联合治疗)

1. 刘沈林经验方　生地黄 15 克、山药 15 克、女贞子 15 克、桑椹 15 克、茯苓 15 克、车前草 15 克、半枝莲 15 克、山茱萸 10 克、泽泻 10 克、菟丝子 10 克、白绒花 10 克、白茅根 30 克。健脾益肾，清热利湿。案例：金某，男，52 岁。2012 年 4 月 4 日初诊，肾透明细胞癌术后 2 年，肺部转移灶手术后 5 月，术后均未行特殊治疗。症见咽痛不适，食欲不振，小便色黄或有浑浊，腰酸，无咳嗽咯痰，二便正常，苔黄薄腻，质红，脉细滑。辨为脾肾两虚，膀胱湿热。用上方 14 剂，每日 1 剂，水煎服，早、

① 林丽珠. 肿瘤中西医治疗学[M]. 北京：人民军医出版社，2013：239.
② 同上.
③ 沈元良. 名老中医话癌症[M]. 北京：金盾出版社，2013：266 - 267.
④ 张晓雪、李庆杭. 补肾消癌汤合斑蝥酒治疗泌尿系恶性肿瘤[J]. 山东中医杂志，2000，19(4)：213 - 214.
⑤ 朱祝生、陈继婷. 中医药治疗肾胚胎瘤的体会[J]. 中医杂志，1997，38(7)：397 - 398.

晚各 1 次,饭后 1 小时服。复诊(2012 年 4 月 18 日):咽痛、食欲不振改善,小便浑浊,腰酸,皮肤瘙痒,苔薄白,脉细,原法调治。于初诊方去白绒花,加萆薢 15 克、续断 10 克,续服 14 剂。三诊(2012 年 5 月 5 日):药后腰酸,小便浑浊明显改善,舌脉同前,后患者继续口服中药,持续随访 1 年,患者病情稳定。[1]

2. 肾癌复生汤　白英 30 克、龙葵 30 克、蛇莓 30 克、半枝莲 30 克、土茯苓 30 克、大蓟 30 克、小蓟 30 克、仙鹤草 30 克、瞿麦 20 克、黄柏 15 克、延胡索 10 克、竹茹 10 克、竹叶 10 克。每日 1 剂,水煎,分 2 次服。清热解毒,凉血止血。适用于中晚期肾癌或术后复发者。[2]

3. 周仲瑛经验方 2　炙鳖甲(先煎)15 克、炮甲片(先煎)10 克、熟大黄 6 克、土鳖虫 5 克、桃仁 10 克、九香虫 5 克、炙刺猬皮 15 克、鬼馒头 20 克、泽漆 15 克、龙葵 20 克、半枝莲 20 克、制南星 15 克、露蜂房 10 克、炒延胡索 15 克、炙蜈蚣 3 条、白花蛇舌草 20 克、青皮 10 克、乌药 10 克、菝葜 25 克、土茯苓 25 克、天花粉 10 克。案例:孙某,男,65 岁,2010 年 6 月 9 日初诊。右肾盂移行细胞癌手术左肺转移,全肺切除术后,会阴转移,不能胜任化疗,阴茎根与阴囊交界处有鸡蛋大小肿块,胀痛,连及会阴臀部,小便不爽,大便少行,成形,不稀不干,排便不畅,口干饮水不多,苔淡黄腻,质暗紫,脉细。辨证癌毒走注,下焦湿毒浊瘀互结,肺肾两伤。处以上方 14 剂。3 诊之后,均在上方基础上,根据出现的兼杂症状,加减调理。会阴部肿块缩小,疼痛好转,可以坐凳,整体病情尚属稳定。[3]

4. 袁宗军经验方　黄连 9 克、石斛 15 克、苍术 8 克、生地黄 12 克、太子参 12 克、芦根 12 克、延胡索 12 克、莪术 15 克、制半夏 12 克、天冬 12 克、陈皮 9 克、南沙参 12 克、石见穿 30 克、仙鹤草 30 克、桑寄生 20 克。每日 2 次,水煎。案例:王

某,男,70 岁。1999 年 6 月 4 日经外院诊断为左肾恶性肾腺瘤,左肾及脾切除。术后 5 个多月患者左下腹痛,经 CT 检查诊断为恶性肾腺瘤术后转移。自诉全天不定时腹痛,乏力,口干,便秘,食欲尚好。红舌黄厚干苔。辨证为实热伤阴,治宜清热滋阴抗癌止痛。予上方连服 30 余剂,诸症减轻。口服甲羟孕酮,中西药同时服用,10 天后腹胀难忍,再次求诊于笔者。刻诊:舌质偏红,舌苔黄厚滑,二便正常,食欲很好,已无乏力感,唯腹胀难忍。用枳实消痞汤加减,2 剂腹胀全消。前方加减再服至 2000 年 9 月 23 日,患者突然持续胃痛,疑为病情恶化,25 日 CT 检查发现原先的肿块消失。服甲氰米胍胶囊和 654-2 片 2 日,胃痛消失。目前患者身体一切正常。[4]

5. 肾癌方 19　党参 12 克、白术 15 克、猪苓 20 克、茯苓 20 克、大腹皮 15 克、八月札 24 克、土茯苓 30 克、白英 30 克、龙葵 30 克、猫人参 60 克、乌药 9 克、川椒目 9 克、陈葫芦 30 克、葫芦巴 15 克、泽泻 30 克、淫羊藿 15 克、车前子(包煎)30 克、鸡内金 12 克。随症加减:口干、大便秘结者,加赤芍、半枝莲、瓜蒌仁;腰酸者,加桑寄生、菟丝子、淮山药、木馒头。每日 1 剂,水煎服。健脾益气,解毒利水。案例:郑某,男,60 岁,右肾癌切除手术,复发性右肾癌转移,大量腹水。处以上方。二诊加赤芍 15 克、半枝莲 30 克、瓜蒌仁 15 克。三诊加桑寄生 15 克、木馒头 30 克、菟丝子 12 克、淮山药 30 克。服药四月余,B 超显示肾实质不均质块影有缩小,腹水(-)。原方加煨益智仁 15 克、小茴香 9 克。续服四月余,病情一直稳定。[5]

6. 张纾难经验方　生熟地黄各 15 克、山药 15 克、山萸肉 10 克、制附子 6 克、桂枝 10 克、当归 10 克、芡实 10 克、菟丝子 10 克、覆盆子 10 克、杏仁 10 克、炙甘草 6 克、陈皮 10 克。固肾培本,调和气血。适用于肾癌术后广泛转移。案例:邵某,男,75 岁。左肾癌切除术后广泛转移。辨证为肾气

① 邹玺,等. 刘沈林教授治疗肾癌经验[J]. 新中医,2014,46(1):14-16.
② 林丽珠. 肿瘤中西医治疗学[M]. 北京:人民军医出版社,2013:239.
③ 李英英,郭立中. 周仲瑛教授辨治肾癌转移 1 例[J]. 吉林中医药,2011,31(9):903-904.
④ 袁宗军. 中药治疗肾脏恶性肿瘤[J]. 辽宁中医杂志,2002,29(2):94.
⑤ 赵丽红. 刘嘉湘用温补法治疗肿瘤经验[J]. 黑龙江中医药,1993(5):4-5.

不固,气血不和,阴阳失调。予上方,服药20余剂后,体温降至正常,咳嗽、咯痰不明显,唯夜尿仍频。1987年8月27日复查,转移癌较前缩小。此后于11月3日、12月2日、次年1月13日连续3次复查B超,均报告"肝内占位消失"。1月18日胸片报告"左肺第4、5前肋间球形灶及右下肺阴影基本消失"。骨扫描报告"未见异常"。嘱其出院后坚持服用金匮肾气丸以巩固疗效。不久前随访,患者已恢复工作。①

单　方

1. 大小蓟饮　组成:鲜大蓟30克、鲜小蓟30克。功效主治:清热凉血止血;适用于各种肾癌血尿明显者。制备方法:连根带茎叶洗净,放碗中捣烂,取汁,慢火炖开,加糖饮服。干品每次各15克,水煎服。用法用量:每日1剂,分3次服。②

2. 肾癌外敷方　组成:冰片3克、藤黄3克、麝香0.3克、生南星20克。适用于晚期肾癌局部疼痛。用法用量:共为细末,酒、醋各半调成糊状,涂布于腰区肿块处。干则易之。③

3. 肾癌方20　组成:马鞭草60～120克。功效:活血利水。适用于肾癌。用法用量:每日1剂,水煎服,分3次服。④

4. 肾癌方21　组成:瞿麦120克。功效主治:利水消肿;适用于肾癌。用法用量:每日1剂,水煎服,分3次服。⑤

5. 肾癌方22　组成:薏苡仁120克。功效主治:利水渗湿;适用于肾癌。用法用量:每日1

剂,水煎服,分3次服。⑥

6. 肾癌方23　组成:菝葜60～120克。功效主治:消肿止痛;适用于肾癌。用法用量:每日1剂,水煎,分3次服。⑦

7. 肾癌方24　组成:槐豆30～120克。功效主治:清热止血;适用于肾癌。用法用量:每日1剂,水煎服,分3次服。⑧

8. 肾癌方25　组成:半边莲120克。功效主治:清热解毒,利尿;适用于肾癌。用法用量:每日1剂,水煎服,分3次服。⑨

中　成　药

1. 金匮肾气丸(《金匮要略》)　组成:地黄、山药、山茱萸、茯苓、牡丹皮、泽泻、肉桂、附子。功效主治:温阳益肾;适用于肾癌肾气亏虚者。用法用量:每日2次,每次6克。⑩

2. 六味地黄丸(《小儿药证直诀》)　组成:地黄、山药、山茱萸、茯苓、牡丹皮、泽泻。功效:养阴补肾;适用于肾癌肾阴亏虚者。用法用量:每日2次,每次6克。⑪

3. 小金丸(《外科证治全生集》)　组成:白胶香、草乌、五灵脂、地龙、木鳖子、乳香、没药、当归、墨炭。功效主治:散结消肿,化瘀止痛;适用于肾癌痰瘀阻络等正气未衰者。⑫

4. 大黄䗪虫丸(《金匮要略》)　组成:大黄、䗪虫、水蛭、牛虻、蛴螬、干漆、桃仁、杏仁、黄芩、生地黄、白芍、甘草。功效主治:祛瘀生新,缓中补虚;适用于肾癌气结血瘀兼有热毒者。用法用量:每日2次,每次3～6克。⑬

① 张纾难. 辨证治疗肾癌术后广泛转移1例[J]. 上海中医药杂志,1992(12):12.
② 陈锐深. 现代中医肿瘤学[M]. 北京:人民卫生出版社,2003:642.
③ 管济生. 晚期肾癌局部疼痛外敷方[J]. 江苏中医杂志,1986,7(10):32.
④ 张洪基,等. 中西医结合常见肿瘤临床手册[M]. 郑州:河南科学技术出版社,1984:307.
⑤ 同上.
⑥ 同上.
⑦ 同上.
⑧ 同上.
⑨ 吉林省卫生局《肿瘤的诊断与防治》编写小组. 肿瘤的诊断与防治[M]. 长春:吉林人民出版社,1973:288.
⑩ 林丽珠. 肿瘤中西医治疗学[M]. 北京:人民军医出版社,2013:238.
⑪ 同上.
⑫ 同上.
⑬ 林丽珠. 肿瘤中西医治疗学[M]. 北京:人民军医出版社,2013:238-239.

5. 西黄丸(《外科证治全生集》) 组成：牛黄、麝香、乳香、没药。功效主治：清热解毒，和营消肿；适用于肾癌瘀毒互结者。用法用量：每日 1 丸，开水送服。①

6. 仙蟾片 功效主治：化瘀散结，益气止痛；适用于肾癌。用法用量：口服，每日 3 次，每次 4 片。②

7. 博尔宁胶囊 功效主治：扶正祛邪，益气活血，软坚散结，消肿止痛；适用于肾癌。用法用量：口服，每日 3 次，每次 1 粒。③

8. 贞芪扶正冲剂 功效：补益气血，滋养肝肾。用法用量：冲服，每日 2 次，每次 1 袋。④

9. 华蟾素注射液 功效：清热解毒，消肿止痛，活血化瘀，软坚散结。用法用量：10～20 毫升溶于 5% 葡萄糖注射液 500 毫升中，静脉滴注，1 次/日，28 天为 1 个疗程，用药 1 周后休息 1～2 日或遵医嘱。⑤

① 林丽珠. 肿瘤中西医治疗学[M]. 北京：人民军医出版社，2013：239.
② 黄立中. 肿瘤科中西医诊疗套餐[M]. 北京：人民军医出版社，2013：133.
③ 同上.
④ 同上.
⑤ 同上.

膀 胱 癌

概　述

　　膀胱肿瘤是泌尿系统最常见的疾病之一,组成膀胱的各种组织都可以发生肿瘤,多数为移行上皮细胞癌。临床上膀胱癌主要分两种类型:一种是乳头状的表浅肿瘤,约占80%,大多数具有良性病程,预后佳,但其中10%～15%日后会发展成浸润性肿瘤;另一种是在诊断之初就表现为浸润性生长的恶性肿瘤,约占20%,预后不佳。世界范围内,膀胱癌占男性最常见实体瘤的第4位,在女性位列第7位。国内大城市中如北京、上海、天津,膀胱癌的发病率已位列男性常见恶性肿瘤的第6位,而死亡率位列第7位。

　　膀胱癌的发病是一个多因素、多基因、多步骤参与形成的过程,异常基因型的累积加上外在环境的作用导致最终发病。目前比较公认的观点是,病毒或某些化学致癌物作用于人体,使原癌基因激活成癌基因,抑癌基因失活而致癌。大于80%的膀胱癌发病与致癌的危险因素有关。主要因素有吸烟、职业接触芳香胺(如染料、皮革、橡胶,油漆工等)、咖啡、尿道疾病(如长期慢性感染、结石等刺激)、药物(如环磷酰胺、含非那西汀的止疼药等)、人工甜剂、家族史等。

　　膀胱癌可以分为上皮癌和非上皮癌。上皮癌占膀胱肿瘤>95%,以尿路上皮癌为主,占90%;其次为鳞癌和腺癌,分别占3%～7%和2%。膀胱肿瘤可发生在膀胱的任何部位,但以三角区与输尿管口附近最多,占50%以上;其次为侧壁、后壁及颈部,发生于膀胱顶部和前壁者较少。膀胱

癌的转移途径包括血道、淋巴道、直接扩散、种植转移等,淋巴道转移最常见。晚期患者常发生血行转移,常见转移部位依次为肝、肺、骨、肾上腺等处。可浸润出膀胱壁直接侵及前列腺、尿道等处。种植转移常发生于术中,是术后发生切口和尿道残端复发的原因之一。

　　膀胱癌的组织病理学分级根据癌细胞的分化程度,可分为3级:

　　G1:高分化,指细胞分化良好,通常不累及固有层;

　　G2:中分化,细胞分化不良;

　　G3～G4:低分化或未分化,细胞分化差,有严重病变。

　　膀胱癌临床按生理分为6期:

　　0期:无浸润;

　　Ⅰ期:浸润至黏膜下层;

　　Ⅱ1期:浸润至浅肌层;

　　Ⅱ2期:浸润至深肌层;

　　Ⅲ期:浸润至脂肪层;

　　Ⅳ期:侵犯邻近器官或有远处转移。

　　膀胱癌应与膀胱炎、尿路结石及尿路结核相鉴别:膀胱炎多见于已婚妇女,发病急,血尿伴随尿频、尿急、尿痛等尿路刺激征。尿常规见红白细胞。尿培养发现细菌有助于确诊;尿路结石血尿伴随疼痛,劳动后加重,膀胱结石可以有尿路刺激症状,B超、腹部平片、静脉肾盂造影可以确诊;尿路结核血尿在长期尿频后出现,尿量少,可以伴有潮热、盗汗、消瘦等结核感染的全身症状。尿中可以查到结核杆菌。

　　凡是40岁以上的成年人,出现不明原因的无痛性肉眼血尿时,应首先想到泌尿系统肿瘤的可能,其中以膀胱肿瘤最为多见,还需作进一步检

查,单纯膀胱原位癌或非上皮肿瘤血尿常不明显。总之,膀胱肿瘤的诊断,除了病史、症状和体格检查外,先通过尿脱落细胞学初步筛选,主要依靠膀胱镜和活组织检查来确诊。

膀胱癌应争取早期诊断,早期治疗。目前西医治疗膀胱癌基本的治疗方法以手术为主,放疗、化疗、免疫治疗和新技术等为辅。根据肿瘤的分期、恶性程度、病理类型、部位、有无累及邻近器官以及患者的状况等综合分析后,制定具体的手术范围和治疗方案。

膀胱癌的治疗效果与肿瘤的浸润深度和病理类型有密切关系。其中移行上皮细胞癌的治疗效果较好;原位癌是高度恶性细胞,在发生浸润前治疗效果较好,一旦发生浸润,患者的存活率明显下降;膀胱鳞状上皮细胞癌和腺癌均为广基肿瘤,恶性程度高,除了手术切除外,对化疗、放疗都不敏感,治疗效果差。移行上皮细胞癌的预后又与肿瘤浸润程度及分级有关。[1]

中医学有关膀胱肿瘤症状的描述最早见于《素问·气厥论》载:"胞移热于膀胱,则癃,溺血。"清代林珮琴著《类证治裁》曰:"溺血与血淋异,痛为血淋,不痛为溺血。"故中医认为膀胱肿瘤属于"溺血""溲血""血淋""尿血"范畴。[2]

中医认为膀胱癌的发病机理是正虚邪实,本虚标实。如《诸病源候论》概括本病"由肾虚而膀胱热之故也";《三因极一病证方论·尿血证治》认为:"小便出血,多因肾气结所致,或因忧劳、房事过度,此乃得之虚寒。"其形成的基本病因是正气亏虚、邪毒内蕴。同时外邪侵袭、七情不遂、过劳久病、脏腑功能失调等。以脾肾亏虚为本,湿热瘀毒为标。分为实证与虚证,实证为湿热瘀毒聚于膀胱;虚证为脾肾气虚不能摄血,或阴虚火旺,灼伤脉络,迫血妄行,或气血两虚,血失统摄。晚期患者见癃闭,多由于湿热蕴结,脾气不升,肾元亏虚,肝郁气滞所致。病位在膀胱,涉及肝、脾、肾等器官。[3]

辨 证 施 治

1. 湿热下注型　症见尿频,尿急,尿痛,小便灼热,尿色鲜红,口干苦或有发热或盆腔疼痛或下肢浮肿,舌质红,苔黄腻,脉滑数。治宜清热利湿解毒。

(1) 八正散合程氏萆薢分清饮加减　瞿麦15克、萹蓄15克、车前子(包煎)15克、滑石12克、栀子9克、甘草梢6克、萆薢15克、土茯苓30克、龙葵15克。随症加减:发热,可加半枝莲、蒲公英、白花蛇舌草等;大便秘结加生大黄、火麻仁等。[4]

(2) 八正散加减　萹蓄20克、滑石20克、瞿麦20克、生大黄6克、车前子10克、生薏苡仁30克、白茅根30克、生侧柏叶15克、栀子12克、甘草梢15克、小蓟15克、土茯苓20克、蒲公英30克、白英10克、龙葵15克、蛇莓10克。随症加减:腰痛腿软,加续断15克,狗脊15克。〔见565页8.孙桂芝分3型(1)〕

(3) 八正散合四生汤加减　车前子15克、萹蓄15克、滑石30克、瞿麦20克、淡竹叶15克、生薏苡仁30克、生侧柏叶15克、栀子12克、甘草梢60克、生地黄20克、生艾叶20克、小蓟15克、土茯苓15克、蒲公英30克。随症加减:血尿不止者,加琥珀粉、杜仲炭、小茴香炭、仙鹤草;小便淋漓不尽者,加生杜仲、菟丝子;小腹坠胀疼痛者,加蒲黄、炒五灵脂、川楝子、乌药,肺转移,加鱼腥草、瓜蒌;直肠转移,加半枝莲、甲片。〔见565页9.马成杰等分3型(1)〕

(4) 八正散合萆薢分清饮加减　瞿麦12克、萹蓄12克、车前子(包煎)12克、滑石12克、金钱草30克、栀子9克、木通3克、制大黄12克、甘草梢3克、灯心草9克、萆薢12克、天台乌药12克。随症加减:若发热,加半枝莲30克、蒲公英30克、龙葵30克、白花蛇舌草30克;大便秘结,加制大黄(后下)12克,芒硝(冲服)12克。〔见565页

① 汤钊猷. 现代肿瘤学[M]. 上海:复旦大学出版社,2011:1481-1496.
② 张蓓,周志伟. 实用中西医结合肿瘤学[M]. 广东:广东人民出版社,2004:269.
③ 崔慧娟,贾立群. 实用中西医结合肿瘤内科学[M]. 北京:中国中医药出版社,2015:349.
④ 许玲,孙建立. 中医肿瘤学概论[M]. 上海:上海交通大学出版社,2017:126.

10. 何勇分 4 型(1)〕

(5) 八正散加减　木通 12 克、车前子(布包) 12 克、滑石 15 克、萹蓄 15 克、瞿麦 15 克、甘草梢 5 克、白花蛇舌草 30 克、土茯苓 15 克、生地黄 15 克、赤芍 15 克、蛇莓 20 克、藕节炭 15 克。随症加减：血尿甚者加血余炭 15 克,大小蓟各 15 克。①

(6) 马纯政经验方 1　车前子 10 克、萹蓄 15 克、滑石 30 克、瞿麦 20 克、淡竹叶 50 克、生薏苡仁 30 克、生侧柏叶 15 克、栀子 12 克、甘草梢 60 克、生地黄 20 克、生艾叶 20 克、小蓟 20 克、土茯苓 15 克、蒲公英 30 克。每日 1 剂,水煎服。〔见 566 页 11. 马纯政分 3 型(1)〕

(7) 刘嘉湘经验方 1　瞿麦 12 克、萹蓄 12 克、车前子(包煎)30 克、滑石 12 克、黄柏 9 克、竹叶 9 克、栀子 9 克、制大黄 12 克、甘草梢 3 克、乌药 9 克、白英 15 克、龙葵 15 克、半枝莲 30 克、萆薢 12 克。〔见 566 页 12. 刘嘉湘分 4 型(1)〕

(8) 八正散合萆薢分清饮合防己茯苓汤加减　萹蓄 30 克、瞿麦 30 克、黄柏 10 克、栀子 10 克、乌药 10 克、大蓟 30 克、小蓟 30 克、木通 10 克、茅根 30 克、龙葵 30 克、白术 10 克、土茯苓 30 克、白英 30 克、蛇莓 15 克、海金砂 15 克。②

(9) 膀胱癌方 1　瞿麦 9 克、萹蓄 9 克、石韦 9 克、黄柏 9 克、车前子草各 9 克、山豆根 12 克、滑石块 15～30 克、金钱草 20～30 克、苦参 9 克、赤小豆 30 克、白茅根 30 克、木通 9 克、竹叶 9 克。〔见 566 页 13. 郑玉琰分 3 型(1)〕

2. 瘀毒蕴结型　症见间歇性、无痛性血尿,尿中时见血丝或血块,尿痛或排尿不畅,少腹胀满疼痛或下腹包块,舌质紫黯,或有瘀点、瘀斑,脉涩或弦滑。治宜活血化瘀、解毒散结。

(1) 少腹逐瘀汤合失笑散加减　当归 12 克、赤芍 15 克、莪术 12 克、八月札 12 克、土茯苓 30 克、龙葵 15 克、蛇莓 30 克、白英 30 克、猪苓 15 克。随症加减：小便血多,可加仙鹤草、白茅根、

大蓟、小蓟、血余炭等。③

(2) 龙蛇羊泉汤(北京医科大学第一附属医院经验方)加减　龙葵 30 克、蛇莓 15 克、土茯苓 30 克、灯心草 10 克、白英 12 克、海金沙 10 克、苦参 15 克、白茅根 30 克、露蜂房 5 克、蟾皮 6 克。随症加减：尿闭,用八正散加苍术 10 克、黄柏 10 克、乌药 10 克。〔见 565 页 8. 孙桂芝分 3 型(3)〕

(3) 抵当丸合五苓散　黄柏 10 克、酒大黄 10 克、水蛭 10 克、甲片 10 克、土鳖虫 10 克、土茯苓 10 克、猪苓 20 克、茯苓 20 克、龙葵 30 克、仙鹤草 15 克、黄芪 30 克、女贞子 30 克、三七粉(分冲)3 克、琥珀粉(分冲)1.5 克。随症加减：血尿不止者,加琥珀粉、杜仲炭、小茴香炭、仙鹤草;小便淋漓不尽者,加生杜仲、菟丝子;小腹坠胀疼痛者,加蒲黄、炒五灵脂、川楝子、乌药;肺转移,加鱼腥草、瓜蒌;直肠转移,加半枝莲、甲片。〔见 565 页 9. 马成杰等分 3 型(2)〕

(4) 失笑散加味　生蒲黄 10 克、五灵脂 10 克、三棱 10 克、莪术 10 克、黄柏 12 克、牛膝 15 克、全蝎 6 克、石见穿 15 克、七叶一枝花 30 克、血余炭 10 克、牡丹皮 10 克、泽泻 15 克。随症加减：排尿困难者,加车前子 10 克、木通 10 克;血尿甚者,加田七粉(冲服)3 克、仙鹤草 20 克;发热明显者,加青天葵 15 克、蒲公英 15 克;大便燥结者,加大黄(后下)10 克。④

(5) 马纯政经验方 2　龙葵 30 克、半枝莲 30 克、土茯苓 30 克、苦参 15 克、黄柏 15 克、连翘 25 克、赤小豆 30 克、车前草 30 克、白茅根 30 克。每日 1 剂,水煎服。〔见 566 页 11. 马纯政分 3 型(2)〕

(6) 少腹逐瘀汤合桂枝茯苓丸合小蓟饮子加减　马鞭草 30 克、白花蛇舌草 30 克、瞿麦 30 克、七叶一枝花 30 克、生薏苡仁 30 克、桃仁 10 克、红花 10 克、赤芍 15 克、丹参 30 克、川芎 10 克、延胡索 10 克、香附 10 克、木香 6 克、枳壳 10 克。活血化瘀,解毒散结。⑤

① 张蓓,周志伟. 实用中西医结合肿瘤学[M]. 广州：广东人民出版社,2004：273-274.
② 余朋千,睢文发. 实用中西医肿瘤治疗大全[M]. 重庆：重庆大学出版社,1995：227.
③ 许玲,孙建立. 中医肿瘤学概论[M]. 上海：上海交通大学出版社,2017：126.
④ 张蓓,周志伟. 实用中西医结合肿瘤学[M]. 广州：广东人民出版社,2004：273-274.
⑤ 余朋千,睢文发. 实用中西医肿瘤治疗大全[M]. 重庆：重庆大学出版社,1995：228.

3. 阴虚内热(火旺)型　症见无痛性血尿,伴口干,口渴不欲饮,五心烦热,头晕耳鸣,腰膝酸软,消瘦,舌红少苔,脉细数。治宜滋阴清热、活血化瘀。

(1) 知柏地黄丸加减　知母 12 克、黄柏 12克、生地黄 15 克、山茱萸 9 克、牡丹皮 9 克、大蓟30 克、小蓟 30 克、龟甲 12 克、牛膝 9 克、女贞子12 克、土茯苓 30 克、半枝莲 30 克。随症加减:口干明显,加北沙参、麦冬、芦根等;午后发热,可加青蒿、地骨皮等。[1]

(2) 知柏地黄丸加减　知母 12 克、黄柏 12克、生地黄 30 克、牡丹皮 9 克、墨旱莲 10 克、大小蓟各 15 克、炙龟甲 12 克、牛膝 12 克、菟丝子 15克、土茯苓 30 克、半枝莲 30 克、琥珀粉(吞服)2克。[见 566 页 10. 何勇分 4 型(3)]

(3) 知柏地黄汤加减　知母 10 克、黄柏 10克、生地黄 10 克、山药 15 克、泽泻 10 克、牡丹皮10 克、茯苓 10 克、山茱萸 10 克、石韦 10 克、瞿麦10 克、竹叶 10 克、王不留行 20 克。[2]

(4) 刘嘉湘经验方 2　知母 12 克、黄柏 12克、生地黄 30 克、牡丹皮 9 克、大小蓟各 30 克、龟甲 12 克、怀牛膝 12 克、菟丝子 12 克、土茯苓30 克、白英 15 克、半枝莲 30 克。[见 566 页12. 刘嘉湘分 4 型(3)]

4. 脾肾两亏型　症见无痛血尿,尿色淡红,气短乏力,纳食减少,形体消瘦,面色萎黄,头晕目眩,小便困难,腰背酸痛,舌淡苔白,脉细弱。治宜益气滋肾、收敛摄血。

(1) 补中益气汤合附桂八味丸加减　黄芪 30克、党参 12 克、白术 12 克、茯苓 12 克、怀山药 15克、白花蛇舌草 30 克、龙葵 15 克、土茯苓 15 克、甘草 6 克、菟丝子 12 克、补骨脂 12 克、制附子 6 克、鸡内金 12 克。随症加减:夜尿频多,加金樱子、覆盆子等;下肢水肿,可加车前子、泽泻、牛膝等。[3]

(2) 归脾汤合桂附八味丸加减　人参(另煎)

15 克、黄芪 30 克、白术 10 克、茯神 15 克、当归 10克、阿胶(烊化)10 克、山药 10 克、肉苁蓉 15 克、熟地黄 12 克、山茱萸 12 克、菟丝子 30 克、杜仲 15克、巴戟天 10 克、牛膝 15 克、五味子 6 克、赤石脂20 克、泽泻 10 克、大小蓟各 20 克、仙鹤草 30 克、炙甘草 6 克。每日 1 剂,水煎服。随症加减:若中气下陷而见小腹坠胀者,予补中益气汤加减;病久肾阳衰惫,命门火衰,致三焦气化无权而见少尿、无尿,恶心呕吐,胸闷心悸,肢体浮肿,甚则烦躁,神志不清,桂附八味丸、旋覆代赭汤配合应用;肾虚火旺者,知柏地黄丸加减。[见 565 页 7. 裴正学分 3 型(3)]

(3) 补中益气合桂附八味丸加减　黄芪 30克、党参 30 克、怀山药 30 克、白术 30 克、茯苓 12克、泽泻 12 克、制附子 12 克、补骨脂 12 克、当归12 克、白茅根 30 克、仙鹤草 30 克、炙甘草 6 克。随症加减:血尿不止者,加琥珀粉、杜仲炭、小茴香炭;小便淋漓不尽者,加生杜仲、菟丝子;小腹坠胀疼痛者,加蒲黄、炒五灵脂、川楝子、乌药;肺转移,加鱼腥草、瓜蒌;直肠转移,加半枝莲、甲片。[见 565 页 9. 马成杰等分 3 型(3)]

(4) 补中益气汤合桂附八味丸加减　炙黄芪30 克、党参 30 克、白术 12 克、茯苓 12 克、升麻 6克、柴胡 9 克、菟丝子 30 克、补骨脂 12 克、熟附块12 克、生熟地黄各 12 克、山药 12 克、鹿角片 12克。随症加减:下肢浮肿,加泽泻 30 克、牛膝 12克、车前子(包煎)12 克;纳呆,加焦神曲 12 克、焦山楂 12 克、鸡内金 12 克;体虚羸弱,加人参或野山参(另煎)1.5～3 克。[见 566 页 10. 何勇分 4 型(4)]

(5) 补中益气汤合左归丸加减　黄芪 20 克、党参 10 克、白术 10 克、当归 15 克、升麻 10 克、柴胡 10 克、山药 15 克、肉苁蓉 10 克、熟地黄 10 克、山茱萸 10 克、菟丝子 15 克、女贞子 15 克、墨旱莲15 克、仙鹤草 15 克、血余炭 20 克。[4]

(6) 金匮肾气丸加味　熟地黄 15 克、山药 30

① 许玲,孙建立. 中医肿瘤学概论[M]. 上海:上海交通大学出版社,2017:126.
② 王笑民,彭晓梅. 癌症攻防策略[M]. 北京:中医古籍出版社,2005:261.
③ 许玲,孙建立. 中医肿瘤学概论[M]. 上海:上海交通大学出版社,2017:126.
④ 王笑民,彭晓梅. 癌症攻防策略[M]. 北京:中医古籍出版社,2005:261.

克、山茱萸 12 克、茯苓 12 克、牡丹皮 12 克、泽泻 15 克、菟丝子 12 克、血余炭 20 克、仙鹤草 30 克、制附子 3 克、肉桂 6 克。〔见 566 页 11. 马纯政分 3 型(3)〕

(7) 芪慈棱汤加减　生黄芪 20 克、当归 10 克、丹参 10 克、炒党参 15 克、鳖甲(先煎)10 克、金荞麦 15 克、野葡萄藤 30 克、山慈菇 15 克、三棱 15 克、莪术 15 克、白花蛇舌草 30 克、女贞子 15 克、生地黄 15 克、露蜂房 10 克、天龙 3 条。扶正祛邪,固本培元,活血化瘀,软坚散结。治疗膀胱癌术后。随症加减:脾虚食欲不振者,加炒白术、鸡内金、大枣、六神曲、枳实、厚朴;肾虚头晕乏力者,加枸杞子、黄精、川芎、山茱萸、淮山药;湿热蕴结伴有尿频、尿急、尿痛者,加黄柏、萹蓄、土茯苓、半枝莲;因膀胱灌注化疗出血者,加白及、参三七、藕节炭、大小蓟、茜草等。临床观察:治疗 45 例,除 1 例术后未服中药 2 年半后因肺转移死亡外,其余 44 例均健在,存活小于 3 年 1 例,存活大于 5 年 44 例。存活最长 2 例已 18 年,1 例 5 年后复发再行全膀胱切除。44 例均生活自理,可做家务、保持正常工作等,生活质量好。[1]

(8) 补中益气汤合水陆二仙丹加减　党参 15 克、黄芪 30 克、白术 15 克、当归 10 克、大枣 20 克、金樱子 30 克、芡实 30 克、土茯苓 30 克、白英 80 克、龙葵 30 克。[2]

(9) 膀胱癌方 2　党参 15 克、白术 10 克、茯苓 15 克、陈皮 6 克、山药 15 克、熟地黄 15 克、枸杞子 15 克、菟丝子 15 克、山豆根 12 克、苦参 9 克、半枝莲 15～20 克。〔见 566 页 13. 郑玉琰分 3 型(2)〕

5. 肾气亏虚型　症见无痛性、间歇性血尿,伴神疲乏力,头昏眼花,腰酸腿软,舌质淡红,脉沉细。治宜益气滋肾、收敛摄血。

(1) 肾气丸(《金匮要略》)加减　熟地黄 15 克、怀山药 30 克、山茱萸 12 克、茯苓 12 克、生黄芪 30 克、血余炭 20 克、仙鹤草 30 克、菟丝子 30

克、制附子 3 克、肉桂 6 克。〔见 565 页 8. 孙桂芝分 3 型(2)〕

(2) 仙芪菟丝汤　生黄芪 30 克、血余炭 20 克、仙鹤草 30 克、白术 15 克、菟丝子 15 克、山茱萸 12 克、女贞子 15 克、墨旱莲 15 克、枸杞炭 15 克、生地黄炭 15 克。随症加减:脾虚者,加党参 20 克、山药 15 克;少腹坠胀者,加升麻 10 克、柴胡 10 克。[3]

(3) 膀胱癌方 3　熟地黄 15 克、枸杞子 15 克、菟丝子 15 克、覆盆子 10 克、车前子草各 9 克、蒲公英 15 克、萆薢 9 克、石韦 10 克、黄柏 9 克、泽兰 10 克、肉桂 3～5 克。〔见 566 页 13. 郑玉琰分 3 型(3)〕

6. 周维顺分 3 型

(1) 肾虚型　周维顺经验方 1:药用生地黄 20 克、熟地黄 20 克、灵芝 30 克、生黄芪 20 克、女贞子 12 克、怀山药 30 克、山茱萸 12 克、猪苓 15 克、茯苓 15 克、半枝莲 20 克、白花蛇舌草 20 克、龙葵 12 克。治宜益气滋肾、解毒通淋。

(2) 湿热型　周维顺经验方 2:药用半枝莲 15 克、白花蛇舌草 15 克、龙葵 12 克、猪苓 15 克、茯苓 15 克、萹蓄 15 克、瞿麦 15 克、淡竹叶 30 克、车前草 30 克、白茅根 30 克、忍冬藤 30 克。治宜清热利湿、解毒通淋。

(3) 瘀毒型　周维顺经验方 3:药用忍冬藤 30 克、丹参 30 克、半枝莲 15 克、白花蛇舌草 15 克、龙葵 12 克、猪苓 15 克、茯苓 15 克、虎杖根 15 克。治宜解毒祛瘀、清热通淋。

以上 3 型随症加减:若有肾阳虚者,则酌加补骨脂、肉苁蓉、淫羊藿等温肾药;若尿血者,则配伍仙鹤草、茜草炭、蒲黄炭等收涩且具活血止血药;若小腹胀满不舒者,则加用小茴香、乌药等理气通络药;若脾胃虚弱者,则对基本方中苦寒之药进行减量,并配伍炒薏苡仁、焦山楂、焦白术、炒谷麦芽等健运脾胃药。[4]

7. 裴正学分 3 型

(1) 膀胱实热型　症见尿血鲜红,或小便黄

① 陈磊,周智恒. 膀胱癌术后中药治疗 45 例临床观察[J]. 中国中西医结合外科杂志,2004,10(4):318-319.
② 余朋千,睢文发. 实用中西医肿瘤治疗大全[M]. 重庆:重庆大学出版社,1995:229.
③ 张蓓,周志伟. 实用中西医结合肿瘤学[M]. 广州:广东人民出版社,2004:273-274.
④ 嵇冰,等. 国家级名老中医周维顺恶性肿瘤治疗经验集[M]. 杭州:浙江大学出版社,2016:134.

赤,灼热短涩,或尿时作痛,少腹拘急疼痛,发热心烦,夜寐不安,口干口苦,口舌生疮,舌红苔黄腻,脉滑数。治宜清热泻火利湿、凉血止血。方用小蓟饮子合八正散合阿发煎麦汤加减,龙胆泻肝汤、三仁汤亦可加减用之:瞿麦15克、萹蓄15克、石韦20克、滑石10克、木通6克、生地黄12克、淡竹叶10克、栀子10克、当归10克、血余炭10克、麦冬10克、丹参10克、牡丹皮10克、小蓟15克、蒲黄6克、藕节15克、甘草梢6克。随症加减:若见寒热口苦,呕恶,加小柴胡汤以和解少阳;若见实热较盛,腹胀、大便秘结,大承气汤以泻实热;湿热伤阴,发热者,竹叶石膏汤有效。每日1剂,水煎服。

(2)瘀血内阻型 症见尿血夹块色暗,小便点滴而下或尿细如线,尿时痛甚,甚则小便阻塞,完全不通,小腹胀满疼痛,舌紫暗或有瘀点,脉涩。治宜化瘀散结、活血止血。方用桃红四物汤、抗癌四药、尿频一对加减:桃仁10克、红花6克、生地黄12克、桂枝12克、当归10克、川芎6克、牛膝15克、生大黄10克、琥珀(粉吞)3克、血余炭10克、小蓟15克、仙鹤草30克、三棱10克、莪术10克、海藻10克、昆布10克、菟丝子15克、小茴香10克。随症加减:气滞腹胀痛者,加沉香、乌药、乳香、没药以疏通气机;瘀热在里,症见口干不欲饮,苔黄者,加赤芍、生地黄、栀子以清热凉血;气血两亏而见神疲乏力,头晕心悸,面色不华,加黄芪、白术、熟地黄、白芍、黄精益气养血。每日1剂,水煎服。

(3)脾肾不足型 症见尿血色淡,经久不愈,或小便不畅,小腹坠胀,神疲乏力,气短声低,头晕耳鸣,腰膝酸软无力,食欲不振,舌淡苔薄,脉细弱。治宜健脾益肾、固摄止血。〔方药见563页辨证施治4.(2)〕①

8. 孙桂芝分3型

(1)湿热下注型 症见血尿,伴尿频,尿急,尿痛,腰背酸痛,下肢浮肿,或腹满纳呆,或心烦口渴,夜寐不安,舌苔黄腻,舌质红,脉滑数或弦数。治宜清热利湿、凉血止血。〔方药见561页辨证施治1.(2)〕

(2)肾气亏虚型 症见血尿,呈间歇性、无痛性,伴腰膝酸软,倦怠乏力,或伴纳呆食少,消瘦,舌淡暗,苔薄白,脉沉细无力。治宜健脾补肾、温阳止血。〔方药见564页辨证施治5.(1)〕

(3)瘀毒蕴结型 症见血尿,尿中可见血块,或尿恶臭带腐肉,排尿困难或闭塞不通,少腹坠胀疼痛,舌质暗有瘀点、瘀斑,脉沉细。治宜清热解毒抗癌、通淋散结。〔方药见562页辨证施治2.(2)〕②

9. 马成杰等分3型

(1)湿热下注证 症见血尿、尿急、尿痛、尿频、腰背酸痛、下肢浮肿,或纳呆食少,或心烦口渴夜寐不能,舌苔黄腻,舌质红,脉滑数或弦数。治宜清热利湿、凉血解毒。方用八正散合四生汤加减。〔方药见561页辨证施治1.(3)〕

(2)瘀毒蕴结证 症见血尿,尿中有血块、腐肉,味恶臭,排尿困难或闭塞不通,少腹坠胀疼痛,舌质黯有瘀点,脉沉细。治宜解毒祛瘀、清热通淋。〔方药见562页辨证施治2.(3)〕

(3)脾肾亏虚证 症见无痛血尿,小便无力,面色白,腰酸膝软,头晕耳鸣,体倦乏力,大便溏,舌质淡,苔白腻,脉沉细无力。治宜补脾益肾、温阳止血。〔方药见563页辨证施治4.(3)〕③

10. 何勇分4型

(1)湿热下注型 症见小便短赤灼热,尿色紫红,伴尿痛、尿急、尿频或排尿不畅,下腹胀痛,下肢浮肿,腰酸,舌苔黄腻,脉弦数。治宜清热利湿。〔方药见561页辨证施治1.(4)〕

(2)瘀血内阻型 症见尿血时多时少,小便涩痛,小腹疼痛,舌苔薄白,舌质紫黯,脉细弦涩。治宜活血化瘀、理气止痛。方用少腹逐瘀汤合失笑散加减:当归12克、赤芍30克、生蒲黄(包煎)12克、炒五灵脂9克、延胡索12克、没药9克、炒

① 黄邦荣,王兰英. 裴氏实用肿瘤学[M]. 兰州:甘肃科学技术出版社,2013:344.
② 孙桂芝. 孙桂芝实用中医肿瘤学[M]. 北京:中国中医药出版社,2009:343-344.
③ 马成杰,李忠. 膀胱癌的中西医结合诊治[J]. 中国临床医生杂志,2007,35(5):13-16.

小茴香 3 克、川芎 12 克、天台乌药 12 克、莪术 15 克、猪苓 15 克。随症加减：若尿血多者加仙鹤草 30 克、血余炭 30 克、藕节炭 30 克、三七参 9 克。

（3）阴虚火旺型　症见小便不爽，尿血色淡红，神疲，腰酸，五心烦热，形体消瘦，盗汗，舌苔薄黄，舌质红绛，脉细数。治宜滋阴降火、凉血解毒。〔方药见 563 页辨证施治 3.(2)〕

（4）脾肾亏虚型　症见无痛血尿，小溲无力，腰酸膝软，小腹下坠，面色白，倦怠无力，头晕耳鸣，大便溏薄，舌质淡，舌苔薄白腻，脉沉细。治宜补中益气、温补肾阳。〔方药见 563 页辨证施治 4.(4)〕①

11. 马纯政分 3 型

（1）湿热下注型　症见血尿、尿急、尿痛、尿频、腰背酸痛、下肢浮肿，或纳呆食少，或心烦口渴、夜寐不安，舌苔黄腻，舌质红，脉滑数或弦数。〔方药见 562 页辨证施治 1.(6)〕

（2）湿瘀毒蕴型　症见血尿，尿中有血块、腐肉，味恶臭，排尿困难或闭塞不通，少腹坠胀疼痛，舌质暗有瘀点，脉沉细。〔方药见 562 页辨证施治 2.(5)〕。

（3）脾肾两虚型　症见间歇性、无痛性血尿，腰膝酸软，神疲乏力，或伴腹胀、纳呆、消瘦，舌淡红，苔薄白，脉沉细无力。〔方药见 563 页辨证施治 4.(6)〕

临床应用：中西医结合辨证治疗膀胱癌 31 例，其中湿热下注型证 11 例，脾肾两虚型主 8 例，湿瘀毒蕴型为主 12 例，用中医辨证结合膀胱灌注，用顺铂 30～60 毫克，或丝裂霉素 10～20 毫克，每周 1 次，连用 12 次；后改为每月 1 次，连用 6 次；再改为每 3 个月 1 次，连用 4 次结束化疗。结果治疗组 31 例，半年生存 30 例（96.77%），1 年生存 26 例（83.87%），2 年生存 19 例（61.29%），3 年生存 16 例（51.61%）。明显优于化疗对照组。②

12. 刘嘉湘分 4 型

（1）湿热下注证　症见小便短赤伴尿痛、尿频、排便不畅，少腹胀痛，发热，下肢浮肿，腰酸，舌苔黄腻，脉弦数。治宜清热解毒利湿。〔方药见 562 页辨证施治 1.(7)〕

（2）瘀血内阻证　症见小便尿血，时多时少，排尿不畅，伴小便涩痛，小腹疼痛，舌苔薄白，舌质紫黯，脉细弦涩。治宜活血化瘀理气。刘嘉湘经验方 3：当归 12 克、赤芍 12 克、莪术 12 克、八月札 12 克、龙葵 15 克、蛇莓 30 克、白英 30 克、猪苓 15 克、乌药 12 克。

（3）阴虚内热证　症见小便不爽，尿血色鲜红，腰部酸痛，形体消瘦，舌苔薄黄，舌质红绛，脉细数。治宜滋阴降火解毒。〔方药见 563 页辨证施治 3.(4)〕

（4）脾肾阳虚证　症见无痛血尿，小便无力，腰酸膝软，小腹下坠，面色无华，倦怠乏力，头晕耳鸣，大便溏薄，舌质淡，苔薄白腻，脉沉细。治宜健脾温肾，清热解毒。刘嘉湘经验方 4：黄芪 30 克、党参 12 克、白术 12 克、茯苓 12 克、淮山药 15 克、白花蛇舌草 30 克、龙葵 15 克、土茯苓 12 克、甘草 6 克、菟丝子 12 克、补骨脂 12 克、制附子 12 克、鸡内金 12 克。③

13. 郑玉琰分 3 型

（1）湿热型（下焦湿热，邪毒蕴蓄膀胱）　以无痛血尿或伴尿短赤，少腹不适或微痛为主症，发烧或不发烧，舌苔白腻或黄，脉滑或滑数。此时多为初期病症。治宜清热解毒利湿攻癌。〔方药见 562 页辨证施治 1.(9)〕

（2）脾肾两虚型　症见疲乏无力，可无明显症状，脾虚者纳少，少腹胀，大便塘；肾气虚者腰酸痛，尿频或少量血尿，脉沉缓，舌苔薄白，舌质淡，边缘有齿痕。治宜健脾补肾，兼以解毒。〔方药见 564 页辨证施治 4.(9)〕

（3）肾虚型　症见病程日久，有时头晕失眠，腰酸腿软，尿频，尿道灼痛，血尿或有时浓尿奇臭，下肢浮肿，脉沉细，舌质淡红，苔薄白，此系肾气不足，湿热未清。治宜补肾解毒利湿。〔方药见 564

① 何勇．膀胱癌中医及中西医结合诊疗模式初探［J］．国医论坛，2006，21(6)：17．
② 马纯政．中医辨证结合膀胱灌注治疗膀胱癌 31 例［J］．中医研究，2004，17(4)：26，28．
③ 刘嘉湘，等．刘嘉湘谈肿瘤［M］．上海：上海科技教育出版社，2004：105－106．

页辨证施治5.(3)〕

临床观察：经中医药或中西医结合治疗10例膀胱癌6个月以上。在10例中3例单纯经中医药治疗，其中2例显效，1例有效（带癌生存10年），另7例电灼后有5例复发，经中医药治疗2例治愈，3例有效（带癌生存3～13年），此3例有2例并用噻替哌膀胱灌注，总量1～2克，1例五氟尿嘧啶膀胱灌注，总量20克，2例无复发。此10例均经病理证实。[①]

经 验 方

一、一般方（未明确是否与其他治疗合用方）

1. 桃红乳没散　桃仁30克、红花30克、生乳香30克、生没药30克、血竭20克、阿魏10克、冰片6克。上药共研细末，用酒、醋各半调成稠糊状，敷于痛处，每24小时换药1次，7天为1个疗程。可反复应用。活血化瘀止痛。适用于膀胱癌疼痛。[②]

2. 猪苓桑寄生汤　猪苓30克、沙苑子15克、山慈菇15克、桑寄生30克、白花蛇舌草30克。补肾利水，解毒散结。适用于膀胱癌。[③]

3. 黄芪桑寄生汤　党参15克、黄芪30克、女贞子30克、桑寄生30克、白花蛇舌草30克。益气补肾，利水解毒。适用于体弱气虚的膀胱癌患者。[④]

4. 牡蛎慈菇散　僵蚕15克、生牡蛎60克、昆布15克、海藻15克、土鳖虫5克、炮甲片10克、山慈菇12克、半枝莲30克。软坚散结，活血化瘀，利水解毒。适用于膀胱癌。[⑤]

5. 梨根虎杖汤　藤梨根90克、仙鹤草60克、忍冬藤60克、白毛藤30克、虎杖30克、半枝莲30克、半边莲15克、凤尾草15克、川楝子12克、乌药9克、苦参6克、白芷6克。清热解毒，利水散结。适用于膀胱癌。[⑥]

6. 赵昌基经验方　喜树12克、丹参30克、法半夏10克、滑石15克、石韦15克、萹蓄15克、白花蛇舌草30克、半枝莲30克、田七粉6克、琥珀9克、白英15克、白茅根30克。理气活血，清热解毒，化瘀通淋。适用于膀胱癌邪毒、痰热瘀结型。[⑦]

7. 癌痛散　山奈20克、乳香20克、没药20克、姜黄20克、栀子20克、白芷20克、黄芩20克、小茴香15克、公丁香15克、赤芍15克、木香15克、黄柏15克、蓖麻仁20粒。上药共碾为细末，用鸡蛋清调匀外敷肿瘤疼痛处，6小时更换1次。适用于膀胱癌腰痛者。[⑧]

8. 膀胱癌方4　龙葵30克、蛇莓15克、白英30克、土茯苓30克、灯心草30克、海金砂（布包）9克。每日1剂，水煎，分2次服。适用于各期膀胱癌。[⑨]

9. 膀胱癌方5　半枝莲30克、大蓟30克、小蓟30克、黄柏9克、六一散（冲服）1包、五苓散15克、蒲黄炭（布包）30克、槐花炭15克。随症加减：血尿不止者，加白及12克、荠菜花15克、田七12克、阿胶（烊化）9克；乏力较甚者，加党参15克、太子参15克、黄芪15克。每日1剂，水煎，分2次服。适用于各期膀胱癌。[⑩]

10. 膀胱癌方6　生地黄12克、牡丹皮9克、泽泻9克、知母9克、玄参9克、川黄柏9克、白芍9克、怀牛膝12克、制龟甲12克。每日1剂，水煎，分2次服。适用于膀胱癌（湿热邪毒未尽，肾阴亏虚者）。[⑪]

① 郑玉琰. 中西医结合治疗膀胱癌的初探[J]. 北京医学,1980,2(4)：252.
② 林丽珠. 肿瘤中西医治疗学[M]. 北京：人民军医出版社,2013：246.
③ 周宜强. 实用中医肿瘤学[M]. 北京：中医古籍出版社,2006：305.
④ 同上.
⑤ 同上.
⑥ 同上.
⑦ 赵晓琴. 赵昌基用中草药治疗肿瘤的经验[J]. 上海中医药杂志,2006,40(8)：23-24.
⑧ 王笑民. 癌症攻防策略[M]. 北京：中医古籍出版社,2005：261.
⑨ 张蓓,周志伟. 实用中西医结合肿瘤学[M]. 广州：广东人民出版社,2004：273-274.
⑩ 同上.
⑪ 同上.

11. **膀胱癌方 7** 黄芪 30 克、白术 24 克、茯苓 24 克、灵芝 30 克、莪术 15 克、龙葵 15 克、蛇莓 15 克、白英 30 克、土茯苓 24 克、白花蛇舌草 30 克、薏苡仁 30 克。每日 1 剂，水煎，分 2 次服。适用于膀胱癌气虚血瘀者。①

12. **参芪贞精汤** 党参 20 克、黄精 20 克、炒白术 20 克、无花果 20 克、当归 12 克、八月札 15 克、女贞子 25 克、绿萼梅 10 克、半枝莲 30 克、生黄芪 30 克、合欢皮 30 克、槲寄生 30 克。扶正培本，益气养阴。适用于膀胱癌。②

13. **谷铭三经验方** 茯苓 15 克、牡丹皮 15 克、赤芍 15 克、三棱 25 克、莪术 30 克、生地黄炭 20 克、当归 15 克、阿胶（烊化）15 克、三七粉（冲服）5 克、薏苡仁 30 克、白花蛇舌草 30 克、蜈蚣 2 条、小蓟 10 克、牛膝 15 克。清热利湿，化瘀散结止血。适用于膀胱癌瘀热互结型。③

14. **武迎梅经验方** 生芪、西洋参、白术、茯苓、当归、赤芍、白芍、生地黄炭、三七粉、生蒲黄、炒牡丹皮、天龙、蜣螂、白花蛇舌草、半枝莲、灵芝。随症加减：湿热蕴结型，加瞿麦、萹蓄；瘀毒蕴结型，加莪术、炮甲片；阴虚火旺型，加知母、龟甲；脾肾两亏型，加菟丝子、枸杞子；若尿血量多，生蒲黄可改用炒蒲黄，或加地榆炭。每日 1 剂，水煎，每剂 2 煎，每煎 200 毫升，早晚分服。同时予以金龙胶囊，每次 4 粒，每日 3 次。对 30 例膀胱癌患者采用中药治疗，同时予以金龙胶囊，每次 4 粒，每日 3 次，饭前服，1 个月为 1 个疗程。结果治疗痊愈 4 例，显效 10 例，有效 12 例，无效 4 例，总有效率 86.67%。④

15. **小蓟饮子加减** 小蓟 30 克、鲜生地黄 30 克、蒲黄炭 30 克、半枝莲 30 克、石见穿 30 克、七叶一枝花 30 克、藕节 15 克、栀子 10 克、三棱 10 克、莪术 10 克、淡竹叶 10 克、三七粉 5 克、当归 10 克、木通（或通草）6 克、六一散 10 克。随症加减：阴虚火旺型，加知母、黄柏、山茱萸、牡丹皮、墨旱莲；脾气亏虚型，加白人参、黄芪、升麻、茯苓、白术；湿热内蕴型，加木通、萹蓄、瞿麦、金钱草。2 个月为 1 个疗程，每日 1 剂，水煎 3 次，取汁 1 500 毫升。配合运动治疗。共治疗 12 例，均治疗 2 个疗程，其中治愈 3 例，好转 7 例，无效 2 例。⑤

16. **抗癌复生汤** 甲片 5 克、生牡蛎 50 克、石韦 20 克、薏苡仁 25 克、僵蚕 25 克、山慈菇 15 克、白及 50 克、蒲黄 15 克、墨旱莲 30 克、三七 5 克、半枝莲 30 克。随症加减：小便滴沥不尽，加杜仲、菟丝子、肉苁蓉；小腹坠胀疼痛，加延胡索、香附、乌药；气阴两虚，加党参、麦冬、五味子；气虚，加党参、白术、茯苓、陈皮、白扁豆；血虚，加当归、熟地黄、阿胶；淋巴转移，加黄药子、泽泻、夏枯草。临床观察：以上方辨证治疗 40 例膀胱癌患者，水煎服，每日 3 次，1 个月为 1 个疗程。结果血尿、疼痛、小腹不适等症状消失 52 例，8 例缓解；肿块消失 12 例，肿块缩小 46 例，肿块未见变化 2 例。⑥

17. **膀胱癌方 8** 生地黄炭 30 克、侧柏炭 30 克、藕节 30 克、白花蛇舌草 30 克、仙鹤草 30 克、白茅根 30 克、墨旱莲 30 克、赤芍 15 克、白芍 15 克、茜草根 15 克、栀子炭 10 克、牡丹皮 10 克、山楂炭 10 克、三七粉（另包冲服）20 克。清热利湿，解毒散结。适用于膀胱癌湿热瘀毒型。⑦

18. **四参二黄汤** 党参、沙参、玄参、苦参、土大黄、大黄、白茅根、扁豆、瞿麦、枳实、芦根、苍术、生地黄、熟地黄、山茱萸。祛毒散结，通淋利窍。每日 1 剂，水煎服，分 2 次服。其中白茅根用量可至 100 克，苍术、枳实、芦根、土大黄每天可用至 50 克。曾用本方治疗 1 例 57 岁男性膀胱癌患者。该患者 1982 年出现间断性肉眼血尿，1983 年经膀胱镜检查诊断为膀胱癌。服本方 40 天后血尿消

① 张蓓,周志伟. 实用中西医结合肿瘤学[M]. 广州：广东人民出版社,2004：273 - 274.
② 方青,莫剑翎. 参芪贞精汤治疗晚期癌症 27 例[J]. 浙江中医杂志,2003,38(7)：293.
③ 谷言芳,等. 谷铭三治疗肿瘤经验集[M]. 上海：上海科学技术出版社,2002：10.
④ 武迎梅,时水治. 中草药配合金龙胶囊治疗中晚期膀胱癌 30 例临床观察[J]. 北京中医杂志,2002,21(2)：127 - 128.
⑤ 李虹. 小蓟饮子加减治疗膀胱癌的体会[J]. 中国中医药信息杂志,2001,8(9)：80.
⑥ 李东振,等. 抗癌复生汤治疗膀胱癌 60 例观察[J]. 中医函授通讯,1999,18(4)：44 - 45.
⑦ 杨柱星. 中华名老中医治癌效方集成[M]. 南宁：广西民族出版社,1999：394.

失，一般情况较好，上班工作3年未见复发。①

19. **新丹配膀胱汤** 方① 膀胱汤：当归15克、赤芍15克、生地黄15克、木通15克、滑石15克、海金沙15克、半枝莲30克、二蓟炭30克、白茅根30克、薏苡仁30克、白花蛇舌草30克、金钱草30克、知母12克、黄柏12克、炒木鳖子仁12克、银花24克、天花粉12克、乌贼骨24克。方②新丹：蜈蚣240克、地龙96克、蛇蜕96克、蝉蜕96克、象牙粉(现禁用)96克、枸杞子96克、全蝎174克、白僵蚕48克、乌贼骨48克、蕲蛇肉48克、制马钱子48克、炒木鳖子仁48克、鹿角霜48克、赤小豆48克、白芷48克、黄药子48克、黑芝麻48克、甲片24克、露蜂房24克、铁甲军24克、炮姜24克、土贝母24克、杏仁24克、枳壳15克、云苓15克、草薢15克、海金砂15克、乌梅肉15克、木通15克、大黄15克、斑蝥6克、防风12克、柴胡9克、青皮9克、樟脑9克、炒巴豆(带皮)4.5克、炒蟾蜍(焦)15个。膀胱汤每日1剂，水煎，分2次服；新丹各药共研细末，炼蜜为丸，每丸10克，每次0.5～1丸口服，每日1次。祛瘀解毒抗癌。天津市和平区东兴市场卫生院用本方治疗膀胱癌多例，有较好的效果，能使癌肿明显消失，尿道畅通，膀胱颈恢复正常。注意事项：服用煎剂以后，如有腐烂组织由尿排出或有尿血时，不宜止血，可以因势利导，使膀胱内血污排尽。服用丸剂时部分患者可有恶心，不必停药，继续服之。②

20. **自拟犀角承气汤** 犀角(水牛角代，先煎)30克、龟甲(先煎)30克、桃仁10克、牡丹皮10克、川朴10克、薏苡仁30克、泽泻10克、枳壳10克、甘草梢10克。凉血散血，清热解毒，止血。配合西药治疗。适用于膀胱癌血尿。③

21. **小蓟饮子加减** 小蓟30克、鲜生地黄30克、蒲黄炭30克、藕节15克、淡竹叶6克、栀子10

克、三棱10克、莪术10克、半枝莲30克、石见穿30克、田七粉(兑服)6克、七叶一枝花30克、甘草6克。随症加减：阴虚火旺型，加知母10克、黄柏10克、山茱萸15克、牡丹皮12克、墨旱莲15克；脾气亏虚型，加白参(另蒸兑服)10克、黄芪15克、升麻6克、茯苓15克、白术10克；湿热内蕴型，加木通10克、萹蓄10克、瞿麦10克、金钱草30克。凉血止血，化瘀解毒。适用于膀胱癌。④

22. **朱曾柏经验方** 枸杞子15克、天麻15克、炙黄芪10克、新开河参10克、白木耳30克、香菌15克、白花蛇舌草30克、半枝莲30克、海金沙100克、三七(碾极细末，分次吞服)15克、炙甘草10克。活血化瘀，解毒散结。适用于膀胱癌瘀血阻滞毒结型。⑤

23. **莲蓟地花汤(上海中医学院附属曙光医院)** 半枝莲30克、大蓟30克、小蓟30克、六一散(包)30克、五苓散15克、蒲黄炭15克、藕节炭15克、贯仲炭15克、知母9克、黄柏9克、生地黄12克、车前子(包)30克、槐花15克。随症加减：血尿不止，加白及12克、荠菜花15克、阿胶9克、三七12克；乏力较甚，加党参15克、太子参15克、黄芪15克。每日1剂，水煎，分2次服用。本方治疗膀胱癌32例，治疗后生存1年以上19例，占59.38%；2年以上11例，占34.38%；3年以上6例，占18.75%；4年以上4例，占18.75%；5年以上3例，占9.38%。⑥

24. **知柏银蓟汤(庞泮池经验方)** 知母9克、黄柏6克、大蓟9克、小蓟9克、生地黄12克、蒲黄炭9克、泽泻9克、金银花9克、山茱萸3克。水煎服。琥珀末1.5克，吞服。本方治疗膀胱癌11例，取得显著疗效，已存活5年如正常人。⑦

25. **三蛇解毒汤(宋彬彬经验方)** 白花蛇舌草30克、龙葵30克、白英30克、土茯苓30克、蛇

① 陈熠. 肿瘤单验方大全[M]. 北京：中国中医药出版社，1998：580.
② 陈熠. 肿瘤单验方大全[M]. 北京：中国中医药出版社，1998：581-582.
③ 蒋松定. 中西医结合治疗膀胱癌血尿15例临床疗效观察[J]. 中国乡村医药，1997，4(5)：15.
④ 蒋益兰，等. 中医辨证与化疗治疗晚期膀胱癌56例对比观察[J]. 湖南中医杂志，1994，10(3)：3-4.
⑤ 朱曾柏. 癌症医案2则[J]. 中医杂志，1993，34(12)：720-721.
⑥ 郎伟君，孟立春. 抗癌中药一千方[M]. 北京：中国医药科技出版社，1992：354.
⑦ 郎伟君，孟立春. 抗癌中药一千方[M]. 北京：中国医药科技出版社，1992：358.

莓 30 克、蛇六谷 30 克、土大黄 30 克。每日 1 剂，水煎，分 2 次服用。用本方治疗 1 例膀胱癌，治疗后血尿消失，获显效。①

26. 僵蚕软坚汤（倪毓生） 生牡蛎 60 克、昆布 15 克、海藻 15 克、土木鳖 5 克、僵蚕 15 克、炮甲片 10 克、山慈菇 12 克、半枝莲 30 克。随症加减：发热，加鳖血炒柴胡、青蒿梗；胸部痞闷，加佛手、绿萼梅、玳玳花、玫瑰花；脾虚腹胀，加砂仁、蔻仁、茯苓、白术、陈皮；尿血，加炒槐花、地榆炭、十灰丸；纳谷不香者，加谷芽；大便秘结，加大黄、番泻叶、麻仁丸；体弱虚羸者，加人参、黄芪。每日 1 剂，水煎，分 2 次服用。用本方治疗 13 例膀胱癌，治疗后生存 1～3 年 2 例，3～5 年 3 例，5～10 年 4 例，10～16 年 4 例。②

27. 象牙莲蓟汤（刘嘉湘经验方 5） 生地黄 12 克、知母 12 克、黄柏 12 克、蒲黄炭 12 克、大蓟 12 克、小蓟 12 克、象牙（现禁用）屑 12 克、木馒头 15 克、半枝莲 30 克、七叶一枝花 30 克、蒲公英 30 克、车前子 30 克。每日 1 剂，水煎服，分 2 次服用。用本方治疗 6 例膀胱癌，治疗后痊愈 1 例，有效 3 例，无效 2 例。生存 1 年以上 3 例，5 年以上 1 例。③

28. 膀胱癌方 9 白花蛇舌草 30 克、白英 30 克、龙葵 30 克、土茯苓 30 克、败酱草 30 克、车前草 30 克、威灵仙 10 克、海金砂 10 克、灯心草 10 克、蛇莓 15 克、木通 15 克、甘草 12 克。将上药每日 1 剂，水煎，分 2～3 次口服。2 个月为 1 个疗程。用本方治疗膀胱癌患者 35 例，经用药 2～4 个疗程后，2～3 年存活者 10 例；4～6 年存活者 22 例；6 年以上存活者 3 例。根据实验证明，本方能提高小鼠艾氏腹水癌细胞内 cAMP 的水平，临床亦表明，对膀胱癌患者免疫功能有促进作用。④

29. 膀胱癌方 10 干蜀葵 40 克、女贞子 30 克、桑寄生 30 克、白花蛇舌草 30 克、茯苓 30 克、

猪苓 30 克、沙苑子 20 克、鸡内金 20 克、泽兰 12 克、甘草梢 10 克。随症加减：若头晕、气短、疲倦乏力者，加生黄芪 30 克、党参 15 克、何首乌 20 克。将上药每日 1 剂，水煎，分 3 次口服。用本方治疗膀胱癌患者 69 例，其中临床治愈 4 例，显效者 51 例，有效者 6 例，无效者 8 例。总有效率为 88.41％。⑤

30. 膀胱癌方 11 白花蛇舌草 30 克、大蓟 30 克、小蓟 30 克、车前子（包）30 克、六一散（包）30 克、半枝莲 30 克、龙葵 30 克、槐花 15 克、贯仲炭 15 克、藕节炭 15 克、蒲黄炭 15 克、赤芍 15 克、萹蓄 20 克、鸡内金 20 克、生地黄 12 克、黄柏 10 克、知母 10 克、生甘草 10 克。随症加减：若脾虚者，加生黄芪 20 克、党参 20 克、怀山药 20 克、白术 10 克、陈皮 10 克；若肾虚者，加覆盆子 15 克、枸杞子 15 克、菟丝子 15 克、熟地黄 15 克、肉桂 4 克；若血虚者，加全当归 30 克、何首乌 30 克、鸡血藤 30 克、阿胶（烊化）10 克；若发热者，加柴胡 15 克、生石膏 30 克；若血尿不止者，加茜草 15 克、仙鹤草 15 克、白及 15 克。将上药水煎 3 次后合并药液，分 2～3 次口服，每日 1 剂。1 个月为 1 个疗程。用本方治疗膀胱癌患者 48 例，经用药 3～6 个疗程后，存活 1 年以上者 17 例；2 年以上者 12 例；3 年以上者 8 例；4 年以上者 6 例；5 年以上者 4 例；6 年以上者 1 例。⑥

31. 膀胱癌方 12 生牡蛎 50 克、半枝莲 30 克、白英 30 克、龙葵 30 克、滑石 20 克、鸡内金 20 克、石韦 20 克、赤芍 20 克、海藻 15 克、昆布 15 克、炮甲片 15 克、车前草 15 克、山慈菇 10 克、木通 10 克、竹叶 10 克、黄柏 10 克、知母 10 克。随症加减：若疲倦乏力者，加党参 20 克、生黄芪 20 克、太子参 20 克；若胸部痞闷者，加佛手 15 克、玫瑰花 15 克、桔梗 15 克、白芍 15 克；若腹胀腹痛者，加延胡索 12 克、香附 12 克、陈皮 12 克、砂仁

① 郎伟君，孟立春. 抗癌中药一千方[M]. 北京：中国医药科技出版社，1992：361.
② 郎伟君，孟立春. 抗癌中药一千方[M]. 北京：中国医药科技出版社，1992：362.
③ 郎伟君，孟立春. 抗癌中药一千方[M]. 北京：中国医药科技出版社，1992：363.
④ 李世文，康满珍. 当代妙方[M]. 北京：人民军医出版社，1990：515.
⑤ 同上.
⑥ 李世文，康满珍. 当代妙方[M]. 北京：人民军医出版社，1990：515－516.

12 克;若血尿者,加地榆炭 10 克、炒槐花 10 克、茜草 10 克、仙鹤草 10 克;若食欲减退者,加谷芽 10 克、麦芽 10 克、山楂 10 克;若大便秘结者,加生大黄 10 克、番泻叶 10 克。将上药水煎 3 次后合并药液,分早、中、晚口服,每日 1 剂。2 个月为 1 个疗程。用本方治疗膀胱癌患者 25 例,经用药 2～3 个疗程后,存活 1～3 年者 9 例;4～5 年者 6 例;6～10 年者 5 例;10～12 年者 4 例;15 年者 1 例。[1]

32. 楼建国经验方　凤尾草 30 克、瞿麦 15 克、忍冬藤 30 克、大小蓟各 30 克、龙牙草 30 克、针包草 15 克、侧柏叶 9 克、白茅根 18 克、土茯苓 30 克、猪茯苓各 15 克、炮姜 4.5 克、栀子 12 克、蒲黄 6 克、皂角刺 9 克。活血散结,清热利湿。适用于膀胱癌热伤血络瘀结型。[2]

33. 龙蛇羊泉汤(谢桐经验方)　龙葵 30 克、白英 30 克、蛇莓 15 克、海金砂 9 克、土茯苓 30 克、灯心草 9 克、威灵仙 9 克、白花蛇舌草 30 克。每日 1 剂,水煎,分 2 次温服。清热解毒。适用于膀胱癌湿毒较甚者。以本方治疗膀胱癌 21 例。结果 5 年生存率 90.47%(19/21),肿瘤消失 4 例(4/17),肿瘤缩小或由多发变为单个 6 例(6/17)。临床观察以乳头状瘤、临床分期属于 T_1、T_2 期效果较好。部分患者免疫功能测定,绝大多数显示对免疫功能有促进作用。本方由具有清热解毒作用的龙葵、白英、蛇莓等八味药物组成。实验证明本方能提高小鼠艾氏腹水癌细胞内 cAMP 的水平,临床亦表明对膀胱癌患者免疫功能有促进作用。[3]

34. 复方斑蝥丸　斑蝥 15 克、大黄 25 克、人参 20 克、猪苓 25 克。制法用法:① 斑蝥用 50°白酒浸泡一昼夜,加温至 60℃ 10 分钟,过滤去渣用酒 150 毫升;② 将大黄、人参、猪苓轧成细粉;③ 将斑蝥酒与药粉混合搅拌,然后用蛋清调之,以适合团成绿豆粒大小丸,干燥后备用。并根据不同病期,结合辨证与辨病的原则,选用白花蛇舌草、山豆根、夏枯草、土茯苓、薏苡仁、半枝莲、黄芪、丹参、黄柏、五加皮、当归等。每次 5 粒,每日 3 次。解毒抗癌。适用于膀胱乳头状癌、腺癌、浸润型癌及非上皮性肿瘤。应用我院自制的"枯痔液"经膀胱镜做瘤体内注射,每次 3～6 毫升,每周 1～2 次。用本方与其他治疗方法治疗膀胱肿瘤 23 例,总有效率 78%,其中临床治愈 3 例、显效 1 例、有效 14 例、无效 5 例。观察发现,本疗法适用于非浸润型、T_1～T_2 期的乳头状肿瘤。若血尿,可用地榆炭 100 克,加食醋 500 毫升,煎至 300 毫升,每日 1 剂,分 2 次服完。[4]

35. 复方二蓟汤(上海中医学院附属曙光医院方)　1 号方:半枝莲 30 克、大蓟 30 克、小蓟 30 克、蒲黄炭 30 克、贯众炭 30 克、槐花炭 30 克、知母 12 克、黄柏 12 克、生地黄 12 克、车前子 30 克、赤苓 12 克、猪苓 12 克、白花蛇舌草 30 克。随症加减:血尿,加栀子 12 克、牡丹皮 9 克、乌蔹莓 30 克、水牛角 30 克;小便不畅,加瞿麦 12 克、萹蓄 12 克、木通 9 克、海金沙 30 克。凉血止血,解毒抗癌。适用于膀胱癌;2 号方:生地黄 12 克、知母 12 克、黄柏 12 克、蒲黄炭 12 克、大蓟 12 克、小蓟 12 克、象牙屑(现禁用)12 克、木馒头 15 克、半枝莲 30 克、七叶一枝花 30 克、车前子 30 克、蒲公英 30 克。每日 1 剂,水煎,分 2 次温服。清热泻火,利湿止血。适用于膀胱癌下焦湿热较显者。上海中医学院附属曙光医院以 1 号方治疗膀胱癌多例均有疗效,在全部病例中存活 3 年以上者 15.33%。又以 2 号方治疗膀胱癌 6 例,显效 1 例、有效 3 例、无效 2 例,总有效率为 66.7%。[5]

36. 蛇桑汤　方①:桑寄生 30 克、白花蛇舌草 30 克、黄芪 30 克、党参 15 克、茯苓 30 克、女贞子 30 克。方②:桑寄生 30 克、白花蛇舌草 30 克、沙苑子 15 克、山慈菇 15 克、猪苓 30 克。每日 1 剂,水煎,早晚分服。益气补肾,清热解毒,淡渗利湿。方①适用于体虚者,方②适用于体质较好者。

① 李世文,康满珍. 当代妙方[M]. 北京:人民军医出版社,1990:516.
② 楼建国. 癌症治验两则[J]. 浙江中医学院学报,1990,14(5):53.
③ 谢桐,等. 中药治疗膀胱肿瘤远期疗效观察[J]. 上海中医药杂志,1982(4):11-12.
④ 张守谦,等. 地榆炭、醋煎剂和斑蝥治疗膀胱肿瘤 23 例临床观察[J]. 黑龙江中医药,1982(4):27-28,36.
⑤ 杨今祥. 抗癌中草药制剂[M]. 北京:人民卫生出版社,1981:281.

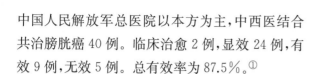

中国人民解放军总医院以本方为主,中西医结合共治膀胱癌40例。临床治愈2例,显效24例,有效9例,无效5例。总有效率为87.5%。①

二、手术后,与放、化疗等合用方

1. 自拟膀胱癌方　龙葵30克、蛇莓15克、薏苡仁30克、黄芪20克、黄精15克、白花蛇舌草15克、白术15克、茯苓15克、莪术9克。随症加减:便秘者,加麻仁10克、大黄(后下)6克;失眠者,加夜交藤15克、远志9克;恶心者,加陈皮9克、砂仁10克;尿血者,加小蓟15克、白茅根15克、三七(冲服)3克。观察96例病例经术后病理证实为非肌层浸润膀胱尿路上皮癌,随机分为治疗组和对照组,治疗组64例,对照组32例。2组患者均经尿道膀胱肿瘤电切术(TUR-BT术)。对照组采用注射用吡柔比星作预防复发灌注药物,治疗组在膀胱灌注吡柔比星的基础上,加服自拟膀胱癌方,每日1剂,水煎服,口服3个月,之后改十全大补丸,每次6克,每日2次,连服6个月。两组病例均完成灌注治疗,术后随访8～28个月,平均随访时间(14.2±5.7)个月。2年内治疗组64例中复发6例,复发率9.38%;对照组32例中复发11例,复发率34.4%,复发病例中肿瘤复发于术后2～22个月,平均11.6个月。治疗组不良反应发生率明显低于对照组。②

2. 膀胱癌放疗后方　半枝莲30克、白英30克、薏苡仁30克、茯苓20克、赤小豆20克、绞股蓝18克、太子参15克、麦冬12克、天冬12克、石斛12克、王不留行12克、沙参10克、赤芍10克、牡丹皮10克、黄柏10克、大黄9克、白术9克、甘草4克。每日1剂,水煎,分2次服。益气养阴,兼以活血散结。适用于放疗后阴伤虚热者。③

3. 膀胱癌放化疗后尿频方　黄芪40克、桂枝10克、巴戟天30克、肉苁蓉30克、煅牡蛎(先煎)30克、煅龙骨(先煎)30克、茯苓30克、山药30

克、砂仁(后下)10克、女贞子15克、墨旱莲30克、山茱萸50克、菟丝子30克、天竺黄15克、车前子20克、芡实30克、紫石英30克、柴胡30克、黄芩20克。3剂,水煎6包(200毫升),每日1包,分2次服。补肝温肾,镇肝潜阳,疏肝健脾。治疗80岁男性患者,膀胱癌术后,及放化疗后尿频,夜尿5～6次,辨证属肝肾亏虚,肝阳偏亢。以上方治疗,患者服后睡眠改善,精神好转,夜尿次数明显减少,憋尿时间较前延长,每次尿量增加。④

4. 消积肾气汤　土茯苓15克、蜈蚣10克、菊花10克、熟地黄15克、砂仁3克、山茱萸15克、山药15克、牡丹皮10克、泽泻10克、生黄芪15克、肉桂6克、夏枯草15克、天龙3克。膀胱化疗期膀胱灌注配合治疗。观察膀胱癌患者47例,口服中草药,手术患者按疗程继续进行膀胱灌注治疗。结果47例患者经中草药治疗后,6个月复发1例,1年复发2例。结论:中药配合膀胱灌注较单纯膀胱灌注对防治膀胱癌术后复发有显著作用,而且可明显减轻膀胱灌注引起的不良反应。⑤

5. 消癥汤(刘猷枋经验方)　薏苡仁30克、黄芪20克、黄精20克、白花蛇舌草15克、猪苓15克、莪术9克、土贝母9克。观察60例膀胱癌患者,在常规膀胱灌注羟喜树碱的基础上联合消癥汤能明显降低术后复发率,减少膀胱灌注后尿频、尿急、肉眼血尿、发热、恶心及尿常规异常的发生率,提高患者生活质量。⑥

6. 孙桂芝经验方　党参15克、土茯苓30克、炒白术30克、黄芪30克、山茱萸10克、淮山药10克、熟地黄10克、牡丹皮10克、泽泻10克、桑螵蛸10克、炒杜仲10克、合欢皮30克、酸枣仁30克、灵磁石30克、露蜂房6克、生蒲黄10克、龙葵30克、蛇莓15克、白英30克、金钱草15克、海金沙10克、苦参10克、白茅根10克、干蟾皮6克、五味子8克、瞿麦10克、萹蓄10克、代赭石15

① 杨今祥.抗癌中草药制剂[M].北京:人民卫生出版社,1981:283.
② 张凯.自拟膀胱癌方加减对非肌层浸润性膀胱癌术后复发的影响[J].中医药临床杂志,2014,26(6):591-593.
③ 林丽珠.肿瘤中西医治疗学[M].北京:人民军医出版社,2013:246.
④ 何奇,于振洋.肿瘤复法大方论治心悟[M].北京:人民军医出版社,2013:131-132.
⑤ 寇琦.中西医结合防治47例膀胱癌患者术后复发临床观察[D].北京:北京中医药大学,2012.
⑥ 刘兵.消癥汤联合膀胱灌注羟喜树碱预防浅表性膀胱癌术后复发的临床研究[D].北京:北京中医药大学,2012.

克、鸡内金 30 克、生麦芽 30 克、竹叶 15 克、木通 10 克、生甘草 10 克。补益脾肾,清利湿热。案例:患者,男,68 岁,教师。膀胱移行细胞癌。手术切除后,膀胱内灌注化疗中。症见语声低微,四肢乏力,腰膝酸软,双耳听力下降,尿频、尿急、小便略有涩痛,大便不成形,纳食不香,入睡困难、易醒,舌黯红,苔白腻,脉弦细。以上方水煎服,每 2 日 1 剂,分 2 次服用。并用中成药扶正解毒口服液、健脾益肾颗粒。嘱其戒烟酒,自制赤小豆粥常服。后每 3 个月复诊,诸症好转,精神佳,纳食香,睡眠可,小便通畅。继续膀胱化疗灌注治疗,病情稳定。[①]

7. 膀胱癌方 13 车前子 10 克、萹蓄 15 克、滑石 30 克、瞿麦 20 克、淡竹叶 30 克、生薏苡仁 30 克、生侧柏叶 15 克、栀子 12 克、甘草梢 60 克、生地黄 20 克、生艾叶 20 克、小蓟 15 克、血余炭 20 克、土茯苓 15 克、蒲公英 30 克。每日 1 剂,水煎服。治疗中晚期膀胱癌患者 46 例(治疗组 31 例,对照组 15 例),均经尿道汽化电切术 1 周后,给予羟基喜树碱 20 毫克+生理盐水 50 毫升进行膀胱灌注,药物保留至有尿意再排出。每 10 天 1 次,共 6 次,以后每个月 1 次,共计治疗 18 个月。治疗组同时给予中药治疗。结果两组分别显效 27 例、8 例,有效 3 例、4 例。生存 2 年、3 年分别为 19 例、7 例,16 例、5 例。[②]

8. 复方止痛散(Ⅱ号) 制乳香 10 克、制没药 10 克、血竭 10 克、儿茶 10 克、延胡索 15 克、红花 10 克、刺猬皮 10 克、麝香 2 克、白芍 15 克。上药共为细面,放入胶囊装瓶备用。每日 3 次,每次 6～10 个,温开水送下。适用于膀胱癌。[③]

9. 豆根三草醋蛋汤 山豆根 60 克、夏枯草 60 克、败酱草 60 克、七叶一枝花 60 克、白藓皮 60 克、半枝莲 60 克、黄药子 30 克、山慈菇 30 克、鸡蛋 30 个。上药纳锅内放入大半锅水煮开,待蛋熟捞出,击破蛋皮,再放入锅内煮 2 小时取出去皮,

泡醋内 24 小时即成。每日 1 次,每次吃 3 个,1 月为 1 个疗程。解毒散结。适用于膀胱癌。用本方为主并配合化疗治愈 1 例膀胱癌术后患者。该患者于 1979 年 4 月有肉眼全程血尿,经脱落细胞检查发现癌细胞(移行上皮乳头状癌),住院做瘤基底切除,术后用噻替哌膀胱内注入化疗 1 年,1981 年 6 月复发为多发性膀胱癌,又经天津总医院泌尿科用纤维膀胱镜从尿道内电切,5 天后出院。但术后脱痂时膀胱内大出血,小便不通,小腹刺痛,自服升提止血中药数剂,血止病安。当时因西药噻替哌无法买到,即试用中草药制鸡蛋治疗,照上法连服 3 个月,后又配合化疗。1 年后膀胱镜检查:黏膜光滑,血管走行正常。食欲增加,体力恢复,面色红润,全日上班工作未见复发。[④]

10. 凌耀星经验方 1 生地黄 20 克、熟地黄 20 克、北沙参 12 克、阿胶(烊冲)9 克、滋肾丸(吞)9 克、淫羊藿 9 克、黄芪 20～30 克、党参 12 克、炒白术 12 克、茯苓 12 克、生甘草 9 克、玄参 12 克、仙鹤草 30 克、生地榆 12～15 克、瞿麦穗 12～15 克。随症加减:小便不利,加猪苓 15 克、甘草梢 9 克、木通 6 克、石韦 20 克；排尿痛感,加七叶一枝花 30 克、蒲公英 30 克、黄柏 9 克；膀胱部下滞感,加小茴香 6 克、乌药 12 克；胃中嘈杂不适,加小川连 6 克、淡干姜 6 克、陈皮 9 克、姜半夏 9 克；咽喉梗塞感,加半夏厚朴汤(半夏 9 克、紫苏 12 克、川朴 6 克、茯苓 9 克、生姜 4 片)。案例:徐某某,男,44 岁。1992 年 11 月发现小便终末滴血,一个月后发展为全程肉眼血尿,伴小血块,并有尿频、尿急及疼痛感。B 超检查未见异常。作尿感治疗。1993 年 4 月新华医院膀胱镜检查发现肿瘤,于 4 月 20 日做电切手术,病理切片检查报告为膀胱左侧壁移行上皮乳头状癌Ⅱ级。术后膀胱灌洗 10 次后复发。8 月 9 日再次做尿道膀胱肿瘤电切术(TUR－BT)手术并膀胱灌洗。患者于第 1 次手术后 3 周仍有尿终滴血,前来要求服用中药。调

① 王辉,孙桂芝. 孙桂芝治疗膀胱癌经验[J]. 北京中医药,2011,30(7):492－493.
② 尹爱明,等. 中西医结合治疗膀胱肿瘤疗效观察[J]. 现代中西医结合杂志,2008,17(28):4413－4414.
③ 周宜强. 实用中医肿瘤学[M]. 北京:中医古籍出版社,2006:305.
④ 陈熠. 肿瘤单验方大全[M]. 北京:中国中医药出版社,1998:574－575.

治至今已 1 年余。1994 年 4 月 4 日膀胱镜检查：三角区红斑消失。未见癌症复发，诸多症状消失，恢复正常工作。现仍在服中药调治中。①

三、手术后，单独用方

1. 膀胱癌术后方　大蓟 30 克、小蓟 30 克、白英 20 克、薏苡仁 20 克、生黄芪 20 克、麦芽 20 克、谷芽 20 克、白花蛇舌草 20 克、太子参 15 克、猪苓 15 克、党参 12 克、神曲 12 克、茯苓 12 克、枸杞子 12 克、菟丝子 10 克、白术 10 克、沙参 10 克、甘草 3 克。每日 1 剂，水煎，分 2 次服。益气健脾，收敛止血。适用于膀胱癌各种手术后尿血明显。②

2. 陈熠经验方　柴胡 6 克、赤芍 6 克、当归 9 克、白术 9 克、生地黄 9 克、怀山药 12 克、牡丹皮 6 克、茯苓 15 克、山茱萸 6 克、泽泻 9 克、半枝莲 30 克、白花蛇舌草 30 克、党参 12 克、陈皮 4.5 克、忍冬藤 30 克、连翘 9 克、生甘草 6 克、蒲公英 30 克、萹蓄 12 克、藤梨根 30 克。适用于膀胱癌属气阴两虚，热结膀胱者。收集 11 例膀胱癌术后患者，服药时间自 15 个月到 5 年不等，随访时间 15～78 个月，均未复发。③

3. 膀胱癌方 14　生炙黄芪各 30 克、墨旱莲 15 克、补骨脂 15 克、当归 15 克、白术 10 克、川芎 10 克、莪术 10 克、地龙 10 克、冬葵子 10 克、猪茯苓 15 克。补肾益气，扶正通利。适用于膀胱癌术后。④

4. 何任经验方　太子参 12 克、茯苓 12 克、白术 12 克、炙甘草 9 克、淡竹叶 6 克、白花蛇舌草 9 克、薏苡仁 30 克、黄柏 4.5 克、六味地黄丸（包煎）30 克。扶正祛邪。案例：黄某，男，58 岁。1978 年 5 月 8 日初诊。1977 年 12 月因无痛性血尿于某医学院一院作膀胱镜检查为膀胱肿瘤，行膀胱部分切除手术。病理切片为膀胱移行上皮乳头状癌Ⅱ级。手术后曾在当地服过中药。半年后于 1978 年 5 月 5 日膀胱镜检查为复发，并作电灼处

理。初诊脉濡微数，苔薄。以上方为基础，适当加减：在扶正方面增加或更用党参、沙参、黄芪、天冬、平地木、黄精、红枣、炙鳖甲等；在抗癌方面酌加猪苓、半枝莲等。治疗 3 个月后作膀胱镜检查，未见肿瘤复发。半年后又检查，亦未见复发。以后隔日服用上方，并每日煮食薏苡仁 30 克不间断，已恢复全日工作。⑤

5. 顾振东经验方 1　党参 15 克、白术 15 克、茯苓 12 克、生地黄 15 克、麦冬 20 克、白芍 25 克、黄柏 10 克、败酱草 15 克、车前子 15 克、泽泻 9 克、半枝莲 15 克、白花蛇舌草 30 克、砂仁 10 克、甘草 6 克。水煎服，另三七粉 3 克冲服。适用于膀胱癌术后（包括复发后又手术）。症见头目眩晕，少气懒言，倦怠乏力，心烦失眠，咽干，耳鸣，舌红苔薄，脉细数等症。以基本方去黄柏、知母、败酱草、车前子等清热通淋之品，加黄芪、何首乌、枸杞子、黄精以增益气养阴之效。随症加减：纳呆者，酌减养阴之品，加砂仁、陈皮；眠差者，加酸枣仁。案例：陈某，男，83 岁。膀胱移行上皮癌。未行手术及放、化疗。患者诉排尿不利，时有血尿，或夹有小血块，近日加重，伴腰痛不适，乏力，纳差，眠可，大便略干，舌黯红、苔薄黄，脉虚数。并有冠心病史 10 余年。12 剂后，血尿消失，乏力、纳差等症好转，遂用上方随症加减应用至 1999 年 2 月，除仍时有小便不利外，病情一直较稳定。⑥

6. 抗癌煎剂　猪苓 30 克、白花蛇舌草 30 克、七叶一枝花 30 克、半枝莲 30 克、萹蓄 30 克、制黄柏 30 克、薏苡仁 50 克。膀胱移行上皮细胞癌Ⅰ～Ⅱ级，行膀胱部分切除、膀胱肿瘤电切、电灼 1～2 周后用本疗法预防膀胱癌复发。嘱患者排空尿液后平卧，插入三腔导尿管，取中药煎出液 500～1 000 毫升加入膀胱冲洗机内，接通三腔管的进出管进行自动循环冲洗。患者在左、右侧卧位，俯、仰卧位上轮流改变体位，每一体位保持

① 凌耀星. 中医治癌秘诀［M］. 北京：文汇出版社，1995：237－239.
② 林丽珠. 肿瘤中西医治疗学［M］. 北京：人民军医出版社，2013：246.
③ 肖芸，等. 陈熠运用调神解郁法治疗膀胱癌的临床经验［M］. 中华中医药杂志，2013，28(9)：2632－2634.
④ 马成杰，李忠. 膀胱癌的中西医结合诊治［J］. 中国临床医生杂志，2007，35(5)：13－16.
⑤ 包素珍. 肿瘤名家验案精选［M］. 北京：人民军医出版社，2006：183－184.
⑥ 贾立群，朱世杰. 现代名中医肿瘤科绝技［M］. 北京：科学技术文献出版社，2002：370－371.

15 分钟,使药液在膀胱内均匀分布。治疗 2 小时后排空。先每周 1 次,治疗 6 次;后改为每 2 周 1 次,再治疗 6 次,共 12 次为 1 个疗程。治疗 70 例,1 年无复发者 55 例,占 78.6%;2 年无复发者 48 例,占 68.6%;3 年无复发者 43 例,占 61.8%。[①]

7. 唐汉均经验方 萆薢 12 克、萹蓄 12 克、泽泻 12 克、薏苡仁 12 克、黄柏 12 克、龙葵 30 克、白英 30 克、土茯苓 30 克、白花蛇舌草 30 克、蛇六谷 30 克、茜草 15 克、大小蓟各 15 克、车前子 9 克、生甘草梢 5 克。随症加减:尿血,加藕节炭 15 克、贯仲炭 15 克、蒲黄炭 12 克、阿胶(烊冲)12 克、白及 12 克、琥珀末(吞)2 克、参三七粉(吞)2 克;溲后茎痛,加木通 9 克、瞿麦 12 克、海金砂(包)9 克、凤尾草 15 克;肢软乏力,加太子参 30 克、生黄芪 30 克、白术 15 克、仙鹤草 15 克;食纳不进,加山楂 12 克、黄精 12 克、麦芽 15 克、白豆蔻(后入)3 克;焦虑不安,加丹参 18 克、五味子 9 克、莲心 9 克、柏子仁 12 克、龙骨(先煎)15 克、龙齿(先煎)15 克、珍珠母(先煎)30 克。案例:杨某,男,50 岁。1985 年 2 月因有无痛性肉眼血尿,上海市第一人民医院泌尿科膀胱镜检查,诊断为膀胱癌,做膀胱癌切除手术。术后 3 个月复发,再做电烙术。术后次日即中医药治疗。连续服药 3 个月后膀胱镜复查未发现赘生性癌肿再发,持续服中药治疗 8 年,未见癌肿复发。第 1 年每 3 个月复查膀胱镜,第 2 年每 6 个月复查膀胱镜,第 3、4、5 年每一年复查膀胱镜。尿常规化验每 2~4 周一次。疲劳过度有少量红白细胞及蛋白,自觉尿频、尿急、尿痛以及神疲肢软等症状均减轻、消失。患者在接受中医药治疗的第 2 年便开始参加工作,至今工作、生活一如常人。[②]

8. 寄生猪苓汤(王小雄经验方) 沙苑子 15 克、山慈菇 15 克、桑寄生 30 克、猪苓 30 克、白花蛇舌草 30 克。随症加减:气短、乏力、头晕,加党参 15 克、黄芪 30 克、茯苓 30 克、女贞子 30 克。

每日 1 剂,水煎服,分 2 次服用。本方治疗膀胱癌 53 例,治疗后临床治愈 2 例,显效 33 例,有效 11 例,无效 7 例,总有效率 86.8%。其中有效病例 44 例中有 37 例加用膀胱镜电灼或电切。[③]

9. 膀胱癌组方 ① 二鲜汤:鲜天芝麻 90 克、鲜黄花刺 60 克、半边莲 30 克、沙氏鹿茸草 15 克、酢浆草 15 克、山佩兰 9 克。② 三藤汤:藤梨根 90 克、仙鹤草 60 克、忍冬藤 60 克、白毛藤 30 克、虎杖 30 克、半枝莲 30 克、半边莲 15 克、凤尾草 15 克、川楝子 12 克、乌药 9 克、苦参 6 克、白芷 6 克。每日 1 剂,水煎,煎 2 次分服。杭州市肿瘤医院调查浙江地区用上方治疗膀胱癌多例有一定疗效。案例 1:诸葛×,男,68 岁,确诊为膀胱癌,经用二鲜汤 30 多剂,血尿停止,症状改善,一般情况良好。案例 2:李××,男,60 岁,曾经 4 次手术,将膀胱全切除,但尿道口仍有血性分泌物,服用三藤汤后,血性分泌物消除,自觉症状亦消失。[④]

四、未手术,与放、化疗等合用方

1. 牛角承气汤加减 水牛角(先煎)30 克、龟甲(先煎)30 克、桃仁 10 克、牡丹皮 10 克、厚朴 10 克、薏苡仁 30 克、泽泻 10 克、枳壳 10 克、甘草梢 10 克。每日 1 剂,水煎服。凉血散瘀,清热解毒。用该方配合西药 5-FU、庆大霉素交替膀胱灌注治疗 15 例,结果临床治愈 7 例,好转 5 例,无效 3 例。[⑤]

2. 膀胱癌方 15 黄柏 10 克、知母 10 克、炙黄芪 20 克、白术 10 克、当归 10 克、丹参 10 克、枸杞子 10 克、半枝莲 30 克、蛇莓 30 克、白花蛇舌草 30 克、龙葵 30 克、白英 30 克。随症加减:伴血尿者,可加大小蓟、墨旱莲;少腹疼痛者,可加川楝子、延胡索;合并尿路感染者,可加蒲公英、车前草。临床观察:观察浅表性膀胱肿瘤患者 50 例,随机分为中西医结合治疗组 25 例和手术结合膀胱灌注治疗组(对照组)25 例。治疗组和对照组各 25 例均获随访,随访期为术后 3 年,治疗组有 2 例原位

① 黄腊梅,赵怀. 抗癌煎剂膀胱灌注预防膀胱癌复发观察[J]. 浙江中医杂志,1997,32(10):450.
② 凌耀星. 中医治癌秘诀[M]. 北京:文汇出版社,1995:242-244.
③ 郎伟君,孟立春. 抗癌中药一千方[M]. 北京:中国医药科技出版社,1992:354.
④ 杨今祥. 抗癌中草药制剂[M]. 北京:人民卫生出版社,1981:283.
⑤ 陈孟溪,徐基平. 恶性肿瘤良方大全[M]. 太原:山西科学技术出版社,2006:170.

复发,4例异位复发,复发率为24%,无1例患者死亡。对照组有3例原位复发,7例异位复发,复发率为40%,无死亡。[1]

3. 解毒利湿汤(郑玉瑛经验方)　瞿麦15克、萹蓄15克、石韦30克、黄柏9克、车前子30克、山豆根12克、滑石30克、金钱草30克、苦参9克、赤小豆30克、白茅根30克、木通9克、竹叶9克。随症加减:脾虚,加党参15克、白术10克、茯苓15克、陈皮6克、山药15克;肾虚,加熟地黄15克、枸杞子15克、菟丝子15克、覆盆子10克、肉桂3克;有热,加半枝莲30克、蒲公英15克。每日1剂,水煎,分2次服。本方为主治疗10例膀胱癌,结合噻替哌膀胱冲洗。其中3例单用中药治疗,治疗后2例显效,1例有效,带病生存10年;7例电灼后5例复发,经中药治疗后治愈2例,3例有效(带病生存3~13年),另2例再电灼后坚持服中药一直未复发。[2]

4. 蜣蛇汤　蜣螂虫9克、白花蛇舌草60克、河白草30克、金茶匙30克、半枝莲60克、野葡萄藤60克。随症加减:血尿,加无名异15克;小便不利,加石蟹30克、小茴香9克。每日1剂,水煎2次,分服。用本方配合化疗小剂量穴位注射,治疗膀胱癌42例,有效30例,无效12例,总有效率为71.4%。[3]

五、未手术,单独用方

1. 膀胱癌方16　生炙黄芪各30克、白术15克、猪苓15克、茯苓15克、泽泻18克、海金沙18克、仙鹤草15克、龙葵30克、白茅根30克、女贞子30克、墨旱莲15克。扶正培本,清热活血解毒。适用于膀胱癌术前治疗。[4]

2. 王俊槐经验方　生地黄炭30克、侧柏炭30克、藕节炭30克、白花蛇舌草30克、仙鹤草30克、白茅根30克、墨旱莲30克、赤芍15克、白芍15克、茜草根15克、栀子炭10克、粉牡丹皮10

克、山楂炭10克、三七粉(另包冲服)20克。瞿某,男,73岁。膀胱移行细胞乳头状癌(Ⅰ级)。辨证属湿热瘀毒下注,损伤络脉。治宜清热利湿、凉血止血、化瘀解毒。处以上方,连进3剂,服药1剂血止,小便略黄,诸症渐失,饮食颇佳,大便正常。原方再进5剂,复诊时尿常规正常,仅口干,舌质欠润,苔少,脉弦细。此为血少津亏所致,拟原方加干芦根30克、西洋参15克,清热生津以养血。再进15剂,复查尿常规、B超未见异常病变。追访至1995年11月上旬,患者无任何自觉症状,健康如常人。[5]

3. 顾振东经验方2　党参、白术、茯苓、生地黄、山茱萸、麦冬、白芍、黄柏、知母、败酱草、白花蛇舌草、半枝莲、车前子、甘草。随症加减:血尿甚者,加水牛角、三七粉、小蓟;腰痛者,加杜仲、续断、细辛。益气养阴,清热通淋。适用于年老体弱或晚期肿瘤不适合手术者。症见间歇性、无痛性血尿,或伴有血块,少数患者还出现尿流阻塞、排尿困难或尿潴留,腰痛膝酸,头晕目眩,心悸气短,纳呆少寐,舌红或暗红,薄黄苔或少苔,光剥无苔,脉细数或虚数。[6]

4. 黄芪小蓟汤　黄芪30克、墓头回30克、太子参30克、土茯苓30克、山药30克、小蓟草30克、生地黄40克、藕节炭40克、升麻15克、当归15克、赤芍15克、射干20克、紫草20克、蒲黄20克、茜草炭20克。每日1剂,分2次服。益气举陷,清热解毒,利湿散结,养血止血。适用于膀胱癌。曾用本方加减治疗膀胱癌1例,男,73岁。患者1983年12月初偶见小便带有少量血液与尿道涩痛,当时未予重视。至1984年2月又见尿中带血,且血量较多,经用青霉素、止血敏等药物治疗而收效不显。于市一院B超检查提示"膀胱后壁1.5×1.4厘米占位性病变",建议住院手术治疗。患者年事已高,拒绝手术,遂来诊要求中药治疗。

① 卢子杰,等. 中西医结合治疗浅表性膀胱肿瘤25例疗效观察[J]. 中国中医药信息杂志,2000,7(8):72.
② 郎伟君,孟立春. 抗癌中药一千方[M]. 北京:中国医药科技出版社,1992:354.
③ 杨今祥. 抗癌中草药制剂[M]. 北京:人民卫生出版社,1981:282.
④ 马成杰,李忠. 膀胱癌的中西医结合诊治[J]. 中国临床医生杂志,2007,35(5):13-16.
⑤ 贾立群,朱世杰. 现代名中医肿瘤科绝技[M]. 北京:科学技术文献出版社,2002:369.
⑥ 贾立群,朱世杰. 现代名中医肿瘤科绝技[M]. 北京:科学技术文献出版社,2002:370-371.

症见尿血紫暗,夹有血块,尿道灼痛,面黄形瘦,精神萎靡,食少,舌质红,苔薄白,脉细涩。尿检:蛋白(+),红细胞满视野。证属脾虚气陷,湿热下注,蕴结膀胱,灼伤血络。服本方5剂后尿血锐减,宗原方加乌贼骨40克以增收敛止血之功。又服10剂,未见尿红,尿道不痛。嗣后以上药为基本方,先后用牡丹皮、七叶一枝花、龙葵、六月雪、地龙、五灵脂、续断等药加减,共服142剂,复查3次B超均提示"病灶稳定"。每年追访,情况良好。至1991年已存活7年余,尚能自理生活。①

5. 凌耀星经验方2 黄芪20~30克、党参12~15克、炒白术12~15克、茯苓12~15克、生熟地黄各15克、制首乌15克、全当归9~12克、桑寄生12克、淫羊藿9克、仙鹤草30克、大小蓟各30克、景天三七20~30克、玉米须30克、白茅根30克、半枝莲30克、猪殃殃30克、白花蛇舌草30克。随症加减:大便干结,加制大黄6克、火麻仁15克;腰酸,加续断15克、山茱萸12克;尿血止,去白茅根、大小蓟;尿血多,加地锦草30克、血见愁30克、生蒲黄15克,去猪殃殃;小便不利,去仙鹤草、白茅根、景天三七,加半边莲30克、石韦30克、琥珀末(分2次吞服)4克、猪苓15克;尿蛋白,加山茱萸12克、巴戟天9克、菟丝子(包)15克;血压高,加槐米15克、青木香12克、荠菜花30克,煎汤代水。张某,女,70岁。1989年2月发现无痛性肉眼血尿,血量时多时少,续断1年余。每次均以注射止血针治疗。1990年4月,上海第一人民医院做膀胱镜检查,见膀胱内右侧壁有一个2厘米×2厘米乳头状肿瘤,活检为膀胱乳头状癌。据见症及病史辨证为癌症损络,络伤血溢,血脉亏耗,气阴两虚。治宜健脾益气、滋肾补血、抗癌消瘀,止血利尿。上药调治一年半,各种症状随见随消,血尿时有时无,血量减少,自我感觉良好。1990年9月膀胱镜检查,肿瘤呈乳头状,大小较前次略有缩小。仍按前法调治至1991年8月27

日,调整药物:黄芪30克、炒白术15克、制首乌15克、生熟地黄各15克、山茱萸12克、龟甲胶(烊冲)9克、土茯苓30克、瞿麦15克、石韦30克、一见喜12克、七叶一枝花30克。大便干结,加制大黄6~9克;尿血多,加仙鹤草30克、侧柏炭15克;小便不利,加琥珀末(分2次吞)4克、滋肾丸(包煎)15克。治宜滋养脾肾、泄浊抗癌。前后经单纯中药调治两年,停药1年,后因尿闭去世,健康存活4年余。②

6. 龙蛇羊泉汤(北京医学院第一附属医院方) 龙葵30克、蛇莓15克、白英30克、土茯苓30克、灯心草30克、海金沙9克。每日1剂,水煎煮,分2次温服。清热利尿,解毒抗癌。适用于膀胱癌食欲不馨,尿血尿痛者。北京医学院附属第一医院用于治疗膀胱癌多例有效。张某某,男,40岁,确诊为膀胱乳头状移行细胞癌,分化Ⅱ级。服本方7剂后,食欲改善,体质增强,膀胱刺激症状消失;连服3个月后膀胱镜检:癌块基本消失,膀胱黏膜恢复正常,随访1年多未复发。③

7. 三金汤(霍万韬经验方) 金钱草60克、海金沙30克、鸡内金20克、石韦12克、冬葵子12克、滑石25克、瞿麦20克、萹蓄20克、赤芍15克、木通12克、泽兰12克、甘草梢10克。随症加减:凉血化瘀加生赤芍30克、红花10克、丹参30克、紫草20克、当归尾12克、王不留行30克、牡丹皮12克;清热解毒加白花蛇舌草30克、半枝莲30克。每日1剂,水煎,分2次服用。本方治疗1例膀胱肿瘤,经膀胱镜检查,见右侧输尿管口处膀胱黏膜充血、水肿,其上方1厘米处可见到一黄豆大小突出肿物,膀胱内可见1厘米×0.5厘米×0.5厘米大结石,确诊为膀胱肿瘤。因患者不愿手术,用本方治疗1个月后,再次膀胱镜检未发现异常,随访1年未复发。④

8. 辛温化瘀解毒汤(孙秉严经验方1) 当归15克、三棱15克、桂枝15克、熟地黄30克、肉苁

① 陈熠. 肿瘤单验方大全[M]. 北京:中国中医药出版社,1998:577-578.
② 凌耀星. 中医治癌秘诀[M]. 北京:文汇出版社,1995:240-241.
③ 张民庆. 肿瘤良方大全[M]. 合肥:安徽科学技术出版社,1994:162.
④ 郎伟君,孟立春. 抗癌中药一千方[M]. 北京:中国医药科技出版社,1992:360.

蓉 30 克、赤芍 15 克、莪术 15 克、肉桂 30 克、牛膝 15 克、滑石 15 克、桃仁 15 克、麻黄 10 克、炮姜 30 克、斑蝥 2 个、小茴香 30 克、鹿角霜 10 克、血余炭 10 克、金钱草 15 克、海金砂 10 克。每日 2 次，水煎服。案例：患者冯某，男，59 岁，天津市南开区。于 1965 年 1 月出现规律性血尿，逐渐增多，4 月份加剧，在天津市第二中心医院经膀胱镜检查，见右侧输尿管口外上方有一珊瑚状肿物，约 3 厘米×4 厘米大小，左侧输尿管口正常。膀胱三角区可疑有广泛转移浸润。建议手术治疗，患者未能接受。于 1966 年 12 月来诊。来诊时面色青白，中度贫血，血尿。舌质淡红，舌苔白腻。辨证属寒瘀毒结，治宜辛温化瘀、利尿排毒。上方并配中成药新丹 9 克，每日 1 丸；化毒片 0.5 克，每日 5 片；附子理中丸，每日 1～2 丸。服药后从小便排出白浊物及坏死组织，大便排出黏冻状物。服药至 1967 年 6 月，一切不适症状基本消失，至今健在，并参加体力劳动。治愈 24 年未见复发。[1]

9. 清热散结解毒汤（孙秉严经验方 2） 半枝莲 24 克、陈皮 10 克、生地黄 25 克、赤小豆 25 克、知母 12 克、黄柏 12 克、薏苡仁 15 克、苍术 10 克、滑石 30 克、地肤子 25 克、斑蝥 3 个、牛膝 12 克、苦丁茶 30 克、桃仁 15 克、莪术 15 克、玄明粉（冲服）15 克、二丑 25 克、槟榔 24 克、天冬 15 克、牡丹皮 10 克、蝉蜕 10 克、党参 15 克、皂角 6 克、大黄 15 克。每日 1 剂，水煎服。案例：患者李某，男，73 岁，因尿血伴周身无力，经天津医学院附属医院膀胱镜检查，发现膀胱内肿物约 2.5 厘米×3.0 厘米大小，诊为"乳头状膀胱癌"。1973 年 3 月来诊，形体消瘦，面色苍白。重度贫血，周身倦怠无力，尿频，尿痛，血尿，尿不畅，时有尿失禁。舌质红、苔黄腻，脉洪大而弦。辨证属热瘀毒结，治宜清热解毒、化瘀利尿。上方并配成药新丹 9 克，每日 1 丸；化毒片 0.5 克，每日 5 片；1213 液，每日 100 毫升。服药后患者从尿中排出黏液及烂肉状

坏死组织。3 个月后经天津医学院附属医院复查，肿瘤缩小为 1.5 厘米×2 厘米。1 年后经北京医科大学第一附属医院作膀胱镜检查，见"右输尿管口上方可见一直径为 1.5 厘米的乳头状带蒂肿物"。以后继续服药，肿物完全消失。1983 年复查未见复发。[2]

10. 化瘀解毒汤（孙秉严经验方 3） 红花 10 克、金银花 15 克、炮姜 15 克、滑石 15 克、赤芍 15 克、三棱 15 克、薏苡仁 10 克、大黄 15 克、桃仁 15 克、莪术 15 克、肉桂 15 克、二丑 30 克、土茯苓 30 克、半枝莲 20 克、吴茱萸 10 克、山茱萸 15 克、斑蝥（炒存性）10 个、铁甲军（炒存性）15 克。每日 1 剂，水煎服，早晚服。破瘀攻毒，化结利尿。适用于血瘀毒结型膀胱癌。[3]

11. 孙秉严经验方 4 当归 15 克、炮姜 15 克、麦冬 20 克、滑石 15 克、赤芍 15 克、肉桂 15 克、斑蝥 10 个、牛膝 15 克、菟丝子 20 克、小茴香 15 克、补骨脂 15 克、金钱草 15 克、天花粉 20 克、大黄 10 克、海金沙 10 克、玄明粉（冲服）10 克。滋阴温阳，化瘀攻毒。适用于寒热错杂，瘀滞毒结型膀胱癌。[4]

12. 孙秉严经验方 5 三棱 15 克、滑石 15 克、肉桂 12 克、斑蝥 5 个、大枣 10 克、莪术 15 克、泽泻 15 克、二丑 30 克、枳壳 12 克、水蛭 9 克、蛤蟆 2 个、大戟 9 克、甘遂 9 克、大黄 30 克、木通 30 克、熟地黄 15 克、党参 10 克。温化解毒，破瘀利尿。适用于寒瘀毒结型膀胱癌。[5]

13. 钱伯文经验方 1 知母 12 克、黄柏 12 克、生地黄 24 克、牡丹皮 12 克、泽泻 12 克、茯苓 24 克、山茱萸 12 克、生熟薏苡仁各 24 克、粉草薢 24 克、甘草梢 6 克、天龙 2 条、琥珀面（分 2 次吞服）1.5 克、六味地黄丸（分 2 次吞服）12 克。案例：汪某，男，64 岁。1977 年 3 月初诊。患者因经常血尿，于 1976 年 12 月被诊断膀胱肿瘤，因有严重的冠心病，未手术，求中医治疗。患者尿血时有时无，时多时少，服用止血药未见明显效果，小便时

① 孙秉严. 孙秉严治疗肿瘤临床经验［M］. 北京：科学出版社，1992：89-94.
② 同上.
③ 同上.
④ 同上.
⑤ 同上.

常感淋沥不畅或轻度尿痛等膀胱刺激症状。精神疲乏,腰际酸楚,舌苔微薄,舌质偏红,脉细弦。辨证为高年正气不足,肾阴亏损,湿热下注。治宜滋阴补肾、健脾利湿。坚持服上方半年左右。膀胱镜复查,膀胱右侧壁乳头状肿瘤有所缩小,建议继续服用中药,于是按照原方,继续服药8个多月。1982年随访,未再出现血尿,一般情况良好。由于患者对膀胱镜有所顾虑,未再进行复查。1984年10月随访,健康状况良好。①

14. 郑长松经验方 薏苡仁60克、白茅根60克、夏枯草30克、昆布30克、生牡蛎30克、瓜蒌30克、半枝莲30克、沙参30克、土茯苓30克、玄参30克、清半夏12克、川贝12克、青皮12克、陈皮12克、三棱10克、莪术10克。每剂水煎2遍,共取1 000毫升,分4次温服,每日服2次。案例:周某,男,58岁。膀胱癌,未手术,中药治疗。症见形羸肌削,面色晦暗,呼吸气短,常腰痛,尿血前时常觉小腹部内火燔燎。咳嗽咯痰,胸脘满闷,病势逐年加重20年之久。证属金不生水,毒热内结。治宜清金泄热、解毒化瘀。遂用上方服药1个月有余,尿行已如常时,腰疼亦去十五,纳谷日渐馨香,小腹坠胀痊瘳。上方去玄参、半夏、川贝、青皮、陈皮,加蒲公英60克、丹参30克、海藻30克、鱼腥草30克、紫菀15克、天花粉15克,煎服法同前。患者服药1个月后,腰痛尽止,食纳日增,耻骨部酸楚消失,咳嗽咯痰及胸脘满闷亦明显减轻,体力逐渐恢复,病势日有好转。上方共研极细末,加蜂蜜适量为膏,蒸熟后日服3次,每次1汤匙约9克。服药约半年后,症状消失,1983年11月随访,患者健在,获临床治愈。②

15. 加味五苓散 猪苓15克、茯苓15克、白术15克、生黄芪15克、泽泻18克、海金沙18克、海藻18克、桂枝10克、生地榆30克、薏苡仁30克、白花蛇舌草30克。随症加减:血尿不止者,加琥珀、仙鹤草;小便混浊,加萆薢、射干;小便滴沥不尽,加杜仲、菟丝子;小腹坠胀疼痛,加延胡索、香附、乌药;小便时痛不可忍者,加苍耳子并加大海金沙用量;淋巴转移者,加黄药子、泽泻;肺转移者,加鱼腥草、瓜蒌;直肠转移者,加半枝莲、甲片;宫颈转移者,加农吉利、石燕子。每日1剂,煎汁600毫升,分3次温服。40天为1个疗程。益气利湿,解毒化坚。适用于晚期膀胱癌。案例:郭某,男,74岁,患膀胱癌10个月。面色苍白,精神倦怠,腰痛,小腹痛,小便涩刺痛难忍,尿中夹有血块,有时尿色鲜红,舌淡苔黄,脉沉细无力。用本方加琥珀6克、红花6克、苍耳子6克、仙鹤草30克、党参30克、延胡索10克、杜仲10克、阿胶(烊化)10克,并同服云南白药每次1/4瓶,每日3次。服完1个疗程症状明显减轻,治疗近1年症状基本消失,存活7年以上。注意事项:疗效不满意者,坚持服汤剂;疗效较好者,原方加5倍量改为散剂,每服10克,早晚各1次,白开水送服。治疗期间忌食无鳞鱼、各种动物头蹄肉。③

16. 膀胱癌方17 半枝莲、猪苓、茯苓、泽泻、车前子、滑石、知母、黄柏、生地黄、蒲黄、藕节、贯众、槐花、大小蓟。随症加减:如血尿不止者,加白及、荠菜花、阿胶、三七;乏力较甚者,加党参、太子参、黄芪。34例膀胱癌均单纯应用中医药治疗。1970年以前的2例,分别生存9年和15年余。1970年以后的32例中,生存1年以上者19例,占59.38%;2年以上者11例,占34.38%;3年以上者6例,占18.75%;4年以上者4例,占18.75%;5年以上者3例,占9.38%。④

17. 膀胱癌方18 龙葵30克、蛇莓15克、白英30克、海金沙10克、灯心草10克、土茯苓30克。清凉解毒,通利小便。血尿时加用以下止血药:小蓟草15～30克、血见愁30克、生蒲黄15克或三七粉(吞服)1.5克。随症加减:阴虚内热型,加用大生地黄、北沙参、大麦冬等养阴;湿热下注型,加用黄连、黄芩、黄柏、陈皮、厚朴、大黄等清热

① 董建华. 中国现代名中医医案精华(第二集)[M]. 北京:北京出版社,1990:1022.
② 李济仁,等. 名老中医肿瘤验案辑按[M]. 上海:上海科学技术出版社,1990:46.
③ 张书林,阎凤艳. 加味五苓散治晚期膀胱癌[J]. 四川中医,1989(4):26.
④ 雷永仲. 中医药治疗膀胱癌34例临床分析[J]. 江苏中医药杂志,1981,2(6):25-26.

利湿;气血两虚型,加用党参、黄芪、补中益气丸等补益气血;有血块堵塞尿道者,用京三棱、蓬莪术活血化瘀。33 例膀胱肿瘤患者,治宜清热解毒、散结利尿,辅以补益气血为治则,按该原则中药治疗,部分病例间或加用软坚药,即海藻 15 克、甲片 10 克、昆布 15 克。服法:一般每日 1 剂,单纯型中个别体质好者在住院期间曾日服 2 剂。肿瘤消失后隔日 1 剂,一年半后无复发者可停药。如作预防,亦可继续服药,每周 2 剂。结果:本组中阴虚内热型有 13 例,单服中药后肿瘤即消失者 3 例,其余 10 例中仅 1 例因肿瘤增多并增大而作了全膀胱切除,另 9 例的症状及肿瘤外观均有不同程度的好转和缩小;单纯型 9 例中,1 例 I 级浸润癌服药时左肾已无功能,服药后血尿一度消失,6 个月后因尿毒症及衰竭死亡,其余 8 例均有不同程度的好转,肿瘤缩小,症状改善;湿热下注型及气血两虚型的 11 例中,肿瘤数减少者 1 例,肿瘤缩小者 2 例,服药后未见变化者 7 例,另外 1 例因肿瘤增大、症状严重而做尿流改道术。[1]

六、转移后用方(包括与其他方法联合治疗)

1. **四君芪曲汤** 党参、黄芪、白术、茯苓、甘草、建曲。每日 1 剂,水煎,分 2 次服。健脾和胃,扶正抗癌。适用于膀胱癌。随症加减:清热利湿加知母、黄柏、猪苓、泽泻、车前子、滑石;凉血止血加大小蓟、藕节炭、蒲黄炭、贯众炭、生地黄、阿胶;软坚消瘕加半枝莲、琥珀末。曾用本方治愈 1 例 63 岁女性膀胱癌患者,该患者血尿 4 年,1966 年 3 月经膀胱镜检查,诊断为膀胱癌,于 3 月 24 日就诊,主诉血尿不止,并伴血块,服上方治疗后血尿即止,4 月 30 日膀胱镜复查及治检,又发现右侧输尿管上方有膀胱移行上皮乳头状癌。自膀胱镜检后,血尿复发,继服上方,服药 19 日后血止。坚持治疗,迄今已 14 年 11 个月,一般情况好。[2]

2. **川楝橘核汤** 盐水炒川楝肉 10 克、盐水炒橘核 10 克、赤芍 10 克、天葵子 10 克、炒枳实 10 克、煨三棱 10 克、煨莪术 10 克、海藻 15 克、昆布 15 克、

蒲公英 30 克、紫花地丁 30 克、夏枯草 60 克、白花蛇舌草 60 克、蜂蜜(后下)60 克。上药加水 6 磅,煎至 2 磅,去渣。加蜜熬和。每日 1 剂,分次服用。散结软坚,消肿抗癌。适用于膀胱癌。治疗膀胱癌术后转移 1 例,男,36 岁,1969 年 9 月 19 日初诊,患者于 2 月 3 日切除膀胱及尿道口右侧各 1 个手指头大小的菜花状肿瘤,并将尿道内口两侧黏膜有肿瘤样改变者予以电灼。现在左小腹内胀痛,并牵引左腿疼痛,影响行动。左右腹股沟各发生结节多个,再经详细检查,膀胱内有 2 个白色隆起,认为膀胱癌复发转移,因拒绝第 2 次手术,故请中医诊治,诊脉沉弦而数,痛处拒按。以上法治疗,11 月 3 日腹股沟结节消失,腹痛已平。加白花蛇舌草 120 克续服。至 12 月改汤作丸。次年 4 月 20 日来信云,复查膀胱镜,三角区清晰,两侧输尿管口清楚可见,血管纹理清楚,未见溃疡及结石,膀胱无出血现象,也未见有肿瘤复发现象,随访 3 年,正常工作。注意事项:在服药期间禁食酒、醋、辣椒、胡椒、花椒、生姜、蒜、葱、韭菜、鸡、鸽、羊、狗、牛肉、猪头、猪脚、猪蹄、鲤鱼、鲇鱼、黄颡鱼、虾、蟹;也要禁过劳、气忿烦恼、房事。[3]

3. **钱伯文经验方** 萆薢 12 克、土茯苓 24 克、生熟薏苡仁各 24 克、汉防己 12 克、蒲公英 24 克、夏枯草 12 克、白花蛇舌草 24 克、龙葵 24 克、白英 24 克、天龙 3 克、海金沙 12 克、琥珀 2 克。水煎服。清热利湿。适用于膀胱癌。案例:谢某,男,42 岁,膀胱癌术后,出现少量尿血,并伴有轻度尿频、尿急、尿痛等膀胱刺激症状。诊断为癌肿复发转移。就诊于钱伯文教授。诊治时苔薄微腻,脉弦,治宜清热利湿、佐以消肿。用上方水煎服;小金片,每日 3 次,每次 3 片;牛黄醒消丸,每日 2 次,每次 1.5 克。服药后尿频、尿痛、尿急均有好转,唯胃纳不佳,精神疲倦,四肢无力,苔薄腻,脉弦。治宜益气健脾,佐以消肿。上方加炒党参 12 克、炒白术 12 克、茯苓 24 克、生黄芪 24 克、焦楂曲各 12 克、通关滋肾丸(分吞)12 克,余药

① 谢桐,等. 中药治疗膀胱肿瘤 33 例的初步观察[J]. 上海医学,1979,2(7):11 - 13.
② 陈熠. 肿瘤单验方大全[M]. 北京:中国中医药出版社,1998:581.
③ 陈熠. 肿瘤单验方大全[M]. 北京:中国中医药出版社,1998:589 - 590.

同上。按上方连服 4 个多月,膀胱镜检查,尿道口上方肿块消失,膀胱容量正常,黏膜较前几次清晰,未见新生物。①

单　方

1. 岩七散(王汝俊、王汝生经验方)　组成:岩七(开口箭)100 克、七叶一枝花 50 克。功效主治:清热解毒,消肿散结,强心利尿;适用于膀胱癌尿急癃闭,或淋漓不尽,甚至尿血者。用法用量:每日 3 次,每次 6～10 克,开水送服。注意事项:服药期间忌豆类及香燥腥成食物。②

2. 刀豆薏仁汤　组成:刀豆子 60 克、生薏苡仁 60 克、赤小豆 60 克。适用于膀胱癌。用法用量:每日 1 剂,水煎,分 2 次服。③

3. 土茯苓散　组成:鲜土茯苓 60 克、棕榈子 30 克。适用于膀胱癌。制备方法:将鲜土茯苓洗净,切碎,干燥,捣成粗粉,棕榈子浸泡 12～24 小时,取出与上药共煎汁 2 次,每次煮沸 3 小时,合并后取上清液。用法用量:每日 2 次,每服 50 毫升。④

4. 天胡荽萹蓄汁　组成:天胡荽、萹蓄。适用于膀胱癌,能使间歇性血尿停止,排尿困难及疼痛解除。制备方法:天胡荽 120 克、萹蓄 120 克,均用鲜品捣烂,绞汁,兑白糖服。用法用量:每日 1 剂,分 2 次服。⑤

5. 龙葵羊泉汤　组成:龙葵 30 克、白英 30 克。适用于膀胱癌。用法用量:每日 1 剂,水煎,分 2 次服。⑥

6. 广豆根制剂　组成:广豆根。适用于膀胱癌。用法用量:广豆根注射液,每支 2 毫升,每次

4 毫升,肌内注射,每日 2 次。广豆根片剂,每片 0.1 克,每次 4 片,每日 3 次。⑦

7. 喜树碱制剂　组成:喜树碱。适用于膀胱癌。用法用量:喜树碱钠注射液,每支 2 毫升,每次 20 毫克,加入生理盐水 20 毫升,灌注入膀胱,每日 1 次,连用 3 次为 1 个疗程;喜树碱混悬液,每支 2 毫升(10 毫克),每次 10 毫克,加入 5% 葡萄糖注射液 10～20 毫升静脉注射,每日 1 次。⑧

8. 瞿麦根浸膏　组成:瞿麦根制剂。适用于膀胱癌。用法用量:每次 1～2 克,每日 3 次;瞿麦根粉,每次 1 克外用,撒布于癌肿创面,每日 1 次。⑨

9. 七叶一枝花制剂　组成:七叶一枝花。适用于膀胱癌。用法用量:七叶一枝花散,每次 3～5 克,每日 3 次,1～2 个月为 1 个疗程;七叶一枝花注射液,每支 2 毫升或 5 毫升,每次 2 毫升,肌内注射,每日 2 次。或加入生理盐水 60 毫升膀胱内灌注,每日 1 次,3～5 日为 1 个疗程。注意事项:本药误服过量有明显消化道反应,可对症处理。⑩

10. 肿节风制剂　组成:肿节风。适用于膀胱癌。用法用量:肿节风片,每片 0.3 克,每次 2～3 片,每日 3 次,30 天为 1 个疗程;肿节风注射液,每支 2 毫升,每次 2 毫升,肌内注射,或每次 2～4 毫升加入 5% 葡萄糖注射液或生理盐水注射液 500 毫升中缓慢静脉滴注,每日 1 次。⑪

11. 徐长卿红藤汤　组成:白英 30 克、龙葵 30 克、红藤 30 克、徐长卿 9 克。功效主治:使肿瘤缩小,刺激症状消失;适用于膀胱癌。用法用量:每日 1 剂,水煎服,分 2 次服。⑫

12. 蟾蜍　组成:活蟾蜍。适用于膀胱癌。

① 谢文伟. 中医成功治疗肿瘤一百例[M]. 北京:科学普及出版社,1993:133 - 134.
② 张力群. 中国各民族民间秘方全书[M]. 太原:山西科学技术出版社,2008:465.
③ 周宜强. 实用中医肿瘤学[M]. 北京:中医古籍出版社,2006:305.
④ 同上.
⑤ 同上.
⑥ 同上.
⑦ 同上.
⑧ 同上.
⑨ 同上.
⑩ 同上.
⑪ 同上.
⑫ 同上.

制备方法：活蟾蜍 2 只纱布包捣烂，取汁。用法用量：每晚睡前内服。注意事项：蟾蜍有毒，连服 3 日停数日，防止中毒反应。宜在医生指导下使用。[①]

13. **冬凌草液** 组成：冬凌草。适用于手术及电切除术后的膀胱肿瘤患者。制备方法：冬凌草 200 克煎制或 200 毫升的 1∶1 冬凌草提取液。用法用量：患者骶麻后取平卧位，经尿道导入膀胱一特制的三腔气囊管（F18 - 22 型，即将一般三腔气囊管头端加长至 5 厘米，分开两侧孔，装置加热电阻丝、压力传感器及温度传感器；两侧孔相距 3.5 厘米以上），经尾端线路连接于自行研制的癌肿腔内热疗仪上，将加热到 45℃ 的冬凌草液 200 毫升经尿管注入膀胱内，打开癌肿热疗仪开始热疗，热疗过程中，膀胱内温度控制在 43℃～48℃ 之间，压力控制在 2.9～3.9 千帕，整个热疗过程持续 6 小时。每月 1 次，连续 3 次后改为 3 个月 1 次，1 年后改为半年 1 次。每次热疗前行膀胱镜检及血、尿常规检查。临床应用：40 例患者共热疗 216 次，每例患者平均 5.4 次；随访 32～147 个月，平均（61.0±7.3）个月；其中复发 2 例，其余 38 例均未复发。[②]

14. **膀胱癌食疗方**

（1）**香蕉大枣汤** 组成：香蕉、大枣。功效主治：健胃和中，扶正抗癌；适用于膀胱癌患者失血较多，体质虚弱，便秘症状。用法用量：适量常服。

（2）**薏苡仁赤豆汤** 组成：生薏苡仁 30 克、赤小豆 20 克。功效主治：通淋化湿，扶正抗癌；适用于膀胱癌、小便不利等症。用法用量：上 2 味煮成粥状，作为早餐可以常服。[③]

15. **蜀葵汤** 组成：干蜀葵 40 克。适用于膀胱癌。用法用量：每日 1 剂，分 2 次服用。临床观察：用本方治疗膀胱癌 2 例，均为术后复发，治疗 7 个月作膀胱镜复查，膀胱清晰，无炎症，无肿瘤，

恢复正常工作。[④]

16. **复方莪术液** 组成：莪术 10 克、蟾酥 10 克、猪苓 10 克。功效主治：抑制肿瘤生长，增强局部免疫力；适用于膀胱癌手术后。制备方法：上药煎水提炼成灌肠液。用法用量：于术前、术后分别灌注 10 次，然后第 3、6、9、12 个月时分别灌注 1 个疗程，每个疗程 10 次。临床应用：经随访后 31 例中仅有 1 例原发癌复发，并且无严重的不良反应。[⑤]

17. **地榆醋** 组成：地榆炭 100 克、食醋 500 毫升。适用于膀胱癌。制备方法：地榆炭 100 克，加食醋 500 毫升，煎至 300 毫升。用法用量：每日 1 剂，分次服完，每次服量不限；经过滤及高压灭菌后也可以做膀胱灌注用，每次 20～40 毫升。并用斑蝥烧鸡蛋中药、瘤体注射等配合治疗。临床应用：张守谦等用上方治疗膀胱肿瘤 23 例，包括膀胱乳头状癌 16 例、腺癌 2 例、浸润型癌 2 例、乳头状瘤 1 例、非上皮性肿瘤 2 例，其中肿瘤直径在 5 厘米以上者 20 例。结果临床治愈 3 例，显效 1 例，有效 14 例，无效 5 例。随访 5 年的 13 例中，存活 7 例，其中带瘤生存者 5 例。[⑥]

中 成 药

1. **安替可胶囊** 组成：蟾皮等中药提取物。功效主治：软坚散结，解毒定痛，养血活血；适用于肿瘤治疗，可单独应用，与放疗合用可增强疗效。用法用量：每日 3 次，每次 2 粒，口服，饭后服用；疗程 6 周，或遵医嘱。[⑦]

2. **复方斑蝥胶囊** 组成：黄芪、刺五加、人参、斑蝥等 10 余味中药。功效主治：清热解毒，消瘀散结，有明显的抗肿瘤作用，能增强机体的特异性和非特异性免疫功能；适用于原发性肝癌、肺

① 王笑民. 癌症攻防策略［M］. 北京：中医古籍出版社，2005：261.
② 王瑞，等. 加热冬凌草液膀胱灌注预防膀胱肿瘤复发 40 例［J］. 中国中西医结合杂志，2000，20(2)：153.
③ 陈熠. 肿瘤单验方大全［M］. 北京：中国中医药出版社，1998：590.
④ 郎伟君，孟立春. 抗癌中药一千方［M］. 北京：中国医药科技出版社，1992：358.
⑤ 纪维山，等. 复方莪术液膀胱灌注治疗及预防膀胱肿瘤复发的初步观察［J］. 中华泌尿外科杂志，1991，12(2)：110.
⑥ 张守谦，等. 地榆炭、醋煎剂和斑蝥治疗膀胱肿瘤 23 例临床观察［J］. 黑龙江中医药，1982(4)：27 - 28.
⑦ 林丽珠. 肿瘤中西医治疗学［M］. 北京：人民军医出版社，2013：246.

癌、肠癌、鼻咽癌、泌尿系肿瘤、恶性淋巴瘤、妇科恶性肿瘤等多种肿瘤的治疗，各类肿瘤术后的巩固治疗，也可与化疗、放疗配合使用，增效减毒。用法用量：每日2次，每次3粒，口服。[1]

3. 百令胶囊　组成：发酵冬虫夏草菌丝体干粉。功效主治：补益肺肾，对免疫系统、内分泌系统有双向调节作用，对造血系统有保护作用，具有升高白细胞、消炎、抗肿瘤作用；适用于辅助治疗其他癌症、糖尿病、各种功能衰退症及免疫功能异常。用法用量：每日3次，口服，每次5粒。2个月为1个疗程。[2]

4. 八正合剂　组成：木通、炒车前草、水灯心、萹蓄、瞿麦等。功效主治：清热利湿，通淋散结；适用于膀胱癌患者出现小便热涩刺痛、尿频、血尿、腰背酸沉、小腹不适，苔黄脉数；适用于湿热下注者。用法用量：每日3次，每次15～20毫升，口服。[3]

5. 分清玉淋丸　组成：木通、车前子、萹蓄、瞿麦、栀子等。功效主治：清热泻火，利湿通淋；适用于湿热下注膀胱，临床表现为尿道涩痛，淋沥不畅，腰腹疼痛，发热口干，大便秘结，舌红苔黄，脉数有力者。用法用量：该药为水丸，50粒重3克，每次9克，开水送服，每日1～2次。[4]

6. 尿塞通片　组成：丹参、泽兰、赤芍、红花、桃仁、泽泻等。功效主治：理气活血，利水散结；适用于以小腹刺痛，痛处拒按，尿中有血丝、血块，排尿不畅，舌质黯红有瘀点、瘀斑，脉涩为主要表现，证属瘀血内阻者。用法用量：本品为片剂，每片0.35克，每次4～6片，每日3次，口服。[5]

7. 知柏地黄丸　组成：熟地黄、山茱萸、山药、泽泻等。功效主治：养阴清热；适用于膀胱癌出现小便短赤，口干发渴，五心烦热，舌质红，少苔，脉细数，辨证为阴虚内热者。用法用量：剂型为蜜丸，每丸9克，每次1丸，每日2次，温开水送下。[6]

8. 吗特灵注射液　组成：本品为中药苦参之有效成分提取而成。功效主治：燥湿清热，利尿解毒；适用于膀胱癌表现为尿血，舌红，苔黄腻，脉滑者。用法用量：成人每次500～1000毫升，静脉滴注，每日1次，连用1个月为1个疗程。[7]

9. 复方喜树碱片　组成：喜树果、竹茹、白茅根等。适用于膀胱癌。用法用量：每片0.3克。每次2～4片，每日3次，饭后服。[8]

10. 白英合剂　组成：白英、垂盆草、蔗糖等。适用于膀胱癌。用法用量：每支10毫升(100毫克)，每次10毫升，每日3次。[9]

11. 金沙五淋丸　组成：海金沙、车前子、关木通、萹蓄、瞿麦、猪苓、茯苓、黄柏、大黄、黄芩、赤芍、当归、山楂、熟地黄。适用于膀胱癌下焦湿热者。用法用量：每丸20克，成人每次100克，每日3～4次。[10]

12. 荷叶丸　组成：荷叶、藕节、大蓟炭、小蓟炭、知母、黄芩炭、地黄炭、棕榈炭、焦栀子、白茅根炭、玄参、白芍、当归、香墨。适用于膀胱癌偏于血热者。用法用量：每丸9克，每次1丸，每日2～3次，空腹服。[11]

13. 华蟾素注射液、岩舒注射液　适用于膀胱癌。用法用量：患者均经尿道汽化电切术1周后，用中药华蟾素注射液、岩舒注射液各20毫升加生理盐水静滴，隔日1次，每次30日。每3月治疗1次，共计18个月。并用喜树碱20毫克加生理盐水100毫升经尿道作膀胱灌注治疗，药物保留至

① 林丽珠. 肿瘤中西医治疗学[M]. 北京：人民军医出版社，2013：246.
② 同上.
③ 周宜强. 实用中医肿瘤学[M]. 北京：中医古籍出版社，2006：305.
④ 同上.
⑤ 同上.
⑥ 同上.
⑦ 同上.
⑧ 同上.
⑨ 同上.
⑩ 同上.
⑪ 同上.

有尿意再排出。每10日1次,共6次,以后每月1次,共计治疗18个月。结果术后治疗18月,随访期18~36个月,平均25.71个月,期内膀胱肿瘤18月内无复发。①

14. 枯痔液　组成:砒霜、明矾、雄黄、乳香、3%稀盐酸。功效主治:解毒消肿;适用于膀胱癌。用法用量:经膀胱镜行瘤体内注射3毫升,1~2次。临床应用:曾用本药治疗1例膀胱肿瘤患者,女,47岁。临床诊断为膀胱乳头状癌Ⅰ级。于6月25日经膀胱镜行瘤体内注射本院自制的枯痔液3毫升,注射后患者无不适感觉。治疗4天后行膀胱镜检见注药部位的瘤体表面呈灰白色,约拇指大小,又在与此邻近的瘤体再注射枯痔液3毫升。次日出现尿频、尿急、尿道疼痛、肉眼血尿伴血块、小腹下坠感明显。治疗1周后上述症状不减,尤以尿道疼痛难忍,向会阴部放射,给予肌注阿托品0.5毫克、杜冷丁50毫克后症状稍有缓解,2天后上述症状逐渐消失。于治疗半个月后膀胱镜检见三角区肿物已消失,基底部均为小乳头状水肿样隆起物,左输尿管口清晰可见,蠕动良好,其周围黏膜水肿。4周后膀胱镜复查见黏膜水肿范围明显缩小为2.0厘米×3.0厘米大小,各症状已消失。于7月24日出院。以后每3~6个月复查膀胱镜1次,仅于原肿瘤基底处留一黏膜凹陷区约2.0厘米×2.0厘米大小,黏膜表面光滑。现已随访4年,未见肿物新生。②

15. 复方斑蝥丸　组成:斑蝥15克、大黄10克、人参20克、猪苓20克。功效主治:解毒消肿,扶正抗癌;适用于膀胱癌。制备方法:斑蝥用50°白酒浸泡一昼夜,加温66℃ 10分钟,过滤去渣用酒150毫升;将大黄、人参、猪苓轧成细粉;将斑蝥酒与药粉混合搅拌,然后用蛋清调之,团成绿豆粒大小丸,干燥后备用。用法用量:每日3次,每次5粒。临床观察:曾用本方合地榆炭、醋煎剂为主治疗膀胱肿瘤23例,总有效率78%。注意事项:除本方外,还服用斑蝥烧鸡蛋,每个鸡蛋内可放入1~3个无头、无肢的斑蝥,烧熟后去斑蝥,每日服1~2个。斑蝥有毒,宜在医生指导下使用。③

① 顾乃龙,等.中药和10-羟基喜树碱灌注综合治疗预防膀胱癌24例观察[J].新疆中医药,2003,21(3):19.
② 陈熠.肿瘤单验方大全[M].中国中医药出版社,1998:575-576.
③ 陈熠.肿瘤单验方大全[M].中国中医药出版社,1998:579.

睾　丸　癌

概　述

睾丸肿瘤约占人类恶性肿瘤的2%,占泌尿生殖系统肿瘤的3%～9%,是15～34岁男性的好发恶性肿瘤之一,该病在过去40年间增加1倍以上。该病有明显的地域分布,北美和北欧的发病率远高于亚洲和非洲。

睾丸恶性肿瘤绝大部分发生于阴囊睾丸内,也可发生于异位睾丸,如盆腔隐睾和腹股沟隐睾。

睾丸生殖细胞瘤的病因不明,可能的危险因素主要有:① 隐睾:隐睾发生恶性肿瘤的危险性显著高于正常下降的睾丸,达15～45倍,盆腔隐睾更易发生;② 乙烯雌酚;③ Klinefeher综合征;④ 其他:如流行性腮腺炎、HIV感染等。

病理上分为生殖细胞瘤和非生殖细胞瘤,其中前者约占95%。生殖细胞瘤可分为精原细胞瘤和非精原细胞瘤,两者各占50%。

睾丸肿瘤早期症状不明显。典型的临床表现为睾丸逐渐增大的无痛性肿块,半数患者有睾丸沉重下坠和牵拉感,跳跃、跑步、张力过久时症状加重,有时有疼痛感,挤压或抑击时加重。部分患者有类似急性睾丸炎和附睾炎症状,抗炎后症状缓解,但睾丸肿块不消退。腹股沟隐睾肿瘤典型表现为腹股沟肿块和疼痛。腹腔隐睾肿瘤表现为一侧下腹部进行性增大肿块,有时可引起腹痛和肠梗阻。隐睾肿瘤体检时可发现同侧阴囊内睾丸缺如。睾丸肿瘤多为单侧性,少数为双侧同时或先后发生。

根据常见症状和体征及睾丸超声、甲胎蛋白(AFP)、乳酸脱氢酶(LDH)、绒毛膜促性腺激素β(HCG-β)检测及胸部X线检查可初步诊断。穿刺或切除活检可明确诊断。

睾丸肿瘤需与附睾炎、鞘膜积液、睾丸外伤、精液囊肿、腹股沟疝等相鉴别。附睾炎多有急性炎症表现,B超检查可明确;鞘膜积液阴囊肿大明显,但不易触及睾丸,透光试验阳性,B超提示鞘膜有积液;睾丸外伤可通过B超或CT帮助诊断;精液囊肿见阴囊内肿块,主要集中在附睾头,透光试验阳性,B超可确诊;腹股沟疝为阴囊内见肿物,查体发现与睾丸分离,多数能回纳于腹。

睾丸恶性肿瘤临床分期种类较多,目前较实用的是Samuels分期法:

Ⅰ期　肿瘤局限于睾丸。肿瘤切除后6周,血清肿瘤标记物、胸片、腹部和盆腔CT、淋巴造影均为阴性

Ⅱ期　肿瘤转移至腹膜后淋巴结

A　睾丸切除后,AFP或HCG-β水平升高

B　腹膜后淋巴结≤2厘米

C　腹膜后淋巴结>2厘米但<5厘米

D　腹膜后淋巴结≥5厘米但<10厘米

Ⅲ期　纵隔、锁骨上淋巴结转移和远处转移

A　有纵隔和(或)锁骨上淋巴结转移,但无远处转移

B　远处转移仅限于肺

C　任何肺以外的血行转移

D　根治性手术后,无明确的残存病灶,但肿瘤标记物阳性

无论何种类型的睾丸肿瘤,首先行经腹股沟切口的睾丸高位切除术,切除的睾丸做病理切片。根据肿瘤的性质和分期,可行严密监测、腹膜后淋巴结清扫术、放疗或化疗。

放疗是早期睾丸精原细胞瘤重要的治疗手

段。最近 10 多年来,化疗显著改善了睾丸甚至细胞瘤的生存率。复发和难治性病理的治疗探索仍是人们研究领域。

20 世纪 70 年代以后,睾丸生殖细胞瘤的治疗取得突破性进展,手术＋放疗,尤其是加上顺铂为主的联合化疗,使病死率从 50％降到 10％左右,生存率显著提高。

睾丸肿瘤的预后与肿瘤的组织类型、细胞分化程度、病理改变、临床分期、肿瘤标记水平等因素有关。精原细胞瘤生长缓慢,局部侵犯程度低,转移较迟,浸润较少,对放疗敏感,化疗作用也显著。非精原细胞瘤采用顺铂为主的联合化疗完全缓解率为 80％,治疗无效者 85％在 2 年内死亡,15％在 3 年内死亡。①

中医学文献记载中没有睾丸肿瘤或睾丸癌这类病名,根据古代中医典籍对其相关症状及体征的描述,大抵属于"囊痈""子痈""肾囊痈"等范畴。例如,明·陈实功《外科正宗》云:"夫囊痈者……初起不红微肿,肾子引痛,不作寒热,起坐自便者轻。已成红肿发热,形色光亮,疼痛有时,饮食有味者顺。已溃脓稠,肿消痛止,新肉渐生,不痛作痒,收敛者吉。溃后腐烂,囊皮脱落,甚者睾丸突出,能食不痛者可。初起坚硬紫色,日夜痛甚,小便不利,大便秘泄者重。已成坚而不溃,头腐无脓,常流血水者重,溃后脓口开张,肿痛不减,身发寒热,睡卧不宁者重。"又如,《华佗神医秘传·卷四》云:"子痈者谓肾子作痛,溃烂成脓,不急治愈,有妨生命。"对此类疾病各病程阶段的不同表现及其预后作了详尽的论述。清·鲍相《验方新编·卷之六》曰:"阴囊肿烂肾子落出,此名囊脱,又名囊痈。"所述病症与晚期睾丸肿瘤的临床表现很相似。中医认为睾丸为外肾,足厥阴肝经绕阴器络睾丸。操持谋虑太过,怒气伤肝,气血凝结于睾丸,而成积聚硬块。其病理机制不外是肝肾两虚、肝郁痰凝、血瘀阻滞。

中医认为睾丸肿瘤的病因如下:

① 先天不足:肾气先天不足,睾丸不降,隐于腹壁或腹中,使之肾气不能充实,肝血不得滋养,气血不充,热毒蕴结,发为本病;② 肝郁气滞血瘀:由于情志不畅或恼怒伤肝,肝郁气滞,气机不畅,气滞血瘀,因肝之经脉络阴器,经脉受阻,气血运行不畅,日久睾丸形成坚硬肿块;③ 外感邪毒:热毒蕴结因外感温毒,热毒蕴结于睾丸,发为本病;④ 睾丸外伤:睾丸因跌打损伤,瘀血阻滞经脉,血脉阻滞,瘀热酿毒,经脉不畅,睾丸失养,瘀阻化热酿毒,发为本病;⑤ 肝肾不足:睾丸失养房事不节,色欲过度耗竭肾精,或素体肝肾不足,阴虚火旺,睾丸失养,热毒蕴结,发为本病。总之,本病的发生有外因和内因两个方面,外因与外感温毒及睾丸损伤有关,内因由肝肾不足及睾丸不降所致。②

辨 证 施 治

1. 肝郁痰凝型　症见烦躁易怒,胁肋及乳房串痛,睾丸胀痛,肿硬如核,病侧下肢浮肿,睾丸肿甚,累及皮肤,破溃腥臭不愈,舌体稍胖,舌质黯红,苔厚腻,脉弦滑。治宜疏肝解郁、化痰散结。

(1) 睾丸癌方 1　铁篱寨 30 克、败酱草 30 克、荔枝核 30 克、马鞭草 30 克、小茴香 10 克,加柴胡 9 克、当归 15 克、枳壳 10 克、浙贝母 30 克、郁金 10 克、昆布 30 克、海藻 15～30 克。每日煎服 1 剂。〔见 588 页 4. 邵梦扬分 3 型(1)〕

(2) 柴胡疏肝散合导痰汤加减　柴胡 9 克、白芍 10 克、郁金 10 克、制南星 12 克、浙贝母 30 克、枳壳 12 克、当归 15 克、橘核 10 克、乌药 10 克、荔枝核 10 克、昆布 30 克、海藻 30 克、瓦楞子 30 克、鸡内金 15 克、郁金 10 克、夏枯草 30 克。随症加减:肝郁化火而见口渴苔黄者,加沙参 30 克、麦冬 30 克、生地黄 15 克、香附 12 克。每日 1 剂,水煎服,分 2 次服用。疏肝理气、化痰散结。③

(3) 段凤舞经验方 1　柴胡 9 克、白芍 10 克、

① 汤钊猷. 现代肿瘤学. 上海:复旦大学出版社,2011:1499－1510.
② 何裕民. 现代中医肿瘤学[M]. 北京:中国协和医科大学出版社,2005:416－417.
③ 周宜强,郑玉玲. 实用中西医肿瘤内科治疗手册[M]. 北京:中国医药科技出版社,1994:226.

当归 15 克、枳壳 10 克、南星 9 克、浙贝母 30 克、郁金 10 克、瓦楞子 30 克、鸡内金 15 克、橘核 10 克、夏枯草 30 克、白芥子 10 克、昆布 30 克、海藻 30 克。[①]

（4）棉花根桔梗汤 棉花根 30 克、桔梗 10～20 克、乌药 9 克、枳壳 10 克。每日 1 剂，水煎服，分 2 次服用。适用于睾丸癌属肝郁气滞为主者。[②]

（5）张梦侬经验方 盐水炒橘核（研末）10 克、盐水炒川楝子 10 克、乌药 10 克、柴胡 10 克、木香 10 克、枳实 10 克、荔枝核 10 克、三棱 10 克、莪术 10 克、桃仁 10 克、赤芍 10 克、盐水炒吴茱萸 10 克、延胡索 10 克、海藻 15 克、昆布 15 克、紫花地丁 30 克、蒲公英 30 克、白花蛇舌草 120 克、蜂蜜 60 克。疏肝理气，化痰祛瘀。适用于睾丸肿瘤、膀胱癌术后转移、甲状腺肿瘤术后转移之乳腺癌等，证属肝郁痰凝血瘀者。临床观察：舒某，因痰凝、气滞、络阻、血瘀致睾丸肿大（直肠癌术后左睾丸转移），检见左睾大于正常 1 倍以上，与附睾混成一体，坚如铁石，掐之不痛。以上方服药 4 个月，左睾丸恢复正常，附睾变软，大小如常。[③]

2. 血瘀阻滞型 症见面色晦暗，唇色暗红，睾丸肿块，疼痛重坠，阴囊肤色青紫，舌质瘀斑（点），苔薄白，脉涩。治宜活血化瘀、消坚散结。

（1）睾丸癌方 2 铁篱寨 30 克、败酱草 30 克、荔枝核 30 克、马鞭草 30 克、小茴香 10 克，加当归 15 克、桃仁 10 克、红花 10 克、牛膝 10 克、香附 10 克、桂枝 9 克、茯苓 15 克。每日煎服 1 剂。〔见 588 页 4. 邵梦扬分 3 型(2)〕

（2）段凤舞经验方 2 赤芍 15 克、桃仁 10 克、当归 15 克、红花 10 克、牛膝 10 克、香附 10 克、牡丹皮 12 克、桂枝 9 克、茯苓 15 克、炮甲片 15 克、刺猬皮 15 克、海藻 30 克、昆布 30 克。[④]

（3）血府逐瘀汤合桂枝茯苓丸加减 当归 15 克、赤芍 15 克、桃仁 10 克、红花 10 克、牛膝 10 克、香附 10 克、牡丹皮 12 克、桂枝 9 克、茯苓 15 克、炮甲片 15 克、刺猬皮 15 克、昆布 15～30 克、海藻 15～30 克。[⑤]

3. 肝肾两虚型 症见头晕，耳鸣，失眠多梦，口苦咽干，腰背酸痛，少腹胀痛，睾丸肿块，坠痛不适，阳痿或遗精，舌质红，苔薄黄（或白），脉细数。治宜滋补肝肾、软坚散结。

（1）六味地黄丸加减 熟地黄 10 克、牡丹皮 10 克、山茱萸 10 克、山药 15 克、茯苓 15 克、枸杞子 15 克、当归 10 克、黄精 15 克、菟丝子 15 克、没药 6 克、乳香 6 克、桃仁 10 克。滋养肝肾，活血软坚。适用于睾丸癌肝肾两虚型。症见睾丸肿块，质硬，坠胀感，少腹胀痛，腰背酸痛，头晕，失眠多梦，耳鸣，遗精，舌质淡红，苔薄白，脉弦细数。[⑥]

（2）贞杞猪肝方 女贞子 30 克、枸杞子 35 克、猪肝 250 克、葱、姜、植物油、酱油、糖、黄酒适量。女贞子、枸杞子洗净，装入纱布袋留药汁。猪肝洗净，用竹签刺猪肝小孔，下入药汁内煮 1 小时后，捞出猪肝，切成薄片待用。锅烧热，放入植物油，油热至九成时，放入葱、姜下锅煸香，放入猪肝片，烹黄酒，加酱油、糖，原汤（药汁）烧沸，用武火收汁，最后用淀粉勾芡，使汤汁透明即可。养肝补肾，滋阴补虚。适用于肝肾不足之晚期睾丸癌。[⑦]

（3）睾丸癌方 3 铁篱寨 30 克、败酱草 30 克、荔枝核 30 克、马鞭草 30 克、小茴香 10 克、熟地黄 15 克、枸杞子 30 克、山茱萸 10 克、菟丝子 15～30 克、鳖甲 30 克、牡蛎 30 克。每日煎服 1 剂。〔见 588 页 4. 邵梦扬分 3 型(3)〕

（4）段凤舞经验方 3 熟地黄 15 克、丹参 30 克、牡丹皮 15 克、枸杞子 30 克、牡蛎 30 克、山茱萸 10 克、女贞子 15 克、鳖甲 30 克、黄精 30 克、菟丝子 30 克、杜仲 15 克、败酱草 30 克、昆布 30 克、海藻

① 赵建成. 段凤舞肿瘤积验方[M]. 合肥：安徽科学技术出版社,1991：324.
② 赵建成. 段凤舞肿瘤积验方[M]. 合肥：安徽科学技术出版社,1991：325.
③ 张梦侬. 临证会要[M]. 人民卫生出版社,1981：294.
④ 赵建成. 段凤舞肿瘤积验方[M]. 合肥：安徽科学技术出版社,1991：323.
⑤ 张洪基,等. 中西医结合常见肿瘤临床手册[M]. 郑州：河南科学技术出版社,1984：347.
⑥ 张培彤. 老年恶性肿瘤[M]. 北京：人民军医出版社,2010：485.
⑦ 蒋玉洁、李一明. 中国肿瘤秘方全书[M]. 北京：北京科学技术文献出版社,2001：207.

30克。①

（5）知柏地黄丸加减　熟地黄15克、牡丹皮15克、枸杞子30克、山茱萸10克、女贞子15克、菟丝子15～30克、黄精30克、杜仲15克、败酱草30克、鳖甲30克、牡蛎30克、昆布15～20克、海藻15～20克、丹参30克。②

4. 邵梦扬等分3型

（1）肝郁痰凝型　症见烦躁易怒，胁肋及乳房串痛，睾丸胀痛，肿硬如核。病侧下肢浮肿，睾丸肿甚，累及皮肤，破溃腥臭不愈。舌体稍胖，舌质黯红，苔厚腻，脉弦滑。治宜疏肝解郁、软坚散结。〔方药见586页辨证施治1.（1）〕

（2）血瘀阻滞型　症见面色晦暗，唇色暗红，睾丸肿块，疼痛重坠，阴囊肤色青紫。舌质瘀斑（点），苔薄白，脉涩。治宜活血化瘀、消坚散结。〔方药见587页辨证施治2.（1）〕

（3）肝肾两虚型　症见头晕，耳鸣，失眠多梦，口苦咽干，腰背酸疼，少腹胀痛，睾丸肿块，坠痛不适，阳痿或遗精。舌质红，苔薄黄（或白），脉细数。治宜滋补肝肾、软坚散结。〔方药见587页辨证施治3.（3）〕③

经　验　方

一、睾丸癌一般方（未明确是否与其他治疗合用方）

1. 少腹逐瘀汤加减　川芎15克、当归30克、桃仁9克、红花9克、天南星10克、半夏10克、僵蚕20克、瓜蒌30克、茯苓30克、官桂3～9克、干姜6～10克、昆布30克、海藻30克、荔枝核30克。随症加减：偏于寒者，重用干姜、官桂，加小茴香；偏于热者，去官桂、干姜，加土茯苓、板蓝根、

半枝莲、白花蛇舌草、山豆根等清热解毒；瘀阻为主者，重用祛瘀之品，加用三棱、莪术、水蛭、土鳖虫等；若体质较弱，酌情加黄芪、党参、黄精、白术及左归丸等。④

2. 人参养荣汤加减　红参10克、黄芪30克、白术20克、陈皮10克、茯苓15克、白芍20克、当归30克、熟地黄15克、五味子15克、远志15克、肉桂5克、炙甘草10克、荔枝核30克、海藻30克、昆布15克。随症加减：舌红，去红参，加西洋参、沙参、麦冬；大便稀薄，加黄精、莲子肉、益智仁。补益气血。适用于睾丸癌气血两伤者。⑤

3. 川楝二核汤　川楝子12克、橘核12克、荔枝核12克、白花蛇舌草30克、半枝莲30克、半边莲30克、忍冬藤15克、紫花地丁15克、蒲公英15克、延胡索10克、石打穿25克、连翘9克、海藻9克。每日1剂，水煎服。适用于睾丸肿瘤肿硬疼痛者。⑥

4. 棉根乳没汤　棉花根30克、乳香10克、没药10克、莪术10克、七叶一枝花10克、枳壳10克、泽泻10克、水蛭2克、黄芪20克、女贞子10克、甘草10克。每日1剂，水煎，分2次服。清热活血，消肿止痛。适用于睾丸癌各期患者。⑦

5. 血府八正汤　生地黄15克、桃仁12克、丹参15克、川芎12克、乳香9克、没药9克、血余炭9克、赤芍9克、白芍9克、牛膝9克、半枝莲30克、龙葵30克、黄柏10克、苍术10克。每日1剂，水煎，分2次服。活血化瘀，利湿消肿，清热解毒。适用于睾丸癌皮肤粘连，皮色紫暗者。⑧

6. 复方橘核饮　川楝子12克、橘核15克、荔枝核15克、白花蛇舌草30克、半枝莲30克、半边莲30克、忍冬藤15克、紫花地丁15克、蒲公英15克、延胡索9克、石见穿25克、连翘12克、海藻9克。每日1剂，水煎，分2次服。此方清热解毒，

① 赵建成. 段凤舞肿瘤积验方［M］. 合肥：安徽科学技术出版社，1991：323.
② 张洪基，等. 中西医结合常见肿瘤临床手册［M］. 郑州：河南科学技术出版社，1984：347.
③ 邵梦扬，等. 中西医结合临床肿瘤内科学［M］. 天津：天津科技翻译出版公司，1994：337-338.
④ 林天东，等. 实用肿瘤病临床手册［M］. 北京：中国中医药出版社，2016：368.
⑤ 林天东，等. 实用肿瘤病临床手册［M］. 北京：中国中医药出版社，2016：368-369.
⑥ 周作新，等. 男科疾病能防能治［M］. 北京：金盾出版社，2014：79.
⑦ 周洪进. 肿瘤中医实用疗法［M］. 北京：金盾出版社，2014：159.
⑧ 同上.

理气止痛,适用于睾丸癌疼痛者。①

7. 龙胆泻肝汤(《太平惠民和剂局方》)加减
龙胆草 15 克、黄芩 12 克、栀子 12 克、柴胡 12 克、泽泻 15 克、木通 12 克、车前子 15 克、当归 12 克、生地黄 20 克、夏枯草 12 克、海藻 12 克、昆布 12 克。清肝泄热,解毒散结。适用于睾丸癌肝经郁热型。症见平素性情抑郁或急躁易怒,睾丸肿硬胀痛,伴胁肋或少腹串痛,遇情志不畅或恼怒则加重,心烦失眠,口干口苦,舌边尖红,苔薄黄或黄腻,脉弦滑。②

8. 二地二丹软坚汤 生地黄 15 克、熟地黄 15 克、丹参 15 克、牡丹皮 9 克、砂仁 3 克、金银花 30 克、天龙 6 克、夏枯草 12 克、生牡蛎 30 克、黄柏 15 克、知母 9 克、淫羊藿 12 克、仙茅 12 克、当归 9 克、芙蓉叶 15 克。每日 1 剂,水煎服。滋肾益精,清热活血,软坚散结。适用于各种细胞类型的恶性睾丸肿瘤。在此基本方基础上,根据症状变化进行辨证加减:肾阴虚者,加龟甲、鳖甲、枸杞子;肾阳虚者,加肉桂、菟丝子、锁阳;痰瘀甚者,加桃仁、莪术、地龙、莱菔子、制天南星、姜半夏;少腹拘急者,加乌药、丹参、降香;小便出血者,加大蓟、茜草;少腹疼痛者,加川楝子、延胡索、三棱。③

9. 少腹逐瘀汤化裁方 五灵脂 10 克、蒲黄 10 克、小茴香 10 克、当归尾 15 克、赤芍药 15 克、香附 12 克、甲片 15 克、白花蛇舌草 30 克、莪术 15 克、三棱 15 克、炒粉牡丹皮 15 克、刘寄奴 30 克、红花 12 克、炒橘核 9 克、浙贝母 12 克、连翘 30 克、瞿麦 15 克、炒桃仁(去皮尖研碎)12 克、炮甲片 10 克、紫贝齿(煅先煎)20 克、延胡索 15 克、炒黄柏 12 克、漂海藻 30 克、鲜牛膝 15 克。随症加减:用上方为基本方,热盛伤阴者,加麦冬、石斛;气阴两伤,加黄芪;疼痛较甚,加徐长卿、青皮行气止痛;心烦失眠,加紫丹参、莲子心清心凉血安神;

腹胀便秘,加大黄(后下)、芒硝(冲服)通腑泄热;小便不利,加灯心草、滑石(包煎)利湿通淋。每日 1 剂,水煎分 2 次服。案例:林某,男,51 岁。右睾丸肿大,质地坚硬,沉重下坠,掀赤肿痛,血浊未已,鼠蹊亦肿痛,筋挛不能步趋,小便黄赤,大便干燥,口干口渴,舌红苔黄,脉滑数。辨证属热毒蕴结型。治宜活血化瘀、软坚散结解毒。连续用上方加减治疗 3 个月,症状大减,睾丸微肿,质地软,表面凹凸不平。伴有气血两虚之象,用八珍汤加减善后,巩固治疗 1 年。两年后随访,身体康健,未再复发。④

10. 柴胡疏肝散加减 柴胡 10 克、郁金 10 克、白芍 15 克、枳壳 10 克、三棱 10 克、莪术 10 克、川楝子 10 克、香附 10 克、荔枝核 10 克、橘核 10 克、延胡索 10 克、夏枯草 15 克。疏肝解郁,软坚散结。适用于睾丸癌肝郁气滞型。症见睾丸肿大,腰酸腿软乏力,面色失华,小腹下坠感,烦躁易怒,或伴胁肋少腹胀痛,痛处不固定,舌红苔薄,脉弦滑。⑤

11. 少腹逐瘀汤加减 柴胡 10 克、小茴香 6 克、延胡索 10 克、赤芍 15 克、当归 10 克、蒲黄(包)10 克、五灵脂 10 克、三棱 10 克、莪术 10 克、白花蛇舌草 30 克、甲片 10 克、鳖甲 10 克。活血化瘀,软坚散结。适用于睾丸癌瘀毒蕴结型。症见睾丸肿块,疼痛重坠,阴囊皮肤发绀,面色晦暗,少腹疼痛,舌质紫黯或有瘀斑,苔薄白,脉涩。⑥

12. 八珍汤加减 党参 15 克、白术 10 克、茯苓 15 克、当归 10 克、白芍 15 克、熟地黄 10 克、川芎 6 克、炙甘草 6 克、半枝莲 15 克、海藻 15 克、昆布 15 克、白花蛇舌草 30 克。益气养血,解毒散结。适用于睾丸癌气血两虚型。症见睾丸肿大,质地坚硬,表面凹凸不平,面色苍白或萎黄,神疲乏力,气短懒言,食欲缺气,舌质淡黯,苔薄白,脉细无力。⑦

① 周洪进. 肿瘤中医实用疗法[M]. 北京:金盾出版社,2014:159-160.
② 林丽珠. 肿瘤中西医治疗学[M]. 北京:人民军医出版社,2013:261.
③ 强刚,王惟恒. 男科病千家妙方[M]. 北京:人民军医出版社,2011:127.
④ 中国医学创新杂志社. 中西医结合疾病治疗与康复·肿瘤[M]. 北京:中国科学技术出版社,2011:244.
⑤ 张培彤. 老年恶性肿瘤[M]. 北京:人民军医出版社,2010:485.
⑥ 同上.
⑦ 张培彤. 老年恶性肿瘤[M]. 北京:人民军医出版社,2010:485-486.

13. **睾丸癌 1 号方** 党参 12 克、白术 12 克、茯苓 12 克、薏苡仁 12 克、天花粉 12 克、莪术 12 克、大青叶 12 克、淡竹叶 12 克、半枝莲 30 克、皂角菌 30 克、白花蛇舌草 30 克、露蜂房 10 克、甘草 3 克、蟑螂(焙干,研细,冲服)4～6 个。随症加减:睾丸肿块疼痛者,加乳香、没药活血止痛;腰酸乏力者,加续断续、杜仲补肝肾、强筋骨。将上药加水煎取药汁约 1 000 毫升,当茶饮。每剂服 1～3 日,连续服用。健脾益气,清热解毒,破瘀化积。适用于副睾平滑肌肉瘤有良效。[①]

14. **生肌散** 麝香 3 克、冰片 4.5 克、全蝎 15 克、生大黄 15 克、甘草 24 克、雄黄 24 克、大海马 30 克、黄柏 30 克、铅丹 30 克、炮甲片 30 克、姜黄 45 克。上药共为细末,取适量撒于患处,每日 1～2 次。适用于睾丸癌局部溃疡或溃烂的治疗。[②]

15. **银翘皂刺汤** 板蓝根 120 克、金银花 30 克、连翘 30 克、皂角刺 20 克、黄柏 30 克。每日 1 剂,水煎,头煎内服,二煎冲洗局部。适用于睾丸癌局部溃疡或溃烂的治疗。[③]

16. **皮癌净** 砒霜 3 克、指甲 1.5 克、头发 1.5 克、大枣(去核)1 枚、碱发白面 30 克。先将砒霜研细,与指甲、头发同放于大枣内,用碱发白面包好入木炭火中,烧成炭样,研细为末,装瓶备用;或用麻油调成 50% 膏剂。外用,粉末可直接敷于肿瘤疮面上,或用膏剂涂抹患处,每日或隔日 1 次。适用于睾丸癌局部溃疡或溃烂的治疗。对失去化疗或放疗机会以及经放化疗无效者仍较适宜。[④]

17. **段凤舞经验方 4** 生地黄 30 克、熟地黄 20 克、女贞子 30 克、桑寄生 30 克、肉苁蓉 15 克、虎杖 30 克、半枝莲 30 克、夏枯草 30 克、白花蛇舌草 30 克、白术 24 克、莪术 15 克、荔枝核 15 克、橘核 15 克、山茱萸 12 克、茴香 12 克。水煎服。适用于睾丸肿瘤证属肝肾阴虚,肝经气滞者。症见睾丸肿胀不适,累及少腹,腰酸腿软,疲乏无力,面色少华,舌质暗,有瘀点,苔白或少苔,脉沉细。[⑤]

18. **乳没儿茶散** 制乳香 3 克、制没药 3 克、血竭 3 克、儿茶 3 克、炮甲片 3 克、浙贝母 3 克、麝香 3 克、牛黄 3 克、海蛤粉 3 克。共为细面,装胶囊贮瓶内备用。每日 3 次,每次 5～6 粒。[⑥]

19. **段凤舞经验方 5** 荔枝核 30 克、八月札 30 克、延胡索 15 克、棉花根 30 克、菝葜 30 克、王不留行 15 克、白花蛇舌草 25 克、橘皮 12 克。水煎服。适用于睾丸肿瘤。[⑦]

20. **八月夏枯饮** 八月札 20 克、石上柏 15 克、夏枯草 30 克、石见穿 30 克。适用于睾丸肿瘤。每日 1 剂,水煎服 2 次。[⑧]

21. **葫芦巴棉花根煎** 葫芦巴 30 克、棉花根 30 克、补骨脂 15 克、小茴香 6 克。每日 1 剂,水煎服。适用于精原细胞瘤。[⑨]

22. **段凤舞经验方 6** 薏苡仁 30 克、龙葵 30 克、半枝莲 30 克、白花蛇舌草 30 克、黄芪 30 克、猪苓 24 克、茯苓 24 克、土茯苓 24 克、甲片 15 克、汉防己 12 克、大黄 6 克、干蟾皮 6 克。水煎服。适用于睾丸肿瘤证属气滞血瘀,湿热蕴毒下注者。症见睾丸胀痛,结节坚硬,并与皮肤粘连,皮色紫暗,小便坠胀不畅利,舌质红绛,苔黄腻,脉沉细有力。[⑩]

23. **黄芪化瘀利湿汤** 薏苡仁 30 克、猪苓 24 克、茯苓 24 克、土茯苓 24 克、大黄 6 克、龙葵 30 克、半枝莲 30 克、白花蛇舌草 30 克、汉防己 12 克、干蟾皮 6 克、甲片 15 克、黄芪 30 克。每日 1 剂,水煎服。化瘀利湿。适用于睾丸癌,证属湿

① 余朋千,睢文发. 实用中西医肿瘤治疗大全[M]. 重庆:重庆大学出版社,1995:253.
② 郑玉玲,周宜强. 实用中西医肿瘤内科治疗手册[M]. 北京:中国医药科技出版社,1994:230.
③ 同上.
④ 同上.
⑤ 赵建成. 段凤舞肿瘤积验方[M]. 合肥:安徽科学技术出版社,1991:323.
⑥ 赵建成. 段凤舞肿瘤积验方[M]. 合肥:安徽科学技术出版社,1991:324.
⑦ 同上.
⑧ 同上.
⑨ 赵建成. 段凤舞肿瘤积验方[M]. 合肥:安徽科学技术出版社,1991:325.
⑩ 同上.

热蕴结者。①

24. 八正逐瘀汤 生地黄、桃仁、丹参、川芎、乳香、没药、血余炭、赤芍、白芍、牛膝、萹蓄、生大黄、半枝莲、龙葵、黄柏、苍术。每日 1 剂,水煎服。化瘀利湿。适用于睾丸癌。②

25. 宋道儒经验方 ① 方1:麻黄 9 克、桂枝 10 克、白芍 12 克、杏仁 12 克、茯苓 12 克、白术 12 克、石膏 24 克、防己 24 克、黄芪 24 克、全瓜蒌 15 克、夏枯草 30 克、甘草 3 克。每日 1 剂,水煎服。② 方2:党参 15 克、三棱 15 克、莪术 15 克、荔枝核 15 克、白术 12 克、茯苓 12 克、半夏 12 克、青皮 12 克、橘核 12 克、陈皮 10 克、夏枯草 30 克、甘草 3 克。每日 1 剂,水煎服。案例:桑某,男,40 岁,1982 年 5 月被确诊为右睾丸精原细胞瘤纵隔转移。辨证为痰热郁肺,肺失宣降,脾失健运,水气不行,凝结成瘕。立宣散和营、清热消痰、益气健脾、渗湿利水、攻坚散结之法。服方 1 30 余剂,头面、颈项及四肢肿胀全消,余症均有好转。继服方 2 加减,续服 40 余剂,症状解除,病灶消失,体力恢复。显效,临床症状消失,恢复体力劳动,治疗后至 1984 年 3 月已存活 1 年 10 个月,未复发。③

26. 芡实益气补肾汤 生黄芪 18 克、太子参 15 克、牡丹皮 10 克、泽泻 12 克、熟地黄 12 克、茯苓 12 克、山茱萸 9 克、淮山药 10 克、芡实 15 克、莲子肉 15 克、枸杞子 12 克、制黄精 12 克、甘草 3 克、菟丝子 15 克、肉苁蓉 12 克。随症加减:食欲不振,加麦芽 30 克、谷芽 30 克、建曲 9 克、鸡内金 9 克、山楂肉 12 克;恶心呕吐,加姜半夏 9 克、竹茹 10 克;口干舌燥,加麦冬 12 克、天冬 15 克、沙参 12 克、石斛 15 克、白茅根 15 克、绞股蓝 15 克,酌减生黄芪、泽泻、熟地黄、淮山药;便秘,加麻仁 10 克、全瓜蒌 30 克、大黄 9 克;口腔溃疡用金银花 30

克,以凉开水浸泡 2 小时后含漱口;白细胞及血小板降低,加鸡血藤 30 克、紫河车 15 克、人参 6 克、肉苁蓉 15 克、当归 9 克,重用生黄芪;如有发热,加柴胡 9 克、黄芪 9 克、知母 10 克、青蒿 9 克、生石膏 30 克、水牛角 9 克,酌减熟地黄、泽泻、淮山药。每日 1 剂,水煎服。益气补肾。适用于睾丸癌。④

27. 疏肝导痰汤 柴胡 9 克、白芍 10 克、当归 15 克、枳壳 10 克、制南星 9 克、浙贝母 30 克、广郁金 10 克、瓦楞子 30 克、鸡内金 15 克、橘核仁 10 克、夏枯草 30 克、白芥子 10 克、昆布 30 克、海藻 15～30 克。每日 1 剂,水煎服。疏肝解郁,化痰散结。适用于睾丸癌。⑤

28. 苓桂逐瘀汤 当归 15 克、赤芍 15 克、桃仁 10 克、红花 10 克、牛膝 10 克、香附 10 克、牡丹皮 12 克、桂枝 9 克、茯苓 15 克、炮甲片 15 克、刺猬皮 15 克、昆布 15～30 克、海藻 15～20 克。每日 1 剂,水煎服。活血化瘀,消坚散结。适用于睾丸癌。⑥

29. 软坚地黄丸 熟地黄 15 克、牡丹皮 15 克、枸杞子 30 克、山茱萸 10 克、女贞子 15 克、菟丝子 15～30 克、黄精 30 克、杜仲 15 克、败酱草 30 克、鳖甲 30 克、牡蛎 30 克、昆布 15～20 克、海藻 15～20 克、丹参 30 克。每日 1 剂,水煎,分 2 次服。滋补肝肾,软坚散结。适用于睾丸癌。⑦

30. 薜荔棉花根煎 薜荔果 30 克、棉花根 30 克、王不留行 15 克、小茴香 9 克。每日 1 剂,水煎服 2 次。适用于睾丸肿瘤。⑧

31. 菝葜棉花根煎 菝葜 30 克、棉花根 30 克、荔枝核 30 克、八月札 30 克、延胡索 15 克。每日 1 剂,水煎服 2 次。适用于睾丸肿瘤。⑨

32. 地黄橘核丸 生地黄 30 克、熟地黄 20

---

① 郁仁存,等. 肿瘤研究[M]. 上海:上海科学技术出版社,1991:500 - 509.
② 同上.
③ 李济仁. 名老中医肿瘤验案辑按[M]. 上海:上海科学技术出版社,1990:348.
④ 潘明继. 癌的扶正培本治疗[M]. 福州:福建科学技术出版社,1989:314.
⑤ 张洪基,等. 中西医结合常见肿瘤临床手册[M]. 郑州:河南科学技术出版社,1984:334.
⑥ 同上.
⑦ 张洪基,等. 中西医结合常见肿瘤临床手册[M]. 郑州:河南科学技术出版社,1984:335.
⑧ 张洪基,等. 中西医结合常见肿瘤临床手册[M]. 郑州:河南科学技术出版社,1984:345 - 346.
⑨ 同上.

克、女贞子 30 克、山茱萸 12 克、桑寄生 30 克、肉苁蓉 15 克、橘核 15 克、荔枝核 15 克、小茴香 12 克、莪术 15 克、虎杖 30 克、夏枯草 30 克、白术 24 克、半枝莲 30 克、白花蛇舌草 30 克。每日 1 剂，水煎服。补益肝肾，理气散结。适用于睾丸癌。[①]

二、手术后，与放、化疗等合用方

孙桂芝经验方　知母 10 克、炒黄柏 10 克、生地黄 10 克、熟地黄 10 克、牡丹皮 10 克、泽泻 20 克、山茱萸 10 克、山药 10 克、炒柴胡 10 克、黄芩 10 克、茯苓 10 克、炒白术 15 克、女贞子 15 克、墨旱莲 10 克、天麻 10 克、清半夏 9 克、合欢皮 30 克、炒枣仁 30 克、炮甲片 8 克、鳖甲 10 克、牛膝 10 克、炒杜仲 10 克、白花蛇舌草 30 克、生甘草 10 克。每日 1 剂，水煎，分 2 次服用。滋补肝肾，软坚散结。适用于睾丸癌放化疗后属肝肾阴虚者。案例：翟某，男，29 岁。睾丸癌并接受睾丸切除手术，病理诊断为精原细胞癌，腹膜后淋巴结转移。既往有隐睾病史。PE 方案化疗后，放射治疗。就诊时症见头晕，耳鸣，失眠，多梦，口苦咽干，腰膝酸软，脉沉细数，舌红苔薄黄，证属肝肾两虚。以上方 14 剂，2 日 1 剂。1 个月后复诊，诸症好转，略有加减，继续服用，现仍坚持治疗中，未见复发及转移。[②]

三、未手术，与放、化疗等合用方

排骨六味汤　山药 20 克、玉竹 20 克、莲子 20 克、百合 20 克、芡实 10 克、桂圆肉 10 克、猪排骨 300 克或整鸡 1 只，清水适量。山药、百合等六味中药加水适量，文火煎煮 30 分钟，过滤，弃除药渣，滤液中加入排骨或鸡，再加适量清水，先大火后小火，煎煮 2 小时即可。或把以上中药碾碎，用布袋扎紧，和排骨或鸡一起炖煮，食用时，把布袋捡出即可。食肉喝汤，每次 1 小碗，每天 1 次，多余的放冰箱中储存。以上物料一般可用 4 天。清

润提神，健脾除热。主要适用于睾丸恶性肿瘤放化疗不良反应。[③]

单　　方

1. 天葵子蜜膏　组成：天葵子 300 克、半枝莲 300 克、白蜜 500 克。功效主治：清热解毒利尿，化散结消肿；适用于睾丸肿瘤。制备方法：将天葵子、半枝莲入砂锅内，加水适量，用大火烧沸，转用中火熬煎 30 分钟，去药渣，留药汁，用小火熬煎浓缩至稠，加入白蜜搅匀，待冷后装瓶内备用。用法用量：每服 15～30 克，每日 2～3 次，连服 2～3 周。[④]

2. 茴香粥　组成：小茴香 15 克、粳米 100 克。功效主治：行气止痛，消胀除满；适用于睾丸肿瘤肿痛偏坠者。制备方法：清水适量，先煎小茴香取汁，去渣，入粳米煮为稀粥，或用小茴香 5 克研为细末，调入粥中煮食。用法用量：每日 1 剂，分 2 次服。[⑤]

3. 薜荔果汤　组成：薜荔果 60 克。功效主治：壮阳固精；适用于睾丸肿瘤。用法用量：每日 1 剂，水煎，服 2 次。[⑥]

4. 棉花根煎　组成：棉花根 60～120 克。功效主治：抗癌，补虚；适用于睾丸肿瘤。用法用量：每日 1 剂，水煎，服 2 次。[⑦]

5. 铁篱寨饮　组成：铁篱寨 30 克。功效主治：理气止痛，消积化滞；适用于睾丸肿瘤。用法用量：每日 1 剂，水煎，服 2 次。[⑧]

6. 土贝母饮　组成：土贝母 30 克。功效主治：散结毒，消痈肿；适用于睾丸肿瘤。用法用量：每日 1 剂，水煎，服 2 次。[⑨]

7. 蟾蜍汁　组成：蟾蜍。功效主治：解毒散

① 韩志文,贾河先. 中医药防治肿瘤[M]. 广州：科学普及出版社广州分社,1982：94.
② 王辉,孙桂芝. 孙桂芝教授治疗睾丸癌经验[J]. 辽宁中医药大学学报,2011,13(12)：131－132.
③ 蒋玉洁,李一明. 中国肿瘤秘方全书[M]. 北京：北京科学技术文献出版社,2001：207.
④ 蒋玉洁,李一明. 中国肿瘤秘方全书[M]. 北京：北京科学技术文献出版社,2001：204.
⑤ 蒋玉洁,李一明. 中国肿瘤秘方全书[M]. 北京：北京科学技术文献出版社,2001：207.
⑥ 张洪基,等. 中西医结合常见肿瘤临床手册[M]. 郑州：河南科学技术出版社,1984：345－346.
⑦ 同上.
⑧ 同上.
⑨ 同上.

结;适用于术后转移性睾丸胚胎癌。用法用量:每天取 1 只中等大小的蟾蜍,除去五脏后洗净,清水煮烂,取煎汁饮用,一天分 2 次于饭后半小时口服,并用其汁涂抹肿物处,每日 2 次。临床应用:宋某,男,33 岁,农民,1975 年 8 月入院。右睾丸肿物 3 个月。行右睾丸切除术,病理科诊断为睾丸胚胎癌。术后 2 个月行腹膜后淋巴结清扫术。病理学检查发现右精索淋巴结转移。第 2 次手术后 2 个月,发现右肺门处有一个 3 厘米×3 厘米阴影。放射科诊断:纵隔、肺部转移性病灶。右下腹相当于内环处可见一核桃大小肿物,质硬,触痛(＋＋)。遂建议患者试用蟾蜍汁。照上法服药 10 天后即觉呼吸通畅,食欲增加,继续用药 2 个月后右拇指甲缝下流脓,至第 3 个月后流脓自行停止。自觉胸背疼痛消失,无咳嗽,呼吸通畅。胸透:右肺门阴影显著缩小。蟾蜍煎汁外敷右腹股沟部肿物处,开始局部渐肿大,随后流脓水,肿物变软变小直至消失(在涂抹中局部有剧痛现象)。口服和外用蟾蜍煎汁持续半年,迄今未重复使用,术后 8 年复查,胸部 X 线拍片正常,患者感觉良好。注意事项:蟾蜍有毒,宜在医生指导下使用。[1]

中 成 药

1. 巴蜡丸　组成:巴豆 500 克、黄蜡(蜂蜡)500 克,或另加血竭(研末)90 克。适用于子宫颈癌、子宫肌瘤、睾丸肿瘤、肝硬化、肝炎、长期消化不良、各种疮症等。制备方法:将黄蜡放入勺内,烧化。放入去皮巴豆仁,炸成紫黑色。把蜡控出,晾干巴豆仁。另用一个勺,也放蜡,使蜡熔化,放入血竭,使血竭溶解在蜡里面,血竭的用量视其蜡和血竭混合液颜色呈枣红色或红褐色为度(也可不用血竭),倒入小盆内冷凉。用细针扎住一个巴豆仁,往混合液里蘸一下,即成一个巴蜡丸。用法用量:每次吞服 5～10 粒,早晚各 1 次,温开水送服。临床应用:睾丸肿瘤。注意事项:此丸以吞服为宜,勿嚼碎,以免引起腹泻,若泻时可饮冷粥即止;用量可酌增减;禁饮酒及进高脂食物;孕妇禁用。[2]

2. 小金片　组成:麝香、木鳖子(去壳去油)、制草乌、制枫香脂乳香、制没药、醋炒五灵脂、酒炒当归、地龙、香墨各适量。功效主治:散结消肿、化瘀止痛;适用于睾丸肿瘤寒湿瘀阻。制备方法:上药制成药片,0.3 克/片。用法用量:每次 4 片,每日 2 次。[3]

3. 莪术油　组成:莪术油注射液。功效主治:活血化瘀;适用于精原细胞瘤。用法用量:用 1‰莪术油 20 毫升加入 5‰葡萄糖生理盐水 500 毫升中静滴。临床应用:刘某,男,51 岁,1968 年因精原细胞瘤局部切除,1973 年因"纵肠转移"经放疗后消失。1975 年 7 月又发现在上腹部有包块,被诊为"精原细胞瘤术后腹腔转移"。首先采用棉酚 10 毫克,每日 3 次,口服,配用清热解毒、活血化瘀软坚中药内服,对缩小瘤体和改善症状均有显著效果。后用 1‰莪术油注射液治疗,两次用药均见瘤体迅速缩小,症状明显改善,乃至肿瘤消失。[4]

① 严泽承,王群红. 蟾蜍煎汁治疗术后转移性睾丸胚胎癌 1 例[J]. 中医杂志,1984(6):51.
② 赵建成. 段凤舞肿瘤积验方[M]. 合肥:安徽科学技术出版社,1991:328.
③ 中国药典 2015 年版:569,2010 年版第二增补本:8.
④ 李琰. 棉酚、莪术油等治愈精原细胞瘤一例报告[J]. 山东中医学院学报,1980(1):32.

前 列 腺 癌

概　　述

前列腺癌是威胁男性健康的常见肿瘤之一，位列男性肿瘤的第 2 位。前列腺癌发病率与社会经济状况相关，发达地区往往呈高发病趋势。与发达国家相比，中国前列腺癌的发病率相对较低，但近年来却稳步升高。1973—2000 年，上海前列腺癌发病率增加了 4.8 倍，跃居男性泌尿生殖系统肿瘤的第 1 位。其发病原因与遗传，环境（如饮食方式），其他因素如雄激素、慢性炎症等有关。前列腺癌以腺癌最常见，约占 96%。

大部分前列腺癌产生于腺体的外周带，远离尿道，所以早期的前列腺癌很少引起症状，等前列腺癌出现相关症状时往往为局部晚期或转移病变。常见症状有：下尿路的症状如梗阻、刺激，往往是由于前列腺癌侵犯尿道、膀胱所引起的；前列腺阻塞射精管会导致血精并减少射精量；前列腺外侵还会损伤盆丛神经而出现勃起功效障碍；晚期患者的下肢水肿可能由于肿瘤侵犯盆腔淋巴结并压迫髂血管引起；前列腺癌转移至中轴骨和四肢骨会导致骨痛，如果侵犯骨髓会导致全血细胞减少，转移瘤所致的脊髓压迫可能引起截瘫。由于缺乏前列腺癌筛查和公共健康教育不足，国内前列腺癌的常见临床表现为尿路症状和骨痛。而在美国 90% 的前列腺癌因直肠指检和前列腺特异抗原（PSA）异常被发现。

前列腺癌的分期包括 Jewett‐Whitmore 系统和 TNM 系统。Jewett‐Whitmore 系统分期可以简单概括如下：

A 期：偶然发现的前列腺癌

B 期：可以触及但局限于前列腺内的肿瘤

C 期：包膜或邻近结构侵犯的前列腺癌

D 期：淋巴结转移或远处播散的前列腺癌

TNM 系统（略）进一步细分了肿瘤的侵犯范围，有助于临床资料的比较和个体化的治疗。

前列腺癌初步诊断主要依靠直肠指诊、血清前列腺特异抗原（PSA）、经直肠超声检查、CT 和 MRI 检查、核素全身骨扫描等，确诊需要通过前列腺穿刺活检等方法取得组织学诊断。直肠指检的异常可能是早期前列腺癌唯一的提前发现，触及硬结或硬度不对称的腺体往往提示前列腺癌的可能。直肠指诊联合血清 PSA 检查是目前公认的早期发现前列腺癌的最佳筛查方法。PSA 为特异性高、敏感性强的肿瘤标记物，可作为前列腺癌的病理分类、治疗前后的监测以及早期诊断等方面的预测指标。前列腺穿刺活检是诊断前列腺癌最可靠的检查。

前列腺癌的症状酷似前列腺增生，会出现尿频及夜尿增多、排尿困难、尿流变细等症状。故似有前列腺增生病史，若经治疗后，病情越发恶化，就要想到前列腺癌的可能，应早做检查，争取早期发现，尽早治疗。

前列腺癌治疗方案的选择需根据临床分期、细胞分级、患者的年龄、全身状况、预期寿命等综合考虑。治疗手段包括随访观察、外科治疗（前列腺癌根治术）、外照射放疗、内科治疗（内分泌治疗、化疗、化疗联合内分泌治疗、放疗等）。每种治疗方式都有各自的适应证，也有着不同的不良反应。[①]

---

① 汤钊猷. 现代肿瘤学［M］. 第三版. 上海：复旦大学出版社，2011：1170‐1197.

根据临床表现和古代医籍的描述,前列腺癌属中医"淋证""癃闭""血淋"范畴。中医学认为,前列腺癌多由于正气亏虚、饮食失宜、情志抑郁、外感湿热而致脾肾受损、气机阻滞、瘀血内停、湿热毒蕴于下焦。本病发病隐匿,生长缓慢,早期症状不明显,不易被发现,通常出现"尿流改变、小便不通、血尿",甚至是"腰骶痛、病理性骨折、咳嗽、憋闷"等症状才被确诊,此时已属中晚期。故称为"肾岩""癃闭""癥积""淋证""腰痛""尿血"等。①

辨 证 施 治

1. 湿热蕴积证　症见小便不畅,尿流变细,排尿无力,滴沥不畅或癃闭,小腹胀满,小便色黄,大便溏软或秘结,腰酸肢痛,口干口苦,舌质红或紫暗,苔黄腻,脉滑数或细弦。治宜清热利湿、解毒化瘀、通淋散结。

(1) 八正散合二妙散加减　黄柏 9 克、苍术 12 克、萹蓄 30 克、瞿麦 30 克、车前子 30 克、白花蛇舌草 30 克、土茯苓 30 克、龙葵 15 克、甘草梢 6 克。随症加减:若尿血明显者,加大蓟、小蓟、地榆、白茅根;大便秘结者,加大黄、瓜蒌仁、火麻仁。②

(2) 龙胆泻肝汤合八正散加减　萹蓄 30 克、瞿麦 30 克、木通 10 克、赤芍 15 克、金钱草 30 克、白花蛇舌草 30 克、车前子 30 克、滑石(包)15 克、甘草梢 9 克、败酱草 30 克、土茯苓 30 克、白茅根 30 克、泽兰 15 克、生大黄 10 克、琥珀屑(分冲)3 克。随症加减:胃纳减退,加党参、茯苓、白术;气虚不足,见神疲乏力者,加生黄芪、陈皮、五味子;便秘者,加郁李仁、火麻仁、全瓜蒌。〔见 600 页 7. 裴正学分 3 型(1)〕

(3) 八正散合小蓟饮子加减　生薏苡仁 15 克、太子参 15 克、七叶一枝花 15 克、半边莲 15 克、土茯苓 30 克、生白术 30 克、萹蓄 10 克、滑石

10 克、瞿麦 10 克、车前子 10 克、小蓟 10 克、栀子 10 克、麦冬 10 克、五味子 10 克、何首乌 10 克、枸杞子 10 克、骨碎补 10 克、续断 10 克、小茴香 10 克、荔枝核 10 克、乌药 10 克、合欢皮 10 克、酸枣仁 10 克、生甘草 10 克。③

(4) 八正散加味　木通、车前子、灯草、萹蓄、瞿麦、滑石、栀子、大黄、甘草、半枝莲、冬葵子、莪术、苦参。备用方剂:导赤散和黄连解毒汤加乌药、蛇莓、海金沙、七叶一枝花、大蓟、小蓟。中成药可用茵陈五苓丸,以乌药、海金沙、七叶一枝花煎汤为引送服;或中满分消丸以蛇莓、海金沙、七叶一枝花煎汤为引送服。〔见 600 页 8. 蒋瑞峰等分 7 型(3)〕

(5) 张亚强经验方 1　车前子、萹蓄、瞿麦、滑石、猪苓、薏苡仁、龙葵、白英、土贝母、莪术、甘草。随症加减:便秘,加大黄、麻仁;尿血,加大蓟、小蓟、仙鹤草;小便灼热,加竹叶、生地黄。〔见 601 页 9. 张亚强分 3 型(1)〕

(6) 李远鹏经验方　冬葵子 20 克、瞿麦 20 克、萹蓄 20 克、滑石 30 克、车前子 20 克、栀子 10 克、木通 10 克、黄柏 15 克、白茅根 20 克、白术 10 克、浙贝母 15 克、地龙 10 克、夏枯草 30 克、乳香 10 克、山楂 20 克、炙甘草 5 克。④

(7) 萆薢分清饮加减　土茯苓 30 克、车前子 30 克、生薏苡仁 12 克、白术 10 克、龙葵 30 克、半枝莲 20 克、蒲公英 20 克、山豆 10 克、赤小豆 10 克、瞿麦 15 克、萹蓄 20 克、滑石 15 克、灯心草 12 克、栀子 15 克、生甘草 6 克、白花蛇舌草 30 克、败酱草 20 克、白茅根 30 克。〔见 601 页 11. 周维顺分 3 型(1)〕

(8) 萆薢分清饮加减　萆薢 15 克、朱茯苓 15 克、车前子 15 克、生薏苡仁 12 克、白术 10 克、龙葵 30 克、半枝莲 20 克、白英 20 克、土茯苓 30 克、黄柏 10 克、赤小豆 10 克、甘草 3 克。〔见 602 页 12. 魏睦新分 3 型(1)〕

---

① 花宝金. 中医临床诊疗指南释义·肿瘤疾病分册[M]. 中国中医药出版社,2015:66.
② 许玲,孙建立. 中医肿瘤学概论[M]. 上海:上海交通大学出版社,2017:133.
③ 王辉. 孙桂芝教授治疗前列腺癌经验简介[J]. 新中医,2011,43(10):148-149.
④ 李远鹏. 前列腺癌的中医辨证论治[J]. 中国中医药现代远程教育,2009,7(12):182-183.

（9）八正散加减　木通 10 克、瞿麦 10 克、滑石（布包）15 克、甘草 5 克、栀子 15 克、车前子（布包）10 克、萹蓄 10 克、败酱草 15 克、白花蛇舌草 30 克、炮甲片（先煎）12 克、白茅根 30 克、土茯苓 30 克、赤芍 15 克、黄柏 10 克、薏苡仁 15 克。随症加减：兼心烦、口舌生疮糜烂者，改甘草为甘草梢 5 克，加生地黄 15 克、竹叶 10 克；湿热久蕴下焦致肾阴灼伤而见口干咽燥，潮热盗汗，手足心热，舌尖红者，加知母 10 克、生地黄 15 克、牛膝 10 克。①

（10）八正散合龙蛇羊泉汤加减　大黄 6 克、木通 6 克、瞿麦 12 克、萹蓄 12 克、车前子 12 克、龙葵 12 克、白英 12 克、栀子 12 克、斑蝥 5 个、麦芽 30 克、甘草梢 6 克。〔见 602 页 14. 楚延春分 5 型（1）〕

（11）八正抗癌灵　白花蛇舌草 30 克、半枝莲 30 克、滑石 30 克、栀子 15 克、车前子 15 克、薏苡仁 15 克、黄柏 10 克、泽泻 10 克、木通 10 克、瞿麦 10 克、萹蓄 10 克、甘草 6 克。清热利湿，解毒散结。每日 1 剂，水煎服。临床观察：通过 32 例临床应用，均取得好效果。②

（12）凌耀星经验方 1　黄柏 12 克、生薏苡仁 20 克、猪茯苓各 12 克、甘草梢 9 克、大红藤 20～30 克、败酱草 20～30 克、生黄芪 15 克、炒白术 15 克、生地黄 15 克、滋肾通关丸（分吞）12 丸。③

（13）八正散加减　车前子 10 克、木通 6 克、滑石 20 克、萹蓄 10 克、瞿麦 10 克、栀子 10 克、生大黄（后下）10 克、灯心草 5 克、半枝莲 20 克、白花蛇舌草 20 克、冬葵子 10 克、莪术 10 克、甘草 10 克。备选中成药：中满分消丸、茵陈五苓丸。〔见 602 页 15. 李彪等分 7 型（1）〕

2. 瘀血凝滞（气滞血瘀）型　症见小便点滴而下，或时而通畅，时而闭塞不通，腰背疼痛，小腹胀满疼痛，舌质紫黯，或有瘀点，脉涩或细数。治宜化瘀散结，通利下焦。

（1）抵当汤加味　水蛭、虻虫、桃仁、大黄、猪苓、猪殃殃、蟾蜍、半枝莲、当归、黄芪。备用方剂：牛膝膏加猪苓、蟾蜍、黄芪（改汤剂）。中成药：消瘤丸，以猪苓、牛膝、海金沙煎汤为引送服；鳖甲煎丸，以猪苓、牛膝、海金沙、车前子煎汤为引送服。〔见 600 页 8. 蒋瑞峰等分 7 型（4）〕

（2）膈下逐瘀汤加减　当归尾 15 克、赤芍 15 克、桃仁 10 克、红花 10 克、五灵脂（布包）10 克、乌药 10 克、王不留行 10 克、延胡索 10 克、炮甲片（先煎）10 克、丹参 10 克、败酱草 10 克、瞿麦 10 克、马鞭草 10 克、泽泻 15 克、石见穿 30 克。随症加减：病久体虚者，改当归尾为全当归 15 克，加黄芪 15 克、白术 10 克、茯苓 15 克；小便一时不通，胀闭难忍，加麝香（吞服）0.05 克。④

（3）抵当汤合龙蛇羊泉汤加减　大黄 10 克、当归 10 克、生地黄 10 克、甲片 20 克、龙葵 20 克、白英 20 克、桃仁 15 克、芒硝 6 克、白花蛇舌草 30 克、车前子 15 克、制斑蝥 5 个、甘草 6 克。随症加减：若会阴痛甚者，加制马钱子 0.9 克以通络止痛。〔见 602 页 14. 楚延春分 5 型（2）〕

（4）李彦竹经验方　甲片 10 克、桃仁 15 克、大黄 8 克、当归 12 克、生地黄 12 克、红花 12 克、赤芍 15 克、白花蛇舌草 30 克、滑石 30 克、甘草 5 克、三七（冲服）5 克、琥珀（冲服）3 克、蒲公英 30 克。⑤

（5）凌耀星经验方 2　茯苓 15 克、焦白术 15 克、苍术 6～9 克、砂仁（后下）5 克、建曲 9 克、谷麦芽各 12 克、大腹皮 12 克、泽泻 20 克、车前子（包煎）30 克、川楝子 9 克、薏苡仁 30 克、紫丹参 30 克、红花 9 克、鸡血藤 30 克、炮甲片 9～15 克、白花蛇舌草 30 克、半枝莲 20 克、白英 40～45 克。适用于前列腺癌脾虚血瘀者。⑥

（6）抵当汤加味　水蛭 10 克、虻虫 10 克、桃仁 10 克、大黄 10 克、猪苓 15 克、半枝莲 20 克、土

① 潘敏求. 中华肿瘤治疗大成［M］. 河北科学技术出版社,1996：642.
② 吴大真, 等. 中西医结合治疗常见肿瘤的良方妙法［M］. 北京：中国医药科技出版社,1996：216.
③ 凌耀星, 等. 中医治癌秘诀［M］. 上海：文汇出版社,1995：245－247.
④ 潘敏求. 中华肿瘤治疗大成［M］. 石家庄：河北科学技术出版社,1996：642.
⑤ 李彦竹,魏子耿. 代抵当汤治癃闭验案［M］. 河北中医,1995,17(6)：29.
⑥ 凌耀星, 等. 中医治癌秘诀［M］. 上海：文汇出版社,1995：245－247.

茯苓10克、当归10克、莪术10克、白花蛇舌草20克、丹参10克、黄芪20克、甘草5克、蜈蚣（焙，研服）1条。备选中成药：消瘤丸、鳖甲煎丸。〔见603页15. 李彪等分7型(3)〕

3. 肾气（阳）亏虚型　症见小便不通或点滴不爽，排出无力，双下肢浮肿，腰膝冷而疲软无力，面色㿠白，神气怯弱，舌质暗，苔白，脉沉细。治宜温阳益气、补肾利尿。

(1) 济生肾气丸加减　熟地黄12克、生地黄12克、泽泻15克、牡丹皮9克、茯苓12克、山茱萸9克、怀山药15克、黄芪30克、白术12克、肉桂6克、制附子9克、牛膝12克、龙葵15克、白英30克。随症加减：若小便疼痛者，加延胡索、三棱、莪术、桃仁；下焦湿热者，加金钱草、粉萆薢、瞿麦、萹蓄；畏寒怕冷者，加淫羊藿、肉苁蓉、菟丝子。益气补肾，通阳利水。适用于前列腺癌肾气亏虚型。症见夜尿增多，尿意频繁，或尿流变细，腰膝酸软，神疲畏冷，口干而不欲多饮，舌质淡或淡红，苔白或少苔，脉沉细或细软。[1]

(2) 济生肾气丸加味　山药、生地黄、山茱萸、附子、肉桂、泽泻、茯苓、牡丹皮、牛膝、海金沙、半枝莲、猪苓。备用方剂：保元汤加牛膝、车前草、七叶一枝花、莪术。中成药：① 右归丸，以牛膝、土茯苓、莪术煎汤送服。② 还少丸，以半枝莲、七叶一枝花煎汤送服。〔见600页8. 蒋瑞峰等分7型(6)〕

(3) 刘永年经验方　生黄芪15克、太子参15克、山药15克、猪苓12克、茯苓12克、泽泻6克、熟地黄10克、制山茱萸10克、枸杞子10克、菟丝子12克、覆盆子12克、金樱子10克、炒桑螵蛸10克、淫羊藿10克、巴戟天10克、制女贞子12克、炙杜仲12克、黑大豆15克、黄柏5克、制首乌12克、煅五花龙12克、煅牡蛎12克、莲须5克、景天三七12克、炙龟甲15克、阿胶（烊化）10克、茯神

12克、炙远志5克、合欢皮12克、炒酸枣仁10克、石菖蒲6克、川郁金10克、砂仁3克、炒谷麦芽各12克、玉竹10克、丹参12克、炒白术10克、碧桃干10克、浮小麦12克、陈皮6克、石斛（另煎）1克、冬虫夏草（研粉）1克。适用于前列腺癌肾精不足者。[2]

(4) 邱幸凡经验方　熟地黄20克、山茱萸15克、制附子15克、肉桂10克、当归15克、生晒参15克、知母15克、黄柏13克、土鳖虫10克、蜈蚣2条、龙葵30克、白花蛇舌草30克。适用于前列腺癌肾阳虚衰者。[3]

(5) 真武汤加味　制附子（先煎）15克、白术15克、茯苓15克、白芍10克、生姜3克、龙葵15克、白英15克。随症加减：尿血多者，加黄芪益气摄血；脾虚纳差者，加党参、白术；大便溏泻明显者，加党参、山药。[4]

(6) 前列腺癌方1　方①：炙黄芪30克、太子参20克、丹参20克、生地黄20克、怀山药20克、山茱萸10克、益智仁10克、巴戟天10克、淫羊藿10克、白术10克、乌药10克、五味子10克、金樱子10克、诃子10克、仙茅5克、炙甘草5克。方②：炙黄芪30克、丹参30克、猕猴桃根30克、白花蛇舌草30克、半枝莲30克、郁金20克、莪术20克、白芍15克、赤芍15克、当归尾10克、三棱10克、乌药10克、红参10克、炙甘草10克、鹿角胶（烊化）5克、桂枝5克。每日1剂，水煎，分2次服。前列腺癌命门火衰兼有血瘀者，先用方①加减50余剂，诸症缓解，继服方②90剂善后。[5]

(7) 济生肾气丸加减　肉桂6克、制附子10克、熟地黄15克、牡丹皮10克、茯苓15克、泽泻10克、山茱萸10克、牛膝15克、车前子（布包）15克、炮甲片（先煎）10克、刺猬皮10克、夏枯草30克、龙葵15克。随症加减：肾阴阳两虚者，加鹿角胶（烊化）10克、龟甲（先煎）10克、人参（蒸兑）10

① 许玲,孙建立. 中医肿瘤学概论[M]. 上海：上海交通大学出版社,2017：133 - 134.
② 徐长松. 刘永年运用膏滋方治疗前列腺癌术后验案1则[J]. 江苏中医药,2010,42(10)：16.
③ 邱幸凡. 前列腺癌多发骨转移并下肢瘫痪治验1则[J]. 上海中医药杂志,2008,42(9)：14 - 15.
④ 周岱翰. 临床中医肿瘤学[M]. 北京：人民卫生出版社,2003：214.
⑤ 杨柱星. 中华名老中医治癌效方集成[M]. 南宁：广西民族出版社,1999：394.

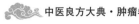

克、枸杞子10克。①

（8）济生肾气丸加减　车前子（包）10克、牛膝10克、附子（先煎）10克、肉桂（后下）6克、丹参20克、泽泻10克、茯苓12克、熟地黄15克、淮山药10克、山茱萸10克、莪术10克、半枝莲20克、猪苓10克、海金沙15克。备选中成药：肾气丸、右归丸。〔见603页15.李彪等分7型（6）〕

（9）方伯英经验方　生黄芪15克、潞党参12克、淫羊藿12克、肉苁蓉6克、巴戟天6克、枸杞子12克、制首乌12克、甲片15克、牛膝12克、制大黄6克、炒黄柏10克、知母6克、土茯苓15克、七叶一枝花12克、白花蛇舌草15克、白芍12克、炙甘草6克。适用于前列腺癌肾气不足。②

4.脾肾两虚型　症见疲乏无力，形体消瘦，面色无华，腰痛身痛，动则气促，小便不畅，不思饮食，口干不思饮，舌质淡红或红赤、绛紫，甚者舌体短缩，脉沉细无力或细弦。治宜健脾益气，养阴滋肾。

（1）前列腺癌方2　党参15克、生黄芪15克、肉苁蓉20克、巴戟天20克、淫羊藿30克、枸杞子12克、制首乌15克、甲片12克、牛膝15克、制大黄9克、炒黄柏12克、知母12克、土茯苓15克、七叶一枝花12克、白花蛇舌草30克、白芍12克、炙甘草9克。每日1剂，水煎分2次服。临床观察：吴某，男，67岁，河南新郑人。因血尿一月余，伴淋漓不尽、尿频、尿痛，肛检发现前列腺Ⅲ肿大，质硬。穿刺活检证实为前列腺癌伴左髂窝淋巴结转移，已无手术指征。2007年7月3日初诊，患者神疲乏力，面色萎黄，形体消瘦，胃纳不佳，肛门下坠感，不能久坐久立，小便不畅，淋漓不尽，尿频，尿痛，尿赤。舌黯淡苔黄腻，脉沉弦细。以上方为基本方，血尿加重时，加小蓟、墨旱莲、生地黄、阿胶等补虚止血；小便不畅时，加沉香、郁金、台乌药等；小便疼痛加重时，加延胡索、王不留行、三棱、莪术等；小便黄浊、下焦湿热时，加

车前子、萹蓄、瞿麦、金钱草、滑石、草薢。后持续用药1年余，患者各项症状基本消失或大减。2008年6月到我院复查，髂窝肿块消失，两次前列腺沉淀物检查，均未找到癌细胞。3年后随访，一切正常。③

（2）桂附八味丸合桂枝茯苓丸加味　桂枝12克、熟地黄12克、山茱萸10克、茯苓15克、泽泻10克、淮山药15克、牡丹皮12克、桃仁10克、红花6克、夏枯草15克、海藻10克、昆布10克、三棱10克、莪术10克、山慈菇10克、大将军10克、琥珀屑（分冲）3克。随症加减：肾阳虚，畏寒怕冷者，加淫羊藿、肉苁蓉、巴戟天、菟丝子；肾阴虚，口干舌红苔少，加麦冬；下焦湿热，加萹蓄、金钱草、瞿麦；头晕眼花加制首乌、枸杞子；小便疼痛，加延胡索、桃仁、王不留行。〔见600页7.裴正学分3型（3）〕

（3）前列消癥汤合六味地黄汤加减　熟地黄、山药、白术、山茱萸、泽泻、黄芪、太子参、猪苓、薏苡仁、龙葵、白英、莪术。随症加减：潮热，加女贞子、墨旱莲；盗汗，加浮小麦；心悸，加薤白、枳实；小便不利，加川牛膝、冬葵子、淡竹叶；血虚，加紫河车、当归；咳嗽咯痰，加瓜蒌、陈皮。〔见601页9.张亚强分3型（3）〕

（4）参芪蓉仙汤加减　生黄芪20克、党参15克、淫羊藿15克、肉苁蓉12克、巴戟天15克、枸杞子12克、制何首乌12克、甲片15克、牛膝12克、炒黄柏10克、知母10克、土茯苓15克、七叶一枝花12克、蕲蛇舌30克、炙甘草6克。每日1剂，水煎服。随症加减：纳差、口苦明显，去巴戟天、何首乌，加黄芩10克、栀子10克、麦芽15克、山楂15克。④

5.肝肾阴虚（阴虚火旺）型　症见排尿困难，尿流变细，排尿疼痛，进行性加重，时有血尿，可有腰骶部及下腹部疼痛，头晕耳鸣，口干心烦，失眠盗汗，大便干燥，舌质红，苔少，脉细数。治宜滋阴

①　潘敏求.中华肿瘤治疗大成[M].石家庄：河北科学技术出版社，1996：642.
②　朱白冰.方伯英治疗前列腺癌一则[J].上海中医药杂志，1988(1)：4.
③　郭宏昌.中草药抗肿瘤便览[M].乌鲁木齐：新疆人民卫生出版社，2014：606.
④　刘亚娴.中西医结合肿瘤病学[M].中国中医药出版社，2005：365.

降火、解毒散结。

(1) 知柏地黄丸加减　知母9克、黄柏9克、熟地黄12克、生地黄12克、怀山药15克、山茱萸9克、茯苓12克、牡丹皮9克、泽泻15克、黄精15克、女贞子12克、龙葵15克、白英30克。随症加减：若眩晕耳鸣者，加杭白菊、枸杞子；津亏便结者，加玄参、麦冬、决明子、火麻仁；血虚甚者，加阿胶、当归、黄芪等；血尿较重者，可加茜草根、大蓟、槐花以凉血止血。[1]

(2) 知柏地黄汤加味　熟地黄、山茱萸、牡丹皮、山药、知母、黄柏、泽泻、茯苓、海金沙、瞿麦、半枝莲、七叶一枝花、莪术。备用方剂：六味地黄汤加木通、竹叶、黄柏、莪术。中成药：① 大补阴丸，以牛膝、莪术、木通、泽兰煎汤送服。② 补肾丸，以牛膝，路路通、莪术煎汤送服为引。〔见600页8.蒋瑞峰等分7型(5)〕

(3) 前列腺癌方3　女贞子15克、墨旱莲15克、山药12克、枸杞子10克、山茱萸12克、熟地黄20克、茯苓10克、黄芪15克、当归10克、山豆根15克、土茯苓20克、海藻10克、昆布10克。〔见601页11.周维顺分3型(2)〕

(4) 知柏地黄汤加减　知母10克、黄柏10克、女贞子15克、墨旱莲15克、山药12克、枸杞子10克、山茱萸12克、熟地黄20克、茯苓10克、黄芪15克、当归10克、山豆根15克、土茯苓20克、海藻10克、昆布10克、白花蛇舌草20克、仙鹤草15克。〔见602页12.魏睦新分3型(2)〕

(5) 知柏地黄丸加减　生地黄20克、山茱萸12克、山药12克、女贞子30克、墨旱莲30克、枸杞子10克、茯苓15克、黄芪20克、当归15克、山豆根15克、土茯苓20克、海藻10克、昆布10克。随症加减：疼痛甚，加细辛3克；排尿困难甚者，可加白茅根30克、金钱草30克。[2]

(6) 知柏地黄丸加减　知母10克、黄柏10克、生地黄15克、淮山药10克、泽泻10克、王不留行10克、牡丹皮10克、茯苓10克、莪术10

克、琥珀(研末冲)3克、半枝莲20克、白花蛇舌草20克、七叶一枝花15克。备选中成药：大补阴丸、知柏地黄丸、六味地黄丸。〔见603页15.李彪等分7型(5)〕

6. 气血两虚型　症见神疲气短，面色苍白，纳呆水肿，尿痛尿闭，尿血及腐肉，腰骶部疼痛并向双下肢放射，舌质淡，苔薄白，脉沉细无力。治宜益气养血。

(1) 十全大补汤加减　党参12克、黄芪30克、茯苓12克、白术12克、甘草6克、生地黄12克、当归9克、川芎9克、赤芍9克、大枣9克。随症加减：若纳差者，可加炙鸡内金、炒谷芽、炒麦芽；寐差者，加夜交藤、酸枣仁、煅龙骨；有骨转移疼痛甚者，加延胡索、徐长卿、金雀根；伴有腰酸，加桑寄生、杜仲、枸杞子。[3]

(2) 八珍汤加减　人参、白术、茯苓、当归、熟地黄、白芍、川芎、茯苓、炙甘草、生姜、大枣、山慈菇、半枝莲、土茯苓、海金沙。备用方剂：十全大补汤加丹参、鸡血藤、七叶一枝花、莪术。备选中成药：八珍合剂、十全大补丸。〔见600页8.蒋瑞峰等分7型(7)〕

(3) 十全大补汤加减　人参10克、茯苓10克、白术10克、甘草6克、生地黄10克、当归10克、川芎10克、赤芍10克、大枣10枚。〔见601页11.周维顺分3型(3)〕

(4) 十全大补汤加减　生黄芪15克、党参12克、茯苓10克、白术10克、生地黄10克、当归10克、淫羊藿12克、肉苁蓉6克、枸杞子12克、制何首乌12克、川芎10克、赤芍10克、仙鹤草15克、白花蛇舌草10克、肉桂2克、七叶一枝花12克、甲片15克。〔见602页12.魏睦新分3型(3)〕

(5) 化癌汤合龙蛇羊泉汤加味　黄芪30克、茯苓30克、当归30克、白术15克、白芥子15克、金银花藤15克、茜草15克、龙葵15克、蛇莓15克、白英15克、制斑蝥6个、制附子7克。〔见602页14.楚延春分5型(5)〕

---

①　许玲，孙建立. 中医肿瘤学概论[M]. 上海：上海交通大学出版社，2017：134.
②　刘亚娴. 中西医结合肿瘤病学[M]. 北京：中国中医药出版社，2005：366.
③　许玲，孙建立. 中医肿瘤学概论[M]. 上海：上海交通大学出版社，2017：134.

7. 裴正学分 3 型

(1) 湿热蕴结型　症见小便点滴不通或成癃闭，小腹胀满，伴有灼热感，或有胃纳减退，大便不畅、干燥或秘结，口干口苦，舌质红，苔黄腻，脉细数或滑数。治宜清热化湿、软坚通利。〔方药见 595 页辨证施治 1.(2)〕

(2) 痰瘀交结型　症见排尿障碍，尿细如线或点滴而下，尿血，小腹胀痛，会阴疼痛，前列腺肿大，触痛分明，坚硬如石。舌体胖大、边有瘀斑，脉弦滑或弦涩。治宜活血化瘀、利水散结止血。方用前列康合剂、王叶合剂、小子参芪汤加减，膈下逐瘀汤亦可用之：山药 10 克、王不留行 15 克、败酱草 15 克、石膏 10 克、知母 10 克、泽兰 10 克、小茴香 10 克、菟丝子 15 克、党参 15 克、黄芪 30 克、丹参 20 克、车前子 15 克、山慈菇 15 克、皂角刺 15 克、土鳖虫 10 克、桃仁 10 克、红花 6 克、赤芍 10 克、郁金 6 克、大黄 10 克、琥珀屑（分冲）3 克。随症加减：血尿加重者，加小蓟饮子、刺猬皮炭；尿少腹胀者，加萹蓄、沉香；腰骶疼痛、尿痛明显，加复方川草乌合剂、三棱、莪术、露蜂房。

(3) 脾肾亏虚　症见小便无力排出，夜尿增多，尿意频数，畏寒怕冷，面色㿠白无华，腰酸背痛，下肢无力，口干不欲饮，舌质淡，脉沉细。治宜补肾健脾、通窍利水。〔方药见 598 页辨证施治 4.(2)〕[①]

8. 蒋瑞峰等分 7 型

(1) 湿困脾阳证　主症：① 从肛门触及前列腺部包块；② 排尿困难；③ 少腹胀痛；④ 小便闭塞不通或有尿血。次症：① 胸腹满闷，纳差，口渴而不欲饮；② 身重倦怠，嗜卧。典型舌脉：舌苔厚腻，脉象濡缓。具有主症①②③或①③④和任何一项次症及典型舌脉者，即可确诊本证候。治宜健脾燥湿、通利小便。方用四苓散加味：茯苓、白术、泽泻、车前子、萆薢、土茯苓、海金沙、蟾蜍、木通、瞿麦、半枝莲、七叶一枝花。

(2) 肝气不调证　主症：① 从肛门指诊触及前列腺部包块；② 排尿困难；③ 少腹胀痛或有血尿；④ 目眩，口苦，两胁胀痛，嗳气欲呕。次症：

① 心烦易怒；② 胸闷不利，不欲饮食。典型舌脉：舌质淡红，苔白或黄薄，脉弦有力或弦涩。具有主症①②③或①②④和任何一项次症及典型舌脉者，即可确诊本证候。治宜疏肝理气、通利膀胱。方用逍遥散加味：当归、白芍、柴胡、薄荷、茯苓、白术、甘草、车前子、牛膝、龙葵、土茯苓、苦参、木通、七叶一枝花。

(3) 湿热下注证　主症：① 肛门指检触及前列腺部肿块；② 小腹急胀难忍；③ 小便短赤，点滴而下。次症：① 口渴，口舌糜烂；② 心烦，睡眠不安。典型舌脉：舌质红，黄腻苔，脉数有力。具有主症①②或①③和任何一项次症及典型舌脉者，即可确诊本证候。治宜清热解毒、利尿通淋。〔方药见 595 页辨证施治 1.(4)〕

(4) 气滞血瘀证　主症：① 肛门指检触及前列腺肿块；② 小便点滴不畅或如细线，甚则点滴难出；③ 少腹急痛难忍。次症：下腹部固定性疼痛。典型舌脉：舌质黯红有瘀斑，苔白或黄，脉沉涩。具有主症①②或①③和次症及典型舌脉者，即可确诊本证候。治宜破瘀散结、通利水道。〔方药见 596 页辨证施治 2.(1)〕

(5) 阴虚火旺证　主症：① 肛门指检触及前列腺部肿块；② 小便滴沥或不通，尿少色赤；③ 头晕目眩，腰膝酸软；④ 耳鸣耳聋，五心烦热。次症：① 口燥咽干，潮热盗汗；② 腿胫发热，夜梦遗精。典型舌脉：舌红苔薄，脉细数。治宜滋阴清热、通利水道。〔方药见 599 页辨证施治 5.(2)〕

(6) 阳气虚弱证　主症：① 肛门指检触及前列腺部肿块；② 小便不通或滴沥不爽；③ 尿色清白，排出无力；④ 食欲不振，四肢冷。次症：① 面色㿠白；② 语音低弱，全身虚弱；③ 阳痿，早泄。典型舌脉：舌淡苔薄，脉沉弱。具有主症①②③或①②④和次症 1 项及典型舌脉者，即可确诊为本证候。治宜温阳益气、通利膀胱。〔方药见 597 页辨证施治 3.(2)〕

(7) 气血亏虚证　本型常见于前列腺癌的晚期或化疗后，以气血虚弱为其主要表现。主症：

① 黄邦荣，王兰英. 裴氏实用肿瘤学[M]. 兰州：甘肃科学技术出版社，2013：366 - 367.

① 肛诊前列腺增大，质地硬，表面凹凸不平；② 小便困难；③ 头晕，乏力。次症：① 自汗，面色微黄；② 言语低微，易感冒。典型舌脉：舌淡，苔薄白，脉细弱无力。具有主症①②③或①②和次症①或②即可确诊本证候。治宜补益气血、清热利湿解毒。〔方药见 599 页辨证施治 6.(2)〕①

9. 张亚强分 3 型

(1) 湿热蕴结型　症见小便不畅，尿线变细，或见尿道灼热，偶伴血尿，口干口苦，会阴部胀痛不适，大便干结，舌红，苔黄腻，脉滑数。〔方药见 595 页辨证施治 1.(5)〕

(2) 瘀毒互结型　症见尿频，少腹部、腰骶部、会阴部胀痛，胁肋疼痛，消瘦乏力，舌黯红，或有瘀点、瘀斑，脉涩、沉弦。方用前列消癥汤合四物汤加减：当归、熟地黄、丹参、三棱、莪术、山药、猪苓、薏苡仁、龙葵、白英、白花蛇舌草、土贝母、陈皮、甘草。随症加减：乏力重者，加黄芪、太子参；失眠，加远志、酸枣仁、夜交藤；食欲不振，加焦山楂、神曲；骨痛，加延胡索、蒲黄；下肢水肿，加泽兰、赤小豆。

(3) 脾肾亏虚型　症见小便不畅，少腹胀痛不适，双下肢水肿，腰膝酸软，纳差，乏力，周身疼痛，舌淡，苔白，脉沉细无力。〔方药见 598 页辨证论治 4.(3)〕②

10. 广东省中医院泌尿外科治疗方法

(1) 内分泌治疗期　主要是去势导致肿瘤细胞迅速凋亡(祛邪)，正气受损，以及内分泌药物本身的不良反应，出现(肺脾)气阴两虚的证候为主。临床表现以疲乏、气短、潮热汗出、胃纳差为主。方用广中方 1：黄芪 15 克、太子参 30 克、麦冬 15 克、浮小麦 30 克、白术 10 克、半枝莲 15 克、泽兰 10 克、炙甘草 5 克。予以生脉针或参麦针静滴。

(2) 雄激素非依赖性前列腺癌　正气进一步受损，毒邪扩散，导致病入膏肓，出现(脾肾)阴阳两虚的证候为主。方用广中方 2：黄芪 20 克、太子参 20 克、黄精 15 克、巴戟天 15 克、龟甲 15 克、半枝莲 15 克、泽兰 10 克、枸杞子 10 克、炙甘草 5 克、陈皮 5 克。予以参芪扶正液静滴。

(3) 激素难治性前列腺癌　患者病情发展，正虚邪恋，出现脾肾阳气虚证候为主。方用广中方 3：黄芪 30 克、党参 15 克、白术 15 克、茯苓 15 克、制附子 15 克、全蝎 5 克、菟丝子 15 克、白芍 15 克、枸杞子 10 克、半枝莲 15 克、炙甘草 5 克。予以参附针静滴。

(4) 晚期骨转移　癌毒侵犯前列腺，直接损害肾主水主骨功效，出现肾阳虚之证。方用真武汤加减：制附子 15 克、干姜 10 克、赤芍 10 克、白术 10 克、茯苓 10 克。予以参附针静滴。

(5) 放疗术后　热毒伤阴，瘀热内结，出现阴虚瘀热的证候为主。方用犀角地黄汤加减：犀角(水牛角代，先煎)30 克、生地黄 12 克、赤芍 10 克、牡丹皮 10 克、山茱萸 10 克、鳖甲 12 克、女贞子 15 克。可予以毛冬青 30 克、槐花 30 克、地榆 15 克、蒲公英 30 克煎液保留灌肠。③

11. 周维顺分 3 型

(1) 湿热下注型　症见病变初期，局部症状不明显，可有轻度尿频，排尿不畅，小便赤涩，阴囊潮湿，大便干结，舌质黯红苔黄腻，脉滑数。治宜清热解毒、利湿散结。〔方药见 595 页辨证施治 1.(7)〕

(2) 肝肾阴虚型　症见疾病中期，出现排尿困难，尿流变细，排尿疼痛，进行性加重，时有血尿，可有腰骶部及下腹部疼痛，头晕耳鸣，口干心烦，失眠盗汗，大便干燥，舌质红苔少，脉细数。治宜滋阴清热、解毒散结。〔方药见 599 页辨证施治 5.(3)〕

(3) 气血两虚型　症见疾病晚期，神疲气短，面色苍白，纳呆水肿，尿痛尿闭，尿血及腐肉，腰骶部疼痛并向双下肢放射，舌淡苔薄白，脉沉细无力。治宜补益气血、软坚散结。〔方药见 599 页辨证施治 6.(3)〕④

① 冷方南. 中医男科临床治疗学［M］. 修订版. 北京：人民军医出版社，2011：309 - 314.
② 宋竖旗，李灿. 张亚强治疗晚期前列腺癌经验［J］. 中国中医药信息杂志，2010，17(1)：85 - 86.
③ 王树声，古炽明. 中医药治疗前列腺癌的探索与优势［J］. 中国中西医结合外科杂志，2010，16(3)：263 - 265.
④ 黄芳芳，等. 周维顺治疗前列腺癌经验［J］. 江西中医药杂志，2008，(1)：29 - 30.

12. 魏睦新分 3 型

（1）湿热下注型　症见病变初期，局部症状不明显，可有轻度尿频，排尿不畅，小便赤涩，阴囊潮湿，大便干结，舌质黯红，苔根部黄腻，脉滑数。治宜清热利湿解毒。〔方药见595页辨证施治1.(8)〕

（2）肝肾阴虚型　本型多为高龄患者，体质较弱。症见排尿困难，尿流变细，排尿疼痛，进行性加重，时有血尿，可有腰骶部及下腹部疼痛，头晕耳鸣，口干心烦，失眠盗汗，大便干燥，舌质红，苔少，脉细数。治宜滋阴降火、解毒散结。〔方药见599页辨证施治5.(4)〕

（3）气血两虚型　本证型在早期患者中出现率较低，但有些患者素体气血不足，也可以见到该型。症见神疲气短，面色苍白，纳呆水肿，尿痛尿闭，尿血及腐肉，腰骶部疼痛并向双下肢放射，舌质淡，苔薄白，脉沉细无力。治宜补益气血、培补肾元。〔方药见599页辨证施治6.(4)〕[1]

13. 王琦分 3 期

（1）早期　一般不表现症状。指肛检可触及硬节。舌脉正常。治宜清热解毒、活血化瘀。方用五神汤加减：金银花、紫花地丁、牛膝、车前子、茯苓、白花蛇舌草（重用）、七叶一枝花、薏苡仁、冬瓜仁、莪术、桃仁、赤芍、牡丹皮。或可兼服六神丸，加强清热解毒之力。

（2）中期　症见排尿困难，小便踌躇，尿流变细、缓慢，夜尿多，伴午后潮热，夜寐盗汗，口干，小便黄，或见转移症状。指肛检查前列腺大小不等结节，质地坚硬如石。舌质黯，苔薄黄，脉弦细稍数。治宜化痰软坚、祛痰散结。方用散肿溃坚汤加减：海藻、昆布、三棱、莪术、黄芪、黄连、黄柏、龙胆草、连翘、知母、天花粉、白芍、当归。若体质尚实，加服犀黄丸增强清热解毒、化痰软坚、祛瘀散结之力。

（3）后期　症见面色萎黄，形体消瘦，全身乏力，转移症状明显，排尿梗阻症状进一步加重，甚则出现尿潴留。伴心悸气短，畏寒怕冷，失眠多

梦。指肛检查前列腺癌肿明显，质地坚硬如石，十分牢固。舌质黯淡，苔薄白，脉沉细。治宜补益气血阴阳。方用人参养荣汤合化癌汤加减：黄芪、党参、白术、茯苓、甘草、熟地黄、当归、白芍、五味子、肉桂、陈皮、忍冬藤、茜草、白芥子、鹿角胶、龟甲胶。[2]

14. 楚延春分 5 型

（1）湿热蕴结证　治宜清利湿热、祛毒通利。〔方药见596页辨证施治1.(10)〕

（2）气滞血瘀证　治宜行瘀散结、祛毒通利。〔方药见596页辨证施治2.(3)〕

（3）湿聚痰凝证　治宜化痰散结、祛毒利尿。方用橘核丸合导痰汤加减：橘核20克、厚朴20克、茯苓20克、海藻15克、昆布15克、延胡索15克、陈皮15克、川楝子12克、桃仁12克、枳实12克、半夏12克、胆南星12克、木通6克、甘草6克、全蝎15克、蜈蚣15克、白花蛇舌草30克。

（4）肾元亏虚证　①肾阳虚，治宜温补肾阳、祛毒利尿。方用真武汤合龙蛇羊泉汤：制附子15克、蛇莓15克、龙葵15克、白英15克、白术15克、茯苓30克、白芍10克、生姜3片、熟地黄15克、牛膝15克、土茯苓15克、蜈蚣30克、制斑蝥10个、半枝莲20克。②肾阴虚，治宜滋补肝肾、祛毒通利。方用大补阴丸加味：龟甲30克、熟地黄30克、黄柏20克、知母20克、猪脊髓10克、女贞子10克、菊花10克、半枝莲30克、龙葵10克、白英10克、制斑蝥6个。

（5）气血双亏证　治宜补益气血、健脾消瘤。〔方药见599页辨证施治6.(5)〕[3]

15. 李彪等分 7 型

（1）下焦湿热型　症见小腹急胀难忍，小便短赤，点滴而下，口渴，口舌糜烂，肛门指检可触及前列腺硬肿，舌质红，苔黄腻，脉数有力。治宜清热解毒、利尿通淋。〔方药见596页辨证施治1.(13)〕

（2）肝气郁结型　症见排尿困难，少腹胀痛或有尿血，口苦，目眩，心烦易怒，两胁胀痛，胸闷

① 马国花,魏睦新. 魏睦新采用中医待机疗法治疗早期前列腺癌经验[J]. 中国中医药信息杂志,2008,15(9)：88－89.
② 王琦. 王琦男科学[M]. 郑州：河南科学技术出版社,1997：703－704.
③ 李卫真. 前列腺病中医诊疗学[M]. 北京：北京科学技术出版社,1996.

不舒,嗳气,不欲饮食,肛门指检可触及前列腺硬肿,舌质淡红,苔薄黄,脉弦。治宜疏肝理气、通利膀胱。方用逍遥散加减:柴胡 10 克、白芍 15 克、当归 10 克、茯苓 10 克、白术 10 克、生姜 3 片、牛膝 10 克、冬葵子 10 克、木通 6 克、七叶一枝花 20 克、土茯苓 20 克、白花蛇舌草 20 克、甘草 6 克。备选中成药:舒肝止痛丸、逍遥丸、柴胡舒肝丸、延胡索止痛片。

(3)气滞血瘀型 症见小便点滴不畅或如细线,甚或点滴不出,少腹急痛难忍,固定不移。肛门指检可触及前列腺肿块。舌质黯红有瘀斑,苔白或黄,脉沉涩。治宜破瘀散结、通利水道。〔方药见 596 页辨证施治 2.(6)〕

(4)湿困脾阳型 症见排尿困难,少腹胀痛,小便闭塞不通,或有尿血,身重倦怠,嗜卧,胸闷痞满,纳差,口渴不欲饮,肛门指诊可触及前列腺硬块,舌苔厚腻,脉濡缓。治宜健脾燥湿、通利小便。方用四苓散加减:茯苓 15 克、泽泻 10 克、白术 10 克、猪苓 10 克、草薢 10 克、薏苡仁 12 克、白花蛇舌草 20 克、半枝莲 20 克、七叶一枝花 15 克、土茯苓 20 克、甘草 10 克、海金沙 20 克。备选中成药:胃苓丸、香砂养胃丸。

(5)肾阴亏虚型 症见小便滴沥不尽,甚或不通,尿少色赤而频,腰膝酸软,五心烦热,遗精耳鸣,头目晕眩,肛门指检可触及硬肿的前列腺,舌质红少苔,脉细数。治宜滋阴清热、通利水道。〔方药见 599 页辨证施治 5.(6)〕

(6)肾阳虚衰型 症见小便不通或滴沥不爽,频数尿清,排出无力,阳痿早泄,面色㿠白,腰膝酸冷,肛门检查可触及肿大的前列腺,舌淡,边有齿印,脉沉弱。治宜温阳益气、通利膀胱。〔方药见 598 页辨证施治 3.(8)〕

(7)肾虚瘀阻型 症见小便欠畅,淋沥不尽,尿频,尿痛,肛门有下坠感,不能久坐、久立,神疲乏力,形体消瘦,面色萎黄,纳差,X 线片可见骨转

移或淋巴转移,舌黯淡,苔黄腻,脉沉弦细。治宜益气补肾、化浊行瘀。方用方氏经验方:生黄芪 15 克、潞党参 12 克、淫羊藿 12 克、甜苁蓉 6 克、巴戟天 12 克、枸杞子 12 克、制首乌 12 克、甲片 15 克、牛膝 12 克、制大黄 6 克、炒黄柏 6 克、土茯苓 12 克、七叶一枝花 12 克、白花蛇舌草 15 克、白芍 12 克、炙甘草 6 克。①

经 验 方

一、一般方(未明确是否与其他治疗合用方)

1. 膈下逐瘀汤加减 当归尾 12 克、赤芍 12 克、桃仁 9 克、红花 9 克、炮甲片 12 克、乌药 9 克、五灵脂 6 克、延胡索 15 克、龙葵 15 克、马鞭草 30 克。随症加减:若血尿者,加三七、墨旱莲、花蕊石;尿少腹胀者,加萹蓄、沉香、茯苓;疼痛明显者,加三棱、莪术、露蜂房;发热者,加牡丹皮、丹参。化瘀散结,解毒止痛。适用于前列腺癌瘀毒内结型。症见小便不利或滴沥不畅,小腹胀满,腰背或骨节疼痛,甚至剧痛难忍,口干舌燥,烦躁不安,或有发热,小便黄,大便秘结或大便次增多,里急后重。舌质红或绛或暗紫,苔黄或无苔。脉细数或细弦。②

2. 真武汤加减 制附子 9 克、白术 12 克、茯苓 12 克、怀山药 12 克、白扁豆 12 克、白芍 12 克、生姜 9 克、黄芪 30 克、淫羊藿 12 克、仙茅 12 克、龙葵 15 克、白英 30 克。随症加减:若尿血多者,加白茅根、仙鹤草、生地榆;脾虚纳差者,加党参、白术、陈皮;大便溏泻明显者,加党参、莲子、木香、诃子。温补肾阳,渗利水湿。适用于前列腺癌肾阳亏虚型。症见小便不通或点滴不爽,排尿无力,尿流渐细,神疲乏力,腰膝酸软,畏寒肢冷,喜温喜按,大便溏泄。舌质淡红,苔润。脉沉细。③

3. 蛇莲汤 白花蛇舌草 30～60 克、半枝莲 30 克、野葡萄根 30 克、土茯苓 30 克。每日 1 剂,水煎,分 2 次服。清热解毒利湿。适用于前列腺癌。④

① 李彪,张魁. 实用男科临床手册[M]. 北京:人民军医出版社,1995:170 - 174.
② 许玲,孙建立. 中医肿瘤学概论[M]. 上海:上海交通大学出版社,2017:133.
③ 许玲,孙建立. 中医肿瘤学概论[M]. 上海:上海交通大学出版社,2017:134.
④ 王维恒,杨吉祥. 千家妙方[M]. 第 2 版. 北京:中国科学技术出版社,2017:118.

4. 常德贵经验方 黄芪、葫芦巴、绞股蓝、土茯苓和蜣螂5味，寒热并用。基础实验研究、临床应用均表明该方能改善前列腺癌患者排尿症状，降低PSA值，延缓肿瘤进展，提高患者生存质量。[①]

5. 前列腺癌1号方 桂枝10克、附子6克、熟地黄20克、苍术15克、陈皮6克、菟丝子10克、姜黄10克、河白草20克、七叶一枝花10克、龙葵10克、黄精15克、补骨脂10克、莪术15克、甘草6克。随症加减：若睡眠不佳，则加用酸枣仁、柏子仁等养心安神药；若面色萎黄、气虚血弱，则加用阿胶、大枣等益气养血药；若大便干结不通，则加用瓜蒌、麻子仁等润肠通便药；若有多发骨转移，骨痛较重，则加用鳖甲等软坚止痛药。经过对100多例晚期前列腺癌患者的临床治疗和随访，初步证实该方可以明显改善患者临床症状，进而稳定癌性病灶，提高患者生存质量，延长生存期，同时减少骨转移和骨折等临床并发症。[②]

6. 温肾壮阳活血汤 淫羊藿12克、肉苁蓉10克、桂枝9克、熟地黄9克、补骨脂10克、当归6克、鸡血藤30克、黄芪9克、甘草5克。将60例前列腺癌骨转移疼痛患者随机分为两组。治疗组30例予自拟温肾壮阳活血汤治疗，每日1剂，分2次温服，连服90天。对照组予布洛芬缓释片口服，每次0.3克，早晚各1次，共计90天。结果治疗组和对照组总有效率分别为83.3%和53.3%；治疗组疼痛改善情况优于对照组（$P<0.05$）；两组治疗后NRS评分及卡氏评分均较治疗前改善（$P<0.05$），治疗组优于对照组（$P<0.05$）。结论：自拟温肾壮阳活血汤治疗前列腺癌转移疼痛，效果优于布洛芬缓释片治疗组。[③]

7. 前列腺癌复法大方（肾气丸合八正散合抵当汤加减） 黄芪30克、水蛭3克、土鳖虫6克、桃仁10克、大黄6克、肉桂6克、附子10克、熟地黄30克、山茱萸30克、山药20克、茯苓20克、牡丹皮15克、泽泻30克、滑石30克、车前子15克、土茯苓30克、白茅根30克、女贞子15克、墨旱莲30克、王不留行30克、牡蛎30克、甲片5克。处治要点：主要是补、温、清、通、利、涩诸法并举，重用土茯苓60～90克、王不留行60～120克；防止骨转移，加补骨脂15克、徐长卿20克、透骨草30克、威灵仙20克、马钱子0.5克、鸡血藤20克、海风藤30克等。随症加减：淋巴转移者，加黄药子6～15克、天龙6克、夏枯草30克、两头尖15克、猫爪草15～30克等；尿血，加生地榆30～50克、血余炭15克、三七10克等；气虚、尿无力，加黄芪60克、党参30克、白术20克、桂枝15克、乌药15克等；腰酸明显者，加山茱萸30克、枸杞子30克、杜仲10克、鹿角胶10克、续断20克等。辨病归经用药：白花蛇舌草30克、半枝莲30克、蒲公英30克、败酱草30克、蜈蚣2条、鳖甲15～30克、王不留行30克、土茯苓30克、露蜂房6克、白毛藤30克、甲片5克、蛇莓30克等。[④]

8. 陈志强经验方 黄芪、太子参、龟甲、全蝎、半枝莲、泽兰、白术、茯苓、陈皮。随症加减：脾气虚者，加山药、黄精、甘草；肾气虚者，加菟丝子、巴戟天、牛膝；气血两虚者，加党参、熟地黄、当归、川芎；阳虚者，加附子、干姜、肉桂；阴虚火旺者，加知母、黄柏、生地黄；阴虚痰热者，加浙贝母、天花粉；血瘀者，加土鳖虫、水蛭、王不留行；下焦湿热者，加蟛蛄、车前草；气滞者，加姜黄、延胡索；骨转移疼痛者，加蜈蚣、僵蚕、骨碎补。以扶正补虚为主，兼清热解毒、活血化瘀、利水渗湿、化痰散结等以祛邪，攻补兼施，寒热并用。适用于Ⅳ期前列腺癌。[⑤]

9. 六君子汤加减 党参15克、白术10克、茯苓15克、甘草6克、陈皮10克、法半夏9克、半枝莲10克、夏枯草15克。随症加减：乏力者，加黄芪、太子参；失眠者，加酸枣仁、夜交藤；食欲不振者，加甘松、焦山楂；骨痛者，加延胡索、红花；下肢水肿者，加泽兰、大腹皮。疗程为3～6个月。适

① 尤耀东，等. 常德贵教授寒温并用法治疗前列腺癌经验[J]. 四川中医，2015(11)：9－10.
② 卢子杰，等. 从肾虚瘀毒论治晚期前列腺癌探析[J]. 江苏中医药，2014，46(12)：39－40.
③ 吴玉华，等. 自拟温肾壮阳活血汤治疗前列腺癌骨转移疼痛临床观察[J]. 广西中医药大学学报，2014(4)：22－23.
④ 何奇，于振洋. 肿瘤复法大方论治心悟[M]. 北京：人民军医出版社，2013：40.
⑤ 傅伟，杨世坚. 陈志强教授应用扶正抑瘤法治疗Ⅳ期前列腺癌浅谈[J]. 新中医，2013，45(9)：165－166.

用于晚期前列腺癌。经临床验证疗效满意。①

10. 生脉散加味　太子参 15 克、麦冬 12 克、五味子 6 克、制何首乌 12 克、枸杞子 12 克、生黄芪 15 克、炙鳖甲(先煎)9 克、炙龟甲(先煎)9 克、白英 10 克、蛇莓 10 克。随症加减:眩晕,耳鸣者,加杭菊花、女贞子;血虚甚者,加熟地黄、阿胶;津亏便结者,加玄参、决明子、肉苁蓉。益气养阴,解毒散结。适用于前列腺癌气阴两虚型。②

11. 知柏炮甲汤　黄芪 20 克、生地黄 20 克、小蓟 20 克、土茯苓 20 克、白花蛇舌草 20 克、知母 15 克、黄柏 15 克、七叶一枝花 15 克、王不留行 15 克、三棱 10 克、莪术 10 克、炮甲片 10 克、沉香 3 克。每日 1 剂,水煎服。益气清热,祛瘀散结。适用于前列腺癌血尿,排尿淋沥不尽,尿频,尿痛,尿赤者。③

12. 胆草仙柏汤　龙胆草 10 克、白芍 10 克、知母 10 克、黄柏 10 克、栀子 10 克、茜草 10 克、生地黄 20 克、牡丹皮 20 克、水牛角 20 克、瞿麦 20 克、萹蓄 20 克、滑石 20 克、仙鹤草 20 克、侧柏叶 20 克、小蓟 20 克。每日 1 剂,水煎服。清热利湿,凉血止血。适用于前列腺癌,血尿,尿频,尿急,尿痛者。④

13. 三金海藻汤　瞿麦 20 克、萹蓄 20 克、山慈菇 20 克、鸡内金 20 克、海金沙 20 克、乌药 10 克、莪术 10 克、王不留行 10 克、川牛膝 10 克、琥珀 10 克、海藻 30 克、滑石 30 克、金钱草 30 克、夏枯草 30 克。每日 1 剂,水煎服。活血通淋,软坚散结。适用于前列腺癌尿潴留,前列腺肿大,小腹坠胀者。⑤

14. 参芪乳没汤　黄芪 20 克、党参 20 克、熟地黄 20 克、鸡血藤 20 克、露蜂房 20 克、赤芍 10 克、土鳖虫 10 克、当归 10 克、蕲蛇 10 克、山慈菇 10 克、乳香 10 克、没药 10 克、蜈蚣 3 克、甘草 5 克。每日 1 剂,水煎服。益气补血,散结止痛。适用于前列腺癌转移播散,侵及骨骼,如骨盆、腰椎、股骨者。⑥

15. 抗前列腺癌丸　黄芪 100 克、党参 100 克、熟地黄 80 克、制何首乌 80 克、枸杞子 80 克、白术 60 克、鸡内金 60 克、淫羊藿 50 克、茯苓 50 克、海金沙 50 克、金钱草 50 克、莪术 50 克、夏枯草 50 克、炮甲片 40 克、肉苁蓉 40 克、锁阳 40 克、巴戟天 40 克、知母 40 克、黄柏 40 克、七叶一枝花 40 克、白芍 40 克、三棱 40 克、王不留行 40 克、当归 40 克、山慈菇 40 克、琥珀 30 克、川牛膝 30 克、土鳖虫 30 克、蜈蚣 10 克、沉香 10 克。上药制水丸,每次服 10～12 克,每日 3 次,3 个月为 1 个疗程;或制成浓缩丸,每次服 6～8 克,每日 3 次,3 个月为 1 个疗程;或制为粗末,每日用 120 克,装入棉布袋中,煎 3 次,混合后分 3 次口服。益气养血,祛瘀散结。适用于前列腺癌血尿,排尿淋沥不尽,尿频,尿痛,尿赤,小腹坠胀,或有骨转移疼痛者。⑦

16. 消癥散结抑癌灌肠剂　山慈菇 30 克、夏枯草 30 克、莪术 30 克、虎杖 30 克、吴茱萸 15 克。每日 1 剂,水煎灌肠,联合雄激素药物治疗。消肿散结。适应于晚期前列腺癌。灌肠给药能降低患者血清 PSA,提高尿流率,其疗效优于对照组(单纯最大限度雄激素阻断治疗组)。⑧

17. 解毒方　潞党参 30 克、炒白术 9 克、煨陈皮 12 克、当归 10 克、炙黄芪 30 克、猫人参 30 克、木馒头 15 克、全蝎 15 克、蜈蚣 15 克、淮山药 9 克、煨木香 12 克、炙鸡内金 12 克、大枣 15 克、焦三仙各 12 克。益气养血,抗癌杀毒。适用于前列腺癌晚期。⑨

① 宋竖旗,卢建新. 调理脾胃法治疗晚期前列腺癌[J]. 中国中医药信息杂志,2013,20(10):90-91.
② 花宝金,等. 名中医经方时方治肿瘤(第 2 辑)[M]. 北京:中国中医药出版社,2013:190.
③ 余孟学. 疑难杂病临证效验方[M]. 北京:金盾出版社,2012:586.
④ 同上.
⑤ 同上.
⑥ 余孟学. 疑难杂病临证效验方[M]. 北京:金盾出版社,2012:586-587.
⑦ 余孟学. 疑难杂病临证效验方[M]. 北京:金盾出版社,2012:587.
⑧ 陈铭,等. 消癥散结抑癌灌肠剂治疗晚期前列腺癌的临床研究[J]. 广州中医药大学学报,2010,27(5):470-473.
⑨ 孙振,等. 凌昌全运用解毒方治疗恶性肿瘤验案举隅[J]. 江苏中医药,2010,42(10):55-57.

18. 张亚强经验方 2　黄芪 20 克、山药 30 克、黄精 15 克、猪苓 15 克、泽泻 15 克、龙葵 15 克、丹参 15 克、蛇莓 15 克、浮小麦 10 克、山楂 30 克、熟地黄 15 克、酸枣仁 30 克、远志 9 克、川芎 9 克、太子参 15 克。每日 1 剂，水煎服。益气养阴，解毒利湿，活血安神。①

19. 消瘤散　白花蛇舌草 50 克、甲片 10 克、冬葵子 20 克、王不留行 20 克、夏枯草 50 克、益智仁 50 克、半枝莲 50 克、巴戟天 20 克、黄柏 10 克、乌药 10 克、桃仁 20 克、酒大黄 20 克。将中药煎水坐浴，早晚各 1 次，每日 1 剂；或将研成细末，以花椒油调成糊状外敷会阴，每日换 1 次。②

20. 知柏地黄汤加味　知母 10 克、黄柏 10 克、泽泻 10 克、牡丹皮 10 克、夏枯草 10 克、熟地黄 20 克、土茯苓 20 克、白花蛇舌草 20 克、干山药 12 克、山茱萸 12 克、仙鹤草 15 克、半枝莲 15 克、琥珀 1 克。随症加减。每日 1 剂，水煎服。1 个月为 1 个疗程。用 1～3 个疗程后观察治疗效果。治疗早期前列腺癌 38 例，有效（症状消失或改变；血清前列腺特异抗原复常或降低或稳定，或前列腺穿刺活检者癌细胞的探针减少或不变）31 例，无效 7 例。31 例中血清前列腺特异抗原复常 9 例，降低 11 例。③

21. 张大宁经验方　黄芪 60 克、三棱 30 克、莪术 20 克、土茯苓 60 克。每日 1 剂，水煎服。补气活血祛瘀。治疗 3 例前列腺癌，1 例治愈，2 例显效。④

22. 前列消癥汤　薏苡仁、炙黄芪、黄精、白花蛇舌草、土贝母、莪术、猪苓。每日 1 剂，水煎服，每日 2 次。扶正解毒活血。适用于激素非依赖性前列腺癌。配合常规西药治疗。可增强患者体质，提高机体的抗病能力，降低 PSA 水平或抑制 PSA 的增长幅度，减轻患者痛苦，提高患者生活质量，其中生存质量评分提高率 47.05％，体力改善评分提高率 64.7％。⑤

23. 前列腺癌方 4　熟地黄 30 克、土茯苓 30 克、鹿角胶 10 克、生黄芪 30 克、枸杞 20 克、川牛膝 25 克、甲片 10 克、制大黄 10 克、七叶一枝花 15 克、制鳖甲 20 克、土鳖虫 6 克、丹参 15 克、皂刺 10 克、海藻 10 克、蜈蚣 1 条、山慈菇 15 克、木通 10 克。随症加减：血尿，加白茅根、阿胶；骨转移疼痛，加续断、骨碎补、秦艽、忍冬藤、豨莶草；肝转移，加八月札、夏枯草、郁金；有尿路刺激征，加车前子、竹叶。每日 1 剂，水煎 3 服。如形体壮实，虚象不明显，以攻邪为主，扶正为辅；如形体瘦弱，虚象明显，则以扶正为主，攻邪为辅。治疗晚期前列腺癌 12 例，1 例有肝转移者生存 3 年 2 个月，余均生存 5 年以上。⑥

24. 前列腺癌方 5　龙葵 15～30 克、生首乌 15～30 克、女贞子 15～30 克、生黄芪 15～30 克、干蟾皮 5～8 克、莪术 10～15 克、夏枯草 10～15 克、菟丝子 10～20 克、补骨脂 10～15 克、猪苓 15～30 克、茯苓 15～30 克。每日 1 剂，水煎服，每日 2 次。适用于中晚期前列腺癌。⑦

25. 益气养阴破瘀汤　女贞子 30 克、覆盆子 30 克、知母 15 克、菟丝子 30 克、三棱 30 克、黄柏 10 克、莪术 20 克、夏枯草 30 克、甲片 10 克、露蜂房 15 克、全蝎 4 克、生炙芪各 15 克、龙葵 15 克、酒地龙 15 克。每日 1 剂，水煎，配用小金丹口服。益气养阴，破瘀散结。适用于前列腺癌。临床治疗 7 例，显效 5 例，2 例存活 13 年。⑧

26. 通络散结汤　女贞子 15 克、皂角刺 10 克、夏枯草 30 克、丹参 30 克、红花 10 克、菟丝子 15 克、猪牙皂 6 克、酒地龙 20 克、猪茯苓 20 克、甲片 10 克、莪术 15 克、胆南星 15 克、龙葵 20 克、露蜂房 10 克。每日 1 剂，水煎服。适用于前列

①　宋竖旗，李灿. 张亚强治疗晚期前列腺癌经验[J]. 中国中医药信息杂志，2010，17(1)：85－86.
②　李远鹏. 前列腺癌的中医辨证论治[J]. 中国中医药现代远程教育，2009，7(12)：182－183.
③　吴燕敏，魏睦新. 知柏地黄汤加味治疗早期前列腺癌 38 例[J]. 时珍国医国药，2009，20(4)：951－952.
④　谢文纬. 中医成功治疗肿瘤一百例：中医无毒大剂量抗癌法[M]. 第四版. 北京：中国财政经济出版社，2007：249.
⑤　张亚强，林飞. 前列消癥汤治疗前列腺癌的临床观察[J]. 中国中西医结合外科杂志，2006，12(2)：83－85.
⑥　李恒山，杨玉霞. 中医药治疗晚期前列腺癌 12 例报告[J]. 四川中医，2004，22(5)：48.
⑦　厉将斌，等. 前列腺癌中医药治疗的经验与思路[J]. 中国中西医结合杂志，2002，22(6)：425.
⑧　乔占兵，尹婷. 肿瘤病良方 1500 首[M]. 北京：中国中医药出版社，1999：419.

癌。某患者自 1990 年服中药至 1998 年 5 月,患者一般状况好,无特殊不适。①

27. 益气养阴抗癌汤　太子参 12 克、黄芪 15 克、当归 12 克、白芍 12 克、女贞子 20 克、枸杞子 20 克、猪茯苓 20 克、白花蛇舌草 30 克、柏子仁 12 克、枣仁 12 克、焦三仙各 10 克、生草 10 克、半枝莲 15 克、夏枯草 20 克、山慈菇 15 克。每日 1 剂,水煎服。益气养阴,活血化瘀。适用于前列腺癌。临床效果较好。②

28. 补气活血抗癌汤　女贞子 30 克、墨旱莲 15 克、菟丝子 15 克、莪术 30 克、三棱 15 克、夏枯草 30 克、炙鳖甲 20 克、青蒿 15 克、海藻 30 克、地龙 30 克、土鳖虫 12 克、僵蚕 12 克、无名异 0.6 克、土茯苓 30 克、炙马钱子 0.3 克。每日 1 剂,水煎服。补气活血通经。适用于前列腺癌。案例:方某,男,65 岁,1996 年体检发现前列腺增大,经 CT、活检诊为前列腺癌,大小五度,表面不光滑,突入膀胱,压迫直肠及膀胱,盆腔淋巴结有肿大。现自汗出,有局部坠胀疼,抽搐感,尿频,尿急,夜尿多,口干唇干,大便每日 2～3 次成形,小腹胀冷。舌质黯有瘀斑,舌底静脉紫,白苔根厚,脉濡弱。患者自服以上中药至 1998 年 5 月,一直一般状态好,食欲佳,病情无新的进展。③

29. 前列腺癌方 6　半枝莲 30 克、白花蛇舌草 30 克、龙葵 30 克、卷柏 30 克、车前子 20 克、生地黄 20 克、泽泻 20 克、木通 15 克、酸枣皮 15 克、淮山药 15 克、茯苓 15 克、鸡内金 15 克、白术 12 克、枸杞 40 克、三七 10 克。每日 1 剂,水煎,分 4 次服,1 个月为 1 个疗程。清热利湿通淋,益肾养阴,佐以健脾。适用于前列腺癌。以本方治疗前列腺癌 1 例,3 剂后,症状明显改善,继上方去木通、鸡内金,加金樱子 30 克、芡实 20 克,又服 4 剂。通过

半年多治疗,患者自觉小便淋漓不尽、刺痛、坠胀消失,夜尿次数减少到 2～3 次,饮食如常,精神转佳,面色红润。复查 B 超显示前列腺肿块影像消失,仍服原方巩固治疗,随访未见复发。④

30. 寄奴麦冬汤　刘寄奴 9 克、麦冬 60 克、生地黄 30 克、车前子 9 克。每日 1 剂,水煎服。滋阴益肾,清热化瘀。适用于前列腺癌肾阴不足,瘀热不解。⑤

31. 小茴灵仙椒目汤　小茴香 6 克、威灵仙 9 克、椒目 24 克。每日 1 剂,水煎服。温中暖肝,通利下焦。适用于前列腺癌下焦受寒,小便不通。⑥

32. 朱砂钟乳丸　朱砂(另研)7.5 克、钟乳粉 15 克、滑石 15 克。上药共研细末,枣肉为丸,如梧桐子大,每次 10 丸,每日 3 次,空服时用灯心汤送下。清利下焦,通淋散结。适用于前列腺癌下焦热甚。⑦

33. 知柏滑芍汤　滑石(布包)30 克、白芍 30 克、知母 24 克、黄柏 24 克。每日 1 剂,水煎,分 2 次服。适用于前列腺癌下焦蕴热,膀胱肿胀,小便滴沥不通者。⑧

34. 棉花根汤　板蓝根 30 克、棉花根 30 克、橘核 15 克、乌药 9 克。每日 1 剂,水煎,分 2 次服。适用于前列腺癌。⑨

35. 化瘀解毒散　白花蛇舌草 30 克、天葵子 30 克、土茯苓 30 克、当归 15 克、赤芍 15 克、川芎 15 克、蒲黄 15 克、栀子 15 克、延胡索 15 克、乳香 15 克、没药 15 克、木通 12 克、车前草 12 克。每日 1 剂,水煎服。活血化瘀,解毒散结。适用于前列腺癌。临床多用于小便淋漓不爽,尿痛,小腹急痛难忍,烦躁,舌质偏黯或瘀斑,脉涩等症。⑩

36. 扶正抑瘤汤　生黄芪 30 克、潞党参 30 克、白花蛇舌草 30 克、半枝莲 30 克、虎杖 15 克、

① 乔占兵,尹婷. 肿瘤病良方 1500 首[M]. 北京:中国中医药出版社,1999:419.
② 乔占兵,尹婷. 肿瘤病良方 1500 首[M]. 北京:中国中医药出版社,1999:420.
③ 乔占兵,尹婷. 肿瘤病良方 1500 首[M]. 北京:中国中医药出版社,1999:420-421.
④ 曾小菊. 前列腺癌治验[J]. 湖南中医杂志,1996,12(3):39.
⑤ 潘敏求. 中华肿瘤治疗大成[M]. 石家庄:河北科学技术出版社,1996:644.
⑥ 同上.
⑦ 同上.
⑧ 同上.
⑨ 同上.
⑩ 吴大真,等. 中西医结合治疗常见肿瘤的良方妙法[M]. 北京:中国医药科技出版社,1996:216.

绞股蓝 15 克、茯苓 15 克、陈皮 6 克、甘草 5 克。随症加减：呕吐者，加竹茹 15 克、半夏 9 克；纳呆者，加神曲 15 克、鸡内金 10 克；湿热者，加蒲公英 15 克、黄柏 12 克；湿偏重者，加厚朴 6 克、砂仁 6 克；疼痛者，加乌药 10 克、延胡索 10 克；出血者，加仙鹤草 30 克、益母草 30 克；阴虚者，加太子参 30 克、石斛 15 克。将上药水煎 3 次后合并药液，分早、中、晚内服，每日 1 剂。用上药治疗晚期癌症（包括前列腺癌、肝癌、胃癌、结肠癌、食管癌）30 例，显效（临床症状明显改善，癌肿缩小或稳定，体质好转，存活期＞2 年）11 例，有效 16 例，无效 3 例，总有效率为 90％。①

37. 夏藻莪慈汤 海藻 30 克、夏枯草 30 克、莪术 15 克、皂角刺 10 克、山慈菇 10 克、川牛膝 10 克、乌药 10 克、木香 10 克、王不留行 10 克、木通 6 克、泽泻 6 克、琥珀粉（冲服）1.5 克。每日 1 剂，水煎服。软坚散结，理气活血。适用于前列腺癌。②

38. 葡萄蛇舌汤 白花蛇舌草 30～60 克、半枝莲 30 克、野葡萄根 30 克、土茯苓 30 克。每日 1 剂，水煎服。清热解毒利湿。适用于前列腺癌。③

39. 夏枯败酱汤 夏枯草 30～60 克、败酱草 30 克、金钱草 30 克、王不留行 30 克、龙葵 30 克、薏苡仁根 60 克。每日 1 剂，水煎服。清热解毒，软坚散结。适用于前列腺癌。④

40. 知柏刺猬汤 黄柏 10 克、知母 10 克、木通 10 克、赤芍 15 克、牛膝 15 克、炮甲片 15 克、生牡蛎 30 克、刺猬皮 15 克。每日 1 剂，水煎服。清热利湿，活血散结。适用于前列腺癌。⑤

41. 昆藻棱术汤 昆布 30 克、海藻 30 克、三棱 10 克、莪术 10 克、当归 15 克、丹参 30 克、郁金 10 克、猪苓 30 克。每日 1 剂，水煎服。活血化瘀，软坚散结。适用于前列腺癌。⑥

42. 地蛇乳没汤 土鳖虫 10 克、蕲蛇 10 克、当归 10 克、党参 10 克、徐长卿 10 克、露蜂房 6 克、炙甘草 6 克、乳香 9 克、没药 9 克、蜈蚣 3 克、地龙 9 克、党参 12 克、黄芪 12 克、熟地黄 15 克、鸡血藤 15 克。每日 1 剂，水煎服。活血通络，益气解毒。适用于前列腺癌骨转移疼痛者。⑦

43. 升麻泽苓汤 升麻 0.9 克、赤茯苓 3 克、猪苓 3 克、泽泻 3 克、白术 3 克、陈皮 3 克、姜半夏 3 克、木通 3 克、黄芩 2.4 克、炒栀子 3 克、甘草 0.9 克。清热利湿，化浊通淋。适用于前列腺癌膀胱有热，小便不通者。⑧

44. 归芍瞿韦汤 当归 30 克、白芍 30 克、瞿麦 30 克、石韦 30 克、天葵子 30 克、大黄 30 克、榆白皮 30 克、栀子 30 克、木通 30 克、炙甘草 30 克、麻仁 30 克。每日 1 剂，水煎服。清热化湿，养血扶正。适用于前列腺癌。⑨

45. 前列腺癌方 7 七叶一枝花 25 克、生黄芪 25 克、白花蛇舌草 30 克、龙葵 30 克、党参 15 克、淫羊藿 12 克、枸杞子 12 克、肉苁蓉 12 克、巴戟天 12 克、制首乌 20 克、甲片 20 克、鳖甲 20 克、牛膝 20 克、炒黄柏 10 克、知母 10 克、制大黄 10 克、杭白芍 10 克、炙甘草 8 克。随症加减：伴有小便不畅者，加天台乌药 8～10 克、车前草 8～10 克、沉香 8～10 克、郁金 8～10 克；若血尿加重者，加墨旱莲 10 克、生地黄 10 克、大蓟 10 克、小蓟 10 克、阿胶（烊化）10 克；若小便疼痛剧烈者，加三棱 10～15 克、王不留行 10～15 克、莪术 10～15 克、延胡索 10～15 克；若下焦湿热，小便黄浊者，加金钱草 10～15 克、海金砂 10～15 克、萹蓄 10～15 克、车前子 10～15 克、滑石 10～15 克、草薢 10～15 克、瞿麦 10～15 克。将上药每日 1 剂，水煎，分 3～4 次口服。1 个月为 1 个疗程。用本方治疗前

① 王礼彬. 扶正抑瘤汤治疗晚期癌症 30 例[J]. 福建中医药,1995,26(5):32.
② 余朋千,睢文发. 实用中西医肿瘤治疗大全[M]. 重庆:重庆大学出版社,1995:239.
③ 同上.
④ 同上.
⑤ 同上.
⑥ 同上.
⑦ 同上.
⑧ 张民庆. 肿瘤良方大全[M]. 合肥:安徽科学技术出版社,1994:170.
⑨ 张民庆. 肿瘤良方大全[M]. 合肥:安徽科学技术出版社,1994:171.

列腺癌患者 7 例,经用药 5～8 个疗程后,各项症状基本消失,3 次前列腺液沉淀物检查均未见到癌细胞,取得近期治愈的效果。①

46. 前列腺癌方 8　金钱草 30 克、白茅根 30 克、半边莲 30 克、石韦 30 克、半枝莲 30 克、滑石 30 克、赤小豆 30 克、败酱草 30 克、山豆根 25 克、瞿麦 15 克、黄柏 15 克、苦参 15 克、木通 15 克、竹叶 15 克、车前子 15 克、山慈菇 12 克、炮甲片 12 克、昆布 8 克、海藻 8 克、土木鳖 8 克。随症加减:若发热者,加蒲公英 30～50 克、生石膏 30～50 克、柴胡 10～15 克、防风 10～15 克;若脾虚者,加党参 10 克、茯苓 10 克、猪苓 10 克、白术 10 克、怀山药 10 克;若气血两虚者,加生黄芪 15～30 克、制何首乌 15～30 克、当归 15～30 克、阿胶(烊化) 15～30 克;若肾虚者,加熟地黄 5～10 克、覆盆子 5～10 克、枸杞子 5～10 克、菟丝子 5～10 克、黄精 5～10 克、肉桂 5～10 克、制附子 5～10 克。将上药水煎 3 次后合并药液约为 2 000 毫升,分 3～4 次口服,每日 1 剂。1 个月为 1 个疗程。连服 2 个疗程后,停服 2～3 天,再行下 1 个疗程。用本方治疗前列腺癌患者 9 例,经用药 5～8 个疗程后,其中,治愈者 2 例,显效者 6 例,无效者 1 例。存活时间 2～3 年者 2 例,4～6 年者 4 例,7 年以上者 3 例。②

47. 黄芪淫羊藿汤　生黄芪 18 克、补骨脂 12 克、益智仁 12 克、牡丹皮 12 克、茯苓 12 克、枸杞子 12 克、女贞子 15 克、淫羊藿 15 克、黄精 12 克、党参 15 克、泽泻 10 克、淮山药 12 克、熟地黄 16 克、太子参 10 克、麦冬 9 克、白术 10 克、甘草 3 克。每日 1 剂,水煎服。益气补气,壮阳化水。适用于前列腺癌。③

48. 清利散结汤　薏苡仁 30 克、茵陈 15 克、甘草梢 6 克、瞿麦 15 克、海金砂 15 克、三棱 12 克、莪术 12 克、丹参 15 克、当归尾 9 克、赤芍 10 克、桃仁 9 克、炮甲片 12 克、茯苓 12 克、猪苓 12 克、白术 10 克、太子参 15 克。每日 1 剂,水煎服。清利湿热,散结通水。适用于前列腺癌。④

49. 绞股蓝解毒化瘀汤　薏苡仁 30 克、绞股蓝 15 克、海金砂 15 克、金银花 9 克、猪苓 15 克、茯苓 12 克、白术 12 克、甘草 3 克、丹参 15 克、莪术 12 克、太子参 15 克、麦冬 10 克、西洋参(另炖) 6 克、白毛藤 20 克、沙参 10 克。每日 1 剂,水煎服。解毒化瘀,扶正抗癌。适用于前列腺癌。⑤

50. 双补抑邪汤　太子参 15 克、沙参 10 克、茯苓 12 克、麦冬 9 克、枸杞子 12 克、生黄芪 15 克、牡丹皮 9 克、龟甲 10 克、炙鳖甲 12 克、制黄精 12 克、紫河车 15 克、鸡内金 9 克、麦冬 15 克、白术 12 克、人参(另炖)6 克。每日 1 剂,水煎服。双补气血,扶正抑邪。适用于直前列腺癌。⑥

51. 冬苓八正散　木通 10 克、瞿麦 30 克、金钱草 30 克、萹蓄 30 克、败酱草 30 克、白花蛇舌草 30 克、土鳖虫 30 克、白茅根 30 克、忍冬藤 30 克、土茯苓 30 克、薏苡仁 30 克、丹参 30 克、赤芍 15 克、泽兰 15 克。每日 1 剂,水煎服。清化湿热,化瘀软坚。适用于前列腺癌。⑦

52. 马鞭草逐瘀汤　当归尾 10 克、赤芍 10 克、桃仁 10 克、炮甲片 10 克、红花 10 克、丹参 15 克、败酱草 30 克、瞿麦 30 克、马鞭草 30 克、猪苓 30 克、薏苡仁 30 克。每日 1 剂,水煎服。行瘀散结,通利水道。适用于前列腺癌。⑧

53. 二仙肾气汤　制附子 9 克、肉桂 6 克、熟地黄 15 克、牡丹皮 10 克、山茱萸 12 克、淫羊藿 10 克、仙茅 10 克、炮甲片 15 克、鸡内金 10 克、刺猬皮 10 克。每日 1 剂,水煎服。温阳益气,补肾通

① 李世文,康满珍. 当代妙方[M]. 北京:人民军医出版社,1990:531.
② 李世文,康满珍. 当代妙方[M]. 北京:人民军医出版社,1990:531-532.
③ 潘明继. 癌的扶正培本治疗[M]. 福州:福建科学技术出版社,1989:308.
④ 同上.
⑤ 潘明继. 癌的扶正培本治疗[M]. 福州:福建科学技术出版社,1989:309.
⑥ 同上.
⑦ 张洪基,等. 中西医结合常见肿瘤临床手册[M]. 郑州:河南科学技术出版社,1984:347-358.
⑧ 同上.

窍。适用于前列腺癌。[①]

二、手术后，与放、化疗等合用方

1. 加味参芪地黄汤　党参15克、黄芪30克、茯苓15克、熟地黄15克、山药15克、山茱萸15克、牡丹皮15克、泽泻15克。随症加减：腰酸明显者，加肉苁蓉15克；疼痛明显者，加延胡索15克；伴有血尿者，加小蓟炭9克、白茅根15克。将64例接受最大限度雄激素阻断治疗的晚期前列腺癌患者随机分为治疗组和对照组各32例，治疗组去势术后服用比卡鲁胺胶囊和加味参芪地黄汤，对照组去势后单纯服用比卡鲁胺胶囊，治疗6个月。结果：两组治疗后血清前列腺特异性抗原(TPSA)、游离前列腺特异性抗原(fPSA)及睾酮(T)均显著下降($P>0.05$)。治疗后治疗组尿频尿不畅、食欲不振、神疲乏力、腰酸背痛、体质量减轻。结论：加味参芪地黄汤在晚期前列腺癌最大限度雄激素阻断治疗中可以有效提高患者的生存质量，改善临床症状。[②]

2. 川龙抑癌汤　灵芝孢子10克、蜈蚣10克、地龙10克、莪术9克、红花10克、三七10克、大青叶10克。随症加减：骨转移疼痛较明显者，加僵蚕、骨碎补；尿急、尿道灼热明显者，加车前草、猪苓、滑石；小腹胀痛甚者，加香附、丝瓜络。每日1剂，水煎300毫升，早晚饭后30分钟服用，1个月为1个疗程，连续服用3个疗程。将符合纳入标准的经病理确诊为激素非依赖性前列腺癌患者共60例随机分为两组，每组各30例，对照组行TURP术(经尿道前列腺切除术)，治疗组在此基础上予以川龙抑癌汤治疗。结果：治疗后治疗组临床总有效率为76.7%，明显高于对照组的56.7%。结论：川龙抑癌汤联合TURP术治疗晚期激素非依赖前列腺癌的临床疗效佳，可明显改善患者的临床症状，提高生存质量，降低PAS水平。[③]

3. 平邑县人民医院方　黄芪30克、淫羊藿15克、巴戟天15克、熟地黄15克、制何首乌15克、甲片(先煎)15克、萆薢15克、黄柏10克、知母6克、土茯苓15克、七叶一枝花12克、白花蛇舌草15克、白芍5克、丹参15克、神曲30克、甘草6克。随症加减：血尿加重者，加小蓟、墨旱莲、白茅根、阿胶等补虚止血；小便不畅者，加车前子15克、乌药15克等；小便疼痛加重者，加延胡索15克、王不留行15克、三棱6克、莪术6克等；小便黄浊，下焦湿热者，加车前子15克、萹蓄10克、瞿麦10克、滑石15克等。每日1剂，水煎服。补气益肾，行气散结。治疗中晚期前列腺癌患者38例，其中26例经尿道前列腺电切术(TURP)，12例经直肠前列腺穿刺活检，病理证实后，即行睾丸切除术。术后3～5天加服缓退瘤或氟他胺做全雄激素阻断治疗。38例均配合上述中医药辨证治疗，疗效确切，患者生活质量明显改善。[④]

4. 吕立国经验方　生黄芪30克、白花蛇舌草30克、西洋参(另煎)15克、龟甲(先煎)15克、王不留行15克、茯苓15克、全蝎10克、白术10克、甘草10克。随症加减：脾气虚者，加山药15克、黄精15克、陈皮5克；肾气虚者，加菟丝子15克、巴戟天15克、牛膝15克；气血两虚，黄芪增量至60克，加枸杞子15克、丹参30克；阴虚火旺者，去白术15克、黄芪15克、茯苓15克，加女贞子15克、鳖甲(先煎)15克、牡丹皮15克、生地黄15克；阴虚痰热者，去黄芪15克、白术15克，加浙贝母15克、天花粉15克、黄芩10克；血瘀者，加土鳖虫10克、水蛭10克、姜黄15克；下焦湿热者，加车前草15克、土茯苓30克；骨转移疼痛者，加蜈蚣2条、僵蚕15克、骨碎补15克。每日1剂，水煎服。均全雄激素阻断治疗；行双侧睾丸切除术；用氟他胺250毫克，每日3次(或比卡鲁胺片50毫克，每日1次)口服。骨转移骨痛行同位素放射治疗(或唑来膦酸)。T1～2 N0 M0期患者行耻骨后前列腺癌根治术。中西医结合扶正抑瘤法治疗前列腺癌142例，随访1～50个月，症状改善有效率为

① 张洪基，等. 中西医结合常见肿瘤临床手册[M]. 郑州：河南科学技术出版社，1984：347－358.
② 顾坚毅，等. 加味参芪地黄汤在晚期前列腺癌最大限度雄激素阻断治疗中的应用[J]. 中国中医药信息杂志，2015(12)：26－29.
③ 康川疆. 川龙抑癌汤联合TURP术治疗晚期激素非依赖性前列腺癌30例临床观察[J]. 中医药导报，2015，21(15)：51－53.
④ 巩峰，许桂月. 前列腺癌的中西医结合治疗[J]. 西北药学杂志，2009(4)：240.

81％,生存率 88.73％,中位生存期 27.7 个月;白细胞、血红蛋白、血小板均明显升高。[1]

5. 周智恒经验方　生黄芪 30 克、生熟地黄各 15 克、炒党参 15 克、全当归 10 克、甲片(先煎)15 克、土茯苓 30 克、山慈菇 15 克、蛇莓 15 克、天龙 3 条、炙鳖甲(先煎)15 克、炙龟甲(先煎)15 克、白芍 15 克、甘草 6 克。随症加减:兼湿热者,加泽兰 15 克、泽泻 12 克、车前子 15 克;兼肾阳虚者,加肉桂 6 克、补骨脂 12 克;伴血尿者,加仙鹤草 30 克、茜草 15 克、三七粉(冲服)3 克;伴疼痛者,加乳香 12 克、延胡索 15 克、蜈蚣 3 条。[2]

三、手术后,单独用方

1. 柴郁二黄汤　柴胡 15 克、郁金 15 克、熟地黄 20 克、生地黄 20 克、山茱萸 15 克、黄芪 20 克、当归 10 克、炒白术 10 克、茯苓 20 克、煅牡蛎 30 克、浮小麦 30 克、枸杞子 12 克。治疗 34 例确诊前列腺癌且有雄激素缺乏综合征(ADSACT)的患者,所有患者口服中药基本方,疗程为 3 个月。3 个月后再次检测每位患者的血清睾酮(T)、雌二醇(E_2)及血浆促黄体生成素(LH)的水平,并行 PADAM 评分,同时观察治疗过程中的不良反应情况。结果:服药 3 个月以后,34 例患者 PADAM 评分与治疗前比较差异有显著性,在治疗过程中均未出现严重的不良反应。结论:中医药治疗 ADSACT 疗效显著,不良反应少,显示出较大的治疗优势。[3]

2. 抗癌杀毒方　生地黄 30 克、山茱萸 10 克、牡丹皮 12 克、淮山药 9 克、泽泻 12 克、茯苓皮 15 克、麦冬 15 克、石见穿 30 克、猫人参 30 克、薏苡仁 30 克、车前子 30 克、鸡内金 12 克、焦神曲 12 克、焦山楂 12 克、炒麦芽 12 克。每日 1 剂,水煎服,每日 2 次。可加用养阴清肺口服液。抗癌杀毒,养阴清热。适用于前列腺癌根治术后的治疗。[4]

3. 前列腺癌术后方　生黄芪 30 克、炒谷芽 15 克、炒麦芽 15 克、枸杞子 15 克、云茯苓 12 克、半夏 10 克、白参(蒸兑)10 克、当归 10 克、白术 10 克、天葵子 10 克、木通 10 克、桃仁 10 克、陈皮 9 克、甘草 5 克。健脾益气,活血通络。适用于前列腺癌手术后脾虚气弱瘀血内停者。[5]

4. 加味滋水清肝饮　熟地黄 10 克、山茱萸 15 克、山药 15 克、枸杞子 10 克、茯苓 10 克、炙甘草 10 克、醋柴胡 10 克、当归 15 克、白术 10 克、白芍 10 克、炙龟甲 15 克、泽泻 10 克。每日 1 剂,水煎至 200 毫升,分 2 次早晚服。3 月为 1 个疗程。观察 36 例前列腺癌经手术去势或黄体生成素释放激素(LHRH)类似物药物去势治疗后 3 个月,且诊断为男性雄激素缺乏综合征及中医肝肾阴虚型患者。其中显效 3 例(8.34％),有效 18 例(50.0％),无效 15 例(41.67％),有效率达 58.34％。[6]

5. 许树才经验方　柴胡 15 克、黄芩 15 克、大枣 15 克、党参 15 克、法半夏 15 克、生姜 15 克、桂枝 15 克、杭白芍 15 克、炙甘草 6 克。每日 1 剂,水煎服。5 日为 1 个疗程。用上药治疗前列腺癌去势术后综合征 36 例,显效 20 例,有效 13 例,无效 3 例。[7]

6. 前列汤　薏苡仁 30 克、炙黄芪 30 克、黄精 15 克、白花蛇舌草 15 克、贝母 10 克、莪术 10 克、猪苓 15 克。扶正,解毒,活血。适用于前列腺癌术后。临床症状大部分都能得到改善,其他方面如血清 PSA、生存质量、体力状况也得到一定改善。[8]

7. 李辅仁经验方　生熟地黄各 15 克、山茱萸 12 克、女贞子 12 克、黄精 10 克、菟丝子 12 克、枸杞子 12 克、地骨皮 10 克、茯苓 15 克、杭白芍 15 克、浮小麦 30 克、泽泻 10 克、甘草 3 克(基本方)。前列腺癌双侧睾丸摘除术后,体内雄激素水平骤

① 吕立国.中西医结合扶正抑瘤法治疗前列腺癌 142 例临床观察[J].新中医,2008,40(1):26-27.
② 李承功.周智恒治疗前列腺疾病经验[J].江西中医药,2002,33(2):5.
③ 朱旋,等.中药治疗前列腺癌去势(雄激素阻断)后雄激素缺乏综合征的临床研究[J].湖北中医杂志,2016(7):14-15.
④ 傅缨.肿瘤效验秘方[M].北京:中国医药科技出版社,2014:125.
⑤ 林丽珠.肿瘤中西医治疗学[M].北京:人民军医出版社,2013:254.
⑥ 赵文硕,等.加味滋水清肝饮治疗前列腺癌去势治疗后雄激素缺乏综合征临床观察[J].中国中医药信息杂志,2010,17(10):68-69.
⑦ 许树才.柴胡桂枝汤治疗前列腺癌去势术后综合征 36 例[J].贵阳中医学院学报,2008,30(4):40-41.
⑧ 张亚强.前列汤治疗前列腺癌观察[J].中国中西医结合外科杂志,2002,11(3):42.

然下降,垂体促性腺激素水平升高,引起体内内分泌失调、紊乱,出现一系列症状,如阵发潮热、烘然汗出、失眠烦躁、头晕腰酸、阳痿等,称之为前列腺癌睾丸摘除术后诸症。临床上可见不同证型,一般可分为肝肾阴虚、脾肾阳虚两型,有时可兼夹瘀血、痰湿、气郁等,其中肝肾阴虚型在临床中最为常见。

(1)肝肾阴虚型 除潮热汗出等症外,还可见口干咽燥,大便干结,舌质红瘦,苔少有裂纹,脉细弦。治宜滋补肝肾、养阴清热。方用基本方加知母 10 克、黄柏 10 克。随症加减:若口干者,加玄参、麦冬;便结者,加瓜蒌、麻仁;潮热汗出甚者,加白薇;夜眠难安者,加酸枣仁;双目干涩者,加菊花、决明子;烦躁易怒者,加龙胆草、石菖蒲;头晕耳鸣者,加天麻、珍珠母。

(2)脾肾阳虚型 除潮热汗出等症外,还可见神倦乏力,腰酸腿软,下肢浮肿,舌质淡胖,苔白,脉沉细。治宜健脾补肾、温阳化气。方用基本方去地骨皮,加生黄芪 15 克、白术 15 克。随症加减:若腰酸腿软者,加牛膝、续断;下肢浮肿者,茯苓改茯苓皮,加猪苓、生薏苡仁;心悸气短,加党参、五味子;头晕眼花者,加川芎、天麻;纳少便溏者,去生地黄,加炒薏苡仁、焦神曲;脘腹胀满者,加陈皮、香附;大便不畅者加肉苁蓉。

此外,还有伴发症状的加减,若兼见胸闷胸痛,舌质紫黯,或有瘀斑、瘀点等心血瘀阻证者,基本方加丹参、川芎、苏梗;若兼见咳嗽痰多,呕恶食少,舌苔厚腻,脉滑等痰浊困阻证者,基本方加半夏、橘红、陈皮;若兼见两胁胀满,郁闷不舒,脉弦等肝郁气滞证者,基本方加醋柴胡、佛手、香附、郁金。[1]

8. 大补元煎加味 炙黄芪 30 克、太子参 20 克、丹参 20 克、生地黄 20 克、怀山药 20 克、山茱萸 10 克、益智仁 10 克、巴戟天 10 克、淫羊藿 10 克、白术 10 克、乌药 10 克、五味子 10 克、金樱子 10 克、诃子 10 克、仙茅 5 克、炙甘草 5 克。每日 1 剂,水煎服,每日 2 次。救本培元,大补气血。适用于治疗前列腺癌去势术后。[2]

9. 六君子汤加减 白参(蒸兑)10 克、白术 10 克、云茯苓 12 克、甘草 5 克、法半夏 10 克、陈皮 9 克、炒谷芽 15 克、炒麦芽 15 克、生黄芪 30 克、当归 10 克、枸杞子 15 克、天葵子 10 克、桃仁 10 克、木通 10 克。适用于前列腺癌根治术后。[3]

四、未手术,与放、化疗等合用方

1. 前列腺癌Ⅰ号方 生地黄 15 克、黄精 12 克、白术 15 克、茯苓 15 克、薏苡仁 30 克、白花蛇舌草 30 克、姜黄 10 克、河白草 30 克。随症加减:伴骨痛者,加骨碎补 10 克、延胡索 15 克;血尿甚者,加芒麻根 20 克、蒲黄炭 10 克;舌淡,肢冷,小便清长者,加附子 10 克、肉桂 10 克。每日 1 剂,水煎至约 250 毫升,早晚分服。治疗 50 例晚期前列腺癌患者,其中对照组 25 例常规应用内分泌抗雄激素药物治疗,治疗组 25 例在对照组治疗的基础上加用本方。治疗 3 个月后 2 组患者血清 PSA 水平均较治疗前明显降低,治疗组明显低于对照组;治疗后 2 组患者生活质量评分均较治疗前有所改善,治疗组改善程度明显优于对照组。[4]

2. 扶正化瘀方 生黄芪 30 克、太子参 15 克、白术 15 克、茯苓 15 克、白芍 15 克、赤芍 15 克、当归 10 克、郁金 10 克、牛膝 15 克、炙甘草 6 克。随症加减:湿热下注明显者,加萆薢、黄柏;肝肾阴虚明显者,加女贞子、墨旱莲;气阴两虚明显者,加熟地黄、肉桂。每日 1 剂,水煎,分 2 次服用。将 59 例晚期前列腺癌患者随机分为治疗组 29 例和对照组 30 例。两组均采用前列腺癌的内分泌治疗方法,治疗组加用扶正化瘀方加味。两组治疗后生活质量评分均明显改善,且治疗组生活质量优于对照组。治疗组 PSA、fPSA 较治疗前改善明显,且优于对照组。治疗组 CD3＋、CD4＋、CD8＋、CD4＋/CD8＋细胞水平改善,与治疗前比较差异均有统计学意义,且优于对照组;治疗组药

① 张剑. 李辅仁治疗前列腺癌睾丸摘除术后诸症的经验[J]. 中医杂志,1998,39(2):83.
② 周道红,等. 学习李昌源教授病证合参治疗前列腺癌的心得[J]. 贵阳中医学院学报,1996,18(1):15-16.
③ 潘敏求. 中华肿瘤治疗大成[M]. 石家庄:河北科学技术出版社,1996:643.
④ 张平,等. 中西医结合治疗晚期前列腺癌 25 例临床观察[J]. 江苏中医药,2014,46(11):39-40.

物相关不良反应发生率优于对照组。说明扶正化瘀方加味联合内分泌疗法治疗能明显改善晚期前列腺癌患者生活质量,提高免疫功效,增强内分泌治疗作用,减少内分泌治疗的不良反应。①

3. 前列腺癌放疗方 红藤 15 克、生地黄 15 克、枸杞子 15 克、金钱草 15 克、银花 12 克、木通 10 克、麦冬 10 克、白芍 10 克、牡丹皮 10 克、沙参 10 克、太子参 10 克、生甘草 6 克。随症加减:大便黏液,里急后重者,加白头翁 10 克、当归 10 克、木香 10 克;小便频急者,加滑石(布包)15 克、瞿麦 10 克。清热解毒,益气养阴。适用于前列腺癌放疗后热毒内蕴,气阴两虚者。②

4. 前列腺癌化疗方 薏苡仁 30 克、白毛藤 20 克、海金沙 15 克、太子参 15 克、绞股蓝 15 克、猪苓 15 克、白术 12 克、茯苓 12 克、麦冬 10 克、女贞子 10 克、墨旱莲 10 克、金银花 10 克、半夏 10 克、陈皮 10 克、砂仁 6 克、西洋参(蒸兑)6 克、甘草 5 克。健脾益气,养阴散结。适用于化疗后脾气虚弱者。③

5. 前列消癥汤 生薏苡仁 40 克、炙黄芪 15 克、黄精 15 克、白花蛇舌草 15 克、土贝母 15 克、莪术 10 克、猪苓 10 克。水煎,每次 150 毫升,2 次/日。将确诊为激素难治性前列腺癌患者 63 例,随机分为 2 组,西医对照组采用单纯西医治疗,中西医治疗组在西医治疗基础上联合应用前列消癥汤治疗,治疗周期为 3 个月。结果:治疗后,中西医治疗组 PSA 基本保持稳定,并显著低于西医对照组($P<0.05$);各项生活质量均得到显著改善,较西医对照组为优($P<0.05$);疾病相关焦虑状态得到明显改善,并显著低于西医对照组($P<0.05$)。结论:前列消癥汤对激素难治性前列腺癌具有一定的治疗作用,能够提高患者生活质量,减少疾病相关焦虑。④

6. 川龙抑癌汤 蜈蚣 3 克、地龙 15 克、莪术 15 克、红花 10 克、白花蛇舌草 30 克、龙葵 15 克、破壁灵芝孢子 10 克、三七粉 3 克、大青叶 10 克。23 例晚期前列腺癌患者在接受间断的抗雄激素治疗中,同时间断服用川龙抑癌汤。直至前列腺特异抗原调节表现为雄激素非依赖型。结论:在接受间断抗雄激素治疗过程中配合中药川龙抑癌汤,可延长前列腺癌患者脱离抗雄激素治疗的时间,达到延迟抗雄激素治疗后出现非依赖的时间的作用。⑤

7. 前列腺癌方 9 黄芪、太子参、龟甲、全蝎、半枝莲、泽兰、白术、茯苓、陈皮等。适用于晚期前列腺癌,配合西医治疗,可提高患者的生存质量,减轻药物不良反应。⑥

8. 前列腺癌方 10 全蝎 5 克、蜈蚣 2 条、僵蚕 20 克、地龙 20 克、熟地黄 20 克、山茱萸 20 克、续断 20 克、桑寄生 20 克、丹参 30 克、牛膝 30 克、狗脊 30 克、补骨脂 30 克、泽兰 10 克、骨碎补 10 克、甘草 6 克。中西医结合治疗恶性肿瘤脊髓压迫症(病种包括前列腺癌脊椎转移及复发性骨髓病、肺癌、乳腺癌)。治疗组 23 例,将上药每日 1 剂,水煎服;并用羚羊角粉 0.6 克/次,每日 2 次口服。对照组 19 例,两组均腰椎穿刺至蛛网膜下隙,放出脑脊液 5 毫升;用甲氨蝶呤注射液 10 毫克、环磷酰胺注射液 200 毫克、地塞米松 5 毫克、生理盐水 4 毫升,配制成药液 5 毫升,腔内注入;每周 2 次,4~6 次后酌情渐减至 12 周 1 次。两组分别完全缓解 2 例、0 例,部分缓解 14 例、6 例,无效 7 例、13 例。缓解率治疗组高于对照组。⑦

9. 前列腺癌方 11 西洋参(蒸兑)6 克、薏苡仁 30 克、绞股蓝 15 克、白术 12 克、茯苓 12 克、太子参 15 克、麦冬 10 克、女贞子 10 克、墨旱莲 10 克、海金沙 15 克、金银花 10 克、猪苓 15 克、甘草 5

① 唐静雯,等. 扶正化瘀方加味联合内分泌疗法治疗晚期前列腺癌临床研究[J]. 国医论坛,2014,29(5):15-16.
② 林丽珠. 肿瘤中西医治疗学[M]. 北京:人民军医出版社,2013:254.
③ 同上.
④ 庞然. 前列消癥汤治疗激素难治性前列腺癌的临床研究[J]. 中国中西医结合外科杂志,2013,19(4):374-377.
⑤ 钟晓,等. 川龙抑癌汤配合抗雄激素治疗晚期前列腺癌临床体会[J]. 中国中医急症,2010,19(2):315-316.
⑥ 吕立国,等. 陈志强教授扶正抑瘤法治疗晚期前列腺癌临床经验介绍[J]. 新中医,2007,39(5):91-92.
⑦ 张君利,李伟林. 中西医结合治疗恶性肿瘤脊髓压迫症 23 例[J]. 实用中医药杂志,2003,19(10):525-526.

克、寻骨风20克、法半夏10克、陈皮10克、砂仁6克。适用于前列腺癌化疗后。①

10. 前列腺癌方12　红藤15克、生地黄15克、牡丹皮10克、沙参10克、太子参10克、枸杞子15克、白芍10克、麦冬10克、金钱草15克、金银花12克、木通10克、甘草6克。适用于前列腺癌放疗后的治疗。随症加减：大便黏液，里急后重者，加白头翁10克、当归10克、木香10克；小便频急者，加瞿麦10克、滑石(布包)15克。②

五、转移后用方(包括与其他方法联合治疗)

1. 温肾壮阳活血汤　淫羊藿12克、肉苁蓉10克、桂枝9克、熟地黄9克、补骨脂10克、当归6克、鸡血藤30克、黄芪9克、甘草5克。每日1剂，每次150毫升，每日2次。28日为1个疗程，3个疗程后统计疗效。观察温肾壮阳活血汤联合唑来膦酸治疗前列腺癌骨转移疼痛24例。结论：温肾壮阳活血汤联合唑来膦酸治疗前列腺癌骨转移疼痛效果优于单用唑来膦酸。③

2. 彭培初经验方　熟地黄12克、鹿角霜9克、甲片9克、半枝莲15克、白花蛇舌草15克、白英15克、附子6克、肉桂6克、炮姜4.5克、麻黄6克、白芥子9克。适用于治疗前列腺癌骨转移。④

3. 前列腺癌疼痛方　秦艽、续断、炒杜仲、补骨脂、当归、炙没药、威灵仙、油松节、蚕沙、羌活、防风、桑枝、牛膝、片姜黄、防己、黄柏。随症加减：阳虚寒重者，加制附子、制川乌、制草乌、肉桂、生麻黄等；湿困重浊者，加白芥子、苍术、木瓜、薏苡仁、土茯苓等；瘀血重者，加制乳香、炙全蝎、炮甲片、蛴螂、蜈蚣等；毒瘀胶结者，加玄参、金银花、白花蛇舌草、半枝莲、水牛角、人中黄等；肢痛明显者，加寻骨风、老鹳草、白花蛇舌草、钩藤等；阴血不足加制首乌、东阿胶、熟地黄、百合、桑椹、龟甲

等。适用于前列腺癌骨转移者，常见于盆腔、股骨等骨骼部位，为持续性疼痛，酸胀或活动不利。其病机主要为肝肾不足，癌毒与寒、痰、湿、瘀相合，循经留着于筋骨、肌肉，气血运行受阻，痹阻不通，不通则痛。在驱毒散寒、祛风通络的基础治疗的同时，重用补肾药，兼以补气血。⑤

4. 钱琪经验方　生地黄10克、山茱萸10克、茯苓15克、泽泻20克、牡丹皮10克、丹参30克、白术10克、薏苡仁30克、白花蛇舌草15克、夏枯草15克、菟丝子10克、太子参15克、黄芪30克、石见穿15克、灵芝10克、浙贝母10克、制大黄10克、麦冬10克、牛膝10克、生甘草5克。益肾补肺，化痰散瘀，清热解毒。案例：患者，86岁，前列腺癌伴直肠转移，辨证属肺肾两虚，痰瘀互结，郁而化热。以上方随症加减。1年后复查CT前列腺肿块消失。连续服药2年后拒绝复查。第3年停药3个月，第4年停药5个月后排尿排便不畅复作，于2004年8月在首诊医院复查CT示前列腺癌盆腔转移，随即再来院诊治，前方随症加减。到目前生存已超过6年。⑥

5. 泉安方　熟地黄12克、鹿角霜9克、玄参9克、牡蛎9克、象贝9克、甲片9克、半枝莲15克、白花蛇舌草15克、白英15克、附片6克、肉桂10克、炮姜4.5克、麻黄6克、白芥子9克。每日1剂，分2次煎服，期间不服用其他治疗前列腺癌的药物，不进行放化疗。温肾补血，软坚消积，活血祛瘀，散寒通滞。观察18例晚期前列腺癌以自拟泉安方治疗，疗程为6个月。结果：治疗后在改善患者生活质量方面特别是缓解骨转移痛症状取得了明显的效果。结论：泉安方对晚期前列腺癌骨转移痛有较好的疗效。⑦

6. 凌耀星、周国琪经验方　黄柏12克、生薏苡仁20克、猪茯苓各12克、甘草梢9克、大红藤

① 潘敏求. 中华肿瘤治疗大成[M]. 石家庄：河北科学技术出版社,1996：643.
② 同上.
③ 易舒婧,吴玉华. 中西医结合治疗前列腺癌骨转移疼痛24例总结[J]. 湖南中医杂志,2015,31(5)：56-57.
④ 彭煜. 彭培初治疗前列腺癌经验[J]. 中医文献杂志,2010,28(3)：42-43.
⑤ 曹开镛. 中医男科诊断治疗学[M]. 北京：中国医药科技出版社,2007：289.
⑥ 钱琪. 中药治疗前列腺肿瘤1例[J]. 江西中医药杂志,2006(10)：24.
⑦ 彭煜,彭培初. 泉安方治疗晚期前列腺癌骨转移痛初探(附18例报告)[J]. 中国男科学杂志,2004,18(4)：46-48.

20～30 克、败酱草 20～30 克、生黄芪 15 克、炒白术 15 克、生地黄 15 克、滋肾遇关丸（分吞）12 克。另以仙鹤草 30 克、大小蓟各 20 克、蒲公英 30 克、七叶一枝花 30 克，煎汤代水煎其他中药。随症加减：尿脓消失，去红藤、败酱草；尿血增多，加白茅根 30 克、侧柏叶 15 克；少腹下垂感，加升麻 9 克；化疗后尿道干涩痛，加大生地黄至 30 克，生地榆 30 克、知母 12 克。案例：张某，男，60 岁。前列腺癌手术后复发，右侧耻骨转移。自 1988 年底起用上述中药治疗。1989 年 9 月因小便仍不能自控，拟原则以健脾补肾为主，兼予缩泉消癥。调方：黄芪 20～30 克、党参 12～15 克、炒白术 20 克、大熟地黄 15 克、补骨脂 9 克、淫羊藿 12 克、巴戟天 12 克、山茱萸 12 克、芡实 15 克、金樱子 12 克、覆盆子 30 克。另以仙鹤草 30 克、半枝莲 30 克、土茯苓 30 克、白花蛇舌草 30 克、白英 30 克、龙葵 30 克，每次选四种煎汤代水。1992 年 6 月在上海市纺三医院做 CT 复查示前列腺癌术后未见盆腔内肿瘤征象。中药调治至今，患者全身情况良好，癌症无复发。存活已 6 年半。①

7. 六味地黄汤合失笑散加减　熟地黄 15 克、山茱萸 12 克、茯苓 10 克、牡丹皮 10 克、泽泻 10 克、淮山药 12 克、五灵脂（包煎）10 克、蒲黄（包煎）10 克、莪术 10 克、七叶一枝花 12 克、白花蛇舌草 30 克、半枝莲 30 克、土鳖虫 10 克、龙葵 15 克、黄芪 15 克、白英 15 克、墨旱莲 15 克。每日 1 剂，水煎，早晚分 2 次服。补肾扶正，解毒祛瘀，消瘤散结。案例：患者，58 岁，诊断为前列腺癌，膀胱内浸润，骨转移。经化疗、放疗、免疫治疗月余，疗效不理想。以上方治疗，并稍作加减治疗 2 个半月，病情稳定。B 超复查未见骨质破坏征。后间服上方加减，随访年余，患者病情一直稳定，未见反复。②

单　方

1. 蛇草薏仁粥　组成：白花蛇舌草 100 克、菱粉 60 克、薏苡仁 60 克。功效主治：清热利湿抗癌；适用于前列腺癌。制备方法：将白花蛇舌草洗净，加水 1 500 毫升，煮开后用文火煎 15 分钟，去渣取汁，加薏苡仁煮至薏苡仁裂开，再加菱粉，煮熟为度。用法用量：每日 1 剂，分 2 次服。③

2. 蒜头栀子外敷方　组成：独蒜头 1 个、栀子 3 枚、盐少许。适用于前列腺癌小便不通。用法用量：上药捣烂摊纸上，贴脐部，良久可通。④

3. 葱白麝香外敷方　组成：葱白、麝香。适用于前列腺癌小便不通。用法用量：葱白 500 克，捣泥纳麝香少许，拌匀，先置脐上 1 包，热敷约 15 分钟，再换 1 包，冰水敷 15 分钟，如此交替使用，以通为度。⑤

4. 甘遂海金沙外敷方　组成：甘遂或海金沙。适用于前列腺癌小便不通。用法用量：甘遂 2 克，或海金沙 10 克，研为细末，用醋调膏，纱布包裹，外敷脐部，胶布固定。⑥

5. 栀子豆豉外敷方　组成：栀子 10 克、淡豆豉 12 克、青葱 5 根、食盐少许。适用于前列腺癌小便不通。用法用量：前 2 味药研细末后，再将诸药共捣成饼，贴于关元穴。⑦

6. 麝香田螺外敷方　组成：麝香、田螺。适用于前列腺癌小便不通。用法用量：麝香 1 克，以田螺水调敷关元穴，另附中药理气活血利尿之剂。⑧

7. 大葱白矾散（《现代中医药应用与研究大系》）　组成：葱白、白矾。功效主治：软坚通尿；适用于前列腺癌小便不通、点滴难下。用法

① 凌耀星. 中医治癌秘诀[M]. 上海：文汇出版社，1995：244－245.
② 谭新华. 前列腺癌[J]. 湖南中医杂志，1995，11（2）：31.
③ 王维恒，杨吉祥. 千家妙方[M]. 第 2 版. 北京：中国科学技术出版社，2017：118.
④ 王维恒，杨吉祥. 千家妙方[M]. 第 2 版. 北京：中国科学技术出版社，2017：119.
⑤ 同上.
⑥ 同上.
⑦ 同上.
⑧ 同上.

用量：大葱白 9 厘米，白矾 15 克，以上 2 味共捣烂如膏状贴肚脐上，每日换 1 次，贴至尿通为度。[①]

8. 杠板归外敷方　组成：新鲜杠板归。适用于前列腺癌患者。用法用量：新鲜杠板归适量，捣烂后制成杠板归泥剂，贴敷于患处，每日 1 换。[②]

9. 九节茶饮　组成：九节茶 60 克。适用于前列腺癌。用法用量：每日 1 剂，水煎，代茶频饮。[③]

10. 土茯苓饮　组成：土茯苓 60～120 克。适用于前列腺癌。用法用量：每日 1 剂，水煎，频饮。[④]

11. 复方鹿角尖粉　组成：鹿角尖 100 克、薜荔果 100 克。适用于前列腺癌。制备方法：鹿角尖 100 克，薜荔果 100 克，2 味药焙干，研成细末，备用。用法用量：每次 5 克，每日 2 次，以黄砂糖和陈醋送下。注意事项：本方药性偏温，阳性肿毒火盛、热痛等症不宜服用。[⑤]

12. 人参车前饮　组成：人参 5 克、车前子 12 克。适用于前列腺癌正气亏虚，膀胱气弱，小便不利者。用法用量：每日 1 剂，水煎，频饮。[⑥]

13. 陈皮芪草散　组成：生黄芪 12 克、陈皮 12 克、甘草 12 克。适用于前列腺癌老年气虚，小便闭涩不畅。制备方法：上药共研细末，备用。用法用量：每日 1 剂，分 3 次冲服。[⑦]

14. 大黄芥穗散　组成：大黄 30 克、荆芥穗 30 克。适用于前列腺癌小腹急痛，肛门肿疼者。制备方法：上药共研细末。用法用量：每次 3～6 克，每日 2 次。注意事项：小便不通者大黄剂量减半，大便不通者荆芥穗剂量减半。[⑧]

15. 知柏肉桂散　组成：黄柏(去皮，锉，酒洗，焙)30 克、知母(锉，酒洗，焙干)30 克、肉桂 1.5 克。适用于前列腺癌热在下焦血分，小便不通，口不渴者。制备方法：上药共研细末，热水为丸，如梧桐子大。用法用量：每次 30 丸，每日 3 次，空腹时服。[⑨]

16. 蝼蛄散　组成：蝼蛄(活者)1 枚、麝香少许。适用于前列腺癌小便不通，诸药不效者。用法用量：蝼蛄生研成肉汁加入麝香少许，新汲水调下。[⑩]

17. 马鞭草汤　组成：马鞭草 60 克。功效主治：清热解毒；适用于前列腺癌。用法用量：每日 1 剂，水煎，服 2 次。[⑪]

18. 邓启源经验方　组成：肿节风 60 克。适用于前列腺癌。用法用量：每日 1 剂，水煎，代茶饮用。配以新癀片每日 3 次，每次 4 片，餐后服。[⑫]

19. 瞿麦汤　组成：瞿麦 60～120 克。适用于前列腺癌。用法用量：每日 1 剂，水煎，分 2 次内服。[⑬]

20. 野葡萄根　组成：野葡萄根 30～60 克。适用于前列腺癌。用法用量：每日 1 剂，水煎，分 2 次内服。[⑭]

中 成 药

1. 参芪注射液　组成：党参、黄芪等。功效：益气扶正。参芪注射液合雄激素阻断治疗前列腺

① 林丽珠. 肿瘤中西医治疗学[M]. 北京：人民军医出版社，2013：254.
② 同上.
③ 潘敏求. 中华肿瘤治疗大成[M]. 石家庄：河北科学技术出版社，1996：643.
④ 同上.
⑤ 同上.
⑥ 同上.
⑦ 同上.
⑧ 潘敏求. 中华肿瘤治疗大成[M]. 石家庄：河北科学技术出版社，1996：644.
⑨ 同上.
⑩ 同上.
⑪ 余朋千，睢文发. 实用中西医肿瘤治疗大全[M]. 重庆：重庆大学出版社，1995：239.
⑫ 邓启源. 前列腺癌[J]. 福建中医药，1988，19(2)：36.
⑬ 张洪基，等. 中西医结合常见肿瘤临床手册[M]. 郑州：河南科学技术出版社，1984：354.
⑭ 同上.

癌,可有效增强机体免疫力,对肿瘤细胞的增殖现象进行抑制,有助于促进肿瘤细胞凋亡,发挥减毒增效功效。[1]

2. 复方苦参注射液 组成:苦参、白土苓提取物。功效:解毒利湿,健脾扶正。复方苦参注射液联合氟他胺治疗晚期前列腺癌能提高机体免疫力,改善生活质量。[2]

3. 小金丸(《外科证治全生集》) 组成:麝香、木鳖子、草乌、白胶香、制乳香、制没药、五灵脂、当归、地龙、墨炭、糯米粉。功效主治:活血化瘀,散结止痛;适用于前列腺癌瘀血寒痰内结者。用法用量:每次 0.6 克,每日 3 次。[3]

4. 参一胶囊 组成:主要成分是人参皂苷 Rg3。功效主治:具有选择性地抑制癌细胞浸润和转移的特殊药理作用,有培元固本、补益气血的效能,可改善前列腺癌患者的气虚症状,提高机体免疫功效。用法用量:饭前空腹口服。每次 2 粒,每日 2 次。少数患者服药后可出现口干、口舌生疮,如果过量服用可能出现咽干、咽痛、头晕、耳鸣、鼻中血丝、胸闷、多梦等。[4]

5. 百令胶囊 组成:发酵虫草菌粉,其化学成分和药理作用与天然的冬虫夏草相似。功效主治:对人体的免疫功效有双向调节作用,具有补肺肾、益精气的功效,可提高机体免疫力,改善前列腺癌患者肾气亏虚、肾不纳气等证。用法用量:每次 5～10 粒,每日 3 次。[5]

6. 吗特灵注射液 组成:中药苦参之有效成分提取而成。功效主治:清热祛湿,软坚抗癌;适用于各期前列腺癌,尤宜用于配合放疗、化疗及手术治疗。用法用量:吗特灵注射液 0.5～1 克加入生理盐水 500 毫升中静脉滴注,每周 5 次,每日 1

次,30～50 次为 1 个疗程。[6]

7. 前列通片 组成:黄芪、肉桂油、黄柏、薜荔、车前子、香附、琥珀、泽兰、蒲公英、八角茴香油等。功效主治:温肾健脾,清利湿浊,理气活血;适用于脾肾阳虚之前列腺癌。用法用量:本药为片剂,口服,成人每次服 4～6 片,每日 3 次,温开水送服。[7]

8. 济生肾气丸 组成:熟地黄、炒山药、山茱萸、泽泻、茯苓、牡丹皮、肉桂、炮附子、牛膝、车前子(酒蒸)。功效主治:温补肾阳,利尿通闭;适用于肾气亏虚之前列腺癌。[8]

9. 尿塞通片 组成:丹参、赤芍、泽兰、红花、桃仁、泽泻、黄柏、白英、王不留行、小茴香等。功效主治:理气活血,利水散结;适用于血热瘀滞之前列腺癌。用法用量:本药为片剂,每片 0.35 克,每次 4～6 片,每日 3 次。[9]

10. 鸦胆子油 组成:鸦胆子提取物。适用于抗癌。采用中药鸦胆子油乳注射疗法治疗中、晚期前列腺癌 33 例,其中 14 例 C 期代汤采用鸦胆子油乳腺体内注射加睾丸切除术(含 2 例未作睾丸切除术者)治疗,19 例 D 期前列腺癌采用鸦胆子油乳腺体内注射和静脉内滴注加睾丸切除术(含 4 例未作睾丸切除术者)治疗。结果 2 年内近期疗效满意,14 例 C 期前列腺癌达到完全缓解,19 例 D 期前列腺癌中有 3 例达到完全缓解,16 例达到部分缓解。3 年生存率达 78.8%。[10]

11. 新癀片 组成:九节兰、牛黄、三七、珍珠粉、消炎痛等。适用于前列腺癌湿热壅盛者。用法用量:每次 4 片,每日 3 次,饭后服。[11]

12. 知柏地黄丸 组成:熟地黄、山茱萸、淮

① 杨邵波. 参芪注射液合雄激素阻断治疗前列腺癌 40 例临床观察[J]. 湖南中医杂志,2015(9):60-61.
② 张晓伟,等. 复方苦参注射液联合氟他胺治疗晚期前列腺癌的临床观察[J]. 中国肿瘤临床与康复,2013,20(8):902-903.
③ 林丽珠. 肿瘤中西医治疗学[M]. 北京:人民军医出版社,2013:254.
④ 同上.
⑤ 同上.
⑥ 刘亚娴. 中西医结合肿瘤病学[M]. 北京:中国中医药出版社,2005:366.
⑦ 同上.
⑧ 同上.
⑨ 同上.
⑩ 南勋义,等. 鸦胆子油乳治疗中、晚期前列腺癌疗效观察(附 33 例报告)[J]. 临床泌尿外科杂志,1998,13(12):531-533.
⑪ 潘敏求. 中华肿瘤治疗大成[M]. 石家庄:河北科学技术出版社,1996:642.

山药、泽泻、茯苓、牡丹皮、知母、黄柏。适用于前列腺癌肾阴不足,阴虚火旺者。用法用量:每次9克,每日2次。[1]

13. 肾气丸　组成:熟地黄、淮山药、山茱萸、泽泻、茯苓、牡丹皮、肉桂、附子。适用于前列腺癌肾阳虚者。用法用量:每次9克,每日2次。[2]

———————————

[1]　潘敏求. 中华肿瘤治疗大成[M]. 石家庄:河北科学技术出版社,1996:642.
[2]　同上.

阴茎癌

概　述

阴茎癌曾经是我国最常见的男性泌尿生殖系统恶性肿瘤。随着生活和卫生状况的改善，发病率呈现逐渐下降趋势。在我国，阴茎癌多见于40～60岁。在欧美等发达国家，阴茎癌是一种老年性疾病，60岁后发病率明显上升，80岁达到高峰。通常认为包茎或包皮过长与阴茎癌的发生有关，而卫生状况以及病毒感染等也起着重要作用。病变范围和有无淋巴结转移是影响预后的重要因素，5年生存率分别为87%和29%。

阴茎癌常发生于阴茎头部、冠状沟及包皮内板。早期不论哪一型都很少侵及尿道，因此无排尿障碍。晚期癌组织不但侵及尿道，使尿道口受压、变形，尿道外口不易辨认，且可破坏整个阴茎。从形态学上阴茎癌大致可分为原位癌、乳头状癌、浸润型癌和溃疡型癌。

阴茎癌常用分期有两种，即 Jackson 分期法、国际抗癌联合会（UICC）和美国癌症联合会（AJCC）统一标准后的 TNM 分期法。TNM 分期法较为复杂。

Jackson 分期法：

Ⅰ期：肿瘤局限于阴茎头或包皮部位，最大直径<2厘米，无转移

Ⅱ期：肿瘤侵犯阴茎体，无淋巴结或远处转移

Ⅲ期：肿瘤累及腹股沟淋巴结，但淋巴结可手术切除

Ⅳ期：原发肿瘤浸润至阴茎体外，或腹股沟淋巴结已不能切除，或已有远处转移

阴茎癌的临床表现主要视包皮能否上翻而定。包皮过长者的癌变发现较包茎者早。在包皮过长者中早期常在阴茎头或包皮内板见到丘疹、湿疹、疣、小疱及溃疡等表现，初始很小，尔后逐渐长大，虽经一般治疗而不见好转，有的呈乳头状生长或溃疡经久不愈，更应警惕。在包茎者中因其包皮口狭小，不易见到病变。起初患者有可能仅感包皮内有刺痒不适，或有烧灼、疼痛感觉，或在阴茎头某部能摸及肿块，需与包皮垢相鉴别。如同时伴有包皮阴茎头炎，有包皮口常有脓性分泌物流出，或有血性液，分泌具有恶臭。当肿瘤继续生长，侵及阴茎头的大部分时，则能清楚触及肿块，因合并有感染，可使阴茎头部疼痛，排尿不适或尿道疼痛。如肿瘤在包皮囊内占位过多，可使尿道口移位，尿线变形。晚期出现恶病质。

根据病史及临床表现一般诊断并不困难，尤其是晚期阴茎癌呈菜花状且伴有特殊恶臭分泌物；或因阴茎已破坏呈烂肉状；或腹股沟淋巴结肿、质硬，甚至溃烂时，则诊断更可确立。对可疑病变，活组织检查或细胞学检查可早期诊断。阴茎肿瘤需和阴茎乳头状瘤、阴茎增殖性红斑症、尖锐湿疣、阴茎结核、阴茎角及阴茎性病相鉴别。

阴茎癌的治疗西医仍以手术为主，放疗、化疗也有一定疗效。冷冻治疗、激光治疗等基本保留阴茎外形，不影响排尿功能，也有较好的疗效，可作为一种手术替代疗法。其他如免疫因子及基因治疗等，尚待进一步研究。

阴茎癌一般发病率较低、恶性程度也较低，早期治疗疗效较好。从病因学上着手，多数阴茎癌是可以预防的。以手术为主的综合治疗，5年生存率可达60%左右，早期的甚至可达100%。早期诊断与彻底治疗是提高疗效的关键，腹股沟淋

巴结清扫术对预后也有较大影响。[1]

本病属中医"翻花下疳""肾岩翻花""翻花疮""肾岩"等范畴。中医学认为,肝主筋,阴茎为宗筋所聚之处,为肾之外窍。若房劳损伤,导致肝肾阴血不足,宗筋失养,经络空虚,则湿热瘀毒易停聚于宗筋而致本病。肝肾阴虚,相火内灼,水不涵木,肝经血燥而络脉空虚,火邪郁结于阴茎而发为本病。足三阴之脉皆从足走腹,湿气先自下受,湿火之邪乘虚侵袭,结聚肝肾,遂成此恶疾。导致肝肾阴虚的原因,或因郁怒伤肝,气郁化火,伤津耗血;或因房事过度,阴精不足,水不涵木。另外,包茎或包皮过长,以致秽毒积聚,或接触毒物,与本病的发生亦有密切关系。早期多见湿热下注或热毒蕴结之实证,中晚期则多表现为虚实夹杂,以脾虚气弱或肝肾阴虚为主,或兼有余毒未尽。基本病机为肝肾阴虚,湿热火毒积聚阴茎。病变脏腑在肝,与肾、脾关系密切。

本病早期多表现为湿热下注或热毒蕴结之实证。但因本病终属本虚标实,故在祛邪的同时,尚需根据患者体质,适当搭配滋补肝肾或健脾益气之味,使清不伤气,利不耗津。中晚期则宜以扶正为主,佐以祛邪。阴伤者,滋补肝肾以复其养;气弱者,健脾益气以助其运。[2]

辨 证 施 治

1. 湿热下注型　症见龟头有恶臭性分泌物,局部肿块或破溃,食少纳呆,身倦困重,口渴不思饮,小便疼痛,舌体胖大,苔白腻中黄,脉滑数。治宜清热利湿、通淋散结。

(1) 八正散加减　木通9克、瞿麦9克、萹蓄9克、车前子12克、滑石15克、金银花15克、马鞭草10克、龙葵20克、白花蛇舌草12克、半枝莲15克、白茅根12克、生地黄15克。随症加减:血热

出血,可加三七、藕节、蒲黄;疼痛明显则可加延胡索、徐长卿等。[3]

(2) 银花八正散　瞿麦30克、萹蓄30克、金银花30克、车前草30克、马鞭草30克。每日1剂,水煎分2次服下。清利湿热。适用于阴茎癌。[4]

2. 热毒蕴结型　症见阴茎结节或溃疡,肿胀疼痛,有恶臭性分泌物,刺痛灼热,痛甚难忍,排便加重,溃烂穿通可成尿瘘。舌质红,苔黄,脉弦数。治宜清热降火、解毒散结。

(1) 龙胆泻肝汤加减　龙胆草15克、柴胡10克、栀子15克、木通15克、黄柏10克、知母12克、半边莲15克、马鞭草15克、龙葵15克、紫草12克、莪术15克、夏枯草20克、石见穿15克、白英20克、干蟾皮6克。清热降火,解毒散结。随症加减:疼痛明显,可加延胡索、徐长卿、五灵脂等;出血明显者,可加三七、藕节、蒲黄等。[5]

(2) 龙胆泻肝汤加减　龙胆草30克、栀子9克、黄芩9克、柴胡9克、车前草30克、生地黄15克、泽泻12克、蜈蚣2条、山豆根15克、马鞭草15克、萹蓄15克、瞿麦15克、当归9克、甘草6克。清利湿热,泻火解毒。适用于阴茎癌中期。〔见622页6.余朋千等分4期(2)〕

(3) 解毒祛邪汤　土茯苓30克、半枝莲30克、金银花30克、薏苡仁30克、甘草30克、蜈蚣3条、僵蚕10克、当归10克、赤芍10克。以上药物,水煎分2次服下,每日1剂。清热解毒,凉血活血作用。适用于阴茎癌,证属湿热蕴结,血热血瘀者。[6]

(4) 龙胆龙葵泻肝汤　龙胆草10克、黄柏10克、知母10克、柴胡10克、栀子10克、木通10克、半枝莲10克、莪术10克、马鞭草10克、石见穿10克、夏枯草20克、龙葵20克、白英30克、紫草15克、干蟾皮15克。每日1剂,水煎分2次服。解毒降火,活血利湿。适用于阴茎癌,证属热

① 汤钊猷. 现代肿瘤学[M]. 上海:复旦大学出版社,2011:1511-1516.
② 贺海波,宋先仁. 肿瘤科中医特效药膳精粹[M]. 武汉:华中科技大学出版社,2015:79.
③ 林丽珠. 肿瘤中西医治疗学[M]. 北京:人民军医出版社,2013:257.
④ 张洪基. 中西医结合常见肿瘤临床手册[M]. 郑州:河南科学技术出版社,1984:325.
⑤ 林丽珠. 肿瘤中西医治疗学[M]. 北京:人民军医出版社,2013:257.
⑥ 北京中医医院. 中西医结合临床外科手册[M]. 北京:北京出版社,1980:542.

毒蕴结者。①

3.正虚毒蕴型 症见头晕目眩，失眠多梦，腿软肢肿，龟头肿块，破溃脓臭分泌物，包皮内瘙痒灼痛。舌体消瘦或肿大有齿痕，脉沉细或沉缓。治宜补虚扶正、攻邪解毒。

（1）大补阴丸加减 知母12克、黄柏12克、生地黄15克、天花粉15克、玄参15克、女贞子15克、墨旱莲12克、杭白芍15克、丹参15克、莪术15克、白花蛇舌草15克、白英15克、龙葵20克、藤梨根15克。随症加减：小便淋漓不通者，可加土茯苓、薏苡仁、泽泻；腰酸明显者，可加牛膝、鸡血藤等。②

（2）赤豆衍宗丸 菟丝子30克、枸杞子30克、五味子30克、赤小豆30克、金樱子15克、车前子15克。以上药物，每日1剂，水煎分2次服下。补益肾元，利湿解毒。适用于阴茎癌证属肾气亏损，湿毒蕴结者。③

（3）脾虚肾虚方 偏于脾虚者，方用异功散加减：党参10克、白术10克、云苓15克、陈皮15克、薏苡仁15克、赤小豆30克、黄芪10克。偏于肾虚者，方用五子衍宗丸加减：菟丝子30克、金樱子15克、枸杞子30克、五味子30克、车前子15克、赤小豆30克。每日1剂，水煎，分2次服。适用于阴茎癌。④

4.气血两亏型 症见龟头溃烂，凸出凹进，痛楚难胜，脓血流注，恶臭难闻，饮食不思，形神困惫，脉沉细，舌瘦，苔少。治宜益气养血、扶正抗癌。

（1）十全大补汤加减 黄芪30克、人参10克、茯苓10克、白术10克、熟地黄10克、当归10克、白芍10克、白花蛇舌草30克、甘草10克。益气养血，扶正祛邪。适用于气血两亏型阴茎癌。症见阴茎局部溃烂，脓血流注，恶臭难闻，疮面肉

色淡红，或暗红无泽，或疮色紫暗，迟不长出新肉，不思饮食，少气懒言，面色淡白，头晕，神疲乏力，舌淡，苔少，脉沉细。⑤

（2）八珍汤加减 党参15克、白术15克、茯苓25克、熟地黄20克、当归15克、川芎12克、白芍15克、炙甘草6克、七叶一枝花15克、猫爪草15克。随症加减：血虚明显者，可加阿胶、红枣、鸡血藤等；出血明显者，可加三七、藕节。⑥

（3）当归补血汤加味 黄芪30克、当归9克、党参9克、白术9克、云茯苓9克、陈皮9克、薏苡仁30克、赤小豆30克、甘草6克。补益气血，和胃健脾。适用于阴茎癌后期，烂通尿道，形成尿漏，甚则阴茎溃烂脱落，身体瘦弱，饮食不思，舌淡，脉沉细无力。证属气血不足，脾胃虚弱。⑦

（4）阴茎癌方1 黄芪15克、肉桂10克、当归15克、白芍15克、熟地黄15克、川芎10克、党参15克、白术12克、茯苓10克、紫草10克、天仙子0.3克（天仙子有毒，用之宜慎）。随症加减：胯间及下腹部肿块，加夏枯草10克、昆布10克、海藻10克、小金丹（分2次吞服）3克；腿肿如丹毒状，加牡丹皮10克、七叶一枝花10克、凤尾草10克。上药加水煎煮2次，将两煎药液混合均匀，分2次服用，每日1剂。适用于阴茎癌后期气血两虚，症见龟头破烂，凹凸不平，触之出血，气味异常，胯间起核，坚硬如石，全身消瘦，纳谷乏味，面色无华，形神困惫。⑧

5.肝肾阴虚型 症见龟头肿块，包皮内瘙痒灼痛，头晕目眩，失眠多梦，腰膝酸软，舌体瘦消，舌红少苔，脉弦细。治宜滋补肝肾、养阴清热。

（1）菟丝金樱汤 菟丝子15克、金樱子15克、枸杞子15克、车前子15克、生地黄15克、牛膝15克、五味子10克、赤小豆10克。每日1剂，

① 李岩.肿瘤临证备要[M].北京：人民卫生出版社,1980：316.
② 林丽珠.肿瘤中西医治疗学[M].北京：人民军医出版社,2013：257.
③ 蒋玉洁,李一明.中国肿瘤秘方全书[M].北京：科学技术文献出版社,2001：211.
④ 邵梦扬,王守章.中西医结合临床肿瘤内科学[M].天津：天津科技翻译出版公司,1994：332.
⑤ 侯恩存,等.中西医结合肿瘤临床[M].上海：第二军医大学出版社,2014：189.
⑥ 林丽珠.肿瘤中西医治疗学[M].北京：人民军医出版社,2013：257.
⑦ 王惟恒,夏黎明.中医抗癌300问[M].合肥：安徽科学技术出版社,2005：164.
⑧ 郭惠敏,王玉洁.肿瘤病诊治绝招[M].石家庄：河北科学技术出版社,2004：150-151.

水煎,去渣取汁服用,分3次饭前服用。补肾填精,养阴利水。适用于肝肾阴虚型阴茎癌伴有龟头肿块及脓臭性分泌物者。①

（2）阴茎癌方2 黄柏15克、知母15克、生地黄20克、天花粉30克、玄参20克、女贞子20克、墨旱莲20克、杭白芍10克、丹参20克、白花蛇舌草30克、莪术10克、白英20克、龙葵20克、藤梨根20克。上药加水煎煮2次,将两煎药液混合均匀,分2次服用,每日1剂。适用于阴茎癌放疗、化疗、手术后,尿频尿痛,排尿不畅,或局部掣痛或溃烂,累及腰膝酸痛,口渴咽干,头晕目眩,耳鸣眼花。②

6.余朋千等分4期

（1）初期（肝郁痰凝或肝经湿热） 包皮可以上翻的患者,在阴茎头、包皮、马口附近见有丘疹、结节,或湿疹、红斑、溃疡,或有痒痛和轻度分泌物。包皮不能上翻的患者发现较晚,可有硬结或肿物,包皮口有脓性分泌物,舌苔白腻或微黄而腻,脉弦滑或弦数。治宜疏肝理气、活血软坚,或清火利湿。方用散肿溃坚汤或龙胆泻肝汤加减:柴胡10克、升麻10克、龙胆草30克、黄芩10克、甘草10克、桔梗10克、昆布15克、当归10克、白芍30克、木香10克、三棱15克、蚕砂15克、土茯苓30克。

（2）中期（阴虚火旺） 症见阴茎部溃烂,如翻花石榴,肿胀疼痛,有血样渗出物,味臭难闻,小便黄,舌红苔黄腻,或口干咽燥,舌红无苔,脉细数等。治宜清肝泻火、解毒利湿或滋阴降火、解毒化癌。〔方药见620页辨证施治2.(2)〕

（3）晚期（脾肾两虚或气血亏虚） 症见烂通尿道,甚则阴茎溃烂脱落,腹股沟出现转移性肿物,破溃而引起致命性大出血。身体消瘦,饮食不思,舌质淡红,脉细无力。治宜补脾益肾、利湿解

毒。方用异功散、五子衍宗丸、当归补血汤等加减:党参10克、白术10克、云茯苓10克、陈皮15克、薏苡仁30克、赤小豆30克、黄芪10克。

（4）复发阴虚型 阴茎肿瘤手术、放疗、化疗后复发或后遗症者,症见尿频尿痛,排尿不畅,或局部掣痛或溃烂,累及腰膝酸痛,口渴咽干,疲乏无力,胃纳不佳,全身消瘦,头晕失眠,耳鸣眼花,舌淡少苔,脉象沉细。治宜滋阴补肾。方用大补阴丸加味:知母15克、黄柏10克、生地黄20克、天花粉30克、玄参20克、女贞子20克、墨旱莲20克、白芍10克、丹参20克、白花蛇舌草30克、莪术10克、白英20克、龙葵20克、藤梨根20克。③

经 验 方

一、一般方（未明确是否与其他治疗合用方）

1. 白蔹银苓汤 白英30克、蔹草30克、半枝莲30克、忍冬藤30克、土茯苓24克、蛇果草24克、七叶一枝花9克。水煎,每日服2次。清热解毒,活血利水。适用于阴茎癌。④

2. 黄连半枝汤 黄连10克、半枝莲15克、射干10克、猪苓10克、生地黄20克、虎杖10克、牡蛎30克、丹参10克、甘草10克。每日1剂,水煎,分2次服。清热解毒,抗癌消肿。适用于阴茎癌各期患者。⑤

3. 苦参野菊液 苦参30克、野菊花30克、蒲公英30克、天葵30克、黄柏30克、紫花地丁30克、雄黄15克、蛇床子30克、冰片10克。以上药物混合,水煎至沸后先熏后洗局部,或煎液反复冲洗溃疡部位,可用纱布浸药液外敷局部。⑥

4. 阴茎癌方3 苦参30克、蛇床子30克、露蜂房10克、半边莲30克、黄药子15克。水煎,适量外洗。适用于各型阴茎癌患者。⑦

① 贺海波,宋先仁.肿瘤科中医特效药膳精粹[M].武汉:华中科技大学出版社,2015:82.
② 郭惠敏,王玉洁.肿瘤病诊治绝招[M].石家庄:河北科学技术出版社,2004:150-151.
③ 余朋千,睢文发.实用中西医肿瘤治疗大全[M].重庆:重庆大学出版社,1995:246-247.
④ 程爵棠,程功文.民间秘方治百病[M].北京:人民军医出版社,2015:356.
⑤ 周洪进.肿瘤中医实用疗法[M].北京:金盾出版社,2014:159.
⑥ 侯恩存,等.中西医结合肿瘤临床[M].上海:第二军医大学出版社,2014:189.
⑦ 同上.

5. 解毒止痛汤　苦参 60 克、蛇床子 30 克、野菊花 30 克、金银花 30 克、黄柏 15 克、白芷 15 克、地肤子 15 克、石菖蒲 15 克。水煎取液，浸润纱布，外敷局部；或直接用煎液外洗局部。每日 2～3 次。适用于阴茎癌。[①]

6. 铁树叶针　铁树叶 500 克、白花蛇舌草 500 克、半边莲 500 克、金银花 500 克、川楝子 500 克。水煎浓缩，乙醇、活性炭处理过滤，分装灭菌。每日 2 次，每次 2～4 毫升，肌内注射。适用于阴茎癌。[②]

7. 归龙液　当归 15 克、地龙 15 克、五灵脂 15 克、草乌 15 克、乳香 15 克、没药 15 克、木鳖子(炒黄后研粉)5 克、白芥子 15 克。将上述药物加水适量煎至液体约 300 毫升，布浸入药水吸收后缠溃阴茎，每日早、晚各 30 分钟。10～30 天为 1 个疗程。此方有毒，不可内服。一般应用 10～30 天后方可奏效。适用于阴茎癌。[③]

8. 硝雄散　雄黄 18 克、火硝 18 克、煅月石 30 克、青礞石 9 克、乳香 18 克、没药 18 克、冰片 9 克、朱砂 60 克、麝香 3 克。上述药物除冰片、麝香外，均共研细末，加冰片及麝香。瓶装封固，用时撒在膏药上或油膏上，敷贴患处。每日 1 次。适用于阴茎癌初、中期。[④]

9. 散肿溃坚汤加减　柴胡 9 克、升麻 9 克、龙胆草 15 克、黄芩 9 克、桔梗 9 克、昆布 9 克、当归 9 克、赤白芍各 9 克、木香 9 克、三棱 12 克、蚕砂 12 克、土茯苓 30 克、甘草 6 克。每日 1 剂，水煎服。疏肝解郁，化痰散结。适用于阴茎癌初期，阴茎马口附近有丘疹、结节、疣状肿物，逐渐增大，溃则渗流滋水或血水，或有痒痛，舌苔薄白或白腻，脉弦或滑。[⑤]

10. 薏苡仁异功散　党参 10 克、白术 10 克、黄芪 10 克、云茯苓 15 克、陈皮 15 克、薏苡仁 30

克、赤小豆 30 克。每日 1 剂，水煎分 2 次服。益气健脾，利湿解毒。适用于脾气亏虚为主的阴茎癌患者。[⑥]

11. 阴茎癌 2 号丸　血竭 10 克、白芍 10 克、象皮 15 克、枯矾 15 克、青黛 15 克。上药共研细末，装入胶囊。每日 2 次，每次 2 粒，内服。适用于阴茎癌。[⑦]

12. 新方五虎丹　五虎丹结晶 1.2 克、蟾酥 0.5 克、红娘 0.5 克、斑蝥(去头足)干粉末 0.5 克、洋金天花粉末 1 克。去腐拔毒。外用适用于阴茎癌。治疗菜花状阴茎癌，以上方钉剂在菜花型瘤体基底部平插入中央，视瘤体的大小可 1 次插入 1～3 个半支，最多不超过 4 个半支，瘤体面积大者可分期插药，然后用万应膏(《医宗金鉴》方)覆盖。待瘤体组织坏死脱落后，改用红升丹细末撒疮面，以万应膏覆盖，隔 3 天换药 1 次，待疮面平整，肉芽新鲜，经病理活检证实已无癌细胞时，用银灰膏药粉末撒于疮面，每 2 天换 1 次，直至疮面愈合。[⑧]

13. 银灰膏　水银 60 克、响锡 60 克、炉甘石 150 克、铅粉 90 克、轻粉 30 克、冰片 15 克。上药研为粉末，撒于疮面，每 2 天换药 1 次。适用于阴茎癌。经治疗后疮面脱落，疮面平整，肉芽新鲜，经病理活检证实已无癌细胞，可有愈合疮面之功。[⑨]

14. 当归地乌煎　当归 15 克、地龙 15 克、草乌 15 克、五灵脂 15 克、乳香 15 克、没药 15 克、白芥子 15 克、木鳖子(炒黄后研粉)5 克。水煎存液 300 毫升，药布浸吸溃阴茎。每日早晚各半小时，用 10～30 日。注意事项：此方有毒，不可内服。[⑩]

15. 苓花汤　土茯苓 60 克、苍耳子 15 克、金银花 12 克、白鲜皮 9 克、威灵仙 9 克、龙胆草 6

① 侯恩存,等. 中西医结合肿瘤临床[M]. 上海：第二军医大学出版社,2014：189.
② 同上.
③ 黄立中. 肿瘤科中西医诊疗套餐[M]. 北京：人民军医出版社,2013：155.
④ 黄立中. 肿瘤科中西医诊疗套餐[M]. 北京：人民军医出版社,2013：155－156.
⑤ 王惟恒,夏黎明. 中医抗癌 300 问[M]. 合肥：安徽科学技术出版社,2005：163.
⑥ 蒋玉洁,李一明. 中国肿瘤秘方全书[M]. 北京：科学技术文献出版社,2001：213.
⑦ 蒋玉洁,李一明. 中国肿瘤秘方全书[M]. 北京：科学技术文献出版社,2001：214.
⑧ 陈熠. 肿瘤单验方大全[M]. 北京：中国中医药出版社,1998：610－611.
⑨ 同上.
⑩ 余朋千,睢文发. 实用中西医肿瘤治疗大全[M]. 重庆：重庆大学出版社,1995：247.

克。每日1剂,水煎服。茶叶、食盐煎水洗患处。适用于阴茎癌。①

16. 红粉丹　红粉10克、轻粉6克、水银3克、红枣10枚。共研末为丸,每丸绿豆大小。每日1～2丸,内服。适用于阴茎癌实证。本方有剧毒,每日服用不可超过2丸,且宜在医生指导下使用。如有不适应立刻停药,或以间断用药为宜。②

17. 阴茎癌药粉　生马钱子6克、枯矾15克、鸦胆子10克、生附子6克、硇砂15克、雄黄15克、密陀僧6克、青黛10克、轻粉3克。共研细末,撒于肿瘤局部,周围用凡士林纱布条保护正常组织,每日换药1次,连用5次,观察局部,若肿瘤未全消尽,仍可再用。阴茎癌溃破或不溃均可使用。本方有毒,宜在医生指导下使用。③

18. 戎将散　牛黄12克、麝香1克、冰片1.2克、蝉蜕6克、炙蜈蚣10条、炙蝎尾10条、炙五倍子24克、炙甲片9克。制备方法:上药共研为细末,每取少许,掺膏药内贴患处。1～2日换药1次。适用于阴茎癌、皮肤癌,恶疮久不愈,疮疡痈疽等。④

19. 方连法经验方　夏枯草60克、海藻60克、白花蛇舌草60克、浙贝母15克、鸡内金15克、当归15克、赤芍15克、丹参15克、炮甲片15克、莪术10克、薏苡仁30克、金银花30克。水煎2次,早晚分服。适用于阴茎癌。案例:江某,46岁,阴茎头肿胀疼痛排尿不畅半年。查阴茎肿胀,触痛明显,包茎、尿道外口因粘连直径约0.3厘米。行包茎切除术。术中见阴茎冠状沟处如菜花样增生,疑为阴茎癌,取检确诊,病理报告为阴茎乳头状瘤,因病变广泛,单纯切除肿瘤有困难,暂试用中药治疗。治宜清热解毒、软坚化瘀。处以上方。外用药:苦参30克、板蓝根30克、金银花

30克、鱼腥草30克、桃仁10克、红花10克、白花蛇舌草60克。水煎先薰后洗,每日3次,每次20分钟,1剂可用3日。孩儿茶、龙脑香、冰片、玄明粉各等份,研细后用冷开水调成糊状,反复擦洗患处,每次15～20分钟,每日3次。结果:治疗40余天,瘤状组织结痂坏死脱落。阴茎头皮肤光滑如常,痊愈出院。⑤

20. 白蛇龙葵丸　龙葵30克、蛇莓20克、白英30克、蓳草20克、七叶一枝花20克、土茯苓30克、丹参30克、当归10克、半枝莲30克、山豆根20克、草薢10克、莪术10克、仙鹤草30克、知母20克、黄柏20克。每日1剂,水煎,分2次服。利湿解毒。适用于阴茎癌。⑥

21. 滋阴扶正汤　生黄芪30克、当归10克、生地黄15克、山茱萸10克、沙参30克、白术10克、肉苁蓉30克、淮山药10克、茯苓10克。每日1剂,分2次水煎服。益气养阴。适用于阴茎癌。⑦

22. 抗癌方　抗癌1号:鸦胆子肉6克、硇砂6克、砒霜6克、草乌6克、雄黄9克、轻粉9克、硼砂30克、枯矾30克、麝香15克、冰片3克、合霉素10克。混合研细。抗癌2号:白及15克、象皮15克、紫草15克、炉甘石30克、合霉素5克。混合研细。先行包皮环切术,暴露肿瘤,外敷抗癌1号,每日或隔日换药1次,直至癌巢部病理检查阴性,然后改用抗癌2号巩固治疗,直至创面愈合。对顽固不愈创面用八湿膏(樟丹9克、梅片0.9克、煅石膏30克、硼砂30克、密陀僧6克。混合研细,以凡士林调和消毒,经干热灭菌后备用),每次取药膏少许敷患处,每日1～2次。治疗12例阴茎癌患者,应用抗癌1号后,自肿瘤脱落至创面病理检查无癌细胞的时间,最短为10天,最长达57天,平均22天。肿瘤脱落后至创面愈合平均时间为37天。⑧

① 赵建成. 段凤舞肿瘤积验方[M]. 合肥:安徽科学技术出版社,1991:317.
② 同上.
③ 赵建成. 段凤舞肿瘤积验方[M]. 合肥:安徽科学技术出版社,1991:318.
④ 赵建成. 段凤舞肿瘤积验方[M]. 合肥:安徽科学技术出版社,1991:321.
⑤ 方连法. 中药治愈阴茎乳头状瘤1例[J]. 陕西中医杂志,1990(5):220-221.
⑥ 李岩. 肿瘤临证备要[M]. 北京:人民卫生出版社,1980:316.
⑦ 北京中医医院. 中西医结合临床外科手册[M]. 北京出版社,1980:542.
⑧ 河北新医大学第二医院外科. 中西医结合治疗阴茎癌疗效观察[J]. 新医药学杂志,1978(2):27-28.

二、手术后，与放、化疗等合用方

1. **暖肝煎加减** 乌药 10 克、柴胡 15 克、清半夏 10 克、陈皮 6 克、茯苓 20 克、当归 10 克、枸杞子 10 克、干姜 10 克、橘核 12 克、防风 6 克、紫苏梗 10 克、炙甘草 15 克、黄连 6 克、苍术 10 克、白术 10 克、砂仁 6 克、佩兰 10 克、鹿角霜 10 克。暖肝温肾，行气化瘀，散结止痛。案例：郭某，男，50岁。于 2011 年 4 月行阴茎肿物广泛切除加皮瓣转位修补术。术后病理：中分化鳞状细胞癌，断段(一)。术后行多西他赛加卡铂化疗 3 个周期。自述体倦乏力，小腹部掣痛，遇寒加重，两侧腹股沟酸胀不适纳可，大便黏腻不成形。双侧腹股沟可触及肿大淋巴结。舌暗淡，苔白厚腻，脉弦缓滑。诊断为肾岩翻花，证属肝肾阴寒，气滞湿阻。以上方为基础，随症加减治疗至今。现患者形神俱佳，工作如常。①

2. **江西瑞昌县人民医院方** 土茯苓 60 克、金银花 12 克、威灵仙 9 克、白鲜皮 9 克、丹草 6 克、苍耳子 15 克。每日 1 剂，水煎 2 次分服。另用茶叶加食盐适量煎汁后，供局部冲洗。曾治 3 例，配合手术达临床治愈。②

三、转移后用方(包括与其他方法联合治疗)

李建生经验方 太子参 30 克、白术 30 克、茯苓 10 克、陈皮 10 克、半夏 10 克、女贞子 30 克、枸杞子 30 克、菟丝子 30 克、生黄芪 30 克、山茱萸 15 克、雷公藤 20 克、金荞麦 30 克、车前子(包)30 克、甘草 10 克、生姜 3 片、大枣 6 枚。水煎服，每日 2 次分服。同时用雄黄 10 克、冰片 5 克、枯矾 10 克、三七 15 克，共研粉局部外敷；金龙胶囊(鲜天龙、鲜金钱白花蛇等)每日 3 次，每次 3 粒，饭前口服。健脾除湿，清热解毒。适用于阴茎癌淋巴结转移化疗后。案例：患者，男，48岁，因冠状沟及包皮红肿结节 3 年就诊。诊断为"阴茎癌腹股沟淋巴转移"，病理诊断为高分化鳞状细胞癌。行化

疗 5 个周期，近期龟头包皮肿胀，冠状沟糜烂，渗出结痂，排便通畅，辨证属脾虚湿热内蕴。予以上法内服外治。1999 年 10 月二诊时，包皮及冠状沟菜花状肿物较前缩小，糜烂面缩小，渗出较前少，结痂，包皮下端水肿。以上方加减间断服药治疗至 2004 年 6 月，共服中药 736 剂，外用药 130 剂，临床症状消失，病情稳定，无红肿及疼痛，无渗出，生活质量由 80 分提高到 100 分。随访，患者已生存 11 年 7 个月，临床痊愈。③

单　方

1. **地胆头瘦肉汤** 组成：地胆头 30 克、猪瘦肉 200 克。地胆头又名"苦地胆""土柴胡"，味苦、辛，性寒，入肺、肝、肾经，功能清热凉血、解毒利湿。药理研究证实其有较好的抗菌、抗肿瘤作用。猪瘦肉味甘、咸，性微寒，功能补肾滋阴、养血润燥。功效主治：清热利湿，滋阴养血，攻补兼施；适用于湿热下注型阴茎癌患者。制备方法：将地胆头、猪瘦肉洗净，瘦猪肉切成细块，一起放入煲内，用 4 碗清水，煎煮成 2 碗，用油盐调味。用法用量：饮汤食肉。每日 1 料，连用 5～7 日。④

2. **水蛇粥** 组成：水蛇 1 条、薏苡仁 50 克、大米 50 克。功效主治：清热解毒，健脾化湿；适用于湿热下注型阴茎癌兼有纳差、身倦者。制备方法：水蛇剥去外皮，除内脏洗净，去骨，将肉切丝，与薏苡仁、大米共煮粥食用。用法用量：连服 7 天。⑤

3. **苡仁莲藕粥** 组成：薏苡仁 30 克、鲜藕 30 克、冰糖 30 克、粳米 50 克。功效主治：清热利湿，解毒散结；适用于阴茎结节或溃疡、肿胀疼痛、有恶臭性分泌物者。制备方法：上药煲粥，当早餐服用。⑥

4. **田七土茯苓炖鸡** 组成：田七 6 克、土茯

① 李杰，周洁. 中医药治疗阴茎癌验案举隅[J]. 长春中医药大学学报，2013(5)：857.
② 张民庆，龚惠明. 抗肿瘤中药的临床应用[M]. 北京：人民卫生出版社，1998：6.
③ 武迎梅. 中医治疗阴茎癌验案 1 则[J]. 北京中医，2007，26(6)：377-378.
④ 贺海波，宋先仁. 肿瘤科中医特效药膳精粹[M]. 武汉：华中科技大学出版社，2015：80.
⑤ 同上.
⑥ 同上.

苓200克、黄雌鸡1只约500克。功效主治：清热利湿，解毒散瘀，填精补虚；适用于湿热下注、瘀血内阻的阴茎癌。症见肿瘤溃烂肿痛、小便短涩者。制备方法：将田七打碎，土茯苓砍小块，黄雌鸡去毛及内脏，洗净切成块，与田七、土茯苓一起放入锅内，加入适量清水，炖至熟烂，去土茯苓渣，调味后饮汤食鸡肉。①

5. 虫草冬菇鸡　组成：虫草10克、香菇20克、黄雌鸡1只。功效主治：健脾补肾，滋阴生血；适用于肝肾阴虚型阴茎癌。症见形体虚衰、腰酸目眩、口干口苦者。制备方法：香菇剪去菇蒂，用清水浸泡。黄雌鸡宰杀后，去毛及肠脏，纳香菇、虫草入鸡腹，竹签缝口，然后加水适量，炖约2小时。用法用量：和盐调味，饮汤或佐膳。②

6. 乌骨藤煲排骨　组成：乌骨藤50克、猪排骨250克。功效主治：清热解毒，滋阴润燥；适用于热毒蕴结型阴茎癌患者。制备方法：乌骨藤洗净，猪排骨洗净斩块，加入清水适量，文火炖2小时，和盐调味。用法用量：食肉饮汤或佐膳。③

7. 河蟹豆腐羹　组成：河蟹1只、豆腐100克、鸡蛋适量。功效主治：滋阴清热，解毒散瘀；适用于热毒蕴结型阴茎癌，见口干舌燥、烦热、盗汗者。制备方法：炒锅烧热后下油，下蟹块煸炒，烹入料酒去腥，加豆腐和清水烧开，放入鸡蛋液，轻轻搅拌一下即成。可常食。④

8. 茄子羹　组成：茄子2个，油、盐适量。功效主治：清热消肿，祛瘀止痛；适用于阴茎癌龟头有恶臭性分泌物、食少纳呆、身倦困重、口渴不思饮、小便疼痛者。制备方法：将茄子去蒂洗净，放入锅中，隔水蒸熟，手撕成丝，油盐调味，佐膳食用。⑤

9. 慈菇粥　组成：山慈菇30克、丝瓜络50

克、海藻30克。功效主治：清热通络，抗肿瘤；适用于热毒蕴结型阴茎癌。用法用量：每日1剂，水煎服。⑥

10. 葵树子煲兔肉　组成：葵树子(又称蒲葵子)100克、兔肉300克。功效主治：解毒凉血，软坚散结；适用于热毒蕴结型阴茎癌消瘦纳呆、肿块疼痛者。制备方法：葵树子打破硬壳，兔肉洗净切块，与葵树子一起加水适量，慢火煎煮2～3小时，和盐调味。用法用量：饮汤食肉。⑦

11. 马齿苋炒猪腰　组成：鲜马齿苋30～60克、猪腰1对。功效主治：清热解毒，凉血散结，补肾强腰；适用于热毒蕴结型阴茎癌。制备方法：将猪腰洗净，用刀从中间片开，去除内部的白色脂肪，切成竖条，底部不要切断，间隔3毫米最合适，切好后，再扭转方向，交叉着再切竖条，将切好花刀的猪腰，切成小块，与洗净的马齿苋共炒熟，佐餐食用。⑧

12. 猪小肚杞子大麦粥　组成：猪小肚3～4个、枸杞子20克、大麦100克。功效主治：滋阴补肾，固涩，利水；适用于肝肾阴虚型阴茎癌患者。制备方法：猪小肚用粗盐搓擦、洗净，放入开水中浸泡2分钟，捞出，用冷水洗净，切块，加入枸杞子、大麦，清水适量，猛火煮沸后，改文火煮半小时，和盐调味。用法用量：食肉喝汤。⑨

13. 杜仲脊骨水蛇汤　组成：杜仲15克、猪脊骨300克、水蛇肉250克。功效主治：补肾益髓，滋阴补虚；适用于肝肾阴虚型阴茎癌身体羸瘦、腰膝酸软者。制备方法：杜仲刮去外层木质皮，猪脊骨斩成块，水蛇理净，去皮、骨，与猪脊骨、杜仲一起加水适量，煎煮约2小时，去杜仲。用法用量：和盐调味，饮汤食肉。⑩

14. 参杞乳鸽汤　组成：乳鸽2只，党参50

① 贺海波，宋先仁. 肿瘤科中医特效药膳精粹［M］. 武汉：华中科技大学出版社，2015：80.
② 同上.
③ 贺海波，宋先仁. 肿瘤科中医特效药膳精粹［M］. 武汉：华中科技大学出版社，2015：81.
④ 同上.
⑤ 同上.
⑥ 同上.
⑦ 同上.
⑧ 贺海波，宋先仁. 肿瘤科中医特效药膳精粹［M］. 武汉：华中科技大学出版社，2015：81-82.
⑨ 贺海波，宋先仁. 肿瘤科中医特效药膳精粹［M］. 武汉：华中科技大学出版社，2015：82.
⑩ 贺海波，宋先仁. 肿瘤科中医特效药膳精粹［M］. 武汉：华中科技大学出版社，2015：82.

克,枸杞子50克,葱段、姜片、精盐、味精、黄酒各适量。功效主治:健脾补肾,益气养阴,解毒;适用于脾肾两虚型阴茎癌脓血流注、饮食不思、形神困倦者。制备方法:将乳鸽宰杀,用热水烫过,去杂,洗净,放入砂锅,放葱段、姜片、党参、枸杞子、水、精盐、黄酒,用旺火煮沸,再用微火炖烂即可。用法用量:食肉喝汤,每隔5天炖食1剂。①

15. 党参鱼肚鸡丝羹 组成:党参20克、鱼肚(浸泡好湿品)60克、鸡肉100克。功效主治:补中益气,滋阴补肾;适用于脾肾气阴两虚型阴茎癌,症见头晕目眩、腰膝酸软、疲倦、纳呆者。制备方法:党参切细,用纱布包扎。鱼肚、鸡肉切细丝。将以上三物一起放入锅中,加水适量,煮至熟烂,去党参渣。用法用量:和盐调味作羹食用。②

16. 核桃人参乳 组成:核桃仁15克、人参10克、牛奶150毫升。功效主治:健脾补肾,滋阴益气,和中安神;适用于脾肾气阴两虚型阴茎癌,症见体质虚衰、心烦不寐、腰酸梦遗者。制备方法:核桃仁搅拌成泥,人参切片。将人参加适量清水煮沸后,改文火炖1小时,取汁约50毫升,去渣,和入核桃泥、牛奶中煮沸,调糖温服。③

17. 黄豆煲猪尾 组成:黄豆150克、龙眼肉15克、猪尾1条约150克。功效主治:健脾补肾,益气养阴;适用于脾肾两虚型阴茎癌,症见乏力、气短、消瘦、纳呆者。用法用量:和盐调味,饮汤或佐膳。制备方法:猪尾洗净斩段,与黄豆、龙眼肉一起加水适量,熬2小时。④

18. 阴茎癌4号方 组成:冰片、田螺液适量。适用于阴茎癌。用法用量:局部涂抹,每日5～6次。⑤

19. 白花蛇舌草饮 组成:白花蛇舌草15～60克。白花蛇舌草味微苦、甘,性寒。功效主治:清热解毒,利湿通淋;适用于阴茎癌。用法用量:每日1剂,水煎服。⑥

20. 半边莲 组成:半边莲15～30克。半边莲味辛、甘,性微寒。功效主治:清热解毒,利水消肿;适用于阴茎癌。用法用量:每日1剂,水煎服。⑦

21. 七叶一枝花 组成:七叶一枝花15～30克。七叶一枝花味苦,性微寒,有小毒。功效主治:清热解毒,活血散瘀,消肿止痛;适用于阴茎癌。用法用量:每日1剂,水煎服。⑧

22. 乌梅方 组成:乌梅适量。适用于阴茎癌。用法用量:直接食用,或沸水冲泡,喝乌梅茶,吃乌梅果。临床应用:有临床报道说,用乌梅组成的方剂治疗阴茎癌、鼻咽癌、肺癌、直肠癌、子宫癌等,都有一定疗效。据《中医药研究资料》和日本《家之光》介绍,在日本民间用于治疗多种肿瘤。乌梅酱、梅虾段、梅鱼汤等一系列含有乌梅的膳食,都可用于癌症患者的康复综合治疗。⑨

23. 丝瓜蚯蚓擦剂 组成:丝瓜连子(捣汁)30克、蚯蚓粪(焙干)15克、五倍子15克。适用于阴茎癌溃烂不敛者。用法用量:将五倍子及蚯蚓粪共研细末,与丝瓜连子汁调匀,加香油适量调搽患处,2～3次/天。⑩

24. 六方藤汤 组成:六方藤50克。功效主治:祛瘀,通络,止痛,抗癌;适用于气血瘀滞,疼痛显著的阴茎癌。用法用量:上药每日1剂,水煎分2次服。六方藤可单味服用或配合其他抗癌药物组成复方应用。也可制成浸膏片、药酒等剂型使用。临床应用:昆明医学院第一附属医院肿瘤科及云南省植物研究所自1975年4月开始用六方藤药酒、六方藤乙醇提取之浸膏片及六方藤的萜类、甾体、油脂、内脂部分提出物治疗32例恶性

① 贺海波,宋先仁. 肿瘤科中医特效药膳精粹[M]. 武汉:华中科技大学出版社,2015:83.
② 同上.
③ 贺海波,宋先仁. 肿瘤科中医特效药膳精粹[M]. 武汉:华中科技大学出版社,2015:83-84.
④ 贺海波,宋先仁. 肿瘤科中医特效药膳精粹[M]. 武汉:华中科技大学出版社,2015:84.
⑤ 侯恩存,梁健,邓鑫. 中西医结合肿瘤临床[M]. 上海:第二军医大学出版社,2014:189.
⑥ 林丽珠. 肿瘤中西医治疗学[M]. 北京:人民军医出版社,2013:257.
⑦ 同上.
⑧ 同上.
⑨ 许宜进. 防癌动植物与家用抗癌方[M]. 北京:人民军医出版社,2013:235.
⑩ 黄立中. 肿瘤科中西医诊疗套餐[M]. 北京:人民军医出版社,2013:156.

肿瘤,结果缓解者 16 例,有效 1 例,无效 15 例。现代药理研究表明六方藤含有的雷藤素甲 0.25 毫克/千克对小白鼠 L615 有很好抗癌活性,生存时间延长率 15.9% 以上,并使部分动物长期存活。[1]

25. 乌梅卤水饮　组成:卤水 1 升、乌梅 27 个。功效主治:抗肿瘤;适用于阴茎癌、宫颈癌和各种癌肿。制备方法:上二味放砂锅或搪瓷缸内,煮沸后细(小)火持续 20 分钟,放置 24 小时过滤备用。用法用量:成人口服每天 6 次,每次 3 毫升,饭前饭后各服 1 次。体表癌可外擦。注意事项:该方已有成品药丸剂、针剂、软膏剂,服药期间禁食红糖、白酒、酸、辣等物。[2]

26. 马齿苋汤　组成:马齿苋 120 克。适用于阴茎癌。用法用量:每日 1 剂,水煎,口服。[3]

27. 菝葜汤　组成:菝葜 120 克。适用于阴茎癌、前列腺癌。用法用量:每日 1 剂,水煎,口服。[4]

28. 淡竹叶汤　组成:淡竹叶 60～120 克。适用于阴茎癌。用法用量:每日 1 剂,水煎,口服。[5]

29. 蟾蜍酒　组成:活蟾蜍 5 只,黄酒 500 克。适用于阴茎癌。制备方法:上 2 味共蒸 1 小时,去蟾蜍取酒。用法用量:每日 3 次,每次 10 毫升。注意事项:蟾蜍有毒,宜在医生指导下使用。[6]

中 成 药

1. 当归拈痛丸　组成:羌活 100 克、黄芩 100 克、猪苓 100 克、茵陈 100 克、甘草 100 克、泽泻 60 克、炒白术 60 克、知母 60 克、防风 60 克、当归 40 克、葛根 40 克、党参 40 克、炒苍术 40 克、天麻 40

克、苦参 40 克。功效主治:清热利湿,祛风止痛;适用于阴茎癌小便涩痛者。制备方法:共制小水丸,每 18 粒重 1 克。用法用量:口服,每次 9 克,每日 2 次,空腹时用温开水送下。[7]

2. 小金丹　功效主治:逐寒湿,消肿痛,通血络,祛痰毒;适用于早中期阴茎癌。用法用量:每次 0.6～1.2 克,每日 2 次,口服;或小金片,每次 3～4 片,每日 3 次,口服。[8]

3. 龙胆泻肝丸　功效主治:泻肝胆实火,清下焦湿热;适用于阴茎癌下焦湿热较甚者。用法用量:每次 9 克,每日 2～3 次,口服。[9]

4. 冰黄膏　组成:牛黄 12 克、冰片 12 克、蝉蜕 6 克、炙甲片 9 克、麝香 0.9 克。适用于阴茎癌局部肿痛难忍者。用法用量:将上述药物共研成细末。掺膏药内,贴敷患处,2～3 天换药 1 次。[10]

5. 复方斑蝥胶囊　功效主治:破血消瘀,攻毒蚀疮;适用于阴茎癌。用法用量:口服,每日 2 次,每次 3 粒。[11]

6. 蟾酥丸　适用于阴茎癌。用法用量:每日 1～2 次,每次 3～5 粒,口服,陈酒或温开水送服。[12]

7. 犀黄丸　适用于阴茎癌。用法用量:每日 2 次,每次 1 丸,陈酒或温开水送服。[13]

8. 醒消丸　适用于阴茎癌。用法用量:每日 2 次,每次 1 丸,陈酒送服。[14]

9. 血竭胶囊　组成:血竭 10 克、白芍 10 克、象皮(现禁用)15 克、枯矾 15 克、青黛 15 克。适用于阴茎癌属虚证。制备方法:共为细末,装入胶囊。用法用量:每日 2 次,每次 2 粒,内服。[15]

① 蒋玉洁,李一明. 中国肿瘤秘方全书[M]. 北京:科学技术文献出版社,2001:212.
② 赵建成. 段凤舞肿瘤积验方[M]. 合肥:安徽科学技术出版社,1991:321.
③ 张洪基. 中西医结合常见肿瘤临床手册[M]. 郑州:河南科学技术出版社,1984:325.
④ 同上.
⑤ 同上.
⑥ 李岩. 肿瘤临证备要[M]. 北京:人民卫生出版社,1980:316.
⑦ 周洪进. 肿瘤中医实用疗法[M]. 北京:金盾出版社,2014:159.
⑧ 林丽珠. 肿瘤中西医治疗学. 北京:人民军医出版社,2013:257.
⑨ 同上.
⑩ 黄立中. 肿瘤科中西医诊疗套餐[M]. 北京:人民军医出版社,2013:155.
⑪ 黄立中. 肿瘤科中西医诊疗套餐[M]. 北京:人民军医出版社,2013:156.
⑫ 余朋千,睢文发. 实用中西医肿瘤治疗大全[M]. 重庆:重庆大学出版社,1995:248.
⑬ 同上.
⑭ 同上.
⑮ 赵建成. 段凤舞肿瘤积验方[M]. 合肥:安徽科学技术出版社,1991:317.

10. **大补阴丸（原名大补丸）** 组成：炒黄柏120 克、知母(酒浸炒)120 克、熟地黄(酒蒸)180 克、龟甲(酥炙)180 克。功效主治：养阴益精，扶正祛毒；适用于晚期阴茎癌。制备方法：上药为末，猪脊髓蒸熟，炼蜜为小丸，每次服 6～9 克，早晚各 1 次，也可以饮片水煎服，用量按原方比例酌减。[1]

11. **橘红半夏饮** 组成：化橘红 30 克、半夏24 克、橘络 18 克、碘化钾 5 克。适用于阴茎癌。制备方法：上药前三味，浸入 60°烧酒中一周(密闭，不能泄气)，每日振摇数次，用棉花过滤，加蒸馏水 500 毫升，置黑砂锅内煮沸，蒸去酒，待放凉后加入碘化钾。振摇使其溶化即成。用法用量：用前振摇，每服 2 毫升，每日服 2 次。开水送服，服后多饮开水，服 1 周后，休息 2 天。然后改为每日服 3 次，可连续服用 3 剂。[2]

12. **皮癌净** 组成：砒霜 3 克、指甲 1.5 克、头发 1.5 克、大枣(去核)1 枚、碱发面 30 克。功效主治：祛腐解毒；适用于阴茎癌，对鳞状上皮癌也有肯定的疗效。制备方法：先将砒霜研细末，再与指甲、头发同放入去核枣内，用碱发面包好，放入桑木炭中，煅烧成炭，研细末，备用。煅烧时须注意：煅烧时应细心观察，轻轻翻动药团，使其煅烧均匀，但不能用力过大，以防破碎。煅烧时，见药团冒出白烟，臭气；烟过后，药团表面出现黄色小点，都是正常现象。煅成的药团，当松如炭，经敲辄碎，其色乌亮。如敲开药团，见枣内有红赤色细丝，指甲、头发未分开，易破碎者，为煅好。用法用量：将药末直接撒于瘤体表面上；或用麻油调成50％的糊剂，涂于瘤体疮面，每日或隔日 1 次。换药时，如局部溃烂腐臭者，宜配合清热解毒之药外洗，用龙葵 30 克、白花蛇舌草 15 克、黄柏 15 克，煎取药汁，待温后，换药前洗涤患处。当阴茎癌肿平复，肉芽新鲜，可改用生肌散、生肌玉红膏外敷，2～3 日换药 1 次。[3]

---

[1] 赵建成. 段凤舞肿瘤积验方[M]. 合肥：安徽科学技术出版社，1991：321.
[2] 同上.
[3] 杨芳珍，余文彬. 古今方药集锦[M]. 成都：四川科学技术出版社，1988：204.

白 血 病

概 述

白血病是一组异质性恶性克隆性疾病,是因造血干、祖细胞于分化不同阶段发生分化阻滞、凋亡障碍和恶性增殖而引起的造血系统恶性肿瘤。其主要临床表现为异常白细胞及其幼稚细胞(通常称白血病细胞)在骨髓或其他造血组织中快速增殖,经血流浸润各种组织,从而使正常血细胞生成减少,产生相应的临床表现,外周血白细胞有质和量的变化。

一般可根据临床表现、细胞形态学、细胞化学、细胞免疫学和细胞遗传学进行分类。根据病程缓急及细胞分化程度分为急性白血病和慢性白血病。急性白血病分为急性淋巴细胞白血病(简称急淋,ALL)和急性髓系白血病(AML)两类。慢性白血病分为慢性淋巴细胞白血病(简称慢淋,CLL)、慢性粒细胞白血病(简称慢粒,CGL 或CML)、慢性粒-单细胞白血病(CMML)、慢性中性粒细胞白血病(CNL)、毛细胞白血病(HCL)和幼淋巴细胞白血病(PLL)等。少见和特殊类型白血病包括低增生性白血病、髓系肉瘤、嗜酸性粒细胞白血病、嗜碱性粒细胞白血病、肥大细胞(或组织嗜碱细胞)白血病、成人 T 细胞白血病(ATL)、浆细胞白血病、急性混合细胞白血病和急性全髓增殖症伴骨髓纤维化等。

人类白血病的确切病因至今未明。许多因素与白血病的发病有关。病毒可能是主要的因素,此外尚有遗传因素、放射、化学毒物或药物等因素。

某些染色体的异常与白血病的发生有直接关系。[1]

急性白血病一般起病较急,多发生于儿童和青年人。常见贫血、出血、感染、发热、淋巴结和肝脾肿大、骨痛和关节肿、口腔黏膜溃疡和齿龈增生、白血病疹、代谢紊乱等。慢性白血病大多起病徐缓。慢性粒细胞白血病临床特点是粒细胞显著增多,脾脏明显肿大;以中年发病最常见,男性多于女性。慢性淋巴细胞白血病是老年期的白血病,发病中位年龄为 55 岁,发病率随年龄增长呈直线上升趋势。多数患者无明显症状,系常规体检中发现淋巴细胞增多,伴或不伴有淋巴结肿大和(或)脾大。

白血病在我国各年龄组恶性肿瘤病死率中男性居第 6 位,女性居第 8 位,儿童及 35 岁以下患者病死率居第 1 位[2]。近年来,我国有白血病患儿 200 多万,每年以 3～4 万的速度增加。[3]

白血病总体病理诊断比例(MV)为 93.72%、只有死亡医学证明书比例(DCO)为 1.50%、死亡/发病比(M/I)比例为 0.75,其中城市地区分别为94.38%、1.45% 和 0.71,农村地区分别为 91.68%、1.68% 和 0.88。全国肿瘤登记地区白血病发病率为 5.68/10 万(男性 6.35/10 万,女性 4.99/10万),中标率为 4.34/10 万,世标率为 4.92/10 万,累积率(0～74 岁)为 0.44%,占全部恶性肿瘤发病的 1.99%;城市地区发病率为 6.37/10 万,中标率 4.85/10 万,世标率 5.53/10 万;农村地区发病率为 4.25/10 万,中标率为 3.41/10 万,世标率为3.76/10 万。全国肿瘤登记地区白血病死亡率为4.28/10 万(男性 5.00/10 万,女性 3.55/10 万),中

① 汤钊猷. 现代肿瘤学[M]. 第三版. 上海:复旦大学出版社,2011:1198-1201.
② 孙晓东,等. 儿童白血病发病因素调查研究[J]. 中国航天医药杂志,2003,5(6):1-3.
③ 黄治虎,陈宝安. 我国白血病流行病学调查的现状和对策[J]. 临床血液学杂志,2009,22(3):166-167.

标率为 2.88/10 万,世标率为 3.35/10 万,累积率（0～74 岁）为 0.31%,占全部恶性肿瘤死亡的 2.37%;城市地区死亡率为 4.56/10 万,中标率 2.91/10 万,世标率 3.43/10 万;农村地区死亡率为 3.72/10 万,中标率 2.82/10 万,世标率 3.14/10 万。白血病发病率、死亡率均为城市高于农村,男性高于女性。髓样白血病发病率、死亡率远高于淋巴样白血病。[1]

血象、骨髓象和细胞生化检查是白血病诊断与病情随访的基础。白血病的治疗原则就是要控制白血病细胞群体的大量增殖,解除因白血病细胞浸润而引起的各种临床表现。常规治疗方法为化疗、造血干细胞移植和支持疗法。自 2000 年以后,许多新药已应用于临床治疗或已开展临床试验,靶向药物联合传统化疗或免疫治疗,经初步临床研究结果显示可以提高完全缓解率（CR）和总生存期（OS）,并可作为异基因造血细胞移植的桥接治疗。[2]

中医学的历代医书中虽无"白血病"这一病名,但关于白血病类似症状的描述则不乏见。以贫血为主者,可归于"虚劳"范畴;以出血为主者,归属于"血证"范畴;以肝脾肿大为主者,归属于中医"积聚""癥瘕"范畴;以淋巴结肿大为主者,归属于"痰核""瘰疬"范畴;以发热为主者,归属于"内伤发热"或"温病"范畴。

《圣济总录·虚劳门》记载:"热劳之证,心神烦躁,面赤,头痛,眼涩,唇焦,身体壮热,烦渴不止,口舌生疮,食饮无味,肢节酸疼,多卧少起,或时盗汗,日渐羸瘦者是也。"这种有稽留热、汗出、进行性消瘦、口舌溃烂等症与现在的急性白血病的某些临床表现类似。

《诸病源候论·虚劳骨蒸候》记载:"其证外寒内热,以手抚骨觉内热甚,其根在五脏六腑,因病后得之,骨肉自消,饮食无味,或皮燥而光。蒸盛之时,四肢渐细,足肤肿起。"这段描述"内蒸"的表现和急性白血病导致代谢紊乱,消耗性低热,逐渐贫血,营养不良性水肿及恶病质类似。

《灵枢》记载:"人之喜病肠中积聚者……肤薄而不泽,肉不坚而淖泽。"《丹溪心法》言:"积在左为血块,气不能作块成聚,块乃有形之物也,痰与食积,死血而成也。"这段所描述的关于积聚的症状与慢性粒细胞白血病脾肿大贫血类似。

《金匮要略·虚劳病脉并治篇》记载:"人年五六十,其病脉大者,痹侠背行,若肠鸣,马刀侠瘿者,皆为劳得之。"这段描述类似白血病之淋巴结肿大。

《素问·评热病论篇》记载:"有病温者,汗出辄复热而脉躁疾,不为汗衰,狂言不能食……。"这里"汗出辄复热而脉躁疾,不为汗衰"的描述与今之急性白血病的高热及败血症的临床表现相似。《外科正宗》所称:"口破色淡虚,色红为实"与急性白血病细胞浸润或因免疫功能低下引起真菌和厌氧菌感染引起的口腔炎与古文所称口破确实相似。[3]

20 世纪 70 年代认为白血病的病机为本虚,临床表现以"纯虚"或"本虚标实"为主。近年来,随着研究不断深入,提出"热毒为本,体虚为标"的观点,认为白血病的发病是从里向外发展,即从骨髓到血分,再到营分,然后向气分、卫分传变。通过 30 多年的实践,以及对病因学的调查,白血病的病因病机可概括为以下几方面:

（1）精气内虚:此由素体虚弱或长期偏食、早婚、多育、房事不节等因素,造成精血失守,损伤肾气,不能主骨生髓,移精于脏腑,以致精气内虚,而成虚劳之体。

（2）温毒内蕴:温毒之邪,侵犯人体,深伏骨髓,中肾伤髓,邪热壅盛,血热妄行,正邪交争,耗气伤血,导致耗阴夺精,久则阴损及阳,最终造成阴阳两竭。

（3）七情内伤:情志太过与不及均可导致气机不畅,气血失和,阴阳失调,从而造成机体抵抗能力和对有害物质的回避能力降低。

① 刘玉琴,陈万青. 中国 2009 年白血病发病和死亡资料分析[J]. 中国肿瘤,2013,22(7):528-534.
② 任金海. 2017 年血液肿瘤研究进展[J]. 临床荟萃,2018,33(1):40-45.
③ 张伟玲,严鲁萍. 急性白血病中医病因病机探讨[J]. 河南中医,2009,29(5):433-434.

随着病情的发展，上述诸项均可导致瘀阻脉络之证，如精气内虚，气血运行无力；邪热煎灼津液，炼津成痰；情志失于调畅，气机逆乱等。此外，虚劳和温毒之邪常互为因果，可相互影响，至于情志因素，作为致病因子之一，对于已确诊的白血病患者还可能造成第二次精神创伤，使病情加剧恶化。①

急性白血病辨证施治

1. 阴虚内热型：症见五心烦热，或午后潮热，或夜热早凉，盗汗自汗，口苦咽干，体倦乏力，耳鸣，心悸气短，胁下癥积，坚硬不痛，鼻衄，齿衄，紫癜，视网膜出血，舌红，苔黄或有剥苔，脉细弦数或涩。治宜滋阴清热、解毒消癥。

（1）参芪地黄汤　黄芪15克、太子参30克、当归10克、熟地黄10克、生地黄15克、天冬12克、何首乌20克、龟甲18克、浮小麦30克、地骨皮15克、白薇12克、银柴胡12克、土茯苓15克、半枝莲30克、龙葵15克、甘草6克。②

（2）清营汤（原载于清·吴鞠通《温病条辨》）犀角（水牛角代）9克、生地黄15克、玄参9克、竹叶3克、麦冬9克、丹参6克、黄连3克、金银花9克、连翘6克。③

（3）清咽养营汤（原载于清·夏春农《疫喉浅论》）　西洋参9克、生地黄9克、茯神9克、麦冬9克、白芍6克、天花粉12克、天冬6克、玄参12克、知母9克、炙甘草3克。④

（4）慈菇化痰汤（叶耀光经验方）　当归20克、丹参20克、赤芍20克、川芎10克、沙参20克、麦冬15克、板蓝根50克、小豆根30克、山慈菇50克。随症加减：热毒血瘀，加金银花20克、

连翘20克、黄芩15克、黄连15克、黄柏15克；血热妄行并用犀角地黄汤。活血化瘀，养阴清热。适用于急性白血病。⑤

（5）参芪杀白汤（郁仁存经验方）　黄芪15克、党参15克、天冬15克、沙参15克、生地黄15克、黄芩10克、地骨皮15克、白花蛇舌草30克、半枝莲30克、生甘草6克。⑥

（6）生生汤　方①：青黛40克、天花粉30克、牛黄10克、芦荟20克；方②：红花3克、黄芪18克、生薏苡仁15克、生地黄15克、玄参9克、山豆根12克、山慈菇12克、青黛12克、紫草9克、黄药子9克、甘草6克。方①研成细末，水泛为丸。每日3克，分2次服；方②每日1剂，分2次服。清热解毒，益气养阴。适用于急性白血病。⑦

（7）胡晓莹经验方　天冬20克、茜草20克、白花蛇舌草20克、党参15克、羊蹄根15克、炙黄芪30克、白术30克、陈皮30克、茯苓30克、生地黄30克、蒲黄炭6克、砂仁3克（本方亦可随症加减）。临床观察：胡晓莹等用此方结合化疗治疗老年性急性髓细胞白血病。⑧

（8）青蒿鳖甲汤加减　青蒿30克、鳖甲15克、生地黄15克、牡丹皮10克、知母10克、金银花15克、连翘15克、黄芪30克、党参20克、白术15克、黄精15克、女贞子15克、墨旱莲15克、当归15克、浙贝母15克、川芎10克。随症加减：明显肝郁者，加柴胡15克、黄芩10克、郁金10克；血瘀者，加赤芍15克、桃仁15克、红花15克；脾虚湿盛者，加陈皮15克、半夏15克、茯苓15克。⑨

（9）益气养阴解毒方　青蒿12克、炙鳖甲（先煎）15克、生熟地黄各15克、黄精20克、生黄芪20克、太子参30克、薏苡仁20克、何首乌12克、补骨脂12克、女贞子15克、墨旱莲15克、白花

① 陈熠. 肿瘤中医证治精要[M]. 上海：上海科学技术出版社，2007：242 - 243.
② 王惟恒，杨吉祥. 肿瘤千家妙方[M]. 北京：中国科学技术出版社，2017：145.
③ 尚怀海，等. 中医名方验方丛书·肿瘤治疗名方验方[M]. 北京：人民卫生出版社，2016：401 - 402.
④ 尚怀海，等. 中医名方验方丛书·肿瘤治疗名方验方[M]. 北京：人民卫生出版社，2016：402.
⑤ 尚怀海，等. 中医名方验方丛书·肿瘤治疗名方验方[M]. 北京：人民卫生出版社，2016：407.
⑥ 尚怀海，等. 中医名方验方丛书·肿瘤治疗名方验方[M]. 北京：人民卫生出版社，2016：408 - 409.
⑦ 尚怀海，等. 中医名方验方丛书·肿瘤治疗名方验方[M]. 北京：人民卫生出版社，2016：414.
⑧ 胡晓莹，陈珮. 中西医结合治疗老年性急性髓细胞白血病临床研究[J]. 山东中医杂志，2015，34(4)：273 - 275.
⑨ 岑冰，史哲新. 入阴搜邪治疗微小残留白血病刍议[J]. 四川中医，2011，29(3)：54.

蛇舌草 20 克、三七粉(兑服)3 克、七叶一枝花 15 克、五味子 9 克、北沙参 15 克、麦冬 15 克、绞股蓝 20 克。随兼症适当加减,每日 1 剂,水煎服,分 2 次服或少量频服。临床观察:罗文纪等以此方配合化疗治疗老年急性白血病 22 例,有效率达 77.27%。[1]

(10) 益气养阴汤(《恶性肿瘤良方大全》) 生黄芪 15 克、北沙参 15 克、女贞子 10 克、白术 10 克、茯苓 10 克、甘草 6 克、天冬 10 克、淫羊藿 10 克、红藤 30 克、莪术 10 克、土鳖虫 6 克、鹤虱 3 克、枸杞子 10 克、生地黄 20 克、太子参 10 克、黄柏 10 克、砂仁(后下)6 克、党参 15 克、当归 12 克、墨旱莲 20 克、山茱萸 20 克、山药 20 克、知母 30 克、地骨皮 60 克、山豆根 6 克、猫爪草 30 克、夏枯草 15 克、桔梗 15 克、黄连 15 克、黄芩 30 克、栀子 15 克、甲片 30 克、羚羊角粉(冲服)3 克。随症加减:化疗后者,加黄芪、当归、枸杞子、菟丝子、黄精、鸡血藤、炙甘草;出血者,加仙鹤草、墨旱莲、生大黄。滋阴降火,清骨髓实热。[2]

(11) 扶正解毒复方(《恶性肿瘤良方大全》) 方①:猪殃殃 15~30 克、紫草根 15~30 克、狗舌草 15~30 克、羊蹄根 15~30 克、生地黄 9~15 克、黄精 15 克、当归 9 克、丹参 9 克、赤芍 6 克、川芎 6 克、甘草 3 克。方②:黄芪 9~15 克、制首乌 15 克、鸡血藤 9~15 克、党参 9 克、白术 9 克、当归 9 克、熟地黄 9~15 克、枸杞子 9 克、白芍 6 克、黄精 15~30 克、炙甘草 3 克。随症加减:感染发热者,加蒲公英、紫花地丁、大青叶、金银花;高热者,另加生石膏(先煎);脾气虚弱、饮食不振、腹胀明显者,加茯苓、白术、陈皮、枳壳、砂仁、焦三仙等。益气养阴,清热解毒。方①用于诱导缓解期;方②用于维持缓解期,并适当配合化疗及支持疗法。[3]

(12) 茵陈天冬汤(《恶性肿瘤良方大全》) 天冬 20 克、紫草 10 克、柴胡 10 克、半枝莲 15 克、白芍 15 克、土茯苓 15 克、夏枯草 15 克、全蝎 3 克、生地黄 30 克、熟地黄 30 克、茵陈 30 克。滋阴清热解毒。适用于急性淋巴细胞白血病。[4]

(13) 益气养阴解毒方(顾振东经验方) 黄芪 30 克、白花蛇舌草 30 克、半枝莲 30 克、蒲公英 30 克、太子参 20 克、生地黄 20 克、麦冬 20 克、黄精 15 克、天冬 15 克、女贞子 15 克、小蓟 15 克、白术 12 克、茯苓 10 克、甘草 5 克。适用于急性髓性白血病。[5]

(14) 玉女煎合青蒿鳖甲汤化裁(《中医肿瘤防治大全》) 生石膏(先煎)15 克、知母 10 克、生地黄 10 克、牡丹皮 10 克、白芍 10 克、地骨皮 10 克、银柴胡 10 克、胡黄连 10 克、玄参 10 克、石斛 10 克、太子参 10 克、青蒿 12 克、鳖甲 12 克。随症加减:合并感染者,加金银花、连翘、大青叶、板蓝根;出血者,加侧柏炭、阿胶、龟甲胶、白及、三七;盗汗不止者,加浮小麦、煅龙牡;脾大者,加三棱、莪术、桃仁、红花、龟甲、牡蛎;淋巴结肿大者,加夏枯草、海藻、昆布、蛤壳、法半夏;便秘者,加瓜蒌仁或番泻叶适量代茶饮。[6]

(15) 参芪杀白汤(马志忠经验方) 黄芪 25 克、党参 15 克、天冬 15 克、沙参 15 克、生地黄 12 克、仙鹤草 12 克、黄药子 12 克、半枝莲 20 克、半边莲 20 克、白花蛇舌草 30 克、黄芩 10 克、甘草 6 克、青黛(分兑)3 克。随症加减:高热、骨痛者,加羚羊角 3 克、生石膏(先煎)20 克、连翘 12 克、蒲公英 20 克;瘰疬者,加昆布 12 克、夏枯草 12 克、鳖甲 15 克;痞块者,加三棱 10 克、莪术 10 克、虎杖 10 克、赤芍 10 克、丹参 15 克;出血者,加紫草 20 克、白茅根 30 克、阿胶 15 克;阴虚者,党参易太子参,加女贞子 20 克、黄精 15 克、龟甲 15 克;恶心呕吐者,加陈皮 10 克、半夏 10 克、生姜 10 克。并配合西医常规化疗。酌情输血、止血、输注血小板,用抗生素(或输注粒细胞)。临床观察:马志

① 罗文纪,等. 益气养阴解毒方配合化疗治疗老年急性白血病 22 例[J]. 福建中医药,2010,41(4):26-27.
② 花金宝,等. 名中医经方时方治肿瘤[M]. 北京:中国中医药出版社,2008:262.
③ 同上.
④ 花金宝,等. 名中医经方时方治肿瘤[M]. 北京:中国中医药出版社,2008:264.
⑤ 花金宝,等. 名中医经方时方治肿瘤[M]. 北京:中国中医药出版社,2008:266.
⑥ 花金宝,等. 名中医经方时方治肿瘤[M]. 北京:中国中医药出版社,2008:271.

忠用参芪杀白汤治疗白血病 40 例,效果显著。①

(16)白血病方 1 黄芪、当归、麦冬、沙参、玄参、石斛、生地黄、丹参、天花粉。〔见 653 页 23. 张亭栋等分 3 型(2)〕。

(17)白血病方 2 葛根 12 克、连翘 24 克、金银花 24 克、生地黄 30 克、玄参 30 克、麦冬 15 克、桔梗 9 克、蝉蜕 9 克、犀角(水牛角代,先煎)9 克、羚羊角(先煎)9 克、西洋参 9 克(或辽沙参 12 克)、龟甲 15 克、黄柏 9 克、知母 9 克、石斛 24 克、甘草 9 克、牡丹皮 24 克。随症加减:热甚,加生石膏 30 克,热仍不退加紫雪丹 6 克;神志昏迷,加安宫牛黄丸、局方至宝丹 1~2 粒;皮肤出血,加棕榈炭 15 克、丝瓜络 24 克、冬瓜皮 24 克;口鼻出血,加大小蓟各 24 克、白茅根 24 克、藕节 15 克;大便出血,加焦地榆 12 克、冬瓜子 24 克、薏苡仁 24 克;吐血,加柏叶炭 18 克、生赭石 15 克;尿血,加木通 9 克、车前子(包煎)12 克、滑石 15 克、白茅根 20 克、小蓟 20 克。

高热减退,病症减轻时,继服养阴清热药。药用生地黄 24 克、玄参 24 克、麦冬 15 克、桔梗 9 克、辽沙参 15 克、石斛 24 克、天花粉 24 克、川连 9 克、牡丹皮 15 克、栀子 9 克、莲子肉 15 克、黄柏 9 克、犀角(水牛角代,先煎)6 克、甘草 9 克、藕节 12 克、薏苡仁 24 克。

余邪未尽,身体虚弱者,继服养血清热药。药用当归 12 克、生地黄 24 克、白芍 12 克、辽沙参 12 克、川贝母 9 克、桔梗 9 克、橘络 12 克、瓜蒌 18 克、麦冬 15 克、薏苡仁 24 克、栀子 9 克、牡丹皮 15 克、杭菊花 12 克、龟甲 15 克、石斛 15 克、甘草 9 克、藕节 12 克。随症加减:肝脾肿大,加鳖甲 18 克、青皮 9 克、丹参 12 克、郁金 9 克;淋巴结肿大,加三棱 4.5 克、莪术 4.5 克。②

(18)裴正义经验方 生地黄、牡丹皮、虎杖、白头翁、大黄、玄参、五味子、金银花、连翘、

蒲公英、天花粉、山药、黄芪、地骨皮。③

(19)青蒿鳖甲汤加味 青蒿 30 克、鳖甲 15 克、知母 10 克、生地黄 10 克、牡丹皮 10 克、地骨皮 10 克、生甘草 6 克。有明显气虚证候,在此辨证施治中可加黄精、西洋参等益气养阴之品。〔见 653 页 24. 陈信义等分 3 期 8 症之化疗前期(2)①〕

(20)清骨散(银柴胡、胡黄连、秦艽、鳖甲、地骨皮、青蒿、知母、甘草)合青蒿鳖甲汤(青蒿、鳖甲、生地黄、知母、牡丹皮)。〔见 655 页 25. 李立等分 5 型(3)〕

(21)左归丸加减 熟地黄 15 克、枸杞子 15 克、制首乌 15 克、龟甲 15 克、菟丝子 15 克、补骨脂 15 克、女贞子 15 克、墨旱莲 15 克、小蓟 30 克、三七粉(冲服)6 克、地骨皮 15 克、青黛 10 克、青蒿 15 克、鳖甲 15 克。④

(22)白血病方 3 鳖甲 15 克、白茅根 30 克、丹参 9 克、白薇 9 克、当归 9 克、白芍 9 克、女贞子 9 克、墨旱莲 9 克、黄芪 9 克。⑤

(23)石膏地黄汤 生石膏、生地黄、知母、牡丹皮、金银花、板蓝根、地骨皮、银柴胡、山豆根、赤白芍、玄参、白花蛇舌草,必要时加水牛角粉。〔见 656 页 29. 霍俊明等分 3 型(2)〕

2. 气阴两虚型 症见面色少华,倦怠乏力,潮热盗汗,手足心热,心悸气促,咽干心烦,失眠多梦,甚则消瘦,腰膝酸软,耳鸣耳聋,时有鼻衄、齿衄,皮下出血,男子遗精滑泄,妇女月经过多,舌质红,少苔或光剥,脉虚或细数。治宜益气健脾、滋阴养血。

(1)兰州方 生地黄 12 克、山药 10 克、山茱萸 30 克、麦冬 15 克、五味子 3 克、太子参 15 克、北沙参 15 克、党参 15 克、人参须 15 克、白芍 10 克、桂枝 10 克、甘草 6 克、大枣 4 枚、生姜 6 克、浮小麦 30 克、马钱子 1 个、水蛭粉(分冲)3 克、土大黄 15 克。⑥

① 马志忠. 参芪杀白汤治疗白血病 40 例[J]. 湖南中医杂志,2006,22(2):37,44.
② 邢子亨. 白血病辨治体会[J]. 山西中医,1997,13(4):5-8.
③ 裴正义. 中西医结合治疗急性白血病完全缓解 2 例[J]. 湖北中医杂志,1995(4):16-18.
④ 李瑞兰,刘种德. 白血病的辨证施治[J]. 湖南中医学院学报,1994,14(1):27-28.
⑤ 本刊编辑部. 白血病[J]. 浙江中医学院学报,1990,14(5):55-56.
⑥ 蒋益兰. 肿瘤名家遣方用药指导[M]. 北京:人民军医出版社,2016:265.

（2）加味生脉饮（黎月衡经验方） 党参15克、黄芪15克、麦冬15克、五味子10克、生地黄15克、熟地黄15克、地骨皮15克、丹参15克、枸杞子15克、玄参12克、白花蛇舌草20克、煅龙骨（先煎）30克、煅牡蛎（先煎）30克、半枝莲20克、生甘草6克。随症加减：头晕目眩，阴虚较盛，加制龟甲、制鳖甲、紫河车；出血较多，加阿胶、墨旱莲、紫草。①

（3）生脉二至汤 人参10克、麦冬10克、五味子10克、墨旱莲10克、白花蛇舌草20克、甘草5克。随症加减：有胁下肿块，加三棱、莪术、地龙；有颈项痰核，加半夏、胆南星、浙贝母；脾气虚弱、饮食不振，加茯苓、白术、陈皮、枳壳、砂仁、焦三仙；自汗，加浮小麦、麻黄根、煅龙骨、煅牡蛎；潮热盗汗，加青蒿、地骨皮、银柴胡。②

（4）双参地芍汤（辽宁中医学院附属血液病研究组方） 方①：党参10克、玄参30克、生地黄30克、白芍15克、马勃15克、黄药子15克、牛蒡子15克、板蓝根30克、半枝莲10克、白花蛇舌草30克、白姜黄9克、牡丹皮9克、阿胶6克。方②：山慈菇20克、五倍子10克、千金子10克、大戟6克、雄黄3克、琥珀3克、麝香3克、牛黄3克。随症加减：服用①方时，气血虚，加黄芪、当归、甲片、丹参；出血，加生地黄炭、槐花、煅牡蛎粉、小蓟、白茅根、三七粉；发热，加柴胡、黄芩、黄连、连翘、野菊花。方① 每日1剂，水煎服；方② 研末混匀为散，每服3克，每日2次。两方同时服。③

（5）八味汤（浙江台州地区医院方） 生大黄9克、玄参9克、生地黄9克、大青叶9克、天花粉6克、蝉蜕6克、人中黄6克、牡丹皮3克。益气养阴。适用于急性白血病。④

（6）三才封髓丹（哈尔滨医科大学附属第二医院方） 太子参30克、山慈菇30克、生地黄15克、熟地黄15克、天冬9克、麦冬9克、砂仁9克、黄柏9克、甘草9克、栀子9克、七叶一枝花9克。⑤

（7）闫昱江经验方 半枝莲30克、蒲公英30克、女贞子15克、墨旱莲30克、白花蛇舌草30克、天冬15克、麦冬15克、黄芪30克、党参30克、白术15克、茯苓15克。随症加减：湿热者，加栀子8克、黄杨8克；浮肿者，加泽泻8克、车前子（包煎）8克；面色夹瘀者，加当归8克、赤芍8克；腹水者，加葫芦12克、大腹皮8克。水煎至200～300毫升，每日1剂，早晚分服，以30天为1个疗程。临床观察：闫昱江等以此方配合化疗治疗难治性急性白血病45例，效果显著。⑥

（8）复方君子汤 党参15克、黄芪15克、白花蛇舌草15克、白术10克、茯苓10克、黄精10克、枸杞子10克、白芍10克、丹参10克、浙贝母10克、莪术10克、汉防己10克、川芎6克、炙甘草6克。⑦

（9）二至丸合四君子汤（又名益气养阴方） 女贞子15克、墨旱莲15克、党参10克、炙甘草10克、茯苓10克、白术10克。临床观察：史哲新等以此方治疗难治性白血病62例，30例联合全蝎解毒汤（全蝎10～15克、半枝莲15克、白花蛇舌草30克），疗效显著。⑧

（10）杨宏光经验方 党参30克、怀山药30克、生黄芪45克、麦冬15克、沙参15克、百合15克、茯苓15克、黄精15克、莲子15克、谷芽15克、鸡内金15克、五味子10克、白术10克、天冬10克、巴戟天10克、桔梗10克、甘草5克。随症加减：气虚者，加紫河车10克；阴虚内热者，加生地黄5克、知母10克、鳖甲15克；心悸者，加合欢皮15克、酸枣仁15克。⑨

① 尚怀海，等. 中医名方验方丛书·肿瘤治疗名方验方[M]. 北京：人民卫生出版社，2016：409.
② 尚怀海，等. 中医名方验方丛书·肿瘤治疗名方验方[M]. 北京：人民卫生出版社，2016：411.
③ 同上.
④ 尚怀海，等. 中医名方验方丛书·肿瘤治疗名方验方[M]. 北京：人民卫生出版社，2016：415.
⑤ 尚怀海，等. 中医名方验方丛书·肿瘤治疗名方验方[M]. 北京：人民卫生出版社，2016：415-416.
⑥ 闫昱江，等. 中西医结合逆转难治性急性白血病多药耐药的临床研究[J]. 实用临床医药杂志，2015，19（19）：157-158.
⑦ 陈毅宁，廖斌. 复方君子汤治疗气阴两虚型急性白血病20例[J]. 福建中医药，2012，43（4）：11-12.
⑧ 史哲新，等. 中西医结合治疗难治性白血病临床观察[J]. 新中医，2011，43（1）：95-96.
⑨ 杨宏光，等. 补气阴法联合小剂量阿糖胞苷治疗初治老年急性单核细胞白血病的临床观察[J]. 实用中西医结合临床，2009，9（2）：17-18.

（11）补气救损汤　生晒参 15 克、生地黄 90 克、炙黄芪 60 克、当归 18 克、黄芩 12 克、女贞子 100 克、墨旱莲 100 克、菟丝子 18 克、补骨脂 15 克、制首乌 30 克、鸡血藤 60 克、紫河车 3 克、白茅根 50 克、大枣 50 克、侧柏炭 30 克。适用于急性白血病合并妊娠。①

（12）生脉散加味（《实用中西医肿瘤内科治疗手册》）　党参 15 克、天冬 15 克、生熟地黄各 30 克、地骨皮 15 克、生黄芪 15 克、丹参 15 克、枸杞子 12 克、五味子 6 克、玄参 12 克、煅龙牡（先煎）30 克、生甘草 6 克。随症加减：阴虚重者，加龟甲 9 克、鳖甲 9 克、知母 12 克；出血多者，加阿胶（烊冲）12 克、白及 12 克、藕节 12 克。②

（13）生脉散合二至丸加味（《临床中医肿瘤学》）　人参 10 克、麦冬 10 克、五味子 10 克、女贞子 10 克、墨旱莲 10 克、白花蛇舌草 20 克、甘草 5 克。随症加减：临床运用时加入活血解毒之品，如川芎、丹参、当归、虎杖、金银花、连翘、半枝莲等；如有胁下癥积肿块，加三棱、莪术、地龙等；有颈项痰核、瘰疬者，加半夏、胆南星、浙贝母等；脾气虚弱，饮食不振，腹胀明显者，加茯苓、白术、陈皮、枳壳、砂仁、焦三仙等；自汗明显者，加浮小麦、麻黄根、煅龙骨、煅牡蛎等；潮热盗汗明显者，加青蒿、地骨皮、银柴胡等。③

（14）三才封髓丹合六味地黄汤加减（《中医血液病学》）　人参 15 克、黄芪 15 克、五味子 10 克、当归 10 克、熟地黄 10 克、黄精 15 克、阿胶（烊化冲服）10 克、何首乌 15 克、生地黄 15 克、山药 15 克、山茱萸 10 克、天冬 12 克、麦冬 12 克、仙鹤草 10 克。随症加减：汗多者，加浮小麦；腹胀纳呆者，加焦三仙、莱菔子、砂仁；阴虚火旺者，加龟甲、墨旱莲；皮肤瘀点、瘀斑者，可加紫草、茜草；鼻衄者，加地榆炭、大黄炭、棕榈炭。④

（15）参芪地黄汤加减（《实用中医血液病学》）　黄芪 30 克、太子参 30 克、白术 15 克、茯苓 15 克、天冬 15 克、生地黄 30 克、黄精 24 克、麦冬 12 克、半枝莲 30 克、小蓟 30 克、白花蛇舌草 45 克、牡丹皮 15 克、甘草 6 克。随症加减：心悸失眠重者，加酸枣仁、远志以养血安神；纳呆食少明显者，加焦三仙健脾开胃。⑤

（16）大补元煎加味（《中医肿瘤学》）　人参 12 克、熟地黄 10 克、炒山药 10 克、杜仲 10 克、枸杞子 10 克、当归 10 克、山茱萸 10 克、炙甘草 6 克、龟甲胶 30 克。随症加减：肾精亏虚者，可加阿胶、鹿角胶等；脾胃虚弱，饮食不振，脘腹胀满者，可加白术、枳壳、砂仁、焦三仙等；兼自汗盗汗者，可加麻黄根、煅龙牡、鳖甲、青蒿等；热毒壅盛者，可加虎杖、连翘、白花蛇舌草、半枝莲等；胁下癥瘕坚硬不移者，可加三棱、莪术、鳖甲、水蛭等；颈项痰核或瘰疬者，可加法半夏、胆南星、浙贝母、玄参等。⑥

（17）益气养阴方（《中国肿瘤秘方全书》）太子参 30 克、黄芪 30 克、白花蛇舌草 30 克、半枝莲 30 克、小蓟 30 克、生地黄 15 克、麦冬 15 克、天冬 15 克、茯苓 12 克、枸杞子 12 克、甘草 6 克。适用于复发性难治性白血病。⑦

（18）益气养阴方　黄芪 24 克、太子参 15 克、白术 15 克、茯苓 15 克、生地黄 24 克、天冬 15 克、麦冬 15 克、当归 15 克、川芎 15 克、玄参 15 克、白花蛇舌草 15 克、蒲公英 15 克、甘草 10 克。每日 1 剂，水煎 200 毫升，分早晚 2 次服用。临床观察：许晓峰等以 IA 方案联合中药益气养阴方治疗急性髓系白血病 35 例，提高急性髓系白血病的疗效，减少骨髓抑制时间和不良反应。⑧

（19）徐瑞荣经验方　黄芪 24 克、生地黄 24 克、太子参 15 克、白术 15 克、茯苓 15 克、黄精 15

① 苏尔云. 妊娠合并急性白血病的治疗与胎儿保护 1 例报道并附文献分析[J]. 中国中西医结合杂志，2008，28(1)：88-90.
② 花金宝，等. 名中医经方时方治肿瘤[M]. 北京：中国中医药出版社，2008：271.
③ 同上.
④ 花金宝，等. 名中医经方时方治肿瘤[M]. 北京：中国中医药出版社，2008：271-272.
⑤ 花金宝，等. 名中医经方时方治肿瘤[M]. 北京：中国中医药出版社，2008：272.
⑥ 同上.
⑦ 花金宝，等. 名中医经方时方治肿瘤[M]. 北京：中国中医药出版社，2008：282.
⑧ 许晓峰，等. IA 方案合中药治疗急性髓系白血病[J]. 浙江中西医结合杂志，2007，17(12)：733-734.

克、天冬 15 克、麦冬 15 克、白花蛇舌草 30 克、半枝莲 30 克、小蓟 30 克、蒲公英 30 克,甘草 10 克。随症加减:贫血甚,乏力,心悸者,加当归 10 克、阿胶 10 克、枸杞子 15 克、女贞子 15 克;出血甚,加三七粉 3 克、牡丹皮 12 克、玄参 15 克、紫草 10 克;感染、热甚者,加金银花 30 克、连翘 15 克、栀子 12 克、黄芩 12 克、板蓝根 15 克;持续高热者,加安宫牛黄丸。每日 1 剂,水煎服。并发症及支持疗法化疗:消化道反应甚,用香砂六君子汤(或黄连温胆汤);口腔溃疡用庆大霉素、甲硝唑生理盐水漱口,局部外涂锡类散、西瓜霜等;真菌感染用 1∶5 000 高锰酸钾和制霉菌素盐水交替漱口;肛周感染用五味消毒饮水煎,外洗,外敷九华膏。缓解后,用本方制成丸剂长期服用。①

(20) 生脉散加减　参须 12 克、北沙参 30 克、潞党参 30 克、淮山药 15 克、白芍 15 克、炙甘草 9 克、大麦冬 9 克、生地黄 30 克、酸枣仁 15 克、山茱萸 30 克、北五味子 3 克、龙骨 9 克、牡蛎 30 克、浮小麦 30 克、大枣 20 克、白花蛇舌草 60 克、山豆根 9 克。〔见 651 页 16. 李仝等分 4 型(4)〕

(21) 益气养阴活血方　生黄芪 20 克、女贞子 20 克、天冬 15 克、葛根 15 克、川芎 15 克、补骨脂 15 克、白术 10 克、薏苡仁 20 克、甘草 10 克。每日 1 剂,水煎服。适用于急性早幼粒细胞白血病。②

(22) 白血病方 4　黄芪 30 克、黄精 30 克、白花蛇舌草 30 克、党参 20 克、沙参 20 克、生地黄 20 克、枸杞子 15 克、白术 15 克、云茯苓 15 克、黄柏 12 克、砂仁 6 克、甘草 6 克。〔见 652 页 19. 王锦丽等分 3 型(2)〕

(23) 天党三地汤　天冬 30 克、党参 30 克、地榆炭 15 克、熟地黄 15 克、地骨皮 15 克、百合 15 克、阿胶 9 克。益气养阴,扶正抗癌。适用于急性白血病口鼻出血。③

(24) 白血病方 5　黄芪 15～45 克、当归 9～12 克、台参 15～30 克、白术 12～18 克、茯苓 15～45 克、麦冬、小蓟各 15～30 克、白花蛇舌草 15～

45 克、牡丹皮 15～24 克、砂仁 9～12 克、黄精 15～30 克、甘草 9～15 克。酌情长期服用,同时应用黄鼬粉 0.6～2 克,1 日 2 次,或干蟾粉 0.3～0.6 克,1 日 2 次。〔见 652 页 21. 唐由君等分 4 型(1)〕

(25) 四君子汤合六味地黄汤加减　党参 30 克、白术 10 克、茯苓 30 克、山茱萸 10 克、熟地黄 10 克、泽泻 10 克、牡丹皮 6 克、车前子(包煎)6 克、炙甘草 3 克。随症加减:对伴有低热者,加地骨皮 10 克、青蒿 10 克、鳖甲 10 克以清退虚热。〔见 653 页 24. 陈信义等分 3 期 8 症之化疗前期(1)②〕

(26) 参芪地黄汤(党参、生黄芪、熟地黄、山茱萸、淮山药、菟丝子、牡丹皮、茯苓、泽泻、制首乌、丹参、川芎、玉米须)与清骨散(银柴胡、胡黄连、秦艽、鳖甲、地骨皮、青蒿、知母、甘草)合方或交替应用。〔见 655 页 25. 李立等分 5 型(4)〕

(27) 白血病方 6　太子参 30 克、银耳 30 克、黄芪 30 克、枸杞子 30 克、山药 30 克、龟甲 15 克、黄精 15 克、熟地黄 15 克、当归 15 克、白术 15 克、茯苓 15 克、白芍 15 克、青蒿 15 克、地骨皮 15 克。〔见 655 页 26. 刘玺珍等分 4 型(3)〕

(28) 郭良耀经验方 1　党参、黄芪、沙参、麦冬、水牛角、牡丹皮、生地黄、女贞子、白花蛇舌草。〔见 656 页 28. 郭良耀分 4 型(2)〕

(29) 白血病方 7　黄芪、党参、白术、茯苓、生地黄、黄精、天冬、麦冬、白花蛇舌草、半枝莲、小蓟、牡丹皮、甘草等。〔见 656 页 30. 李琰等分 3 型(1)〕

(30) 二至丸合生脉饮合杞菊地黄汤加味(又名二至地黄汤)　北沙参 30 克、麦冬 10 克、五味子 10 克、女贞子 15 克、墨旱莲 30 克、枸杞子 15 克、生地黄 20 克、牡丹皮 12 克、茯苓 15 克、薏苡仁 20 克、白蒺藜 15 克、龟甲 15 克、远志 9 克、山茱萸 9 克。若兼纳差、腹胀、苔腻等阴虚夹湿症状时,上方去生地黄、枸杞子、五味子等滋腻药物,另加佩兰、藿香、谷芽等化湿之品。〔见 656 页 31. 陈

---

① 徐瑞荣. 中西医结合治疗急性白血病临床分析[J]. 山东中医杂志,2003,22(7):419-420.
② 李达,等. 白血康为主治疗难治及复发性急性早幼粒细胞白血病 7 例[J]. 中国中西医结合杂志,2001,21(8):607.
③ 陈熠,丛众. 肿瘤单验方大全[M]. 北京:中国中医药出版社,1998:621.

达中等分4型(4)〕

3. 气血两虚型　症见面色萎黄或㿠白,头晕心悸,气弱懒言,或动则气促,体倦乏力,目眩耳鸣,纳呆食少,妇女经血涩少或闭经,唇舌色淡,舌体胖大,周边有齿痕,苔薄白,脉沉弱或细软。治宜补气养血、益气健脾。

(1) 白血病方8　黄芪30克、人参(另炖)10克、党参15克、白术12克、甘草6克、三七粉3克、升麻炭9克、枸杞子炭15克、仙鹤草30克、白及30克、补骨脂15克、五倍子12克。每日1剂,水煎服。适用于白血病后期虚损益甚,血不归经之出血证,出血虽缓,但血量常多,伴气短,乏力,神疲,面白,心悸,自汗,舌淡白,脉虚弱无力。[1]

(2) 益气养血方　人参10克、黄芪30克、鹿茸10克、砂仁10克、白术15克、陈皮15克、半夏15克、茯苓15克、当归15克、白芍15克、甘草15克。适用于急性淋巴细胞白血病。[2]

(3) 大枣桂圆薏米粥　大枣10克、龙眼肉10克、薏苡仁40克、粳米50克。大枣洗净,去核,薏苡仁、粳米淘净;先将薏苡仁水煮至烂,再依次加入粳米、龙眼肉、大枣,再煮10~15分钟至粥成。每日1次,作餐服。健胃益脾,补气生血。适用于白血病。[3]

(4) 大枣桂圆党参粥　黄芪15克、党参15克、龙眼肉20克、薏苡仁40克、粳米30克。补气健脾,养胃升血。适用于白血病贫血。[4]

(5) 当归阿胶饮　当归10克、黄芪15克、红枣10枚、阿胶10克。前3味洗净,加水煎煮40分钟,取汁,加入阿胶烊化即成。早、晚2次饮用。补气养血,健脾止血。适用于白血病化疗引起的骨髓抑制,尤宜化疗后贫血、血小板减少。[5]

(6) 香菇红枣牛奶饮　香菇10克、陈皮15克、红枣6枚、新鲜牛奶100毫升。香菇温水泡发,洗净,切碎,红枣、陈皮洗净,同放砂锅中,加水煮30分钟,收取浓汁,与牛奶搅拌均匀即成。早晚2次饮用。益气补血,健脾补血。适用于白血病化疗引起的骨髓抑制,尤宜化疗后贫血。[6]

(7) 白血病方9　炙黄芪30克、白术30克、黄精30克、陈皮30克、茯苓30克、当归30克、白芍30克、川芎30克、生地黄30克、熟地黄30克、菟丝子30克、何首乌30克、枸杞子30克、丹参30克、浙贝母15克。每日1剂,持续服用。适用于急性髓性白血病。[7] 临床观察:方江春予此方每味中药各30克,联合西药化疗治疗急性髓性白血病15例,疗效显著。[8]

(8) 白血病方10　党参20克、黄芪20、白术15克、甘草6克、黄精15克、枸杞子10克、白芍10克、浙贝母15克、茯苓15克、女贞子10克、木香6克、丹参10克、川芎6克。每日1剂,煎至250毫升,分3次口服。临床观察:刘健等用中药复方汤剂治疗急性白血病贫血20例,益气养血,健脾固肾,活血化瘀,疗效显著。[9]

(9) 益气养血方(《中华肿瘤治疗大成》)　人参(蒸兑)50克、黄芪25克、白术15克、陈皮15克、法半夏15克、茯苓15克、甘草15克。适用于急性淋巴细胞白血病。随症加减:补血者,加首乌;破瘀滋阴扶正,常服胎盘粉,每日2次。[10]

(10) 益气活血方(《恶性肿瘤良方大全》)　炙甘草5克、白术10克、莪术10克、当归10克、黄芪12克、山茱萸12克、太子参15克、猪脊15克、茯苓15克、枸杞子15克、骨碎补15克、阿胶15克、虎杖30克、白花蛇舌草30克。适用于急性浆细胞白血病。随症加减:咳痰、发热者,去滋腻之品,加杏仁、桑白皮、连翘、黄芩、炙枇杷叶、金银

① 王惟恒,杨吉祥. 肿瘤千家妙方[M]. 北京:中国科学技术出版社,2017:146.
② 尚怀海,等. 中医名方验方丛书·肿瘤治疗名方验方[M]. 北京:人民卫生出版社,2016:413.
③ 尚怀海,等. 中医名方验方丛书·肿瘤治疗名方验方[M]. 北京:人民卫生出版社,2016:423.
④ 尚怀海,等. 中医名方验方丛书·肿瘤治疗名方验方[M]. 北京:人民卫生出版社,2016:423-424.
⑤ 尚怀海,等. 中医名方验方丛书·肿瘤治疗名方验方[M]. 北京:人民卫生出版社,2016:427.
⑥ 同上.
⑦ 丁晓庆,苏伟. 中西医结合治疗急性髓系白血病诱导缓解期的疗效分析[J]. 辽宁中医杂志,2011,38(2):317-319.
⑧ 方江春. 中西医结合治疗急性髓系白血病15例[J]. 中国中医药现代远程教育,2014,12(2):38-39.
⑨ 刘健,黄礼明. 中西医结合治疗急性白血病贫血临床观察[J]. 内蒙古中医药,2013(2):15.
⑩ 花金宝,等. 名中医经方时方治肿瘤[M]. 北京:中国中医药出版社,2008:265.

花;胸闷者,加丹参、川芎;后期骨痛者,加土鳖虫、地龙、全蝎。①

(11) 八珍汤加减(《中西医结合肿瘤病学》)

人参(或党参)15克、白术10克、茯苓10克、当归10克、川芎10克、白芍10克、熟地黄10克、生姜6克、大枣6枚、甘草6克。随症加减:外感毒热者,可加生石膏、金银花、连翘、黄芩、贯众等;热毒壅盛者,可加虎杖、白花蛇舌草、半枝莲、龙葵等;血热妄行出血者,可加牡丹皮、白茅根、大小蓟、藕节等;胁下癥积坚硬不移者,可加三棱、莪术、地龙、水蛭、蜈蚣等;颈项痰核或瘰疬者,可加半夏、胆南星、浙贝母、玄参等。②

(12) 归脾汤加减(《实用中医血液病学》)

黄芪30克、党参30克、当归15克、白术15克、熟地黄15克、茯苓18克、枸杞子30克、阿胶(烊化)12克、半枝莲30克、甘草6克。随症加减:有发热者,加金银花、连翘、大青叶清热解毒;出血者,加紫草、仙鹤草凉血止血;失眠严重者,加酸枣仁、合欢皮、远志以养血安神。③

(13) 益气活血方(《中华肿瘤治疗大成》)

黄芪10克、党参10克、川芎10克、当归10克、地龙10克、丹参30克、鸡血藤30克、赤芍10克、白芍10克。益气活血通络。适用于急性白血病手足麻木。随症加减:阴虚甚者,加生地黄、熟地黄;阳虚甚者,加肉桂、附子。④

(14) 愈血煎 黄芪、当归、阿胶、枸杞子、女贞子、败酱草。临床观察:陈小萍、易运林以此方为基础方,随症加减结合化疗治疗急性非淋巴细胞白血病32例,疗效显著。⑤

(15) 白血病方11 红参9克、淮山药15克、当归15克、鸡血藤15克、黄精20克、菟丝子15克、枸杞子15克、女贞子15克、紫河车粉6克、白芍20克、生熟地黄10克、阿胶10克、砂仁10克、

焦三仙10克、陈皮10克、炙甘草5克。〔见651页15.程志等分3型(3)〕

(16) 八珍汤化裁 人参15克、炙黄芪30克、阿胶(烊化)30克、龟甲(先煎)30克、当归15克、生熟地黄各15克、枸杞子15克、山楂30克、墨旱莲15克、白术15克、白芍15克、茯苓15克、鳖甲30克、白花蛇舌草30克。〔见651页16.李全等分4型(3)〕

(17) 芪怀六君汤加味 黄芪50克、党参30克、怀山药15克、白术15克、茯苓15克、陈皮5克、半夏60克、何首乌15克、枸杞子15克、熟地黄30克。⑥

(18) 白血病方12 人参须12克、北沙参30克、党参30克、怀山药15克、山茱萸30克、白芍15克、炙甘草10克、大麦冬9克、生地黄30克、酸枣仁10克、北五味子3克、生龙骨10克、生牡蛎20克、浮小麦30克、大枣20克、阿胶12克、当归6克、黄芪30克。⑦

(19) 白血病方13 黄芪18～45克、当归9～15克、熟地黄18～45克、生地黄15～30克、白芍12～24克、枸杞子12～30克、阿胶11～33克、台参15～30克、砂仁9～12克、白花蛇舌草12～30克、小蓟12～30克、墨旱莲12～30克、甘草6～12克。酌情长期服用,同时应用黄鼬粉0.6～2克,1日2次,或干蟾粉0.3～0.6克,1日2次。〔见652页21.唐由君等分4型(2)〕

(20) 白血病方14 人参、黄芪、当归、赤芍、丹参、川芎、陈皮、生地黄、生牡蛎、菟丝子、女贞子、阿胶。〔见653页23.张亭栋等分3型(1)〕

(21) 白血病方15 黄芪、枸杞子、人参、阿胶、鸡血藤、生地黄、茯苓、丹参、补骨脂、菟丝子、鹿茸、女贞子、麦冬。2个月为1个疗程。随症加减:并发感染时,加黄连、金银花、连翘、蒲公英、

① 花金宝,等. 名中医经方时方治肿瘤[M]. 北京:中国中医药出版社,2008:267.
② 花金宝,等. 名中医经方时方治肿瘤[M]. 北京:中国中医药出版社,2008:270.
③ 花金宝,等. 名中医经方时方治肿瘤[M]. 北京:中国中医药出版社,2008:270-271.
④ 花金宝,等. 名中医经方时方治肿瘤[M]. 北京:中国中医药出版社,2008:277.
⑤ 陈小萍,易运林. 中药愈血煎结合化疗治疗成人初治急性非淋巴细胞白血病[J]. 实用临床医学,2006,7(12):68,70.
⑥ 郑庆平. 芪怀六君汤加味治疗急性白血病1例[J]. 福建中医药,2000,31(4):52-53.
⑦ 杨柱星. 中华名老中医治癌效方集成[M]. 南宁:广西民族出版社,1999:37-38.

紫花地丁等清热解毒药物。临床观察：张志敏等用益气补血扶正药物治疗小儿白血病22例。①

（22）八珍汤加减　炙黄芪30克、党参15克、茯苓30克、白术10克、炙甘草6克、当归10克、熟地黄10克、川芎6克、赤白芍各10克。随症加减：中度贫血，可加阿胶、龟甲胶等；若气虚尤甚，改党参为人参。〔见653页24.陈信义等分3期8症之化疗前期(1)①〕

（23）郭良耀经验方2　党参、黄芪、白术、熟地黄、黄精、当归、白芍、枸杞子、鹿角胶、白花蛇舌草。〔见656页28.郭良耀分4型(3)〕

（24）人参黄芪汤　人参、黄芪、补骨脂、龟甲、当归、生熟地黄、山茱萸、山楂、紫河车、狗脊、猪苓、白花蛇舌草。〔见656页29.霍俊明等分3型(3)〕

（25）白血病方16　黄芪、党参、当归、白术、茯苓、熟地黄、枸杞子、女贞子、阿胶、白花蛇舌草、小蓟、陈皮、甘草。〔见656页30.李琰等分3型(2)〕

4. 气虚血瘀型　症见疲倦乏力，畏寒喜暖，四肢不温，自汗气短，语音低微，皮肤瘀斑或伴鼻衄、齿衄、便血等，舌质紫黯或瘀斑，脉细弱。治宜益气养血、活血化瘀。

（1）白血病方17　黄芪25克、人参5克、党参15克、淫羊藿15克、黄精15克、当归10克、何首乌15克、桃仁10克、红花10克、赤芍10克。〔见652页20.李金梅等分3型(3)〕

（2）归芪三七汤（又名补血化瘀方）　当归3克、黄芪15克、三七3克、桑叶6克、白茅根6克。适用于急性粒细胞白血病。②

（3）益髓活血方　菟丝子15克、补骨脂15克、淫羊藿15克、枸杞子15克、熟地黄15克、当归12克、黄芪30克、鹿角胶（烊化）10克、丹参15克、鸡血藤15克、三七粉（冲服）3克、地龙12克。③

（4）白血病方18　太子参30克、银耳30克、白芍30克、牡蛎30克、生地黄15克、丹参15克、

当归15克、秦艽15克、玄参20克、熟地黄20克、牡丹皮9克、土鳖虫9克。〔见655页26.刘玺珍等分4型(4)〕

（5）邓有安经验方　当归12～15克、川芎12～15克、鸡血藤15～30克、赤芍15～20克、红花10克、党参15～30克、黄芪15～30克、三七粉（冲服）6克。④随症加减：气血两虚者，加党参15～30克、黄芪15～30克、熟地黄15～30克、白术10克、首乌10～15克、黄精15克、枸杞子15克；肝肾阴虚者，加枸杞子15克、女贞子15克、首乌10～15克；热毒炽盛者，加水牛角30克、生地黄30克、丹皮12～15克、茜草10克、七叶一枝花6克、金银花20克、连翘15～20克、蒲公英20～30克、板蓝根15克。每日1剂，水煎服。缓解后亦坚持服用。⑤

5. 肝肾亏虚(肝肾阴虚)型　症见面色无华或苍白，头目眩晕，咽干口燥，五心烦热，失眠多梦，潮热盗汗，腰膝酸软，并见胁下癥积、痰核或瘰疬等，或见鼻衄、齿衄、肌衄、尿血、便血、皮肤瘀斑瘀点等，时有发热不退，神志昏蒙，口舌燥裂，大便秘结等，舌质绛红，舌苔少或剥脱，脉细数或细弱。治宜补养肝肾，滋阴清热。

（1）乌芎汤（广东东莞市人民医院方）　川芎90克、何首乌60克、当归头30克、熟地黄30克、焦白术30克、补骨脂24克、菟丝子15克、牛膝9克、茯苓9克、阿胶（烊化）9克。适用于白血病。⑥

（2）大补阴丸加减（《中西医结合肿瘤病学》）熟地黄20克、黄柏10克、知母10克、龟甲12克、猪脊髓适量（猪脊髓可单独蒸煮，与本方同时食用，也可以食疗方式食用）。随症加减：毒瘀壅盛者，可加虎杖、白花蛇舌草、半枝莲、丹参、桃仁、红花等；胁下癥积坚硬不移者，可加三棱、莪术、地龙、鳖甲等；颈项痰核、瘰疬者，可加法半夏、胆南星、浙贝母、玄参等；自汗盗汗者，可加煅龙骨、煅

① 张志敏,等. 小儿白血病化疗时骨髓抑制的临床防治[J]. 北京中医,1996(3)：22 - 23.
② 陈熠,丛众. 肿瘤单验方大全[M]. 北京：中国中医药出版社,1998：615.
③ 李瑞兰,刘种德. 白血病的辨证施治[J]. 湖南中医学院学报,1994,14(1)：27 - 28.
④ 邓有安. 活血化瘀中药联合化疗治疗急性白血病20例临床观察[J]. 中国中医药科技,2000,7(2)：110 - 111.
⑤ 樊中州. 肿瘤疾病千首妙方[M]. 北京：中国人口出版社,1991：327.
⑥ 尚怀海,等. 中医名方验方丛书·肿瘤治疗名方验方[M]. 北京：人民卫生出版社,2016：416.

牡蛎、青蒿、地骨皮、银柴胡、浮小麦、麻黄根等；意识错蒙、口舌燥裂、大便秘结者，可加安宫牛黄丸或紫雪丹。①

（3）六味地黄汤加减（《中医肿瘤学》）　生地黄 15 克、熟地黄 10 克、山茱萸 10 克、山药 15 克、枸杞子 15 克、茯苓 15 克、牡丹皮 10 克、鳖甲 20 克、青蒿 10 克、地骨皮 15 克、青黛(冲服)10 克、白花蛇舌草 20 克。随症加减：若低热盗汗者，加知母、黄柏、煅龙骨、浮小麦；鼻衄紫癜者，加水牛角、大黄、白茅根。②

（4）六味地黄汤合一贯煎化裁（《中医肿瘤防治大全》）　生地黄 10 克、熟地黄 10 克、山茱萸 10 克、牡丹皮 10 克、南沙参 10 克、麦冬 10 克、当归 10 克、制何首乌 10 克、丹参 10 克、七叶一枝花 10 克、白芍 10 克、五味子 10 克、女贞子 15 克、墨旱莲 15 克。③

（5）大补元煎合青蒿鳖甲汤（《治癌防癌中医验方萃》）　人参 30 克、山药 6 克、炒杜仲 6 克、熟地黄 15 克、当归 6 克(腹泻者不用)、枸杞子 9 克、山茱萸 3 克、炙甘草 6 克、青蒿 6 克、鳖甲 15 克、生地黄 12 克、知母 6 克、牡丹皮 9 克。④

（6）左归丸加减　熟地黄 10 克、山药 10 克、山茱萸 10 克、菟丝子 30 克、枸杞子 10 克、川牛膝 10 克、丹参 10 克、鹿角胶(烊化)10 克、阿胶(烊化)10 克、女贞子 10 克、墨旱莲 10 克。〔见 654 页 24. 陈信义等分 3 期 8 症之化疗后期(1)①〕

（7）白血病方 19　知母 20 克、生地黄 20 克、熟地黄 20 克、龟甲 20 克、枸杞子 20 克、山药 20 克、银耳 20 克、地骨皮 15 克、白薇 15 克、当归 15 克、白芍 15 克、牡丹皮 10 克。〔见 655 页 26. 刘玺珍等分 4 型(2)〕

（8）郭良耀经验方 3　天冬、麦冬、淮山药、黄芪、枸杞子、黄精、阿胶、桑椹、女贞子、牡丹皮、鳖甲、知母、墨旱莲。〔见 656 页 28. 郭良耀分 4 型(4)〕

6. 脾肾阳虚型　症见面色苍白，气短乏力，形寒肢冷，消瘦纳呆，自汗，便溏，四肢浮肿，腰酸膝软，皮肤散在青紫斑点或斑块，舌质淡，边有齿痕，苔薄白而润，脉沉弱。治宜温补脾肾。

（1）当归红枣羊肉羹　当归 30 克、红枣 10 枚、羊肉 100 克、藕粉 100 克。当归煎取浓缩汁，红枣去核，羊肉洗净，剁成肉糜，与红枣肉、当归浓缩液同入锅中，加适量清水，用小火煨炖至羊肉熟烂，趁热调入藕粉，搅拌成稠羹即成。早晚各 1 次，当点心食用。适用于白血病化疗后脾肾阳虚者。⑤

（2）加味右归丸　熟地黄 12 克、制附子 10 克、肉桂 5 克、山药 12 克、山茱萸 10 克、菟丝子 12 克、当归 12 克、杜仲 12 克、鹿角胶 10 克、枸杞子 12 克、党参 15 克、白术 12 克、牡丹皮 20 克。适用于急性白血病。随症加减：阳痿，加仙茅、巴戟天、补骨脂、肉苁蓉；久病脾虚，腹泻不止，加红参、干姜、茯苓、诃子。⑥

（3）四君调血汤（江苏省中医医院方）　炙甘草 6 克、白术 10 克、莪术 10 克、当归 10 克、黄芪 12 克、山茱萸 12 克、太子参 15 克、猪苓 15 克、茯苓 15 克、枸杞子 15 克、骨碎补 15 克、虎杖 30 克、阿胶粉(冲服)15 克、白花蛇舌草 30 克。每日 1 剂，水煎服。补脾益肾，化瘀解毒。适用于急性浆细胞白血病。⑦

（4）四君子汤合右归饮化裁（《中医肿瘤防治大全》方）　人参 10 克、黄芪 10 克、茯苓 10 克、白术 10 克、熟地黄 10 克、山茱萸 10 克、山药 15 克、枸杞子 15 克、巴戟天 12 克、仙茅 12 克、制何首乌 12 克、丹参 12 克。⑧

（5）右归丸加味（《中华肿瘤治疗大全》）　肉桂 5 克、制附子(先煎)10 克、杜仲 12 克、菟丝子 12 克、枸杞子 12 克、鹿角胶(烊化)10 克、山茱萸

①　花金宝,等. 名中医经方时方治肿瘤[M]. 北京：中国中医药出版社,2008：273.
②　花金宝,等. 名中医经方时方治肿瘤[M]. 北京：中国中医药出版社,2008：273-274.
③　花金宝,等. 名中医经方时方治肿瘤[M]. 北京：中国中医药出版社,2008：274.
④　同上.
⑤　王惟恒,杨吉祥. 肿瘤千家妙方[M]. 北京：中国科学技术出版社,2017：149.
⑥　尚怀海,等. 中医名方验方丛书·肿瘤治疗名方验方[M]. 北京：人民卫生出版社,2016：411-412.
⑦　尚怀海,等. 中医名方验方丛书·肿瘤治疗名方验方[M]. 北京：人民卫生出版社,2016：418.
⑧　花金宝,等. 名中医经方时方治肿瘤[M]. 北京：中国中医药出版社,2008：274.

10 克、山药 12 克、熟地黄 12 克、当归 12 克、党参 15 克、白术 12 克、七叶一枝花 20 克、臭牡丹皮 20 克。随症加减：阳痿者，加仙茅 12 克、巴戟天 12 克、补骨脂 12 克、肉苁蓉 12 克；久病，脾虚较甚，腹泻不止者，加红参（蒸兑）10 克、干姜 3 克、茯苓 12 克、诃子 10 克。①

（6）升白汤（《抗癌良方》） 炙黄芪 15 克、党参 10 克、当归 10 克、熟地黄 10 克、制何首乌 10 克、补骨脂 10 克、女贞子 10 克、墨旱莲 10 克、仙茅 10 克、淫羊藿 10 克、菟丝子 30 克。适用于白血病化疗后血中细胞数下降。②

（7）温阳方 附子 20 克、桂枝 15 克、淫羊藿 15 克、枸杞子 25 克、补骨脂 25 克、巴戟天 25 克、熟地黄 30 克。浓煎至 100 毫升，每日 2 剂。临床观察：吴顺杰等用雷火灸配合温阳中药治疗老年急性白血病 30 例，培补脾肾，填精益髓。③

（8）健脾补肾汤 党参 30 克、生黄芪 30 克、菟丝子 30 克、白术 15 克、山药 15 克、当归 15 克、山茱萸 15 克、黄精 10 克、石莲子 10 克、鹿角胶（烊化）10 克、熟地黄 6 克、茯苓 6 克、枸杞子 6 克、陈皮 6 克。随症加减：白细胞 2 万以上，加四叶参、马鞭草、广角；白细胞 3 500 以下，加土大黄、龙葵、何首乌；血小板减少，加黄柏、龙眼肉、藕节；血小板高于 30 万/立方毫米，加水蛭；贫血，加西洋参、鱼膘胶（烊化）、巴戟天；衄血，加牛膝、槐花；吐血，加仙鹤草、白及；便血，加地榆、大小蓟炭；血尿，加琥珀、三七；高热不退，加柴胡、羚羊角、葛根；肝脾肿大，加黄药子、露蜂房；下肢瘫痪，加秦艽、红花；关节疼痛，加木瓜、丝瓜络、鸡血藤；浮肿，加雷公藤、防己；眩晕，加石菖蒲、鹿茸；心悸，加柏子仁、鹿含草；脘腹胀满，加厚朴、砂仁、莱菔子；纳呆，去熟地黄，加生山楂、鸡内金；恶心呕吐，加清半夏、白豆蔻、生姜；便秘，加麻仁，加大当归用量。在服用汤药同时，并

配合自拟栀子二仁膏外敷，一般使用 3 周。④

（9）白血病方 20 台参 12～30 克、白术 9～18 克、黄芪 15～45 克、砂仁 9～15 克、菟丝子 15～30 克、黄精 18～30 克、枸杞子 15～30 克、女贞子各 15～30 克、五味子 9～18 克。酌情长期服用，同时应用黄蚰粉 0.6～2 克，1 日 2 次，或干蟾粉 0.3～0.6 克，1 日 2 次。〔见 652 页 21. 唐由君等分 4 型(4)〕

（10）右归丸加减 熟地黄 10 克、山药 10 克、山茱萸 10 克、枸杞子 10 克、杜仲 10 克、菟丝子 30 克、附子 6 克、肉桂 6 克、当归 10 克、鹿角胶（烊化）10 克、丹参 20 克、鸡血藤 30 克。〔见 654 页 24. 陈信义等分 3 期 8 症之化疗后期(1) ②〕

（11）白血病方 21 人参 3 克、黄芪 10 克、淫羊藿 6 克、补骨脂 6 克、菟丝子 6 克、巴戟天 6 克、当归 3 克、鹿角胶（烊化）5 克、熟地黄 5 克、砂仁（打碎）3 克。⑤

（12）白血病方 22 巴戟肉 9 克、菟丝子 9 克、柴胡 6 克、升麻 4.5 克、桂枝 3 克、白芍 9 克、生甘草 3 克、红枣 5 枚。⑥

7. 脾胃不和（脾胃虚弱）型 症见面色萎黄，肢体倦怠，饮食无味，食欲不振或纳食锐减，恶心欲吐，胃脘嘈杂，或胃脘疼痛，食后腹胀，或脘腹胀满，或腹中肠鸣，大便稀溏，舌体胖大，舌质淡红，舌苔白腻，脉细弱。治宜健脾和胃、淡渗利湿。

（1）健脾和胃汤（黎月衡经验方） 党参 15 克、白术 10 克、茯苓 10 克、陈皮 10 克、清半夏 10 克、砂仁 10 克、旋覆花（包煎）10 克、代赭石（先煎）15 克、焦山楂 10 克、女贞子 10 克、墨旱莲 15 克、七叶一枝花 30 克、大枣 15 克、甘草 5 克。每日 1 剂，水煎服。健脾降逆，消食止呕，益气凉血。适用于急性白血病化疗后食欲不振。⑦

（2）健脾和胃方（单丽娟经验方） 黄芪 15 克、党参 15 克、茯苓 10 克、白术 10 克、陈皮 10

① 花金宝，等. 名中医经方时方治肿瘤[M]. 北京：中国中医药出版社，2008：274.
② 花金宝，等. 名中医经方时方治肿瘤[M]. 北京：中国中医药出版社，2008：277.
③ 吴顺杰，等. 雷火灸配合温阳方治疗老年急性白血病 30 例[J]. 陕西中医，2007,28(6)：728-730.
④ 陈熠，丛众. 肿瘤单验方大全[M]. 北京：中国中医药出版社，1998：634-635.
⑤ 李瑞兰，刘种德. 白血病的辨证施治[J]. 湖南中医学院学报，1994,14(1)：27-28.
⑥ 本刊编辑部. 白血病[J]. 浙江中医学院学报，1990,14(5)：55-56.
⑦ 尚怀海，等. 中医名方验方丛书·肿瘤治疗名方验方[M]. 北京：人民卫生出版社，2016：409.

克、当归 12 克、生地黄 10 克、山药 10 克、薏苡仁 10 克、砂仁 10 克、六神曲 10 克。适用于急性白血病化疗消化道不适。随症加减：出血，加用牡丹皮、赤芍、玄参、麦冬等，另可口服三七粉、人工牛黄粉。[1]

（3）参苓白术散加减（《中西医结合肿瘤病学》）　党参 12 克、茯苓 12 克、白术 10 克、山药 10 克、炒扁豆 10 克、莲子肉 10 克、薏苡仁 10 克、桔梗 6 克、砂仁 3 克、炙甘草 6 克。随症加减：饮食无味，食欲不振或纳食锐减者，可加石菖蒲、陈皮、焦三仙等；脘腹胀满者，可加莱菔子、枳实、香橼皮、木香等；恶心呕吐者，可加橘皮、旋覆花、姜竹茹等；胃脘疼痛者，可加川楝子、延胡索、白芍等；胃脘嘈杂者，可加吴茱萸、黄连、鸡内金等；腹中肠鸣、大便稀溏者，可加乌药、肉豆蔻等。[2]

（4）香砂六君汤加味　党参 10 克、白术 10 克、茯苓 20 克、生姜 3 片、大枣 4 枚、木香 3 克、砂仁（后下）3 克、陈皮 10 克、半夏 10 克、炙甘草 6 克。〔见 654 页 24. 陈信义等分 3 期 8 症之化疗期(1)①〕

8. 肝郁脾虚型　症见胸胁痞满，胁肋胀痛，心烦易怒，食欲不振，或恶心呕吐，肢体困乏，脘腹胀满，大便稀溏，舌质淡红，舌苔薄黄，脉弦滑。治宜疏肝解郁、理气健脾。

（1）逍遥散加减（《中西医结合肿瘤病学》）柴胡 12 克、当归 10 克、白芍 10 克、白术 10 克、茯苓 10 克、干姜 6 克、薄荷 6 克、甘草 9 克。随症加减：胸胁疼痛者，可加延胡索、川楝子、郁金等；脘腹胀满而痛者，可加乌药、枳实、延胡索等；食欲不振者，可加焦三仙、鸡内金等；恶心呕吐者，可加陈皮、法半夏、姜竹茹等；阴黄者，可加茵陈、桂枝、猪苓、泽泻等。[3]

（2）加味逍遥丸加减　柴胡 10 克、当归 10 克、白术 10 克、白芍 10 克、茯苓 20 克、薄荷（后下）3 克、生姜 6 克、川楝子 10 克、甘草 6 克。〔见 654 页 24. 陈信义等分 3 期 8 症之化疗期(1)③〕

9. 胃气上逆型　症见面色萎黄，食欲不振，嗳气或噎膈，恶心呕吐，严重者食入即吐，滴水不进，脘腹胀满，或两胁胀痛，甚则脘腹疼痛难忍，大便稀薄，舌质淡红，舌苔薄白或水滑或白腻，脉弦数或弦滑。治宜和胃降逆、理气化痰。

（1）旋覆代赭汤加减（《中西医结合肿瘤病学》）　旋覆花（包煎）15 克、党参 12 克、代赭石 15 克、生姜 9 克、制半夏 10 克、大枣 4 枚、炙甘草 9 克。随症加减：食积难消者，可加焦三仙、鸡内金等；嗳气明显者，可加木香、陈皮；恶心呕吐者，可加姜竹茹、生姜、丁香等；脘腹胀满者，可加枳实、砂仁、陈皮、木香等；两胁胀痛者，可加柴胡、香附等；腹痛难忍者，可加芍药、乌药、延胡索等；大便干结者，可加当归、制何首乌等；大便稀溏者，可加茯苓、炒白术等。[4]

（2）降逆止吐方（《恶性肿瘤良方大全》）　旋覆花（包煎）15 克、法半夏 12 克、木香 12 克、砂仁 12 克、丁香 10 克、柿蒂 10 克、黄芪 12 克、茯苓 10 克、麦冬 9 克、生姜 6 克、甘草 6 克。[5]

（3）旋覆代赭汤加减　党参 10 克、旋覆花（包煎）10 克、代赭石 10 克、生姜 6 克、半夏 10 克、大枣 10 枚、竹茹 6 克、甘草 6 克。〔见 654 页 24. 陈信义等分 3 期 8 症之化疗期(1)②〕

（4）温胆汤加减方　竹茹 9～12 克、半夏 9 克、枳实 6～12 克、橘皮 9 克、茯苓 12～15 克、甘草 3～6 克、生姜 3 片（或生姜汁数滴）。随症加减：伴盗汗、乏力、舌质略红少苔，加太子参 18～30 克、麦冬 9～12 克；昼夜出汗多、有虚脱现象者，去枳实，加黄芪 18～30 克、浮小麦 30 克；恶心、呕吐黄水或淡绿水、口苦，加黄连 6～9 克、蒲公英 18 克、佩兰 9 克；伴腹胀、泄泻，加砂仁 6～9 克、炒麦芽 9～12 克，或加薏苡仁 24～30 克。清胆和胃，祛痰降逆。适用于急性白血病化疗后胃肠反应。每日 1 剂，水煎至 150～200 毫升，分 2 次服。恶心、呕吐较重者，可改用少量多次服法，即每次 30～50

---

[1]　花金宝，等. 名中医经方时方治肿瘤[M]. 北京：中国中医药出版社，2008：266.

[2]　花金宝，等. 名中医经方时方治肿瘤[M]. 北京：中国中医药出版社，2008：275.

[3]　同上.

[4]　花金宝，等. 名中医经方时方治肿瘤[M]. 北京：中国中医药出版社，2008：276.

[5]　同上.

毫升,每日 6～10 次。①

10. **热毒炽盛型** 症见发热,甚则高热躁烦,身热汗出,躁扰不安,甚或昏狂谵语,头晕唇焦,口舌生疮,口苦口渴,便秘溲赤,皮肤斑疹或鼻衄牙宣,胁下胀满,舌红或紫,少津,或边有瘀点,苔黄或灰黄,脉洪或弦数。治宜清热解毒、凉血止血。

(1)白虎抗癌汤 生石膏(先煎)30 克、知母 12 克、栀子 12 克、白花蛇舌草 30 克、龙葵 30 克、七叶一枝花 30 克、青黛 10 克、土茯苓 30 克、山豆根 15 克、黄芪 15 克、当归 12 克、丹参 15 克、甘草 6 克。②

(2)犀角地黄汤 犀角(水牛角代)30 克、生地黄 240 克、芍药 90 克、牡丹皮 60 克。水煎服,水牛角磨细粉冲服。③

(3)至宝丹(原载于宋·太平惠民和剂局《太平惠民和剂局方》) 犀角(水牛角代)30 克、生玳瑁 30 克、琥珀 30 克、雄黄 30 克、朱砂 30 克、牛黄 15 克、麝香 3 克、冰片 3 克、安息香 45 克。④

(4)普济消毒饮(原载于元·罗天益《卫生宝鉴》) 黄芩 15 克、黄连 15 克、人参 9 克、橘红 6 克、玄参 6 克、柴胡 6 克、桔梗 6 克、马勃 3 克、板蓝根 3 克、僵蚕 3 克、连翘 3 克、生甘草 6 克、升麻 3 克。⑤

(5)甘露消毒丹(原载于清·王士雄《温热经纬》) 滑石 450 克、茵陈 330 克、黄芩 300 克、石菖蒲 180 克、川贝母 150 克、木通 150 克、藿香 120 克、射干 120 克、连翘 120 克、薄荷 120 克、白豆蔻 120 克。⑥

(6)牛黄承气汤 安宫牛黄丸 2 丸、生大黄末 9 克。⑦

(7)清瘟败毒饮(原载于清·余师愚《疫疹一得》) 生石膏(先煎)30 克、生地黄 20 克、犀角(水牛角代)3 克、川黄连 5 克、栀子 10 克、黄芩 10 克、知母 10 克、赤芍 10 克、桔梗 10 克、连翘 10 克、牡丹皮 10 克、鲜竹叶 10 克、玄参 15 克、甘草 6 克。⑧

(8)黄芩龙胆汤(周国雄经验方) 龙胆草 10 克、黄芩 10 克、栀子 10 克、木通 10 克、当归 10 克、生地黄 10 克、柴胡 10 克、猪苓 10 克、泽泻 10 克、鸡血藤 30 克、丹参 30 克。随症加减:热重,加五味消毒饮、黄连解毒汤、清瘟败毒饮,并加夏枯草、半枝莲、白花蛇舌草、山豆根等以清热解毒,攻邪抗癌;气阴两虚,加人参、北沙参、党参、山药、白芍、甘草、麦冬、五味子、山茱萸、大枣等以补气养阴。⑨

(9)白虎解毒汤(潘敏求经验方) 生石膏(先煎)30 克、水牛角(先煎)30 克、知母 15 克、竹叶 10 克、黄连 5 克、陈皮 10 克、仙鹤草 30 克、白花蛇舌草 30 克、七叶一枝花 30 克、甘草 5 克。随症加减:热毒嚣张,加金银花、野菊花、紫花地丁;胸闷呕恶,苔厚腻,加佩兰、白豆蔻;热入营血,内窜心包,扰乱神明,神昏谵语,加安宫牛黄丸或至宝丹。⑩

(10)加味犀角地黄汤(郁仁存经验方) 犀角(水牛角代,研末冲服)30 克、赤芍 12 克、生地黄 30 克、牡丹皮 12～15 克、龙葵 12 克、玄参 15 克、生石膏(先煎)30 克、茜草 15 克、黄芩 10 克、白花蛇舌草 30 克、大青叶 30 克、白茅根 30 克、栀子 10 克、半枝莲 30 克。⑪

(11)蟾莲汤(上海第二医学院附属瑞金医院方) 干蟾皮 12 克、半枝莲 30 克、板蓝根 30 克、大黄 30 克、七叶一枝花 15 克、射干 9 克、白英 30 克、紫草 15 克。随症加减:气血虚衰者,加黄精

① 朱海洪,等. 温胆汤加减治疗白血病化疗胃肠反应 26 例分析[J]. 山东中医学院学报,1991,15(4):28.
② 王惟恒、杨吉祥. 肿瘤千家妙方[M]. 北京:中国科学技术出版社,2017:145.
③ 尚怀海,等. 中医名方验方丛书·肿瘤治疗名方验方[M]. 北京:人民卫生出版社,2016:399-400.
④ 尚怀海,等. 中医名方验方丛书·肿瘤治疗名方验方[M]. 北京:人民卫生出版社,2016:400.
⑤ 同上.
⑥ 尚怀海,等. 中医名方验方丛书·肿瘤治疗名方验方[M]. 北京:人民卫生出版社,2016:400-401.
⑦ 尚怀海,等. 中医名方验方丛书·肿瘤治疗名方验方[M]. 北京:人民卫生出版社,2016:401.
⑧ 尚怀海,等. 中医名方验方丛书·肿瘤治疗名方验方[M]. 北京:人民卫生出版社,2016:402.
⑨ 尚怀海,等. 中医名方验方丛书·肿瘤治疗名方验方[M]. 北京:人民卫生出版社,2016:407.
⑩ 尚怀海,等. 中医名方验方丛书·肿瘤治疗名方验方[M]. 北京:人民卫生出版社,2016:408.
⑪ 尚怀海,等. 中医名方验方丛书·肿瘤治疗名方验方[M]. 北京:人民卫生出版社,2016:408-409.

30 克、黄芪 15 克、党参 9 克、熟地黄 15 克、当归 9 克;出血者,加墨旱莲 30 克、牡丹皮 9 克、大蓟 15 克、小蓟 15 克、犀角(水牛角代,吞服)3 克;感染发热者,加蒲公英 30 克、紫花地丁 15 克、大青叶 30 克、金银花 15 克;高热者,另加生石膏 30 克、玄参 9 克、栀子 9 克。水煎服。适用于急性粒细胞白血病。①

(12)清解化毒饮　水牛角、寒水石、生石膏、生地黄、丹皮、赤芍、玄参、黄连、黄芩、知母、金银花、野菊花、蒲公英、紫花地丁、青天葵、紫草、甘草、连翘。适用于急性粒细胞白血病。②

(13)加味黄连解毒汤(《恶性肿瘤良方大全》方)　黄连 10 克、黄芩 10 克、大黄 6 克、金银花 20 克、栀子 10 克、白茅根 20 克、生地黄 20 克、地榆炭 20 克、女贞子 20 克、墨旱莲 20 克、半枝莲 60 克、白花蛇舌草 30 克、地骨皮 60 克。适用于急性淋巴细胞白血病。③

(14)犀角地黄汤加减(《中国肿瘤秘方全书》)　水牛角(先煎)50 克、生石膏(先煎)30 克、生地黄 20 克、玄参 20 克、龟甲 20 克、鳖甲 20 克、大青叶 20 克、蒲公英 20 克、紫花地丁 20 克、白花蛇舌草 20 克、半枝莲 20 克、金银花 20 克、党参 15 克、牡丹皮 15 克、地骨皮 15 克、栀子 15 克、车前子(包煎)15 克、柴胡 15 克、青黛 10 克、红花 10 克、黄连 8 克、雄黄 5 克。④

(15)白虎汤合黄连解毒汤加味(《中西医肿瘤内科治疗手册》)　生石膏(先煎)30 克、知母 12 克、生甘草 3 克、淡竹叶 9 克、黄连 3 克、黄芩 9 克、黄柏 9 克、栀子 9 克、连翘 9 克、参 12 克、天花粉 12 克。随症加减:热势盛者,加金银花 12 克、野菊花 15 克、蒲公英 15 克;胸闷呕恶,舌苔厚腻者,加滑石 12 克、薏苡仁 12 克、白豆蔻(后下)

3 克。⑤

(16)长春花饮(《肿瘤辨病专方治疗》)　长春花 15 克、土大黄 30 克、鳖甲 15 克、龟甲 15 克、熟地黄 5 克、淮山药 15 克、枸杞子 10 克、杜仲 10 克、山茱萸 10 克。随症加减:出血者,加生地黄、牡丹皮、藕节、三七粉、云南白药(分吞)、阿胶(烊化);抽搐动风者,加钩藤(后下);口腔溃疡者,加玄参、知母、栀子。清热解毒,扶正抗癌。适用于急性白血病发热。⑥

(17)白血病Ⅴ号(《实用中医肿瘤学》)　金银花 30 克、板蓝根 30 克、生石膏 30 克、玄参 15 克、黄芪 15 克、黄芩 15 克、枸杞子 15 克、地骨皮 12 克、知母 12 克。清热解毒。适用于急性白血病发热。⑦

(18)地骨山甲汤(《恶性肿瘤良方大全》)　柴胡 30 克、黄芩 30 克、生石膏(先煎)40 克、桂枝 8 克、地骨皮 80 克、延胡索 20 克、郁金 20 克、山茱萸 30 克、枸杞子 30 克、炮甲片 30 克、半枝莲 60 克、白花蛇舌草 30 克、栀子 20 克、金银花 20 克。滋阴清热。适用于白血病鼻出血症。⑧

(19)清金汤　金银花、连翘、蒲公英、浙贝母、黄芩、瓜蒌仁、冬瓜仁、杏仁、桔梗、半夏、甘草。水煎 150 毫升,早晚分服,4～5 周。临床观察:郑丹等用清金汤清肺解毒、化痰散结,联合氟康唑注射液治疗急性白血病合并肺部真菌感染 15 例,疗效显著。⑨

(20)小柴胡汤加减　柴胡 30 克、黄芩 10 克、半夏 10 克、党参 10 克、藿香 10 克、荷叶 15 克、佩兰 10 克、砂仁 10 克、山药 20 克、杏仁 10 克、炒枳壳 15 克、生炒薏苡仁各 20 克,黄连 5 克,素馨花 10 克。适用于急性白血病伴高热。⑩

(21)白血病方 23　金银花 15 克、连翘 15

① 谢文纬. 与癌磨不与癌搏:开启无毒抗癌治疗[M]. 沈阳:辽宁科学技术出版社,2014:277.
② 夏燕华. 清解化毒饮治疗急性发斑性热病验案 3 则[J]. 浙江中医杂志,2009,35(9):408-409.
③ 花金宝,等. 名中医经方时方治肿瘤[M]. 北京:中国中医药出版社,2008:264.
④ 花金宝,等. 名中医经方时方治肿瘤[M]. 北京:中国中医药出版社,2008:267.
⑤ 同上.
⑥ 花金宝,等. 名中医经方时方治肿瘤[M]. 北京:中国中医药出版社,2008:278.
⑦ 同上.
⑧ 花金宝,等. 名中医经方时方治肿瘤[M]. 北京:中国中医药出版社,2008:279.
⑨ 郑丹,杨文华. 中西医结合治疗急性白血病合并肺部真菌感染 15 例[J]. 山东中医杂志,2008,27(9):610-611.
⑩ 苏凤哲,谢淑梅. 小柴胡汤加减治疗急性白血病高热临床体会[J]. 中华实用中西医杂志,2005,18(24):1899-1900.

克、黄芩 15 克、鱼腥草 10 克、生石膏(先煎)20 克、生地黄炭 10 克、栀子炭 10 克、水牛角粉(冲服)15 克、牡丹皮 10 克、茜草 10 克、紫草 15 克、三七粉(冲服)3 克、生甘草 5 克。随症加减:如咳喘较重,可酌加川贝母 10 克、生麻黄 5 克、陈皮 10 克、法半夏 10 克;如出血较重,酌加侧柏叶、黄芩炭、墨旱莲,并加重茜草、紫草等用量。〔见 651 页 15. 程志等分 3 型(2)〕

(22) 白虎汤合五味消毒饮加减　水牛角(先煎)30 克、生石膏(先煎)30 克、知母 10 克、黄芩 10 克、黄连 6 克、生地黄 15 克、大青叶 15 克、牡丹皮 10 克、栀子 10 克、生大黄(后下)10 克、蒲公英 30 克、紫花地丁 30 克、赤芍 10 克、白花蛇舌草 30 克、半枝莲 30 克、山慈菇 30 克。〔见 651 页 16. 李全等分 4 型(1)〕

(23) 退热消肿汤　夏枯草 20 克、白花蛇舌草 15 克、蒲公英 20 克、紫花地丁 15 克、苏木 20 克、土茯苓 30 克、七叶一枝花 15 克、白芥子 6 克。上述药物每日 1 剂,分早、晚 2 次服,至症状缓解停药。随症加减:如脓肿局部有瘀血,加丹参、赤芍;如发热,加用金银花、石膏。张卫东等用退热消肿汤治疗急性白血病合并严重感染 30 例,清热解毒、活血化瘀、软坚散结,疗效显著。[①]

(24) 龙胆泻肝汤加减　龙胆草 10 克、黄芩 10 克、木通 10 克、当归 10 克、生地黄 10 克、柴胡 10 克、猪苓 10 克、泽泻 10 克、栀子 10 克、鸡血藤 30 克、丹参 30 克。[②]

(25) 犀角地黄汤　犀角(水牛角代)5 克、生地黄 20 克、牡丹皮 15 克、玄参 20 克、生石膏(先煎)30 克、柴胡 10 克、地骨皮 15 克、鳖甲 20 克、龟甲 20 克、青黛 10 克、大青叶 20 克、党参 15 克、栀子 15 克、蒲公英 20 克、紫花地丁 20 克、白花蛇舌

草 20 克、半枝莲 20 克、黄连 7.5 克、金银花 20 克、雄黄 5 克、红花 10 克、车前子(包煎)15 克。每日 1 剂,水煎服。临床观察:韩兴哲等以犀角地黄汤加减配合全反式维甲酸口服治疗急性早幼粒细胞白血病 68 例,疗效显著。[③]

(26) 蟾蜍五味消毒饮　金银花 30 克、野菊花 15 克、紫背天葵 9 克、紫花地丁 30 克、蒲公英 24 克、蟾蜍 0.15～0.3 克。症见出血时可服三七粉,每次 1.5 克,每日 2 次,或白及粉 9 克。[④]

(27) 双土青榆汤　土茯苓 30 克、土大黄 30 克、大青叶 30 克、地榆 30 克。适用于急性白血病。[⑤]

(28) 土莲二地汤　土茯苓 24 克、半边莲 24 克、生地黄 18 克、熟地黄 18 克、山豆根 18 克、金银花 18 克、夏枯草 15 克、白花蛇舌草 15 克、紫草 15 克、山慈菇 9 克、七叶一枝花 9 克。适用于急性白血病。[⑥]

(29) "6.26" 合剂　白英 30 克、板蓝根 30 克、白花蛇舌草 30 克、瓜蒌 15 克、紫草根 15 克、七叶一枝花 15 克、射干 9 克。适用于急性白血病。[⑦]

(30) 清瘟败毒饮　生石膏(先煎)30 克、生地黄 15 克、栀子 9 克、黄芩 9 克、知母 9 克、赤芍 9 克、连翘 9 克、牡丹皮 9 克、桔梗 4.5 克、甘草 4.5 克、玄参 12 克、犀角(水牛角代,磨粉冲服)3 克、川黄连 3 克、鲜竹叶 30 片。适用于急性白血病。[⑧]

(31) 杀癌七号方　白花蛇舌草 75 克、龙葵 30 克、薏苡仁 30 克、黄药子 15 克、田三七(吞服)4.5 克。[⑨]

(32) 银花四草汤　金银花 30 克、仙鹤草 30 克、鹿含草 30 克、癌珠 30 克、凤尾草 12 克、生甘草 3 克。煎汤代茶饮。[⑩]

(33) 白血病方 24　生地黄 18～60 克、牡丹皮 12～45 克、生石膏(先煎)30～90 克、金银花

①　张卫东,胡道奎. 中西医结合治疗急性白血病合并严重感染的临床观察[J]. 中国中西医结合杂志,2001,21(9):708.
②　杨柱星. 中华名老中医治癌效方集成[M]. 南宁:广西民族出版社,1999:39-40.
③　韩兴哲,等. 全反式维甲酸并中医药治疗急性早幼粒细胞性白血病 68 例临床观察[J]. 中医杂志,1999,40(9):535-536.
④　陈熠,丛众. 肿瘤单验方大全[M]. 北京:中国中医药出版社,1998:622.
⑤　陈熠,丛众. 肿瘤单验方大全[M]. 北京:中国中医药出版社,1998:624.
⑥　陈熠,丛众. 肿瘤单验方大全[M]. 北京:中国中医药出版社,1998:625.
⑦　同上.
⑧　同上.
⑨　陈熠,丛众. 肿瘤单验方大全[M]. 北京:中国中医药出版社,1998:628.
⑩　同上.

12～30 克、白茅根 30～60 克、陈皮 9～12 克、甘草 9～15 克。酌情长期服用,同时应用黄鼬粉 0.6～2 克,1 日 2 次,或干蟾粉 0.3～0.6 克,1 日 2 次。〔见 652 页 21. 唐由君等分 4 型(3)〕

(34) 白血病方 25　黄连、黄柏、生石膏、知母、地骨皮、金银花、蒲公英、连翘、大黄。〔见 653 页 23. 张亭栋等分 3 型(3)〕

(35) 白血病方 26　水牛角 30 克、生地黄 20 克、金银花 20 克、连翘 20 克、玄参 20 克、银耳 20 克、秦艽 15 克、地骨皮 15 克、牡丹皮 15 克、知母 15 克、柴胡 10 克、黄芩 10 克。〔见 655 页 26. 刘玺珍分 4 型(1)〕

(36) 清瘟败毒饮加减　犀角粉(水牛角粉代,冲服)2 克、青黛 10 克、生地黄 30 克、赤芍 12 克、牡丹皮 12 克、小蓟 30 克、生石膏(先煎)30 克、知母 12 克、太子参 30 克、大黄 6 克、三七粉(冲服)3 克、金银花 15 克、连翘 15 克、蒲公英 30 克、柴胡 15 克、黄芩 9 克。同时服用安宫牛黄丸。[1]

(37) 犀角地黄汤(原载于《备急千金要方》)犀角(水牛角代)1.5 克、生地黄 30 克、芍药 12 克、牡丹皮 9 克。水煎,犀角(水牛角代)磨汁冲服(若无犀角,可用广角 15 克代替)。[2]

(38) 犀角地黄汤　犀角(水牛角代)3 克、生地黄 30 克、牡丹皮 9 克、白芍 9 克。或加栀子 12 克、侧柏炭 15 克、烧蒲黄 9 克。适用于急性白血病口鼻出血。[3]

(39) 犀角地黄汤加味　犀角(水牛角代)3 克、生地黄 30 克、玄参 30 克、生石膏(先煎)30 克、地骨皮 24 克、牡丹皮 6 克、龟甲 30 克、鳖甲 30 克、青黛 15 克、大青叶 30 克、藏红花 6 克、黄芪 9 克、芦荟 4.5 克、当归 4 克。[4]

(40) 郭良耀经验方 4　石膏、知母、水牛角、天花粉、黄芩、栀子、蒲公英、生地黄、沙参、白花蛇舌草。〔见 656 页 28. 郭良耀分 4 型(1)〕

(41) 白血病方 27　犀角(水牛角代)、生地黄、赤芍、牡丹皮、玄参、天冬、麦冬、金银花、连翘、板蓝根、黄芩、白花蛇舌草、栀子、小蓟、三七粉、羚羊角粉。随症加减:如热毒炽盛明显者,可加黄连解毒汤、清温败毒散;高热神昏者,可加紫雪丹、安宫牛黄丸、醒脑静等。〔见 656 页 30. 李琰等分 3 型(3)〕

(42) 银翘犀角地黄汤加味　犀角(水牛角代,先煎)45 克、生地黄 15 克、牡丹皮 15 克、赤芍 15 克、金银花 10 克、连翘 12 克、栀子 10 克、生石膏(先煎)60 克、麦冬 15 克、白花蛇舌草 30 克。随症加减:若兼见高热神昏,可配用紫雪丹、至宝丹、安宫牛黄丸等。〔见 656 页 31. 陈达中等分 4 型(1)〕

11. 湿热互结型　症见发热有汗不解,头晕乏力,骨节酸痛,脘腹胀满,纳差便溏,舌红苔黄腻,脉滑数。治宜清热利湿、化浊解毒。

(1) 芩连龙胆饮(中国协和医科大学血液病医院方)　黄芩 12 克、黄连 10 克、龙胆草 10 克、陈皮 15 克、法半夏 12～15 克、紫苏 12 克、厚朴 15 克、苍术 12 克、白术 10 克、砂仁 9 克、竹茹 6 克、茯苓 15 克、薏苡仁 20 克、焦三仙 30 克。清热,除湿,化滞。适用于白血病骨髓移植并发症。[5]

(2) 清热除湿汤(中国协和医科大学血液病医院方)　黄芩 12 克、黄连 10 克、栀子 10 克、生石膏(先煎)30 克、薄荷(后下)6 克、柴胡 10 克、牡丹皮 10 克、半夏 12 克、厚朴 15 克、苍术 12 克、藿香 12 克、茯苓 15～20 克、白豆蔻 12 克。清热除湿。适用于白血病骨髓移植并发症。[6]

(3) 六君子汤加减(《中医血液病学》方)　人参 15 克、茯苓 15 克、白术 10 克、甘草 6 克、泽泻 10 克、猪苓 15 克、陈皮 10 克、半夏 9 克、柴胡 10 克、黄芩 10 克、龙胆草 15 克、栀子 10 克、白花蛇舌

① 李瑞兰,刘种德. 白血病的辨证施治[J]. 湖南中医学院学报,1994,14(1):27-28.
② 本刊编辑部. 白血病[J]. 浙江中医学院学报,1990,14(5):55-56.
③ 同上.
④ 同上.
⑤ 尚怀海,等. 中医名方验方丛书·肿瘤治疗名方验方[M]. 北京:人民卫生出版社,2016:418.
⑥ 同上.

草20克、瓜蒌15克、制南星9克、黄药子10克。①

（4）冬莲龙胆饮（《恶性肿瘤良方大全》）　黄芩12克、黄连10克、龙胆草10克、陈皮15克、半夏12～15克、紫苏12克、厚朴15克、苍术12克、白术10克、砂仁9克、竹茹6克、茯苓15克、薏苡仁20克、焦三仙30克。随症加减：气虚者，加太子参；阴虚者，加生地黄、麦冬、知母、牡丹皮、女贞子。适用于急性白血病出血。②

（5）柴芩陈苓汤　白花蛇舌草30克、茯苓30克、滑石30克、甘草30克、柴胡10克、黄芩10克、栀子10克、龙胆草15克、陈皮10克、法半夏10克、泽泻10克、猪苓10克、白术10克、青黛9克。③

（6）抗白解毒汤　金银花、连翘、蒲公英、桑叶、生地黄、生石膏、大青叶、车前草、薏苡仁、黄药子、冬葵子、莪术、白花蛇舌草。〔见656页29.霍俊明等分3型(1)〕

（7）柴芩陈苓汤加减　柴胡10克、黄芩12克、龙胆草15克、栀子10克、陈皮10克、茯苓15克、半夏12克、泽泻12克、猪苓10克、白术10克、芦根30克、青黛6克、白花蛇舌草30克。〔见656页31.陈达中等分4型(2)〕

12.*痰浊凝滞（痰湿瘀阻）型*　症见颈项或体表多处肿核不断增大，不痛不痒，皮色如常，消瘦乏力，胸闷气短，脘腹胀满，食欲不振，舌淡红，苔白，脉弦滑。治宜化痰泻浊、软坚散结。

（1）内消瘰疬丸加减（《中医肿瘤学》）　夏枯草10克、玄参10克、天花粉10克、海藻10克、浙贝母10克、连翘10克、山慈菇10克、七叶一枝花10克、黄药子10克、陈皮10克、半夏10克、生甘草10克。随症加减：若身热不扬者，加青蒿、黄连、藿香；肝脾肿大者，加当归、丹参、三棱、莪术、鳖甲；骨节疼痛者，加桂枝、汉防己、丝瓜络、忍冬藤。④

（2）白血病方28　干姜10克、生姜10克、竹茹5克、法半夏10克、砂仁10克、黄连5克、黄芩5克、炙甘草10克。〔见651页15.程志等分3型(1)〕

（3）温胆汤合膈下逐瘀汤加减　白花蛇舌草30克、半枝莲30克、山豆根10克、栀子10克、茯苓15克、半夏10克、三棱15克、莪术15克、鳖甲30克、山慈菇30克、牡蛎30克、甲片30克、海蛤壳30克、丹参30克、夏枯草15克、天竺黄10克、桃仁10克、红花10克、蜣螂10克、枳壳10克。〔见651页16.李全等分4型(2)〕

（4）温胆汤合膈下逐瘀汤合鳖甲煎丸化裁　陈皮、半夏、茯苓、黄连、三棱、莪术、甲片、海蛤壳、鳖甲、丹参。〔见652页18.史亦谦等分3型(2)〕

13.*痰瘀互结（瘀毒内蕴、毒瘀互结）型*　症见形体消瘦，面色暗滞，颈有瘰疬，胁下痞块，按之坚硬，时有胀痛，低热盗汗，舌质暗紫，或有瘀斑、瘀点，苔薄白，脉细涩而数。治宜活血化瘀、化痰散结。

（1）桃红四物汤合鳖甲煎丸加减　桃仁15克、红花10克、当归10克、川芎10克、赤芍12克、丹参15克、鳖甲15克、大黄6克、生牡蛎30克、熟地黄20克、荔枝草20克、蛇六谷15克、甘草6克。⑤

（2）双莲二草汤（《中国肿瘤秘方全书》）　半枝莲60克、穿心莲30克、白花蛇舌草30克、龙葵30克、生地黄30克、牡丹皮15克、金银花15克、当归15克、赤芍15克、夏枯草15克、丹参15克、土鳖虫6克、紫珠6克、红花6克。随症加减：肝肾亏虚者，加女贞子、墨旱莲、枸杞子；气血亏虚者，加党参、黄芪、白术、山药、熟地黄、制首乌。⑥

（3）桃红四物汤加减（《常见恶性肿瘤的中西医治疗》）　桃仁10克、红花10克、当归10克、川芎10克、赤芍10克、浙贝母10克、丹参15克、生地黄15克、夏枯草15克、醋制鳖甲30克、生牡蛎

①　花金宝，等.名中医经方时方治肿瘤[M].北京：中国中医药出版社，2008：268－269.
②　花金宝，等.名中医经方时方治肿瘤[M].北京：中国中医药出版社，2008：278.
③　陈锐深.现代中医肿瘤学[M].北京：人民卫生出版社，2003：787.
④　花金宝，等.名中医经方时方治肿瘤[M].北京：中国中医药出版社，2008：269－230.
⑤　王惟恒，杨吉祥.肿瘤千家妙方[M].北京：中国科学技术出版社，2017：143.
⑥　花金宝，等.名中医经方时方治肿瘤[M].北京：中国中医药出版社，2008：263－264.

30 克。另可吞服醒消丸,每日 3～9 克。①

(4) 膈下逐瘀汤合消瘰丸加减(《中医血液病学》) 当归 10 克、桃仁 10 克、红花 6 克、赤芍 10 克、五灵脂 10 克、牡丹皮 12 克、延胡索 15 克、川楝子 10 克、三棱 10 克、莪术 10 克、昆布 15 克、海藻 15 克、牡蛎 20 克、郁金 10 克、香附 15 克、黄精 15 克、熟地黄 10 克、白花蛇舌草 20 克、夏枯草 10 克。随症加减:目眩、口苦者,加龙胆草、芦荟、柴胡;呕吐者,加橘皮、竹茹、半夏;气虚者,加黄芪、党参、太子参;血虚者,宜加入当归、熟地黄、阿胶、何首乌等。②

(5) 鳖甲煎丸加减(《中医肿瘤学》) 炙鳖甲 20 克、炮甲片 10 克、土鳖虫 15 克、桃仁 10 克、露蜂房 10 克、当归 10 克、赤芍 15 克、郁金 10 克、牡丹皮 10 克、蒲公英 15 克、猫爪草 15 克。随症加减:若颈腋肿核显著,加夏枯草、昆布、海藻、生牡蛎;脘腹胀满,加青皮。③

(6) 丹桃四物汤加味 桃仁 9 克、丹参 15 克、当归 12 克、川芎 10 克、熟地黄 15 克、赤芍 15 克、海藻 10 克、鳖甲 15 克、生牡蛎 30 克、浙贝母 6 克、夏枯草 30 克。〔见 656 页 31. 陈达中等分 4 型(3)〕

14. 毒盛伤血型 症见壮热谵语,胸中烦闷,甚至神昏,口渴,便秘,皮肤出现青紫斑点或斑块,或伴有鼻衄、齿衄、便血、尿血,舌质红或红绛少津,苔黄或黄燥,脉弦数。治宜清热解毒、凉血散瘀。

(1) 牛角凉血汤 水牛角(先煎)30 克、丹参 15 克、白茅根 30 克、茜草炭 15 克、仙鹤草 30 克、黄连 3 克、青黛(冲服)3 克、白花蛇舌草 30 克、七叶一枝花 30 克。随症加减:高热烦躁,加生石膏、板蓝根、竹叶;抽搐动风,加钩藤、全蝎;出血不止,加阿胶、三七粉、云南白药;齿龈出血,加生蒲黄,煎汤漱口。益气养阴,活血解毒。适用于急性白血病。④

(2) 清热凉血方 羚羊骨(先煎)18 克、水牛角(先煎)30 克、白花蛇舌草 30 克、玄参 15 克、半枝莲 30 克、山慈菇 30 克、紫草根 30 克、䗪虫 12 克、青黛(冲服)3 克。清热解毒,凉血。适用于急性淋巴细胞白血病。⑤

(3) 白血病一号方(辽宁朝阳市人民医院方) 夏枯草 12～18 克、白花蛇舌草 20～30 克、七叶一枝花 9 克、金银花 15～24 克、茯苓 30 克、山慈菇 9 克、生地黄 12～18 克、半边莲 18～24 克、紫草 12～18 克、山豆根 12～18 克。每日 1 剂,水煎服。适用于急性白血病。⑥

(4) 黄芪凤尾汤(《恶性肿瘤良方大全》) 方①:生马钱子 2 克、生甘草 5 克、七叶一枝花 12 克、凤尾草 30 克、山豆根 9 克、茜草 9 克、射干 6 克、当归 6 克、黄芪 30 克、紫草 30 克、党参 15～30 克、西黄粉 0.6 克。方②:仙鹤草 30 克、鹿衔草 30 克、岩珠 30 克、金银花 30 克、凤尾草 12 克、生甘草 3 克。随症加减:热势嚣张者,加野菊花、紫花地丁、蒲公英;齿衄、舌衄者,加生蒲黄(布包)煎汤漱口;潮热盗汗明显者,加青蒿、地骨皮、银柴胡等。每日 1 剂,水煎服,分 2 次服用。方②水煎,代茶随饮。益气生津,解毒凉血。适用于急性白血病。⑦

(5) 清热凉血方(《奇难杂症》) 羚羊骨(先煎)18 克、水牛角(先煎)30 克、白花蛇舌草 30 克、半枝莲 30 克、山慈菇 30 克、玄参 15 克、紫草根 30 克、青黛粉 75 克。随症加减:骨疼痛者,加桑寄生、石上柏;齿龈、皮下出血者,加三七、白茅根、白及;心悸头昏者,加石菖蒲、珍珠母、辰砂。清热解毒抗癌。适用于急性淋巴细胞白血病。⑧

(6) 牛角地黄汤加减(《中华肿瘤治疗大成》)

---

① 花金宝,等. 名中医经方时方治肿瘤[M]. 北京:中国中医药出版社,2008:269.
② 同上.
③ 花金宝,等. 名中医经方时方治肿瘤[M]. 北京:中国中医药出版社,2008:270.
④ 尚怀海,等. 中医名方验方丛书·肿瘤治疗名方验方[M]. 北京:人民卫生出版社,2016:411-412.
⑤ 尚怀海,等. 中医名方验方丛书·肿瘤治疗名方验方[M]. 北京:人民卫生出版社,2016:413.
⑥ 尚怀海,等. 中医名方验方丛书·肿瘤治疗名方验方[M]. 北京:人民卫生出版社,2016:417-418.
⑦ 花金宝,等. 名中医经方时方治肿瘤[M]. 北京:中国中医药出版社,2008:262-263.
⑧ 花金宝,等. 名中医经方时方治肿瘤[M]. 北京:中国中医药出版社,2008:264.

水牛角(先煎)30克、丹参15克、麦冬15克、白茅根30克、茜草炭15克、仙草30克、黄连3克、青黛(冲服)3克、白花蛇舌草30克、七叶一枝花30克。随症加减:高热烦躁者,加生石膏(先煎)、板蓝根、淡竹叶;抽搐动风者,加钩藤(后下)、炙全蝎粉;出血不止者,加阿胶(烊化)、三七粉(冲服)、云南白药(另吞);齿衄、舌衄者,加生蒲黄(布包)煎汤漱口;兼见关节肿痛者,加牛膝、木瓜。①

(7) 解毒凉血方(《中医抗癌古今验方精选》)方①:露蜂房15克(或龙葵15克)、当归15克、仙鹤草30克、猪殃殃30克、大黄30克、黄精15克、丹参15克、白花蛇舌草15克、半枝莲30克。每日1剂,水煎服,分2次服用。方②:党参180克、焦白术180克、琥珀30克、蟾蜍9克、牛黄36克、冰片9克、藤黄30克、麦芽180克、僵蚕90克、石菖蒲90克、猪殃殃1000克。制成丸剂,每次30丸,每日3次(用上药浓缩泛丸如绿豆大,朱砂为衣)。随症加减:神昏谵语者,加服安宫牛黄丸、紫雪丹,或服至宝丹;高热烦躁者,加生石膏(先煎)、板蓝根、淡竹叶;出血者,加阿胶(烊化)、三七粉(冲服)、云南白药(另吞)。②

(8) 凉血方(《中华肿瘤治疗大成》) 犀角粉(水牛角代,冲服)2克、羚羊角粉(冲服)3克、生地黄30克、生石膏(先煎)60克、苍术15克、金银花50克、蒲公英50克、黄连10克、枳实15克、全瓜蒌30克、紫苏梗10克、滑石40克、生大黄(后下)10克、竹茹10克。随症加减:出血者,加生地黄、牡丹皮、藕节、三七粉、云南白药(另吞)、阿胶(烊化);抽搐动风者,加钩藤(后下);口腔溃疡者,加玄参、知母、栀子。清热凉血泻实。适用于急性白血病高热。③

(9) 牛角地黄汤(《恶性肿瘤良方大全》) 水牛角(先煎)50克、生地黄30克、牡丹皮15克、赤芍15克、玄参15克、侧柏叶15克、紫草15克、黄芩10克、参三七(另吞)8克。④

(10) 茜草根散加味(《中西医结合实用临床急救》) 茜草根15克、黄芩10克、知母10克、黄柏10克、侧柏叶10克、生地黄20克、阿胶(烊化)10克、女贞子10克、墨旱莲10克。滋阴降火,凉血安络。适用于白血病鼻出血症。⑤

(11) 复方牛角地黄汤 水牛角、生地黄、玄参、牡丹皮、丹参、生石膏、青黛、大青叶、麦冬、地骨皮、银柴胡、太子参、阿胶、龟甲、半枝莲、白花蛇舌草、金银花。⑥

(12) 解毒化瘀方 山慈菇15克、莪术15克、青黛10克、川芎10克、七叶一枝花30克、补骨脂30克、虎杖20克、丹参20克。随症加减:气虚者,加入太子参30克、黄芪30克;阴虚者,加女贞子20克、墨旱莲20克;血虚者,加阿胶(烊化)10克、鸡血藤30克;出血者,加茜草根15克、白茅根30克;淋巴结肿大者,加浙贝母15克、牡蛎(先煎)30克;关节疼痛者,加威灵仙15克、怀牛膝15克;恶心呕吐严重者,竹茹12克、法半夏12克。⑦

(13) 清热地黄汤 水牛角(先煎)50克、生石膏(先煎)30克、生地黄15克、栀子10克、赤芍10克、牡丹皮10克、墨旱莲30克、金银花15克、白花蛇舌草30克、连翘15克。⑧

(14) 清骨散(《医学心悟》方,柴胡、白芍、秦艽、甘草、牡丹皮、地骨皮、青蒿、鳖甲、知母、黄芩、胡黄连)合黄连解毒汤(黄连、黄芩、黄柏、栀子)加白花蛇舌草、半枝莲、龙胆草、地龙。〔见654页25.李立等分5型(1)〕

(15) 中药八味方 生大黄9克、牡丹皮3克、黑玄参9克、生地黄9克、大青叶9克、天花粉6克、人中黄4.5克、蝉蜕4.5克。适用于急性粒细

① 花金宝,等. 名中医经方时方治肿瘤[M]. 北京:中国中医药出版社,2008:268.
② 同上.
③ 花金宝,等. 名中医经方时方治肿瘤[M]. 北京:中国中医药出版社,2008:277.
④ 花金宝,等. 名中医经方时方治肿瘤[M]. 北京:中国中医药出版社,2008:278.
⑤ 同上.
⑥ 陈熠. 肿瘤中医证治精要[M]. 上海:上海科学技术出版社,2007:248.
⑦ 马武开,等. 难治性白血病患者血液流变学特点及解毒化瘀方的干预作用研究[J]. 浙江中医杂志,2007,42(10):576-577.
⑧ 陈锐深. 现代中医肿瘤学[M]. 北京:人民卫生出版社,2003:787.

胞白血病。[1]

15. 程志等分3型

(1) 湿阻中焦证　症见恶心呕吐、不思饮食，或有下泄清稀，舌苔白厚。治宜清解泻浊、芳香和胃。〔方药见648页辨证施治12.(2)〕

(2) 热毒内炽(血热妄行)证　症见低热或高热乏力，咳嗽气喘，皮肤黏膜出血点或紫癜、鼻衄、牙龈渗血等。治宜清热解毒、凉血止血。〔方药见646页辨证施治10.(21)〕

(3) 气血两虚证　症见面色㿠白，乏力，食欲差，低热，或有紫癜和出血，舌淡，苔薄白或薄黄，脉细弱。治宜双补气血、补肾固元。〔方药见639页辨证施治3.(15)〕[2]

16. 李仝等分4型

(1) 温毒内蕴型　症见壮热，气促，口舌干燥，周身骨节疼痛，齿衄、鼻衄、肌衄，大便干而不畅，小便黄赤，甚至昏迷，舌质红绛，苔黄或灰黑，脉数或弦数。治宜清热解毒、凉血止血。〔方药见646页辨证施治10.(22)〕

(2) 痰湿瘀阻型　症见胸闷，纳呆，头晕，痰核，癥积，骨节疼痛，或衄血，瘀斑，或有发热，舌淡或紫，苔白腻或黄腻，脉滑或沉涩。治宜化痰散结、活血化瘀。〔方药见648页辨证施治12.(3)〕

(3) 气血两虚型　症见头晕心悸，耳鸣目眩，神疲倦怠，懒言声低，妇女月经涩少，或闭经，面色萎黄，唇甲苍白，腰腿酸软，舌质淡，苔薄白，脉细数或滑数无力。治宜益气养血、扶正祛邪。〔方药见639页辨证施治3.(16)〕

(4) 气阴两虚型　症见头晕，神疲乏力，面色萎黄，动则气短，心悸，自汗，腰酸，五心烦热，盗汗，咽干口燥，失眠多梦，大便秘结，小便黄赤，舌质红，苔少而干，脉细数。治宜益气养阴清热。〔方药见637页辨证施治2.(20)〕[3]

17. 章亚成分3型

(1) 阴虚夹邪证　治宜补益肝肾、兼以祛邪。方用章亚成经验方1：生地黄、白芍、首乌、女贞子、枸杞子、墨旱莲、白花蛇舌草、猫爪草。

(2) 气血两亏夹邪证　治宜健脾养肺、兼以祛邪。方用章亚成经验方2：党参、黄芪、茯苓、鸡血藤、炒白术、百合、当归、炙甘草、山慈菇。

(3) 阴阳双虚夹邪证　治宜平补阴阳、益肾填精，兼以祛邪。方用章亚成经验方3：熟地黄、补骨脂、肉桂、制附子、黄精、炙龟甲、鹿角胶、山茱萸、肉苁蓉。

根据证候变化加减：恶心呕吐，偏寒者，加姜半夏、丁香、厚朴；偏热者，加竹茹、陈皮；纳呆者，加木香、炒薏苡仁；心悸怔忡，加煅龙骨、柏子仁；失眠多梦，加炒酸枣仁、合欢皮；脉律不齐，加炙甘草、桂枝；胃阴不足者，加北沙参、石斛、刀豆子；夹湿者，加栀子、猪苓、茯苓。

根据现代药理研究加减：可降低化疗药物毒性的中药有紫河车、淫羊藿、鸡血藤；能诱导白血病细胞分化的中药有青黛、墓头回、山慈菇、蟾皮、六神丸、紫金锭；提升网织红细胞的中药有鹿(角)茸、人参、淫羊藿、首乌；提升红细胞的中药有代赭石、皂矾、阿胶；提升白细胞的中药有石韦、附子、肉桂；提升血小板的中药有龟甲胶、鹿角胶、玉竹、黄精；降酶的中药有五味子、徐长卿等，可结合辨证选用。

内外兼治(对症处理)：化疗导致皮炎、软组织急性炎症、化疗性静脉炎等。除全身症状外，局部可见红肿疼痛、灼热，甚至溃疡，或色素沉着，以如意金黄膏、生肌玉红膏等外涂，渗出较多者，可先用二黄煎湿敷。[4]

18. 史亦谦等分3型

(1) 蕴毒内盛型　症见肝脾、淋巴结肿大，发热、出血、骨痛等。治宜清热解毒、凉血止血。方用犀角地黄汤合竹叶石膏汤加减化裁：犀角粉(水牛角片或紫草代)、生石膏、知母、生地黄、牡丹皮、地榆炭、赤芍、茜草、黄连。随症加减：神昏者

---

① 本刊编辑部. 白血病[J]. 浙江中医学院学报，1990，14(5)：55-56.
② 程志，等. 中医药在自体干细胞移植治疗恶性血液病中的应用[J]. 四川中医，2005，23(6)：35-36.
③ 李仝，等. 中医药在造血干细胞移植治疗急性白血病中的应用体会[J]. 中国医药学报，2002，17(2)：101-104.
④ 章亚成. 中医治疗白血病化疗的不良反应[J]. 南京中医药大学学报(自然科学版)，2002，18(6)：365-366.

加服安宫牛黄丸,并酌情用马钱子解毒定痛。

(2) 痰湿(热)瘀阻型　进展较为缓慢,病程缠绵,且多出现复发。治宜化痰散结、清热解毒祛斑。〔方药见648页辨证施治12.(4)〕

(3) 正虚夹毒型　症见面色㿠白,唇甲淡,神疲乏力等。治宜益气养阴或补益气血,并佐以解毒。方用人参养荣汤、参芪散合归脾汤加减化裁:人参、黄芪、熟地黄、知母、当归、茯苓、白术、远志、酸枣仁、龙眼肉、牡丹皮、青蒿、炙甘草。并酌情用青黄散、小金丹、西黄丸以祛邪解毒。①

19. 王锦丽等分3型

(1) 温毒瘀血型　治宜清热解毒、活血止血。方用白血病方29:羚羊粉2克、生地黄20克、白茅根20克、知母15克、茜草根15克、金银花15克、牡丹皮12克、赤芍12克、白花蛇舌草30克、生石膏30克、甘草6克。

(2) 气阴两虚型　治宜益气养阴、佐清热解毒。〔方药见637页辨证施治2.(22)〕

(3) 痰热癥瘕型　治宜清热解毒、化痰散结。方用白血病方30:陈皮15克、知母15克、黄芩15克、茯苓15克、半夏12克、夏枯草12克、牡丹皮12克、海藻20克、昆布20克、白花蛇舌草30克、甘草6克。②

20. 李金梅等分3型

(1) 热盛血瘀型　症见壮热不退,心烦口渴或神昏谵语,肌肤大片瘀斑或吐血、衄血、便血等,小便短赤,大便秘结,舌绛或紫黯,苔黄,脉弦数。治宜清热凉血、活血化瘀。方用白血病方31:石膏(先煎)40克、知母15克、生地黄15克、牡丹皮15克、赤芍10克、川芎10克、当归10克、桃仁10克、红花10克、水牛角(锉末和药冲服)5克。

(2) 血虚血瘀型　症见面色苍白萎黄,低热,五心烦热,心悸,失眠,多梦,头晕耳鸣,两目干涩,皮肤瘀斑,鼻衄,舌质红,有瘀点、瘀斑,苔少,脉细数。治宜滋阴止血、活血化瘀。方用白血病方32:

生地黄20克、玄参10克、墨旱莲25克、仙鹤草20克、白茅根20克、当归10克、川芎10克、桃仁10克、红花10克、赤芍10克、大蓟15克、槐花20克、三七粉(冲服)2克。

(3) 气虚血瘀型　症见疲倦乏力,畏寒喜暖,四肢不温,自汗气短,语音低微,皮肤瘀斑或伴鼻衄、便血等,舌质紫黯或瘀斑,脉细弱。治宜益气养血、活血化瘀。〔方药见640页辨证施治4.(1)〕③

21. 唐由君等分4型

(1) 气阴两虚型　症见倦怠乏力,自汗盗汗,手足心热,咽干口渴,鼻衄,齿衄,舌红(或淡)少苔,脉细数(弱)等。治宜益气养阴解毒。〔方药见637页辨证施治2.(24)〕

(2) 气血双亏型　症见头晕耳鸣,疲乏无力,面色㿠白,心悸气短,舌淡,脉虚大等。治宜补气养血解毒。〔方药见639页辨证施治3.(19)〕

(3) 热毒炽盛型　症见壮热烦躁,汗出口渴,大便秘结,小便短赤,舌红苔黄,脉数等。治宜解毒凉血止血。〔方药见646页辨证施治10.(33)〕

(4) 脾肾两虚型　症见腰膝酸软,倦怠乏力,畏寒肢冷,舌胖大,苔薄白,脉沉细无力等。治宜健脾补肾化痰。〔方药见642页辨证施治6.(9)〕④

22. 马逢顺等分3型

(1) 痰热瘀毒型　症见面色苍白或苍黄,低热或日晡潮热,头昏,肢软,关节酸痛,或伴皮下肿物,皮肤黏膜瘀点,舌苔黄浮腻或黄白腻,脉滑数或弦数。治宜清热解毒、化痰、活血软坚。方用白血病方33:龙胆草、柴胡、栀子、黄芩、大青叶、七叶一枝花、凤尾草、玄参、贝母、瓜蒌皮、淡竹叶、橘络、牡蛎、当归、生地黄、茜草、生蒲黄、五灵脂、制马钱子、党参、景天三七、土大黄。

(2) 温热型　症见壮热,鼻衄或齿衄,皮肤黏膜瘀点或瘀斑;心烦,口渴欲饮,大便秘结,小溲黄赤,舌红绛少津,苔黄燥,脉弦洪数,甚则神志昏迷。治宜清热解毒、凉血止血。方用白血病方34:

① 史亦谦,等. 中西医结合治疗急性髓性白血病临床分析[J]. 中国中西医结合杂志,2000,20(5):376-377.
② 王锦丽,等. 中西医结合治疗老年急性非淋巴细胞白血病30例[J]. 陕西中医,1999,20(2):53-54.
③ 李金梅,等. 中药配合治疗急性早幼粒细胞白血病并发DIC 26例临床观察[J]. 中医杂志,1999,40(7):420-421.
④ 牛红梅,唐由君. 中西医结合治疗急性白血病存活十年以上5例[J]. 辽宁中医杂志,1998,25(10):477-478.

水牛角、牡丹皮、赤芍、生地黄、黄连、黄芩、生石膏、栀子、知母、淡竹叶、玄参、甘草。

(3) 气血两虚型 症见面色苍白无华,头昏,神疲无力,心悸气短,懒言,自汗或盗汗,舌质淡,苔薄白,脉细弱或细数。治宜益气补血、补养心脾、益肾。方用白血病方35:党参、白术、黄芪、当归、白芍、远志、酸枣仁、熟地黄、五味子、茯苓、木香、红枣、甘草。①

23. 张亭栋等分3型

(1) 气血两虚型 〔方药见639页辨证施治3.(20)〕

(2) 阴虚内热型 〔方药见634页辨证施治1.(16)〕

(3) 热毒炽盛型 〔方药见647页辨证施治10.(34)〕②

24. 陈信义等分3期8症

化疗前期

(1) 贫血症

① 气血两虚(轻度贫血):症见气短懒言,语言低微,倦怠自汗,面色萎黄,舌体肿大,舌质淡,脉虚弱。治宜气血双补。〔方药见640页辨证施治3.(22)〕

② 气阴两虚(中度贫血):症见气短懒言,倦怠自汗,五心烦热,口干咽燥,舌淡红少苔,脉细数。治宜益气养阴。〔方药见637页辨证施治2.(25)〕

③ 阴阳两虚(重度贫血):症见五心烦热,口干舌燥,潮热盗汗,或同时见有畏寒肢冷,面色㿠白,舌淡,舌体胖大,脉细数或微弱。治宜调补阴阳。方药仿左归丸或右归丸法:熟地黄10克、山药10克、山茱萸10克、枸杞子10克、菟丝子20克、龟甲胶(烊化)10克、鹿角胶(烊化)10克、仙茅10克、淫羊藿10克。随症加减:对伴有四肢逆冷者,可加附子6克,肉桂3克,去仙茅、淫羊藿。

(2) 发热症(感染)

① 阴虚内热:症见五心烦热,咽干舌燥,潮热盗汗,午后颧红,舌淡红少苔,脉象细数。治宜养阴清热。〔方药见634页辨证施治1.(19)〕

② 外感发热(风热):症见发热,微恶风寒或恶热,口干欲饮,汗出,小便黄,舌淡红,苔黄,脉数或细数。治宜清热解表。方用银翘散加减:金银花10克、连翘10克、桔梗6克、薄荷(后下)6克、竹叶6克、荆芥穗6克、淡豆豉6克、牛蒡子10克、芦根20克、生甘草6克。

③ 邪毒外发:症见发热,口干欲饮,同时见疖、疔、疮疡,大便干燥,小便黄赤,舌淡红,苔薄黄,脉数。治宜清热解毒。方药仿黄连解毒汤:金银花10克、连翘10克、黄芩10克、黄连6克、蒲公英30克、紫花地丁20克、生地榆30克、生甘草6克。

(3) 出血症

① 气不摄血:症见神疲懒言,倦怠乏力,自汗,舌体胖大,脉虚无力。出血特点:呈反复发作,时轻时重;部位常见于身体下半部,如便血、尿血、下肢紫斑、妇女月经过多等;血色呈淡暗或淡稀。治宜益气摄血。方用归脾汤加减:黄芪30克、党参20克、茯苓30克、白术10克、龙眼肉10克、当归10克、仙鹤草10克、侧柏叶10克、血余炭6克、炙甘草6克。

② 血热妄行:症见身热或五心烦热,口干欲饮或口干不欲饮,舌红少苔或舌红苔黄,脉数或细数。出血特点:出血部位以身体上半部为主,常见鼻衄、齿衄、咳血、吐血及上肢出血等;血色鲜红,血量较多且不易止;部分患者热邪尤盛,出血量多可致气随血脱症。治宜清热凉血止血。方用犀角地黄汤加味:犀角(水牛角代)30克、鲜生地黄20克、赤芍10克、牡丹皮10克、白茅根30克、大小蓟各10克、墨旱莲10克、黄芩炭6克。随症加减:出血量过大者,宜用云南白药口服或输新鲜全血或血小板悬液。

③ 瘀血出血:症见身有瘀斑、瘀点,身痛或关节肿胀或癥积,舌黯,有瘀斑、瘀点,脉涩或细弱。出血特点:全身各部位均可见出血,轻者单个部

① 潘习龙,等. 中西医结合治疗白血病的研究进展[J]. 广州中医药大学学报,1998,15(5):47-51.
② 潘习龙,丘和明. 中西医结合治疗白血病的研究进展[J]. 广州中医药大学学报,1998,15(S):47-51.

位,重者见各个部位;严重者出血骤起,出血量大,极易引起死亡;出血色暗紫,夹有血块。治宜化瘀止血。方用桃红四物汤加味:桃仁10克、红花10克、当归10克、生地黄10克、川芎10克、赤芍10克、鸡血藤30克、三七粉(冲服)3克、藕节10克。

(4)髓外浸润症

① 血瘀内阻:症见身见瘀斑瘀点,胁下癥块,扪之坚硬或见骨痛等,舌黯苔薄,脉细或涩。治宜活血化瘀消癥。方用仿血府逐瘀汤:当归10克、生地黄10克、桃仁10克、红花6克、枳壳10克、赤芍10克、柴胡10克、川芎10克、牛膝10克、三棱10克、莪术10克、土鳖虫6克、甘草6克。

② 痰瘀互阻:症见除有血瘀症状外,还有痰核、瘰疬或关节肿痛等,舌黯苔薄,脉弦滑。治宜化痰行瘀。方用桃红四物汤合涤痰汤加减:桃仁10克、红花6克、当归10克、川芎10克、生地黄10克、赤芍10克、石菖蒲10克、半夏10克、枳实10克、制胆南星10克、陈皮10克、天竺黄10克、甘草6克。在服上方药同时可加服散结灵(每次半袋,每日2次)。伴有明显虚损症状者,可加用扶正补虚药物以扶正祛邪。

化疗期

(1)胃肠道症状

① 脾胃虚弱,运化无力:症见面色萎黄,四肢无力,纳差,食后或下午腹胀,大便溏稀,舌淡红苔薄,脉细弱。治宜健脾和胃。〔方药见643页辨证施治7.(4)〕

② 胃气虚弱,气逆不降:症见素有胃疾,化疗时诱发,见有嗳气噎膈,纳少呕恶,严重者入食即吐,舌淡红苔薄,脉细弱。治宜和胃降逆。〔方药见643页辨证施治9.(3)〕

③ 肝郁气滞,乘侮脾土:症见胸胁痞满,少腹胀痛,便溏或泄泻,舌淡苔腻,脉细弦。治宜疏肝健脾。〔方药见643页辨证施治8.(2)〕

(2)黄疸症

① 湿热内蕴(阳黄):症见面色黄如橘色,纳差,恶心,呕吐,胁胀痛,大便溏稀,小便黄,舌淡红,苔黄腻,脉细数或弦细。治宜清热利湿退黄。方用茵陈汤合小柴胡汤加减:茵陈30克、栀子10克、大黄6克、柴胡10克、黄芩10克、党参10克、半夏10克、生姜6克、生甘草6克。

② 寒湿内停(阴黄):症见面色如土色,纳差腹胀,胃脘痞闷,大便不调,舌淡苔水滑,脉弦滑。治宜温中健脾退黄。方用茵陈五苓散加味:茵陈30克、桂枝10克、白术10克、猪茯苓各15克、泽泻15克、车前子(包煎)10克、萆薢10克。

化疗后期

(1)骨髓抑制症状

① 肝肾阴虚:症见五心烦热,潮热盗汗,咽干舌燥,两目干涩,腰酸腿软,或见遗精,舌淡红少苔,脉细数。治宜滋补肝肾。〔方药见641页辨证施治5.(6)〕

② 脾肾阳虚:症见畏寒肢冷,面目虚浮,或见面色㿠白,纳差腹胀,大便稀溏或见腰酸腿软,阳痿早泄,舌淡苔水滑,脉沉弱。治宜温补脾肾。〔方药见642页辨证施治6.(11)〕

(2)肾功能不全症

① 肾气不足,水湿不化:症见面色㿠白,畏寒肢冷,倦怠乏力,周身浮肿,腰以下为甚,腹胀,腰酸腿软,尿少便溏或多尿,舌质淡,苔水滑,脉细弱。治宜温肾利水。方用济生肾气丸加减:生地黄10克、山药10克、山茱萸10克、牡丹皮10克、茯苓30克、泽泻10克、车前子(包煎)10克、炮附片3克、桂枝6克、牛膝10克。

② 脾阳不振,水湿内停:症见面色萎黄,脘腹胀满,纳少便溏,肢体浮肿,小便量少,舌体胖大,苔白滑,脉沉细。治宜温中健脾利水。方用实脾饮加减:制附子3克、干姜3克、白术10克、茯苓30克、厚朴6克、木瓜6克、车前子(包煎)10克、泽泻10克、益母草20克、甘草6克。①

25. 李立等分5型

(1)邪毒肝火型 症见高热,周身痛,肢体软弱,唇干口渴欲饮,烦躁,小便短赤,或吐衄发斑,淋巴结肿大,舌红少津,苔白或黄,脉弦数有力。

① 陈信义,等. 急性白血病中医证治述要[J]. 中国农村医学,1995,23(5):51-54.

治宜清热解毒、滋阴凉血。〔方药见650页辨证施治14.(14)〕

(2)血热妄行型　症见发热,齿衄,鼻衄,皮肤紫癜,妇女月经过多、提前等,舌红少津,脉弦细而数。治宜清热凉血、滋阴养血止血。方用清骨散(银柴胡、胡黄连、秦艽、鳖甲、地骨皮、青蒿、知母、甘草)加生地黄、阿胶、黄药子、栀子、白茅根、侧柏叶、紫草、水牛角。

(3)阴虚火旺型　症见形瘦,骨蒸潮热,汗出,五心烦热,或长期低热不退,舌体薄锐少津,少苔或无苔,脉细数。治宜滋阴养血、清虚热。〔方药见634页辨证施治1.(20)〕

(4)气阴两虚型　症见面色苍白,声低懒言,四肢无力,手足心热,心慌气短,失眠健忘,多梦易惊,食欲不振,唇白少华,或身有低热,妇女月经提前,或淋漓不止,量多色淡,舌淡苔薄白,脉细弱。治宜健脾益气、滋阴养血。〔方药见637页辨证施治2.(26)〕

(5)正虚瘀血阻滞型　症见肌肉消瘦,面色晦暗,入夜低热,脘腹膨胀,胁肋胀痛,脾肿大,按之痛,或齿衄、鼻衄,皮肤发斑,妇女经闭,舌质黯,或有瘀点瘀斑,脉细涩或弦涩。治宜扶正化瘀、舒肝理滞,软坚散结。方用清骨散(银柴胡、胡黄连、秦艽、鳖甲、地骨皮、青蒿、知母、甘草)合血府逐瘀汤(桃仁、红花、当归、生地黄、川芎、赤芍、牛膝、桔梗、柴胡、枳壳、甘草)加太子参、西洋参、猫爪草、牡蛎。[1]

26. 刘玺珍等分4型

(1)热毒炽盛型　症见壮热烦躁,齿衄、鼻衄,皮肤瘀斑,唇干口渴欲饮,舌红少津,苔白或黄,脉数有力。治宜清热解毒、滋阴凉血。〔方药见647页辨证施治10.(35)〕

(2)肝肾阴虚型　症见低热,腰酸乏力,五心烦热,口干,齿衄,盗汗,舌红薄锐少津,少苔或无苔,脉细数。治宜滋阴养血、清虚热。〔方药见641页辨证施治5.(7)〕

(3)气阴两虚型　症见面色黄白,倦怠乏力,心悸气促,时有鼻衄、齿衄,皮下出血,妇女月经过多,舌淡苔薄白,脉虚或细弱。治宜益气健脾、滋阴养血。〔方药见637页辨证施治2.(27)〕

(4)正虚瘀血阻络型　症见肌肉消瘦,面色晦青,入夜低热,肝脾肿大,时有胀痛,妇女经闭,舌质黯有瘀斑,脉细涩。治宜扶正活血化瘀、软坚散结。〔方药见640页辨证施治4.(5)〕[2]

27. 梁冰等分3型

基本方为生脉二陈汤:太子参15克、麦冬15克、五味子10克、半夏10克、茯苓10克、陈皮10克、杏仁10克。

(1)邪毒内蕴温毒型　症见起病急骤,热毒壅盛,高热汗出,周身骨痛,口腔糜烂,齿龈增生,咽喉肿痛,皮下紫斑。舌质红绛或淡干少津,苔干黄或黑腻腥臭,脉洪大或滑数。治宜清热解毒、滋阴凉血。方用解毒玉女煎加减:羚羊角粉(冲服)1克、玄参15克、金银花20克、连翘15克、蒲公英15克、生石膏(先煎)30克、知母10克、生地黄15克、麦冬15克、板蓝根15克、仙鹤草15克、地榆15克。

(2)邪毒内蕴气阴两虚型　症见面色苍白,头晕目眩,心悸气短,倦怠乏力,五心烦热,自汗盗汗,胸骨压痛,肌衄发斑,崩漏不止。舌质淡胖嫩,边有齿痕,舌苔薄白或少苔,脉弦滑或滑数。治宜清热解毒、益气养阴。方用加味参芪仙补汤:人参6克、黄芪20克、仙鹤草20克、补骨脂15克、生地黄15克、天冬15克、白花蛇舌草20克、白茅根15克、黄药子10克。

(3)邪毒内蕴痰核瘰疬型　症见浅表淋巴结肿大,质硬而有压痛,形体消瘦,面色无华,发热口渴,咽喉肿痛,齿鼻衄血,皮下紫斑,舌质红少苔,脉滑细无力。治宜清热解毒、化瘀散结。方用解毒化瘀汤:半枝莲20克、生大黄(后下)6克、三棱15克、莪术15克、白花蛇舌草20克、大青叶15克、薏苡仁15克、夏枯草15克、太子参15克、黄

① 李立,等.辨证治疗白血病59例疗效观察[J].河北中医,1995,17(2):10-12.
② 刘玺珍,等.烧鸡丹结合辨证论治治疗白血病52例近期疗效观察[J].河北中医,1991,13(4):1-2.

芪 20 克。①

28. 郭良耀分 4 型

（1）热毒炽盛型　症见肌热，口干喜饮，烦躁、咽痛、汗多、小便短赤、大便秘结、衄血发斑，脉虚大数或虚弦数，苔黄燥，舌质红。治宜清热解毒、养阴益气。〔方药见 647 页辨证施治 10.(40)〕

（2）气阴亏虚型　症见头晕目眩，咽干、心悸虚烦，手足心热，午后面赤，衄血，脉虚弦数或虚数，舌苔薄黄，舌质边尖红。治宜养阴益气、清热解毒。〔方药见 637 页辨证施治 2.(28)〕

（3）气血亏虚型　症见面色苍白，头晕心悸，自汗，脘胀纳差，便溏，动则气促，脉细，苔薄白，舌质淡。治宜益气补血、佐以温肾。〔方药见 640 页辨证施治 3.(23)〕

（4）肝肾阴虚型　症见发热，头晕目眩，口干盗汗，五心烦热，腰膝酸软，衄血发斑，脉细弦数，舌红苔少。治宜滋阴补肾、佐以凉血。〔方药见 641 页辨证施治 5.(8)〕②

29. 霍俊明等分 3 型

（1）温毒湿热型　症见起病急骤，发热不恶寒或微恶寒，汗出面热不解，或头晕头痛，鼻衄或皮下有出血点、瘀斑，舌质红或绛，舌苔薄白或黄腻，脉数或弦数洪大。治宜清热解毒利湿。〔方药见 648 页辨证施治 11.(6)〕

（2）阴虚内热型　症见病程较长，多数久病伤阴而致发热，或高热持续不退，汗出，不恶寒反恶热，或偶有微寒，口渴喜冷饮，头晕头痛，甚至出现神昏谵语，鼻衄，吐血，或皮下瘀斑、瘀点，或大便干燥，小便短赤或黄，舌质红，舌苔干燥少津，脉弦数或细数。治宜清热解毒、养阴凉血。〔方药见 634 页辨证施治辨证施治 1.(23)〕

（3）气血两虚型　症见起病缓慢或久病不愈，面色苍白或萎黄，唇甲色淡无华，体倦乏力，自汗心悸，头晕气短，咽干耳鸣，语言低微，舌体胖大或齿痕，舌质淡红，舌苔薄白或腻，脉沉细或

弱无力。治宜益气养血。〔方药见 640 页辨证施治 3.(24)〕③

30. 李琰等分 3 型

（1）气阴两虚型　症见头晕乏力，自汗盗汗，有时低热或手足心热，或有口干、皮下出血，舌苔白或黄，舌质淡红，或有齿印，脉细数或细弱。治宜益气养阴解毒。〔方药见 637 页辨证施治 2.(29)〕

（2）气血双亏型　症见头晕耳鸣，面色㿠白，动则心悸气促，唇甲色淡，舌淡，脉虚大或濡细。治宜益气养血、补肾解毒。〔方药见 640 页辨证施治 3.(25)〕

（3）热毒炽盛型　症见症见壮热烦躁，头晕唇焦，口舌生疮，或有咽喉肿痛、咳嗽，肛门肿痛，尿赤便秘等。重者可有发斑、衄血或尿血、便血，神昏谵语等，舌质红或淡，苔黄或无苔，脉弦数或细数。治宜清热凉血解毒。〔方药见 647 页辨证施治 10.(41)〕④

31. 陈达中等分 4 型

（1）热毒型　症见高热汗出，气促心烦，鼻衄，牙龈黏膜及皮肤瘀点瘀斑，尿黄赤、便秘，或兼见神志不清，舌质红绛少津，苔黄燥，脉弦滑数。治宜清热解毒、凉血消瘀。〔方药见 647 页辨证施治 10.(42)〕

（2）湿热型　症见发热汗出不解，头昏身软、骨节酸痛，脘腹胀满厌食，大便稀溏，尿黄少，舌红苔腻，脉滑数。治宜清热利湿。〔方药见 648 页辨证施治 11.(7)〕

（3）癥瘕型　症见癥瘕（肝脾肿大）、瘰疬痰核（淋巴结肿大、皮下结节），发热心烦，舌黯红，边有瘀点或瘀斑，脉弦数。治宜活血化瘀、软坚散结。〔方药见 649 页辨证施治 13.(6)〕

（4）气阴两虚型　症见心悸气短、神倦食少，面色萎黄无华，头晕耳鸣，睡眠不宁，口咽干燥，五心烦热，盗汗，舌淡红少苔，脉沉细数。治宜益气

① 梁冰，等. 中西医结合治疗急性非淋巴细胞性白血病 46 例疗效观察[J]. 河北中医，1987(3)：39 - 40.
② 郭良耀. 中西医结合治疗急性白血病 50 例临床分析[J]. 福建医药杂志，1987,9(3)：22,8.
③ 霍俊明，等. 急性白血病临床治疗体会与分析[J]. 中医杂志，1987(8)：31 - 33.
④ 李琰，等. 中西医结合治疗急性白血病 110 例临床分析[J]. 山东中医学院学报，1985,9(4)：41 - 43.

养阴生津。〔方药见637页辨证施治2.(30)〕①

急性白血病经验方

一、一般方(未明确是否与其他治疗合用方)

1. 白血病出血证方　牡丹皮12克、丹参20克、三七粉3克、水蛭6克、虻虫6克、赤芍15克、桃仁12克、红花9克、蒲黄12克、甘草6克。每日1剂,水煎服。另用云南白药0.4克,每日2次,吞服。适用于白血病血瘀阻络之出血证,症见血溢络外,出血量不一,血色紫暗,或皮下紫暗瘀斑,肝肿大,舌紫暗有瘀点、瘀斑,脉细涩。②

2. 周永明经验方　太子参20克、制半夏15克、炒牡丹皮12克、炒黄柏12克、半枝莲30克、小蓟15克、水牛角(先煎)30克、浙贝母9克、炒枳壳10克、生地黄30克、白花蛇舌草30克、景天三七15克、生薏苡仁30克、青蒿15克、谷麦芽各15克、炙甘草6克。健脾益肾,解毒滋阴。适用于急性白血病。③

3. 郭立中经验方　制附子(先煎2小时)60克、干姜20克、生姜20克、炙甘草5克、葱白5根、木蝴蝶20克、法半夏20克、陈皮15克、茯神15克、紫菀15克、杏仁15克。温阳解表,宣肺化痰。适用于急性白血病。④

4. 何任经验方　金银花15克、连翘12克、大青叶15克、七叶一枝花15克、白花蛇舌草15克、赤芍15克、水牛角(先煎)15克、丹参20克、白术20克、山药20克、当归15克、归脾丸(另服)30克。适用于急性粒细胞白血病。⑤

5. 郑金福经验方　巴豆(去外皮)3克、雄黄3克、生川乌3克、乳香3克、郁金3克、槟榔3克、朱砂3克、大枣7枚。泻下冷积,解毒散结,活血行气,散瘀。适用于急性白血病。⑥

6. 养血祛湿方　柳树根30克、虎杖30克、党参30克、当归30克、熟地黄30克、薏苡仁30克、枸杞子30克、黄精30克、大枣10枚。随症加减:发热者,加蒲公英、紫花地丁、大青叶、金银花;高热者,加生石膏(先煎)。养血祛湿。适用于急性白血病。⑦

7. 健脾凉血方　党参12克、炙黄芪12克、熟地黄12克、白芍10克、升麻10克、炒白术10克、茯苓10克、鹿角胶10克、柴胡6克、炮姜6克、龙眼肉9克、紫河车粉6克、仙鹤草15克、炙甘草5克、大枣10克。健脾益气,养血凉血。适用于急性粒细胞白血病。⑧

8. 三参汤(兰州医学院附属第一医院方)　参须12克、怀山药15克、白芍9克、麦冬9克、龙骨9克、酸枣仁9克、北五味子3克、北沙参30克、党参30克、生地黄30克、牡蛎30克、山茱萸30克、浮小麦30克、大枣10枚。清热凉血,解毒抗癌。适用于急性白血病。⑨

9. 五生水王汤　水红花子10克、芒硝30克、樟脑12克、桃仁12克、土鳖虫12克、生南星15克、生半夏15克、生川乌15克、生甘草15克、生白附子9克、甲片15克、三棱15克、王不留行15克、延胡索9克、白芥子15克。化积散结,活血通络。适用于白血病脾肿大。⑩

10. 安露散(中国中医科学院中药研究所方)　蜈蚣、全蝎、僵蚕、土鳖各等份。祛风解毒,化瘀抗癌。⑪

11. 扶正祛邪汤(浙江省中医院方)　①方1:绞股蓝20克、太子参20克、玉竹12克、五味子12

① 陈达中,等.急性白血病62例临床观察[J].辽宁中医杂志,1984(4):23-24.
② 王惟恒,杨吉祥.肿瘤千家妙方[M].北京:中国科学技术出版社,2017:147.
③ 蒋益兰.肿瘤名家遣方用药指导[M].北京:人民军医出版社,2016:266-267.
④ 蒋益兰.肿瘤名家遣方用药指导[M].北京:人民军医出版社,2016:267-268.
⑤ 尚怀海,等.中医名方验方丛书·肿瘤治疗名方验方[M].北京:人民卫生出版社,2016:403.
⑥ 尚怀海,等.中医名方验方丛书·肿瘤治疗名方验方[M].北京:人民卫生出版社,2016:403-404.
⑦ 尚怀海,等.中医名方验方丛书·肿瘤治疗名方验方[M].北京:人民卫生出版社,2016:411-412.
⑧ 同上.
⑨ 尚怀海,等.中医名方验方丛书·肿瘤治疗名方验方[M].北京:人民卫生出版社,2016:415.
⑩ 同上.
⑪ 尚怀海,等.中医名方验方丛书·肿瘤治疗名方验方[M].北京:人民卫生出版社,2016:417.

克、山药 30 克、薏苡仁 30 克、白花蛇舌草 30 克、藤梨根 30 克。②方 2：生地黄 12 克、熟地黄 12 克、枸杞子 20 克、墨旱莲 20 克、桑寄生 20 克、菟丝子 15 克、桑椹子 15 克、白花蛇舌草 15 克、藤梨根 30 克。每日 1 剂，水煎服。方 1 益气补阴，祛邪；方 2 补益肝肾，祛邪。适用于急性白血病。①

12. 寿星燕窝汤　燕窝 6 克、灵芝 6 克、红参 10 克、红枣 4 枚、冰糖 25 克。燕窝用温水发透，除净毛，灵芝洗净泡透；大枣洗净去核；红参润透，切成薄片；冰糖研碎。将燕窝、红参、红枣、灵芝同放锅中，加水 350 毫升煮沸，文火煮 25 分钟，加入冰糖即成。每次 1 杯，每日 1 次。补气血，抗癌肿。适用于白血病。②

13. "七零一" 煮剂（武汉医学院附属第一医院方）　核桃树枝（汁）60 克、白花蛇舌草 30 克、生首乌 30 克、连翘 30 克、紫草 15 克、土大黄 15 克。水煎服。适用于急性白血病。③

14. 调血解毒方（《中华肿瘤治疗大全》）　当归 20 克、丹参 20 克、赤芍 20 克、川芎 10 克、沙参 20 克、麦冬 15 克、板蓝根 50 克、山豆根 30 克、山慈菇 50 克。随症加减：出血者，加三七、白茅根、白及；自汗明显者，加浮小麦、麻黄根、煅龙骨、煅牡蛎等；潮热盗汗明显者，加青蒿、地骨皮、银柴胡等。适用于急性白血病。④

15. 千金血藤汤（《中国肿瘤秘方全书》）　鸡血藤 30 克、女贞子 30 克、黄精 20 克、白粉藤 20 克、徐长卿 15 克、芦根 15 克、茯苓 15 克、葛根 15 克、生地黄 15 克、乳香 10 克。随症加减：有出血倾向者，加仙鹤草；肝脾肿大者，加金钱草；发热者，加水牛角或安宫牛黄丸等。适用于急性白血病。⑤

16. 解毒散结方（《抗癌中草药制剂》）　夏枯草 12～18 克、白花蛇舌草 20～30 克、七叶一枝花 9 克、金银花 15～24 克、土茯苓 30 克、山慈菇 9 克、生地黄 12～18 克、半边莲 18～24 克、紫草 12～18 克、山豆根 6 克。临床运用时加入活血解毒之品，如川芎、丹参、当归、虎杖、金银花、连翘、白花蛇舌草、半枝莲等。适用于急性白血病。⑥

17. 抗癌血清汤（《肿瘤辨病专方治疗》）　山豆根 9 克、青蒿 30 克、黄药子 20 克、夏枯草 30 克、鳖甲 30 克、天冬 20 克、半枝莲 30 克、大黄 30 克、白花蛇舌草 30 克、玄参 20 克。清热解毒，散结抗癌。适用于急性白血病。⑦

18. 三物豆根汤（《常见病中医处方手册》）　山慈菇 50 克、板蓝根 50 克、山豆根 9 克、当归 20 克、丹参 20 克、赤芍 20 克、川芎 20 克、北沙参 20 克、麦冬 15 克。随症加减：血热妄行者，加犀角地黄汤加减；气滞血瘀者，用丹参注射液静脉点滴，同时服上方加理气药。养血活血，清热解毒。适用于急性白血病。⑧

19. 生脉二陈汤（《癌症秘方验方偏方大全》）　太子参 15 克、麦冬 15 克、五味子 10 克、法半夏 10 克、茯苓 10 克、陈皮 10 克、杏仁 10 克。益气养阴，健脾化痰。适用于急性粒细胞白血病。⑨

20. 天蓝首蓿汤（《中国肿瘤秘方全书》）　首蓿 30 克、败酱草 30 克、龙葵 20 克、虎杖 20 克、半枝莲 20 克、白花蛇舌草 20 克、夏枯草 15 克、山豆根 15 克、白茅根 15 克、仙鹤草 15 克、赤芍 10 克、炙鳖甲（先煎）10 克、青黛（冲服）3 克、紫河车粉（装空心胶囊吞服）3 克。清热解毒，活血化瘀，凉血消肿。适用于急性单核细胞白血病。⑩

21. 大黄水蛭䗪虫汤（《抗癌中草药大辞典》）　大黄 300 克、黄芩 60 克、甘草 90 克、桃仁 60 克、杏仁 60 克、芍药 120 克、生地黄 300 克、牛膝 30

① 尚怀海，等. 中医名方验方丛书·肿瘤治疗名方验方[M]. 北京：人民卫生出版社，2016：418.
② 尚怀海，等. 中医名方验方丛书·肿瘤治疗名方验方[M]. 北京：人民卫生出版社，2016：424－425.
③ 谢文纬. 与癌磨不与癌搏：开启无毒抗癌治疗[M]. 沈阳：辽宁科学技术出版社，2014：277.
④ 花金宝，等. 名中医经方时方治肿瘤[M]. 北京：中国中医药出版社，2008：263.
⑤ 同上.
⑥ 同上.
⑦ 花金宝，等. 名中医经方时方治肿瘤[M]. 北京：中国中医药出版社，2008：264.
⑧ 同上.
⑨ 花金宝，等. 名中医经方时方治肿瘤[M]. 北京：中国中医药出版社，2008：265.
⑩ 花金宝，等. 名中医经方时方治肿瘤[M]. 北京：中国中医药出版社，2008：267.

克、虻虫 60 克、水蛭 60 克、蛴螬 60 克、土鳖虫 30 克。共为细末,炼蜜为丸,每丸重 3 克,每服 1 丸,每日 2～3 次,温开水送服。活血化瘀,益肾通络。适用于急性粒细胞白血病。[1]

22. 参归芪胶汤　红参须(另蒸冲服)10 克、当归 15 克、丹参 15 克、生黄芪 90 克、阿胶(烊化兑服)12 克、白术 12 克、茯苓 12 克、白芍 20 克、牡蛎 20 克、淮山药 20 克、白花蛇舌草 30 克、半边莲 30 克、半枝莲 30 克。健脾益气,养血活血,解毒祛邪。适用于急性粒细胞白血病。[2]

23. 通窍活血加减方　麝香(冲服)2～5 分、血竭(冲服)1.5～5 克、桃仁 15 克、红花 15 克、赤芍 20 克、川芎 15～25 克、延胡索 15 克、郁金 15 克、丹参 25～50 克。随症加减:头痛,加升麻、白芷、藁本、蔓荆子等;胸痛,加瓜蒌、薤白、枳壳;上肢痛,加桑枝、桂枝;腹痛,加沉香、降香、白芍;腰背痛,加杜仲、狗脊、续断;骨盆痛,加覆盆子、巴戟天;下肢痛,加牛膝、鸡血藤等。活血通窍,行瘀通络,理气止痛。适用于急性白血病。[3]

24. 参芪五草汤　党参 30 克、黄芪 30 克、紫草 30 克、凤尾草 12 克、夏枯草 6 克、茜草 6 克、甘草 5 克、七叶一枝花 6 克、山豆根 10 克、射干 10 克、当归 3 克。服本方同时吞服制马钱子 0.9 克、犀黄丸 1.5 克。益气扶正,解毒抗癌。适用于白血病。[4]

25. 栀子二仁膏　栀子 30 克、桃仁 30 克、杏仁 30 克、白芍 30 克、大枣(去核)9 枚。解毒化瘀止痛。[5]

26. 烧鸡丹　阿胶 60 克、鳖甲 60 克、蜜蜡 60 克、血竭 9 克、孩儿茶 9 克、三七 9 克、火硝 9 克、甲片 9 克、蜈蚣 9 克、水蛭 9 克、鹿茸 9 克、老母鸡(去内脏存毛)1 只。将上药装入鸡腹内,缝合,以黄泥外糊 2 厘米厚,用木柴火烧至熟(3～4 小时),去泥土,拔净毛,撕碎晾干,鸡肉、鸡骨和药共研末备用。成人每服 6～10 克,每日 3 次,儿童酌减。祛邪解毒,化瘀生新,养血益气。适用于急性粒细胞白血病。[6]

27. 白血病方 36　猪殃殃 60～90 克、忍冬藤 30 克、半枝莲 30～60 克、马蹄金 30 克、龙葵 15～30 克、枸杞子根 15～30 克、丹参 15 克、黄精 20 克。清热解毒,活血祛瘀。[7]

28. 白血病方 37　马鞭草 30 克、白花蛇舌草 30 克、葵树子 30 克、夏枯草 15 克。上药共煎煮浓缩成浸膏,制成小丸备用。每日服 3 次,每次 6 丸。清热解毒,消肿抗癌。适用于白血病。[8]

29. 白血病方 38　羊蹄根 30 克、紫草根 30 克、猪殃殃 60 克、牡丹皮 9 克。解毒凉血,扶正抗癌。适用于白血病。[9]

30. 四味止血散　阿胶、汉三七、蒲黄炭、白及粉。止血。适用于白血病合并消化道出血。[10]

二、未手术,与放、化疗等合用方

1. 固元生血汤　黄芪 30 克、生地黄 15 克、熟地黄 15 克、山茱萸 15 克、桃仁 15 克、制何首乌 15 克、女贞子 20 克、枸杞子 20 克、白术 10 克、瓜蒌根 10 克、黄芩 10 克、当归 10 克、柴胡 10 克、大枣 10 克、甲片 5 克、甘草 6 克、红花 6 克。每日 1 剂,水煎服。适用于急性早幼粒细胞白血病。[11]

2. 抗白合剂(沈阳医学院附属第三医院方)方①:金银花 10 克、漏芦 10 克、黄芩 10 克、黄连 3 克、蒲公英 10 克、紫花地丁 10 克、鸡血藤 10 克、菟丝子 10 克、淫羊藿 6 克、丹参 7 克。方②:红参 6 克、鹿茸 38 克、红花 4 克、当归 10 克、黄芪 10

① 花金宝,等. 名中医经方时方治肿瘤[M]. 北京:中国中医药出版社,2008:283.
② 陈熠,丛众. 肿瘤单验方大全[M]. 北京:中国中医药出版社,1998:616-617.
③ 陈熠,丛众. 肿瘤单验方大全[M]. 北京:中国中医药出版社,1998:617-618.
④ 陈熠,丛众. 肿瘤单验方大全[M]. 北京:中国中医药出版社,1998:621.
⑤ 陈熠,丛众. 肿瘤单验方大全[M]. 北京:中国中医药出版社,1998:634-635.
⑥ 刘玺珍,等. 烧鸡丹结合辨证论治治疗白血病 52 例近期疗效观察[J]. 河北中医,1991,13(4):1-2.
⑦ 本刊编辑部. 白血病[J]. 浙江中医学院学报,1990,14(5):55-56.
⑧ 同上.
⑨ 同上.
⑩ 梁冰,等. 中西医结合治疗急性非淋巴细胞性白血病 46 例疗效观察[J]. 河北中医,1987(3):39-40.
⑪ 梁巧丽. 中西医结合治疗急性早幼粒细胞性白血病 29 例[J]. 浙江中医杂志,2017,52(8):599.

克、白芍 6 克、生地黄 6 克、何首乌 6 克、枸杞子 6 克、淫羊藿 6 克、川芎 4 克、五味子 6 克、酸枣仁 6 克、丹参 6 克、雄黄 2 克、香油 10 克、蜂蜜适量。方①水煎煮，取液 100 毫升，每次服 25 毫升，每日 2 次；方②各药共研细末，炼蜜为丸，共制 1 000 丸。每次 1 丸，每日 2 次。益气养血，清热解毒。适用于急性白血病、急性网状细胞瘤。方①适用于诱导缓解期，方②适用于维持缓解期。[①]

3. 解毒宣肺汤（中国中医科学院西苑医院方）金银花 15 克、生大黄 10 克、白花蛇舌草 10 克、连翘 10 克、石膏（先煎）20 克、知母 15 克、杏仁 9 克、浙贝母 9 克、桔梗 6 克、芦根 10 克、桑叶 10 克、黄芩 15 克、七叶一枝花 15 克、虎杖 15 克、柴胡 10 克。每日 1 剂，水煎服。清热解毒，宣肺利气。适用于急性白血病化疗肺部感染。[②]

4. 虎胆制剂

（1）中药外洗方　地胆头 30 克、虎杖 30 克、忍冬藤 30 克、枯矾 15 克、芒硝 30 克。诸药粉碎后，水煮至 200 毫升，过滤制成外用药液。

（2）中药油膏方（虎胆膏）　地胆头 30 克、虎杖 30 克、枯矾 15 克、冰片 3 克。将诸药研成细末，按药重：凡士林为 2：8 比例调成油膏。

（3）虎胆膏纱条　将中药虎胆膏均匀涂在无菌纱块上，经高压消毒后制成药引。曹颖等以虎胆制剂分期外用治疗白血病合并肛周感染 29 例，疗效显著。[③]

5. 复方银菊合剂（甘肃省庆阳市中医医院研制）　金银花、野菊花、天花粉、甘草。每次 10 毫升，于晨起、睡前及三餐后含漱。清热解毒，滋阴降火，祛腐生肌。适用于白血病化疗后口腔溃疡。[④]

6. 郭素丽经验方　丹参 15 克、天冬 15 克、太子参 15 克、补骨脂 15 克、黄药子 15 克、黄芪 30 克、薏苡仁 30 克、甘草 10 克。随症加减：高热、周身疼痛、出血者，加生石膏（先煎）30 克、水牛角

（先煎）30 克、白花蛇舌草 30 克、生地黄 15 克、牡丹皮 15 克、连翘 15 克；化疗期间恶心、呕吐者，加半夏 10 克、生姜 10 克、陈皮 15 克；化疗后骨髓抑制期间，加紫河车 20 克、黄精 20 克、龟甲（先煎）30 克、当归 10 克。郭素丽以中药调节免疫、扶正治疗联合 TA 方案治疗老年急性髓系白血病 40 例，显著减轻化疗不良反应。[⑤]

7. 陈育生经验方

（1）诱导缓解期　以清热解毒化瘀为主。方用自拟的扶正抗癌汤：西洋参 20 克、水牛角（先煎）30 克、辰砂（冲服）5 克、牛黄（另包）1.5 克、山豆根 30 克、生地黄 30 克、紫草 15 克、青黛（布包）15 克、金银花 30 克、山慈菇 15 克、七叶一枝花 30 克、虎杖 20 克、补骨脂 30 克、莪术 15 克、川芎 10 克、丹参 20 克。随症加减：气虚者，加党参 30 克、黄芪 30 克；阴虚者，加女贞子 20 克、墨旱莲 20 克；血虚者，加阿胶（烊化）10 克、鸡血藤 30 克；出血者，加茜草根 15 克、白茅根 30 克；淋巴结肿大者，加浙贝母 15 克、牡蛎（先煎）30 克；关节疼痛者，加威灵仙 15 克、怀牛膝 15 克；恶心呕吐严重者，加竹茹 12 克、法半夏 12 克。

（2）巩固治疗期　以扶正益气养阴为主。方用自拟的扶正生血汤：黄芪 24 克、鳖甲（先煎）30 克、党参 15 克、白术 15 克、茯苓 15 克、生地黄 24 克、黄精 15 克、天冬 15 克、麦冬 15 克、青蒿 20 克、制黄精 30 克、紫草 15 克、牡丹皮 20 克、白花蛇舌草 30 克、半枝莲 30 克、小蓟 30 克、蒲公英 30 克、甘草 10 克。随症加减：贫血较重，乏力、心悸明显，加当归 10 克、阿胶 10 克、枸杞子 15 克、女贞子 15 克；鼻衄、齿衄、皮肤瘀斑明显，加三七粉 3 克、玄参 15 克；伴感染、热势较重，加金银花 30 克、连翘 15 克、栀子 12 克、黄芩 12 克、板蓝根 15 克。均以 4 周为 1 个疗程，2 个疗程后统计疗效。结果疗效优越。[⑥]

①　尚怀海，等. 中医名方验方丛书·肿瘤治疗名方验方[M]. 北京：人民卫生出版社，2016(5)：417.
②　尚怀海，等. 中医名方验方丛书·肿瘤治疗名方验方[M]. 北京：人民卫生出版社，2016(5)：419.
③　曹颖，等. 虎胆制剂多法分期外用治疗白血病患者肛周感染的效果[J]. 广东医学，2014，35(12)：1948 - 1949.
④　段赟，等. 复方银菊合剂含漱防治白血病化疗后口腔溃疡 58 例[J]. 中医研究，2013，26(3)：23 - 25.
⑤　郭素丽. 中药联合 TA 方案治疗老年急性髓系白血病 40 例[J]. 河南中医，2012，32(12)：1654 - 1655.
⑥　陈育生. 中医辨证联合化疗治疗急性白血病临床观察[J]. 中华中医药学刊，2011，29(2)：440 - 442.

8. 邓斌经验方　金银花、连翘、蒲公英、败酱草、陈皮、半夏、茯苓、黄芪、女贞子、墨旱莲、当归、生地黄、三七。水煎服，150 毫升，2 次/天，口服至手术创面痊愈。邓斌用此方治疗急性白血病合并肛旁脓肿 26 例，健脾扶正，益气养阴，清热解毒，抗癌。[1]

9. 史哲新经验方

① 化疗前方：陈皮 15 克、半夏 10 克、茯苓 10 克、焦三仙各 30 克、白豆蔻（后下）15 克、远志 15 克、旋覆花（包煎）15 克、代赭石（先煎）15 克、砂仁 10 克、贝母 10 克、炙甘草 10 克。健脾益气和胃。

② 化疗期间方：半夏 10 克、茯苓 10 克、焦三仙各 30 克、陈皮 15 克、女贞子 15 克、墨旱莲 15 克、阿胶（烊化）15 克、龟甲（先煎）15 克、三七（研末冲服）3 克、贝母 15 克、砂仁（后下）15 克、首乌 15 克、黄精 15 克、炙甘草 10 克。益气生血，健脾和胃。③ 化疗后方：金银花 30 克、连翘 15 克、大贝母 15 克、黄芩 15 克、阿胶（烊化）15 克、龟甲（先煎）15 克、女贞子 15 克、墨旱莲 15 克、砂仁（后下）15 克、鸡内金 15 克、焦三仙各 30 克、败酱草 30 克、青蒿 15 克、郁金 15 克、茜草 15 克、远志 15 克。益气生血，扶正解毒。以上方剂每日 1 剂，水煎服。[2]

10. 吴世华经验方　熟地黄 30 克、茯苓 30 克、黄芪 30 克、白花蛇舌草 30 克、龙葵 30 克、山豆根 30 克、软紫草 30 克、半枝莲 30 克、山药 15 克、山茱萸 10 克、肉苁蓉 10 克、巴戟天 10 克、补骨脂 10 克、人参（党参）10 克、麦冬 10 克、五味子 10 克、当归 6 克。随症加减：如发热，加用金银花 30 克、板蓝根 30 克、柴胡 30 克、连翘 10 克、黄连 10 克；出血，可加用生地黄 10 克、牡丹皮 10 克、藕节 10 克、三七粉 10 克、云南白药 10 克、阿胶 10 克；口腔溃疡，加用生石膏（先煎）30 克、玄参 10

克、知母 10 克、栀子 10 克。每日 1 剂，水煎 400 毫升，分 2 次内服，一般连用 3～4 周为 1 个疗程，间隔 1 周，可继续服用。滋阴助阳，解毒抗癌。适用于急性非淋巴细胞白血病。[3] 本方去半枝莲，又名地芪龙蛇汤。[4]地芪龙蛇汤改山豆根 6 克，又名益肾解毒方。[5]

11. 化斑汤（《温病条辨》）化裁　羚羊角粉 0.6 克、黄连 6 克、栀子 12 克、知母 60 克、生石膏（先煎）60 克、生晒参 10 克、三叶青 18 克、女贞子 100 克、墨旱莲 100 克、浙贝母 18 克、川贝母 1 克、金银花 18 克、蒲公英 30 克、白英 30 克、白薇 30 克、生甘草 15 克。滋阴清热，清热解毒。[6]

12. 参芪白血饮　黄芪 30 克、薏苡仁 30 克、太子参 15 克、天冬 15 克、补骨脂 15 克、丹参 15 克、黄药子 15 克、甘草 10 克。每日 1 剂，水煎服。代喜平等运用此方联合化疗治疗老年急性髓系白血病，有效延长生存期。[7]

13. 扶正解毒方　金银花 30 克、连翘 15 克、蒲公英 15 克、败酱草 30 克、陈皮 10 克、半夏 10 克、茯苓 10 克、黄芪 30 克、女贞子 15 克、墨旱莲 15 克、全蝎 10 克、七叶一枝花 15 克、白花蛇舌草 15 克、当归 15 克、三七（研末冲服）3 克、茜草 15 克、仙鹤草 15 克。每日 1 剂，水煎服，150 毫升，每日 2 次。史哲新等用扶正解毒方治疗急性白血病 30 例，扶正补虚，攻补兼施。[8]

14. 李晓兰经验方　广犀角 6.6 克（水牛角 10 克代）、生地黄 20 克、地骨皮 10 克、阿胶（烊化）15 克、黄芪 20 克、太子参 15 克、白术 15 克、茯苓 15 克、天冬 15 克、麦冬 15 克、白花蛇舌草 25 克、半枝莲 30 克、小蓟 30 克、蒲公英 30 克、人参 15 克、柴胡 10 克、甘草 10 克。李晓兰等以清热解毒、益气养阴类中药治疗急性非淋巴细胞白血病 35 例，

① 邓斌. 急性白血病合并肛旁脓肿中西结合治疗 26 例[J]. 中国实用医药,2009,4(26):57-58.
② 赵朋敏,史哲新. 扶正法在急性白血病治疗中的应用[J]. 浙江中西医结合杂志,2009,19(1):33.
③ 吴世华. 中西医结合治疗急性非淋巴细胞型白血病 54 例分析[J]. 中国中西医结合杂志,1985(9):542-545,515.
④ 陈熠. 肿瘤中医证治精要[M]. 上海:上海科学技术出版社,2007:246.
⑤ 花金宝,等. 名中医经方时方治肿瘤[M]. 北京:中国中医药出版社,2008:265.
⑥ 苏尔云,等. 妊娠合并急性白血病的治疗与胎儿保护 1 例报道并附文献分析[J]. 中国中西医结合杂志,2008,28(1):88-90.
⑦ 代喜平,等. 中药联合化疗对老年急性髓系白血病生存期的影响[J]. 辽宁中医杂志,2008,35(6):873-874.
⑧ 史哲新,等. 扶正解毒法治疗急性白血病 30 例观察[J]. 四川中医,2007,25(2):62-63.

较单纯西医治疗提高疗效。[1]

15. 羚羊护清导浊汤　羚羊角粉 1.2 克、党参 30 克、炙黄芪 15 克、丹参 30 克、当归 18 克、柴胡 18 克、垂盆草 30 克、大青叶 30 克、栀子 12 克、茵陈 18 克、黄毛耳草 60 克、白花蛇舌草 60 克、败酱草 20 克、六月雪 30 克、白英 30 克、蒲公英 30 克、黄芩 15 克、平地木 18 克、青蒿 18 克。每日 1 剂，水煎分 3 次服。苏尔云用此方结合西医治疗 1 例急性白血病患者在化疗缓解后并发重症肝炎，经中西医结合治疗 50 天，重症肝炎得以康复，白血病完全缓解已无病生存 2 年。[2]

16. 保元抗白方　白花蛇舌草 50 克、龙葵 30 克、半枝莲 50 克、马齿苋 50 克、解毒草 50 克、夏枯草 30 克、象贝母 15 克、水牛角 60 克、牡丹皮 20 克、三棱 20 克、莪术 20 克、黄芪 30 克、当归藤 15 克、红参 20 克。每日 1 剂，水煎至 400 毫升，早晚分服，1 月为 1 个疗程。李凤珍等用保元抗白方加化疗治疗急性白血病 33 例，减轻化疗不良反应。[3]

17. 扶正祛邪方　水牛角（先煎）10 克、生地黄 20 克、白芍 20 克、黄芩 15 克、栀子 15 克、地骨皮 15 克、连翘 15 克、白花蛇舌草 20 克、鳖甲（先煎）10 克、党参 10 克、丹参 15 克、阿胶（烊化）15 克、黄芪 20 克、黄精 20 克、紫河车 10 克、当归 10 克。林文远等用扶正祛邪方治疗老年急性髓性白血病 23 例，疗效显著。[4]

18. 515 抗瘤方　黄芪 30 克、炮甲片 30 克、三棱 10 克、女贞子 20 克、黄药子 5 克、莪术 15 克、薏苡仁 30 克、白花蛇舌草 30 克。谢新生等以 515 抗瘤方治疗急性白血病 25 例，增加化疗的缓解率，降低化疗相关不良反应，延长患者缓解期和生存期。[5]

19. 萧本农经验方　紫草 15 克、大青叶 15 克、生地黄 15 克、墨旱莲 15 克、白花蛇舌草 30 克、水牛角（先煎）30 克、石膏（先煎）30 克、牡丹皮 12 克、太子参 12 克、炮甲片（先煎）9 克、皂角刺 9 克、土鳖虫 6 克。透毒凉血，补血生髓。萧本农以此方治疗急性非淋巴细胞白血病，证属蕴毒深、相火旺、肾阴亏、气血滞。[6]

20. 清白汤（《恶性肿瘤良方大全》）　白花蛇舌草 12 克、大青叶 12 克、半枝莲 12 克、金银花 12 克、紫草 12 克、龙葵 10 克、生地黄 15 克、牡丹皮 10 克、赤芍 10 克、夏枯草 12 克、连翘 10 克。随症加减：口腔溃疡、牙龈肿痛者，加黄连 5 克、玄参 10 克；出血严重，属于热毒迫血妄行者，加煅人中白 10 克、紫珠 12 克、大黄炭 10 克、白茅根 10 克，或用鲜生地黄 30 克打汁冲服；高热不退者，加羚羊角（研末冲服）或健康幼童小便送服安宫牛黄丸；头痛，骨关节疼痛剧烈者，加全蝎 3 克、地龙 10 克；出现抽搐者，加天麻 10 克、钩藤 10 克、石决明 30 克；肝脾及淋巴结肿大者，加牡蛎 30 克、昆布 12 克、玄参 10 克；有化疗不良反应、骨髓抑制者，加人参 6 克、黄芪 15 克；恶心、呕吐者，加陈皮 10 克、竹茹 10 克、法半夏 6 克。清热凉血，化瘀散结。适用于急性白血病。[7]

21. 刘旭梅经验方　黄芪 20 克、熟地黄 20 克、生地黄 20 克、人参 9 克、茯苓 9 克、当归 9 克、白芍 9 克、补骨脂 9 克、肉苁蓉 9 克、何首乌 9 克、枸杞子 9 克、女贞子 9 克、墨旱莲 9 克、白术 12 克、菟丝子 12 克、山茱萸 12 克、木香 6 克、甘草 6 克、川芎 6 克、防风 6 克。每日 1 剂，水煎服，用 4～8 周。适用于急性非淋巴细胞白血病。[8]

22. 扶正解毒方　黄芪 30 克、黄精 20 克、党参 15 克、当归 15 克、阿胶（烊化）15 克、金银花 30 克、连翘 15 克、蒲公英 15 克、败酱草 30 克、白花

①　李晓兰，等. 中西医结合治疗急性非淋巴细胞白血病临床分析[J]. 四川中医，2007，25(5)：45-46.
②　苏尔云. 中西医结合治疗急性白血病并发重症肝炎 1 例[J]. 中国中西医结合杂志，2006，26(7)：667.
③　李凤珍，等. 保元抗白方加化疗治疗急性白血病 33 例临床观察[J]. 四川中医，2005，23(1)：40-41.
④　林文远，等. 扶正祛邪方治疗老年急性髓性白血病临床观察[J]. 浙江中西医结合杂志，2004，14(3)：134-135.
⑤　谢新生，等. 515 抗瘤方联合化疗治疗急性白血病 25 例[J]. 中国中西医结合杂志，2003，23(7)：554-555.
⑥　萧本农. 急性非淋巴性白血病治验 1 则[J]. 浙江中医杂志，2002，37(2)：83.
⑦　苏齐，等. 清白汤佐治小儿急性白血病[J]. 吉林中医药，2002，22(1)：30-31.
⑧　刘旭梅. 小剂量阿糖胞苷加中药治疗急性非淋巴细胞性白血病[J]. 浙江中西医结合杂志，2001，11(10)：628.

蛇舌草 30 克、黄芩 15 克、天仙藤 15 克。每日 1 剂,水煎 200 毫升,早晚分服。杨文华等用扶正解毒方配合化疗治疗急性白血病 38 例。化疗期间再加入二陈汤加减:陈皮 10 克、半夏 10 克、茯苓 10 克、厚朴 10 克、甘草 6 克、紫苏 10 克、竹茹 10 克。化疗间歇期继服扶正解毒方。扶正中药补气生血,增强免疫力,提高机体抗病和修复能力;二陈汤清肝利胆,和胃化浊止呕,减轻化疗反应。①

23. **中药煎剂坐浴** 大黄 15 克、白及 15 克、槐花 15 克、苍术 20 克、枯矾 20 克、苦参 20 克、金银花 20 克、蒲公英 20 克、紫花地丁 20 克。将上药加适量水浸泡 30 分钟,水煎 2 次,每次煎 30 分钟,合并 2 次药液约 100 毫升。每日 3 次或每次便后坐浴,每次用前取上述药物 1/3 量加热,待接近人体温度时坐浴。坐浴时间 15～20 分钟,14 天为 1 个疗程,用 1～2 个疗程。适用于急性早幼粒细胞白血病化疗后肛周脓肿。②

24. **王庆云等经验方**

(1)诱导期(化疗期) 以清热解毒、抗癌攻邪为主。基本方:生地黄 30 克、牡丹皮 10 克、玄参 10 克、青黛(另包)3 克、栀子 10 克、紫花地丁 15 克、白花蛇舌草 20 克、半枝莲 10 克、赤芍 10 克、地骨皮 10 克。随症加减:出血者,加水牛角粉;发热者,加龙胆草、羚羊角粉;骨痛者,加蒲黄、五灵脂、乳香。

(2)化疗间歇期与缓解期 以益气养血、扶正固本为主。基本方:党参 15 克、黄芪 30 克、白术 10 克、熟地黄 30 克、当归 10 克、阿胶(烊化)15 克、紫河车 10 克、枸杞子 10 克、淮山药 15 克、炒白芍 10 克。随症加减:食欲不佳者,去熟地黄,加焦楂曲、茯苓、陈皮;头晕乏力,加山茱萸、龟甲;口腔溃疡,加生石膏、玄参、牛膝。王庆云等以此法治疗急性非淋巴细胞白血病 12 例,疗效显著。③

25. **谭道华等经验方**

(1)初期 治宜清热解毒、益气养阴。药用金银花、连翘、大青叶、白花蛇舌草、七叶一枝花、半枝莲、山豆根、水牛角、石膏、知母、玄参、何首乌、黄芪、白术、茯苓。随症加减:出血者,加凉血止血药生地黄、牡丹皮、仙鹤草、鲜茅根、小蓟、侧柏叶、白及;肝脾肿大,加活血祛瘀药丹参、桃仁、红花、川芎;淋巴结肿大,加软坚散结药鳖甲、生牡蛎、山慈菇、海浮石。

(2)化疗后 治宜扶正固本、补肾填髓。药用党参、黄芪、白术、补骨脂、菟丝子、鹿角胶、枸杞子、女贞子、墨旱莲、龟甲胶、阿胶、熟地黄、当归、陈皮。并根据临床表现随症加减。④

26. **活血化瘀基本方** 当归 15～30 克、川芎 15～30 克、鸡血藤 15～30 克、赤芍 15～20 克、红花 8～10 克、三七粉(研细末分次吞服)6 克。随症加减:气血两虚者,加党参 15～30 克、黄芪 15～30 克、白术 10 克、首乌 10～15 克、黄精 15 克、枸杞子 15 克、熟地黄 15～30 克;肝肾阴虚,加枸杞子 15 克、女贞子 15 克、首乌 10～15 克;热毒炽盛,加水牛角 30 克、生地黄 30 克、牡丹皮 12～15 克、茜草 10 克、七叶一枝花 6 克、金银花 20 克、连翘 15～20 克、蒲公英 20～30 克、板蓝根 15 克。⑤

三、单独用方

1. **七真精补髓膏(吴大真经验方)** 百合 90 克、山药 90 克、茯苓 90 克、沙参 120 克、麦冬 60 克、五味子 60 克、熟地黄 90 克、砂仁 20 克、墨旱莲 60 克、女贞子 60 克、黄精 60 克、鸡血藤 60 克、鳖甲胶 60 克、鱼鳔胶 60 克、西洋参(另炖)30 克、别直参(另炖)30 克、冬虫夏草(研粉)60 克、冰糖 240 克。前 14 味水煎,滤取药液,文火浓缩,加入西洋参和别直参液、冬虫夏草粉、冰糖,收膏。每次 5 克,早晚开水冲服。补肾助阳,填精补髓。⑥

2. **补清结合方** 灵芝 5 克、大青叶 3 克、牛黄

① 杨文华,等. 扶正解毒方对急性白血病化疗患者减毒作用的临床观察[J]. 中医杂志,2000,41(10):610-611.
② 李金梅,等. 中西医结合治疗急性早幼粒细胞白血病化疗后肛周脓肿 32 例[J]. 中国中西医结合杂志,1999,19(8):501-502.
③ 王庆云,等. 中西医结合治疗急非淋白血病 12 例[J]. 江苏中医,1998,19(4):18-19.
④ 谭道华,鲁凤. 中西医结合治疗急性白血病 12 例[J]. 实用中西医结合杂志,1994,7(3):146-147.
⑤ 邓有安. 活血化瘀中药加抗癌治疗急性白血病近期疗效观察[J]. 中西医结合杂志,1988,8(11):683.
⑥ 尚怀海,等. 中医名方验方丛书·肿瘤治疗名方验方[M]. 北京:人民卫生出版社,2016(5):409-410.

0.2克、女贞子4克、沙苑子3克、板蓝根4克、冬虫夏草7克、羚羊角2克、黄精5克、赤芍3克、何首乌5克、野苦草15克、当归5克、红花2克、麦冬4克、五加皮5克。随症加减：严重出血，酌加仙鹤草、三七等；严重骨关节疼痛，酌加独活、羌活；纳差，酌加谷芽、六神曲。每日2剂，水煎300毫升，早晚口服。连续治疗30天为1个疗程。治疗30例白血病，完全缓解16例，明显进步11例，无效3例，总有效率90.0%。[①]

3. 降白丹 皂角刺30克、天花粉30克、青黛30克、知母30克、地骨皮30克、当归20克、连翘20克、羚羊角3克、金银花15克、赤芍15克、水蛭15克、土鳖虫10克。每日1剂，水煎服。滋阴降火，清骨髓实热。邹鑫以降白丹治疗白血病引起白细胞升高50例，疗效显著。[②]

4. 扶正康方 人参10克、黄芪20克、木灵芝15克、白术15克、茯苓20克、薏苡仁30克、大枣10枚、甘草6克。用水浸泡1小时，煎煮30分钟，反复2次。将2次药汁混合后，分成2份，早晚各服1次。服药时间不少于30天。杨玉兰等用扶正康方治疗白血病22例，益气健脾，扶正固本。[③]

四、与其他方法合用方

虞荣喜造血干细胞移植联合中医中药方

（1）造血干细胞回输后 以益气养阴、健脾和胃为治法。药用太子参30克、黄芪15克、人参15克、麦冬12克、五味子12克、石斛30克、生地黄12克、玄参12克、薏苡仁30克、扁豆12克、白术12克、茯苓30克、刀豆壳15克、陈皮9克、木香6克。随症加减：若有骨蒸劳热、五心烦热、寐劣多梦等阴虚火旺证者，酌加知母9克、黄柏9克、龟甲15克、鳖甲15克、龙骨30克、牡蛎30克滋阴降火；若有恶心、呕吐、纳呆等脾胃不和症状，则可酌加姜半夏9克、姜竹茹12克、木香6克、砂仁9克等醒脾和胃降逆。

（2）恢复期中药治疗 以益气养血、补肾固精为治法。药用人参30克、黄芪30克、熟地黄12克、当归12克、首乌30克、阿胶（烊化）15克、黄精12克、肉苁蓉6克、补骨脂12克、菟丝子30克、鸡血藤12克。随症加减：如BPC减少明显，酌加止血生血药物，如仙鹤草30克、紫珠草30克、茜草15克等。每日1剂，水煎，早晚分服，连服3～5个月。造血干细胞移植联合中医中药治疗白血病10例，有效减轻移植后并发症。[④]

急性白血病单方

1. 枸杞子桂圆茶 组成：枸杞子30克、桂圆肉10克。功效主治：滋补肝肾，养血健脾；适用于白血病化疗后肝肾阴虚者。制备方法：将枸杞子、桂圆肉分别拣去杂质，洗净，晒干或烘干，一分为二，每份含枸杞子15克，桂圆肉5克，备用。冲茶饮用，每日2次，每次取1份，放入杯中，以沸水冲泡，加盖闷15分钟即可。用法用量：频频饮服，一般每份可连续冲泡3～5次，冲泡至最后，可嚼食枸杞子及桂圆肉。[⑤]

2. 洋参银耳鸡蛋羹 组成：西洋参3克、银耳15克、鸡蛋2只。功效主治：养阴生津，升白细胞；适用于白血病化疗后气阴两虚者。制备方法：西洋参研粉备用。银耳水发，洗净，撕成碎片，放入锅中，加适量水，用大火煮沸后，改用小火煨烂。将鸡蛋汁、西洋参末徐徐倒入，搅拌均匀，再煮沸2～3分钟即成。用法用量：每日1剂，早晚分食。[⑥]

3. 红枣糕 组成：红枣1000克、红糖300克、白糖100克、蜂蜜400克。功效主治：益气养血，健脾生津；适用于白血病化疗后气血两虚者。制备方法：将红枣洗净去核，加水煮烂，捣成泥

① 何瑜洁. 补清结合方治疗白血病30例临床观察[J]. 实用中医内科杂志,2014,28(8)：52-53.
② 邹鑫. 降白丹治疗白血病引起白细胞升高的临床应用及探讨[J]. 河南中医,2004,24(7)：69-70.
③ 杨玉兰,等. 扶正康对22例白血病患者NK细胞活性及T细胞亚群分布的影响[J]. 江苏中医,1999,20(9)：13.
④ 虞荣喜,等. 造血干细胞移植联合中医中药治疗恶性血液病12例[J]. 中国中西医结合杂志,2001,21(2)：90-93.
⑤ 王惟恒,杨吉祥. 肿瘤千家妙方[M]. 北京：中国科学技术出版社,2017(3)：148.
⑥ 同上.

状,调入红糖、白糖、蜂蜜,以此揉面团,加泡发剂,用烤箱烤熟。用法用量:做餐食。①

4.白茅花茶 组成:白茅花10克。功效主治:凉血止血;适用于白血病之鼻衄、尿血等出血症。制备方法:煎汤,取汁。用法用量:内服。②

5.马齿苋阿胶汤 组成:马齿苋60克、阿胶10克。功效主治:清热解毒,滋养补虚;适用于急、慢性白血病有肠道感染、低热贫血者。制备方法:将马齿苋洗净,水煎取汁,阿胶烊化兑入。用法用量:每日分2~3次饮服。③

6.白花蛇舌草 组成:白花蛇舌草30~60克。功效主治:清热解毒;适用于白血病。用法用量:水煎服。④

7.蟾酥 组成:蟾酥0.015~0.3克。功效主治:清热解毒;适用于急性粒细胞性白血病。用法用量:装入胶囊。每晚睡前服,10次为1个疗程。⑤

8.青黛 组成:青黛2~4克。功效主治:解毒蚀疮;适用于急性白血病。用法用量:分装胶囊。每日分3次,饭后吞服。⑥

9.大黄 组成:大黄100克。功效主治:清热解毒;适用于急性白血病。用法用量:每日1剂,水煎服。⑦

10.山慈菇膏 组成:山慈菇200克、蜂蜜250克。功效主治:解毒散瘀;适用于白血病。制备方法:山慈菇研成细末,与蜂蜜炼制成膏。用法用量:每次15~30克,每日2次,开水送下。每日1剂,水煎服。⑧

11.乌芷饮 组成:何首乌15克、白芷9克。功效主治:养血解毒;适用于白血病、慢淋肾衰。制备方法:水煎。用法用量:代茶饮。⑨

12.三鲜饮 组成:鲜生地黄250克、鲜白茅根250克、鲜蒲公英50克。功效主治:滋阴,清热,解毒;适用于白血病。用法用量:每日1剂,水煎当茶饮。⑩

13.乳没丸 组成:乳香60克、没药60克、雄黄30克。功效主治:攻毒蚀疮,化瘀止痛;适用于白血病。用法用量:共研细末,和以米饭适量,捣为丸,晒干。每次1~3克,每日1~3次,开水送服。⑪

14.蟾蜍蛋 组成:大蟾蜍1只、小鸡蛋1个。功效主治:以毒攻毒,养正固本;适用于急性粒细胞性白血病。制备方法:蟾蜍带皮洗净,用刀沿腹中线划开,不去内脏,放鸡蛋与腹腔内,以线缝合,加水文火煮沸30分钟,肉烂蛋熟即成。用法用量:只吃鸡蛋,每天1个,6天为1个疗程。⑫

15.薏苡仁炖苦瓜 组成:薏苡仁50克、白扁豆30克、苦瓜250克、盐3克、味精3克。功效主治:补脾,祛湿,凉血,抗癌;适用于白血病。制备方法:薏苡仁、白扁豆洗净,浸泡2个小时,苦瓜洗净,去瓤,切成小块。薏苡仁、白扁豆、苦瓜同入锅内,加水烧沸,文火炖煮30分钟,加入盐、味精即成。用法用量:每服食100克,并喝汤,每日1次。⑬

16.木瓜粥 组成:鲜木瓜1个、粳米50克、白糖适量。功效主治:平肝和胃,舒筋除湿,抗癌;适用于急、慢性淋巴细胞白血病。制备方法:木瓜洗净,切成四瓣,加水煎汁,再加粳米、白糖煮粥。用法用量:每日1次,连服10日。⑭

① 王惟恒,杨吉祥.肿瘤千家妙方[M].北京:中国科学技术出版社,2017(3):148.
② 王惟恒,杨吉祥.肿瘤千家妙方[M].北京:中国科学技术出版社,2017(3):150.
③ 同上.
④ 尚怀海,等.中医名方验方丛书·肿瘤治疗名方验方[M].北京:人民卫生出版社,2016(5):420.
⑤ 同上.
⑥ 尚怀海,等.中医名方验方丛书·肿瘤治疗名方验方[M].北京:人民卫生出版社,2016(5):420-421.
⑦ 尚怀海,等.中医名方验方丛书·肿瘤治疗名方验方[M].北京:人民卫生出版社,2016(5):421.
⑧ 同上.
⑨ 同上.
⑩ 同上.
⑪ 同上.
⑫ 尚怀海,等.中医名方验方丛书·肿瘤治疗名方验方[M].北京:人民卫生出版社,2016(5):422.
⑬ 尚怀海,等.中医名方验方丛书·肿瘤治疗名方验方[M].北京:人民卫生出版社,2016(5):422-423.
⑭ 尚怀海,等.中医名方验方丛书·肿瘤治疗名方验方[M].北京:人民卫生出版社,2016(5):423.

17. 百合地黄粥　组成：干地黄 50 克、百合 30 克、粳米 30 克、蜂蜜适量。功效主治：养阴清热，凉血安神；适用于白血病阴虚血热。制备方法：地黄洗净，浸泡 0.5～1 小时，水煎煮 15～20 分钟，去渣取汁，再放入粳米、百合同煮成稀粥，兑入蜂蜜即成。用法用量：早晚各服 1 小碗，每日 1 剂。①

18. 天冬粥　组成：天冬 20 克、粳米 100 克、冰糖少许。功效主治：滋阴润肺，生津止咳；适用于白血病，阴虚有热，干咳少痰或无痰。制备方法：将天冬洗净，加水煎取浓汁，入粳米煮沸，加入冰糖，煮成粥。用法用量：每天服食 1～2 小碗。②

19. 藕米糕　组成：藕粉 150 克、糯米粉 150 克、白糖 150 克。功效主治：滋补养胃，涩肠止血；适用于白血病有吐血、便血、尿血、皮下瘀斑等。用法用量：随量食用。制备方法：用适量水将上料揉成面团，放入容器内压制，蒸熟即成。③

20. 竹茅饮　组成：淡竹叶 10 克、白茅根 10 克。功效主治：清热泻火，凉血止血；适用于白血病尿血明显。制备方法：洗净，放入保温杯中，沸水冲泡 20 分钟。用法用量：代茶顿饮。④

21. 鹤草藕汁饮　组成：鲜仙鹤草 300 克、鲜藕 300 克、冰糖少许。功效主治：凉血止血，散瘀；适用于白血病发热、发斑、便血或出血后口干、口苦。制备方法：仙鹤草洗净，切细，榨汁；鲜藕洗净，打碎，榨汁；两汁混合成 80～100 毫升，加少许冰糖煮沸即成。用法用量：随时饮用。⑤

22. 芦荟饮　组成：芦荟叶 1 片（长约 30 厘米）、苹果 1 个、白糖 20 克。功效主治：清热解毒，通便，杀虫；适用于白血病，热结便秘。制备方法：芦荟、苹果共同用榨汁，加白糖调匀即成。用法用量：不拘时饮用。⑥

23. 鲜汁饮　组成：鲜地黄 50 克、鲜白茅根 50 克、白糖适量。功效主治：清热解毒，凉血祛瘀；适用于白血病，热毒炽盛，血热妄行。制备方法：地黄、白茅根洗净，切段，捣成泥状，取汁，加入白糖即成。用法用量：每日 1 剂，少量多次饮用。⑦

24. 胡萝卜饮　组成：胡萝卜 500 克。功效主治：健脾化滞，抗癌；适用于白血病。制备方法：洗净，榨汁。用法用量：每日 1 剂，饮用。⑧

25. 阿胶牛奶饮　组成：阿胶 15 克、牛奶 250 毫升、蜂蜜 20 克。功效主治：益气养血，滋阴补钙；适用于白血病化疗引起的骨髓抑制，尤宜化疗后贫血、骨质疏松。制备方法：阿胶烊化，兑入煮沸的牛奶和蜂蜜中即成。用法用量：早晚饮服。⑨

26. 赤芍大枣茶　组成：赤芍 15 克、大枣 25 克、红茶 1 克。功效主治：行瘀消肿，凉血止痛，补益气血；适用于白血病。制备方法：赤芍洗净，放入砂锅中，加水煮沸后入大枣，再煮 5 分钟，加入红茶即成。用法用量：每日饭后饮用。注意事项：不宜长期饮用。⑩

27. 止呕散　组成：半夏、生姜各等份。功效主治：止呕；适用于白血病化疗后胃肠道反应。制备方法：以鲜生姜汁调糊。用法用量：填于神阙穴。⑪

28. 全蝎解毒汤　组成：全蝎 10～15 克、半枝莲 15 克、白花蛇舌草 30 克。功效主治：清热解毒，养血活血；适用于难治性白血病。用法用量：水煎。⑫

---

① 尚怀海，等. 中医名方验方丛书·肿瘤治疗名方验方[M]. 北京：人民卫生出版社,2016(5)：423.
② 尚怀海，等. 中医名方验方丛书·肿瘤治疗名方验方[M]. 北京：人民卫生出版社,2016(5)：424.
③ 尚怀海，等. 中医名方验方丛书·肿瘤治疗名方验方[M]. 北京：人民卫生出版社,2016(5)：425.
④ 尚怀海，等. 中医名方验方丛书·肿瘤治疗名方验方[M]. 北京：人民卫生出版社,2016(5)：426.
⑤ 同上.
⑥ 同上.
⑦ 同上.
⑧ 尚怀海，等. 中医名方验方丛书·肿瘤治疗名方验方[M]. 北京：人民卫生出版社,2016(5)：426 - 427.
⑨ 尚怀海，等. 中医名方验方丛书·肿瘤治疗名方验方[M]. 北京：人民卫生出版社,2016(5)：427.
⑩ 同上.
⑪ 贺立明，等. 中药穴位外敷防治急性白血病化疗后胃肠道反应疗效观察[J]. 中国中医药信息杂志,2012,19(3)：74 - 75.
⑫ 史哲新，等. 中西医结合治疗难治性白血病临床观察[J]. 新中医,2011,43(1)：95 - 96.

29. 蟾黄酒　组成：蟾蜍、黄酒。功效主治：抗肿瘤；适用于白血病。制备方法：取125克蟾蜍15只，剖腹去内脏，洗净加黄酒1 500毫升，放入瓷罐中封闭，然后置入铝锅内加水，用火煮沸2小时，将药液过滤即得。用法用量：成人每次服15～30毫升，每日3次，饭后服。儿童酌减。[①]

30. 藕汁、三七粉、玳瑁粉　组成：鲜藕、三七粉、玳瑁粉。功效主治：清热解毒，凉血止血；适用于急性白血病鼻衄。制备方法：鲜藕300～500克，切碎捣烂，挤压取汁，约150毫升，加热。用法用量：藕汁冲服三七粉2克、玳瑁粉2克，每日2次，早晚分服。5天为1个疗程。[②]

31. 大黄　组成：大黄粉3～6克。功效主治：导毒外泄，通腑退热，祛瘀生新。止血存阴，引气下行，降气止呕；适用于白血病高热不退、呕吐、鼻衄或齿龈出血。用法用量：冲服。[③]

32. 白花丹根汤　组成：白花丹根30克、葵树子30克、白花蛇舌草30克。功效主治：清热解毒，养血活血；适用于白血病。用法用量：水煎。[④]

33. 及乌汤（《肿瘤临证备要》）　组成：白及9克、何首乌9克。功效主治：养阴扶正；适用于白血病。用法用量：每日1剂，水煎，分2次服。[⑤]

34. 白血病方39　组成：羊蹄根60克（或加苦参60克）。功效主治：扶正抗癌，利湿解毒；适用于急性白血病。制备方法：水煎开后入药煎15～20分钟，煎二汁，煎成200毫升内服。用法用量：每日1剂，分2次服。[⑥]

35. 白血病方40（《肿瘤的诊断与防治》）　组成：猪脾（烤干研末）1.5克、野百合粉1.5克。功效主治：养阴扶正抗癌；适用于白血病。制备方法：

法：上药研细末混合装入胶囊内备用。用法用量：每日服3次，每次2～3粒。[⑦]

急性白血病中成药

1. 湿润烧伤膏　组成：黄连、黄柏、黄芩、地龙、罂粟壳。功效主治：清热解毒，止痛，生肌；适用于白血病化疗后口腔溃疡。用法用量：外用。[⑧]

2. 消癌平注射液　组成：通关藤。功效主治：清热解毒，化痰软坚；适用于白血病。用法用量：20毫升加入0.9%氯化钠注射液200毫升中静脉滴注，每天一次，自化疗开始至化疗结束，共7天。[⑨]

3. 复方红豆杉胶囊　组成：红豆杉、红参、甘草。功效主治：抗肿瘤；适用于白血病。用法用量：0.3克/片，1次0.6克，1日3次，饭后服，连服21天，休息7天为1个疗程。[⑩]

4. 复方浙贝颗粒　组成：浙贝母、汉防己、川芎。功效主治：化瘀散结，活血化瘀；适用于难治性急性白血病。用法用量：每次1袋，每天2次，连服14天。[⑪]

5. 祛白胶囊　组成：玳瑁、全蝎、太子参、牛黄等。功效主治：清热解毒，益气养阴；适用于白血病。用法用量：口服。[⑫]

6. 滋阴生血胶囊　组成：阿胶、生地黄、黄芪、何首乌、牛黄等。功效主治：清热解毒，益气养阴；适用于白血病。用法用量：口服。[⑬]

7. 川芎嗪注射液　组成：川芎嗪。功效主治：抗肿瘤；适用于急性髓系白血病。用法用量：240～360毫克/天，于化疗前3天开始应用，直至

① 李世文，康满珍. 当代抗肿瘤妙方[M]. 郑州：河南科学技术出版社，2011(9)：199.
② 黄衍强，等. 藕汁冲服三七、玳瑁治疗急性白血病鼻衄[J]. 山东中医杂志，2006，25(8)：543.
③ 王诗伟，等. 大黄在白血病治疗中的应用[J]. 浙江中医杂志，2003，38(2)：82.
④ 陈熠，丛众. 肿瘤单验方大全[M]. 北京：中国中医药出版社，1998(6)：645-646.
⑤ 本刊编辑部. 白血病[J]. 浙江中医学院学报，1990，14(5)：55-56.
⑥ 同上.
⑦ 同上.
⑧ 李小华，等. 湿润烧伤膏治疗急性白血病患者化疗后口腔溃疡36例临床观察[J]. 浙江中医杂志，2015，50(3)：194.
⑨ 佟丽，等. 消癌平注射液联合化疗治疗初发非M3型急性髓细胞白血病60例临床观察[J]. 河北中医，2015，37(1)：95-97.
⑩ 罗婷，等. 复方红豆杉胶囊联合沙利度胺治疗骨髓增生异常综合症临床观察[J]. 浙江中西医结合杂志，2014，24(3)：223-225.
⑪ 李冬云. 复方浙贝颗粒对难治性急性白血病患者生存期影响的临床观察[J]. 中国中西医结合杂志，2012，32(7)：889-891.
⑫ 王永瑞，等. 急性白血病辨治经验[J]. 山东中医杂志，2009，28(7)：471-472.
⑬ 同上.

化疗结束时止,连用 8～10 天。①

8. 苦参碱注射液 组成:苦参碱。功效主治:抗肿瘤;适用于急性髓系白血病。用法用量:40～60 毫升/天,于化疗开始到化疗后第 7 天止,连用 12～14 天。②

9. 参附注射液 组成:红参、黑附片提取物。功效主治:抗肿瘤;适用于急性髓系白血病化疗后骨髓抑制期。用法用量:30～40 毫升/天,于化疗停止后连用 10～14 天。③

10. 黄芪注射液 组成:黄芪。功效主治:扶正固本,保护造血系统功能;适用于白血病。用法用量:50 毫升加入 5％葡萄糖中 250 毫升静脉滴注,每日 1 次,一般化疗前开始应用,共 2 周。④

11. 复方皂矾丸 组成:西洋参、海马、皂矾、大枣、核桃仁、肉桂等。功效主治:温肾健髓,滋阴补肾,生血止血;适用于急性白血病。用法用量:每次 9 粒,每日 3 次,口服,1～3 周。⑤

12. 参麦注射液 组成:红参、麦冬,每瓶 50 毫升。功效主治:促进造血功能恢复;适用于急性白血病。用法用量:50 毫升加入 5％葡萄糖注射液 500 毫升静脉滴注 1～7 天。⑥

13. 参芪扶正注射液 组成:党参、黄芪。功效主治:提高免疫力,促进造血功能恢复;适用于急性白血病。用法用量:250 毫升,每日 1 次,28 天为 1 个疗程。⑦

14. 归脾丸 组成:黄芪、白术、酸枣仁、人参、龙眼肉等。功效主治:益气补血,健脾养心;适用于白血病。用法用量:口服,一次 8～10 丸,

每日 3 次。⑧

15. 榄香烯乳 组成:β-γ-δ-榄香烯混合液,为姜科植物莪术中提取的抗癌有效成分。功效主治:抗肿瘤;适用于白血病。用法用量:400 毫克加入 5％葡萄糖注射液 400 毫升中静脉滴注,每日 1 次,连续 14～21 天。⑨

16. 补骨脂胶囊 组成:补骨脂。功效主治:补益肾精,温肾阳;适用于白血病。用法用量:0.4 克/粒,4 粒/次,每日 3 次,服用 30 天。⑩

17. 康莱特注射液 组成:薏苡仁油,10 克/100 毫升。功效主治:抗肿瘤;适用于急性非淋巴细胞白血病。用法用量:100 毫升/天,静脉滴注,第 1～5 天。⑪

18. 白血康 组成:雄黄、青黛、太子参、丹参等。功效主治:抗肿瘤;适用于急性早幼粒细胞白血病。用法用量:5～10 片/次,每日 3 次,连续服药直至完全缓解。⑫

19. 血美安胶囊 组成:猪蹄甲、生地黄、赤芍、枸杞子等。功效主治:清热养阴,活血生血;适用于急性白血病。用法用量:6 粒/次,3 次/天。⑬

20. 复方黄黛片 组成:青黛、雄黄、太子参、丹参。功效主治:清热解毒,益气生血;适用于急性早幼粒细胞白血病。用法用量:初服量 5 片,3 次/天,1 周后逐渐增至 10～12 片,3 次/天,直至完全缓解。⑭

21. 复方丹参液 组成:丹参、三七、冰片等。功效主治:活血化瘀,理气止痛;适用于复发难治性白血病。用法用量:本品 20 毫升加入 10％葡

① 李达,等. 中医序贯疗法辅助化疗治疗难治性急性髓系白血病疗效观察[J]. 深圳中西医结合杂志,2007,17(2):118-119.
② 同上.
③ 同上.
④ 朱伟. 黄芪对提高白血病巩固治疗中化疗药物剂量的影响[J]. 时珍国医国药,2007,18(4):939.
⑤ 杨敏,等. 复方皂矾丸防治急性白血病患者化疗所致骨髓抑制的疗效观察[J]. 四川中医,2006,24(3):65-66.
⑥ 王建英,等. 参麦注射液对急性白血病化疗患者骨髓造血功能保护作用的研究[J]. 中国中西医结合杂志,2005,25(3):266-267.
⑦ 魏影非,等. 参芪扶正注射液配合化疗治疗急性白血病疗效及对 T 淋巴细胞亚群和血清 IFN-γ、IL-10、IL-2 水平的影响[J]. 中国中西医结合杂志,2005,25(4):303-306.
⑧ 黄衍强. 对白血病防治有辅助作用的中成药[J]. 家庭中医药,2004(3):49.
⑨ 陈洁,等. 榄香烯乳在难治性老年白血病中的应用[J]. 中国中西医结合杂志,2004,24(10):935-936.
⑩ 蔡宇,等. 补骨脂胶囊对 24 例白血病化疗后免疫功能的影响[J]. 陕西中医,2003,24(12):1059-1060.
⑪ 高炳华,等. 康莱特注射液联合小剂量化疗治疗急性非淋巴细胞白血病 24 例[J]. 中国中西医结合杂志,2002,22(6):462-463.
⑫ 李达,等. 白血康为主治疗难治及复发性急性早幼粒细胞白血病 7 例[J]. 中国中西医结合杂志,2001,21(8):607.
⑬ 梁永生. 血美安胶囊在急性白血病化疗后间歇期的临床应用[J]. 广州中医药大学学报,2001,18(4):298-300.
⑭ 向阳,等. 复方黄黛片治疗急性早幼粒细胞白血病疗效分析[J]. 临床血液杂志,2000,13(1):11-12.

萄糖溶液 500 毫升中静脉滴注。[1]

22. 云南白药　组成:三七等。功效主治:活血化瘀,消肿止痛;适用于急性髓系白血病。用法用量:每日 10 克口服,3 周后改为每日 8 克。[2]

23. 梅花点舌丹　组成:牛黄、珍珠、麝香、蟾酥、熊胆、雄黄、朱砂、硼砂、葶苈子、乳香、没药、血竭、沉香、冰片。功效主治:清热解毒,消肿止痛;适用于白血病。用法用量:每天服用 18~36 粒,连服 10~60 天,至白血病细胞下降至正常范围时停药。[3]

24. 癌灵一号　组成:主要成分为 As_2O_3。功效主治:抗肿瘤;适用于急性早幼粒细胞白血病。用法用量:本品 10 毫升加 5%~10% 葡萄糖注射液 500 毫升静脉滴注。诱导缓解期治疗 28 天为 1 个疗程,间隔 2 周;巩固治疗 14 天为 1 个疗程,间隔 1~3 月。[4]

25. 紫金锭　组成:山慈菇、大戟、雄黄、朱砂、千金子霜、五倍子、麝香。功效主治:清热解毒,活血消肿,辟秽化浊;适用于白血病。用法用量:每次 1.5~3.0 克,每天 2~3 次,口服;用醋调开后外涂,每天 2~3 次,外敷湿纱布保持湿润。[5]

26. 六神丸　组成:珍珠粉、牛黄、麝香、腰黄、蟾酥、冰片。功效主治:清热解毒,化瘀止痛;适用于白血病。用法用量:成人每天 30~180 粒,分 2~3 次口服,小儿酌减 15~20 天为 1 个疗程,间隙 10 天,周而复始。[6]

27. 犀黄丸　组成:麝香、牛黄、乳香、没药。功效主治:清热解毒,化痰散结,活血化瘀;适用于白血病。用法用量:每天 4.5 克,分 2~3 次口服。[7]

28. 牛黄解毒片　组成:雄黄、牛黄、冰片、生石膏、大黄、黄芩、桔梗、甘草。功效主治:清热解毒,疏风止痛;适用于白血病。用法用量:每日 6~8 片,分 2 次服;维持量每日 4~6 片。[8]

29. 抗白丹(原名七星丹)　组成:雄黄、巴豆、生川乌、乳香、郁金、槟榔、朱砂、大枣。功效主治:杀虫解毒,破积祛瘀;适用于急性白血病。用法用量:成人每日服 4~8 丸,小儿 1~4 丸,连服 3~5 天,休息 1 天。[9]

30. 灵芝口服液　组成:灵芝,10 毫升/支,每支含生药 3 克。功效主治:抗肿瘤,提高免疫力;适用于白血病。用法用量:每次口服原液 10 毫升,每日 3 次,每个疗程 30 天。[10]

31. 复方青黛片　组成:青黛、太子参、丹参、雄黄等。功效主治:清热解毒,消斑化瘀,祛风止痒;适用于难治复发性急性早幼粒细胞白血病。用法用量:每片 0.25 克,开始每日 3.75 克,分 3 次饭后口服,3 天后逐渐加量至每日 7.5 克。[11]

32. 散结灵片　组成:石菖蒲 62 斤、当归 46.8 斤、木鳖子(去皮)93 斤、草乌(甘草、金银花水制)93 斤、地龙肉 93 斤、白胶香 93 斤、五灵脂(醋制)93 斤、乳香(醋制)46.8 斤、没药(醋制)46.8 斤、香墨 7.7 斤。功效主治:活血止痛,消结解毒;适用于急性白血病。用法用量:每次半袋,温开水送服,每日 2 次。注意事项:孕妇勿服。[12]

33. 复方丹参注射液　组成:丹参、降香。功效主治:活血化瘀;适用于复发性难治性白血病。用法用量:20 毫升加入 10% 葡萄糖溶液 500 毫升中静脉滴注,每日 1 次,化疗前 1 天开始,直至化疗后结束。[13]

[1] 刘丽宁. 中成药在治疗白血病中的应用[J]. 陕西中医学院学报,1999,22(2):42-43.
[2] 同上.
[3] 同上.
[4] 胡晓梅,等. 癌灵一号治疗急性早幼粒细胞白血病 62 例[J]. 中国中西医结合杂志,1999,19(8):473-476.
[5] 唐由君. 传统抗癌中成药配合中药复方治疗白血病的研究[J]. 中国中西医结合杂志,1998,18(10):583-584.
[6] 同上.
[7] 同上.
[8] 杨新中,等. 砷剂治疗白血病概况[J]. 中医杂志,1997,38(1):51-54.
[9] 同上.
[10] 秦群,等. 灵芝口服液配合化疗治疗恶性血液疾病的临床观察及实验研究[J]. 中国中药杂志,1997,22(6):378-380.
[11] 孔凡盛,等. 复方青黛片治疗难治复发性急性早幼粒细胞白血病 12 例[J]. 山东中医学院学报,1996,20(2):119-120.
[12] 陈信义,等. 急性白血病中医证治述要[J]. 中国农村医学,1995,23(5):51-54.
[13] 朱海洪. 复方丹参注射液配合化疗治疗复发性难治性白血病[J]. 中国中西医结合杂志,1994,14(8):502.

34. 安宫牛黄丸（《温病条辨》） 组成：牛黄30克、郁金30克、犀角（水牛角代）30克、黄芩30克、黄连30克、雄黄30克、栀子30克、朱砂30克、梅片7.5克、麝香7.5克、珍珠15克。功效主治：清热解毒，消肿止痛；适用于急性白血病高热。用法用量：每次服1丸。①

慢性白血病辨证施治

1. 阴虚内热型 症见五心烦热，或午后潮热，或夜热早凉，盗汗自汗，口苦咽干，体倦乏力，胁下癥积，坚硬不痛，鼻衄、齿衄，紫癜，视网膜出血，舌红，苔黄或有剥苔，脉细弦数或涩。治宜滋阴清热、解毒消瘀。

（1）青蒿鳖甲汤（刘秀文经验方） 鳖甲62克、龟甲31克、青黛62克、金银花15克、生牡蛎31克、太子参31克、生地黄32克、鸡内金13克、山药31克、地骨皮31克、当归15克、赤芍12克、红花9克、炮甲片15克、牡丹皮12克、广木香9克、丹参3克。随症加减：气阴两虚者，加黄芪、党参、生地黄、熟地黄、五味子；补骨髓，加麦冬、阿胶。或以上药共研细末，炼蜜为丸，每丸9克。每日4～6丸，分2～3次服。适用于慢性粒细胞性白血病。②

（2）赵琳经验方

方①：青蒿12克、黄芩12克、地骨皮15克、牡丹皮15克、三棱15克、莪术15克、栀子15克、狗舌草15克、白花蛇舌草15克、青黛10克。适用于慢性粒细胞性白血病慢性期者属肝热血瘀。

方②：北沙参、牡丹皮15克、赤芍15克、炙鳖甲15克、墨旱莲15克、龙葵15克、鬼臼15克。适用于慢性粒细胞性白血病加速期者属毒盛阴伤。

方③：太子参15克、北沙参15克、生地黄15克、白芍15克、半枝莲15克、白花蛇舌草20克、青黛10克。适用于慢性粒细胞性白血病急变期

者正气已亏，邪热炽盛。③

（3）蒲莲膏地双根汤 蒲公英30克、藤梨根30克、半枝莲30克、生地黄30克、石膏（先煎）24克、金银花18克、当归12克、板蓝根12克、玄参12克、天冬9克、苦参9克。适用于慢性白血病。④

（4）洪子云经验方

方①：制首乌24克、潼蒺藜10克、川郁金10克、粉丹皮10克、玫瑰花10克、续断10克、川赤芍10克、枸杞子10克、生地黄15克、红丹参15克、忍冬藤15克、鸡血藤15克、板蓝根15克。

方②：白蔻仁10克、陈皮10克、法半夏10克、川郁金10克、粉丹皮10克、玫瑰花10克、川赤芍10克、制首乌24克、生地黄15克、丹参15克、忍冬藤15克、鸡血藤15克、白茯苓15克、玄参15克、藤梨根15克。

方③：制首乌、怀山药15克、北黄芪15克、藤梨根15克、女贞子10克、墨旱莲10克、川郁金10克、柏子仁10克、炒酸枣仁10克、生地黄10克、粉丹皮10克、白蔻仁10克、鸡血藤10克、枸杞子10克。适用于慢性白血病阴虚血热型。⑤

2. 气阴两虚型 症见面色少华，倦怠乏力，五心烦热，潮热盗汗，口干咽燥，心悸气促，头晕耳鸣，失眠，时有鼻衄、齿衄，皮下出血，妇女月经过多，舌质红，少苔，脉虚或细弱。治宜益气健脾、滋阴养血。

（1）白血病方41 黄精30克、黄芪15克、女贞子15克、丹参15克、天冬15克、玄参15克、牡蛎15克、川贝母10克、当归10克、莪术10克。〔见676页16.张燕萍等分4型（2）〕

（2）鳖甲芍药汤（《抗癌中草药大辞典》） 鳖甲62克、龟甲31克、青黛62克、生牡蛎30克、太子参30克、生地黄32克、鸡内金13克、山药31克、地骨皮31克、当归15克、赤芍12克、红花9克、炮甲片15克、牡丹皮12克、甘草3克、广木香9克。上药研末，炼蜜为丸，每丸重9克，每服4～6丸。健

① 本刊编辑部. 白血病［J］. 江中医学院学报，1990，14（5）：55－56.
② 尚怀海，等. 中医名方验方丛书·肿瘤治疗名方验方［M］. 北京：人民卫生出版社，2016（5）：406.
③ 赵琳，等. 中西医结合治疗慢性粒细胞性白血病60例临床观察［J］. 山东中医杂志，2008，27（3）：180－181.
④ 陈熠，丛众. 肿瘤单验方大全［M］. 北京：中国中医药出版社，1998，（6）：629.
⑤ 李济仁，等. 名老中医肿瘤验案辑按［M］. 上海：上海科学技术出版社，1990：426－427.

脾益气,滋阴活血。适用于慢性粒细胞白血病。[1]

(3) 生脉散合青蒿饮加减　人参、麦冬、北沙参、五味子、青蒿、柴胡、知母、龙骨、龟甲、女贞子、墨旱莲、酸枣仁、丹参、仙鹤草。〔见 678 页 21. 曾虹分 5 型(4)〕

(4) 白血病方 42(上海中医药大学附属曙光医院方)　太子参 15 克、天冬 12 克、生地黄 12 克、青蒿 9 克、地骨皮 9 克、白花蛇舌草 30 克、龙葵 9 克、半枝莲 9 克、墨旱莲 12 克、枸杞子 12 克、炙鳖甲 15 克、山豆根 12 克、连翘 9 克、忍冬藤 9 克、鸡内金 9 克、炙甘草 9 克。〔见 679 页 23. 应平平分 2 型(2)〕

(5) 抗白灵Ⅳ号方　西洋参 6 克、天冬 30 克、枸杞子 30 克、炙鳖甲 30 克、生地黄 30 克、黄精 30 克、紫丹参 30 克、卷柏 20 克、何首乌 20 克、阿胶(烊化)12 克、薏苡仁 50 克、青黄散(分吞)10 克。适用于慢性粒细胞性白血病。〔见 679 页 24. 苗土生分 4 型(4)〕

(6) 白血病方 43　黄芪、太子参、当归、白术、生地黄、麦冬、生牡蛎、土贝母、玄参、莪术。适用于慢性粒细胞性白血病合并骨髓纤维化。〔见 679 页 25. 焦中华分 3 型(1)〕

3. 气血两虚型　症见面色萎黄,头晕心悸,气弱懒言,体倦乏力,四肢不温,眩晕少寐,纳呆食少,唇舌色淡,舌体胖大,周边有齿痕,苔薄白,脉沉弱或细数。治宜补气养血,益气健脾。

(1) 八珍汤加减　党参 15 克、白术 12 克、茯苓 15 克、甘草 6 克、熟地黄 9 克、当归 9 克、川芎 9 克、白芍 12 克。随症加减:肝脾肿大明显,加牡丹皮 9 克、炙鳖甲 12 克;腹胀、纳呆、便溏、胸满、舌淡苔白腻,加半夏 9 克、竹茹 9 克、川朴花 5 克;皮肤紫癜、鼻衄、齿衄,加紫草 30 克、仙鹤草 30 克、大小蓟各 15 克;关节疼痛,加木瓜 12 克、丝瓜络 12 克、海风藤 15 克、羌活 9 克;低热、盗汗、羸瘦、口干、潮热、舌红少苔、脉细,加麦冬 9 克、五味子 9 克、牡丹皮 9 克、生地黄 12 克。服药期间忌烟酒及辛辣之品。[2]

(2) 蒲氏慢白汤(又名黄芪地黄阿胶汤,蒲辅周经验方)　黄芪 24 克、党参 15 克、龟甲 15 克、鳖甲 15 克、石决明 15 克、生地黄 12 克、阿胶(烊化)12 克、地骨皮 9 克、当归尾 6 克、牡丹皮 6 克、苏木 6 克。益气补血,通络消瘀。适用于慢性粒细胞白血病。[3]

(3) 归脾汤加味(《中医肿瘤治疗大成》)　党参 15 克、黄芪 15 克、白术 10 克、茯苓 10 克、当归 12 克、熟地黄 12 克、炙远志 5 克、酸枣仁 10 克、木香 10 克、青黛(冲服)6 克、半枝莲 20 克、生姜 3 片、大枣 10 枚、炙甘草 5 克。随症加减:梦多者,加夜交藤、合欢皮;血虚头昏者,加阿胶(烊化)、鹿角胶(烊化)、紫河车。[4]

(4) 血液 2 号方(《中国肿瘤秘方全书》)　党参 30 克、黄芪 30 克、生地黄 30 克、七叶一枝花 30 克、半枝莲 30 克、白花蛇舌草 30 克、白芍 15 克、当归 15 克、黄药子 10 克、马勃 6 克。[5]

(5) 八珍汤合膈下逐瘀汤加减(《中医辨证施治血液系统疑难病》)　当归 15 克、白芍 15 克、熟地黄 15 克、白术 15 克、党参 30 克、生黄芪 30 克、丹参 30 克、生牡蛎(先煎)30 克、川芎 9 克、阿胶(烊化)10 克、红花 10 克、茯苓 10 克。随症加减:心悸不宁者,加远志 6 克、石菖蒲 9 克;腹胀纳呆便溏者,加焦三仙各 10 克、陈皮 10 克、苍术 10 克;出血明显者,加仙鹤草 30 克、艾叶 10 克。[6]

(6) 当归补血汤合八珍汤加减　党参、黄芪、云茯苓、白术、当归、枸杞子、熟地黄、川芎、益母草、小蓟、仙鹤草、白花蛇舌草、青黛。〔见 678 页 21. 曾虹分 5 型(3)〕

(7) 参莲四白五黄汤　人参 10 克、黄连 10 克、黄药子 15 克、白术 15 克、白芥子 15 克、白芍 15 克、

① 花金宝,等. 名中医经方时方治肿瘤[M]. 北京:中国中医药出版社,2008:283.
② 林丹,等. 八珍汤联合羟基脲治疗中老年慢性粒细胞白血病的临床疗效观察[J]. 浙江中医药大学学报,2012,36(12):1260-1263.
③ 花金宝,等. 名中医经方时方治肿瘤[M]. 北京:中国中医药出版社,2008:283.
④ 花金宝,等. 名中医经方时方治肿瘤[M]. 北京:中国中医药出版社,2008:289.
⑤ 同上.
⑥ 同上.

黄芩15克、当归10克、夏枯草15克、半枝莲30克、白花蛇舌草30克、生地黄30克、黄芪30克。①

（8）益气活血汤　炙黄芪30克、赤芍10克、柴胡10克、川芎10克、浙贝母10克、太子参15克、当归15克、莪术15克、鸡血藤15克、鳖甲15克、丹参15克、土茯苓15克。适用于慢性粒细胞性白血病。②

（9）白血病方44　黄芪、党参、当归、白术、白芍、熟地黄、茯苓、枸杞子、生牡蛎、土贝母、白花蛇舌草、土茯苓、阿胶。适用于慢性粒细胞性白血病合并骨髓纤维化。〔见679页25.焦中华分3型（2）〕

4. 气虚血瘀型　症见疲倦乏力，畏寒喜暖，四肢不温，自汗气短，语音低微，皮肤瘀斑或伴鼻衄、齿衄、便血等，舌质紫黯或瘀斑，脉细弱。治宜益气养血、活血化瘀。

（1）益气消痞汤　黄芪20克、人参5克、莪术10克、三棱10克、丹参10克、土鳖虫30克、蛞蝓1克、桃仁10克、生地黄20克、当归6克、牛膝6克、马鞭草10克、大黄6克、甘草6克、山楂10克、六神曲10克、麦芽10克。适用于慢性粒细胞性白血病巨脾症。③

（2）参芪归甲汤　党参15克、炙黄芪9克、当归9克、炙鳖甲9克、制香附9克、炒枳壳4.5克、乌药9克、炙乳香4.5克、炙没药4.5克、凌霄花9克、虎杖15克、石见穿60克。随症加减：症见浅表淋巴结肿大，可加牡蛎30克、夏枯草15克。补气活血，解毒抗癌。适用于慢性白血病。④

（3）参归桃仁二术汤　党参12克、当归9克、茯苓9克、白术9克、熟地黄15克、桃仁9克、红花6克、香附9克、三棱9克、莪术9克、鳖甲15克。适用于慢性白血病。⑤

5. 气滞血瘀型　症见胁下癥块，或体表肿核，按之坚硬，时有胀痛，形体消瘦，头晕乏力，面色不华，皮肤瘀斑，胸骨压痛；舌黯红，或见瘀点、瘀斑，苔白，脉弦涩。治宜行气活血、祛瘀消癥。

（1）加减膈下祛瘀汤（潘敏求经验方）　桃仁10克、红花10克、当归12克、川芎10克、莪术10克、赤芍10克、法半夏10克、砂仁5克、陈皮10克、香附15克、乌药10克、枳壳10克、白术10克、茯苓10克、青黛（冲服）6克、七叶一枝花30克、白花蛇舌草30克。适用于慢性粒细胞白血病。随症加减：发热起伏，加地骨皮、制鳖甲；头昏乏力，加党参、黄芪、阿胶；积块大而坚硬作痛，加服鳖甲煎丸；颈项痰核，加山慈菇、海藻、牡蛎。⑥

（2）膈下逐汤加减（《现代中医临床手册》）　当归10克、赤芍10克、桃仁10克、牡丹皮10克、丹参10克、红花10克、黄芪15克、党参15克、山慈菇10克、百合30克。随症加减：肝脾肿大明显，加鳖甲（先煎）15克、牡蛎（先煎）30克；痛甚，加三棱10克、莪术10克；尿血、便血、崩漏，加大黄炭10克、紫珠草10克。⑦

（3）桃红四物汤加味（《简明中医内科处方手册》）　桃仁10克、红花6克、熟地黄15克、川芎10克、当归15克、赤芍15克、白芍15克、延胡索10克、三棱10克、莪术10克、龟甲（先煎）30克、牡蛎（先煎）30克、丹参20克、青黛（包煎）10克。⑧

6. 肾虚邪恋型　症见积块坚硬，疼痛不移，神疲怠倦，面色萎黄或黧黑，自汗盗汗，肌肤甲错，舌质淡或紫黯，脉弦细或沉细。治宜补肾生精生髓、解毒驱邪。

（1）地黄杜仲汤　生地黄18克、熟地黄18克、杜仲20克、枸杞子15克、五味子8克、怀山药25克、西洋参15克、茯苓15克、蒲公英18克、紫花地丁15克、半枝莲15克、白花蛇舌草30克、青黛10克、当归10克、女贞子15克、甘草6克。适

① 姜首起，等. 中西医结合治疗慢性粒细胞性白血病1例[J]. 中国中西医结合杂志,1998,18(10)：625.
② 陈捷，张丽丽. 益气活血法为主治疗骨髓增生性疾病体会[J]. 浙江中医杂志,1997,32(4)：159-160.
③ 林珍. 中西医结合治疗慢性粒细胞白血病巨脾症1例[J]. 时珍国医国药,2003,14(7)：448.
④ 陈熠，丛众. 肿瘤单验方大全[M]. 北京：中国中医药出版社,1998(6)：622.
⑤ 陈熠，丛众. 肿瘤单验方大全[M]. 北京：中国中医药出版社,1998(6)：623.
⑥ 尚怀海，等. 中医名方验方丛书·肿瘤治疗名方验方[M]. 北京：人民卫生出版社,2016(5)：408.
⑦ 花金宝，等. 名中医经方时方治肿瘤[M]. 北京：中国中医药出版社,2008：288.
⑧ 同上.

用于慢性粒细胞白血病。①

（2）补肾解毒方（《千家妙方》）　生地黄18克、熟地黄18克、枸杞子15克、杜仲24克、五味子6克、淮山药21克、山茱萸18克、生晒参（蒸兑）12克、茯苓12克、蒲公英18克、紫花地丁15克、半枝莲15克、白花蛇舌草30克、青黛（冲服）6克、当归12克、雄黄3克、菟丝子15克、女贞子15克、甘草6克。随症加减：阳虚者，加仙茅、巴戟天、补骨脂、肉苁蓉。适用于慢性粒细胞白血病加速期急变。②

7. **脾肾阳虚型**　症见面色苍白，形寒肢冷，腰膝酸软，食少纳呆，便溏，脘腹胀满，舌淡苔白，脉涩或沉弱无力。治宜温肾健脾。

（1）右归饮加减　人参、黄芪、白术、茯苓、熟地黄、山茱萸、怀山药、巴戟天、仙茅、枸杞子、肉桂、丹参、赤芍、何首乌。〔见678页21. 曾虹分5型（5）〕

（2）吴圣农经验方　鹿角粉（分吞）6克、淫羊藿30克、猪殃殃30克、白花蛇舌草30克、花蕊石30克、生黄芪15克、党参15克、当归12克、炙鳖甲（先煎）12克、桂枝12克、茯苓（雄黄1.5克拌）12克、白术12克、赤芍12克、生牡蛎（先煎）60克。补肾壮阳，益气健脾。适用于慢性白血病脾肾阳虚型。③

8. **热毒炽盛型**　症见发热，甚则高热躁烦，身热汗出，躁扰不安，甚或昏狂谵语，口苦口渴，便秘溲赤，皮肤斑疹或鼻衄牙宣，胁下胀满，腹胀便秘，纳呆，舌红，苔黄，脉洪或弦数。治宜清热解毒、凉血止血。

（1）陈芝友经验方　夏枯草30克、络石藤30克、紫草8克、赤芍12克、牛角片（先煎）200克、牡丹皮12克、青黛（包煎）6克、白茅根30克、地榆炭12克、知母15克。每日1剂，水煎服。另取活蟾蜍去肠，放杯中加水酒炖服，每日1只。清热解毒，凉血化瘀。适用于慢性淋巴细胞性白血病。④

（2）龙葵薏苡仁汤　龙葵30克、薏苡仁30克、黄药子15克、乌梅12克、白花蛇舌草30克、生甘草5克。清热解毒。适用于慢性白血病急变。⑤

（3）资生汤加味（又名健脾解毒方）　山药24克、牛蒡子6克、鸡内金12克、玄参12克、白术9克、煅牡蛎30克、鳖甲（先煎）30克、半枝莲30克、山慈菇24克。每日1剂，水煎服，分2次服用。兼服化癥回生丹每次6克，每日2次。清热解毒，软坚散结。适用于慢性粒细胞白血病。随症加减：痰毒恶核较多者，加三棱、莪术、生牡蛎（先煎）；临床运用时加入活血解毒之品，如川芎、丹参、当归、白花蛇舌草、半枝莲等。⑥

（4）犀角地黄汤加减（《肿瘤病中医特色诊疗全书》）　水牛角30克、生地黄30克、玄参30克、白花蛇舌草30克、蒲公英30克、大青叶15克、金银花15克、连翘15克、紫草15克、牡丹皮15克、小蓟15克、西洋参10克。⑦

（5）清瘟败毒饮加减（《现代中医临床手册》）　石膏（先煎）30克、知母10克、黄连3克、黄芩10克、栀子10克、玄参10克、连翘10克、甘草3克。随症加减：见出血倾向，加水牛角（先煎）30克、牡丹皮10克、紫草15克；关节、胸骨疼痛，加地龙10克；合并感冒，加金银花30克、板蓝根30克。⑧

（6）犀角地黄汤加减　水牛角、生地黄、牡丹皮、赤芍、金银花、连翘、栀子、石膏、丹参、黄芩、生甘草。〔见678页21. 曾虹分5型（1）〕

（7）半边双藤汤　半边莲30克、鸡血藤30克、白毛藤30克、平地木30克、石见穿30克、荷

① 史中州. 地黄杜仲汤治疗慢性粒细胞性白血病80例［J］. 光明中医，2008，23（6）：792－793.
② 花金宝，等. 名中医经方时方治肿瘤［M］. 北京：中国中医药出版社，2008：285.
③ 李济仁，等. 名老中医肿瘤验案辑按［M］. 上海：上海科学技术出版社，1990：429－431.
④ 尚怀海，等. 中医名方验方丛书·肿瘤治疗名方验方［M］. 北京：人民卫生出版社，2016：405.
⑤ 尚怀海，等. 中医名方验方丛书·肿瘤治疗名方验方［M］. 北京：人民卫生出版社，2016：414.
⑥ 花金宝，等. 名中医经方时方治肿瘤［M］. 北京：中国中医药出版社，2008：282.
⑦ 花金宝，等. 名中医经方时方治肿瘤［M］. 北京：中国中医药出版社，2008：287.
⑧ 同上.

包草15克、虎杖15克、血竭15克。清热解毒，消肿抗癌。适用于慢性白血病。①

（8）抗白灵Ⅰ号方　水牛角30克、白花蛇舌草30克、大青叶30克、七叶一枝花30克、玄参30克、半枝莲30克、板蓝根30克、牡丹皮20克、生石膏(先煎)50克、龙胆草10克、青黄散(分吞)10克、山豆根15克、喜树根15克。适用于慢性粒细胞性白血病。〔见679页24.苗土生分4型(1)〕

（9）白血病方45　生地黄、犀角粉(水牛角粉代)、白花蛇舌草、玄参、半枝莲、紫草、小蓟、仙鹤草、板蓝根、蒲公英、连翘、西洋参。适用于慢性粒细胞性白血病合并骨髓纤维化。〔见679页25.焦中华分3型(3)〕

（10）慢粒片(又名猫爪苦参片)　猫爪草15克、苦参15克、黄芩15克、黄柏15克、雄黄15克、当归15克、诃子15克、青黛散15克、土鳖子8克、水蛭8克。或以雄黄、黄芩、黄柏、苦参、猫爪草、当归、诃子、青黛各1份，土鳖子、水蛭各半份研粉混合制成糖衣片，每片含生药0.25克。与马利兰交替治疗(治疗量每日5～7.5克，维持量每日2.5～5.0克，分2～3次口服)。临床观察：张之南运用此法治疗慢性粒细胞白血病30例，疗效显著。②

9.肝热血瘀型　症见低热，盗汗，胸胁胀满，心烦易怒，腹部积块渐大，按之较硬，固定不移，面暗消瘦，大便秘结，舌质红苔腻，脉细数。治宜清肝化瘀、理气消积。

（1）清肝化瘀汤(上海中医药大学附属曙光医院方)　三棱10克、莪术10克、黄芩12克、栀子10克、龙胆草6克、赤芍10克、牡丹皮12克、青蒿12克、地骨皮15克、白花蛇舌草30克、白英15克。适用于慢性粒细胞白血病。③

（2）解毒化瘀汤(中国中医科学院西苑医院方)　土茯苓15克、山慈菇12克、山豆根10克、

苦参20克、野葡萄藤15克、炮甲片(冲服)5克、龙胆草10克、三棱12克、莪术12克、鸡血藤30克、水蛭3克。适用于慢性粒细胞白血病。④

（3）白血病方46　青蒿12克、地骨皮15克、青黛10克、牡丹皮15克、黄芩12克、三棱15克、莪术15克、栀子15克、狗舌草15克、白花蛇舌草15克。〔见677页18.赵琳等分3型(1)〕

（4）清肝化瘀汤(《恶性肿瘤良方大全》)　三棱12克、莪术15克、黄芩9克、栀子9克、龙胆草6克、太子参15克、生地黄12克、黄连3克、大黄9克、枳壳9克、制香附6克、青黛3克。随症加减：头晕乏力者，加太子参；食欲不振者，加木香、砂仁(后下)；口干欲饮者，加生地黄、麦冬、炙龟甲；盗汗者，加浮小麦、瘪桃干；失眠烦躁者，加酸枣仁、夜交藤、珍珠母。适用于慢性粒细胞白血病。⑤

（5）清肝化瘀汤　三棱10克、莪术10克、黄芩12克、栀子10克、龙胆草6克、赤芍药10克、牡丹皮12克、青蒿12克、地骨皮15克、白花蛇舌草30克、白英15克、狗舌草30克。适用于慢性粒细胞白血病。⑥

（6）清肝化瘀方　青蒿12克、地骨皮15克、牡丹皮15克、黄芩12克、三棱15克、莪术15克、栀子12克、狗舌草15克、白花蛇舌草15克、龙胆草15克、冰球子15克、甘草10克。〔见678页22.邱仲川等分3型(1)〕

10.气滞痰凝(气郁痰结)型　症见纳差乏力，淋巴结肿大，按之尚软，推之可移，腰膝酸软，胸胁胀满或胁下有痞块，舌淡苔白，脉多弦滑。治宜行气解郁、化痰散结。

（1）白血病方47　夏枯草15克、玄参15克、牡蛎15克、川芎10克、香附10克、柴胡10克、枳壳10克、赤芍10克、昆布10克、川贝母10克、胆南星10克、陈皮10克。〔见676页16.张燕萍等分4型(4)〕

① 陈熠,丛众.肿瘤单验方大全[M].北京:中国中医药出版社,1998(6):622.
② 张之南.中西药长期轮替治疗慢粒的远期疗效观察[J].中西医结合杂志,1985(2):80.
③ 尚怀海,等.中医名方验方丛书·肿瘤治疗名方验方[M].北京:人民卫生出版社,2016:419.
④ 同上.
⑤ 花金宝,等.名中医经方时方治肿瘤[M].北京:中国中医药出版社,2008:282.
⑥ 应平平,等.清肝化瘀汤治疗慢性粒细胞性白血病临床观察[J].上海中医药杂志,2004,38(8):16-17.

（2）逍遥丸合二陈汤加减　柴胡、茯苓、山药、莲子、白术、枸杞子、当归、白芍、甘草、半夏、陈皮、枳壳、香附、瓜蒌、夏枯草、黄药子。〔见678页20.邓道昌分3型(1)〕

11. 痰热蕴结型　症见发热，头痛，咽喉肿痛，咳嗽痰黄，鼻衄齿衄，颈项痰核，腹中结块，神疲乏力，大便不爽，苔黄腻，脉滑数。治宜软坚散结、清热化痰。

海藻玉壶汤加味（《中华肿瘤治疗大成》）海藻15克、昆布15克、姜半夏10克、青皮10克、陈皮10克、山慈菇15克、浙贝母10克、胆南星10克、黄芩15克、桑白皮15克、全瓜蒌15克、炙鳖甲(先煎)15克、白花蛇舌草30克。随症加减：痰瘀互结者，加三棱、莪术、生牡蛎(先煎)；痰多胸满者，加厚朴、葶苈子(布包)；食纳差者，加砂仁、麦芽、稻芽；便秘者，加枳实、大黄(后下)。①

12. 寒痰凝滞型　症见结节渐增，由软变硬，胁下有块，固定不移，面色苍白，或见形寒肢冷，体倦乏力，小便清长，大便或软或溏，舌质淡红，苔薄白或白腻，脉沉细。治宜健脾益气、温阳散结。

白血病方48　焦白术9克、太子参20克、白茯苓12克、炙甘草3克、吴茱萸2克、当归9克、黄连3克、莪术9克、三棱15克、炙黄芪15克、山茱萸12克、柴胡9克、川芎9克、急性子15克、制半夏9克、苍术9克、厚朴9克、陈皮6克、制香附9克、山慈菇12克、白花蛇舌草15克。适用于慢性淋巴细胞白血病。②

13. 痰瘀互结型　临床表现多为淋巴结增大明显，由软变硬，胸胁痞满，胁下癥积，固定不移，头晕气短，潮热盗汗，五心烦热，形瘦神疲，纳呆，皮肤瘀点瘀斑，或肌肤甲错，舌质紫黯，脉沉细。治宜活血化瘀、软坚散结。

（1）白血病方49　熟地黄15克、黄芪15克、玄参15克、茯苓15克、牡蛎15克、白芍15克、白术15克、赤芍15克、当归15克、川芎15克、五灵脂15克、陈皮15克、昆布15克、红花15克、川贝母15克、蒲黄15克、桔梗6克。〔见676页16.张燕萍等分4型(3)〕

（2）解毒扶正方（《恶性肿瘤良方大全》）党参30克、西洋参10克、炙鳖甲(先煎)30克、枸杞子30克、砂仁拌熟地黄30克、蛤蚧30克、生牡蛎(先煎)30克、海藻30克、海带30克、浙贝母10克、水蛭10克、土鳖虫10克、炙乳没10克、五灵脂10克、泽兰15克。适用于慢性粒细胞白血病加速期急变。③

（3）化积丸合六味地黄丸加减　三棱、莪术、香附、苏木、五灵脂、黄芪、瓦楞子、茯苓、阿魏、海浮石、槟榔、鳖甲、山药、山茱萸、太子参、生地黄、牡丹皮、泽泻、沙参。〔见678页20.邓道昌分3期(2)〕

（4）桃红四物汤加减　桃仁、红花、丹参、当归、川芎、地黄、赤芍、海藻、鳖甲、生牡蛎、浙贝母、夏枯草、白芍。〔见678页21.曾虹分5型(2)〕

（5）抗白灵Ⅲ号方　紫丹参30克、天冬30克、炙鳖甲30克、山慈菇30克、赤芍15克、夏枯草15克、黄药子15克、甲片15克、浙贝母15克、山棱10克、莪术10克、青黄散(分吞)10克、肿节风20克。〔见679页24.苗土生分4型(3)〕

14. 邪毒聚集，气血逆乱型　症见面色晦暗，或面红目赤，胸胁满闷，急躁易怒，胁下胀痛，食欲不振，食后腹胀，或见潮热盗汗，口干欲饮，并见胁下癥积，质地坚硬，固定不移，舌质黯红，舌苔薄黄或黄腻，脉弦或弦数。治宜清热解毒、调畅气机。

（1）清瘟败毒饮合青黛雄黄散加减（《中西医结合肿瘤病学》）生石膏(先煎)20克、生地黄10克、水牛角(先煎)15克、黄连10克、栀子10克、黄芩10克、赤芍10克、牡丹皮10克、玄参10克、知母10克、连翘10克、青黛10克、雄黄1克、桔梗6克、竹叶6克。随症加减：气血损伤者，加党参、黄芪、白术等；血虚血燥、大便干结者，加当归、生地黄、熟地黄、白芍、火麻仁等；血液瘀滞者，加桃仁、红花、丹参、川芎等；邪毒壅盛者，加虎杖、半枝莲、

① 花金宝,等. 名中医经方时方治肿瘤[M]. 北京：中国中医药出版社,2008：287.
② 夏乐敏. 健脾化痰法治疗慢性淋巴细胞白血病20例[J]. 世界中医药,2010,5(1)：41-42.
③ 花金宝,等. 名中医经方时方治肿瘤[M]. 北京：中国中医药出版社,2008：284.

白花蛇舌草等;肝郁气滞者,加柴胡、香附、川楝子、陈皮等。①

(2) 活血解毒方(《实用中医肿瘤学》) 当归20克、川芎15克、桃仁10克、红花10克、虎杖20克、半枝莲20克、土鳖虫6克、地龙9克、蜈蚣3条、青黛10克、甘草6克。对气血损伤不重者,以攻邪为主,本方不必加减。随症加减:若气血损伤较重者,可加党参、黄芪、当归、丹参等;血虚血燥、大便干结者,可加熟大黄、生地黄、火麻仁等。②

(3) 七味汤 白花蛇舌草60克、夏枯草15克、生牡蛎30克、鳖甲12克、板蓝根21克、鲜半枝莲125克、败酱草12克。适用于慢性粒细胞白血病。③

15.毒瘀蕴结,气血暗伤型 症见面色晦暗,或面色淡黯,胸胁胀满,食多不振,食后腹胀,或见身体倦怠,气短自汗,头目眩晕,失眠多梦,并见胁下癥积,质地坚硬,固定不移,舌质淡红或淡黯,舌苔薄白或薄黄,脉细或细弱。治宜活血解毒、益气养血。

(1) 膈下逐瘀汤合青黛雄黄散合当归补血汤加减(《中西医结合肿瘤病学》) 黄芪15克、当归12克、红花10克、川芎10克、赤芍10克、牡丹皮10克、延胡索10克、五灵脂10克、乌药10克、香附9克、枳壳10克、青黛10克、雄黄1克、甘草6克。随症加减:气血两虚甚者,可加人参、党参、白术、白芍、熟地黄等;毒邪亢盛者,可加半枝莲、虎杖、三棱、蜈蚣等;瘀血凝聚,可加地龙、水蛭、三棱、莪术等;脘腹胀满者,可加莱菔子、青皮、陈皮、木香等;食欲不振者,可加石菖蒲、焦三仙等。④

(2) 桃红四物汤合鳖甲煎丸合小金丹加减(《中医与介入治疗肿瘤学》) 桃仁10克、当归10克、生地黄10克、川芎10克、海藻10克、夏枯草10克、浙贝母10克、赤芍15克、炙鳖甲15克、炮甲片15克、玄参15克、丹参30克、生牡蛎30克、

红花6克。随症加减:伴出血者,加参三七6克、仙鹤草30克;肿痛者,加延胡索15克、川楝子15克。⑤

16.张燕萍等分4型

(1) 痰瘀湿热型 药用茵陈30克、牡蛎15克、茯苓15克、白术10克、川贝母10克、泽泻10克、五灵脂10克、莪术10克。

(2) 气阴两虚,痰瘀停滞型 〔方药见670页辨证施治2.(1)〕

(3) 痰瘀互结型 〔方药见675页辨证施治13.(1)〕

(4) 气郁痰结型 〔方药见674页辨证施治10.(1)〕⑥

17.于阳等总结3期7型

(1) Rai 分期低危组,Binet 分期 A 期

① 祛风化痰法:表现为口干、牙痛、大便干、小便黄,可伴皮疹、皮肤瘙痒,舌质红,苔黄腻,脉细数。名老中医黄振翘认为初期风痰湿毒、邪实为主,"治痰必先治风",治宜疏风清热、化痰解毒。药用前胡15克、杏仁10克、贝母15克、茯苓15克、土茯苓30克、桔梗10克、莪术15克、蒲公英20克、野葡萄藤30克、陈皮10克、连翘15克、炒白术5克、生甘草5克、炙甘草5克、胆南星12克、炒黄芩15克。

② 健脾益气法:表现为气短懒言,乏力纳差,汗出畏风,腹胀,舌淡体胖,苔薄白,脉细弱。朱丹溪认为"治痰法,实脾土,燥脾湿,是治其本也。"杜云波用平补之法治疗本病,方用四君四物汤加减:白术15克、人参10克、茯苓18克、甘草3克、川芎20克、当归尾12克、熟地黄15克、赤芍12克、白花蛇舌草30克、半枝莲30克、麦冬15克、玄参12克、五味子9克、菟丝子9克、山茱萸9克。

③ 舒肝解郁法:多由七情过极、气机不调、脾运水湿不及、聚而生痰、气滞痰凝所致,表现为纳

① 花金宝,等. 名中医经方时方治肿瘤[M]. 北京:中国中医药出版社,2008:286.
② 同上.
③ 陈熠,丛众. 肿瘤单验方大全[M]. 北京:中国中医药出版社,1998:613-614.
④ 花金宝,等. 名中医经方时方治肿瘤[M]. 北京:中国中医药出版社,2008:287-288.
⑤ 花金宝,等. 名中医经方时方治肿瘤[M]. 北京:中国中医药出版社,2008:288.
⑥ 张燕萍,等. 中西医结合治疗慢性淋巴细胞白血病患者临床观察[J]. 新中医,2015,47(3):191-192.

差,淋巴结肿大,按之尚软,推之可移,腰膝酸软,胸胁胀满,舌质紫黯,或舌淡苔白,脉弦滑。唐由君用柴胡疏肝散或逍遥丸与二陈汤加减:柴胡、香附、川芎、赤白芍、陈皮、茯苓、山药、莲子、白术、枸杞子、当归、甘草、半夏、枳壳、瓜蒌、夏枯草、黄药子。

(2) Rai 分期中危组,Binet 分期 B 期

① 养阴化痰法:表现为形体消瘦,口干喜饮,或潮热起伏,手足心热,大便干,小便黄,瘰疬渐多,腹部痞块,舌红少苔,脉细数。夏乐敏治宜滋阴泻火、健脾化痰。方用四君子汤、六味地黄汤健脾益气养阴,佐以左金丸、平胃散和胃。药用太子参 20 克、茯苓 12 克、焦白术 9 克、炙甘草 3 克、生地黄 12 克、牡丹皮 9 克、丹参 9 克、泽泻 6 克、玄参 12 克、麦冬 1 克、吴茱萸 1 克、黄连 4 克、急性子 18 克、猪苓 15 克、茯苓 15 克、土鳖虫 9 克、地骨皮 15 克、连翘 9 克、夏枯草 12 克、桃仁 9 克、红花 9 克、苍术 9 克、厚朴 9 克、柴胡 6 克、青皮 9 克、陈皮 9 克。

② 益气散结法:表现为乏力、心悸、自汗、面色无华,瘰疬渐多,由软变硬,甚至可有淋巴结固定不移,或腹部痞块,舌淡苔白,脉细弱。夏乐敏治宜健脾化痰益气、温阳散结。方用四君子汤、当归补血汤健脾补气养血,佐以左金丸、平胃散和胃。药用太子参 20 克、茯苓 12 克、焦白术 9 克、炙甘草 3 克、当归 9 克、吴茱萸 2 克、黄连 3 克、莪术 9 克、三棱 15 克、炙黄芪 15 克、山茱萸 12 克、柴胡 9 克、川芎 9 克、急性子 15 克、制半夏 9 克、苍术 9 克、厚朴 9 克、陈皮 6 克、炙香附 9 克、山慈菇 12 克、白花蛇舌草 15 克。

③ 活血化瘀法:表现为周身瘰疬如串珠,不热不痛,按之尚软,推之能动,或有淋巴结固定不移,结节渐增,或胁下痞块,固定不移,舌质紫黯,脉沉细涩。方用血府逐瘀汤加减:桃仁、红花、丹参、赤芍、莪术、枳实、白花蛇舌草、鳖甲、蜈蚣。

(3) Rai 分期高危组,Binet 分期 C 期 表现

为贫血、血小板减少,进行性骨髓衰竭,可出现幼淋巴细胞转化或转为 Richer 综合征。中医辨证此时髓枯精竭,加之化疗后并发症,治疗须突出补虚为主,缓消瘀毒。名老中医邓道昌方用龟鹿二仙胶加减(鹿茸、肉苁蓉、龟甲、人参、枸杞子、山药、熟地黄、当归、猪牛骨髓、黄精、木香、丁香)滋阴填精,益气壮阳;方用大黄䗪虫丸缓消瘀毒(大黄、黄芩、甘草、桃仁、杏仁、芍药、干地黄、蜀漆、虻虫、蛴螬、䗪虫、僵蚕、半夏、半枝莲)。[1]

18. 赵琳等分 3 型

(1) 慢性期 症见低热、盗汗,心烦,骨痛,胸胁胀满,腹内癥积大而坚硬等,舌红,脉细数。属肝热血瘀。治宜清肝化瘀。(方药见 674 页辨证施治 9.(3))

(2) 加速期 症见面色晦暗,口干欲饮冷,手足心热,鼻衄齿衄,癥积逐渐增大,舌红少苔,脉细数。属毒盛阴伤。治宜养阴解毒。药用北沙参 15 克、赤芍 15 克、牡丹皮 15 克、炙鳖甲 15 克、墨旱莲 15 克、龙葵 15 克、鬼臼 15 克。

(3) 急变期 症见腹中癥块增大,甚达盆腔,身热起伏,疲惫乏力,面色晦暗,舌淡或有瘀斑,脉细数。属正气已亏,邪热炽盛。治宜益气养阴、清热凉血。方用益气清热汤:太子参 15 克、北沙参 15 克、生地黄 15 克、白芍 15 克、半枝莲 15 克、白花蛇舌草 20 克、青黛 10 克。[2]

19. 傅汝林分 2 型

(1) 慢性期,肝肾亏虚瘀毒型 傅汝林经验方 1:枸杞子 12 克、巴戟天 12 克、山茱萸 12 克、墨旱莲 30 克、女贞子 15 克、杜仲 12 克、熟地黄 15 克、白花蛇舌草 30 克、半枝莲 30 克、青黛(包煎) 10 克、雄黄 1 克、金银花 15 克、连翘 15 克、红花 3 克、焦山楂 30 克。

(2) 加速期和急变期,毒入骨髓型 傅汝林经验方 2:水牛角(碎后先煎) 20 克、生地黄 15 克、生石膏(先煎) 18 克、柴胡 6 克、地骨皮 9 克、龟甲 24 克、鳖甲 15 克、桃仁 9 克、红花 9 克、大青叶 9

① 于阳,吴学宾. 中西医结合治疗慢性淋巴细胞白血病[J]. 中国中医基础医学杂志,2011,17(12):1360,1362.
② 赵琳,等. 中西医结合治疗慢性粒细胞性白血病 60 例临床观察[J]. 山东中医杂志,2008,27(3):180-181.

克、青黛（包煎）10 克、白花蛇舌草 30 克、半枝莲
30 克、党参 9 克。

随症加减：胸痛，加延胡索、郁金、枳实；周身
痛，加夏枯草、白芷、当归、川芎；腹部胀痛，加莪
术、泽兰叶；肝肿大，加郁金、芦荟、甲片；脾肿大，
加鸡内金、三棱、紫金锭、青黛、雄黄、鳖甲；淋巴结
肿大，加夏枯草、牡蛎粉、小金丹；鼻出血，加茅根、
荆芥炭；牙龈出血，加白茅根、阿胶；咯血，加侧柏
炭、三七粉；呕血，加阿胶、大黄炭、紫珠草、云南白
药；紫斑，加紫草、鹿角霜或鹿角胶；便血，加地榆、
棕榈炭、生地黄炭；尿血，加大蓟、小蓟、槐花、血余
炭；食欲不振，加莱菔子、山药、枳壳；干呕，加竹
茹、黄连、龙胆草；呕吐，加竹茹、法半夏、藿香。[1]

20. 邓道昌分 3 期

（1）早期气滞痰凝　临床表现有纳差乏力，
淋巴结肿大，按之尚软，推之可移，腰膝酸软，胸胁
胀满或胁下有痞块，舌淡苔白，脉多弦滑。治宜行
气解郁、化痰散结、补脾益肾。[方药见 675 页辨
证施治 10.（2）]

（2）中期痰瘀互结　临床表现多为淋巴结增
大明显，由软变硬，胁下可有结块，固定不移，头晕
气短，潮热盗汗，五心烦热，形瘦神疲，舌质紫黯，
脉沉细。治宜活血化瘀、软坚散结、益气养阴。
[方药见 675 页辨证施治 13.（3）]

（3）晚期精血大亏　治疗需突出补虚为主，
缓消瘀毒，随证用药。方用龟鹿二仙胶加减（鹿茸、
肉苁蓉、龟甲、人参、枸杞子、山药、熟地黄、当归、猪
牛骨髓、黄精、木香、丁香）滋阴填精，益气壮阳；方
用大黄䗪虫丸加减（大黄、黄芩、甘草、桃仁、杏仁、
芍药、干地黄、蜀漆、虻虫、蛴螬、䗪虫、僵蚕、半夏、
半枝莲）。成方做成丸剂，取其缓攻瘀毒之功。[2]

21. 曾虹分 5 型

（1）营血热炽血瘀型　症见腹内积块日渐增
大，甚达盆腔，身壮热，鼻衄、齿衄、便血、尿血、皮
下瘀点瘀斑，面色晦暗，神疲乏力，舌质红或见瘀
点瘀斑，脉涩或弦数。治宜清热凉血、活血化瘀。

[方药见 673 页辨证施治 8.（6）]

（2）痰瘀互结型　症见胁下癥积，瘰疬痰核，
发热心烦，胸胁痞满，食少纳呆，皮肤瘀点瘀斑，或
肌肤甲错，舌质黯红、边尖瘀点瘀斑、舌下脉络暗
紫，脉涩或弦数。治宜软坚散结、活血化瘀。[方
药见 675 页辨证施治 13.（4）]

（3）气血两虚血瘀型　症见面色萎黄，气弱
懒言，心悸，自汗，四肢不温，食少纳呆，便溏，唇舌
色淡，舌体胖大；或见瘀点瘀斑，苔薄白，脉沉弱或
沉细无力。治宜补益气血、活血化瘀。[方药见
671 页辨证施治 3.（6）]

（4）气阴两虚血瘀型　症见心悸气短，神疲
乏力，食少纳呆，面色萎黄，头晕耳鸣，皮肤瘀点瘀
斑，鼻衄、齿衄，失眠，五心烦热，口干咽燥，自汗，
盗汗，胁下痞块，作胀而疼，舌淡，可见瘀点瘀斑，
苔少而剥，脉沉细数。治宜益气养阴、活血化瘀。
[方药见 671 页辨证施治 2.（3）]

（5）脾肾阳虚血瘀型　症见面色苍白，形寒
肢冷，腰膝酸软，食少，便溏，脘腹胀满，舌淡苔白，
脉涩或沉弱无力。治宜温肾健脾、活血化瘀。[方
药见 673 页辨证施治 7.（1）][3]

22. 邱仲川等分 3 型

（1）肝热血瘀型（慢性期）　症可见低热、盗
汗、骨痛、心烦易怒，胸胁胀满，腹内癥积大而坚
硬，便秘，舌红，脉细数。治宜清肝化瘀。[方药见
674 页辨证施治 9.（6）]

（2）阴伤毒盛型（加速期）　症可见面色晦
暗，口干饮冷，手足心热，或见鼻齿衄血，癥积复见
增大，舌红少苔，脉细数。治宜养阴解毒。方用自
拟养阴解毒：北沙参 15 克、赤芍 15 克、牡丹皮
15 克、炙鳖甲 15 克、墨旱莲 15 克、龙葵 15 克、鬼臼
15 克、半枝莲 15 克、白花蛇舌草 30 克、甘草 10 克。

（3）阴虚瘀结型（急变期）　多为病至后期，
症见邪毒久久不除，阴液枯涸，营血热炽，瘀血日
甚，见腹中癥块日渐增大，身热起伏，疲惫乏力，口
干苦不饮，舌光红或瘀斑，脉细数。治宜滋阴消

[1]　陈育，傅汝林．傅汝林运用滋养肝肾、清热解毒化瘀法治疗慢性粒细胞白血病经验[J]．上海中医药杂志，2007，41（6）：14－15．
[2]　马成杰．邓道昌教授治疗慢性淋巴细胞白血病的经验[J]．四川中医，2005，23（3）：1－2．
[3]　曾虹．浅析活血化瘀法在慢性粒细胞性白血病治疗中的运用[J]．陕西中医，2001，22（9）：546－548．

癥。方用自拟滋阴消瘀方：天冬 30 克、太子参 15 克、生地黄 15 克、黄柏 10 克、砂仁(后下)3 克、炙鳖甲 15 克、炙龟甲 15 克、泽兰 15 克、益母草 15 克、甘草 15 克。①

23. 应平平分 2 型

(1) 肝郁气滞型　以肝脾肿大为主。方用舒肝解郁汤：青蒿 12 克、地骨皮 12 克、赤芍 9 克、牡丹皮 9 克、三棱 9 克、莪术 9 克、丹参 12 克、白英 15 克、白花蛇舌草 30 克、山慈菇 9 克、炙鳖甲 15 克、炙龟甲 15 克、栀子 9 克、枳壳 9 克、制大黄 9 克、生甘草 9 克。

(2) 气阴两虚型　以贫血乏力为主。〔方药见 671 页辨证施治 2.(4)〕②

24. 苗土生分 4 型

(1) 热毒炽盛型　以发热为主,伴骨痛、贫血、出血、出汗、口渴、便干、口舌溃烂,肝脾、淋巴结肿大,舌红绛,苔薄黄,脉数或弦数等。〔方药见 674 页辨证施治 8.(8)〕

(2) 热毒伤血型　以出血为主,齿龈、口腔、皮肤广泛出血,甚则呕血、便血、尿血,伴发热、骨痛、贫血、盗汗,肝脾、淋巴结肿大,舌红绛少苔或苔薄黄,脉弦数等。方用抗白灵Ⅱ号方：水牛角 30 克、生地黄 30 克、生地榆 30 克、天冬 30 克、麦冬 30 克、玄参 30 克、茜草 30 克、牡丹皮 20 克、紫草 50 克、山慈菇 15 克、生蒲黄(包煎)15 克、青黄散(分吞)12 克。

(3) 瘀血痰核型　以肝脾、淋巴结肿大为主,伴有低热、贫血、盗汗、出血,舌质紫黯有瘀斑,舌苔薄黄,脉沉涩等。〔方药见 675 页辨证施治 13.(5)〕

(4) 气阴两亏型　以头昏乏力、五心烦热、低热、贫血为主,伴有盗汗、自汗、目眩耳鸣、腰膝酸软、口渴思饮、口舌生疮、纳谷不馨,肝脾、淋巴结肿大,脉细数,舌淡红少苔或无苔等。〔方药见 671 页辨证施治 2.(5)〕

随症加减：若高热者,加服紫雪散、局方至宝丹、雪里开;骨痛者,加生蒲黄、五灵脂、乳香、没药;贫血者,加紫河车、阿胶、补骨脂;出血者,加白茅根、云南白药、大小蓟、仙鹤草;淋巴结肿大者,加浙贝母、夏枯草、海藻、昆布、香茶菜;肝脾肿大者,加甲片、制首乌、炙鸡内金、炒白术;白细胞减少者,加黄芪、党参、鸡血藤;血小板减少者,加卷柏、生蒲黄、地榆、景天三七、紫草;血小板高凝状态者,加水蛭、川牛膝;红细胞减少者,加参三七、枸杞子、制首乌、阿胶;口腔溃烂者,加牛黄解毒片、六神丸;原始细胞增多者,加青黄散、板蓝根、大青叶、白花蛇舌草;当原始细胞大于 0.5,白细胞超过 30×10^9/L 时,应配合小剂量化疗。③

25. 焦中华分 3 型

(1) 气阴两虚型　治宜益气养阴、化瘀散结。〔方药见 671 页辨证施治 2.(6)〕

(2) 气血双亏型　治宜补气养血、化瘀消癥。〔方药见 672 页辨证施治 3.(9)〕

(3) 热毒炽盛型　治宜清热解毒、凉血止血。〔方药见 674 页辨证施治 8.(9)〕④

慢性白血病经验方

一、一般方(未明确是否与其他治疗合用方)

1. 青麝散(又名青黄二香散,郭士魁经验方)　青黛 30 克、麝香 0.3 克、雄黄 15 克、乳香 15 克。共研细末。每服 0.1～1 克,每日 3 次。解毒杀虫,破积祛瘀。适用于慢性粒细胞性白血病。⑤

2. 陈芝友经验方　生晒参 9 克、炒白术 12 克、茯苓 12 克、生黄芪 20 克、鹿角片(先煎)15 克、青黛(包煎)3 克、雄黄(吞服)1.5 克、仙鹤草 30 克、牛角片(先煎)30 克、山茱萸 12 克、天冬 12 克、山药 30 克。每日 1 剂,水煎服。调补阴阳气血,清泄血中伏热。适用于慢性淋巴细胞性白血病。⑥

① 邱仲川,等. 中西医分期论治慢性粒细胞白血病的临床观察[J]. 上海中医药杂志,1999(12)：19 - 20.
② 应平平. 慢性粒细胞性白血病 20 例临床疗效观察[J]. 上海中医药杂志,1997(6)：31.
③ 苗土生. 抗白灵方治疗慢性粒细胞性白血病的临床观察[J]. 浙江中医杂志,1997,32(6)：245 - 246.
④ 刘朝霞,焦中华. 慢性粒细胞性白血病合并骨髓纤维化 12 例[J]. 山东中医杂志,1996,15(5)：222 - 223.
⑤ 尚怀海,等. 中医名方验方丛书·肿瘤治疗名方验方[M]. 北京：人民卫生出版社,2016：404.
⑥ 尚怀海,等. 中医名方验方丛书·肿瘤治疗名方验方[M]. 北京：人民卫生出版社,2016：405 - 406.

3. 芪参复方(《恶性肿瘤良方大全》)

方①：黄芪 15 克、板蓝根 15 克、山慈菇 15 克、半枝莲 15 克、当归 9 克、柴胡 9 克、白术 9 克、青黛(冲服)9 克、红参(蒸兑)9 克、柏子仁 6 克、鳖甲(先煎)30 克。

方②：北沙参 12 克、石斛 2 克、麦冬 9 克、稻芽 9 克、玉竹 9 克、鸡内金 30 克、生地黄 30 克、白花蛇舌草 15 克、三七粉(冲服)5 克、红参(蒸兑)6 克。水煎服。

方①、方②交替使用，伍用马利兰。每日 1 剂，水煎服，分 2 次服用。随症加减：自汗明显者，加浮小麦、麻黄根、煅龙骨、煅牡蛎等；出血者，加墨旱莲、牡丹皮、大蓟、小蓟、犀角(水牛角代，吞服)。健脾益气，清热解毒。适用于慢性粒细胞白血病。①

4. 夏枯二甲汤(《恶性肿瘤良方大全》)　白花蛇舌草 60 克、夏枯草 15 克、生牡蛎(先煎)30 克、鳖甲(先煎)12 克、板蓝根 20 克、鲜半枝莲 15 克、败酱草 12 克。随症加减：恶心欲呕者，加竹茹、姜半夏、砂仁；胸腹胀痛者，加广木香、香附、郁金；大便秘结者，加大黄(后下)；气阴两虚、血热妄行者，加黄芪、党参、生地黄、知母、仙鹤草、地骨皮、血余炭。解毒散结。适用于慢性粒细胞白血病。②

5. 酸甘化阴煎(《恶性肿瘤良方大全》)　南北沙参各 12 克、天麦冬各 10 克、玉竹 10 克、酸枣仁 10 克、枸杞子 10 克、山茱萸 10 克、五味子 5 克、制首乌 12 克、焦楂曲 12 克、大枣 4 枚。随症加减：高热，加霜桑叶、菊花、金银花；出血，加生熟地黄、牡丹皮；感染，加金银花、野菊花、蒲公英；体温稳定期加益智仁、淫羊藿、潼蒺藜等。滋养肝肾。适用于慢性粒细胞白血病。③

6. 凉血解毒方(《恶性肿瘤良方大全》)　青黛(分 2 次随中药汤剂吞服)10 克、生熟地黄各 10 克、山茱萸 10 克、菟丝子 10 克、补骨脂 10 克、白术 10 克、紫草 10 克、生甘草 10 克、莪术 10 克、生黄芪 30 克、白英 30 克、白花蛇舌草 30 克、半枝莲 20 克、云茯苓 20 克、党参 20 克、地骨皮 20 克、牡丹皮 20 克。凉血解毒，培补脾肾。适用于慢性粒细胞白血病。④

7. 大黄水蛭䗪虫汤(《抗癌中草药大辞典》)　大黄 300 克、黄芩 60 克、甘草 90 克、桃仁 60 克、杏仁 60 克、芍药 120 克、生地黄 300 克、牛膝 30 克、虻虫 60 克、水蛭 60 克、蛴螬 60 克、土鳖虫 30 克。共为细末，炼蜜为丸，每丸重 3 克，每服 1 丸，每日 2～3 次，温开水送服。活血化瘀，益肾通络。适用于慢性粒细胞白血病。⑤

8. 活血方(《中华肿瘤治疗大成》)　生地黄 12 克、当归 12 克、桃仁 10 克、红花 6 克、枳壳 12 克、赤芍 12 克、柴胡 10 克、甘草 6 克、桔梗 10 克、川芎 6 克、牛膝 12 克、青黛 10 克、水蛭粉(每次 1 克，每日 3 次，吞服)。随症加减：气血虚衰者，加黄精、黄芪、党参、熟地黄、当归；夜寐多梦者，加夜交藤、合欢皮。活血解毒。适用于慢性粒细胞白血病。⑥

9. 慢粒方(《中华肿瘤治疗大成》)　猪殃殃 30 克、生大黄 30 克、金银花藤 30 克、土茯苓 30 克(也可用铁刺苓)、黄精 15 克、当归 12 克、枸杞子 30 克、石菖蒲 12 克、丹参 15 克、青黛(冲服)6 克。随症加减：潮热盗汗明显者，加青皮、地骨皮、银柴胡等；血虚头昏者，加阿胶(烊化)、鹿角胶(烊化)、紫河车。活血解毒。适用于慢性粒细胞白血病。治疗期不宜食鸡。⑦

10. 龙牡红黄汤(《常见病中医处方手册》)　三棱 15 克、莪术 15 克、五灵脂 15 克、槟榔 15 克、龙骨 15 克、牡蛎 15 克、海浮石 15 克、水红花子 30 克、瓦楞子 30 克、香附 10 克、三七 10 克、苏木 10 克、雄黄 9 克。上药水煎 2 次，分 2 次口服，每日 1

① 花金宝，等. 名中医经方时方治肿瘤[M]. 北京：中国中医药出版社，2008：281.
② 同上.
③ 同上.
④ 花金宝，等. 名中医经方时方治肿瘤[M]. 北京：中国中医药出版社，2008：281 - 282.
⑤ 花金宝，等. 名中医经方时方治肿瘤[M]. 北京：中国中医药出版社，2008：283.
⑥ 同上.
⑦ 花金宝，等. 名中医经方时方治肿瘤[M]. 北京：中国中医药出版社，2008：283 - 284.

剂。必要时,可另取炙鳖甲 120 克、醋香附 120 克、鸡内金 120 克,共研细末,每次 10 克,以黄酒送服,每日 3 次。化瘀止血,解毒抗癌。适用于慢性粒细胞白血病。[1]

11. 清营汤合栀子豉汤(《恶性肿瘤良方大全》) 水牛角 15 克、生地黄 15 克、牡丹皮 10 克、赤芍 10 克、金银花 12 克、连翘 12 克、淡豆豉 12 克、栀子 15 克、紫草 30 克、蒲公英 30 克、白术 15 克、生黄芪 15 克、茯苓 15 克、薏苡仁 30 克、碧玉散(包煎)30 克、焦山楂 10 克、神曲 10 克、谷麦芽各 30 克。清营泄热。适用于慢性粒细胞白血病加速期急变。[2]

12. 当归二胶汤 当归 20 克、龟甲胶 15 克、鹿角胶 15 克、三棱 9 克、莪术 9 克、白英 6 克、蜂蜜(冲服)30 克、河车粉(冲服)3 克。养血活血,解毒抗癌。适用于慢性白血病。[3]

13. 莲葵蛇蚤汤 半枝莲 60 克、龙葵 30 克、白花蛇舌草 30 克、七叶一枝花 24 克、板蓝根 30 克、夏枯草 15 克、红花 9 克、鳖甲 40 克、当归 9 克。随症加减:发热,加山豆根 9 克、牡丹皮 9 克;气促汗多、手足不温,加鹿角霜 12 克、补骨脂 12 克、党参 9 克、黄芪 12 克;面色苍白、头昏、脉虚细,加首乌 30 克、黄精 15 克、红枣 5 枚;肝脾及淋巴结肿大,加三棱 9 克、天花粉 15 克、海藻 15 克,重用夏枯草 30 克。清热解毒,养阴活血。适用于慢性粒细胞白血病。[4]

14. 归芪二胶棱术汤 当归 21 克、黄芪 21 克、龟胶 15 克、鹿角胶 15 克、白英 15 克、三棱 9 克、莪术 9 克、蜂蜜(冲服)30 克、紫河车粉(另吞)3 克。益气养阴,活血解毒,扶正抗癌。适用于慢性粒细胞白血病。[5]

15. 蛞蝓血藤二参汤 炒蛞蝓 5 条、鸡血藤 100 克、太子参 60 克、北沙参 60 克、土大黄 60 克、

熟地黄 45 克、郁金 45 克、黄精 30 克、制首乌 24 克、鳖甲 12 克、合欢皮 9 克、羚羊角 1 克。滋阴填精,活血通络。适用于慢性粒细胞白血病急变期化疗后血小板增多症。[6]

16. 颜德馨经验方

方①:水红花子 10 克、芒硝 30 克、樟脑 12 克、土鳖虫 12 克、生南星 15 克、生半夏 15 克、甲片 15 克、生白附子 9 克。上药共研细末,以蜜及醋调成泥,加麝香 1.2 克、梅片 3 克,外敷脾肿大处。化积散结,活血通络。适用于慢性粒细胞性白血病之脾脏肿大。

方②:熟地黄 12 克、党参 12 克、黄芪 15 克、白芍 6 克、鱼甲 24 克、莪术 9 克、牡蛎 24 克、丹参 9 克、砂仁 2.4 克、牛膝 9 克、白术 9 克、茯苓 12 克、当归 6 克、生地黄 12 克、人参鳖甲煎丸(吞服)4.5 克。补益气血,消肿散结。适用于慢性粒细胞性白血病。[7]

二、未手术,与放、化疗等合用方

1. 通积散 乌骨藤 100 克、青黛 14 克、九香虫 2 克、蜣螂 2 克、鼠妇 2 克、蟾蜍 4 克。李琼谦等用通积散联合化疗治疗慢性淋巴细胞型白血病 2 例,有效率 100%。[8]

2. 四君消瘰抗白方 党参 20 克、白术 10 克、茯苓 15 克、生甘草 10 克、黄芪 20 克、当归 15 克、贝母 10 克、煅牡蛎 30 克、玄参 15 克、夏枯草 15 克、龙葵 10 克、白花蛇舌草 30 克、半枝莲 30 克、山慈菇 15 克、枳实 10 克、丹参 10 克。随症加减:气阴两虚者,加用麦冬 20 克、墨旱莲 15 克、女贞子 15 克;痰湿困阻者,加用茵陈 10 克、泽泻 10 克、苍术 10 克;肝气不舒者,加用柴胡 10 克、香附 10 克;痞块明显者,加三棱 10 克、莪术 10 克、生鳖甲 20 克;化疗期间,恶心、呕吐者,加生姜 10 克、陈皮 10 克、法半夏 10 克、砂仁 10 克。上药每日 1 剂,水煎服。除化疗期外,均同时使用青黄散或六

① 花金宝,等. 名中医经方时方治肿瘤[M]. 北京:中国中医药出版社,2008:284.
② 花金宝,等. 名中医经方时方治肿瘤[M]. 北京:中国中医药出版社,2008:284-285.
③ 陈熠,丛众. 肿瘤单验方大全[M]. 北京:中国中医药出版社,1998:623.
④ 陈熠,丛众. 肿瘤单验方大全[M]. 北京:中国中医药出版社,1998:624.
⑤ 陈熠,丛众. 肿瘤单验方大全[M]. 北京:中国中医药出版社,1998:629.
⑥ 陈熠,丛众. 肿瘤单验方大全[M]. 北京:中国中医药出版社,1998:631-632.
⑦ 尚怀海,等. 中医名方验方丛书·肿瘤治疗名方验方[M]. 北京:人民卫生出版社,2016:402-403.
⑧ 李琼谦,等. 通积散联合化疗治疗慢性淋巴细胞性白血病的疗效观察[J]. 中国医药指南,2017,15(14):185-186.

神丸。青黄散服用方法：青黛与雄黄以9∶1比例装成胶囊，0.5克/粒，6～14克/天，分3次饭后服，从小剂量开始。六神丸服用方法：30粒/次，每日3次，饭后服。丰纪明用此法联合西药治疗慢性淋巴细胞白血病28例，疗效显著。①

3. 益气养阴解毒汤（史哲新经验方） 生黄芪30克、茯苓30克、当归10克、金银花15克、连翘15克、蒲公英15克、败酱草15克、萹蓄15克、瞿麦15克、生地黄15克、丹参15克、沙参15克、麦冬15克、半枝莲15克、半边莲15克、泽泻15克、荷叶15克、佩兰15克、甘草6克。将上药每日1剂，水煎服。适用于慢性淋巴细胞白血病。②

4. 裴卫竑经验方 生黄芪30克、丹参30克、生地黄30克、生牡蛎30克、牡丹皮10克、三棱10克、莪术10克、天冬15克、天花粉15克、当归15克、夏枯草15克、鳖甲15克、川芎9克。每日1剂，水煎服。裴卫竑运用青黄散联合此方治疗慢性粒细胞白血病36例，疗效显著。③

5. 史哲新经验方 金银花15克、连翘15克、蒲公英15克、败酱草15克、白花蛇舌草30克、山慈菇15克、半枝莲15克、半边莲15克、猫爪草30克、陈皮10克、半夏10克、茯苓15克、鸡内金15克、夜交藤15克、扁豆15克、佩兰15克、荷叶15克、天花粉10克。适用于白血病脾虚湿盛型。④

6. 清毒化瘀汤 藤梨根30克、白花蛇舌草30克、墓头回30克、丹参15克、蒲公英15克、青黛12克、陈皮9克、青皮9克、桃仁6克、红花6克、生甘草3克。本方亦可随症加减。将上药每日1剂，水煎服。韩俊莉用清毒化瘀汤治疗慢性粒细胞白血病42例，疗效显著。⑤

7. 自拟健脾清肝化瘀汤 三棱10克、莪术10克、黄芩10克、栀子10克、赤芍10克、龙胆草6

克、牡丹皮15克、青蒿15克、地骨皮15克、虎杖15克、茯苓15克、苍术15克、白术15克、白花蛇舌草30克、白石英20克。随症加减：头晕乏力者，加太子参30克；食欲减少者，加木香10克、砂仁（后下）30克；口干者，加生地黄15克；盗汗发热者，加炙鳖甲15克、浮小麦30克；失眠烦躁者，加酸枣仁10克、夜交藤、珍珠母30克。将上药每日1剂，水煎服。郑惠秋运用此法治疗高原慢性粒细胞白血病20例，疗效显著，延长存活期。⑥

8. 高宏等经验方 太子参、白术、黄芪、生地黄、青黛、黄芩、蒲公英、白花蛇舌草、当归、赤芍、鳖甲、延胡索。随症加减：脾大甚肋痛，加三棱、莪术、甲片、川楝子等；出血，加紫草、白茅根、仙鹤草、三七等；发热，加水牛角、生石膏、知母、金银花等；低热盗汗，加青蒿、地骨皮、浮小麦等；血虚明显，可加阿胶、紫河车等。益气健脾，祛瘀散结，清热解毒。适用于慢性粒细胞白血病。⑦

9. 姜首起经验方 人参10克、黄连10克、黄药子10克、白术15克、白芍15克、白芥子15克、黄芩15克、当归15克、夏枯草15克、半枝莲30克、白花蛇舌草30克、生地黄30克、黄芪30克。每日1剂，水煎后分2次内服。姜首起运用此法治疗慢性粒细胞白血病12例，疗效显著。⑧

10. 白血病方50 黄芪30克、黄精30克、半枝莲30克、白花蛇舌草20克、当归15克、熟地黄15克、茯苓15克、白术10克、夏枯草10克、猪苓10克、莪术10克、芦荟6克。随症加减：手足心热、口渴者，去白术，加麦冬10克、生地黄15克；发热、出血者，去白术，加金银花30克、连翘10克、小蓟30克。将上药每日1剂，水煎服。30日为1个疗程。李碧玲运用此法治疗慢性粒细胞性白血病25例，疗效显著。⑨

① 丰纪明. 中西医结合治疗慢性淋巴细胞白血病临床疗效观察［J］. 中医临床研究，2015，7（21）：117－119.
② 李红玉，史哲新. 益气养阴解毒方治疗慢性淋巴细胞白血病验案1则［J］. 湖南中医杂志，2014，30（11）：100－101.
③ 裴卫竑. 中西医结合治疗慢性粒细胞白血病临床研究［J］. 中医学报，2013，28（7）：935－936.
④ 杨曦，史哲新. 史哲新治疗小淋巴细胞淋巴瘤/慢性淋巴细胞白血病验案［J］. 四川中医，2013，31（4）：125.
⑤ 韩俊莉，等. 清毒化瘀汤联合羟基脲治疗慢性粒细胞白血病疗效观察［J］. 浙江中西医结合杂志，2009，19（5）：300－302.
⑥ 郑惠秋. 中西医结合治疗高原慢性粒细胞白血病临床观察［J］. 辽宁中医杂志，2005，32（5）：453－454.
⑦ 高宏，等. 中药为主治疗慢性粒细胞白血病疗效观察［J］. 辽宁中医杂志，2005，32（6）：544－545.
⑧ 姜首起. 中西医结合治疗慢性粒细胞性白血病12例临床观察［J］. 中医药学报，1998（2）：10.
⑨ 李碧玲，等. 中西医结合治疗慢性粒细胞性白血病加速期［J］. 中西医结合实用临床急救，1997，4（8）：346－347.

11. 血安汤　太子参60克、生地黄30克、白术12克、鸡血藤30克、三棱10克、莪术10克、盐蛇干30克、半枝莲30克、蛇泡勒15克、田七末(冲服)3克、青黛(包煎)12克、鳖甲30克、川足3条、白花蛇舌草15克、漆姑草15克、冬凌草15克、龙葵15克、陈皮9克、鸡内金15克、炙甘草6克。先将药物用冷水适量浸泡1小时，浸透后煎煮。首煎武火，煎沸后文火，煎30～60分钟，二煎武火煎沸后文火煎25～30分钟，煎好后再将两煎混匀，总量以250～300毫升为宜，与田七末一起服用，每日1剂。若危重患者，饮食难入者，田七易田七末同煎取汁，适温后予以直肠点滴。适用于慢性粒细胞白血病。

随症加减：瘀血甚者，红细胞或血小板显著增多者，加用水蛭10克以上，使"瘀血默消于无形"，然水蛭量不超过20克；白细胞明显增多者，加减解毒驱邪汤(蒲公英15克、紫花地丁15克、雄黄1.5克、金银花15克、黄连6克、土茯苓30克、千里光30克、北芪15克、当归30克)；精气内虚明显者，加杜仲30克、山茱萸12克、生晒参15克，同时服杞菊地黄丸6克，每日3次；阴虚明显者，加天麦冬各15克；偏实者，加黄药子10克，同时服用当归龙荟丸6克，每日3次；全身淋巴结肿大者，加减活血化痰软坚汤(夏枯草18克、浙贝母15克、玄参15克、猫爪草60克、枳壳12克、柴胡10克、红花10克、土鳖虫10克、干地龙15克、露蜂房10克、生甘草6克)；气虚明显者，服补气升提片，每次5片，每日3次。刘兴烈以中药综合疗法治疗慢粒30例，疗效显著。①

三、未手术，单独用方

杜云波经验方　白术15克、人参10克、茯苓18克、甘草3克、川芎20克、当归尾12克、熟地黄15克、赤芍12克、白花蛇舌草30克、半

枝莲30克、麦冬15克、玄参12克、五味子9克、菟丝子9克、山茱萸9克。随症加减：肺部感染，加金银花9克、鱼腥草15克、川贝母9克、黄芩9克；脾肿大者，加鳖甲12克、蟅虫6克；扁桃体肿大者，加马勃9克、射干6克。上药加水浸泡后浓煎至200～300毫升，每日2次服用。至临床症状好转后上方制成丸剂，每次9克，每日3次，长久服用。杜云波用此平补缓消法治疗慢性淋巴细胞型白血病6例。结果显效1例，有效5例，总有效率100％。②

慢性白血病单方

1. 癞蛤蟆散　组成：癞蛤蟆1只、砂仁9克。适用于慢性粒细胞性白血病。制备方法：将砂仁从癞蛤蟆口中填入腹内，用黄泥包好放在火上烤酥后，去焦土，研细末。用法用量：每次3克，每日服3次。③

2. 蜂蜡鸡蛋　组成：新鲜鸡蛋5个、阿胶珠粉10克、蜂蜡30克。功效主治：活血软坚；适用于慢性白血病。制备方法：蜂蜡溶化，打入鸡蛋，加入阿胶珠粉，搅匀。用法用量：每日1剂，分2次食。④

3. 雄黄　组成：雄黄适量。功效主治：解毒杀虫，燥湿祛痰；适用于慢性粒细胞白血病。制备方法：制成粉。用法用量：每次吞服0.5～1.5克，每日1～2次，粒细胞较高者可加大剂量。⑤

4. 青黄散　组成：青黛和雄黄比例为9：1。功效主治：凉血解毒，化瘀消积；适用于慢性粒细胞白血病。用法用量：① 每日3～6克，均分2～3次口服。② 每日10克，分3次口服，2个月为1个疗程。③ 每日3次，每次2克，口服。⑥⑦⑧

5. 丹参注射液/复方丹参片　组成：丹参。功效主治：活血化瘀；适用于慢性粒细胞白血病。

① 刘兴烈. 中药综合疗法加自血光化学疗法治疗慢性粒细胞白血病86例[J]. 广州中医学院学报,1995,12(1)：27-30.
② 杜云波. 平补缓消法治疗慢性淋巴细胞白血病6例[J]. 国医论坛,2003,18(5)：25-26.
③ 王惟恒、杨吉祥. 肿瘤千家妙方[M]. 北京：中国科学技术出版社,2017(3)：145-146.
④ 王惟恒、杨吉祥. 肿瘤千家妙方[M]. 北京：中国科学技术出版社,2017(3)：150.
⑤ 尚怀海,等. 中医名方验方丛书·肿瘤治疗名方验方[M]. 北京：人民卫生出版社,2016(5)：422.
⑥ 杨新中,等. 砷剂治疗白血病概况[J]. 中医杂志,1997,38(1)：51-54.
⑦ 张育,等. 慢性粒细胞白血病继发性骨髓纤维化的综合治疗[J]. 湖北中医杂志,2003,25(4)：21-22.
⑧ 裴卫竑. 中西医结合慢性粒细胞治疗白血病临床研究[J]. 中医学报,2013,28(7)：935-936.

用法用量:丹参注射液 40～50 毫升/日,7～14 天后改口服复方丹参片,每日 3 次,每次 3 片。①

慢性白血病中成药

1. 当归芦荟丸(中国医学科学院血液病研究所方) 组成:当归 30 克、芦荟 15 克、黄柏 30 克、龙胆草 30 克、栀子 30 克、黄芩 30 克、青黛 15 克、大黄 15 克、木香 9 克。功效主治:清热泻火,凉血解毒;适用于慢性粒细胞白血病。用法用量:每丸 5 克,每日 3～4 丸,能耐受者可逐渐增加至每日 6～9 丸。②

2. 阻变灵胶囊 组成:黄芪、雄黄、青黛、全蝎、蜈蚣、僵蚕、天龙、皂荚、枯矾、莪术。功效主治:益气破血逐瘀,涤痰清热解毒;适用于慢性粒细胞白血病加速期急变。用法用量:每日 3 次,每次 6 粒。③

3. 复方胶囊 组成:蟾酥 0.01 克、熟大黄 3 克、䗪虫 5 克、七叶一枝花 20 克,以此比例做成胶囊。功效主治:祛毒化瘀;适用于慢性粒细胞白血病。用法用量:每日 3 次,每次 2 粒,口服。④

4. 当归芦荟丸 组成:当归、芦荟、青黛、酒大黄、龙胆(酒炙)、酒黄连、酒黄芩、栀子、黄柏、木香、人工麝香,有效成分为靛玉红。功效主治:阻止癌细胞扩散;适用于慢性粒细胞白血病。用

法用量:每日 3～4 丸,能耐受者可逐渐增加至每日 6～9 丸。⑤

5. 小金丹 组成:白胶香、草乌、五灵脂、地龙、没药、木鳖、当归、乳香、麝香、墨炭。功效主治:散结活血;适用于慢性白血病。用法用量:每日 3 次,每次 0.6 克,口服。⑥

6. 大黄䗪虫丸 组成:熟大黄、土鳖虫(炒)、水蛭、虻虫、蛴螬、干漆、桃仁、苦杏仁、黄芩、生地黄、白芍、甘草。功效主治:活血破瘀,通经消癥,补虚缓中;适用于慢性粒细胞白血病。用法用量:每日 2～3 丸,4 周为 1 个疗程,连续 1～8 个疗程。⑦

7. 补气升提片 组成:人参、党参、黄芪、白术、升麻等。功效主治:益气升阳;适用于慢性粒细胞白血病。用法用量:每日 3 次,每次 5 片。⑧

8. 当归龙荟丸 组成:当归 120 克、芦荟 30 克、龙胆草 60 克、木香 30 克、大黄 30 克、青黛 60 克、黄柏 120 克、黄芩 120 克、栀子 120 克。功效主治:清热利湿,解毒消肿;适用于慢性粒细胞白血病。制备方法:共研细末,炼蜜为丸,每丸 6 克。用法用量:每日 3 次,每次 2～3 丸。⑨

9. 六神丸 组成:珍珠粉、牛黄、麝香、腰黄、蟾酥、冰片。功效主治:清热解毒;适用于慢性粒细胞白血病。用法用量:每日 90～120 粒,分 3～4 次温开水送服。⑩

① 韩丽英,等. 丹参配合化疗对慢性粒细胞白血病的临床观察[J]. 四川中医,2006,24(3):64-65.
② 尚怀海,等. 中医名方验方丛书·肿瘤治疗名方验方[M]. 北京:人民卫生出版社,2016(5):416-417.
③ 花金宝,等. 名中医经方时方治肿瘤[M]. 北京:中国中医药出版社,2008(8):285.
④ 李海燕,等. 祛毒化瘀法治疗慢性粒细胞白血病疗效观察[J]. 辽宁中医杂志,2007,34(2):169-170.
⑤ 胡献国. 怎样选用中成药治疗白血病?[J]. 中医杂志,2002,43(4):313-314.
⑥ 应平平. 小金丹在血液病中的运用[J]. 中医杂志,2000,41(2):85.
⑦ 刘丽宁. 中成药在治疗白血病中的应用[J]. 陕西中医学院学报,1999,22(2):42-43.
⑧ 刘兴烈. 中药综合疗法加自血光化学疗法治疗慢性粒细胞白血病 86 例[J]. 广州中医学院学报,1995,12(1):27-30.
⑨ 本刊编辑部. 白血病[J]. 浙江中医学院学报,1990,14(5):55-56.
⑩ 同上.

恶 性 淋 巴 瘤

概　述

恶性淋巴瘤是起源于淋巴造血系统的恶性肿瘤，是淋巴结或淋巴结外部淋巴组织的免疫细胞肿瘤。按照病理可以分成霍奇金淋巴瘤（Hodgkin lymphoma，HL）和非霍奇金淋巴瘤（non-Hodgkin lymphoma，NHL）。恶性淋巴瘤是高度异质性疾病，不同细胞来源或同一细胞来源的各个亚型的肿瘤生物学行为、临床表现、对治疗的反应以及预后都有很大差别。2008 年 WHO 淋巴瘤新分类中有 80 个亚型。[①]

恶性淋巴瘤的确切病因至今尚未明确，一般认为与病毒感染、免疫抑制或某些物理、化学损伤（如放射线、化学物质或药物、除草剂、石棉、砷及免疫抑制剂、抗癫痫药、皮质激素等的长期接触应用）有关。人体本身免疫缺陷、染色体异常的人群发病率明显高于一般人群。本病在世界各地均有发生，我国发病率较低，但仍属常见恶性肿瘤之一，以青壮年居多。我国恶性淋巴瘤发病率也逐年上升，据调查数据显示，在中国，淋巴瘤患者发病率在男性十大高发肿瘤中已上升至第 9 位，女性则上升到第 11 位，2012 年全国淋巴瘤发病率约为 6.68/10 万。[②]

恶性淋巴瘤虽然好发于淋巴结，但是由于淋巴系统的分布特点，使得淋巴瘤属于全身性疾病，几乎可以侵犯到全身任何组织和器官。临床体征多见淋巴结肿大、淋巴结外症状和全身症状。浅表淋巴结起病占多数，而 HL 又多于 NHL，受累淋巴结以颈部为最多，其次是腋下、腹股沟，一般为无痛性、进行性肿大，中等硬度，早期可活动，晚期多发生粘连及多个肿大淋巴结融合成块，有些 HL 患者淋巴结肿大在某一时间可暂时停顿，甚至缩小，以至于误诊为淋巴结炎或淋巴结核；深部淋巴结起病，以纵隔淋巴结为多见，肿大之淋巴结可压迫上腔静脉，引起上腔静脉综合征，也可压迫气管、食管、喉返神经而相应发生呼吸困难、吞咽困难和声音嘶哑等症状；纵隔 NHL 并发淋巴肉瘤细胞白血病者较多见，而青年妇女纵隔首发之 HL 多为结节硬化型，对治疗反应常不满意；原发于腹膜后淋巴结的恶性淋巴瘤以 NHL 为多见，可引起长期不明原因的发热，给临床诊断造成困难；首发于咽淋巴环的淋巴瘤，多见于 NHL，且常伴随膈下侵犯，有咽痛、异物感、呼吸不畅和声音嘶哑等症状。除淋巴组织以外，身体任何部位都可发病，其中以原发于胃肠最为常见，胃及高位小肠淋巴瘤可有上腹痛、呕吐等症状，小肠淋巴瘤好发于回盲部，常有慢性腹泻，也可发生脂肪泻，还可引起肠梗阻。全身症状多见全身无力、消瘦、食欲不振、自汗盗汗、皮肤瘙痒及不规则发热，少数 HL 可有周期性发热。

扩散方式：霍奇金淋巴瘤多从原发部位向邻近淋巴结依次传播；非霍奇淋巴瘤常有"跳站"现象，即越过邻近而向远处淋巴结或结外器官传播，非霍奇金淋巴瘤还可见多中心发展。

恶性淋巴瘤最早采用 1965 年 Rye 会议制定的分期，于 1971 年 AnnArbor 会议进行修改，将其分为 4 期，并根据有无全身症状将每一期分为 A、B 两

---

① 汤钊猷. 现代肿瘤学［M］. 第三版. 上海：复旦大学出版社，2011：1602－1608.
② 中国抗癌协会临床肿瘤学协作专业委员会抗淋巴瘤联盟，等. 脂质体阿霉素治疗恶性淋巴瘤及多发性骨髓瘤的中国专家共识［J］. 中国肿瘤临床，2014，41（24）：1550－1555.

组。1989 年在英国 Cotswalds 对 AnnArbor 分期作了进一步修订。AJCC 分期进一步完善了以 AnnArbor 分期为基础的淋巴瘤分期标准。

AnnArbor-Cotswald 分期(1989)

Ⅰ期:侵犯单个淋巴结区或侵犯一个淋巴组织(如脾脏、胸腺、韦氏环)。

Ⅱ期:侵及两个或两个以上的淋巴结区,均位于横隔的一侧(如纵隔为一个部位,一侧的肺门淋巴结是一个部位),解剖部位的数目,应详细标明,如写为Ⅱ2。

Ⅲ期:淋巴结区或淋巴组织的侵犯涉及横隔的两侧。

Ⅲ1:有或无脾门、腹腔或门脉区淋巴结受侵;

Ⅲ2:有主动脉旁、髂部、肠系膜淋巴结受侵。

Ⅳ期:淋巴结以外的部位受侵犯,称之为 E。

A:无全身症状;

B:不明原因的发热>38℃连续三天以上,盗汗,在半年以内不明原因的体重下降 10%;

X:大瘤块,大于纵隔宽度约 1/3 者,淋巴结融合包块的最大直径>10 厘米者;

E:单一结外部位受侵,病变侵犯到与淋巴结/淋巴组织直接相连的器官/组织时,不记录为Ⅳ期,应在各期后加注字母"E"(如病变浸润至与左颈部淋巴结相联结的皮肤,记录为"ⅠE")

AJCC 分期第 6 版(2002)

Ⅰ期:单一淋巴结区受侵(Ⅰ);单一结外器官或部位的局限受侵且无任何淋巴结受侵(ⅠE)(在霍奇金淋巴瘤中少见)。

Ⅱ期:横隔同侧的两个或多个淋巴结区受侵(Ⅱ);横隔同侧的单一结外器官或部位的局限受侵伴有区域淋巴结受侵,可伴有或不伴有其他淋巴结区受侵(ⅡE)。受侵的区域数目可以用脚注标出,例如Ⅱ3。

Ⅲ期:横隔两侧的淋巴结区受侵(Ⅲ);可伴有受侵淋巴结邻近的结外侵犯(ⅢE),或伴有脾脏受侵(ⅢS),或两者均受侵(ⅢE,S)。

Ⅳ期:弥漫或播散性的一个或多个结外淋巴器官受侵,可伴有或不伴有相关淋巴结受侵;孤立的结外淋巴器官受侵而无邻近区域淋巴结

受侵,但是伴有远处部位的侵犯;肝或骨髓的任何受侵,或肺的结节样受侵。每一期分别还应根据有无特定的全身症状而分为 A 或 B。这些症状是:

1. 发热:无法解释的发热,体温超过 38℃;

2. 盗汗:需要更换床单或被罩的大汗;

3. 体重减轻:诊断前 6 个月内无法解释的体重减轻超过平时体重的 10%。

注意:单纯瘙痒不能视为 B 症状,同样,不能耐受饮酒、疲乏或与可疑感染有关的短暂发热也不能视为 B 症状。

AJCC 分期还分别按照 HL 及 NHL 的特点,具体定义了各部位受侵的诊断依据和标准,具有一定的指导意义。

NHL 受侵部位的定义:

淋巴结受侵:(a)临床发现淋巴结肿大,有合理原因可以不做病理学检查(如果可疑淋巴结的受侵与否决定了治疗策略,应当对其做活检);(b) X 线平片、CT 或者淋巴管造影发现淋巴结肿大。淋巴结>1.5 厘米则认为异常。

脾受侵:有明确的可触及的脾肿大;或触诊可疑的脾肿大并有影像学检查证实(超声或 CT);或既有脾肿大又有非囊性和血管性的多发病灶(仅有影像学的脾肿大不能确诊)。

肝受侵:非囊性和血管性的多发病灶。无论有无肝功能检查异常,仅有临床上的肝肿大则不能确诊。肝功能检查异常或影像学可疑时,可行肝活检以确定是否肝受侵。

肺受侵:有肺实质受侵的影像学证据(排除其他可能的原因,特别是感染)。可疑病例可行肺活检证实。

骨受侵:采用适当的影像学检查证实。

中枢神经系统受侵:脊髓硬膜内沉积物,或脊髓,或脑膜受侵,诊断依据临床病史和 X 线平片、脑脊液、脊髓造影、CT 和/或 MRI 检查的证据(应该谨慎分析脊髓硬膜外沉积物,因为那可能是软组织病变、骨转移或播散性病变的结果)。在有其他结外受侵部位时,如有颅内占位病灶就应该考虑到中枢神经系统受侵。

骨髓受侵：采用骨髓穿刺和活检确诊。

HL 受侵部位的定义：

脾受侵：影像学检查发现的脾脏内任何大小的一个或多个结节；或经活检、脾切除由病理证实的侵犯均被认定为脾受侵。体检或影像检查发现的单纯脾肿大不足以支持脾受侵的诊断。

肝受侵：影像学检查发现的肝脏内任何大小的一个或多个结节，或经活检由病理证实的侵犯均被认定为肝受侵。体检或影像检查发现的单纯肝脏肿大不足以支持肝受侵的诊断。肝脏侵犯一直被视为播散性的淋巴系统外病变（Ⅳ期）。

骨髓受侵：当怀疑有骨髓受侵时，必须进行活检加以证实，活检应选择临床或影像学认为未受侵的部位。骨髓侵犯一直被视为播散性的淋巴系统外病变（Ⅳ期）。

肺受侵：由邻近的纵隔或肺门淋巴结直接蔓延导致的一叶或多叶的肺受侵被视为结外病变。任何数目的肺内结节性病灶均被视为播散性的淋巴系统外病变（Ⅳ期）。

大纵隔病变：纵隔病变的范围定义为立位时后前位胸片上纵隔肿块的最大横径与最大胸廓内径的比值。比值大于或等于 1/3 时，称为大纵隔肿块。大纵隔肿块用下标字母 X 表示。其他部位的大肿块还没有确切的表示。

恶性淋巴瘤对化疗、放疗都很敏感。回顾性分析显示，相比低危组患者，造血干细胞移植治疗对高危组患者的生存获益明显增加。分子靶向治疗药物的诞生又为恶性淋巴瘤的治疗开辟了新天地。近年来，免疫细胞治疗、免疫检查点抑制治疗都是新的治疗方法的探索。[①]

当前有效的治疗手段使 HL 的新发病例治愈率很高。HL 预后较 NHL 为好，是可治愈的肿瘤之一，但预后与组织类型及临床分期密切相关，其中淋巴细胞为主型预后最好，结节硬化型次之，混合细胞型较差，淋巴细胞削减型预后不良。

2009 年中国恶性淋巴瘤发病率约为 6.68/10 万，占全部恶性肿瘤发病的 2.34%。城市地区发病率约为 8.21/10 万，高于农村地区的 3.56/10 万。男性发病率约 7.71/10 万，高于女性的 5.64/10 万。中国恶性淋巴瘤死亡率约为 3.75/10 万，占全部恶性肿瘤死亡的 2.08%。城市地区死亡率约为 4.37/10 万，农村地区为 2.48/10 万。男性死亡率约（4.59/10 万）高于女性（2.90/10 万）。提示 2009 年恶性淋巴瘤发病、死亡与 2008 年基本持平，城市男性淋巴瘤发病率升高，女性淋巴瘤发病高峰年龄提前。[②]

依据淋巴瘤的临床表现，可以归属于中医"瘰疬""马刀""侠瘿""痰核""失荣""石疽""积聚"等范畴。如《灵枢·寒热》篇曰："寒热瘰疬在于颈腋者……此结鼠瘘寒热之毒气也，留于脉而不去者也"；《灵枢·痈疽》言："其痈坚而不溃者，为马刀侠瘿"；《灵枢·经脉》说"……头痛，颔痛，目锐眦痛，缺盆中肿痛，腋下肿，马刀侠瘿"；《慎斋遗书》论述："痰核，即瘰疬也，少阳经郁火所结"；《医宗金鉴·外科卷》记载："石疽生于颈项旁，坚硬如石色照常，肝郁凝结于经络，溃后法依瘰疬疮"。这些记载从不同侧面描述了淋巴瘤相关表现及病因病机。

在病机方面，淋巴瘤主要涉及湿、痰、毒、瘀、虚。如《灵枢·百病始生》指出："湿气不行，凝血蕴里而不散，津液涩渗，著而不去，而积皆成矣"；《诸病源候论·诸痰候》论及："饮水积聚而不消散，故成痰也"；元·朱丹溪《丹溪心法·卷二》论述："痰挟瘀血，遂成窠囊"；《素问·评热病论》谓："邪之所凑，其气必虚"；《医宗必读·积聚》篇认为"积之成者，正气不足而后邪气踞之"；清·余听鸿《外证医案汇编》亦曰："正气虚则成癌"。

现代医家刘嘉湘教授认为本病多以脾肾亏虚为本，痰毒瘀结为标，故治宜健脾温肾、化痰解毒。黄振翘教授认为当从风寒、风痰、风毒辨病，从脏腑失调辨证，故疾病初期，常治宜祛风化痰、行瘀通络；病之中后期，则寒温兼施，补虚泻实，治标顾

① 刘霆. NK/T 细胞淋巴瘤的治疗[J]. 临床血液学杂志，2018，31(5)：332-336.
② 张玉玲，虞吉好，陈万青，等. 中国 2009 年恶性淋巴瘤发病与死亡分析[J]. 中国肿瘤，2013，22(5)：338-343.

本。孙尚见教授基于"气郁和痰毒"为主要致病因素,治宜行气解郁、化痰软坚排毒。王沛教授认为该病需分证型、分期论治,不离"阴""阳";气滞痰凝是该病的基本病机,故大都以行气化痰、疏肝解郁为其基本治法。周仲瑛教授认为治疗该病需把握祛邪与扶正,消除"癌毒"是最积极的治疗原则,同时攻补有序。①

辨 证 施 治

1. 气阴两虚型 症见疲乏无力,面色少华,五心烦热,午后热潮,自汗盗汗,全身多处可触及肿块,舌尖红或淡,苔薄,脉细濡。治宜益气养阴、解毒散结。

(1) 和荣散结丸加减(《中医肿瘤学》) 生地黄 15 克、熟地黄 15 克、当归 10 克、白芍 15 克、茯苓 15 克、党参 20 克、白术 10 克、海蛤粉 10 克、枸杞子 15 克、山茱萸 15 克、炙鳖甲(先煎)20 克、浙贝母 20 克、山慈菇 10 克、白花蛇舌草 15 克。随症加减:自汗盗汗者,加黄芪、煅龙骨、煅牡蛎;若有高热者,加寒水石、黄芩、青蒿;全身肿块明显者,加夏枯草、猫爪草、莪术、炮甲片。②

(2) 黄芪鳖甲散加减(《实用中医肿瘤手册》) 黄芪 15 克、西洋参 9 克、鳖甲(先煎)12 克、生地黄 12 克、白芍 9 克、知母 9 克、天冬 12 克、茯苓 12 克、黄柏 9 克、砂仁(后下)3 克、浙贝母 12 克、玄参 12 克、胆南星 15 克、生甘草 6 克、蒲公英 15 克。随症加减:发热起伏者,加青蒿 15 克、黄芩 9 克、银柴胡 30 克;体表痰核者,加夏枯草 15 克、浙贝母 12 克、猫爪草 15 克;腹内积块胀痛者,加山慈菇 15 克、青皮 9 克、三棱 9 克;纳差便溏者,加党参 9 克、白术 9 克、淮山药 15 克;头晕心悸者,加当归 9 克、丹参 15 克。③

(3) 扶正散结方(《中华肿瘤治疗大成》) 党参 15 克、黄芪 15 克、北沙参 15 克、麦冬 20 克、石斛 12 克、芦根 15 克、白茅根 15 克、天花粉 20 克、丹参 12 克、知母 12 克、夏枯草 15 克、茯苓 10 克、白术 10 克。随症加减:恶心呕吐者,加竹茹、代赭石(先煎);食纳减少者,加稻芽、鸡内金、麦芽;潮热盗汗者,加煅牡蛎(先煎)、五味子。适用于恶性淋巴瘤放疗后。④

(4) 三仁汤合生脉散加味 白豆蔻 15 克、杏仁 15 克、厚朴 15 克、法半夏 15 克、麦冬 15 克、青蒿 15 克、薏苡仁 30 克、北五味 30 克、滑石 30 克、党参 30 克、通草 10 克、淡竹叶 10 克。临床观察:江秀成教授以祛湿透热固护气阴之法治疗恶性淋巴瘤高热。⑤

(5) 双草汤(王正雨经验方) 白花蛇舌草 100 克、夏枯草 60 克、山楂 50 克、制首乌 30 克、鳖甲 30 克、牡丹皮 30 克、党参 30 克、半边莲 30 克、生薏苡仁 25 克、生地黄 20 克、白术 20 克、白芍 20 克、女贞子 20 克。⑥

(6) 滋阴益气汤 当归 20 克、生地黄 20 克、沙参 20 克、麦冬 20 克、黄精 20 克、鹿角胶(烊化)10 克、鳖甲(研末先煎)10 克、甘草 10 克、黄芪 30 克。随症加减:出血者,加地榆炭 10 克、血余炭 10 克;纳差者,加焦山楂、焦神曲、焦麦芽各 10 克;合并感染者,加金银花 20 克、连翘 10 克。适用于非霍奇金淋巴瘤。⑦

(7) 恶性淋巴瘤方 1 党参 25 克、贝母 25 克、黄芪 30 克、白术 10 克、茯苓 10 克、柴胡 10 克、郁金 10 克、牡丹皮 10 克、赤芍 10 克、煅牡蛎 15 克、炙甘草 5 克。适用于恶性淋巴瘤。⑧

(8) 恶性淋巴瘤方 2 党参 25 克、黄芪 30 克、白术 10 克、茯苓 10 克、贝母 30 克、煅牡蛎 15 克、海藻 15 克、昆布 15 克、荔枝核 15 克、郁金 10 克、当归

① 王双双,胡兵,等. 恶性淋巴瘤中医病机与治疗[J]. 世界科学技术——中医药现代化,2014,16(11):2425-2429.
② 花金宝,等. 名中医经方时方治肿瘤[M]. 北京:中国中医药出版社,2008(8):255.
③ 花金宝,等. 名中医经方时方治肿瘤[M]. 北京:中国中医药出版社,2008(8):255-256.
④ 花金宝,等. 名中医经方时方治肿瘤[M]. 北京:中国中医药出版社,2008(8):258-259.
⑤ 叶灵兰,等. 中药治疗腹股沟非霍奇金淋巴瘤 1 例[J]. 四川中医,2007,25(11):81-82.
⑥ 周宜强. 实用中医肿瘤学[M]. 北京:中医古籍出版社,2006:317.
⑦ 李秀刚,等. 滋阴益气汤治疗中晚期癌症 105 例[J]. 时珍国医国药,1999,10(9):683.
⑧ 刘海林. 淋巴瘤治验[J]. 湖南中医杂志,1989(3):35-36.

10克、赤芍10克。适用于霍奇金淋巴瘤。[1]

(9) 恶性淋巴瘤方3　黄芪30克、当归15克、麦冬15克、沙参30克、玄参15克、石斛15克、生地黄40克、牡丹皮15克、天花粉25克、陈皮15克。〔见706页28.李元善等分4型(3)〕

(10) 叶天士补太阴泄少阳法合内消瘰疬丸化裁　太子参15克、白术9克、茯苓9克、甘草5克、牡丹皮5克、栀子5克、桑叶6克、玄参9克、土贝母9克、牡蛎(先煎)30克、夏枯草15克、山慈菇9克、功劳叶9克、夜交藤15克、白花蛇舌草30克。随症加减:肿瘤大者,加服犀黄丸(临睡前白开水送服)9克;热不退,加鳖血拌柴胡5克、白薇9克。〔见707页30.庄芝华分5型(4)〕

(11) 玉屏风散合沙参麦冬汤或六味地黄汤加减　黄芪、白术、防风、沙参、麦冬、天花粉、生甘草、玉竹、生扁豆、冬桑叶。〔见707页31.李琰等分5型(3)〕

2. 阴虚火旺型　症见身之上、中、下几处或多处淋巴结肿大,或伴腹内有结块及(或)形体消瘦,头晕耳鸣,周身烘热,五心烦热,口咽干燥,两胁疼痛,腰膝酸软,舌红或绛,苔薄或少苔,脉细数。治宜滋阴降火、软坚散结。

(1) 益胃汤合泻黄散加减　南北沙参各10克、生地黄10克、炒麦冬20克、制黄精20克、玉竹10克、生石膏(先煎)30克、栀子10克、生甘草5克、防风4克、竹叶10克。随症加减:阴虚甚者,可加重滋阴降火药的剂量。〔见703页16.许亚梅等分12型(9)〕

(2) 当归六黄汤　当归12克、生地黄12克、熟地黄12克、黄芩12克、黄柏9克、黄连9克、生黄芪30克、红枣20克。随症加减:伴发热者加石膏20克。每日1剂,水煎取汁200毫升,分2次服,连服7天。临床观察:张爱琴等用当归六黄汤治疗恶性淋巴瘤伴发盗汗60例,疗效显著。[2]

(3) 六味地黄汤为主　生地黄10克、山茱萸10克、山药12克、牡丹皮12克、茯苓12克、泽泻10克、女贞子10克、墨旱莲10克、枸杞子10克、菟丝子10克、甘草5克。〔见704页19.金红等分2型(1)〕

(4) 大补阴丸合消瘰丸加味　黄柏12克、知母12克、熟地黄15克、炙龟甲(先煎)15克、玄参12克、生牡蛎(先煎)30克、贝母12克、枸杞子12克、制首乌15克、三棱15克、白花蛇舌草30克。随症加减:发热者,加青蒿12克、地骨皮12克、白薇12克;盗汗者,加炒酸枣仁12克、浮小麦30克;血虚少寐者,加当归12克、制黄精12克、鸡血藤15克、夜交藤30克等。〔见705页22.罗秀素等分2型(2)〕

(5) 当归六黄汤　生黄芪18克,当归9克、生熟地黄各12克、黄连6克、黄柏9克、黄芩9克。适用于恶性淋巴瘤盗汗。〔见706页27.鲍炜娟分4型(1)〕

(6) 十四味煎(《肿瘤的防治》)　牡蛎30克、白花蛇舌草30克、夏枯草15克、鳖甲15克、炮甲片15克、川贝母6克、海藻12克、海带12克、玄参12克、天花粉12克、南沙参15克、丹参12克、淮山药12克、望江南12克。适用于淋巴肉瘤(非霍奇金淋巴瘤)。[3]

(7) 恶性淋巴瘤方4　白花蛇舌草100克、夏枯草60克、山楂50克、何首乌30克、鳖甲30克、牡丹皮30克、党参30克、半边莲30克、半枝莲30克、薏苡仁25克、生地黄20克、白术20克、白芍20克、女贞子20克。[4]

3. 气血两亏型　症见颈项、腋下肿块累累,坚硬如石,推之不移,或腹内肿块,面色㿠白,少气懒言,心悸失眠,头晕眼花,倦怠自汗,食欲不振,唇色淡白,舌淡或胖大,苔薄白,脉沉细无力。治宜益气养血、软坚散结。

(1) 归脾汤(原载于宋·严用和《济生方》)人参6克、炒白术6克、炒黄芪6克、当归3克、炙

① 刘海林.淋巴瘤治验[J].湖南中医杂志,1989(3):35-36.
② 张爱琴,孙在典.当归六黄汤治疗恶性淋巴瘤伴发盗汗60例[J].新中医,2001,33(6):59.
③ 本刊编辑部.恶性淋巴瘤[J].浙江中医学院学报,1990,14(6):52-53.
④ 王正雨,李中南.中药配合化疗治愈恶性淋巴瘤[J].四川中医,1988(4):31.

甘草 3 克、茯神 6 克、远志 3 克、炒酸枣仁 6 克、青木香 3 克、龙眼肉 6 克、生姜 3 片、大枣 2 枚。适用于淋巴肉瘤(非霍奇金淋巴瘤)。①

(2)和荣散坚丸(原载于清·吴谦《医宗金鉴》) 川芎 3 克、白芍 3 克、当归 3 克、茯苓 3 克、熟地黄 3 克、陈皮 3 克、桔梗 3 克、香附 3 克、白术 3 克、人参 15 克、炙甘草 15 克、昆布 15 克、海蛤粉 15 克、浙贝母 15 克、升麻 10 克、红花 10 克。②

(3)鳖甲灵脂汤(天津市中医院方) 郁金 9 克、枳壳 9 克、白术 9 克、柴胡 9 克、鳖甲 15 克、五灵脂 9 克、红花 9 克、鸡内金 9 克、茯苓 9 克、白芍 9 克、丹参 30 克、生牡蛎 30 克、木香 6 克、砂仁 6 克、甘草 6 克。适用于恶性淋巴瘤。③

(4)八珍汤加减 党参 10 克、白术 10 克、茯苓 10 克、当归 10 克、川芎 10 克、白芍 10 克、熟地黄 15 克、生姜 6 克、大枣 10 枚、甘草 6 克。④

(5)香贝养营汤加减 黄芪 30 克、当归 15 克、党参 30 克、紫河车 10 克、白术 12 克、枸杞子 18 克、熟地黄 12 克、浙贝母 15 克、白花蛇舌草 20 克、半枝莲 30 克、香附 12 克、白芍 12 克、甘草 6 克、生姜 3 克、大枣 5 枚、半枝莲 15 克。〔见 703 页 16.许亚梅等分 12 型(7)〕

(6)十全大补汤加减 人参 10 克、白术 10 克、茯苓 15 克、炙甘草 5 克、熟地黄 15 克、炒白芍 10 克、当归 10 克、川芎 6 克、生黄芪 15 克、肉桂 4 克。随症加减:脱发者,加制首乌 15 克、补骨脂 10 克。〔见 703 页 16.许亚梅等分 12 型(11)〕

(7)恶性淋巴瘤方 5 黄芪 60 克、当归 15 克、太子参 30 克、白术 15 克、茯苓 15 克、炙甘草 6 克。每日 1 剂,3 周为 1 个疗程。临床观察:冯亚葵等以此方联合化疗治疗恶性淋巴瘤 15 例,疗效明显。⑤

(8)八珍汤加味(《中医血液病学》) 人参 20 克、白术 10 克、茯苓 15 克、炙甘草 10 克、当归 10 克、白芍 15 克、熟地黄 15 克、川芎 10 克、生姜 10 克、大枣 10 克、黄芪 20 克。随症加减:若贫血明显者,可加阿胶以滋阴生血;若纳差者,可加焦三仙以助脾胃运化之力。⑥

(9)归脾汤加味(《中华肿瘤治疗大成》) 黄芪 15 克、党参 15 克、白术 10 克、茯苓 10 克、当归 12 克、白芍 12 克、熟地黄 10 克、远志 6 克、酸枣仁 15 克、木香 10 克、夏枯草 15 克、山慈菇 15 克、海藻 15 克、半枝莲 20 克、七叶一枝花 30 克。随症加减:食少便溏者,加山药 15 克、薏苡仁 15 克、神曲 15 克;盗汗者,加五味子 12 克、煅牡蛎(先煎)20 克。⑦

(10)和荣散坚丸加减(《中医肿瘤防治大全》) 熟地黄 6 克、当归 6 克、白芍 6 克、川芎 6 克、白术 6 克、茯苓 6 克、香附 6 克、桔梗 6 克、陈皮 6 克、人参 30 克、炙甘草 30 克、海蛤粉 30 克、昆布 30 克、浙贝母 30 克、升麻 9 克、红花 9 克。随症加减:发热若为低烧不退者,加白薇、青蒿、地骨皮、银柴胡;高热不退者,用寒水石及紫雪丹、牛黄清热散等;盗汗者,可加煅龙骨、牡蛎、浮小麦、山茱萸、五倍子、六味地黄丸等;皮肤瘙痒者,加秦艽、白鲜皮、地肤子、苦参、丹参、赤芍、乌梢蛇、干蟾、全蝎等;肝脾肿大者,用鳖甲煎丸、大黄䗪虫丸、三棱、莪术等;贫血者,加制首乌、生黄芪、阿胶、鹿角胶、紫河车、枸杞子、大枣等。以夏枯草 500 克煎汤,加蜜四两收膏,合上药为丸如梧桐子大,每服 9 克,白汤送下。⑧

(11)人参养荣汤加减(《现代名中医肿瘤科绝技》) 人参 20 克、甘草 6 克、当归 10 克、白芍 15 克、熟地黄 15 克、肉桂 6 克、大枣 10 克、黄芪 20 克、白术 10 克、茯苓 15 克、五味子 10 克、远志

① 尚怀海,等. 中医名方验方丛书·肿瘤治疗名方验方[M]. 北京:人民卫生出版社,2016(5):435-436.
② 尚怀海,等. 中医名方验方丛书·肿瘤治疗名方验方[M]. 北京:人民卫生出版社,2016(5):436.
③ 尚怀海,等. 中医名方验方丛书·肿瘤治疗名方验方[M]. 北京:人民卫生出版社,2016(5):445.
④ 徐力,鹿竞文. 抗癌验方 100 种[M]. 北京:人民卫生出版社,2014(8):171.
⑤ 冯亚葵,等. 中西医结合治疗恶性淋巴瘤 15 例临床观察[J]. 云南中医中药杂志,2009,30(6):14-15.
⑥ 花金宝,等. 名中医经方时方治肿瘤[M]. 北京:中国中医药出版社,2008(8):256.
⑦ 同上.
⑧ 同上.

10 克、橘皮 10 克、生姜 10 克。①

(12) 恶性淋巴瘤方 6　炙黄芪 15 克、西当归 12 克、党参 15 克、炒白术 10 克、熟地黄 10 克、砂仁 10 克、枸杞子 15 克、女贞子 10 克、补骨脂 15 克、鹿角片 10 克、淫羊藿 15 克。随症加减：化疗后恶心纳呆、舌苔腻者，去黄芪、熟地黄，加姜半夏 10 克、陈皮 10 克、鸡内金 10 克；肢麻或手指麻木者，加豨莶草 10 克、鸡血藤 10 克；脱发者，加制首乌 40 克(方药剂量由②补全)。〔见 705 页 24. 蔡明明等分 3 型(2)〕

(13) 益气活血方(《恶性肿瘤良方大全》)党参 25 克、黄芪 10 克、白术 10 克、炙甘草 10 克、当归 10 克、陈皮 10 克、神曲 10 克、川芎 10 克、栀子 10 克、桃仁 10 克、白芷 10 克、茯苓 10 克、滑石 10 克、升麻 5 克、柴胡 5 克、苍术 15 克、香附 15 克、丹参 15 克。随症加减：疼痛甚者，加延胡索、全蝎；食少便溏者，加山药、薏苡仁、神曲；食纳减少者，加谷芽、鸡内金、麦芽。适用于腹膜后淋巴肉瘤伴腹痛(非霍奇金淋巴瘤)。③

(14) 恶性淋巴瘤方 7　红参 9 克、淮山药 15 克、当归 15 克、鸡血藤 15 克、黄精 20 克、菟丝子 15 克、枸杞子 15 克、女贞子 15 克、紫河车粉(吞服)6 克、白芍 20 克、生熟地黄 10 克、阿胶(烊化)10 克、砂仁 10 克、焦三仙各 10 克、陈皮 10 克、炙甘草 5 克。〔见 704 页 18. 程志等分 3 型(3)〕

(15) 八珍汤化裁　人参 10 克、白术 10 克、生地黄 10 克、白芍 10 克、当归 10 克、枸杞子 10 克、女贞子 10 克、茯苓 12 克、黄芪 15 克、甘草 5 克。〔见 704 页 19. 金红等分 2 型(2)〕

(16) 补中益气汤　黄芪、人参、当归、橘皮、升麻、柴胡、白术、炙甘草。〔见 704 页 20. 高兰平等分 4 型(4)〕

(17) 恶性淋巴瘤方 8　黄芪 15 克、紫河车 10 克、当归 10 克、黄精 10 克、虎杖 10 克、枸杞子 10

克、菟丝子 10 克、熟地黄 10 克、补骨脂 10 克。加水浓煎，每日 2 次，连服 7 天为 1 个疗程。临床观察：袁志军等用此法治疗恶性淋巴瘤化疗后白细胞减少 34 例，疗效显著。④

(18) 八珍汤加减　熟地黄 10 克、当归 10 克、白芍 10 克、川芎 10 克、人参 10 克、白术 10 克、茯苓 10 克、炙甘草 4 克、夏枯草 15 克、浙贝母 10 克、半枝莲 20 克、七叶一枝花 15 克、白花蛇舌草 30 克、砂仁 10 克、鸡内金 10 克、生黄芪 30 克。〔见 705 页 23. 郁仁存分 5 型(5)〕

(19) 王士林经验方 1　党参 12 克、黄芪 15 克、白术 10 克、当归 12 克、生地黄 10 克、赤芍 10 克、白芍 10 克、制黄精 15 克、大川芎 10 克、茯苓 12 克、大枣 20 克、炙甘草 6 克、炒谷芽 15 克、炒麦芽 15 克。⑤

(20) 恶性淋巴瘤方 9　人参 10 克、黄芪 40 克、当归 15 克、赤芍 15 克、川芎 10 克、丹参 30 克、菟丝子 30 克、女贞子 50 克、牡蛎 25 克、陈皮 15 克。〔见 706 页 28. 李元善等分 4 型(4)〕

(21) 补血汤合八珍汤(人参、白术、茯苓、当归、白芍、熟地黄、甘草)或生脉散(人参、麦冬、五味子)加减，可酌加女贞子、何首乌、补骨脂、枸杞子、阿胶等。〔见 707 页 31. 李琰等分 5 型(4)〕

4. 气郁痰结型　症见颈项、耳下、腋下多处肿核，不痛不痒，皮色正常，坚硬如石，固定不移，或见内脏痰核、癥积，或脘腹可扪及痞块，胸闷不舒，两胁作胀，头晕耳鸣，烦躁易怒，食少纳呆，舌质红，苔白腻或黄腻，脉弦数。治宜疏肝理气、化痰散结。

(1) 软坚消结汤　柴胡、香附、白芍、川楝子、野枸橘核、浙贝母、贝母、白花蛇舌草、野灵芝、生薏苡仁、海藻、昆布、连翘、蒲公英、夏枯草。适用于恶性淋巴瘤。⑥

(2) 香贝养营汤(原载于清·吴谦《医宗金鉴》)炒白术 6 克、人参 3 克、茯苓 3 克、陈皮 3 克、熟地黄

① 花金宝，等. 名中医经方时方治肿瘤[M]. 北京：中国中医药出版社,2008(8)：257.
② 花金宝，等. 名中医经方时方治肿瘤[M]. 北京：中国中医药出版社,2008(8)：258.
③ 花金宝，等. 名中医经方时方治肿瘤[M]. 北京：中国中医药出版社,2008(8)：259.
④ 袁志军，等. 中西医结合治疗恶性肿瘤化疗后白细胞下降 58 例[J]. 湖南中医杂志,1997,13(4)：32-33.
⑤ 王士林. 何杰金氏病治验[J]. 上海中医药杂志,1991(3)：16.
⑥ 蒋益兰. 肿瘤名家遣方用药指导[M]. 北京：人民军医出版社,2016(3)：259-260.

3克、川芎3克、当归3克、浙贝母3克、炒香附3克、炒白芍3克、桔梗3克、甘草3克。①

（3）疏肝溃坚汤（原载于清·吴谦《医宗金鉴》）　夏枯草6克、僵蚕6克、炒香附5克、石决明5克、当归3克、白芍3克、陈皮3克、柴胡3克、川芎3克、炮甲片3克、红花3克、片姜黄3克、甘草3克。②

（4）陈友芝经验方　柴胡12克、露蜂房20克、天龙3条、全蝎6克、炒苍术12克、姜半夏12克、炒僵蚕12克、黄药子8克、鹿角片30克、夏枯草30克。适用于恶性淋巴瘤。③

（5）逍遥散加减　柴胡9克、当归10克、白芍10克、白术10克、茯苓10克、煨姜3克、薄荷6克、白芥子10克、猫爪草15克、夏枯草10克、贝母10克、炙甘草3克。④

（6）林丽珠经验方　柴胡15克、白芍15克、昆布15克、桃仁10克、生牡蛎（先煎）30克、浙贝母15克、茯苓25克、夏枯草20克、连翘15克、天花粉15克、莪术15克、甘草6克。每日1剂，水煎服。适用于非霍奇金淋巴瘤。⑤

（7）逍遥散加减（《中西医结合肿瘤病学》）柴胡12克、当归10克、白芍10克、茯苓15克、干姜6克、薄荷9克、炙甘草6克。随症加减：大便干结者，可加大黄、玄明粉等；面赤易怒者，可加牡丹皮、栀子、黄芩等；腹胀嗳气者，可加旋覆花（包煎）、法半夏、陈皮、木香、砂仁、乌药等；痰湿互阻者，可加浙贝母、法半夏、瓜蒌等；血瘀者，可加桃仁、红花、丹参、赤芍等。⑥

（8）逍遥散合二陈汤加减（《中华肿瘤治疗大成》）　柴胡10克、川芎6克、白术10克、茯苓10克、当归10克、白芍10克、陈皮10克、法半夏10

克、香附15克、玄参10克、生牡蛎20克、黄药子15克、夏枯草15克、海藻15克、白花蛇舌草30克、七叶一枝花30克。随症加减：午后低热者，加青蒿15克、知母15克、银柴胡10克；两胁胀痛甚者，加川楝子15克、郁金15克、青皮10克；痰多者，加白芥子10克、制南星12克、姜半夏12克；胁下癥块明显者，加服大黄䗪虫丸，每次3～6丸，每日3次。⑦

（9）柴胡疏肝散加减（《中医血液病学》）柴胡10克、白芍15克、陈皮10克、枳壳10克、川芎10克、香附15克、法半夏10克、土贝母15克、玄参15克、海藻20克、夏枯草10克、生牡蛎20克。随症加减：若面赤喜怒者，加栀子、龙胆草；若大便干结者，可加大黄、槟榔等。⑧

（10）舒肝溃坚汤加减（《中医肿瘤学》）　夏枯草10克、炒僵蚕10克、酒炒香附子15克、煅石决明15克、当归10克、醋炒白芍10克、陈皮10克、柴胡10克、川芎10克、炒甲片10克、红花10克、姜黄10克、生甘草10克。上药加灯心草1.5米为引，用水600毫升，煎成200毫升，空腹时热服。每次服100毫升，每日2次。随症加减：腹内痞块、肝脾肿大者，加山慈菇、土鳖虫、石上柏；脘腹疼痛者，加川楝子、延胡索、乳香、没药；胸闷痰多者，加胆南星、法半夏、天葵子、黄药子。⑨

（11）归芍慈菇汤　当归、白芍、柴胡、党参、白术、茯苓、法半夏、陈皮、夏枯草、山慈菇、七叶一枝花、甘草。⑩

（12）四逆消瘰散　柴胡4.5克、枳实4.5克、白芍4.5克、炙甘草4.5克、川贝母1.5克、海浮石1.5克、海蛤壳1.5克、牡蛎1.5克、白僵蚕1.5克、玄参（研粉吞服）1.5克。适用于淋巴肉瘤（非霍奇金淋巴瘤）。⑪

①　尚怀海，等. 中医名方验方丛书·肿瘤治疗名方验方[M]. 北京：人民卫生出版社,2016(5)：436－437.
②　尚怀海，等. 中医名方验方丛书·肿瘤治疗名方验方[M]. 北京：人民卫生出版社,2016(5)：437.
③　尚怀海，等. 中医名方验方丛书·肿瘤治疗名方验方[M]. 北京：人民卫生出版社,2016(5)：438.
④　徐力，鹿竞文. 抗癌验方100种[M]. 北京：人民卫生出版社,2014(8)：169－170.
⑤　肖志伟. 林丽珠教授治疗恶性淋巴瘤经验[J]. 湖南中医杂志,2010,26(3)：46－47.
⑥　花金宝，等. 名中医经方时方治肿瘤[M]. 北京：中国中医药出版社,2008(8)：251.
⑦　同上.
⑧　同上.
⑨　花金宝，等. 名中医经方时方治肿瘤[M]. 北京：中国中医药出版社,2008(8)：251－252.
⑩　陈熠. 肿瘤中医证治精要[M]. 上海：上海科学技术出版社,2007：251.
⑪　陈熠，丛众. 肿瘤单验方大全[M]. 北京：中国中医药出版社,1998(6)：683.

（13）恶性淋巴瘤方 10　柴胡 10 克、莪术 10 克、当归 10 克、赤芍 10 克、白芍 10 克、青皮 10 克、陈皮 10 克、生甘草 5 克、贝母 30 克、薏苡仁 30 克、生牡蛎 30 克、猫爪草 30 克、夏枯草 30 克、红花 6 克、甲片 6 克。〔见 704 页 21. 周维顺等分 4 型(2)〕

（14）恶性淋巴瘤方 11　夏枯草 15 克、白芍 10 克、青皮 8 克、柴胡 9 克、山慈菇 12 克、当归 8 克、莪术 12 克、白花蛇舌草 30 克、天冬 15 克、生黄芪 10 克、甲片 15 克、茯苓 10 克、黄芩 8 克。随症加减以疏肝解郁、化痰散结治之。〔见 706 页 26. 郭良耀等分 4 型(2)〕

（15）恶性淋巴瘤方 12　郁金 15 克、赤芍 25 克、海藻 40 克、昆布 40 克、桃仁 25 克、红花 15 克、牡蛎 25 克、泽兰 15 克、甲片 25 克、半夏 10 克。〔见 706 页 28. 李元善等分 4 型(1)〕

5. 气滞血瘀型　症见心烦口渴，颈、腋、腹股沟等形成皮下硬结，或有腹部积块，局部疼痛固定，或有肝脾肿大，舌质紫黯，边有瘀点，苔薄黄，脉弦略数。治宜行气活血、软坚散结。

（1）夏枯草膏(原载于清·吴谦《医宗金鉴》)　夏枯草 750 克、当归 15 克、白芍 15 克、玄参 15 克、乌药 15 克、浙贝母 15 克、僵蚕 15 克、昆布 9 克、桔梗 9 克、陈皮 9 克、川芎 9 克、甘草 9 克、炒香附 30 克、红花 6 克。适用于恶性淋巴瘤。[1]

（2）柴胡疏肝散合身痛逐瘀汤加减　柴胡 10 克、赤芍 10 克、川芎 6 克、青皮 6 克、陈皮 6 克、香附 10 克、红花 3 克、桃仁 10 克、枳壳 10 克、黄芩 10 克、夏枯草 15 克、僵蚕 10 克、姜黄 10 克、甲片 6 克、莪术 10 克、七叶一枝花 15 克。随症加减：大便干结不通畅者，加栀子 10 克、玄参 15 克；小便短赤者，加车前子 10 克、龙胆草 10 克。〔见 703 页 16. 许亚梅等分 12 型(2)〕

（3）白花蛇舌草瓦楞汤(又名消恶性淋巴瘤方，《实用中医肿瘤学》)　白花蛇舌草 30～90 克、山慈菇 15～30 克、三棱 15～30 克、莪术 15～30 克、炒白术 15～30 克、僵蚕 30 克、夏枯草 30 克、昆布 30 克、煅牡蛎 30 克、煅瓦楞子 30 克、炮甲片 9～15 克、黄药子 9～15 克、全蝎(研末冲服)6～12 克、甘草 6 克。随症加减：偏寒者，加干姜、制附子、肉桂；偏热者，加白花蛇舌草、天葵子；气虚者，加黄芪、党参；血虚者，加当归、紫河车；胃阴虚者，加石斛、麦冬；肺阴虚者，加北沙参、天冬；心阴虚者，加麦冬、玉竹，肝肾阴虚者，加龟甲、鳖甲、生地黄、枸杞子；阳虚者，加制附子、肉桂、补骨脂；实热者，加生石膏、知母、黄芩、黄连；另可加葵树子、猫爪草、蜈蚣等。蜈蚣能加强全蝎疗效，但易致转氨酶升高，用时需加保肝药 1～2 味。肿块处可外敷独角莲或鲜蟾皮。[2]

（4）活血散积方(《肿瘤的辨证施治》)　天葵子 12 克、蛇六谷(先煎)24 克、水红花子 30 克、七叶一枝花 12 克、煅牡蛎(先煎)30 克、炙甘草 6 克、煅瓦楞 30 克、土茯苓 24 克。随症加减：神疲乏力者，加黄芪、党参；两肋胀痛甚者，加川楝子、郁金、青皮。[3]

（5）失笑散合逐瘀汤加减(《肿瘤病中医特色诊疗全书》)　鳖甲 15 克、枳壳 10 克、五灵脂 10 克、蒲黄 10 克、桃仁 10 克、当归 10 克、生地黄 10 克、川芎 10 克、赤芍 10 克、山慈菇 10 克。[4]

（6）增效消瘤汤(《恶性肿瘤良方大全》)　鳖甲 30 克、龟甲 30 克、牡蛎 30 克、海浮石 30 克、川芎 10 克、赤芍 10 克、三棱 10 克、莪术 10 克、枳实 10 克、郁金 10 克、昆布 10 克、海藻 10 克、红花 6 克、陈皮 6 克、三七 5 克。随症加减：神疲乏力、舌淡、脉弱者，加党参、黄芪、白芍、阿胶；纳少、呕吐、腹胀、苔腻、脉滑者，加藿香、佩兰、生姜、法半夏、白术。每日 1 剂，共服 4 周。[5]

（7）丹参鳖甲汤　丹参 24 克、血竭 9 克、川芎 9 克、莪术 15 克、土鳖虫 9 克、蜈蚣 9 克、蜣螂虫 9 克、赤芍 12 克、鳖甲 15 克、白花蛇舌草 30 克、乌

① 尚怀海,等. 中医名方验方丛书·肿瘤治疗名方验方[M]. 北京：人民卫生出版社,2016(5)：436.
② 花金宝,等. 名中医经方时方治肿瘤[M]. 北京：中国中医药出版社,2008(8)：242.
③ 花金宝,等. 名中医经方时方治肿瘤[M]. 北京：中国中医药出版社,2008(8)：245.
④ 花金宝,等. 名中医经方时方治肿瘤[M]. 北京：中国中医药出版社,2008(8)：252.
⑤ 王熹. 中西医结合治疗中晚期恶性淋巴瘤 23 例[J]. 江苏中医,1998,19(3)：27.

骨藤 55 克。①

(8) 疏肝溃坚汤加减 柴胡 9 克、青皮 6 克、当归 10 克、赤芍 10 克、香附 10 克、夏枯草 15 克、僵蚕 10 克、姜黄 10 克、鸡血藤 30 克、红花 3 克、甲片 6 克、莪术 10 克、山慈菇 15 克、七叶一枝花 15 克、蒲黄 10 克、五灵脂 10 克。〔见 705 页 23. 郁仁存分 5 型(2)〕

(9) 恶性淋巴瘤方 13 当归 30 克、赤芍 15 克、川芎 10 克、桃仁 25 克、红花 15 克、鸡血藤 40 克、郁金 10 克、蒲黄 15 克、香附 15 克、五灵脂 25 克、茜草 15 克。〔见 706 页 28. 李元善等分 4 型(2)〕

6. 寒痰凝滞型 症见颈项、耳下或腋下有多个肿核，不痛不痒，皮色如常，坚硬如石，固定不移，难消难溃，面色无华，神疲乏力，形寒肢冷，或形体消瘦，胸闷不适，头晕眼花，胃纳欠佳，或腹部作胀，小便清长，大便溏薄，舌质淡，苔白腻，脉沉细或细弱。治宜温阳化痰、软坚散结。

(1) 恶性淋巴瘤方 14 三棱 15 克、莪术 15 克、桃仁 25 克、红花 15 克、枳壳 12 克、香附 25 克、海藻 25 克、牡蛎 25 克、肉桂 15 克、炮姜 15 克、附子 15 克、党参 15 克、熟地黄 30 克、牵牛子 30 克、槟榔 30 克、川大黄 25 克、玄明粉(冲服)25 克。②

(2) 阳和汤 熟地黄 10 克、鹿角胶 9 克、白芥子 10 克、炮姜 6 克、肉桂 9 克、麻黄 6 克、甘草 3 克。③

(3) 阳和汤加减 熟地黄 10 克、麻黄 5 克、白芥子 5 克、肉桂 4 克、炮姜 3 克、生甘草 5 克、鹿角胶 5 克、天南星 6 克、皂角刺 10 克、夏枯草 15 克、生牡蛎 30 克、白术 9 克、七叶一枝花 15 克。随症加减：形寒肢冷者，加附子 9 克、干姜 3 克；胁肋胀痛者，加制香附 12 克、川楝子 9 克、制延胡索 12 克；咳嗽痰多者，加苦杏仁 12 克、百部 10 克、僵蚕 10 克、半夏 10 克。〔见 702 页 16. 许亚梅等分 12 型(1)〕

(4) 阳和汤加减(《中华肿瘤治疗大成》) 熟地黄 20 克、麻黄 10 克、白芥子 10 克、陈皮 10 克、肉桂 5 克、炮姜 5 克、夏枯草 15 克、鹿角胶(烊化)15 克、皂角刺 10 克、生南星(先煎)10 克、法半夏(先煎)10 克、海藻 10 克、生牡蛎(先煎)20 克。随症加减：若短气乏力明显者，可加党参、黄芪、白术、茯苓以益气健脾；若恶寒明显者，可加附子，更甚者，加细辛以温里祛寒；畏寒肢冷便溏者，加制附子、补骨脂；颈腋肿核明显者，加土贝母、生牡蛎、小金丹(吞服)。④

(5) 阳和汤合消瘰丸加减(《实用中西医肿瘤内科治疗手册》) 熟地黄 20 克、白芥子 10 克、鹿角胶 10 克、肉桂 4 克、炮姜 5 克、麻黄 10 克、玄参 10 克、土贝母 10 克、猫爪草 30 克、夏枯草 20 克、生牡蛎 20 克、甘草 6 克。⑤

(6) 阳和汤合二陈汤加减 熟地黄 30 克、麻黄 10 克、白芥子 6 克、桂枝 6 克、鹿角胶 12 克、川贝母 10 克、陈皮 5 克、半夏 10 克、茯苓 10 克、太子参 60 克、当归 10 克、生甘草 3 克。每日服 2 次，水煎。⑥

(7) 恶性淋巴瘤方 15 肉桂 6 克、莪术 10 克、胆南星 10 克、白芥子 10 克、土贝母 30 克、生牡蛎 30 克、猫爪草 30 克、夏枯草 30 克、蒲公英 30 克、猫人参 30 克、山慈菇 30 克、生黄芪 30 克、薏苡仁 30 克、黄药子 15 克、熟地黄 15 克。〔见 704 页 21. 周维顺等分 4 型(1)〕

(8) 甘草干姜茯苓白术汤合二陈汤加减 甘草 6 克、干姜 6 克、茯苓 12 克、白术 9 克、姜半夏 12 克、橘络 9 克、贝母 9 克、天竺黄 30 克。随症加减：形寒肢冷者，加附子 9 克、川芎 12 克；胁肋胀痛者，加制香附 12 克、川楝子 9 克、制延胡索 12 克；咳嗽痰多者，加苦杏仁 12 克、山海螺 15 克、佛耳草 12 克。〔见 705 页 22. 罗秀素等分 2 型(1)〕

(9) 赵维经验方 熟地黄 10 克、鹿角片 10

① 陈熠，丛众. 肿瘤单验方大全[M]. 北京：中国中医药出版社，1998(6)：658 - 659.
② 尚怀海，等. 中医名方验方丛书·肿瘤治疗名方验方[M]. 北京：人民卫生出版社，2016(5)：443 - 444.
③ 徐力，鹿竞文. 抗癌验方 100 种[M]. 北京：人民卫生出版社，2014(8)：169.
④ 花金宝，等. 名中医经方时方治肿瘤[M]. 北京：中国中医药出版社，2008(8)：250.
⑤ 同上.
⑥ 陆玉华. 阳和汤治疗外科疑难杂症验案[J]. 浙江中医杂志，2001，36(4)：157 - 158.

克、白芥子 15 克、干漆 10 克、五灵脂 10 克、麻黄 3 克、附子 3 克、鳖甲(先煎)20 克、皂角刺 30 克、甘草 10 克、当归 20 克、丹参 20 克。①

(10)阳和汤加减　熟地黄 15 克、麻黄 10 克、白芥子 10 克、肉桂 4 克、炮姜 5 克、生甘草 10 克、鹿角胶 10 克、天南星 9 克、皂角刺 10 克、夏枯草 15 克、生牡蛎 30 克、七叶一枝花 15 克。〔见 705 页 23. 郁仁存分 5 型(1)〕

(11)恶性淋巴瘤方 16　黄芪 15 克、熟地黄 15 克、鹿角胶 15 克、夏枯草 15 克、天南星 10 克、莪术 10 克、桂枝 6 克、茯苓 10 克、甘草 3 克。随症加减:若化疗期间患者的末梢血白细胞、血小板数低于或明显低于正常,消化道反应较为明显可加用健脾益肾和胃之中药,如党参、补骨脂、枸杞子、六神曲、白术、川朴等加以调理,去上方中之桂枝、莪术。〔见 706 页 26. 郭良耀等分 4 型(1)〕

(12)小金丹合二陈汤化裁　小金丹(打碎,用陈酒温化,临睡前服)1 粒、半夏 12 克、陈皮 6 克、茯苓 12 克、甘草 5 克、桂枝 5 克、土贝母 9 克、煅牡蛎(先煎)30 克、白花蛇舌草 30 克、白芥子(炒研)5 克。随症加减:痰多,加胆南星 6 克;发热,加荆芥 5 克、防风 5 克、生姜 1 片。〔见 707 页 30. 庄芝华分 5 型(2)〕

(13)阳和汤合二陈汤化裁　熟地黄 30 克、肉桂 3 克、甘草 3 克、麻黄 1.5 克、炮姜 1.5 克、鹿角胶(陈酒炖化冲服)9 克、白芥子(炒研)5 克、半夏 9 克、陈皮 6 克。随症加减:肿瘤大者,加服小金丹(打碎,用陈酒温化,临睡前服)1 粒;发热,可加服新癀片 2 片,每日服 3 次。〔见 707 页 30. 庄芝华分 5 型(5)〕

7. 痰热阻肺型　症见颈项、耳下、腋下多处肿核,不痛不痒,皮色正常,坚硬如石,或见内脏痰核、癥积,并见烦躁易怒,胸胁疼痛,胸闷气短,咳嗽气逆,心悸喘息,头晕乏力,舌质黯红,舌苔黄腻,脉弦数。治宜清肝泻肺、解郁散结。

(1)黛蛤散合泻白散加减　青黛 6 克、海蛤壳 15 克、桑白皮 10 克、地骨皮 15 克、生甘草 6 克、粳米 10 克。②

(2)黛蛤散合泻白散加减(《中西医结合肿瘤病学》)　青黛 10 克、海蛤壳 10 克、桑白皮 10 克、地骨皮 10 克、生甘草 6 克、粳米 20 克。随症加减:痰瘀互阻者,可加浙贝母、黄芩、瓜蒌、川芎、红花、桃仁等;胸胁满闷者,可加法半夏、枳壳、香附、郁金等;气逆咳嗽剧烈者,可加金银花、连翘、天葵子、板蓝根等。③

(3)清气化痰丸加减(《肿瘤病中医特色诊疗全书》)　法半夏 12 克、胆南星 12 克、瓜蒌仁 10 克、杏仁 10 克、枳实 10 克、土茯苓 30 克、生牡蛎 15 克。④

8. 痰热互结型　症见浅表淋巴结肿大,或逐渐蔓延至其他部位,质硬,无红痛,可伴有不规则发热,寒少热多,小便黄,大便干,舌红苔黄,脉滑数。治宜清热化痰、软坚散结。

(1)消瘰丸加减合西黄丸　生牡蛎 30 克、玄参 20 克、土贝母 20 克、胆南星 10 克、夏枯草 20 克、半夏 15 克、白术 20 克、甲片 6 克。随症加减:无汗骨蒸者,加牡丹皮 15 克、黄柏 15 克、知母 10 克;衄血、吐血者,加白茅根 30 克、仙鹤草 30 克;痰多者,加陈皮 10 克、茯苓 20 克。辅助以西黄丸增强解毒结作用。〔见 703 页 16. 许亚梅等分 12 型(3)〕

(2)消瘰丸加味(《实用中医肿瘤学》)　川贝母 12 克、玄参 15 克、瓜蒌 15 克、地龙 15 克、金银花 15 克、虎杖 15 克、白芍 15 克、牡蛎 25 克、甲片 18 克、天花粉 30 克、白花蛇舌草 30 克。适用于恶性淋巴瘤。随症加减:恶心呕吐者,加竹茹、代赭石(先煎);食纳减少者,加稻芽、鸡内金、麦芽;潮热盗汗者,加煅牡蛎(先煎)、五味子。⑤

(3)枯草汤(又名枯草昆布汤,杜光祖经验方)　夏枯草 30 克、生牡蛎 30 克、丹参 30 克、蒲

① 赵维. 恶性淋巴瘤中药治验一则[J]. 天津中医,1996,13(1):37.
② 徐力,鹿竞文. 抗癌验方 100 种[M]. 北京:人民卫生出版社,2014(8):170.
③ 花金宝,等. 名中医经方时方治肿瘤[M]. 北京:中国中医药出版社,2008(8):250.
④ 花金宝,等. 名中医经方时方治肿瘤[M]. 北京:中国中医药出版社,2008(8):250 - 251.
⑤ 花金宝,等. 名中医经方时方治肿瘤[M]. 北京:中国中医药出版社,2008(8):242.

公英 30 克、昆布 15 克、莪术 15 克、全瓜蒌 15 克、旋覆花 12 克、胆南星 9 克、皂角刺 9 克。适用于恶性淋巴瘤。随症加减：若瘀血内结，疼痛明显者，加土鳖虫、蜈蚣、赤芍、血竭；痰热内阻者，加川贝母、天竺黄、青礞石、法半夏。[1]

（4）解毒软坚汤（《中国肿瘤秘方全书》）① 前期方：板蓝根 30 克、蒲公英 30 克、冰球子 30 克、生龙骨 15 克、生牡蛎 15 克、柴胡 10 克、黄芩 10 克、白僵蚕 10 克、连翘 10 克、升麻 10 克、玄参 10 克、马勃 6 克、桔梗 6 克。② 后期方：黄芪 15 克、黄精 15 克、炒麦芽 15 克、炒稻芽 15 克、党参 12 克、当归 12 克、茯苓 12 克、白术 10 克、生地黄 10 克、赤芍 10 克、川芎 10 克、炙甘草 6 克、大枣 20 克。[2]

（5）消瘰丸加味　玄参 20 克、牡蛎 20 克、山慈菇 20 克、土贝母 15 克、夏枯草 15 克、清半夏 15 克、柴胡 15 克。随症加减：盗汗者，加生地黄、山茱萸；形寒怕冷者，加鹿角片、肉桂；局部痛者，加延胡索。每日 1 剂，水煎服，早晚各 1 次。适用于非霍奇金淋巴瘤。[3]

（6）五味消毒玄参汤　金银花 30 克、蒲公英 20 克、天葵子 15 克、野菊花 15 克、紫花地丁 15 克、半枝莲 15 克、白花蛇舌草 20 克、七叶一枝花 15 克、夏枯草 15 克、玄参 15 克、浙贝母 10 克、赤芍 15 克、牡丹皮 10 克、郁金 10 克、薏苡仁 15 克、枳壳 10 克。适用于恶性淋巴瘤。[4]

（7）南星贝母汤　柴胡 3 克、丹参 30 克、胆南星 9 克、青礞石 12 克、天竺黄 6 克、夏枯草 30 克、莪术 9 克、蒲公英 30 克、甲片 9 克、皂角刺 9 克、半枝莲 30 克、贝母 6 克、昆布 15 克。[5]

（8）银翘化痰汤　金银花 15 克、赤芍 15 克、连翘 9 克、蒲公英 15 克、玄参 15 克、紫花地丁 12

克、夏枯草 12 克、七叶一枝花 12 克、浙贝母 9 克、天葵子 12 克、昆布 15 克、海藻 15 克、山慈菇 12 克、牡丹皮 15 克、郁金 12 克、牡蛎 15 克、丹参 15 克、薏苡仁 30 克。适用于霍奇金淋巴瘤。[6]

（9）沙参银花汤　沙参 15 克、浙贝母 12 克、玄参 15 克、牡蛎 15 克、山慈菇 15 克、蒲公英 15 克、金银花 15 克、紫花地丁 12 克、板蓝根 12 克、山豆根 15 克、射干 12 克、夏枯草 12 克、牡丹皮 9 克、枸杞子 15 克、赤芍 15 克、丹参 15 克、七叶一枝花 15 克、天葵子 15 克、白花蛇舌草 30 克。适用于网织细胞肉瘤。[7]

（10）恶性淋巴瘤方 17　蛇六谷、半枝莲、玄参、生地黄、象贝母、昆布、海藻、夏枯草、牡蛎、僵蚕、当归、黄芪、小金丹（分吞）。〔见 704 页 20. 高兰平等分 4 型(1)〕

（11）王士林经验方 2　柴胡 10 克、黄芩 10 克、连翘 10 克、板蓝根 30 克、升麻 10 克、马勃 6 克、玄参 10 克、桔梗 6 克、白僵蚕 12 克、蒲公英 30 克、生龙骨 15 克、生牡蛎 15 克、冰球子 30 克。每日 1 剂，水煎服，分 2 次服用。[8]

（12）补中益气汤合消瘰丸加减　三棱 15 克、莪术 15 克、山慈菇 15 克、黄芪 15 克、党参 15 克、炒白术 12 克、玄参 12 克、夏枯草 12 克、当归 12 克、陈皮 10 克、牡蛎 30 克、象贝母 10 克、生半夏 10 克、胆南星 10 克、炙甘草 6 克。适用于恶性淋巴瘤。[9]

（13）内消瘰疬丸合三蛇汤化裁　生牡蛎（先煎 1 刻钟）30 克、土贝母 9 克、玄参 9 克、白花蛇舌草 30 克、蛇果草 30 克、蛇六谷（先煎 1 小时）30 克、夜交藤 30 克、夏枯草 15 克、海藻 15 克、山慈菇 9 克。随症加减：痰多加竹沥 9 克、半夏 9 克；发热加荆芥 5 克、薄荷（后下）3 克。〔见 707 页 30.

① 花金宝，等. 名中医经方时方治肿瘤[M]. 北京：中国中医药出版社，2008(8)：245.
② 花金宝，等. 名中医经方时方治肿瘤[M]. 北京：中国中医药出版社，2008(8)：246.
③ 施航. 中西医结合治疗非何杰金氏淋巴瘤 17 例观察[J]. 实用中医药杂志，2003,19(9)：475.
④ 陈熠，丛众. 肿瘤单验方大全[M]. 北京：中国中医药出版社，1998(6)：652.
⑤ 陈熠，丛众. 肿瘤单验方大全[M]. 北京：中国中医药出版社，1998(6)：658.
⑥ 陈熠，丛众. 肿瘤单验方大全[M]. 北京：中国中医药出版社，1998(6)：688.
⑦ 陈熠，丛众. 肿瘤单验方大全[M]. 北京：中国中医药出版社，1998(6)：688－689.
⑧ 王士林. 何杰金氏病治验[J]. 上海中医药杂志，1991(3)：16.
⑨ 唐英. 中药治疗恶性淋巴瘤 27 例临床观察[J]. 辽宁中医杂志，1990(8)：19－20.

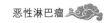

庄芝华分 5 型(1)〕

9. 痰瘀互结型　症见颈项、腋下及腹股沟等处结核累累，推之不移，隐隐作痛，脘腹结瘤，咳嗽，胸闷胸痛，或局部痛有定处，心悸气短，甚或喘息，面颈浮肿，消瘦乏力，口干苦，大便干结或有黑便，唇舌青紫，舌有瘀点或瘀斑，苔白腻或黄腻，脉弦滑。治宜化痰祛瘀、解毒软坚。

（1）膈下逐瘀汤加减　当归 10 克、桃仁 10 克、红花 10 克、川芎 10 克、赤芍 10 克、牡丹皮 10 克、延胡索 6 克、五灵脂 10 克、乌药 6 克、香附 10 克、枳壳 9 克、昆布 10 克、海藻 10 克、甲片 3 克、鸡内金 15 克、甘草 6 克。①

（2）化痰解毒汤(《肿瘤病症治精要》)　玄参 10 克、夏枯草 15 克、猫爪草 15 克、海藻 15 克、制南星 15 克、浙贝母 10 克、柴胡 12 克、鳖甲 15 克、莪术 10 克、枳实 10 克、甘草 5 克、山慈菇 15 克。适用于恶性淋巴瘤。②

（3）化痰祛瘀解毒方（又名慈菇消瘤方，陈林才经验方）　白花蛇舌草 30 克、山慈菇 15 克、三棱 15 克、莪术 15 克、炒白术 15 克、僵蚕 30 克、夏枯草 30 克、昆布 30 克、煅牡蛎 30 克、煅瓦楞子 30 克、炮甲片 9 克、黄药子 9 克、全蝎 6 克。适用于恶性淋巴瘤。③

（4）膈下逐瘀汤加减(《中西医结合肿瘤病学》)　当归 12 克、桃仁 12 克、红花 10 克、川芎 10 克、赤芍 10 克、牡丹皮 10 克、延胡索 6 克、五灵脂 10 克、乌药 10 克、香附 10 克、枳壳 10 克、甘草 6 克。随症加减：腹痛者，可加白芍、乌药、青皮、陈皮等；腹胀者，可加木香、大腹皮、枳实等；腹大如鼓者，可加猪苓、茯苓、汉防己、木瓜等；午后低热者，可加青蒿、鳖甲、地骨皮、银柴胡等；出血者，可加仙鹤草、茜草、三七等；气虚者，可加黄芪、党参、白术等；血虚者，可加熟地黄、白芍、制首乌等；阳虚者，可加制附子、桂枝等。④

（5）瓜蒌薤白半夏汤合失笑散加减(《中医血液病学》)　瓜蒌 20 克、薤白 20 克、法半夏 10 克、蒲黄 15 克、五灵脂 15 克、三棱 10 克、莪术 10 克、丹参 10 克。随症加减：若面颈浮肿较甚，可加泽兰、益母草以活血利水；若出血明显者，可加仙鹤草、三七等以活血止血。⑤

（6）失笑散合逐瘀汤加减(《实用中西医肿瘤内科治疗手册》)　蒲黄 10 克、五灵脂 10 克、赤芍 15 克、丹参 15 克、三七 10 克、莪术 20 克、露蜂房 20 克、蛇蜕 6 克、鳖甲 15 克、山慈菇 3 克、甘草 6 克。⑥

（7）消瘰丸加减(《中医肿瘤防治大全》)　玄参 15 克、生牡蛎(先煎)30 克、浙贝母 10 克、白芥子 10 克。煎汤送服犀黄丸。⑦

（8）海藻玉壶汤合犀角丸加减(《现代名中医肿瘤科绝技》)　海藻 15 克、昆布 15 克、浙贝母 20 克、连翘 10 克、陈皮 10 克、法半夏 12 克、当归 10 克、川芎 10 克、青皮 10 克、独活 10 克、甘草 5 克。⑧

（9）涤痰汤合膈下逐瘀汤加减(《实用中医血液病学》)　法半夏 10 克、茯苓 15 克、陈皮 10 克、石菖蒲 20 克、制南星 10 克、枳实 10 克、党参 20 克、当归 10 克、川芎 12 克、桃仁 10 克、牡丹皮 10 克、赤芍 15 克、乌药 15 克、香附 15 克、红花 10 克、延胡索 20 克、五灵脂 10 克、甘草 5 克、白花蛇舌草 15 克。另吞中成药小金丹、鳖甲煎丸，每次 2 粒，每日 2 次，亦可用新鲜核桃树枝煎汁内服。⑨

（10）软坚散结方（又名黄药枯草方）　夏枯草 15 克、黄药子 10 克、山慈菇 12 克、浙贝母 10 克、连翘 15 克、莪术 10 克、炒王不留行 10 克、望江南 10 克。随症加减：兼见神疲乏力、气短懒言、

①　徐力,鹿竞文. 抗癌验方 100 种[M]. 北京：人民卫生出版社,2014：170 - 171.
②　花金宝,等. 名中医经方时方治肿瘤[M]. 北京：中国中医药出版社,2008(8)：246.
③　花金宝,等. 名中医经方时方治肿瘤[M]. 北京：中国中医药出版社,2008(8)：248.
④　花金宝,等. 名中医经方时方治肿瘤[M]. 北京：中国中医药出版社,2008(8)：252.
⑤　同上.
⑥　花金宝,等. 名中医经方时方治肿瘤[M]. 北京：中国中医药出版社,2008(8)：253.
⑦　同上.
⑧　同上.
⑨　同上.

脉软无力者为气虚,加太子参 15 克、黄芪 15 克、白术 10 克;兼见面色无华、头昏羸瘦、多梦易惊、脉细弦者为血虚,加当归 15 克、熟地黄 15 克、阿胶(烊化)15 克、女贞子 10 克、白芍 10 克;兼有腰酸膝软、视物模糊、尺脉无力者为肝肾不足,加补骨脂 15 克、仙茅 15 克、淫羊藿 15 克、山茱萸 15 克。[1]

(11)散结通络方 海藻 10 克、昆布 10 克、没药 10 克、乳香 10 克、浙贝母 10 克、瓜蒌 10 克、当归 10 克、陈皮 10 克、大青叶 10 克、蒲公英 10 克。随症加减:气血两亏者,加党参、黄芪、阿胶、白芍;发热,加夏枯草、白花蛇舌草、柴胡、黄芩;腹痛,加白芍、厚朴、枳实;兼皮肤损害者,加白鲜皮、苦参、金银花、土茯苓;发于头颈部者,加桔梗、升麻;发于喉部者,加桔梗、玄参、射干。[2]

(12)消瘰丸加味(《医学心悟》) 川贝母 12 克、玄参 15 克、牡蛎 25 克、瓜蒌 15 克、甲片 18 克、地龙干 15 克、金银花 15 克、虎杖 15 克、天花粉 30 克、白芍 15 克、白花蛇舌草 30 克。[3]

(13)鳖甲连翘汤(又名活血化痰解毒) 鳖甲 15 克、连翘 15 克、半枝莲 13 克、白花蛇舌草 13 克、皂角刺 13 克、夏枯草 13 克、三棱 10 克、莪术 10 克、升麻 10 克、水蛭 10 克。适用于恶性淋巴瘤。[4]

(14)天花粉山甲汤 川贝母 12 克、玄参 15 克、瓜蒌 15 克、地龙 15 克、金银花 15 克、虎杖 15 克、白芍 15 克、牡蛎 25 克、甲片 18 克、天花粉 30 克、白花蛇舌草 30 克。适用于恶性淋巴瘤。[5]

(15)海藻玉壶汤合犀黄丸加减 海藻、昆布、贝母、连翘、陈皮、法半夏、当归、川芎、青皮、独活、甘草、牛黄、麝香、乳香、没药、大黄、生南星、生半夏、天龙、僵蚕、露蜂房等。〔见 706 页 29. 周岱翰分 3 型(2)〕

(16)土贝猫眼草汤 玄参、土贝母、夏枯草、丹参、莪术、三棱、猫眼草、黄药子、海藻、胆南星、半夏、牡蛎等。〔见 707 页 31. 李琰等分 5 型(1)〕

(17)山土合剂(又名化痰解毒方,元海荣经验方) 山豆根 30 克、土茯苓 30 克、连翘 30 克、牛蒡根 15 克、柴胡 9 克、土贝母 12 克、露蜂房 30 克、板蓝根 30 克、天花粉 15 克、玄参 30 克、鬼针草 30 克、地锦草 30 克。随症加减:气滞明显者,加川楝子、香橼皮;痰多者,加白芥子、白僵蚕、胆南星、半夏;有痰热者,加胡连、糯稻根。适用于恶性淋巴瘤。[6]

10. 脾虚痰凝(脾虚痰湿)型 症见颈项或腋下肿核,皮色不变,不痛不痒,头昏肢倦,胸闷呕恶,咳嗽短气,不思纳谷,面白少华,或见大便溏薄,舌体胖嫩,苔白腻,脉濡细。治宜健脾祛湿、除痰散结。

(1)复方健脾术苓汤 苍术 9 克、白术 9 克、茯苓 9 克、猪苓 9 克、泽泻 9 克、陈皮 9 克、淮山药 9 克、白扁豆衣 9 克、炒薏苡仁 9 克、萹蓄 9 克、草薢 9 克、六一散(包煎)9 克。健脾利湿。[7]

(2)加减香砂六君子汤(黎月恒经验方) 太子参 15 克、白术 10 克、陈皮 10 克、法半夏 10 克、茯苓皮 15 克、砂仁 5 克、黄芪 15 克、鸡内金 5 克、广木香 10 克、枳壳 10 克、山楂 10 克、枸杞子 10 克、女贞子 12 克、夏枯草 20 克、白花蛇舌草 30 克。[8]

(3)健脾和胃汤(《肿瘤病症治精要》) 党参 15 克、白术 10 克、茯苓 10 克、薏苡仁 10 克、砂仁 15 克、法半夏 15 克、陈皮 10 克、六神曲 10 克、山楂 12 克、麦芽 10 克、甘草 5 克。健脾和胃,理气降逆。适用于恶性淋巴瘤。[9]

(4)四君子汤加减(《现代名中医肿瘤科绝技》) 党参 20 克、茯苓 15 克、白术 10 克、甘草 6 克、夏枯草 15 克、薏苡仁 30 克、川贝母 20 克、连翘 10 克、海藻 15 克、昆布 15 克、天龙 15 克、僵蚕

① 周建华,徐爱华. 中西医结合治疗恶性淋巴瘤 30 例[J]. 江西中医杂志,2005(10):45.
② 任玉让. 中药治疗恶性淋巴瘤 31 例临床观察[J]. 河南中医药学刊,1996,11(4):36 - 37.
③ 郭进. 恶性淋巴瘤治验 1 例[J]. 福建中医药,1996(20):12.
④ 宋远忠. 右侧颈部淋巴肉瘤治验[J]. 北京中医杂志,1989 (2):50.
⑤ 郭进. 恶性淋巴肉瘤治验 1 则[J]. 福建中医药,1989,20(14):12.
⑥ 亢海荣. "山土合剂"治疗恶性淋巴肉瘤疗效观察[J]. 陕西中医,1980(1):46 - 47.
⑦ 尚怀海,等. 中医名方验方丛书·肿瘤治疗名方验方[M]. 北京:人民卫生出版社,2016(5):441.
⑧ 尚怀海,等. 中医名方验方丛书·肿瘤治疗名方验方[M]. 北京:人民卫生出版社,2016(5):443.
⑨ 花金宝,等. 名中医经方时方治肿瘤[M]. 北京:中国中医药出版社,2008(8):246.

10 克、露蜂房 15 克。①

（5）香砂六君子汤（《肿瘤病症治精要》） 炒党参 15 克、炒白术 10 克、姜半夏 10 克、陈皮 10 克、木香 10 克、砂仁 10 克、代赭石 10 克、炒枳壳 10 克、干姜 6 克、谷芽 15 克、麦芽 15 克、鸡内金 15 克。随症加减：腹泻者，加姜黄连 10 克、肉果 10 克。适用于恶性淋巴瘤放、化疗时表现为脾虚痰湿型患者。②

（6）薏米平胃汤 苍术 12 克、厚朴 12 克、陈皮 9 克、甘草 6 克、法半夏 12 克、茯苓 15 克、山慈菇 12 克、薏苡仁 15 克、白豆蔻 6 克、白芥子 9 克、皂角刺 9 克、七叶一枝花 12 克、天南星 6 克、丹参 15 克、川芎 9 克。适用于霍奇金淋巴瘤。③

（7）香砂六君子汤加减 炒党参、炒茅白术（各）、姜半夏、陈皮、广木香、砂仁、代赭石、炒枳壳、煨干姜、焦谷麦芽、炙鸡内金。随症加减：腹泻，加姜川连、煨肉果。〔见 705 页 24. 蔡明明等分 3 型（1）〕

（8）四君子汤加减 党参 15 克、黄芪 20 克、白术 15 克、茯苓 15 克、薏苡仁 20 克、浙贝母 15 克、延胡索 10 克、枳实 10 克、广木香 5 克。适用于淋巴肉瘤（非霍奇金淋巴瘤）。④

（9）恶性淋巴瘤方 18 党参、茯苓、白术、甘草、夏枯草、薏苡仁、川贝母、连翘、海藻、昆布、天龙、白僵蚕、露蜂房。〔见 706 页 29. 周岱翰分 3 型（1）〕

（10）参苓白术散加减 北沙参 15 克、茯苓 10 克、白术 10 克、砂仁 6 克、薏苡仁 20 克、桔梗 6 克、淮山药 20 克、丹参 12 克、喜树子 20 克（皂角菌、白花蛇舌草、赶山鞭、山慈菇、浙贝母、夏枯草轮番加入，每次用 15～20 克）。适用于肠系膜淋巴肉瘤（非霍奇金淋巴瘤）。⑤

（11）六君子汤（党参、白术、茯苓、甘草、陈皮、半夏）或参苓白术散（白扁豆、白术、茯苓、甘

草、桂枝、莲子、人参、砂仁、山药、薏苡仁）加味 随症加减：疏肝理气，多加川楝子、香附、枳壳；活血止痛，加延胡索、三棱、莪术等。〔见 707 页 31. 李琰等分 5 型（2）〕

11. 肝郁脾虚（肝脾失调）型 症见胸胁胀痛，或伴有黄疸，肝脏肿大，肢软乏力，性急，恶心呕吐，厌食油腻，纳差，时有便溏，全身淋巴结窜痛，舌苔薄黄，脉弦细。治宜疏肝健脾、理气散结。

（1）柴胡疏肝散加减 柴胡 10 克、当归 10 克、赤芍 10 克、白芍 10 克、枳壳 10 克、炒白术 10 克、陈皮 10 克、制香附 10 克、姜半夏 9 克、甘草 5 克、广木香 4 克、广郁金 10 克、焦山楂 15 克。随症加减：目肤黄染者，去柴胡，加黄柏 10 克、炒栀子 10 克、茵陈 10 克、金钱草 30 克；便溏者，加炒薏苡仁 20 克、草果 6 克。〔见 703 页 16. 许亚梅等分 12 型（12）〕

（2）逍遥散合四君子汤加减（《实用中医肿瘤内科治疗手册》） 当归 10 克、白芍 10 克、柴胡 15 克、党参 15 克、白术 15 克、茯苓 15 克、法半夏 10 克、陈皮 10 克、夏枯草 20 克、山慈菇 3 克、七叶一枝花 15 克、甘草 6 克。⑥

（3）祛瘀解毒汤（《肿瘤病症治精要》） 当归 12 克、赤白芍 10 克、紫丹参 30 克、炒白术 10 克、茯苓 10 克、广木香 10 克、制香附 10 克、郁金 10 克、焦山楂 10 克、板蓝根 20 克、土茯苓 10 克。随症加减：目肤黄染者，加茵陈 10 克、金钱草 20 克；呕吐苔腻者，加藿香 10 克、佩兰 10 克、姜半夏 10 克、陈皮 10 克、砂蔻仁 10 克；便溏者，加炒苍术 10 克、薏苡仁 10 克、木香 10 克、肉豆蔻 10 克。⑦

（4）解毒疏肝汤 当归、赤芍、白芍、丹参、炒白术、云茯苓、木香、制香附、广郁金、焦山楂、板蓝根、土茯苓。随症加减：目肤黄染者，加茵陈、金钱草；呕吐苔腻者，加藿香、佩兰、姜半夏、陈皮、砂

① 花金宝，等. 名中医经方时方治肿瘤［M］. 北京：中国中医药出版社，2008（8）：253.
② 花金宝，等. 名中医经方时方治肿瘤［M］. 北京：中国中医药出版社，2008（8）：258.
③ 陈熠，丛众. 肿瘤单验方大全［M］. 北京：中国中医药出版社，1998（6）：687－688.
④ 冯友麒. 恶性淋巴肉瘤一则［J］. 湖南中医杂志，1987（2）：42.
⑤ 吴洪文. 中医药治疗肠系膜淋巴肉瘤一例疗效观察［J］. 成都中医学院学报，1983（2）：34－35.
⑥ 花金宝，等. 名中医经方时方治肿瘤［M］. 北京：中国中医药出版社，2008（8）：253－254.
⑦ 花金宝，等. 名中医经方时方治肿瘤［M］. 北京：中国中医药出版社，2008：258.

蔻仁(各);便溏者,加炒白术、炒薏苡仁、煨木香、煨肉果。〔见705页24.蔡明明等分3型(3)〕

12. 肝肾亏虚(肝肾阴虚)型 症见颈项部肿块累累,坚硬如石,形体消瘦,消谷善饥,头晕目眩,腰酸胁痛,耳鸣,口干咽燥,五心烦热或午后潮热,遗精或月经不调,舌红少苔,脉细数。治宜滋补肝肾、软坚散结。

(1) 大补阴丸加减 熟地黄15克、黄柏10克、知母10克、龟甲15克、鳖甲15克、天麦冬各10克、枸杞子10克。①

(2) 恶性淋巴瘤方19 柴胡10克、白芍10克、黄芩10克、薏苡仁60克、石斛12克、八月札10克、佛手10克、白花蛇舌草30克、藤梨根30克、法半夏10克、陈皮10克、茯苓20克、仙鹤草20克、苦参10克、土茯苓10克、地肤子10克、栀子10克、生甘草5克。〔见702页15.马群力等分3型(2)〕

(3) 大补阴丸合消瘰丸 熟地黄12克、山茱萸10克、山药10克、牡丹皮10克、知母10克、黄柏10克、女贞子15克、土茯苓15克、枸杞子10克、七叶一枝花10克、白花蛇舌草30克、鳖甲10克、生牡蛎30克、玄参12克、浙贝母10克、三棱15克。随症加减:发热者,加青蒿12克、地骨皮12克、银柴胡12克;盗汗甚者,加浮小麦30克、五倍子5克、麻黄根6克;血虚少寐者,加炒酸枣仁12克、制黄精12克、鸡血藤15克、夜交藤30克。〔见703页16.许亚梅等分12型(6)〕

(4) 六味地黄汤合八珍汤加减(《肿瘤病中医特色诊疗全书》) 山药20克、夏枯草20克、熟地黄15克、白芍15克、地骨皮15克、枸杞子15克、鳖甲15克、山茱萸10克、泽泻10克、牡丹皮10克、当归10克。②

(5) 杞菊地黄丸加味(《中华肿瘤治疗大成》)熟地黄10克、山茱萸10克、山药12克、牡丹皮12克、茯苓12克、泽泻10克、当归10克、枸杞子15

克、菊花15克、牛膝12克、地骨皮15克、夏枯草15克、生牡蛎(先煎)20克、白花蛇舌草30克、七叶一枝花20克、甘草5克。随症加减:盗汗者,加黄芪15克、五味子10克;心悸失眠者,加酸枣仁15克、柏子仁12克、夜交藤15克;纳食减少者,加麦芽12克、陈皮10克;大便干结者,加肉苁蓉10克、火麻仁12克;久病阴损及阳,症见畏寒肢冷、阳痿、小便清长、舌质淡、脉沉细无力者,制附子(先煎)10克、肉桂5克、补骨脂12克、巴戟天12克。③

(6) 知柏地黄丸加减(《实用中医肿瘤手册》)生地黄12克、熟地黄12克、知母12克、黄柏9克、牡丹皮12克、山茱萸12克、茯苓12克、泽泻9克、淮山药12克、鳖甲(先煎)12克、麦冬12克、黄连5克、生甘草5克。随症加减:咽干口燥者,加北沙参15克、玄参15克;体表痰核者,加夏枯草12克、浙贝母12克、七叶一枝花15克;腹内积块、脾脏肿大者,加山慈菇15克、丹参15克、猫爪草15克;脘腹胀痛者,加柴胡9克、枳壳9克、白芍12克。④

(7) 大补阴丸加减(《中西医结合肿瘤病学》)熟地黄20克、黄柏10克、知母10克、龟甲12克、猪脊髓适量(可单独蒸煮,与本方同时食用,也可以食疗方式食用)。随症加减:阴虚火旺、手足心热者,可加地骨皮、青蒿、牡丹皮等;盗汗甚者,加牡蛎、浮小麦、麻黄根等;痰湿阻滞者,可加浙贝母、法半夏、玄参等;血瘀者,可加桃仁、红花、丹参、赤芍等;内脏癥块者,可加鳖甲、生牡蛎、桃仁、红花等。⑤

(8) 六味地黄汤合和荣散结丸加减(《常见恶性肿瘤的中西医治疗》) 熟地黄10克、当归10克、白芍10克、川芎10克、白术10克、茯苓10克、香附10克、桔梗10克、陈皮10克、人参5克、炙甘草5克、海蛤粉30克、昆布30克、浙贝母30克、升麻8克、红花8克、夏枯草500克。随症加

① 徐力,鹿竞文.抗癌验方100种[M].北京:人民卫生出版社,2014:170-171.
② 花金宝,等.名中医经方时方治肿瘤[M].北京:中国中医药出版社,2008:254.
③ 同上.
④ 同上.
⑤ 花金宝,等.名中医经方时方治肿瘤[M].北京:中国中医药出版社,2008:254-255.

减：发热不止、低热者，加白薇 10 克、地骨皮 10 克、银柴胡 10 克、青蒿 15 克；高热者，加生石膏 30 克、寒水石 30 克及紫雪散 3 克或牛黄清热散 30 克；盗汗不止者，加煅龙牡各 30 克、生黄芪 30 克、浮小麦 30 克、五味子 10 克、五倍子 10 克、山茱萸 10 克；皮肤瘙痒者，加白鲜皮 30 克、地肤子 30 克、丹参 30 克、苦参 15 克、乌梢蛇 15 克、秦艽 15 克；肝脾肿大者，加大黄䗪虫丸每日 3 克，或鳖甲煎丸每日 15 克；贫血者，加黄芪 30 克、何首乌 30 克、七叶一枝花 30 克、阿胶 10 克、鹿角胶 10 克、枸杞子 10 克。上药煎汤，加蜜四两，合上药为丸如绿豆大，每服 5 克，1 日 2 次，白汤送下。[1]

（9）杞菊地黄汤合青蒿鳖甲汤加减（《实用中西医肿瘤内科治疗手册》） 生地黄 10 克、山茱萸 10 克、茯苓 10 克、牡丹皮 10 克、泽泻 10 克、青蒿 15 克、鳖甲 15 克、地骨皮 15 克、玄参 15 克、生牡蛎 20 克、夏枯草 20 克、焦三仙各 10 克。[2]

（10）补肾生精化血汤 补骨脂 30 克、黄芪 30 克、菟丝子 30 克、黑豆 30 克、鹿角胶（烊化）10 克、阿胶（烊化）10 克、紫河车（冲服）10 克、枸杞子 15 克、女贞子 15 克、熟地黄 15 克、丹参 15 克、砂仁（后下）6 克、炙甘草 6 克。文火水煎 2 次，去渣将所得药液和匀，每日 1 剂，分 2 次温服。服药期间停用其他药。20 天为 1 个疗程。临床观察：田建明等用补肾生精化血汤治疗恶性肿瘤化疗后白细胞减少 30 例，疗效显著。[3]

（11）恶性淋巴瘤方 20 当归 15 克、熟地黄 15 克、枸杞子 15 克、女贞子 15 克、赤芍 10 克、白芍 10 克、夏枯草 30 克、炙鳖甲 30 克、半枝莲 30 克、生黄芪 30 克、薏苡仁 30 克、太子参 30 克、绞股蓝 30 克、猫爪草 30 克、炙甘草 5 克。〔见 704 页 21. 周维顺等分 4 型（4）〕

（12）知柏地黄汤加减 熟地黄 12 克、山茱萸 10 克、山药 10 克、牡丹皮 10 克、知母 10 克、黄柏 10 克、女贞子 15 克、土茯苓 15 克、枸杞子 10 克、七叶一枝花 10 克、白花蛇舌草 30 克、鳖甲 10 克、生牡蛎 30 克。〔见 705 页 23. 郁仁存分 5 型（4）〕

（13）恶性淋巴瘤方 21 天冬 30 克、白花蛇舌草 30 克、沙参 12 克、生地黄 12 克、麦冬 9 克、茯苓 12 克、天花粉 10 克、白茅根 15 克、黄精 12 克、枸杞子 10 克、太子参 15 克、知母 12 克、白术 10 克、白参或西洋参 6 克、绞股蓝 15 克。随症加减。〔见 706 页 26. 郭耀良等分 4 型（4）〕

13. 风热血燥型 症见时有恶寒发热，咽痛，鼻衄，齿衄，肌衄，大便干结，颈部或腋下有硬结，不红不痛，舌红苔黄，脉滑数。治宜疏风清热、润燥散结。

（1）清肝芦荟丸合消风散加减 生地黄 15 克、当归 10 克、芦荟 10 克、白芍 10 克、玄参 15 克、麦冬 15 克、女贞子 15 克、牡丹皮 10 克、牛蒡子 10 克、防风 10 克、连翘 10 克、蝉蜕 10 克、僵蚕 10 克、白花蛇舌草 30 克。随症加减：大便干结者，加入虎杖 20 克、瓜蒌 20 克；皮肤痒明显者，加入浮萍 10 克、豨莶草 20 克、白鲜皮 15 克、地肤子 15 克。〔见 703 页 16. 许亚梅等分 12 型（5）〕

（2）防风通圣散合增液汤加减（《中医血液病学》） 防风 6 克、荆芥 10 克、薄荷 6 克、大黄 10 克、芒硝 10 克、黄芩 10 克、连翘 10 克、桔梗 10 克、石膏 20 克、生地黄 15 克、玄参 10 克、麦冬 15 克、当归 10 克、川芎 10 克、白芍 15 克、白术 10 克、甘草 5 克、夏枯草 15 克、山慈菇 10 克。随症加减：出血症状明显者，可加牡丹皮、茜草及三七粉等以凉血止血；若热毒炽盛，诸症加剧者，可以上药煎汤送服犀黄丸，增加清热解毒之功效。每日 1 剂，水煎服，分 2 次服用。[4]

（3）恶性淋巴瘤方 22 女贞子 15 克、天冬 15 克、麦冬 15 克、沙参 20 克、牡丹皮 10 克、当归 10 克、干蟾皮 10 克、昆布 10 克、赤芍 10 克、白芍 10 克、陈皮 10 克、青皮 10 克、猫爪草 30 克、蒲公英 30 克、夏枯草 30 克、鸡血藤 30 克、生黄芪 30

① 花金宝，等. 名中医经方时方治肿瘤［M］. 北京：中国中医药出版社，2008：255.
② 同上.
③ 田建明，等. 补肾生精化血汤治疗恶性肿瘤化疗后白细胞减少 30 例［J］. 湖南中医杂志，1997，13（4）：30，34.
④ 花金宝，等. 名中医经方时方治肿瘤［M］. 北京：中国中医药出版社，2008：248－249.

克、白花蛇舌草 30 克。〔见 704 页 21. 周维顺等分 4 型(3)〕

(4) 清肝芦荟丸加减 生地黄 15 克、当归 10 克、白芍 10 克、川芎 10 克、天花粉 15 克、沙参 15 克、女贞子 15 克、芦荟 10 克、牡丹皮 10 克、青皮 10 克、黄连 10 克、牛蒡子 10 克、防风 10 克、连翘 10 克。〔见 705 页 23. 郁仁存分 5 型(3)〕

14. 血燥热毒型 症见口干烦躁,时有发热恶寒,易汗,局部淋巴结肿大,爪甲苍淡,面唇无华,皮疹或皮肤瘙痒,或皮肤红斑硬结,小便短赤,大便燥结,舌红少津,苔少或黄,脉滑数或细数。治宜养血润燥、清热解毒。

(1) 四物散结方(《恶性肿瘤良方大全》) 当归 10 克、川芎 10 克、赤芍 10 克、生地黄 10 克、玄参 15 克、山慈菇 15 克、黄药子 15 克、海藻 15 克、昆布 15 克、夏枯草 15 克、牡蛎(先煎)30 克、七叶一枝花 30 克。随症加减:神疲乏力者,加黄芪、党参;纳食不佳者,加砂仁、麦芽、鸡内金。[1]

(2) 清肝芦荟丸加减(《中华肿瘤治疗大成》) 川芎 60 克、当归 60 克、白芍 60 克、生地黄(酒浸,捣膏)60 克、青皮 15 克、芦荟 15 克、昆布 15 克、海粉 15 克、牙皂 15 克、黄连 15 克、女贞子 15 克、南沙参 15 克、天花粉 15 克、干蟾皮 15 克。随症加减:潮热易汗者,加地骨皮、银柴胡、炙鳖甲;皮肤瘙痒者,加白鲜皮、地肤子、丹参、乌梢蛇;贫血者,加生黄芪、阿胶、鹿角胶、熟地黄。上药为末,神曲糊为丸,如梧桐子大,每服 80 丸,白开水送服。[2]

(3) 防风通圣汤(《实用中西医肿瘤内科治疗手册》) 防风 10 克、荆芥 10 克、连翘 15 克、当归 15 克、白芍 10 克、生地黄 9 克、玄参 9 克、夏枯草 20 克、山慈菇 3 克。[3]

(4) 四物汤合犀角地黄汤加减(《中华肿瘤治疗大成》) 生地黄 15 克、当归 12 克、白芍 12 克、川芎 10 克、犀角(水牛角代,先煎)30 克、牡丹皮 12 克、赤芍 12 克、生石膏(先煎)30 克、紫草 10

克、墨旱莲 15 克、女贞子 15 克、土鳖虫 10 克、桃仁 10 克、大黄(后下)10 克、白花蛇舌草 30 克、七叶一枝花 30 克。随症加减:皮肤瘙痒者,加荆芥 10 克、地肤子 15 克、苦参 12 克;腹痛便血者,加仙鹤草 30 克、茜草炭 15 克、地榆 20 克;神昏谵语者,加服安宫牛黄丸,每次 1.5 克,每日 2 次。[4]

15. 马群力等分 3 型

(1) 肝气郁结型 多因精神刺激而发病。症见多处淋巴结肿大,颜面及四肢浮肿,神疲乏力,舌红苔白腻,脉弦滑。治宜疏肝理气、清热化痰、利湿消肿。药用钩藤 10 克、柴胡 10 克、黄芩 10 克、白芍 10 克、当归 10 克、川芎 10 克、生白术 10 克、茯苓皮 20 克、佛手 10 克、郁金 10 克、薏苡仁 30 克、仙鹤草 30 克、白花蛇舌草 15 克、藤梨根 15 克、夜交藤 10 克、石斛 12 克、青陈皮各 10 克、生甘草 5 克。

(2) 肝肾不足型 主症见淋巴结肿大。治宜疏肝理气、清热化痰、滋补肝肾。〔方药见 700 页辨证施治 12.(2)〕

(3) 肝郁伤阴型 主症见淋巴结肿大,口干咽燥,失眠乏力,消瘦,皮肤瘙痒,舌红少津,苔白腻,脉弦滑。治宜疏肝理气、解郁化痰、补益肝肾。药用柴胡 10 克、白芍 10 克、仙鹤草 30 克、藤梨根 30 克、佛手 10 克、苦参 10 克、白花蛇舌草 30 克、石斛 12 克、薏苡仁 60 克、地肤子 10 克、郁金 10 克、生牡蛎 30 克、乌梢蛇 10 克、钩藤 10 克、枸杞子 20 克、桑寄生 20 克、红豆杉 6 克、茯苓 20 克、白鲜皮 10 克。[5]

16. 许亚梅等分 12 型

(1) 寒痰凝滞证 主症见颈部、腋下、腹股沟等全身上、中、下几处或多处淋巴结肿大,或腹内有结块,推之不移,不痛不痒,皮色不变,核硬如石,不伴发热,或形体消瘦,胸闷不适,胃纳减退,或腹部作胀,大便溏,舌淡紫,苔白或白滑,脉细或细滑。治宜温化寒痰、解毒散结。〔方药见 694 页辨证施治 6.(3)〕

① 花金宝,等. 名中医经方时方治肿瘤[M]. 北京:中国中医药出版社,2008:243 - 244.
② 花金宝,等. 名中医经方时方治肿瘤[M]. 北京:中国中医药出版社,2008:249.
③ 同上.
④ 同上.
⑤ 马群力,等. 疏肝理气化痰法治疗恶性淋巴瘤举验[J]. 中医临床研究,2014,6(12):121 - 122.

(2) 气滞毒瘀证 主症见胸闷不舒、胁胀,全身多处淋巴结肿大或皮下硬结,局部疼痛有定处,小便短赤,舌质黯红或舌有瘀点,苔薄黄,脉沉细或细弦。治宜行气散结、化瘀解毒。〔方药见 693 页辨证施治 5.(2)〕

(3) 虚火痰结证 主症见颈项、耳下,或腋下有多个肿核,不痛不痒,皮色不变,头晕耳鸣,或兼见口苦咽干,或黄白痰,胸腹闷胀,大便干结,小便短赤,舌质红绛苔黄,脉弦数。治宜化痰降火、软坚散结。〔方药见 695 页辨证施治 8.(1)〕

(4) 血瘀癥积证 主症见形体消瘦,腹内结块,腹胀腹痛,纳呆食少,恶心呕吐,大便干结或有黑便,舌质暗或有瘀斑苔黄,脉弦涩。治宜活血化瘀、消癥散结。方用鳖甲煎丸合三棱汤加减:鳖甲 30 克、太子参 30 克、玄参 24 克、三棱 9 克、莪术 9 克、白花蛇舌草 40 克、柴胡 10 克、仙鹤草 30 克、白术 15 克、半夏 12 克、槟榔 9 克、甘草 6 克。随症加减:便血者,加入地榆炭 10 克、槐花 10 克、赤石脂 20 克;食欲不振者,加入砂仁 8 克、厚朴 15 克。

(5) 血热风燥证 主症见口干烦躁,时有发热恶寒局部淋巴结肿大,皮疹或皮肤瘙痒,血热内燥,尿少便干,毒热内盛,舌质黯红,苔黄,脉滑数。治宜养血润燥、疏风解毒。〔方药见 701 页辨证施治 13.(1)〕

(6) 肝肾阴虚证 主症见身之上、中、下几处或多处淋巴结肿大,或伴腹内结块及或形体消瘦,午后潮热,口干咽燥,腰酸腿软,头晕眼花,手足心热,夜间盗汗,脉细弦或沉细略数,舌质红,苔薄或少苔,脉细数。治宜滋补肝肾、解毒散结。〔方药见 700 页辨证施治 12.(3)〕

(7) 气血双亏证 主症见面苍唇淡,疲乏无力,纳少胃呆,面肢虚肿,心悸气短,多处淋巴结肿大,脉细弱无力,舌淡胖齿迹,苔薄白。治宜益气生血、扶正散结。〔方药见 690 页辨证施治 3.(5)〕

(8) 痰湿蒙胃证 主症见化疗后出现胸闷呕恶,食欲不振,口淡乏味,头昏肢倦,苔腻或白滑,脉滑或濡。治宜芳香化浊、和胃降逆。方用旋覆代赭汤合平胃散加减:旋覆花(包煎)10 克、代赭石 10 克、姜半夏 10 克、陈皮 10 克、白豆蔻 6 克、枳壳 10 克、焦谷芽 15 克、焦麦芽 15 克、焦神曲 15 克、党参 5 克、炒白术 10 克、茯苓 15 克、炙鸡内金 10 克。

(9) 阴虚火旺证 主症见化疗后出现口舌生疮,伴有口咽干燥,或咽喉疼痛,舌红,苔黄或苔少,脉细或数。治宜育阴清热。〔方药见 689 页辨证施治 2.(1)〕

(10) 毒热内结证 主症见化疗后出现大便干结不通,腹部胀满,舌红,苔黄,脉弦或弦数。治宜清热解毒、通腹散结。方用仙方活命饮加减:金银花 10 克、当归 10 克、浙贝母 10 克、天花粉 10 克、乳香 9 克、没药 9 克、甲片 3 克、栀子 10 克、玄参 10 克、生地黄 10 克、生石膏(先煎)30 克、生甘草 5 克。随症加减:肢麻或手指麻木者,加豨莶草 15 克、鸡血藤 30 克、地龙 6 克。

(11) 气血两虚证 主症见化疗后面色苍白或萎黄,头昏肢倦,气短懒言,食欲不振,胸闷便溏腰酸,白细胞减少,舌淡苔薄,脉细弱。治宜补益气血。〔方药见 690 页辨证施治 3.(6)〕

(12) 肝脾失调证 主症见化疗后两胁隐痛,恶心呕吐,厌食油腻,肢软乏力,或伴有黄疸,肝脏肿大,肝功能异常,舌苔薄腻,舌质有紫气或瘀斑,脉细弦。治宜调肝和脾、祛瘀解毒。〔方药见 699 页辨证施治 11.(1)〕①

17. 李建生分 2 型

(1) 脾肾两虚,痰热蕴结型 症见颈部、腋下、腹股沟淋巴结肿大,咳嗽、胸闷、气促,手足心热,失眠,口干、咽燥,腰酸,神疲体倦,脘腹胀满,大便溏,有时恶心、呕吐,纳差,双下肢浮肿,舌质红绛,舌苔厚腻,脉沉细弦滑。治宜益气补肾、健脾燥湿、清热化痰、软坚抗瘤。方用生脉三子二陈汤:生黄芪 60 克、人参 12 克、麦冬 30 克、五味子 20 克、半夏 10 克、陈皮 10 克、茯苓 30 克、炒白术 30 克、女贞子 30 克、菟丝子 30 克、枸杞子 30 克、

① 许亚梅,倪磊,等. 恶性淋巴瘤的中医辨证治疗[J]. 世界中医药,2013,8(8):963-965.

灵芝 30 克、金荞麦 30 克、白花蛇舌草 30 克、生麦芽 30 克、山药 30 克、紫河车 10 克、鱼腥草 15 克、甘草 6 克、生姜 3 片、大枣 6 枚。

（2）气阴两虚，痰热伤阴，毒结肿核型　症见淋巴结肿大，皮色如常，质硬，固定，或有局部疼痛，乏力，口干欲饮，易汗，手足心热，舌质黯，苔灰黑少津，脉沉细弦。治宜益气养阴、补肾健脾、解郁化痰、软坚散结。方用增液三子二陈汤：生黄芪 30 克、生地黄 30 克、玄参 30 克、北沙参 30 克、女贞子 30 克、枸杞子 30 克、菟丝子 30 克、生麦芽 30 克、白术 10 克、茯苓 10 克、半夏 10 克、陈皮 10 克、甘草 10 克、麦冬 15 克、天龙 6 克、金钱白花蛇 1 条、生姜 3 片、大枣 6 枚。①

18. 程志等分 3 型

（1）湿阻中焦证　症见恶心呕吐、不思饮食，或有下泄清稀，舌苔白厚。治宜清解泻浊、芳香和胃。药用干姜 10 克、生姜 10 克、竹茹 5 克、法半夏 10 克、砂仁 10 克、黄连 5 克、黄芩 5 克、炙甘草 10 克。

（2）热毒内炽（血热妄行）证　症见低热或高热乏力，咳嗽气喘，皮肤黏膜出血点或紫癜、鼻衄、牙龈渗血等。治宜清热解毒、凉血止血。药用金银花 15 克、连翘 15 克、黄芩 15 克、鱼腥草 10 克、石膏 20 克、生地黄炭 10 克、栀子炭 10 克、水牛角粉（冲服）15 克、牡丹皮 10 克、茜草 10 克、紫草 15 克、三七粉（冲服）3 克、生甘草 5 克。随症加减：如咳喘较重，可酌加川贝母 10 克、生麻黄 5 克、陈皮 10 克、法半夏 10 克；如出血较重，酌加侧柏叶、黄芩炭、墨旱莲并加重茜草、紫草用量。

（3）气血两虚证　症见面色㿠白，乏力，食欲差，低热，或有紫癜和出血，舌淡，苔薄白或薄黄，脉细弱。治宜双补气血、补肾固元。〔方药见 691 页辨证施治 3.(14)〕②

19. 金红等分 2 型

（1）阴虚火旺证　治宜滋阴降火。〔方药见 689 页辨证施治 2.(3)〕

（2）气血两虚证　治宜补气生血。〔方药见 691 页辨证施治 3.(15)〕

随症加减：纳差、恶心呕吐甚者，加竹茹 10 克、黄连 6 克、法半夏 10 克、炒山楂 15 克；腹泻甚者，加薏苡仁 15 克、五味子 10 克、吴茱萸 5 克；腹胀、腹痛甚者，加陈皮 10 克、木香 10 克、香附 10 克、延胡索 10 克；兼瘀血者，加丹参 15 克、赤芍 20 克。③

20. 高兰平等分 4 型

（1）痰热型　症见浅表淋巴结肿大，发热，舌质红或绛，苔黄，脉弦滑而数，多见于霍奇金病、淋巴肉瘤及网状细胞肉瘤的早期。治宜清热解毒、软坚散结。〔方药见 696 页辨证施治 8.(10)〕

（2）癥瘕型　症见腹痛、腹胀或消化不良，肝脾肿大，舌质黯红，脉弦，肠系膜淋巴结和腹膜后淋巴结肿大。治宜疏肝理气、活血化瘀。药用柴胡、白芍、枳壳、甘草、木香、郁金、丹参、延胡索、五灵脂、鸡内金、夏枯草、牡蛎、鳖甲、白术、茯苓、砂仁。

（3）肺气壅盛型　症见咳嗽，胸闷，气短，颜面和上胸浮肿，心悸，舌质紫或瘀点，脉细数而滑，纵隔淋巴结大。治宜软坚化痰、活血化瘀、消瘤。药用夏枯草、昆布、海藻、牡蛎、贝母、桔梗、丹参、赤芍、生地黄、玄参、桃仁、天龙、小金丹（分吞）、天冬、白花蛇舌草。

（4）气血双亏型　症见淋巴瘤晚期或继化疗、放疗后气血耗伤，白细胞减少，舌淡红，苔白，脉细。治宜益气健脾温中。〔方药见 691 页辨证施治 3.(16)〕④

21. 周维顺等分 4 型

（1）寒痰凝滞型　治宜温化寒凝、化痰解毒。〔方药见 694 页辨证施治 6.(7)〕

（2）气郁痰结型　治宜疏肝解郁、化痰散结。〔方药见 693 页辨证施治 4.(13)〕

（3）血燥风热型　治宜养血润燥、疏风解毒。〔方药见 701 页辨证施治 13.(3)〕

（4）肝肾阴虚、气血两亏型　治宜补气养血、

①　时水治. 李建生治疗非霍奇金淋巴瘤临证举隅〔J〕. 北京中医,2005,24(2)：83 - 85.
②　程志,等. 中医药在自体干细胞移植治疗恶性血液病中的应用〔J〕. 四川中医,2005,23(6)：35 - 36.
③　金红,等. 中药配合放疗治疗腹部肿瘤 30 例〔J〕. 中医杂志,2001,42(6)：357 - 359.
④　高兰平,等. 中西医结合治疗恶性淋巴瘤 185 例疗效分析〔J〕. 苏州医学院学报,1998,18(5)：500 - 501.

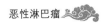

滋补肝肾。〔方药见 701 页辨证施治 12.(11)〕①

22. **罗秀素等分 2 型**

(1) 寒痰凝滞型 症见颈部、腋下、腹股沟等全身上、中、下几处或多处淋巴结肿大，或腹内有结块，推之不移，或形体消瘦，胃纳减退，胸闷腹胀，舌淡紫，苔白或白滑，脉细或细滑。治宜温运湿浊、软坚散结。〔方药见 694 页辨证施治 6.(8)〕

(2) 阴虚火旺型 症见身之上、中、下几处或多处淋巴结肿大，或伴腹内有结块及或形体消瘦，头晕耳鸣，周身烘热，五心烦热，口咽干燥，两胁疼痛，腰膝酸软，舌红或绛，苔薄或少苔，脉细数。治宜滋阴降火、软坚散结。〔方药见 689 页辨证施治 2.(4)〕②

23. **郁仁存分 5 型**

(1) 寒痰凝滞型 此症初起，项颈耳下肿核，不痛不痒，皮色不变，核硬如石，不伴发热，或形寒怕冷，神倦乏力，面苍少华，脉沉细，苔白。治宜温化寒痰、解毒散结。〔方药见 695 页辨证施治 6.(10)〕

(2) 气滞毒瘀型 症见胸闷不舒，胁胀，全身多处淋巴结肿大或皮下硬结，局部疼痛有定处，小便短赤，舌质黯红，或舌有瘀点，苔薄黄，脉沉细或细弦。治宜理气疏肝、化瘀解毒。〔方药见 694 页辨证施治 5.(8)〕

(3) 血热风燥型 症见口干烦躁，时有发热恶寒，局部淋巴结肿大，皮疹或皮肤瘙痒，血热内燥，尿少便干，毒热内盛，舌质黯红，苔黄，脉滑数。治宜养血润燥、疏风清热、解毒散结。〔方药见 702 页辨证施治 13.(4)〕

(4) 肝肾阴虚型 症见午后潮热，口干咽燥，腰酸腿软，头晕眼花，手足心热，夜间盗汗，多处淋巴结肿大，脉细弦或沉细略数，舌质红，苔薄白。治宜滋补肝肾、解毒散结。〔方药见 701 页辨证施治 12.(12)〕

(5) 气血双亏型 症见面苍唇淡，疲乏无力，

纳少胃呆，面肢虚肿，心悸气短，多处淋巴结肿大，脉细弱无力，舌淡胖齿迹，苔薄白。治宜气血双补、扶正祛邪。〔方药见 691 页辨证施治 3.(18)〕

随症加减：低热，加青蒿、地骨皮、银柴胡；高热，加寒水石、牛黄清热散等；盗汗，加煅牡蛎、浮小麦、山茱萸、五倍子、麻黄根；肝脾肿大，加三棱、莪术、鳖甲煎丸等；贫血，加何首乌、生黄芪、阿胶、鹿角胶、枸杞子、紫河车、大枣、女贞子等；皮痒，加秦艽、白鲜皮、地肤子、苦参、赤芍、乌梢蛇、干蟾、全蝎、蜈蚣等。③

24. **蔡明明等分 3 型**

(1) 脾虚痰湿型 恶性淋巴瘤全身化疗后，主症见胸闷呕恶，不思纳谷，头昏肢倦，舌苔白腻，脉濡滑。治宜化痰祛湿、健脾和胃。〔方药见 699 页辨证施治 10.(7)〕

(2) 气血两虚型 恶性淋巴瘤全身化疗后，主症见恶性淋巴瘤化疗后面少华色，头昏肢倦，气短懒言，食欲不振，胸闷作恶，便溏腰酸，白细胞减少，舌质淡，苔薄，脉细弱。治宜益气养血、健脾补肾。〔方药见 691 页辨证施治 3.(12)〕

(3) 肝脾失调型 恶性淋巴瘤全身化疗后，主症见恶性淋巴瘤化疗后两胁隐痛，恶心呕吐，厌食油腻，肢软乏力，或伴有黄疸，肝脏肿大，肝功能异常，舌苔薄腻，舌质有紫气或瘀斑，脉细弦。治宜祛瘀解毒、调理肝脾。〔方药见 699 页辨证施治 11.(4)〕④

25. **全达芳等分 3 型**

(1) 化疗前期 以化痰解毒、软坚散结为治法。药用玄参、夏枯草、猫爪草、海藻、制南星、贝母、柴胡、鳖甲、莪术、枳实、甘草、山慈菇。

(2) 化疗中期 以健脾和胃、理气降逆为治法。药用党参、白术、茯苓、薏苡仁、砂仁、法半夏、陈皮、神曲、麦芽、甘草。

(3) 化疗后期 以健脾益气、补肾养阴为治法。药用太子参、黄芪、白术、黄精、枸杞子、首乌、

① 周维顺,等. 恶性淋巴瘤证治述要[J]. 浙江中医杂志,1997,32(8)：345.
② 罗秀素,等. 中西医结合治疗恶性淋巴瘤 34 例临床观察[J]. 浙江中西医结合杂志,1997,7(3)：142-143.
③ 郁仁存. 恶性淋巴瘤中西医结合诊治方案[J]. 中国肿瘤,1995,4(5)：18-20.
④ 蔡明明,等. 综合治疗恶性淋巴瘤 55 例临床观察[J]. 江苏中医,1994,15(4)：5-6.

鳖甲、鸡血藤、大枣、五味子。[1]

26. 郭良耀等分4型

（1）寒痰凝滞型 相当于侵犯膈上的恶性淋巴瘤ⅢA、ⅢB的患者，其主症为颈项、耳下、耳后淋巴肿大，质地坚韧，成串大小不等，无痛不热，偶尔低热，出汗，面色苍白，舌质淡红，苔薄白，脉沉细。治宜温化寒凝、化痰软坚。〔方药见695页辨证施治6.(11)〕

（2）气郁痰结型 相当于恶性淋巴结侵犯上下ⅢB~ⅣA、ⅣB之患者，其主症为胸闷不舒，胁肋作痛，颈部、腋下、腹股沟淋巴结成串肿大，皮色不变，偶尔压痛，腹部结块，面色苍白，肝脾肿大，个别面部浮肿，低热至中等度发热，出汗，有时皮痒，舌质淡红或见瘀斑，苔白或黄，脉沉滑。治宜舒肝解郁、化痰散结。〔方药见693页辨证施治4.(14)〕

（3）血热瘀毒型 相当于ⅣA、ⅣB,体内多脏器受损之患者，其主症为发热不解，时有盗汗，肿物增大，皮肤瘙痒，口干舌燥，大便干或燥结，舌质红或暗紫，苔黄腻或光绛无苔，脉细而数或细弦。治宜凉血化瘀、清热解毒。药用金银花10克、白花蛇舌草30克、天冬30克、白毛藤30克、丹参15克、牡丹皮10克、麦冬10克、石斛12克、黄芩9克、葛根15克、大黄9克、瓜蒌25克、生地黄10克、太子参15克。随症加减。

（4）肝肾阴虚型 相当于Ⅲ~Ⅳ期恶性淋巴患者，其主症为周身淋巴结肿大，缩小不显著，或化疗后再肿大，午后潮热，虚汗时冒，心悸失眠，纳食减少，口干喜饮，舌质淡红或红绛，苔薄白或无苔，脉细数而弱。治宜扶正生津、滋补肝肾。〔方药见701页辨证施治12.(13)〕[2]

27. 鲍炜娟分4型

（1）阴虚火盛型 症见心烦、口干，入寐则盗汗一身或蒸发在当心一片，尿黄，舌红，脉细。治宜滋阴清火。〔方药见689页辨证施治2.(5)〕

（2）阳明里热型 症见内热蒸蒸汗出，甚至白天进食亦头汗涔涔，口渴烦躁，脉滑。治宜清热生津、调和营卫。方用白虎汤加减：生石膏(先煎)30克、知母12克、浮小麦12克、甘草6克、桂枝6克。

（3）营卫不和型 症见盗汗后恶风，脉软。治宜调和营卫、固涩敛汗。方用桂枝加龙骨牡蛎汤：桂枝9克、白芍9克、甘草6克、龙骨(先煎)18克、牡蛎(先煎)18克、生姜3片、大枣5枚。

（4）阳虚自汗型 症见心烦惊悸，短气倦怠，盗汗恶寒。治宜益气固表、敛汗潜阳。方用牡蛎散加减：炙黄芪12克、牡蛎(先煎)18克、浮小麦12克、糯稻根12克、茯苓12克、陈皮6克、大枣5枚。[3]

28. 李元善等分4型

（1）气滞痰结型 〔方药见693页辨证施治4.(15)〕

（2）气滞血瘀型 〔方药见694页辨证施治5.(9)〕

（3）气阴两虚型 〔方药见689页辨证施治1.(9)〕

（4）气血两虚型 〔方药见691页辨证施治3.(20)〕

临床观察：李元善等以本法治疗恶性淋巴瘤27例，治后完全缓解13例，部分缓解6例，未缓解8例，总缓解率70.37%。[4]

29. 周岱翰分3型

（1）脾湿痰凝型 症见颈项或腋下肿核，皮色不变，不痛不痒，咳嗽短气，乏力纳差，面白少华，或见大便溏薄，舌苔白腻，脉濡细。治宜健脾祛湿、除痰散结。〔方药见699页辨证施治10.(9)〕

（2）痰结蓄瘀型 症见颈项或体表肿核硬实累累，推之不移，隐隐作痛，或见两胁癥积(肝脾肿大)，胸闷气促，发热恶寒，口干苦，大便干结，消瘦乏力，舌绛苔黄，舌下青筋，脉滑数。治宜消痰散结、解毒祛瘀。〔方药见698页辨证施治9.(15)〕

（3）痰毒虚损型 症见颈项或体表多处肿核

① 全达芳,等. 中医药合并"CHOP"方案治疗恶性淋巴瘤73例[J]. 广西中医药,1994,17(6)：13-14.
② 郭良耀,等. 中西医结合治疗恶性淋巴瘤24例临床观察[J]. 福建中医药,1992,23(4)：7-8.
③ 鲍炜娟. 恶性淋巴瘤盗汗症的辨证论治[J]. 上海中医药杂志,1991(5)：8-9.
④ 李元善,等. 中西医结合治疗恶性淋巴瘤27例[J]. 中华肿瘤杂志,1988,10(1)：61-62.

不断增大,硬实如石,钉着肉间,表皮紧张,焮热作痛,寒热盗汗,消瘦神疲,乏力短气,颜面㿠白,口干纳呆,或见胁下痞块,舌质黯晦,脉细数无力。治宜解毒涤痰、扶正补虚。方用人参养营汤合犀黄丸加减:人参、甘草、当归、白芍、熟地黄、肉桂、大枣、黄芪、白术、茯苓、五味子、远志、橘皮、生姜、女贞子、桑椹子、枸杞子、菟丝子、天龙、僵蚕、露蜂房、土鳖虫等。[1]

30. 庄芝华分5型

(1)热痰蕴结型实证　症见口干,溲赤,便秘,苔黄,舌绛,脉滑数。〔方药见696页辨证施治8.(13)〕

(2)寒痰凝结型实证　症见口润,溲清,便溏,苔白,舌淡,脉滑缓。〔方药见695页辨证施治6.(12)〕

(3)痰湿凝结型实证　症见口腻,溲短,便溏,苔腻,脉濡滑。方用内消瘰疬丸合二陈汤化裁:生牡蛎(先煎)30克、土贝母9克、玄参9克、半夏9克、陈皮6克、茯苓9克、白花蛇舌草30克、夏枯草15克、海藻15克、山慈菇9克、天葵子12克。随症加减:肿瘤大者,加服牛黄醒消丸9克;发热,加荆芥5克、防风5克、藿香9克、紫苏梗9克。

(4)热痰内蕴型阴虚证　症见潮热盗汗,形瘦乏力,纳少口干,溲黄便干,舌光红,脉细数。〔方药见689页辨证施治1.(10)〕

(5)寒痰内凝型阳虚证　症见畏寒面㿠,形瘦疲惫,纳少口淡,溲清便溏,舌淡红,脉濡缓。〔方药见695页辨证施治6.(13)〕[2]

31. 李琰等分5型

(1)痰湿瘀阻型　症多见淋巴结肿大,舌质黯红或正常,苔白滑,脉弦或滑。治宜化痰软坚、活血化瘀。〔方药见698页辨证施治9.(16)〕

(2)脾胃虚弱,气滞血瘀型　症多见纳呆食少,食后撑胀,胃脘或脐腹疼痛,气短、乏力、腹泻等,舌质淡,苔白或淡黄,脉沉弱或细弱。治宜益气健脾、理气活血。〔方药见699页辨证施治10.(11)〕

(3)气阴两虚型　症多见为全身乏力,气短,自汗,盗汗,低热,以及轻度贫血,舌质淡或略红,苔白或淡黄,脉细数。治宜益气固表、养阴清热。〔方药见689页辨证施治1.(11)〕

(4)气血双亏型　症多见贫血严重,心悸,气短,活动后尤甚,自汗,盗汗,头晕目眩,乏力,纳呆食少,面色不华,舌质淡,苔白,脉细弱。治宜益气健脾、滋肾养血。〔方药见691页辨证施治3.(21)〕

(5)热毒壅盛型　症见兼有高热、出血等症候。治宜清热解毒。方用清营银翘汤:犀角(水牛角代)、地黄、丹参、玄参、麦冬、黄连、金银花、连翘、竹叶心、赤芍、牡丹皮、芦根、荆芥、淡豆豉。[3]

经 验 方

一、一般方(未明确是否与其他治疗合用方)

1. 吴氏消瘤散(吴正翔经验方)　太子参20克、山楂炭15克、山慈菇15克、炙黄芪25克、漏芦25克、苍术15克、厚朴12克、石打穿15克、石见穿15克、青皮12克、陈皮12克、炒白芍15克、制半夏15克、砂仁(后下)3克。清化痰浊,软坚消积。[4]

2. 大黄散(原载于东汉·张仲景《金匮要略》)川大黄(碎)30克、当归9克、芒硝15克、黑豆皮15克、炒枳壳15克、炒牛蒡子9克、川芎9克、生甘草15克。活血解毒。适用于恶性淋巴瘤。[5]

3. 五香散(原载于宋·王怀隐《太平圣惠方》)沉香30克、木香30克、乳香30克、麝香6克、丁香23克、羚羊角粉23克、犀角(水牛角代)23克、黄芩23克、赤芍30克、玄参23克、当归23克、甘草23克、地骨皮23克、连翘30克、升麻30克、麦冬30克、炒大黄30克、黄芪30克。清热

① 周岱翰. 恶性淋巴瘤的中医治疗[J]. 新中医,1987(10):25-27.
② 庄芝华. 辨证治疗12例恶性淋巴结肿瘤[J]. 上海中医杂志,1984(9):7-8.
③ 李琰,等. 中西医结合治疗恶性淋巴瘤30例临床分析[J]. 山东中医杂志,1982(1):20-22.
④ 蒋益兰. 肿瘤名家遣方用药指导[M]. 北京:人民军医出版社,2016(3):260-261.
⑤ 尚怀海,等. 中医名方验方丛书·肿瘤治疗名方验方[M]. 北京:人民卫生出版社,2016:433.

解毒,凉血散结。适用于恶性淋巴瘤,心膈久积热毒,肝气郁滞。①

4. 沉香散(原载于宋·王怀隐《太平圣惠方》) 沉香 23 克、防风 23 克、木香 23 克、地骨皮 30 克、麦冬 30 克、当归 30 克、升麻 30 克、玄参 30 克、枳壳 30 克、羚羊角粉 30 克、独活 30 克、甘草 30 克、赤芍 30 克、炒大黄 60 克。凉血解毒,清热散结。适用于淋巴瘤结硬。②

5. 雄黄散(原载于宋·王怀隐《太平圣惠方》) 雄黄 15 克、大黄 15 克、磁石 15 克、石矾 15 克、细辛 15 克。祛风化痰,解毒散结。适用于恶性淋巴瘤。③

6. 犀角汤(原载于王怀隐《太平圣惠方》) 犀角(水牛角代)23 克、连翘 30 克、射干 30 克、栀子 30 克、升麻 30 克、当归 30 克、炒大黄 60 克、木香 23 克、炒枳壳 30 克、赤芍 30 克。泻火解毒,凉血活血。适用于恶性淋巴瘤。④

7. 牛犀丸(原载于宋·太医院《圣济总录》) 犀角(水牛角代,锉末)1.5 克、龙脑(研细末)4 克、麝香(研细末)4 克、红娘子 20 枚、斑蝥(去头、翅,同红娘子豆面炒)21 枚。拔毒消积。适用于恶性淋巴瘤。⑤

8. 升麻汤(原载于宋·太医院《圣济总录》) 升麻 30 克、连翘 30 克、大青叶 30 克、生地黄 60 克、败酱草 15 克、络石藤 15 克、人参 30 克、炒大黄 60 克、白蔹 15 克。清热解毒,活血散结。适用于恶性淋巴瘤。⑥

9. 连翘汤(原载于宋·太医院《圣济总录》) 连翘 45 克、玄参 45 克、木香 45 克、昆布 45 克、枳壳 45 克、犀角(水牛角代)45 克、柴胡 30 克、炙甘草 30 克、黄芩 30 克、沉香 30 克、当归 30 克、木通

30 克、赤芍 30 克、升麻 30 克。清热解毒,软坚散结。适用于恶性淋巴瘤。⑦

10. 蛇犀散(原载于宋·太医院《圣济总录》) 蕲蛇(酒浸,焙)120 克、生犀角粉(水牛角代)30 克、黑牵牛子 45 克(炒 30 克,生用 15 克)、青皮 15 克。祛瘀消积,清热解毒。适用于淋巴肉瘤、淋巴腺癌(非霍奇金淋巴瘤)。⑧

11. 斑蝥丸(原载于明·朱橚《普济方》) 斑蝥(去头、翅、足,炒过令香)4 克、猪牙皂角 4 克、蛇蜕皮 15 克、乌蛇(酒浸去皮,炙令微黄)45 克、制天南星 15 克、露蜂房(烧灰)60 克、炒大黄 23 克、麝香 4 克、威灵仙 15 克。搜风涤痰,活血散结。适用于恶性淋巴瘤。⑨

12. 何任经验方 西洋参(另煎)3 克、黄芪 20 克、绞股蓝 18 克、猪苓 15 克、七叶一枝花 18 克、白花蛇舌草 15 克、瓜蒌仁 12 克、蒲公英 30 克、延胡索 12 克、威灵仙 15 克、猫人参 30 克、薏苡仁 60 克(另煮,空腹服食)。扶正固本,祛邪抗瘤。适用于恶性淋巴瘤,证属正虚邪毒壅盛⑩

13. 谷铭三经验方 荆芥 15 克、防风 15 克、黄芩 15 克、藿香 10 克、全蝎 5 克、麦冬 15 克、生石膏(先煎)20 克、甘草 10 克、浙贝母 15 克、昆布 15 克、黄药子 10 克、僵蚕 10 克。祛风散邪,化痰通络,凉血解毒。适用于恶性淋巴瘤。⑪

14. 清热散结方(段凤舞经验方 1) 山豆根 30 克、板蓝根 30 克、土茯苓 30 克、露蜂房 30 克、鬼针草 30 克、地锦草 30 克、连翘 30 克、牛蒡子根 12 克、土贝母 12 克、天花粉 12 克、柴胡 9 克。清热解毒,化痰散结。⑫

15. 清热消肿方(施今墨经验方) 皂角刺(去

① 尚怀海,等. 中医名方验方丛书·肿瘤治疗名方验方[M]. 北京:人民卫生出版社,2016:433.
② 尚怀海,等. 中医名方验方丛书·肿瘤治疗名方验方[M]. 北京:人民卫生出版社,2016:433-434.
③ 尚怀海,等. 中医名方验方丛书·肿瘤治疗名方验方[M]. 北京:人民卫生出版社,2016:434.
④ 同上.
⑤ 同上.
⑥ 尚怀海,等. 中医名方验方丛书·肿瘤治疗名方验方[M]. 北京:人民卫生出版社,2016:435.
⑦ 同上.
⑧ 同上.
⑨ 尚怀海,等. 中医名方验方丛书·肿瘤治疗名方验方[M]. 北京:人民卫生出版社,2016:436.
⑩ 尚怀海,等. 中医名方验方丛书·肿瘤治疗名方验方[M]. 北京:人民卫生出版社,2016:437.
⑪ 尚怀海,等. 中医名方验方丛书·肿瘤治疗名方验方[M]. 北京:人民卫生出版社,2016:438.
⑫ 尚怀海,等. 中医名方验方丛书·肿瘤治疗名方验方[M]. 北京:人民卫生出版社,2016:438-439.

尖)6 克、生鹿角 20 克、山慈菇 10 克、炮甲片 10 克、海藻 10 克、昆布 10 克、夏枯草 15 克、郁金 10 克、牛蒡子 6 克、连翘 10 克、金银花 10 克、桔梗 5 克、忍冬藤 10 克、小蓟 10 克、三七粉(冲服)3 克。清热解毒,消肿,软坚散结。①

16. 健脾和胃方(原载于《张代钊治癌经验辑要》) 沙参 15 克、茯苓 15 克、陈皮 9 克、焦六曲 30 克、鸡内金 9 克、山楂 30 克、枸杞子 15 克、女贞子 9 克、薏苡仁 30 克、半枝莲 30 克。健脾和胃,滋补肝肾,佐以解毒。②

17. 加味解毒散结汤(关幼波经验方) 板蓝根 30 克、马勃 6 克、薄荷 10 克、蒲公英 30 克、瓜蒌 15 克、玄参 15 克、桔梗 10 克、生地黄 12 克、赤芍 12 克、七叶一枝花 12 克、郁金 10 克、露蜂房 15 克。清热解毒,活血消肿。适用于淋巴肉芽肿,证属湿热隐入血分,痰阻血络,结聚成块。③

18. 夏花龙贝汤(沈炎南经验方) 夏枯草 15 克、天花粉 15 克、生地黄 15 克、生牡蛎 15 克、玄参 9 克、麦冬 9 克、贝母 9 克、天龙(研细吞服)2 条。随症加减:热毒较盛,加半枝莲 30 克、白花蛇舌草 30 克、七叶一枝花 30 克;伤阴较甚,加北沙参 15 克、白芍 12 克、生甘草 6 克;兼气虚,呈气阴两虚,再加黄芪 15 克、党参 15 克;肿块较大、较坚硬,加三棱 9 克、炮甲片 9 克、莪术 9 克。养阴增液,祛毒散结。适用于恶性淋巴瘤。④

19. 加减消瘰汤(潘敏求经验方) 土贝母 10 克、白芥子 10 克、陈皮 10 克、夏枯草 15 克、山慈菇 15 克、海藻 15 克、皂角刺 10 克、生南星(先煎)10 克、生半夏(先煎)10 克、玄参 10 克、生牡蛎(先煎)30 克。化痰散结。⑤

20. 李可方经验方 海藻 100 克、生甘草 100 克、木鳖子 30 克、浙贝母 120 克、玄参 120 克、夏枯草 120 克、牡蛎 45 克、黄芪 250 克、鳖甲 30 克、麻黄 10 克、制附子(先煎 2～3 小时)100 克、细辛 45 克、肉桂 10 克、鹿角霜 45 克、干姜 90 克、白芥子 10 克、僵蚕 30 克、熟地黄 45 克、露蜂房 45 克、生半夏 45 克、生南星 30 克、生姜 45 克、止痉散(冲服)6 克。补阳固脱,祛寒凝,通经络,抗癌止痛。⑥

21. 抑癌片(成都军区总医院方) 半枝莲 500 克、夏枯草 500 克、玄参 500 克、连翘 500 克、昆布 250 克、山慈菇 500 克、金银花 500 克、生牡蛎 500 克、鹅不食草 250 克、孩儿茶 250 克、海藻 250 克、紫草 250 克。水煎煮,滤液浓缩成流浸膏状,加入辅料适量,制粒,干燥,压片,每片重 0.5 克。每日 3 次,每次服 2～4 片,连服 1～3 个月为 1 个疗程。化瘀软坚,清热解毒。适用于恶性淋巴瘤。⑦

22. 抗癌丸(天津市红桥区第一防治院方) 天花粉 60 克、乳香 60 克、没药 60 克、朱砂 60 克、血竭 30 克、枯矾 30 克、雄黄 30 克、全蝎 30 克、蜈蚣 30 克、生水蛭 30 克、硇砂 15 克、苏合油 15 克、硼砂 15 克、白及 15 克、轻粉 2 克。共研细末,水泛为丸,如绿豆大。每日 3 次,每服 2～10 丸。化瘀散结,解毒抗癌。适用于恶性淋巴瘤。⑧

23. 黄芪橘络粥 黄芪 80～120 克、橘络 10 克、粳米 40～80 克、红糖 5～10 克。黄芪洗净,加水煎煮,去渣取汁;粳米淘净,加入橘络和药汁,加水煮成稀粥。每日 1 次,可长期服用。补益气血。适用于恶性淋巴瘤。⑨

24. 生地芪柏粥 生地黄 50 克、黄芪 50 克、当归 10 克、黄柏 15 克、粳米 100 克、白糖适量。4 味加水共煮,取汁,入粳米煮成粥。加适量白糖服食,每日 2 次。养血润燥,滋阴,清热解毒。适用

① 尚怀海,等. 中医名方验方丛书·肿瘤治疗名方验方[M]. 北京:人民卫生出版社,2016:439.
② 同上.
③ 尚怀海,等. 中医名方验方丛书·肿瘤治疗名方验方[M]. 北京:人民卫生出版社,2016:440.
④ 尚怀海,等. 中医名方验方丛书·肿瘤治疗名方验方[M]. 北京:人民卫生出版社,2016:442.
⑤ 同上.
⑥ 尚怀海,等. 中医名方验方丛书·肿瘤治疗名方验方[M]. 北京:人民卫生出版社,2016:443.
⑦ 尚怀海,等. 中医名方验方丛书·肿瘤治疗名方验方[M]. 北京:人民卫生出版社,2016:444.
⑧ 尚怀海,等. 中医名方验方丛书·肿瘤治疗名方验方[M]. 北京:人民卫生出版社,2016:445.
⑨ 尚怀海,等. 中医名方验方丛书·肿瘤治疗名方验方[M]. 北京:人民卫生出版社,2016:448.

于恶性淋巴瘤证属血燥风热。①

25. 半夏贝母粥 半夏30克、浙贝母50克、糯米200克、生姜10克。前2药煎汤取汁,加糯米,姜末煮成稀粥。每日分3次服。温化寒痰,降逆止呕。适用于恶性淋巴瘤证属寒痰凝滞。②

26. 莲芪双仁粥 莲子肉(去心)30克、黄芪10克、杏仁10克、薏苡仁50克、粳米100克。黄芪洗净,装纱布袋,水煎取汁;莲子肉、杏仁、薏苡仁入锅先煎煮30分钟,加入粳米、黄芪汁,再煮成稀粥。佐餐服用。温阳健脾,祛湿化痰。适用于恶性淋巴瘤证属寒痰凝滞。③

27. 周仲瑛经验方1 炙鳖甲(先煎)15克、炮甲片(先煎)9克、山慈菇15克、猫爪草20克、泽漆15克、漏芦15克、炙僵蚕10克、制南星12克、肿节风20克、露蜂房10克、白花蛇舌草20克、半枝莲20克、龙葵子20克、夏枯草10克、炙蜈蚣2条、仙鹤草15克、鸡血藤15克、炙女贞子10克、墨旱莲10克、北沙参10克、麦冬10克、太子参12克、焦白术10克、茯苓10克、紫草10克。解毒散结。④

28. 周仲瑛经验方2 柴胡10克、前胡10克、黄连3克、乌梅10克、青蒿(后下)20克、白薇15克、炒黄芩10克、法半夏10克、萹草25克、太子参10克、麦冬10克、知母10克、牡丹皮10克、鳖甲(先煎)15克、生地黄12克、鸭跖草15克、地骨皮10克、漏芦15克、龙葵20克、神曲10克。随症加减。养阴透热,和解枢机。⑤

29. 吴正翔经验方 太子参20克、丹参12克、茵陈12克、焦山楂12克、小蓟草25克、茯苓15克、炒白术15克、炒白芍12克、桃仁12克、制半夏12克、全蝎粉2克、生薏苡仁25克、淮山药20克、炙龟甲15克、蛇六谷(包煎)12克、生地黄

12克、山茱萸12克、墓头回15克、山豆根5克、石见穿20克、大枣7枚。健脾化痰,软坚消积。⑥

30. 刘嘉湘经验方1 生黄芪50克、生白术12克、炙鳖甲12克、炮甲片12克、苦参12克、茯苓15克、露蜂房15克、夏枯草15克、海藻15克、丹参15克、山药30克、玄参30克、生牡蛎30克、肉苁蓉30克、橘叶9克、橘皮9克、甘草9克、淫羊藿24克、生地黄24克、熟地黄24克。益气健脾,化痰散结。⑦

31. 右归饮合参附汤加减(《实用中医肿瘤学》) 黄芪15克、肉苁蓉15克、党参15克、淮山药15克、熟地黄15克、枸杞子12克、杜仲12克、山茱萸10克、制附子10克、陈皮6克、肉桂6克、炙甘草6克。助阳散寒,健脾益气。适用于恶性淋巴瘤。⑧

32. 雄黄消肿方(《常用肿瘤的良方妙法》) 轻粉2.1克、硼砂15克、白硇砂15克、苏合油15克、白及15克、血竭30克、枯矾30克、雄黄30克、全蝎30克、水蛭30克、乳香60克、朱砂60克、天花粉60克。解毒消肿,活血化瘀。适用于恶性淋巴瘤。⑨

33. 二皮参术方(《恶性肿瘤良方大全》)

方①:青皮9克、陈皮9克、浙贝母9克、茯苓24克、姜半夏12克、当归12克、枸橘李12克、全瓜蒌12克、炙甘草6克、水红花子24克、黄药子24克、桔梗6克、天龙6克、八月札12克、厚朴9克。

方②:炒白术24克、炒党参12克、生黄芪24克、炒扁豆12克、天葵子24克、淫羊藿12克、香附9克、橘皮叶9克、天龙6克、夏枯草12克、枸橘李24克、青皮12克、柴胡6克、制南星12克、昆布24克。随症加减:临床运用时,若并用归脾

① 尚怀海,等. 中医名方验方丛书·肿瘤治疗名方验方[M]. 北京:人民卫生出版社,2016:449.
② 同上.
③ 尚怀海,等. 中医名方验方丛书·肿瘤治疗名方验方[M]. 北京:人民卫生出版社,2016:449-450.
④ 李英英,郭立中,等. 周仲瑛教授从复方辨治恶性淋巴瘤1例[J]. 中医药导报,2013,19(1):29-30.
⑤ 皇玲玲,等. 周仲瑛教授运用复方大方治疗癌性发热[J]. 光明中医,2009,24(2):231.
⑥ 吴正翔,等. 恶性淋巴瘤的中医药辨治经验[J]. 上海中医药大学学报,2009,23(4):1-3.
⑦ 吴继. 刘嘉湘教授治疗恶性淋巴瘤1例[J]. 新中医,2008,40(7):117.
⑧ 花金宝,等. 名中医经方时方治肿瘤[M]. 北京:中国中医药出版社,2008:242.
⑨ 花金宝,等. 名中医经方时方治肿瘤[M]. 北京:中国中医药出版社,2008:243.

丸、六味地黄丸、小金丹等,可加入活血解毒之品,如川芎、丹参、当归、三棱、莪术、地龙等。健脾,理气,散结。适用于恶性淋巴瘤。[①]

34.消积方(《恶性肿瘤良方大全》) 生牡蛎(先煎)30 克、浙贝母 9 克、玄参 9 克、夏枯草 15 克、海藻 15 克、山慈菇 9 克、夜交藤 30 克。另以艾绒包裹麝香 0.1 克,灸天井、光明、小海穴,每次取 1 穴。随症加减:热痰蕴结者,加白花蛇舌草、蛇莓、蛇六谷(先煎 1 小时)、竹沥、法半夏;寒痰凝结者,加法半夏、陈皮、茯苓、甘草、桂枝、煅牡蛎(先煎)、白花蛇舌草、白芥子;痰多者,加陈胆南星、小金丹;痰湿凝结者,加法半夏、陈皮、茯苓、白花蛇舌草、天葵子;气虚者,加孩儿茶、白术、茯苓、甘草;热不退者,加柴胡、白薇;寒痰内凝、阳虚证者,加熟地黄、肉桂、甘草、麻黄、炮姜、鹿角胶(烊化)、白芥子、法半夏、陈皮。化痰散结。适用于恶性淋巴瘤。[②]

35.二贝汤(《恶性肿瘤良方大全》) 川贝母 10 克、牡丹皮 10 克、浙贝母 10 克、丹参 10 克、山慈菇 10 克、炮甲片 10 克、海藻 10 克、昆布 10 克、郁金 10 克、金银花 10 克、忍冬藤 10 克、小蓟 10 克、桃仁 6 克、杏仁 6 克、皂角刺 6 克、桔梗 5 克、玄参 12 克、夏枯草 15 克。另以三七粉 3 克,分 2 次冲服。随症加减:若加鹿角(生)20 克可使功效增强;临床运用时常加白花蛇舌草、七叶一枝花、半枝莲等解毒抗癌之品。化痰散结。适用于恶性淋巴瘤。[③]

36.解毒散结方(《抗癌中草药制剂》) 望江南 30 克、白花蛇舌草 30 克、夏枯草 30 克、海藻 30 克、牡蛎(先煎)30 克、野菊花 30 克、白茅根 10 克、丹参 30 克、全瓜蒌 30 克、昆布 15 克、淮山药 15 克、桃仁 9 克、南沙参 12 克、王不留行子 12 克、露

蜂房 12 克。随症加减:纳食减少者,加麦芽、陈皮;气虚乏力者,加生黄芪、党参。解毒散结。适用于恶性淋巴瘤。[④]

37.四物慈菇汤(《中国肿瘤秘方全书》) 当归 10 克、川芎 10 克、赤芍 10 克、山慈菇 10 克、黄药子 15 克、昆布 15 克、海藻 15 克、生地黄 15 克、玄参 15 克、夏枯草 15 克、七叶一枝花 30 克、牡蛎 30 克。养血凉血,活血化瘀,软坚散结。适用于恶性淋巴瘤。[⑤]

38.加味解毒散结汤(《中国肿瘤秘方全书》) 板蓝根 30 克、蒲公英 30 克、瓜蒌 15 克、玄参 15 克、生地黄 12 克、赤芍 12 克、七叶一枝花 12 克、薄荷(后下)10 克、苦桔梗 10 克、郁金 10 克、马勃 4.5 克、露蜂房 3 克。清热解毒,活血消肿。适用于恶性淋巴瘤。[⑥]

39.黄芪丹参汤(《中国肿瘤秘方全书》方) 黄芪 30 克、丹参 30 克、黄药子 15 克、天龙 15 克、生牡蛎 20 克、浙贝母 20 克、猫爪草 20 克。随症加减:瘀血者,加川芎、郁金、三棱、莪术;痰湿者,加陈皮、法半夏、海藻、昆布;热毒重者,加土茯苓、连翘、玄参、败酱草;气血虚者,加党参、当归、枸杞子、黄精。益气活血,化痰散结。适用于恶性淋巴瘤。[⑦]

40.健脾益气汤(《肿瘤病症治精要》) 太子参 30 克、黄芪 30 克、白术 10 克、黄精 10 克、枸杞子 15 克、制首乌 40 克、鳖甲 15 克、鸡血藤 10 克、大枣 3 枚、五味子 10 克。健脾益气,补肾养阴。适用于恶性淋巴瘤化疗后期。[⑧]

41.党参蒲公英汤(《中国肿瘤秘方全书》) 蒲公英 30 克、党参 30 克、丹参 30 克、玄参 30 克、黄芪 30 克、黄精 30 克、白花蛇舌草 30 克、天葵子 15 克、泽泻 15 克、知母 12 克、法半夏 12 克、三棱 12 克、莪术 12 克。益气养阴,清热解毒,活血破

---

① 花金宝,等.名中医经方时方治肿瘤[M].北京:中国中医药出版社,2008:243.
② 同上.
③ 花金宝,等.名中医经方时方治肿瘤[M].北京:中国中医药出版社,2008:244.
④ 花金宝,等.名中医经方时方治肿瘤[M].北京:中国中医药出版社,2008:245.
⑤ 同上.
⑥ 同上.
⑦ 花金宝,等.名中医经方时方治肿瘤[M].北京:中国中医药出版社,2008:245-246.
⑧ 花金宝,等.名中医经方时方治肿瘤[M].北京:中国中医药出版社,2008:246.

瘀,化痰散结。适用于恶性淋巴瘤。①

42.化痰祛瘀方(施今墨经验方) 川贝母10克、炒牡丹皮10克、浙贝母10克、丹参10克、山慈菇10克、炮甲片10克、海藻10克、昆布10克、郁金10克、忍冬藤10克、小蓟10克、桃仁6克、杏仁6克、牛蒡子6克、皂角刺6克、桔梗5克、玄参12克、夏枯草15克、三七末(冲服)3克。祛痰散结。②

43.行气化痰祛瘀方(段凤舞经验方) 柴胡7克、当归10克、白芍10克、浙贝母10克、天花粉15克、夏枯草15克、甲片10克、丝瓜络10克、昆布10克、海浮石10克、炙鳖甲15克、焦三仙各10克。行气化痰祛瘀。③

44.解毒化痰方(关幼波经验方) 板蓝根30克、马勃4.5克、薄荷10克、蒲公英30克、瓜蒌15克、玄参15克、苦桔梗10克、生地黄12克、赤芍12克、玄参12克、郁金10克、露蜂房3克。祛痰散结。④

45.江南白花汤(刘嘉湘经验方2) 望江南30克、白花蛇舌草30克、夏枯草30克、海藻30克、生牡蛎30克、野菊花30克、白茅根30克、紫丹参30克、全瓜蒌30克、昆布15克、山药15克、桃仁9克、南沙参15克、王不留行子12克、露蜂房12克。清热解毒,化痰散结。⑤

46.益气养血方(钱伯文经验方) 党参12克、黄芪24克、当归9克、炙鳖甲24克、黄药子12克、桃仁9克、浙贝母12克、木馒头245克。益气养血。⑥

47.燥湿化痰方(张代钊经验方1) 清半夏10克、茯苓10克、陈皮10克、夏枯草15克、昆布10克、黄药子10克、生牡蛎15克、玄参10克、贝母10克、柴胡6克、海藻10克、猫爪草30克。燥湿化痰。⑦

48.益气养阴方(张代钊经验方2) 青蒿10克、鳖甲10克、地骨皮10克、生地黄15克、玄参10克、夏枯草30克、丹参20克、生牡蛎10克、白芍10克、党参15克、黄芪15克、金银花15克、黄药子10克。益气养阴。⑧

49.土贝消肿汤(庄芝华经验方) 生牡蛎30克、土贝母9克、玄参9克、夏枯草15克、海藻15克、山慈菇9克、夜交藤30克。随症加减:热痰蕴结者,加白花蛇舌草30克、蛇莓30克、蛇六谷30克、牡蛎9克、法半夏9克;寒凝结者,加法半夏12克、陈皮6克、茯苓12克、桂枝5克、土贝母9克、煅牡蛎30克、白花蛇舌草30克、白芥子5克;痰湿凝结者,加法半夏9克、陈皮6克、茯苓9克、白花蛇舌草30克、天葵子12克等。化痰散结。适用于恶性淋巴瘤。⑨

50.清热解毒方(《恶性肿瘤良方大全》) 紫花地丁30克、金银花30克、连翘30克、板蓝根30克、大青叶30克、银柴胡30克、党参30克、黄芪30克、玄参15克、天花粉15克、野菊花15克、牡丹皮15克、白花蛇舌草15克、白英15克、石见穿15克、南沙参15克、北沙参15克、紫草根15克、鱼腥草15克、升麻15克。随症加减:口腔溃疡者,加孩儿茶、蒲公英,去天花粉、沙参;食少纳呆者,加砂仁、六神曲、鸡内金。清热解毒。适用于恶性淋巴瘤伴高热。⑩

51.大柴胡汤加减(《恶性肿瘤良方大全》) 柴胡12克、赤芍12克、黄芩12克、枳壳15克、黄芪15克、地龙15克、大黄4克、水蛭3克、黄药子10克、藤梨根15~20克、虻虫12克。和解少阳,

---

① 花金宝,等. 名中医经方时方治肿瘤[M]. 北京:中国中医药出版社,2008:246.
② 花金宝,等. 名中医经方时方治肿瘤[M]. 北京:中国中医药出版社,2008:246-247.
③ 花金宝,等. 名中医经方时方治肿瘤[M]. 北京:中国中医药出版社,2008:247.
④ 同上.
⑤ 同上.
⑥ 同上.
⑦ 同上.
⑧ 花金宝,等. 名中医经方时方治肿瘤[M]. 北京:中国中医药出版社,2008:247-248.
⑨ 花金宝,等. 名中医经方时方治肿瘤[M]. 北京:中国中医药出版社,2008:248.
⑩ 花金宝,等. 名中医经方时方治肿瘤[M]. 北京:中国中医药出版社,2008:259.

疏通胃腑,清热解毒,活血化瘀,破癥消积。适用于横结肠肠系膜恶性淋巴瘤伴大便燥结(非霍奇金淋巴瘤)。①

52. 麝香独脚莲散(《恶性肿瘤良方大全》) 麝香、独脚莲二药研粉按1∶100混合配成散剂,用时取散剂加适量水,滴入少许食醋,调匀敷肿块上。每次3克,每日2次。随症加减:疼痛甚者,加延胡索、全蝎;食少便溏者,加山药、薏苡仁、神曲;食纳减少者,加谷芽、鸡内金、麦芽。消瘤散结,消除体表肿块。适用于恶性淋巴瘤体表肿块。②

53. 解毒清热方(段凤舞经验方2) 蛇六谷30克(先煎2小时)、天葵子15克、黄药子15克、木香15克、七叶一枝花15克。解毒散结。③

54. 刘嘉湘经验方3 生黄芪30克、北沙参15克、天冬15克、生熟地黄各24克、山茱萸12克、夏枯草12克、海藻12克、石见穿30克、炙甲片12克、鳖甲(先煎)12克、蛇六谷(先煎)30克、酸枣仁12克、瓜蒌皮15克、生牡蛎(先煎)30克、肉苁蓉15克、女贞子12克、淫羊藿15克、菟丝子15克、鸡内金12克。健脾益肾,软坚化痰,清热解毒。④

55. 玄参黄芪汤 太子参15克、玄参15克、黄芪30克、麦冬12克、生牡蛎(先煎)20克、法半夏10克、昆布12克、茯苓15克、白僵蚕10克、浙贝母10克、天葵子15克、夏枯草15克、黄药子10克、山慈菇12克、天花粉12克、莪术15克、丹参30克、甘草6克。益气养阴,化痰散结,解毒消瘀。适用于恶性淋巴瘤。⑤

56. 瓜蒌旋覆汤 全瓜蒌15克、旋覆花12克、海藻15克、莪术15克、川贝母12克、牡蛎30克、丹参15克、蒲公英30克、夏枯草30克、半夏9克。开胸理气,化痰散结。适用于肺气壅塞型恶性淋巴瘤。⑥

57. 胜利丹 雄黄9克、乳香4.5克、没药4.5克、石膏3克、甲片4.5克、蜈蚣3大条、血竭4.5克、全蝎9克、蜗牛6克、轻粉1.5克、朱砂6克、白芷3克、冰片6克、蟾酥6克、硼砂6克、麝香0.3克、大黄9克。上药共研细末,面糊为丸如绿豆大。消肿止痛。适用于恶性淋巴瘤。⑦

58. 易菊清经验方 金银花30克、蒲公英20克、天葵子15克、野菊花15克、赤芍15克、紫花地丁15克、半枝莲15克、白花蛇舌草20克、七叶一枝花15克、夏枯草15克、玄参15克、浙贝母10克、牡丹皮10克、郁金10克、薏苡仁15克、枳壳10克。清热解毒,化痰散结,理气活血。适用于恶性淋巴瘤证属邪毒内蕴。⑧

59. 恶性淋巴瘤方23(杭州肿瘤医院方) 马鞭草50克、海藻50克、全瓜蒌50克、牡蛎50克、丹参50克、昆布15克、菊花15克、虎杖15克、夏枯草15克、石韦15克、桃仁12克、红枣10个。每日1剂,水煎服。适用于恶性淋巴瘤。⑨

60. 恶性淋巴瘤方24(《本草汇言》) 漏芦、连翘、紫花地丁、贝母、金银花、甘草、夏枯草各等份。适用于淋巴肉瘤(非霍奇金淋巴瘤)。⑩

61. 恶性淋巴瘤方25(上海群力草药店方) 天葵子15克、黄药子15克、红木香15克、七叶一枝花15克、蛇六谷(先煎2小时)30克。每日1剂,水煎服。适用于恶性淋巴瘤。⑪

62. 恶性淋巴瘤方26(《古今医鉴》) 天葵子45克、昆布30克、海带30克、海藻30克、浙贝母30克、桔梗30克、海螵蛸15克。共为末,酒糊为丸,每服6克,每日2次,饭后酒饮下。适用于恶

① 花金宝,等. 名中医经方时方治肿瘤[M]. 北京:中国中医药出版社,2008:259.
② 花金宝,等. 名中医经方时方治肿瘤[M]. 北京:中国中医药出版社,2008:259-260.
③ 花金宝,等. 名中医经方时方治肿瘤[M]. 北京:中国中医药出版社,2008:267.
④ 李春杰. 刘嘉湘治疗恶性淋巴瘤验案1则[J]. 江苏中医药,2005,26(5):33.
⑤ 陈熠,丛众. 肿瘤单验方大全[M]. 北京:中国中医药出版社,1998(6):653.
⑥ 陈熠,丛众. 肿瘤单验方大全[M]. 北京:中国中医药出版社,1998(6):659.
⑦ 陈熠,丛众. 肿瘤单验方大全[M]. 北京:中国中医药出版社,1998(6):690.
⑧ 孟继民. 易菊清治疗恶性淋巴瘤的经验[J]. 中国医药学报,1990,5(4):53-54.
⑨ 本刊编辑部. 恶性淋巴瘤[J]. 浙江中医学院学报,1990,14(6):52-53.
⑩ 同上.
⑪ 同上.

性淋巴瘤。①

63. 恶性淋巴瘤方 27（《实用抗癌药物手册》）
泽漆 15 克、蛇六谷（先煎 2 小时）30 克、土茯苓 30
克、甲片 9 克。每日 1 剂，水煎服。适用于恶性淋
巴瘤。②

64. 恶性淋巴瘤方 28（《肿瘤临证备要》） 威
灵仙 30 克、夏枯草 30 克、土茯苓 30 克、瓜蒌 30
克、龙葵 30 克、黄药子 15 克、山慈菇 15 克。每日
1 剂，水煎服。适用于恶性淋巴瘤。③

65. 恶性淋巴瘤方 29（《肿瘤的辨证施治》）
枸橘李 24 克、昆布 24 克、天葵子 24 克、炒白术 24
克、生黄芪 24 克、党参 12 克、炒扁豆 12 克、淫羊
藿 12 克、夏枯草 12 克、青皮 12 克、制南星 12 克、
香附 9 克、橘皮叶 9 克、天龙 6 克、柴胡 6 克。每
日 1 剂，水煎服。适用于恶性淋巴瘤。④

66. 恶性淋巴瘤方 30（《实用抗癌药物手册》）
海藻 30 克、蛇六谷 30 克、七叶一枝花 30 克、夏枯草
9 克。每日 1 剂，水煎服。适用于恶性淋巴瘤。⑤

**67. 恶性淋巴瘤方 31（《青海常见肿瘤的防
治》）** 夏枯草 30 克、麦冬 30 克、金银花 30 克、玄
参 24 克、昆布 12 克、白蔹 12 克、射干 12 克、僵蚕
12 克。每日 1 剂，水煎服。适用于恶性淋巴瘤。⑥

68. 恶性淋巴瘤方 32（《肿瘤的防治》） 黄药
子 30 克、夏枯草 30 克、牡蛎 30 克、蛇六谷 12 克、
泽漆 12 克、蒲公英 12 克、蛇莓 12 克、七叶一枝花
12 克、海藻 12 克、昆布 12 克、地龙 12 克。每日 1
剂，水煎服。适用于恶性淋巴瘤。⑦

69. 恶性淋巴瘤方 33（湖南中医药研究所方）
菝葜 30 克、龙葵 60 克、刘寄奴 15 克、三棱 9 克、莪

术 9 克。每日 1 剂，水煎服。适用于恶性淋巴瘤。⑧

70. 恶性淋巴瘤方 34（《肿瘤的辨证施治》）
僵蚕 12 克、姜半夏 12 克、制南星 12 克、制首乌 15
克、炒白术 15 克、贝母 9 克、橘叶 9 克、夏枯草 24 克。
每日 1 剂，水煎，分服。适用于恶性淋巴瘤。⑨

71. 恶性淋巴瘤方 35（《肿瘤的辨证施治》）
木馒头 24 克、炙鳖甲 24 克、黄芪 24 克、党参 12
克、黄药子 12 克、浙贝母 12 克、当归 9 克、桃仁 9
克、坎炁 1 条。每日 1 剂，水煎，分 3 次服。适用
于恶性淋巴瘤。⑩

72. 恶性淋巴瘤方 36（《肿瘤的辨证施治》）
天龙 3 条、八月札 12 克、黄药子 12 克、炒白术 12
克、水红花子 30 克、制苍术 9 克、橘皮叶 9 克、玫
瑰花 6 克。每日 1 剂，水煎，分 3 次服。适用于恶
性淋巴瘤。⑪

73. 恶性淋巴瘤方 37（天津市中医院方） 鳖
甲 15 克、丹参 30 克、牡蛎 30 克、郁金 10 克、枳壳
10 克、白术 10 克、柴胡 10 克、延胡索 10 克、五灵
脂 10 克、红花 10 克、鸡内金 10 克、白芍 10 克、茯
苓 12 克、木香 6 克、砂仁壳 6 克、甘草 5 克。适用
于恶性淋巴瘤。⑫

74. 恶性淋巴瘤方 38（《中草药手册》） 八月
札 120 克、金樱子 120 克、海金砂根 120 克、天葵
子 240 克。每日 1 剂，水煎。清热解毒，活血消
肿。适用于恶性淋巴瘤。⑬

75. 恶性淋巴瘤方 39（《常见肿瘤的防治》）
半枝莲 30 克、半边莲 30 克、蒲公英 30 克、泽漆 9
克。每日 1 剂，水煎服。清热解毒。适用于恶性
淋巴瘤。⑭

---

① 本刊编辑部. 恶性淋巴瘤［J］. 浙江中医学院学报，1990，14（6）：52－53.
② 同上.
③ 同上.
④ 同上.
⑤ 同上.
⑥ 同上.
⑦ 同上.
⑧ 同上.
⑨ 同上.
⑩ 同上.
⑪ 同上.
⑫ 同上.
⑬ 同上.
⑭ 同上.

76. 恶性淋巴瘤方40(《肿瘤临证备要》) 白屈菜30克、桑寄生30克、老鹳草30克、防己10克、防风10克。水煎服。适用于恶性淋巴瘤骨骼痛。[①]

77. 恶性淋巴瘤方41(《肿瘤临证备要》) 白鲜皮30克、地肤子30克、茵陈30克、丹参30克、苦参15克、百部10克。每日1剂,水煎服。适用于恶性淋巴瘤皮肤奇痒。[②]

78. 桂枝茯苓丸合四君子汤 桂枝10克、茯苓20克、牡丹皮10克、桃仁10克、赤芍10克、党参20克、黄芪20克、白术10克、薏苡仁20克、木香5克。活血化瘀,益气消癥。适用于淋巴肉瘤。[③]

79. 加减四物消瘰汤(又名玄参四物消瘰汤、慈菇海藻汤,潘敏球经验方) 当归10克、赤芍10克、川芎10克、生地黄10克、玄参15克、山慈菇15克、黄药子15克、海藻15克、昆布15克、夏枯草15克、牡蛎30克、七叶一枝花30克。活血化瘀,软坚散结。潘敏球运用此方治疗恶性淋巴瘤10例,效果明显。[④]

80. 钱伯文经验方 青陈皮各9克、贝母9克、茯苓24克、姜半夏12克、当归12克、枸橘李12克、全瓜蒌12克、炙甘草6克、水红花子24克、黄药子24克、苦桔梗6克、天龙6克、八月札12克、川厚朴9克。归脾丸12克,分3次吞服。理气化痰,健脾燥湿,消肿软坚。适用于淋巴肉瘤证属脾虚痰湿凝聚。[⑤]

81. 钱伯文经验方 炒白术24克、炒党参12克、生黄芪24克、炒扁豆12克、天葵子24克、淫羊藿12克、香附9克、橘皮叶各9克、天龙6克、夏枯草12克、枸橘李24克、青皮12克、柴胡6克、制南星12克、昆布24克。益气健脾,消肿软坚,补肾。适用于淋巴肉瘤。[⑥]

二、未手术,与放、化疗等合用方

1. 逐瘀消瘤散 煅龙骨30克、煅牡蛎30克、夏枯草20克、三棱10克、莪术10克、水蛭10克、半夏15克、浙贝母15克、白芍20克、茯苓20克、半枝莲20克、白花蛇舌草30克、猫爪草15克。同时辨证加减昆布、海藻、当归、川芎、黄芪、甘草、党参、白术、麦冬、五味子、延胡索等。每日1剂,早晚分服,服用4～6个疗程,直至化疗结束时。[⑦]

2. 扶正固本生血汤 鸡血藤、首乌、枸杞子、山药、菟丝子、阿胶、龟甲胶、黄芪、山茱萸、党参、连翘、熟地黄、鹿角胶、甘草。清热解毒,软坚化痰,养气生血,滋补肝肾。朱万寿等以此方联合化疗治疗恶性淋巴瘤232例,疗效显著。[⑧]

3. 吴氏消瘤散(吴昆仑经验方) 太子参15克、白术10克、薏苡仁10克、枳实10克、漏芦10克、山慈菇15克、墓头回10克、石打穿10克、石见穿10克、石上柏10克、蛇六谷(先煎)10克、急性子10克、炙龟甲15克、炙鳖甲15克、土鳖虫6克。益气消积化瘤。吴昆仑等以此方治疗恶性淋巴瘤62例,疗效显著。[⑨]

4. 克瘤汤 黄芪30克、土贝母20克、猫爪草20克、黄药子20克、制胆南星12克、生牡蛎30克、莪术12克、天龙15克、陈皮10克、白芥子10克、甘草10克。每日1剂,水煎服。适用于非霍奇金淋巴瘤。本方亦可制成胶囊。[⑩]

5. 复方固本解毒汤 白参10克、茯苓10克、淫羊藿10克、陈皮10克、菟丝子10克、法半夏10克、黄芪15克、淮山药15克、丹参30克、天葵子30克、夏枯草30克、山慈菇30克、甘草5克。随症加减:皮肤瘙痒者,加苦参15克、地肤子15克、荆芥10克;盗汗者,加山茱萸15克、五味子10

① 本刊编辑部. 恶性淋巴瘤[J]. 浙江中医学院学报,1990,14(6):52-53.
② 同上.
③ 冯友麒. 恶性淋巴肉瘤一则[J]. 湖南中医杂志,1987(2):42.
④ 潘敏球. 加减四物消瘰汤治疗恶性淋巴瘤10例小结[J]. 北京中医杂志,1985(5):22-23.
⑤ 钱伯文. 中西医结合治疗淋巴肉瘤一例报告[J]. 中西医结合杂志,1982,2(1):44.
⑥ 同上.
⑦ 武强. 中药逐瘀消瘤散治疗恶性淋巴瘤的临床分析[J]. 中西医结合心血管病杂志,2016,4(5):124-125.
⑧ 朱万寿,等. 中西医结合治疗恶性淋巴瘤的临床研究[J]. 中国医药指南,2011,9(26):134-135.
⑨ 吴昆仑,等. 吴氏消瘤散治疗恶性淋巴瘤62例[J]. 中医杂志,2010,51(S2):200-201.
⑩ 王润莲,等. 中西医结合治疗非霍奇金淋巴瘤42例[J]. 中国研究,2007,20(9):45-46.

克;午后低热者,去淫羊藿,加柴胡 10 克、石膏 30 克、知母 10 克、连翘 15 克;心悸失眠者,加酸枣仁 15 克、夜交藤 15 克;腹胀便秘者,加炒枳壳 5 克、玄参 15 克、制大黄 5 克;胸闷胁胀者,加瓜蒌皮 15 克、郁金 10 克;神疲乏力者,黄芪倍量;腰酸膝软者,加杜仲 10 克、牛膝 10 克。适用于非霍奇金淋巴瘤。①

6. 任赞屹经验方 黄芪 30 克、党参 10 克、白术 10 克、茯苓 30 克、猪苓 10 克、桂枝 10 克、泽泻 30 克、葶苈子 30 克、白芥子 30 克、桑白皮 30 克、白花蛇舌草 30 克、半枝莲 30 克、甘草 6 克。适用于恶性淋巴瘤胸腔积液。②

7. 紫牛散 牛黄 1 克、朱砂 1 克、山慈菇 20 克、五倍子 20 克、雄黄 15 克、乳香 15 克、没药 15 克、全蝎 15 克、蜈蚣 10 克、珍珠 15 克、鹿角霜 20 克、鳖甲 20 克。清血解毒,祛风破瘀,化痰散结。董茂芝等以此方佐以小剂量化疗治疗恶性淋巴瘤 105 例,疗效显著。③

8. 王秀华经验方 党参 30 克、生黄芪 30 克、炒白术 10 克、阿胶(烊化冲服)10 克、茯苓 12 克、菟丝子 12 克、制黄精 15 克、枸杞子 15 克。补气健脾,养血滋肾。随症加减:食欲缺乏者,加鸡内金、炒麦芽、炒谷芽、炒山楂;呕吐者,加紫苏梗、姜竹茹、姜半夏;黄疸者,加茵陈、金钱草;口干咽燥者,加生地黄、麦冬、天花粉;发热者,加葛根、淡竹叶、白花蛇舌草。王秀华等以此方治疗恶性淋巴瘤 21 例,疗效显著。④

9. 护肝汤 山豆根 12 克、虎杖 12 克、紫草 12 克、五味子 12 克、枸杞子 15 克、女贞子 15 克、甘草 10 克。清热凉血解毒。适用于恶性淋巴瘤伴 HBV 感染患者化疗致肝损害。⑤

10. 消瘤解毒汤 山慈菇 15 克、藤梨根 30 克、七叶一枝花 10 克、败酱草 15 克、葛根 15 克、

菝葜 30 克、八角莲 5 克、山乌龟 5 克、天花粉 15 克、天葵子 15 克、土茯苓 10 克。随症加减:伴腹胀呕吐恶心者,酌加石菖蒲、砂仁、法半夏、紫苏梗等;伴白细胞下降者,酌加鸡血藤、当归、枸杞子、首乌、阿胶等;伴血小板降低者,酌加桠木叶、仙鹤草、鱼鳔胶、白及、白茅根等;伴低热者,酌加知母、地骨皮、青蒿、白薇等;伴高热者,酌加羚羊角、石膏、大青叶、安宫牛黄丸等;伴盗汗者,酌加凤凰衣、五倍子、煅龙牡、山茱萸等;伴身痒者,酌加刺蒺藜、白鲜皮、苦参、丹参、路路通等。每日 1 剂,用淘米水煎,分 2 次服。陈铁汉等用消瘤解毒汤治疗恶性淋巴瘤 44 例,疗效显著。⑥

11. 刑涛等经验方 炙黄芪 30 克、人参 6 克、白术 15 克、山药 20 克、丁香 5 克、姜半夏 10 克、麦冬 10 克、五味子 15 克、水蛭 10 克、鸡血藤 30 克、枸杞子 10 克、何首乌 10 克、山茱萸 10 克、当归 10 克、炙鳖甲 15 克、大枣 5 枚。随症加减:化疗结束后,如消化道刺激症状消失,可减丁香、姜半夏;如化、放疗结束后心电图无异常,可减麦冬、五味子、人参;化疗后肝功异常者,加茵陈、苦参;肾功异常者,加泽泻、茯苓;放疗者,加赤芍、牡丹皮、生地黄;手术者,加白及、三七、酸枣仁。每日 1 剂,水煎服。6 个月为 1 个疗程,可连续服 2 个疗程以上。化疗前 1 周开始服药。扶正固本,活血化瘀。适用于非霍奇金淋巴瘤。⑦

12. 郭秀梅等经验方 生黄芪 30 克、丹参 30 克、黄药子 15 克、生牡蛎 20 克、浙贝母 20 克、天龙 12 克、猫爪草 20 克。随症加减:有疼痛、青紫、脉涩、舌暗等血证者,加川芎 15 克、三棱 12 克、莪术 12 克、郁金 15 克;身重、胸闷、恶心、呕吐、脉滑、苔腻等痰湿明显者,加陈皮 12 克、半夏 12 克、海藻 30 克、昆布 30 克、猪苓 30 克;发热、烦躁、脉数、舌红、热毒较重者,加土茯苓 30 克、连翘 15

① 蔡美,等. 中西医结合治疗非霍奇金氏淋巴瘤 31 例总结[J]. 湖南中医杂志,2004,20(2):1-2.
② 任赞屹. 中西医结合治疗恶性胸腔积液 36 例[J]. 中医研究,2004,17(4):31.
③ 董茂芝,等. 中西医结合治疗恶性淋巴瘤 105 例[J]. 辽宁中医杂志,2003,30(2):135.
④ 王秀华,等. 中药配合化疗治疗晚期癌症[J]. 福建中医药,2002,33(3):28.
⑤ 杨峰,等. 护肝汤防治恶性淋巴瘤伴 HBV 感染病人化疗致肝损害的临床观察[J]. 北京中医药大学学报,2001,24(2):67-68.
⑥ 陈铁汉,孟月石. 中西医结合治疗恶性淋巴瘤 44 例临床观察[J]. 湖南中医杂志,2001,17(5):8-9.
⑦ 邢涛,等. 中西医结合治疗 NHL 临床观察[J]. 中国肿瘤临床与康复,1999,6(3):70-72.

克、玄参 12 克、败酱草 30 克；神疲、气短、乏力、脉弱、舌淡,气血虚者,加党参 20 克、当归 20 克、枸杞子 30 克、黄精 20 克。每日 1 剂,水煎分 3 次口服,28 天为 1 个周期,每周期服 21 剂,2 周期为 1 个疗程,共治疗 2 个疗程进行各项指标检测和疗效评定。适用于恶性淋巴瘤化疗休息期。结论:中药有提高 NHL 患者免疫功能及降低血液黏度的作用,中药联合化疗治疗 NHL 安全有效,值得推广。[1]

13. 王奇章经验方 黄芪 30 克、半枝莲 30 克、白花蛇舌草 30 克、防风 10 克、冬虫夏草 10 克、柴胡 10 克、白芍 10 克、薏苡仁 10 克、白术 12 克、泽兰 12 克、赤芍 12 克、猪苓 15 克。随症加减：化疗期间面暗、舌紫斑加深,加丹参、川芎;食欲不振,加枳壳、陈皮、云茯苓;口干,加天花粉。水煎,每周 6 剂。扶正培本,清热解毒,化瘀渗湿。适用于恶性淋巴瘤,证属久病体虚,正虚邪实,气血痰湿凝结,日久化热。症见形体肥胖,面色灰暗,肝区不适或隐痛,神疲乏力,自汗,舌平紫斑、苔黄或薄黄,脉沉滑或沉弦细滑。[2]

14. 恶性淋巴瘤方 42 夏枯草 15 克、牡蛎 15 克、天花粉 12 克、生地黄 12 克、川贝母 9 克、玄参 9 克、麦冬 9 克、天龙(焙干研末冲服)2 条。养阴救液,软坚散结。适用于恶性淋巴瘤。[3]

15. 恶性淋巴瘤方 43 三棱 15 克、莪术 15 克、桃仁 25 克、红花 15 克、枳壳 12 克、香附 25 克、海藻 25 克、牡蛎 25 克、肉桂 15 克、炮姜 15 克、附子 15 克、党参 15 克、熟地黄 30 克、二丑 30 克、槟榔 30 克、生大黄 25 克、玄明粉(冲服)25 克。辛温破瘀,驱毒攻下。适用于淋巴肉瘤(非霍奇金淋巴瘤)[4]

淋巴瘤)寒淤毒结型,症见精神萎靡,语声低微,身体消瘦,进食不利,上腹痛逐日加重,大便常通而不畅,两脉沉细弦,舌质淡,舌苔白厚而腻。[4]

16. 化毒丸 轻粉 30 克、桃仁 10 克、川连 10 克、槐角 10 克、槐花 10 克、杏仁 10 克、连翘 10 克、露蜂房 3 个、生大黄 10 克。共研细末,炼蜜为丸,分为 10 剂,每日 2 剂,早晚各 1 剂。适用于恶性淋巴瘤。[5]

17. 化毒片 主要成分为轻粉、红粉。每早空腹服 5 片;每日 3~5 片。适用于恶性淋巴瘤。[6]

18. 化郁丸 生大黄、巴豆、二丑、槟榔。间日早空腹服 1 剂(服此药之日停服化毒片)。适用于恶性淋巴瘤。[7]

19. 1213 液 核桃树枝、龙葵提取液。每日 100 毫升,口服。适用于恶性淋巴瘤。[8]

20. 新瘤丸 主要成分为轻粉、红粉、斑蝥、蟾酥。每日 30~60 丸。适用于恶性淋巴瘤。[9]

21. 和肝丸 主要成分逍遥丸加急性子、癞蛤蟆。适用于恶性淋巴瘤。[10]

22. 消瘤丸 主要成分为全蝎、蜈蚣、僵蚕、天麻。每日 10~30 丸。适用于恶性淋巴瘤。[11]

23. 硼麝散 硼砂 3 克、麝香 0.3 克、青黛 0.9 克、蟾酥 0.6 克、冰片 0.9 克。适用于恶性淋巴瘤。[12]

24. 柴归芍黛汤 柴胡、赤芍、白芍、当归、青黛、丹参、三棱、莪术、生牡蛎、鳖甲、黄芪、熟地黄、甘草、山楂、炒麦芽。益气养阴,活血化瘀,软坚。适用于淋巴肉瘤(非霍奇金淋巴瘤)。[13]

25. 恶性淋巴瘤方 44 黄芪、太子参、白术、云苓、大枣、党参、当归、生地黄、麦冬、枸杞子、阿胶、续断、牛膝、补骨脂、石韦、半夏、龙胆草、柴胡、

① 郭秀梅,等. 中药联合化疗治疗非何杰金淋巴瘤 112 例临床观察[J]. 中国中西医结合杂志,1997,17(6):325-327.
② 王奇章,等. 中西医结合治疗非何杰金氏淋巴肉瘤 1 例报告[J]. 新中医,1994,37(4):52.
③ 沈炎南,等. 以中医药为主治疗淋巴结转移性低分化癌[J]. 中医杂志,1986(3):62.
④ 孙秉严. 恶性淋巴瘤治验四例[J]. 中医药学报,1985(4):26-28.
⑤ 同上.
⑥ 同上.
⑦ 同上.
⑧ 同上.
⑨ 同上.
⑩ 同上.
⑪ 同上.
⑫ 亢海荣. "山土合剂"治疗恶性淋巴肉瘤疗效观察[J]. 陕西中医,1980(1):46-47.
⑬ 谢仁敷,等. 中西医结合治疗骨髓纤维化合并淋巴肉瘤一例报道[J]. 中华肿瘤杂志,1980,2(2):140-141.

白芍、郁金、香附。疏肝解郁,温化阴凝,软坚化痰,补益气血。适用于恶性淋巴瘤。[1]

三、单独用方

1. **徐瑞荣经验方** 知母 60 克、青蒿 100 克、鳖甲 100 克、川芎 100 克、神曲 100 克、栀子 100 克、牡丹皮 100 克、玄参 200 克、生地黄 200 克、黄柏 60 克、菊花 100 克、鸡血藤 300 克、夜交藤 200 克、枸杞子 150 克、女贞子 200 克、墨旱莲 200 克、山药 200 克、茯神 100 克、茯苓 200 克、白芍 200 克、麦冬 150 克、天冬 150 克、泽泻 100 克、砂仁 30 克、焦山楂 60 克、炒麦芽 60 克、炒谷芽 60 克、甘草 60 克、阿胶 200 克、龟甲胶 100 克、饴糖 200 克。收膏,服一料。温开水冲服,早晚各 1 次。滋阴清热,补益肾阴。[2]

2. **扈晓宇经验方** 党参 40 克、黄芪 160 克、夏枯草 50 克、浙贝母 30 克、连翘 20 克、煅牡蛎 60 克、乳香 10 克、没药 10 克、鸡血藤 60 克、红藤 40 克、三棱 45 克、莪术 60 克。随症加减:脾肾阳虚者,加附子、仙茅、淫羊藿等温阳补肾;瘀血重者,加用丹参、桃仁、红花等;痰湿重者,用薏苡仁、白豆蔻;寒湿明显者,重用制附子、干姜等;肝肾阴虚,加阿胶、龟甲胶、酸枣仁等;气血两虚,用生晒参、当归、大枣;若有血热之象,则加青黛、赤芍、仙鹤草等。益气健脾,活血散结通络。适用于非霍奇金淋巴瘤。[3]

3. **小柴胡汤加减** 柴胡、法半夏、生甘草、党参、黄芩、金银花、连翘、青蒿、鳖甲、生姜、大枣。和解少阳,养阴清热。适用于非霍奇金淋巴瘤。[4]

4. **阳和汤加减** 熟地黄 10 克、鹿角片 10 克、白芥子 15 克、干漆 10 克、五灵脂 10 克、麻黄 3 克、附子 3 克、鳖甲 20 克、皂角刺 30 克、甘草 10 克、当归 20 克、丹参 20 克。温阳散寒,活血行气,软坚散结。[5]

5. **天葵牡蛎汤** 天葵子 12 克、牡蛎 12 克、玄参 12 克、黄柏 9 克、广陈皮 6 克、黄芩 9 克、土茯苓 9 克、金银花 6 克、生地黄 12 克、蒲公英 6 克、甘草 5 克。清热解毒,软坚散结。适用于恶性淋巴瘤。[6]

四、转移后用方(包括与其他方法联合治疗)

1. **夏花峰贝汤** 夏枯草 30 克、半枝莲 30 克、白花蛇舌草 30 克、天花粉 15 克、生地黄 15 克、牡蛎 15 克、贝母(润燥用川贝母,散结用浙贝母)15 克、玄参 10 克、麦冬 10 克、露蜂房 10 克、三棱 10 克、莪术 10 克、炮甲片 10 克、蜈蚣 2 条。应用上药联合化疗治疗颈淋巴结转移癌患者 34 例,两组分别完全缓解 8 例、5 例,部分缓解 16 例、12 例,稳定 6 例、8 例,进展 4 例、7 例,总有效率 70.6%、53.1%。[7]

2. **虞荣喜经验方** 造血干细胞回输后,以益气养阴、健脾和胃为治法。药用太子参 30 克、黄芪 15 克、人参 15 克、麦冬 12 克、五味子 12 克、石斛 30 克、生地黄 12 克、玄参 12 克、薏苡仁 30 克、扁豆 12 克、白术 12 克、茯苓 30 克、刀豆壳 15 克、陈皮 9 克、木香 6 克。随症加减:若有骨蒸劳热、五心烦热、寐劣多梦等阴虚火旺证者,酌加知母 9 克、黄柏 9 克、龟甲 15 克、鳖甲 15 克、龙骨 30 克、牡蛎 30 克滋阴降火;若有恶心、呕吐、纳呆等脾胃不和症状,则可酌加姜半夏 9 克、姜竹茹 12 克、木香 6 克、砂仁 9 克等醒脾和胃降逆。

恢复期中药治疗,以益气养血、补肾固精为治疗方法。药用人参 30 克、黄芪 30 克、熟地黄 12 克、当归 12 克、何首乌 30 克、阿胶 15 克、黄精 12 克、肉苁蓉 6 克、补骨脂 12 克、菟丝子 30 克、鸡血藤 12 克。随症加减:如 BPC 减少明显,酌加止血生血药物,如仙鹤草 30 克、紫珠草 30 克、茜草 15 克等。每日 1 剂,水煎,早晚分服,连服 3～5 个

① 天津市人民医院二病房. 48 例恶性淋巴瘤中西医结合治疗近期疗效分析[J]. 天津医药,1974(12):643-644.
② 张婷,徐瑞荣. 中药膏方治疗淋巴瘤患者 1 例[J]. 亚太传统医学,2017,10(20):108-109.
③ 高舒迪,扈晓宇. 非霍奇金淋巴瘤辨治经验[J]. 中医杂志,2013,54(11):973-974.
④ 黄伟毅,等. 小柴胡汤加减治疗恶性淋巴瘤 1 例[J]. 中医杂志,2005,16(5):392.
⑤ 赵维. 恶性淋巴瘤中药治验一则[J]. 天津中医,1996,13(1):37.
⑥ 朱子梅. 恶性淋巴肉瘤治验[J]. 江西中医药,1987(5):35.
⑦ 李道俊,等. 夏花峰贝汤联用化疗治疗颈淋巴结转移癌的临床观察[J]. 时珍国医国药,2008,19(11):2800-2801.

月。造血干细胞移植联合中医中药治疗恶性淋巴瘤2例,有效减轻移植后并发症。[①]

单　方

1. 天白饮　组成:天冬250克、白花蛇舌草250克。功效主治:清热解毒;适用于恶性淋巴瘤。用法用量:水煎代茶饮。[②]

2. 雄黄　组成:明雄黄30克。功效主治:解毒杀虫;适用于恶性淋巴瘤。制备方法:研细末。用法用量:每日分3次服。[③]

3. 莲英茶　组成:半枝莲120克、蒲公英30克。功效主治:清热解毒;适用于恶性淋巴瘤。用法用量:每日1剂,水煎代茶饮,病情减轻后剂量减半。[④]

4. 白莲饮　组成:白花蛇舌草90克、半枝莲90克。功效主治:清热解毒;适用于大网膜恶性淋巴瘤。用法用量:每日1剂,水煎服。[⑤]

5. 玄牡丸　组成:玄参90克、煅牡蛎90克、贝母90克。功效主治:清热解毒;适用于恶性淋巴瘤。制备方法:共研细末,炼蜜为丸,每丸9克。用法用量:每服1丸,每日2次。[⑥]

6. 蜂蜜　组成:新鲜蜂蜜(内有老幼蜂)20~40克。功效主治:祛风,攻毒,杀虫;适用于恶性淋巴瘤。用法用量:煎汤。每日服2~3次。[⑦]

7. 海带紫菜汤　组成:海带10克、紫菜10克。功效主治:软坚,清热,化痰;适用于恶性淋巴瘤,证属气郁痰结。制备方法:将海带、紫菜冲入沸水300毫升,煮沸5~10分钟,加麻油、陈醋

适量。用法用量:佐餐服食。[⑧]

8. 龙眼红枣粥　组成:龙眼肉15克、红枣5枚、粳米100克。功效主治:补气补血;适用于恶性淋巴瘤,放化疗后血象降低或贫血。制备方法:上3味加水同煮成稀粥。用法用量:长期食用。[⑨]

9. 乌梅保健粥　组成:乌梅15~20克、粳米100克、大枣10枚。功效主治:生津止渴,敛肺,涩肠止泻,抗癌防癌;适用于恶性淋巴瘤。制备方法:乌梅洗净,捣碎,加水煎煮,去渣取汁,放入淘净粳米、大枣,加水煮成稀粥,入适量冰糖调味。用法用量:冷后服用,早晚各服1次,每日1剂。[⑩]

10. 香藕粉散　组成:藕粉50克、砂仁2克、木香1克。功效主治:健脾行气;适用于恶性淋巴瘤,偏于气滞。制备方法:砂仁、木香粉碎,同藕粉、白糖搅匀。用法用量:沸水冲服,适量白糖调味,每日2次。[⑪]

11. 五倍子　组成:五倍子。功效主治:止汗解毒;适用于恶性淋巴瘤伴多汗。制备方法:将五倍子研为极细末,装入瓶中密闭备用。每次取五倍子粉10克,与米醋调成膏状。用法用量:将药膏填满神阙穴,外覆安舒妥贴膜,每天1次,晨起8时开始贴敷,下午5时揭取,以防止局部皮肤破溃。连续用药7天为1个疗程。[⑫]

12. 猫爪草　组成:猫爪草120克。功效主治:化痰散结,解毒消肿;适用于恶性淋巴瘤。用法用量:水煎,每日1次,黄酒适量送服。[⑬]

13. 长春花　组成:长春花30克。功效主治:凉血降压,镇静安神;适用于恶性淋巴瘤。用法用量:水煎。[⑭]

① 虞荣喜,等. 造血干细胞移植联合中医中药治疗恶性血液病12例[J]. 中国中西医结合杂志,2001,21(2):90-93.
② 尚怀海,等. 中医名方验方丛书·肿瘤治疗名方验方[M]. 北京:人民卫生出版社,2016:446-447.
③ 尚怀海,等. 中医名方验方丛书·肿瘤治疗名方验方[M]. 北京:人民卫生出版社,2016:447.
④ 同上.
⑤ 同上.
⑥ 同上.
⑦ 尚怀海,等. 中医名方验方丛书·肿瘤治疗名方验方[M]. 北京:人民卫生出版社,2016:447-448.
⑧ 尚怀海,等. 中医名方验方丛书·肿瘤治疗名方验方[M]. 北京:人民卫生出版社,2016:448.
⑨ 同上.
⑩ 尚怀海,等. 中医名方验方丛书·肿瘤治疗名方验方[M]. 北京:人民卫生出版社,2016:448-449.
⑪ 尚怀海,等. 中医名方验方丛书·肿瘤治疗名方验方[M]. 北京:人民卫生出版社,2016:449.
⑫ 董霞. 五倍子研末敷脐治疗晚期肿瘤患者多汗症的临床观察[J]. 辽宁中医杂志,2015,42(8):1460-1461.
⑬ 刘伟胜,徐凯. 肿瘤科专病中医临床诊治[M]. 北京:人民卫生出版社,2000:444-452.
⑭ 同上.

14. 五莲饮　组成：五叶参 60 克、半枝莲 60 克。功效主治：清热解毒;适用于恶性淋巴瘤。用法用量：每日 1 剂,水煎,每日 2 次。①

15. 独角莲　组成：鲜独角莲。功效主治：消肿止痛;适用于恶性淋巴瘤。用法用量：上药去粗皮捣成泥状敷于肿瘤部位,或用干品磨成细粉用温水(忌开水)调成糊状。②

16. 恶性淋巴瘤方 45(《福建民间草药》)　组成：了哥王根 30 克。功效主治：清热解暑,消毒散结;适用于恶性淋巴瘤。用法用量：久煎去毒后内服,每日 1 剂。③

17. 恶性淋巴瘤方 46(《农村常见病中医简易疗法》)　组成：生土茯苓 3 个。功效主治：清热解毒;适用于恶性淋巴瘤。制备方法：切片后水煎或煮粥。用法用量：随意喝汤或吃粥。④

18. 恶性淋巴瘤方 47(《本草纲目拾遗》)　组成：鲜山海螺 120 克。功效主治：解毒消肿;适用于恶性淋巴瘤。制备方法：上药捣烂取汁,留渣备用。用法用量：药汁和酒服,渣敷患处,每日 1~2 次。⑤

19. 恶性淋巴瘤方 48(《本草衍义》)　组成：水红花子。功效主治：散血消癥,消积止痛;适用于恶性淋巴瘤。制备方法：研为细末。用法用量：药末 6 克,好酒调服,每日 3 次。⑥

20. 恶性淋巴瘤方 49(《瑞竹堂经验方》)　组成：野菊花根。功效主治：清热解毒;适用于恶性淋巴瘤。用法用量：上药捣烂煎酒服,药末敷贴。⑦

21. 恶性淋巴瘤方 50(佳木斯中心医院方)　组成：大癞蛤蟆皮。功效主治：败毒抗癌,消炎退肿;适用于霍奇金淋巴瘤。制备方法：大癞蛤蟆皮 1 具,焙干研粉,分 10 包。用法用量：上药粉每日服 3 次,每次服 1 包。⑧

22. 恶性淋巴瘤方 51(《福建民间草药》)　组成：八角莲 30~60 克、黄酒 60 克。功效主治：清热解毒;适用于恶性淋巴瘤。用法用量：每日 1 剂,水煎。⑨

23. 恶性淋巴瘤方 52(《河南中草药手册》)组成：猫爪草、夏枯草各等量。功效主治：清热解毒;适用于恶性淋巴瘤。制备方法：水煎,过滤取汁,再熬成膏。用法用量：贴患处。⑩

24. 神效散(《医宗金鉴》)　组成：制川乌头、嫩黄柏各等份。功效主治：解毒疗疮;适用于恶性淋巴瘤。制备方法：上药末米醋调稠。用法用量：湿敷肿处,每日 1 次。⑪

25. 恶性淋巴瘤方 53(《农村常见疾病中医简易疗法》)　组成：蓖麻子 49 粒、松香 30 克。功效主治：呼脓拔毒,消肿定痛;适用于恶性淋巴瘤。制备方法：上药同捣极融。用法用量：摊贴患处。⑫

26. 海菜丸(《医家金鉴》)　组成：海藻菜(荞麦同炒过,去麦不用)、白僵蚕(微炒去丝)各等份。功效主治：化痰散结;适用于恶性淋巴瘤。制备方法：上药为细末,用白梅肉泡汤为丸如梧桐子大。用法用量：每次服 60~70 丸,饭后或临睡时服,米汤送下。注意事项：忌鱼腥厚味。⑬

27. 恶性淋巴瘤方 54(《江西民间草药》)　组成：杠板归 15 克、野南瓜根 90 克、瘦猪肉 120 克。功效主治：清热利湿,行气活血,解毒消肿;适用于恶性淋巴瘤。制备方法：上药与猪肉炖

① 刘伟胜,徐凯.肿瘤科专病中医临床诊治[M].北京:人民卫生出版社,2000:444-452.
② 陈熠,丛众.肿瘤单验方大全[M].北京:中国中医药出版社,1998(6):690.
③ 本刊编辑部.恶性淋巴瘤[J].浙江中医学院学报,1990,14(6):52-53.
④ 同上.
⑤ 同上.
⑥ 同上.
⑦ 同上.
⑧ 同上.
⑨ 同上.
⑩ 同上.
⑪ 同上.
⑫ 同上.
⑬ 同上.

汤。用法用量：每日1剂，分2次服。注意事项：孕妇忌服。①

28. 恶性淋巴瘤方55（《新编中医学概要》）组成：生川乌、生半夏、生南星等量。功效主治：活血化瘀，消肿止痛；适用于淋巴肉瘤。用法用量：上药制膏，外敷患处，每日1次。②

29. 恶性淋巴瘤方56（《肿瘤的防治》）组成：白花蛇舌草250克、龙葵120克、猪殃殃60克。功效主治：清热解毒；适用于恶性淋巴瘤。用法用量：水煎服。③

30. 内消散（《古今医鉴》）组成：斑蝥0.9克（去翅、足，生用）、朱砂3克、血竭3克。功效主治：活血化瘀；适用于恶性淋巴瘤。制备方法：上药共研末，烧酒调服。用法用量：每次服0.3克。已破溃者内服此药，外用蜈蚣1条研极细末，浸麻油1小盅内两天，搽患处。④

31. 地龙膏（《古今医鉴》）组成：雄黄、地龙粪、小麦面各等份。功效主治：活血消肿；适用于恶性淋巴瘤。制备方法：上药共研末，以醋调敷。用法用量：涂于患处。⑤

32. 恶性淋巴瘤方57 组成：生山奈、生川乌、生草乌。功效主治：散寒止痛；适用于恶性淋巴瘤。制备方法：上药共研磨，烧酒调和。用法用量：外搽肿结处。⑥

中 成 药

1. 河车大造胶囊 组成：紫河车、熟地黄、天冬、麦冬、杜仲、牛膝、黄柏、鳖甲。功效主治：滋阴清热，补肾益肺；适用于恶性淋巴瘤。用法用量：每日3次，每次3粒，口服。⑦

2. 参附注射液 组成：红参、黑附片提取物。功效主治：益气固脱，回阳救逆；适用于非霍奇金淋巴瘤。用法用量：80毫升加入0.9%氯化钠注射液250毫升静脉滴注，每日1次。⑧

3. 西黄丸 组成：牛黄、麝香、乳香、没药。功效主治：清热解毒，和营消肿；适用于恶性淋巴瘤。用法用量：每日2次，每次3克，口服。每个化疗周期开始连续服用2周。⑨

4. 鳖甲煎丸 组成：鳖甲（炙）12分、乌扇（炮）3分、黄芩3分、柴胡6分、鼠妇（熬）3分、干姜3分、大黄3分、芍药5分、桂枝3分、葶苈（熬）1分、石韦（去毛）3分、厚朴3分、牡丹皮（去心）5分、瞿麦2分、紫葳3分、半夏1分、人参1分、䗪虫（熬）5分、阿胶（炙）3分、蜂窠（炙）4分、赤硝12分、蜣螂（熬）6分、桃仁2分。功效主治：活血化瘀、软坚散结；适用于恶性淋巴瘤胁下有癥块者。制备方法：取灶下灰三斤，黄酒10斤，浸灰内滤过取汁，煎鳖甲成胶状，其余22味共为细末，将鳖甲胶放入炼蜜中，和匀为小丸。用法用量：每日15克，口服。注意事项：孕妇忌服。⑩

5. 大黄䗪虫丸 组成：熟大黄、土鳖虫（炒）、水蛭、虻虫、蛴螬、干漆、桃仁、苦杏仁、黄芩、地黄、白芍、甘草。功效主治：活血破瘀，通经消痞，补虚缓中；适用于恶性淋巴瘤。用法用量：每日3克。⑪

6. 复方苦参注射液 组成：苦参等。功效主治：清热利湿，凉血解毒，散结止痛；适用于非霍奇金淋巴瘤。用法用量：50～60毫升加入生理盐水250毫升静脉滴注，每日1次，21天为1个

① 本刊编辑部. 恶性淋巴瘤[J]. 浙江中医学院学报,1990,14(6)：52-53.
② 同上.
③ 同上.
④ 同上.
⑤ 同上.
⑥ 朱子梅,等. 恶性淋巴肉瘤治验[J]. 江西中医药,1987(5)：35.
⑦ 李世文. 北京名医世纪传媒当代抗肿瘤妙方[M]. 第5版. 郑州：河南科学技术出版社,2017：187-188.
⑧ 秦丹梅,李成银. 参附注射液对晚期非霍奇金淋巴瘤化疗后阳虚证候的改善作用[J]. 中国中医急症,2013,22(6)：985-986.
⑨ 王留晏,等. 西黄丸配合CHOP化疗方案治疗非霍奇金淋巴瘤60例[J]. 山东中医药大学学报,2012,36(4)：313-315.
⑩ 花金宝,等. 名中医经方时方治肿瘤[M]. 北京：中国中医药出版社,2008：255.
⑪ 同上.

疗程。①

7. 金龙胶囊　组成：鲜天龙、鲜金钱白花蛇等。功效主治：扶正荡邪，补肾肾培元，健脾益气，解毒消肿，解郁通络，理气止痛，活血化瘀，破瘀散结；适用于非霍奇金淋巴瘤。用法用量：每粒含量 0.25 克，每次 4 粒，每日 3 次，饭前服。②

8. 痰热清注射液　组成：黄芩、熊胆粉、山羊角、金银花、连翘。功效主治：清热化痰，止咳平喘；适用于恶性淋巴瘤。用法用量：20 毫升/次加入 5％葡萄糖注射液 500 毫升中静脉滴注，每日 1 次，注意控制滴速在 60 滴/分钟内，连续 7～10 天为 1 个疗程。③

9. 参麦注射液　组成：红参、麦冬。功效主治：益气固脱，养阴生津；适用于恶性淋巴瘤。用法用量：60 毫升加入 5％葡萄糖注射液 250 毫升静脉滴注，每日 1 次，连用 7 天为 1 个疗程。④

10. 康莱特注射液　组成：薏苡仁酯，10 克/100 毫升。适用于急性非淋巴细胞白血病。用法用量：100 毫升静脉注射，1 次/日，25～30 天为 1 个疗程。⑤

11. 艾迪注射液　组成：斑蝥、人参、黄芪、刺五加。功效主治：清热解毒，消瘀散结；适用于非霍奇金淋巴瘤。用法用量：80 毫升加入 5％葡萄糖注射液 500 毫升，静脉注射，1 次/日，21 天为 1 个疗程。⑥

12. 季德胜蛇药片　组成：七叶一枝花、干蟾皮、蜈蚣、地锦草等。功效主治：清热解毒，消肿止痛；适用于恶性淋巴瘤。用法用量：15 片，每日

3 次口服，另取 5 片以麻油调敷患处。⑦

13. 小金丹　组成：白胶香、草乌、五灵脂、地龙、没药、木鳖、当归、乳香、麝香、墨炭。功效主治：散结活血；适用于何杰金氏淋巴瘤。用法用量：每日 3 次，每次 0.6 克，口服。⑧

14. 生血宝　组成：墨旱莲、女贞子、桑椹、黄芪、何首乌（制）、白芍、狗脊。功效主治：滋补肝肾，益气生血；适用于恶性淋巴瘤骨髓抑制。用法用量：治疗前 3 天开始口服，每次 8～16 克，每天 3 次，直至化疗周期结束。⑨

15. 灵芝口服液　组成：灵芝，10 毫升/支，每支含生药 3 克。功效主治：抗肿瘤，提高免疫力；适用于恶性淋巴瘤。用法用量：每次口服原液 10 毫升，每日 3 次，每个疗程 30 天。⑩

16. 二白胶囊　组成：白僵蚕、白附子、鳖甲、中国蝮蛇毒复合酶。功效主治：养阴清热，软坚散结；适用于恶性淋巴瘤。用法用量：每日 3 次，每次 3 粒，口服。⑪

17. 癌灵一号　组成：砒霜、轻粉，主要成分为 As_2O_3。功效主治：抗肿瘤；适用于恶性淋巴瘤。用法用量：每次肌注 2～4 毫升，每日 1～2 次。⑫

18. 牛黄醒消丸　组成：人工牛黄、人工麝香、乳香（制）、没药（制）、雄黄。功效主治：清热解毒，消肿止痛；适用于恶性淋巴瘤。用法用量：用温黄酒或温开水送服，每日 1～2 次，每次 3 克。患在上部，临睡前服；患在下部，空腹时服。⑬

19. 天冬注射液　组成：天冬，酒精提取每毫升相当于生药 2 克。功效主治：清热解毒，补肾滋

①　刘力建，等. 复方苦参注射液联合化疗治疗非霍奇金淋巴瘤的临床研究[J]. 药学服务与研究，2006,6(1)：42-44.
②　时水治. 李建生治疗非霍奇金淋巴瘤临证举隅[J]. 北京中医，2005,24(2)：83-85.
③　贺建霞. 痰热清注射液治疗淋巴瘤合并呼吸系统感染的疗效观察[J]. 山西医药杂志，2005,34(3)：225.
④　刘俊波，等. 参麦注射液配合化疗治疗恶性淋巴瘤 30 例疗效观察[J]. 河北中医，2005,27(11)：859-861.
⑤　吴莉. 康莱特注射液联合放化疗治疗非霍奇金淋巴瘤[J]. 肿瘤防治杂志，2003,10(6)：659-660.
⑥　罗定新. 艾迪注射液对 NHL 的化疗增效及减毒作用[J]. 辽宁中医杂志，2002,29(9)：531.
⑦　陆玉华. 阳和汤治疗外科疑难杂症验案[J]. 浙江中医杂志，2001,36(4)：157-158.
⑧　应平平. 小金丹在血液病中的运用[J]. 中医杂志，2000,41(2)：85.
⑨　杨泽江，等. 生血宝防治化疗所致骨髓抑制 13 例临床观察[J]. 湖南中医杂志，1997,13(3)：20-22.
⑩　秦群，等. 灵芝口服液配合化疗治疗恶性血液疾病的临床观察及实验研究[J]. 中国中药杂志，1997,22(6)：378-380.
⑪　范忠泽，孙珏. 二白胶囊治疗 38 例恶性肿瘤临床小结[J]. 上海中医药杂志，1996(3)：19.
⑫　李元善，等. 中西医结合治疗恶性淋巴瘤 27 例[J]. 中华肿瘤杂志，1988,10(1)：61-62.
⑬　庄芝华. 辨证治疗 12 例恶性淋巴结肿瘤[J]. 上海中医杂志，1984(9)：7-8.

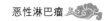

阴;适用于恶性淋巴瘤。用法用量：成人每次10～40克,加入25%～50%葡萄糖注射液,静脉注射,每日2次,连续治疗3～6月。[1]

20.白花蛇舌草注射液　组成：白花蛇舌草,酒精提取每毫升相当于生药2克。功效主治：清热解毒,补肾滋阴;适用于恶性淋巴瘤。用法用量：每次8克,肌肉注射,每日2次,连续治疗3～6个月。[2]

① 高国俊.以天冬和白花蛇舌草为主中西结合治疗恶性淋巴瘤41例报告[J].新医学,1975,6(4)：193-195.
② 同上.

多发性骨髓瘤

概　　述

多发性骨髓瘤（MM）是单克隆浆细胞恶性增殖性疾病，又称浆细胞骨髓瘤，是浆细胞肿瘤中最常见的疾病。本病常见于中老年人，其中男性患者多于女性患者（男女比例为 1.3～3.0∶1），平均发病年龄为 53.7 岁，高峰 45～55 岁。本病病因尚不明确，电离辐射、慢性抗原刺激、遗传因素和病毒感染可能与本病发病有关。

本病早期症状不明显，部分患者无任何自觉症状，其余患者临床表现也是多种多样，首发症状没有明显的特异性。骨痛是骨髓瘤最主要症状，疼痛多位于腰骶部和胸背部，活动后疼痛加剧，夜间减轻或消失。中、后期疼痛逐渐加重，局部出现大小不一的肿块，多见于肋骨、锁骨、胸骨和颅骨，甚至截瘫，并伴有食欲不振、恶心、呕吐、便秘、乏力、意识模糊和昏睡、心悸、贫血、皮肤黏膜瘀点、渗血。晚期可有内脏出血、严重感染，甚者会导致败血症，或引起器官衰竭。各种症状的出现与病变部位、病程长短及患者体质有关。免疫学分型常见有 IgG 型、IgA 型、IgD 型、清链型、非分泌型及双克隆或多克隆 γ 蛋白病，IgM 型及 IgE 型极为罕见。

其主要检查方式有血常规检查、血涂片检查、骨髓穿刺涂片检查、血清蛋白电泳检查、免疫固定电泳检查、血液生化检查、X 线扫描、99mTc 核素显像扫描、CT、MRI 扫描及 PET 扫描。国内提出的诊断标准为：① 骨髓中浆细胞＞15%，并有形态异常，或组织活检证实为浆细胞瘤；② 血液中

M 蛋白 IgG＞35 g/L，IgA＞20 g/L，IgM＞15 g/L，IgD＞2 g/L，或尿中轻链＞1.0 g/24 h；③ 溶骨性损害或广泛骨质疏松。以上 3 项至少 2 项阳性，结合临床可作出诊断。IgM 型 MM 一定要具备 3 项，仅有①和③项者为不分泌型 MM。

多发性骨髓瘤临床上需与意义未定的单克隆 γ 蛋白病、反应性浆细胞增多症、原发性巨球蛋白血症、重链病、淀粉样变及 POEMS 综合征相鉴别。

本病治疗以多种药物联合化疗为最基本治疗方法，对于病情稳定、进展缓慢的 MM、冒烟型 MM 以及 Durie-Salm-on Ⅰ 期无症状患者不需要立即化疗。靶向治疗也是目前常用治疗方法；放疗是骨孤立性浆细胞瘤和髓外浆细胞瘤的首选治疗，也是 MM 局部剧烈疼痛的减症治疗方法；此外，造血干细胞移植（包括自身造血干细胞移植和异基因造血干细胞移植）和免疫治疗也是治疗 MM 的治疗方法。

本病预后与肿瘤负荷、IL-6 及其相关因素、细胞遗传学异常、年龄及肾功能损害、浆细胞形态、外周血红蛋白和血小板计数、免疫分型、血清白蛋白水平等均相关。复旦大学附属中山医院资料显示，血肌酐＞177 μmol/L 者，平均生存期 7.4 个月，而≤177 μmol/L 者为 38.4 个月；IgG 型和 IgA 型患者平均生存期 3 年，而 IgD 型及清链型患者平均生存期仅 1 年；以原浆细胞为主型中位生存期 10 个月，其余类型患者生存期约为 35 个月；血清白蛋白＜35 g/L，血红蛋白＜100 g/L，血小板＜100×10⁹ g/L 预后差。[1]

中医学无多发性骨髓瘤之名，但根据其临床表现，将其归属于"腰痛""骨痹""骨蚀""血证""虚

---

① 汤钊猷. 现代肿瘤学[M]. 第三版. 上海：复旦大学出版社，2011：1642-1656.

劳"等范畴,《素问·长刺节论》曰:"病在骨,骨重不可举,骨髓酸痛,寒气至,名曰骨痹。"《灵枢·刺节真邪》曰:"虚邪之入于身也深,寒与热相搏,久留而内著……内伤骨为骨蚀。"《杂病源流犀烛》曰:"腰疼,精气虚而邪容病也……肾虚其本也。"本病的病因病机可以用"毒瘀蚀髓"学说来解释,因多发骨痹的形成责之于肾,年老之人,肾气虚衰,肾精亏损,骨失所养;正气虚弱,毒邪内侵,深传至骨,侵蚀骨骼,毒邪伏髓日久,髓脉瘀滞,毒瘀互结,侵蚀于骨,泛及周身,痹阻不通,骨蚀骨痛;瘀毒之邪日久则进一步侵蚀心、肾、肝、脾,表现为热扰心神之巨舌、神志异常,热迫血妄行则出血;肾虚开阖不利则呕吐不食、多尿或少尿,精微下注等。毒邪内蕴日久,正气衰竭,外邪侵袭则发热;脾肾俱虚,气血枯竭则致虚劳;毒邪炽盛,髓海枯竭,可致急劳,其疾病演变进展凶猛。[①]

辨 证 施 治

1. **气滞血瘀型** 症见胸胁疼痛,腰痛,低热,纳呆,食少腹胀,乏力,面黄少华,肌衄,舌质黯红或有瘀斑,脉涩或弦。治宜活血化瘀、理气止痛。

(1)身痛逐瘀汤加减 川芎 15 克、香附 12克、丹参 12 克、当归 9 克、熟地黄 12 克、牛膝 12克、杜仲 12 克、前胡 15 克、大黄 6 克、甘草 6 克。随症加减:若有血小板减少,慎用活血祛瘀药,酌情加用止血药;若热毒内盛,可合用清瘟败毒饮加减。〔见 731 页 10. 沈一平分 3 型(1)〕

(2)身痛逐瘀汤加减 秦艽 10 克、羌活 15克、川芎 10 克、当归 18 克、桃仁 10 克、红花 6 克、香附 10 克、没药 6 克、五灵脂 10 克、地龙 10 克、牛膝 10 克、半枝莲 15 克、柴胡 10 克、郁金 15 克、甘草 6 克。〔见 734 页 19. 潘铭分 6 型(1)〕

2. **痰毒瘀阻型** 症见胁痛,肋骨膨出,腰痛,痰核肿大,胁下癥块,神疲乏力,舌质黯红,舌苔腻,脉弦滑。治宜涤痰散结、化瘀解毒。

(1)骨痹涤痰化瘀汤 生牡蛎(先煎)30 克、丹参 20 克、制半夏 15 克、浙贝母 15 克、玄参 15克、莪术 15 克、枳壳 10 克、夏枯草 15 克、鸡血藤 15 克、虎杖 15 克、大青叶 15 克、延胡索 12 克、山楂 10 克、桂枝 6 克。随症加减:痰瘀互结,伤及气阴者,加黄芪、党参、沙参、麦冬以益气养阴;血虚症状明显者,加熟地黄、阿胶以滋补阴血;纳差者,加神曲、炒麦芽以健胃消食;瘰疬痰核明显者,加昆布、海藻、胆南星以化痰消肿,软坚散结;胁下癥块肿大明显者,可加服中成药鳖甲煎丸(《金匮要略》)以活血消癥,消补兼施。〔见 731 页 9. 夏小军等分 5 型(4)〕

(2)桃红四物汤合消瘰丸加减 桃仁 20 克、红花 10 克、当归 20 克、川芎 15 克、赤芍 15 克、丹参 20 克、白芥子 15 克、牡蛎 30 克、昆布 15 克、贝母 9 克、茯苓 20 克、泽泻 15 克、白术 20 克、山慈菇 15 克。〔见 732 页 13. 高宇分 2 型(2)〕

(3)唐由君经验方 1 桃仁 15 克、丹参 15克、郁金 15 克、牛膝 15 克、当归 18 克、熟地黄 18克、鸡血藤 18 克、川芎 24 克、白芍 24 克、白花蛇舌草 24 克、夏枯草 24 克、蜈蚣 2 条、薏苡仁 30克、木香 12 克、姜黄 12 克、红花 9 克、甘草 6 克。〔见 735 页 21. 唐由君分 4 型(2)〕

(4)汪学友经验方 1 山慈菇 15 克、鸡血藤 15 克、徐长卿 15 克、丹参 15 克、炮甲片 12 克、杜仲 12 克、当归 12 克、威灵仙 12 克、胆南星 10克、白芥子 10 克、白花蛇舌草 30 克、藤梨根 30克、川乌 9 克、白附子 6 克。〔见 735 页 22. 汪学友分 3 型(2)〕

3. **热毒炽盛** 症见高热,肌衄发斑,甚则神昏,烦渴,头痛,耳鸣,便秘溲赤,舌红有瘀斑,脉大而数。治宜清热凉血解毒。

(1)刘海英经验方 1 鲜生地黄 30 克、鲜茅根(去芯)30 克、全瓜蒌 12 克、黄芩 10 克、炒牡丹皮 9 克、赤芍 9 克、金银花 9 克、连翘 9 克、大青叶 9 克、知母 9 克。另加用中成药丹参酮 ⅡA 10 毫升静脉点滴,每日 1 次。〔见 731 页 8. 刘海英分 3 型(3)〕

---

① 侯丕华,梁贻俊. 中医血液病病名刍议[J]. 中医杂志,2015,56(8):716-718.

（2）骨痹清热败毒汤　水牛角（先煎）30克、生石膏（先煎）30克、知母20克、生地黄15克、牡丹皮15克、黄芩10克、连翘15克、大青叶20克、玄参15克、虎杖20克、鸡血藤15克、怀牛膝10克、甘草10克。随症加减：神昏谵语者，可选择应用中成药"凉开三宝"，或用中成药清开灵注射液静脉滴注，以开窍醒神；出血症状明显者，加仙鹤草、三七、墓回头、赤芍以凉血活血止血，或加服云南白药以止血化瘀；骨痛剧烈难忍者，加乳香、没药、延胡索以活血化瘀止痛；阴伤口渴明显者，加麦冬、天花粉以养阴生津止渴；咳吐黄痰明显者，加鱼腥草、竹沥以清肺止咳化痰。〔见731页9.夏小军等分5型（3）〕

（3）凉血解毒汤　鲜生地黄30克、炒牡丹皮9克、赤芍9克、金银花9克、连翘9克、人中黄5克、大青叶9克、知母9克、全瓜蒌（打）12克、白茅根（去芯）300克、凉膈散（包）15克。〔见732页11.马振等分3型（3），737页28.张镜人等分3型（3）〕

（4）清营汤加减　金银花15克、连翘15克、生地黄15克、丹参15克、黄连3克、生甘草5克、白花蛇舌草30克、水牛角30克、蒲公英30克、黄芩10克。〔见734页17.唐伟兰等分4型（2）〕

（5）犀角地黄汤合白虎汤加减　水牛角30～60克、生地黄30克、赤芍10克、牡丹皮10克、黄连6克、栀子10克、生石膏30克、金银花15克、蒲公英15克、玄参15克、紫草10克、知母10克、甘草6克、竹叶3克。〔见734页19.潘铭分6型（2）〕

（6）唐由君经验方2　葛根24克、生地黄24克、白花蛇舌草24克、牡丹皮18克、丹参18克、石膏30克、薏苡仁30克、菊花15克、金银花15克、白茅根15克、三七（冲服）4.5克、炒莱菔子12克、赤芍12克、蜈蚣2条、知母9克、秦皮9克、甘草6克。〔见735页21.唐由君分4型（1）〕

（7）清瘟败毒饮加减　生地黄、黄连、黄芩、太子参、蒲公英、连翘、牡丹皮、赤芍、白花蛇舌草、仙鹤草、犀角粉（水牛角粉代）、三七粉。随症加减：在病情变化中可出现咳逆、痰喘等肾虚、痰热

塑肺为主要表现的临床证候，可用生脉散合定喘汤化裁治疗。〔见737页26.徐瑞英等分4型（4）〕

4.气血亏虚　症见头晕乏力，心悸气短，动则加剧，胁痛隐隐，面色㿠白，自汗，皮肤瘀点瘀斑，苔薄白腻，舌淡边有齿印，脉小滑重按无力。治宜补益气血、兼清瘀毒。

（1）骨痹益气养血汤　黄芪30克、人参（另煎）15克、当归15克、阿胶（烊化）10克、熟地黄15克、山茱萸15克、山药15克、炒白术10克、鸡血藤15克、虎杖15克、怀牛膝12克、大青叶20克、炙甘草10克。随症加减：兼阴虚者，人参易为生晒参，加女贞子、墨旱莲以益气养阴，补益肝肾；兼阳虚者，人参易为红参，加制附子、桂枝、淫羊藿以温肾壮阳；瘀血征象明显者，加丹参、莪术、郁金以活血化瘀，行气止痛；疼痛症状明显者，加木瓜、续断、桑寄生以强筋壮骨止痛；伴出血者，加仙鹤草、墓回头、茜草以凉血活血止血。〔见731页9.夏小军等分5型（2）〕

（2）魏克民经验方　生黄芪30克、黄精15克、党参15克、杜仲15克、枸杞子15克、三棱12克、莪术12克、炮甲片（先下）12克、干蟾皮12克、全蝎3克、肿节风30克、羊乳根15克、三叶青30克、香茶菜30克、藤梨根30克、白花蛇舌草30克、猫爪草30克、鱼腥草30克、夏枯草30克、岩柏30克、七叶一枝花15克、山豆根15克、半边莲15克、半枝莲15克、蛇莓15克、羊蹄15克、黄芩15克、生地黄15克、淮山药15克、山茱萸15克、茯苓15克、猪苓15克、芡实15克。随症加减：睡眠欠佳者，上方去生地黄、山药、山茱萸、茯苓、猪苓、芡实，加酸枣仁15克、合欢皮15克、夜交藤15克、制首乌15克、珍珠母15克、灵磁石（先下）15克；腰背部酸痛者，上方去酸枣仁、合欢皮、夜交藤、制首乌、珍珠母、灵磁石，加伸筋草30克、千年健30克、续断15克、怀牛膝15克、白僵蚕15克、钩藤15克。每日1剂，水煎服。临床观察：魏克民以此方治疗多发性骨髓瘤1例，经治疗后病情稳定，随访中。①

---

① 符陆帅，魏克民.魏克民治疗多发性骨髓瘤经验[J].江西中医药大学学报，2014,26（4）：18－20.

（3）补阳还五汤化裁　黄芪 60 克、当归 10 克、赤芍 12 克、川芎 12 克、桃仁 10 克、红花 10 克、地龙 30 克、补骨脂 30 克、乌蛇 10 克、蜈蚣 2 条、土鳖虫 10 克、白术 15 克、枳壳 15 克、白芍 15 克、桂枝 15 克。〔见 732 页 12. 谢远明分 2 型（2）〕

（4）六味地黄丸合当归补血汤加减　黄芪 30 克、太子参 20 克、熟地黄 20 克、当归 15 克、山茱萸 12 克、山药 12 克、茯苓 12 克、黄精 12 克、首乌 12 克。随症加减：腰膝酸软明显者加杜仲、续断；纳差者加焦三仙、鸡内金。〔见 732 页 14. 刘峰分 3 型（1）〕

（5）八珍汤加减　炒白术 9 克、炒党参 15 克、当归 15 克、云茯苓 15 克、白芍 15 克、炙黄芪 15 克、炙甘草 6 克、仙鹤草 30 克、白花蛇舌草 30 克、半枝莲 30 克、大枣 7 枚。〔见 734 页 17. 唐伟兰等分 4 型（4）〕

（6）八珍汤加味　人参 10 克、白术 15 克、茯苓 25 克、熟地黄 20 克、白芍 15 克、川芎 15 克、当归 15 克、枸杞 20 克、补骨脂 15 克、鸡血藤 15 克、全蝎 5 克、制没药 10 克。每日 1 剂，水煎，分 3 次服用。〔见 734 页 18. 郭茜分 3 型（3）〕

（7）黑归脾汤加减　生地黄 20 克、熟地黄 30 克、炒白术 10 克、当归 10 克、茯苓 10 克、酸枣仁 15 克、龙眼肉 10 克、仙茅 15 克、仙鹤草 15 克、女贞子 15 克、阿胶（烊化）10 克、鹿角胶（烊化）10 克、炙甘草 6 克。〔见 734 页 19. 潘铭分 6 型（4）〕

（8）唐由君经验方 3　党参 24 克、黄芪 24 克、白花蛇舌草 24 克、菟丝子 24 克、白术 11 克、当归 11 克、枸杞子 11 克、阿胶（烊化）11 克、砂仁 12 克、木香 12 克、炒莱菔子 12 克、炒谷芽 12 克、炒麦芽 12 克、泽兰 15 克、茯苓 15 克、鸡内金 15 克、蜈蚣 2 条、薏苡仁 30 克、甘草 6 克。〔见 735 页 21. 唐由君分 4 型（3）〕

5.肝肾阴虚　症见腰痛，腰酸乏力，头痛，耳鸣消瘦盗汗，颧红，尿频数色深黄，肢体屈伸不利，肢体麻木，目干，视物不清，舌质黯红，苔薄黄微腻而干，脉弦大而数，重按无力。治宜滋肾养肝、清热解毒。

（1）骨痹滋补肝肾汤　熟地黄 15 克、山茱萸

15 克、女贞子 15 克、墨旱莲 15 克、枸杞子 15 克、山药 15 克、麦冬 15 克、怀牛膝 12 克、杜仲 12 克、鸡血藤 15 克、虎杖 20 克、大青叶 15 克、黄柏 10 克、甘草 6 克。随症加减：阴虚症状较甚者，加生晒参以益气养阴；阴虚火旺症状明显者，加龟甲胶、知母、生地黄以滋阴清热；伴血虚者，加当归、白芍、龙眼肉以滋补阴血；瘀血征象明显者，加丹参、莪术、红花以活血祛瘀；疼痛症状明显者，加木瓜、续断、桑寄生以强筋壮骨止痛。〔见 731 页 9. 夏小军等分 5 型（1）〕

（2）知柏地黄丸加减　熟地黄 30 克、山茱萸 30 克、山药 20 克、牡丹皮 20 克、女贞子 20 克、桃仁 20 克、当归 20 克、丹参 20 克。〔见 732 页 13. 高宇分 2 型（1）〕

（3）清髓化瘤丹　一叶萩 20 克、青黛 20 克、芦荟 20 克、白花蛇舌草 60 克、鬼箭羽 20 克、寻骨风 15 克、儿茶 20 克、田基黄 5 克、全蝎 10 克、胡桃树枝 15 克、石上柏 30 克。上药按比例共同烘干、粉碎、灭菌、装胶囊，每粒含生药 0.5 克。每次 5 粒，每日 3 次。〔见 733 页 15. 王文暖等分 4 型（1）〕

（4）多发性骨髓瘤方 1　淫羊藿 15 克、补骨脂 30 克、三七 3 克、丹参 20 克、山慈菇 15 克、熟地黄 15 克、山茱萸 15 克、枸杞子 25 克、黄精 15 克、阿胶（烊化）15 克、龟甲（先煎）30 克、鳖甲（先煎）30 克。〔见 733 页 16. 代喜平等分 3 型（2）〕

（5）六味地黄丸加减　枸杞子 20 克、菊花 15 克、炒枣仁 15 克、炒杜仲 15 克、怀牛膝 15 克、炙龟甲 15 克、当归 15 克、炙甘草 6 克、陈皮 6 克、熟薏苡仁 30 克、半枝莲 30 克。〔见 734 页 17. 唐伟兰等分 4 型（3）〕

（6）镇肝息风汤加减　白芍 15 克、玄参 15 克、天冬 15 克、龙骨 30 克、牡蛎 15 克、天麻 15 克、钩藤 15 克、牛膝 15 克、茯苓 20 克、生地黄 15 克、熟地黄 15 克、蜈蚣 25 克、露蜂房 15 克、沙参 25 克、甘草 15 克、僵蚕 10 克。每日 1 剂，水煎分 3 次服用。〔见 734 页 18. 郭茜分 3 型（2）〕

（7）一贯煎合三才封髓丹加减　生地黄 30 克、太子参 30 克、麦冬 10 克、枸杞子 10 克、当归 15 克、熟地黄 30 克、川楝子 10 克、天冬 10 克、知

母 10 克、黄柏 10 克、砂仁 6 克、墨旱莲 15 克、半枝莲 15 克、石见穿 15 克。〔见 734 页 19. 潘铭分 6 型(5)〕

(8) 左归丸加减　牛膝、枸杞子、菟丝子、山茱萸、当归、熟地黄、茯苓、党参、鸡血藤、白芍、延胡索、制没药。〔见 736 页 25. 徐瑞荣分 4 型(2)〕

(9) 左归丸加减　牛膝、龟甲、牡蛎、枸杞子、山茱萸、菟丝子、鸡血藤、熟地黄、当归、云茯苓、太子参、制没药、木瓜。〔见 736 页 26. 徐瑞英等分 4 型(2)〕

6. 脾肾阳虚　症见面色苍白无华，形寒肢冷，小便清长，大便溏薄，下肢浮肿，气喘而不能平卧，头晕乏力，心悸气短，颜面浮肿，舌质淡苔薄，脉沉细。治宜温肾健脾。

(1) 骨痹温补脾肾汤　制附子 10 克、桂枝 6 克、黄芪 20 克、党参 15 克、当归 15 克、炒白术 10 克、菟丝子 15 克、淫羊藿 15 克、吴茱萸 15 克、枸杞子 15 克、鸡血藤 15 克、怀牛膝 10 克、大青叶 15 克、炙甘草 10 克。随症加减：骨痛症状明显者，加乳香、没药、延胡索以行气活血，舒筋止痛；浮肿明显者，加茯苓、猪苓、泽泻以利水消肿；大便溏稀者，加砂仁、肉豆蔻以温脾止泻；畏寒肢冷明显者，去桂枝，加肉桂、干姜以温阳散寒；兼恶心呕吐者，加大黄、陈皮、竹茹以化浊降逆止呕；气喘不能平卧者，加五味子、蛤蚧、补骨脂以补肾纳气，降逆平喘。〔见 731 页 9. 夏小军等分 5 型(5)〕

(2) 健脾补肾汤　党参 15 克、黄芪 15 克、茯苓 15 克、白术 12 克、陈皮 9 克、姜半夏 9 克、山茱萸 9 克、熟地黄 15 克、紫河车 15 克、泽泻 12 克。〔见 732 页 10. 沈一平分 3 型(2)〕

(3) 多发性骨髓瘤方 2　黄芪 50 克、当归 10 克、党参 30 克、炒白术 15 克、茯苓 15 克、枸杞子 20 克、鸡内金 15 克、补骨脂 15 克、菟丝子 20 克、炙甘草 5 克、川芎 10 克、女贞子 15 克、怀牛膝 10 克、生杜仲 10 克。临床观察：安书芬等以此方治疗 1 例多发性骨髓瘤，经治疗症状明显减轻，无明显不良反应。[1]

(4) 阳和汤加减　熟地黄 30 克、鹿角 15 克、牡蛎 15 克、贝母 12 克、白芥子 12 克、玄参 10 克、肉桂 6 克、炮姜 6 克、生甘草 6 克、麻黄 3 克。随症加减：纳呆腹胀明显者去生甘草，加木香、砂仁、白术；面色苍白者加黄芪、当归。〔见 733 页 14. 刘峰分 3 型(3)〕

(5) 温阳化瘀汤　人参 10 克、白术 15 克、炮姜 10 克、肉桂 6 克、熟地黄 30 克、鹿角片 20 克、海蛤粉 10 克、昆布 15 克、制天南星 6 克、农吉利 15 克。每日 1 剂，水煎 2 次取汁 300 毫升，分早、晚 2 次口服。〔见 733 页 15. 王文暖等分 4 型(2)〕

(6) 多发性骨髓瘤方 3　淫羊藿 15 克、补骨脂 30 克、三七 3 克、丹参 20 克、山慈菇 15 克、制附子 15 克、山茱萸 10 克、鹿角胶 10 克、枸杞子 25 克、菟丝子 25 克、巴戟天 20 克。〔见 733 页 16. 代喜平等分 3 型(1)〕

(7) 实脾饮与济生肾气汤加减　干姜 15 克、附子 15 克、草果 15 克、白术 15 克、茯苓 20 克、木香 10 克、肉桂 15 克、山药 15 克、山茱萸 20 克、牡丹皮 15 克、泽泻 15 克、甘草 10 克、川芎 10 克、全蝎 5 克、蜈蚣 2 条、土鳖虫 10 克。〔见 734 页 18. 郭茜分 3 型(1)〕

(8) 虎潜丸合独活桑寄生汤加减　白毛牛骨(煎汤煎药)1 000 克、陈皮 10 克、锁阳 15 克、龟甲 10 克、干姜 6 克、知母 10 克、独活 15 克、桑寄生 15 克、秦艽 10 克、细辛 6 克、川芎 10 克、当归 10 克、熟地黄 30 克、白芍 15 克、桂枝 6 克、焦杜仲 15 克、牛膝 15 克、续断 15 克、黄芪 30 克。〔见 734 页 19. 潘铭分 6 型(6)〕

(9) 张霆经验方　何首乌 20 克、肉苁蓉 12 克、巴戟天 15 克、枸杞子 20 克、桑椹子 30 克、菟丝子 9 克、仙茅 9 克、淫羊藿 9 克、党参 20 克、太子参 20 克、白术 12 克、怀山药 20 克、山茱萸 12 克、黄芪 30 克、茯苓 12 克、木通 9 克、滑石 15 克、车前子 12 克、萹蓄 15 克、瞿麦 20 克、白花蛇舌草 20 克、白茅根 30 克、土茯苓 20 克、紫河车(研末用汤药吞服)9 克。临床观察：张霆运用此方治疗多发性骨髓瘤

---

① 安书芬,等. 健脾益肾补髓汤治疗多发性骨髓瘤 1 例报道[J]. 中西医结合研究,2014,6(5)：279 - 280.

蛋白尿1例,治疗1月后蛋白尿从（＋＋＋＋）降至微量,治疗1年后病情平稳,随访中。[①]

（10）右归丸合六君子汤加减　牛膝、杜仲、菟丝子、山茱萸、枸杞子、山药、党参、白术、茯苓、墨旱莲、附子、白花蛇舌草、陈皮、半夏、甘草。〔见736页25.徐瑞荣分4型(3)〕

（11）右归丸加减　牛膝、杜仲、菟丝子、羊骨髓、鹿角粉、补骨脂、白术、茯苓、山药、墨旱莲、白花蛇舌草、甘草。〔见737页26.徐瑞英等分4型(3)〕

7. 肾虚毒瘀型　症见骨痛,腰膝酸软,头晕耳鸣,神疲乏力,面色晦暗,舌质淡暗,苔白滑,脉沉无力,两尺脉尤甚。治宜补肾填髓、活血解毒。

（1）多发性骨髓瘤方4　黄精15克、山慈菇20克、三七10克、续断12克、制天南星12克、丹参15克、枸杞子15克、威灵仙10克、半枝莲20克。配合VAD方案化疗（长春新碱、阿霉素和地塞米松）,第1～4天均采用长春新碱静滴治疗,使用剂量为0.4毫克,同时采用多柔比星10毫克/平方米;于治疗的1～4、9～12、17～20天加入40毫克地塞米松静滴治疗。另予沙利度胺治疗（常州制药厂,国药准字H32026130,规格50毫克/片）,首次剂量为每日50毫克,每日2次;2周内调整剂量至100～200毫克/天,2次/天。临床观察:路晓辉等中西医结合治疗多发性骨髓瘤49例,完全缓解17例,部分缓解15例,进步10例,无效7例,总有效率85.7%。[②]

（2）梁冰经验方　黄芪20克、党参20克、淫羊藿10克、补骨脂15克、田七片5克、丹参15克、山慈菇15克、甘草5克、苦杏仁10克、法半夏10克、薏苡仁30克、黄芩10克、木香10克。随症加减:腰痛者,上方去苦杏仁、法半夏,加骨碎补30克、杜仲10克;四肢欠温,小便清长者,加制附子15克、肉桂3克、炮姜15克、鹿角胶12克。临床观察:梁冰以此方治疗多发性骨髓瘤1例,治疗半年余患者可自行行走,如常人生活,复查血象、

骨髓象、β_2微球蛋白等,评估为部分缓解。[③]

（3）多发性骨髓瘤方5　黄精15克、续断15克、丹参15克、枸杞子15克、三七10克、制天南星10克、威灵仙10克、山慈菇20克、半枝莲20克。随症加减:脾虚者加党参15克、白术10克、茯苓12克、炙甘草6克;湿热困阻者加茵陈15克、火炭母20克;阴虚热毒者加生地黄、玄参、知母各15克;阳虚者加制附子、桂枝各10克。每日1剂,水煎分2次服。配合MPT方案或VTD方案化疗。MPT方案:美法仑(M):0.2毫克/(千克·天),分3次口服,连服4天;强的松(P):1毫克/(千克·天),分3次服,连服4天,每疗程为28天;MP方案化疗间歇期服沙利度胺(T),剂量据耐受程度服用100～200毫克/天,每晚顿服。VTD方案:长春新碱(V)0.4毫克/(平方米·天),第1～4天;吡柔比星(T)10毫克/(平方米·天),第1～4天;地塞米松(D)20～30毫克,第1～4、9～12、17～20天。4周为1个疗程,中药每疗程开始服用15剂,共治疗4～6个疗程。[④]

（4）参芪地黄汤化裁　太子参30克、黄芪30克、熟地黄24克、山药12克、山茱萸12克、泽泻10克、茯苓10克、牡丹皮10克、杜仲30克、补骨脂30克、蜈蚣2条、土鳖虫10克、乌蛇10克、螃蟹30克、全蝎10克、三七粉(冲服)10克、薏苡仁30克、白僵蚕10克。〔见732页12.谢远明分2型(1)〕

（5）益肾活血方　熟地黄20克、黄芪20克、山茱萸10克、补骨脂20克、牛膝10克、狗脊10克、杜仲12克、桃仁10克、红花10克、丹参10克、白花蛇舌草30克、半枝莲20克、甘草3克。配合VAD方案化疗:长春新碱0.4毫克静脉推注,第1～4天;表阿霉素40毫克静脉推注,第1～4天;地塞米松40毫克静脉滴注,第1～4天。28天重复1次。益肾化瘀法具有促进骨髓造血、调节免疫功能、改善微循环的作用。临床观察:马

① 张霆,戴锡孟,黄文政.多发性骨髓瘤蛋白尿临证辨治体会[J].江西中医药,2003(3):34-35.
② 路晓辉,等.中药联合沙利度胺治疗多发性骨髓瘤疗效观察[J].亚太传统医药,2015,11(9):108-109.
③ 李玚,李达.梁冰老中医诊治多发性骨髓瘤经验拾遗[J].中华中医药杂志,2013,28(7):2023-2025.
④ 戴嬿,等.补肾活血、祛痰解毒法中药联合化疗治疗多发性骨髓瘤疗效观察[J].新中医,2013,45(8):141-142.

婷等运用此方配合化疗治疗,一方面可以减少感染,另一方面可保证化疗的进一步实施,提高远期疗效。[①]

(6) 益肾化瘀泄浊解毒方 生地黄30克、熟地黄30克、山茱萸15克、菟丝子20克、续断10克、桑寄生15克、金毛狗脊10克、丹参10克、益母草20克、全蝎10克、水蛭5克、虎杖20克、白花蛇舌草30克、山慈菇10克、薏苡仁30克、炒白术15克、茯苓20克。益肾化瘀泄浊解毒。配合MPT方案:美法仑8毫克/平方米,连用4天,口服;强的松,1毫克/千克,口服,连用7天;沙利度胺100毫克。每晚1次,口服,间歇3周,继用7天。临床观察:吴玉霞等用益肾化瘀泄浊解毒法来改善患者的临床症状,提高了患者的生活质量。[②]

(7) 补肾解毒活血方加减 生地黄15克、熟地黄15克、山茱萸10克、菟丝子15克、续断15克、桑寄生15克、狗脊10克、丹参15克、益母草15克、薏苡仁30克、白花蛇舌草30克、山药15克、细辛3克、甲片15克。化疗采用环磷酰胺+泼尼松。临床观察:李仝运用此方联合化疗治疗1例多发性骨髓瘤患者,半年后骨髓中原始浆细胞比例从42%降至29%。[③]

(8) 补肾通络方 熟地黄10克、杜仲12克、续断15克、桑寄生15克、金毛狗脊20克、山茱萸10克、络石藤25克、白附子9克、制南星10克、炮甲片10克、炙僵蚕10克、全蝎5克。配合MPT化疗方案:美法仑4毫克/平方米,口服1~7天;强的松40毫克/平方米,口服1~7天;沙利度胺100毫克/天,口服。连续服药6个月。后以沙利度胺100毫克/天,口服。临床观察:杨月艳等运用此方联合化疗治疗多发性骨髓瘤18例,不仅提高了临床疗效,还减低了化疗方案的不良反应,提高了患者对化疗的耐受性。[④]

(9) 益肾化瘀解毒方 生地黄30克、熟地黄30克、山茱萸15克、菟丝子20克、续断10克、桑寄生15克、金毛狗脊10克、丹参10克、益母草20克、全蝎10克、水蛭5克、虎杖20克、白花蛇舌草30克、白英20克、山慈菇10克。配合化疗方案:初治患者用MP方案,美法仑2毫克,3次/天,口服;强的松,40~60毫克/天,口服,连用5天。间歇3周,继用5天。复治患者用改良VAD方案,长春新碱0.4毫克静脉持续滴注,第1~4天;阿霉素10毫克静脉持续滴注,第1~4天;地塞米松30毫克静脉滴注,第1~4、9~12、17~20天。临床观察:王沁等运用此方改善多发性骨髓瘤患者的疲乏症状,尤其是联合化疗时,缓解疲乏的作用较为明显,使患者能更好地适应化疗,得到有效的治疗。[⑤]

(10) 多发性骨髓瘤方6 生黄芪30克、生熟地黄各30克、仙鹤草30克、虎杖30克、白花蛇舌草30克、山茱萸15克、菟丝子15克、女贞子15克、杜仲10克、续断10克、丹参10克、红花10克、枳壳10克、益母草20克。初治,高龄或体质虚弱者选用MP方案(美法仑4毫克,每天2次口服;强的松30~45毫克每天1次口服,共7天)或M2方案(卡氮芥62.5毫克,环磷酰胺600毫克第1天静脉滴注,美法仑8毫克第1~5天,强的松30毫克第1~7天口服,长春新碱2毫克第21天,静脉滴注)化疗;复发或难治者选用VAD方案(长春新碱0.5毫克,阿霉素10毫克持续24小时静脉滴注第1~4天,地塞米松40毫克第1~4、9~12、17~21天口服)化疗,间歇3周重复或交替。临床观察:郭艳珍等运用此方结合化疗治疗多发性骨髓瘤,可提高患者对化疗的耐受性,使化疗得以顺利进行,可降低感染率,从而延长生存期,提高患者的生活质量。[⑥]

(11) 益肾化瘀方 生熟地黄各30克、山茱萸15克、菟丝子20克、生黄芪30克、杜仲10克、续

① 马婷,等. 益肾活血法联合VAD方案治疗多发性骨髓瘤临床观察[J]. 实用中医药杂志,2013,29(12):1024-1025.
② 吴玉霞,等. 益肾化瘀泄浊解毒联合化疗治疗多发性骨髓瘤临床研究[J]. 新疆医科大学学报,2009,32(8):1140-1141,1144.
③ 李仝,等. 多发性骨髓瘤从肾虚毒瘀论治[J]. 北京中医药大学学报,2008,31(6):427-428.
④ 杨月艳,等. 补肾通络法配合MPT化疗方案治疗老年多发性骨髓瘤18例临床观察[J]. 江苏中医药,2008,40(9):38-39.
⑤ 王沁,等. 益肾化瘀解毒方治疗多发性骨髓瘤患者癌因性疲乏的效果[J]. 广东医学,2005,26(1):116-117.
⑥ 郭艳珍,等. 中西医结合治疗多发性骨髓瘤31例[J]. 陕西中医,2005,26(6):490-491.

断 10 克、仙鹤草 30 克、虎杖 30 克、全蝎 10 克、桃仁 10 克、红花 10 克、枳壳 10 克。随症加减：腰腿痛甚者，加伸筋草 20 克、牛膝 10 克。配合 VAD 方案：长春新碱（V）0.4 毫克静脉持续滴注，第 1～4 天；阿霉素（A）10 毫克静脉持续滴注，第 1～4 天；地塞米松（D）30 毫克静脉滴注，第 1～4、9～12、17～20 天，每 35 天重复 1 次。临床观察：季建敏等以此方联合化疗能明显改善多发性骨髓瘤患者血清的高黏滞状态，缩短骨痛缓解时间。①

（12）汪学友经验方 2　山慈菇 15 克、续断 15 克、狗脊 15 克、徐长卿 15 克、杜仲 12 克、威灵仙 12 克、补骨脂 12 克、川牛膝 12 克、熟地黄 12 克、鹿角胶 12 克、半枝莲 30 克、白花蛇舌草 30 克、三七 5 克。随症加减：化疗期间纳呆者，减熟地黄、鹿角胶，加陈皮 9 克、谷麦芽各 15 克。〔见 735 页 22. 汪学友分 3 型(1)〕

（13）补肾通络方 1　牛膝、杜仲、桑寄生、续断、黄芪、党参、茯苓、当归、赤芍、延胡索、制没药、全蝎、蜈蚣、甘草。〔见 736 页 25. 徐瑞荣分 4 型(1)〕

（14）补肾通络方 2　牛膝、续断、桑寄生、黄芪、云苓、当归、赤芍、延胡索、制没药、全蝎、蜈蚣、露蜂房、土鳖虫、甘草。〔见 736 页 26. 徐瑞英等分 4 型(1)〕

8. 刘海英分 3 型

（1）气阴两虚证　治宜益气滋阴。方用黄芪枸杞汤〔见 732 页 11. 马振等分 3 型(2)〕，另加用中成药丹参酮ⅡA10 毫升静脉点滴，每日 1 次。

（2）瘀热阻络证　治宜活血祛热。方用刘海英经验方 2：白花蛇舌草 30 克、鸡血藤 30 克、白芍 15 克、赤芍 15 克、制枸杞子 15 克、续断 15 克、蒲公英 15 克、徐长卿 15 克、谷芽 12 克、桑枝 12 克、补骨脂 9 克、川石斛 9 克、桃仁 9 克。水煎服。随症加减：热甚者加蛇莓，痛甚者加炙乳没、延胡索、地龙等。另加用中成药丹参酮ⅡA10 毫升静脉点滴，每日 1 次。

（3）热毒炽盛证　治宜清热解毒。〔方药见 725 页辨证施治 3.(1)〕②

9. 夏小军等分 5 型

（1）肝肾阴虚　症见骨骼疼痛，腰膝酸痛不止，肢体屈伸不利，头晕耳鸣，低热盗汗，骨蒸潮热，五心烦热，口渴咽干，舌质黯红或有瘀斑，苔少，脉弦细数。治宜滋补肝肾、活络止痛。方用骨痹滋补肝肾汤。〔方药见 727 页辨证施治 5.(1)〕

（2）气血两虚　症见筋骨疼痛，绵绵不止，遇劳加剧，面色苍白，头晕目眩，神倦乏力，心悸气短，自汗，或皮下瘀点瘀斑，舌质胖，苔薄白或少苔，脉沉细无力。治宜益气养血、兼清毒瘀。方用骨痹益气养血汤。〔方药见 726 页辨证施治 4.(1)〕

（3）热毒炽盛　症见骨痛剧烈不止，烦躁不安，高热神昏，心悸气促，胸胁疼痛，或咳吐黄痰，口渴饮冷，或齿鼻衄血，肌肤发斑，舌质深红或绛，苔黄厚腻或无苔，脉虚大而数。治宜清热败毒、凉血散瘀。方用骨痹清热败毒汤。〔方药见 726 页辨证施治 3.(2)〕

（4）痰毒瘀阻　症见腰背四肢剧痛，固定不移，拒按，或兼头痛，胸胁疼痛，痛处有大小不等的肿块，或胁下癥块，面色苍黄而黯，倦怠乏力，脘腹胀满疼痛，纳食不佳，舌质淡紫或有瘀点瘀斑，苔腻，脉弦滑或沉细涩。治宜涤痰散结、化瘀解毒。方用骨痹涤痰化瘀汤。〔方药见 725 页辨证施治 2.(1)〕

（5）脾肾阳虚　症见腰膝酸软疼痛，骨痛或有包块，面色苍白无华，形寒肢冷，神疲乏力，小便清长，大便溏薄，四肢浮肿，或心悸气短，气喘不能平卧，舌质淡胖，苔薄或白滑，脉沉细。治宜温补脾肾、益气养血。方用骨痹温补脾肾汤。〔方药见 728 页辨证施治 6.(1)〕③

10. 沈一平分 3 型

（1）瘀毒内结型　症见骨痛，刺痛难忍，夜间明显，面色晦暗，目圈发黑，伴或不伴发热，皮肤瘀斑瘀点，伴有高黏滞血综合征等症状，舌紫暗无苔，脉紧涩。治宜祛瘀解毒。方用身痛逐瘀汤加

① 季建敏，等. 益肾化瘀法联合改良 VAD 方案治疗多发性骨髓瘤的临床观察[J]. 现代中西医结合杂志，2003,12(19)：2056－2057.
② 刘海英. 中医辨证论治配合化疗治疗多发性骨髓瘤肾病及对患者生存质量的影响[J]. 陕西中医，2015,36(4)：407－408.
③ 夏小军，等. 中医药治疗多发性骨髓瘤的思路与方法[J]. 西部中医药，2015,28(12)：47－49.

减。〔方药见 725 页辨证施治 1.(1)〕

(2)脾肾亏虚型　症见骨痛绵绵,面色㿠白,食少纳呆,腹胀或腹泻,小便量少,下肢浮肿等症状,舌淡胖,苔白,脉濡缓。治宜健脾补肾。方用健脾补肾汤加减。〔方药见 728 页辨证施治 6.(2)〕

(3)气阴两虚　症见腰膝酸软,头晕乏力,五心烦热,口燥咽干,心悸,纳呆,排便困难,舌淡少苔或无苔,脉细数。治宜益气养阴。方用生脉散加减:人参 12 克、麦冬 12 克、五味子 12 克、黄芪 15 克、山药 20 克、黄精 15 克、熟地黄 15 克、女贞子 12 克、墨旱莲 12 克、鹿角胶 5 克、菟丝子 9 克、甘草 9 克。①

11. 马振等分 3 型

(1)瘀热阻络证　症见胸胁疼痛,腰痛尤甚,轻则俯仰不便,重则痛剧而活动受限,面色黧黑,或萎黄无泽,发热口干,舌质紫黯,舌苔黄腻或薄苔,脉象细数或弦。治宜补益肝肾、活血通络。方用芍药二白汤:赤芍 15 克、白芍 15 克、桃仁 9 克、制枸杞子 15 克、炒续断 15 克、补骨脂 9 克、白花蛇舌草 30 克、鸡血藤 30 克、白英 15 克、徐长卿 15 克、炒桑枝 12 克、川石斛 9 克、胆南星 5 克、炒谷芽 12 克。随症加减:热甚者,加蛇莓 10 克、连翘 15 克;痛甚者,加炙乳香 10 克、炙没药 10 克、延胡索 10 克、地龙 5 克等。

(2)气阴两虚证　症见面色少华,头晕乏力,心悸气短,自汗盗汗,口干而渴,或有潮热,骨痛酸软,腰酸肢肿,舌质淡红,苔少乏津,或舌胖苔薄,脉象细弦。治宜益气养阴、补益肝肾。方用黄芪枸杞汤:黄芪 30 克、北沙参 30 克、枸杞子 12 克、续断 12 克、生地黄 15 克、熟地黄 15 克、川石斛 15 克、麦冬 15 克、补骨脂 15 克、白蒺藜 15 克。

(3)热毒炽盛证　症见高热不解,口干气促,鼻衄齿衄,骨骼疼痛,舌绛起刺,脉象细数。治宜清营泄热、凉血解毒。方用凉血解毒汤。〔方药见726 页 3.(3)〕②

12. 谢远明分 2 型

(1)肾虚血瘀型　症见腰困痛,行走不便,伴左侧肩胛部疼痛,掣及胸廓。纳可,夜休可,二便调。面色苍白,表情痛苦,语声低沉,时有呻吟。前胸正中压之不痛,后腰压之疼痛。舌质淡暗,苔白,舌下络脉青紫迂曲,脉细弱。治宜补肾壮骨、化瘀通络。方用参芪地黄汤化裁。〔方药见729 页辨证施治 7.(4)〕

(2)气血亏虚型　症见双手麻木,纳可,夜休可,大、小便正常。舌质淡紫,苔白,舌下络脉迂曲,脉细。治宜益气活血。方用补阳还五汤化裁。〔方药见 727 页辨证施治 4.(3)〕③

13. 高宇分 2 型

(1)肝肾两虚型　症见肢体筋骨、关节、肌肉疼痛、酸楚、麻木、重着、屈伸不利、肌肉萎缩,或伴腰膝酸软、头晕耳鸣、面白无华、乏力、骨蒸潮热、五心烦热、盗汗、自汗、水肿,舌质红或有瘀斑,苔少,脉沉细数或弦细。治宜滋补肝肾、活血通络。方用知柏地黄丸加减。〔方药见 727 页辨证施治 5.(2)〕

(2)痰瘀互结型　症见骨节疼痛难忍、固定不移、屈伸不利,或见骨折、骨痛有包块,或肋骨见串珠样骨节改变,纳呆食少腹胀,疲乏倦怠,腰膝酸软,面色萎黄,浮肿,舌暗或有瘀斑,苔薄白,脉沉细。治宜化痰行瘀、滋补肝肾。方用桃红四物汤合消瘰丸加减。〔方药见 725 页辨证施治 2.(2)〕④

14. 刘峰分 3 型

(1)气血两虚型　症见头晕乏力,腰膝酸软,面色苍白,心悸气短,活动尤甚,舌淡胖,苔薄白或少苔,脉细弱。治宜益气养血、佐以滋肾填精。方用六味地黄丸合当归补血汤加减。〔方药见 727 页辨证施治 4.(4)〕

(2)阴虚血瘀型　症见头晕耳鸣,胸胁腰痛,骨痛较甚,固定不移,低热盗汗,五心烦热,口渴咽干,舌黯红或有瘀斑,苔少脉细数。治宜滋阴补

① 马丽,沈一平. 沈一平主任治疗多发性骨髓瘤的临床经验[J]. 黑龙江中医药,2014,43(4):32-33.
② 马振,等. 中医药联合化疗对多发性骨髓瘤肾病患者生存质量的影响[J]. 中医研究,2013,26(5):11-14.
③ 魏亚东,等. 谢远明治疗多发性骨髓瘤经验[J]. 中华中医药杂志,2013,28(12):3577-3580.
④ 高宇. 中西医结合治疗多发性骨髓瘤的临床疗效观察[J]. 浙江临床医学,2011,13(12):1340-1341.

肾、活血化瘀。方用杞菊地黄丸合桃红四物汤加减：龟甲 15 克、熟地黄 12 克、当归 12 克、山茱萸 12 克、枸杞子 12 克、菊花 10 克、桃仁 10 克、牡丹皮 10 克、红花 6 克、川芎 6 克。随症加减：肾阴虚明显者可加女贞子、墨旱莲；低热盗汗明显者加鳖甲、地骨皮；骨痛剧烈者可加乳香、没药；有出血者熟地黄改为生地黄，去桃仁、红花、川芎，加仙鹤草、茜草、白茅根。

（3）阳虚痰阻型　症见纳呆食少，腹胀腹痛，倦怠无力，腰膝酸软，形寒肢冷，抬举无力，骨痛有块，面色萎黄，浮肿，舌淡胖，苔薄白，脉沉滑细。治宜温补脾肾、化痰通络。方用阳和汤加减。〔方药见 728 页辨证施治 6.(4)〕①

15. 王文暖等分 4 型

（1）肝肾阴虚型　症见头晕耳鸣，腰酸骨痛，烦热易怒，低热盗汗，胸胁苦满，口燥咽干，舌质黯红有瘀斑，苔花白，脉弦细数。治宜滋肾养肝、清髓化瘀。方用清髓化瘤丹。〔方药见 727 页辨证施治 5.(3)〕

（2）脾肾阳虚型　症见腹胀纳呆，食少便溏，神疲乏力，腰膝酸软，畏寒肢冷，骨痛有块，痰核浮肿，舌淡边有齿痕，脉弦细。治宜温肾健脾、通阳化瘀。方用温阳化瘀汤。〔方药见 728 页辨证施治 6.(5)〕

（3）邪毒内伏型　症见神疲倦怠，面色不华，高热神昏，咯痰带血，斑疹隐隐，舌起芒刺，苔黄燥，脉弦数。治宜解毒凉血、芳香开窍。方用喜树消瘤汤：喜树 30 克、蛇莓 15 克、羚羊角丝 5 克、钩藤 20 克、菊花 15 克、生地黄 20 克、牡丹皮 20 克、白芍 15 克、黄连 10 克、栀子 10 克、鱼腥草 15 克、罗汉果（打碎）1 枚。水煎 2 次取汁 300 毫升，分早、晚 2 次口服。同时予安宫牛黄丸 3 克，每日 1 次口服。随症加减：瘀斑难消加紫雪散（北京同仁堂股份有限公司同仁堂制药厂，国药准字 Z11020190）1.5克，每日分 2 次口服。

（4）骨瘤扩散型　症见胸骨、锁骨及四肢长骨疼痛呈发展趋势，肿块局部有压痛、抽痛或有响动，伴有低热，盗汗，倦怠神疲，舌淡，苔薄黄，脉沉细。治宜软坚散结、攻毒定痛。方用四虫消瘤汤：全蝎 10 克、蜈蚣 10 克、僵蚕 10 克、地龙 10 克、丹参 30 克、川芎 20 克、龙葵 20 克、七叶一枝花 15 克。随症加减：颅骨肿瘤者加菊花 16 克、蔓荆子 10 克、白芷 10 克；四肢肿瘤者加胡桃树枝 30 克；胸肋骨肿瘤者加柴胡 10 克、延胡索 10 克；盗汗者加黄芪 30 克、熟地黄 20 克、煅龙骨 30 克、煅牡蛎 30 克。每日 1 剂，水煎 2 次取汁 300 毫升，分早、晚 2 次口服。②

16. 代喜平等分 3 型

（1）脾肾阳虚型　症见腰背冷痛，面色苍白，形寒肢冷，头晕倦怠，肢体浮肿，小便清长，大便溏泄，舌淡白，脉沉迟弱。治宜温补脾肾。〔方药见 728 页辨证施治 6.(6)〕

（2）肝肾阴虚型　症见腰膝酸痛无力，面赤颧红，头晕耳鸣，身体消瘦，或见齿鼻衄血，潮热盗汗，小便黄赤，舌红苔少，脉大而数，重按无力。治宜滋养肝肾。〔方药见 727 页辨证施治 5.(4)〕

（3）阴阳俱虚型　脾肾阳虚或肝肾阴虚证候不明显，或兼有脾肾阳虚或肝肾阴虚证候者。治宜滋阴济阳，酌情用药（方药见 740 页经验方二、与放、化疗等合用方 10.）。

随症加减：贫血严重者加当归 10 克、黄芪 15克、首乌 15 克；肾功能不全者加大黄 5 克、淮山药 20 克、车前子（包煎）15 克；骨折疼痛者加骨碎补 15 克、桃仁 15 克、赤芍 20 克；高钙血症加石菖蒲 15 克、代赭石 15 克、猪苓 15 克；高黏滞血症或血栓形成者加水蛭 15 克、地龙 15 克、三棱 15 克；高尿酸血症或痛风者加土茯苓 20 克、川草薢 15 克、牛膝 15 克；骨骼膨出或肝脾肿大者加法夏 10 克、莪术 30 克、黄药子 10 克、土鳖虫 30 克；齿、鼻或皮肤出血者加水牛角（先煎）15 克、牡丹皮 10 克、仙鹤草 30 克；服用沙利度胺便秘者加大黄（后下）5 克、肉苁蓉 30 克、首乌 30 克；骨痛明显者以蜜醋

① 郑春梅, 刘峰. 辨证论治配合西药治疗多发性骨髓瘤疗效观察［J］. 陕西中医, 2011, 32(4)：430－432.
② 王文暖, 等. 辨证分型治疗多发性骨髓瘤 13 例疗效观察［J］. 河北中医, 2010, 32(7)：1004－1005.

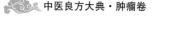

调四味止痛散(方药见 740 页经验方二、与放、化疗等合用方 10)外敷痛处,每日 1 次,每次 6 小时,疗程至少 10 天,无效者停用。①

17. 唐伟兰等分 4 型

(1)痰热互结型 症见骨痛抽掣,频作难忍,胸闷,纳差,苔薄白或白腻,脉弦或细。治宜化痰祛浊、活血通络。方用温胆汤合桃红四物汤加减:杏仁 10 克、浙贝母 10 克、白花蛇舌草 30 克、桃仁 30 克、半枝莲 30 克、云茯苓 15 克、赤芍 15 克、白芍 15 克、钩藤 15 克、川石斛 15 克、当归 15 克、丹参 15 克、红花 5 克、陈皮 6 克。

(2)热毒炽盛型 症见骨痛频作,转侧不利,身热,口渴,烦躁,便秘,舌红、苔黄,脉弦数。治宜清泄热毒。方用清营汤加减。〔方药见 726 页辨证施治 3.(4)〕

(3)肝肾阴虚型 症见骨痛酸软,头晕,耳鸣,少寐多梦,腰酸,乏力,舌质红或苔腻,脉弦或弦滑。治宜滋补肝肾。方用六味地黄丸加减。〔方药见 727 页辨证施治 5.(5)〕

(4)气血亏虚型 症见胸胁隐痛,头晕,乏力,面色萎黄,唇甲不华,心悸少寐,神疲懒言,食少,舌质淡,脉细弱。治宜补养气血。方用八珍汤加减。〔方药见 727 页辨证施治 4.(5)〕②

18. 郭茜分 3 型

(1)脾肾阳虚,气血瘀阻 此型相当于多发性骨髓瘤并慢性肾功不全。症见腰骶或肋骨疼痛难忍,行动转侧不利,伴脘腹胀闷,食欲不振,双下肢浮肿酸重,怯寒神疲,小便量少,舌质淡胖,苔白,脉沉缓。治宜补益脾肾、活血通络。方用实脾饮与济生肾气汤加减〔方药见 728 页辨证施治 6.(7)〕。重症时需配合血液透析。

(2)肝肾阴虚,瘀血阻络 此型相当于多发性骨髓瘤并血浆黏滞度增高者。症见周身骨痛,伴形体消瘦,口干盗汗,神疲低热,或有肢体麻木,行动不利,舌质红,少苔,脉弦细数。治宜滋阴潜阳、通络止痛。方用镇肝息风汤加减。〔方药见 727 页辨证施治 5.(6)〕

(3)气血亏虚,瘀血阻络 此型相当于多发性骨髓瘤并重症贫血。症见腰骶等骨痛剧烈,伴面色苍白,行走无力,头晕,心悸,动则尤甚,少眠多梦,舌淡,苔白,脉细。治宜补益气血、养血通络止痛。方用八珍汤加味。〔方药见 727 页辨证施治 4.(6)〕③

19. 潘铭分 6 型

(1)气滞血瘀型 症见全身骨痛,以胸胁、腰部为著,低热,纳呆,倦怠乏力,面色少华,肌衄,舌质紫黯或有瘀斑,脉涩或弦。治宜理气活血、化瘀止痛。方用身痛逐瘀汤加减。〔方药见 725 页辨证施治 1.(2)〕

(2)热毒壅结型 症见高热,烦渴,头痛,耳鸣,小便短赤,大便秘结,肌衄发斑,甚则神昏,舌红苔黄,脉大而数。治宜清热解毒、凉血消瘀。方用犀角(水牛角代)地黄汤合白虎汤加减。〔方药见 726 页辨证施治 3.(5)〕

(3)脾胃湿阻型 症见胃脘胀满不适,食欲不振,恶心欲呕,倦怠乏力,舌质淡,苔白腻,脉滑数。治宜健脾和胃、化痰利湿。方用柴平汤加减:柴胡 10 克、党参 15 克、黄芩 10 克、法半夏 10 克、厚朴 10 克、苍术 10 克、陈皮 10 克、薏苡仁 24 克、焦三仙各 10 克、竹茹 10 克、白扁豆 10 克、山药 20 克、甘草 3 克、生姜 3 克、大枣 4 枚。

(4)气血亏虚型 症见面色苍白,头晕耳鸣,神疲倦怠,失眠焦虑,四肢困重,皮肤或见紫癜,舌质淡,苔白薄,脉沉细。治宜益气补血。方用黑归脾汤加减。〔方药见 727 页辨证施治 4.(7)〕

(5)肝肾阴虚型 症见腰痛乏力,头晕耳鸣,形体消瘦,颧红盗汗,夜尿频多,尿色深黄,舌质黯红,苔薄黄微腻而干,脉弦大而数,重按无力。治宜滋养肝肾、清热解毒。方用一贯煎合三才封髓丹加减。〔方药见 727 页辨证施治 5.(7)〕

(6)脾肾阳虚型 症见面色㿠白无华,形寒肢冷,头晕乏力,小便清长,大便稀溏,甚者腰椎病

① 代喜平,等. 益肾活血饮联合 VADT 方案治疗多发性骨髓瘤疗效观察〔J〕. 浙江中西医结合杂志,2010,20(11):680 - 681.
② 唐伟兰,等. 中西医结合治疗多发性骨髓瘤 25 例疗效观察〔J〕. 浙江中医杂志,2008,43(6):331.
③ 郭茜. 多发性骨髓瘤辨治体会〔J〕. 中国中医急症,2008,17(4):556.

理性骨折,肢瘫不能起于床,舌质淡,苔薄白,脉沉细。治宜温肾健脾、强筋健骨。方用虎潜丸合独活桑寄生汤加减。〔方药见728页辨证施治6.(8)〕①

20. 黄振翘分2型

(1) 肝郁气滞,痰瘀互结,热毒内蕴　治宜益气活血、平肝清热。方用黄振翘经验方1:当归10克、延胡索12克、野葡萄藤30克、忍冬藤30克、桑枝12克、炒黄芩15克、北沙参12克、丝瓜络5克、炒黄柏10克、猫人参30克、炒枳壳5克、骨碎补12克、生炙草各5克、太子参15克。

(2) 气血不足,肝肾亏虚,热毒蕴结　治宜补益气血、调治肝肾、清热解毒。方用黄振翘经验方2:生黄芪15克、党参15克、炒白术9克、制半夏9克、茯苓15克、丹参15克、藤梨根15克、陈皮9克、野葡萄藤15克、骨碎补9克、炒杜仲9克、怀山药12克、猫爪草30克、生炙草各9克、炒黄柏12克。②

21. 唐由君分4型

(1) 热毒炽盛型　症见高热,头身疼痛,口干口渴,喜冷饮,烦躁,或伴皮肤瘀点瘀斑,齿龈肿痛,舌红,苔黄而干,脉弦滑数。治宜清热解毒、凉血止血。〔方药见726页辨证施治3.(6)〕

(2) 痰瘀互结型　症见身痛,头晕头疼,紫癜,鼻衄,胸胁疼痛,或瘰疬痰核,腹有癥积,舌质紫黯或有瘀斑,苔薄白或薄黄,脉弦涩。治宜活血化瘀散结。〔方药见725页辨证施治2.(3)〕

(3) 气血两虚型　症见头晕乏力,面色萎黄,少气懒言,身痛,唇甲色淡,纳差,舌体胖大边有齿痕,舌苔薄白,脉沉细或细弱。治宜益气养血、填精益髓。〔方药见727页辨证施治4.(8)〕

(4) 肾虚血瘀型　症见腰身疼痛,腰膝酸软,行动不利,乏力,或有尿频,夜尿多,或下肢水肿,舌黯苔薄白,脉细涩或弦细。治宜补肾益精、活血化瘀。方用唐由君经验方4:生地黄18克、枸杞子18克、菟丝子18克、茯苓15克、丹参15克、牛膝15克、泽兰15克、杜仲12克、续断12克、牡丹皮12克、白花蛇舌草24克、茯苓皮24克、薏苡仁30克、车前草30克、蜈蚣2克、甘草6克。③

22. 汪学友分3型

(1) 肾虚腰痛型　症见腰脊疼痛,昼轻夜重,面色少华,小便清长,神疲乏力,自汗盗汗,舌质淡红,苔白腻,脉滑数。治宜补肾化瘀解毒。〔方药见731页辨证施治7.(12)〕

(2) 痰瘀阻络型　症见腰痛抽掣发麻,绵缠不休,痰瘤叠起,推之不移,发热朝轻暮重、热伤血络者或有衄血,紫斑,舌质淡、舌体胖、脉弦大而数。治宜通阳化瘀祛痰。〔方药见725页辨证施治2.(4)〕

(3) 湿毒壅阻型　症见麻木隐痛,下肢及颜面浮肿,入夜腰脊酸痛,腹胀便稀,神疲乏力,纳呆厌食,舌质淡胖,苔薄黄或白腻、脉濡缓。治宜清热解毒利湿。方用汪学友经验方3:白花蛇舌草30克、半枝莲30克、玉米须30克、蒲公英20克、薏苡仁20克、山慈菇15克、茅草根15克、鸡血藤15克、车前子12克、川牛膝12克、泽泻12克、猪苓12克、黄柏10克、苍术6克。④

23. 张立平分5型

(1) 瘀热内结　此型为多发性骨髓瘤未化疗时,骨痛明显。治宜清热解毒、活血化瘀。方用张立平经验方1:金银花12克、连翘12克、牡丹皮12克、生地黄15克、白花蛇舌草12克、半枝莲12克、土鳖虫12克、虎杖12克、甘草6克。配合化疗治疗,用环磷酰胺200毫克/天、强的松60毫克/天,7日疗法。

(2) 脾肾亏虚　此型为多发性骨髓瘤化疗后。治宜补脾温肾。方用张立平经验方2:党参15克、白术15克、女贞子12克、补骨脂12克、枸杞子12克、菟丝子12克、厚朴12克、陈皮10克。

(3) 气血亏虚　此型为多发性骨髓瘤化疗后白细胞下降。治宜补气养血。方用张立平经验方

① 潘铭. 中西医结合治疗多发性骨髓瘤21例疗效分析[J]. 中医药学报,2008,36(1):72-74.
② 陈珮. 黄振翘老中医治疗多发性骨髓瘤临床经验[J]. 黑龙江中医药,2008,37(4):2.
③ 周玉才,唐由君. 中西医结合治疗多发性骨髓瘤20例疗效观察[J]. 新中医,2007,39(2):79-80.
④ 汪学友. 中西医结合治疗多发性骨髓瘤21例观察[J]. 浙江中西医结合杂志,1996,6(1):16.

3：黄芪 12 克、白术 15 克、陈皮 10 克、麦冬 15 克、五味子 6 克、茯苓 15 克、半夏 12 克。

（4）痰热壅肺　症见因外感出现咳嗽、痰多、引起肺部感染，双肺出现湿啰音，右肺伴哮鸣音。治宜宣肺止咳化痰。方用张立平经验方 4：麻黄 12 克、杏仁 12 克、石膏 25 克、陈皮 10 克、半夏 12 克、桔梗 12 克、黄芩 12 克、桑白皮 12 克、竹茹 6 克。

（5）正气亏虚　控制感染后以补气养血巩固治疗。方用多发性骨髓瘤方 7：沙参 12 克、麦冬 15 克、五味子 12 克、炒柴胡 12 克、党参 15 克、黄花 12 克、当归 12 克、茯苓 15 克、远志 12 克、木香 6 克、陈皮 10 克、甘草 6 克。①

24. 王德森等分 4 型

（1）气阴两亏型　症见形体羸弱，面目身黄，气弱倦怠，语言低微，口腔黏膜及舌面可见密集乳白色斑点，舌红绛，脉微细数。治宜益气养阴、泻火解毒。方用多发性骨髓瘤方 8：金银花 30 克、野菊花 15 克、黄连 10 克、黄精 30 克、西洋参（先煎）10 克、生地黄 30 克、五味子 10 克。

（2）邪热炽盛型　症见持续高热，口腔黏膜溃烂且口难张，口舌血迹斑斑，颊部满布乳头斑块不易拭去，口干渴少饮，小便短赤，大便秘结，舌红降，苔光剥无津，脉浮数。治宜清热解毒、通腑泻火。方用多发性骨髓瘤方 9：金银花 60 克、黄精 30 克、黄连 10 克、野菊花 15 克、牡丹皮 10 克、水牛角（先煎）15 克、生地黄 30 克、大黄（后下）10 克。

（3）阴虚火旺型　症见咽喉灼痛，昼轻夜重，口糜舌烂，表面呈黄白色，疮周淡红，心烦失眠，手足心热，舌红少苔，脉细数。治宜滋阴清热、泻火解毒。方用多发性骨髓瘤方 10：生地黄 30 克、知母 15 克、金银花 30 克、野菊花 15 克、黄连 10 克、黄精 30 克、升麻 6 克、生甘草 10 克。

（4）脾胃湿热型　症见倦怠身重，口腔溃疡似豆腐渣样，绵绵作痛，胸痞腹胀，大便溏而不爽，舌淡苔白腻，脉濡数。治宜泻火解毒、健脾利湿。

方用多发性骨髓瘤方 11：金银花 30 克、野菊花 15 克、黄连 10 克、黄精 15 克、白术 30 克、薏苡仁 20 克、白豆蔻 10 克、滑石 30 克、生甘草 5 克。②

25. 徐瑞荣分 4 型

（1）肾虚并气血瘀阻型　症见胸胁、腰脊、四肢剧痛，不能转侧，肢体麻木，低热，自汗或盗汗，头晕，咽干，面色灰暗无华。舌质紫黯有瘀斑，脉细数。治宜补肾益气、活血通络。方用补肾通络方。〔方药见 731 页辨证施治 7.(13)〕

（2）肝肾阴虚型　症见胸胁疼痛，腰痛尤甚，转侧俯仰不利，肢体或腰脊部肌肉萎缩，麻木，活动无力，低热，盗汗，头晕目眩，面色暗红，舌红少苔脉细而弦。治宜滋补肝肾、益气养血。方用左归丸加减。〔方药见 728 页辨证施治 5.(8)〕

（3）脾肾阳虚型　症见腰膝酸软，脊背酸痛紧缩不适，怕冷，面色㿠白，乏力，纳呆，腹胀，甚则肢体浮肿，大便稀，小便清长，舌淡苔薄白，脉沉细无力。治宜温补脾肾、益气养血。方用右归丸合六君子汤加减。〔方药见 729 页辨证施治 6.(10)〕

（4）痰热壅阻型　症见发热，汗出，喘咳，吐痰黄黏，腰背酸痛，纳呆，便秘，舌红苔黄腻，脉弦数。治宜滋阴清热、化痰定喘。方用麻杏石甘汤合定喘汤加减：炙麻黄、生石膏、炒杏仁、白果、款冬花、苏子、天冬、麦冬、金银花、黄芩、桑白皮、瓜蒌、甘草。③

26. 徐瑞英等分 4 型

（1）肾虚并气血瘀阻型　症见胸胁、腰脊、四肢剧痛，疼有定处，转侧困难，不能活动，低热，自汗或盗汗，头晕，咽干，面色灰暗无华，舌质紫黯有瘀斑，脉涩而细。治宜补肾益气、活血通络。方用自拟补肾通络方。〔方药见 731 页辨证施治 7.(14)〕

（2）肝肾阴虚型　症见胸胁疼痛，腰痛尤甚，转侧、俯仰不利，肢体或腰脊部肌肉萎缩，麻木，活动无力，低热，盗汗，头晕目眩，面色暗红，舌红少苔脉弦细。治宜滋补肝肾、益气养血。方用左归丸加减。〔方药见 728 页辨证施治 5.(9)〕

① 张立平. 中西医结合治疗多发性骨髓瘤一例［J］. 云南中医中药杂志，1996,17(4)：40-41.
② 王德森，等. 中药防治化疗所致口腔溃疡疗效观察［J］. 实用中西医结合杂志，1996,9(9)：551.
③ 徐瑞荣，等. 中西医结合治疗多发性骨髓瘤 3 例长期存活体会［J］. 山东中医学院学报，1992,16(2)：47-48.

（3）脾肾阳虚型　症见腰膝酸软,脊背疼痛、紧缩不适,怕冷,面色㿠白,乏力,纳呆,腹胀,甚则肢体浮肿,大便稀溏,小便清长,舌淡苔薄白,脉沉细无力。治宜温补脾肾、益气养血。方用右归丸加减。〔方药见729页辨证施治6.(11)〕

（4）热毒炽盛型　症见持续高热、烦躁,甚则神昏谵语,鼻衄,齿衄,皮肤紫斑,或尿血,便血,全身骨骼酸痛,舌绛,苔黄有芒刺,脉虚大而数。治宜清热解毒、凉血散瘀。方用清瘟败毒饮加减。〔方药见726页辨证施治3.(7)〕

随症加减:在病情变化中出现咳逆、痰喘等肾虚、痰热塑肺的临床证候,可用生脉散合定喘汤化裁治疗。①

27. 陈达中等分3型

（1）瘀血阻络型　症见发热,抽掣样骨痛难忍,活动受限,面色黧黑或萎黄无泽,舌紫黯,肝脾肿大或淋巴结肿大,脉弦滑。治宜活血化瘀、通络止痛,软坚散结。方用桃红蛇汤:丹参15克、赤芍15克、甲片15克、续断15克、桃仁9克、红花9克、地龙9克、南星9克、补骨脂10克、夏枯草30克、半枝莲30克、白花蛇舌草30克、益母草30克。

（2）热毒炽盛型　症见高热气促,口干渴,口鼻齿眼出血,骨骼酸痛,大便干结,尿黄赤,舌红绛苔黄燥,肝脾肿大或淋巴结肿大,脉滑数或弦滑数。治宜清热泻火、解毒凉血。方用银翘白虎汤(白虎汤加金银花、连翘)合犀角地黄汤(犀角(水牛角代)、生地黄、牡丹皮、芍药)化裁加芦根30克、白花蛇舌草30克、蒲公英30克。

（3）气阴两虚型　症见头晕乏力,心悸气短,面色少华,自汗或盗汗,夜晚潮热或午后低烧,骨痛酸软,口咽干,肢肿,舌淡红少苔乏津,脉细弱。治宜益气养阴、补益肝肾。方用多发性骨髓瘤方12:北沙参30克、黄芪30克、续断12克、狗脊12克、枸杞子12克、生熟地黄15克、石斛15克、麦冬15克、补骨脂15克、白蒺藜15克。②

28. 张镜人等分3型

（1）瘀热阻络型　治宜清淤热、通络脉,佐以养肝益肾。方用芍药二百汤:丹参15克、赤白芍各15克、陈胆南星5克、鸡血藤30克、炒桑枝12克、制狗脊15克、炒续断15克、补骨脂9克、川石斛9克、白英15克、桃仁9克、香谷芽12克、白花蛇舌草30克、徐长卿15克。随症加减用蛇果草、连翘、炙乳没、延胡索、地龙等药。

（2）肝肾气阴亏损型　治宜益气养阴、补益肝肾,佐以清热利湿。方用孩儿参汤:炒白术9克、炒山药9克、川石斛12克、南沙参12克、炒生地黄9克、炒赤白芍各9克、大蓟根30克、薏苡仁根30克、石韦15克、莲须3克、太子参12克、二至丸(包煎)9克、香谷芽12克。

（3）热毒炽盛型　治宜清营泄热、凉血解毒。方用凉血解毒汤。〔方药见726页辨证施治3.(3)〕③

经 验 方

一、一般方(未明确是否与其他治疗合用方)

1. 玉屏风散合三棱汤加减(当归补血汤)　黄芪30克、白花蛇舌草20克、龙葵20克、防风12克、白术12克、当归12克、何首乌12克、山慈菇12克、土贝母12克、熟地黄15克、莪术15克、骨碎补15克、白英15克、土茯苓15克、灵芝15克、阿胶珠15克。周霭祥治疗多发性骨髓瘤以扶正解毒为主要治法,对缓解骨髓瘤患者症状及延长生命有一定疗效。④

2. 周永明经验方　太子参24克、白芍12克、白术12克、女贞子20克、生地黄15克、炒牡丹皮12克、柴胡10克、浙贝母9克、制半夏12克、炙甘草6克、夏枯草15克、玄参15克、生牡蛎(先煎)15克、白花蛇舌草15克、半枝莲15克、水蛭6克、干蟾皮6克、三棱15克、莪术15克、大黄(后下)3克。周永明以此方治疗1例多发性骨髓瘤,经治

① 徐瑞英,等. 中西医结合治疗多发性骨髓瘤15例临床观察[J]. 山西中医,1992,8(5):16-17.
② 陈达中,等. 中西医结合治疗多发性骨髓瘤18例[J]. 辽宁中医杂志,1986,10(12):19-20,46.
③ 张镜人,等. 中西医结合治疗多发性骨髓瘤的初步探讨——附10例临床分析[J]. 中医杂志,1981(5):26-29.
④ 周庆兵,胡晓梅. 周霭祥教授治疗恶性血液病经验简介[J]. 新中医,2011,43(4):137-138.

疗后诸症消,随访 4 年余,患者无复发。①

3. 六味地黄汤合当归拈痛散加减 生地黄 10 克、熟地黄 10 克、山茱萸 10 克、怀山药 10 克、泽泻 10 克、牡丹皮 10 克、丹参 10 克、枸杞子 10 克、桃仁 10 克、红花 10 克、全当归 10 克、防风 10 克、寻骨风 10 克、露蜂房 10 克、茯苓 15 克、鸡血藤 30 克、党参 30 克。吴英以此方治疗 1 例多发性骨髓瘤,服用 2 月后,临床症状全部消失,实验室各项检查亦恢复正常。②

4. 祁连智经验方 1 熟地黄 15 克、鸡血藤 15 克、党参 12 克、黄芪 12 克、土鳖虫 10 克、白花蛇 10 克、当归 10 克、徐长卿 10 克、乳香 5 克、没药 5 克、蜈蚣 5 克、露蜂房 5 克、炙甘草 5 克。每日 1 剂,水煎服。祁连智运用此方治疗多发性骨髓瘤 1 例,治疗 2 个月后疼痛明显缓解。③

5. 祁连智经验方 2 熟地黄 10 克、牡丹皮 10 克、侧柏叶 10 克、玄参 10 克、党参 15 克、黄芪 15 克、白术 15 克、补骨脂 5 克、当归 5 克、金毛狗脊 5 克。每日 1 剂,水煎服。祁连智运用此方治疗多发性骨髓瘤 1 例,治疗 2 个月后疼痛明显缓解。④

6. 苓桂术甘汤 茯苓 12 克、桂枝 10 克、白术 10 克、甘草 9 克。刘建亮用此方治疗 1 例骨髓瘤疼痛口服大量止痛药无效的患者,药进 3 剂后痛减,9 剂后疼痛消失,可宽衣平卧。⑤

7. 痛风汤 当归 15 克、黄芪 15 克、熟地黄 15 克、玉竹 10 克、阿胶 10 克、白蒺藜 10 克、菊花 10 克、延胡索 10 克、炙甘草 5 克、僵蚕 5 克。随症加减:腰痛为主时,加杜仲 15 克、延胡索 15 克、续断 20 克、川牛膝 10 克、桑寄生 10 克;胸骨、肋骨痛为主时,加赤芍 10 克、瓜壳 10 克、柴胡 10 克、延胡索 15 克;食欲差者加白术 10 克、鸡内金 5 克、山楂 5 克;四肢冷者去知母,加桂枝 5 克;头昏者加天麻 15 克、钩藤 15

克;上感时,停原方,用玉屏风散或参苏饮加减治疗。每日 1 剂,水煎分两次服。胃肠型感冒用藿香正气散加减治疗,并肺部感染时加青霉素肌注。张兆湘运用此方治疗多发性骨髓瘤 1 例,治疗 2 年后全身骨骼疼痛逐渐减轻至基本消失,生活能自理。⑥

8. 李淑瑾经验方 党参 30 克、麦冬 15 克、五味子 10 克、何首乌 15 克、桑寄生 15 克、女贞子 15 克、牛膝 30 克、墨旱莲 30 克、杜仲 15 克、天麻 15 克、丹参 30 克、全蝎 6 克、鸡血藤 30 克、续断 15 克、蜈蚣 2 条、白芍 25 克、甘草 10 克。李淑瑾以此方治疗多发性骨髓瘤 1 例,经治疗半年后可扶拐杖行走,3 年后复查骨髓片基本正常,生活如常人。⑦

二、与放、化疗等合用方

1. 益气补肾解毒活血方 续断 15 克、黄精 20 克、白花蛇舌草 30 克、土茯苓 15 克、熟地黄 20 克、桃仁 10 克、黄芪 40 克、青黛 10 克、金毛狗脊 15 克、党参 20 克、半枝莲 30 克、红花 15 克、甘草 15 克。随症加减:肾阳虚者,加杜仲 20 克、巴戟天 20 克;肾阴虚者,加墨旱莲 20 克、女贞子 20 克、龟甲 20 克;两胁疼痛者,加延胡索 10 克、川楝子 15 克;高热者,加大青叶 30 克、连翘 20 克、金银花 20 克、柴胡 15 克;恶心呕吐者,加陈皮 15 克、半夏 15 克、姜竹茹 15 克;出血者,加三七粉 10 克、侧柏叶 15 克、仙鹤草 30 克;蛋白尿者,加益母草 20 克、白及 15 克。配合 VAD 方案化疗:第 1~4 天,给患者 0.5 毫克 VCR 静脉滴注和阿霉素 10 毫克静脉滴注,服用地塞米松 20 毫克/天,治疗时间为第 1~4、9~12、17~20 天。间隔 30 天。徐荣香等以此方联合化疗治疗多发性骨髓瘤 34 例,完全缓解 18 例,部分缓解 11 例,进步 2 例,无效 3 例,总有效率 85.29%。此方能有效地改善患者的临床症状,提高治疗效果,降低不良反应的发生率。⑧

① 王磊,周永明. 周永明治疗血液肿瘤验案举隅[J]. 辽宁中医杂志,2008,36(8):1245.
② 吴英. 活血化瘀法治疗血液病的体会[J]. 浙江中医杂志,2004,29(9):380.
③ 祁连智. 二例多发性骨髓瘤误诊分析及中药治疗[J]. 河北中医,1996,18(4):49.
④ 同上.
⑤ 刘建亮. 苓桂术甘汤止痛验案 1 例[J]. 国医论坛,1995,10(1):12.
⑥ 张兆湘. 多发性骨髓瘤治验[J]. 中医药信息,1992(3):33.
⑦ 李淑瑾. 中药治疗多发性骨髓瘤一例[J]. 天津中医,1989(2):44-45.
⑧ 徐荣香,等. 中西医结合治疗老年性多发性骨髓瘤的临床效果观察[J]. 实用癌症杂志,2015,30(1):66-68,75.

2. 补肾活血汤　菟丝子20克、补骨脂15克、骨碎补15克、杜仲15克、熟地黄15克、莪术10克、乳香10克、续断15克、红花10克、石见穿20克、知母10克、薏苡仁15克、龙葵10克、甘草5克。补肾强骨，活血通络。标准VAD方案治疗：长春新碱(VCR)0.4毫克/平方米，于第1～4天静脉滴注；阿霉素(Adr)10毫克/平方米，于第1～4天静脉滴注；地塞米松(Dex)30毫克/平方米，于第1～4、9～12、17～20天静脉滴注。谌俊玲等使用此方联合化疗治疗多发性骨髓瘤40例，能增效减毒，延缓疾病进展，提高患者的生活质量。[①]

3. 茅莓汤　茅莓30克、红花15克、当归15克、生地黄12克、沙参15克、地龙15克、路路通15克、银杏叶12克、黄芪15克。同时给予维生素B₁₂ 500微克肌肉注射，每日1次。许晓峰等采用茅莓汤中西医结合治疗万珂引起多发性骨髓瘤周围神经病变20例。此方能提高患者感觉及运动神经的传导速度，总有效率达85％。[②]

4. 薯蓣丸加减　生晒参10克、白术15克、茯苓10克、生甘草5克、当归10克、川芎10克、白芍药10克、生地黄10克、麦冬20克、肉桂10克、柴胡15克、防风10克、杏仁10克、桔梗5克、六神曲15克、大豆黄卷10克、阿胶10克、怀山药30克、干姜10克、大枣30克。黄煌使用此方治疗1例多发性骨髓瘤，经1年余治疗病情尚稳定，多次复查血常规均正常，免疫球蛋白IgG降至17.3克/升。[③]

5. 多发性骨髓瘤方13　羚羊角粉(冲服)0.6克、胆南星10克、枳实10克、炒栀子12克、连翘12克、水牛角(先煎)30克、石膏(先煎)30克、西洋参5克、知母6克、浙贝母6克、郁金10克、金银花12克、黄芩10克、柴胡10克、生甘草5克。另予安宫牛黄丸(方药见748页中成药8)。并予物理降温，硝酸甘油静脉泵入以控制血压，甘露醇

脱水，醒脑净静滴及纳洛酮静推以促醒，丙种球蛋白静滴提高免疫力，美罗培南抗感染，更昔洛韦抗病毒，米卡芬净抗真菌治疗，脂肪乳、氨基酸及维生素静脉滴注营养支持等对症处理。张文曦等以此方加减治疗1例多发性骨髓瘤化疗后引起的中枢神经系统感染，经治疗次日下午神志转清，第4日体温基本正常。[④]

6. 柴苓汤加减　柴胡12克、黄芩6克、制半夏12克、党参12克、生甘草6克、白术20克、茯苓20克、泽泻20克、猪苓20克、肉桂6克、桂枝6克、干姜6克、大枣20克。黄煌运用此方治疗1例多发性骨髓瘤化疗后伴肝功能异常，经半年余治疗后肝功能指标均正常。[⑤]

7. 补肾强骨方　补骨脂30克、黄芪30克、黄精30克、桑寄生30克、白花蛇舌草30克、薏苡仁30克、熟地黄20克、山慈菇20克、茯苓20克、续断15克、法半夏15克、桃仁15克、三七(先煎)10克、莪术10克。随症加减：偏于肾阳虚，症见面色㿠白无华，形寒肢冷者，加淫羊藿15克、鹿角霜(烊化)15克、巴戟天30克；偏于肾阴虚，肢倦乏力，腰膝酸软，五心烦热，潮热盗汗，口干咽燥，舌红少苔症状明显者，加女贞子15克、鳖甲(先煎)15克、龟甲(先煎)15克、墨旱莲30克；周身疼痛，痛有定处，紫癜，鼻衄，血瘀重者，加全蝎10克、丹参20克、云南白药(冲服)1克、川牛膝15克；高热，烦渴，肌衄发斑，热度甚者，加生石膏(先煎)30克、水牛角(先煎)30克、玄参15克；凝痰为主，可见痰核肿大，胁下癥块，胸胁如串珠状者，加制南星15克、猫爪草30克；疼痛剧烈者加丹参15克、乳香10克；化疗期间加党参15克、白术15克；化疗结束加淫羊藿15克、菟丝子15克、巴戟天20克；化疗间歇期加半枝莲30克、七叶一枝花30克、黄药子15克。配合MP(美法仑、泼尼松)、COMP(环磷酰胺、长春新碱、美法仑、泼尼松)、

① 谌俊玲,等. 补肾活血汤联合VAD方案治疗多发性骨髓瘤40例临床观察[J]. 湖南中医杂志,2015,31(6):37-38.
② 许晓峰,张学进,等. 茅莓汤联合维生素B₁₂治疗万珂引起多发性骨髓瘤周围神经病变的临床研究[J]. 中国中医药科技,2012,19(1):13-14.
③ 薛蓓云,黄煌,等. 黄煌经方内科医案(五)——薯蓣丸调治恶性肿瘤案2则[J]. 上海中医药杂志,2012,46(5):29-30.
④ 张文曦,等. 涤痰开窍法治疗多发性骨髓瘤中枢感染的激励探讨——附病案1例[J]. 中国中医急症,2011,20(2):325-326.
⑤ 薛蓓云,黄煌. 柴苓汤在恶性血液病治疗中的运用[J]. 上海中医药杂志,2011,45(7):27-28.

M2(司莫司丁、环磷酰胺、长春新碱、美法仑、泼尼松)等化疗方案,治疗4～7天为1个疗程,疗程间间歇14～21天,21～28天为1周期,治疗6周期。黄智莉等运用此方联合化疗治疗多发性骨髓瘤15例,部分缓解8例,进步5例,无效2例,总有效率为86.67%。此方联合化疗能明显提高生活质量,减低复发率,稳定患者的病情。[①]

8. **凌士亮经验方** 当归15克、桃仁10克、红花6克、川芎10克、牛膝10克、牡丹皮10克、土鳖虫10克、水蛭6克、香附10克、柴胡6克、甘草10克、葛根10克。每日1剂,水煎服。同时给予阿可达90毫克,VAD(VCR 2毫克第1天＋ADM 60毫克第1天＋地塞米松40毫克第1～4天)方案化疗,每4周重复给药1次,共6次。凌士亮以此方联合化疗治疗多发性骨髓瘤1例,治疗6个月后复查骨髓细胞学示浆细胞为0,尿蛋白定性阴性,临床完全缓解。[②]

9. **滋肾活血方** 生地黄18克、枸杞子18克、女贞子18克、菟丝子18克、茯苓15克、丹参15克、牛膝15克、泽兰15克、杜仲12克、续断12克、牡丹皮12克、白花蛇舌草24克、茯苓皮24克、蜈蚣2条、全蝎6克、甘草6克。每日1剂,水煎服。配合化疗卡莫司汀(BCNU)0.5毫克/千克,第1天经脉中注射;环磷酰胺10毫克/千克,第1天静脉注射;美法仑0.25毫克/千克,第1～4天口服,强的松1毫克/千克,第1～7天口服;长春新碱0.03毫克/千克,第21天静脉滴注,4～5周为1个疗程,治疗3个疗程。刘俊玲等运用滋肾活血法联合化疗治疗多发性骨髓瘤患者18例,完全缓解9例,部分缓解4例,未缓解5例,总有效率72.2%。刘俊玲等以补肾活血为主的中药联合化疗治疗多发性骨髓瘤能增效减毒,互相取长补短,以期延缓疾病进展,提高生活质量,达到更好的治疗效果。[③]

10. **四味止痛散** 大黄50克、栀子50克、桃仁50克、赤芍50克。研末,蜜醋调制。外敷痛处,每日1次,每次6小时,至少10天为1个疗程,无效者停用。代喜平等以此方外敷配合中药辨证〔方药见733页16.代喜平等分3型(3)〕联合化疗治疗多发性骨髓瘤骨痛明显的患者。[④]

11. **右归丸加减** 补骨脂12克、巴戟天10克、淫羊藿12克、制附子6克、肉桂5克、鹿胶10克、丹参12克、当归10克、熟地黄12克、枣皮10克、何首乌12克、黄药子10克、半枝莲12克、白花蛇舌草10克、甘草3克。化疗结束1周开始服用。同时Ⅰ、Ⅱ期患者选用MP方案化疗,对Ⅱ、Ⅲ期患者则选用VAD方案化疗,其中年龄偏大选MP方案化疗。MP方案:美法仑10毫克/(平方米·天)口服(1～4天),泼尼松2毫克/千克口服(1～4天),每4～6周重复1次。VAD方案:长春新碱0.4毫克/天、阿霉素10毫克/天静滴(1～4天),地塞米松40毫克/天口服(1～4天、9～12天、17～20天),每4～6周重复1次。万健以此方联合化疗治疗多发性骨髓瘤10例,完全缓解2例,有效6例,无效2例,总有效率80%。[⑤]

12. **益肾活血饮加减** 淫羊藿30～45克、补骨脂20～30克、黄芪20～30克、三七10克、甘草6克。随症加减:肾虚血瘀型患者服用基础方;肾虚湿热型患者基础方加知母、黄柏各10克。同时予以沙利度胺1次100毫克,每日1次,晚上口服。胡永珍等运用此方联合沙利度胺治疗多发性骨髓瘤15例,完全缓解1例,部分缓解8例,稳定4例,进展2例,总有效率60%。此方联合化疗能降低难治复发多发性骨髓瘤患者的血清VEGF水平,且作用优于单用沙利度胺。[⑥]

13. **补肾化瘀解毒方** 杜仲15克、桑寄生15克、山药15克、山茱萸15克、黄芪15克、茯苓15克、当归15克、赤芍15克、延胡索15克、丹参15

① 黄智莉,陈志雄.补肾强骨方联合化疗治疗多发性骨髓瘤15例疗效观察[J].新中医,2010,42(1):49-51.
② 凌士亮.中药活血化瘀联合化疗治疗多发性骨髓瘤1例[J].现代中西医结合杂志,2010,19(3):345-346.
③ 刘俊玲,等.滋肾活血法联合化疗治疗多发性骨髓瘤临床观察[J].中医药临床杂志,2010,22(5):395-396.
④ 代喜平,等.益肾活血饮联合VADT方案治疗多发性骨髓瘤疗效观察[J].浙江中西医结合杂志,2010,20(11):680-681.
⑤ 万健.中西医结合治疗多发性骨髓瘤10例[J].湖南中医杂志,2009,25(3):73.
⑥ 胡永珍,等.中西医结合治疗难治复发多发性骨髓瘤[J].浙江中西医结合杂志,2009,19(5):274-275.

克、制没药 6 克、败酱草 30 克、金银花 30 克、白花蛇舌草 30 克。补肾强骨,行气活血,清热解毒。随症加减:阴虚内热者,加知母 10 克、黄柏 10 克;脾肾阳虚者,加附子 10 克、菟丝子 15 克;血虚明显者,加阿胶 15 克、首乌 10 克。配合 MP 方案化疗:美法仑 0.1 毫克/千克,5～7 天;强的松 1 毫克/千克,1～14 天;或 VAD 方案:长春地辛 1 毫克、表阿霉素 10 毫克、地塞米松 5 毫克,连续 4 日,每 4 周重复 1 次。董学斌等运用此方联合化疗治疗多发性骨髓瘤肾损伤 24 例,完全缓解 6 例,部分缓解 14 例,未缓解 4 例,总有效率 83.3%。此方联合化疗能减少蛋白尿,减轻肾损害,改善肾功能。[①]

14. 补阳还五汤加减 黄芪 40 克、川芎 20 克、当归 20 克、红花 20 克、柏子仁 20 克、白术 20 克、杜仲 20 克、菟丝子 20 克、续断 20 克、熟地黄 20 克、龙骨 30 克、牡蛎 30 克、焦山楂 15 克、神曲 15 克、赤芍 15 克、鹿角胶 15 克、陈皮 15 克、地龙 10 克、桃仁 10 克、甘草 10 克。每日 1 剂,水煎服。配合吗啡每天 50 毫克肌肉注射,疼痛缓解后减少吗啡用量,明显缓解后改为曲马多每天 100 毫克口服。刘宝文以此方加减治疗 1 例多发性骨髓瘤,经治疗后疼痛明显减轻,病情稳定。[②]

15. 肾气络毒汤 山茱萸 15～20 克、续断 10～20 克、女贞子 10～15 克、牛膝 15 克、补骨脂 15～20 克、首乌 15～20 克、黄芪 10～20 克、白术 10～15 克、丹参 15～20 克、赤芍 10～12 克、当归 12～15 克、延胡索 10～15 克、牡丹皮 15～20 克、半枝莲 10～15 克、甘草 6～10 克、三七粉(冲服) 3～5 克、干蟾 1 只。每日 1 剂,水煎分 2 次服。补肾益气,通络解毒。随症加减:纳差、乏力、气短甚者,加党参 20～30 克、黄芪 20～30 克、茯苓 15～30 克;胸胁、腰痛甚者,加乳香 10～15 克、没药 10～15 克、生胆南星 12 克或蟾胆 5 只冲服,每日 1 次;发热、瘀斑甚者,加北沙参 10～15 克、金

银花 15～20 克、连翘 10～15 克、水牛角 30～50 克、仙鹤草 15～20 克、生石膏 15～30 克;肝脾、淋巴结大者,加鳖甲 15～20 克、甲片 15～20 克、白花蛇舌草 15～30 克。配合 VP 方案化疗:长春新碱针 1～2 毫克,静脉滴注,连用 4 周、强的松片 30～60 毫克,日口服。刘瑜运用此方联合化疗治疗多发性骨髓瘤 20 例,临床痊愈 5 例,显效 8 例,有效 6 例,无效 1 例,总有效率 95%。[③]

16. 活血壮骨方 丹参 20 克、当归 20 克、桃仁 10 克、赤芍 20 克、石见穿 30 克、徐长卿 30 克、狗脊 15 克、鹿角胶 10 克、续断 12 克、补骨脂 15 克、龟甲 15 克、白花蛇舌草 30 克、全瓜蒌 15 克、半枝莲 30 克、仙鹤草 30 克。随症加减:化疗前期,瘀热阻络,重用活血化瘀药材,以补益肝肾;化疗间歇期,加用人参 30 克、黄芪 40 克、牡丹皮 20 克、赤芍 20 克、白芍 20 克、大青叶 30 克,以清热凉血,解毒散瘀。配合 VAD 方案化疗:长春新碱 0.4 毫克/(平方米·日)静脉滴注,第 1～4 天;阿霉素 10 毫克/(平方米·日)静脉滴注,第 1～4 天;地塞米松 30 毫克,第 1～4、9～12、17～20 天,治疗 3 周为 1 个疗程,共治 3～6 个疗程。卢爱萍运用此方配合化疗治疗多发性骨髓瘤 9 例,显效 5 例,有效 2 例,无效 2 例,总有效率为 77.8%。此方配合化疗不仅能降低化疗药物的不良反应,减轻因化疗导致的骨髓造血抑制,并能明显提高白细胞、血小板、血红蛋白的含量,还可以提高患者的机体免疫功能,促进骨髓的造血功能,提高患者的生存质量。[④]

17. 骨癌通泰方 黄芪 20 克、丹参 20 克、骨碎补 15 克、薏苡仁 15 克、补骨脂 10 克、白术 10 克、当归 10 克、莪术 10 克。随症加减:根据辨证,酌加桃仁、红花、仙鹤草、补骨脂、山茱萸、菟丝子、黄精等。配合 MP 化疗方案:美法仑按每千克体重 0.5 毫克口服,强的松按每千克体重 4 毫克口服,法莫替丁 20 毫克肌注。每 4 天为 1 疗程,每 6

① 董学斌,等. 补肾化瘀解毒方配合化疗治疗多发性骨髓瘤肾损害的临床观察[J]. 贵阳中医学院学报,2008,30(2):37-39.
② 邹本宏,刘宝文. 刘宝文教授应用补阳还五汤治疗多发性骨髓瘤经验介绍[J]. 新中医,2008,40(2):19-20.
③ 刘瑜. 肾气络毒汤为主治疗多发性骨髓瘤 20 例[J]. 光明中医,2008,23(3):351.
④ 卢爱萍. 活血壮骨方配合化疗治疗多发性骨髓瘤的疗效观察[J]. 内蒙古中医药,2008,27(7):18-20.

周进行 1 次化疗。郭达等运用此方联合化疗治疗多发性骨髓瘤 24 例,能有效辅助化疗,减轻骨痛症状,降低血钙水平,减少骨髓破骨细胞的数量。[①]

18. **养肝滋肾方** 熟地黄 30 克、山茱萸 15 克、淮山药 30 克、龟甲(先煎)15 克、枸杞子 20 克、女贞子 15 克、墨旱莲 30 克、杜仲 10 克、续断 10 克、骨碎补 15 克、龙骨(先煎)30 克、牡蛎(先煎)30 克、茯苓 10 克、三七 10 克、谷芽 15 克、生甘草 5 克。随症加减:痛甚者加全蝎 10 克、蜈蚣 2 条;面色苍白、乏力者加首乌 30 克,当归 10 克。配合 COMP 方案:环磷酰胺(CTX)0.6 克/平方米,静脉推注,第 1 天;长春新碱(VCR)2 毫克,静脉推注,第 1 天;苯丙氨酸氮芥(美法仑,Melphalan)6 毫克,口服,第 1～4 天;泼尼松片 90 毫克,口服,第 1～4 天;每 28 天重复 1 个疗程。杨宏光等运用此方联合化疗治疗多发性骨髓瘤 20 例,总有效率达 95%,且血清 M 蛋白、C 反应蛋白、β_2-MG 均明显改善。使用中药可对化疗药物有减毒增效作用,能改善症状并提高生存质量。[②]

19. **扶正解毒活血方** 黄芪 20 克、当归 10 克、生地黄 20 克、女贞子 15 克、黄精 10 克、菟丝子 15 克、鸡血藤 20 克、白花蛇舌草 30 克、半枝莲 15 克、龙葵 10 克、山慈菇 10 克、白英 15 克、莪术 20 克、丹参 20 克、红花 10 克、生甘草 6 克。合用亚砷酸(三氧化二砷)注射液(哈尔滨伊达药业有限公司,国药准字:H19990191)10 毫克加入 5% 葡萄糖注射液 500 毫升,每日 1 次静脉滴注。陈健一等运用此方合用亚砷酸注射液治疗对于化疗耐药的难治性多发性骨髓瘤 30 例,部分缓解 13 例,进步 10 例,无效 7 例,总有效率 76.67%,且临床观察无明显不良反应。[③]

20. **多发性骨髓瘤方 14** 黄芪 30 克、红参 10 克、党参 20 克、怀山药 30 克、茯苓 15 克、黄精 10 克、菟丝子 15 克、女贞子 10 克、枸杞子 10 克、阿

胶(烊化)10 克、生熟地黄各 12 克、狗脊 15 克、续断 12 克、鸡血藤 10 克、当归 12 克、白芍 20 克、丹参 15 克、焦三仙各 15 克、炙甘草 6 克。随症加减:进入无细胞期,有出血倾向时,可加三七粉、茜草、栀子炭等;有感染发热时酌加金银花、连翘、柴胡、知母等。陈疏敏等以此方配合自体造血干细胞移植治疗 1 例多发性骨髓瘤,可明显缩短无细胞期,加快造血重建和免疫重建,减少了并发症发生的风险,减少对粒细胞刺激生长因子、高档抗生素、血小板输注、红细胞输注的依赖和应用。[④]

21. **活络效灵丹合独活桑寄生汤加减** 乳香 10 克、没药 10 克、丹参 30 克、当归 15 克、独活 15 克、木瓜 30 克、茯苓 15 克、赤芍 15 克、川芎 10 克、党参 30 克、防风 15 克、苍术 15 克、川牛膝 15 克、茵陈 30 克、麦芽 30 克、天龙 3 条。每日 1 剂,加水 500 毫升,煎取 300 毫升,分 2 次服。配合 MP 方案化疗:美法仑 12 毫克/日,第 1～4 天;强的松 90 毫克/日,第 1～5 天。于天瑜等运用此方治疗 1 例多发性骨髓瘤骨痛及蛋白尿患者,随访 33 个月,复查骨髓未找到骨髓瘤细胞,病情稳定。[⑤]

22. **多发性骨髓瘤方 15** 龟甲 15 克、熟地黄 15 克、补骨脂 15 克、当归 10 克、川芎 10 克、覆盆子 10 克、菟丝子 10 克、鹿角胶(烊化)10 克、续断 12 克、何首乌 12 克、黄芪 20 克、没药 3 克、三七 8 克。根据病情随症加减。每日 1 剂,水煎服。化疗开始服用,连服 28 天。配合改良 M2 方案化疗:卡莫司丁 0.5 毫克/千克,第 1 天;美法仑 0.25 毫克/千克,第 1～4 天;环磷酰胺 10 毫克/千克,第 1 天;泼尼松 60～80 毫克,第 1～7 天。疗程为 28 天。陈鹏等运用此方联合化疗治疗多发性骨髓瘤 16 例,能有效辅助化疗减轻患者骨痛症状,降低血钙水平,减少骨髓破骨细胞的数量。[⑥]

23. **补中益气汤合十全大补汤加减** 黄芪 20 克、熟地黄 20 克、党参 15 克、茯苓 15 克、白术 15

① 郭达,等. 骨癌通泰方配合 MP 方案治疗多发性骨髓瘤 24 例[J]. 陕西中医,2008,29(7):818-820.
② 杨宏光,等. 养肝滋肾法联合化疗治疗多发性骨髓瘤临床观察[J]. 实用中医内科杂志,2008,22(10):34-36.
③ 陈健一,等. 扶正解毒活血方合用亚砷酸注射液治疗难治性多发性骨髓瘤 30 例[J]. 河北中医,2007,29(11):1009-1010.
④ 陈疏敏,等. 自体造血干细胞移植(ASCT)配合中药治疗多发性骨髓瘤 1 例[J]. 中医研究,2006,19(5):47-49.
⑤ 于天瑜,等. 多发性骨髓瘤所致骨痛、蛋白尿的治疗体会[J]. 国医论坛,2006,21(6):11.
⑥ 陈鹏,等. 补肾活血法辅助化疗治疗多发性骨髓瘤骨病 16 例疗效观察[J]. 新中医,2006,38(8):24-25.

克、当归 12 克、柴胡 20 克、白芍 20 克、川芎 20 克、炙甘草 20 克。随症加桃仁、红花、仙鹤草、七叶一枝花、补骨脂、山茱萸、菟丝子、黄精等。每日 1 剂,水煎服。配合 VAD 方案化疗:第 1～4 日,用长春新碱 0.5 毫克,多柔比星 10 毫克,均加 5% 葡萄糖液 500 毫升;第 1～4、9～12、17～20 日,用地塞米松 25 毫克,加 5% 葡萄糖液 250 毫升,均静脉滴注,每日 1 次。方坚运用中西医结合治疗多发性骨髓瘤可以提高化疗药物的用药安全,并且能提高疗效,有效减轻其不良反应。①

24. 多发性骨髓瘤方 16　黄芪 30 克、茯苓 15 克、白术 15 克、太子参 15 克、丹参 30 克、川芎 15 克、赤芍 15 克、鸡血藤 30 克、枸杞子 10 克、甘草 10 克。王炳胜等运用此方配合放疗,能降低血浆纤维蛋白酶原(FIB)水平,改善血液的高凝状态。②

25. 黄芪建中汤加减　生黄芪 30 克、桂枝 10 克、白芍 20 克、生甘草 3 克、肉桂 6 克、茯苓 20 克、生姜 3 片、红枣 6 枚。黄煌以此方治疗 1 例多发性骨髓瘤化疗后不良反应,经治疗半年余已顺利完成 8 次化疗,未出现发热、自汗出、恶风、乏力、口腔溃疡等化疗不良反应。③

26. 四妙散合小承气汤加减　黄柏 12 克、苍术 12 克、川牛膝 12 克、厚朴 12 克、枳实 12 克、三七 12 克、山慈菇 12 克、太子参 30 克、薏苡仁 30 克、豨莶草 30 克、大黄(后下)10 克。每日 1 剂,水煎服,配合插尿管、静脉注射地塞米松 10 毫克及对症治疗。郭健等以此方治疗 1 例多发性骨髓瘤截瘫伴腹胀、便秘患者,治疗 3 日后大便已通,腹胀腹痛消失。④

27. 董筠经验方　太子参 15 克、猪苓 15 克、鸡血藤 15 克、黄芪 20 克、薏苡仁 20 克、生地黄 12 克、白术 10 克、补骨脂 10 克、白花蛇舌草 30 克、仙鹤草 30 克、桃仁 5 克、红花 5 克、炙甘草 5 克。随症加减:肝肾阴虚明显者去补骨脂,加当归、枸

杞子、黄精等;气虚甚者重用黄芪;恶心呕吐、纳呆者加焦楂曲、炙鸡内金、佛手等;热毒炽盛者加用黄芩、连翘、牡丹皮。初治、高龄或体质虚弱难以耐受化疗不良反应者选用 MP 方案,复发或难治者选用 VAD 方案,若连续 2 个疗程不缓解,则改用改良 M2 方案治疗。MP 方案:美法仑、强的松。VAD 方案:长春新碱、阿霉素、地塞米松。改良 M2 方案:环磷酰胺、环己基亚硝脲、长春新碱、美法仑、强的松。董筠运用此方联合化疗治疗多发性骨髓瘤 9 例,显效 3 例,有效 4 例,无效 2 例,总有效率 77.8%。⑤

28. 多发性骨髓瘤方 17　黄芪 30～60 克、西洋参 9～15 克、白术 6～9 克、生熟地黄各 9～15 克、麦冬 6～9 克、厚朴 6～9 克、枳实 6～9 克、生大黄(后下)6～9 克、黄芩 6～9 克、陈皮 6～9 克、柴胡 6～9 克、升麻 3～6 克、炙甘草 6～9 克。随症加减:热甚便秘者酌加芒硝(冲服)3～6 克;口燥渴、咽干、善饮者,去厚朴,酌加葛根 10～15 克、芦根 10～15 克等;午后超热、盗汗或长期低热者去柴胡、厚朴,加银柴胡 9～12 克、秦艽 9～12 克、鳖甲 9～15 克等;兼食纳不振、恶心呕吐较重者去熟地黄、减参芪用量,酌加半夏 6～9 克、竹茹 6～9 克、砂仁 9～12 克等,并需以伏龙肝煎水,澄清后再煎诸药;并发感染着当根据不同部位酌加清热解毒的不同药物,如半枝莲 10～15 克、半边莲 10～15 克、野百合 10～15 克等。王光月等以此方治疗多发性骨髓瘤化疗发热 34 例,18 例体温始终正常,7 例体温明显下降,4 例加大清热解毒药物剂量后体温有所改善,无效 5 例。⑥

29. 多发性骨髓瘤方 18　仙鹤草 60～90 克、白花蛇舌草 15～30 克、半边莲 15～30 克、半枝莲 15～30 克、喜树根 10～30 克、败酱草根 10～30 克、蛇莓 10 克、白毛藤 10 克、大青叶 10 克、京三棱 10 克、莪术 10 克、赤芍 10 克、红花 10 克、薏苡仁 10～12

① 方坚. 中药联合改良 VAD 方案对多发性骨髓瘤患者造血系统的影响[J]. 新中医,2004,36(6):51-52.
② 王炳胜,等. 益气活血中药治疗恶性肿瘤高纤维蛋白原血症疗效观察[J]. 中国中医急症,2003,12(6):517-518.
③ 徐勤亚,等. 黄芪建中汤加减治疗恶性肿瘤化疗不良反应一例报道[J]. 现代中医药,2002(3):60-61.
④ 郭健,等. 肿瘤急症治验二则[J]. 中国民间疗法,2002,10(9):8-9.
⑤ 董筠. 中西医结合治疗多发性骨髓瘤临床疗效观察[J]. 中医药学报,1998,26(6):34-35.
⑥ 王光月,等. 补通并施法治疗多发性骨髓瘤化疗发热 34 例[J]. 新疆中医药,1990(4):34-35.

克、蛇六谷 6 克。随症加减：阴虚阳亢，湿热内蕴者可加黄芩 10 克、黄柏 10 克、知母 10 克、牡丹皮 10 克、生地黄 10 克、栀子 6～9 克、玉竹 12 克；恶心、呕吐、纳呆可加陈皮 6 克、姜半夏 6 克、竹茹 6 克、鸡内金 10 克、山楂 6～9 克；正气虚加黄芪 10～30 克、党参 10～15 克、当归 10 克、生地黄 10 克、熟地黄 10 克、黄精 10 克。刘镛振等用本方加减结合化疗治疗多发性骨髓瘤 10 例，重症者（4 例）配合以 M2 方案化疗，轻症者（6 例）配以 PN 方案化疗，其中显效 2 例，缓解 3 例，无变化 1 例，存活最长 1 例 5 年，死亡 4 例。[1]

30. 多发性骨髓瘤方 19 白薇 10 克、粉牡丹皮 15 克、地骨皮 10 克、青子芩 10 克、炒知母 15 克、生地黄 20 克、枸杞子 12 克、制首乌 20 克、赤芍 15 克、白芍 15 克、桑叶 10 克、甘菊花 6 克、青蒿子 12 克、蔓荆子 10 克、白蒺藜 12 克、鲜荷叶 1 角、野蔷薇花 15 克、桃仁泥 12 克、晚蚕沙 15 克、羚羊角粉（山羊角粉代）、珍珠粉 0.6 克，每日分 2 次吞服。夏季珊等以此方治疗 1 例多发性骨髓瘤并截瘫患者，经上方治疗病情得以控制，去平肝镇降药，予多发性骨髓瘤方：青蒿子 12 克、白薇 10 克、牡丹皮 15 克、生地黄 20 克、枸杞子 12 克、制龟甲 30 克、鳖甲 30 克、赤白芍各 15 克、桃仁泥 12 克、栀子 10 克、炙僵蚕 6 克、川桂枝 5 克。经 145 天治疗，病情明显好转，随访 4 年，患者健在。[2]

31. 多发性骨髓瘤方 20 细叶蛇泡簕一两（茅莓 30 克）、寮刁竹一两（徐长卿 30 克）、生半夏一两（30 克）、大叶蛇总管一两（虎杖 30 克）、丹参一两（30 克）、生地黄五钱（15 克）、甘草二钱（6 克）。以前三味药为主，作为基本方随症加减。若有胸腹满闷，恶心呕吐，痰结湿聚，加土茯苓、茵陈、半枝莲、半边莲、薏苡仁等；若伤食加孩儿草、葫芦茶、山楂、麦芽、六神曲等；若有精神疲乏，气促，具气虚证，加黄芪、防党、黄精、红枣等；若有头晕目眩，面色萎黄，唇舌淡，具血虚证，加鸡血

藤、牛参、岗稔根、熟地黄、何首乌等；若有津液亏损，属阴虚加生地黄、麦冬、天冬、沙参、天花粉等；若有疼痛，加延胡索、川楝子、入地金牛以及云南白药等。陈美芳等用此方随症加减并结合化疗及食物疗法治疗 1 例多发性骨髓瘤患者，经 1 年余治疗，患者临床症状及病变部位肿块消失，恢复正常农业生产劳动，随访观察近 3 年，病情稳定。[3]

三、单独用方

1. 多发性骨髓瘤方 21 生黄芪、淫羊藿、仙鹤草、生白术、潞党参、全当归、山茱萸、肉苁蓉、穿山龙、丹参、茯苓、扦扦活、泽泻、徐长卿、甘草、白豆蔻（后下）、焦栀子、淡豆豉、陈皮、煅龙牡（先煎）、六月雪、白花蛇舌草、炙鳖甲（先煎）、地骨皮、陈胆南星。王妍等以此方治疗 1 例多发性骨髓瘤化疗后患者，服药 4 年多后生活状态良好，可正常进行日常生活和工作。[4]

2. 裘沛然经验方 生晒参 9 克、生黄芪 30 克、生白术 15 克、熟地黄 30 克、巴戟天 15 克、半枝莲 20 克、夏枯草 15 克、茯苓 15 克、葶苈子 12 克、川贝母 6 克、牡蛎 30 克、麦冬 15 克、肉苁蓉 15 克、丹参 20 克、延胡索 20 克。另用牛黄醒消丸 1 支，分次吞服。随症加减：发热、疼痛剧烈者，药用生晒参 12 克、生黄芪 50 克、炙甲片 20 克、炙鳖甲 20 克、三棱 15 克、莪术 18 克、败酱草 24 克、红藤 30 克、汉防己 20 克、巴戟肉 15 克、熟地黄 30 克、丹参 24 克、延胡索 30 克、细辛 2 克、淫羊藿 15 克、黄芩 30 克，牛黄醒消丸 1 支。裘沛然以此方加减治疗 1 例多发性骨髓瘤，治疗一年半余，骨痛消失，胸骨肿块消失，生活能自理，经治疗生存期延长达 3 年有余。[5]

3. 刘晋经验方 当归 15 克、党参 15 克、白术 10 克、茯苓 10 克、熟地黄 10 克、生姜 6 克、大枣 6 克、川芎 9 克、杜仲 9 克、枸杞子 9 克、甘草 3 克。刘晋以此方随证加减配合针灸治疗浆细胞

① 刘镛振，等. 化疗配合中药治疗多发性骨髓瘤 10 例疗效观察［J］. 中西医结合杂志，1987，7(12)：742－743.
② 夏季珊，等. 中西医结合治疗多发性骨髓瘤并截瘫一例［J］. 江苏中医杂志，1986，7(11)：35.
③ 陈美芳，等. 中西医结合治疗多发性骨髓瘤一例体会［J］. 新中医，1977(3)：22－24.
④ 王妍，等. 中西医结合治疗多发性骨髓瘤经验举隅［J］. 辽宁中医药大学学报，2013，15(1)：112－113.
⑤ 裘沛然医案［J］. 中医文献杂志，2002(1)：44－46.

瘤 1 例,治疗半年余疼痛逐步消失,复查血象均有改善。①

4. 四逆散合复元活血汤加减　柴胡 15 克、赤芍 10 克、枳壳 10 克、天花粉 10 克、当归 15 克、桃仁 10 克、红花 10 克、甲片 10 克、木香 10 克、莱菔子 10 克、大黄(后下)4 克、川芎 10 克、甘草 6 克。李庆华等以此方治疗 1 例多发性骨髓瘤脊骨痛患者,服药 3 剂痛减,8 剂即可下床,服药至 12 剂诸症大部减轻,能上下楼行走。②

5. 游志红经验方　麦冬、沙参、石斛、玉竹、生地黄、山药、阿胶、女贞子、墨旱莲、丹参、水蛭、地骨皮、黄芪、大枣。配合刺五加注射液、清开灵注射液、脉络宁注射液静脉滴注治疗。游志红以此方治疗 1 例多发性骨髓瘤,经治疗肝大消失、眼底出血吸收,各项血液生化检查均明显改善。③

6. 陈琪儿经验方　白花蛇舌草 30 克、七叶一枝花 30 克、猪苓 30 克、党参 12 克、丹参 12 克、当归 10 克、白术芍各 10 克、续断 12 克、杜仲 12 克、制首乌 15 克、红花 6 克、延胡索 15 克、炙草 3 克。随症加减:疼痛剧烈者加制乳没、土鳖虫、地龙、炙甲片;盗汗者加煅龙牡、麦冬、山药;头眩耳鸣者加蝉蜕、葛根;心悸失眠者加酸枣仁、五味子;诸症缓解病症稳定时加仙鹤草、黄芪、枸杞子、肉苁蓉等益气养血、补肾滋精之药。陈琪儿以此方治疗多发性骨髓瘤 1 例,经一年半治疗后,腰背剧痛发作逐渐减少,间隔时间延长,体重也有所增加。④

7. 阳和汤加味　熟地黄 20 克、鹿角胶 12 克、肉桂 6 克、炮姜 4 克、麻黄 6 克、白芥子 4 克、当归 12 克、甲片 12 克、陈皮 13 克、延胡索 12 克。另口服小金丹,每日 2 次,每次 4 粒。李锋以此方加减治疗多发性骨髓瘤 1 例,治疗 8 个月后症状消失,摄片复查溶骨性坏死阴影消失、肋骨骨线清楚完

整,随访四年身体健康无恙。⑤

8. 阳和汤加味　熟地黄 30 克、制附子(先煎)6 克、炮姜炭 3 克、肉桂 3 克、炙麻黄 5 克、白芥子 6 克、鹿角胶(烊化)18 克、人参 6 克、黄芪 30 克、当归 10 克、何首乌 10 克、淫羊藿 10 克、丹参 12 克、黄柏 4.5 克。孙自文以此方加减治疗多发性骨髓瘤 1 例,治疗 4 月余复查骨髓检查发现骨髓瘤细胞小于 5%,本周氏蛋白(-),X 线示:腰椎、髂骨未见明显骨质破坏,股骨下段可见轻度骨质破坏。患者诸症消失,并可参加一般强度的农活。⑥

9. 阳和汤加味　熟地黄 40 克、阿胶(烊化)15 克、鹿角胶(烊化)15 克、当归 15 克、党参 50 克、黄芪 60 克、白芥子 9 克、炙麻黄 5 克、路路通 10 克、炮姜 12 克、制附子(先煎半小时)25 克、丹参 12 克、枸杞 18 克、桑寄生 12 克、续断 12 克、延胡索 12 克、白花蛇舌草 30 克、半枝莲 30 克、半边莲 30 克。每日 1 剂,水煎分早晚 2 次温服。程广里以此方加减治疗多发性骨髓瘤 1 例,经治疗半年主诉症状消失,治疗一年余复查 X 线,脊椎、锁骨、肋骨、股骨的骨质破坏均有明显恢复,随访 3 年余可从事一般家务劳动。⑦

单　方

1. 芒硝　组成:芒硝。功效:泻下,清热,润燥,软坚。制备方法:缝制清洁棉纱布药袋,大小约 20 厘米×15 厘米×2 厘米,放入干燥纯净芒硝 250 克后封口。用法用量:芒硝纱布包平贴于脐周皮肤,棉布袋潮湿或芒硝结块后即予更换,24 小时连续外敷。临床应用:治疗多发性骨髓瘤使用硼替佐米后引起的腹胀、便秘等肠道不良反应,有效率达 84.62%。⑧

---

① 刘晋. 外治内治和自治综合治疗浆细胞瘤 1 例[J]. 湖北中医杂志,1999,21(5):195.
② 李庆华,等. "痛证"从肝论治[J]. 中国中医基础医学杂志,1998,4(增刊(上)):25-27.
③ 游志红. 中西药治疗多发性骨髓瘤 4 例疗效分析[J]. 甘肃中医学院学报,1996,13(4):38-40.
④ 陈琪儿. 骨瘘治验二则[J]. 上海中医药杂志,1996(5):40-41.
⑤ 李锋. 多骨疽治验 1 例[J]. 江西中医,1991,22(1):17,23.
⑥ 孙自文,等. 多发性骨髓瘤[J]. 山东中医杂志,1990,9(4):61.
⑦ 程广里. 阳和汤在骨科中的运用[J]. 中医药学报,1987(4):26-27.
⑧ 程桂兰,胡致平. 芒硝外敷治疗硼替佐米的肠道副反应[J]. 深圳中西医结合杂志,2011,21(5):296-297.

2. 雄黄　组成：雄黄。功效：解毒。用法用量：每日 3 次，每次 2 克，口服。临床应用：联合六味地黄丸服用，治疗多发性骨髓瘤 19 例，完全缓解 8 例，进步 3 例，且不良反应少。注意事项：雄黄有毒，宜在医生指导下服用。①

3. 红参　组成：红参 20 克。功效：补气，滋阴，益血，生津，强心，健胃，镇静。用法用量：每日 1 剂，水煎，内服。配合加减：白术 20 克、茯苓 20 克、炙甘草 15 克、木香 0.3 克、砂仁 15 克、黄芪 50 克、陈皮 20 克、半夏 15 克。临床应用：治疗 1 例多发性骨髓瘤放疗后患者，服用 40 剂后神气如常，食量增加且有饥饿感，弃杖可行两千米。②

4. 二仙汤　组成：仙茅 9 克、淫羊藿 15 克。功效：补肾壮阳，强筋健骨。用法用量：每日 1 剂，水煎，内服。配合加减：熟地黄 10 克、黄柏 10 克、补骨脂 10 克、金银花 10 克、自然铜 10 克、独活 10 克、知母 12 克、牡丹皮 12 克、丹参 15 克、芙蓉叶 15 克、制首乌 15 克、车前子 15 克、天龙 2 条。临床应用：治疗 1 例多发性骨髓瘤患者，服用 3 月后，血象改善，肾功能无进行性加重。③

5. 活络效灵丹　组成：丹参 20 克、乳香 6 克、没药 6 克。适用于多发性骨髓瘤化疗后疼痛症。用法用量：每日 1 剂，水煎，内服。随症加减：当归 20 克、山药 20 克、续断 20 克、骨碎补 20 克、女贞子 12 克、墨旱莲 12 克、蜈蚣 2 条、延胡索 15 克、麦芽 15 克、灵芝 15 克、夜交藤 30 克、甘草 6 克。临床应用：治疗 1 例多发性骨髓瘤化疗后全身疼痛患者，经 1 个月治疗后，症状消失，已停用止痛药。④

6. 牵正散　组成：白附子 10 克、僵蚕 10 克、全蝎 5 克。功效主治：祛痰化瘀，通络止痛；适用于癌性疼痛。用法用量：每日 1 剂，水煎，内服。随症加减：制南星 15 克、土鳖虫 6 克、露蜂房 10 克、炙蜈蚣 3 条、续断 20 克、制川乌 6 克、制草乌 6 克、炒延胡索 15 克、九香虫 5 克、川楝子 12 克、巴戟天 10 克、金毛狗脊 20 克、当归 10 克。治疗 1 例多发性骨髓瘤，经 4 个月治疗，腰部疼痛、凉感症状已完全缓解。注意事项：全蝎有毒，宜在医生指导下服用。⑤

7. 紫地合剂　组成：紫珠草、地稔根（广州中医药大学第一附属医院制剂室提供）。功效主治：清热凉血，收敛止血；适用于口腔黏膜出血，包括齿龈渗血，舌、腭、颊、口底等处血疱。用法用量：30 毫升，每次口含 15 分钟后吐掉，每日 4 次，连用 5 天。临床观察：治疗多发性骨髓瘤口腔黏膜出血 151 例，控制 75 例，显效 42 例，好转 23 例，无效 11 例，总有效率 92.7%。⑥

8. 淡竹叶饮　组成：淡竹叶 50 克。功效主治：清热，除烦，解毒，解渴，利尿；适用于辅助治疗多发性骨髓瘤，利于肾功能的维持与恢复，改善心、脑、肺等重要脏器的血液循环，防治其并发症。用法用量：每日 3～6 次，水煎服。⑦

9. 龟粉散　组成：山水乌龟（数量不拘多少）。功效主治：益肾养阴，强筋壮骨；适用于多发性骨髓瘤。制备方法：山水乌龟每个用黄泥团包好，外面用铁丝加固，放木柴火上煅烤，龟壳用手能折断为度，研末备用。用法用量：每日 2 次，早晚各服 3 克。临床应用：结合针刺（主穴：阳陵泉、风市、委中；配穴：膝阳关、足三里）治疗，10 天为 1 个疗程，休息 5 天再进行下一个疗程。治疗 1 例多发性骨髓瘤合并双股骨下端病理性骨折患者，经 14 个疗程后，可完全不用拐杖行走，为巩固疗效又行 2 个疗程治疗。随访 4 年余，除左脚有点跛行外，患者行路的姿势如健康人。⑧

① 李新成. 雄黄联合六味地黄丸治疗多发性骨髓瘤临床观察[J]. 湖北中医杂志, 2007, 29(3)：33.
② 赵玉, 等. 红参应用一得[J]. 中国中医药杂志, 2004, 2(1)：43-44.
③ 谢小兰, 等. 二仙汤临床应用经验[J]. 陕西中医, 2004, 25(4)：368-369.
④ 李林. 余应生运用活络效灵丹经验[J]. 江西中医药, 2004(4)：7.
⑤ 叶丽红, 等. 牵正散为主治疗癌性疼痛[J]. 上海中医药杂志, 2003, 37(3)：15-17.
⑥ 杨洪涌, 等. 紫地合剂含漱治疗血液病口腔粘膜出血的临床观察[J]. 湖北中医杂志, 2003, 25(9)：10-11.
⑦ 陈民胜, 等. 淡竹叶辅佐治疗多发性骨髓瘤 16 例报告[J]. 中原医刊, 1999, 26(7)：12-13.
⑧ 江席珍. 多发性骨髓瘤治验一则[J]. 新中医, 1989, 21(11)：39.

中 成 药

1. 消癌平注射液　组成：乌骨藤提取物。功效主治：清热解毒,化痰软坚;适用于食道癌、胃癌、肺癌、肝癌,并可配合放疗、化疗的辅助治疗。用法用量：消癌平注射液 60 毫升加入 250 毫升葡萄糖注射液,静脉滴注,每日 1 次。临床应用：每个疗程进行回输(1～10)×10^10 个以上 CIK 细胞,隔日进行回输,共分 6 次,第 1 次回输之后,开始使用 20×10^5 单位的 rhIL - 2(重组人白介素 - 2)进行皮下注射,1 个疗程为回输结束之后 5 天。休息 7～10 天之后对患者进行下 1 个疗程。连续使用 3 个疗程,之后 1 个疗程为 3 个月。辅助治疗多发性骨髓瘤,可以明显提高患者的缓解率,改善患者病变相关的理化指标并且具有较高的安全性。①

2. 鹤蟾片　组成：仙鹤草、干蟾皮、猫爪草、浙贝母、生半夏、天冬、人参等。功效主治：解毒除痰,凉血祛瘀,消癥散结;适用于辅助化疗多发性骨髓瘤。用法用量：每日 3 次,每次 6 片,口服。临床应用：配合改良 M2 方案化疗：长春新碱 0.03 毫克/千克,静脉,1 天;司莫司汀 250 毫克,口服,3 天;美法仑 8 毫克/(平方米·天),口服,1～4 天;环磷酰胺 400 毫克/(平方米·天),静脉,1 天;泼尼松,口服,60 毫克/(平方米·天),8～14 天。间歇 4～6 周重复给药。②

3. 葛根素注射液　组成：葛根提取物。适用于辅助治疗冠心病、心绞痛、心肌梗死、视网膜动、静脉阻塞、突发性耳聋。用法用量：0.4 克静滴,每日 1 次,持续到化疗结束。临床应用：配合 VAD(长春新碱 1.4 毫克/平方米,第 1 天;阿霉素 40 毫克/平方米,第 1 天;地塞米松 40 毫克,第 1～4、9～12、17～20 天)+反应停(200 毫克/天),每 28 天为 1 个疗程。辅助治疗多发性骨髓瘤,能

改善化疗后的血液流变学,改善心肌血供和循环,减少化疗药物对心脏的不良反应。③

4. 地榆升白片　组成：地榆。功效主治：升高白细胞;适用于白细胞减少症。用法用量：化疗开始前 2 天口服,20 天为 1 个疗程。临床应用：配合 VAD 方案：长春新碱(VCR)1.4 毫克/平方米,第 1～4 天,表阿霉素(THP)10 毫克/平方米,第 1～4 天,地塞米松(Dex)40 毫克/平方米,第 1～4、9～12、17～20 天,28 天为 1 个疗程,化疗期间同时保护肝肾功能。治疗多发性骨髓瘤化疗后白细胞减少。④

5. 参一胶囊　组成：人参皂苷 Rg3 单体。功效主治：培元固本,补益气血;与化疗配合用药,有助于提高原发性肺癌、肝癌的疗效,提高机体免疫功能,减轻化疗药物不良反应。用法用量：每日 2 次,每次 2 片,口服。临床应用：联合 VAD 方案化疗,长春新碱 0.4 毫克/天,多柔比星 9 毫克/平方米/天。持续静脉点滴 4 天,地塞米松 30～40 毫克/天点滴,第 1～4、9～12、17～20 天。辅助化疗治疗多发性骨髓瘤 20 例,完全缓解 2 例,非常好的缓解 5 例,部分缓解 6 例,微小缓解 2 例,无变化 2 例,进展 3 例,总有效率 75%,血 LDH、β₂- MG 以及骨髓浆细胞比例较治疗前明显下降。⑤

6. 丹参注射液　组成：丹参。功效主治：活血化瘀,通脉养心;适用于多发性骨髓瘤引起的高黏滞血症。用法用量：丹参注射液 20 毫升加入 5% 葡萄糖注射液 250 毫升中静脉滴注,每日 1 次,使用 15 天。临床应用：配合 MPT 方案化疗：美法仑 8 毫克/(平方米·天),1～4 天;泼尼松 60 毫克/(平方米·天),1～7 天;沙利度胺 100 毫克持续口服。每 28 天重复 1 次,治疗 3 周期。⑥

7. 贞芪扶正颗粒　组成：黄芪、女贞子等。功效主治：提高人体免疫功能,保护骨髓和肾上

---

① 董平. 消癌平注射液联合 CIK 细胞治疗老年多发性骨髓瘤临床观察[J]. 中医学报,2015,30(12):1712 - 1713,1717.
② 原晋璐. 鹤蟾片及蟾皮提取物对多发性骨髓瘤干预的实验研究及临床探讨[D]. 广州：广州中医药大学,2013.
③ 何群,等. 葛根素注射液对多发性骨髓瘤患者血液流变学的影响[J]. 中国中医药科技,2013,20(2):177 - 178.
④ 冯春,等. 地榆升白片治疗多发性骨髓瘤化疗后白细胞减少临床研究[J]. 中医学报,2013,28(12):1794 - 1795.
⑤ 徐艳,等. 参一胶囊联合西药治疗多发性骨髓瘤 20 例的疗效观察[J]. 齐齐哈尔医学院学报,2013,34(17):2554 - 2555.
⑥ 张婷,等. 丹参注射液联合 MPT 方案在降低多发性骨髓瘤患者血黏滞度中的作用[J]. 辽宁中医药大学学报,2012,14(8):220 - 221.

腺皮质功能;适用于各种疾病引起的虚损;配合手术、放射线、化学治疗,促进正常功能的恢复。用法用量:每日2次,每次5克,化疗前2天开始服用,连用2周。临床应用:联合VADT方案,注射用硫酸长春新碱(广东岭南制药有限公司,国药准字H20065857,1毫克/支),0.4毫克/天,连用4天;注射用盐酸多柔比星(浙江海正药业股份有限公司,国药准字H33021980,10毫克/支),10毫克/天,连用4天;地塞米松磷酸钠注射液(天津药业集团新郑股份有限公司,国药准字H41021255,5毫克/支),40毫克/天,连用4天;沙利度胺片(常州制药厂有限公司,国药准字H32026129,25毫克/片),每晚口服100毫克,连用28天。辅助治疗多发性骨髓56例,完全缓解18例,接近完全缓解8例,部分缓解22例,未缓解8例,总有效率85.7%,并能减轻心、肝、肾损害。[1]

8. 安宫牛黄丸 组成:牛黄、水牛角浓缩粉、人工麝香、珍珠、朱砂、雄黄、黄连、黄芩、栀子、郁金、冰片。功效主治:清热解毒,镇惊开窍;适用于热病,邪入心包,高热惊厥,神昏谵语;中风昏迷及脑炎、脑膜炎、中毒性脑病、脑出血、败血症见上述证候者。用法用量:每日2次,每次0.5粒磨碎,鼻饲。临床应用:配合多发性骨髓瘤方13(方药见739页经验方二、与放、化疗等合用方5.)使用,治疗多发性骨髓瘤中枢神经感染。[2]

9. 复方苦参注射液 组成:苦参、土茯苓、山慈菇、五灵脂、何首乌等。功效主治:清热利湿,凉血解毒,散结止痛;适用于癌肿疼痛、出血。用法用量:40毫升复方苦参注射于0.9%生理盐水250毫升中,静脉滴注,每日1次。临床应用:联合VAD方案化疗,长春地辛(VDS)1毫克静脉注射,第1~4天;阿霉素(ADM)10毫克/天静脉注

射,第1~4天;地塞米松(Pred)40毫克/天,顿服,第1~4天。化疗28天为1个周期,共用4~6个周期。辅助化疗治疗多发性骨髓瘤27例,完全缓解14例,部分缓解7例,总有效率77.8%。[3]

10. 复方丹参滴丸 组成:丹参、三七、冰片。功效主治:活血化瘀,理气止痛;适用于多发性骨髓瘤引起的贫血和高血黏。用法用量:每日3次,每次10粒。临床应用:同时使用EPO4万U/天,第1~5天,以后每周使用1次,每次4万U。并间断补充口服铁剂。疗程4个月。[4]

11. 大黄蟅虫丸 组成:熟大黄、土鳖虫(炒)、水蛭(制)、虻虫(去翅足,炒)、蛴螬(炒)、干漆(煅)、桃仁、炒苦杏仁、黄芩、地黄、白芍、甘草。功效:活血破瘀,通经消癥。用法用量:每日3次,餐后口服。临床应用:合用雄黄治疗多发性骨髓瘤15例,完全缓解6例,进步3例。[5]

12. 艾迪注射液 组成:斑蝥、人参、黄芪、刺五加。功效:清热解毒,消瘀散结。用法用量:50毫升/天,于化疗前3天开始应用,直至化疗结束时止。临床应用:配合VAD方案化疗治疗多发性骨髓瘤26例,长春新碱(V)0.4毫克,第1~4天静滴;阿霉素(A)10毫克,第1~4天静滴;地塞米松(D)40毫克/天顿服,第1~4、9~12、17~20天,每28天为1个疗程。有扶正祛邪、抗肿瘤、免疫调节等作用,并可改善血液循环,扩张血管和改善局部缺氧状况的功效,同时能增加化疗的敏感性。还可改善临床症状和全身状况,提高临床缓解率。[6]

13. 六味地黄丸 组成:熟地黄、山茱萸、牡丹皮、山药、茯苓、泽泻。功效主治:滋阴补肾;适用于肾阴亏损,头晕耳鸣,腰膝酸软,骨蒸潮热,盗汗遗精。用法用量:每日3次,每次6克。临床应用:联合雄黄治疗多发性骨髓瘤。[7]

① 张红柏,等. 贞芪扶正颗粒联合VADT方案治疗多发性骨髓瘤56例临床观察[J]. 河北中医,2012,34(11):1693-1694,1753.
② 张文曦,等. 涤痰开窍法治疗多发性骨髓瘤中枢感染的激励探讨——附病案1例[J]. 中国中医急症,2011,20(2):325-326.
③ 张薇薇,等. 复方苦参注射液联合化疗治疗多发性骨髓瘤的临床研究[J]. 湖南中医药大学学报,2010,30(3):68-69,75.
④ 赵媛元. 促红细胞生成素与复方丹参滴丸合用对多发性骨髓瘤贫血和高血黏的影响[J]. 辽宁中医药大学学报,2010,12(6):110-111.
⑤ 郑秋慧. 大黄蟅虫丸联合雄黄治疗多发性骨髓瘤临床观察[J]. 辽宁中医药大学学报,2009,11(8):130-131.
⑥ 刘丽,等. 中成药序贯辅助VAD方案治疗多发性骨髓瘤疗效观察[J]. 实用中医药杂志,2009,25(8):544-545.
⑦ 李新成. 雄黄联合六味地黄丸治疗多发性骨髓瘤临床观察[J]. 湖北中医杂志,2007,29(3):33.

14. 毒结清口服液 组成：人参、黄芪、白术、薏苡仁、解毒草、天花粉、白花蛇舌草、蜈蚣、土鳖虫、八角莲、全蝎等（广西中医学院第一附属医院制剂室研制，桂卫药制字(1998)005117）。适用于多发性骨髓瘤。用法用量：每日3次，每次20毫升。临床应用：联合卡莫司汀(BCNU)20毫克/平方米，第1天静脉注射；环磷酰胺(CTX)400毫克/平方米，第1天静脉注射；美法仑(melphalan)4毫克/平方米，第1～7天口服；泼尼松(PDN)1毫克/千克，第1～7天口服；长春新碱(VCR)0.03毫克/千克，第21天静脉滴注；每4～6周重复1次，共6个疗程。程纬民等以此药联合化疗治疗多发性骨髓瘤20例，能有效减轻患者的骨痛症状，改善生活治疗，降低血钙水平。[①]

15. 丹参片 组成：丹参。功效主治：活血化瘀；辅助治疗多发性骨髓瘤。用法用量：每日3次，每次4片，口服。临床应用：联合VAD方案化疗：长春新碱0.4毫克/(平方米·天)，静滴1～4天；表阿霉素9毫克/(平方米·天)，静滴1～4天；地塞米松40毫克/天，口服1～4、9～12、17～20天，每28日重复，连续用3个疗程，无效改用M2方案：长春新碱1.2毫克/(平方米·天)，静滴1天；卡莫司汀20毫克/(平方米·天)，静滴1天；美法仑8毫克/天，口服1～4天；环磷酰胺400毫克/(平方米·天)，静滴1天；泼尼松60毫克/(平方米·天)，口服1～14天，每35日重复。联合化疗治疗多发性骨髓瘤，可有效降低患者的全血高切、中切、低切黏度和血浆黏度，升高红细胞变形指数，改善肾功能。[②]

16. 参芪扶正注射液 组成：党参、黄芪。功效：益气扶正；减轻化疗药物的不良反应，改善造血功能，减轻心脏和肝、肾损害。用法用量：250毫升/天静滴，化疗前三天开始，30天为1个疗程。临床应用：配合VAD方案化疗，VCR 0.5毫克第1～4天静滴，阿霉素10毫克第1～4天静滴，地塞米松20毫克/天顿服，第1～4、9～12、17～20天。辅助化疗治疗多发性骨髓瘤22例，完全缓解10例，进步4例。[③]

17. 黄芪注射液 组成：黄芪。功效：益气养元，扶正祛邪，养心通脉，健脾利湿。用法用量：40毫升加液体静滴，每日1次，30天为一疗程。临床应用：同时VAD方案化疗，VCR 0.5毫克，第1～4天静滴，阿霉素10毫克，第1～4天静滴，地塞米松20毫克顿服，第1～4天，4天为一周期，4天后可重复，三周期为一疗程。辅助化疗治疗多发性骨髓瘤22例，完全缓解18例，部分缓解3例，无效1例。[④]

18. 骨疏康冲剂 组成：淫羊藿、熟地黄、骨碎补、黄芪、丹参、木耳、黄瓜子。功效主治：补肾益气，活血壮骨；适用于肾虚，气血不足所致的中老年骨质疏松症，伴有腰脊酸痛，足膝酸软，神疲乏力等症状者。用法用量：每日3次，每次1袋，口服。临床应用：配合M2方案化疗，卡氮芥0.5～1毫克/千克，第一天静脉注射；环磷酰胺10毫克/千克，第一天静脉注射；美法仑0.1毫克/千克，第1～7天口服；强的松1毫克/千克，第1～14天口服；长春新碱0.03毫克/千克，第21天静脉滴注。碳酸钙，每次250毫克，每日两次，口服。辅助治疗多发性骨髓瘤骨质疏松28例，92.9%患者疼痛明显减轻，78.6%患者骨密度提高0.06克/平方厘米以上。[⑤]

19. 参麦注射液 组成：红参、麦冬。功效：益气固脱，养阴生津，生脉；能提高肿瘤患者的免疫机能，与化疗药物合用时，有一定的增效作用，并能减少化疗药物所引起的不良反应。用法用量：40毫升加入等渗葡萄糖溶液中静滴，连用8天。临床应用：配合VMP方案化疗；西艾克2毫克，第1天；美法仑6毫克/平方米，第1～5天。

① 程纬民，等. 毒结清口服液联合化疗对多发性骨髓瘤溶骨性病变疗效观察[J]. 广西中医药，2007,10(5)：18-19.
② 薄兰君，等. 雷氏丹参片联合化疗治疗多发性骨髓瘤疗效观察[J]. 中成药，2006,28(7)：992-993.
③ 唐庆. 参芪扶正注射液配合VAD方案化疗治疗多发性骨髓瘤22例分析[J]. 肿瘤防治研究，2005,32(6)：373-374.
④ 马茉莉. VAD方案化疗联合黄芪注射液治疗多发性骨髓瘤的临床研究[J]. 中华实用中西医杂志，2004,17(4)：2389.
⑤ 马茉莉. 骨疏康冲剂联合化疗治疗多发性骨髓瘤骨质疏松的临床研究[J]. 中华实用中西医杂志，2004,4(9)：1362-1363.

辅助化疗治疗多发性骨髓瘤。[1]

20.灵芝口服液　组成：灵芝。功效：健脾和胃，宁心安神。用法用量：每日3次，每次10毫升，口服，30天为1个疗程。临床应用：配合M2或COMP(M-美法仑)方案化疗，辅助治疗多发性骨髓瘤。[2]

① 薄兰君,等.参麦注射液在多发性骨髓瘤化疗时应用的观察[J].临床医学,1998,18(3)：34-35.
② 秦群,等.灵芝口服液配合化疗治疗恶性血液疾病的临床观察及实验研究[J].中国中药杂志,1997,22(6)：378-380.

宫 颈 癌

概　　述

宫颈癌是危害女性健康的主要恶性肿瘤之一。在全世界范围内，浸润性宫颈癌是妇科肿瘤死亡的主要原因，每年大约有 50 万人被诊断为宫颈癌。宫颈癌患者的平均年龄 51 岁，病例数相当平均地集中于两个年龄段：30～39 岁和 60～69 岁，目前宫颈癌的发病有年轻化趋势。据中国医学科学院肿瘤医院统计，我国≤35 岁患者占全部宫颈癌的比例从 70 年代 1.22%、80 年代 1.42% 上升至 90 年代的 9.88%。[①] 据 GLOBOCAN2012 数据显示，2012 年全球女性宫颈癌新发病例约 52.8 万例，占女性全部恶性肿瘤发病的 12%；在女性人群中，是继乳腺癌、结直肠癌和肺癌后的第 4 位常见恶性肿瘤，其中超过 85%（44.5 万例）的新发病例发生在欠发达地区。[②]

顾秀瑛等统计 2014 年宫颈癌病理诊断比例为 86.07%，估计全国新发宫颈癌病例数为 10.20 万例，发病率为 15.30/10 万，中标（中国人口标化）发病率为 11.57/10 万，世标（世界人口标化）发病率为 10.61/10 万，累积发病率（0～74 岁）为 1.11%。城市地区发病率为 15.27/10 万，中标发病率为 11.16/10 万；农村地区发病率为 15.34/10 万，中标发病率为 12.14/10 万。[③] 农村地区女性宫颈癌的发病率和死亡率均远高于城市地区，中标发病率是城市地区的 1.09 倍，中标死亡率比城市地区增加了 16.1%，并且农村女性的发病年龄趋于年轻化[④]。

随着人均期望寿命的延长，我国宫颈癌的发病和死亡人数在大幅增加，发病率和死亡率呈上升趋势，且从 20 岁开始发病率和死亡率会随年龄增加而快速上升，发病率在五十几岁达到最高峰，死亡率在八十几岁达到最高峰。2000～2013 年间，我国女性宫颈癌发病率平均每年增长约 10.2%，死亡率平均每年增长约 5.7%[⑤]。

目前认为宫颈癌的病因是多方面的，生殖道高危人乳头瘤病毒（HPV）的感染是重要的因素，首次性生活时间早、性伴侣多、多产、性卫生条件差等均可导致宫颈癌的发生，长期慢性炎症可能为宫颈癌的发生创造了条件。

宫颈癌患者早期一般没有症状，或一般不表现明显症状，或有一般宫颈炎的症状，如白带增多，也有主诉白带带血或性接触后少量阴道流血等。妇科检查可见宫颈光滑，无明显炎症，或有宫颈充血或糜烂，糜烂程度不等，范围也不同，触之有时易出血，与一般慢性宫颈炎无明显差别，有时可见白斑。有的患者初始症状为子宫颈外口附近出现小而硬的肿块或溃疡，逐渐向四周浸润扩散，形成大而深的溃疡，容易出血，多伴有细菌感染，患者白带增多，有脓血、臭味。晚期常有发热、疲乏、营养不良、贫血消瘦等恶液质表现。

---

① 张贺龙，刘文超. 临床肿瘤学[M]. 西安：第四军医大学出版社，2016：374.

② Ferlay J,Soerjomataram I,Ervik M,et al.GLOBOCAN 2012 v1.0：Cancer incidence and mortality worldwide：IARC Cancer Base No. 11[EB/OL]. Lyon：International Agency for Research on Cancer,2013[2017 - 12 - 28]

③ 顾秀瑛，郑荣寿，孙可欣，等. 2014 年中国女性宫颈癌发病与死亡分析[J]. 中华肿瘤杂志,2018,40(4)：241 - 246.

④ Li X,Zhen GR,Li X,et al.Trends of indidence rate and age at diagnosis for cervical cancer in China,from 2000 to 2014[J]. Chin J Cancer Res,2017,29(6)：477 - 486.

⑤ Chen W,Zhen GR,Zhan GS,et al.Cancer incidence and mortality in China,2013[J]. Cancer Lett,2017,401：63 - 71.

诊断：

宫颈癌的诊断主要依据临床表现、妇科检查及细胞、组织病理检查，包括防癌涂片、阴道镜检查、各种荧光检查法、宫颈活检、颈管刮术以及宫颈锥切术等。

全身检查是对宫颈癌患者进行全身查体，不仅可以了解有无远处转移的病灶，而且为制定治疗方案提供了依据。晚期患者查体时应注意储窝、腹股沟及锁骨上淋巴结有无肿大，肾脏能否触及，肾区有无叩击痛等。

为进一步了解癌肿扩散的部位和范围，应根据具体情况进行某些必要的辅助检查，如胸部透视或摄片、膀胱镜、直肠镜、静脉肾盂造影、淋巴造影及同位素肾图检查等。活体组织病理检查是诊断宫颈癌的最可靠的依据，无论癌瘤早晚都必须通过活检诊断。因为有些宫颈病变酷似阿米巴宫颈炎，若非活检难以确诊，再者组织切片检查还可得癌变类别及分化程度。

实验室检查主要有如下项目。

（1）阴道细胞学 该检查是发现早期宫颈癌的一个很有价值的方法。由于癌细胞代谢快，凝聚力差，容易脱屑，该检查取材及检查方法简便，准确率高，目前已普遍作为宫颈癌普查筛选的首要方法。

（2）阴道镜检查 能放大 10～40 倍，对宫颈表面上皮和血管进行观察，可提高阴道细胞学和活检诊断的准确性，同时亦可避免滥用宫颈活检和不必要的锥切。阴道镜检查对宫颈癌的早期诊断价值可与细胞学相提并论，两者合用可互补不足。阴道镜检查的缺点是不能观察颈管内癌瘤，镜下所见异常上皮并非均为癌，也不能鉴别有无浸润，对有阴道狭窄，宫颈表面坏死、出血的病例亦不适用。

（3）阴道显微镜检查 能放大 100～300 倍，宫颈涂以 1% 中苯胺蓝染色，可观察细胞结构，根据细胞的形态、排列、大小，核的大小、形态、色深浅及毛细血管图像等进行分类诊断。但此法不能代替活检，所以实用性较小。

（4）宫颈活体组织检查 活组织病理检查是

诊断宫颈癌最可靠的方法。对阴道细胞学、阴道镜检查可疑或阳性，临床表现可疑宫颈癌或子宫颈其他疾病不易与宫颈癌鉴别时，均应进行活组织检查。

（5）宫颈锥形切除检查 对阴道细胞学屡次阳性，而阴道镜或活检阴性者；宫颈多点活检证实为原位癌，但又不能排除浸润癌者，治疗前应考虑宫颈锥切，作连续切片进一步明确诊断。虽然宫颈锥切的诊断准确率较高，但操作较复杂，须住院，术后并发症亦较多，因此，近来不少人主张用上述方法综合检查替代。

（6）荧光素检查 荧光素为一种生物染料，它与细胞内的脱氧核糖核酸（DNA）和核糖核酸（RNA）有一定的亲和力，口服或静脉注射后，癌瘤组织吸收的荧光素比正常组织多，在紫外线激发下，癌组织产生的荧光强度比正常组织强，因而呈现不同颜色的对比，借此可辅助早期癌诊断。对可疑宫颈癌进行荧光检查，可以辅助活检定位，提高一次活检阳性率，获得早期诊断。

（7）荧光显微镜检查 用荧光染料吸附于生物组织，在紫外线照射下，细胞各部发出不同色彩和强弱的荧光，然后用荧光显微镜观察细胞内部结构。荧光显微镜对宫颈癌脱落细胞的检查，方法较简便、经济、快速，其诊断准确性略低于巴氏染色法，可用于宫颈癌防癌普查。

（8）宫颈局部涂片 快速诊断法根据"表面染色法"原理，设计应用铁苏木索液直接进行宫颈局部染色，辅助诊断早期宫颈癌。此法操作简便、快速，诊断准确率达 90% 以上，可作为防癌普查或防癌门诊初筛的方法之一。但不是特异诊断法，必须进行活检肯定诊断。

（9）染色体检查 染色体检查有助于鉴别炎症或肿瘤。对细胞学及组织学检查难以确诊的病例，进行病变上皮的染色体检查，有助于确定诊断。

（10）电子计算机的应用 近年来肿瘤的诊断已发展到 CT 超声扫描和核素显像相结合的综合诊断法，但应用于宫颈癌的诊断仍处在初步探索阶段。应用 CT 检查盆腔，对宫颈癌的诊断，确定癌瘤扩展和淋巴结转移的范围有其一定的实用价值。

鉴别：

宫颈癌鉴别诊断宫颈癌中、晚期容易诊断，但早期往往与宫颈糜烂、宫颈息肉、宫颈结核、宫腔或宫颈黏膜下肌瘤相鉴别。

(1) 宫颈糜烂　子宫颈外口周围有颗粒状糜烂，触之易出血，仔细检查糜烂质地不硬，而癌变质地较硬，有怀疑时可作宫颈刮片或取活检。

(2) 宫颈息肉　息肉为炎变，但宫颈恶性肿瘤有时呈息肉状，故凡有息肉应切除，并送病检。

(3) 宫颈结核　较少见，外观宫颈糜烂、溃疡、乳头状或息肉样生长，好发于年轻妇女，伴有不育史、月经异常，结合活检可确诊。

(4) 宫腔或宫颈黏膜下肌瘤　当肿瘤脱入阴道，伴感染坏死，双合诊时可扪及瘤蒂，质硬均匀不脆，无癌瘤的侵蚀感。

分期：

目前我国根据国际肿瘤学会和国际妇产科协会制定的临床分期法作了修订补充，宫颈癌分为5期。

0期：(原位癌)癌痛局限于宫颈黏液上皮内或腺体上皮内。

Ⅰ期：临床检查癌瘤没有超过宫颈的范围。又分四个Ⅰ期。Ⅰa肉眼观察无癌块形成，溃疡面颇似宫颈糜烂，子宫颈管亦未变硬。Ⅰb已有癌块形成，但癌块的直径不超过1厘米。Ⅰc癌块直径在1～3厘米之间。Ⅰd癌块直径已超过3厘米或子宫颈的一半者。

Ⅱ期：具下列条件之一者均为Ⅱ期。癌瘤已侵犯阴道，但仍局限于阴道的上2/3；癌瘤已侵犯子宫旁组织(包括韧带、子宫骶韧带)，但尚未列达盆壁者；子宫体已被侵犯者。癌瘤只侵犯阴道壁或以侵犯阴道壁为主的称阴道型；癌瘤只侵犯宫旁组织或以侵犯宫旁组织为主的称宫旁型。Ⅱ期可分为三个阶段。Ⅱa(Ⅱ期早)：① 阴道穹窿的侵犯不超过2厘米者；② 宫旁组织的侵犯局限于内1/3者。Ⅱb(Ⅱ期中)：① 阴道的侵犯已超过2厘米以上，但仍局限于上1/3以内；② 子宫旁组织的侵犯已超过内1/3，但仍局限于内1/2者。Ⅱc(Ⅱ期晚)：① 阴道的侵犯局限于阴道壁的中1/3段以上；② 子宫旁组织的侵犯已超过1/2以上，但尚未到达盆壁；③ 子宫体已受侵犯。

Ⅲ期：具备下列条件之一者均为Ⅲ期。① 癌瘤已侵犯阴道下1/3段；② 子宫旁组织受累达骨盆壁。Ⅲ期可分为两个阶段。Ⅲa(Ⅲ期早)子宫旁组织呈条索状浸润；Ⅲb(Ⅲ期晚)子宫旁组织呈团块状浸润。

Ⅳ期：腹腔、外阴、盆腔其他脏器已有转移或其他远处转移。[1]

治疗：

宫颈癌的治疗，应根据临床分期、患者年龄、生育要求、全身情况、医疗技术水平及设备条件等综合考虑制定适当的个体化治疗方案。主要采用以手术和放疗为主，化疗为辅的综合治疗方案。

预后：

宫颈腺癌的预后较鳞癌为差，可能是因为肿瘤向内生长，不易早期发现，以致诊断时疾病较迟，已有盆腔淋巴结转移及远处转移。Eifel报道宫颈腺癌的远处转移率为46%，而鳞癌只有12.5%。我国章文华等报道腺癌的总生存率45%，鳞癌则为60.7%。预后与临床期别、组织学类型、细胞分化程度、病灶大小、淋巴结转移、肿瘤浸润深度及治疗方式等有关。[2]

宫颈复发癌的预后差。Manetta(1992)报道1年存活率仅为10%～15%，5年生存率<5%。宫颈复发癌的预后与复发部位、病灶大小、复发间隔的时间、初治的方法、再治疗方法等有关[3]。

关于宫颈残端癌的预后，各位研究者报道结果不一致。有的认为与宫颈癌的预后相同，也有认为预后较差。Peterson(1992)报道28例，5年存活率为62%；张蓉(1997)报道9例，存活率为66.7%。[4]

① 陈熠. 肿瘤中医证治精要[M]. 上海：上海科学技术出版社，2007：214-216.
② 汤钊猷. 现代肿瘤学[M]. 第三版. 上海：复旦大学出版社，2011：1160.
③ 汤钊猷. 现代肿瘤学[M]. 第三版. 上海：复旦大学出版社，2011：1163.
④ 汤钊猷. 现代肿瘤学[M]. 第三版. 上海：复旦大学出版社，2011：1166.

宫颈癌在中医属于"癥瘕""崩漏""带下""阴疮""痨瘵""五色带""虚损"等范畴。历代文献虽无宫颈癌病名的记载,但早有类似本病症状的描述。《黄帝内经》中早有记载:"任脉为病,女子带下瘕聚。"《千金要方》在谈到崩漏时谓:"妇人崩中漏下,赤白青黑,腐臭不可近,令人面黑无颜色,皮骨相连,月经失调,往来正常……阴中如有疮之状。""所下之物一日状如膏,二日如黑血,三日如紫汁,四日如赤肉,五日如脓血。"朱丹溪则曰:"糟粕出前窍,溲尿出后窍,六脉皆沉涩。""三月后必死"。这些记载和宫颈癌的晚期表现相似。其病因病机:主要由于七情内伤、饮食失调、房劳多产、早婚、房事不洁等,引起肝、脾、肾功能失调,气血失和,冲任损伤,带脉失约,导致湿热、痰湿、瘀毒侵袭胞宫子门,相互搏结,日久不愈,血败肉腐,渐成癥疾。

辨 证 施 治

1. 肝郁气滞型 症见情志郁闷,心烦易怒,胸胁胀闷,口苦咽干,或全身串痛,阴道出血色鲜红,有血块,带下量多,色黄质稠,味腥;或小腹胀痛,阴道接触出血,血色鲜红或夹血块,月经提前;或局部轻度糜烂,或小菜花样损伤,舌质紫黯,或舌苔薄白或微黄,或有瘀点,脉弦或弦细,或弦滑。多见于结节型、糜烂型者。治宜疏肝理气、清热祛湿。

(1) 柴胡疏肝散加减 柴胡 10 克、白芍 15 克、香附 15 克、陈皮 12 克、莪术 15 克、云茯苓 20 克、炒白术 20 克、薏苡仁 40 克、丹参 20 克、龙葵 20 克、蛇莓 20 克、山慈菇 20 克。随症加减:小腹疼痛重者,加川楝子、延胡索;舌淡紫黯者,加赤芍、丹参、没药。〔见 763 页 17. 李光荣分 4 型(3)〕

(2) 逍遥散加减 柴胡、生地黄、当归、白芍、白术、茯苓、香附、川楝子、广木香、何首乌、夏枯草、牡丹皮、半枝莲、七叶一枝花。随症加减:若肝郁化火,症见头晕口苦目赤者,加菊花、珍珠母、苦丁茶。[1]

(3) 逍遥散合越鞠丸化裁 当归 10 克、柴胡 10 克、白芍 10 克、白术 10 克、苍术 10 克、土茯苓 10 克、香附 10 克、川芎 10 克、栀子 10 克、茵陈 10 克、半枝莲 30 克、蒲公英 10 克、白英 10 克、白花蛇舌草 30 克、甘草 10 克。〔见 763 页 18. 梁勇才等分 5 型(1)〕

(4) 逍遥散加味 七叶一枝花 30 克、半枝莲 30 克、败酱草 30 克、白花蛇舌草 30 克、茯苓 15 克、当归 10 克、柴胡 10 克、白芍 10 克、白术 10 克、郁金 10 克、川楝子 10 克、青陈皮各 6 克。随症加减:阴道出血过多者,加仙鹤草 30 克、阿胶(烊服)15 克、三七末(冲服)3 克;腹痛不止者,加白芍 15 克、延胡索 12 克、甘草 5 克;小腰痛者,加狗脊 25 克、桑寄生 15 克、续断 10 克;白带增多者,加芡实 30 克、白莲须 10 克;气虚者,加黄芪 30 克、党参 25 克等。〔见 763 页 19. 陈锐深分 4 型(1)〕

(5) 逍遥散加减 柴胡 9 克、赤白芍各 12 克、当归 10 克、茯苓 12 克、白术 10 克、生甘草 6 克、黄芩 12 克、白英 12 克、川楝子 10 克、太子参 20 克、枳壳 12 克、陈皮 10 克、郁金 12 克、龙葵 20 克、莪术 10 克。〔见 764 页 20. 余桂清分 5 型(2)〕

(6) 宫颈癌方 1 柴胡 10 克、杭白芍 30 克、炒白术 15 克、土茯苓 15 克、栀子 10 克、牡丹皮 10 克、莪术 10 克、三棱 6 克、炮甲片 10 克、败酱草 15 克、水红花子 10 克、红藤 15 克、蛇莓 15 克、龙葵 15 克、白花蛇舌草 30 克、半枝莲 15 克、甘草 10 克、川楝子 10 克、香附 10 克、乌药 10 克、佛手 10 克、厚朴 10 克。临床观察:石怀芝等用本方配合金龙胶囊治疗各期宫颈癌 114 例,1 个月为 1 个疗程,结果宫颈癌病灶缩小率为 34.2%。[2]

(7) 四核清宫丸加味 山楂核 30 克、橘核 30 克、荔枝核 30 克、桃仁 30 克、柴胡 30 克、郁金 30 克、川楝子 30 克、当归 30 克、白芍 30 克、青皮 25 克、黄芩 25 克。〔见 764 页 22. 姚九香等分 2 型(1)〕

① 陈熠. 肿瘤中医证治精要[M]. 上海:上海科学技术出版社,2007:216.
② 石怀芝,等. 金龙胶囊配合中药治疗子宫颈癌 114 例临床观察[J]. 北京中医,2001(4):64-65.

（8）柴胡疏肝散加减 柴胡 10 克、白芍 10 克、当归 12 克、郁金 12 克、青皮 10 克、香附 10 克、白术 10 克、半枝莲 30 克、败酱草 20 克、白花蛇舌草 30 克、炒枳壳 10 克、黄芩 10 克、茯苓 10 克、甘草 3 克。随症加减：纳少、腹胀者，加炒麦芽 30 克、鸡内金 10 克；神疲、乏力者，加黄芪 15 克、党参 12 克；少腹胀或痛甚者，加川楝子 12 克、醋延胡索 6 克。〔见 764 页 23. 潘敏求分 6 型(1)〕

（9）丹栀逍遥散加减 牡丹皮、栀子、柴胡、当归、茯苓、茵陈、香附、半枝莲、白花蛇舌草、薏苡仁。〔见 765 页 24. 王菊光分 5 型(1)〕

（10）宫颈癌方 2 茵陈 15 克、郁金 9 克、青皮 9 克、陈皮 9 克、香附 9 克、当归 9 克、白芍 9 克、生薏苡仁 12 克、半枝莲 15 克、白花蛇舌草 30 克、黄芩 9 克。①

（11）加减逍遥散 白芍 12 克、柴胡 9 克、白术 9 克、茯苓 9 克、全蝎 3 克、蜈蚣 3 克、昆布 15 克、海藻 15 克、香附 9 克、青皮 9 克、山豆根 9 克、莪术 12 克。〔见 766 页 26. 王祚久等分 6 型(4)〕

（12）疏肝消瘤汤 郁金 9 克、青皮 9 克、陈皮 9 克、柴胡 9 克、薏苡仁 30 克、白术 9 克、香附 9 克、半枝莲 30 克、白花蛇舌草 30 克、刺蒺藜 12 克。〔见 766 页 26. 王祚久等分 6 型(4)〕

（13）佛参汤 丹参 30 克、猪苓 60 克、半枝莲 30 克、柴胡 12 克、郁金 15 克、露蜂房 10 克、白花蛇舌草 30 克、仙鹤草 60 克、佛手 15 克。②

（14）逍遥散《和剂局方》加减 柴胡 9 克、当归 9 克、白术 9 克、泽泻 9 克、白芍 15 克、茯苓 15 克、生甘草 6 克、土茯苓 30 克、茵陈 12 克、蒲公英 15 克。〔见 766 页 27. 周凤梧等分 4 型(1)〕

（15）逍遥散加减 柴胡（炒）、生地黄、全当归、白芍、白术（焦炒）、茯苓、香附、川楝子、木香、何首乌、夏枯草、牡丹皮、半枝莲、七叶一枝花。〔见 767 页 31. 中医研究院广安门医院肿瘤科分 4 型(3)〕

（16）宫颈癌方 3 茵陈 15 克、玉金 9 克、青

陈皮 9 克、香附 9 克、当归 9 克、白芍 9 克、薏苡仁 12 克、半枝莲 15 克、白花蛇舌草 30 克、黄芩 9 克。〔见 767 页 32. 北京中医医院、北京市中医研究所肿瘤科分 4 型(2)〕

（17）柴胡疏肝散加减 当归、白芍、柴胡、青皮、乌药、香附、白术、茯苓、茵陈。每日 1 剂，水煎，分 2 次服。临床观察：治疗时间半年以上，共治疗 32 例，近愈 22 例，显效 1 例，有效 6 例，无效 3 例。〔见 768 页 33. 山西医学院第三附属医院妇产科中西医结合治疗小组分 4 型(2)〕

2. 湿热下注型 大便里急后重，黏液便或白多赤少，肛门灼热疼痛，口干作渴，舌红苔黄腻，脉数或弦数。治宜清利湿热。

（1）谷铭三经验方 1 石见穿 20 克、白花蛇舌草 40 克、薏苡仁 30 克、贯众 20 克、蜈蚣 1 条、冬虫夏草（单包）3 克、香附 30 克、山豆根 30 克、半枝莲 30 克、半边莲 30 克、三七粉 15 克、小蓟 30 克。〔见 764 页 21. 谷铭三分 3 型(1)〕

（2）葛根芩连汤合芩芍汤加减 葛根 12 克、黄芩 6 克、木香 6 克、甘草 6 克、黄连 3 克、白芍 10 克、白花蛇舌草 15 克、薏苡仁 15 克。〔见 766 页 28. 熊楠华等分 3 型(2)〕

3. 湿热蕴结型 症见阴道下血时多时少，色紫黯，有血块、味腥臭，带下量多，如米泔水，或赤白相兼，气味恶臭，局部有空洞，或如菜花样，坏死溃疡，少腹及腰胯疼痛，低热久作，口干口苦，小便黄浊或黄赤短少，大便不爽或秘结，舌苔黄腻或白厚，或黄燥，舌质黯红或正常，脉滑数。宫颈局部肿物常有坏死感染。多见于菜花、空洞型者。治宜清热解毒，祛湿止带。

（1）甘露消毒丹化裁 藿香 10 克、石菖蒲 10 克、薄荷（后下）10 克、浙贝母 10 克、厚朴 6 克、茵陈 10 克、滑石（包）10 克、通草 6 克、黄芩 10 克、连翘 10 克、白茅根 15 克、白豆蔻 10 克、芦根 10 克、炒杏仁 10 克、茯苓 10 克、香附 10 克、泽兰 10 克、益母草 10 克、生甘草 6 克。③

① 张民庆. 肿瘤良方大全第 1 版［M］. 合肥：安徽科学技术出版社，1994：223.
② 贾堃. 中医癌瘤证治学［M］. 西安：陕西科学技术出版社，1989：339 - 340.
③ 李晶，等. 甘露消毒丹化裁治疗宫颈癌术后发热的临床观察［J］. 中国中医基础医学杂志，2015，21(3)：362 - 364.

（2）温清饮加减　黄芩10克、黄连6克、生地黄20克、白芍15克、当归10克、川芎8克、熟地黄30克、龙葵20克、山慈菇20克、土茯苓30克、车前子30克。随症加减：阴道下血量多、色紫黑、有血块者，加丹参、茜草根、生地榆。〔见763页17. 李光荣分4型(4)〕

（3）宫颈癌方4　黄芪15克、白术9克、赤石脂20克、焦楂炭15克、败酱草15克、薏苡仁30克、黄连9克、黄柏6克、白头翁9克、青皮6克、木香6克。随症加减：出血多者，加银花炭12克、槐花米12克；腹痛较剧者，加白芍15克。①

4. 湿热瘀毒型　症见带下赤白或如米泔、黄水，或如脓似血，气臭，少腹胀痛，纳呆脘闷，溲黄便秘，阴道流血量多色暗有瘀块，舌质黯红，苔黄腻，脉弦数。治宜清热利湿、化瘀解毒。

（1）黄连解毒汤（《外台秘要》）加味　黄连、黄芩、黄柏、栀子、茯苓、半枝莲、龙葵、山慈菇、莪术。随症加减：便秘者，加大黄；出血多者，去莪术，加侧柏叶、生地榆；小腹疼痛者，加乳香、没药。〔见762页14. 李翠萍等分4型(4)〕

（2）八正散化裁　① 蒲蓄、瞿麦、七叶一枝花、黄柏、蒲公英、茵陈、赤芍、生薏苡仁、土茯苓、山豆根、败酱草、紫花地丁、半枝莲、白花蛇舌草、滑石。② 薏苡仁、土茯苓、牡丹皮、赤芍、金银花、白花蛇舌草、丹参、七叶一枝花、蒲公薄、三棱、莪术。②

（3）止带方加减　茵陈10克、黄柏10克、栀子10克、牡丹皮10克、赤芍15克、牛膝15克、车前子(包煎)15克、猪苓10克、茯苓10克、泽泻10克、丹参15克、三棱10克、莪术10克、七叶一枝花10克、蒲公英20克、败酱草15克、半枝莲30克、白花蛇舌草30克、土茯苓20克。〔见763页18. 梁勇才等分5型(3)〕

（4）四妙丸合五苓散化裁　黄柏10克、苍术10克、怀牛膝15克、薏苡仁15克、猪苓10克、茯苓10克、白术10克、泽泻10克、桂枝(后下)5克、半枝莲30克、白花蛇舌草30克。〔见763页18.

梁勇才等分5型(3)〕

（5）四妙丸加味　薏苡仁30克、半枝莲30克、蒲公英30克、败酱草30克、八月札30克、七叶一枝花30克、土茯苓30克、猪苓15克、莪术15克、苍术10克、怀牛膝10克、黄柏10克。随症加减：阴道出血过多者，加仙鹤草30克、阿胶(烊服)15克、三七末(冲服)3克；腹痛不止者，加白芍15克、延胡索12克、甘草5克；腰痛者，加狗脊25克、桑寄生15克、续断10克；白带增多者，加芡实30克、白莲须10克；气虚者，加黄芪30克、党参25克。〔见763页19. 陈锐深分4型(2)〕

（6）藿朴夏苓汤加减　藿香12克、佩兰12克、金银花12克、黄柏12克、黄芩12克、连翘12克、栀子9克、清半夏12克、陈皮10克、白芍12克、枳壳12克、夏枯草15克、苍术12克、白花蛇舌草30克。〔见764页20. 余桂清分5型(3)〕

（7）宫颈癌方5　柴胡10克、白芍30克、炒白术15克、土茯苓15克、栀子10克、牡丹皮10克、莪术10克、三棱6克、炮甲片10克、败酱草15克、水红花子10克、红藤15克、蛇莓15克、龙葵15克、白花蛇舌草30克、半枝莲15克、甘草10克、黄柏10克、苍术15克、连翘10克、金银花15克、萹蓄15克、瞿麦10克。临床观察：石怀芝等用本方配合金龙胶囊治疗各期宫颈癌114例，结果宫颈癌病灶缩小率为34.2%。③

（8）四核清宫丸加味　山楂核30克、橘核30克、荔枝核30克、桃仁30克、半枝莲30克、蒲公英30克、败酱草30克、土茯苓30克、生薏苡仁20克、瞿麦20克、厚朴20克、赤芍10克、鸡内金10克、大黄10克。〔见764页22. 姚九香等分2型(2)〕

（9）黄柏解毒汤加减　黄柏12克、败酱草30克、土茯苓30克、薏苡仁30克、蒲公英15克、半枝莲15克、苍术10克、白术10克、茯苓12克、车前草15克、三棱15克、莪术15克、泽泻10克、赤芍12克、白花蛇舌草15克、苦参10克。随症加减：大便秘结甚者，加大黄10克、厚朴10克；头

① 陈婉竺,等. 辨证治疗放射性直肠炎50例[J]. 福建中医药,1996,27(4)：32-33.
② 陈熠. 肿瘤中医证治精要[M]. 上海：上海科学技术出版社,2007：216.
③ 石怀芝,徐晓燕. 金龙胶囊配合中药治疗子宫颈癌114例临床观察[J]. 北京中医,2001(4)：64-65.

昏、恶心欲呕者,加法半夏10克、姜竹茹12克;阴道流血、色或鲜或暗者,加三七粉(冲服)3克、牡丹皮10克。〔见765页23.潘敏求分6型(3)〕

(10)柏苓汤 黄柏10克、苍术10克、七叶一枝花10克、猪苓60克、当归20克、郁金15克、龙葵30克、薏苡仁30克、露蜂房10克、全蝎10克、白花蛇舌草30克、料姜石60克。[1]

(11)宫颈癌方6 白花蛇舌草30克、半枝莲30克、生薏苡仁30克、七叶一枝花15克、丹参15克、土茯苓15克、茜草炭9克、炮甲片9克。〔见767页30.安徽医学院附属医院肿瘤科分4型(2)〕

5.瘀毒型 症见阴道分泌物多,色如米泔或粉污或黄浊,气臭,下腹痛,骶后憋胀,口干或苦,有秽臭,大便干燥,小便黄少频数,舌质黯红或正常,舌苔白厚或黄腻,脉滑数。宫颈局部肿物常有坏死感染。治宜清热败毒、活血祛瘀。

(1)宫颈抗癌汤 蕲蛇30克、土茯苓30克、半枝莲15克、黄药子15克、蒲公英15克、丹参15克、茵陈15克、黄柏9克、赤芍9克。〔见766页27.周凤梧等分4型(2)〕

(2)八正散加减 木通、瞿麦、滑石块、萹蓄、金银花、七叶一枝花、蒲公英、山豆根、土茯苓、败酱草、紫花地丁。〔见767页31.中医研究院广安门医院肿瘤科分4型(1)〕

(3)宫颈癌方7 薏苡仁、土茯苓、牡丹皮、赤芍、金银花、白花蛇舌草、丹参、七叶一枝花、蒲公英、三棱、莪术。临床观察:山西医学院第三附属医院妇产科中西医结合治疗小组用本方共治疗35例,近愈12例,显效1例,有效9例,无效13例。〔见768页33.山西医学院第三附属医院妇产科中西医结合治疗小组分4型(3)〕

6.瘀毒郁滞型 症见带下腥臭,量多色黄,或黄赤兼下,或色如米泔,腹痛下坠,腰腿酸胀,口苦口干,舌质黯红或正常,舌苔黄或黄腻,脉弦数或滑数。此型属宫颈癌合并感染。治宜清热去湿、抗癌化瘀。

(1)加味丁丹土木消癌汤 皂角刺9克、滑石18克、土茯苓24克、牡丹皮9克、制乳香6克、制没药6克、甘草3克、木通3克、金银花24克、紫花地丁24克。〔见766页26.王祚久等分6型(5)〕

(2)解毒抗癌汤 薏苡仁30克、土茯苓24克、牡丹皮12克、赤芍12克、丹参15克、金银花30克、白花蛇舌草30克、七叶一枝花15克、半枝莲15克。〔见766页26.王祚久等分6型(5)〕

7.肝肾阴虚型 症见头晕耳鸣,腰背酸痛,手足心热,口苦咽干,心烦失眠,低热盗汗,病理分泌物量多,阴道不规则出血,舌质红少苔,脉细数或沉细。多见于早期、糜烂型者。治宜滋补肝肾。

(1)知柏地黄丸(《医宗金鉴》)合二至丸(《医方集解》)加味 知母、黄芩、吴茱萸、山药、生地黄、茯苓、泽泻、牡丹皮、女贞子、墨旱莲、半枝莲、紫背天葵子。随症加减:赤带不止者,加大蓟、小蓟;大便秘结者,加瓜蒌、生大黄。〔见762页14.李翠萍等分4型(2)〕

(2)六味地黄汤加减 山茱萸20克、熟地黄30克、怀山药30克、北沙参20克、丹参20克、莪术12克、当归10克、白芍15克、薏苡仁40克、山慈菇20克、龙葵20克、蛇莓20克、半枝莲20克。随症加减:带下量多者,加车前子、芡实、白果、椿根皮;阴道出血量多者,加茜草根、生地榆。〔见763页17.李光荣分4型(1)〕

(3)知柏地黄汤加减 知母10克、黄柏10克、熟地黄15克、山药15克、山茱萸10克、牡丹皮15克、泽泻10克、茯苓10克、半枝莲30克、白花蛇舌草30克、白英15克、薏苡仁15克、夏枯草15克、鳖甲(先煎)15克。随症加减:心烦失寐者,加女贞子10克、墨旱莲10克、莲心3克;腰痛甚者,加续断10克、桑寄生10克;便结者,加瓜蒌仁10克、郁李仁10克。〔见763页18.梁勇才等分5型(2)〕

(4)六味地黄丸加味 大小蓟30克、墨旱莲30克、半枝莲30克、茯苓15克、女贞子15克、山茱萸10克、山药10克、牡丹皮10克、泽泻10克、生地黄10克、知母10克、七叶一枝花10克。随症加减:阴道出血过多者,加仙鹤草30克、阿胶

① 贾堃.中医癌瘤证治学[M].西安:陕西科学技术出版社,1989:340-341.

(烊服)15 克、三七末(冲服)3 克;腹痛不止者,加白芍 15 克、延胡索 12 克、甘草 5 克;腰痛者,加金毛狗脊 25 克、桑寄生 15 克、续断 10 克;白带增多者,加芡实 30 克、白莲须 10 克;气虚者,加黄芪 30 克、党参 25 克等。〔见 764 页 19. 陈锐深分 4 型(3)〕

(5)知柏地黄丸加减 生地黄 12 克、麦冬 12 克、黄柏 12 克、知母 12 克、山药 15 克、牡丹皮 10 克、山茱萸 10 克、地骨皮 12 克、女贞子 15 克、墨旱莲 15 克、阿胶 10 克、夏枯草 12 克、黄芩 12 克、赤白芍各 10 克。〔见 764 页 20. 余桂清分 5 型(1)〕

(6)谷铭三经验方 2 生地黄 30 克、山茱萸 30 克、枸杞子 30 克、天冬 20 克、黄精 30 克、何首乌 20 克、白芍 20 克、女贞子 30 克、龟甲 20 克、墨旱莲 30 克、山豆根 20 克、半枝莲 30 克、鱼腥草 30 克、莪术 20 克。〔见 764 页 21. 谷铭三分 3 型(2)〕

(7)宫颈癌方 8 柴胡 10 克、白芍 30 克、炒白术 15 克、土茯苓 15 克、栀子 15 克、牡丹皮 10 克、莪术 10 克、三棱 6 克、炮甲片 10 克、败酱草 15 克、水红花子 10 克、红藤 15 克、蛇莓 15 克、龙葵 15 克、白花蛇舌草 30 克、半枝莲 15 克、甘草 10 克、女贞子 15 克、墨旱莲 15 克、白及 15 克、青蒿 15 克、知母 10 克、桑寄生 10 克。临床观察:石怀芝等用本方配合金龙胶囊,治疗各期宫颈癌 114 例,1 个月为 1 个疗程,结果宫颈癌病灶缩小率为 34.2%。[1]

(8)二至丸合知柏地黄丸加减 生地黄 15 克、牡丹皮 10 克、知母 10 克、山茱萸 10 克、黄柏 6 克、茯苓 10 克、女贞子 10 克、怀山药 10 克、当归 10 克、赤芍 10 克、墨旱莲 15 克、三棱 15 克、莪术 15 克、枸杞子 15 克、七叶一枝花 10 克、半枝莲 15 克、白英 15 克。随症加减:少腹痛,或如针刺,口干却频频少饮者,加鳖甲(先煎)15 克、乳香 10 克、没药 10 克;小便数、疼痛者,加木通 10 克、萹蓄 10 克;胸闷心烦、易怒较甚,加郁金 10 克、柴胡 10 克、龙胆草 10 克。〔见 765 页 23. 潘敏求分 6 型(5)〕

(9)清热固结汤加减 生地黄、地骨皮、黄芩、阿胶、龟甲、牡蛎、牡丹皮、墨旱莲、藕节、棕榈炭、白花蛇舌草。〔见 765 页 24. 王菊光分 5 型(3)〕

(10)宫颈癌方 9 知母 9 克、生地黄 12 克、黄柏 4.5 克、山药 15 克、墨旱莲 15 克、七叶一枝花 15 克、泽泻 9 克、白花蛇舌草 30 克。[2]

(11)加减一贯煎合二至丸 女贞子 12 克、枸杞子 12 克、麦冬 9 克、墨旱莲 12 克、生地黄 18 克、沙参 12 克、当归 9 克、何首乌 18 克、白毛藤 30 克、阿胶(烊服)9 克。〔见 765 页 26. 王祚久等分 6 型(1)〕

(12)加减首乌枸杞汤 熟地黄 15 克、何首乌 24 克、枸杞子 12 克、菟丝子 12 克、杜仲 12 克、续断 12 克、赤石脂 15 克、桑螵蛸 9 克、牡蛎 18 克、阿胶(烊服)9 克、茜草 9 克、七叶一枝花 15 克、白花蛇舌草 30 克。〔见 765 页 26. 王祚久等分 6 型(1)〕

(13)知柏地黄汤(《医宗金鉴》)加味 熟地黄 24 克、山药 12 克、山茱萸 9 克、茯苓 9 克、泽泻 9 克、牡丹皮 9 克、知母 9 克、黄柏 9 克、夏枯草 15 克、丹参 15 克。〔见 766 页 27. 周凤梧等分 4 型(3)〕

(14)宫颈癌方 9 牡丹皮 6 克、生甘草 6 克、细生地黄 9 克、泽泻 9 克、桑寄生 9 克、山茱萸 9 克、续断 12 克、山药 12 克、制首乌 12 克、仙鹤草 15 克。〔见 767 页 30. 安徽医学院附属医院肿瘤科分 4 型(3)〕

(15)六味地黄汤加减 生熟地黄、茯苓、泽泻、山茱萸、龟甲、女贞子、地骨皮、牡丹皮、枸杞子、菟丝子、续断、山药、半枝莲、白花蛇舌草。〔见 767 页 31. 中医研究院广安门医院肿瘤科分 4 型(2)〕

(16)宫颈癌方 10 知母 9 克、生地黄 12 克、黄柏 4.5 克、山药 15 克、墨旱莲 15 克、七叶一枝花 15 克、泽泻 9 克、白花蛇舌草 30 克。〔见 767 页 32. 北京中医医院、北京市中医研究所肿瘤科分 4 型(3)〕

(17)六味地黄丸加减 山药、牡丹皮、泽泻、生地黄、车前子、瓜蒌、续断、桑寄生、仙鹤草、阿

[1] 石怀芝,等. 金龙胶囊配合中药治疗子宫颈癌 114 例临床观察[J]. 北京中医,2001(4):64 - 65.
[2] 张民庆. 肿瘤良方大全[M]. 合肥:安徽科学技术出版社,1994:223.

胶、牡蛎、夏枯草、黄柏。临床观察：山西医学院第三附属医院共治疗 62 例,近愈 26 例,显效 6 例,有效 16 例,无效 14 例。〔见 768 页 33. 山西医学院第三附属医院妇产科中西医结合治疗小组分 4 型(1)〕

8. 脾肾阳虚型 症见恶心呕吐,纳呆,畏寒肢冷,面色㿠白,白带量多,迁延难已,带下伴有腥臭味,崩中漏下,反复发作,精神疲惫,颜目浮肿,腰酸背痛,四肢不温,纳少乏味,大便溏薄或五更泻泄,小便清长,舌体淡胖,苔薄白或剥,脉沉细无力。此型多见于宫颈癌晚期菜花型、空洞型者。治宜温补脾肾。

(1) 双和汤合完带汤加减 熟地黄、枸杞子、山茱萸、杜仲、菟丝子、补骨脂、生黄芪、肉桂、太子参、炒白术、苍术、陈皮、柴胡、山药。①

(2) 真武汤(《伤寒论》)合完带汤(《傅青主女科》)加味 附子、白术、茯苓、白芍、生姜、白术、山药、人参、车前子、制苍术、甘草、陈皮、荆芥、柴胡、半枝莲、补骨脂、覆盆子。随症加减:小便不利者,加泽泻;出血不止者,加茜草、炮姜、艾叶。〔见 762 页 14. 李翠萍等分 4 型(3)〕

(3) 附桂八味丸加减 黄芪、党参、焦白术、云茯苓、鹿角霜、紫石英、当归、制附子(先煎)。②

(4) 金匮肾气丸化裁 熟地黄 15 克、山药 15 克、山茱萸 12 克、牡丹皮 6 克、泽泻 6 克、茯苓 10 克、桂枝(后下)10 克、附子(先煎)10 克。〔见 763 页 18. 梁勇才等分 5 型(4)〕

(5) 右归丸加减 熟地黄 15 克、山药 15 克、山茱萸 12 克、枸杞子 10 克、菟丝子 15 克、怀牛膝 15 克、龟甲胶(烊)10 克、鹿角胶(烊)10 克。随症加减:腹痛甚者,加乌药 10 克、川楝子 10 克、延胡索 10 克;腰痛甚者,加续断 10 克、金毛狗脊 10 克、桑寄生 10 克;出血多者,加艾叶 10 克、阿胶(烊)10 克、槐花 10 克、三七(分冲)6 克、墨旱莲 10 克;带下量多者,加芡实 15 克、莲须 6 克、椿根皮 15 克;气虚者,加人参(另炖)10 克、黄芪 15～30 克。〔见 763 页 18. 梁勇才等分 5 型(4)〕

(6) 参苓白术散加减 黄芪 30 克、生龙牡 30 克、党参 15 克、桑寄生 15 克、白术 10 克、茯苓 10 克、怀山药 10 克、补骨脂 10 克、吴茱萸 10 克、升麻 10 克、附子 6 克。随症加减:阴道出血过多者,加仙鹤草 30 克、阿胶(烊服)15 克、三七末(冲服)3 克;腹痛不止者,加白芍 15 克、延胡索 12 克、甘草 5 克;腰痛者,加金毛狗脊 25 克、桑寄生 15 克、续断 10 克;白带增多者,加芡实 30 克、白莲须 10 克;气虚者,加黄芪 30 克、党参 25 克等。〔见 764 页 19. 陈锐深分 4 型(4)〕

(7) 金匮肾气丸加减 太子参 20 克、炒白术 10 克、茯苓 12 克、当归 10 克、生黄芪 30 克、制附子(先煎)6 克、肉桂 6 克、山药 12 克、山茱萸 10 克、鹿角胶(烊化)10 克、阿胶(烊化)12 克、木香 10 克、补骨脂 12 克、生姜 9 克、生草 10 克、砂仁 6 克、焦三仙各 10 克。〔见 764 页 20. 余桂清分 5 型(4)〕

(8) 宫颈癌方 11 柴胡 10 克、杭白芍 30 克、炒白术 15 克、土茯苓 15 克、栀子 15 克、牡丹皮 10 克、莪术 10 克、三棱 6 克、炮甲片 10 克、败酱草 15 克、水红花子 10 克、红藤 15 克、蛇莓 15 克、龙葵 15 克、白花蛇舌草 30 克、半枝莲 15 克、甘草 10 克、肉桂 6 克、山茱萸 10 克、熟地黄 12 克、制附子 6 克、乌药 10 克、生黄芪 30 克、当归 10 克、补骨脂 12 克。临床观察:石怀芝等用本方配合金龙胶囊治疗各期宫颈癌 114 例,结果宫颈癌病灶缩小率为 34.2%。③

(9) 附子理中汤合补中益气汤加减 黄芪 20 克、党参 15 克、白术 12 克、陈皮 10 克、附子 10 克、炮姜 10 克、茯苓 12 克、淫羊藿 12 克、柴胡 6 克、吴茱萸 6 克、莪术 10 克、半枝莲 12 克、当归 10 克、七叶一枝花 12 克、薏苡仁 12 克、甘草 6 克。随症加减:腰膝冷痛甚者,加狗脊 10 克、杜仲 10 克、续断 10 克;纳差、腹胀者,加神曲 10 克、鸡内金 10 克、砂仁 3 克。〔见 765 页 23. 潘敏求分 6 型(6)〕

① 郭秀伟,张培彤,等. 孙桂芝诊疗宫颈癌经验浅析[J]. 辽宁中医杂志,2017,44(12):2514 - 2516.
② 陈熠. 肿瘤中医证治精要[M]. 上海:上海科学技术出版社,2007:216 - 217.
③ 石怀芝,等. 金龙胶囊配合中药治疗子宫颈癌 114 例临床观察[J]. 北京中医,2001(4):64 - 65.

(10) 宫颈癌方 12 黄芪 15 克、白术 9 克、赤石脂 20 克、焦楂炭 15 克、败酱草 15 克、薏苡仁 30 克、党参 15 克、茯苓 15 克、补骨脂 10 克、肉豆蔻(除油)10 克、五味子 6 克、干姜 3 克。[1]

(11) 王菊光经验方 熟地黄、山药、菟丝子、鹿角霜、当归、杜仲、肉桂、龙骨、牡蛎、藕节。〔见 765 页 24. 王菊光分 5 型(5)〕

(12) 加味紫石英汤 党参 15 克、黄芪 30 克、鹿角胶(化服)6 克、阿胶(化服)6 克、附子 6 克、紫石英 12 克、赤石脂 12 克、白芍 12 克、银耳(炖服)9 克、当归 9 克、灵芝 15 克、炮姜 6 克、白术 9 克、茯苓 9 克、七叶一枝花 15 克。〔见 766 页 26. 王祚久等分 6 型(6)〕

(13) 抗癌扶正丹 黄芪 50 克、灵芝 10 克、乌贼骨 10 克、茜草 6 克、紫河车 10 克、鱼鳔胶 10 克、阿胶 10 克、鹿角霜 10 克、血余炭 10 克、生牡蛎 12 克、桑螵蛸 12 克。除阿胶、鱼鳔胶外，余药为细末，加鱼鳔胶、阿胶炖化和药末炼蜜为丸，每丸 10 克，每次用淡菜汤或墨鱼汤或淡盐汤送服一丸，每日 3 次。适当调整剂量，为煎剂服亦可。〔见 766 页 26. 王祚久等分 6 型(6)〕

(14) 参苓白术散(《和剂局方》)加减 党参 15 克、茯苓 15 克、山药 24 克、薏苡仁 24 克、白扁豆 12 克、白术 12 克、苦桔梗 12 克、莲子肉 12 克、陈皮 6 克、炮附子 6 克、干姜 6 克、甘草 6 克。〔见 766 页 27. 周凤梧等分 4 型(4)〕

(15) 宫颈癌方 13 黄芪 15 克、党参 15 克、焦白术 12 克、茯苓 12 克、鹿角霜 12 克、紫石英 12 克、当归 9 克、制附片 6 克。〔见 767 页 30. 安徽医学院附属医院肿瘤科分 4 型(4)〕

(16) 宫颈癌方 14 附子、白术、吴茱萸、党参、茯苓、小茴香、乌贼骨。临床观察：山西医学院第三附属医院妇产科中西医结合治疗小组用本方共治疗 17 例，近愈 9 例，有效 2 例，无效 6 例。〔见 768 页 33. 山西医学院第三附属医院妇产科中西医结合治疗小组分 4 型(4)〕

9. 气阴两虚型 症见精神不振，少气懒言，语音低微，心悸失眠，口咽干燥，腰膝酸软，阴道不规则出血，舌红少津，脉细弱。治宜益气养阴。

(1) 生脉饮合六味地黄丸加减处方 黄芪 20 克、麦冬 15 克、五味子 10 克、党参 30 克、丹参 15 克、赤芍 15 克、生地黄 15 克、山茱萸 10 克、山药 15 克、牡丹皮 10 克、泽泻 10 克、茯苓 10 克、生白术 30 克、煅龙骨 30 克、煅牡蛎 30 克。〔见 762 页 15. 谢萍分 4 型(1)〕

(2) 钱伯文经验方 1 生黄芪 30 克、小蓟炭 12 克、阿胶 15 克、参三七 6 克、当归 12 克、生甘草 6 克、红花 3 克、紫草根 15 克。[2]

(3) 王玉章经验方 北沙参、生黄芪、土茯苓、党参、白茅根、女贞子、桑寄生、露蜂房、菟丝子、墨旱莲、怀山药、蛇蜕。〔见 765 页 25. 王玉章分 2 型(2)〕

(4) 益气养阴煎 党参 9 克、黄芪 9 克、白术 9 克、白芍 9 克、天冬 9 克、麦冬 9 克、枸杞子 9 克、牡丹皮 9 克、鹿角霜 9 克、生地黄 9 克、佛手片 6 克、木香 6 克、天花粉 15 克、五味子 5 克。〔见 767 页 29. 庞泮池分 3 型(3)〕

10. 气滞血瘀型 症见腰骶疼痛，少腹胀痛，有时阴部作痛，痛有定处，阴道出血量较多，色暗红，舌质暗淡，舌边可见瘀点或瘀斑，脉细涩。治宜行气活血。

(1) 少腹逐瘀汤加减 川芎 10 克、当归 10 克、赤芍 12 克、肉桂 9 克、小茴香 10 克、干姜 6 克、蒲黄 6 克、五灵脂 6 克、延胡索 12 克、白芷 10 克、柴胡 10 克、红花 6 克、鳖甲 12 克、白花蛇舌草 30 克、三七粉(冲服)3 克。〔见 764 页 20. 余桂清分 5 型(5)〕

(2) 少腹逐瘀汤加减 当归 12 克、赤芍 10 克、小茴香 3 克、生地黄 15 克、延胡索 10 克、香附 12 克、三棱 12 克、莪术 12 克、桃仁 10 克、炙炮甲片(先煎)15 克、七叶一枝花 30 克、山豆根 12 克、牡蛎(先煎)15 克、水蛭 12 克。随症加减：胀痛甚

① 陈婉竺，等. 辨证治疗放射性直肠炎 50 例〔J〕. 福建中医药,1996,27(4)：32 - 33.
② 包素珍. 肿瘤名家验案精选〔M〕. 北京：人民军医出版社,2006：200 - 201.

者,加乌药 12 克、川楝子 10 克、八月札 10 克;脾虚乏力、神疲者,加黄芪 30 克、党参 15 克、薏苡仁 15 克;带下腥臭且色黄者,加败酱草 15 克、鱼腥草 15 克;低热、口干不欲饮者,加炙鳖甲(先煎)15 克、青蒿 15 克。〔见 765 页 23. 潘敏求分 6 型(2)〕

(3) 抗癌片 黄芪 45 克、当归 15 克、香附 12 克、三棱 15 克、莪术 15 克、知母 15 克、水蛭 30 克、鸡内金 15 克、山豆根 60 克、桃仁 15 克、党参 15 克、炮甲片 15 克、七叶一枝花 60 克。〔见 765 页 26. 王祚久等分 6 型(2)〕

(4) 活血抗癌汤 当归 9 克、泽兰 9 克、八月札 15 克、虎杖 15 克、乌药 6 克、白芍 9 克、赤芍 9 克、香附 9 克、丹参 12 克、茯苓 12 克、泽泻 12 克、白毛藤 30 克、白花蛇舌草 30 克。〔见 765 页 26. 王祚久等分 6 型(2)〕

(5) 四物汤合失笑散加减 熟地黄、当归、白芍、五灵脂、生蒲黄、丹参、青皮、乌药。①

(6) 宫颈癌方 16 八月札 15 克、虎杖 15 克、当归 10 克、泽兰叶 10 克、香附(制)10 克、赤芍 10 克、白芍 10 克、丹参 12 克、茯苓 12 克、泽泻 12 克、蒲公英 30 克、乌药 6 克。〔见 767 页 30. 安徽医学院附属医院肿瘤科分 4 型(1)〕

11. 痰湿下注型 症见白带量多,形如痰状,体胖身倦,头重眩晕,口中淡腻,胸闷腹胀,食量减少,痰多乏力,舌质淡,苔白腻,脉滑或缓濡。此型患者系内分泌功能减退,以体胖、白带量多、胃肠功能障碍、舌白腻、代谢减低为主要表现者。治宜燥湿化痰、抗癌消瘤。

(1) 加味二陈汤 法半夏 10 克、茯苓 10 克、陈皮 10 克、苍术 10 克、薏苡仁 30 克、白术 10 克、半枝莲 30 克、龙葵 30 克、泽泻 10 克、厚朴 10 克、莪术 10 克、虎杖 10 克、七叶一枝花 10 克、泽兰 10 克、桃仁 10 克。随症加减:脾虚神疲较甚者,加黄芪 15 克、党参 15 克或白参 9 克;恶心欲呕、腹胀者,加生姜 6 克、木香 10 克。〔见 765 页 23. 潘敏求分 6 型(4)〕

(2) 加味二陈汤 半夏 12 克、茯苓 9 克、陈皮 9 克、苍术 9 克、瓜蒌仁 15 克、薏苡仁 30 克、制南星 9 克、香附 9 克、枳壳 9 克、莪术 12 克、蟑螂 6 只。随症加减:出血者,加三七粉、小蓟、棕榈炭、土大黄、墨旱莲、血余炭;小腹痛气滞者,加延胡索、川楝子、香附;小腹痛血瘀者,加五灵脂、乳香、没药、桃仁、红花、当归、赤芍、木鳖子、地龙、天仙藤;腰痛者,加续断、桑寄生、狗脊、补骨脂;带下,加苦参、黄柏、土茯苓、苍术、败酱草;便秘,加火麻仁、郁李仁、瓜蒌仁、番泻叶;小便黄数疼痛者,加知母、黄柏、木通、萹蓄、瞿麦。〔见 766 页 26. 王祚久等分 6 型(3)〕

12. 气血两虚型 化疗后骨髓抑制患者,症见面色苍白或萎黄,疲乏,头晕目眩,心神不宁,纳眠差,舌淡,苔薄白,脉细弱无力。治宜益气养血。

(1) 八珍汤加减 熟地黄 20 克、党参 30 克、当归 20 克、川芎 15 克、白芍 15 克、白术 15 克、茯苓 15 克、龟甲胶(烊化)20 克、黄精 15 克。随症加减:白细胞减少者,酌加黄芪 20 克、补骨脂 15 克、菟丝子 15 克、女贞子 15 克等;血小板减少者,酌加仙鹤草 15 克、紫珠草 15 克、花生衣 10 克等;血红蛋白减少者,酌加阿胶(烊化)20 克、鸡血藤 20 克、紫河车 15 克等。②

(2) 圣愈汤加减 炙黄芪 30 克、当归 10 克、白芍 15 克、鸡血藤 30 克、枸杞子 30 克、生薏苡仁 40 克、莪术 12 克、半枝莲 15 克、山慈菇 20 克、蛇莓 20 克、龙葵 20 克。随症加减:阴道出血量多者,加阿胶、仙鹤草、三七粉;腹痛下坠者,加升麻、没药。〔见 763 页 17. 李光荣分 4 型(2)〕

(3) 宫颈癌方 15 青皮炭 10 克、盐橘核 10 克、陈皮炭 10 克、晚蚕砂 10 克、皂角子(炒焦、同布包)10 克、盐荔枝 10 克、川楝子(醋炒)10 克、炒枳实 5 克、白芍 12 克、柴胡 6 克、升麻 3 克、炒枳壳 5 克、党参 10 克、当归 12 克、炙黄芪 20 克、肉苁蓉 15 克、乌药 6 克、厚朴 5 克、仙鹤草 25 克、炙甘草 5 克。③

---

① 邱绮玉,等. 99 例子宫颈癌ⅢB期中医临床辨证分型[J]. 河南中医,1988(1):18-19.
② 刘展华,吴结妍. 周岱翰辨证辅助治疗宫颈癌经验撷要[J]. 广州中医药大学学报,2017,34(6):922-924.
③ 包素珍. 肿瘤名家验案精选[M]. 北京:人民军医出版社,2006:202.

（4）益气养血汤　黄芪 30 克、鸡血藤 30 克、女贞子 30 克、党参 15 克、当归 15 克、补骨脂 15 克、枸杞子 15 克、茯苓 15 克、鹿角霜 10 克、白术 10 克、龙眼肉 10 克、阿胶（烊化）10 克。随症加减：若血小板计数低者，可加仙鹤草、卷柏、天麻、大枣、鳖甲。[1]

13. 心脾两虚型　症见阴道出血淋漓不净，白带多，质稀色白，心悸，怔忡，气短无力，头晕，纳呆少食，失眠多梦，腰酸，脉沉细，舌苔薄白有齿痕。治宜补气养血、宁心健脾。

（1）归脾汤加减　党参、白术、甘草、当归、黄芪、炒枣仁、龙眼肉、阿胶、牡蛎、三七粉、半枝莲。〔见 765 页 24. 王菊光分 5 型（4）〕

（2）归脾汤加减　生黄芪、党参、白术、茯苓、升麻、当归、陈皮、龙眼肉、阿胶、首乌、生龙牡、酸枣仁、远志、续断。〔见 767 页 31. 中医研究院广安门医院肿瘤科分 4 型（4）〕

14. 李翠萍等分 4 型

（1）肝郁化火型　治宜疏肝理气、解毒散结。方用丹栀逍遥散（《女科撮要》）加味：牡丹皮、栀子、当归、白芍、柴胡、白术、茯苓、甘草、煨姜、薄荷、半枝莲、白花蛇舌草。随症加减：赤带不止者，加茜草炭、芡实；神疲乏力者，加党参、黄芪。

（2）肝肾阴虚型　治宜滋补肝肾、解毒清热。〔方药见 757 页辨证施治 7.（1）〕

（3）脾肾阳虚型　治宜健脾温肾、化湿止带。〔方药见 759 页辨证施治 8.（2）〕

（4）湿热瘀毒型　治宜清热利湿、解毒化瘀散结。〔方药见 756 页辨证施治 4.（1）〕[2]

15. 谢萍分 4 型

（1）气阴两虚型　症见盗汗明显，醒时汗出尤甚，疲倦乏力，大便难解，无便干，小便可，纳清淡，眠可，无口苦，舌红，苔薄黄，脉沉细滑数。治宜补气养阴。〔方药见 760 页辨证施治 9.（1）〕

（2）阴虚内热型　症见潮热盗汗，疲倦乏力，面色少华，唇红，纳眠，大小便可，舌红，苔少，脉沉细。治宜益气养阴清。方用生脉饮合青蒿鳖甲汤加减：党参 30 克、黄芪 20 克、麦冬 15 克、五味子 10 克、青蒿 10 克、鳖甲粉 10 克、生地黄 15 克、紫草根 30 克、怀山药 20 克、山茱萸 10 克、泽泻 10 克、茯苓 10 克、丹参 15 克、煅龙骨 30 克、白花蛇舌草 30 克、地榆 15 克。

（3）少阳证型　症见倦怠乏力，默默不欲饮食，呕吐清涎，胸闷，眠差，盗汗，易惊醒，大便干结而不爽，小便乏力，舌质淡，苔根黄腻，脉濡细，尺脉沉而无力。治宜和解少阳、佐以除湿。方用小柴胡汤加减：黄芪 20 克、麦冬 15 克、酸枣仁 25 克、淡竹叶 10 克、柴胡 10 克、黄芩 10 克、党参 30 克、姜半夏 10 克、广木香 10 克、陈皮 10 克、山药 15 克、生白术 20 克。

（4）脾肾两虚型　多见于宫颈癌放化疗期，症见精神可，眠不佳，口淡无味，小腹空坠，下肢无力，大便成形，小便频数，夜尿 2～3 次，舌根苔腻，脉沉细滑。治宜健脾补肾。方用四君子汤加减：党参 30 克、黄芪 20 克、炒白术 15 克、茯苓 10 克、陈皮 10 克、杜仲 15 克、续断 15 克、补骨脂 10 克、地榆 10 克、琥珀 10 克、白花蛇舌草 30 克、炒酸枣仁 30 克。[3]

16. 李可分 2 型

（1）肝郁湿热型　症见出血不止，少腹痛，尿急，便急如痢，带下赤白秽臭，苔黄腻，脉弦滑。治宜疏肝解郁、健脾祛湿。方用芪苡逍遥桂苓丸：生黄芪 45 克、薏苡仁 30～45 克、当归 30 克、白芍 30 克、白术 30 克、茯苓 30 克、桂枝 15 克、赤芍 15 克、牡丹皮 15 克、桃仁 15 克、木鳖子 30 克、白花蛇舌草 30 克、墓回头 30 克、止痉散（冲服）12 只～4 条、甘草 10 克。随症加减：全身中毒甚者，加七叶一枝花、大黄；出血甚者，加贯众炭、儿茶。二煎混匀，取汁 600 毫升，每日分 3 次服。

（2）脾虚寒化型　症见面黄肌瘦，气怯神疲，纳呆食少，便稀肢凉，出血淋漓不断，尿多，带多如注，舌淡无苔，脉细如丝，上不满寸，下不及尺。治

① 陈锐深. 现代中医肿瘤学［M］. 北京：人民卫生出版社，2003：534.
② 李翠萍，刘成藏. 妇产科辨证施治策略与案例［M］. 郑州：郑州大学出版社，2014：173.
③ 侯玉敏，等. 谢萍教授辨证论治疗宫颈癌放化疗期经验［J］. 中医研究，2014，27（9）：48－49.

宜醒脾救胃。方用芪苡补君醒脾汤：生黄芪45克、红参(另炖)15克、五灵脂15克、焦白术30克、茯苓30克、柴胡10～15克、炒麦芽60克、炒谷芽30克、姜炭10克、三仙炭10克、棉子炭15克、薏苡仁30～50克、猪苓30克、"三七6～9克、12只～4条"(研粉冲服)、炙甘草10～15克、生姜10片、大枣10枚。二煎混匀，取汁600毫升，每日分3次服。[①]

17. 李光荣分4型

(1) 肝肾阴虚型　症见带下量多，赤白相兼，质稀或如脓样。阴道出血时多时少，血色鲜红，五心烦热，腰部酸楚，头晕耳鸣，舌苔薄黄或薄白，舌红或有瘀斑，脉弦细。治宜滋养肝肾。〔方药见757页辨证施治7.(2)〕

(2) 气血两虚型　症见病程日久，阴道出血久漏不止，带下赤白，质稀如米泔，味腥臭，羸瘦如柴，头晕目眩，心悸怔忡，疲乏无力。舌苔薄白，脉沉细无力。治宜益气养血。〔方药见761页辨证施治12.(2)〕

(3) 肝郁气滞型　症见阴道出血色鲜红，有血块，带下量多，色黄质稠，味臭，平素性情郁闷，胸胁胀满，小腹胀痛，心烦。舌苔薄白，舌质紫黯或有瘀点，脉弦滑。治宜疏肝理气、清热祛湿。〔方药见754页辨证施治1.(1)〕

(4) 湿毒蕴结型　症见阴道下血时多时少，色紫黯，有血块，味腥臭，带下量多，如米泔水，或赤白相兼，气味恶臭。少腹及腰胯疼痛，低热久作，口干口苦，小便黄浊，大便不爽，舌苔黄腻，舌质黯红，脉滑数。治宜清热解毒、祛湿止带。〔方药见756页辨证施治3.(2)〕[②]

18. 梁勇才等分5型

(1) 肝郁气滞型　症见阴道流血，夹有瘀块，小腹胀痛，情绪郁闷，或心烦易怒，口苦咽干，胸胁胀满，全身窜痛，带多色黄，质稠气秽，舌质稍黯或正常，苔薄黄，脉弦。治宜疏肝解郁、健脾利湿。〔方药见754页辨证施治1.(3)〕

(2) 肝肾阴虚型　症见阴道流血，头晕耳鸣，手足心热，夜不安寐，舌干咽燥，腰膝酸痛，白带量多，色黄或赤，有秽臭气，大便燥结，舌质红或正常，苔少，脉弦细。治宜滋肾养肝、清热解毒。〔方药见757页辨证施治7.(3)〕

(3) 湿热瘀毒型　症见带多色黄，或带下色白，气味秽臭，质如米泔，口苦咽干，不欲多饮，胸闷纳呆，体倦乏力，小腹胀痛，尿黄便燥。舌质黯红，苔薄白或黄腻，脉滑数或弦滑。治宜清热解毒、健脾利湿、活血化瘀。〔方药见756页辨证施治4.(3)(4)〕

(4) 脾肾阳虚型　症见白带量多，色黄或赤，气味秽臭，或阴道出血，色淡质稀，面色㿠白，少气懒言，面浮肢肿，腰酸膝冷，神疲乏力，脘腹胀满，小腹坠胀，纳少便溏。舌质淡、胖，苔白润，脉细弱。治宜温补脾肾。〔方药见759页辨证施治8.(4)(5)〕

(5) 虚寒瘀滞型　症见绝经之后，阴道下血，血块夹污水，淋漓而下，腹痛绵绵，喜暖喜按，面色㿠白，形体消瘦，畏寒肢冷，纳谷不香，小便清长，大便溏薄，舌质黯紫，苔少，脉沉迟无力。治宜温经散寒、行滞化瘀、健脾和胃。方用桂枝茯苓丸化裁：桂枝(后下)10克、牡丹皮10克、桃仁10克、莪术10克、人参(另炖)10克、制半夏10克、茯苓15克、焦白术15克、炒枳壳15克、黄芪15克、赤芍15克、山慈菇15克、陈皮12克、八月札30克。[③]

19. 陈锐深分4型

(1) 肝郁气滞型　症见胸胁胀满，心烦易怒，善叹息，少腹胀痛，口苦咽干，白带微黄或夹血，阴道流血夹有瘀块，舌质黯红，苔薄白或微黄，脉弦。治宜疏肝理气、解毒散结。〔方药见754页辨证施治1.(4)〕

(2) 湿热瘀毒型　症见带下赤白或如米泔或黄水，或如脓似血，气臭，少腹胀痛，纳呆脘闷，溲黄便秘，阴道流血量多色暗有瘀块，舌质黯红，苔黄腻，脉弦数。治宜清热利湿、化瘀解毒。〔方药见756页辨证施治4.(5)〕

① 孙其新. 李可临证要旨2[M]. 北京：人民军医出版社，2014：117-118.
② 郭永红. 李光荣教授治疗宫颈癌前病变及宫颈癌的经验[J]. 中华中医药杂志，2013，28(10)：2967-2969.
③ 梁勇才，梁杰梅. 当代癌症妙方[M]. 北京：人民军医出版社，2003：284-286.

（3）肝肾阴虚型　症见眩晕耳鸣，腰膝酸痛，口苦咽干，心烦失眠，便秘尿赤，阴道不规则流血，量多色红，舌质红，苔少，脉弦细。治宜滋补肝肾、解毒散结。〔方药见 758 页辨证施治 7.(4)〕

（4）脾肾阳虚型　症见神疲乏力，腰膝酸冷，小腹坠胀，纳少便溏，白带清稀而多，阴道流血量多如崩，或淋漓不净，色淡，舌质淡胖，苔白润，脉细弱。治宜健脾温肾、补中益气。〔方药见 759 页辨证施治 8.(6)〕

随症加减：阴道出血过多者，加仙鹤草 30 克、阿胶（烊服）15 克、三七末（冲服）3 克；腹痛不止者，加白芍 15 克、延胡索 12 克、甘草 5 克；腰痛者，加狗脊 25 克、桑寄生 15 克、续断 10 克；白带增多者，加芡实 30 克、白莲须 10 克；气虚者，加黄芪 30 克、党参 25 克等。[1]

20. 余桂清分 5 型

（1）肝肾阴虚型　症见头晕目眩，耳鸣腰酸，心烦易怒，夜不安寐，口干舌燥，五心烦热，白带稍多，时有阴道出血，色鲜红，弦细或细弱无力，舌质红或有裂纹，少苔。治宜滋阴养肝、清热解毒。〔方药见 758 页辨证施治 7.(5)〕

（2）肝郁气滞型　症见胸胁胀满，情绪郁闷成心烦易怒，少腹胀满，口苦咽干，白带多，阴道出血，色暗，舌质黯红苔黄，脉弦。治宜疏肝理气、散部化结。〔方药见 754 页辨证施治 1.(5)〕

（3）湿热瘀毒型　症见白带多，色黄如米泔，味臭，身重体倦，脘腹胀满，纳呆，尿黄，大便黏滞不爽，小便黄浊，舌红苔黄，脉滑数。治宜清热解毒、利湿消胀。〔方药见 756 页辨证施治 4.(6)〕

（4）脾肾阳虚型　症见身倦乏力，腰膝冷痛，纳差，白带多，质清稀或有多量阴道出血，色淡量多，或伴畏寒肢冷，舌质淡苔薄白，脉沉细无力。治宜健脾温肾、补中益气。〔方药见 759 页辨证施治 8.(7)〕

（5）气滞血瘀型　症见少腹疼痛，痛有定处，固定不移，按之尤甚，面色晦暗，或见唇甲青紫，阴道出血色暗紫夹有血块，舌质黯紫或有瘀斑，脉弦。治宜活血化瘀、理气止痛。〔方药见 760 页辨证施治 10.(1)〕[2]

21. 谷铭三分 3 型

（1）湿毒下注型　症见带下绵绵，色黄味臭，接触出血，胸闷不舒，心烦发热，苔黄腻，脉滑数。治宜清利湿热、解毒散结。〔方药见 755 页辨证施治 2.(1)〕

（2）肝肾阴虚型　症见头晕耳鸣，腰膝酸软，五心烦热，口干便秘，带多色黄，味臭带血，舌质红，苔少或无苔，脉细数。治宜滋补肝肾、清热解毒。〔方药见 758 页辨证施治 7.(6)〕

（3）瘀毒内结型　症见带下黄白伴恶臭，阴道有不规则流血，色黑有血块，面色晦暗，口干发热，舌紫黯，有瘀斑，脉涩。治宜活血化瘀、解毒利湿。方用谷铭三经验方 2：白花蛇舌草 40 克、天花粉 30 克、薏苡仁 40 克、白果 30 克、茯苓 40 克、半枝莲 20 克、半边莲 20 克、鱼腥草 30 克、三七粉 20 克、黄药子 20 克、当归 20 克、莪术 20 克。[3]

22. 姚九香等分 2 型

（1）肝郁气滞型　症见胸胁胀满，情绪郁闷，少腹胀感，全身窜痛，口苦咽干，白带稍多，阴道流血夹有瘀块，脉弦，舌质黯暗，苔白薄微黄。治宜疏肝理气。〔方药见 754 页辨证施治 1.(7)〕

（2）湿热瘀毒型　症见白带多，色如米泔，气臭，少腹胀痛，脘闷纳差，尿黄便结，舌质黯红，脉弦滑。治宜清热利湿、解毒化瘀散结。〔方药见 756 页辨证施治 4.(8)〕[4]

23. 潘敏求分 6 型

（1）肝郁气滞型　症见阴道流血或挟有少量血块，伴胸胁胀满，少腹胀感或痛或全身窜痛，心烦易怒，口干苦，不思饮食，情绪郁闷，白带稍多，月经失调，舌质正常或稍红，苔薄白，脉弦。治宜疏肝理

① 陈锐深. 现代中医肿瘤学［M］. 北京：人民卫生出版社，2003：530 - 534.
② 林洪生. 中国百年百名中医临床家丛书——余桂清［M］. 北京：中国中医药出版社，2003：218 - 219.
③ 谷言芳. 谷铭三治疗肿瘤经验集［M］. 上海：上海科学技术出版社，2002：157 - 158.
④ 姚九香，王明义. 自拟四核清宫丸治疗宫颈癌 18 例临床观察［J］. 甘肃中医，1998，11(2)：35.

气、解毒散结。〔方药见 755 页辨证施治 1.(8)〕

（2）气滞血瘀型　症见漏下暗色血块，少腹积块，胀痛或刺痛，痛引腰背，带下不多，消瘦，舌质暗或有瘀点、瘀斑，苔薄白或黄，脉弦涩。治宜活血化瘀、软坚散结。〔方药见 760 页辨证施治 10.(2)〕

（3）湿热瘀毒型　症见带下量多或较多，色黄，或黄赤兼下，或色如米泔，其味腥臭，尿黄便干，腹痛有下坠感，口苦口干，舌质黯红或正常，苔黄或黄腻，脉弦数或弦滑。治宜清热利湿、解毒化瘀。〔方药见 756 页辨证施治 4.(9)〕

（4）痰湿下注型　症见白带量多，形如痰状，体重身倦，头晕头重如裹，胸闷腹胀，口中淡腻，或痰多乏力，神疲纳少，舌质淡或正常，苔腻，脉滑或缓濡。治宜健脾化湿。〔方药见 761 页辨证施治 11.(1)〕

（5）肝肾阴虚型　症见时有阴道流血，量少，色暗或鲜红，腰酸背痛，头晕耳鸣，目眩口干，手足心热，夜寐不安，易怒形瘦，时有颧红，便干尿黄，舌质红，苔少或有剥苔，脉弦细或数。治宜滋补肝肾、清热解毒。〔方药见 758 页辨证施治 7.(8)〕

（6）脾肾阳虚型　症见时有少量阴道流血，色青紫，神疲乏力，腰酸膝冷，纳少，少腹坠胀，白带清稀而多，或有四肢困倦，畏冷，大便先干后溏，舌质胖、淡，苔白润，脉沉细或缓。治宜温补脾肾、化湿解毒。〔方药见 759 页辨证施治 8.(9)〕[1]

24. 王菊光分 5 型

（1）肝郁气滞型　症见阴道少量不规则出血，胸胁胀满、口苦、少腹痛，带下黄白，较黏稠。治宜疏肝理气、清热解毒。〔方药见 755 页辨证施治 1.(9)〕

（2）热毒瘀结型　症见阴道不规则流血，下腹痛，阴道排液量多；色如米泔，或营赤混，质黏稠厚，有明显臭味。治宜清热解毒、活血化瘀。方用解毒化瘀方：土茯苓、黄柏、白花蛇舌草、七叶一枝花、蒲公英、三棱、莪术、延胡索、丹参。

（3）肝肾阴虚型　症见阴道不规则流血，手

足心热，口干心烦，头晕耳鸣。治宜滋肾养阴、清热凉血止血。〔方药见 758 页辨证施治 7.(9)〕

（4）心脾两虚型　症见阴道出血，淋漓不断，周身乏力，心悸失眠，纳呆少食。治宜健脾宁心、养血止血。〔方药见 762 页辨证施治 13.(1)〕

（5）脾肾阳虚型　症见阴道不规则流血，周身乏力，畏寒肢冷，腰酸膝软，白带量多，质稀薄，气味不重。治宜溢补脾肾、固摄止血。〔方药见 760 页辨证施治 8.(11)〕[2]

25. 王玉章分 2 型

（1）肝郁脾湿型　症见带下增多，色黄如脓，或赤白相兼，伴有秽臭，少腹疼痛，精神郁闷，胸胁胀满，纳差，低热，心烦口干，舌质红或紫，苔黄腻，脉滑数或涩。治宜舒肝健脾、祛湿解毒。方用宫颈癌方：柴胡、土茯苓、金银花、猪苓、泽泻、白茅根、川萆薢、车前草、当归尾、赤芍、山药、白花蛇舌草。已溃破者外敷黑降丹，每日换药一次。

（2）气阴两虚型　症见带下增多，常有阴道出血，或崩中漏下，腰酸腿软，四肢畏冷，神倦纳差，或五心烦热，头昏耳鸣，舌淡胖，舌苔薄白有剥脱，脉细数无力。治宜养阴益气、清解毒邪。〔方药见 760 页辨证施治 9.(3)〕[3]

26. 王祚久等分 6 型

（1）肝肾阴虚型　症见腰酸背痛，口苦咽干，时有颧红，头晕神疲，心悸少寐，易怒形瘦，手足心热，带多漏下，大便燥结，舌质嫩，舌苔薄白或有剥脱，脉弦细或细数。此型宫颈癌已发展到二期成三期，多用糜烂型、溃疡空洞型，已出现衰弱及中毒症状，自主神经系统功能紊乱。治宜滋肾养肝、抗癌止漏。〔方药见 758 页辨证施治 7.(11)(12)〕

（2）气滞血瘀型　症见胞门积聚，坚硬牢固，带下不多，偶有漏下，体力不甚衰弱，脉平或弦或细，舌薄白或薄腻，舌尖有紫色块。此型多为结节型或菜花型宫颈癌，以局部浸润为主。治宜软坚散结、活血化瘀。〔方药见 761 页辨证施治 10.(3)(4)〕

① 潘敏求. 中华肿瘤治疗大成[M]. 河北科学技术出版社,1996：692-694.
② 王菊光. 中医辨证治疗子宫颈癌 42 例分析[J]. 黑龙江中医药,1994(5)：56-57.
③ 王玉章. 石瘕(子宫颈癌)辨治[J]. 北京中医杂志,1993(6)：59-60.

（3）痰湿下注型　症见白带量多，形如痰状，体胖身疲，头重眩晕，口中淡腻，胸闷腹胀，食量减少，痰多乏力，舌质淡，苔白腻，脉滑或缓濡。治宜燥湿化痰、抗癌消瘤。〔方药见761页辨证施治11.(2)〕

（4）肝郁气滞型　症见情志抑郁，胸胁闷胀，心烦口干，夜间多梦，善叹息，纳少，小腹痛，白带多，舌苔薄白，舌质偏红或有瘀点，脉弦。治宜疏肝解郁、抗癌消瘤。〔方药见755页辨证施治1.(11)(12)〕

（5）瘀毒郁滞型　症见带下腥臭，量多色黄，或黄赤兼下，或色如米泔，腹痛下坠，腰腿酸胀，口苦口干，舌质黯红或正常，舌苔黄或黄腻，脉弦数或滑数。此型属宫颈癌合并感染。治宜清热去湿、抗癌化瘀。〔方药见757页辨证施治6.(1)(2)〕

（6）脾肾阳虚型　症见精神疲乏，白带如水，连续不断，面色晦暗或苍白，腰酸背困，动则气短，四肢不温，纳呆便溏，舌质淡苔白或白淡润而胖大，脉沉细无力或沉微。治宜补肾健脾、固涩止带。〔方药见760页辨证施治8.(12)(13)〕①

27. 周凤梧等分4型

（1）肝郁气滞型　症见情志郁闷，心烦口干，胸胁痛或胀闷不适，小腹痛，夜间梦多，或头痛失眠，月经失调，白带量多。舌苔薄白，脉弦或弦细。常有自主神经功能紊乱表现。治宜疏肝解郁、佐以祛湿解毒。〔方药见755页辨证施治1.(14)〕

（2）瘀毒型　症见阴道分泌物增多，色白如米泔或浊黄或灰污，气味恶臭，下腹痛，骶后憋胀。口干或苦。舌质正常或稍黯，苔白厚或微黄，脉滑数。宫颈局部坏死溃烂或感染。治宜清热解毒、活血化瘀。〔方药见757页辨证施治5.(1)〕

（3）肝肾阴虚型　症见腰酸背困，头晕耳鸣，手足心热，夜间梦多，口干便燥。舌红少苔或无苔，脉细数。有的伴有高血压。治宜滋阴养肝、清热活血。〔方药见758页辨证施治7.(13)〕

（4）脾肾阳虚型　症见精神疲乏，面色㿠白，

浮肿，四肢无力，腰酸背痛，白带多而气臭，纳少便溏，或五更泻泄，舌体肥胖，苔薄白，脉缓。体质虚弱，常有贫血。治宜温肾健脾祛湿。〔方药见760页辨证施治8.(14)〕②

28. 熊楠华等分3型

（1）肝热下迫型　症见下利红白黏液或便血，有里急后重感，肛门灼热疼痛，口渴欲饮，舌质红或有裂纹，脉弦细或弦数。治宜清热凉肝止痢。方用白头翁汤加减：白头翁10克、白芍10克、炒槐花10克、秦皮6克、黄芩6克、木香6克、生甘草6克、白花蛇舌草15克；血热甚加生地黄12克、牡丹皮10克；阴亏加女贞子10克、墨旱莲12克、北沙参12克；兼湿热加葛根10克、薏苡仁12克；出血多加仙鹤草12克、地榆炭10克。

（2）湿热下注型　症见大便里急后重，黏液便或白多赤少，肛门灼热疼痛，口干作渴，舌红苔黄腻，脉数或弦数。治宜清利湿热。〔方药见755页辨证论治2.(2)〕

（3）脾虚泄泻型　症见面色萎黄，倦怠无力，食少便溏或伴有不消化食物，略有里急后重感。治宜益气健脾止泻。方用四君子汤加味：党参15克、砂仁15克、白术10克、白芍10克、茯苓12克、鸡内金6克、木香6克、甘草6克。配合服用七味白术散。

临床观察：熊楠华等用上方治疗104例宫颈癌放射性直肠炎，治愈68例，占65.4%；好转35例，占33.7%；无效1例，占0.9%。总有效率99.0%。单纯中医辨证论治者54例中，治愈41例，占75.9%；好转12例，占22.2%；无效1例，占1.9%。加服西药治疗者50例中，治愈27例，占54%；好转23例，占46%。③

29. 庞泮池分3型

（1）气虚型　症见化疗期间，白细胞下降，面色苍白，胸闷气促，心慌肢软纳呆泛恶，口渴不欲饮，便溏，时有面浮肢肿，自汗，脉细小，苔薄白或白腻，舌质胖或有齿印。治宜益气和胃、温补脾

① 王祚久，王启明. 中医妇科临床精华[M]. 成都：四川科学技术出版社，1989：121-127.
② 周凤梧，李广文. 实用中医妇科学[M]. 济南：山东科学技术出版社，1985：353-355.
③ 熊楠华，张莉萍. 辨证论治为主治疗放射性直肠炎104例[J]. 中医杂志，1985(11)：26-27.

肾。方用益气煎：党参、白术、白芍、茯苓、当归、生地黄、熟地黄、补骨脂、木香、鹿角霜、龙眼肉、枸杞子、陈皮各9克，黄芪12克。随症加减：胃纳太差者，先服香砂六君子方益气和胃，胃纳稍增后服益气煎。

（2）阴虚型　症见白细胞下降，头晕失眠，心烦口渴欲冷饮，时有牙宣、鼻衄，小便色赤，大便秘结，炽热盗汗，纳少倦怠，脉细小，舌红绛苔薄或剥。治宜养阴生津、清热安神。方用育阴煎：生地黄9克、白芍9克、天麦冬9克、玄参9克、当归9克、牡丹皮9克、枸杞子9克、沙参9克、地骨皮9克、党参9克、天花粉15克、墨旱莲15克、五味子5克。

（3）气阴两虚型　治宜益气养阴。〔方药见760页辨证施治9.(4)〕①

30.安徽医学院附属医院肿瘤科分4型

（1）气滞血瘀型　方用宫颈癌方16。〔方药见761页辨证施治10.(6)〕

（2）湿热瘀毒型　方用宫颈癌方6。〔方药见757页辨证施治4.(11)〕

（3）肝肾阴虚型　方用宫颈癌方9。〔方药见758页辨证施治7.(14)〕

（4）脾肾阳虚型　方用宫颈癌方13。〔方药见760页辨证施治8.(15)〕②

31.中医研究院广安门医院肿瘤科分4型

（1）瘀毒型　症见白带多，色如米汤，味臭，下腹胀疼，大便干燥，小便黄少频数，舌质紫红，苔白腻或黄腻，脉象滑数。治宜清热解毒、健脾利湿。〔方药见757页辨证施治5.(2)〕

（2）肝肾阴虚型　症见头晕，耳鸣，腰脊酸痛，手足心热，血性分泌物，脉沉细，舌质红，无苔。治宜养阴清热、滋补肝肾。〔方药见758页辨证施治7.(15)〕

（3）肝郁气滞型　症见胸胁胀满，心情忧郁，少腹胀痛，心烦急躁，口苦咽干，纳呆，白带多，脉弦，舌苔薄白。治宜疏肝理气、清热解毒。〔方药见755页辨证施治1.(15)〕

（4）心脾两虚型　症见阴道出血淋漓不净，白带多，质稀色白，心悸，怔忡，气短无力，头晕，纳呆少食，失眠多梦，腰酸，脉沉细，舌苔薄白有齿痕。治宜补气养血、安神健脾。〔方药见762页辨证施治13.(2)〕③

32.北京中医医院、北京市中医研究所肿瘤科分4型

（1）湿热蕴毒型　症见白带多，色如米泔或粉污，气臭，少腹胀痛，尿黄便干，口干或苦或有秽臭，舌质黯红或正常，苔白腻或黄腻，脉滑数，宫颈局部呈菜花样坏死，继发感染。治宜清热败毒、活血祛瘀。方用宫颈癌方16：七叶一枝花15克、白花蛇舌草30克、半枝莲15克、土茯苓30克、苍术9克、黄柏6克、萹蓄9克、赤芍9克、生薏苡仁12克。

（2）肝郁气滞型　症见心情忧郁，胸胁或少腹胀满，浑身窜痛，心烦易怒，口干苦，不思饮食，白带稍多，舌质正常或稍红，舌苔薄白，脉弦或宫颈局部呈糜烂或呈菜花样。治宜疏肝理气、解毒抗癌。方用宫颈癌方1。〔方药见755页辨证施治1.(16)〕

（3）肝肾阴虚型　症见头晕、耳鸣、口干，腰酸痛，手足心热，大便秘结，小便涩痛短赤，常有阴道出血，舌质红或正常，舌苔薄白或有剥脱，脉细数或弦细。治宜滋补肝肾、佐以解毒。方用宫颈癌方10。〔方药见758页辨证施治7.(16)〕

（4）中气下陷型　症见赤白带下，肛门阴道少腹下坠，腰酸痛，纳少，神疲，二便不利，舌质淡红，苔薄白脉细无力。治宜补中益气。方用宫颈癌方17：黄芪15克、黄精15克、太子参15克、续断15克、桑寄生30克、狗脊9克、生薏苡仁12克、陈皮9克、升麻3克、生龙牡各30克。随症加减：根据宫颈癌的出血、疼痛、带下、二便难等四大主症，在上方基础上加减用药。一般出血者，加三七面0.9克、小蓟30克、棕榈炭9克、土大黄15克；小腹或少腹痛属气滞者，加延胡索9克、川楝子12克、香附9

---

① 陈秀廉.中西医结合治疗妇科恶性肿瘤57例［J］.上海中医药杂志，1984(8)：7-8.
② 安徽医学院附属医院肿瘤科.以中药64方为主治疗宫颈癌45例临床初步小结［J］.新医药学杂志，1976(10)：11-14.
③ 中医研究院广安门医院妇瘤科.中西医结合治疗子宫颈癌50例的临床观察［J］.肿瘤防治研究，1975(3)：52-55.

克;小腹或少腹痛属血瘀者,加玉灵脂9克、乳没各3克、桃仁6克;小腹或少腹痛属气血凝滞者,加木鳖子3克、地龙9克、天仙藤15克;腰痛者,加续断15克、桑寄生15克、金毛狗脊15克、白术9克;带下者,加苦参、黄柏、土茯苓、苍术、败酱草;便秘者,加火麻仁、瓜蒌仁、绿雪、番泻叶;尿频数、色赤者,加木通、盐知柏、瞿麦、萹蓄;食欲不振者,加焦三仙、鸡内金;血压高(肝郁化火)头晕口苦目赤者,加夏枯草、菊花、珍珠母、苦丁茶。[1]

33. 山西医学院第三附属医院妇产科中西医结合治疗小组分4型

(1) 肝肾阴虚型 症见腰酸背困,手足心热,头昏耳鸣,口干,大便干,常有阴道出血,舌质嫩红或正常,舌苔薄白或有剥脱,脉细数或弦细。治宜滋肾养肝。方用六味地黄丸加减。[方药见758页辨证施治7.(17)]

(2) 肝郁气滞型 症见情志郁闷,心烦口干,胸胁胀闷不适,喜叹息,夜间梦多,小腹痛,白带多,舌苔薄白,舌质正常或有瘀点,脉弦或涩。治宜疏肝解郁。方用柴胡疏肝散加减。[方药见755页辨证施治1.(17)]

(3) 瘀毒型 症见阴道分泌物多,色如米泔或粉污或黄浊,气臭,下腹痛,口干或苦,有秽臭,舌质黯红或正常,舌苔白厚或黄腻,脉滑数,宫颈局部肿物常有坏死感染。治宜清热败毒、活血祛瘀。方用宫颈癌方7。[方药见757页辨证施治5.(3)]

(4) 脾肾阳虚型 症见精神疲乏,腰酸背困,四肢畏冷,纳呆,大便溏,或先干后溏,白带多,舌苔白或润,舌质胖,脉沉细或缓。治宜温肾健脾。方用宫颈癌方14。[方药见760页辨证施治8.(16)][2]

经 验 方

一、一般方(未明确是否与其他治疗合用方)

1. 朴炳奎经验方 柴胡10克、白芍12克、枳壳10克、郁金10克、黄芪30克、当归15克、白术15克、女贞子15克、枸杞子15克、土茯苓15克、薏苡仁15克、白英15克、僵蚕15克、莪术9克、白花蛇舌草15克、陈皮10克、炒三仙30克、甘草6克。随症加减:情志抑郁,生病后眠差者,加香附、徐长卿、八月札、延胡索;伴食欲差、恶心呕吐、舌苔厚腻者,加法半夏、猪苓、茯苓、木香、白豆蔻;伴咳嗽、气急者,加桔梗、杏仁;伴体虚、汗出多、感冒频发者,加防风(合黄芪、白术,取"玉屏风散"之意)、煅牡蛎、五味子;伴心脾两虚、神志不安、失眠重者,加木香、龙眼肉、酸枣仁、柏子仁、百合等;伴头痛、头沉、口腔溃疡者,加升麻,"清升浊降"则症消;放化疗后骨髓抑制明显者,加三七粉、鸡血藤等;伴口渴甚、苔燥、有裂纹者,加北沙参、麦冬、生地黄、玉竹、芦根等;伴腰膝酸软、四肢不温、脉沉迟者,加淫羊藿、肉苁蓉、菟丝子、补骨脂、肉桂等。[3]

2. 张雅琦经验方 黄连14克、白及19克、黄柏14克、制没药14克、制乳香14克、赤石脂9克、当归9克、升麻9克、黄芪19克。随症加减:出血者,加小蓟14克、棕榈炭10克、土大黄16克;腹痛者,加延胡索10克、川楝子15克、香附10克;带下者,加败酱草10克、土茯苓14克、黄柏10克、苍术14克、苦参10克;便秘者,加番泻叶10克、绿雪14克、瓜蒌仁10克、火麻仁10克。张雅琦治疗研究组与对照组各60例宫颈癌,对照组给予血液透析治疗,研究组给予本方治疗。结果研究组治疗总有效率为95.0%,明显高于对照组(总有效率为71.4%);研究组恢复时间明显少于对照组;研究组并发症发生率明显低于对照组。显示本方治疗宫颈癌,可有效提高治愈率,降低并发症发生率。[4]

3. 朱良春经验方 蜈蚣2条、全蝎3克、昆布5克、海藻5克、香附5克、白术5克、茯苓5克、白芍9克、柴胡3克、当归6克。每日服1~2剂,水

① 北京中医医院,北京市中医研究所肿瘤科. 62例宫颈癌中医中药治疗远期疗效追访小结[J]. 医学研究通讯,1974(8):19-26.
② 山西医学院第三附属医院妇产科中西医结合治疗小组. 中医中药治疗子宫颈癌154例报告[J]. 新医药学杂志,1973(5):19-21.
③ 花宝金,侯炜. 朴炳奎治疗恶性肿瘤经验撷萃[M]. 北京:中国中医药出版社,2014:333.
④ 张雅琦. 中药治疗宫颈癌60例[J]. 中国中医药现代远程教育,2014,12(9):39-40.

煎服,应随症稍作加减。还可配合外用药粉:蜈蚣 2 条、轻粉 3 克、冰片 0.3 克、麝香 0.15 克、黄柏 15 克,或加雄黄 15 克。共研极细末,以大棉球蘸药粉送入穹窿中,紧贴宫颈,开始每日上药一次(经期暂停),以后根据病情逐步减少次数,直到活检转为阴性。泄浊解毒,破坚化瘀,调理冲任。适用于宫颈癌中晚期。①

4. 伍建新经验方 鲜白花蛇舌草 70 克、半枝莲 20 克、黄柏 10 克、黄连 10 克、牛膝 10 克、苍术 10 克、白术 10 克、三七 10 克、牡丹皮 10 克、赤芍 10 克、薏苡仁 10 克、鸡内金 10 克、三棱 10 克、莪术 10 克、人参 6 克。伍建新用本方治疗宫颈癌晚期 1 例,每日口服本方 1 剂,每晚用甲硝唑 1 片与适量蛇床子研细末,布包,置阴道内。10 日后,上述症状减轻,仍体虚乏力,头晕,汗出。上方加炙黄芪 10 克、柴胡 10 克、熟地黄 10 克、人参改为 10 克,再进 30 剂,患者带下正常,可下地行走。嘱上方研细末,每次服 10 克,每日 3 次。3 个月后复诊,患者症状未见加重。②

5. 钱伯文经验方 2 粉萆薢 12 克、白莲须 24 克、生地榆 12 克、芡实 12 克、茯苓 12 克、椿根皮 12 克、薏苡仁 24 克、熟薏苡仁 24 克、土茯苓 24 克、黄柏 9 克。适用于宫颈癌白带较多者。③

6. 钱伯文经验方 3 木馒头 15 克、白英 15 克、黄柏 12 克、知母 12 克、半枝莲 24 克、露蜂房 12 克、薏苡仁 24 克、熟薏苡仁 24 克、土茯苓 24 克、椿根皮 15 克、粉萆薢 12 克。适用于宫颈癌带下黄稠或腥臭者。④

7. 钱伯文经验方 4 露蜂房 9 克、全蝎 2 克、乳香 9 克、没药 9 克、三棱 9 克、蒲公英 30 克、土茯苓 30 克、续断 12 克、莪术 9 克、桃仁泥 6 克、红花 2 克、甘草 6 克、大黄 6 克。适用于宫颈癌肿块

明显、体质强壮者。⑤

8. 钱伯文经验方 5 金银花 12 克、生地榆 12 克、土茯苓 24 克、侧柏炭 12 克、当归 9 克、阿胶 9 克、大黄 6 克、乳香 6 克、没药 6 克、木馒头 24 克、天龙 2 条。每日 1 剂,水煎服。活血,解毒消肿,利湿止血。适用于宫颈癌出血较多者。⑥

9. 钱伯文经验方 6 白芍 12 克、黄柏 9 克、阿胶 9 克、炙龟甲 15 克、炙鳖甲 15 克、白莲须 12 克、椿根皮 12 克、藕节炭 12 克、墨旱莲 24 克、地榆 12 克。适用于宫颈癌出血较多、阴虚火旺者。⑦

10. 香砂六君子汤加味 党参、白术、茯苓、甘草、陈皮、生半夏、香附、蜈蚣、半枝莲、白花蛇舌草、三七。每日 1 剂,水煎服,30 天为 1 个疗程。连花敏等运用香砂六君子汤加味支持治疗晚期宫颈癌例,对照组给予一般支持治疗,连续治疗 1 年。结论:治疗组年生存率高于对照组,平均住院时间远低于对照组,生活自理患者比率也高于对照组。提示中药治疗晚期宫颈癌的有效性。⑧

11. 张国珍经验方 ① Ⅰ号方:黄连 100 克、黄芩 100 克、黄柏 100 克、紫草 100 克、土茯苓 100 克、苦参 100 克、青黛 100 克、乳香 5 克、没药 5 克、血竭 5 克、鹿角霜 5 克、吴茱萸 5 克、雄黄 10 克、冰片 10 克。② Ⅱ号方:海螵蛸 100 克、枯矾 100 克、乳香 100 克、没药 100 克、甲片 100 克、白及 100 克、五倍子 100 克、大象皮 100 克。共为极细末,干燥后,紫外线消毒,贮瓶备用。用法用量:先将宫颈清洗干净,再以药粉均匀喷涂于宫颈表面,隔日 1 次,7 次为 1 个疗程。首喷Ⅰ号方药粉,待炎症消除之后再喷涂Ⅱ号方药粉,直至痊愈。临床观察:1 例用药 80 日,1 例用药 60 日。妇科检查结果为子宫颈光滑,形态正常;刮片报告为巴氏Ⅰ级;子宫颈活组织检查为正常上皮细胞,未发

① 林致远. 大国医大全集[M]. 天津:天津科学技术出版社,2012:220-221.
② 伍建新. 重用鲜白花蛇舌草治疗晚期子宫颈癌[J]. 中医杂志,2009,50(7):629.
③ 包素珍. 肿瘤名家验案精选[M]. 北京:人民军医出版社,2006:200.
④ 同上.
⑤ 同上.
⑥ 同上.
⑦ 包素珍. 肿瘤名家验案精选[M]. 北京:人民军医出版社,2006:201.
⑧ 连花敏,韩冠先. 香砂六君子汤加味治疗晚期宫颈癌的疗效观察[J]. 辽宁中医杂志,2003,30(11):915.

现癌细胞。2 例均获痊愈。①

12. **止血灵** 炙黄芪 50 克、当归 20 克、白花蛇舌草 30 克、蒲公英 15 克、仙鹤草 50 克、白及 20 克、炒栀子 15 克、生地黄炭 15 克、藕节 15 克、茜草根 30 克、炒蒲黄 20 克、三七粉(冲服)10 克、甘草 10 克。随症加减：小腹冷痛者,加艾叶炭 15 克、炮姜 6 克;阴血虚弱者,加墨旱莲 20 克、阿胶(烊化兑服)30 克;血热者,加黄芩炭 15 克;腰困酸痛,加杜仲炭 15 克、续断 15 克;腹痛血色黑有块者,加益母草 20 克、桃仁 15 克。苏德易等用本方治疗 28 例宫颈癌大出血患者,并采用西药治疗给予补液、输血及止血(止血敏、止血芳酸、立止血),治疗 1 周无效仍出血者为观察病例。治疗后 1 周内出血停止,2 周内无再出血者为治愈 21 例;1 周内出血基本控制,偶见阴道出血而 2 周内出血终止者为显效 5 例;1 周内出血量明显减少仍淋漓出血,但 2 周内出血消失者为有效 2 例。在中药止血灵治疗期间仍给予补液输血治疗,而停用止血敏等止血药。本组服药 3 剂血止者 8 例,为轻度出血者;服 7 剂血止者 13 例,为中度出血者;服 12 剂血止者 7 例,为重度出血者。②

13. **郭福魁经验方** ① 内服方：生黄芪 30 克、党参 15 克、当归 20 克、茯苓 10 克、山药 15 克、熟地黄 15 克、杜仲 10 克、枸杞子 10 克、天花粉 30 克、土茯苓 30 克、白花蛇舌草 30 克、七叶一枝花 15 克、益母草 30 克、生牡蛎 20 克、水红花子 30 克、抽葫芦 30 克、丹参 10 克、夏枯草 15 克、柴胡 10 克、白芍 15 克。益气养血,滋补肝肾。② 宫颈癌 1 号：五倍子 12 克、土茯苓 120 克、当归 120 克、川黄柏 60 克、乳香 30 克、冰片 6 克、雄黄 60 克、阿胶 60 克,制膏外用,每周局部上药 2 次。郭福魁治疗 1 例 55 岁宫颈癌 I 期患者,用上方内服及外用药 3 个月后,患者体力逐渐增强,诸证均有好转,带下恶血减少。连续服药 3 年,间断服药至

1987 年(1982 年曾在某某医院复查,病灶已消除,未发现其他异常),情况良好,仍继续间断服药治疗。③

14. **何任经验方** 猫人参 60 克、半枝莲 12 克、枸杞子 12 克、炒枣仁 12 克、白芷 9 克、白毛藤 15 克、金银花 15、棕榈炭 15 克、生熟地黄各 15 克、仙鹤草 30 克、黄连 6 克。每日 1 剂,水煎服。清热解毒,活血化瘀,健脾固肾。何任用上方加减治疗 1 例 61 岁宫颈癌患者,服药数年,临床症状基本消失,至 1983 年 7 月存活 10 年 4 个月,仍健在。④

15. **史兰陵经验方** ① 沙参 30 克、丹参 15 克、土茯苓 30 克、茯苓 12 克、白术 12 克、车前子 12 克、龙胆草 6 克、大黄 6 克、补骨脂 12 克、凤眼草 12 克、紫草根 30 克、炒龙衣 3 克、薏苡仁 15 克、生山药 15 克、刘寄奴 15 克、王不留行 15 克、黄连 3 克。扶脾益肾,清热消癥。每日 1 剂,水煎服。② 乳香 9 克、没药 9 克、松香 9 克、麝香 0.6 克、牛黄 0.6 克、雄黄 0.6 克、珍珠粉 0.6 克、枯矾 9 克、血竭 6 克、硼砂 6 克、青黛 6 克、煅象皮 3 克、漳丹 3 克、黄连 3 克、煅龙骨 9 克、煅牡蛎 9 克、冰片 0.3 克、儿茶 3 克。活血,清热,收敛。上药共为细末,羊毛脂适量为硬膏栓剂,制成丁字形,每枚重 3 克。外用放阴道内,附着子宫颈口,每周换药 3 次。用药前 0.02%高锰酸钾液坐浴,洗净阴道再填栓剂。史兰陵曾治疗 1 例 40 岁子宫颈原位癌患者,因过敏体质不能手术。用上方内服及外用,并服神农丸 8~12 粒,每晚 1 次。5 个月总量 1 400 粒,患者服药半月后症状减轻,阴道分泌物减少,2 个月后腰髋酸痛基本消失。1970 年 4 月妇科检查,见宫颈光滑,未见分泌物。涂片送检,病理报告为无肿瘤细胞发现。停药出院观察,随访 1983 年仍健在。⑤

16. **参茸丸** 人参、鹿茸、肉苁蓉、陈皮、枸杞

---

① 张国珍. 喷涂中药治疗早期子宫颈癌二例报道[J]. 河北中医,1998,20(2)：68.
② 苏德易,等. 止血灵治疗宫颈癌大出血 28 例观察[J]. 实用中医药杂志,1997(1)：6-7.
③ 崔应珉. 中华名医名方薪传·肿瘤[M]. 郑州：河南医科大学出版社,1997：251.
④ 崔应珉. 中华名医名方薪传·肿瘤[M]. 郑州：河南医科大学出版社,1997：252.
⑤ 崔应珉. 中华名医名方薪传·肿瘤[M]. 郑州：河南医科大学出版社,1997：254-255.

子、巴戟天、当归、白术(炒)、熟地黄、菟丝子(炒)、黄芪(制)、甘草(制)、山药、白芍(酒炒)、怀牛膝、茯苓、小茴香(盐制)、肉桂。为大蜜丸,每丸重9克。每日2次,每次服1丸,早晚温开水或淡盐水送服。适用于宫颈癌属肾阳虚者。本丸性温助阳,补益之力较强,故凡实证、热证、阴虚阳亢者忌服。①

17.愈带丸　熟地黄、当归、白芍、芍药花、怀牛膝(去头)、艾炭、棕榈炭、干姜(微炒)、百草霜、蒲黄(炒)、官桂(炒焦)、木香、香附(醋炙)、知母、黄柏、红白鸡冠花、甘草(蜜炙)。水丸,每100粒重6克。每日2次,每次服3克(约50粒)。适用于宫颈癌属寒湿阻滞者,黄带纯属湿热下注者慎用,以带下黄白相间者为最宜。②

18.宫颈癌方18　山豆根30克、坎炁30克、贯众30克、白花蛇舌草60克。水煎煮后,制成浸膏。每次3克,每日3次。适用于宫颈癌热毒盛者。③

19.宫颈癌方19　老鹳草15克、鱼腥草9克、决明子15克、车前子(布包)9克、枳实15克。每日1剂,水煎,分2次服。适用于宫颈癌。④

20.宫颈癌方20　白花蛇舌草60克、山豆根30克、板蓝根30克、坎炁30克。将上药制成浸膏,干燥后研末过筛装胶囊,每丸装0.3克。每服3丸,每日3次。适用于宫颈癌湿热带下者。亦可将板蓝根改为贯众30克、黄柏30克。⑤

21.宫颈癌方21　甲片25克、全蝎25克、蜈蚣25克、䗪虫25克、蜣螂25克。烘干研成细末。每日3次,每次2.5克,开水吞服。适用于宫颈癌瘀毒盛者。此散有毒,在未服前,准备绿豆浆,如

出现恶心呕吐等不良反应,可立即服绿豆浆。⑥

22.宫颈癌方22　红娘子15克或斑蝥30克、车前子30克、滑石30克、木通30克。上药共研细末,水泛为丸。每日1次,每次0.09～0.12克。适用于各期宫颈癌。⑦

23.宫颈癌方23　墓头回12克、仙茅30克、石见穿30克、白英30克、马齿苋30克。每日1剂,水煎,分2次服。适用于宫颈癌属热毒盛者。⑧

24.宫颈癌方24　雄黄60克、白矾60克、天龙粉60克、冰片60克、五倍子60克、大黄30克、藤黄30克、轻粉30克、桃仁30克、硇砂3克、麝香1.5克。上药共为细末,制成散剂,用带线棉球蘸取药粉,塞于阴道宫颈癌患处,每周2次。适用于宫颈癌溃烂者。⑨

25.宫颈癌方25　黑头发500克、五倍子面15克、苦参15克、冰片6克、鸡蛋黄1000克。将蛋黄加头发熬炼至冒烟,取油,加五倍子面等调匀。外用,涂搽于癌灶创面。适用于宫颈癌出血并继发感染者。⑩

26.宫颈癌方26　水红花子60克、麝香1.5克、阿魏15克、急性子15克、甘遂9克、大黄土15克、巴豆10粒、白酒500毫升。各药捣碎,合在一起,外敷于疼痛处,疼痛止停药。适用于宫颈癌疼痛剧烈时。⑪

27.宫颈癌方27　白英30克、椿根皮30克、阿魏0.9克、黄柏9克、苍术15克、金银花15克、乌梅6克、甘草9克。水煎去渣,分3天用,每天冲洗3次阴道。可用妇女阴道冲洗器吸入药液冲洗,效果更好。适用于宫颈癌糜烂者。⑫

28."611"片(天津市人民医院方)　雄黄

① 潘敏求.中华肿瘤治疗大成[M].石家庄:河北科学技术出版社,1996:694.
② 同上.
③ 潘敏求.中华肿瘤治疗大成[M].石家庄:河北科学技术出版社,1996:695.
④ 潘敏求.中华肿瘤治疗大成[M].石家庄:河北科学技术出版社,1996:696.
⑤ 同上.
⑥ 同上.
⑦ 潘敏求.中华肿瘤治疗大成[M].石家庄:河北科学技术出版社,1996:697.
⑧ 同上.
⑨ 潘敏求.中华肿瘤治疗大成[M].石家庄:河北科学技术出版社,1996:698.
⑩ 潘敏求.中华肿瘤治疗大成[M].石家庄:河北科学技术出版社,1996:699.
⑪ 潘敏求.中华肿瘤治疗大成[M].石家庄:河北科学技术出版社,1996:701-702.
⑫ 潘敏求.中华肿瘤治疗大成[M].石家庄:河北科学技术出版社,1996:702.

10.5 克、蟾酥 3.6 克、乳没各 9 克、儿茶 10.5 克、蛇床子 12 克、冰片 10.5 克、硼砂 10.5 克、硇砂 10.5 克、血竭 7.5 克、章丹 16.5 克、明矾 500 克、花生油 120 毫升、蜂蜜 250 克。上药研调如膏,涂敷患处。脱腐生肌,消肿止痛,破瘀去翳。适用于宫颈癌,上宫颈癌散Ⅰ号使宫颈癌瘤组织发生坏死后,用此药可加速坏死组织脱落,并促使创面愈合。[1]

29. 加味猪苓汤(许国华方) 猪苓 12 克、滑石 12 克、阿胶 12 克、连翘 12 克、土茯苓 15 克、蒲公英 15 克、贯众 15 克、生黄芪 15 克、泽泻 10 克、苍术 10 克、当归 10 克、白芍 10 克、黄柏 6 克、生首乌 18 克。每日 1 剂,水煎,分 2 次温服。清热利湿,解毒消肿。适用于湿热下注胞宫,郁蕴化毒,漏下日久,正虚邪实之宫颈癌。许国华曾用本方治疗 1 例 40 岁宫颈癌患者,临床症状完全消失,转用归芍地黄丸加参芪调理月余,精神体力恢复正常而出院。[2]

30. 宫颈散Ⅰ号(天津市人民医院方) 山慈菇 18 克、砒霜 9 克、雄黄 12 克、枯矾 18 克、硼砂 9 克、蛇床子 3 克、冰片 3 克、麝香 0.3 克。上为细散,掺于局部。适用于各种类型的宫颈癌,促进宫颈癌瘤组织坏死、脱落及止血消炎。[3]

31. 宫颈散Ⅱ号 黄连 15 克、黄柏 15 克、苦参 15 克、硼砂 30 克、冰片 0.6 克、枯矾 30 克。上为细散,掺于局部。清热解毒,消肿散瘀。适用于宫颈癌瘤组织脱落后。[4]

32. 消瘤冲剂 海藻 30 克、牡蛎 30 克、土鳖虫 12 克、山慈菇 12 克、地龙 12 克、当归 9 克。以上方药浓缩成 20 克的冲剂,每日 2 次,每次 1 包,冲服。活血化痰,消癥散结。适用于晚期宫颈癌。倪惠芳用消瘤冲剂治疗 16 例晚期宫颈癌患者,结果服用 5 年以上存活者 8 例,1 例为 8 年

以上。[5]

33. 南星半夏散 生南星 60 克、生半夏 30 克、明矾 30 克、山豆根 15 克、蜈蚣 10 条。将上药末平分 20 份,每次 1 份,用有尾棉团蘸满药末,纳入病变部位,每日早晚各换 1 次。燥湿化痰,攻毒散结。邱祖萍以南星半夏散外用,配合口服舒肝健脾、利水祛毒剂治疗宫颈癌 6 例,除 1 例属Ⅳ期死亡之外,其余 5 例临床症状均在 1 周左右得到改善。控制出血平均时间为 8.5 天,阴道分泌物减少平均时间为 6.2 天,精神食欲改善平均时间为 35 天。[6]

34. 磨癌汤 木贼 30～50 克、海螵蛸 15～30 克、芡实 15～30 克、翻白草 15～30 克、贯众 30 克、山药 30 克、黄独 15 克、甘草 9 克。随症加减:同时可配服磨积散(木贼),呕吐甚者加半夏,便秘者加当归等。用于宫颈癌、食管癌等病的治疗,经数百例临床验证,可有不同程度的缩小病灶、肿块及缓解症状等作用。用此方治疗 1 例 34 岁Ⅲ期宫颈癌患者,服药 3 剂赤带止,6 剂后白带明显减少,精神转佳,疼痛亦减,原方加健脾益气之品继调服 20 余剂,自觉症状消失,能做一些家务劳动。[7]

35. 宫颈癌方 28(上海国际和平妇幼保健院方) 芙蓉叶 30 克、鲜蛇六谷 30 克、一见喜 15 克、阿魏 15 克、雄黄 15 克。按配方比例,将芙蓉叶和一见喜煎成浸膏,阿魏用水稀释后过 100 目筛,晒干,鲜蛇六谷榨汁过滤,低温烘干。然后将 4 味药混合,烘软,搓成细棒,雄黄为衣,制成栓剂。栓剂插入子宫颈管内,每日 1 次或隔日 1 次,60～90 次为 1 个疗程。[8]

36. 宫颈癌方 29(《治肿瘤方剂》) 蛇床子 24 克、黄柏 9 克、青木香 9 克、明矾 9 克、苦参 15 克、

① 张民庆. 肿瘤良方大全[M]. 合肥:安徽科学技术出版社,1994:200-201.
② 张民庆. 肿瘤良方大全[M]. 合肥:安徽科学技术出版社,1994:206.
③ 张民庆. 肿瘤良方大全[M]. 合肥:安徽科学技术出版社,1994:215.
④ 同上.
⑤ 倪惠芳. 消瘤冲剂治疗晚期肿瘤 100 例疗效观察[J]. 上海中医药杂志,1994,28(9):32-33.
⑥ 邱祖萍. 南星半夏散为主治疗宫颈癌 6 例报告[J]. 江苏中医,1992,13(3):11.
⑦ 杨建书,等. 木贼消积举验[J]. 吉林中医药,1991(1):37.
⑧ 浙江中医学院学报编辑部. 子宫颈癌[J]. 浙江中医学院学报,1991,15(1):55-56.

黄连6克。每日1~2次,水煎,外用浸洗。①

37. 外用Ⅳ号方(山西医学院三附院方) 儿茶9克、血竭9克、铜绿9克、甲片9克、炉甘石9克、黄柏9克、蜈蚣3克、冰片3克、麝香适量。研细末和匀备用,用时每次取少许外敷病灶局部。主治宫颈癌结节型。②

38. 宫颈癌方30(河南医学院肿瘤组方) 土茯苓30克、白英30克、白花蛇舌草30克、紫石英30克、败酱草30克、金银花30克、山豆根30克、丹参15克、牡丹皮15克、茜草15克。每日1剂,水煎,分2次服。③

39. 宫颈癌方31(北京市中医研究所方) 土鳖虫330克、干漆360克、甲片180克、䗪虫180克、琥珀60克、酒大黄60克、川乌60克、生地黄2 000克、五灵脂1 500克。上药共为细末,水泛为丸。每日2次,每次6克,开水送服。④

40. 宫颈癌方32(杭州肿瘤医院方) 大蓟炭9克、小蓟炭9克、白英12克、土茯苓12克、苦参12克、坎炁12克、木馒头12克、白鸡冠花12克、半枝莲12克、墓头回12克。每日1剂,水煎,分2次服。适用于宫颈癌赤白带下。杭州肿瘤医院曾用本方治疗宫颈癌20余例,均有一定的疗效。⑤

41. 宫颈癌方33(《肿瘤要略》) 山茶花30克、锦鸡儿30克、鲜玉簪花15克、三白草15克、白及60克。每日1剂,水煎,上药炖猪小肚子,分2次服。主治宫颈癌、卵巢癌带下赤白、腥臭。⑥

42. 宫颈癌1号丸(山西医学院三附院方) 生马钱子0.21克、生附子0.42克、砒霜0.042克、雄黄0.6克、青黛0.6克、乌梅0.9克、硼砂0.6克、代赭石1.2克、轻粉0.6克、鸦胆子0.21克、硇砂0.6克。研末泛水为丸。以上剂量为1丸之量,每

日1丸,分2次服。⑦

43. 宫颈癌方34 马蔺子6克、凤眼草6克、木贼草9克、铁扫帚15克、鱼腥草15克、红藤15克、海螵蛸24克、土茯苓24克、伏牛花根30克、石薜荔30克、鲜楤木根30克。每日1剂,水煎,分2次服。适用于宫颈癌带下出血、腹中疼痛。⑧

44. 宫颈癌方35(南通市中医院方) 紫背天葵子10.5克、海浮石10.5克、生卷柏10.5克、蒲公英10.5克、煅花蕊石12克、煅紫石英12克、石韦9克、萆薢9克、制乳香9克、制没药9克。每日1剂,水煎,分2次服。利湿解毒,活血抗癌。主治宫颈癌。⑨

45. 黄中槐经验方 ①抗宫颈癌Ⅰ号:轻粉6克、雄黄6克、冰片3克、铅粉10克、硼砂15克、川楝子15克。此方消炎解毒,适用于宫颈癌早期。②抗宫颈癌Ⅱ号:鲫鱼粉30克、生甲片10克、冰片3克、火硝3克、朱砂6克。此方去腐生新,适用于宫颈癌中期。③抗宫颈癌Ⅲ号:乌贼骨24克、小鼠粉24克、象皮15克、冰片3克、麝香适量。此方生肌,适用于宫颈癌后期。以上三方用法相同,即将上药研极细末,另用蚕茧壳1个,挖一小孔,将药粉装入,上于宫颈糜烂处,隔日冲洗换药1次。上药后,除阴道内分泌物增多外,一般均无不良反应。⑩

46. 黑木耳六味汤 黑木耳10克、当归3克、白芍3克、黄芪3克、陈皮3克、龙眼肉3克、甘草3克。黑木耳水煎饮,每日2次;其他药(六味汤)早晚空腹煎饮各1次。⑪

47. 十全大补汤加瓦茸 瓦茸3~10克,当归、生地黄、白芍、川芎、党参、茯苓、白术、甘草、附子、肉桂。十全大补汤5克加瓦茸3克(逐渐增至

① 浙江中医学院学报编辑部. 子宫颈癌[J]. 浙江中医学院学报,1991,15(1):55-56.
② 同上.
③ 同上.
④ 同上.
⑤ 同上.
⑥ 同上.
⑦ 同上.
⑧ 同上.
⑨ 同上.
⑩ 韩先知. 黄中槐治疗癌症经验[J]. 浙江中医杂志,1991(6):278-279.
⑪ 赵建成,段凤舞肿瘤积验方[M]. 合肥:安徽科学技术出版社,1991:357.

10克),每日1剂,水煎冲服。曾用本方治疗1例晚期宫颈癌患者。该患者64岁,因不宜手术而接受放射治疗与化疗,出院时医者对其家人谓仅能活数月。经用本方长期服用,饭食增,体质改善,病情稳定。13年后之1984年11月因胸背疼痛并有病情增剧趋势而入院治疗,12月3日出现骨转移,尿闭。1985年3月死于肾功能不全,死时79岁,即发病后第15年。[①]

48. 新催脱方 山慈菇18克、炙砒9克、雄黄12克、蛇床子3克、硼砂3克、麝香0.9克、枯矾18克、冰片3克。研末制成钉剂,外用。适用于早期宫颈癌、宫颈鳞状上皮细胞非典型增生。用本方治疗96例宫颈癌患者,其中宫颈鳞状上皮细胞非典型增生30例,近期治愈30例,占100%;原位癌32例,近期治愈29例,占90.62%;患者已随访5～9年无复发。浸润癌27例,近期治愈14例,占51.85%,有13例随诊5～9年,无新生病变及远处转移病变。本方治疗局部或全身不良反应轻微,少数人初用时有恶心、头晕、无力、腹胀、腹下坠感,但很快自行消失。少数患者并发药物腐蚀性阴道溃疡、阴道上段或宫颈口粘连、闭锁。未发现其他严重的并发症。[②]

49. 银硝方 水银60克、牙硝60克、青矾60克、明矾75克、食盐45克。以炼丹方法制成药钉,外用,于肿瘤体部或底部埋入药钉,直至肿瘤组织全部脱落为止。用本方治疗宫颈癌13例,其中原位癌5例,治疗后症状及病理切片转阴性者5例;Ⅰ期3例均手术切除标本无癌1例;Ⅰb期5例治疗后转阴性者4例。本方对原位癌及Ⅰ期外生型宫颈癌治疗有较好的疗效,对中、晚期宫颈癌则疗效较差。[③]

50. 仙慈汤 生黄芪30克、当归15克、党参15克、生牡蛎20克、大小蓟各15克、龟甲15克、鳖甲15克、白术12克、仙鹤草30克、贯众15克、山豆根10克、花蕊石30克、紫石英15克。每日1剂,水煎,分2次温服。补气养血,滋阴软坚,凉血止血。适用于宫颈癌,绝经期月经量反增多,或不规则阴道出血,或1个月内月经来几次。[④]

51. 苡欢汤 党参15克、苍术12克、蓬莪术15克、瓦楞子30克、猪苓60克、薏苡仁30克、露蜂房10克、全蝎10克、生黄芪60克、骨碎补15克、合欢皮30克、料姜石60克。每日1剂,水煎,分2次温服。活血化瘀,健脾利湿,清热解毒。适用于宫颈癌,头晕目眩,心悸气短,多梦失眠,脘闷纳呆,腰酸腿软,少腹胀痛;带多质稀,色似米泔,淋漓不断,腥臭难闻,体倦无力不耐劳累,月经过多;大便干,或大便溏;小便混浊色黄。局部有空洞或菜花溃疡。舌苔白腻,或黄腻,脉沉细。此属瘀毒蕴结,脾虚湿浊。可用苡欢汤、平消片或金星散。[⑤]

52. 珠补汤 生黄芪60克、党参20克、白术20克、女贞子30克、猪苓60克、骨碎补15克、珍珠母30克、补骨脂30克、露蜂房10克、蜈蚣2条、淫羊藿15克、夜交藤30克、料姜石60克。每日1剂,水煎,分2次温服。此属阴虚内热,治宜健脾补肾、扶正培本。适用于宫颈癌头晕眼花,失眠耳鸣,腰酸膝冷,饮食纳差,手足心热,下肢冷痛,夜卧盗汗,午后低热,五心烦热,阴道流血,带下清稀,腥臭难闻,大便先干后稀,夜间尿多,小便频数,舌胖红,少苔,或舌苔白润,脉沉细无力。[⑥]

53. 三蛭丸 鸡内金、水蛭、三七、䗪虫、白矾、三棱、莪术、红丽参、干漆(炒)、蛇床子各等份。共研为细粉,水泛为丸,如绿豆大小。每日3次,每次服3～6克。黄芪煎水送下,或开水送下。适用于宫颈癌,在性交、排便、活动后出血,或白带多,并且臭气大,疼痛严重时,可服三蛭丸与平消片或金星散。[⑦]

① 木下勤,黄光惠. 十全大补汤加瓦茸治疗子宫癌[J]. 湖北中医杂志,1990(2):49.
② 胡熙明. 中国中医秘方大全(下册)[M]. 上海:文汇出版社,1989:756.
③ 胡熙明. 中国中医秘方大全(下册)[M]. 上海:文汇出版社,1989:758.
④ 贾堃. 中医癌瘤证治学[M]. 西安:陕西科学技术出版社,1989:339.
⑤ 贾堃. 中医癌瘤证治学[M]. 西安:陕西科学技术出版社,1989:341-342.
⑥ 贾堃. 中医癌瘤证治学[M]. 西安:陕西科学技术出版社,1989:342-343.
⑦ 贾堃. 中医癌瘤证治学[M]. 西安:陕西科学技术出版社,1989:343.

54. 参芪三甲汤（参甲汤） 生黄芪 60 克、党参 30 克、薏苡仁 30 克、龟甲 15 克、丹参 30 克、鳖甲 15 克、牡蛎 15 克、蛇蜕 10 克、露蜂房 10 克、天南星 10 克、料姜石 30 克。每日 1 剂，水煎，分 2 次温服。适用于宫颈癌，凡患者身体虚弱，出血量多，出现衰竭或严重贫血，宜服参芪三甲汤与平消片，或三蛭丸或金星散。①

55. 砂雄丸 制马钱子 0.18 克、雄黄 0.6 克、青黛 0.6 克、乌梅 0.6 克、硼砂 0.6 克、硇砂 0.6 克。共研为细粉，每服 1.5 克，黄芪煎水送下，或温水送下，1 日 3 次。破积软坚，解毒止痛。适用于各种晚期的子宫癌瘤。②

56. 平消栓 明雄黄 30 克、枯矾 15 克、乳香 30 克、没药 30 克、蛇床子 30 克、五倍子 100 克、炒乌梅 50 克、炒蒲黄 30 克、山豆根 30 克、冰片 15 克。上药各研为细粉，合在一起，研匀，制为栓锭，塞入子宫，每日 1 次。化瘀消肿，收敛止痛。适用于宫颈癌晚期。③

57. 蜀红汤 白英 18 克、大枣 5 枚、党参 5 克、红茜草 3 克。每日 1 剂，水煎，分 2 次服。曾用本方治疗宫颈癌 45 例，近期治愈 23 例，显效 4 例，有效 6 例，无效 12 例。如为菜花型和重度糜烂型宫颈癌，局部用三号粉〔方药见 778 页经验方一、一般方（未明确是否与其他治疗合用方）75.④〕外敷；如有宫颈管侵犯，则用鸦胆子 5 克、生马钱子 5 克、生附子 5 克、轻粉 5 克、雄黄 9 克、青黛 9 克、砒霜 6 克、硇砂 6 克、乌梅炭 15 克、麝香 3 克、冰片 1.5 克，制成药棒，插入宫颈管内。本方对糜烂型和菜花型宫颈癌疗效较好，而结节型、溃疡空洞型则疗效较差。④

58. 蟾雄解毒方 ① 蟾蜍 15 克、雄黄 3 克、白及 12 克、制砒霜 1.5 克、五倍子 1.5 克、明矾 60 克、紫硇砂 0.3 克、三七 3 克。② 乳香 18 克、没药 18 克、儿茶 9 克、冰片 9 克、蛇床子 12 克、钟乳石 10 克、雄黄 12 克、硼砂 9 克、硇砂 9 克、血竭 6 克、麝香 6 克、明矾 60 克。本方为外用药，根据辨证分型可加服中药内服。随症加减：湿热蕴毒者，加服七叶一枝花 15 克、白花蛇舌草 30 克、土茯苓 30 克、半枝莲 15 克、苍术 9 克、黄柏 6 克、萹蓄 9 克、赤芍 9 克、薏苡仁 12 克；肝郁气滞者，加茵陈 15 克、郁金 9 克、青皮 9 克、陈皮 9 克、香附 9 克、当归 9 克、白芍 9 克、半枝莲 15 克、白花蛇舌草 30 克；肝肾阴虚者，加知母 9 克、泽泻 9 克、生地黄 12 克、墨旱莲 15 克、七叶一枝花 15 克、山药 15 克、黄柏 5 克、白花蛇舌草 30 克。北京市中医医院用本方外用与内服中药配合治疗宫颈癌 42 例，结果痊愈 33 例，带瘤生存 8 例，死亡 1 例。⑤

59. 紫石英汤 党参 12 克、黄芪 15 克、鹿角片 9 克、紫石英 30 克、赤石脂 15 克、炒阿胶（烊冲）6 克、当归身 12 克、白芍 12 克、炮姜 3 克。每日 1 剂，水煎，分 2 次服。随症加减：脾胃亏损，中气下陷者，去炮姜、阿胶，加白术、陈皮、升麻、柴胡；肾阴亏损，湿热下注者，去黄芪、党参、阿胶、炮姜、鹿角片，加生地黄、川柏、椿根皮、制香附、琥珀末；腹中积块明显者，加木馒头、夏枯草、全瓜蒌、龟甲、象牙（现禁用）屑等；赤带多者，加生地黄、牡丹皮、仙鹤草、煅牡蛎；白带多且有腥臭者，加蛇床子、黄芩、椿根皮、愈带丸；肢体浮肿者，加防己、木瓜、牛膝、茯苓。用本方治疗宫颈癌 60 例，结果显著好转（症状消失，病灶消失或病灶未见扩展，观察 3 年无变化）3 例，占 5%；好转（症状改善，观察 1 年以上病灶未见扩展）9 例，占 15%；一度好转后又趋恶化 16 例，占 26.7%；恶化及死亡 29 例，占 48.3%；总有效率为 51.67%。⑥

60. 龙蛇消瘤方 白花蛇舌草 30 克、海龙 12 克、水蛭 6 克、全蝎 6 克、虻虫 6 克、乳香 9 克、没药 9 克、牡丹皮 6 克、龙胆草 6 克、黄柏 6 克、露蜂房 12 克。研末制成丸剂，口服适量。在服用本方

① 贾堃. 中医癌瘤证治学［M］. 西安：陕西科学技术出版社，1989：343.
② 贾堃. 中医癌瘤证治学［M］. 西安：陕西科学技术出版社，1989：344－345.
③ 贾堃. 中医癌瘤证治学［M］. 西安：陕西科学技术出版社，1989：345.
④ 胡熙明. 中国中医秘方大全（下册）［M］. 上海：文汇出版社，1989：749.
⑤ 同上.
⑥ 胡熙明. 中国中医秘方大全（下册）［M］. 上海：文汇出版社，1989：751.

时外用：① 鸦胆子、生马钱子、生附子、轻粉、雄黄、砒霜、青黛、硇砂、乌梅、冰片、麝香，研细末。② 血竭、炉甘石、白芍、生石膏、枯矾、青黛、大象皮，研细末。以本方为主治疗糜烂型宫颈癌疗效较佳，菜花型疗效次之，溃疡型疗效较差。用本方治疗宫颈癌34例（部分患者配合化疗、放疗及手术），近期治愈17例，显效8例，有效5例，无效4例。[1]

61. 荞苋方　灰苋菜灰500克、荞麦灰500克、风化石灰500克（三味混合制成霜，取用600克），红芽大戟（蒸、剥皮抽芯）900克、老月石27克、硇砂18克、儿茶18克、松香27克、雄黄27克、蟾酥9克、红升9克、白降丹9克、白胡椒9克、血竭30克、白及30克、煅石膏30克、白矾500克。随症加减：症见溃疡面过甚者用干蟾皮、生月砂等分为末，生油调成糊状，纳入宫颈；阴道红肿出血多者用生石膏9份、红升1份为末；腹部剧痛者用生乌头300克研末，醋调敷足心。上药研末，制成橄榄大的药丸。每次1丸，每次使用间隔2～7天。阴道常规冲洗后，将药丸置入。姜光斗用本方治疗宫颈癌55例，显效14例，有效22例，无变化8例，无效11例。本方适用于宫颈癌Ⅰ～Ⅲ期、贫血不甚严重、出血不多的患者。一般使用8～12次后，瘤灶明显缩小或消失，反之则无效。[2]

62. 桂桃苓丹方（四川省蓬安县中医院刘淑泽方）　桂枝9克、茯苓15克、牡丹皮12克、桃仁15克、赤芍12克、乳香6克、没药6克、昆布15克、海藻15克、鳖甲15克、小锯锯藤15克。每日1剂，水煎，分2次服。刘淑泽用本方辨证加减治疗1例晚期宫颈癌患者，生存6年无复发。[3]

63. 田景丰经验方　① 内服方：黄芪、当归、白术、莪术、三棱、白花蛇舌草、仙鹤草、半枝莲、败酱草。随症加减：肝郁气滞者去黄芪，加柴胡、陈皮、郁金、茯苓、白芍；肝肾阴虚者，加女贞子、枸杞子、山茱萸、生地黄；阴虚火较甚者，加黄柏、知母；湿热瘀毒者减白术，加土茯苓、蒲公英、薏苡仁、滑石、车前子、丹参、黄柏；心脾两虚者去败酱草，加党参、茯苓、阿胶、龙眼肉、生龙牡、酸枣仁、陈皮；出血者，加三七粉、小蓟炭、阿胶；少腹痛或小腹痛者，加延胡索、制乳香、没药、香附；腰疼者，加续断、桑寄生、狗脊；便秘者，加蜂蜜；尿赤短者，加木通、瞿麦、萹蓄。每日1剂，分3次服，每周服6剂，休息1日。若宫颈连续3次刮片无癌细胞，局部停止上药，再续服3个月以善其后。从治疗起3年内，每半年内服中药1个月，以巩固疗效。② 外用方。二白散：取白矾、白砒各等份，先放白砒于瓦缸中，次以白矾末入之，用火煅至青烟尽白烟起，取出研末，局部外用。二品条：取二白散与捣烂的适量熟粳米，制成粗细不等条型，阴干，局部外用。三黄散：取黄连、黄柏、生大黄、煅炉甘石、枯矾、煅石膏各等份，冰片少许，共研细末，局部外用。用法用量：常规消毒阴道壁，于宫颈病灶上放二白散30～50毫克，同时用凡士林纱布保护正常阴道壁，一般隔日上药1次，此时若用探针触及宫颈病灶处仍质硬，再上二白散。二白散不得连用2次以上。二白散与三黄散交替使用，若覆盖宫颈上的癌组织脱落，即可插入二品条于颈管内，五日内不得上二白散。若伤面腐肉已净，用探针触及宫颈组织质软，此时作宫颈刮片细胞学检查，若连续3次未找见癌细胞，即以三黄散收功。用药后有少数患者感觉下腹疼痛或不适，持续半日至1日可自行缓解。若将二白散装瓶内放置1年后，或外用二白散、二品条时，加用蟾酥粉，并在内服药中加入银花、生甘草、蒲公英，均可减轻疼痛。田景丰用中医药内外合治方法为主治疗30例Ⅱ、Ⅲ期宫颈癌患者，痊愈17例，显效7例，有效1例，无效5例。[4]

64. 王鸿儒经验方　① 内服方：生鳖甲18克、人参18克、花椒9克。② 外洗方：茄根15克、川椒15克、马兰花15克、车前草15克、生枳壳30克、大戟30克、大黄9克、五倍子9克、苦参

① 胡熙明. 中国中医秘方大全（下册）[M]. 上海：文汇出版社,1989：754.
② 胡熙明. 中国中医秘方大全（下册）[M]. 上海：文汇出版社,1989：755.
③ 胡熙明. 中国中医秘方大全（下册）[M]. 上海：文汇出版社,1989：756.
④ 田景丰. 中医药治疗Ⅱ、Ⅲ期宫颈癌30例10年疗效观察[J]. 中医杂志,1989(9)：30-31.

9克、皮硝9克、瓦松9克。内服方研细粉分为6包,每晚服1包,开水送下,内服方服3包后腹痛可减轻,连服24包为1个疗程。外洗方水煎后,熏洗阴道,每日1次。外洗方中的药物90%以上均已证明有抗癌活性,其有效成分或借蒸气直接熏至病灶,或借浸洗直接接触肿瘤细胞,可加速肿瘤细胞的坏死、脱落。配合内服方坚持使用,可收到事半功倍的效果。①

65. 血盅回生汤 三棱20克、莪术20克、黄独20克、黄柏15克、黄芩15克、桂枝20克、茯苓20克、牡丹皮15克、赤芍15克、红花15克、桃仁15克、茜草20克、白头翁20克、半枝莲20克。随症加减:大便下血,里急后重者,去黄芩,加生地榆20克、鸦胆子14粒,用汤药或红糖水送服,日服4次;尿频、尿痛、尿血者,去桂枝、茜草,加夏枯草20克、白茅根20克、甘草梢25克。每日1剂,水煎,分2次服。丁希海等曾用本方内服,配合阿魏化积膏〔方药见777页经验方一、一般方(未明确是否与其他治疗合用方)66〕外用,治疗宫颈癌34例,结果临床治愈24例,显效5例,好转3例,总有效率94.1%。②

66. 阿魏化积膏 三棱50克、莪术50克、鳖甲50克、苏木50克、红花50克、蓖麻子(去皮)75克、阿魏20克、乳香25克、没药25克、血竭25克、松香25克。本方前6味加入麻油500毫升文火熬至诸药焦黑,去掉药渣再熬至滴水成珠后再加入后5味药共研成细末加入麻油,以槐枝搅匀,放入冷水中浸12小时,每50克为1帖,外敷患处,每周换药1次,可连用5~7周。凡腹内癥瘕积聚及血盅少腹肿块,服药缩小缓慢或欠效者,均可用本方外治之。丁希海等用本方配合血盅回生汤〔方药见777页经验方一、一般方(未明确是否与其他治疗合用方)65〕内服治疗中晚期宫颈癌34例,有效率为94.1%。③

67. 二虫昆藻汤 蜈蚣3条、全蝎6克、昆布

24克、海藻24克、当归24克、续断24克、半枝莲24克、白花蛇舌草24克、白芍15克、香附15克、茯苓15克、柴胡9克。随症加减:脾虚带下甚者,加山药24克、萆薢24克;中气下陷者,加黄芪15克、升麻10克、白术10克;肝肾阴虚者,加生地黄15克、玄参15克;便秘甚者,加火麻仁24克;腹胀痛甚者,加沉香6克、枳壳15克、延胡索15克。每日1剂,水煎,佐服云南白药2克,分2次服。临床观察:陈明信曾用本方辨证加减治疗宫颈癌13例,取得满意疗效。1例存活20年,3例存活13年,4例存活8年,3例存活2年,2例存活半年。④

68. 消癌丸 大枣20枚、红砒2克、青黛3克、冰片2克、雄黄3克、芦甘石6克、枯矾3克、制乳没各3克、麝香1克。取大枣20枚,去核,每枚内加红砒0.1克,用荳杆火烧之存性,研粉;另以余药共为细末,与上末和匀,炼蜜为丸,每丸重3克。纳入阴道,每3~4日1丸。用于早期宫颈癌。本方为经验方,与李景顺治疗宫颈癌经验方〔方药见777页经验方一、一般方(未明确是否与其他治疗合用方)69〕合用治疗宫颈癌有一定疗效。⑤

69. 宫颈癌方36 败酱草30克、夏枯草30克、土贝母15克、土茯苓20克、金银花20克、炒槐花15克、半枝莲30克、川楝子炭15克、五灵脂炭10克、青皮15克、生薏苡仁30克、甘草3克。随症加减:白带多者,加椿根皮15克、海螵蛸10克;出血者,加墨旱莲15克、荆芥炭15克;兼脾虚者,加莲子10克、山药10克。每日1剂,分2次服。本方适用于宫颈癌早期症见月经失调,白带多,微有臭味,少腹隐痛,或阴道不规则出血,或性交后出血者。临床应用需配合局部外用药消癌丸〔方药见777页经验方一、一般方(未明确是否与其他治疗合用方)68〕及宫颈熏洗方(方药见796页单方24)。李景顺等用本方为主治疗1例51岁女性宫颈癌患者,以主方加减,配合外用药治疗共1年零1个月,病理活检:癌细胞消失。随访20

① 常敏毅. 当代名医疗癌方选介[J]. 福建中医药,1987(2):47-49.
② 丁希海,丁裕安. 辨病治疗中晚期子宫颈癌34例报告[J]. 黑龙江中医药,1986(2):22-23.
③ 同上.
④ 陈明信. 二虫昆藻汤治疗子宫颈癌十三例[J]. 湖北中医杂志,1985(4):28-29.
⑤ 李景顺,申曼莉. 子宫颈癌临床治验举隅[J]. 上海中医药杂志,1984(9):9.

余载,患者仍健在。①

70. **宫颈癌方 37** 党参 30 克、北沙参 20 克、太子参 20 克、石斛 20 克、女贞子 20 克、墨旱莲 30 克、白芍 20 克、金银花 20 克、败酱草 30 克、川黄柏炭 15 克、栀子 10 克、茯苓 20 克、黑木耳 6 克、甘草 3 克。每日 1 剂,分 2 次服。本方适用于宫颈癌晚期症见经断复来,或阴道出血时多时少,甚则血带混杂,或如米泔样,奇臭难闻,少腹坠痛。面色苍白,四肢浮肿,重者形体极度消瘦,或小便涩痛等症。李景顺用本方为主治疗 1 例女性 57 岁晚期宫颈癌患者,以上方上法内服,与宫颈癌熏洗方(方药见 796 页单方 24)、巴蜡丸(方药见 796 页单方 25)、消癌丸〔方药见 777 页经验方一、一般方(未明确是否与其他治疗合用方)68〕外用并施,连续治疗 3 年零 1 个月,病情一直稳定。②

71. **宫颈癌方 38(山西医学院第一附属医院方)** ① 内服药:白芍 9 克、柴胡 2.4 克、昆布 4.5 克、海藻 4.5 克、香附 4.5 克、白术 4.5 克、茯苓 4.5 克、当归 6 克、蜈蚣 2 条、全蝎 3 克。每周 2~3 剂,水煎服,可随症稍加减。② 外用药:轻粉 3 克、雄黄 3 克、梅片 0.3 克、麝香 0.15 克、蜈蚣 2 条、黄柏 15 克,共为细粉,药粉附于大棉球一侧,送入穹窿部,使药粉靠子宫病变处。初每日外用一次,月经期停用,其后可根据病情减少用药次数,直到活检转阴。山西医学院第一附属医院用上述内服外用药治疗 1 例宫颈癌,获临床治愈。③

72. **柴胡四物加味汤(林端昌经验方)** 柴胡 6 克、川芎 6 克、当归 6 克、白芍 6 克、熟地黄 6 克、椿根皮 6 克、白果 6 克。每日 1 剂,水煎服,分两次服。补虚扶正,化瘀散毒。用于晚期宫颈癌。晚期宫颈癌患者,多因失去手术及其他治疗时机,肿瘤深入肌体,毒及全身,往往患者表现痛苦不堪,生命危急。服用本方后,疼痛症状可以减轻,病症有所缓解,寿命可得以延长。④

73. **利湿解毒汤(邢子亨经验方)** 当归尾 20 克、赤芍 12 克、苍术 12 克、猪苓 12 克、土茯苓 60 克、乳香 10 克、没药 10 克、金银花 15 克、生薏苡仁 30 克、槐花 15 克、冬瓜仁 30 克、青木香 12 克、全蝎 6 克、蜈蚣 2 条。随症加减:出血或血性物多时,加贯众炭 12 克、卷柏 12 克、莲蓬炭 12 克;少腹下坠、有里急后重感者,加炒槟榔 10 克、白头翁 9 克。每日 1 剂,水煎服。利湿解毒,适用于Ⅲ期、菜花型宫颈癌。⑤

74. **催脱钉** 山慈菇 18 克、砒霜 9 克、枯矾 18 克、麝香 0.9 克。共研细末,加入适量江米粉,用水调匀,制成"丁"字形或圆形的栓剂,每枚药钉长 1~1.5 厘米,直径 0.2 厘米,晾干备用,每次 1~3 枚,3~5 天换药一次。连续用 3~4 次癌组织坏死脱落时,改用红玉膏(当归身 60 克、白芷 90 克、紫草 90 克、甘草 30 克,制成油膏)。宫颈癌合并局部感染,可先用新Ⅱ号粉(章丹 15 克、儿茶 15 克、蛤粉 30 克、乳香 9 克、没药 3 克、冰片 1.8 克、雄黄 15 克、硼砂 0.9 克),制成粉剂,纳入阴道中,待感染控制后,再用本方。孟磊等用本方治疗宫颈癌 11 例,结果全部达到临床近期治愈(症状消失,局部肿块消失,阴道细胞学检查连续 3 次以上阴性)。⑥

75. **宫颈癌方 39** ① 宫颈丸:生马钱子 21 克、生附子 42 克、砒霜 4.2 克、雄黄 60 克、青黛 60 克、乌梅 90 克、硼砂 60 克、赭石 120 克、轻粉 6 克、鸦胆子 21 克、硇砂 60 克。② 一号粉:鸦胆子 4.5 克、生马钱子 4.5 克、生附子 4.5 克、轻粉 4.5 克、雄黄 6 克、青黛 9 克、砒石 6 克、硇砂 6 克、乌梅炭 15、冰片 1.5 克、麝香 3 克。③ 二号粉:血竭 9 克、炉甘石 9 克、白及 9 克、胆石膏 90 克、大象皮 9 克、青黛 9 克、枯矾 15 克。④ 三号粉:黄连 15 克、黄芩 15 克、黄柏 15 克、紫草 15 克、硼砂 30 克、枯矾 30 克、冰片 1.5 克。⑤ 药线:芫花根皮 15 克、生附子 15 克、白砒 1.5 克,外科用粗缝线适

---

① 李景顺,申曼莉. 子宫颈癌临床治验举隅〔J〕. 上海中医药杂志,1984(9):9.
② 同上.
③ 李文亮,齐强. 千家妙方(下)〔M〕. 北京:中国人民解放军出版社,1982:553.
④ 李文亮,齐强. 千家妙方(下)〔M〕. 北京:中国人民解放军出版社,1982:553-554.
⑤ 李文亮,齐强. 千家妙方(下)〔M〕. 北京:中国人民解放军出版社,1982:554-555.
⑥ 孟磊. "催脱钉"治疗 11 例宫颈癌临床疗效观察〔J〕. 中医杂志,1981(11):33-34.

量。① 方按一般中草药丸剂制法,水泛为丸,共制100丸。② 方先将乌梅炭与鸦胆子(去壳取仁)共同研碎,再将其他药分别焙干或晒干后研碎,均过120目筛,最后加冰片、麝香等混合均匀,即得。③ 方先将血竭、炉甘石、白及、象皮、枯矾、青黛分别研细,再将生石膏90克,放入猪胆汁中浸泡,待浸透后取出,阴干,研为细末,过120目筛,最后与以上各药粉混合共研,即得。④ 方先将三黄、紫草、枯矾、硼砂等分别研为细末,过120目筛,混合后再加冰片共研均匀,即得。⑤ 方先将芫花根皮加水300毫升,加热煎煮半小时,再加生附子煮15分钟,过滤去渣,投入缝线及白砒煮5分钟后离火,静置24小时,捞出缝线阴干备用。丸药内服,每日1丸,分2次服。药粉外用,以棉球蘸取少许,填塞于宫颈癌灶处,每日或隔日换药上次。药线用于结扎巨大菜花型宫颈癌,可使菜花状肿块脱落。3种外用药粉可按病情选用:一号粉对糜烂型与菜花型可促使局部癌块脱落,并有止血及抗感染作用;二号粉有促使组织恢复的功能,多用于修复期;三号粉有控制感染作用,常与一号粉交替使用。解毒利湿,辟秽抗癌。山西医学院附属第三医院用于治疗宫颈癌154例,内服外敷配合使用,获较好疗效。尤其对早期宫颈癌疗效更为显著;其中近期治愈72例,显效9例,有效35例,无效38例,总有效率为75.3%。又湖北医学院附属第二医院共治疗宫颈癌34例,近期治愈17例,显效8例,有效5例,无效4例,总有效率为88.2%。①

76. 拔毒钉 水银60克、牙硝60克、青矾60克、明矾75克、食盐45克。上药研碎后混合,将上述药物放入砂罐内,置火上炼烧至冒黄烟,然后将砂罐倒扣在一瓷碗上,罐边空隙用棉纸数层浸湿填紧,再以生石膏和食盐调成的糊状物密封。以此扣有砂罐的瓷碗置于一盛水瓦坛上,使瓷碗大半浸入水中,在砂罐底部用炭火烧炼4小时。冷却后,取开砂罐,即可见瓷碗内壁附有白色针状

或颗粒状结晶。取此结晶10份加入1份研碎的干蟾蜍,充分混合,以米饭为赋形剂,制成如棉签大小的棱型药钉,长约1.5~2厘米,干后即可应用。治疗时以窥阴器暴露宫颈。局部清洁后,于宫颈肿瘤或基底部埋入药钉,一般深约0.8~1厘米,如不易插入,可先用尖刀片在所选择部位戳一小孔,再将药钉埋入,但应注意将整个药钉埋入组织,不能外露,更不能植入宫颈以外的组织,检查无断碎的药钉遗留在阴道内,清洁阴道后,操作即结束。因为肿瘤大小及药物纯度不一,所需投药次数亦有差异,一般需3~7次。湖南医学院附属第二医院用于治疗宫颈癌12例(Ⅰ、Ⅱ期各6例),Ⅰ期患者中除1例因治疗过程出现汞过敏反应而停止治疗外,其余在用药后瘤体相继坏死脱落,局部组织修复光滑,经复查阴道细胞涂片及宫颈多点组织切片为阴性,症状消失,一般情况良好。Ⅱ期患者中3例经治疗后,主要症状消失,病灶缩小一半以上,另3例症状体征全部消失,涂片与活检阴性,达到临床治愈。本方含有氯化高汞和氯化低汞均有较剧烈的毒性,应用时每次投药量不宜超过400毫升,两次用药间隔不应少于7~10天,并应注意观察尿常规、肾功能,必要时作尿汞的测定。首次剂量以较小为宜。②

77. 黑皮膏 鲜黑皮(隔山消)500克、鲜百部500克、鲜三白草500克、鲜万年青500克、鲜萱草500克、鲜佛甲草750克、鲜白蔹750克、鲜天冬750克、鲜射干250克、百合250克、沙参250克、鲜薏苡根560克、木通90克、凤尾草120克、石韦150克、地榆300克、红枣2 500克、红糖1 500克、蜂蜜2 000克。随症加减:大便坠胀者,加冷水丹;小便不利者,加滑石、海金沙藤、白莲子;下腹剧痛者,加石菖蒲。以上各药分别洗净,切碎,加水煎煮三次,过滤,滤液浓缩成稠膏状,加红糖、蜂蜜制成膏滋剂,即得。每日3次,每次20~30毫升,口服,3个月为1疗程。临床观察:湖北监利县肿瘤防治组用于治疗宫颈癌9例,显效3例,有效4例,无效1

① 杨今祥. 抗癌中草药制剂[M]. 北京:人民卫生出版社,1981:247-249.
② 杨今祥. 抗癌中草药制剂[M]. 北京:人民卫生出版社,1981:249.

例,恶化1例,总有效率为77.8％。患者朱某,女,成人,确诊为Ⅲ期宫颈癌,经服本方3个多月,症状缓解,食欲增加,精神好转,体质逐渐复原。①

78.癌敌丸(锭) ①丸剂:生芪90克、白芍90克、川贝母90克、白薇90克、当归90克、延胡索90克、熟地黄90克、枳实75克、香附60克、石蜡60克、白术60克、没药45克、艾叶30克、昆布300克、三七24克、肉桂15克、川芎15克。②锭剂:五倍子30克、蛇床子9克、雄黄9克、蒲黄炭9克、没药9克、乳香9克、枯矾4.5克、冰片4.5克、陈石灰15克、乌梅炭15克。①方各药共研细末,水泛为丸,如黄豆大小,即得。②方各药共研细末后,制成锭剂。丸剂口服,每日2次,每次10克。锭剂外用,每日1个,将阴道冲洗干净后塞于宫颈口。湖南省中医药研究所用于治疗宫颈癌20多例,有较好疗效。②

79.山乌散(山东寿光县人民医院方) ①散剂:山豆根6克、乌贼骨6克、蛤蚧6克、枯矾6克、冰片3克、麝香0.1克。②煎剂:龙胆草9克、栀子9克、黄柏(盐炒)9克、土茯苓30克、当归12克、赤芍9克、蜈蚣2条、金银花18克、连翘12克、蒲公英12克、紫花地丁12克、甘草6克。①方各药共研细末,混合均匀,即得。②方加水煎煮,制成煎剂。散剂外用,先以蛇床子30～50克煎水冲洗患处,干净后上药粉少许,每日1次。煎剂内服,每日1剂,煎2次分服。清热解毒,祛湿抗癌。适用于宫颈癌。③

80.征癌片 ①征癌片:山豆根100克、七叶一枝花100克、夏枯草100克。②抗癌片:黄药子60克、白鲜皮120克、败酱草120克。③去癌一号粉(中医研究院广安门医院方):莪术100克、山慈菇100克、生南星100克、苦参100克、硼酸25克、砒霜0.9克、冰片0.3克、麝香0.1克、雄黄0.9克。④去癌二号粉(中医研究院广安门医院

方):莪术100克、山慈菇100克、生南星100克、苦参100克、雄黄0.9克、冰片0.3克、麝香0.1克、蜈蚣半条。征癌方与抗癌片,按一般中草药片剂制法,每片重0.5克,每日3次,每次3～4片,内服。去癌粉可先将莪术、山慈菇、生南星、苦参加水煎煮2～3小时,制成浸膏粉后,再与其他药物共研细末,混匀,过筛,外用,撒布于宫颈癌创面,每日1～2次。北京中医研究院广安门医院用于治疗宫颈癌48例,近期治愈10例,显效13例,有效9例,无效16例,总有效率66.7％。在所治各型宫颈癌中,治疗糜烂性效果最好,治疗菜花型次之。④

81.宫颈癌方40 ①夏枯草30克、山豆根30克、七叶一枝花30克、天花粉15克、茜草15克、柴胡15克、莪术9克、三棱9克。②当归15克、柴胡15克、内金15克、党参30克、白术9克、白芍9克、茯苓9克、青皮9克、乌药9克、甘草9克。加水煎煮,制成煎剂。每日1剂,煎2次分配。河南医学院附属医院以本方为主,配合外用散剂,治疗宫颈癌51例,对菜花型与糜烂型的疗效较佳。其中Ⅰ期宫颈癌6例,全部近期治愈;Ⅱ期宫颈癌24例中,近期治愈7例,显效13例,有效3例,无效3例;Ⅲ期宫颈癌15例中,近期治愈1例,显效4例,有效4例,无效6例;Ⅳ期宫颈癌5例中,显效1例,无效4例。对晚期患者主要起缓解症状的作用,而对结节型与空洞型宫颈癌晚期患者,疗效均不佳。⑤

82.莲苓汤 半支莲30克、土茯苓30克、薏苡仁30克、蒲公英30克、当归30克、阿胶30克、甘草30克、白术30克。随症加减:腹痛者,加蒲黄9克、五灵脂9克;腰背痛者,加桑寄生18克、续断12克;出血者,加一笑散(阿胶珠5克、蚕砂炭15克)。加水煎煮,制成煎剂。每日1剂,口服,外用药涂搽。湖北南漳县人民医院用于治疗宫颈癌21例,显效6例,有效9例,无效6例,总

① 杨今祥.抗癌中草药制剂[M].北京:人民卫生出版社,1981:249-250.
② 杨今祥.抗癌中草药制剂[M].北京:人民卫生出版社,1981:253.
③ 杨今祥.抗癌中草药制剂[M].北京:人民卫生出版社,1981:253-254.
④ 杨今祥.抗癌中草药制剂[M].北京:人民卫生出版社,1981:254.
⑤ 杨今祥.抗癌中草药制剂[M].北京:人民卫生出版社,1981:255-256.

有效率为 71.3%。①

83. 藤苓汤　白毛藤（白英）12 克、土茯苓 12 克、苦参 12 克、坎炁 12 克、半边莲 12 克、墓回头 12 克。随症加减：带下多者，加白槿花 6 克、糯根皮 12 克、白鸡冠花 12 克。每日 1 剂，水煎，分 2 次服。杭州市肿瘤医院用于治疗宫颈癌 20 多例，自觉症状大部分得到改善，白带减少，出血停止，客观检查无明显改善。②

84. 宫颈癌方 41　① 托毒丸：黄芪 200 克、当归 200 克、人参 100 克、鹿角胶 100 克、熟地黄 100 克、紫河车 100 克、山药 100 克、金银花 300 克。② 攻毒丸：蜈蚣 100 克、全蝎 50 克、露蜂房 50 克、金银花 60 克、血余炭 50 克、苦杏仁 50 克、猪牙皂 12 克、马钱子 12 克、轻粉 12 克。③ 制癌粉：蟾蜍 1.5 克、砒霜 1.5 克、五倍子 1.5 克、雄黄 6 克、白及 12 克、明矾 60 克、紫硇砂 0.3 克、三七 3 克。④ 三黄粉：黄连 100 克、黄柏 100 克、黄芩 100 克。⑤ 八正汤：车前子、萹蓄、大黄、滑石、瞿麦、栀子、灯心草、甘草。托毒丸、攻毒丸按一般中草药丸剂制法，制成绿豆大小的丸剂。制癌粉、三黄粉中各药物共研细末，制成外用散剂。八正汤加水煎煮，制成煎剂。丸剂、煎剂供内服，用量按病情酌定。药粉供外用，先将宫颈癌患处冲洗干净，然后撒敷。北京市中医院用以上各方配合，治疗宫颈癌有较好疗效。案例：所某，女，55 岁，确诊为宫颈鳞癌Ⅰ期，经治疗后，症状逐渐消失，宫颈局部多次刮片检查转阴，随访四年无复发。③

85. "651" 散（山西医学院附属第一医院方）① 黄柏 15 克、五倍子 15 克、雄黄 9 克、轻粉 3 克、冰片 0.3 克、麝香 0.15 克、蜈蚣 2 条。② 白芍 9 克、柴胡 2.4 克、昆布 3 克、海藻 3 克、全蝎 3 克、蜈蚣 2 条、香附 9 克。①方各药共研细末，制成外用散剂。②方加水煎煮，制成煎剂。散剂外用，先将阴道内冲洗干净，用带线棉球蘸取药粉，上于宫颈

癌灶处；②方每日 1 次，煎剂内服，每日 1 剂，煎 2 次分服。燥湿解毒，理气软坚。适用于宫颈癌。山西医学院附属第一医院、湖北保康县人民医院等用于治疗宫颈癌多例，均获一定疗效。患者米某某，女，39 岁，病理检查确诊为宫颈鳞状上皮癌，团块状浸润Ⅱ级，经上方外用内服配合治疗 2 个多月。病理复查：浸润表浅，细胞分化转好，未查见癌细胞，宫颈光滑，全身情况良好。④

86. 白虎汤（湖北监利县肿瘤小组方）　鲜白英藤 30 克、山楂炭 30 克、土茯苓 30 克、红枣 30 克、鲜佛甲草 45 克、虎杖 15 克、制龟甲 24 克。每日 1 剂，水煎 2 次，分服，可连续服至痊愈。清热解毒，培补气阴。湖北监利县肿瘤小组用于治疗宫颈癌 4 例，全部有效。患者易某某，女，37 岁。临床确诊为Ⅱ-Ⅲ期宫颈癌，病理检查为宫颈鳞癌，经本方治疗 2 个多月，症状明显减轻，精神好转。但宫颈触及仍有出血现象。⑤

87. 剑英汤（江西铜鼓县地区方）　开口剑（福氏星蕨）30 克、白英 15 克、杜鹃根 15 克、小叶飞扬 15 克、大青叶根 15 克、黄柏 15 克、金樱子根 15 克。随症加减：全身浮肿，大便不通，消化不良者，加大黄、谷芽、党参、茯苓；疼痛者，加皂角根 30 克，绣花针 30 克，生狗骨灰 90～120 克；出血不止者，用棉花籽、败棕、头发、荷叶蒂共烧灰存性，研末，用主方冲服，每次 30 克，每日 1 次。加水煎煮，制成煎剂。口服，每日 1 剂。用老母鸡 1 只炖烂，以鸡汤和药汁同服，连服 15 日为 1 个疗程（如无母鸡，亦可改用鸡蛋或蜂蜜）。利湿化浊，解毒抗癌。服药期间禁食公鸡、鱼、鹿茸及饮酒。江西铜鼓县地区用于治疗宫颈癌 16 例，近期治愈 5 例，显效 3 例，有效 6 例，无效 2 例，总有效率为 87.5%。⑥

88. 宫颈癌煎（饮）（福州市第一人民医院方）① 金银花 12 克、连翘 9 克、蛇床子 9 克、熟地黄 9

① 杨今祥. 抗癌中草药制剂[M]. 北京：人民卫生出版社, 1981：256.
② 同上.
③ 杨今祥. 抗癌中草药制剂[M]. 北京：人民卫生出版社, 1981：257 - 258.
④ 杨今祥. 抗癌中草药制剂[M]. 北京：人民卫生出版社, 1981：259 - 260.
⑤ 杨今祥. 抗癌中草药制剂[M]. 北京：人民卫生出版社, 1981：261.
⑥ 杨今祥. 抗癌中草药制剂[M]. 北京：人民卫生出版社, 1981：261 - 262.

克、生地黄 9 克、沙参 9 克、茯苓 9 克、白芍 9 克、鹿角胶 9 克、党参 9 克、紫珠草 15 克、薏苡仁 15 克、败酱草 30 克、甘草 3 克。② 白花蛇舌草 15 克、金银花 9 克、石斛 9 克、爵床草 15 克、马齿苋 15 克、白茅根 15 克。①方加水煎煮，制成煎剂。每日 1 剂，煎 2 次分服，口服，连服 1～2 个月为 1 疗程。②方水煎代茶饮。补益气阴，解毒化浊。适用于晚期宫颈癌及放疗后有全身反应者。福州市第一人民医院用于治疗晚期宫颈癌多例，特别是放疗后有全身反应及直肠反应者，效果较好。本方对阴道流黄水、体质衰弱的宫颈癌患者亦较适合。①

89. 复方半支莲片　半枝莲 100 克、山楂 100 克、连翘 100 克、鲜墨旱莲 100 克、蒲公英 200 克、棉花壳 200 克、鲜瓦松 300 克。先将瓦松、墨旱莲加水煎煮，药液浓缩成稠浸膏，后加入其他药物的细末，混合，制粒，压片。每日 3～4 次，每次 4～6 片，口服。湖北襄阳县西尹卫生院以本方配合其他疗法治宫颈癌 9 例中，显效 4 例，有效 3 例，无效 2 例，总有效率为 77.8％，尤对开花溃烂、出血的宫颈癌疗效更好。②

90. 复方黄芪汤（湖北医学院第二附属医院方）　① 生黄芪 12 克、当归 15 克、党参 9 克、白术 9 克、天冬 9 克、茯苓 9 克、山药 30 克、白芍 6 克、川芎 6 克、甘草 4.5 克。② 生黄芪 9 克、当归 9 克、党参 9 克、山豆根 30 克、山药 30 克、紫草根 30 克、白茅根 30 克、马鞭草 30 克、半枝莲 60 克。③ 生黄芪 9 克、玄参 9 克、天花粉 24 克、乳香 6 克、没药 6 克、半枝莲 60 克、紫草根 30 克、马鞭草 30 克、金银花 15 克。每日 1 剂，水煎，煎 2 次分服。随症加减：出血者，加墨旱莲 30 克、仙鹤草 30 克、三七粉（冲服）6 克；白带多者，加海螵蛸 18 克、茜草 6 克；腰痛者，加续断 12 克、络石藤 15 克、三七粉（冲服）6 克；贫血者，加生地黄 15 克、鸡血藤 15 克、桑寄生 9 克；腹胀厌食者，加鸡内金 9

克、陈皮 9 克、木香 9 克。如患者一般情况较好，可少用或不用①方。①方适于第 1 阶段治疗，患者一般情况较差，气血虚弱，或伴有其他症状。②方适于第 2 阶段治疗，用以清热解毒，散瘀活血，杀癌补身。③方适于第 3 阶段治疗，此时癌组织已基本消除，进一步清热解毒，并促进组织新生。湖北医学院附属第二医院治疗放疗后留有残余癌块的宫颈癌 42 例，临床治愈 28 例，显效 2 例，无效 5 例，失访 7 例，总有效率为 71.4％。③

91. 诃月散　① 内服方：白花蛇舌草 60 克、半枝莲 60 克、土茯苓 30 克、贯众 30 克、薏苡仁 30 克、山药 30 克、紫草 15 克、金银花 15 克、丹参 15 克、当归 12 克、青皮 9 克，水煎服。煎剂口服，每日 1 剂，煎 2 次分服。② 外用药：诃子 15 克、月石 15 克、乌梅 6 克、黄连 6 克、麝香 0.12 克，各药共研细末，过筛，最后加入麝香，药粉撒布于癌灶处。隔日换药一次。湖北中医学院附属医院用于治疗宫颈癌 12 例（包括晚期患者 8 例），近期治愈 1 例，显效 2 例，有效 6 例，无效 3 例，总有效率为 75％。④

92. 宫颈 1 号煎　鱼腥草 30 克、丹参 15 克、当归 9 克、牡蛎 30 克、大枣 5 枚、白花蛇舌草 60 克、茜草 9 克、白茅根 30 克、党参 15 克、白术 9 克、赤芍 9 克、土茯苓 9 克。每日 1 剂，水煎，分 2 次温服。清热渗湿，活血通络。用本方治疗宫颈癌 31 例，近期治愈 14 例，显效 8 例，有效 5 例，无效 4 例，总有效率为 87.1％。⑤

93. 宫颈癌 I 号粉　象牙（现禁用）屑 30 克、白及 10 克、枯矾 10 克、青黛 10 克、莪术原粉 30 克、蟾酥 3 克、生南星 60 克、苦参 60 克、炙砒 3 克、冰片 1 克、麝香 3 克、雄黄 3 克、儿茶 10 克、乳香 10 克、没药 10 克、硇砂 10 克、鸦胆子 10 克、牛黄 10 克、仙鹤草 10 克。先将生南星、苦参、仙鹤草水煎，提取浓缩粉剂，加入群药粉混匀，局部外用。化腐生肌，清热祛湿，解毒消癌。适用于宫颈

---

① 杨今祥. 抗癌中草药制剂［M］. 北京：人民卫生出版社，1981：262.
② 同上.
③ 杨今祥. 抗癌中草药制剂［M］. 北京：人民卫生出版社，1981：263.
④ 杨今祥. 抗癌中草药制剂［M］. 北京：人民卫生出版社，1981：263-264.
⑤ 杨今祥. 抗癌中草药制剂［M］. 北京：人民卫生出版社，1981：264.

癌,症见接触性出血,血量不多,色鲜无块,白带薄黄,月经提前,局部多见结节型或其他早期癌。①

94. 宫颈癌Ⅱ号粉　大象皮 10 克、白及 10 克、乳香 10 克、没药 10 克、儿茶 10 克、枯矾 10 克、麝香 10 克、牛黄 10 克、鸦胆子 10 克、农吉利粉 10 克、轻粉 10 克。共为细末,混匀,局部外用。清热除湿,生肌收敛。适用于宫颈癌,局部多见空洞,菜花或溃疡型者,症见带下赤色或赤白相杂,质地黏稠,气味腥臭,月经量多者。②

95. 宫颈癌Ⅲ号粉　枯矾 100 克、白及 100 克、象牙(现禁用)屑 100 克、麝香 3 克、牛黄 3 克、炉甘石 10 克、黄柏粉 100 克、三七粉 100 克。共研细粉,混匀,局部外用。生肌收敛,活血解毒。适用于宫颈癌局部见有空洞、溃疡,症见带下色白,黏腻稀薄似淘米泔水,淋漓不断,腥气难闻者。③

96. 愈黄丹　海龙 1 条、蕲蛇 3 条、水蛭 6 克、䗪虫 6 克、人指甲 6 克、黄连 6 克、乳香 6 克、没药 6 克、全蝎 9 克、露蜂房 9 克、黄柏 9 克、牡丹皮 12 克、龙胆草 15 克。上药共研细末,用银花煎水为丸,外以雄黄为衣。每日 6～9 克,分 2～3 次吞服。雷永仲用本方治疗宫颈癌 81 例,其中Ⅰ期 19 例,Ⅱ期 45 例,Ⅲ期 17 例。结果治疗后 3 年存活率Ⅰ期为 78.95%(15/19),Ⅱ期为 22.22%(10/45),Ⅲ期为 29.41%(5/17)。④

97. 中药"506"粉剂和栓剂　硇砂 15 克、生贯众 5 克、红升丹 2.5 克、汉三七 15 克、麝香 2.5 克、梅片 2.5 克。硇砂经醋制后与其他生药混合碾磨成细末,通过筛箩(100 目以上)过筛拌匀后即可。以阿胶(适量)溶液混拌成如干泥状,再以定型模制成栓剂。分大小两号,大号长 30～35 毫米,粗端直径 5～7 毫米,小号长 20～25 毫米,粗端直径 5～7 毫米制成锥状阴干后防潮保存。沈阳市第五人民医院用本方治疗 34 例宫颈癌,近期治愈 15 例,显效 10 例,有效 3 例,无效 6 例,有效率达 82.8%。⑤

98. 抗癌乙片　黄药子 60 克、夏枯草 60 克、七叶一枝花 120 克、白鲜皮 120 克、败酱草 120 克。研为细末,压片,每片 0.5 克。每日 3 次,每次 3～4 片。中医研究院广安门医院曾用中药辨证分型内服合用本方,并辅以外用药治疗宫颈癌 50 例,有效率为 68%。⑥

99. 七钉(杆、饼)　①七品钉、杆、饼:轻粉 4.5 克、白砒 6 克、章丹 9 克、雄黄 9 克、硇砂 9 克、生马前子 4.5 克、鸦胆子 4.5 克、乌梅炭 18 克、冰片 1.5 克、白芥子 3 克。各药共研细末,用 40% 二甲基亚砜溶液及淀粉适量制成钉、杆、饼型,经紫外线消毒后即得。外用,每次 1～2 支,插入阴道至宫颈创面上。蚀疮祛腐。少数患者用钉后,可感到下腹不适,食欲减退及头晕等反应。此外,当宫颈癌块收缩消失时,有渗血现象,可用制血粉及纱布紧塞压迫止血。制备过程由于煅烧时排出有毒气体,操作者应注意防护。②三品钉、杆、饼(外科正宗的"三品一条枪"去原方乳香加没药并改变剂型):白砒 30 克、明矾 60 克、雄黄 7.2 克、没药 3.6 克。将白砒、明矾二物研成细末,入小罐中煅,煅至青烟尽白烟起片时,约上下通红,住火,放置一宿,取出研末,收所得净末 36 克左右,加雄黄、没药二药,共研细末,水调,制成钉、杆、饼型,阴干,紫外线消毒供局部用。本方制成饼、杆状外用药,敷贴于宫颈表面或插入宫颈管内,可使宫颈癌组织坏死,自溶脱落,宫颈阴道部癌灶消失,宫颈管形成一筒状缺损。③三七混钉、杆、饼:取三品药粉和七品药粉等量,用 40% 二甲基亚砜液和淀粉适量制成钉、杆、饼型,阴干紫外线消毒供局部用。④双紫粉:紫草 30 克、紫花地丁 30 克、七叶一枝花 30 克、黄柏 30 克、墨旱莲 30 克、冰片 3

① 李岩. 肿瘤临证备要[M]. 北京:人民卫生出版社,1980:321.
② 同上.
③ 李岩. 肿瘤临证备要[M]. 北京:人民卫生出版社,1980:322.
④ 雷永仲,等. 中医药治疗恶性肿瘤存活三年以上 200 例的临床分析[J]. 新中医杂志,1980(3):31-36.
⑤ 沈阳市第五人民医院肿瘤科. 中药"506"治疗宫颈癌临床观察[J]. 辽宁医学杂志,1976(1):17-18.
⑥ 中医研究院广安门医院妇瘤组. 中西医结合治疗宫颈癌 50 例的临床观察[J]. 肿瘤防治研究,1975(3):52-55.

克,共研细末,高压消毒,外用。①

100.抵当汤 水蛭、蟅虫、桃仁、大黄。宫颈Ⅰ号:黄芪、当归、三棱、莪术、知母、水蛭、甲片、桃仁、鸡内金、香附、党参。沈医附一院采用抵当汤内服,配合宫颈Ⅰ号治疗宫颈癌,5年以上治愈15例,近愈8例。②

101.制癌粉副号 蟾蜍15克、雄黄3克、白及12克、砒霜1.5克、五倍子1.5克、明矾60克、紫硇砂0.5克、三七3克,外加消炎粉60克,共研细末外用。适用于创面清洁,局部无感染者;癌面积不太大(5厘米以下);对糜烂菜花型较好。③

102.653粉 乳没18克、儿茶9克、冰片9克、蛇床子12克、钟乳石12克、雄黄12克、硼砂9克、硇砂9克、血竭6克、麝香6克、明矾585克。共研细末,外用。解毒,消肿,脱腐,收敛。本方适用于原位癌及Ⅰ期糜烂型病变较表浅者;可与制癌副号粉交替使用。④

103.黑倍膏 蛋黄10千克,置入适量头发熬油,每100克油加五倍子15克、冰片6克、苦参15克,调匀外敷。清热解毒,消炎止血,生肌收敛,保护创面。适用于癌瘤表面有继发感染者;创面出血者;溃疡空洞型作姑息治疗;可与制癌粉副号〔方药见784页经验方一、一般方(未明确是否与其他治疗合用方)101〕交替使用,能使癌瘤脱落,创面黏膜易于愈合。⑤

104.宫颈癌方42 (1)蜈蚣粉:轻粉9克、冰片1.5克、雄黄9克、蜈蚣3条、黄柏30克、麝香0.9克。上药共研细末备用。将药粉敷在宫颈上,每周3次。(2)宫颈癌药钉:山慈菇18克、炙砒9克、雄黄12克、枯矾18克、硼砂3克、蛇床子3克、麝香0.9克、冰片3克。各药共研细末,用面糊调制成药钉,干燥后备用。(3)① 黄药子酒:黄药子300克、白酒1 500毫升,共在罐内浸泡,石膏封口,浸泡一天后将罐放入锅中,文火煮沸一小时,取下放置一周后即可服用。每日3～4次,每次5毫升。② 黄药子糖浆:黄药子300克,以酒精提取后制成糖浆,每日3次,每次10毫升。③ 茵黄糖浆:茵陈3 000克、黄药子10 000克,用65%酒精热回流提取两次,每次3小时,回流液浓缩至6 500毫升,加单糖浆6 500毫升,共13 000毫升。每次5～10毫升,每日3～4次。天津市中心妇产科医院曾用上方外敷治疗宫颈癌55例,其中近期治愈32例,显效4例,有效8例,无效11例,总有效率为80%。⑥

105.蚤休汤 七叶一枝花12克、铁树叶15克、半枝莲15克、败酱草15克、黄芪9克、赤芍6克、牡丹皮9克、甘草6克。每日服2次,水煎。随症加减:带下恶臭、尿赤、便秘者加胆草15克、栀子9克、生大黄6克;舌苔白腻,口不渴者,加苍术15克、土茯苓9克、白鲜皮15克;舌质红绛,口干渴者,加生地黄15克、天花粉9克、知母9克、麦冬15克、沙参9克;肿块不消者,加海藻15克、昆布15克、夏枯草30克、连翘9克;下瘀血,色紫成块,腹胀痛者,加生蒲黄9克、延胡索9克、丹参9克、三七粉(冲服)6克。⑦

106.皂刺饮 皂刺9克、炙木鳖1.5克、黄连3克、金银花12克、连翘9克、天花粉9克、生地黄12克、赤芍6克、当归9克、黄芪15克、甘草6克。每日服2次,水煎。适用于宫颈癌初期。⑧

107.山根坎炁散 山豆根3克、坎炁3克、贯众3克、黄柏3克、白花蛇舌草60克。清热解毒,利湿抗癌。上药制成浸膏,干燥研粉,每日3次,每次服3克;或每日1剂,2次煎服。经治26例,近期治愈5例,显著好转13例,有效6例,无效2

① 江西省妇幼保健院. 中药药物锥切治疗早期宫颈癌[J]. 肿瘤防治研究. 1974(3):73-79.
② 天津市人民医院《肿瘤临床手册》编写小组. 肿瘤临床手册[M]. 北京:人民卫生出版社,1974:637.
③ 北京中医医院,北京市中医研究所肿瘤科. 62例宫颈癌中医中药治疗远期疗效追访小结[J]. 医学研究通讯,1974(8):19-26.
④ 同上.
⑤ 同上.
⑥ 天津市中心妇产科医院肿瘤小组. 外用药钉内服中药治疗宫颈癌55例近期疗效分析[J]. 天津医药,1974(10):513-515.
⑦ 吉林省卫生局《肿瘤的诊断与防治》编写小组. 肿瘤的诊断与防治[M]. 长春:吉林人民出版社,1973:357.
⑧ 同上.

例,总有效率为 92.3%。①

108. 宫颈癌方 43　荞麦灰、灰苋菜灰、风化石灰(炒)各一碗,三味混合,用水泡浸 5～7 天,搅匀,以纱布滤取其汁,阴干成霜,取用 60 克。红芽大戟(蒸,剥皮抽心)90 克、老月石 27 克、硇砂 18 克、儿茶 18 克、松香 27 克、雄黄 27 克、蟾酥 9 克、红升 9 克、白降丹 9 克、白胡椒 9 克、血竭 30 克、白及 30 克、煅石膏 30 克,研末。白矾 360 克,先加水少许,化开,倾入上述药面和匀,以白面糊或糯米汁为丸,捏如橄榄大,纱布缝好,留线头四寸,备用。用于宫颈癌 Ⅰ～Ⅲ 期,贫血不甚,浸润不广,出血不多之患者。阴道常规冲洗后,将坐药投入病所,听其自落,七八天不下,可拉出,停 2～7 天再用。如随着坐药拉下有如鸡皮烂肉,致使坐药加大如鸡卵者为有效。一般用 8～12 次后,病灶可显著缩小或消失。反之,坐药无变化者为无效,不宜再用。晚期宫颈癌,腹部、腿部剧烈疼痛者,用下方:生乌头一两研末,醋调,敷两足心,每日一换。如无效,改用下方:火硝 9 克、黄丹 9 克、白矾 9 克、麝香 3 克、胡椒 18 克。各研末,蜂蜜调成稠糊,贴两足心。一料作两日用,一天一换,连用三四料。②

109. 抗癌片　黄芪 45 克、当归 18 克、三棱 18 克、莪术 18 克、知母 18 克、桃仁 18 克、鸡内金 15 克、甲片 15 克、党参 15 克、香附 12 克、水蛭 30 克。上药全用生药,研成细末,压成片,每片 1.5 克。每日 2 次或 4 次,每服 3～6 克,随体质强弱而定。在口服本方同时,用 3 号药(三棱 35 克、莪术 15 克、乳香 15 克、没药 15 克、铜绿 4.5 克、硇砂 7.5 克、砒霜 7.5 克、阿魏 10.5 克、蟾酥 0.6 克、麝香 0.15 克、冰片 0.3 克研末)和 4 号药(章丹 30 克、滑石 30 克、五倍子 30 克、甘草 30 克,研细末)外敷局部。魏永和等用本方合中药汤剂辨证治疗早期宫颈癌 24 例,结果有效 9 例,好转 3 例,无变化 4

例,恶化者 8 例。③

110. 抗癌Ⅲ号注射液　黄芪 750 克、当归 150 克、川芎 120 克、牛膝 120 克、黄连 120 克、黄柏 120 克、栀子 120 克、艾叶 120 克、青皮 120 克、夏枯草 120 克、海藻 120 克、车前子 120 克、延胡索 90 克、大黄 60 克。上药加水 7 000 毫升,浸泡 24 小时,取其滤液,蒸馏成注射液。每次 50～100 毫升,静脉注射,1 日 2 次。魏永和等用本方合中药汤剂辨证治疗早期宫颈癌,结果提示本疗法对宫颈癌局部侵犯浅表且范围小者效果良好。④

111. 消癌灵(济南市中心医院方)　乳香炭 12 克、没药炭 12 克、白药 18 克、黄蜡 30 克、白矾 30 克。共研末,每日 3 次,每次 6～15 粒,以小剂量开始,以后逐渐增加。济南市中心医院肿瘤科单纯用消癌灵治疗宫颈癌 6 例,好转 4 例,恶化 2 例。⑤

二、手术后,单独用方

1. 甘露消毒丹化裁　滑石(包)10 克、茵陈 10 克、通草 6 克、黄芩 10 克、石菖蒲 10 克、藿香 10 克、白豆蔻 10 克、薄荷(后下)10 克、连翘 10 克、浙贝母 10 克、厚朴 6 克、白茅根 15 克、芦根 10 克、炒杏仁 10 克、茯苓 10 克、香附 10 克、泽兰 12 克、益母草 10 克。李晶等运用甘露消毒丹治疗宫颈癌术后发热患者 20 例,对照组 20 例给予亚胺培楠(β-内酰胺类抗生素)治疗。结果总有效率中药组为 90%,优于对照组 75%。显示甘露消毒丹治疗宫颈癌术后发热有显著疗效,可明显改善临床症状,缩短发热时间。⑥

2. 桂枝加龙牡汤　桂枝 10 克、白芍 15 克、甘草 5 克、大枣 15 克、生姜 5 片、煅牡蛎(先煎)30 克、煅龙骨(先煎)30 克、黄芪 30 克、鳖甲 15 克、猫人参 15 克、薏苡仁 15 克。陈文莉用本方治疗 1 例宫颈癌术后尿失禁伴下肢水肿患者,药后 1 周内未发生过小便失禁,乏力已减,双下肢水肿自觉稍减。此后治疗均在桂枝加龙骨牡蛎汤的基础上

① 安徽省革命委员会卫生局. 安徽单验方选集[M]. 合肥:安徽人民出版社,1972:310 - 311.
② 姜光斗. 中医药治疗食道癌、宫颈癌的初步报道[J]. 上海中医药杂志,1965(10):16 - 20.
③ 魏永和,等. 中医中药治疗早期宫颈癌的研究(附 24 例疗效分析及治疗机制的初步探讨)[J]. 中医杂志,1964(11):16 - 21.
④ 同上.
⑤ 济南市中心医院肿瘤科. 宫颈癌 100 例中医中药治疗观察[J]. 中医学术参考资料(癌瘤、结核、高血压)(第五辑),1960(7):75.
⑥ 李晶,等. 甘露消毒丹化裁治疗宫颈癌术后发热的临床观察[J]. 中国中医基础医学杂志,2015,21(3):362 - 364.

加减,期间偶有尿失禁 2～3 次,症状已除。患者目前术后近 3 年一直行中医药治疗,所用方基本是在桂枝加龙牡骨牡汤基础上加猫人参、石见穿、薏苡仁等,患者诉右下肢水肿较前明显减轻,未见其他不适。定期检查未见复发转移证据,病情稳定。[1]

3. 皂角益母汤　益母草 30 克、皂角刺 10 克、赤芍 10 克、乌药 10 克、土茯苓 20 克、蒲公英 20 克、车前子 20 克、玉米须 20 克、甘草梢 5 克。每日 1 剂,水煎取汁 100 毫升,保留灌肠。王淑丽等用本方每日行保留灌肠防治 32 例宫颈癌根治术后患者尿潴留,对照组 30 例采用常规方法治疗。结果对照组治疗尿潴留的总有效率为 66.67%,明显低于治疗组(93.75%);治疗组的住院时间明显少于对照组,提示中药灌肠为宫颈癌术后并发尿潴留的一种有效防治方法,且无不良反应。[2]

4. 平胃散　苍术 15 克、厚朴 12 克、陈皮 9 克、甘草 6 克。每日 1 剂,每次 200 毫升,直至肛门排气。李道成等治疗宫颈癌根治术的患者 125 例,干预组 78 例,对照组 47 例。干预组手术后第 1 天开始口服平胃散水煎剂,直至肛门排气。对照组手术后不服用中药,常规观察(可少量饮水),直至肛门排气。结果腹胀发生率干预组为 20.5%,明显低于对照组(腹胀发生率为 44.7%);第 1 次排气时间干预组明显短于对照组;第 1 次排便时间干预组明显短于对照组。平胃散能促进宫颈癌根治术后胃肠功能恢复,有利于患者的术后康复。[3]

5. 金匮肾气丸加黄芪　桂枝 9 克、附子 9 克、熟地黄 10 克、山茱萸 10 克、山药 10 克、茯苓 10 克、牡丹皮 10 克、泽泻 15 克、黄芪 30 克。其中附子先用开水煎 15～20 分钟,再与其他药同煎。随症加减:气虚重者,加大黄芪用量至 60 克;脾虚者,加白术;血虚者,加当归。1 周为 1 个疗程,1 周后统计疗效。蔡竞用本方治疗宫颈癌根治术后

尿潴留病例 10 例,结果痊愈 5 例,好转 3 例,无效 2 例。[4]

6. 补漏汤　生炙黄芪各 30 克、当归 15 克、丹参 15 克、生焦白术各 15 克、茯苓 15 克、甘草 6 克、长丝瓜络 10 克、桂枝 6 克、川牛膝 15 克、益母草(另炖)120 克、三七(另冲)3 克、白及 9 克。随症加减:伴肾虚腰困腿软,头晕耳鸣者,加杜仲 15 克、桑螵蛸 12 克、龙骨(先下)30 克;兼下焦湿热尿黄、尿疼者,加泽泻 9 克、木通 6 克、滑石(布包)9 克;兼发热,体温达 38℃ 以上者,加柴胡 9～12 克、黄芩 12～16 克。王美珍用本方治疗宫颈癌根治术后出现尿瘘患者 9 例,结果治愈 8 例,占 89%。[5]

7. 宫颈癌方 44(手术后治疗方)　忍冬藤 15 克、败酱草 15 克、桑寄生 15 克、薏苡仁 10 克、白芍 15 克、生黄芪 20 克、全蝎 6 克、海藻 10 克、昆布 10 克、白花蛇舌草 30 克、山慈菇 30 克、萹蓄 10 克、明党参 10 克、炒麦芽 30 克、当归 10 克。随症加减:阴道流血不止者,加人参(蒸兑)6 克、阿胶(烊化)12 克、三七粉(冲服)3 克、白及 10 克、地榆炭 15 克;少腹刺痛或隐隐作痛者,加延胡索 6 克、乳香 9 克、没药 9 克、川楝子 10 克;头晕目眩,少气乏力者,加红参(蒸兑)10 克、枸杞子 10 克、桑椹 10 克。每日 1 剂,水煎,分 2 次服。[6]

8. 宫颈癌方 45　制附子(先煎)10 克、益智仁 10 克、茯苓 10 克、桂枝 10 克、木瓜 10 克、独活 10 克、羌活 10 克、牡丹皮 10 克、太子参 15 克、生黄芪 15 克、熟地黄 20 克、细辛 3 克。李晓艳用本方治疗宫颈癌术后腹痛 1 例,5 剂后患者诉腹部拘急隐痛感明显减轻,弯腰自如,异物感及恶寒消失,四肢较前有力,能做较轻的体力活,唯感口干、大便干燥,考虑是药性过温所致。上方减独活、羌活、细辛,加枸杞子、火麻仁、麦冬各 10 克,再进 5 剂后,患者诸症消失,病情痊愈。随访半年无

① 陈文莉. 桂枝加龙牡汤治疗宫颈癌术后尿失禁验案 1 则[J]. 湖南中医杂志,2015,31(7):111-112.
② 王淑丽,等. 中药灌肠对宫颈癌根治术后尿潴留的疗效观察[J]. 贵阳中医学院学报,2010,32(2):56-58.
③ 李道成,等. 平胃散促进宫颈癌根治术后胃肠功能恢复的临床研究[J]. 新中医,2008,40(3):20-21.
④ 蔡竞. 金匮肾气丸治疗宫颈癌根治术后尿潴留 10 例[J]. 陕西中医学院学报,2005,28(4):31.
⑤ 王美珍. 中药治疗宫颈癌根治术后尿瘘[J]. 中医药研究杂志,1999,15(6):34-35.
⑥ 潘敏求. 中华肿瘤治疗大成[M]. 石家庄:河北科学技术出版社,1996:694-695.

复发。①

9. 六味地黄丸合缩泉丸加减　生地黄 15 克、茯苓 15 克、乌药 15 克、党参 15 克、黄芪 15 克、杜仲 15 克、益智仁 15 克、山茱萸 8 克、泽泻 10 克、牡丹皮 10 克、桑螵蛸 10 克、枸杞子 10 克、生甘草 6 克。李晓艳用本方治疗宫颈癌术后遗尿 1 例，药进 4 剂，诸症大减，遗尿减为每夜 1 次，口苦消失。守原方加龟甲胶（烊化兑服）10 克，以加强滋阴之力，4 剂。三诊时患者遗尿、阴道坠胀等症完全消失，五心烦热、眠差梦多之症锐减。再以原方减党参、黄芪，加当归、鸡血藤各 10 克，4 剂。药后诸症悉除，尿常规转阴性。前后用药共 12 剂，病情痊愈。随访 10 个月无复发。②

三、手术后，单独用方

1. 附子理中丸　干姜 10 克、制附子 10 克、党参 20 克、白术 15 克、甘草 6 克。温肾健脾。适用于宫颈癌手术之后，患者正气大耗，出现气血亏虚、脾胃失调、阴津不足等证候，临床表现为面色苍白，神疲乏力，腹胀纳差，大便溏薄，舌淡胖，苔白，脉沉细。③

2. 八珍汤合五苓散　熟地黄 20 克、党参 20 克、当归 15 克、川芎 10 克、白芍 15 克、白术 15 克、茯苓 20 克、猪苓 15 克、泽泻 15 克、桂枝 10 克、车前子 15 克、沉香 10 克。补益气血，温阳利水。适用于宫颈癌术后膀胱气化不利，出现气短乏力、腹胀、小便不畅、尿频者。④

3. 补中益气汤合麻子仁丸加减　党参 15 克、白术 15 克、黄芪 15 克、当归 15 克、木香 15 克、广陈皮 10 克、火麻仁 15 克、大黄（后下）10 克、厚朴 15 克、莱菔子 15 克、枳实 15 克。健脾润肠。适用于宫颈癌术手术损伤脾胃，胃肠传导功能失职，出现腹胀纳呆、便秘等。⑤

4. 四物汤合增液汤加减　熟地黄 20 克、当归 15 克、川芎 10 克、白芍 15 克、麦冬 15 克、玄参 15 克、桃仁 15 克、何首乌 15 克、肉苁蓉 15 克。补血养阴润肠。适用于宫颈癌术后阴血不足，出现腹胀纳呆、便秘等。⑥

5. 知柏地黄丸　熟地黄 20 克、山茱萸 15 克、山药 15 克、泽泻 15 克、牡丹皮 10 克、茯苓 20 克、知母 15 克、黄柏 15 克。养阴清热，滋养肝肾。适用于宫颈癌术后出现更年期综合征，如情绪不稳、怕冷、潮热盗汗、头晕耳鸣、健忘等。⑦

四、未手术，与放、化疗等合用方

1. 益母草冲剂　益母草等。刘丹等用益母草冲剂治疗组 45 例宫颈癌放疗患者，对照组 71 例放疗治疗。结果显示治疗组有效 39 例（86.7%），明显优于对照组有效 41 例（57.8%）。其中Ⅲ期治疗组有效 14 例，对照组有效 15 例，治疗组有效率明显高于对照组；Ⅳ期治疗组有效 25 例，对照组有效 26 例，治疗组有效率明显高于对照组。益母草冲剂能有效增加晚期宫颈癌患者放疗的近期疗效，且未增加放疗不良反应。⑧

2. 香砂六君子丸加减　党参 20 克、白术 15 克、甘草 6 克、陈皮 10 克、半夏 15 克、砂仁（后下）10 克、木香（后下）10 克。健脾和胃，降逆止呕。适用于化疗期间患者胃肠道副反应者。随症加减：兼有少食则胀，口气臭秽，便秘，舌苔厚腻，乃化疗后脾失健运，食滞肠胃，加莱菔子 15 克、炒麦芽 30 克、鸡内金 15 克、枳实 15 克以消食导滞；若兼低热盗汗，口干失眠，乃脾胃阴虚，加太子参 15 克、麦冬 15 克、生地黄 20 克、远志 15 克以清热养阴。⑨

3. 金匮肾气丸合真武汤加减　生地黄 20 克、五指毛桃 30 克、党参 30 克、山药 15 克、山茱萸 15

---

① 李晓艳. 宫颈癌切除术后放疗不良反应验案［J］. 新中医，1991（2）：42－43.
② 同上.
③ 刘展华，吴结妍. 周岱翰辨证辅助治疗宫颈癌经验撷要［J］. 广州中医药大学学报，2017，34（6）：922－924.
④ 同上.
⑤ 同上.
⑥ 同上.
⑦ 同上.
⑧ 刘丹，李国苗，等. 益母草冲剂对Ⅲ-Ⅳ期宫颈癌放疗患者近期疗效及不良反应的影响［J］. 现代肿瘤医学，2018，26（8）：1256－1259.
⑨ 刘展华，吴结妍. 周岱翰辨证辅助治疗宫颈癌经验撷要［J］. 广州中医药大学学报，2017，34（6）：922－924.

克、茯苓15克、泽泻15克、干姜10克、熟附子(先煎)10克、桂枝15克、白术15克、炙甘草10克。温肾健脾。适用于宫颈癌化疗期间老年患者脾肾阳虚者,症见怕冷、容易疲乏、口淡、颜面或双下肢浮肿,小便清长,舌淡胖,脉沉细。①

4. 葛根芩连汤加减　葛根15克、炙甘草10克、黄芩15克、黄连15克、白头翁15克、白花蛇舌草30克、茯苓30克、白术15克、山药15克等。随症加减:若患者便下赤白相兼,予芍药汤,白芍15克、当归15克、黄连15克、槟榔15克、木香10克、炙甘草10克、黄芩15克、肉桂10克。清热燥湿,调气和血。适用于宫颈癌放射性肠炎,乃放疗热毒夹湿下注,出现阴液亏虚或阴虚火旺证候。②

5. 四神丸合金匮肾气丸加减　生地黄20克、山药15克、山茱萸15克、茯苓15克、吴茱萸15克、肉豆蔻10克、罂粟壳10克、制附子(先煎)10克、肉桂15克、炮姜15克、补骨脂10克、龟甲胶(烊化)20克。温阳补肾。适用于年老体衰者宫颈癌放疗后肾阳受损、脾肾阳虚者,出现久泄不愈,四肢怕冷及五更泻。③

6. 八正散加减　车前子15克、瞿麦15克、萹蓄15克、滑石10克、栀子15克、甘草6克、木通15克、玉米须10克、大黄(后下)10克。兼夹尿血加小蓟15克、侧柏叶15克、白茅根30克。适用于宫颈癌放射性膀胱炎,以尿频、尿急、尿痛、尿血症状为主者。④

7. 加减八珍汤　甘草6克、地龙6克、赤芍10克、川芎10克、阿胶10克、当归10克、白术10克、党参10克、生地黄12克、茯苓12克、女贞子15克、枸杞子15克、木瓜15克、丹参30克、黄芪30克。董建新等在常规放化疗的基础上加服加减八珍汤治疗中晚期宫颈癌患者50例,对照组各50例采用常规放化疗。结果观察组总有效率为

84%,其中完全缓解(CR)率为34%,部分缓解(PR)率为50%,显著高于对照组的总有效率58%。观察组恶心呕吐及WBC减少的发生率分别为22%、44%,对照组为54%、54%,两组存在显著差异;观察组和对照组患者的口腔炎症、脱发、血小板下降等不良反应的发生率之间无明显差异;观察组患者的1年生存率为92%,2年生存率为56%,3年生存率为30%,明显优于对照组的74%、34%、12%。⑤

8. 凉血解毒方　白及30克、升麻20克、侧柏炭10克、当归10克、黄柏10克。兰菁治疗观察组和对照组各40例宫颈癌放射性直肠炎患者,两组患者术后均给予西医常规治疗,观察组在常规治疗基础上,加用凉血解毒方加减灌肠治疗2周。结果观察组总有效率为90%,明显高于对照组的66.7%。健康调查表(SF-36)得分在角色限制、机体疼痛、健康状况、情绪职能、心理健康方面明显高于对照组;治疗组常见并发症发生率为20%,明显低于对照组的25%。说明凉血解毒方加减灌肠治疗宫颈癌放射性直肠炎安全有效。⑥

9. 夏桂萍经验方　黄柏30克、黄连30克、苦参30克、白及30克、白花蛇舌草30克、白头翁30克、白芍30克。夏桂萍用本方保留灌肠治疗24例宫颈癌放射治疗后并发放射性直肠炎患者,对照组24例常规治疗。结果观察组痊愈16例,好转7例,无效1例,有效率95.8%,明显高于对照组37.5%。⑦

10. 宫颈癌方46　连翘15克、泡泡草15克、半枝莲15克、百眼藤10克、蜈蚣萍15克、黄连10克、黄柏35克、红花15克、丹参15克、益母草35克、凌霄花15克、茺蔚子15克、紫背天葵草15克、香花刺15克。随症加减:肝肾阴虚型,加女贞子10克、墨旱莲10克;肝郁气滞型,加川楝子10

① 刘展华,吴结妍. 周岱翰辨证辅助治疗宫颈癌经验撷要[J]. 广州中医药大学学报,2017,34(6):922-924.
② 同上.
③ 同上.
④ 同上.
⑤ 董建新,等. 加减八珍汤联合放化疗对中晚期宫颈癌患者疗效及对生存期影响[J]. 辽宁中医药大学学报,2017,19(8):128-130.
⑥ 兰菁. 凉血解毒方加减灌肠治疗宫颈癌放射性直肠炎的临床研究[J]. 湖南中医药大学学报,2016,36(4):64-66.
⑦ 夏桂萍. 中药保留灌肠治疗放射性直肠炎的疗效观察[J]. 中医临床研究,2016,8(8):114-115.

克、香附 10 克。湿热瘀毒型因湿邪与毒邪的侧重不同,分为湿重于瘀、瘀重于湿,方中清热解毒与活血化瘀的药物剂量随症加减。脾肾阳虚型,加肉桂 6 克、山茱萸 10 克、熟地黄 12 克;气血两亏型,加生黄芪 30 克、当归 10 克。李娜等将 68 例湿热瘀毒型患者随机分为对照组和观察组各 34例,两组均采用放化疗治疗及手术治疗;观察组加用本方联合华蟾素治疗。结果观察组总有效率为76.4%,与对照组(70.5%)无明显差异;与对照组相比,观察组恶心呕吐、肝肾损伤、脱发、神经毒性及电解质紊乱等不良反应发生率更低。[1]

11. 扶正固本汤 当归 20 克、白芍 20 克、西洋参 30 克、黄芪 30 克、陈皮 15 克、半夏 15 克、贝母 15 克、甘草 6 克、大枣 6 克。覃业语等治疗 30例宫颈癌患者,在常规放化疗的基础上,加用扶正固本汤,对照组 30 例患者采用常规放化疗。对所有患者随访 6～12 个月治疗后,观察组完全缓解 12 例,部分缓解 11 例,总有效率为 76.7%,优于对照组的 46.7%;2 组 KPS 评分均较治疗前显著提高,且观察组的 KPS 评分显著高于对照组;不良反应发生率方面,观察组消化道反应发生率为40%,低于对照组的 76.7%;观察组出现严重脱发10 例(33.3%),低于对照组的 24 例(80%)。扶正固本汤联合化疗用于宫颈癌患者,可显著改善临床治疗效果,减少不良反应的发生,提高患者生活质量。[2]

12. 扶正固本汤 熟地黄 30 克、当归 15 克、黄芪 30 克、甘草 6 克、炒白术 15 克、生姜 10 克、大枣 6 枚、人参 10 克。杨梅治疗 40 例宫颈癌患者,在常规放化疗的基础上,加用扶正固本汤治疗,对照组 40 例采用常规放化疗。持续治疗 9 周后结果显示,治疗组完全缓解 13 例,部分缓解 19例,病情稳定 5 例,病情进展 3 例,总有效率 80%,优于对照组的 45.77%。治疗组的不良反应率为

42%,优于对照组的 82.5%。提示在化疗药物治疗基础上联合中药可改善宫颈癌患者机体状况,使生存期得到延长,同时也可有效缓解化疗药物相关性肝肾功能受损、血小板计数减少以及白细胞计数减少等不良反应。[3]

13. 宫颈癌方 47 炙黄芪 30 克、太子参 15克、炒白术 15 克、玄参 15 克、葛根 15 克、茯苓 15克、薏苡仁 30 克、生地榆 30 克、山药 15 克、槐花15 克、金银花 20 克、败酱草 30 克、乌梅 15 克、黄芩 10 克、黄连 6 克、生甘草 10 克。随症加减:腹痛甚者,加延胡索 15 克、白芍 15 克;黏液便者,加秦皮 10 克、白头翁 15 克;便血者,加三七 10 克、仙鹤草 30 克;里急后重甚者,加槟榔 10 克、木香10 克。孟晔等治疗观察组和对照组宫颈癌急性放射性直肠炎患者各 42 例,观察组餐前口服康复新液 10 毫升,同时配合本方口服灌肠,对照组采用复方普鲁卡因灌肠液。治疗 2 个疗程后,观察组与对照组患者治疗后症状积分明显低于治疗前,两组比较,观察组降低更加明显;两组患者治疗后急性放射性直肠炎分级均明显下降,但观察组下降更显著;观察组治疗总有效率为 97.62%,明显高于对照组的 76.19%。[4]

14. 宫颈癌方 48 当归 9 克、生地黄 12 克、槐花 12 克、生牡蛎 15 克、仙鹤草 30 克、生地榆 12克、薏苡仁 15 克、败酱草 15 克、木香 3 克、鱼腥草15 克、三七粉(冲服)10 克。郑利枝等治疗宫颈癌放射性肠炎患者 120 例,其中治疗组 60 例,对照组 60 例。两组均给予营养支持、对症治疗,治疗组加本方保留灌肠及口服。治疗 4 周后,治疗组与对照组治愈率分别为 28.3% 和 15%,缓解率分别为 65% 和 45%,无效率分别为 6.7% 和 40%,总有效率分别为 93.3% 和 60%,治疗组总有效率明显高于对照组。[5]

15. 吕守超经验方 太子参 15 克、炒白术 15

① 李娜,等. 自拟清热解毒、活血化瘀方联合华蟾素治疗湿热瘀毒型宫颈癌临床观察[J]. 世界中医药,2016,11(11):2324-2326.
② 覃业语,等. 扶正固本汤联合化疗治疗宫颈癌临床疗效及安全性分析[J]. 广州中医药大学学报,2016,33(3):321-324.
③ 杨梅. 扶正固本汤联合化疗治疗宫颈癌临床观察[J]. 实用中医药杂志,2015,31(11):1036-1037.
④ 孟晔,等. 康复新液口服结合中药口服灌肠治疗宫颈癌放疗后急性放射性直肠炎临床观察[J]. 中国中医急症,2015,24(12):2213-2215.
⑤ 郑利枝,等. 中药治疗宫颈癌放疗后并发放射性肠炎临床分析[J]. 北方药学,2014,11(4):55.

克、茯苓 15 克、薏苡仁 30 克、山药 15 克、金银花 20 克、黄芩 10 克、黄连 6 克、玄参 15 克、葛根 15 克、生地榆 30 克、槐花 15 克、乌梅 15 克、生甘草 10 克。随症加减：腹痛明显者，加白芍 15 克、延胡索 10 克；黏液便者，白头翁 15 克、秦皮 10 克；便血者，加仙鹤草 30 克、三七 10 克；里急后重明显者，加木香 10 克、槟榔 10 克。吕守超治疗宫颈癌急性放射性直肠炎患者，治疗组和对照组各 21 例，对照组采用西医常规灌肠，治疗组用本方加减治疗。结果治疗组治愈 16 例，显效 4 例，有效 3 例，总有效率 95.2％，明显高于对照组的 76.2％；治疗组在改善临床症状方面较对照组有明显优势；随访半年，治疗组无复发，对照组复发 3 例。①

16. 宫颈癌方 49　黄芪 30 克、白头翁 30 克、白及 30 克、黄柏 30 克、秦皮 20 克、白花蛇舌草 20 克、地榆 20 克、槐花 20 克。贾克良等治疗宫颈癌慢性放射性直肠炎，对照组 25 例采用复方普鲁卡因灌肠液治疗，治疗组 25 例采用本方保留灌肠。治疗 2 周后，治疗组有效率为 96％，明显优于对照组的 76％；治疗后 3 个月治疗组治疗有效患者中肠黏膜愈合情况和肠道顺应性改善均优于对照组；随访 6 个月治疗组复发率低于对照组。提示自拟中药方保留灌肠能有效治疗慢性放射性直肠炎，缓解临床症状，并能促进黏膜愈合。②

17. 宫颈癌方 50　当归 9 克、生地黄 12 克、槐花 12 克、生牡蛎 15 克、仙鹤草 30 克、地榆 12 克、薏苡仁 15 克、败酱草 15 克、白头翁 15 克、木香 9 克。董晶等治疗 86 例宫颈癌放疗患者，对照组单纯放射治疗，观察组在放疗后 1 周起，每周 3～4 次，用本方连续灌肠至放疗结束。结果所有患者中放射性直肠炎发生率 18.6％，观察组出现放射性直肠炎 3 例（7.5％），对照组 13 例（28.2％），观察组放射性直肠炎的发生率明显低于对照组。③

18. 宫颈癌方 51　槐米 10 克、黑地榆 10 克、黄连 5 克、败酱草 12 克、白头翁 15 克、半边莲 10 克、秦皮 10 克、薏苡仁 20 克、白花蛇舌草 10 克、木香 10 克、白及 10 克、三七 10 克、生甘草 4 克。按中医辨证随症加减。庄映如等治疗 112 例按中医辨证均为湿热下注型宫颈癌放射性直肠炎患者，其中观察组 60 例，对照组 52 例。对照组给予西药治疗，观察组给予阴炎速清洗剂（本院自制）保留灌肠及本方口服治疗。治疗 1 个月后，观察组的治愈率 53.5％及总有效率 93.3％均明显高于对照组 15.4％、57.7％。④

19. 阴洗液　南鹤虱、黄柏、蒲公英、绵萆薢、苦参、地肤子、蛇床子、白鲜皮、百部、当归尾。周群香等治疗 63 例中晚期宫颈癌放射性阴道炎患者，治疗组 33 例，对照组 30 例。治疗组患者采用阴洗液对准宫颈进行冲洗，对照组采用 0.2％甲硝唑注射液冲洗阴道。治疗 1 个疗程后，治疗组的总有效率为 78.8％，明显高于对照组的 40％。⑤

20. 艾孜孜·萨迪尔经验方　党参 20 克、当归 10 克、黄芪 20 克、蒲公英 30 克、白花蛇舌草 20 克、半枝莲 30 克、紫花地丁 20 克、刘寄奴 20 克、鸡血藤 20 克、耳参 20 克、甘草 6 克，需排脓者加甲片 10 克、皂角刺 10 克。每日 1 剂，水煎服。外治药：白降丹、红升丹、紫金锭。先用白降丹敷于肿瘤表面，每 5 日 1 次，共 2 次，后以紫金锭与红升丹 3∶1 比例混合涂敷，每日 1 次，连续 3～5 日。艾孜孜在西医常规化疗的基础上，联合运用本方内服外治，治疗宫颈癌患者 60 例，总有效率为 88.3％，结果证明该疗法可以提高机体抗肿瘤能力，抵消不良反应。⑥

21. 八正散加减（黎月恒经验方）　车前子（包）10 克、瞿麦 10 克、萹蓄 10 克、栀子 10 克、大黄 10 克、淡竹叶 10 克、甘草 5 克、白茅根 15 克、半枝莲 20 克、败酱草 20 克、白花蛇舌草 20 克。适用于宫颈癌放疗后放射性膀胱炎。随症加减：

① 吕守超. 中药口服加灌肠治疗宫颈癌急性放射性直肠炎的临床观察[J]. 内蒙古中医药,2014(4)：5-6.
② 贾克良,等. 自拟中药方保留灌肠治疗慢性放射性直肠炎疗效观察[J]. 北京中医药,2014,33(10)：754-756.
③ 董晶,赵西侠,等. 中药保留灌肠预防宫颈癌放射性直肠炎的临床观察[J]. 现代肿瘤医学,2012,20(7)：1421-1423.
④ 庄映如,等. 中药治疗宫颈癌放射性直肠炎的疗效分析[J]. 广东医学,2011,32(4)：513-514.
⑤ 周群香,等. 阴洗液阴道冲洗治疗放射性阴道炎的观察及护理[J]. 中医药导报,2010,16(5)：119-120.
⑥ 艾孜孜·萨迪尔. 中西医结合治疗宫颈癌 60 例临床疗效观察[J]. 中医中药,2010,17(6)：94.

少腹痛者,加黄柏、蒲公英、鱼腥草;腹痛腹泻者,加白头翁、黄柏、黄连、白芍、木香。①

22. 宫颈癌方 52 太子参 15 克、炙黄芪 30 克、炒白术 15 克、茯苓 15 克、薏苡仁 30 克、山药 15 克、金银花 20 克、黄芩 10 克、黄连 6 克、玄参 15 克、葛根 15 克、生地榆 30 克、槐花 15 克、乌梅 15 克、生甘草 10 克。随症加减:腹痛明显者,加白芍 15 克、延胡索 10 克;黏液便者,加白头翁 15 克、秦皮 10 克;便血者,加仙鹤草 30 克、三七 10 克;里急后重明显者,加木香 10 克、槟榔 10 克。每日 1 剂,水煎 3 次,共浓缩至 400 毫升,取 200 毫升分 2 次早晚饭后服,剩余 200 毫升保留灌肠,每日 1 次,每次 30 分钟,2 周为 1 个疗程。张锋利等治疗宫颈癌急性放射性直肠炎患者,对照组 21 例采用复方普鲁卡因灌肠液灌肠治疗,治疗组 21 例采用本方口服加灌肠治疗。结果治疗组总有效率为 95.2%,优于对照组的 76.2%;两组自身治疗前后比较,在腹痛、大便性状及频率、便血、排便异常感觉方面均有明显改善,且治疗组在改善症状总评分方面明显优于对照组;两组治疗过程中均未出现不良事件,随访半年,治疗组无复发,对照组复发 3 例。②

23. 宫颈癌方 53 ① 中药内服方:太子参 12 克、炒白术 15 克、茯苓 15 克、生甘草 6 克、黄芩 9 克、地榆 12 克、白及 15 克、槐花 9 克、木香 6 克、白芍 15 克、炒枳壳 15 克、槟榔 12 克、金银花 15 克、生地黄 12 克。每日 1 剂,水煎 2 次取液 300 毫升,分早晚饭后服。15 剂为 1 个疗程,共服 2 个疗程。② 中药灌肠方:白头翁 15 克、地榆炭 15 克、乌贼骨 15 克、白及 15 克、黄连 6 克、三七 3 克、血竭(后下稍煎)3 克。每日 1 次,水煎,取 200 毫升保留灌肠,15 天 1 个疗程,连用 2 个疗程。付玉兰等运用中药口服并配合灌肠治疗 60 例宫颈癌经放射治疗后出现放射性直肠炎的患者,结果治愈 27 例,占 45.0%;显效 22 例,占 36.7%;好转 7 例,

占 11.7%;无效 4 例,占 6.7%,总有效率 93.3%。③

24. 梁玉凤经验方 黄连 15 克、黄柏 15 克、黄芪 20 克、白及 20 克、制乳香 15 克、制没药 15 克、升麻 10 克、赤石脂 10 克、当归 10 克。梁玉凤治疗 62 例宫颈癌放射性直肠炎患者,治疗组、对照组各 31 例,对照组采用西医常规治疗,治疗组在西医常规治疗上给予本方水煎后保留灌肠,早晚各 1 次,2 周为 1 个疗程。经过 1 个疗程治疗后,治疗组总有效率为 93.55%,明显优于对照组的 74.19%。④

25. 白头翁汤加减 白头翁 15 克、秦皮 9 克、黄连 3 克、黄柏 6 克、生地黄 12 克、牡丹皮 6 克、赤芍 9 克、炒槐花 12 克、地榆 12 克、地绵草 15 克、荠菜花炭 12 克。随症加减:腹痛者,加白芍 9 克、延胡索 6 克;腹胀者,加广木香 3 克、枳壳 4.5 克;里急后重,肛门坠胀者,加槟榔 9 克;大便次数增多者,加诃子 9 克、荷蒂炭 4.5 克。每日 1 剂,每日煎服 2 次,每 5～7 天为 1 个疗程,如病情不愈,可重复 2～3 疗程。方嘉华对 23 例宫颈癌放疗后所致放射性直肠炎患者予以西医常规保留灌肠加服本方,治疗后显效 16 例,好转 4 例,无效 3 例,有效率为 91%。⑤

26. 赵平宗经验方 黄连 15 克、黄柏 15 克、黄芪 15 克、白及 18 克、制乳香 18 克、制没药 18 克、升麻 12 克、赤石脂 12 克、当归 9 克。赵平宗治疗 162 例宫颈鳞癌放射性直肠炎患者,治疗组、对照组各 81 例,对照组采用西医常规治疗,治疗组在西医常规治疗上给予本方水煎后保留灌肠,早晚各 1 次,10 天为 1 个疗程。治疗 10 天后,治疗组治愈率 77.77%,高于对照组的 58.02%;恢复时间比较,治疗组短于对照组。⑥

27. 乌梅丸加味 乌梅 30 克、人参 10 克、蜀椒 10 克、黄连 6 克、当归 15 克、附子 10 克、桂枝 10 克、山药 30 克、白术 30 克、干姜 10 克、赤石脂

① 黎月恒,潘敏求. 中西医临床用药手册肿瘤科分册[M]. 长沙:湖南科学技术出版社,2010:94.
② 张锋利,崔亚云. 中药口服加灌肠治疗宫颈癌急性放射性直肠炎的临床观察[J]. 辽宁中医杂志,2010,37(9):1750-1752.
③ 付玉兰,等. 中药口服、灌肠治疗放射性直肠炎疗效观察[J]. 现代肿瘤医学,2008,16(3):424-426.
④ 梁玉凤. 中药治疗宫颈癌放射性直肠炎临床观察[J]. 结直肠肛门外科,2007,13(4):254-255.
⑤ 方嘉华. 保留灌肠和白头翁汤联用治疗宫颈癌放疗所致放射性直肠炎[J]. 安徽医学,2006,27(4):316.
⑥ 赵平宗. 中药治疗宫颈癌放射性直肠炎 81 例[J]. 中国中医急症,2006,15(2):201-202.

15 克、槐花 10 克。随症加减：恶心者,加半夏 10 克;腹痛明显者,加白芍 10 克;里急后重者,加槟榔 10 克、枳壳 10 克;腹胀者,加厚朴 10 克、大腹皮 10 克;大便清稀、完谷不化者,加补骨脂 15 克;苔腻纳差者,加炒薏苡仁 10 克、炒麦芽 10 克;小便短少者,加车前子 10 克、泽泻 10 克。每日 1 剂,水煎服,7 天为 1 个疗程。田卫中治疗 50 例宫颈癌放疗后并泄泻患者,显效 41 例(临床症状消失),有效 6 例,无效 3 例,总有效率 87%。①

28. 健脾止呕汤　代赭石 20 克、党参 15 克、法半夏 15 克、茯苓 15 克、旋覆花 15 克、陈皮 10 克、苍白术各 10 克、甘草 10 克、佛手 10 克、藿香 10 克、佩兰 10 克、黄连 5 克、吴茱萸 3 克。每日 1 剂,水煎服,分 2 次温服。健脾和胃,降逆止呕。适用于化疗后出现胃肠道反应证属脾胃不和者。②

29. 润肺汤　鲜梨汁 20 克、鲜芦根 15 克、沙参 15 克、麦冬 15 克、川贝母 15 克、枸杞子 15 克、当归 12 克、丹参 12 克、生地黄 12 克、地龙 12 克、款冬花 10 克、川芎 10 克、丝瓜络 10 克、苦杏仁 9 克、胆南星 6 克、橘络 6 克。每日 1 剂,水煎,分 2 次温服。具有滋阴润肺止咳,兼以活血化瘀的功效。适用于化疗后出现肺纤维化证属肺阴不足者。③

30. 莪莲地黄汤　莪术 10 克、半枝莲 30 克、熟地黄 24 克、山茱萸 2 克、淮山药 12 克、白花蛇舌草 30 克、泽泻 10 克、牡丹皮 10 克、茯苓 10 克、海金沙 15 克。随症加减：肾阴不足,膀胱湿热型,加知母、黄柏;脾肾两虚,湿热留恋型,加淫羊藿、白术;血尿者,加仙鹤草、白茅根;气虚者,加太子参、生黄芪。每日 1 剂,水煎服。7 日为 1 个疗程,服用 4 个疗程评定疗效。吴晓春治疗 30 例宫颈癌行放射治疗结束半年后并发膀胱炎的患者,排除肿瘤膀胱转移。结果治愈 20 例(症状、体征消失,尿常规正常),好转 8 例(症状减轻,体征及尿常规有

改善),未愈 2 例(症状及尿常规均无变化)。④

31. 莪术芍药汤　芍药 15 克、半枝莲 15 克、白花蛇舌草 15 克、当归 10 克、莪术 10 克、黄连 10 克、大黄 10 克、黄芩 10 克、槟榔 6 克、木香 6 克、肉桂 2 克。随症加减：泻下赤多白少者,加白头翁、仙鹤草、生地榆;赤少白多者,加苍术、干姜;食滞者,加莱菔子、枳实;久泻滑脱者,加赤石脂、生黄芪。每日 1 剂,水煎服,7 日为 1 个疗程,服用 2～4 个疗程后评定疗效。吴晓春用莪术芍药汤随症加减治疗 45 例宫颈癌放疗后并发直肠炎患者,结果治愈 33 例,好转 9 例,未愈 3 例,总有效率 93.3%。⑤

32. 胡安邦经验方　柴胡 6 克、黄芩 6 克、桂枝 6 克、蜀漆 6 克、半夏 9 克、茯苓 9 克、龙骨 18 克、牡蛎 18 克、甘草 4.5 克、生姜 2 片、大枣 5 枚。每日 1 剂,水煎服。和解少阳,祛痰安神。胡安邦用上方治疗 29 例宫颈癌发热患者,体温均在 37.5～39.5℃。经治后,全数在 3～5 天内好转,10 天内热退尽。治疗 1 例 36 岁宫颈癌放疗后发热患者,拟柴胡汤合桂枝去芍药加蜀漆龙骨牡蛎救逆汤,服 3 剂后寒热退,纳食香,原方又进 5 剂,复放射治疗,白细胞上升,无不适感。⑥

33. 宫颈癌方 54(化疗后方)　人参(蒸兑)9 克、白术 10 克、白芍 15 克、陈皮 10 克、旋覆花(布包)10 克、姜竹茹 10 克、法半夏 10 克、鸡内金 10 克、白花蛇舌草 30 克、山慈菇 30 克、薏苡仁 20 克、云茯苓 12 克、砂仁 6 克、冬虫夏草 5 克、生地黄 15 克。随症加减：血象下降明显者,加黄芪 30 克、黄精 15 克、鸡血藤 15 克、补骨脂 10 克、阿胶(烊化)10 克;兼见五心烦热,盗汗,舌红少津,脉细数者,加女贞子 15 克、枸杞子 15 克、墨旱莲 10 克、沙参 15 克;纳差,腹胀者,加炒麦芽 30 克、木香 10 克、神曲 10 克、山楂 10 克。每日 1 剂,水煎,早晚温服。⑦

① 田卫中. 乌梅丸治疗宫颈癌放疗后引起的泄泻[J]. 医学理论与实践,2004,17(1)：63-64.
② 陈锐深. 现代中医肿瘤学[M]. 北京：人民卫生出版社,2003：534.
③ 同上.
④ 吴晓春. 辨证治疗宫颈癌放疗后并发膀胱炎 30 例临床观察[J]. 中国中医药信息杂志,2000,7(6)：61.
⑤ 吴晓春. 莪术芍药汤治疗宫颈癌放疗后并发直肠炎 45 例的临床观察[J]. 浙江临床医学,2000,2(7)：486.
⑥ 崔应珉. 中华名医名方薪传·肿瘤[M]. 郑州：河南医科大学出版社,1997：261.
⑦ 潘敏求. 中华肿瘤治疗大成[M]. 石家庄：河北科学技术出版社,1996：695.

34. 宫颈癌方 55（放疗后方） 党参 15 克、熟地黄 10 克、生地黄 15 克、沙参 15 克、黄精 15 克、茯苓 12 克、金银花 20 克、土茯苓 15 克、白花蛇舌草 30 克、败酱草 15 克、白茅根 15 克、厚朴 10 克、赤芍 10 克。随症加减：阴道流黄水、舌苔黄腻者，加薏苡仁 20 克、蛇床子 15 克、车前子（布包）10 克；赤白带或阴道流出液体带血色者，加云南白药（冲服）3 克、地榆炭 10 克、紫珠草 10 克；纳呆、恶心欲呕者，加姜半夏 10 克、姜竹茹 10 克、陈皮 10 克、焦山楂 10 克、麦芽 10 克；血象下降明显者，加阿胶（烊化）10 克、鹿角胶（烊化）10 克、鸡血藤 15 克；少腹痛，灼热，盆腔感染者，加黄柏 10 克、蒲公英 12 克、当归 10 克、鱼腥草 30 克；腹痛、腹泻者，加黄连 6 克、白头翁 10 克、白芍 10 克、木香 10 克。每日 1 剂，水煎，早晚温服。①

35. 宫颈癌方 56 黄芪 15 克、白术 9 克、赤石脂 20 克、焦楂炭 15 克、败酱草 15 克、薏苡仁 30 克、党参 15 克、茯苓 15 克、木香 5 克、苍术 6 克、砂仁 5 克、炮姜 5 克。补脾健胃，理气止泻。适用于宫颈癌放射性直肠炎属脾胃虚弱型，症见面色萎黄，神疲倦怠，不思饮食，脘腹胀闷，大便带黏液，肛门不适，舌质淡苔白，脉濡而缓。②

36. 白头翁加甘草阿胶汤 白头翁 15 克、黄连 6 克、黄柏 6 克、秦皮 10 克、甘草 10 克、阿胶（烊化）10 克。每日 1 剂，水煎服，早晚温服。随症加减：便血者，加白及 10 克研末冲服；腹泻后重脱肛者，加三奇散（黄芪 30 克，枳壳、防风各 6 克）；白细胞减少者，加黄芪 30 克、当归 15 克。朱树宽等用本方治疗 25 例宫颈癌放疗后并发症患者，合并便血者 11 例，腹泻后重脱肛者 9 例，白细胞减少者 5 例。结果 25 例中，19 例治愈（诸症消失），6 例好转（诸症减轻）。③

37. 清肠饮加减 玄参 30 克、金银花 90 克、白芍 30 克、黄芩 9 克、薏苡仁 15 克、麦冬 30 克、当归 20 克、党参 15 克、延胡索 12 克、细辛 3 克、白术 15 克、甘草 10 克。赵梅用本方治疗 1 例宫颈癌放疗后腹痛患者，服用 10 剂后，腹痛症状缓解，继服 20 余剂，腹痛症状基本消失。为防止复发，赵梅又予以八珍汤与本方交替使用。经半年治疗后症状完全消失，贫血纠正，肠使检查肠黏膜已恢复正常。④

38. 李浩然经验方 独活 6 克、当归 6 克、九香虫 6 克、秦艽 12 克、寄生 12 克、肉苁蓉 12 克、鹿角霜 12 克、鹿角胶 12 克、巴戟天 12 克、熟地黄 15 克、小茴香 3 克、红花 3 克、甘草 3 克、牛骨髓 30 克。水煎服。案例：某女，61 岁，因宫颈癌行盆腔清除术后，注射长春新碱，发生左腿运动障碍，左足跟疼痛，步履艰难，胃纳不振，苔薄脉细。予以上方，服药 1 周，左腿活动明显改善，足跟痛亦缓，经半月能独立行走，将此方配蜜丸服 1 冬而愈。⑤

五、转移后用方（包括与其他方法联合治疗）

1. 宫颈癌方 57（《肿瘤要略》） 白槿花 9 克、地榆 9 克、椿根皮 12 克、白鸡冠花 12 克、丹参 15 克、土茯苓 15 克、败酱草 15 克、牡丹皮 6 克、黄柏 6 克、白果 10 枚。每日 1 剂，水煎服。适用于宫颈癌有盆腔侵犯及转移者。⑥

2. 许菊秀经验方 ① 内服方：白花蛇舌草 30 克、龙葵 30 克、黄芪 30 克、山慈菇 15 克、七叶一枝花 15 克、党参 15 克、白术 15 克、山药 15 克、茯苓 15 克、龙眼肉 15 克、莪术 12 克、酸枣仁 12 克、生地黄 12 克、熟地黄 12 克、木香 6 克。每日 1 剂，水煎服。② 外洗方：蛇床子 30 克、半枝莲 30 克、忍冬藤 30 克、苦参 15 克、地肤子 15 克、黄柏 12 克、苍术 12 克。每日 1 剂，水煎外洗患处。适用于宫颈癌广泛转移。许菊秀用内服方配合外洗方治疗 1 例 60 岁宫颈癌复发患者，治疗 3 个月而获显效。停药后，因肿瘤转移至肺，又继续仿前法治疗，并给予宣肺、祛痰之品。一年后复查，无复

① 潘敏求. 中华肿瘤治疗大成[M]. 石家庄：河北科学技术出版社，1996：695.
② 陈婉竺，等. 辨证治疗放射性直肠炎 50 例[J]. 福建中医药，1996，27（4）：32－33.
③ 朱树宽，王紫君. 白头翁加甘草阿胶汤治疗宫颈癌放疗后并发症 25 例[J]. 浙江中医杂志，1996（6）：395.
④ 赵梅. 宫颈癌放疗后腹痛[J]. 山东中医杂志，1994，13（9）：389.
⑤ 李浩然. 癌肿化疗反应之中医证治[J]. 天津中医，1987（3）：5－6.
⑥ 本刊编辑部. 子宫颈癌[J]. 浙江中医学院学报，1991，15（1）：55－56.

发现象。1年后随访,一般情况良好。[①]

3. **马龙伯经验方** 金银花 20 克、蒲公英 20 克、冬瓜子 20 克、生黄芪 20 克、白花蛇舌草 15 克、槐花 15 克、制乳香 10 克、制没药 10 克、香附炭 10 克、焦山楂 10 克、焦神曲 10 克、当归 12 克、紫花地丁 12 克、生地黄 12 克、人参面 2 克、血竭面 1 克、沉香面(冲服)1 克。马龙伯曾用本方治疗 1 例 48 岁于放疗后宫颈癌肠转移患者。服药 31 剂,约治疗 1.5 月。活体检查未见癌细胞,10 年后仍健在。[②]

单　方

1. **宫颈癌方 58** 组成:白花蛇舌草 50 克、白茅根 50 克、红糖 50 克。若无白花蛇舌草,可用鼠牙半枝莲或马齿苋代替。适用于宫颈癌放疗者。用法用量:每日 1 剂,水煎,分 2 次服。[③]

2. **宫颈癌化疗者方** 组成:血见愁 25～50 克。适用于宫颈癌化疗者。用法用量:每日 1 剂,水煎,分 2 次服。[④]

3. **宫颈癌方 59** 组成:吊马桩 50～100 克、骨碎补 50～100 克。适用于宫颈癌。用法用量:每日 1 剂,水煎,分 2 次服。[⑤]

4. **宫颈癌方 60** 组成:猫眼草 50 克。适用于宫颈癌。制备方法:干燥后研粉。用法用量:外撒于患处,2 天更换 1 次。[⑥]

5. **宫颈癌方 61** 组成:鲜凤尾草 75～150 克。适用于宫颈癌及宫体癌。用法用量:每日 1 剂,水煎,分 2 次服。可长期服用。[⑦]

6. **宫颈癌方 62** 组成:山豆根 100 克、七叶一枝花 100 克、夏枯草 100 克。适用于宫颈癌糜烂型。制备方法:制成片剂,每片 0.5 克。用法用量:每日 3 次,每次 3～4 片,口服。[⑧]

7. **宫颈癌方 63** 组成:芫花 30 克、当归 30 克、桂心 30 克。适用于宫颈癌。制备方法:芫花醋拌炒全干,当归锉微炒。上 3 药共捣碎为末,过筛,以软饭和丸,如梧桐子大。用法用量:每服 10 丸,饭前以热酒送服。[⑨]

8. **宫颈癌方 64** 组成:生鳖甲 18 克、人参 18 克、花椒 9 克。适用于宫颈鳞癌。制备方法:上药共研为细末,分为 6 包。用法用量:每晚服 1 包,开水送下。连服 24 包为 1 个疗程。[⑩]

9. **宫颈癌方 65** 组成:仙鹤草 50 克、败酱草 50 克。适用于宫颈癌。用法用量:每日 1 剂,水煎,分 2 次服。[⑪]

10. **宫颈癌方 66** 组成:蟑螂 4 个。适用于宫颈癌。制备方法:蟑螂去头足须,瓦上焙黄脆,研末。用法用量:开水吞眼,每次 4 个蟑螂,每日 1～2 次。[⑫]

11. **宫颈癌方 67** 组成:炒马蔺子 18 克、炒漏芦 9 克、红糖 10 克。适用于宫颈癌。制备方法:炒马蔺子捣碎,与漏芦加水 500 毫升,熬成 100 毫升,加入红糖。用法用量:每日 1 剂,早晚空腹各服 1 次。[⑬]

12. **宫颈癌方 68** 组成:全蝎 30 克、露蜂房 30 克、蛇蜕 30 克。适用于宫颈癌。制备方法:冷水浸泡全蝎 24 小时,换水 2～3 次,取出晒干,微火焙黄。露蜂房、蛇蜕分别微炒。共研细末,水泛

① 许菊秀. 宫颈癌广泛转移治验[J]. 湖北中医杂志,1983(1):54.
② 肖承悰. 马龙伯教授治疗妇科肿瘤验案[J]. 北京中医学院学报,1983(3):30-32.
③ 潘敏求. 中华肿瘤治疗大成[M]. 河北科学技术出版社,1996:695.
④ 潘敏求. 中华肿瘤治疗大成[M]. 河北科学技术出版社,1996:696.
⑤ 同上.
⑥ 同上.
⑦ 同上.
⑧ 同上.
⑨ 同上.
⑩ 同上.
⑪ 同上.
⑫ 同上.
⑬ 潘敏求. 中华肿瘤治疗大成[M]. 河北科学技术出版社,1996:697.

为丸。用法用量：每丸 1.5 克。每日 2 次，每次 1.5～3 克。①

13. 宫颈癌方 69　组成：蝮蛇 12 条。适用于宫颈癌。制备方法：将蛇去内脏及头尾，焙干，研为细末。用法用量：每次剂量含半条蛇，开水冲服。服 1 次，停药 4 天，再服第 2 次。服完 12 条蛇为 1 疗程。注意事项：① 蝮蛇长尺余。② 服药期间腹部有坠疼感，故每服 1 次须停药 4 天，再服第 2 次。②

14. 宫颈癌方 70　组成：杨树蕈 9 克。适用于宫颈癌出血者。制备方法：杨树蕈焙干，研为细末。用法用量：每日 2 次，每次 3 克，以红糖水送服。③

15. 宫颈癌方 71　组成：山豆根末 3～6 克。适用于宫颈癌。制备方法：将山豆根末与白砂糖混合调匀备用。用法用量：以上为 1 日量，每日 11 次。连服 10～15 天为 1 疗程。注意事项：脾虚胃寒，纳差，便溏及痰湿盛者忌用，糖尿病患者忌用。④

16. 宫颈癌方 72　组成：白矾 6 克、红花 6 克、瓦松 30 克。适用于宫颈癌。用法用量：煎剂乘热熏后清洗外阴部，每日 1～2 次，每次 30～60 分钟。下次加热后再用，每剂药可用 3～4 天。若配合下药内服，效更佳。药用北沙参 20 克、石斛 20 克、太子参 20 克、女贞子 20 克、白芍 20 克、金银花 20 克、茯苓 20 克、黑木耳 6 克、墨旱莲 30 克、党参 30 克、甘草 3 克。每日 1 剂，水煎，分 2 次服。⑤

17. 宫颈癌方 73　组成：红苋菜 200 克、鳖甲 200 克。适用于宫颈癌。制备方法：上药共打碎研极烂如泥。用法用量：将上药泥用纱布摊好，兜在阴户上，每昼夜换 1 次。⑥

18. 宫颈癌方 74　组成：田螺 10 只。适用于宫颈癌放疗后组织坏死。制备方法：将田螺洗净，除去螺盖，倒伏于清洁容器内夜，即可得浅绿色水液，加冰片细末调成稀糊状使用。用法用量：待阴道冲洗，拭去宫颈局部坏死组织后，即将上糊剂涂敷于坏死面，再用带线棉球塞于阴道内。每日 1 次，10 次为 1 疗程。⑦

19. 宫颈癌方 75　组成：制硫黄 12 克、粉草面 30 克。适用于晚期宫颈癌空洞型。制备方法：上药共为细面。用法用量：每次 1.5 克，每日敷 2 次。⑧

20. 宫颈癌方 76　组成：鲜南星、鲜半夏。适用于宫颈鳞癌及腺癌。制备方法：生半夏制成肠溶片，每片含生药 0.3 克。鲜南星煎汤代茶。将鲜南星或鲜半夏根部的泥沙用清水洗净，但不能浸泡在水中，每 6 克药物加 75％酒精 0.5 毫升，捣碎成浆状，用一层纱布包扎成椭圆状。用法用量：片剂，每日 2 次，每次 4～5 片，口服；汤剂，每日 1 剂，口服；外用药将药物包团对子宫颈病灶塞紧，阴道外口再塞一小棉球，以防药液漏出。每日或隔日 1 次。临床应用：上海第一医学院妇产科医院方用本方治疗宫颈癌共 53 例：Ⅰ期 2 例，Ⅱ期 18 例，Ⅲ期 33 例。近期治愈 11 例，显效 20 例，有效 14 例，无效 5 例，恶化 3 例，有效率 84.9％。⑨

21. 蜥蜴方　组成：蜥蜴。逐瘀通络。适用于宫颈癌。制备方法：蜥蜴捣碎，加入等量的 95％乙醇，制成每支 0.2 毫升，含生药 2 克的注射液。用法用量：每日或隔日注射 1 次，每次 3 支。注射在宫颈癌组织局部。临床应用：曾用本方治疗宫颈癌 7 例，近期治愈 2 例，显效 2 例，好转 2 例，无效 1 例，总有效率为 85.7％。注意事项：本方在临床使用中，部分患者有头重、无力等轻度不

① 潘敏求. 中华肿瘤治疗大成［M］. 河北科学技术出版社，1996：697.
② 潘敏求. 中华肿瘤治疗大成［M］. 河北科学技术出版社，1996：698.
③ 同上.
④ 同上.
⑤ 潘敏求. 中华肿瘤治疗大成［M］. 河北科学技术出版社，1996：699.
⑥ 潘敏求. 中华肿瘤治疗大成［M］. 河北科学技术出版社，1996：700.
⑦ 潘敏求. 中华肿瘤治疗大成［M］. 河北科学技术出版社，1996：702.
⑧ 同上.
⑨ 张民庆. 肿瘤良方大全［M］. 安徽科学技术出版社，1994：221.

良反应。[1]

22. 脐带散(原南京药学院副院长叶橘泉方) 组成:脐带。适用于宫颈癌。制备方法:研细粉备用。用法用量:脐带干燥磨细粉,每次 0.5～1克,每日 3 次。[2]

23. 大力子消癌散(原陕西中医研究所名老中医华文卿方) 组成:牛蒡子根 60 克、楮实子 60克。适用于宫颈癌。制备方法:上药共研细末。用法用量:每日 2 次,每服 6 克。[3]

24. 熏洗方 组成:红花 6 克、白矾 6 克、瓦松 30 克。本方为民间验方,与李景顺治疗宫颈癌经验方〔方药见 777、778 页经验方一、一般方(未明确是否与其他治疗合用方)69、70〕、消癌丸〔方药见 777 页经验方一、一般方(未明确是否与其他治疗合用方)68〕合用。适用于早期宫颈癌。用法用量:水煎,先熏后洗外阴部,每日 1～2 次,每次30～60 分钟。下次加热后再用,每剂药可用 3～4 天。[4]

25. 巴蜡丸 组成:巴豆、黄蜡。本方为民间验方,可配合李景顺治疗宫颈癌经验方〔方药见778 页经验方一、一般方(未明确是否与其他治疗合用方)70〕。适用于中晚期宫颈癌。制备方法:巴豆去皮,黄蜡为衣。用法用量:每日 1 次,每次服 5～6 粒,10 次为 1 个疗程。注意事项:大便溏者不可服。[5]

26. 掌叶半夏 组成:掌叶半夏。功效主治:解毒消肿,适用于宫颈癌。制备方法:制成口服片内服,制成栓剂及棒剂外用。用法用量:口服每天约生药 60 克,外用每栓含生药 50 克,棒剂含生药 5～7.5 克。栓剂贴敷宫颈,棒剂塞颈管,每天 1 次。临床应用:上海妇产医院单独应用掌叶半夏治疗宫颈癌 247 例,其中 I 期 30 例,II 期 150

例,III 期 66 例,放疗后复发癌 1 例,治疗期均在 2个月以上。治疗后 I 期有效率为 96.67%;II 期有效率为 74.66%;III 期有效率为 74.24%。各期近期治愈总数为 63 例。在 63 例中,3 例失访,随访良好者 60 例,因其他疾病死亡 2 例,7 例复发。[6]

27. 川贝母兔肉汤 组成:川贝母 9～15 克、公兔 1 只、红糖适量。适用于晚期宫颈癌。制备方法:川贝母加红糖与健壮公兔 1 只炖熟。用法用量:每日 1 剂,早晚分 2 次服。临床应用:曾用本方治疗 11 例晚期宫颈癌患者,治疗结果:2～3剂好转者 9 人,未见明显疗效者 1 人,死亡 1 人(病情危重,服 1 剂后死亡),4 人服用 8～10 剂后取得临床缓解。[7]

28. 信枣散(武汉医学院附属第二医院方) 组成:信石、红枣、冰片。适用于宫颈癌有宫颈糜烂者。制备方法:先将红枣挑除虫蛀霉烂者,去核后装入信石一小块,用升华法焙制成粉块,粉碎后加入冰片混匀,研细,过 100 目筛,即得。用法用量:外用,撒布于宫颈癌灶处,待 48 小时后冲洗干净,改上拔毒生肌散,如此交替用药,直至癌灶愈合为止、月经期或有出血时可暂停用药。临床应用:武汉医学院附属第二医院等用于治疗宫颈癌 34 例,临床治愈 6 例,显效 17 例,有效 6 例,无效 5 例,总有效率为 85.3%,但对宫颈癌晚期患者,由于阴道狭窄,位置异常,宫颈不易充分暴露或易发生大出血者,疗效较差。注意事项:少数患者用药后可引起肝功能不良及心动过速,故凡有心、肝、肾功能不全者忌用。本方腐蚀性较大,易引起阴道壁溃疡,用药时宜加注意。[8]

29. 天龙散 组成:天龙数条、麝香 3 厘、香油及白酒适量。功效:活血止痛。制备方法:将天龙放酒内浸泡 24 小时,再用香油浸泡 24 小时,

---

[1] 胡熙明. 中国中医秘方大全(下册)[M]. 文汇出版社,1989:757.
[2] 常敏毅. 当代名医疗癌方选介[J]. 福建中医药,1987(2):47-48.
[3] 同上.
[4] 李景顺,申曼莉. 子宫颈癌临床治验举隅[J]. 上海中医药杂志,1984(9):9.
[5] 同上.
[6] 上海第一医学院《肿瘤专辑》编写组. 医学科研资料·肿瘤专辑[M]. 1977:288-291.
[7] 刘秀戎,孙信元. 川贝母燉兔肉治疗晚期子宫颈癌 11 例疗效观察[J]. 新医学,1976,7(2):73.
[8] 武汉医学院附二院肿瘤科. 应用信枣散治疗宫颈癌 28 例疗效观察[J]. 湖北科技,1973(1):26-30.

取出焙干研末,加入麝香。用法用量:每日服 2 次,每次 1 条量,开水送服。①

30. 槐耳汤 组成:槐耳。功效主治:解毒止痛,止血行滞,健脾助胃;适用于宫颈癌。用法用量:将槐耳片晒干,适量水煎代茶,日夜常服。临床应用:自 1956 年 7 月至 12 月底共收治经第四军医大学附属医院转诊的宫颈癌患者 100 例,应用本方为主,其中显著进步 9 例,进步 38 例,未进步 15 例,恶化 4 例,死亡 2 例,其他 32 例(包括短期内试治人数、中断人数及情况不明人数),有效率为 47%。1957 年 3 月 15 日发出随访信 68 封,收到患者复信 25 封,其中暂愈 1 例,显著进步 3 例,进步 5 例,有效率为 36%,无效、恶化、死亡分别为 5 例、3 例、8 例。②

中 成 药

1. 参一胶囊 组成:人参皂苷 Rg3。功效:培元固本,补益气血。用法用量:饭前空腹口服,1 次 2 粒,每日 2 次。临床应用:高雅丽等用参一胶囊配合放化疗治疗 54 例局部晚期宫颈癌患者,结果提示局部晚期宫颈癌患者在同步放化疗的基础上加用参一胶囊持续口服治疗有良好的耐受性,并可改善患者预后,提高患者生存时间。③

2. 西黄丸 组成:牛黄、麝香、乳香、没药。功效主治:清热解毒,和营消肿;适用于痈疽疔毒、瘰疬、流注、癌肿等。用法用量:每日 2 次,口服,1 次 1 瓶(3 克)。临床应用:陈清梅等运用西黄丸联合同步放化疗治疗 31 例已发生无法手术切除的局部晚期宫颈癌患者,结果提示西黄丸可改善局部晚期宫颈癌患者的生活质量,降低常见的严重不良反应,并能在一定程度上激活抗肿瘤细胞免疫反应。④

3. 安康欣胶囊 组成:半枝莲、山豆根、人参、黄芪、鸡血藤、灵芝、淫羊藿、丹参等。功效主治:活血化瘀,软坚散结,清热解毒,扶正固本;适用于肺癌、胃癌、肝癌等肿瘤的辅助治疗。用法用量:每日 3 次,每次 4 粒,口服,饭后温开水送服,4 周为 1 个疗程,连用 2 个疗程。临床应用:胡婕用安康欣胶囊辅助新辅助化疗治疗 23 例中晚期宫颈癌患者,结果提示安康欣胶囊能够显著提高化疗疗效,改善机体免疫功能。⑤

4. 贞芪扶正胶囊 组成:女贞子、黄芪等。功效主治:补气养阴;适用于久病虚损,气阴不足。配合手术、放射治疗、化学治疗,促进正常功能的恢复。用法用量:每日 2 次,每次 4 粒,口服。28 天为 1 个疗程,共用 2 个疗程。临床应用:张燕等用贞芪扶正胶囊联合化疗治疗 31 例中晚期宫颈癌患者,结果提示贞芪扶正胶囊联合化疗对中晚期宫颈癌患者具有较好的治疗效果,能提高患者免疫功能,减小不良反应。⑥

5. 复方斑蝥胶囊 组成:斑蝥、人参、黄芪、刺五加、三棱、半枝莲、莪术、山茱萸、女贞子、熊胆粉、甘草。功效主治:破血消瘀,攻毒蚀疮;适用于原发性肝癌、肺癌、直肠癌、恶性淋巴瘤、妇科恶性肿瘤等。用法用量:每日 2 次,每次 3 粒,口服。临床应用:阴莉等用复方斑蝥胶囊联合紫杉醇联用治疗宫颈癌 30 例,有效率较单用紫杉醇组及单用异环磷酰胺组明显提高,达到 66.7%。⑦

6. 平消片 组成:枳壳、仙鹤草、五灵脂、郁金、马钱子、火硝、干漆、白矾。功效:活血化瘀,散结消肿,解毒止痛;对毒瘀内结所致的肿瘤患者具有缓解症状,缩小瘤体,提高机体免疫力,延长患者生存时间的作用。用法用量:每日 3 次,每次 4~8 片,口服。⑧

7. 肿节风片 组成:肿节风。功效主治:清

① 吉林省卫生局《肿瘤的诊断与防治》编写小组. 肿瘤的诊断与防治[M]. 第 1 版. 吉林人民出版社,1973:356 - 357.
② 侯奉天. 用槐耳试治子宫颈癌之初步经验介绍[J]. 中医杂志,1958(7):461 - 462.
③ 高雅丽,等. 参一胶囊对局部晚期宫颈癌病人的疗效观察[J]. 蚌埠医学院学报,2017,42(4):443 - 446.
④ 陈清梅,李纪强. 西黄丸联合同步放化疗治疗局部宫颈癌的临床研究[J]. 世界中医药,2016,11(7):1215 - 1217.
⑤ 胡婕. 安康欣胶囊辅助新辅助化疗治疗中晚期宫颈癌的临床疗效分析[J]. 中医药导报,2016,22(12):35 - 37.
⑥ 张燕,等. 贞芪扶正胶囊联合化疗对中晚期宫颈癌患者的疗效及免疫功能影响[J]. 现代生物医学进展,2016,16(36):7117 - 7120.
⑦ 阴莉,等. 复方斑蝥胶囊联合紫杉醇治疗子宫颈癌临床研究[J]. 中医学报,2013,28(11):1614 - 1616.
⑧ 国家药典委员会. 中华人民共和国药典 2010 年版[M]. 2010:63.

热解毒,消肿散结;适用于肺炎、阑尾炎、蜂窝组织炎属热毒壅盛证候者,并可用于癌症辅助治疗。用法用量:每日3次,每次3片,口服。①

8. 爱迪注射液 组成:斑蝥、刺五加、黄芪、人参。功效主治:解毒散结;适用于宫颈癌。用法用量:50毫升爱迪注射液加入5%葡萄糖或生理盐水500毫升静滴,每日1次,连用21天。临床应用:王青用爱迪注射液配合化疗治疗51例宫颈癌患者,结果提示爱迪注射液辅助治疗宫颈癌能提高化疗效果,同时减轻化疗所致不良反应,改善患者的生活质量,且无明显不良反应。②

9. 榄香烯乳注射液 组成:榄香烯。功效主治:行气破血,消积散结;适用于宫颈癌。用法用量:每日1次,每次50毫克,每周5次为1个疗程。临床应用:王晶等给13例手术前患者应用榄香烯乳局部注射一疗程后,肿瘤较注射前明显缩小。19例放疗同时应用榄香烯乳局部注射后,加快了肿瘤的缩小、坏死脱落及消失。提示榄香烯乳在宫颈癌的治疗中配合手术及放疗达到了良好的效果,无明显不良反应。③

10. 消癌平片 组成:乌骨藤的提取物制成。

功效主治:抗癌,消炎,平喘;适用于食道癌、胃癌、肺癌,对大肠癌、宫颈癌、白血病等多种恶性肿瘤,亦有一定疗效,亦可配合放疗、化疗及手术后治疗。并用于治疗慢性气管炎和支气管哮喘。制备方法:糖衣片。用法用量:每日3次,每次8～10片,口服。④

11. 鸦胆子油(鸦胆子乳注射液) 组成:鸦胆子油。功效主治:抗癌药;适用于消化道肿瘤及宫颈癌,也可用于肺癌。制备方法:乳剂,10%(2毫升、10毫升)。用法用量:静滴,鸦胆子油静注乳剂10～20毫升/次,加5%葡萄糖液或生理盐水500毫升稀释后静脉滴注。每日1次或两日1次,1个月为1疗程。注意事项:不良作用少而轻,少数有食欲不振、恶心和静脉炎等。本品稀释后应立即使用。⑤

12. 香葵油栓、胶丸 组成:香葵油。功效:抗肿瘤。制备方法:胶丸、栓剂。用法用量:每日宫颈局部给药栓剂1～2枚(1 000毫克/枚);同时吞服胶丸,每日3次,每次3～5丸(110毫克/丸)。根据肿瘤大小及消退快慢决定治疗时间为15～45天。⑥

① 国家药典委员会. 中华人民共和国药典2010年版[M]. 2010:842-843.
② 王青. 爱迪注射液辅助治疗子宫颈癌51例临床观察[J]. 山东医药,2008,48(23):6.
③ 王晶,等. 榄香烯乳在宫颈癌治疗中的应用[J]. 黑龙江医学杂志,1999(3):22.
④ 中华人民共和国卫生部药典委员会. 中华人民共和国卫生部药品标准中药成方制剂第二十册[M]. 1998:277.
⑤ 徐元贞. 新全实用药物手册[M]. 第二版. 河南科学技术出版社,1992:197.
⑥ 林兆翔. 香葵油在综合治疗子宫颈癌中的作用[J]. 中成药研究,1983(3):21-22.

卵　巢　癌

概　　述

　　卵巢癌是女性生殖系统常见的三大恶性肿瘤之一，其发病率仅次于宫颈癌和宫体癌，居第三位。卵巢组织成分非常复杂，是全身各脏器原发肿瘤类型最多的器官。卵巢癌的组织学类型也繁多，不同组织学类型的卵巢癌有不同的生物学行为，存在很大差异。由于卵巢位于盆腔深部，早期病变不易发现，晚期病变也缺乏有效的治疗手段，因此卵巢癌的致死率居妇科恶性肿瘤首位，已成为严重威胁妇女健康和生命的主要肿瘤。

　　卵巢癌早期常无症状，一旦出现症状，常表现为腹胀、腹部肿块及腹水（腹水多呈血性）；可有消化道等症状，但非特异性；部分患者可有消瘦、贫血等恶病质表现。当肿瘤发生扭转、瘤内出血、破裂和感染时，可出现腹部剧烈疼痛和腰部、骶部、肛门等部位的放射性疼痛；肿瘤快速生长，向周围组织浸润或压迫，可引起腹痛、腰痛或下肢疼痛；压迫膀胱可出现尿频；压迫盆腔静脉可出现下肢水肿；肿瘤分泌一定量雌激素，可出现阴道不规则流血或绝经后出血。三合诊检查可在子宫旁触及不规则的肿块，肿块多为双侧，实性或囊实性，表面凹凸不平，边界不清，固定，与周围脏器粘连，活动差。有时可在腹股沟甚至腋下或锁骨上触及肿大的淋巴结。目前常见卵巢癌主要有卵巢上皮性癌（占卵巢癌的 $85\%\sim90\%$）、非卵巢上皮性癌两大类。常见的非卵巢上皮性肿瘤有生殖细胞肿瘤（除成熟畸胎瘤，大多为恶性）、性索间质肿瘤（大都为低度恶性或良性）和转移性肿瘤，约占卵巢恶性肿瘤的 10%。卵巢癌主要的转移途径是直接蔓延、腹腔种植及淋巴转移，故其转移特点是盆腔内广泛转移，包括横隔、大网膜、盆腹腔脏器表面、壁腹膜以及腹膜后淋巴结等部位。即便是外观肿瘤局限在原发部位，也可存在广泛微转移，尤以上皮性癌表现最为典型。血行转移少见，晚期可转移到肺、胸膜及肝实质。体内任何部位，如乳腺、胃、肠、生殖道、泌尿道等的原发性癌，均可能转移到卵巢成为转移性卵巢癌，占卵巢癌的 $5\%\sim10\%$。

　　卵巢癌临床上需与子宫内内膜异位症（粘连性肿块及直肠子宫陷凹结节）、盆腔炎性包块、结核性腹膜炎、生殖道以外肿瘤、转移性卵巢肿瘤相鉴别。

　　卵巢癌的初次治疗原则是手术为主、辅以化疗、放疗、中药等综合治疗。卵巢癌一经发现，可行手术者应行手术，一般采用经腹手术，早期行全面分期手术；晚期行肿瘤细胞减灭术；经评估无法达到满意手术的 Ⅲ、Ⅳ 期患者行中间型手术，即在获得明确的组织学诊断后可先行 $2\sim3$ 个疗程的新辅助化疗、使肿瘤缩小后再进行手术；不能耐受手术者，化疗是主要治疗，但很少应用。年轻早期癌患者需考虑保留生育治法，应严格掌握适应证。手术目的：① 明确诊断；② 切除肿瘤（切除所有原发灶，尽可能切除所有转移灶，使残余肿瘤病灶达到最小，必要时可切除部分肠管、膀胱、脾脏等脏器）；③ 明确手术病理分期；④ 解除并发症。术后应根据其组织学类型、细胞分化程度、手术病理分期和残余灶大小决定是否接受辅助性治疗，化疗是主要的辅助治疗。卵巢上皮性癌对化疗较敏感，即使已有广泛转移也能取得一定疗效。除经过全面分期手术的 IA 期和 IB 期且为克1（高分化）的患者不需化疗外，其他患者均需化疗，常用化疗药物有顺铂、卡铂、紫杉醇、环磷酰胺、依托泊苷等。多采用以铂类为基础的联合化疗，其中铂类联合紫杉醇为"金标准"一线化疗方案。老年患者可用卡铂或紫杉醇单药化疗。复发性卵巢上皮性癌一经复发，预后很差，选择治疗时应优先考虑患者的生活质量；化疗是其主要的治疗手段，手术治疗的作用有限，应仔细、全面评估后实施。卵巢转移性肿瘤的治疗原则是控制和缓解症状；若原发瘤已经切除且无其他转移和复发迹象，转移瘤仅局限于盆腔，且能耐受手术者，可进行全子宫及双附件切除术，并尽可能切除盆腔转移灶，术后配合化疗或放疗。卵巢癌的放、化疗治疗期间，若能配合中医药，可增加机体对放、化疗的敏感性，减轻放、化疗的不良反应。

卵巢癌的预后与分期、病理类型及分级、年龄等有关。尤其是肿瘤期别和初次手术后残存灶的大小，期别越早，残存灶越小，预后越好。大部分卵巢转移瘤治疗效果不佳，预后很差。卵巢癌易复发，应长期随访和监测。随访内容包括症状、体征、盆腔及全身检查（包括乳腺检查）和B超检查。血清CA125、HE4、AFP、HCG等肿瘤标志物测定根据组织学类型选择；上述检查提示肿瘤复发时可选择CT、MRI和（或）PET等检查。[1]

卵巢癌属中医"癥瘕""石瘕""肠蕈""崩漏""五色带""积聚"等范畴。《诸病源候论·癥瘕候》："癥瘕者，皆寒温不调，饮食不化，与脏气相搏结所生也。"《灵枢·水胀》："石瘕生于胞中，寒气客了子门，子门闭塞，气不得通，恶血当泻不泻，衃以流止，日以益大，状如怀子，月事不以时下。"张仲景《金匮要略》中描述了该病病因为血与水结于胞宫所成："妇人少腹满如敦状，小便微难而渴，此为水与血俱结在血室也。"《景岳全书·积聚》："诸有形者，或以饮食之滞，或以脓血之留，凡汁沫凝聚，成癥块者，皆积之类。"《医宗必读·积聚篇》："积之成也，正气不足，而后邪气居之。"宋·严用和《济生方》："癥者癥也，有块可验，瘕者假也，假物成形。其结聚浮假，推移乃动。此无他，皆由饮食不节，寒温不调，气血劳伤，脏腑虚弱，受于风

冷，与气血相结而成也。"文献论述癌症之形成，较为复杂，有气滞、血瘀、痰凝、毒聚等因素，既有外因，又有内因，日积月累才引发了卵巢癌。卵巢癌的发生，正虚为本，尤以脾肾两虚为本，脾虚生痰，肾虚亦可生癌；脾肾两虚又可生寒，寒凝血瘀；同时脾肾两虚，即先天之本与后天之本俱虚，外感邪毒（致癌因素），痰、瘀、毒互结于胞中，形成本病。[2]庞泮池教授认为卵巢癌的发生发展是一个正虚邪实的过程，系全身属虚、局部属实的一种消耗性疾病。扶正固本是治疗的根本大法。临床采取辨证与辨病相结合，在不同阶段，采用不同的具体治疗。本方术前扶正为主，兼以软坚消癥以祛邪，为手术创造条件；术后放、化疗期间予健脾和胃，扶助正气，以减轻不良反应；放、化疗间歇期治宜扶正清热解毒，软坚消癥。[3]

辨 证 施 治

1. 气滞血瘀型 症见少腹部包块，坚硬固定，腹胀腹痛，神疲乏力，面色晦暗无华，形体消瘦，肌肤甲错，二便不畅，小便色黄，舌黯紫或有瘀点或瘀斑，苔薄白或薄黄，脉细或涩。治宜行气活血、软坚消癥。

（1）少腹逐瘀汤加味 小茴香、干姜、延胡索、没药、当归、川芎、桂枝、赤芍、蒲黄、五灵脂、白术、黄芪、太子参、石斛、五味子、天花粉、三叶青、白花蛇舌草、七叶一枝花、蛇六谷。其中活血药临证中常以妇科常用的活血调经药泽兰、益母草等药替换原方中活血药，司其法而去其药，而所用的泽兰、益母草等药兼有利水消肿作用，在卵巢癌兼腹水或术后下半身水肿的治疗中起到特殊的作用，而且可使用药精简。〔见807页12.吴良村分4型（1）〕

（2）清肝解郁汤加减 柴胡10克、郁金10克、醋香附20克、茯苓20克、苍术20克、荔枝核15克、当归20克、枳壳10克、莲子15克、炒川楝

① 谢幸，苟文丽. 妇产科学[M]. 北京：人民卫生出版社，2017：321-331.
② 杜小艳. 潘敏求主任医师治疗卵巢癌经验[J]. 湖南中医杂志，2011，27(3)：54-55.
③ 沈丽君，庞泮池，等. 临床应用中药治疗卵巢癌的体会[J]. 上海中医药杂志，1993(12)：7-9.

子 15 克、黄芪 30 克、白术 15 克、防风 15 克。待正气渐复,渐投以瓜蒌宽胸散结,丹参、三棱、莪术、烫水蛭、桃仁等活血散瘀止痛,半枝莲清热解毒。临床观察:韩凤娟等用此方治疗 1 例Ⅲc 期卵巢癌术后合并高血压及心脏病不能耐受化疗患者,治疗 4 个月,B 超未见复发病灶,血清 CA125 水平降至正常范围,生活质量得到很大提高。[①]

(3)郑伟达等经验方 1 当归 15 克、川芎 10 克、三棱 10 克、莪术 15 克、延胡索 10 克、鸡血藤 30 克、生牡蛎 30 克、土茯苓 30 克、干蟾 10 克、生黄芪 30 克。〔见 807 页 13. 郑伟达等分 3 型(2)〕

(4)蓬莪术散(《太平圣惠方》)加减 莪术 15 克、三棱 15 克、枳壳 12 克、鳖甲(先煎)30 克、桂枝 8 克、槟榔 15 克、大黄 10 克、木香(后下)10 克、赤芍 15 克、当归 15 克、柴胡 15 克、桃仁 15 克、红花 15 克。随症加减:腹部肿块坚硬者,加土鳖虫、甲片、水蛭;阴道出血过多者,加仙鹤草、阿胶、三七;身热、口干苦者,加蒲公英、苦参;腹胀甚者,加枳实、九香虫;腹水多者,加大腹皮、八月札、猪苓;潮热、盗汗、口干者,加鳖甲、女贞子、山茱萸、知母;胁痛者,加延胡索、白芍、郁金。〔见 808 页 14. 周岱翰分 4 型(1)〕

(5)蓬莪术丸 桃仁、鳖甲、莪术、昆布、丹参、当归、赤芍。〔见 808 页 15. 刘敏如分 4 型(1)〕

(6)卵巢癌方 1 车前子 30 克、酒当归 30 克、牡蛎 30 克、滑石 15 克、海藻 15 克、昆布 15 克、鳖甲 15 克、荔枝核 12 克、川楝子 10 克、醋延胡索 10 克、肉桂 6 克、制附子 4 克。随症加减:素有痛经史、经水有血块者,加益母草、王不留行;腹部有明显冷感且不适者,加吴茱萸、炒小茴香;小便涩痛、带下色黄者,加萹蓄;妇科检查有包块柔软者,加泽泻;包块硬者,加乳香、没药。上药用凉水浸泡 1 小时,小火煎约 40 分钟,其中制附子、鳖甲、牡蛎先煎 1 小时,每日 1 剂,早晚空腹服用。适用于卵巢囊性恶性肿瘤,证属气滞血瘀型。[②]

(7)卵巢癌方 2 当归 15 克、川芎 10 克、三棱 10 克、莪术 15 克、五灵脂 15 克、赤芍 10 克、乌药 15 克、延胡索 10 克、桃仁 10 克、红花 10 克、香附 10 克、干蟾皮 10 克、黄芪 30 克。随症加减:腹部肿块坚硬者,加土鳖虫 15 克、水蛭 12 克、猪蹄甲 30 克;阴道出血过多者,加仙鹤草 30 克、阿胶 15 克、三七粉 3 克;身热口干苦者,加蒲公英 30 克、苦参 15 克;腹胀甚者,加枳实 15 克、九香虫 15 克;腹水多者,加大腹皮 30 克、猪苓 15 克、八月札 30 克;潮热、盗汗、口干者,加女贞子 15 克、山茱萸 10 克、鳖甲 30 克等。每日 1 剂,上药水煎,分 2～3 次服。[③]

(8)乌药散(《太平惠民和剂局方》)合血府逐瘀汤(《医林改错》)加减 乌药 10 克、青皮 10 克、当归 10 克、生地黄 12 克、桃仁 6 克、莪术 6 克、红花 3 克、木香 12 克、赤芍 9 克、丹参 15 克、川芎 10 克、牛膝 15 克、枳壳 10 克、桔梗 6 克、柴胡 10 克、桂枝 10 克、生黄芪 30 克、夏枯草 10 克、贝母 15 克、山甲(先煎)10 克。随症加减:恶心呕吐者,加旋覆花 10 克、代赭石 30 克。〔见 808 页 16. 孙桂芝分 4 型(2)〕

(9)蓬莪术丸加减 当归 15 克、枳壳 15 克、桃仁 15 克、鳖甲 15 克、桂心 10 克、昆布 10 克、木香 10 克、琥珀 10 克、槟榔 10 克、大黄 9 克、赤芍 9 克、莪术 12 克。〔见 809 页 17. 李万辉分 4 型(1)〕

(10)郁仁存经验方 1 当归 15 克、川芎 10 克、三棱 10 克、莪术 15 克、延胡索 10 克、川楝子 12 克、厚朴 10 克、乌药 10 克、鸡血藤 30 克、龙葵 30 克、生牡蛎 30 克、土茯苓 30 克、干蟾 30 克、生黄芪 30 克。随症加减:肿块坚硬者,加土鳖虫、甲片、莪术、水蛭、桃仁、虻虫;腹痛甚者,加白屈菜、白芍、炙甘草。〔见 809 页 18. 郁仁存分 4 型(3)〕

(11)膈下逐瘀汤加减 黄芪 30 克、当归 15 克、莪术 15 克、五灵脂 15 克、乌药 15 克、川芎 10 克、三棱 10 克、赤芍 10 克、延胡索 10 克、桃仁 10 克、红花 10 克、香附 10 克。〔见 809 页 19. 谭开基分 4 型(3)〕

① 韩凤娟,等. 中药复方治疗Ⅲc 期卵巢癌术后合并高血压及心脏病 1 例报告[J]. 中国中医药现代远程教育,2016,14(20):128-129.
② 郭慧敏,等. 当代肿瘤科名方验方大全[M]. 广州:广东科学技术出版社,2011:331.
③ 郭慧敏,等. 当代肿瘤科名方验方大全[M]. 广州:广东科学技术出版社,2011:337.

（12）三棱莪术汤加减　三棱、莪术、当归、生黄芪、丹参、赤芍、水蛭、木香、枳壳、桃仁、薏苡仁、甲片、白花蛇舌草、大黄䗪虫丸组成。〔见810页21. 曾芹分2型（1）〕

（13）逍遥散加减　柴胡15克、炒当归15克、白芍30克、白术15克、茯苓15克、炙甘草10克、生姜3克、薄荷3克、川芎15克、莪术15克。每日1剂，水煎，早晚分服。本方健脾疏肝，理气活血。适用于卵巢癌术后情志不舒，气滞血瘀者。①

（14）郑玉玲经验方1　当归15克、赤芍15克、川芎9克、柴胡15克、茯苓15克、桃仁9克、红花10克、三棱15克、莪术15克、甲片15克、水蛭9克、甘草6克。〔见811页23. 郑玉玲分6型（2）〕

（15）蓬莪术丸加减　蓬莪术15克、当归10克、桂心3克、赤芍10克、桃仁10克、木香10克、大黄10克、鳖甲（先煎）10克、三棱10克、生牡蛎（先煎）30克、乌药10克、益母草15克、龙葵30克。桂枝茯苓丸、鳖甲煎丸也可选用。随症加减：腹胀甚者，加槟榔10克、大腹皮10克、枳实10克；腹块坚硬者，加土鳖虫10克、甲片12克、水蛭6克；腹水、小便少者，加车前子（布包）15克、猪苓10克、泽泻10克、木通9克；少腹痛甚者，加川楝子10克、延胡索10克；阴道流血量少者，加三七粉（冲服）3克、牡丹皮10克；纳少乏力甚者，加党参15克、黄芪20克；纳差腹胀者，加炒麦芽30克、炒莱菔子10克。〔见812页24. 潘敏求分5型（1）〕

（16）李佩文经验方1　莪术15克、三棱15克、鬼箭羽15克、丹参20克、赤芍15克、延胡索15克、川楝子15克、乌药10克、木香10克、七叶一枝花20克、露蜂房15克、石见穿30克。水煎服。〔见812页25. 李佩文分3型（2）〕

（17）桂枝茯苓丸加减　桂枝、茯苓、桃仁、牡丹皮、赤芍、夏枯草、青皮、鳖甲、当归、海带、山慈菇。随症加减：肿块坚硬者加炮甲片、土鳖虫、血竭末（吞服）；寒象者加制附子、小茴香、台乌药；大便不畅者加槟榔、皂角刺、玄明粉（冲服）。〔见813页27. 顾奎兴分3型（1）〕

2. 痰湿凝聚型　症见腹部肿块，皮下结节及压迫症状，腹胀，胃脘胀满，时有恶心，形体肥胖或水肿，身倦乏力，月经不调，带下量多，舌质黯淡，舌体胖边有齿印，苔白腻，脉濡缓或滑。治宜健脾利湿、化痰软坚。

（1）小半夏汤合苓桂术甘汤加味　生姜、半夏、茯苓、桂枝、白术、甘草、甘遂、葶苈子、神曲、砂仁、麦芽、党参、黄芪、枳壳、大腹皮。〔见807页12. 吴良村分4型（2）〕

（2）郑伟达等经验方2　党参15克、生黄芪30克、白术10克、茯苓15克、车前子15克、山慈菇15克、夏枯草15克、赤芍10克、半夏10克、猪苓15克、海藻15克、厚朴10克。〔见808页13. 郑伟达等分3型（3）〕

（3）苍附导痰丸加小三棱煎　陈皮、胆南星、半夏、茯苓、三棱、莪术、丹参。〔见808页15. 刘敏如分4型（2）〕

（4）卵巢癌方3　党参15克、白术10克、茯苓15克、海藻9克、昆布9克、法半夏9克、陈皮6克、青皮4.5克、连翘9克、浙贝母9克、当归6克、川芎6克、独活6克、甘草1.5克。随症加减：不思饮食者，加焦楂曲；大便溏薄者，加莲肉、炒白术；头昏者，加炙黄芪；腹胀甚者，加木香、大腹皮；腹部肿块坚硬者，加猪蹄甲、莪术。每日1剂，上药水煎，早晚分服。②

（5）卵巢癌方4　党参15克、白术12克、茯苓15克、夏枯草30克、车前子15克、山慈菇15克、海藻15克、猪苓30克、厚朴12克、鸡内金15克。随症加减：腹中肿块坚硬者，加土鳖虫6克、猪蹄甲24克；腹胀甚者，加木香6克、槟榔9克、大腹皮9克；腹水量多者，加水红花子12克、冲天草15克。每日1剂，上药水煎，分2～3次服。③

（6）开郁二陈汤（《万氏女科》）加味　半夏10克、陈皮10克、茯苓15克、甘草10克、香附12

①　周岱翰. 临床中医肿瘤学［M］. 北京：人民卫生出版社，2003：244.
②　郭慧敏，等. 当代肿瘤科名方验方大全［M］. 广州：广东科学技术出版社，2011：332.
③　郭慧敏，等. 当代肿瘤科名方验方大全［M］. 广州：广东科学技术出版社，2011：337.

克、木香 10 克、青皮 10 克、川芎 10 克、莪术 10 克、夏枯草 9 克、山慈菇 9 克、苦参 15 克、露蜂房 4 克、焦山楂 10 克、焦神曲 10 克。随症加减：小腹疼痛下坠者，加香附 20 克、乌药 10 克。〔见 809 页 16. 孙桂芝分 4 型(3)〕

(7) 苍附导痰丸加小三棱煎加减　茯苓 15 克、枳壳 15 克、三棱 15 克、莪术 15 克、陈皮 10 克、胆南星 10 克、法半夏 9 克、芫花 9 克、苍术 12 克、香附 6 克、生姜 3 片。〔见 809 页 17. 李万辉分 4 型(2)〕

(8) 归脾二陈合方　党参 15 克、生黄芪 30 克、白术 10 克、茯苓 15 克、车前子 15 克、山慈菇 15 克、夏枯草 15 克、赤芍 10 克、半夏 10 克、猪苓 15 克、海藻 15 克、厚朴 10 克。随症加减：加腹水多者，加水红花子、抽葫芦、冲天草、天葵；腹胀甚者，加木香、槟榔、大腹皮、枳实。〔见 809 页 18. 郁仁存分 4 型(4)〕

(9) 参苓白术散合四症散加减　党参、生黄芪、白术、茯苓、三棱、莪术、昆布、海藻、夏枯草、牡蛎、桃仁、薏苡仁、白花蛇舌草。〔见 810 页 21. 曾芹分 2 型(2)〕

(10) 郑玉玲经验方 2　党参 15 克、白术 12 克、茯苓 15 克、车前子(另包)30 克、夏枯草 30 克、山慈菇 15 克、海藻 15 克、猪苓 30 克、厚朴 12 克、鸡内金 15 克。〔见 811 页 23. 郑玉玲分 6 型(3)〕

(11) 六君子汤合海藻玉壶汤加减　陈皮 10 克、法半夏 10 克、党参 15 克、白术 10 克、茯苓 12 克、黄芪 15 克、山慈菇 15 克、车前子(布包)15 克、泽泻 10 克、龙葵 10 克、海藻 15 克、莪术 15 克、益母草 12 克、当归 10 克。随症加减：四肢浮肿甚者，重用黄芪 30 克，加淫羊藿 15 克、大腹皮 10 克；下肢寒甚，小便少者，加艾叶 10 克、葫芦巴 10 克。〔见 812 页 24. 潘敏求分 5 型(3)〕

(12) 海藻玉壶汤加减　海藻、海带、夏枯草、石菖蒲、制南星、生牡蛎、苍术、茯苓、陈皮、三棱、莪术、焦楂曲(各)。随症加减：腹胀甚者，加木香、槟榔、大腹皮、枳实；尿少，腹水量多者，加车

前子、猪苓、水红花子、天葵；湿蕴化热者，加瞿麦、土茯苓、败酱草、白毛藤。〔见 813 页 27. 顾奎兴分 3 型(2)〕

3. 湿热郁(瘀、蕴)毒型　症见腹部肿块，胀痛，或有腹水，阴道不规则流血，身重困倦，神疲乏力，口干口苦不欲饮，大便干燥或腹泻，尿黄灼热，舌质暗或红，苔黄或黄腻，脉滑数或弦滑。治宜清热利湿、解毒散结。

(1) 郑伟达等经验方 3　半枝莲 30 克、龙葵 30 克、白花蛇舌草 30 克、白英 30 克、川楝子 12 克、车前草 30 克、土茯苓 30 克、瞿麦 15 克、败酱草 30 克、鳖甲 30 克、大腹皮 10 克。〔见 807 页 13. 郑伟达等分 3 型(1)〕

(2) 卵巢癌方 5　蒲公英 15 克、败酱草 15 克、鳖甲 15 克、川楝子 12 克、土茯苓 15 克、龙葵 30 克、白花蛇舌草 30 克、半枝莲 15 克、车前子 10 克、大腹皮 10 克。每日 1 剂，上药水煎，分 2～3 次服。[1]

(3) 除湿解毒汤加减　蒲公英 15 克、败酱草 15 克、鳖甲 15 克、川楝子 15 克、龙葵 10 克、车前草 12 克、瞿麦 12 克、白花蛇舌草 20 克、半枝莲 20 克、大腹皮 12 克。〔见 809 页 17. 李万辉分 4 型(3)〕

(4) 郁仁存经验方 2　半枝莲 30 克、龙葵 30 克、白花蛇舌草 30 克、白英 30 克、川楝子 12 克、车前草 30 克、土茯苓 30 克、瞿麦 15 克、败酱草 30 克、鳖甲 30 克、大腹皮 10 克。每日 1 剂。随症加减：毒热盛者，加蛇莓、七叶一枝花、苦参；腹胀甚者，加木香、槟榔、大腹皮、枳实。〔见 809 页 18. 郁仁存分 4 型(2)〕

(5) 四妙丸加减　薏苡仁 30 克、半枝莲 30 克、龙葵 30 克、白花蛇舌草 30 克、白英 30 克、车前草 30 克、土茯苓 30 克、大腹皮 30 克、鳖甲(先煎)30 克、莪术 15 克、黄柏 10 克、怀牛膝 10 克。〔见 809 页 19. 谭开基分 4 型(2)〕

(6) 自拟除湿解毒散结汤　败酱草 15 克、鳖甲 15 克、川楝子 15 克、龙葵 10 克、车前草 12 克、瞿麦 12 克、黄芩 12 克、白花蛇舌草 20 克、半枝莲

① 郭慧敏，等. 当代肿瘤科名方验方大全[M]. 广州：广东科学技术出版社，2011：337.

20 克、蒲公英 20 克、大腹皮 12 克。每日 1 剂，水煎服。随症加减：毒热盛者，加金银花 15 克、半边莲 15 克、白花蛇舌草、蒲公英各加至 30 克；腹水者，加茯苓 20 克、猪苓 25 克、泽泻 15 克。①

（7）蛇莲鳖甲汤加减　半枝莲 30 克、龙葵 30 克、白花蛇舌草 30 克、白英 30 克、车前子 30 克、土茯苓 30 克、莪术 15 克、益母草 15 克、当归 10 克、木通 10 克、败酱草 30 克、鳖甲（先煎）15 克、三棱 10 克。随症加减：毒热盛者，加龙胆草 10 克、蒲公英 30 克；腹水者，加天葵 10 克、泽泻 10 克、猪苓 12 克；大便秘结者，加大黄 10 克、厚朴 10 克、桃仁 10 克。〔见 812 页 24.潘敏求分 5 型（2）〕

（8）李佩文经验方 2　白花蛇舌草 50 克、七叶一枝花 20 克、半枝莲 20 克（便溏者不用）、半边莲 20 克、龙葵 20 克、白英 30 克、土茯苓 30 克、夏枯草 30 克、莪术 15 克、猪苓 15 克、泽泻 15 克、大腹皮 15 克、川楝子 15 克、延胡索 15 克。每日 1 剂，水煎服。〔见 812 页 25.李佩文分 3 型（1）〕

4.气血亏（两）虚型　症见少腹肿物隆起，时有拘急疼痛，消瘦困倦，面苍神淡，心悸气短，神疲乏力，头晕目眩，自汗盗汗，消瘦纳呆，口干不欲多饮，舌质淡，苔薄白、少苔，脉沉细弱，虚大无根。治宜补气养血。

（1）八珍汤加味　人参、白术、茯苓、甘草、当归、熟地黄、芍药、川芎、黄芪、炒稻芽、麦芽、神曲、扁豆、苍术、酸枣仁、夜交藤。〔见 807 页 12.吴良村分 4 型（4）〕

（2）徐力经验方 1　党参 18 克、麦冬 18 克、五味子 6 克、茯苓 15 克、桃仁 10 克、龙齿 30 克、赤芍 15 克、牡丹皮 12 克、煅牡蛎 30 克、炙甘草 10 克。临床观察：徐力用此方治疗 1 例卵巢浆液性腺癌Ⅲc 期术后、化疗后患者，随症加减治疗 2 月后诸症改善，随访 21 个月病情稳定。②

（3）人参养荣汤（《太平惠民和剂局方》）加减　人参 20 克、白术 20 克、黄芪 30 克、熟地黄 15 克、大枣 10 克、川芎 15 克、远志 15 克、白芍 15 克、五

味子 12 克、茯苓 15 克、陈皮（后下）6 克、甘草 6 克。随症加减：食少纳呆者，加焦山楂、炒麦芽；阴道出血不止者，减川芎，加三七、阿胶。〔见 808 页 14.周岱翰分 4 型（4）〕

（4）左归丸合四君子汤加减　党参、白术、怀山药、熟地黄、炙甘草、枸杞子、鹿角胶、何首乌、黄精。〔见 808 页 15.刘敏如分 4 型（4）〕

（5）十全大补汤（《医学发明》）加减　黄芪 15 克、太子参 15 克、白术 12 克、茯苓 12 克、白芍 15 克、当归 12 克、熟地黄 12 克、陈皮 10 克、炙甘草 9 克、马鞭草 15 克、白花蛇舌草 15 克。随症加减：腹水腹胀者，加龙葵 30 克、土鳖虫 6 克。〔见 809 页 16.孙桂芝分 4 型（4）〕

（6）鹿茸卫生丸加减　人参 10 克、鹿茸 10 克、巴戟天 10 克、党参 10 克、锁阳 10 克、何首乌 10 克、补骨脂 10 克、山茱萸 10 克、琥珀 10 克、山药 10 克、覆盆子 10 克、熟地黄 10 克、肉桂 10 克、朱砂 10 克、桑寄生 15 克、莲子 15 克、枸杞子 15 克、茯苓 15 克、黄芪 15 克、肉苁蓉 15 克、牡蛎 15 克、麦冬 15 克、当归 15 克、远志 15 克、桔梗 15 克、白术 15 克、牛膝 9 克、制附子 9 克、砂仁 9 克、龙骨 9 克、沉香 9 克、甘草 6 克、香附 6 克。〔见 809 页 17.李万辉分 4 型（4）〕

（7）八珍汤加减　熟地黄 20 克、茯苓 20 克、党参 15 克、白术 15 克、白芍 15 克、当归 10 克、川芎 10 克、甘草 6 克。〔见 810 页 19.谭开基分 4 型（4）〕

（8）如圣散加减　人参 15 克、茯苓 12 克、柴胡 12 克、熟地黄 15 克、当归 12 克、鳖甲 9 克、沉香 9 克、知母 9 克、胡黄连 9 克、葛根 6 克、桑寄生 6 克、甘草 10 克。每日 1 剂，水煎，早晚分服。本方调补气血、健脾补肾、调顺冲任。适用于卵巢癌久病或治后体虚，脾肾两虚，气血不足者。③

（9）八珍汤加减　人参（蒸兑）6 克、白术 6 克、黄芪 18 克、茯苓 15 克、熟地黄 15 克、枸杞子 10 克、当归 10 克、益母草 10 克、黄精 10 克、女贞子 10 克、猪苓 10 克、杜仲 10 克、半边莲 10 克、白

① 周岱翰.临床中医肿瘤学［M］.北京：人民卫生出版社，2003：241.
② 吴春，徐力.徐力教授治疗卵巢癌［J］.长春中医药大学学报，2013，29(3)：433-434.
③ 周岱翰.临床中医肿瘤学［M］.北京：人民卫生出版社，2003：244.

花蛇舌草 12 克、甘草 6 克。随症加减：下肢水肿较甚者,加泽泻 10 克、薏苡仁 15 克、车前子(布包)12 克;瘀血较甚者,加莪术 10 克、三棱 10 克、鳖甲(先煎)10 克。〔见 812 页 24. 潘敏求分 5 型(5)〕

(10)人参养荣丸加减　党参、白术、猪苓、茯苓、熟地黄、当归、白芍、黄芪、肉桂、五味子、炙鳖甲、半枝莲、山慈菇。随症加减：阴虚者,加生地黄、熟地黄、山茱萸、龟甲;腹块硬大者,加土鳖虫、炮山甲、水蛭、莪术;痛剧者,加延胡索、台乌药、五灵脂、乳香、没药。〔见 813 页 27. 顾奎兴分 3 型(3)〕

5. 气虚血瘀型　症见下腹疼痛,腹胀,纳差,神疲乏力,形体消瘦,肌肤甲错,舌质紫黯,或有瘀斑或舌底络脉曲张,脉细涩或弦细。治宜益气活血、化瘀消癥。

(1)益气抑瘤汤　生黄芪 30 克、太子参 30 克、炒白术 10 克、茯苓 10 克、鸡血藤 30 克、三棱 9 克、莪术 6 克、白花蛇舌草 12 克、甘草 3 克。随症加减：肝肾阴虚者,加熟地黄、白芍等;气滞者,加柴胡、川芎等;热毒郁结者,减少黄芪、太子参用量,加半枝莲等;恶心呕吐明显者,加姜半夏等;血尿者,加石韦等;中重度贫血者,加当归、白芍等。化疗间歇期服用。临床观察：陈捷等用此方配合化疗治疗 27 例卵巢癌术后患者,提高近期疗效,降低 CA125,改善中医临床证候,改善人体健康状况,并具有一定的预防多药耐药的效果。[1]

(2)张风林等经验方　人参 6 克、生黄芪 30 克、制黄精 30 克、半枝莲 30 克、全当归 10 克、茯苓 10 克、肉苁蓉 10 克、菟丝子 10 克、蛇莓 10 克、蟾蜍皮 10 克、阿胶(烊化)10 克、白花蛇舌草 15 克。随症加减：咳嗽咳血者,加川贝母、枇杷叶、白及;腹水者,加大腹皮、车前子;疼痛者,加罂粟壳。本方扶正祛邪、活血化瘀。适用于卵巢癌术后气虚瘀血阻滞证。临床观察：张风林等用此方配合化疗治疗 19 例卵巢癌术后患者,化疗结束后继续长期服用此方,疗效较为满意,生存期均延长,5 例已超过 7 年,仍健在上全班,复查未发现肿瘤复发。[2]

6. 肝肾阴虚型　症见下腹疼痛,绵绵不绝,腰膝酸软,头晕目眩,四肢乏力,五心烦热,夜间盗汗,口干,失眠多梦,大便干,小便偏黄,舌红少津,苔少或薄剥,脉细数。治宜滋养肝肾、软坚消积。

(1)知柏地黄丸加味　知母、熟地黄、黄柏、山茱萸、山药、牡丹皮、茯苓、泽泻、续断、牛膝、菟丝子、杜仲、墨旱莲、银柴胡、女贞子、淮小麦、麻黄根、糯稻根。酌情加白花蛇舌草、蛇莓、凤尾草等清热抗瘤药物。〔见 807 页 12. 吴良村分 4 型(3)〕

(2)鹿角胶丸(《医学正传》)加减　鹿角胶(烊化)30 克、龟甲(先)30 克、熟地黄 15 克、杜仲 15 克、菟丝子 15 克、牛膝 15 克、人参 20 克、当归 15 克、茯苓 15 克、白术 20 克。随症加减：腹胀痛者,加川楝子、延胡索、水红花子;血虚阴伤者,加三七、党参、何首乌、熟地黄;腹胀、腹大如鼓者,加大腹皮、川楝子、车前草。〔见 808 页 14. 周岱翰分 4 型(3)〕

(3)六味地黄丸加减　生地黄 15 克、牡丹皮 10 克、龟甲(先煎)10 克、山茱萸 10 克、女贞子 10 克、墨旱莲 10 克、鳖甲(先煎)15 克、莪术 15 克、三棱 10 克、生牡蛎(先煎)30 克、当归 10 克、七叶一枝花 15 克、木香 10 克、青皮 10 克。随症加减：腹水腹胀甚者,加大腹皮 10 克、车前子(布包)30 克、冬瓜皮 15 克、猪苓 10 克;乏力、神疲者,加党参 15 克、黄芪 15 克。〔见 812 页 24. 潘敏求分 5 型(4)〕

7. 气阴两虚型　症见面色萎黄,气短声微,全身疲乏,精神不振,腰膝酸软,头晕目眩,耳鸣,咽燥口干,或渴不多饮,五心烦热,舌淡,苔少或无苔,脉沉细。治宜气阴双补。

(1)邓梅先经验方　党参 15 克、黄芪 15 克、茯苓 12 克、白术 12 克、猪苓 12 克、薏苡仁 30 克、鸡内金 10 克、瓜蒌皮 15 克、猫爪草 30 克、白花蛇舌草 30 克、八月札 12 克、半枝莲 30 克、甘草 9 克。随症加减：夜寐不安者,加用酸枣仁、夜交藤;烘热出汗者,加用墨旱莲、牡蛎、煅龙骨、女贞

① 陈捷,等. 扶正祛邪法治疗卵巢癌 27 例临床观察[J]. 福建中医药,2011,42(1)：14-16.
② 张风林,等. 19 例卵巢癌术后的中西医结合治疗[J]. 江苏中医,1993(12)：1512.

子;湿阻中焦者,加厚朴、砂仁。每日1剂,水煎,分早晚2次服用。临床观察:邓梅先用此方配合化疗治疗35例晚期卵巢癌患者,可提高机体免疫力,降低病死率和转移率。[1]

(2)郁仁存经验方3 生黄芪20克、太子参15克、白术10克、白芍10克、麦冬15克、生地黄10克、天花粉15克、沙参30克、五味子10克、沙苑子10克、银柴胡10克、牡丹皮10克、炙甘草6克、柏子仁10克水煎服。随症加减:阴虚甚者,加生熟地黄、山茱萸、女贞子、墨旱莲、龟甲;毒热盛者,加败酱草、白英、龙葵、蛇莓、白花蛇舌草、苦参、蒲公英。〔见809页18.郁仁存分4型(1)〕

(3)新加增免抑瘤方 党参12克、黄芪12克、天麦冬12克、白术9克、枸杞子9克、僵蚕9克、薏苡仁12克、八月札30克、半枝莲30克、陈皮6克、青皮6克。随症加减:烘热汗出者,加女贞子、墨旱莲、煅龙骨、牡蛎;夜寐不安者,加夜交藤、酸枣仁;湿阻中焦者,加砂仁、川朴。每日1剂,水煎分2次服用。临床观察:刘爱武等用此方配合化疗治疗90例卵巢癌术后患者,可显著提高晚期卵巢癌的5年生存率,提高患者术后第1年的生活质量,调整患者机体免疫状况,并能降低转移复发率。[2]

(4)脾肾方 白参(蒸兑)10克、白术10克、茯苓15克、枸杞子15克、女贞子10克、墨旱莲30克、鸡内金10克、砂仁10克、黄芪30克、淫羊藿10克、炒麦芽15克、炒谷芽15克。上药每日1剂,水煎,分2次服。本方健脾益气,补肾养阴。适用于因手术、放疗或化疗损伤气血,致气阴两虚患者。[3]

(5)益气养阴煎 党参9克、黄芪9克、白术9克、白芍9克、天麦冬各9克、天花粉15克、五味子5克、枸杞9克、牡丹皮9克、鹿角霜9克、生地黄9克、佛手6克、木香6克。〔见812页26.庞泮池分4型(3)〕

8.阴虚型 症见咽干鼻燥,心烦口渴,有时牙宣、鼻衄,小便色赤,大便秘结,盗汗,舌红,苔少或剥,脉细。治宜养阴清热、生津润燥。

(1)沙参麦冬汤加减 沙参、天花粉、葛根、山药、百合、玄参、麦冬、五味子、九香虫、鸡内金、炒白术、茯苓、合欢皮、炮甲片、生蒲黄、金荞麦、生麦芽。[4]

(2)育阴煎 生地黄9克、天麦冬各9克、天花粉15克、玄参9克、五味子5克、当归9克、白芍9克、枸杞9克、墨旱莲15克、牡丹皮9克、阿胶9克、沙参9克、党参9克、地骨皮9克。〔见812页26.庞泮池分4型(2)〕

9.寒凝血瘀型 症见少腹积块,按之痛甚,畏寒冷痛,得温痛减,肢冷色青,妇女月经后期、痛经、经色紫暗夹块,舌紫暗,苔白,脉沉迟而涩。治宜散寒、活血化瘀。

(1)桂枝茯苓丸加减方 茯苓20克、桂枝15克、牡丹皮15克、赤芍10克、桃仁10克、仙茅10克、白术10克、太子参10克、莪术10克、白花蛇舌草10克、煅瓦楞子5克、甘草5克、地龙5克。每日1剂,早晚各1次,连续服用8周。本方温补肾阳、活血化瘀。临床观察:黄相艳用此方配合化疗治疗42例经穿刺活检确诊的晚期卵巢癌患者,效果明显,提高临床疗效,降低血清CA125水平,改善生活质量。[5]

(2)当归四逆加吴茱萸生姜汤加减方 当归25克、桂枝25克、赤芍25克、细辛15克、炙甘草30克、大枣30克、通草15克、吴茱萸10克、生姜15克、牡丹皮10克、桃仁15克、生附子(先煎2小时)15克、生半夏(先煎2小时)30克、猫爪草30克、党参25克、茯苓30克、红花10克、延胡索15克、炮姜炭25克、炒山楂15克、全蝎5克、蜈蚣1条。本方养血散寒、祛瘀抑瘤。临床观察:邓宏

① 邓梅先.中西医结合法治疗晚期卵巢癌67例近期效果观察[J].齐齐哈尔医学院学报,2011,32(15):2425-2426.
② 刘爱武,等.中西医结合治疗卵巢癌疗效评估[J].辽宁中医杂志,2001,28(10):618-619.
③ 潘敏求.中华肿瘤治疗大成[M].石家庄:河北科学技术出版社,1996:753.
④ 闫洪飞.孙桂芝教授治疗卵巢癌经验[J].中国中医药信息杂志,2004,11(4):353-354.
⑤ 黄相艳.桂枝茯苓丸加减配合西药治疗晚期卵巢癌患者临床疗效[J].陕西中医,2017,38(5):643-645.

用此方治疗卵巢癌,常获良效。[1]

10. 气虚型　症见面色苍白,气促心慌,头晕目眩,身重倦怠,懒于行动,纳谷不馨,便溏,舌体胖大,或有齿印,脉细小。治宜益气和胃、补益脾肾。

(1) 四君子汤加减　太子参、白术、土茯苓、远志、生黄芪、炒酸枣仁、合欢皮、珍珠母、菊花、枸杞子、桑寄生、牛膝、僵蚕、生麦芽、浙贝母、鸡内金、何首乌、甘草。[2]

(2) 益气煎　党参9克、黄芪12克、白术9克、白芍9克、茯苓9克、当归9克、生熟地黄各9克、补骨脂9克、木香9克、枸杞子9克、鹿角霜9克、龙眼肉9克、陈皮9克。随症加减:胃纳差者,加半夏、陈皮,煎水冲上药。〔见812页26. 庞泮池分4型(1)〕

11. 脾虚痰湿型　症见腹部肿块,胃脘胀满,食后腹胀,肌瘦无力,或形体肥胖,肢重身困,大便不调,舌胖苔白腻,脉滑或无力。治宜健脾益气、利湿化痰。

(1) 参苓白术散加减　黄芪30克、猫爪草30克、八月札30克、党参25克、茯苓25克、白术15克、车前子15克、莪术15克、猪苓15克、海藻15克、厚朴15克、山慈菇10克。〔见809页19. 谭开基分4型(1)〕

(2) 李明瑞经验方　党参30克、黄芪30克、茯苓10克、白术10克、鸡内金30克、生麦芽15克、山药20克、薏苡仁10克、藿香10克、半夏10克、旋覆花10克、灵芝10克、丹参10克、砂仁5克、白豆蔻5克、僵蚕10克、合欢皮10克。〔见810页20. 李明瑞分4型(2)〕

12. 吴良村分4型

(1) 气滞血瘀型　症见下腹部痞满胀痛,日久出现刺痛,拒按而不移;或肿块坚硬,局部青紫肿胀;或妇人乳胀、痛经、闭经,舌紫色暗或有瘀点瘀斑,脉弦涩或结代。此证患者多属正气尚存,邪

气旺盛,首当攻邪,不攻邪,邪气无以出,但应把握节度,不可耗气伤津。方用少腹逐瘀汤加味。〔方药见800页辨证施治1.(1)〕

(2) 痰湿凝聚型　症见腹胀如鼓,肠间漉漉有声,胃纳差,食后上腹部不适,身体困重,面色萎黄,动则气喘,大便或少或溏,舌白苔滑腻,脉沉弦或滑。此型患者多因饮食不节,贪食生冷,或嗜食酸咸肥甘,积痰郁湿,而致脾失健运,脾阳不振,饮食不节,水湿不运,痰浊内生。方用小半夏汤合苓桂术甘汤加味。〔方药见802页辨证施治2.(1)〕

(3) 肝肾阴虚型　症见腰膝酸软,头晕乏力,失眠多梦,夜间盗汗,时有耳鸣,口干,五心烦热,平素月经少,舌红苔少,脉细数。肝藏血,肾藏精,精血相互滋生,肝血依赖肾精的滋养,肾精又依赖肝血的不断补充,肝血与肾精相互资生相互转化,故曰"乙癸同源"。此型患者应肝肾同治,治宜滋养肝肾、养阴清热。方用知柏地黄丸加味。〔方药见805页辨证施治6.(1)〕

(4) 气血两虚型　症见面色萎黄,神疲乏力,口唇色淡,形体消瘦,眩晕心悸,夜眠不佳,多梦,大便溏泄,舌淡苔薄白,脉细弱。此型病人多为疾病日久或刀圭之后耗气伤血所致,气虚不能生血,血虚不能化气,最终导致气血两虚,脾胃治法受损,脾胃居中如枢,为后天之本,气血化生之源,故重在调理脾胃,脾气健运,胃气充足,气血化生有源。方用八珍汤加味。〔方药见804页辨证施治4.(1)〕[3]

13. 郑伟达等分3型

(1) 湿热郁毒型　症见腹部肿块,腹胀痛,或伴有不规则阴道出血,大便干燥,尿黄灼热,口干苦,不欲饮舌质暗,苔厚腻,脉弦滑或滑数等。治宜清热利湿、解毒散结。方用郑伟达等经验方3。〔方药见803页辨证施治3.(1)〕

(2) 气血瘀滞型　症见腹部包块,坚硬固定,腹胀,形体消瘦,肌肤甲错,神疲乏力,二便不畅,

① 张静,邓宏,等. 邓宏运用当归四逆加吴茱萸生姜汤治疗卵巢癌经验[J]. 广州中医药大学学报,2017,34(2):271-273.
② 闫洪飞. 孙桂芝教授治疗卵巢癌经验[J]. 中国中医药信息杂志,2004,11(4):353-354.
③ 莫建澍,王彬彬,等. 吴良村论治卵巢癌临床经验探析[J]. 浙江中医药大学学报,2016,9(40):663-665.

尿黄少,舌有瘀斑及暗紫,脉细涩或细弦。治宜行气活血、软坚消积。方用郑伟达等经验方1。〔方药见801页辨证施治1.(3)〕

(3)痰湿凝聚型 症见胃脘胀满,时有恶心,面目浮肿,身倦无力,腹部肿块,腹股沟及浅表皮下结节肿块,舌润,苔白腻,脉滑数。治宜健脾利湿、化痰软坚。方用郑伟达等经验方2。〔方药见802页辨证施治2.(2)〕①

14. **周岱翰分4型**

(1)气滞血瘀型 症见少腹包块,坚硬固定,胀痛或刺痛,痛而拒按,夜间痛甚,或伴胸胁不舒,月经不调,甚则崩漏,面色晦暗,肌肤甲错,舌质紫黯有瘀点,瘀斑,脉细涩。治宜行气活血、祛瘀消痕。方用蓬莪术散(《太平圣惠方》)加减。〔方药见801页辨证施治1.(4)〕

(2)痰湿蕴结型 症见少腹部胀满疼痛,痛而不解,或可触及质硬包块,胸脘痞闷,面浮懒言,带下量多质黏,舌淡胖或红,舌苔白腻,脉滑或滑数。治宜健脾利湿、除痰散结。方用导痰汤(《济生方》)加减:茯苓15克、枳壳15克、三棱15克、陈皮10克、胆南星10克、生半夏9克、芫花9克、苍术12克、香附6克、生姜3片。随症加减:少腹包块坚硬者,加鳖甲、甲片、乳香、没药、山慈菇、夏枯草;身倦乏力重者,加白术、黄芪;大便干硬秘结者加生大黄、麻子仁、白芍。

(3)肝肾阴虚型 症见下腹疼痛,绵绵不绝,或可触及包块,头晕目眩,腰膝酸软,四肢无力,形体消瘦,五心烦热,月经不调,舌红少津,脉弦细数。治宜滋补肝肾、养正消积。方用鹿角胶丸(《医学正传》)加减。〔方药见805页辨证施治6.(2)〕

(4)气血两虚型 症见腹痛绵绵,或有少腹包块,伴消瘦乏力,神倦,面色无华,心悸气短,动则汗出,纳呆,口干不多饮,舌质淡红,脉沉细弱,虚大无根。治宜益气养血、健脾消癥。方用人参养荣汤(《太平惠民和剂局方》)加减。〔方药见804页辨证施治4.(3)〕②

15. **刘敏如分4型**

(1)气滞血瘀型 症见下腹包块坚硬不移,腹胀疼痛拒按,阴道不规则流血或闭经,面色无华,形体消瘦并伴腹水,肌肤甲错,神疲乏力,二便不畅,舌有瘀斑或黯紫,脉细涩或细弦。治宜行气活血、软坚消癥。方用蓬莪术丸。〔方药见801页辨证施治1.(5)〕

(2)痰湿凝聚型 症见腹胀胃满,时有恶心,面虚浮肿,身疲无力,腹部肿块,皮下结节及压迫症状,舌质黯淡,舌苔白腻,脉弦滑。治宜健脾利湿、化痰软坚。方用苍附导痰丸加小三棱煎。〔方药见802页辨证施治2.(3)〕

(3)湿毒壅盛型 症见小腹部肿块迅速增大,腹胀腹痛,或痞满,或伴有腹水,不规则阴道出血,大便干燥,尿黄灼热,口干苦不欲饮,舌质暗,苔厚腻,脉弦滑或滑数。治宜清热利湿、化瘀解毒。方用大黄牡丹皮汤加减:大黄、牡丹皮、桃仁、败酱草、白花蛇舌草、半枝莲、金银花、蒲公英。

(4)气血亏虚型 症见消瘦困倦,面色㿠白,心悸气短,体力不支,动则自汗,纳呆,口干不多饮,舌质淡红,脉沉细弱,虚大无根。治宜补气养血、滋补肝肾。方用左归丸合四君子汤加减。〔方药见804页辨证施治4.(4)〕③

16. **孙桂芝分4型**

(1)肝气郁结型 症见情志抑郁,胸胁胀满不适,纳呆,月经不调,四肢厥逆,舌红苔薄白,脉弦。治宜疏肝理气、解郁化积。方用柴胡疏肝散(《景岳全书》)加减:柴胡10克、白芍15克、枳壳10克、川芎10克、香附10克、郁金10克、青皮10克、白术15克、茯苓15克、马鞭草15克、白花蛇舌草30克、莪术5克、鳖甲(先煎)30克、炙甘草10克。随症加减:纳呆者,加生黄芪30克、生麦芽30克、焦槟榔10克。

(2)气滞血瘀型 症见腹部包块,坚硬不移,刺痛,面色黧黑,纳差,脘腹胀满,舌黯,有瘀斑、

---

① 郑伟达,等. 卵巢癌中医治疗体会[J]. 世界中医药,2011,6(4):316-317.
② 周岱翰. 中医肿瘤学[M]. 北京:中国中医药出版社,2011:342-343.
③ 刘敏如,谭万信. 中医妇产科学(下册)[M]. 北京:人民卫生出版社,2011:1061-1064.

瘀点,苔薄白,脉沉涩。治宜活血化瘀、消癥散结。方用乌药散(《太平惠民和剂局方》)合血府逐瘀汤(《医林改错》)加减。〔方药见801页辨证施治1.(8)〕

(3)痰湿凝结型　症见腹部肿块,固定不移,按之柔软,身倦乏力,胸脘痞闷,月经延期,舌淡胖,苔白腻,脉滑。治宜燥湿化痰、软坚散结。方用开郁二陈汤(《万氏女科》)加味。〔方药见802页辨证施治2.(6)〕

(4)气血亏虚型　症见腹痛绵绵,或有少腹包块,伴有消瘦乏力,面白神倦,心悸气短,动则汗出,纳呆,口干不欲饮,舌质淡红,苔白,脉沉细无力或虚大无根。治宜补气养血、解毒抗癌。方用十全大补汤(《医学发明》)加减。〔方药见804页辨证施治4.(5)〕①

17.李万辉分4型

(1)气滞血瘀型　症见神疲乏力,面色无华,肌肤甲错,腹部包块,坚硬固定,腹胀腹痛,二便不畅,小便色黄,舌黯紫有瘀点,脉细涩或弦细。治宜行气活血、软坚消癥。方用蓬莪术丸加减。〔方药见801页辨证施治1.(9)〕

(2)痰湿凝聚型　症见腹胀胃满,时有恶心,面虚浮肿,身倦无力,腹部肿块,皮下结节及压迫症状,舌质黯淡,苔白腻,脉滑。治宜健脾利湿、化痰软坚。方用苍附导痰丸加小三棱煎加减。〔方药见803页辨证施治2.(7)〕

(3)湿热郁毒型　症见神疲困乏,腹胀有块,口干口苦不欲饮,大便干燥,尿黄灼热,阴道不规则出血,舌质黯,苔黄或黄腻,脉弦数或弦滑。治宜清热利湿、解毒散结。方用除湿解毒汤加减。〔方药见803页辨证施治3.(3)〕

(4)气血亏虚型　症见消瘦困倦,面苍神淡,心悸气短,乏力,纳呆,口渴不多饮,舌质淡,苔白,脉沉细弱,虚大无根。治宜补气养血、滋补肝肾。方用鹿茸卫生丸加减。〔方药见804页辨证施治4.(6)〕②

18.郁仁存分4型

(1)气阴两虚型　症见腹胀纳少,食后尤甚,午后低热,神疲乏力,心悸烦躁,日渐消瘦,喜凉饮,尿少便干,舌淡边尖红,或有裂纹,苔薄,脉细弱。病情已到晚期,治宜益气养阴、退热除烦。〔方药见806页辨证施治7.(2)〕

(2)湿热郁毒型　症见腹部肿块,腹胀痛,或伴有腹水、不规则阴道出血,大便干燥,尿黄灼热,口干、苦不欲饮。舌质黯,苔厚腻,脉弦滑或滑数。治宜清热利湿、解毒散结。〔方药见803页辨证施治3.(4)〕

(3)气滞血瘀型　症见腹部包块坚硬固定,腹胀,面色晦暗无华,形体消瘦,肌肤甲错,神疲乏力,二便不畅,尿黄少。舌有瘀斑及黯紫,脉细涩或细弦。治宜行气活血、软坚消积。〔方药见801页辨证施治1.(10)〕

(4)痰湿凝聚型　症见腹部胀满,腹部肿块及腹股沟以及皮下结节肿物,胃脘胀满,时有恶心,面虚浮肿,身倦无力,舌润,苔白腻,脉滑。治宜健脾利湿、化痰散结。〔方药见803页辨证施治2.(8)〕③

19.谭开基分4型

(1)脾虚痰湿型　症见腹部肿块,胃脘胀满,食后腹胀,面色萎黄,大便溏泄,食欲减退,肌瘦无力,舌质淡黯,苔白腻,脉细滑。治宜健脾利湿、化痰散结。方用参苓白术散加减。〔方药见807页辨证施治11.(1)〕

(2)湿热蕴毒型　症见腹部肿块,腹胀痛,大便干燥,小便短黄,口干苦不欲饮,不规则阴道出血,或伴有腹水,舌质黯红,苔黄腻,脉弦数。治宜清热利湿、解毒散结。方用四妙丸加减。〔方药见803页辨证施治3.(5)〕

(3)气滞血瘀型　症见腹部肿块坚硬固定,腹胀腹痛,面色黯无华,形体消瘦,肌肤甲错,二便不畅,溲黄短,月经紊乱或阴道流血,舌质黯紫或有瘀斑,苔薄黄,脉细弦或涩。治宜行气活血、祛

①　孙桂芝.孙桂芝实用中医肿瘤学[M].北京:中国中医药出版社,2009:322-324.
②　李万辉,等.卵巢癌的中西医结合诊治[J].中国临床医生杂志,2007,35(5):22-24.
③　徐咏梅.郁仁存中西医结合治疗卵巢癌的经验[J].北京中医,2006,25(9):534-535.

瘀散结。方用膈下逐瘀汤加减。〔方药见 801 页辨证施治 1.(11)〕

（4）气血亏虚型　症见腹痛绵绵，或有少腹包块，伴面色苍白，精神萎靡，全身无力，大肉渐脱，心悸气短，动则汗出，纳呆，舌质淡红，舌苔薄，脉沉细弱、虚大无根。治宜补气养血。方用八珍汤加减。〔方药见 804 页辨证施治 4.(7)〕①

20. 李明瑞分 4 型

化疗间歇中医辨证分型：

（1）肝郁血虚型　症见情绪低落，忧郁悲观，易激善怒，两胁胀满，嗳气呃逆，神疲乏力，倦怠纳差，心烦失眠，舌淡红，脉弦细。治宜疏肝解郁和血。药用白芍 20 克、当归 15 克、黄精 20 克、夏枯草 10 克、合欢皮 15 克、柴胡 10 克、鸡内金 10 克、女贞子 10 克、茯苓 10 克、生麦芽 20 克、绿萼梅 10 克、栀子 10 克、旋覆花 10 克、远志 10 克、丹参 6 克、黄芪 9 克。

（2）脾虚痰湿型　症见四肢倦怠，恶心纳呆，胃腹不适，大便不调，或形体肥胖，肢重身困，舌胖苔白厚腻，脉滑或无力。治宜健脾益气化湿。方用李明瑞经验方。〔方药见 807 页辨证施治 11.(2)〕

化疗结束后 3 天左右开始服中药，每日 2 次，每次 100 毫升。剧烈呕吐者暂缓。

化疗完毕后中医辨证分型：

（3）气虚血瘀夹湿型　症见面色暗滞，胸闷气短，腹部隐痛，四肢倦怠，纳呆便溏，两胁不适，舌紫黯或有瘀斑，或舌下静脉迂曲，苔白或厚腻，脉细涩。治宜补气行滞化瘀。药用生黄芪 30 克、太子参 30 克、莪术 10 克、茯苓 10 克、麦冬 10 克、白术 10 克、鸡内金 10 克、瓜蒌 20 克、七叶一枝花 10 克、合欢皮 10 克、龙葵 10 克、佛手 10 克、灵芝 10 克、藿香 10 克、丹参 10 克。

（4）肝肾阴虚夹热型　症见形体消瘦，口渴咽干，腰膝酸软，五心烦热或烘热汗出，烦躁易怒，舌红，脉细数或无力。治宜滋肝益肾清热。药用生地黄 30 克、墨旱莲 30 克、女贞子 10 克、阿胶 10

克、白花蛇舌草 30 克、半枝莲 10 克、盐知母 10 克、盐黄柏 10 克、淫羊藿 10 克、干蟾皮 10 克、浮小麦 10 克、麦冬 30 克、丹参 10 克、合欢皮 30 克。服法同上。

临床观察：李明瑞等用静脉、腹腔化疗和干扰素配合此方综合治疗 48 例晚期卵巢上皮癌术后患者，改善术后 1、2 年的免疫指标，提高生活质量。②

21. 曾芹分 2 型

（1）气血瘀阻型　治宜理气、活血化瘀、攻坚抗癌。方用三棱莪术汤加减。〔方药见 802 页辨证施治 1.(12)〕

（2）痰湿凝聚型　治宜健脾利湿、化痰软坚。方用参苓白术散合四苓散加减。〔方药见 803 页辨证施治 2.(9)〕

随症加减：腹胀者加广木香、川朴、枳实；腹块加甲片、水蛭、土鳖虫；腹水者加龙葵、水红花子、半边莲。曾芹等用艾素联合铂类药佐以上述 2 方辨证治疗难治性卵巢癌 12 例，可提高疗效，延长生存期。中药均在化疗间歇及化疗结束后服用中药汤剂，每日 1 剂。③

22. 潘明继分 4 型

（1）瘀阻任脉，癥结卵胞型　相当于Ⅰ期或Ⅱa期，除有腹部肿块外，大多无症状，或有月经失调。无意之中触摸小腹，扪到肿块，可以移动，多无症状，或有小腹下坠感，或有经期延迟，血量稀少，或是绝经之后又来潮，饮食如旧。脉舌如常，也可出现舌质黯淡或有斑点，二便自调，或有疲乏、倦怠，略有消瘦。治宜调理冲任、化瘀散结。药用土鳖虫 12 克、三棱 12 克、当归 9 克、赤芍 10 克、茯苓 12 克、甘草 3 克、党参 10 克、山药 10 克、黄芪 12 克、柴胡 12 克、丹参 8 克、太子参 12 克、山慈菇 10 克、白术 10 克。随症加减。

（2）血瘀癥结，水湿积聚型　相当于Ⅱb～Ⅱc及Ⅲ期，伴有腹水，或下肢压迫性水肿，或有其他压迫症状。小腹肿块质硬或有弹性，腹部胀满，

① 谭开基，等. 卵巢癌中医治疗体会［J］. 中医药学刊，2006，24(3)：505－506.
② 李明瑞，等. 中药配合西医疗法综合治疗卵巢癌 48 例［J］. 中医杂志，2006，47(2)：123－124.
③ 曾芹，等. 中西医结合治疗难治性卵巢癌疗效观察［J］. 苏州大学学报(医学版)，2005，1(25)：170－173.

小便短赤,时有便秘,偶见尿频,下肢水肿,面色无华,形体消瘦,疲乏无力,口干,舌红,或暗紫或有瘀斑,脉细涩或细弦。治宜消癥化瘀、祛湿利水。药用:三棱12克、莪术12克、丹参12克、赤芍10克、白花蛇舌草18克、车前子15克、猪苓15克、茯苓15克、木通12克、薏苡仁20克、火麻仁9克、太子参15克、党参15克、北沙参10克、白术12克、甘草3克。随症加减。

(3)肝肾阴虚,脾胃不和型 相当于Ⅲ~Ⅳ期,或手术、放疗、化疗之后,出现热性反应、骨髓抑制合并感染或消化道反应。胃脘胀满,时有恶心,间有作呕,纳食无味,有时腹泻,或是口干舌燥,五心烦热,头晕目眩,心慌意乱,腰酸腿软,舌质红绛,无苔,亦可黯紫,夹有腻苔,脉细或滑,或细数。治宜滋肾养肝、健脾和胃。药用:党参15克、白术12克、茯苓12克、甘草3克、六神曲9克、麦芽15克、鸡内金10克、山药12克、绞股蓝12克、半夏9克、北沙参12克、黄芪30克、黄精12克、太子参15克、八百光(另炖服)6克。随症加减。

(4)气血两虚,癌毒走窜型 相当于Ⅲc~Ⅳ期,癌向远处转移,出现恶病质,或因手术、化疗、放疗等攻伐太过,元气受伤,疲乏无力,头晕目眩,行动气促,面色无华,自汗盗汗,精神不振,有时畏风怕冷,口干而不喜饮,纳食低下,间有恶心、腹胀,或下肢水肿,或腰腹疼痛,或腹部拘急作痛,或小腹肿物隆起,舌质淡红,苔白腻或质红,伴紫暗,无苔或薄苔,脉细软或沉细或细数。治宜双补气血、扶正抑癌。药用黄芪30克、党参15克、白术12克、甘草3克、茯苓15克、熟地黄15克、枸杞子12克、太子参10克、麦冬10克、黄精12克、女贞子15克、三七粉(研冲)1.5克、猪苓15克、紫河车16克、鸡血藤20克。随症加减。[①]

23.郑玉玲分6型

(1)湿热蕴结型 症见一侧少腹可触及肿块,小腹胀痛,腹部膨隆,口渴而不欲饮,小便黄赤,大便干燥,舌质红,苔黄腻,脉弦滑。治宜清热利湿、解毒散结。药用黄柏9克、土茯苓30克、瞿麦15克、车前草15克、牛膝9克、半枝莲15克、龙葵30克、白花蛇舌草30克、白英30克、败酱草30克、鳖甲30克、大腹皮15克。

(2)气滞血瘀型 症见腹部包块坚硬固定,腹胀,二便不畅,腹块有时刺痛,夜间加重,面色晦暗无华,形体消瘦,神疲乏力,肌肤甲错,舌有瘀斑,脉细涩。治宜理气活瘀、软坚消积。方用郑玉玲经验方1。〔方药见802页辨证施治1.(14)〕

(3)痰湿凝聚型 症见腹部胀大,可触及坚硬肿块,胃部胀满,恶心欲呕,面虚浮肿,身倦乏力,舌淡苔白腻,脉沉滑。治宜健脾利湿、化痰散结。方用郑玉玲经验方2。〔方药见803页辨证施治2.(10)〕

(4)气虚湿阻型 症见肚腹胀大,头晕身困,饮食减少,食后作胀,精神差,日渐消瘦,小便不利,大便溏薄,舌淡苔白腻,脉细弱。治宜扶正祛邪、健脾益气利水。方用枳朴六君汤化裁:党参30克、茯苓30克、猪苓30克、白术15克、半夏12克、枳壳10克、厚朴10克、陈皮10克、大腹皮10克、泽泻10克、甘草10克。随症加减:肝郁气滞者,加柴胡、香附、郁金;湿阻化热者,加栀子、茵陈、牡丹皮;气滞血瘀者,加莪术、丹参、延胡索。

(5)阳虚水泛型 症见腹大胀满不适,朝轻暮急,面色㿠白,脘闷纳呆,神倦怯寒,四肢青冷或下肢浮肿,小便短少不利,舌质淡,体胖,脉沉弦无力。治宜温补脾胃、化气行水。方用偏脾阳虚者方用附子理中丸合五苓散化裁:党参30克、茯苓30克、猪苓30克、白术15克、桂枝6克、制附子6克。偏肾阳虚者方用济生肾气丸合五苓散化裁:茯苓30克、熟地黄24克、山药12克、山茱萸12克、牡丹皮10克、泽泻10克、桂枝6克。

(6)水瘀互结型 症见腹大坚满,脉络怒张,面色黯黑,唇色紫褐,口渴饮水不能下,大便色黑,小便不利,舌紫红或有瘀斑,脉细涩或疕。治宜化瘀利水。方用二莲二苓葶苈汤化裁:猪苓6克、茯苓6克、半枝莲30克、半边莲30克、全蝎10克、露蜂房10克、鹿角霜10克、葶苈子10克、商陆6

① 潘明继. 癌症扶正培本治疗学[M]. 上海:复旦大学出版社,2003:349-350.

克、大枣 10 枚。随症加减：大便色黑者，加三七、侧柏叶以化瘀止血。（4～6 型为晚期卵巢癌大量腹水辨证施治）①

24. 潘敏求分 5 型

（1）气滞血瘀型 症见少腹部包块坚硬固定，腹胀，面色晦暗无华，形体消瘦，肌肤甲错，神疲乏力，或阴道流血晦暗，或少腹及腰部刺痛，舌有瘀斑及舌质黯紫，苔薄白或薄黄，脉细涩。治宜行气破血、软坚消积。方用蓬莪术丸加减。〔方药见 802 页辨证施治 1.(15)〕

（2）湿热瘀毒型 症见腹部肿块，胀痛，或有腹水，不规则阴道流血，或有分泌物流出，腥臭色黄，大便干燥，尿黄灼热，口干苦不欲饮，舌质黯，苔黄腻，脉弦滑或滑数。治宜清热利湿、解毒散结。方用蛇莲鳖甲汤加减。〔方药见 804 页辨证施治 3.(7)〕

（3）痰湿凝聚型 症见胃脘胀满，时有恶心，面虚浮肿，身倦乏力，腹部肿块及腹股沟以及皮下结节肿物，舌淡润，苔白腻，脉滑。治宜健脾化痰、软坚散结。方用六君子汤合海藻玉壶汤加减。〔方药见 803 页辨证施治 2.(11)〕

（4）肝肾阴虚型 症见少腹肿块，按之固定不移，或有刺痛或灼痛，腹胀，头晕目眩，手足心发热，口干欲饮，饮量不多，稍有口苦，大便干，小便偏黄，腰膝酸痛或胀痛，舌质红，边有瘀点或瘀斑，舌苔少或薄剥，脉细数。治宜滋养肝肾、化瘀软坚。方用六味地黄丸加减。〔方药见 805 页辨证施治 6.(3)〕

（5）气血两虚型 症见少腹肿物隆起，或时有腹部拘急作痛，下肢浮肿，疲乏无力，头晕目眩，自汗盗汗，神差气促，纳食少，口干不喜饮，时畏风怕冷，舌质淡黯，少苔，脉沉细弱。治宜补益气血、扶正抗癌。方用八珍汤加减。〔方药见 804 页辨证施治 4.(9)〕②

25. 李佩文分 3 型

（1）湿热瘀毒型 症见少腹肿块，腹大（腹水）如怀子状，伴有腹部胀痛，口干不欲饮水，口苦，大便干燥，小便短赤，舌红紫，苔黄厚腻，脉弦

滑或滑数。治宜清热利湿、解毒散结。方用李佩文经验方 2。〔方药见 804 页辨证施治 3.(8)〕

（2）气滞血瘀型 症见少腹肿块，质坚硬，部位固定，腹痛，小腹坠胀不适，面色晦暗，形体消瘦，肌肤甲错，神疲乏力，纳呆食少，舌青紫或淡青紫或边尖瘀斑，脉沉细弱或涩。治宜活血化瘀、理气止痛。方用李佩文经验方 1。〔方药见 802 页辨证施治 1.(16)〕。

（3）气虚痰凝型 症见脘腹胀满，纳呆食少，时恶心，面虚浮肿，气短，身倦乏力，便溏，腹部肿块或腹股沟及锁骨上肿物，舌淡青紫，苔白厚腻，脉沉滑。治宜健脾益气、化痰散结。药用绞股蓝 40 克、黄芪 40 克、党参（或人参）15 克、白术 15 克、茯苓 20 克、薏苡仁 40 克、夏枯草 30 克、猫爪草 20 克、山慈菇 10 克、清半夏 15 克、牡蛎粉 30 克。上药水煎服。③

26. 庞泮池分 4 型

化疗期间，化疗抗癌药物引起食欲减退、恶心、呕吐、腹泻、白细胞下降，并伴有头晕、乏力、自汗、失眠、面色苍白或浮肿。证属气虚、阴虚、气阴两虚者。治宜补虚为主，随症加减。

（1）气虚型 症见白细胞下降，面色苍白，气促心慌，懒于行动，恶心呕吐，纳食不香，胸闷，口渴不欲饮，便溏，时有面浮肢肿，自汗，脉细小，苔薄白或白腻，舌质胖或有齿印。治宜益气和胃、补益脾肾。方用益气煎。〔方药见 807 页辨证施治 10.(2)〕

（2）阴虚型 症见白细胞下降，头晕失眠，心烦口渴，欲冷饮，有时牙宣，鼻衄，小便色赤，大便不通，烘热盗汗，纳少，精神倦怠，脉细小，舌红绛，苔薄或剥。证属阴亏血少，虚热内扰型。治宜养阴生津、清热安神。方用育阴煎。〔方药见 806 页辨证施治 8.(2)〕

（3）气阴两虚型 兼有上述两型症状者。治宜气阴双补。方用益气养阴煎。〔方药见 806 页辨证施治 7.(5)〕

（4）化疗间歇期或停用化疗后，防止肿瘤的

① 郑玉玲，等. 中西医肿瘤诊疗大全[M]. 北京：中国中医药出版社，1996：571-574.
② 潘敏求. 中华肿瘤治疗大成[M]. 石家庄：河北科学技术出版社，1996：751-752.
③ 李佩文. 中西医临床肿瘤学[M]. 北京：中国中医药出版社，1996：903.

复发或转移，不能单纯予扶正药物，必须加入清热解毒、软坚消瘤药物。方用清热消瘤煎：铁树叶30克、八月札30克、白花蛇舌草30克、夏枯草15克、露蜂房9克、半枝莲30克、白术9克、陈皮6克。沈丽君等根据上方随症加减：便血者，加侧柏叶9克、槐花炭9克；小溲赤热者，加赤猪苓各9克、碧玉散(包煎)10克、生薏苡仁12克。[1]

为方便症情稳定患者长期服用中药之需，曙光医院根据庞泮池教授的经验方，分别制成益气煎、养阴煎、益气养阴煎、清热消瘤煎等浓煎成500毫升瓶装制剂。每日3次，每次20毫升，开水冲服。[2]

27. 顾奎兴分3型

(1) 气滞血瘀型　症见面色无华，形体消瘦，肌肤甲错，烦躁易怒，口苦咽干，少腹胀痛，肿块坚硬，二便不畅，舌黯紫有瘀点或瘀斑，脉细涩或弦细。治宜行气活血、化瘀散结。方用桂枝茯苓丸加减。〔方药见802页辨证施治1.(17)〕

(2) 痰湿凝聚型　症见脘胀痞满，时有恶心，身困无力，腹膨有块，小便不畅，带下量多，月经延期或闭止，舌胖边有齿印，苔白腻，脉滑。治宜健脾利湿、化瘀软坚。方用海藻玉壶汤加减。〔方药见803页辨证施治2.(12)〕

(3) 气血两虚型　症见病程日久，面色苍白，精神萎靡，困乏无力，动则自汗，纳差，形瘦腹大，腹部肿块日益增大，月经闭止，舌淡若薄，脉弱或濡。治宜益气养血、扶正祛邪。方用人参养荣丸加减。〔方药见805页辨证施治4.(10)〕[3]

经 验 方

一、一般方

1. 清热通闭汤　木通10克、车前子30克、滑石20克、萹蓄10克、瞿麦10克、栀子10克、知母10克、黄柏10克、连翘10克、淡竹叶10克、甘草梢10克。清利下焦湿热；适用于因湿热所致的症瘕、癃闭、尿道灼热、尿频尿急尿痛、小便黄赤、小腹胀痛、大便干。卵巢癌常见发热合并小便不利，患者出现发热，腹胀，尿少等表现，预后较差，生存期较短。赵国岑教授运用此方来治疗，取得了良好的临床疗效，丰富了恶性肿瘤发热的中医治疗方法。[4]

2. 三白汤　白英30克、石橄榄30克、紫草15克、龙葵15克、陈皮15克、南五味子根30克、白茅根15克、白花蛇舌草15克、半枝莲15克、延胡索6克、木香9克、两面针9克。每日1剂，两次煎服。上方治愈1例卵巢癌(庐江县卫生防治站)。[5] 刘华等将此方命名为三白汤，归纳其治法清热解毒，行气活血；腹胀甚者，加厚朴、香附、乌药、砂仁；腹痛甚者，加延胡索、当归、川芎、赤芍、蒲黄、五灵脂；腹水者，加大腹皮、薏苡仁、陈皮、桑白皮。[6]

3. 桂枝茯苓丸加减　茯苓40克、桃仁15克、大黄15克、桂枝9克、白术20克、牡丹皮20克、阿胶20克、甘遂5克。随症加减：气虚者加黄芪、人参、山药；气滞者加陈皮、枳壳、砂仁、香附；腹痛者加延胡索、五灵脂、赤芍、当归。每日1剂，水煎取汁250毫升，每日2次，口服。[7]

4. 蟾蜍壁虎丸　山芝麻10克、穿心莲30克、白花蛇舌草30克、蟾蜍1只、天龙1条。上药共研细末为丸，每丸10克，每日3次，每次1丸，连服80天为1疗程。[8] 刘华等将此方命名为蟾蜍壁虎丸，归纳治法解毒抗癌。[9]

5. 少腹逐瘀汤加减　延胡索20克、没药10克、当归10克、川芎10克、赤芍15克、蒲黄10克、五灵脂10克、小茴香10克、川楝子15克、郁

① 庞泮池. 妇科肿瘤治疗中如何应用中医药[J]. 中医杂志,1993,34(2)：112-113.
② 沈丽君,庞泮池,等. 临床应用中药治疗卵巢癌的体会[J]. 上海中医药杂志,1993(12)：7-9.
③ 顾奎兴. 中医肿瘤学[M]. 南京：东南大学出版社,1985：114-115.
④ 张俊萍,等. 赵国岑教授治疗肿瘤发热经验[J]. 中医药导报,2017,23(6)：59-60.
⑤ 安徽省革命委员会卫生局. 安徽单验方选集[M]. 合肥：安徽人民出版社,1972：316-317.
⑥ 刘华,曾柏荣. 古今传世秘方专治一种病系列丛书·肿瘤良方大全[M]. 太原：山西科学技术出版社,2016：224.
⑦ 同上.
⑧ 潘敏求. 中华肿瘤治疗大成[M]. 石家庄：河北科学技术出版社,1996：753.
⑨ 刘华,曾柏荣. 古今传世秘方专治一种病系列丛书·肿瘤良方大全[M]. 太原：山西科学技术出版社,2016：225.

金 15 克、乳香 10 克、乌药 10 克。每日 1 剂，水煎取汁 250 毫升，每日 2 次。适用于卵巢癌腹痛甚者。① 刘华等归纳治法活血逐瘀，散结止痛，并根据上方加减：气滞甚者，加木香、香附、乌药、陈皮、厚朴；阴虚者，加玄参、北沙参、麦冬、天冬；血瘀发热者，加白花蛇舌草、半枝莲。②

6. **木香顺气散加减** 木香 10 克、厚朴 10 克、香附 15 克、乌药 10 克、陈皮 10 克、砂仁 5 克、枳壳 10 克、肉桂 6 克、党参 15 克、白术 15 克、茯苓 15 克、甘草 10 克。每日 1 剂，水煎取汁 250 毫升，每日 2 次，口服。适用于卵巢癌腹胀甚者。③ 刘华等归纳治法清热解毒，行气疏肝，并根据上方加减：腹痛甚者，加延胡索、川芎、赤芍、五灵脂；腹水者，加大腹皮、薏苡仁、桑白皮；气虚者，加黄芪。④

7. **芍药丸** 芍药 60 克、当归 60 克、白术 60 克、鳖甲 60 克、诃子 10 克、干姜 45 克、人参 45 克、白豆蔻 30 克、雄雀尿 30 克、郁李仁 75 克。为末，蜜和为丸，如梧桐子大。每次服 20 丸，渐加至 30 丸，空腹时酒送下，每日 2 次。健脾益气，化瘀消积；适用于卵巢癌、膀胱癌，症见心腹肿痛，脐下块硬如石，疼痛不止。原载于唐·王焘《外台秘要》引《广济方》。⑤

8. **蟠葱散** 延胡索 90 克、苍术 250 克、甘草 250 克、茯苓 180 克、莪术 180 克、三棱 180 克、青皮 180 克、丁香 120 克、砂仁 120 克、槟榔 120 克、肉桂 60 克、干姜 60 克。上药共为粗末。每次服 6 克，加连根葱白 1 茎，用水 150 毫升，煎至 100 毫升。空腹时温服。活血化瘀，芳香健胃；适用于卵巢癌，症见妇人血气攻刺，癥癖块硬，带下赤白或发寒热，脐腹疼痛。原载于宋·太平惠民和剂局《太平惠民和剂局方》。⑥

9. **顺荣汤** 大黄 30 克、当归 30 克、荜茇 15

克、鬼箭羽 30 克、枳壳 30 克、赤芍 15 克、猪牙皂角 15 克。粉成粗粉。每服 30 克，纯酒 300 毫升，煎至 150 毫升，去渣，空腹温服。化瘀消癥；适用于卵巢癌，症见妇人血积，血块腹大，症瘕，内有块形，触之作痛，久无寒热。原载于宋·齐仲甫《女科百问》。⑦

10. **琥珀散** 三棱 30 克、莪术 30 克、赤芍 30 克、刘寄奴 30 克、牡丹皮 30 克、肉桂 30 克、熟地黄 30 克、菊花 30 克、蒲黄 30 克、当归 30 克。前五味用乌豆 700 克、生姜 250 克、米醋 2.8 升，同煮豆烂，焙干，入后五味，同为末。每服 6 克，饭前空腹温酒调下，或不用菊花、蒲黄，用乌药、延胡索亦佳。破瘀消癥，止痛；适用于卵巢恶性肿瘤，腹部疼痛明显。原载于宋·许叔微《普济本事方》。⑧

11. **凌霄花散** 凌霄花 7.5 克、硇砂 3 克、桃仁 3 克、延胡索 3 克、红花 3 克、当归 3 克、肉桂 3 克、红娘子 11 个、血竭 60 克、紫河车 60 克、赤芍 60 克、栀子 60 克、没药 60 克、地骨皮 60 克、五加皮 60 克、牡丹皮 60 克、甘草 60 克。研末，每服 6 克，空腹时温酒送下。破瘀消癥；适用于卵巢癌，症见瘀血内结，血瘕血块。原载于明·董宿《奇效良方》。⑨

12. **胰楞丸** 瓦楞子 30 克、海石 30 克、红曲 21 克、酒曲 21 克、半夏曲 15 克、鸡内金 10 个、延胡索 15 克、猪胰 3 个。研末，熬糯米浓汁，杵匀为丸，如梧桐子大。每服 4.5 克，渐加至 9 克，空腹时用米汤送下。化瘀消积，清热解毒；适用于卵巢囊肿、卵巢癌，症见癥瘕痞积肠罩等证结于肠外、募原者。注意事项：若是石瘕，斑蝥 4 个，炒。原书云：服本丸，当间服芎归六君子汤尤妙。原载于清·董西园《医级》。⑩

13. **琥珀丸** 琥珀 30 克、白芍 30 克、川乌 30

① 李佩文. 中西医临床肿瘤学[M]. 北京：中国中医药出版社,1996：903.
② 刘华,曾柏荣. 古今传世秘方专治一种病系列丛书·肿瘤良方大全[M]. 太原：山西科学技术出版社,2016：230.
③ 李佩文. 中西医临床肿瘤学[M]. 北京：中国中医药出版社,1996：903-904.
④ 刘华,曾柏荣. 古今传世秘方专治一种病系列丛书·肿瘤良方大全[M]. 太原：山西科学技术出版社,2016：231.
⑤ 尚怀海,等. 中医名方验方丛书·肿瘤治疗名方验方[M]. 北京：人民卫生出版社,2016：375-381.
⑥ 同上.
⑦ 同上.
⑧ 同上.
⑨ 同上.
⑩ 同上.

克、川牛膝 30 克、鳖甲 30 克、莪术 30 克、当归 30 克、厚朴 30 克、木香 15 克、泽兰 15 克、肉桂 15 克、麝香 1.5 克。为细末，醋糊为丸，如梧桐子大。每服 70 克，空腹时温酒或米饮送下。散瘀积，破血癥；适用于卵巢癌，症见妇人血癥，腹中有块攻刺，小腹痛重，或腰背相引而痛，久而不治。原载于清·严用和《重订严氏济生方》。①

14. 李可经验方　漂海藻 45 克、甘草 45 克、生附子 45 克、山楂 10 克、焦神曲 10 克、干姜 30 克、麻黄 10 克、蒲公英 120 克、细辛 45 克、高丽参（单煎）15 克、白芥子 10 克、干蟾皮 30 克、薏苡仁 45 克、牡蛎粉 45 克、生姜 45 克、葱白 4 寸、止痉散 6 克。加水 3 000 毫升，文火煎煮 2 小时，取汁 300 毫升，兑入高丽参，分 3 次服。辛温解毒，透邪外出；适用于卵巢癌恢复期，症见正气较盛，邪毒有外透之机。②

15. 枳实䗪虫汤　枳实 12 克、柴胡 12 克、䗪虫 9 克、甲片 15 克、莪术 15 克、黄药子 15 克、半边莲 30 克、七叶一枝花 30 克、白花蛇舌草 15 克、川芎 6 克、赤芍 9 克、白芍 9 克。随症加减：腹痛者，加乳香、没药、桃仁、延胡索、五灵脂；热甚者，加半枝莲、白英、七叶一枝花；湿热者，加杏仁、薏苡仁、白豆蔻；腹胀甚者，加枳实、枳壳、陈皮、厚朴。每日 1 剂，水煎服。行气活血，消积散结。③

16. 柴胡半枝莲汤　柴胡 12 克、香附 12 克、佛手 12 克、当归 15 克、益母草 15 克、莪术 15 克、泽兰 12 克、白术 24 克、薏苡仁 30 克、半枝莲 30 克、白花蛇舌草 30 克。每日 1 剂，水煎服。理气健脾，解毒化瘀；适用于卵巢癌证属肝郁气滞者。④

17. 龙葵干蟾汤　龙葵 30 克、干蟾皮 10 克、当归 12 克、三棱 10 克、莪术 10 克、川楝子 10 克、乌药 10 克、土茯苓 30 克、生黄芪 30 克、大腹皮 10

克、甲片 15 克、䗪虫 9 克。随症加减：肝气郁结者，加柴胡、郁金、香附；脾虚者，加白术、茯苓、人参；腹胀者，加枳壳、砂仁、陈皮。每日 1 剂，水煎服。行气活血散结。⑤

18. 健脾化浊煎　党参 15 克、白术 10 克、茯苓 15 克、车前子 15 克、山慈菇 12 克、海藻 15 克、夏枯草 10 克、半夏 9 克、泽泻 10 克、枳壳 9 克、薏苡仁 30 克。随症加减：兼热者，加黄柏、黄连、黄芩；大便干结者，加大黄、枳实；腹胀甚者，加厚朴、砂仁、陈皮；纳差者，加山楂、鸡内金。每日 1 剂，水煎服。健脾化浊，祛湿散结。⑥

19. 吉林省卫生局《肿瘤的诊断与防治》编写小组经验方　龙葵 30 克、白英 30 克、白花蛇舌草 30 克、鳖甲 30 克、半枝莲 30～60 克。每日 2 次，水煎。清热解毒，软坚散结。随症加减：腹痛者，加木香 6 克、何首乌 9 克、延胡索 9 克；腹胀者，加大腹皮 9 克、厚朴 9 克、枳壳 9 克；腹水者，加车前子 15 克、泽泻 9～15 克。⑦ 尚怀海等根据上方加减：腹痛者，加五灵脂、延胡索、当归、川芎、赤芍；腹胀者，加枳壳、厚朴、砂仁；肿块软而不坚者，加海藻、昆布、牡蛎、茯苓、夏枯草；肿块坚硬如石者，加三棱、莪术、鳖甲、甲片。⑧

20. 桂姜四物汤　当归 12 克、赤芍 12 克、川芎 10 克、熟地黄 15 克、三棱 10 克、莪术 10 克、干蟾蜍 2 个、竹茹 10 克、代赭石 30 克、蜈蚣 3 条、蝉蜕 10 克、急性子 10 克、桂枝 15 克、炮姜 15 克、生姜 10 片、大枣 10 枚。随症加减：气虚者，加黄芪、党参、白术、山药；痰湿者，加茯苓、白术、半夏、夏枯草。每日 1 剂，水煎服。温中散热，活血散结。⑨

21. 蛇草橘核汤　白花蛇舌草 30 克、橘核 15 克、昆布 15 克、川楝子 10 克、小茴香 9 克、桃仁 15 克、䗪虫 9 克、三棱 10 克、莪术 12 克、党参 15 克、

① 尚怀海，等. 中医名方验方丛书·肿瘤治疗名方验方[M]. 北京：人民卫生出版社，2016：375－381.
② 尚怀海，等. 中医名方验方丛书·肿瘤治疗名方验方[M]. 北京：人民卫生出版社，2016：386.
③ 尚怀海，等. 中医名方验方丛书·肿瘤治疗名方验方[M]. 北京：人民卫生出版社，2016：386－387.
④ 同上.
⑤ 尚怀海，等. 中医名方验方丛书·肿瘤治疗名方验方[M]. 北京：人民卫生出版社，2016：387－388.
⑥ 同上.
⑦ 吉林省卫生局《肿瘤的诊断与防治》编写小组. 肿瘤的诊断与防治[M]. 长春：吉林人民出版社，1973：335.
⑧ 尚怀海，等. 中医名方验方丛书·肿瘤治疗名方验方[M]. 北京：人民卫生出版社，2016：388.
⑨ 尚怀海，等. 中医名方验方丛书·肿瘤治疗名方验方[M]. 北京：人民卫生出版社，2016：389.

茯苓 15 克、薏苡仁 30 克。随症加减：肿块质软者，加海藻、夏枯草、半夏；肿块质硬如石者，加鳖甲、川芎、赤芍。每日 1 剂，水煎服。清热解毒，化瘀消癥。①

22. 大黄黄柏膏　大黄 6 克、黄柏 3 克、侧柏叶 6 克、泽兰 3 克、薄荷 1.5 克。共研细末，煮糊，加酒少许。外敷腹部，每晚睡前敷至次日清晨。②尚怀海等将此方命名为大黄黄柏膏，并归纳治法清热解毒，凉血散瘀。③

23. 桃仁血竭膏　延胡索 40 克、乳香 20 克、没药 20 克、莞花 20 克、桃仁 20 克、血竭 20 克。上药浓煎取汁 100 毫升，加冰片 3 克，调匀后外敷腹部。适用于卵巢癌晚期，疼痛并有腹水。④尚怀海等将此方命名为桃仁血竭膏，并归纳治法活血，解毒，抗癌。⑤

24. 鸦胆慈菇丸　核桃仁 250 克、山慈菇 250 克、薏苡仁 100 克、鳖甲（先煎）30 克、海马 30 克、鸦胆子 9 克。核桃仁打粗末，余药打细末，混匀，和蜜为丸，每丸 9 克。早晚各服 1 丸，3 日为一个疗程。⑥尚怀海等将此方命名为鸦胆慈菇丸，并归纳治法活血，解毒，抗癌。⑦

25. 通经甘露丸　当归 240 克、牡丹皮 120 克、枳壳 60 克、陈皮 60 克、五灵脂 90 克、砂仁 60 克、熟地黄 120 克、生地黄 120 克、延胡索 120 克、熟大黄 240 克、赤芍 90 克、青皮 90 克、香附 50 克、炮姜 60 克、桂心 60 克、三棱 240 克、莪术 240 克、甘草 60 克、藏红花 60 克。共研细末，用醋 1.5 千克，苏木 120 克，煮取汁，泛为小丸。每服 6～9 克，温开水送下。活血化瘀，理气消癥；适用于卵巢癌，症见妇人月经不通，或有癥瘕痞块，少腹胀痛，骨蒸劳热者。⑧

26. 癌痛消外用贴　蟾酥、生川乌、生草乌、制马钱子、延胡索、丁香、乳香、没药、细辛、生半夏、雄黄。共研细末，过 200 目筛，制成 6 厘米×6 厘米大小膏贴。先用温水擦净疼痛部位，贴敷于疼痛部位，外用纱布及胶布固定，外用每日 1 次，连用 14 日为 1 个疗程。同时所有癌痛患者均按三阶梯止痛原则给予止痛治疗。王于真等人用此外用贴治疗 60 例卵巢癌疼痛患者 1 个疗程，整体疗效及疼痛明显改善，生存质量得到改善。⑨

27. 卵巢癌方 6　香附 15 克、乌药 9 克、小茴香 9 克、川楝子 9 克、橘核 9 克、荔枝核 9 克、艾叶 9 克、茯苓 12 克、莪术 9 克、甘草 3 克、党参 6 克、黄芪 30 克、当归 9 克。温经散寒，理气散结。适用于卵巢癌寒凝气结型。⑩

28. 朴炳奎经验方 1　喜用逍遥散、补中益气汤加减化裁，并酌情加用解毒抗癌之品。组方：柴胡 10 克、白芍 12 克、枳壳 10 克、黄芪 30 克、太子参 15 克、白术 15 克、当归 10 克、女贞子 15 克、枸杞子 15 克、紫草 15 克、土茯苓 15 克、薏苡仁 15 克、白英 15 克、僵蚕 15 克、莪术 9 克、陈皮 10 克、炒三仙 30 克、甘草 6 克。随症加减：情志抑郁、眠差者，加香附、郁金、徐长卿、八月札等疏肝理气；胸胁胀痛、情绪不佳而心胸闷痛者，加威灵仙、延胡索、紫苏梗等理气宽胸；食欲差、恶心呕吐、苔厚腻者，加法半夏、猪苓、茯苓、木香、白豆蔻等健脾行气，化痰利湿；体虚汗出、感冒频发者，加防风以顾护肌表、煅牡蛎、五味子等敛阴止汗；神志不安、失眠重、属心脾两虚者，加木香、龙眼肉、酸枣仁、柏子仁、百合等养心安神；头痛、头重、口腔溃疡者，加升麻，"清升浊降"则症消；术后化疗后骨髓抑制者，加三七粉、鸡血藤等养血活血；口渴甚、舌苔干燥见裂纹者，加北沙参、麦冬、地黄、玉竹、芦根等滋养肺胃之阴；腰膝酸软、四肢不温、脉沉迟

① 尚怀海，等. 中医名方验方丛书·肿瘤治疗名方验方[M]. 北京：人民卫生出版社，2016：389.
② 潘敏求. 中华肿瘤治疗大成[M]. 石家庄：河北科学技术出版社，1996：754.
③ 尚怀海，等. 中医名方验方丛书·肿瘤治疗名方验方[M]. 北京：人民卫生出版社，2016：389.
④ 潘敏求. 中华肿瘤治疗大成[M]. 石家庄：河北科学技术出版社，1996：753.
⑤ 尚怀海，等. 中医名方验方丛书·肿瘤治疗名方验方[M]. 北京：人民卫生出版社，2016：390 - 391.
⑥ 潘敏求. 中华肿瘤治疗大成[M]. 石家庄：河北科学技术出版社，1996：753.
⑦ 尚怀海，等. 中医名方验方丛书·肿瘤治疗名方验方[M]. 北京：人民卫生出版社，2016：391.
⑧ 尚怀海，等. 中医名方验方丛书·肿瘤治疗名方验方[M]. 北京：人民卫生出版社，2016：391 - 392.
⑨ 王于真，等. 癌痛消外用贴治疗卵巢癌疼痛 60 例临床观察[J]. 中国民间疗法，2016，24(8)：29 - 30.
⑩ 魏睦新，等. 传世名方医治肿瘤的大医之法[M]. 北京：科学技术文献出版社，2015：200.

者,加淫羊藿、肉苁蓉、菟丝子、补骨脂、肉桂等温补肾阳。[1]

29. 薏苡附子败酱散加味　薏苡仁 60 克、半边莲 30 克、猪苓 30 克、土茯苓 30 克、龙葵 30 克、败酱草 20 克、莪术 10 克、白术 10 克、木香 10 克、琥珀 6 克、附子 5 克、沉香 3 克、蟋蟀 3 对。每日 1 剂,水煎服。琥珀、沉香研末和匀,分 2 次汤药送服。清热解毒,排脓祛瘀,扶阳散结;主治肝脾气滞,湿热郁久,水聚为患,导致卵巢癌。适用于卵巢黏液腺癌。患者消瘦贫血,精神萎靡,高度腹水,腹壁静脉透露,小腹隐隐作痛,乏味纳差,舌黯红,苔微黄,脉沉弦。症状减轻后,原方去木香、沉香、琥珀、蟋蟀,加生黄芪继服,另煅赤皂矾每次服0.5 克,每日 2 次冲服。长期坚持服药,能收到满意疗效。[2]

30. 香药酒　乳香 30 克、没药 30 克、冰片 30 克、红花 10 克。将上述药物放入 90％酒精 500 毫升中浸泡 3 天后,取少量澄清液备用。用棉签蘸药水搽于痛处,每日可反复使用。疗程不限。适用于卵巢癌腹痛者。[3] 周岱翰将此方命名为香药酒,并归纳治法活血止痛。[4]

31. 活血逐水汤　延胡索 40 克、乳香 20 克、没药 20 克、芫花 20 克、桃仁 20 克、血竭 20 克。将上方煎至 100 毫升,加冰片 3 克调匀后外敷于腹部。活血止痛,利水消肿;适用于晚期卵巢癌疼痛伴腹水者。[5]

32. 卵巢癌方 7　半枝莲 60 克、山药 30 克、白茅根 30 克、昆布 15 克、海藻 15 克、当归 12 克、党参 9 克、白芍 9 克、桃仁 9 克、红花 9 克、三棱 9 克、鸡内金 9 克、别七散 9 克、莪术 25 克。每日 1 剂,水煎,以药液送服大黄䗪虫丸,每次 1 丸,每日3 次。[6]

33. 卵巢癌方 8　当归尾 10 克、丹参 10 克、五灵脂 10 克、续断 10 克、三棱 6 克、莪术 6 克、乳香6 克、没药 6 克、桃仁 6 克、赤芍 12 克、鳖甲 12 克、红花 6 克。每日 1 剂,水煎,早晚分服。[7]

34. 卵巢癌方 9　露蜂房 20 克、蛇蜕 15 克、地龙 15 克、血余炭 10 克、棕榈炭 10 克、木鳖子 9克。共研细末,水合为丸,如梧桐子大。每日 2次,每次 10 粒。适用于中期卵巢癌病情稳定阶段,症见腹胀满或疼痛,可触及包块,舌淡红,脉弦。[8]

35. 卵巢癌方 10　水蛭 10 克、虻虫 10 克、土鳖虫 10 克、桃仁 10 克、王不留行 15 克、七叶一枝花 15 克、白豆蔻 15 克、白芷 15 克、郁金 15 克、当归 15 克、赤芍 15 克、牡蛎 30 克、夏枯草 30 克、陈皮 9 克、红花 9 克。随症加减:胸闷不舒者,加香附、木香;积块难消者,加猪蹄甲、鳖甲;疼痛较甚者,加延胡索、乌药;淋巴结转移者,加猫爪草;肺转移者,加瓜蒌、桔梗、葶苈子;肝转移者,加柴胡、白花蛇舌草、半枝莲、莪术。共为细末,水合为丸,如梧桐子大,每次 10 粒,早晚各服 1 次;或每日 1剂,水煎分 2～3 次服。适用于中期卵巢癌,证属瘀血内结型,症见小腹包块坚硬,固定不移,疼痛拒按,舌紫暗或有瘀斑,脉沉涩。[9]

36. 卵巢癌方 11　人参 20 克、麦冬 20 克、白花蛇舌草 20 克、鱼腥草 20 克、延胡索 20 克、瓜蒌20 克、川贝母 20 克、黄芪 50 克、斑蝥 0.04 克、莪术 15 克、五味子 10 克。随症加减:胸闷气急者,加青皮、槟榔、大黄;血性胸水者,加仙鹤草、侧柏叶、藕节炭;胸刺痛者,加桃仁、红花、赤芍;咳痰清涎、肢体困重、胸闷便溏者,加陈皮、法半夏、薏苡仁、厚朴。每日 1 剂,水煎,早晚分服。适用于卵巢癌、胃癌、直肠癌、乳腺癌所致恶性胸水。[10]

① 乔红丽,侯炜,等. 朴炳奎治疗卵巢癌辨证思路及用药规律总结[J]. 北京中医药,2014,33(10):735－738.
② 王伟彪,肖莹. 肿瘤[M]. 北京:中国医药科技出版社,2013:186.
③ 潘敏求. 中华肿瘤治疗大成[M]. 石家庄:河北科学技术出版社,1996:753.
④ 周岱翰. 中医肿瘤学[M]. 北京:中国中医药出版社,2011:345.
⑤ 同上.
⑥ 郭慧敏,等. 当代肿瘤科名方验方大全[M]. 广州:广东科学技术出版社,2011:329.
⑦ 郭慧敏,等. 当代肿瘤科名方验方大全[M]. 广州:广东科学技术出版社,2011:330.
⑧ 同上.
⑨ 郭慧敏,等. 当代肿瘤科名方验方大全[M]. 广州:广东科学技术出版社,2011:331.
⑩ 同上.

37. 卵巢癌方12 当归30克、山茱萸30克、川牛膝30克、醋炒香附30克、土茯苓30克、金银花30克、金银花叶30克、赤豆卷(用赤小豆发芽至0.3厘米长,即晒干)90克、肉苁蓉(晒洗,去盐)90克。随症加减:肿块较大者,加夏枯草、玄参、白花蛇舌草;疼痛较甚者,加郁金、延胡索、三棱、莪术;便秘者,加大黄;神疲乏力者,加黄芪、党参、白术、陈皮。共研为细末,炼蜜为丸,每丸重9克,每夜服1丸,嚼细,白开水送下;或每日1剂,水煎,分2～3次服。适用于中晚期卵巢癌,症见腹胀疼痛,有包块,身热口干,舌质红,苔黄,脉弦滑。①

38. 卵巢癌方13 桃仁9克、红花9克、当归10克、白芍10克、三棱10克、莪术10克、川楝子10克、川芎6克、青皮6克、熟地黄15克、鳖甲15克、猪蹄甲30克、鸡血藤15克、党参15克、牡蛎30克、黄芪30克、延胡索10克。随症加减:胸闷不舒者,加柴胡、香附、郁金;便秘者,加大黄、枳实、厚朴;纳呆者,加山楂、鸡内金、神曲。每日1剂,水煎,早晚分服。适用于晚期卵巢癌,症见腹部疼痛,有积块,胸闷腹胀,神疲乏力,面色苍白,形体消瘦,舌紫暗,脉沉弦。②

39. 卵巢癌方14 桂枝15克、大黄15克、桃仁15克、茯苓40克、牡丹皮20克、白芍20克、阿胶20克、甘遂5克。随症加减:腹痛较甚者,加延胡索、三棱、莪术;积块难消者,加鳖甲、猪蹄甲、牡蛎;神疲乏力者,加黄芪、党参、白术。每日1剂,水煎,早晚分服。适用于中期卵巢癌,证属血虚血瘀型,症见腹部包块,状如覆杯,胀满坠痛,舌质暗或有瘀斑,脉沉弦。③

40. 卵巢癌方15 连翘15克、葛根15克、柴胡15克、枳壳9克、红花6克、桃仁6克、甘草6克、龙葵25克、半枝莲25克、鳖甲15克、白花蛇舌草18克、大腹皮15克、土茯苓15克。随症加

减:纳呆者,加麦冬12克、神曲12克;小便不利者,加泽泻12克、瞿麦12克、车前子12克。每日1剂,水煎,分2～3次服。适用于卵巢癌,症见腹胀有块,伴腹水,口干苦不欲饮,大便干燥,尿黄灼热,阴道不规则出血,舌质暗,脉滑数。④

41. 卵巢癌方16 五灵脂9克、蒲黄9克、莪术15克、延胡索10克、川楝子12克、乌药10克、龙葵30克、牡蛎30克、黄芪30克。随症加减:热毒较甚者,加半枝莲、龙胆草、苦参、蒲公英、黄柏、猪苓;腹水多者,加车前子、大腹皮、泽泻;腹胀痛甚者,加陈皮、木香、香附、大腹皮、枳实、郁金、桃仁、赤芍。每日1剂,水煎,早晚分服。适用于卵巢癌,症见腹部包块坚硬固定,伴有腹胀,或面色黧黑无华,或形体消瘦,神疲乏力,口苦咽干,烦躁易怒,舌紫暗或有瘀斑,脉细弦。⑤

42. 卵巢癌方17 茵陈9克、大黄5克、枳实9克、黄连3克、黄芩9克、陈皮9克、茯苓10克、猪苓10克、半枝莲30克、白花蛇舌草30克、寻骨风30克、土茯苓30克。随症加减:热象明显、苔黄者,加厚朴、苍术、白术、黄柏;肿块坚硬者,加当归、川芎、莪术;腹部胀痛者,加延胡索、川楝子、香附、郁金。每日1剂,水煎,早晚分服。适用于卵巢癌,症见腹部肿块,腹胀痛,或伴有腹水,身困乏力,心烦发热,胃纳呆滞,口干苦而不欲饮,带多绵绵色黄,不规则阴道出血,大便干燥,尿黄灼热,舌苔厚腻,脉滑数。⑥

43. 卵巢癌方18 制附子(先煎)9克、白术9克、生姜5克、大枣9克、木香9克、茯苓15克、车前子15克、山慈菇15克、夏枯草15克、厚朴10克、甘草3克。随症加减:毒热甚者,加败酱草、龙胆草、苦参、蒲公英;腹水多者,加水红花子、陈葫芦、天葵;腹胀甚者,加木香、槟榔、大腹皮、枳实;腹块坚硬者,加土鳖虫、猪蹄甲、莪术、水蛭、桃仁;阴虚者,加生地黄、熟地黄、牡丹皮、女贞子、墨旱

---

① 郭慧敏,等.当代肿瘤科名方验方大全[M].广州:广东科学技术出版社,2011:331.
② 郭慧敏,等.当代肿瘤科名方验方大全[M].广州:广东科学技术出版社,2011:331-332.
③ 郭慧敏,等.当代肿瘤科名方验方大全[M].广州:广东科学技术出版社,2011:332.
④ 同上.
⑤ 郭慧敏,等.当代肿瘤科名方验方大全[M].广州:广东科学技术出版社,2011:334.
⑥ 同上.

莲、山茱萸。每日 1 剂,水煎,早晚分服。适用于卵巢癌,症见胃脘胀满,时有恶心,纳呆,面虚浮肿,身倦无力,胸闷腹满,腹部有肿块,带下增多,舌润或胖,苔白腻,脉滑。[1]

44. 卵巢癌方 19　桑寄生 15 克、当归 15 克、生地黄 15 克、香附 15 克、大黄 15 克、桃仁 12 克、赤芍 15 克、枳实 15 克、炒鸡内金 15 克、白芍 15 克、三棱 15 克、焦白术 15 克、焦山楂 15 克、郁金 15 克。每日 1 剂,水煎 2 次,取汁 300 毫升,分 2 次服用。[2]

45. 卵巢癌方 20　白花蛇舌草 60 克、夏枯草 45 克、半枝莲 30 克、半边莲 30 克、橘核 15 克、海藻 15 克、昆布 15 克、红花 15 克、桃仁 15 克、土鳖虫 10 克、川楝子 10 克、三棱 10 克、莪术 10 克、薏苡仁 25 克。随症加减:气血两虚者,加太子参 30 克、黄芪 40 克、当归 20 克、山药 15 克、鳖甲 12 克;面赤发热、口干心烦者,加黄连 10 克、黄芩 10 克、柴胡 10 克;淋巴结转移者,加玄参 30 克、牡蛎 30 克;四肢不温、腰部酸痛者,加肉桂 15 克、制附子(先煎)10 克、杜仲 12 克、续断 12 克、桑寄生 12 克、狗脊 12 克;大便秘结者,加大黄 10 克、番泻叶 12 克。每日 1 剂,水煎,每日服 3 次,30 剂为 1 个疗程。[3]

46. 卵巢癌方 21　当归 15 克、鳖甲 15 克、枳壳 15 克、桃仁 15 克、桂心 10 克、昆布 10 克、木香 10 克、琥珀 10 克、大黄 9 克、赤芍 9 克、槟榔 3～4 片、莪术 12 克。每日 1 剂,水煎,分 2～3 次服。适用于卵巢癌晚期,症见神疲乏力,面色无华,形体消瘦,肌肤甲错,腹部包块,坚硬固定,腹胀腹痛,尿黄,舌紫暗有瘀斑,脉细涩。[4]

47. 卵巢癌方 22　乌药 9 克、香附 15 克、木香 6 克、当归 9 克、甘草 6 克、桃仁 12 克、红花 9 克、枳壳 6 克、赤芍 6 克、柴胡 3 克、桔梗 6 克、川芎 6

克、牛膝 9 克、生地黄 9 克、莪术 6 克、三棱 6 克、龙葵 6 克、鳖甲 6 克。随症加减:气虚者,加党参 12 克、黄芪 12 克;纳呆者,加生麦冬 12 克、山楂 12 克;口干者,加天花粉 15 克、枸杞子 15 克、女贞子 12 克。每日 1 剂,水煎,分 2～3 次服。适用于卵巢癌,症见形体消瘦,肌肤甲错,腹部包块,坚硬固定,腹胀腹痛,神疲乏力,面色无华,尿少色黄,舌暗紫有瘀斑,脉细涩或弦细。[5]

48. 卵巢癌方 23　白英 15 克、败酱草 15 克、鳖甲 15 克、川楝子 15 克、龙葵 10 克、车前草 12 克、瞿麦 12 克、白花蛇舌草 20 克、半枝莲 20 克、大腹皮 12 克。每日 1 剂,水煎,分 2～3 次服。适用于卵巢癌,症见病态倦困,腹胀有块,口干苦不欲饮,大便干燥,尿黄灼热,阴道不规则出血,脉弦滑或滑数,舌质暗。[6]

49. 卵巢癌方 24　人参 10 克、鹿茸 10 克、巴戟天 10 克、党参 10 克、锁阳 10 克、何首乌 10 克、补骨脂 10 克、山茱萸 10 克、琥珀 10 克、山药 10 克、覆盆子 10 克、生地黄 10 克、肉桂 10 克、朱砂 10 克、桑寄生 15 克、莲子 15 克、枸杞 15 克、茯苓 15 克、黄芪 15 克、肉苁蓉 15 克、牡蛎 15 克、麦冬 15 克、当归 15 克、远志 15 克、桔梗 15 克、白术 15 克、乳香 9 克、牛膝 9 克、制附子(先煎)9 克、龙骨 9 克、砂仁 9 克、沉香 9 克、香附 6 克、甘草 6 克。每日 1 剂,水煎,分 3 次服。适用于卵巢癌,症见消瘦困倦,神疲,心悸气短,体力不支,动则汗出,纳呆,口干不多饮,舌淡红,脉沉细弱。[7]

50. 卵巢癌方 25　半边莲 30 克、防己 20 克、薏苡仁 40 克、贯众 30 克、瓜蒌 30 克、龙葵 40 克、白花蛇舌草 40 克、冬虫夏草 5 克。每日 1 剂,水煎,分 2～3 次服。适用于卵巢癌,症见腹痛腹水,日渐消瘦,包块坚硬,带下增多,苔白腻,脉弦滑。[8]

① 郭慧敏,等. 当代肿瘤科名方验方大全[M]. 广州:广东科学技术出版社,2011:334.
② 同上.
③ 郭慧敏,等. 当代肿瘤科名方验方大全[M]. 广州:广东科学技术出版社,2011:334 - 335.
④ 郭慧敏,等. 当代肿瘤科名方验方大全[M]. 广州:广东科学技术出版社,2011:335.
⑤ 同上.
⑥ 同上.
⑦ 同上.
⑧ 郭慧敏,等. 当代肿瘤科名方验方大全[M]. 广州:广东科学技术出版社,2011:335 - 336.

51. 卵巢癌方26 龙葵 30 克、猪苓 30 克、茯苓 30 克、泽泻 20 克、焦白术 30 克、陈皮 20 克、半枝莲 30 克、车前子 20 克、半边莲 30 克、白花蛇舌草 40 克。每日 1 剂,水煎,早晚分服。适用于卵巢癌,症见腹水或水肿,下腹肿块,形体消瘦,胸腹满闷。舌紫苔白腻,脉滑。[1]

52. 卵巢癌方27 白花蛇舌草 40 克、鱼腥草 30 克、山豆根 30 克、半边莲 40 克、半枝莲 30 克、夏枯草 20 克、三七粉 6 克、丹参 30 克、莪术 30 克、龙葵 30 克。每日 1 剂,水煎,分 2～3 次服。适用于卵巢癌,症见下腹肿块坚硬,面色黧黑,唇甲紫绀,舌质黯,苔少或无苔,脉细涩。[2]

53. 卵巢癌方28 土鳖虫 12 克、三棱 12 克、当归 9 克、赤芍 10 克、茯苓 12 克、党参 10 克、山药 10 克、黄芪 12 克、柴胡 12 克、丹参 8 克、太子参 12 克、山慈菇 10 克、白术 10 克、甘草 3 克。每日 1 剂,水煎,早晚分服。适用于卵巢癌,小腹肿块可以移动,多无症状,或有小腹下坠感,或有经期延迟,血量稀少,或是绝经之后又来潮,饮食如旧,二便自调,或有疲乏,略有消瘦,脉舌如常,也可出现舌质暗淡或有斑点。[3]

54. 卵巢癌方29 党参 15 克、白术 12 克、茯苓 12 克、甘草 3 克、神曲 9 克、麦芽 15 克、鸡内金 10 克、山药 12 克、绞股蓝 12 克、法半夏 9 克、北沙参 12 克、黄芪 30 克、黄精 12 克、太子参 15 克、西洋参 6 克。每日 1 剂,水煎,分 2 次服。适用于卵巢癌,症见胃脘胀满,时有恶心,间有作呕,纳食无味,有时腹泻,或是口干舌燥,五心烦热,头晕目眩,心慌意乱,腰酸腿软,舌质红绛,脉细或细数。[4]

55. 卵巢癌方30 丁香、山奈(沙姜)、七叶一枝花、藤黄、阿魏各等份。上药共研细末,撒于樟脑、胶膏上,敷贴患处。[5]

56. 卵巢癌方31 当归尾 15 克、赤芍 15 克、白芍 15 克、丹参 30 克、桃仁 10 克、香附 15 克、枳壳 10 克、青皮 10 克、菝葜 30 克、三棱 10 克、莪术 10 克、猪蹄甲 30 克、水蛭 10 克。每日 1 剂,水煎,早晚分服。适用于卵巢癌,症见烦躁易怒,面色黯黑无泽,口苦咽干,形体消瘦,肌肤甲错,下腹疼痛有肿块。舌质紫黯或见瘀斑,脉沉细或涩。[6]

57. 卵巢癌方32 黄芪 30 克、党参 15 克、黄精 15 克、女贞子 30 克、枸杞子 15 克、白术 15 克、山药 30 克、土茯苓 30 克、薏苡仁 30 克、鸡血藤 30 克、石见穿 30 克、夏枯草 30 克、益母草 30 克、七叶一枝花 15 克、刘寄奴 15 克、急性子 15 克、茜草 30 克、荔枝核 20 克、水红花子 30 克、浮小麦 30 克。每日 1 剂,水煎,早晚分服。[7]

58. 卵巢癌方33 枸杞子 15 克、当归 12 克、黄芪 18 克、鹿角胶 15 克、龟甲胶 12 克、沙参 9 克、乌梅 9 克、赤芍 6 克、白芍 6 克、鸡血藤 24 克、山楂 12 克、鹿茸 6 克。适用于卵巢癌术后化疗反应。每日 1 剂,水煎,分 2 次服用。[8]

59. 化癥膏(上海中医药大学附属曙光医院经验方) 牡蛎 30 克、夏枯草 12 克、海藻 12 克、海带 12 克、露蜂房 9 克、天花粉 9 克、玄参 6 克、川贝母 4.5 克、蜈蚣 4.5 克。软坚散结;适用于卵巢癌及乳腺癌。[9]

60. 中药保留灌肠法 黄芪 30 克、茯苓 25 克、补骨脂 15 克、牡丹皮 15 克、赤芍 15 克、桂枝 10 克、半枝莲 10 克、桃仁 10 克、红花 10 克、当归 10 克、甘草 9 克。共水煎至 200～300 毫升,每晚保留灌肠,3～4 周为 1 周期。清热凉血活血;适用于晚期卵巢癌。[10]

[1] 郭慧敏,等. 当代肿瘤科名方验方大全[M]. 广州:广东科学技术出版社,2011:336.
[2] 同上.
[3] 同上.
[4] 同上.
[5] 郭慧敏,等. 当代肿瘤科名方验方大全[M]. 广州:广东科学技术出版社,2011:337.
[6] 同上.
[7] 郭慧敏,等. 当代肿瘤科名方验方大全[M]. 广州:广东科学技术出版社,2011:338.
[8] 同上.
[9] 刘敏如,谭万信. 中医妇产科学(下册)[M]. 北京:人民卫生出版社,2011:1063.
[10] 周岱翰. 中医肿瘤学[M]. 北京:中国中医药出版社,2011:345.

61. 孙秉严经验方 1 当归 10～15 克、赤芍 10～15 克、川芎 10～15 克、三棱 10～15 克、莪术 10～15 克、急性子 10～15 克、熟地黄 15～30 克、代赭石 30 克、炮姜 15 克、桂枝 15 克、竹茹 10 克、蝉蜕 10 克、干蟾蜍 2 个、蜈蚣 3～5 条、生姜 10 片、大枣 10 枚。随症加减：下元虚寒重者，重用炮姜，加肉桂、附子暖宫散寒；腹胀便秘者，加黑白丑、槟榔、皂角行气宽肠，甚则加生大黄、玄明粉（冲服）泻热通腑；上焦有热（上热下寒症）者，加栀子、牡丹皮、黄芩清热凉血；气虚乏力者，加黄芪、党参益气扶正。散寒化积，驱毒破结。①

62. 益元汤合桂枝茯苓丸加减 黄芪、党参、茯苓、猪苓、枸杞子、女贞子、桂枝、桃仁、牡丹皮、芍药。益气温通，化瘀消癥。沈敏鹤认为卵巢癌患者主要表现出气虚、寒凝和血瘀这三种证候要素，尤为以少腹不适、舌淡紫黯、关浮尺细或弱这一血瘀要素的表现为多见。故而其在临床的诊治中，围绕这三种证候要素为基础进行辨证施治，倡导益气温通法治疗卵巢癌，常获奇效。②

63. 孙桂芝经验方 1 太子参 12 克、丹参 12 克、茯神 12 克、黄芪 12 克、天冬 12 克、半枝莲 12 克、炙甘草 9 克、白术 9 克、干地黄 15 克、鸡血藤 18 克、炒麦芽 18 克、猫人参 24 克、薏苡仁 30 克。每日 1 剂，水煎服。适用于卵巢无性细胞瘤。③

64. 李万辉等经验方 寻骨风 25 克、两头尖 25 克、当归 25 克、生地黄 25 克、熟地黄 25 克、莪术 15 克、生大黄 15 克、熟大黄 15 克、炒白芍 15 克、鹿角胶（烊化服）15 克、水蛭虫 10 克、虻虫 10 克、鼠妇虫 10 克、玉米须 50 克、牛角 50 克。每日 1 剂，水煎分 2 次温服，连服 10 剂，停服 3 天，再服。养血活血，逐瘀攻毒。适用于卵巢癌中晚期瘀毒内结、血虚的病证，症见小腹结块，积块坚硬，疼痛拒按，面色无华，身体消瘦，舌紫黯，脉沉涩。④

65. 加味八珍汤 熟地黄 10 克、当归 10 克、白芍 10 克、白术 10 克、茯苓 10 克、川芎 6 克、土鳖 6 克、生牡蛎 30 克、土茯苓 30 克、甲片 12 克、炒鳖甲 12 克、商陆 3 克、甘草 3 克、党参 15 克。共研极细末，混匀后以等量蜂蜜炼至适度为丸，每丸重 9 克，早、中、晚各服 1 丸。或每日 1 剂，水煎服。补气养血，活血化瘀，解毒逐水，软坚散结。适用于卵巢癌，症见小腹肿块，疼痛不甚，乏力，纳差，舌淡，苔白，脉沉细弱。适用于卵巢癌中晚期经治疗后症状不明显之恢复阶段，辨证属气虚血瘀水停证。⑤

66. 沈绍功经验方 枸杞 10 克、野菊花 10 克、生地黄 10 克、生黄芪 15 克、当归 10 克、灵芝 10 克、黄精 10 克、杜仲 10 克、桑寄生 10 克、仙鹤草 10 克、薏苡仁 10 克、丹参 30 克、白花蛇舌草 30 克、鸡血藤 10 克、伸筋草 10 克、续断 10 克。每日 1 剂，水煎服。健脾补肾，化瘀解毒。适用于卵巢癌，证属脾肾两虚，毒停少腹。⑥

67. 孙桂芝经验方 2 生黄芪 30 克、远志 10 克、太子参 15 克、炒白术 15 克、龙眼肉 10 克、炒枣仁 30 克、夜交藤 10 克、甲片 10 克、土鳖虫 6 克、何首乌 15 克、绿萼梅 10 克、小茴香 10 克、橘核 10 克、水红花子 10 克、炒枳壳 10 克、生麦芽 30 克、甘草 10 克。每日 1 剂，水煎服。益气健脾，养心安神，扶正抗癌。适用于卵巢癌，证属心脾两虚者。⑦

68. 如圣散（《妇人大全良方》）加减 人参 15 克、茯苓 12 克、柴胡 12 克、熟地黄 15 克、当归 12 克、鳖甲 9 克、沉香 9 克、知母 9 克、胡黄连 9 克、葛根 6 克、桑寄生 6 克、甘草 10 克。每日 1 剂，水

① 高振华. 孙秉严治疗卵巢癌经验拾萃[J]. 河南中医，2009,29(5)：508-509.
② 陈美雪，等. 沈敏鹤诊治卵巢癌经验[J]. 浙江中西医结合杂志，2009,19(10)：612-613.
③ 孙桂芝. 孙桂芝实用中医肿瘤学[M]. 北京：中国中医药出版社，2009：324.
④ 李万辉，等. 卵巢癌的中西医结合诊治[J]. 中国临床医生杂志，2007,35(5)：22-24.
⑤ 同上.
⑥ 韩学杰，李成卫. 沈绍功验案精选[M]. 北京：学苑出版社，2006：311-312.
⑦ 闫洪飞. 孙桂芝教授治疗卵巢癌经验[J]. 中国中医药信息杂志，2004,11(4)：353-354.

煎,早晚分服。调补气血,健脾补肾,调顺冲任。适用于卵巢癌久病或治后体虚,脾肾两虚,气血不足者。①

69.谷铭三经验方1 黄芪30克、党参15克、当归15克、鸡血藤20克、莪术20克、白花蛇舌草30克、山慈菇15克、甲片7克、薏苡仁20克、姜半夏30克。每日1剂,水煎服。益气养血,健脾止呕,祛瘀散结。②

70.谷铭三经验方2 党参20克、陈皮15克、鸡内金15克、生地黄20克、玄参20克、杏仁10克、龙胆草10克、半枝莲20克、白花蛇舌草25克。每日1剂,水煎服。健脾益阴,止咳化痰,清热散结。③

71.肠草汤 香附15克、茯苓12克、小茴香9克、川楝子9克、乌药9克、橘核9克、荔枝核9克、莪术9克、艾叶3克、甘草3克。每日1剂,水煎取汁250毫升,每天2次。温经散寒,祛湿散结。④

72.二花白及汤 山茶花30克、锦鸡儿30克、鲜玉簪花15克、三白草15克、白及60克。炖猪小肚子,每日1剂,分2次服。收敛利湿,解毒抗癌。适用于宫颈癌、卵巢癌带下赤白者。⑤

73.孙秉严经验方2 陈皮10克、干姜30克、肉桂30克、小茴香15克、乌药10克、莪术15克、三棱15克、黑白丑30克、槟榔30克、蟾蜍2个、竹茹15克、菟丝子30克、熟地黄30克、党参15克、黄芪50克、大黄15克、玄明粉10克。每日1剂,水煎服。温阳解毒,化瘀攻下。适用于卵巢癌,证属寒瘀气积毒结。⑥

74.孙秉严经验方3 当归10克、赤芍10克、桃仁15克、红花10克、三棱15克、莪术15克、甲

片10克、桂枝15克、附子15克、干姜15克、熟地黄30克、黑白丑30克、槟榔30克、枳壳15克、黄芪30克、党参15克、大黄10克、玄明粉15克。每日1剂,水煎服。温寒破瘀,驱毒攻下。适用于卵巢癌,证属寒瘀毒结。⑦

75.雷永仲等经验方 白花蛇舌草15克、铁树叶10克、七叶一枝花15克、桃仁10克、炙鳖甲12克、熟地黄15克、丹参15克、赤芍10克、当归10克、三棱10克、莪术15克、广木香10克、陈皮10克、香附10克、枳壳10克。每日1剂,水煎,分2次服。⑧ 方中剂量为潘敏求所加,供参考。⑨

76.四君子汤加味 生晒参15克(或党参20克)、白术15克、茯苓20克、炙甘草10克、绞股蓝40克、黄芪40克、土鳖虫6克、甲片10克、莪术15克、水蛭5克、桃仁10克、赤芍15克、木香10克、夏枯草30克、猫爪草20克。每日1剂,水煎取汁250毫升,每日2次。适用于卵巢癌腹部肿块坚硬者。⑩

77.甲片散 炒甲片60克、醋炒莪术15克、醋炒三棱15克、醋炒五灵脂15克、当归30克、川芎30克、醋大黄15克、丹参30克、炒黑丑15克、醋延胡索15克、川牛膝15克、肉桂15克、麝香0.06克。上药如法炮制,除麝香外,共焙干研成极细粉末,再加入麝香和匀,用瓷瓶密封备用,也可蜜为丸。若缺麝香也可不用,但疗效稍差。每次6～9克,每日3次,饭前白开水送下。⑪

78.卵巢癌方34 寻骨风37.5克、龙葵37.5克、马鞭草37.5克、蛇莓37.5克。每日1剂,水煎,早、晚空腹服用。适用于卵巢癌或有水肿者。⑫

79.卵巢癌方35 麝香1克、人工牛黄5克、

① 周岱翰.临床中医肿瘤学[M].北京:人民卫生出版社,2003:244.
② 谷言方,等.谷铭三治疗肿瘤经验集[M].上海:上海科学技术出版社,2002:166-171.
③ 同上.
④ 蒋玉洁,李一明.中国肿瘤秘方全书[M].北京:科学技术文献出版社,2001:266.
⑤ 陈熠,从众.肿瘤单验方大全[M].北京:中国中医药出版社,1998:785.
⑥ 孙秉严,孙丽瀛.孙秉严40年治癌经验集[M].北京:华龄出版社,1997:126-131.
⑦ 同上.
⑧ 雷永仲,等.中医药治疗恶性肿瘤存活三年以上200例的临床分析[J].新中医,1980(3):31-36.
⑨ 潘敏求.中华肿瘤治疗大成[M].石家庄:河北科学技术出版社,1996:745-755.
⑩ 李佩文.中西医临床肿瘤学[M].北京:中国中医药出版社,1996:903.
⑪ 李佩文.中西医临床肿瘤学[M].北京:中国中医药出版社,1996:904.
⑫ 潘敏求.中华肿瘤治疗大成[M].石家庄:河北科学技术出版社,1996:753.

乳香30克、没药30克。共研细末,装成100粒胶囊,每日3次,每次1～2粒,饭后吞服,1～2个月为1疗程。适用于晚期卵巢癌疼痛较甚者。①

80. 卵巢癌方36　党参20克、黄芪20克、龙葵20克、半枝莲15克、白英10克、白花蛇舌草15克、鳖甲(先煎)15克、墨旱莲15克、川楝子6克、生山楂10克。每日1剂,水煎成100毫升,早、晚分服。适用于卵巢无性细胞癌气虚热毒盛者。②

81. 卵巢癌方37　太子参12克、丹参12克、茯神12克、炙甘草9克、白术9克、黄芪12克、干地黄15克、鸡血藤18克、天冬12克、人参(蒸兑)12克、半枝莲12克、薏苡仁30克、炒麦芽18克。③

82. 卵巢癌方38　桂枝5克、茯苓10克、白芍10克、牡丹皮10克、桃仁10克、乳香10克、没药10克、昆布20克、海藻20克、鳖甲(先煎)10克、小锯锯藤20克。每日1剂,水煎,分2次服。适用于卵巢癌Ⅱ期。④

83. 何任经验方1　太子参12克、丹参12克、茯神12克、炙甘草9克、白术9克、黄芪12克、生地黄15克、鸡血藤18克、天冬12克、猫人参24克、半枝莲12克、薏苡仁30克、炒麦芽18克。补气血,益脾肾,解毒抗癌。适用于卵巢恶性细胞瘤。⑤

84. 蛇莲地鳖汤(湖北中医药大学附属医院经验方)　白花蛇舌草60克、半枝莲60克、橘核15克、昆布15克、桃仁15克、地龙15克、土鳖虫9克、川楝子9克、小茴香9克、莪术12克、党参12克、红花3克、薏苡仁30克。清热解毒,化瘀软坚。适用于肝郁气滞,痰毒瘀结型卵巢癌。⑥

二、手术后,与放、化疗等合用方

1. 黄芪扶正汤　黄芪30克、灵芝粉15克、枸杞子15克、黄精15克、女贞子15克。随症加减:白细胞减少者,加鸡血藤15克、补骨脂15克;恶心呕吐者,加竹茹15克、半夏15克。每21日为1个疗程,共3个疗程。林兰娟等用此方联合化疗治疗32例卵巢癌术后患者,改善中医证候评分、生活质量,提高机体免疫能力(提高免疫球蛋白及T细胞群含量)。⑦

2. 复方大七气汤　半枝莲15克、姜黄20克、半夏10克、陈皮10克、青皮10克、藿香5克、三棱5克、莪术10克、薏苡仁30克、猪苓10克。研粉成丸,每日12克,分2次服。陈蓉等用此方配合手术、放化疗治疗30例卵巢癌患者,治疗5年,可明显提高临床疗效,减轻患者不良反应。⑧

3. 柴周芳等经验方　黄芪30克、白术15克、陈皮9克、茯苓15克、半枝莲30克、白花蛇舌草30克、猫人参30克、灵芝30克、薏苡仁30克、天龙9克、厚朴12克、焦三仙12克、鸡内金9克。随症加减:纳少者,加鸡内金、砂仁健脾开胃;大便秘结者,加生大黄;汗出甚者,加糯稻根、生牡蛎益气健脾止汗;呕吐者,加吴茱萸、干姜;腹水胀满者,加大腹皮、冬瓜皮、玉米须;腹痛者,加香附、延胡索、乳香、没药行气止痛;腹块坚硬者,加土鳖虫,甚者加水蛭活血消癥等。柴周芳等用此方结合化疗治疗23例肿瘤细胞减灭术后复发的晚期卵巢癌患者,明显提高中位生存时间,提高5年生存率。⑨

4. 扶正培本方　党参15克、生黄芪30克、枸杞10克、桑白皮20克、炒白术15克、茯苓皮30克、薏苡仁12克、半枝莲30克、七叶一枝花10克、灵芝10克、白花蛇舌草30克、当归10克、法半夏8克、鸡血藤10克、陈皮6克、青皮6克、甘草6克。每日1剂,水煎,分2次服。袁晓清等用此方配合化疗治疗33例卵巢术后复发并腹水患者,疗效满意,腹水控制率、5年生存率、治疗1

① 同上.
② 潘敏求.中华肿瘤治疗大成[M].石家庄:河北科学技术出版社,1996:754.
③ 潘敏求.中华肿瘤治疗大成[M].石家庄:河北科学技术出版社,1996:754－755.
④ 潘敏求.中华肿瘤治疗大成[M].石家庄:河北科学技术出版社,1996:756－757.
⑤ 何任.肿瘤扶正祛邪治法蠡测[J].浙江中医学院学报,1985,9(1):1－4.
⑥ 杨今祥.抗癌中草药制剂[M].北京:人民卫生出版社,1981:316.
⑦ 林兰娟,等.黄芪扶正汤对卵巢癌术后化疗患者免疫治法的影响[J].陕西中医,2017,38(2):217－219.
⑧ 陈蓉,周萍,等.中西医结合治疗卵巢癌疗效观察[J].实用中医药杂志,2016,32(6):561.
⑨ 柴周芳,俞超芹,等.中西医结合治疗Ⅲc期复发性卵巢癌的临床研究[J].肿瘤学杂志,2015,21(11):885－888.

年后的生活质量、转移复发率明显改善。①

5. 桂枝茯苓丸加减方 桂枝 10 克、茯苓 15 克、牡丹皮 10 克、赤芍 10 克、桃仁 10 克、淫羊藿 10 克、仙茅 10 克、太子参 30 克、白术 10 克、甘草 5 克、莪术 15 克、白花蛇舌草 15 克。徐力等用此方联合化疗治疗晚期卵巢癌术后 20 例,治疗 2 个周期,有效提高患者生活质量、改善中医症状、更年期指数及体力状况。②

6. 宣柏云等经验方 黄芪 15 克、生晒参 15 克、茯苓 15 克、猪苓 15 克、枸杞子 15 克、女贞子 15 克、芍药 15 克、鸡血藤 15 克、鸡内金 15 克、当归 12 克、陈皮 12 克、仙鹤草 12 克、薏苡仁 30 克。随症加减:牙龈出血者,加生地黄、熟地黄、茜草;腹胀甚者,加木香、大腹皮;肿块坚硬者,加三棱、莪术、炙甲片、土鳖虫;尿少者,加半枝莲、半边莲、胡芦巴;便秘者,加肉苁蓉、火麻仁、制大黄;寐差者,加酸枣仁、远志。每日 1 剂,水煎服。宣柏云等用此方联合化疗治疗 21 例晚期卵巢癌术后复发患者,病情完全缓解 2 例,部分缓解 14 例,稳定 4 例,进展 1 例;明显提高生活质量、延长生存时间、减轻胃肠道反应。③

7. 孙光荣经验方 西洋参 12 克、生北芪 12 克、紫丹参 10 克、制鳖甲 15 克、白花蛇舌草 15 克、半枝莲 15 克、芡实仁 15 克、薏苡仁 15 克、大腹皮 12 克、炒枳壳 6 克、制香附 10 克、当归片 10 克、车前子(包煎)10 克、赤小豆 10 克、生甘草 5 克。健脾益气,利水消胀,调补肝肾,培补真元。适用于肝肾亏损者。孙光荣用此方治疗 1 例卵巢癌术后化疗中胸腹水患者,腹胀,胃脘胀,气短,口干,尿黄,舌绛,苔灰,脉细且涩。服药 28 剂后,诸症减轻,病情稳定。④

8. 谭开基经验方 1 黄芪 15 克、党参 15 克、白术 15 克、茯苓 15 克、女贞子 15 克、鸡血藤 15

克、墨旱莲 15 克、法夏 9 克、陈皮 6 克、炙世草 6 克。健脾和胃,补肾固本。谭开基用四妙丸加减〔方药见 803 页辨证施治 3.(5)〕合此方治疗 1 例卵巢浆液性乳头状腺癌Ⅲa 期行卵巢癌根治术后患者,症见身体虚弱,精神疲倦,反复下腹部疼痛,腹胀,纳呆,不欲饮食,口干苦不欲饮,小便黄短。舌质黯红,苔黄腻,脉弦数。患者不能耐受化疗,遂用四妙丸加减清热利湿,解毒散结,治疗 2 周后自觉身体康复,能够接受化疗,继以紫杉醇加顺铂方案化疗 6 周期,化疗期间配合此方中药口服,未出现明显不良反应,化疗后继续中药治疗,配合平消胶囊,随诊 8 年患者仍能坚持正常工作,生活如常人,未见异常。⑤

9. 益气养阴解毒汤 太子参 15 克、代赭石 15 克、南沙参 15 克、北沙参 15 克、麦冬 15 克、竹茹 15 克、炒白术 30 克、炒枳壳 10 克、姜半夏 9 克、旋覆花 6 克、陈皮 6 克。每日 1 剂,水煎服,早、晚各 1 次,或可分数次服,可随症加减。在化疗期中即可服用,减少化疗的毒性和不良反应。⑥

10. 夏亲华经验方 生黄芪 30 克、党参 15 克、天花粉 15 克、白术 20 克、白芍 15 克、薏苡仁 50 克、仙鹤草 30 克、鸡血藤 30 克、猪苓 15 克、茯苓 15 克、丹参 15 克、玄参 10 克、半枝莲 20 克、白花蛇舌草 30 克。上药水煎,自腹腔化疗前 1 周开始服用,可连续服用至腹腔化疗结束或更长时间。夏亲华用此方配合化疗治疗 27 例晚期卵巢癌术后患者,近期疗效、化疗完成情况、生存率、毒性反应均明显改善。⑦

11. 郭福魁等经验方 1 生黄芪 30 克、党参 15 克、太子参 15 克、白术 15 克、黄精 15 克、山药 30 克、砂仁 8 克、女贞子 30 克、枸杞子 15 克、当归 20 克、阿胶 10 克、桑寄生 15 克、土茯苓 30 克、急性子 15 克、益母草 30 克、水红花子 20 克、楮实子

① 袁晓清,等. 中西医结合治疗卵巢癌术后复发并腹水 33 例总结〔J〕. 湖南中医杂志,2012,28(1):20-21.
② 徐力,等. 桂枝茯苓丸加减联合 DP 方案治疗晚期卵巢癌 20 例〔J〕. 现代中医药,2011,31(2):11-14.
③ 宣柏云,等. 益气健脾养血汤联合化疗治疗晚期卵巢癌 21 例〔J〕. 浙江中医杂志,2011,46(1):35.
④ 李彦知,等. 孙光荣教授临证验案举隅〔J〕. 中国中医药现代远程教育,2010,8(3):7-8.
⑤ 吴大真,等. 名中医肿瘤科绝技良方〔M〕. 北京:科学技术文献出版社,2009:166.
⑥ 潘天慧,等. 手术、化疗配合中药治疗原发性卵巢癌的临床研究〔J〕. 安徽中医学院学报,2004,23(4):15-17.
⑦ 夏亲华. 中药扶正培本、化瘀解毒配合腹腔化疗治疗晚期卵巢癌〔J〕. 安徽中医临床杂志,1999,11(1):5-6.

30克、生牡蛎20克、陈葫芦20克、茜草15克。随症加减：恶心者，加竹茹、代赭石、半夏；腰脊疼痛者，加狗脊、续断；胁肋隐痛、肝功谷丙转氨酶高者，加石见穿、胆草、川楝子、茵陈、五味子。每日1剂，煎药60分钟，分二次服。益气养血，补益脾肾，佐以抗肿瘤。适用于卵巢癌气血亏虚、脾肾不足证。郭福魁等用此方治疗1例右卵巢颗粒细胞癌Ⅲ期术后化疗后原肿瘤遗留或生长的患者，白细胞、血小板、血红蛋白均低于正常值。症见面色晦暗无华，气短乏力，不思饮食，情志郁闷，语声低微，大便溏薄，舌质淡，边有齿痕，舌苔薄腻，脉沉细无力。服药九天后，患者白细胞、血小板、血色素明显增加。服药3个月后，患者自感体力增加，饮食改善，精神转佳，体重增加。边服中药边进行化疗，共化疗3个疗程。根据患者化疗反应，肝功损伤等症状，随症加减用药。患者坚持服药，2年后复查B超未见子宫旁肿块，2.5年后患者已能够坚持半日工作，自我感觉良好，随访3年生活如常人。[①]

三、手术后，放、化疗后用方

1. 吴良村经验方1 太子参15克、北沙参15克、麦冬15克、天花粉20克、鲜石斛20克、白术12克、茯苓12克、山药15克、麦芽30克、夜交藤30克、甘草9克。每日1剂，水煎服。吴良村用此方治疗1例卵巢浆液性乳头状腺癌（Ⅲa期）根治术后化疗后患者，症见呕吐明显，形体消瘦，面色苍白，神疲乏力，夜寐不安，口干，多汗，纳呆，呕吐、便秘，舌质偏红苔黄，脉细偏数。治疗3月后诸症已无，能进行家务劳动，每月复诊1次，处方酌情稍事加减。患者坚持服药近3年，精神尚可，无明显不适。腹部增强CT未见明显复发及转移征象。[②]

2. 附子粳米汤加减方 附子10克、法半夏30克、甘草9克、大枣9枚、吴茱萸3克、太子参15克、山药15克、白术10克、大腹皮15克、蒲黄（包煎）15克、败酱草15克、大黄3克。上药加生姜3片，每日1剂，水煎服，分2次温服，并嘱患者简化思想，调畅情志，调整作息及饮食，适度锻炼。曹建雄运用此方治疗1例卵巢浆液性乳头状囊腺癌根治术后化疗后复发，并伴恶性（血性）腹水无法耐受手术、化疗患者，治疗1月后复查彩超未见明显腹腔积液，CEA及CA125均降至正常，续予八珍汤合化积丸加减巩固治疗。随访7月病情稳定，无特殊不适。[③]

3. 小柴胡汤合五苓散加减 柴胡15克、黄芩10克、炙甘草5克、姜半夏15克、党参10克、茯苓15克、猪苓15克、泽泻15克、桂枝15克、苍术10克、干姜10克、红枣20克、当归10克、川芎10克。每日2次，水煎服。黄煌用此方治疗1例卵巢浆液性乳头状癌（低分化）术后患者，化疗8次，因电解质紊乱（低钾、低钙、低钠、低镁）导致癫痫大发作一次，肿瘤指标仍居高不下，不愿意继续化疗，改为此方治疗4月余，患者精神状态、面色转佳，腹胀减轻，下肢浮肿消失，体质量未下降，肝区疼痛不显，但肿瘤指标仍未下降。继续原方巩固治疗，改善其生活质量。[④]

4. 吴良村经验方2 太子参15克、白术10克、茯苓15克、红枣10克、山药15克、薏苡仁30克、当归10克、川芎6克、芍药10克、炒稻芽10克、神曲6克、酸枣仁10克、夜交藤15克、淮小麦15克、石斛（先煎）12克、甘草6克。每日1剂，水煎服。吴良村用此方治疗1例卵巢癌盆腔转移行卵巢癌根治术后化疗后患者，症见面色㿠白，精神萎靡，神疲乏力明显，胃纳差，食后腹胀，夜寐不安，多梦盗汗，语声低微，舌淡苔白，脉细弱。服药21剂后，诸症改善，能家务劳动。[⑤]

5. 齐元富经验方 黄柏9克、知母12克、厚朴15克、白芍30克、陈皮15克、半夏15克、木瓜30克、羌活12克、桂枝15克、延胡索30克、莪术9克、郁金15克、红藤30克、七叶一枝花15克、薏

① 郭福魁，等. 妇科生殖器官恶性肿瘤治验举隅[J]. 北京中医杂志，1987(2)：44-45.
② 黄宏，沈敏鹤，等. 吴良村治疗卵巢癌经验[J]. 中医杂志，2017,58(9)：737-740.
③ 向菊花，曹建雄，等. 曹建雄教授运用附子粳米汤治疗卵巢癌恶性腹水1例[J]. 中医药导报，2017,23(9)：35-36.
④ 林嘉雯，苗婷婷. 黄煌运用经方治疗恶性肿瘤验案撷要[J]. 中华中医药杂志，2017,32(1)：178-180.
⑤ 莫建潮，王彬彬，等. 吴良村论治卵巢癌临床经验探析[J]. 浙江中医药大学学报，2016,40(9)：663-665.

苡仁 30 克、佛手 24 克、黄芪 15 克。每日 1 剂，水煎服。齐元福用此方治疗 1 例卵巢癌 Ⅱa 期术后、化疗后患者，症见左髂部疼痛，双手指麻木，全身乏力，口苦，纳眠一般，二便调，舌红苔黄腻，脉弦滑。服药 14 剂后左髂部疼痛略减轻，双手指麻木减轻。其后随症加减，一直坚持服用中药治疗。随访 4 年，患者精神、胃纳、二便皆如常人。[1]

6. 徐力经验方 2 桂枝 6 克、茯苓 10 克、牡丹皮 10 克、炒白芍 30 克、桃仁 10 克、红花 10 克、白屈菜 15 克、当归 10 克、浙贝母 10 克、苦参 10 克、炙甘草 10 克、红豆杉 10 克、蛇莓 10 克、王不留行 10 克、蜈蚣 3 克、龙葵 30 克、法半夏 10 克、陈皮 6 克。上药浓煎，等分 4 份，分别于 9 点、13 点、17 点、21 点口服。徐力用此方治疗 1 例卵巢癌术后化疗后 2 年复发、再次化疗后患者，治疗 3 月后症状较前改善，随访 2 年病情稳定。[2]

7. 林丽珠经验方 桃仁 10 克、苦参 10 克、露蜂房 10 克、香附 10 克、半枝莲 15 克、山慈菇 15 克、八月札 15 克、厚朴 15 克、麦冬 15 克、土鳖虫 6 克、甘草 6 克、女贞子 20 克。每日 1 剂，水煎服。解毒祛瘀，消癥散结。林丽珠用此方治疗 1 例卵巢癌先后两次术后化疗后患者，症见腹胀，手术伤口处偶有疼痛，稍疲倦，纳眠可，二便调，舌黯红苔薄黄，脉弦滑，证属瘀毒互结证。治疗 2 周后诸症改善，上方加减，1 月后精神好，无不适，继续祛瘀解毒，并健脾补肾，半年后患者坚持参加锻炼及各种活动，无明显不适，卡氏评分 90 分。治疗 4 年余，未见肿瘤转移及复发。[3]

8. 益气扶正消癥汤 炙黄芪 20 克、党参 10 克、炒白术 10 克、当归 10 克、白芍 10 克、地龙 10 克、黄精 10 克、麦冬 10 克、玄参 10 克、莪术 15 克、山慈菇 15 克、甲片 15 克、生地黄 12 克、陈皮 6 克、川芎 5 克、炙甘草 5 克。随症加减：潮热、失眠者，加用五味子、枸杞子。每日 1 剂，水煎服。化疗间

歇期服用。[4]

9. 姚红梅等经验方 党参 30 克、黄芪 30 克、仙鹤草 20 克、茯苓 10 克、白术 10 克、枸杞子 15 克、女贞子 15 克、谷芽 15 克、麦芽 15 克、厚朴 9 克、甘草 3 克。随症加减。每日 1 剂，水煎后分 2～3 次内服。姚红梅等用腹腔化疗及此方治疗 43 例卵巢癌术后患者，腹腔化疗后 3～5 日开始用本方，若呕吐剧烈者，宜暂缓。结果显示：43 例患者，均腹腔积液消失，肿瘤标志物降至正常，且明显改善了化疗反应以及卵巢切除后出现的类更年期症状；存活 2 年以上、4 年以上分别为 25 例；治疗中未见不良反应。[5]

10. 温脾汤合五苓散 党参 15 克、炒白术 10 克、猪苓 10 克、茯苓 10 克、泽泻 12 克、车前子 10 克、川桂枝 6 克、干姜 3 克、附子 6 克、八月札 10 克、枳壳 6 克、制大黄（后下）10 克、仙鹤草 15 克、土茯苓 10 克、炙甘草 6 克。并加用黑膏药，内加生半夏 3 克、生川乌 3 克、甘遂 3 克、甘草 3 克、生大黄 5 克等研末，外敷下腹部。温补脾肾，通腑泄浊，使脾运得健，腑通气顺，湿浊自祛。适用于脾肾两虚，失于温运，致水湿邪毒内聚者。顾奎星用此方治疗 1 例卵巢癌术后放疗后复发、化疗无效患者，症见面色萎黄，目眶黧黑，语声低微，腹胀如鼓，腹围 84 厘米，恶心频作，烦躁不安，大便旬日未解，小便量少，舌淡苔有紫斑，苔腻，脉细数。治疗后病情稳定，改用参苓白术散合当归补血汤加减，巩固疗效。8 个月后患者因盆腔广泛转移、恶病质而亡。[6]

11. 王士勤经验方 人参 6 克、生黄芪 30 克、全当归 20 克、茯苓 12 克、制黄精 30 克、肉苁蓉 10 克、蛇莓 10 克、菟丝子 10 克、半枝莲 30 克、阿胶 10 克、白花蛇舌草 15 克、蟾蜍皮 10 克。随症加减：咳嗽咳血者，加川贝母、枇杷叶、白及；腹水者，加车前子、冬瓜子皮；疼痛者，加罂粟壳。扶正

① 侯红松，齐元富. 齐元富治疗卵巢癌经验[J]. 山东中医杂志，2015,34(1)：60-61.
② 蒋倩，徐力. 徐力教授治疗卵巢癌经验[J]. 中医临床研究，2014,6(34)：79-81.
③ 李佳殷，林丽珠. 林丽珠治疗卵巢癌经验[J]. 中医杂志，2012,53(21)：1866-1867.
④ 潘天慧，等. 手术、化疗配合中药治疗原发性卵巢癌的临床研究[J]. 安徽中医学院学报，2004,23(4)：15-17.
⑤ 姚红梅，等. 腹腔化疗及中药治疗卵巢癌术后 43 例[J]. 辽宁中医杂志，1998,25(10)：468-469.
⑥ 顾奎星，等. 相反相畏药对在肿瘤临床的应用举隅[J]. 江苏中医，1998,19(3)：26-37.

祛邪,活血化瘀。王士勤采用手术及化疗后配合此方治疗 14 例卵巢癌患者,长期服用此方,5 年生存率 57.25%,临床效果满意。[①]

四、手术后,单独用方

1. 厚朴三物汤合大黄牡丹皮汤合桃核承气汤 厚朴 24 克、枳实 20 克、大黄 6 克、芒硝 6 克、桃仁 12 克、桂枝 6 克、牡丹皮 12 克、冬瓜仁 12 克、炙甘草 10 克。每日 1 剂,水煎服。欧玲用此方治疗 44 例卵巢癌切除术后患者,手术后 6 小时、12 小时、18 小时各服用 1 次,每次服 50 毫升,可改善伤口疼痛,加快肛门排气。[②]

2. 李可经验方 漂海藻 60 克、甘草 60 克、木鳖子 15 克、两头尖 45 克、浙贝母 120 克、鸡血藤 60 克、高丽参(单煎)15 克、五灵脂 30 克、生附子 30 克、姜炭 30 克、干蟾皮 15 克、大黄 10 克、细辛 45 克、生薏苡仁 45 克、败酱草 120 克、止痉散 6 克。加水 3 000 毫升,文火煎煮 2 小时,取药液 300 毫升,兑入高丽参,分 3 次服。温中散寒,软坚散结。适用于卵巢癌术后,正气渐复,邪从热化之本寒症。[③]

3. 参桃红花饮(河北省医学科学院方) 党参 20 克、白术 10 克、半枝莲 20 克、白英 30 克、马鞭草 20 克、赤芍 15 克、桃仁 10 克、红花 10 克、䗪虫 3 克、猫爪草 20 克、土茯苓 30 克、小茴香 5 克。每日 1 剂,水煎服。本方益气健脾,清热化瘀;适用于卵巢癌术后,瘀毒未尽。[④]

4. 何任经验方 2 西洋参(另煎)3 克、黄芪 18 克、冬虫夏草(另炖)4 克、生地黄 18 克、川石斛 5 克、猪苓 18 克、半枝莲 15 克、七叶一枝花 15 克、蒲公英 30 克、石见穿 15 克、藤梨根 30 克、延胡索 9 克、薏苡仁(另煮空腹服)60 克。本方扶正祛邪,消癥抗瘤;适用于卵巢癌,证属正虚邪滞证。何任用此方治疗 1 例右卵巢内胚胎瘤破裂术后患者,因身体不能承受仅化疗 1 次,转中药治疗。治疗 17 月复查一切正常,恢复上班工作,随访 8 年仍正常。[⑤]

5. 芩连四物汤加二至丸加减 黄芩 10 克、黄连 5 克、川芎 10 克、当归 10 克、白芍 20 克、生地黄 20 克、黄芪 30 克、白术 15 克、山药 15 克、女贞子 10 克、墨旱莲 10 克、桑叶 10 克、菊花 10 克、紫草 10 克、白花蛇舌草 15 克、橘核 10 克、焦三仙 30 克、厚朴 6 克。每日 1 剂,水煎服。益气养血,降火补肾。适用于气血虚弱,肾水不足,肝火上亢之症。朴炳奎用此方治疗 1 例卵巢透明细胞癌术后患者,术后 4 个月伴腹胀、烘热汗出,大便正常,舌淡苔薄,脉细。随症加减治疗 3 年半,病情平稳。[⑥]

6. 陈锐深等经验方 金钱草 30 克、瞿麦 30 克、白茅根 30 克、党参 25 克、茯苓 25 克、桃仁 15 克、赤芍 15 克、石韦 15 克、海金沙 15 克、牡丹皮 10 克、沙牛末(冲服)10 克、田七片 10 克。每日 1 剂,水煎服,分早晚服。健脾利湿,活血通淋。适用于肝郁脾虚、湿热瘀阻证。陈锐深等用此方治愈 1 例卵巢癌术后肾结石患者,服药 7 剂后腰痛消失,无明显不适,复查 B 超泌尿系未见结石,随诊 2 年余,结石未见复发。[⑦]

7. 郭氏抗癌方 生黄芪 30 克、山药 30 克、土茯苓 30 克、益母草 30 克、水红花子 30 克、女贞子 30 克、党参 15 克、黄精 15 克、当归 15 克、白术 15 克、枸杞子 15 克、茜草 15 克、急性子 15 克。每日 1 剂,水煎取汁 250 毫升,每日 2 次,口服。益气养血,补益脾肾。郭氏用此方治疗右卵巢颗粒细胞癌Ⅳ期以及双卵巢宫内膜样癌Ⅲ期手术后患者各 1 例,治疗后 3 年无复发、无转移。[⑧]

8. 王济民等经验方 1 号基本方,绞股蓝 30~50 克、黄芪 30~50 克、当归 10~15 克、白花

① 王士勤. 中西医结合治疗卵巢癌 14 例临床分析[J]. 交通医学,1994,8(1):187.
② 欧玲. 卵巢癌切除术后应用中药效果观察[J]. 实用中医药杂志,2016,32(8):773.
③ 尚怀海,等. 中医名方验方丛书·肿瘤治疗名方验方[M]. 北京:人民卫生出版社,2016:385-386.
④ 尚怀海,等. 中医名方验方丛书·肿瘤治疗名方验方[M]. 北京:人民卫生出版社,2016:392-393.
⑤ 何任. 跟名师学临床系列丛书——何任[M]. 北京:中国医药科技出版社,2010:124-125.
⑥ 卢雯平. 朴炳奎治疗卵巢癌经验及验案 3 则[J]. 中医杂志,2010(S1):99-100.
⑦ 陈锐深,黎壮伟. 中药治愈卵巢癌术后肾结石 1 例[J]. 辽宁中医杂志,2006,33(10):1254.
⑧ 蒋玉洁,李一明. 中国肿瘤秘方全书[M]. 北京:科学技术文献出版社,2001:265.

蛇舌草40～80克、龙葵20～40克、石见穿30～60克、丹参20～30克、三棱10～15克、莪术10～15克、水蛭3～6克、夏枯草20～30克、薏苡仁30～60克、木香10克。2号基本方，党参20～30克、白术10～15克、半枝莲20～80克（腹泻便溏者不用）、白英30～40克、马鞭草20～30克、赤芍15～20克、桃仁10克、红花10克、土鳖虫3～6克、猫爪草20克、土茯苓30克、小茴香5～10克。1、2号基本方交替服用或两方中的药物穿插选用。水煎服，每周5～6剂。王济民用此方治疗4例卵巢癌术后患者，均已生存6年以上，未见复发转移，并已恢复正常工作和学习。其中1例高度恶性内胚窦瘤患者已生存12年。①

9. 王恩智等经验方　党参10克、熟地黄24克、茯神10克、山茱萸15克、山药10克、牡丹皮10克、当归20克、黄芪10克、酸枣仁15克、木香10克、远志10克、甘草6克、莪术10克。随症加减：体弱气虚者，加大黄芪、山药用量；偏肾阴虚者，加大熟地黄、酸枣仁用量，酌加龟甲胶、珍珠母以滋阴潜阳；偏肾阳虚者，少佐制附片、杜仲、菟丝子以阴阳互补；失眠重者，加大酸枣仁、远志、熟地黄用量，酌加磁石、珍珠母重镇安神，养心定志；出汗多者，加少许浮小麦，加重黄芪用量，酌用银柴胡、胡黄连等滋阴清虚热，益气固表止汗。益气养阴，调和心脾。适用于卵巢癌阴虚火旺型。王恩智等用此方治疗5例卵巢癌双卵巢切除术后更年期综合征者，结果临床治愈（症状、体征全部消失）22例，好转（症状、体征基本消失）2例，1例因腹腔及其他脏器转移而无效。②

10. 佟蔚廷等经验方　党参20克、生黄芪20克、龙葵15克、半枝莲15克、白花蛇舌草15克、鳖甲15克、墨旱莲15克、白英10克、生山楂10克、川楝子6克。每日1剂，水煎早晚分服。佟蔚廷等用此方治疗1例卵巢无性细胞瘤患者。案例：患者10岁，1983年11月11日剖腹探查，左

上腹18厘米×10厘米肿物，结节状、硬、固定；左肾受压；肠系膜淋巴结肿大，大网膜布满大小不等结节；左侧卵巢肿物8厘米×6厘米×6厘米，表面血管怒张，略活动。行左侧卵巢切除术及左上腹肿物取活检。病理诊断：双侧卵巢生殖细胞瘤，淋巴结内瘤细胞浸润。术后西药治疗无效出院。1983年12月5日就诊时：一般情况差，面黄消瘦，不能行走，腹膨隆，左上腹触及肿块12厘米×12厘米，左下腹肿块4厘米×4厘米，边界不清、硬、固定，脉沉细，苔薄白。予此方，同时口服N-甲溶肉瘤素，每日2次，每次1片，连服9个月。治疗2个月后肿物已触不清，5个月后B超探及8.4厘米×6厘米低回声团块，9个月后腹部未触及肿块，肛诊未发现异常。原方加云苓20克、白芍20克、生山药30克。另服谷氨酸50毫克、利血生20毫克、维生素C 0.1克、益肝宁1片、鲨肝醇25毫克，继续服N-甲溶肉瘤素片，21个月后复诊，中药改为2天1剂。3年后停服中药及西药。3年半后B超未见肿块。③

11. 郭福魁经验方　生黄芪30克、党参15克、黄精15克、当归15克、山药30克、白术15克、生薏苡仁15克、鸡血藤30克、枸杞子10克、女贞子30克、浮小麦20克、土茯苓30克、夏枯草30克、石见穿30克、益母草30克、七叶一枝花10克、刘寄奴15克、桑寄生15克、荔枝核20克、水红花子30克、茜草30克、急性子15克。益气养血，补益脾肺，佐以抗肿瘤。适用于卵巢癌气血不足、肺脾气虚证。郭福魁等用此方治疗1例卵巢宫内膜样癌Ⅲ期术后患者，治疗半年后，患者症状明显好转，饮食增加，小腹痛减轻，心慌气短，头晕自汗等症状消失，体重增加20千克。治疗3年，患者共服中药近千剂，多次到医院复查，未发现肿瘤复发。④

五、未手术，与放、化疗等合用方

1. 补肾健脾方　山药12克、白术12克、当归

① 李佩文. 中西医临床肿瘤学［M］. 北京：中国中医药出版社，1996：904.
② 王恩智，等. 中医防治宫颈癌、卵巢癌根治术后更年期综合征［J］. 甘肃中医学院学报，1996，13（2）：17-18.
③ 佟蔚廷，等. 手术加药物治疗1例卵巢无性细胞瘤［J］. 中西医结合杂志，1988（11）：682.
④ 郭福魁，等. 妇科生殖器官恶性肿瘤治验举隅［J］. 北京中医杂志，1987（2）：44-45.

12克、熟地黄9克、泽泻9克、茯苓9克、黄芪9克、川芎9克、半枝莲9克、八月札9克、甘草6克。每日1剂,水煎服,早晚分服。林琪等用此方联合化疗治疗Ⅲ、Ⅳ期卵巢癌21例,可明显提高患者的中医证候评分,减少化疗药物不良反应,改善恶心呕吐、腹胀及脱发情况。①

2. 加味参苓白术散 太子参30克、茯苓15克、白术10克、白扁豆10克、山药30克、甘莲肉10克、薏苡仁30克、陈皮5克、桔梗5克、大枣10克、甘草5克、砂仁(后下)10克。随症加减:气滞湿阻者,加柴胡、木香、苍术、大腹皮;湿热蕴结者,加黄芩、泽泻、滑石、车前子;肝脾血瘀者,加丹参、三七、桃仁、牡丹皮;脾肾阳虚者,加桂枝、附子、干姜。每日1剂,每日1剂,水煎至100毫升,饭后温服,连用4周。益气健脾,渗湿止泻。易良杰等用此方联合白介素-2腹腔灌注治疗卵巢癌相关腹水,可以有效控制腹水情况,改善症状,提高生活治疗。②

3. 徐粤经验方 太子参30克、党参20克、黄芪15克、茯苓15克、桂枝15克、白芍药10克、炙甘草12克、大枣15克、怀牛膝15克、木香10克。每日1剂,水煎至100毫升,于首次化疗前1周开始服药,至化疗结束后1周。徐粤用此方联合化疗治疗40例晚期卵巢癌患者,可提高患者生命质量,增强患者体能,提高近期生存率和生存质量。③

4. 杨双祥等经验方 党参20克、薏苡仁20克、茯苓20克、白术20克、鸡内金15克、甘草15克、白花蛇舌草15克、瓜蒌皮10克、半枝莲10克、猫爪草10克、八月札10克。加水500毫升煎煮,每日1剂,每次200毫升。杨双祥等用此方配合化疗治疗40例晚期卵巢癌患者,连续治疗半年,有利于改善晚期卵巢癌患者的免疫学相关指标,延长生存期,提高患者的生存质量。④

5. 抗化疗副反应方 人参10克、白术20克、茯苓30克、木香10克、代赭石10克、旋覆花10克、黄芪50克、当归10克、鸡血藤15克、山楂5克、甘草3克。随症加减:脾虚甚者,加党参10克、补骨脂10克;肾虚者,加附子10克、桂枝5克;气滞较重者,加香附10克、小茴香10克;血瘀明显者,加红花10克、牡丹皮20克;水湿较重者,加桂枝5克、大腹皮30克、泽泻10克、香附10克。每日1剂,免煎药,开水冲服。伍安银等用此方联合西药腹腔灌注治疗37例卵巢上皮癌腹水患者,疗效好,不良反应少。其中腹水完全缓解18例,部分缓解12例。⑤

6. 八珍化积汤 太子参10克、白术15克、茯苓15克、熟地黄15克、当归10克、川芎10克、红花10克、白芍15克、三棱10克、莪术15克、槟榔10克、白花蛇舌草30克、半枝莲15克、七叶一枝花15克、女贞子15克、郁金15克、生甘草6克。随症加减:贫血明显者,加阿胶、鸡血藤;腹水较著者,加泽泻、王不留行;肾阳虚衰者,加鹿角胶、附子、肉桂。苏新华用此方联合化疗治疗中晚期卵巢癌28例,能减少化疗的消化道反应,防止白细胞减少及肝肾治法损害,减少腹膜炎。⑥

7. 李艺经验方 太子参30克、条参20克、白术20克、茯苓15克、法半夏15克、木香10克、陈皮10克、山药20克、炒扁豆20克、炒谷芽30克、炒麦芽30克、炒鸡内金15克、甘草5克。随症加减:纳少者,加薏苡仁、厚朴、鸡内金健脾除湿;湿盛者,加虎杖、马齿苋清热利湿;腹痛者,加香附、瓜蒌壳、延胡索行气止痛;汗出甚者,加生晒参、糯稻根、麻黄根、生牡蛎益气健脾止汗。扶正抑癌,益气健脾。李艺用此方配合化疗治疗19例晚期卵巢癌,能够有效消退癌瘤病灶,提高卵巢癌患者的免疫力,降低患者的死亡率和复发率。⑦

① 林琪,等. 自拟补肾健脾方辅助治疗中晚期卵巢癌效果观察[J]. 中国乡村医药,2017,24(12):48-49.
② 易良杰,等. 加味参苓白术散口服联合白介素-2腹腔灌注治疗卵巢癌相关腹水的临床观察[J]. 广州中医药大学学报,2017,34(1):31-34.
③ 徐粤. 中药结合TP化疗方案对晚期卵巢癌患者生存质量的影响[J]. 中国医药导刊,2016,18(11):1144-1145.
④ 杨双祥,等. 中西医结合治疗对晚期卵巢癌的生存率和免疫学等指标的影响分析[J]. 中国临床研究,2015,28(8):1090-1091.
⑤ 伍安银,姚德蛟. 中西医结合治疗卵巢上皮癌腹水疗效观察[J]. 实用中医药杂志,2014,30(11):1033-1034.
⑥ 苏新华. 八珍化积汤联合化疗治疗28例卵巢癌临床观察[J]. 内蒙古中医药,2013(35):76,57.
⑦ 李艺. 中西医结合治疗晚期卵巢癌38例近期疗效观察[J]. 中国实用医药,2013,8(5):175-176.

8. 王晓平经验方　白芍 20 克、党参 15 克、天花粉 15 克、生黄芪 30 克、白术 20 克、仙鹤草 30 克、鸡血藤 30 克、丹参 15 克、薏苡仁 30 克、玄参 15 克、半枝莲 20 克、白花蛇舌草 30 克、猪苓 15 克、茯苓 15 克。水煎,从化疗前 1 周开始服用,4 周 1 疗程,可持续服用至化疗结束或更长时间。扶正培本、化瘀解毒。王晓平用此方结合化疗治疗 24 例晚期卵巢癌患者,可以降低不良反应的发生率、提高治疗效果和远期生存率。①

9. 孙选等经验方　黄芪 15 克、白术 12 克、党参 10 克、当归 10 克、川芎 8 克、熟地黄 12 克、桑寄生 15 克、陈皮 10 克、沙参 10 克、茯苓 15 克、炙甘草 6 克、砂仁 6 克、蛋虫 12 克、山慈菇 12 克、制附子 10 克、柴胡 8 克、炙鳖甲 15 克。健脾益肾,益气养阴,理气和血。随症加减。每日 1 剂,水煎取汁 400 毫升,早晚 2 次分服。孙选等用此方配合化疗治疗卵巢癌 18 例、子宫内膜癌 12 例,可以改善患者的生活质量,减轻化疗不良反应。②

10. 陈静杰等经验方　半枝莲 30 克、白花蛇舌草 30 克、鸦胆子 30 克、夏枯草 8 克、甘草 5 克、党参 15 克、黄芪 15 克、高丽参 15 克、白英 15 克、莪术 12 克。3 周为 1 个疗程,共治疗 6 个疗程。陈静杰用此方联合 TP 方案(紫杉醇＋顺铂)化疗治疗晚期卵巢癌患者 27 例,明显降低 CA125 数值、改善患者近期、长期生活质量,使患者能够完成化疗疗程,从而延长了患者的 5 年生存期。③

11. 中药外敷膏　黄芪 80 克、猪苓 50 克、石吊兰 50 克、商陆 20 克、千金子 6 克、薏苡仁 50 克、桃仁 40 克、红花 30 克、莪术 30 克、沉香 10 克、槟榔 10 克。研细成粉末,以蒸馏水、透皮吸收剂和凡士林调匀成膏剂,每日换药 1 次,共敷 15 次。敷药时避开穿刺点处在腹部均匀外敷,厚度以 3～6 毫米为宜,敷药范围以脐为中心,边长为 15 厘米左右的区域,然后以保鲜膜、纱布覆盖,胶带固定。金庆满等用此中药膏联合顺铂腹腔灌注化疗治疗卵巢癌腹水 30 例,疗效肯定,且可提高患者临床症状和生活质量,不良反应少。④

12. 朴炳奎经验方 2　柴胡 10 克、枳壳 10 克、大腹皮 15 克、猪苓 15 克、泽泻 15 克、泽兰 10 克、黄芪 30 克、三棱 6 克、莪术 9 克、橘核 10 克、白术 10 克、山药 15 克、土茯苓 15 克、肉桂 5 克、甲片 10 克、焦三仙各 10 克、半枝莲 15 克。扶正软坚,活血利水。适用于脾肾亏虚,瘀阻下焦,气滞水聚之症。朴炳奎用此方治疗 1 例双侧卵巢低分化腺癌伴腹水、心肺功能差无法行肿瘤减灭术患者,治疗 2 周后腹胀肢肿减轻,精神转佳进行化疗,但反应重,加减药方后化疗顺利,随访 4 年余病情稳定。⑤

13. 参扶正败毒丸　党参 120 克、黄芪 180 克、当归 60 克、熟地黄 60 克、薏苡仁 60 克、白术 60 克、半枝莲 60 克、白花蛇舌草 60 克、山慈菇 30 克、夏枯草 60 克、莪术 30 克、半边莲 60 克、三棱 30 克、炙甘草 30 克。研极细末,水泛为丸如梧桐子大,共计 900 克。每日 3 次,每次 10 克,2 个月为 1 个疗程,服 2～3 个疗程。于华香等用此方配合化疗治疗卵巢癌,可减轻症状、缓解和稳定病灶、增强化疗近期疗效及减轻化疗不良反应,调整机体免疫治法,改善生存质量,延长生存期,疗效显著。⑥

14. 解毒疏络法　生黄芪 30 克、党参 15 克、天花粉 15 克、白术 20 克、白芍 15 克、仙鹤草 30 克、鸡血藤 30 克、猪苓 15 克、茯苓 15 克、丹参 15 克、玄参 10 克、半枝莲 20 克、柴胡 9 克、甘草 6 克、生地黄 21 克、当归 12 克、赤芍 9 克、香附 12 克、青皮 6 克、三七 15 克、白花蛇舌草 30 克。水煎取汁 200 毫升,每次 100 毫升,每天 2 次,于两餐之间温服,从每次化疗的第 2 天开始服用连续治疗 28 天为 1 个疗程,共治 3 个疗程。刘红敏等

① 王晓平. 中医药结合化疗治疗晚期卵巢癌临床体会[J]. 亚太传统医药,2012,8(12):84-85.
② 孙选,等. 中药改善妇科恶性肿瘤化疗患者生活质量临床观察[J]. 中国中西医结合杂志,2012,32(11):1569-1570.
③ 陈静杰. 中西医结合治疗晚期卵巢癌临床疗效评价与生存分析[J]. 浙江中医杂志,2012,47(10):751-752.
④ 金庆满,等. 中药外敷联合腹腔灌注化疗治疗卵巢癌腹水 30 例临床观察[J]. 中医药导报,2011,17(9):30-32.
⑤ 卢雯平. 朴炳奎治疗卵巢癌经验及验案 3 则[J]. 中医杂志,2010(S1):99-100.
⑥ 吴大真,等. 名中医肿瘤科绝技良方[M]. 北京:科学技术文献出版社,2009:167.

用此方可改善患者化疗后的生活质量。[①]

15. 越增虎经验方 黄芪 30 克、补骨脂 15 克、桃仁 10 克、红花 10 克、牡丹皮 15 克、桂枝 10 克、半枝莲 10 克、赤芍 15 克、茯苓 25 克、当归 10 克、甘草 9 克。赵增虎采用髂内动脉灌注并栓塞化疗配合此方保留灌肠治疗 36 例不能手术的晚期卵巢癌患者，动脉灌注栓塞化疗 3 天后开始中药保留灌肠（避开经期），每剂水煎 2 次混合，约 200～300 毫升，每晚 1 次保留灌肠。3～4 周为 1 周期。共用 75 个周期，肿瘤完全缓解 4 例，部分缓解 15 例，无效 16 例，恶化 1 例，总有效率 52.8%，疗效满意。[②]

16. 郑玉玲经验方 3 黄芪 20 克、西洋参 10 克、玄参 10 克、生地黄 10 克、女贞子 15 克、沙参 10 克、麦冬 10 克、黄芩 10 克、蒲公英 10 克、连翘 10 克。患者接受化疗后，可造成机体热毒炽盛，津液受损，气血损伤，脾胃失调以及肝肾亏损等。因此在化疗同时，服用一些扶正清热之剂，既能增加化疗的疗效，又能减轻或减少化疗的毒性反应，使患者顺利地全程接受化疗，促使病情稳定或趋向好转。[③]

六、未手术，放、化疗后用方

1. 消癥汤 桂枝 10 克、柴胡 10 克、淫羊藿 10 克、白术 15 克、茯苓 15 克、八月札 15 克、莪术 15 克、冬凌草 20 克、党参 20 克、猫爪草 20 克。随症加减：腹胀者，加槟榔；肿块者，加桃仁、三棱；腹痛者，加白芍。每日 1 剂，水煎，分 2 次服。程琴爱等用此方治疗 31 例中晚期卵巢癌化疗后患者，疼痛、乏力、恶心、失眠、盗汗等症状明显改善，能够提高近期临床疗效，改善患者的生活质量。[④]

2. 秦丹梅等经验方 藿香 15 克、佩兰 15 克、苏叶 10 克、厚朴 15 克、姜半夏 12 克、陈皮 12 克、

桂枝 15 克、枳实 15 克、干姜 10 克、茯苓 15 克、太子参 20 克、莱菔子 30 克、莪术 15 克、白术 15 克、黄连 10 克。随症加减：明显脾胃气虚者，加大太子参用量至 30 克；肝气犯胃者，加吴茱萸 15 克；脾胃虚寒者，加高良姜 10 克；明显痰浊中阻者，加竹茹 15 克；胃阴不足者，加生地黄 15 克、麦冬 20 克。每日 1 剂，水煎服，每日 2 次，每次 200 毫升。化湿行气，健脾和胃。秦丹梅等用此方治疗 23 例卵巢癌化疗后消化道症状明显患者，通过调理脾胃治法，明显改善消化道不良反应，增加食欲，改善乏力症状，协助患者顺利进入下一个化疗周期。[⑤]

3. 一贯煎加味 生地黄 30 克、沙参 10 克、麦冬 10 克、当归 10 克、枸杞子 12 克、川楝子 6 克、加熟地黄 10 克、金银花 20 克、蒲公英 15 克、天葵子 20 克。每日 1 剂，水煎，早晚分服。滋养肝肾，清热解毒。适用于卵巢癌经放疗或化疗后，毒热伤及气血，临床见一派毒热伤阴的表现。[⑥]

七、未手术，单独用方

1.《中医妇科临床手册》经验方 五灵脂 12 克、生蒲黄 9 克、水蛭 6 克、蜈蚣 1 条、当归 15 克、川芎 6 克、白芍 12 克、熟地黄 12 克、党参 24 克、白术 9 克、茯苓 9 克、炙甘草 6 克。益气化瘀，引血归经。适用于恶性葡萄胎及绒毛膜上皮癌，亦借之于治疗卵巢癌晚期已无手术指征者。[⑦]

2. 潘明继经验方 土鳖虫 15 克、蟾蜍干 5 克、土茯苓 15 克、猪苓 15 克、党参 15 克、白花蛇舌草 18 克、薏苡仁 18 克、半枝莲 18 克、三棱 10 克、莪术 12 克、白术 12 克、甘草 3 克。每日 1 剂，水煎服。活血化瘀，软坚化痰，清热解毒，益气固本。适用于不宜手术及放疗、化疗者，或各种攻伐疗法之后为抑制残癌所需。服用之后，如无不良

① 刘红敏，等. 解毒疏络法对 32 例卵巢癌患者化疗后生活质量的影响[J]. 辽宁中医杂志，2009，36(3)：383-385.
② 赵增虎，等. 中西医结合治疗晚期卵巢癌 36 例[J]. 实用中医药杂志，1997(6)：20.
③ 郑玉玲，等. 中西医肿瘤诊疗大全[M]. 北京：中国中医药出版社，1996：573.
④ 程琴爱，等. 消癥汤配合化疗治疗耐紫杉类中晚期卵巢癌疗效观察[J]. 新中医，2015，47(2)：181-182.
⑤ 秦丹梅，张喆. 中医治疗中晚期卵巢癌患者铂类药物化疗后消化道症状的辨证思路[J]. 中国中西医结合消化杂志，2015，23(11)：811-812.
⑥ 周岱翰. 临床中医肿瘤学[M]. 北京：人民卫生出版社，2003：244.
⑦ 刘敏如，谭万信. 中医妇产科学（下册）[M]. 北京：人民卫生出版社，2011：1063.

反应,可连服2～3个月。①

3. 王赤兵经验方 ① 三仁汤:杏仁10克、法夏10克、白蔻仁10克、厚朴10克、通草10克、竹叶10克、薏苡仁30克、滑石30克、甘澜水适量。本方清热利湿,行气逐水。每日1剂,水煎,早、晚各服1次,各送服舟车丸4.5克,鲜核桃树枝250克(干者100克),加水500毫升,煮沸30分钟后去渣,用汤煮鲜鸡蛋2个,每日1剂,每日服1次;白花蛇舌草60克、半枝莲60克、半边莲60克、七叶一枝花60克,每日1剂,水煎代茶频饮,意在清热解毒抗癌。可常服清炖乌龟、团鱼,意在扶正抗癌。适用于卵巢癌湿重于热者。② 甘露消毒丹加味:滑石9克、茵陈9克、黄芩9克、石菖蒲9克、木通9克、川贝母9克、射干9克、连翘9克、薄荷6克、白豆蔻9克、藿香9克、鳖甲(先煎)12克、甲片3克、川楝子9克、延胡索9克、大腹皮9克。每日1剂,水煎,早、晚各服1次,连服3月。清热利湿,解毒散结。适用于卵巢癌湿热毒邪,热重于湿者。③ 桃红四物汤加味:桃仁9克、红花9克、川芎9克、当归9克、熟地黄9克、白芍9克、三棱9克、莪术9克、鸡血藤12克、延胡索9克、川楝子9克、青皮9克、鳖甲(先煎)9克、生牡蛎(先煎)30克、甲片3克、党参9克、黄芪9克。每日1剂,水煎,早、晚各服1次,连服3个月。行气活血,消癥化积。适用于卵巢癌气滞血瘀,癥积结块者。④ 八珍汤加味:熟地黄9克、当归9克、川芎9克、白芍9克、党参9克、白术9克、茯苓9克、甘草6克、生牡蛎(先煎)30克、甲片6克、炒鳖甲9克、土茯苓30克、商陆6克、土鳖虫3克。诸药共研极细末,和匀后用等量蜂蜜炼至适度为丸,每丸重9克,早、中、晚各服1丸,连服1年。扶正祛邪,益气养血。适用于卵巢癌经治病有转机,症状不明显之恢复阶段。

王赤兵依次用上述4方治愈1例卵巢癌伴腹水患者。患者70岁,体羸瘦且已届古稀之年,不堪忍受手术及放疗,症见恶病质体形,痛苦表情,呻吟不止,精神衰惫,肤热汗出,头胀且痛,胸脘痞闷,脘腹撑急,烦躁呕恶,近日来汤、水、米粥皆不进,腹皮绷急,其状如鼓,腹围115厘米,全身浮肿,双下肢呈凹陷性水肿,行动极为不便,须护送者搀扶,大便秘结,小便黄赤极少,舌质红苔黄腻,脉弦数。超声示腹水较多。治疗2年后,患者精神振奋,食量倍增,睡眠安稳,下腹部包块已无下坠及疼痛之感,自觉身体已经康复,并能旅游。遂停药观察,令其注意饮食和精神调养。随访6年身体尚好,能胜任家务,每年坚持旅游。② 方中剂量为潘敏求所加,供参考。③

4. 双石方 阳起石60克、云母石120克、三棱90克、莪术90克、土鳖虫90克、桃仁60克、红花60克、当归60克、赤芍60克、川牛膝60克、枳壳30克、大黄60克。温肾祛寒,破血瘀。共研细末,饭糊为丸,每日3次,每次18克,吞服。周慕白用此方治疗1例卵巢黏液性囊腺癌,盆侧壁转移无法手术患者。患者消瘦,面色晦暗,卧床呻吟,小腹约有两拳大一包块胀痛,扪之凹凸不平,发热微汗,五心烦热,夜间口干咽燥,纳差,7～8日未解大便。舌质偏红,苔少薄,脉沉细略数。诊为血滞气瘀之癥块。治宜活血止痛、软坚通便为先。治疗2个月余,小腹包块逐渐缩小,饮食如常。患者因久病厌药而自行停药,1年后复访,残块竟不药自消,后历17年,仍健在。④

八、转移后用方

1. 何任经验方3 西洋参3克、黄芪18克、制黄精15克、猪苓15克、半枝莲15克、七叶一枝花18克、白花蛇舌草15克、蒲公英30克、延胡索15克、白芍15克、川厚朴9克、淮小麦30克、红枣30克。扶正祛邪,解毒抗癌。适用于卵巢癌伴转移结肠癌。⑤

① 潘明继. 癌症扶正培本治疗学[M]. 上海:复旦大学出版社,2003:349-350.
② 王赤兵. 临床治验. 云南中医学院学报[J]. 1987,10(1):27-28.
③ 潘敏求. 中华肿瘤治疗大成[M]. 石家庄:河北科学技术出版社,1996:755.
④ 周慕白. 卵巢癌验案一则[J]. 新中医,1984(10):15.
⑤ 尚怀海,等. 中医名方验方丛书·肿瘤治疗名方验方[M]. 北京:人民卫生出版社,2016:382.

2. 何若苹经验方　生晒参 9 克、女贞子 18 克、枸杞子 30 克、猫人参 30 克、白花蛇舌草 30 克、七叶一枝花 9 克、三叶青 30 克、红枣 20 克、黄精 30 克、制首乌 30 克、灵芝 30 克、绞股蓝 30 克、黄芪 30 克、金钱草 30 克、藤梨根 30 克、车前子(包煎)12 克、滑石块(包煎)10 克、生甘草 10 克、薏苡仁(另包)50 克、萆薢 15 克、威灵仙 15 克、陈皮 10 克。每日 1 剂,水煎服。何若苹在此方基础上随症加减治疗 1 例卵巢癌术后化疗后 3 年余、腹腔内多发转移、后腹膜淋巴结转移患者,症见疲倦,乏力,纳眠可,二便调,咽后壁充血,舌苔薄,舌下纹黯,脉弦细。本方益气血,祛邪浊;适用于气血亏虚,邪浊瘀滞者。服药 14 剂后患者疲倦改善,腹胀,无其他明显不适;服药 28 剂后患者精神好,无疲倦乏力,无腹胀;治疗 7 个月后复查 CA125 降至正常,PET/CT 示腹腔未见残留或复发病灶。坚持中医药治疗 2 年余,随访 3 年,未见肿瘤转移及复发。[1]

3. 李可经验方 3　制附子 100 克、炮姜 90 克、红参 90 克、白术 90 克、龟甲 30 克、砂仁 30 克、炙甘草 120 克、吴茱萸 30 克、山茱萸 90 克、生姜 45 克、大枣 25 枚、童子尿 100 毫升。上药加水 3 000 毫升,文火煎煮 2 小时。取汁 300 毫升,分 3 次服。本方大补中气,温补肾气;适用于卵巢癌术后化疗后肝转移,症见面色苍黄乌暗,目睛时时向内收引,手脚指端胀疼,掌心热甚,时或畏风冷,厌食,食后胃难受如烧灼样,时觉心悸动,二便调,右脉沉滑,左脉滑,按之散。[2]

4. 赵天皎经验方　当归 15 克、川芎 10 克、三棱 10 克、莪术 15 克、延胡索 10 克、川楝子 12 克、厚朴 10 克、乌药 10 克、鸡血藤 30 克、龙葵 30 克、生牡蛎 30 克、车前草 20 克、白茅根 30 克、生黄芪 30 克。适用于脏腑不合,气机阻滞,瘀血内停证。随症加减:毒热盛者,加败酱草、龙胆草;腹胀甚

者,加大腹皮、枳实;阴虚者,加牡丹皮、女贞子。赵天皎等用此方配合放、化疗治疗 36 例卵巢癌腹腔转移腹水患者,腹水和转移肿块完全缓解 18 例,部分缓解 15 例,轻度缓解 2 例,稳定 1 例,总有效率 97%。[3]

5. 上海中医药大学附属曙光医院肿瘤小组经验方　炙甲片 15 克、鳖甲 15 克、白花蛇舌草 30 克、桃仁 30 克、薏苡仁 30 克、熟地黄 15 克、赤芍 12 克、铁树叶 30 克、水蛭 4.5 克、虻虫 4.5 克、丹参 12 克、三棱 15 克、莪术 15 克、枳壳 9 克、香附 12 克、黄芪 15 克、小茴香 9 克、七叶一枝花 9 克。本方活血软坚,破瘀祛癥。主治卵巢癌术后阴道转移。[4]

6. 朴炳奎经验方 3　黄芪 30 克、白术 15 克、鸡内金 15 克、甲片 10 克、莪术 9 克、土茯苓 15 克、海藻 15 克、枸杞子 15 克、焦三仙各 10 克、乌药 10 克、白花蛇舌草 30 克、桔梗 9 克、柴胡 9 克、法半夏 9 克、薏苡仁 15 克、青皮 10 克、陈皮 10 克。每日 1 剂,上药水煎服。本方健脾益肾,活血散结;适用于脾肾亏虚,痰瘀互结之症。朴炳奎用此方治疗 1 例卵巢癌术后化疗后双肺转移患者,随症加减,随访 5 年余仍存活中。[5]

7. 谭开基经验方　柴胡 10 克、青皮 10 克、丝瓜络 12 克、瓜蒌 13 克、玄参 10 克、牡蛎 12 克、甲片 9 克、鹿角霜 9 克、浙贝母 9 克、当归 9 克、赤芍 9 克、甘草 6 克。疏肝理气,软坚散结。同时配合慈丹胶囊、复方莪术消瘤胶囊、症消癀(症痛康)口服。谭开基用此方治疗 1 例卵巢癌切除及化疗后盆腔淋巴转移、乳腺小叶增生患者(肝郁气滞、痰气内结),症见神疲乏力,动则心悸,手足麻木,不思饮食,头部昏晕,两侧发痛,月经紊乱,舌质淡暗,脉细弦。治疗 1 年后,未见病灶转移,乳部肿块全部消散,自行停药,5 年后随访,患者状况良好。[6]

① 张丽,等. 何若苹治疗卵巢癌经验浅析[J]. 浙江中医药大学学报,2016,40(7):534-537.
② 尚怀海,等. 中医名方验方丛书·肿瘤治疗名方验方[M]. 北京:人民卫生出版社,2016:386.
③ 赵天皎,等. 中西医结合治疗卵巢癌腹腔转移 36 例疗效观察[J]. 中国实用医药,2012,7(14):171-172.
④ 刘敏如,谭万信. 中医妇产科学(下册)[M]. 北京:人民卫生出版社,2011:1063.
⑤ 卢雯平. 朴炳奎治疗卵巢癌经验及验案 3 则[J]. 中医杂志,2010,51 增刊:99-100.
⑥ 谭开基,等. 卵巢癌的中医治疗体会[J]. 中医药学刊,2006,24(3):505-506.

8. 谷铭三经验方 3 泽兰 50 克、桂枝 10 克、车前子 30 克、黑丑 20 克、卷柏 20 克、桑白皮 20 克、陈皮 15 克、茯苓 20 克、三棱 20 克、莪术 20 克、丹参 30 克、王不留行 20 克、鸡内金 20 克、炒酸枣仁 20 克、小白花蛇 1 条。每日 1 剂，水煎服。疏肝散结，健脾利水，祛瘀消肿。适用于卵巢癌肝转移腹水。①

9. 贾堃经验方 黄芪 60 克、丹参 60 克、露蜂房 10 克、全蝎 10 克、瓦楞子 30 克、山豆根 10 克、补骨脂 20 克、山慈菇 30 克、党参 30 克。每日 1 剂，水煎服。滋补脾肾，软坚散结。适用于卵巢癌，证属脾肾虚弱，气瘀搏结。贾堃用此方治疗 1 例卵巢癌大网膜及肠管转移患者，治疗 10 个月后腹胀腹刺痛消失，精神好转，食纳增加，扫描直肠、胃肝等均已正常。②

10. 消症散 ① 乌梅 60 克、红花 60 克、龟甲 60 克、川芎 60 克、鳖甲 60 克、地龙 60 克、露蜂房 30 克、鸦胆子 30 克、乌贼骨 30 克、海藻 40 克、玳瑁 40 克。分 3 次按药顺序置陈年瓦上，再覆盖一瓦，以武火煅焦，共研细末，分 120 包，每日 2 次，每次 1 包。② 蟾酥 1 克，分剪成 120 小块（约如 1/3 芝麻大），每日 2 次，每次 1 小块，与方①药末同服。③ 蜂王浆 120 克或蜂蜜 360 克，每次以浆 1 克或蜜 3 克加开水半杯送服①②方药。扶正养阴，活血化瘀，软坚散积。吴克仁用此消症散治疗 1 例卵巢黏液性囊腺癌胸膜转移、不宜手术患者。患者 60 岁，下腹块约 14 厘米×10 厘米×10 厘米、中度腹水、胸部两侧血性胸水（胸、腹水穿刺找到癌细胞），西药治疗无效，生命垂危。1984 年 5 月 8 日求治时症见面黯，形容委顿，胸满气促，腹部隆满，可触及积块大如覆碗，坚硬不移，舌质淡紫，舌苔薄白，脉细而数。证属气阴两虚，营卫失和，阴虚内热，湿邪暗侵，久恋入络，脉络阻塞，气

滞血凝，日久成积。治宜扶正固本、祛瘀散积。用上述消症散（上方①、②），配合卡那霉素、核酪、复合维生素 B 与维生素 C，5 日后，气促减轻，可以平卧。至 20 日精神状况稍好转，体温降至正常，呼吸气促减轻。乃停卡那霉素、核酪。继续服消症散至百日，胸满气促消失，可以下地活动，扶杖可行数百步。治疗 14 个月后胸水消失、下腹部块约 10 厘米×10 厘米，一切症状基本好转，浮肿全部消退。随访 3 年仍继续服用上方。③

单 方

1. 蟾蜍二黄膏 组成：姜黄、活蟾蜍、雄黄。功效主治：行气破瘀，通经止痛；适用于卵巢癌疼痛。制备方法：姜黄 0.6 克、活蟾蜍 1 只、雄黄 3 克，共捣烂如膏状。用法用量：外敷肿块疼痛处，每日一换，发臭即弃之。④

2. 半枝莲 组成：半枝莲。功效主治：清热解毒，活血祛瘀，利水消肿；适用于卵巢癌证属气滞血瘀，痰湿蕴结者。制备方法：半枝莲 10～30 克水煎。用法用量：每日 1 剂，水煎分 3～4 次服。⑤

3. 当归 组成：当归。功效主治：补血活血，消癥散结；适用于气滞血瘀型卵巢癌患者，气血两虚型患者可结合补益之品配伍应用。制备方法：当归 10～15 克，水煎。用法用量：补血用当归身，破血用当归尾，和血用全当归。酒制可加强活血的功效，水煎服。⑥

4. 白花蛇舌草 组成：白花蛇舌草。功效主治：清热解毒，活血祛瘀，利水通淋；适用于气滞血瘀型、痰湿蕴结型卵巢癌，肝肾阴虚、气阴两虚型患者出现腹水者，亦可辨病结合辨证应用。制备方法：白花蛇舌草 30～60 克，大量可用至 90～

① 谷言方，等. 谷铭三治疗肿瘤经验集[M]. 上海：上海科学技术出版社，2002：166 - 171.
② 贾堃. 中医癌瘤学[M]. 西安：陕西科学技术出版社，1996：565 - 567.
③ 吴克仁. 治疗卵巢癌胸膜转移一例初步报告[J]. 四川中医，1988(1)：13.
④ 尚怀海，等. 中医名方验方丛书·肿瘤治疗名方验方[M]. 北京：人民卫生出版社，2016：391.
⑤ 周岱翰. 中医肿瘤学[M]. 北京：中国中医药出版社，2011：344.
⑥ 同上.

100 克,水煎。用法用量:每日 1 剂,水煎分 2~3 次服。①

5. 薏苡附子败酱散　组成:薏苡仁 30~60 克、制附子 5~10 克、败酱草 15~30 克。功效主治:清热利湿散结;适用于卵巢癌各证。制备方法:加水煎 2 次,分 3 次将药液温服,药渣加青葱、食盐各 30 克,加酒炒热,乘热布包,外敷患处,上加热水袋,使药气透入腹内。用法用量:每次熨 1 小时,每日 2 次。临床应用:周岱翰根据上方加减,热象重者,附子减半量,加红藤 30 克、蒲公英 15 克、紫花地丁 15 克、制大黄(后下)10 克;发热重者加柴胡 10 克、黄芩 10 克;湿象重者,加土茯苓 30 克、泽兰 10 克、苍术 10 克;血瘀重者,加三棱 12 克、莪术 12 克、失笑散 12 克;包块坚硬者,加王不留行 10 克、水蛭 5 克、蜈蚣 2 条。②③

6. 铁树叶红枣汤　组成:铁树叶 200 克、大枣 10 枚。功效主治:清热散瘀止血;适用于卵巢癌伴出血。制备方法:两味洗净入锅中,加水适量,煎煮取汁。用法用量:每日 1 剂,水煎分 3 次服,30 日为一个疗程。④

7. 卵巢癌方 39　组成:䗪虫、桃仁、大黄。适用于卵巢癌。制备方法:䗪虫 10 克、桃仁 10 克、大黄 6 克,水煎。用法用量:酒水各半,煎取半杯顿服。⑤

8. 卵巢癌方 40　组成:麝香、血竭、牛胆。适用于卵巢癌。制备方法:麝香 0.6 克、血竭 6 克、牛胆 30 克,研末。用法用量:共为细末,装 1 000 个胶囊,每日 2 次,每次 1 粒。⑥

9. 卵巢癌方 41　组成:水蛭 45 克、黄酒适量。适用于卵巢、输卵管癌。用法用量:水蛭晒干研细粉,每晚用黄酒适量冲服 3 克左右。⑦

10. 巴豆　组成:巴豆霜(巴豆去油用霜)0.1~0.3 克。功效主治:峻下寒积,逐水攻痰,并能蚀疮杀虫;适用于寒积停滞之大便不通,胸腹急痛,癥瘕痞积,水肿腹满,痰壅喘逆,痛疽。制备方法:多去油用霜,名巴豆霜。急治则生用,缓治则炒令烟尽变紫黑用之,均可减低其毒性。用法用量:内服,巴豆霜 0.1~0.3 克,多入丸散剂,一般不入汤剂。临床应用:巴豆制剂治疗卵巢癌术后并发腹水 1 例,治疗 1 年后体力增强,可料理家务,随访 8 年患者仍健在。注意事项:巴豆有大毒,宜在医生指导下使用。⑧

11. 麝香　组成:麝香。功效主治:活血散结;适用于卵巢浆液性囊腺癌。用法用量:在局麻下,由双侧足三里穴位切开皮肤至皮下,稍做分离后,每次埋藏麝香 0.1~0.3 克,严密包扎伤口。以后每隔 15 天在足三里(双)、三阴交(双)、关元穴交替埋藏麝香 1 次。临床应用:治疗卵巢癌肠转移腹水 1 例,患者 1975 年 9 月 30 日因肠梗阻探查腹腔,大量棕黄色腹水溢出,约 15 000 毫升。肠壁上有许多灰白色颗粒,大如花生米,小如绿豆大,两侧卵巢呈菜花状,占满盆腔,无法切除,仅将肠梗阻解除后关腹。术后病理为双侧卵巢浆液性乳头状囊性腺癌(低级分化)。抽腹水以解腹胀,并用噻替派治疗。患者因恶心不食拒绝用药,于 1977 年 2 月 16 日开始用麝香粉穴位埋藏治疗。每隔 15 天,埋藏麝香一次,12 次治疗后腹水基本控制,改为每日肌注自制的 1‰ 麝香注射液 2 毫升,15 天为一疗程,休息 15 天后继续注射,每隔三月做一次穴位埋麝治疗,病情显著好转。1 年后因切口疝嵌钝而急诊手术,探查腹腔双侧卵巢如桃样大(4.5 厘米×3 厘米),呈菜花状肿块,肠壁、大网膜、肠系膜上的转移病灶已全部消失。术后病理检查报告为双侧卵巢浆液性乳头状囊性腺癌

① 周岱翰. 中医肿瘤学[M]. 北京:中国中医药出版社,2011:344.
② 顾奎兴. 中医肿瘤学[M]. 南京:东南大学出版社,1985:115.
③ 周岱翰. 中医肿瘤学[M]. 北京:中国中医药出版社,2011:345.
④ 周岱翰. 临床中医肿瘤学[M]. 北京:人民卫生出版社,2003:243.
⑤ 李佩文. 中西医临床肿瘤学[M]. 北京:中国中医药出版社,1996:904.
⑥ 同上.
⑦ 潘敏求. 中华肿瘤治疗大成[M]. 石家庄:河北科学技术出版社,1996:753.
⑧ 何敏. 巴豆的临床研究进展[J]. 中医药信息,1990(1):25-27.

（低度恶性）。随访 8 年患者体质恢复良好，全身浅表淋巴结不肿大。①

12. 独角莲敷剂　组成：鲜独角莲（去皮）或干独角莲。适用于各种肿瘤。制备方法：鲜独角莲（去皮），捣成糊状；用干独角莲研细末，温水调敷亦可。用法用量：敷于肿瘤部位，上盖塑料膜，包扎固定。24 小时更换 1 次。②

中　成　药

1. 复方斑蝥胶囊　组成：斑蝥、人参、黄芪、刺五加、三棱、半枝莲、莪术、山茱萸、女贞子、熊胆粉、甘草。功效主治：清热解毒，消瘀散结；有明显的抗肿瘤作用，能增强机体的非特异性和特异性免疫治法；适用于原发性肝癌、肺癌、肠癌、恶性淋巴瘤、妇科恶性肿瘤等多种肿瘤的治疗；各类肿瘤术后的巩固治疗；也可与化疗、放疗配合使用，增效减毒。用法用量：每粒装 0.25 克，每次 3 粒，每日 2 次口服。临床应用：肖波等用复方斑蝥胶囊辅助化疗对 45 例恶性卵巢肿瘤术后患者的疗效明显，改善患者的血液流变学水平可能与其疗效有关。注意事项：偶见消化道不适；糖尿病患者及糖代谢紊乱者慎用。③

2. 苦参碱注射液　组成：苦参碱，苦参中提取的一种生物碱。功效主治：治疗炎症、抑制病毒生长及肿瘤的生长侵袭；适用于肿瘤。用法用量：静脉滴注，每日 1 次，每次 40 毫克，以 0.9％生理盐水 100 毫升注射液稀释后滴注。临床应用：卵巢癌患者围手术期内应用苦参碱能下调卵巢癌患者血清中 CA125 的表达，且术后血清 CA125 表达明显低于正常参考值，即抗肿瘤、提高手术治疗效果。④

3. 桂枝茯苓丸　组成：处方来源于《金匮要略》，桂枝、茯苓、牡丹皮（去心）、芍药、桃仁（去皮尖），加蜂蜜炼为丸。功效主治：活血化瘀，消癥散结；适用于妇科症瘕。用法用量：每次 1 丸，每日 1～2 次。临床应用：卵巢癌下腹部包块硬实者。⑤

4. 斑蝥酸钠维生素 B_6 注射液　组成：10 毫升/支，内含斑蝥酸钠（斑蝥抗癌的主要有效成分斑蝥素的半合成衍生物）0.1 毫克，维生素 B_6 2.5 毫克。适用于肿瘤。用法用量：静脉滴注，每日 1 次，每次 10 毫升，以 0.9％氯化钠或 5％～10％葡萄糖注射液稀释后滴注。临床应用：颜波等用化疗合并中药斑蝥酸钠维生素 B_6 注射液治疗 47 例卵巢癌术后患者，可明显降低 MMP-2 水平，降低转移率。注意事项：肾功能不全者慎用；泌尿系统出现刺激症状，应暂停用药。⑥

5. 参一胶囊　组成：人参皂苷 Rg3 单一成分组成。功效主治：培元固本，补益气血，抑制术后及放、化疗后肿瘤的复发、扩散、转移，明显提高放、化疗疗效，减轻不良反应，提高机体免疫治法；明显改善肿瘤患者的食欲和精神状态，减轻疼痛，增加体重，提高生活质量；适用于各期卵巢癌患者。用法用量：每日 2 次，每次 2 粒，饭前空腹口服，连续 2 个月为 1 个疗程。临床应用：各期卵巢癌患者。注意事项：① 服药期间，不宜喝浓茶、吃生白萝卜和生芥菜咸菜。② 个别患者服后可能发生口干或略有口舌生疮，宜对症处理，不影响用药。⑦

6. 复方红豆杉胶囊　组成：红豆杉、人参等组成。功效主治：祛邪扶正，通络散结；能抑制肿瘤细胞分裂；适用于气滞血瘀、痰湿蕴结型中晚期卵巢癌患者的治疗。红豆杉皮所含的紫杉醇是促进微管蛋白聚合的新型抗肿瘤药物，其作用靶点为聚合状态的微管蛋白。用法用量：每日 3 次，口服，每次 2 粒，21 天为 1 个疗程。临床应用：

① 王云龙，曾真理. 穴位埋藏麝香治疗卵巢癌健存八年 1 例[J]. 陕西中医，1986，7(3)：121.
② 顾奎兴. 中医肿瘤学[M]. 南京：东南大学出版社，1985：115.
③ 肖波，等. 复方斑蝥胶囊对恶性卵巢肿瘤术后化疗患者的疗效及机制分析[J]. 实用癌症杂志，2017，32(12)：2084-2086.
④ 张维，等. 卵巢癌患者围手术期内应用苦参碱的临床意义[J]. 中国实验诊断学，2014，18(8)：1290-1291.
⑤ 胡仙芳，等. 桂枝茯苓丸联合化疗对 36 例晚期卵巢癌维持治疗患者的临床疗效[J]. 求医问药(下半月刊)，2013，11(8)：305-307.
⑥ 颜波，等. 化疗并中药斑蝥酸钠治疗前后 MMP-2 表达水平与卵巢癌转移的关系[J]. 时珍国医国药，2012，23(12)：3215-3216.
⑦ 周岱翰. 中医肿瘤学[M]. 北京：中国中医药出版社，2011：344.

中晚期卵巢癌患者。注意事项：① 近 10％的患者可出现轻度胃肠道反应，表现为恶心欲吐，轻度的白细胞降低，一般不低于 $3×10^9/L$，不影响继续治疗。② 偶见肌肉酸痛，加服维生素 B_6 可消除神经肌肉症状。[1]

7. 平消胶囊　组成：郁金、马钱子粉、仙鹤草、五灵脂、白矾、硝石、干漆（制）、枳壳（麸炒）。功效主治：活血化瘀，止痛散结，清热解毒，扶正祛邪，对肿瘤具有一定的缓解症状、缩小瘤体、抑制肿瘤生长、提高人体免疫力、延长患者生命的作用；适用于妇科肿瘤。用法用量：每日 3 次，口服，每次 4～8 粒。[2]

8. 华蟾素注射液　组成：干蟾皮提取物。功效主治：解毒，消肿，止痛；适用于中、晚期肿瘤。用法用量：10～20 毫升，每日 1 次，稀释后静滴，用药 7 天，休息 1～2 天，四周为 1 个疗程。[3]

9. 消癌平注射液　组成：乌骨藤（通关藤）。功效主治：清热解毒，化痰软坚；适用于肿瘤，配合放疗、化疗的辅助治疗。用法用量：2 毫升/支。20～100 毫升，每日 1 次，稀释后静滴，或 2～4 毫升/次，每日 1～2 次，肌肉注射。用药 30 天为 1 个疗程。[4]

10. 复方苦参注射液　组成：苦参、白土苓，辅料为聚山梨酯 80、氢氧化钠、醋酸。功效主治：清热利湿，凉血解毒，散结止痛；适用于癌肿疼痛、出血。用法用量：每日 1 次，每次 12 毫升，稀释后静滴，总量 200 毫升为 1 个疗程，连用 2～3 个疗程。[5]

11. 康艾注射液　组成：黄芪、人参、苦参素。功效主治：益气扶正，增强机体免疫治法；适用于原发性肝癌、肺癌、直肠癌、恶性淋巴瘤、妇科恶性肿瘤；各种原因引起的白细胞低下及减少症。用法用量：每日 1～2 次，每次 40～60 毫升，稀释后静滴，30 天为 1 个疗程。[6]

12. 康莱特注射液　组成：注射用薏苡仁油，辅料为注射用大豆磷脂、注射用甘油。功效主治：益气养阴，消癥散结；适用于不宜手术的气阴两虚、脾虚湿困型原发性非小细胞肺癌及原发性肝癌，配合放、化疗有一定的增效作用，对中晚期肿瘤患者有一定的抗恶病质和止痛作用。用法用量：每日 1 次，每次 100～200 毫升，静滴，21 天为 1 个疗程，间隔 3～5 天，可进行下一疗程。注意事项：① 如偶有患者出现严重脂过敏现象可对症处理，并酌情停止使用。② 本品不宜加入其他药物混合使用。③ 静脉滴注时应小心，防止渗漏血管外而引起刺激疼痛；冬季可用 30℃温水预热，以免除物理刺激。④ 使用本品应采用一次性输液器（带终端滤器）。⑤ 如发现本品出现油、水分层（乳析）现象，严禁静脉使用。⑥ 如有轻度静脉炎出现，可在注射本品前和后适量（50～100 毫升）输注 0.9％氯化钠注射液，或 5％葡萄糖注射液。⑦ 临床偶见脂肪过敏现象，如寒战，发热，轻度恶心，使用 3～5 天后此症状大多可自然消失。偶见轻度静脉炎。⑧ 在脂肪代谢严重失调时（急性休克、急性腺腺炎、病理性高脂血症、脂性肾病变等患者）禁用。⑨ 孕妇禁用。[7]

13. 艾迪注射液　组成：人参、黄芪、刺五加、斑蝥。功效主治：清热解毒，消瘀散结，有明显的抗肿瘤作用，能增强机体的免疫治法；适用于原发性肝癌、肺癌、直肠癌、恶性淋巴瘤、妇科恶性肿瘤等。制备方法：应用现代科学方法，将人参、黄芪、刺五加、斑蝥中所含的抗肿瘤的免疫活性物质提纯制成的纯中药抗癌针剂。用法用量：成人每次 50～100 毫升，加入 0.9％氯化钠注射液或 10％葡萄糖注射液 400～450 毫升中静脉滴注，每日 1 次；与放、化疗合用时，疗程与放、化疗同步；手术前后使用本品 10 天为 1 个疗程；介入治疗 10 天

① 周岱翰. 中医肿瘤学[M]. 北京：中国中医药出版社，2011：344.
② 殷东风，等. 中医卵巢癌诊疗指南-草案[C]. 国际中医药肿瘤大会会刊，2007：452－456.
③ 同上.
④ 同上.
⑤ 同上.
⑥ 同上.
⑦ 同上.

为1疗程;单独使用15天为1周期,间隔3天,2周期为1个疗程;晚期恶病质患者,连用30天为1个疗程,或视病情而定。临床应用:艾迪注射液治疗中晚期妇科肿瘤对改善患者主要临床症状(减轻腹痛、腹胀、乏力、增加体重)、提高生存质量。注意事项:① 首次应用本品,偶有患者出现面红、荨麻疹、发热等反应,极个别患者有心悸、胸闷、恶心等反应,故首次用药应在医师指导下,给药速度开始15滴/分,30分钟后如无不良反应,给药速度控制在50滴/分;如有上述反应发生应停药并作相应处理。② 再次应用时,爱迪注射液从20～30毫升开始,加入0.9%氯化钠注射液或10%葡萄糖注射液400～450毫升,同时可加入地塞米松注射液5毫克。③ 因本品含有微量斑蝥素,外周静脉给药时注射部位静脉有一定刺激,可在静滴本品前后给予2%利多卡因5毫升加入0.9%氯化钠注射液100毫升静滴。①

14. 阿魏膏 组成:阿魏、三棱、莪术等。功效主治:不论癥之初期或久积,配合内治法,均有助于消癥散瘀;适用于卵巢癌。用法用量:适量外敷包块局部。②

15. 水红花膏 组成:水红花或子。功效主治:不论癥之初期或久积,配合内治法,均有助于消癥散瘀;适用于卵巢癌。用法用量:适量外敷包块局部。③

16. 益母丸(《奇方类编》) 组成:益母草、川芎、赤芍、当归、木香等。功效主治:行气活血,调经止痛;适用于气滞血瘀所致的月经量少,错后有血块,小腹疼痛,经行痛减,产后恶露不净。用法用量:每日2次,每次1丸。临床应用:卵巢癌气滞血瘀型。④

17. 仁康胶囊 组成:甲片、三棱、莪术、虻虫、羚羊角、蜈蚣、醋鳖甲、斑蝥等。成都军区总医院李贤秀根据祖传秘方研制而成,成都利华制药厂经现代制剂工艺制成胶囊。功效主治:清热解毒,化瘀散结,益气养阴;适用于中、晚期卵巢癌。用法用量:每日3次,每次3粒,2个月为1个疗程。⑤

18. 西黄丸(《外科全生集》) 组成:牛黄或体外培育牛黄、麝香或人工麝香、乳香(醋制)、没药(醋制)。功效主治:清热解毒,消肿散结;适用于湿热毒结为主型的卵巢癌,也用于各种癌症的治疗及辅助治疗,改善中晚期癌症患者的临床症状,提高生活质量。用法用量:每日1～2次,每次6克,米醋送下。⑥

19. 增生平片 组成:山豆根、拳参、败酱草、夏枯草、白鲜皮、黄药子。功效主治:清热解毒,化瘀散结;适用于各期卵巢癌。用法用量:每日2～3次,每次4～8片,口服,疗程3～6个月。注意事项:本品应在医生指导下使用,用药期间应定期复查肝功能,注意严格掌握服用剂量,忌食辛辣。⑦

20. 大蒜素 组成:大蒜的提取物。大剂量的大蒜素对卵巢癌HO8910细胞呈直接杀伤作用,而小剂量则诱导细胞凋亡。功效主治:调节机体免疫治法;适用于各种常见的恶性肿瘤。用法用量:生品5～9克;汁10～20毫升;糖浆10%,45～90毫升;浸液20%,8～16毫升或5%,20～80毫升,上药内服。蒜素10～30毫克(总量可用至3 000毫克),蒸馏液100%,10～50毫升;穴位5～10毫升,上药注射。⑧

21. 榄香烯注射液 组成:从传统药物温莪术中提取的抗癌中药制剂,其主要活性成分为β-榄香烯。功效主治:破血行气,消积止痛;适用于卵巢癌恶性腹水。用法用量:400毫克加入生理盐水500～1 000毫升,腹腔注入,每周1次;或0.4～0.6克,稀释后静滴,每日1次,2～3周为一

---

① 殷东风,等. 中医卵巢癌诊疗指南-草案[C]. 国际中医药肿瘤大会会刊,2007;452-456.
② 周岱翰. 临床中医肿瘤学[M]. 北京:人民卫生出版社,2003;242.
③ 同上.
④ 同上.
⑤ 同上.
⑥ 同上.
⑦ 同上.
⑧ 俞超芹,等. 大蒜素对卵巢癌细胞株HO8910生长的抑制作用[J]. 安徽中医学院学报,2001,20(6);34-37.

疗程。临床应用：提高患者 Karnofsky 评分,有效控制卵巢癌腹水量,减轻化疗药物不良反应。注意事项：① 静脉注射可致少数患者产生静脉炎,如能采用锁骨下静脉注射或以 30% 的芒硝溶液外敷注射点周围,注射药液前后用生理盐水冲洗血管均可有效防止静脉炎的发生。② 部分患者初次用药后,可有轻微发热,多在 38℃ 以下。于给药之前 30 分钟口服强的松或解热镇痛药(消炎痛或百服宁等),均可预防发热。③ 因本品在低剂量(一次 2 毫克/千克)时有较强的活血化瘀作用,血小板减少症或有进行性出血倾向的患者应慎用本品。④ 有极少数患者会产生过敏或胃肠道反应,采取对症处理即可。⑤ 约有万分之六至万分之七的患者对本品有过敏反应。只要医师注意并及时采取对症措施均无不良后果。①

22. 紫杉醇　组成：短叶红豆杉的树皮中分离而来。功效主治：可广谱抗癌;适用于中晚期及耐药性卵巢癌患者。1994 年被获准用于中国。用法用量：① 单药化疗,取紫杉醇 150～175 毫克/平方米,溶于生理盐水或葡萄糖盐水 500 毫升中,静滴,3～5 小时,每 3～4 周 1 次,2～3 周期为一疗程。② 联合化疗,取紫杉醇 135 毫克/平方米,静滴;顺铂 80 毫克/平方米或卡铂 350 毫克/平方米,静滴,每 3～4 周 1 次,2～3 周期为一疗程。临床应用：中国医学科学院药物研究所 1984 年从我国红豆杉的树干、树皮提取到紫杉醇,孙燕等用中国医学科学院药物研究所提取的紫杉醇进行了临床试用。卵巢癌单药治疗有效率为 40%(6/15)。与顺铂联用有效率为 60%(9/15)。② 注意事项：① 为了预防神经毒性,给药期间可服用烟酰胺 50 毫克、维生素 B_6 10 毫克、维生素 B_1 10 毫克,每日 3 次。② 化疗前 6 小时及 12 小时各口服地塞米松 20 毫克,化疗前半小时口服苯海拉明

50 毫克,静注西米替丁 300 毫克。③ 静滴前应尽量将药物混匀,溶液中若有大颗粒存在,则应废弃。④ 不可用 PVC 输液袋和输液器,只能用玻璃瓶或聚乙烯输液器,其中应配有 0.22 微孔口径的醋酸薄膜滤。⑤ 化疗开始 1 小时内,每 1 刻钟测血压、心率、呼吸 1 次,注意过敏反应。③

23. 加味西黄丸　组成：麝香、人工牛黄、乳香、没药、田七粉、山慈菇等。功效主治：清热解毒,攻坚散结,活血止痛,清热而不伤阴,解毒而不损正,活血而不破气,对于中晚期卵巢癌服用后能缓解症状,稳定病情,对小部分患者肿瘤有缩小作用;适用于中晚期卵巢癌患者。用法用量：将药共为细末,每个胶囊含药粉 0.25 克,每日 2～3 次,每次 2～3 粒,饭后半小时温开水送服。服药 3～4 个月为 1 疗程,休息 7～10 日继续服第 2 疗程。④

24. 活血止痛散　组成：土鳖虫、当归、乳香(制)、三七、冰片、自然铜(煅)。功效主治：活血化瘀,消肿止痛,主治跌打损伤,瘀血肿痛;适用于卵巢癌表现有腹部肿块,持续性疼痛,舌质瘀暗,脉涩者。用法用量：该药为散剂,每瓶内装 3 克,每日 2 次,每次 1.5～3 克,温黄酒或温开水送服。⑤

25. 莪术油注射液　组成：莪术。功效主治：抗病毒、抗肿瘤、调节免疫;适用于卵巢癌。用法用量：每支 10 毫升(内含莪术总挥发油 0.1 克),每次 10～20 毫升,以 5% 或 10% 葡萄糖稀释 10 倍后,静脉注射或动脉插管注射,每日或隔日 1 次,2～3 个月为 1 个疗程。⑥

26. 鳖甲煎丸　组成：鳖甲胶、阿胶、露蜂房(炒)、鼠妇、土鳖虫(炒)、蜣螂、硝石(精制)、柴胡、黄芩、半夏(制)、党参、干姜、厚朴(姜制)、桂枝、白芍(炒)、射干、桃仁、牡丹皮、大黄、凌霄花、葶苈子、石韦、瞿麦。功效主治：活血化瘀,软坚散结;适用于疟母以及各种癥积。用法用量：每日 2 次,

① 王晶,等. 榄香烯治疗卵巢癌腹水疗效观察[J]. 中医药学报,1999(1)：35-36.
② 孙燕,等. 紫杉醇治疗中晚期恶性肿瘤 121 例[J]. 中国新药杂志,1996,5(4)：252-255.
③ 李佩文. 中西医临床肿瘤学[M]. 北京：中国中医药出版社,1996：900-901.
④ 郑玉玲,等. 中西医肿瘤诊疗大全[M]. 北京：中国中医药出版社,1996：572.
⑤ 同上.
⑥ 潘敏求. 中华肿瘤治疗大成[M]. 石家庄：河北科学技术出版社,1996：752.

每次 3～9 克。①

27. 芋艿丸　组成：香梗芋艿(拣大者)。功效主治：消痰软坚；适用于痰核瘰疬。用法用量：每日 2 次，每次 4～5 克。②

28. 夏枯草膏　组成：夏枯草。功效主治：清火，散结，消肿；适用于卵巢癌气血两虚证。用法用量：每日 2 次，每次 10 毫升。③

29. 大黄䗪虫丸(《金匮要略》方)　组成：大黄 300 克、生地黄 300 克、黄芩 60 克、赤芍 60 克、水蛭 60 克、蛴螬 60 克、䗪虫 60 克、桃仁(去皮) 120 克、杏仁(去皮炒) 120 克、甘草 90 克、干漆 30 克、虻虫 15 克。功效主治：活血消肿，祛瘀散结；适用于气血凝滞，血瘀不通，积聚痞块，血瘀腹痛，干血痨及腹中肿块等症。用法用量：共研细末，炼蜜为丸，每丸重 8 克，每次服 1 至 2 丸，温开水送下。注意事项：现用于治疗肝癌、卵巢癌等有腹腔肿块且有瘀血证候者，如体弱血虚无血瘀症者慎用。④

① 顾奎兴. 中医肿瘤学[M]. 南京：东南大学出版社，1985：115.

② 同上.

③ 同上.

④ 郁仁存. 中医肿瘤学(下册)[M]. 北京：科学出版社，1983：39 - 40.

绒毛膜上皮细胞癌和恶性葡萄胎

概　述

绒毛膜上皮细胞癌和恶性葡萄胎（简称绒癌及恶葡）均属于妊娠滋养叶细胞疾病（GTD），是异体滋养细胞增殖的一种疾病。2000 年国际妇产科联盟（FIGO）建议将侵蚀性葡萄胎和绒癌合成为妊娠滋养细胞肿瘤。其恶性程度高，在化疗以前死亡率极高，好发于育龄妇女。恶性滋养细胞肿瘤患者，发病之前约有 50% 患过葡萄胎。目前病因仍不清楚，大致认为和营养不良、病毒、卵巢功能失调及卵子异常、染色体异常以及人种、地理、气候、饮食、水源、动物媒介、免疫系统异常有关。近来分子生物学研究发现，癌基因的激活和抑癌基因的失活也会导致滋养细胞增生。

其主要表现为阴道流血、子宫增大、血或尿 HCG 定量升高、各种转移灶的出现及相应症状。侵蚀性葡萄胎常在葡萄胎排出后有持续性或间断性的阴道流血，也有的病例可先有几次正常月经，然后出现闭经，再发生阴道流血。绒癌则常见在葡萄胎、流产或足月产之后，有阴道持续性的不规则流血，长期出血可引起不同程度的贫血。由于转移灶的部位不同，可发生不同的症状：阴道转移结节溃破者可发生阴道大出血或分泌物增多；肺转移患者可有胸痛、咳嗽、咯血、呼吸困难或胸片上有病灶而患者没有症状，呼吸道症状可以急性发作，或延迟数月后出现；肝、脾转移者可出现肝、脾大，肝转移灶质脆易出血，可发生破裂，引起腹腔内出血；消化道转移者可有呕血、便血；肾转移者有血尿等。

绒癌和侵蚀性葡萄胎临床表现相似，通过病史、体检、血和尿 HCG 测定、超声检查等不难诊断。如有病理切片，则以病理切片为准，在外院治疗病例也应复查外院病理切片，如确无病理切片而须区分绒癌和侵蚀性葡萄胎，则根据末次妊娠性质和时间做出判断。凡葡萄胎后 1 年内恶变者，诊断为侵蚀性葡萄胎；1 年以上恶变者，诊断为绒癌；半年之内恶变者，基本上为侵蚀性葡萄胎；半年至 1 年者，绒癌和侵蚀性葡萄胎均有可能。时间间隔越长，绒癌可能性越大。若继发于流产或足月产后均诊断为绒癌。

恶性滋养细胞肿瘤需要与葡萄胎、胎盘残留、流产、前置胎盘相鉴别。

其治疗原则上，以全身化疗为主，适当配合手术、放疗、免疫等综合治疗。早期病例，单纯化疗可以得到根治。晚期和耐药病例，则应以全身化疗为主，局部化疗为辅。对肝、脑转移，以及直径＞5 厘米的病灶，化疗消退不满意者，应及早配合放疗或手术。单个转移灶可手术或放疗，多个病灶则宜放疗。复旦大学附属肿瘤医院应用四联化疗为主，配合分段化疗或手术的方案治疗晚期绒癌，取得了较好的疗效；晚期绒癌的 5 年生存率约为 80%，对耐药绒癌的疗效亦有显著提高。影响其预后的主要因素是：组织学类型、疾病播散的范围、血 HCG 克的水平、妊娠终止至治疗开始的间隔时间、转移的部位和数目、前次妊娠的性质以及以往的治疗情况。按照 FIGO（2000 年）分期评分系统的高危因素对患者进行评分，评分越高则预后越差。[①]

中医学上有“鬼胎”“怪胎”“奇胎”“经来下血

---

① 汤钊猷. 现代肿瘤学［M］. 上海：复旦大学出版社，2011：1572 - 1585.

胞"的描述,症状上类似于"漏下""癥瘕"等。《备急千金要方》所云:"崩中漏下,赤白青黑,腐臭不可近,令人面黑无颜色,皮骨相连,月经失调,往来无常,小腹弦急,或若绞痛……腰背痛连胁,不能久立,每嗜卧困难。"这些描述与临床所见绒癌表现相近似。明代张景岳《景岳全书》中说:"妇人有鬼胎之说,岂虚无之鬼气,果能袭人胞宫,而遂得成形者乎?此不过由本妇之气既虚,或以邪思蓄注,血随气结而不散,或以冲任滞逆,脉道壅塞而不行,是皆内因之病,而必非外来之邪,盖即血癥气痕之类耳,当即以癥瘕法治之。"可资本病论治参考。

中医药治疗本病,可扶正祛邪、清热解毒、活血化瘀,不仅能减轻化、放疗的不良反应,还可增强机体免疫力,延长患者的生存期。禀赋不足、后天失调、外感邪气均可导致冲任滞逆,易使卵巢功能紊乱,出现孕卵发育不健全,滋养细胞得以过度增殖及恶变,发展为绒癌。治疗原则上,以化瘀解毒、扶正抑癌为总的指导原则,对气滞血瘀、瘀热成毒等实证,以活血化瘀、清热解毒为主,但癌症患者,大多实中夹虚,故在祛邪同时勿忘扶正。对虚证应以养血益气、扶正托毒为主要治则。[1]

辨 证 施 治

1. 胎毒蕴结型　症见阴道流血,淋漓不断,或闭经一段时间又来经血,迁延不愈,白带增多,偶有异味,小腹不舒,或伴有疲乏困倦,头昏肢软,舌质淡白或淡红、苔白腻或薄白,脉缓或细数。治宜解毒散结、调理冲任。

(1) 固冲汤加减　生黄芪 20 克、白术 30 克、煅龙骨(先煎)24 克、生牡蛎(先煎)24 克、山茱萸 24 克、生地黄 12 克、海螵蛸 12 克、棕榈炭 6 克、五倍子 1.5 克、白花蛇舌草 30 克、半枝莲 30 克、天花粉 10 克。随症加减:脉象有热者,加生地黄,同时

可酌加七叶一枝花以清热解毒;寒者,加干姜;气血有将脱之势者,重用黄芪,加高丽参。每日 1 剂,水煎取汁 250 毫升,每日 2 次,口服。固冲摄血,健脾益气。[2]

(2) 龙葵白英汤　龙葵 30 克、薏苡仁 30 克、天花粉 30 克、紫草根 30 克、白英 30 克、丹参 30 克、山豆根 30 克、半枝莲 30 克。随症加减:气虚明显者,加黄芪、灵芝。每日 1 剂,水煎取汁 250 毫升,每日 2 次口服。清热活血,解毒抗癌。[3]

(3) 复方天花汤加减　天花粉 25 克、牡丹皮 10 克、当归 10 克、莪术 10 克、三棱 10 克、仙鹤草 20 克、党参 10 克、白花蛇舌草 20 克、太子参 10 克、茯苓 10 克、生黄芪 12 克、益母草 15 克。随症加减:带下色黄、腥臭者,加败酱草、蒲公英、薏苡仁;少腹肿块,按之固定坚硬者,加生牡蛎(先煎)、甲片;少腹胀满,出血较多者,加三七粉、香附、贯众炭。[4]

(4) 金牛山楂汤　白茅根 30 克、凤阳菜 12 克、六月雪 12 克、白英 12 克、紫金牛 12 克、牡丹皮 12 克、淫羊藿 12 克、山楂 12 克、铁扫帚 9 克、山苍子根 9 克、茜草 9 克、石菖蒲 9 克、竹叶椒 9 克、红花 9 克。全部药物先用黄酒炒制,再用猪肉共加水煎煮,制成煎剂。随症加减:阴道出血者,加田三七、仙鹤草、天花粉。每日 1 剂,顿服。本方清热活血,解毒抗癌。[5]

2. 气虚血瘀型　症见阴道出血,血少紫暗,腹部肿块,疼痛拒按,面白乏力,神疲,舌紫淡,脉细涩。治宜益气健脾、软坚散结。

(1) 四君子汤合棱莪消瘀汤加减　党参 12 克、云茯苓 10 克、白术 10 克、三棱 10 克、莪术 10 克、牡丹皮 10 克、赤芍 10 克、薏苡仁 15 克、天花粉 15 克、益母草 12 克、败酱草 15 克、甘草 6 克、当归 10 克、白花蛇舌草 30 克。每日 1 剂,水煎取汁 250 毫升,每日 2 次。随症加减:血结于肠部便血者,加槐花、地榆、墨旱莲,清热止血;恶心呕吐

---

① 刘敏如,谭万信. 中医妇产科学[M]. 第 2 版. 北京: 人民卫生出版社,2001: 1066 - 1068.
② 花宝金,等. 名中医经方时方治肿瘤[M]. 北京: 中国中医药出版社,2008: 214.
③ 陈孟溪,徐基平. 恶性肿瘤良方大全[M]. 太原: 山西科学技术出版社,2006: 247 - 248.
④ 潘敏求. 中华肿瘤治疗大成[M]. 石家庄: 河北科学技术出版社,1996: 760.
⑤ 杨今祥. 抗癌中草药制剂[M]. 北京: 人民卫生出版社,1981: 265.

者,加姜竹茹、砂仁;如里急后重者,去三棱、莪术,加白头翁、秦皮。[1]

(2)当归紫草汤 当归15克、白芍9克、紫草根30克、生贯众15克、山慈菇9克、血余炭12克、白参5克、藕节炭15克、金银花15克、夏枯草12克、甘草5克。随症加减:肺转移吐血者,加白及、川贝母、生地黄;胸痛者,加瓜蒌壳、紫菀;低热者,加白薇、地骨皮。适用于绒癌症见阴道出血。每日1剂,水煎取汁250毫升,每日2次。益气养血,化瘀解毒。[2]

3.癌毒犯肺型 症见咳嗽,咯血,胸痛,消瘦乏力,阴道流血,色暗,带下如酱,味臭,口干心烦,腰酸肢软,面色苍白,舌质淡红或青紫,伴有瘀斑,脉细数或小弦。

(1)清肺解毒散结汤 金银花、连翘、鱼腥草、薏苡仁、瓜蒌仁、川贝母、沙参、生地黄、麦冬、牡丹皮、桃仁、山慈菇、白茅根、生甘草。清热解毒,润肺止咳,凉血散结。适用于恶性葡萄胎。[3]

(2)益肺饮加减 天花粉25克、白茅根30克、枇杷叶12克、川贝母10克、杏仁10克、鱼腥草30克、太子参12克、薏苡仁15克、白花蛇舌草30克、七叶一枝花20克、莪术12克、金银花30克。随症加减:肺热甚,口干口苦,咳血较多者,去太子参,加黄芩10克、赤芍10克;贫血、消瘦、疲乏甚者,加白参6克、当归12克、阿胶(烊化)10克;纳差、腹胀者,加炒麦芽30克、木香10克。[4]

(3)二炭紫草汤 当归15克、白芍9克、紫草根30克、生贯众15克、毛慈菇9克、血余炭12克、人参3克、藕节15克、金银花15克、夏枯草12克、甘草5克。随症加减:肺转移咯血者,加白及、川贝母、生地黄;胸痛者,加瓜蒌、紫菀;发热者,加地骨皮、生地黄;大便干燥者,加肉苁蓉。每日1

剂,水煎取汁250毫升,每日2次。益气养血,化瘀止血。[5]

4.气滞血瘀型 症见崩漏带下,少腹肿块,牢固不移,痛有定处,舌红紫黯,脉涩。治宜活血化瘀、软坚散结。

(1)失笑散加减 川楝子10克、五灵脂(酒研,淘去沙土)6克、蒲黄(炒香)6克、延胡索15克。随症加减:血寒者,加小茴香、炮姜;血虚者,与四物汤合用。每日1剂,水煎取汁250毫升,每日2次。活血化瘀,行气止痛。适用于绒癌症见少腹胀痛者。[6]

(2)川楝子散加减 川楝子9克、延胡索9克、陈皮10克、广木香10克。研末,1次9克,酒调下,每日2次。随症加减:气滞明显者,加炒枳壳、槟榔;大便干结者,加熟大黄。行气活血止痛。适用于绒癌症见少腹胀痛者。[7]

(3)通瘀煎加减 当归尾5克、山楂10克、香附10克、藏红花1.5克、乌药6克、青皮10克、木香6克、泽泻10克、柴胡10克、白芍10克、白花蛇舌草30克、半枝莲30克、天花粉10克。随症加减:火盛内热,血燥不行者,加炒栀子;血虚涩滞者,加桃仁;疼痛者,加苏木、延胡索。每日1剂,水煎取汁250毫升,每日2次。行气开郁,化瘀软坚。适用于恶性滋养细胞肿瘤腹腔转移,症见腹胀、腹痛者。[8]

(4)平肝开郁止血汤加减 白芍(醋炒)30克、白术(土炒)30克、当归(酒洗)30克、三七根(研末)9克、生地黄(酒炒)9克、黑芥穗6克、甘草6克、柴胡3克。每日1剂,水煎取汁250毫升,每日2次。平肝开郁,化瘀止血。适用于恶性滋养细胞肿瘤,症见阴道出血,心烦易怒,两胁胀痛者。随症加减:少腹瘀滞疼痛者,加紫草根、茜草根、

① 潘敏求.中华肿瘤治疗大成[M].石家庄:河北科学技术出版社,1996:760.
② 内蒙古自治区医院.中草药验方选编[M].呼和浩特:内蒙古人民出版社,1972:154.
③ 刘敏如,谭万信.中医妇产科学[M].第二版.北京:人民卫生出版社,2001:1070.
④ 潘敏求.中华肿瘤治疗大成[M].石家庄:河北科学技术出版社,1996:760.
⑤ 内蒙古自治区医院.中草药验方选编[M].呼和浩特:内蒙古人民出版社,1972(9):154.
⑥ 花宝金,等.名中医经方时方治肿瘤[M].北京:中国中医药出版社,2008:218.
⑦ 同上.
⑧ 花宝金,等.名中医经方时方治肿瘤[M].北京:中国中医药出版社,2008:219.

枳壳。①

（5）加减活络效灵丸　丹参15克、乳香6克、没药6克、莪术10克、当归9克、山豆根12克、天花粉15克、半枝莲30克、赤芍10克、桃仁10克、生地黄10克、柴胡6克、生牡蛎（先煎）30克、三棱10克。随症加减：出血较多者，加三七粉、茜草。每日1剂，水煎取汁250毫升，每日2次。化瘀软坚，活血解毒。②

（6）加味桂枝茯苓丸　大黄10克、桃仁10克、杏仁10克、生地黄15克、赤芍15克、白芍15克、干漆10克、水蛭6克、虻虫6克、全蝎6克、桂枝10克、牡丹皮10克。随症加减：出血不止者，加服三七粉、云南白药。每日1剂，水煎取汁250毫升，每日2次。活血散结，行气行瘀。③

（7）五灵红花汤　五灵脂6克、生蒲黄6克、茜草根6克、海螵蛸30克、红花3克、台乌药3克、丹参15克、射干9克、当归9克、山慈菇9克、蒲黄9克、阿胶9克、乳香9克、没药9克、大黄5克、甘草6克。随症加减：肝郁血热者，加香附、黄芩炭、葛根；气郁血滞者，加枳实9克、桃仁9克、藏红花1.5克。该方为蒋玉伯经验方。临床观察：蒋玉伯以本方治疗1例绒毛膜上皮癌患者，痊愈，随访3年未见复发。每日1剂，水煎取汁250毫升，每日2次。活血化瘀，通络止痛。适用于腹腔转移症见腹部胀痛、大便秘结者。④

5. 热毒迫血型　症见阴道流血不止，或时多时少，色鲜或紫暗，口干咽燥，心烦易怒，大便秘结，小便黄赤，或鼻窍、牙龈出血，舌质红，苔黄，脉弦数。治宜清热解毒、凉血止血。

（1）黄芪三仁汤　薏苡仁30克、赤小豆30克、冬瓜仁30克、鱼腥草30克、黄芪15克、白及15克、败酱草15克、茜草9克、当归9克、党参9

克、阿胶珠9克、甘草6克。随症加减：腹中有肿块者，加蒲黄、五灵脂；阴道出血者，加贯众炭；腹胀者，加厚朴花；咯血者，重用白及、茜草。每日1剂，水煎取汁250毫升，每日2次。扶正祛邪。适用于绒毛膜上皮癌属湿热偏盛者。⑤

（2）犀角地黄汤合五味消毒饮加减　生地黄12克、紫花地丁12克、金银花15克、蒲公英15克、牡丹皮10克、赤芍12克、紫草根30克、七叶一枝花15克、半枝莲15克、天花粉15克、地榆15克、大黄10克、木通9克、甘草6克。随症加减：咳血、胸痛者，加天冬、白茅根、炒藕节；咳吐脓血者，加鱼腥草、桔梗、芦根。每日1剂，水煎取汁250毫升，每日2次口服。清热凉血。⑥

6. 肝肾阴虚型　症见阴道流血，带下污臭，口干舌燥，便秘尿赤，腰膝酸痛，心烦失眠，五心烦热，舌质红紫或暗红，舌光剥无苔，或少苔，脉细数或弦细。治宜扶正解毒、补益肝肾。

（1）左归丸加减　熟地黄240克、淮山药120克、枸杞子120克、山茱萸120克、川牛膝120克、菟丝子120克、鹿角胶120克、龟甲胶120克、白花蛇舌草120克、半枝莲120克。共炼蜜为丸。补肝肾，益精血。适用于绒癌后症见肝肾阴虚者。⑦

（2）龟鹿二仙胶　鹿角胶3克、龟甲10克、白参10克、枸杞子10克。每日1剂，水煎取汁250毫升，每日2次。随症加减：脾胃虚弱兼气滞者，可加砂仁、木香、陈皮。滋阴填精，益气养肾。适用于绒癌化疗后引起白细胞下降。⑧

（3）凉血地黄汤加减　生地黄12克、当归9克、川黄连3克、川黄柏3克、知母9克、藁本9克、川芎6克、升麻9克、柴胡6克、羌活9克、防风9克、黄芩9克、细辛1克、黑芥穗3克、蔓荆子

① 花宝金，等. 名中医经方时方治肿瘤[M]. 北京：中国中医药出版社，2008：220.
② 潘敏求. 中华肿瘤治疗大成[M]. 石家庄：河北科学技术出版社，1996：761.
③ 郑玉玲，韩新巍. 中西医肿瘤诊疗大全[M]. 北京：中国中医药出版社，1996：577.
④ 张民庆. 肿瘤良方大全[M]. 合肥：安徽科学技术出版社，1994：204.
⑤ 蒋玉洁，李一明. 中国肿瘤秘方全书[M]. 北京：科学技术文献出版社，2001：271－278.
⑥ 潘敏求. 中华肿瘤治疗大成[M]. 石家庄：河北科学技术出版社，1996：761.
⑦ 花宝金，等. 名中医经方时方治肿瘤[M]. 北京：中国中医药出版社，2008：216.
⑧ 花宝金，等. 名中医经方时方治肿瘤[M]. 北京：中国中医药出版社，2008：218.

9克、红花9克、甘草3克。随症加减：气虚明显者，可重用黄芪；咯血者，加白及、蒲黄。每日1剂，水煎取汁250毫升，每日2次口服。清热止血。适用于绒癌，症见阴道出血，伴见头部疼痛者。[①]

（4）清海丸加减　熟地黄300克、山茱萸300克、淮山药(炒)300克、牡丹皮300克、麦冬300克、白术(土炒)300克、白芍(酒炒)300克、地骨皮300克、桑叶(干)300克、玄参300克、北沙参300克、石斛300克、五味子(炒)60克、龙骨60克。炼蜜为丸，每日2次，每次9克。清热止血。适用于绒癌症见阴道出血绵绵不止，低热，手足烦热者。[②]

（5）六味地黄汤加减　生地黄15克、生龙骨15克、生牡蛎15克、茯苓12克、淮山药12克、阿胶12克、墨旱莲9克、麦冬9克、藕节炭10克、棕榈炭10克、牡丹皮9克。随症加减：出血不止者，加三七粉或云南白药。每日1剂，水煎取汁250毫升，每日2次。育阴，潜阳，止崩。适用于绒癌症见阴道出血不止，腰膝酸软，乏力者。[③]

（6）大补阴丸加减　知母10克、黄柏10克、生地黄15克、牡丹皮10克、龟甲(先煎)10克、枸杞子12克、天花粉20克、当归10克、白茅根30克、鱼腥草30克、白花蛇舌草30克、莪术15克、藕节12克。随症加减：头痛、呕吐、抽搐者，加天麻、泽泻、法半夏；呕血便血者，加三七粉、大黄；带下污臭较多者，加金银花、蒲公英。每日1剂，水煎取汁250毫升，每日2次。滋阴养肝，清热解毒。[④]

（7）二地滋阴汤　生地黄20克、地骨皮10克、炙龟甲10克、黄芩10克、阿胶(烊化)10克、棕榈炭10克、地榆15克、牡蛎(先煎)30克、栀子10克、北沙参20克、麦冬10克。随症加减：热象明显者，加土茯苓、白花蛇舌草；肾虚气喘者，加五味子、蛤蚧；骨蒸潮热、心烦盗汗者，加黄柏、知母。每日1剂，水煎取汁250毫升，每日2次。滋阴补肾，养阴平肝。[⑤]

（8）补肾固冲汤加减　党参10克、白术10克、砂仁6克、枸杞子10克、女贞子9克、阿胶(烊化)10克、墨旱莲15克、山茱萸6克、天花粉15克、制鳖甲(先煎)15克、昆布10克、海藻10克。随症加减：咳重者，加二母宁嗽丸；咯血甚者，合百合固金汤加减；气虚重者，合补中益气汤加减；血虚重者，合归胶汤加减。每日1剂，水煎取汁250毫升，每日2次。健脾益气，滋阴软坚。[⑥]

（9）清热固经汤　生地黄10克、地骨皮10克、炙龟甲12克、牡蛎粉15克、阿胶10克、黄芩10克、藕节炭10克、棕榈炭10克、炒栀子10克、地榆10克、甘草5克。每日1剂，水煎取汁250毫升，每日2次。清热凉血，固经涩血。适用于绒癌症见阴道出血绵绵不止，夹有瘀块，低热者。[⑦]

7. 气血两虚型　症见化疗或放疗后或手术后，阴道出血，或病延日久，脱发皮疹，精神萎靡，面色苍白，头晕目眩，出虚汗，肢软无力，恶心呕吐，间有腹泻，口苦或口干咽燥，纳差，形体消瘦，舌淡苔薄，脉细弱。治宜益气养血、解毒散结。

（1）升白汤　黄芪30克、全当归10克、白芍15克、熟地黄12克、白术12克、菟丝子12克、茯苓12克、桑寄生15克、黄精15克、淫羊藿10克、枸杞子10克、龙眼肉10克、大枣10克、忍冬藤20克、炙甘草6克。水煎服，2日1剂。临床观察：16例患者经治疗，疗程3～6次，平均4次，全部临床暂愈。化疗药不良反应的治疗常以补气养血为原则，以扶正为主，补气养阴，滋补肝肾，健脾生血。在临床中根据EMA—CO方案治疗过程中的特点，除骨髓抑制外，其他临床副反应轻，辅助中药治疗患者依从性高，所有病例整个治疗疗程中

① 花宝金，等. 名中医经方时方治肿瘤[M]. 北京：中国中医药出版社，2008：220.
② 同上.
③ 同上.
④ 潘敏求. 中华肿瘤治疗大成[M]. 石家庄：河北科学技术出版社，1996：760.
⑤ 余朋千，睢文发. 实用中西医肿瘤治疗大全[M]. 重庆：重庆大学出版社，1995：284-290.
⑥ 樊中州. 肿瘤疾病千首妙方[M]. 北京：中国人口出版社，1991：412-413.
⑦ 南京中医学院妇科教研组. 简明中医妇科学[M]. 上海：上海科学技术出版社，1959：38.

连续服用中药,至疗程结束后一月,取得良好的效果,很值得临床推广。①

(2)益胃升阳汤加减 黄芪15克、白参10克、白术10克、甘草5克、神曲10克、陈皮10克、升麻10克、柴胡10克、黄芩10克、白花蛇舌草30克、拳参30克、丹参15克。随症加减:阴道不规则出血者,加失笑散。每日1剂,水煎取汁250毫升,每日2次。益气健脾,升阳举陷。适用于绒癌化疗后脾胃虚弱者。②

(3)固本止崩汤加减 熟地黄15克、薏苡仁10克、黄芪15克、当归10克、炮姜3克、白参10克、白茅根30克、牡丹皮10克、天花粉10克。随症加减:气虚下陷者,加升麻、淮山药;热毒明显者,加白花蛇舌草、半枝莲、红藤等。每日1剂,水煎取汁250毫升,每天2次口服。益气固本,养血止血。适用于恶性滋养细胞肿瘤,症见阴道出血量多,面色苍白,舌淡,脉细弱。③

(4)黄芪六君汤 黄芪15克、天花粉15克、白花蛇舌草15克、茯苓12克、墨旱莲12克、党参10克、白术10克、陈皮10克、法半夏10克、女贞子10克、枸杞子10克、当归10克、杜仲10克、续断10克、益母草10克。随症加减:纳差腹胀者,加炒麦芽、木香;呕吐者,加砂仁、旋覆花(包煎)。每日1剂,水煎取汁250毫升,每天2次口服。健脾益气,补肾养血。适用于恶性细胞癌化疗后。④

(5)八珍汤加减 党参10克、白术10克、黄芪30克、熟地黄10克、当归10克、白茯苓10克、枸杞子10克、鳖甲(先煎)10克、昆布10克、墨旱莲10克、天花粉15克、女贞子10克、甘草6克。随症加减:咳嗽、咯血者,加白茅根、藕节炭;气虚较甚者,加服补中益气丸;口腔溃疡者,加儿茶5克、五倍子5克、黄柏5克,煎水漱口,局部外喷锡类散。⑤

(6)黄芪补血汤 黄芪12克、熟地黄12克、黄精10克、北沙参10克、天花粉10克、山茱萸10克、鸡血藤10克、刘寄奴10克、炙甘草6克。随症加减:兼头痛者,加白蒺藜、桑叶;阴虚者,加生地黄、麦冬;脾虚者,加白术、党参。每日1剂,水煎取汁250毫升,每日2次。化疗后期开始服,连服20剂。益气养血,滋补肝肾。适用于绒癌化疗后。⑥

(7)补肾固冲汤 党参、白术、黄芪、女贞子、墨旱莲、枸杞子、山茱萸、鳖甲、山药、五味子、阿胶。随症加减:鼻衄者,治宜清热止血,主方加生地黄、白及;皮下出现瘀点瘀斑者,治宜清热凉血,活血止血,主方加赤芍、牡丹皮、生藕节、三七;阴道出血者,治宜逐瘀生新止血,主方加益母草、茜草、荆芥炭、贯众炭;口腔溃疡者,用儿茶、五倍子、黄柏等量,煎水漱口,每2~4小时一次,局部撒珍珠粉;脱发者,用滋肾之品;药物性损肝者,配五味子120克研末分七份(7天量)服用,患者服中药后不影响再次化疗。临床观察:10年收治妊娠性滋养细胞肿瘤246例,结果证实,服中药组不良反应小,患者免疫力强。对青年妇女尽量不做手术,保存生育能力,已有106例再次妊娠,74例正常分娩,且婴儿发育正常。⑦

8.魏煊等将恶性滋养细胞肿瘤化疗后不良反应分4型

(1)胃肠积热型 化疗后症见恶心,呕吐,纳差,口干渴,喜冷饮,尿黄,舌质红或舌尖红,苔黄,脉弦数。方用橘皮竹茹汤加味:黄芩12克、陈皮10克、竹茹10克、法半夏6克、枇杷叶12克、石斛12克、紫苏梗6克、焦神曲20克、焦山楂20克、焦麦芽20克、苦参10克。随症加减:呕吐甚者,少量频饮。每日1剂,水煎2次,取汁200毫升分早中晚3次口服。

① 曹丽蓉,等.升白汤辅助耐药性滋养细胞肿瘤化疗16例[J].贵阳中医学院学报,2009,31(2):45-46.
② 花宝金,等.名中医经方时方治肿瘤[M].北京:中国中医药出版社,2008:220.
③ 花宝金,等.名中医经方时方治肿瘤[M].北京:中国中医药出版社,2008:221.
④ 蒋玉洁,等.中国肿瘤秘方全书[M].北京:科学技术文献出版社,2001:273.
⑤ 潘敏求.中华肿瘤治疗大成[M].石家庄:河北科学技术出版社,1996:760.
⑥ 潘敏求.中华肿瘤治疗大成[M].石家庄:河北科学技术出版社,1996:767.
⑦ 高耀洁,等.中西医结合治疗246例恶性滋养细胞肿瘤的临床分析[J].1988,7(5):361-362.

（2）胃肠湿热型　化疗后症见恶心，呕吐，腹痛，腹泻，肛门烧灼感，舌质红，苔黄腻，脉滑或濡数。方用黄连泻心汤加味：黄芩10～20克、黄连6～10克、赤芍10克、陈皮10克、竹茹10克、半夏6克、滑石12克、马齿苋15克、黄柏10克、甘草3克。随症加减：呕吐甚者，少量频饮。每日1剂，水煎2次，取汁200毫升分早中晚3次口服。

（3）阴虚内热型　化疗后症见口干渴，喜冷饮，潮热，大便干或正常，尿黄，舌质红、少苔或无苔，脉细数。方用青蒿鳖甲汤加味：青蒿10克、地骨皮10克、知母10克、白芍10克、牡丹皮10克、黄芩10克、半枝莲10克、鳖甲20克、沙参12克、麦冬12克、生地黄12克。随症加减：呕吐甚者，少量频饮。每日1剂，水煎2次，取汁200毫升分早中晚3次口服。

（4）气血虚弱型　化疗后症见倦怠，乏力，懒言，嗜睡，舌质淡，苔薄白，脉沉细无力。方用八珍汤加味：党参10克、白术10克、菟丝子10克、枸杞子10克、白芍10克、陈皮10克、黄芪20克、茯苓12克、当归18～20克、黄精10～20克、鸡血藤30克、阿胶12克。随症加减：呕吐甚者少量频饮。每日1剂，水煎2次，取汁200毫升分早中晚3次口服。[1]

9. 漆秀梅等恶性滋养细胞肿瘤化疗并发症（败血症、急性中毒性肝炎）的中西医结合治疗

（1）败血症　属于温病范畴，症见为高热，烦躁（或淡漠），神疲懒言，头昏纳呆，口干唇燥，溲短赤，舌红苔少，兼有湿邪者苔厚腻。中医辩证① 热毒壅盛型，方用白虎汤合五味消毒饮（或黄连解毒汤）：金银花、野菊花、蒲公英、紫花地丁、紫背天葵子、石膏、知母、炙甘草、粳米，加益气养阴药，如太子参、党参、玄参、生地黄、麦冬。② 热毒壅盛型兼夹湿邪，方用黄连解毒汤加三仁汤：黄连、黄柏、黄芩、栀子、杏仁、半夏、飞滑石、生薏苡仁、通草、白豆蔻、竹叶。③ 气血两燔型，方用白虎汤合犀角地黄丸：厚朴、犀角（水牛

角代）、生地黄、芍药、牡丹皮、石膏、知母、炙甘草、粳米，并加益气养阴药，如太子参、党参、玄参、生地黄、麦冬。

（2）急性中毒性肝炎　症见纳呆食少，恶心呕吐，胸胁脘腹胀痛或兼腹泻，肝脏肿大、触痛，其中3例伴发热，有黄疸者则巩膜、皮肤黄染。中医辩证：① 肝郁气滞型，以疏肝解郁为主，佐以清热利湿，方用柴胡疏肝散加茵陈：陈皮、柴胡、川芎、香附、枳壳、芍药、甘草。② 肝胆湿热型，以清热化湿为主，佐以疏肝解郁。方用茵陈汤：茵陈、栀子、大黄（去皮），加柴胡、郁金、香附等。除以上辩证用药外，根据患者情况，均适当加用清热解毒及益气药。临床观察：426例中恶性滋养细胞肿瘤化疗后，并发败血症5例，急性中毒性肝炎7例，中西医结合治疗后，疗效显著。[2]

经　验　方

1. 何若苹绒癌方1　党参30克、黄芪30克、淮小麦30克、大枣30克、制黄精30克、白花蛇舌草30克、猫人参30克、生谷芽30克、猪苓20克、龟甲20克、茯苓15克、白术15克、淫羊藿15克、陈皮10克、炙甘草10克、神曲12克。14剂为1个疗程，每日1剂，水煎取汁250毫升，每日2次口服。何若苹以此治疗滋养细胞肿瘤脑转移患者一例，女，24岁。于2014年自然分娩后3月，确诊为妊娠滋养细胞肿瘤脑转移，化疗7次，之后1个月又见复发，再化疗5次。化疗过程中出现药物性急性肾功能不全及骨髓抑制Ⅳ期。2015年4月6日前来就诊，患者纳少，疲乏无力，寐差，乍热乍寒，舌苔薄，舌质略淡，脉细。2015年4月20日药后复诊，纳渐展，寐有好转，舌质淡红，舌苔薄，脉细。续以原方加减服用月余。2015年5月25日复诊，血常规指标已正常，舌苔薄白，脉弦。患者在西医化疗后辨证为脾肾亏虚，气血不足。方用四君子汤健脾益气，制黄精、淫羊藿、龟甲补肾填

① 魏煊，等. 辨证治疗恶性滋养细胞肿瘤化疗后不良反应31例[J]. 山东中医杂志，2002，21(5)：278-279.
② 漆秀梅，舒沪英. 恶性滋养细胞肿瘤化疗并发症的中西医结合治疗[J]. 武汉医学杂志，1987，11(1)：19-20.

精,甘麦大枣汤补阴养血、宁心安神,陈皮、神曲、生谷芽理气消食和胃,并兼加猪苓、猫人参、白花蛇舌草抗癌药物,全方以扶正为主,兼顾祛邪。[①]

2.**何若苹绒癌方2** 苍术20克、猪苓20克、白术10克、半夏10克、陈皮15克、茯苓15克、枳壳9克、七叶一枝花9克、黄连5克、川芎5克、干姜5克、生甘草6克、滑石30克、党参12克。7剂为1个疗程,每日1剂,水煎取汁250毫升,每日2次口服。何若苹以此方治疗滋养细胞肿瘤一例。案例:某女,27岁。于2014年5月分娩,后诊为胎盘部位滋养细胞肿瘤,2014年11月18日在全麻下行腹腔镜下全子宫切除术,双侧输卵管切除术,腹腔镜下肠粘连分离术,未做化疗。术后2014年11月25日查人绒毛膜促性腺激素(HCG)14.91 U/L。于他处服用中药两月余,HCG指标下降不明显。2015年6月14日前来就诊,胃脘偶有欠舒,纳便尚可,苔白,脉弦。6月10日查HCG 6.45 U/L。2015年6月21日复诊,药后6月19日复查血HCG降至4.22 U/L。续以原方加减服用月余,HCG逐渐下降至0.22 U/L,舌苔薄白,脉弦,诸证尚稳。患者HCG指标在较长时间内未能降至正常水平,且舌苔白腻,辨证以邪实为主,应以祛邪为先。方用苍附导痰丸、六君子汤与半夏泻心汤加减合用以调和肠胃、健脾益气、燥湿化痰,兼加抗癌之品猪苓、七叶一枝花利水渗湿、清热解毒。全方以驱邪为主,兼以扶正。"不断扶正,适时祛邪,随证治之"是何若苹教授治疗肿瘤的基本原则。上述病案同属妊娠滋养细胞肿瘤(GTN),但因证候不同,因此治疗上也有差异。[②]

3.**白鹿止痛汤加减** 熟地黄20克、白芥子10克、炮姜炭5克、麻黄8克、桂枝10克、鹿角胶(烊化)10克、白花蛇舌草30克、半枝莲30克、天花粉10克、甘草5克。随症加减:脾虚气滞者,加砂仁、木香、陈皮;痰瘀阻滞经络者,加甲片、胆南星。每日1剂,水煎取汁250毫升,每日2次口服。通脉止痛,散寒化痰。适用于绒癌骨转移疼痛者。[③]

4.**活血消瘤祛瘀散结汤** 党参、黄芪、赤芍、熟地黄、苍术、白花蛇舌草、紫草、天花粉、山豆根等药物。随症加减:贫血者,重加熟地黄、白芍、当归等药物;肺转移者,加夏枯草、山慈菇、牡蛎以助消瘤散结;消化道反应较为严重者,加白茯苓、白术、竹茹,可少量多次饮用。连续监测HCG(人绒毛膜促性腺激素)3次均为阴性,停止化学药物治疗。高秀芝等以此方配合西医治疗(即5-FU 250毫克局部注射完毕后,无菌纱布压迫止血,3~5天一次,根据转移灶坏死脱落情况,适时停药)。以上方联合西药治疗恶性滋养细胞瘤22例研究显示不仅缩短了疗程、减少了化疗的不良反应,同时提高了疗效和患者的生存质量。[④]

5.**扶正祛邪方** 党参、黄芪、白茯苓、山药、当归、白芍、阿胶、鹿角霜。随症加减:子宫内膜癌、绒癌、恶性葡萄胎,加桃仁、红花、半枝莲、丹参、白花蛇舌草、三棱、莪术、大黄、益母草、茜草、蒲黄。葛严萍等自1999—2002年期间用扶正祛邪方治疗47例,总有效率为84.3%。化疗时配伍中药,能提高人体免疫功能,提高自然杀伤细胞的数量和能力,增强T细胞亚群的活力,诱发巨噬细胞的功能,诱导产生干扰素和白细胞介素;同时,又能改善体内的微循环,增强肿瘤细胞的血液灌注量,减少乏氧细胞,从而提高化疗敏感性,有助于患者主观症状及全身功能状况的改善,减轻化疗不良反应。[⑤]

6.**雄黄二石散** 煅寒水石12克、煅石决明6克、雄黄6克、冰片6克、朱砂3克、银珠3克。共研细末,使用时将上药1克加温开水少许,溶解均匀后涂患处,每日3次。清热泻火,消肿生肌。现代研究上药有抗癌抑癌作用,常用于绒癌化疗后

---

① 孙丹璐,等.何若苹治疗妊娠滋养细胞肿瘤验案两则[J].浙江中医杂志,2017,52(6):419.
② 同上.
③ 黎月恒,潘敏求.中西医临床用药手册肿瘤科分册[M].长沙:湖南科学技术出版社,2010:25.
④ 高秀芝,等.中西医结合治疗恶性滋养细胞瘤22例临床研究[J].基层医学论坛,2003,7(8):716-717.
⑤ 葛严萍,等.扶正祛邪方在妇科肿瘤化疗中的应用[J].辽宁中医杂志,2002,29(12):712.

口腔溃疡者。①

7. 潘天慧经验方 赤芍 10 克、麦冬 10 克、当归 10 克、川芎 5 克、玄参 10 克、太子参 15 克、天花粉 15 克、墨旱莲 10 克、陈皮 10 克、炙甘草 5 克。随症加减：若为葡萄胎吸宫后，可在原方基础上，酌加桃仁 10 克、红花 10 克、蒲黄炭 10 克，化瘀止血。每日 1 剂，水煎服，直到化疗结束。停化疗 1 周内为养阴生津、凉血和营，上方去桃仁、红花、玄参、陈皮，加生地黄 12 克、黄精 15 克、牡丹皮 10 克；1 周后治则为益气养阴、和血，基本方组成：党参 15 克、麦冬 10 克、何首乌 10 克、白芍 10 克、淮山药 10 克、五味子 10 克、熟地黄 10 克、牡丹皮 10 克、天花粉 15 克、炙甘草 5 克。如果下一疗程化疗开始，仍同步如上使用中药治疗，潘天慧等将 37 例妊娠性恶性滋养细胞肿瘤随机分两组，对照组采用手术切除子宫和一侧附件或两侧附件，并配合化疗方法，共治疗 23 例。治疗组用中药配合化疗的方法，共治疗 14 例。平均 8 天为 1 个疗程。结果：两组均有 4 例失访，对照组随访率 82.61%，治疗组随访率 71.43%。两组随访者均获近期治愈。两组治愈时所需化疗的疗程经统计学处理，差别无显著意义，说明中药配合化疗治疗妊娠性恶性滋养细胞肿瘤是值得探讨的方法之一。②

8. 填精益气汤 黄芪 15 克、党参 15 克、白术 12 克、山药 15 克、茯苓 15 克、何首乌 15 克、熟地黄 15 克、黄精 15 克、白芍 15 克、女贞子 12 克、甘草 3 克。随症加减：气血亏虚较甚者，加阿胶、紫河车；胃失和降呕吐较甚者，加姜半夏、竹茹；湿热下注，腹泻甚者，加葛根、黄连；阴虚内热伴口腔溃疡、咽干疼痛者，加茜草、石斛；阴道出血者，加阿胶、仙鹤草。每日 1 剂，复煎分 2 次口服，10 天为 1 个疗程，共服 2 个疗程。李卫红以上方治疗妊娠滋养细胞肿瘤化疗副作用 28 例，显效 16 例，有效 9 例。该方能降低消化道症状、阴道出血、局部感

染等。③

9. 赵庆新经验方 天花粉 30 克、香附 20 克、紫草 20 克、半枝莲 25 克、益母草 25 克、白花蛇舌草 25 克。随症加减：湿重者，加苍术 12 克、茯苓 15 克；气虚甚者，加人参 10 克、黄芪 30 克；血虚甚者，加当归 12 克、阿胶；阴虚内热者，加生地黄 20 克、玄参 20 克；气滞血瘀者，加三棱 12 克、莪术 12 克。将上药水煎 3 次后合并药液，分早、中、晚内服。每日 1 剂，7 日为 1 个疗程。所有患者均清宫，并用 5-氟脲嘧啶 12 毫克/（千克·天），放线菌素 D 500 微克，静脉滴注，每日 1 次；8 日为 1 个疗程，间隔 15～20 日。赵庆新以中西医结合治疗恶性滋养细胞疾病（病种包括恶性葡萄胎和绒毛膜癌）23 例，与仅行化疗的对照组 19 例患者相比较，血 HCG 平均复常时间两组分别为 5 周、9 周，治疗组明显优于对照组。④

10. 黄芪败酱汤 黄芪 15 克、党参 15 克、败酱草 15 克、当归 12 克、茜草 12 克、冬瓜仁 30 克、赤小豆 30 克、白及 15 克、山慈菇 18 克、阿胶（烊化兑服）15 克。每日 1 剂，分 2 次服。补气活血，解毒软坚。适用治绒癌肺转移。张秋涵用此方治疗绒癌肺转移 1 例，女，1973 年 6 月因葡萄胎流产做刮宫术。术后每隔 2～3 个月来潮 1 次，1974 年冬突然发生胸闷胸痛、咳嗽咯血。1975 年 3 月胸片示转移性肺癌。妇科检查右侧附件扪及鸭蛋大小包块，质硬，推之不移。以本方与血府逐瘀汤（桃仁、红花、当归、生地黄、牛膝、川芎、桔梗、赤芍、枳壳、甘草、柴胡）交替治疗，并服由露蜂房 20 克、蕲蛇 2 条、蜈蚣 10 条共研而成的细末 3 克，早晚各 1 次，持续治疗 2 月余。至同年 5 月 14 日全胸片显示：大部分病灶已被吸收，右侧仅见第 3 前肋有直径 0.62 厘米之块影，外带有少许条影，左侧第 5 肋处侧亦有小块状影。翌年 5 月复查时，头晕胸闷诸症全无，腹部包块消失，月经正常，全胸片示：右侧下肺野纹理粗乱，左侧第 5 前肋内、

① 蒋玉洁,李一明. 中国肿瘤秘方全书[M]. 北京：科学技术文献出版社,2001：276-277.
② 潘天慧,等. 妊娠性恶性滋养细胞肿瘤 37 例治疗观察[J]. 安徽中医临床杂志,2001,13(4)：270-271.
③ 李卫红. 自拟填精益气汤治疗妊娠滋养细胞肿瘤化疗副作用 28 例[J]. 广西中医药,2000,23(1)：26-27.
④ 赵庆新. 中西医结合治疗恶性滋养细胞疾病 23 例[J]. 中医研究,1998,11(4)：33.

中带有结节状影。其余无特殊变化。绒癌肺转移目前已明显吸收好转。1977年随访,患者能做一般家务劳动,1978年生一小孩,随访10年无恙。[①]

11.**海螵蛸五灵脂汤** 海螵蛸30克、五灵脂(半生半炒)6克、蒲黄粉(半生半炒)6克、茜草根6克、台乌药3克、射干9克、红花3克、丹参15克、当归9克、山慈菇9克、蒲黄炒阿胶9克、乳没药各9克、甘草6克。每日1剂,水煎,分2次服。养血行气,逐瘀攻毒。临床以本方治疗葡萄胎转变为绒毛膜上皮癌1例,女,29岁。1961年2月因子宫出血40日行刮宫术,活检为绒毛膜上皮癌。子宫检查,宫底在耻骨上3指,左下腹包块约5厘米×4厘米,有压痛。头昏目胀,脉沉紧迟。证属肝血虚损,治宜养血行气,逐瘀攻毒,以本方治之。10剂后,疼痛减,肿块缩小,故仍以本方加减治疗,并配合西药噻替派。治疗至1961年5月,青蛙试验已4次阴性,1964年12月随访,未见异常。[②]

12.**三石母液** 当归、红花、桃仁、三七、花蕊石、大黄、牡丹皮、紫草、生地黄、丹参、海浮石、瓜蒌、薏苡仁、珍珠母、代赭石、土茯苓、半枝莲。本方活血化瘀,养血益气。每日1剂,水煎口服,或制成注射剂。静脉注射用三石母液50~100毫升,每日1次静滴,连续注射5~10天后停药,休息3~4天后再继续用药,用药最多4000毫升,最少1000毫升。田映碧单纯用三石母注射液静脉给药治疗9例,痊愈7例(其中绒癌Ⅲa期2例,恶性葡萄胎Ⅰ期4例,Ⅱb期1例),无效2例(绒癌Ⅲa期、恶性葡萄胎Ⅳa期各1例)。口服中药治疗9例,痊愈8例(其中绒癌Ⅲa期保子宫1例,恶性葡萄胎Ⅰ期2例,Ⅱb期2例,Ⅲa期3例,其中1例保留子宫),无效1例为绒癌Ⅲa期。静脉给药加化疗3例均痊愈。口服中药加化疗4例,痊愈3例均系恶性葡萄胎Ⅲa期患者,好转1例。[③]

13.**胡熙明经验方** 红花9克、桃仁9克、三七6克、当归6克、大黄6克、牡丹皮6克、花蕊石15克、生地黄15克、党参12克、海浮石30克、薏苡仁30克、珍珠母30克、赭石30克、土茯苓30克、半枝莲30克、瓜蒌15克。随症加减:阴虚肝旺者,加牛膝、青黛、地龙;脾虚湿盛者,加白术、茯苓;肺转移咳血者,加杏仁、贝母、青黛。每日1剂,将上药水煎3次后合并药液,分早中晚3次服。临床采用上药治疗绒毛膜上皮癌2例,恶性葡萄胎7例,结果痊愈8例,1例绒毛膜上皮癌无效。张景岳在《妇人血症》中说:"瘀血留滞作证,惟妇人有之……气虚而血滞。"本方以地黄、党参等养阴益气,桃仁、红花、三七等活血化瘀,诸药合用,可补其气虚而祛其瘀滞,故有较好的临床疗效。[④]

14.**当归拈痛汤加减** 白术5克、太子参15克、苦参10克、升麻6克、葛根30克、苍术6克、防风10克、知母10克、泽泻10克、黄芩10克、当归9克、茵陈15克、甘草5克。随症加减:湿热带下者合易黄汤;外阴转移溃烂合五味消毒饮加减。每日1剂,水煎取汁250毫升,每日2次。清热利湿,疏风止痛。适用于腹腔转移,症见腹部胀痛,大便秘结者。[⑤]

15.**解毒化瘀方** 半枝莲30克、红藤30克、蒲公英30克、白花蛇舌草20克、鱼腥草20克、车前子20克、龙葵15克、茯苓15克、当归尾15克、栀子10克、牡丹皮10克、赤芍10克、黄芩10克、黄柏10克、龙胆草5克、生大黄5克。郭红艳以此方治疗恶性葡萄胎患者1例,患者服药10剂后,阴道出血量减少,颜色转红,咳嗽亦减轻。半月出院后以上方去龙胆草、赤芍、大黄炭,加黄芪30克、党参20克、熟地黄15克,服20剂以善后,并嘱其避孕1年,禁止性生活3个月。随访知出院后月经周期正常,现已怀孕3个月,B超提示胚胎发育正常。此方有解邪毒、清肺热、净胞宫、祛瘀滞的良好作用,对于脾胃虚弱的患者,当酌加保护中州之品。恶性葡萄胎的治疗先宜祛邪,祛邪

① 陈熠,等.肿瘤单验方大全[M].北京:中国中医药出版社,1998:789.
② 陈熠,等.肿瘤单验方大全[M].北京,中国中医药出版社,1998:792.
③ 陈熠,等.肿瘤单验方大全[M].北京:中国中医药出版社,1998:796.
④ 胡熙明.中国中医秘方大全[M].上海:文汇出版社,1996:742-743.
⑤ 潘敏求.中华肿瘤治疗大成[M].石家庄:河北科学技术出版社,1996:763.

务尽,以绝后患;后宜扶正,调经为下次种子准备温床。该法治疗恶性葡萄胎,服药者无一例切除子宫,多数患者于2年后受孕,出生的婴儿发育均正常。[1]

16. 叶婉筠经验方 ① 养阴和胃降逆方,药用姜竹茹10克、姜半夏10克、茯苓10克、枳壳10克、陈皮10克、白芍10克、甘草6克、生姜3片。随症加减:胃痛者,加绿萼梅、旋覆花;腹泻甚者,加诃子、石榴皮、炒扁豆;口腔溃疡者,局部外用锡类散。每日1剂,水煎,分2次温服。适用于恶心、呕吐、腹泻者。② 益气养阴方:黄芪12克、熟地黄12克、黄精10克、南沙参10克、北沙参10克、天花粉10克、山茱萸10克、鸡血藤10克、刘寄奴10克、淮山药20克、炙甘草6克。随症加减:头痛者,加白蒺藜、桑叶;阴虚者,加生地黄、麦冬;脾虚者,加白术、党参。每日1剂,水煎。适用于白细胞及血小板下降者。共治疗79例,显效70例,好转9例,平均用药8～15天。[2]

17. 蒋立基等经验方 ① 当归18克、贯众18克、紫草18克、赤芍15克、川楝子15克、黄药子15克、天花粉30克、鳖甲30克、石见穿30克、菝葜30克、北沙参12克、延胡索12克、露蜂房9克、甘草6克。加水适量,浸泡1小时,文火煎取2汁分服,每日1剂。② 硝矾散(自拟):皮硝60克、明矾30克、胆矾30克、雄黄30克、琥珀15克、乳香15克、没药15克、生南星15克、黄连15克、牙皂9克、蟾酥5克、冰片5克。共研细末,备用。以猪胆汁、醋各半,调药成糊状,摊于患处,厚0.3～0.5厘米,包扎固定,药干后再滴入胆汁与醋,保持药糊湿润。蒋立基等以此方治疗一例患者,女,37岁。不规则阴道流血伴腹痛、腰痛半年,近1个月加重,经尿妊娠试验,刮宫物病检,证实为绒癌。随行子宫全切加右侧附件及阑尾切除术(输卵管与阑尾已受累)。术后即予6-巯基嘌呤100毫克,每日3次,连续10天。术后1年时有发热,腹痛加剧,腹胀,大小便均不甚通畅,右下

腹可扣及11厘米×10厘米×6厘米大小包块,活动差,拟为绒癌转移。胸透数次,未见转移灶。因患者处于衰竭状态,不适宜放疗,故动员回家。后病情逐渐加重,腹痛腹胀,连及腰背,日夜呼号,夜间尤重,口干苦欲饮,饮入即吐,纳食少进,大便干结,小便涩痛难解。面色晦暗,形体羸瘦,腹膨胀,满腹压痛,坚硬如石。舌黯红,苔黄微腻,脉滑数,重按无力。证属阴虚内热,痰湿阻滞。因腹胀痛难当,呕吐不止。予以上方,遂痛减,4小时后又发,再予针刺,痛又解。如此每日针刺2～3次,连续5天。每日换药料1次,经治周余,腹痛渐止,包块渐软,缩小,热除呕止,纳谷已馨,二便较前通畅。后又发现右乳房有一肿块,约2厘米×2厘米,微痛,质中,可活动。以前方合逍遥散出入10余剂,加服神农丸。外敷同前。4个月后,腹部及乳房包块全消。再赴该院复查,各项检查均属正常。为恐复燃,后又间断服用神农丸及逍遥丸约2个月,即未再治。一直随访,1986年患者一切如常人,能胜任田间及家务劳动。另黄药子近年有报道引起药物性肝损害,故临床使用需谨慎,定期监测肝肾功能。[3]

18. 柴牡莲半汤 ① 柴胡10克、川楝子10克、延胡索10克、当归12克、丹参21克、鳖甲21克、煅牡蛎20克、甲片10克、全蝎10克、墨旱莲20克、龙眼肉12克、熟地黄15克、薏苡仁15克、半枝莲30克、急性子15克。每日1剂,水煎,分3次服,并嘱患者服药期间,停用其他疗法。疏肝散结,双补气血。② 柴胡10克、郁金10克、当归10克、莪术10克、僵蚕10克、山茱萸10克、枣皮10克、大枣10克、丹参15克、王不留行15克、黄芪15克、何首乌15克、山药15克、桂圆肉12克、白花蛇舌草30克。服法同上。③ 灵芝糖浆与归脾丸,内服。董瑞雄等以此方治疗子宫绒癌1例,女,46岁。1974年人流病理活检为子宫绒毛膜癌,行子宫全切除。1980年4月发现外阴部有鸽卵大小包块,怀疑是肿瘤转移。妇检发现右侧小

① 郭红艳.解毒化瘀法治疗恶性葡萄胎[J].浙江中医杂志,1995:486-487.
② 叶婉筠.中医药治疗滋养细胞肿瘤化疗副反应79例[J].安徽中医学院学报,1989(3):46.
③ 蒋立基,等.绒癌术后局部转移存活15年[J].上海中医药杂志,1986(3):13.

腹内有 3 厘米×3.5 厘米肿块,外阴部有 2 厘米× 2.5 厘米肿块,活检为子宫绒毛膜癌术后转移。以本方治疗,60 剂后,病情大有好转,疼痛基本消失,包块渐缩小,质软。以本方加减治疗 5 个月,至 12 月诸症消失,腹内肿块及外阴部肿块均消失,外阴表皮正常,癌肿术后转移基本治愈。停药 2 年,随访情况良好。①

19. 二根汤　山豆根 30 克、紫草根 30 克、薏苡仁 30 克、丹参 30 克、全瓜蒌 30 克、白英 30 克、连翘 15 克、苦参 15 克、川楝子 15 克、香附 9 克、生黄芪 9 克。每日 1 剂,水煎,分 2 次服。适用于恶性葡萄胎肺转移。临床以本方治疗恶性葡萄胎肺转移 2 例,达临床治愈。②

20. 蒲葵子八月札汤　蒲葵子 60 克、八月札 60 克、半枝莲 60 克、穿破石 60 克。每日 1 剂,水煎,分 2 次服。适用于绒癌、恶性葡萄胎肺转移。③

21. 茅凤汤　茅草根 30 克、凤阳菜 12 克、六月雪 12 克、白英 12 克、紫金牛 12 克、牡丹皮 12 克、高粱泡 12 克、淫羊藿 12 克、山楂 12 克、铁扫帚 9 克、紫金皮 9 克、山苍子根 9 克、茜草 9 克、石菖蒲 9 克、竹叶椒 9 克、红花 9 克。每日 1 剂,全部药物先用黄酒 60 毫升炒制,再用猪肉共加水煎煮,制成煎剂。每日 1 剂,分 2 次服。适用于绒癌。本方为浙江老药农献方。案例:患者,女,41 岁,确诊为绒毛膜上皮癌阴道膀胱肺转移。服本方 20 余剂,流血即止,症状改善,无贫血,健康良好。治疗 2 年后又生 1 男孩,能做一般家务劳动。④

22. 葵树子八月札汤　葵树子 60 克、八月札 60 克、半枝莲 60 克、穿破石 60 克。每日 1 剂,水煎,分 2 次服。适用于绒癌、恶性葡萄胎。⑤

23. 三仁白及汤　黄芪 15 克、白及 15 克、败酱草 15 克、赤小豆 30 克、薏苡仁 30 克、冬瓜仁 30 克、鱼腥草 30 克、茜草 9 克、当归 9 克、党参 9 克、阿胶珠 9 克、甘草 6 克。随症加减:腹中有块者,加蒲黄 9 克、五灵脂 9 克;阴道出血者,加贯众炭 9 克;腹胀者,加朴花 9 克;胸痛者,加郁金 9 克、陈皮 9 克;咯血者,重用白及、茜草。每日 1 剂,水煎,分 2 次服。报道治绒癌 4 例痊愈。⑥

24. 复方龙葵汤　龙葵 15 克、薏苡仁 15 克、天花粉 15 克、常草根 15 克、白英 15 克、丹参 15 克、山豆根 30 克、半枝莲 30 克。每日 1 剂,水煎,分 2 次服。适用于恶性葡萄胎、绒癌。以本方为主,中西医结合治疗绒毛膜上皮癌 34 例,恶性葡萄胎 43 例,共计 77 例,近期治愈率达 83.1%。⑦

25. 天皂粉(胶囊)　天花粉 50 克、牙皂粉 30 克、龙葵 30～60 克、半枝莲 30～60 克、白花蛇舌草 30～60 克、败酱草 15 克。天衣粉、牙皂粉研细末,装入胶囊,每囊含天花粉 0.25 克,牙皂粉 0.15 克。龙葵、半枝莲、白花蛇舌草、败酱草水煎成煎剂。每日 1 剂,水煎,分 2 次服。适用于绒毛膜上皮癌、恶性葡萄胎。胶囊供外用,置于阴道后穹隆部。以本法治疗绒毛膜上皮癌 5 例,4 例有效,1 例恶化,治疗葡萄胎 2 例,均有效。⑧

26. 复方露蜂房汤　当归 9 克、茯苓 12、丹参 15 克、泽兰 9 克、甲片 9 克、软露蜂房 6 克、山楂 18 克。每日 1 剂,水煎,分 2 次服。此方能预防子宫绒毛膜上皮癌。临床以本方治疗 5 例葡萄胎,经过刮宫 1～3 次后,尿妊娠试验仍为阳性的病例。经治疗,5 例均转为阴性。⑨

27. 龙葵菝葜汤　龙葵 90 克、十大功劳根 30 克、蒲公英 30 克、白花蛇舌草 30 克、菝葜根 30 克。每日 1 剂,水煎,分 2 次服。清热解毒。临床

① 董瑞雄. 子宫绒毛膜癌术后转移治验 1 则[J]. 中医杂志,1984(1):34.
② 杨今祥. 抗癌中草药制剂[M]. 北京:人民卫生出版社,1981:265.
③ 同上.
④ 同上.
⑤ 同上.
⑥ 同上.
⑦ 同上.
⑧ 杨今祥. 抗癌中草药制剂[M]. 北京:人民卫生出版社,1981:268.
⑨ 广西岑溪县人民医院. 复方露蜂房汤预防子宫绒毛膜上皮癌的观察[J]. 新医学,1975,5(4):179.

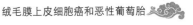

治恶性葡萄胎、绒癌 3 例,痊愈 2 例。①

单　方

1. 当归补血汤　组成:生黄芪、当归。功效主治:补气生血;适用于绒癌放化疗后血虚明显者。制备方法:生黄芪 30 克、当归 6 克,水煎 250 毫升。用法用量:每日 1 剂,分 2 次服。临床应用:脾胃虚弱者与四君子汤合用;气滞血瘀者加陈皮、三棱。②

2. 紫草根汤　组成:紫草根。功效主治:解毒凉血抗癌;适用于绒毛膜上皮癌。制备方法:水煎。用法用量:紫草根 9 克加水至 300 毫升煎至 100 毫升,顿服。每日 1 剂,12 日为 1 个疗程,停药 1 周再服。临床应用:紫草有抑制脑垂体前叶促性腺激素的作用。福建医学院附属医院妇产科用本方为主配合丙酸睾丸酮治疗 3 例转移性绒毛膜上皮癌患者,取得明显疗效。1 例继发于葡萄胎刮宫后 2 月的绒毛膜上皮癌患者,再入院时已有咯血、头痛及失语、偏瘫等症,显示肺转移的临床症状,尿妊娠反应及肺摄片亦证实。由于失语及一般情况欠佳未能施行手术,乃用本方治疗,每日 1 剂,并佐以丙酸睾丸酮治疗,50 毫克肌注,每日 2 次,停药 1 星期再重复第 2 疗程。治疗 1 月余,咯血消失,失语及偏瘫亦恢复。但尿妊娠反应仍阳性,肺摄片转移性癌瘤如旧。又治疗 3 月后,尿妊娠反应转为阴性,半年后,肺转移灶几乎全部消失。③

3. 荡鬼汤　组成:红花、大黄、雷丸。主治:妇女鬼胎,腹部高大,宛如坐胎,形容憔悴,面目黑疲,骨干毛枯。制备方法:红花 30 克、大黄 15 克、雷丸 9 克,水煎。用法用量:每日 1 剂,水煎服。临床应用:服药后倾盆泻出血块如鸡肝者乃愈,后用六君子汤调治,自然复之。④

4. 石上柏注射液　组成:石上柏。功效主

治:扶正祛邪;适用于绒癌、恶性葡萄胎。制备方法:石上柏提取液,每 1 毫升含生药 10 克,供静脉注射。一般另有复方注射液或片剂,供肌注、口服使用。用法用量:每日 150～200 克加 5％葡萄糖液 500～1 000 毫升静脉滴注。临床应用:中山医学院附属肿瘤医院治疗恶性葡萄胎、绒癌 23 例,转移者并用少量化疗,结果特效 4 例(均为单用本品治疗者),显效 8 例,有效 5 例,总有效率 73.9％。本品既能抑制癌细胞,又能增强机体代谢及肾上腺皮质网状内皮系统功能,对体积小的肿瘤较好,与化疗有协同作用。⑤

5. 西豆根注射液　组成:西豆根。适用于恶性葡萄胎。制备方法:以原料中提取西豆根甲碱或西豆根总碱制成注射剂。用法用量:西豆根总碱每日量不超过 50 克,西豆根甲碱不超过 400 毫克,两者均可分别加入 5％葡萄糖液 500 毫升静脉滴注,10 日为 1 疗程,间隔期为 5～7 天。也可用甲碱肌注每日 200 毫克,每日 2～3 次。阴道转移者可采用局部注射法。临床应用:1980 年江西妇女保健院报道,应用西豆根甲碱或总碱治疗 112 例恶性葡萄胎,其中单用西豆根治疗 13 例,92 例加用手术,7 例加用手术、放疗。临床治愈 97 例(86.6％)。随访结果,健存者 88 例,占临床治愈90.7％。注意事项:该药使用后患者食欲增加,体重增加,抵抗力增强,免疫力有显著提高,但作用慢,疗程长,复发率较高。⑥

6. 穿心莲注射液　组成:穿心莲提取物。适用于绒癌、恶性葡萄胎,能使恶性滋养细胞肿瘤发生退行性病变、坏死。制备方法:将上药制成注射剂。用法用量:1％穿心莲注射液(实含氯仿提取物 0.5％左右)50～100 毫升稀释于 5％～10％葡萄糖液内以供静脉滴注。阴道转移者可于转移性结节基底部注射,每次 5～10 毫升。临床应用:广东梅县人民医院于 1970—1977 年收治绒癌

① 天津市人民医院《肿瘤临床手册》编写小组. 肿瘤临床手册[M]. 北京:人民卫生出版社,1974:669.
② 花宝金,等. 名中医经方时方治肿瘤[M]. 北京:中国中医药出版社,2008:218.
③ 陈熠,等. 肿瘤单验方大全[M]. 北京:中国中医药出版社,1998:790.
④ 陈熠,等. 肿瘤单验方大全[M]. 北京:中国中医药出版社,1998:796.
⑤ 高慧明. 中医药治疗滋养细胞肿瘤的近况[J]. 山东中医杂志,1983(4):31-32,35.
⑥ 同上.

27 例、恶性葡萄胎 33 例,其中治愈绒癌 8 例(29.6%),恶性葡萄胎 27 例(81.8%)。[①]

7. 紫龙莲汤 组成:龙葵、半枝莲、紫草。适用于恶性葡萄胎。制备方法:龙葵 30 克、半枝莲 60 克、紫草 15 克,水煎。用法用量:每日 1 剂,分 2 次服。临床应用:治疗恶性葡萄胎 4 例,均达近期治愈,服药 2 个月,妊娠试验转阴,一般情况良好。[②]

8. 葵尾合剂 组成:向日葵盘、凤尾草、水杨梅(全草)。适用于绒癌、恶性葡萄胎。制备方法:向日葵盘 90 克、凤尾草 60 克、水杨梅(全草)60 克,水煎 1~2 小时,至药汁成半冻胶状即得。用法用量:每日 1 剂,分 2 次服。临床应用:以本方治疗绒毛膜上皮癌、恶性葡萄胎 3 例,临床治愈 2 例(随访 3 年无复发),1 例好转。[③]

9. 山稔根八月札汤 组成:山稔根、八月札、白花蛇舌草。适用于绒癌、恶性葡萄胎。制备方法:山稔根 60 克、八月札 60 克、白花蛇舌草 60 克,水煎。用法用量:每日 1 剂,分 2 次服。[④]

10. 天花粉干燥粉剂 组成:天花粉。适用于绒癌、恶性葡萄胎。制备方法:将上药制成干粉剂,供静脉或肌肉注射。用法用量:常用量 1 次 10 毫克粉剂加入生理盐水 500 毫升缓慢滴注,开始每分钟 4 滴,逐渐加量,不超过 40 滴/分,每 5~7 天用 1 次。如首次反应不大,则下次剂量可增加 2 毫克。临床应用:经报道,晋中二院应用上法治疗恶性葡萄胎治愈率达 94%,绒癌为 73.3%。上海瑞金医院收治 238 例恶性葡萄胎,其中 37 例以天花粉为主单纯中药治疗,147 例天花粉加化疗,近期治愈率分别为 91.8%、97.7%、53 例单用化疗的近期治愈率只有 81.1%。注意事项:现代药理学研究证明,天花粉含有天花粉蛋白,能引起过敏反应,严重时可导致死亡,滴前应作皮试。[⑤]

中 成 药

1. 康艾注射液 组成:人参、苦参素。功效主治:大补元气,益气固脱;适用于妊娠滋养细胞肿瘤。用法用量:康艾注射液 40~60 毫升加入 5% 葡萄糖注射液或 0.9% 氯化钠注射液 250 毫升中静脉滴注,每日 1 次,连用 14 天,于化疗前 2 天开始用药。临床应用:48 例随机分为两组,治疗组 24 例用,对照组 24 例单用化疗。两组均化疗 2 个周期。结果:治疗组化疗后外周血 WBC、Hb、PLT 均降低,但对照组下降更为明显。结论:康艾注射液配合 5FU+KSM 方案(5-氟尿嘧啶联合更生霉素方案)在妊娠滋养细胞肿瘤化疗中对骨髓抑制和胃肠道反应都有明显的预防和治疗作用,还可以起到化疗减毒作用。[⑥]

2. 肿节风片 组成:肿节风。功效主治:清热解毒,消肿散结;适用于用于肺炎、阑尾炎、蜂窝组织炎属热毒壅盛证候者,并可用于癌症辅助治疗。制备方法:① 薄膜衣片每片重 0.75 克;② 糖衣片(片心重 0.25 克)。用法用量:每日 3 次,每次 3 片,口服。[⑦]

3. 消癌平片 组成:乌骨藤的提取物制成。适用于肿瘤。制备方法:每片重 0.3 克。用法用量:每日 3 次,口服,每次 8~10 片。注意事项:个别病例可出现食欲减退、白细胞下降;孕妇忌服。个别病例使用乌骨藤制剂后可出现食欲减退、白细胞下降、转氨酶升高、发热、关节疼痛、药物疹等,一般不须特殊处理。[⑧]

4. 复方蟾皮胶囊 组成:蟾皮、当归等。适用于晚期癌症。用法用量:每日 3 次,每次 2~3 粒,连续口服 20 日为 1 个疗程。[⑨]

① 高慧明. 中医药治疗滋养细胞肿瘤的近况[J]. 山东中医杂志,1983(4):31-32,35.
② 杨今祥. 抗癌中草药制剂[M]. 北京:人民卫生出版社,1981:265.
③ 杨今祥. 抗癌中草药制剂[M]. 北京:人民卫生出版社,1981:267.
④ 杨今祥. 抗癌中草药制剂[M]. 北京:人民卫生出版社,1981:266.
⑤ 高慧明. 中医药治疗滋养细胞肿瘤的近况[J]. 山东中医杂志,1983(4):31-32,35.
⑥ 郭伟堃,钟璐. 康艾注射液配合化疗治疗妊娠滋养细胞肿瘤疗效观察[J]. 实用中医药杂志,2011,27(9):604-605.
⑦ 国家药典委员会. 中华人民共和国药典 2010 年版第 1 部[M]. 2010:842-843.
⑧ 周丹,等. 消癌平片抗肿瘤作用研究[J]. 吉林中医药,2002(1):57.
⑨ 王四旺,等. 复方蟾皮胶囊对小鼠移植的作用[J]. 陕西中医,1992(7):328.

子宫内膜癌

概　述

子宫内膜癌，又称为子宫体癌，是指原发于子宫内膜的一种上皮性恶性肿瘤，为妇女常见恶性肿瘤之一，好发于老年妇女，主要是绝经后妇女或围绝经妇女。近年来，子宫内膜癌的发病率有逐年上升的趋势，在欧美等发达国家其发病率已接近新发妇科恶性肿瘤的 50%。[①] 我国每年约 20 万新发病例，占女性恶性肿瘤的 13%，仅次于宫颈癌、卵巢癌。[②] 病因学和流行病学研究表明，子宫内膜癌的高危因素包括肥胖、未孕或不孕、晚绝经、糖尿病、高血压、多囊卵巢综合征、产生雌激素的卵巢肿瘤、激素补充治疗、三苯氧胺使用、遗传性非息肉性结直肠癌等，其中高血压、肥胖和糖尿病是与子宫内膜癌密切相关的三大因素。[③] 子宫内膜癌可分为Ⅰ型和Ⅱ型。Ⅰ型为雌激素相关型，主要指在子宫内膜增生的基础上发展而致的子宫内膜腺癌。子宫内膜癌中绝大多数为Ⅰ型，其发病年龄相对较轻（大部分为绝经前或围绝经期），高分化，子宫肌层浸润较浅，有比较稳定的临床过程和较好的预后，5 年生存率 80%。Ⅱ型为非雌激素相关型，占子宫内膜癌的小部分，主要指子宫内膜浆液性乳头状腺癌，还包括透明细胞癌、腺鳞癌和未分化癌等，发病年龄相对较大（大部分为绝经后），癌周内膜为萎缩性子宫内膜，癌组织低分化，子宫肌层浸润较深，有进展性的临床过程，预后差，5 年生存率小于 30%。[④]

症状：

1. 阴道不规则出血　最主要的症状。因癌组织脆且易出血，90% 以上的子宫内膜癌患者会有阴道流血，约 80% 患者出现的第一症状就是阴道出血。出血性质多种多样，取决于发生癌变时患者的年龄。月经周期紊乱，经期延长，经量过多或经间期出血，常为绝经前子宫内膜癌患者的特征，特别是 40 岁以下年轻患者。绝经后阴道出血患者，占 65%～70%，出血量一般不大，大量出血者少见，或为持续性或为间歇性流血。不规则少量阴道流血，可出现在劳累后、排尿或排便后，很少因性交或阴道冲洗后而出血加重。

2. 阴道排液　约 25% 患者因为阴道排液异常就诊，表现为排液增多或性状异常。早期多为浆液性或浆液性血性排液，为癌瘤渗出液。晚期合并感染则有脓血性排液，并有恶臭。

3. 疼痛　子宫内膜癌通常不引起疼痛，少数患者有一种下腹疼痛感觉，可能与病变较大突入盆腔引起宫腔挛缩有关系。癌肿过大，或累及子宫下段、宫颈内口者，还可堵塞宫颈管导致宫腔积液或积脓，从而出现下腹胀痛、痉挛样疼痛，甚至感染。

4. 不孕　在子宫内膜癌患者中，15%～20% 的患者有不孕史，且多为不排卵或少排卵所致的原发性不孕，多同时合并有月经不调，这种状态似与孕激素缺乏或不足，雌激素持续刺激子宫内膜有关。

① 杨曦,等. 子宫内膜癌的流行病学及高危因素[J]. 实用妇产科杂志,2015,31(7)：485.
② 侯晓荣,等. Ⅰ期子宫内膜癌术后放疗的临床分析[J]. 中华放射肿瘤学杂志,2015,24(1)：48-53.
③ 于爱军,等. 子宫内膜癌临床多学科综合诊断与鉴别诊断[M]. 沈阳：辽宁科学技术出版社,2016：265-268.
④ 汤钊猷. 现代肿瘤学[M]. 上海：复旦大学出版社,2011：1518-1541.

5. 腰痛 当癌瘤浸润周围组织或压迫神经可引起持续性下腹、腰骶部疼痛,并向下肢及足部放射,此为病变进入晚期的表现。

6. 压迫症状 若癌肿过大,或晚期累及附件、盆腹腔时,可有包块压迫症状,可表现为腹胀、尿频、尿急、大便性状改变等。

7. 其他 癌肿累及附件或盆腹腔的晚期患者可有下腹包块。晚期患者伴有全身症状,如贫血、消瘦、恶病质、发热及全身衰竭等。

体征:

内膜癌阳性体征不多,约半数以上有子宫增大,但多属轻度增大,宫体一般稍软而均匀。如检查发现子宫特殊增大或表面有异常突起,则往往是并发肌瘤或腺肌瘤的表现,同时必须考虑癌组织穿出浆膜,在子宫表面形成肿瘤的可能。妇科检查时应注意子宫大小、形状、活动度、质地软硬、子宫颈、宫旁组织软硬度有无变化。早期时可无异常发现,子宫正常大,活动、双侧附件软,无块状物。当病情逐渐发展,子宫增大,稍软;晚期时偶见癌组织自宫口脱出,质脆,触之易出血。若合并宫腔积脓,子宫明显增大,极软。癌灶向周围浸润,子宫固定或在宫旁或盆腔内扪及不规则结节状块物。检查时还要注意排除外阴、阴道、宫颈出血,及由损伤感染等引起的出血和排液。①

目前诊断方法包括细胞学检查、吸取内膜法取材、宫腔镜与诊断性刮宫、阴道超声、磁共振成像、血清学检查、组织病理学等。②

在治疗上,根据患者年龄、一般情况、癌瘤的扩散程度、肿瘤病理分化程度、内膜激素受体状况来决定选择治疗方法。子宫内膜癌一般情况较好的主要以手术为主,术后开展辅助性治疗,如放疗、辅助化疗、内分泌治疗等。但对部分有严重内科并发症而不能耐受手术者,即有手术禁忌证的患者,或极度肥胖者,可选择根治性放疗作为主要

的治疗手段。对未生育或要求保留生育功能的年轻患者,如果满足年龄<40岁且有强烈生育要求、MRI检查肿瘤位于宫内且未侵犯子宫深肌层、病理诊断为高分化或中分化子宫内膜样腺癌、未见肿瘤外转移、免疫组化染色体检查呈PR(Progesterone Receptor,孕激素受体)阳性,可以根据实际情况予以保留生育功能。目前子宫内膜癌保留生育功能的常规临床治疗方法主要为孕激素、促性腺激素释放激素激动剂、选择性雌激素受体调节剂、左炔诺孕酮、子宫内节育器等。③④

中医对于子宫内膜癌无专门的论述,依据其临床症状,将其归类于"崩漏""五色带下""经断复来""癥瘕""血瘕"等范畴。如《血证论》云:"崩漏者,非经期而下血之谓也。"又如《医学入门》:"凡非时血行,淋漓不断,谓之漏下;忽然暴下,若山崩然,谓之崩中。"所谓"五色带下",即是指妇人带下青、赤、黄、白、黑五色相杂。中医学认为,子宫内膜癌的病因病机主要为:内伤七情,精神抑郁,忧思郁怒,肝藏血与疏泄功能失常,影响气血正常功能,易形成气滞血瘀之证。平素思虑过度,或过食肥甘,多坐少动,伤及脾胃,痰湿遂生,气血滞留,易致瘀毒内生;气血瘀滞,经络壅塞,郁久化火,积湿成热,聚于下焦,湿热瘀毒互结,胞中血败肉腐,继发赤白带下;肝脾功能失常日久,病不能自愈,则形成气血亏损局面,正虚邪实之病势,加之冲任不固而发病。⑤⑥

辨 证 施 治

1. 肝郁气滞型 症见情志抑郁,胸闷不适,两乳及胁肋胀痛,心烦易怒,阴道分泌物多,舌苔薄白,脉弦或弦细。治宜疏肝解郁、健脾利湿。

逍遥散合四味汤加减:柴胡10克、白芍30克、当归15克、合欢皮30克、青皮10克、枳壳10

① 杨越波,等. 子宫肿瘤[M]. 北京:人民军医出版社,2011:214-215.
② 杨振茹. 子宫内膜癌的诊疗进展[J]. 吉林医学,2015,36(3):516-517.
③ 张师前,等. 年轻早期子宫内膜癌保留生育功能治疗. 中国实用妇科与产科杂志,2017,33(5):458-461.
④ 陶美霞. 早期子宫内膜癌患者保留生育功能治疗的适应证和临床疗效[J]. 中国现代药物应用,2017,11(10):73-76.
⑤ 王惟恒,等. 中医抗癌300问[M]. 合肥:安徽科学技术出版社,2007:182.
⑥ 雷智锋,等. 中西医结合论治子宫体癌综合征经验[J]. 世界中西医结合杂志,2017,12(8):1172-1176.

克、郁金 15 克、茯苓 15 克、白术 15 克、山药 30 克、白花蛇舌草 30 克、夏枯草 30 克。〔见 861 页 15. 余朋千分 5 型(1)〕

2. 肝郁化火型　症见阴道不规则下血,或经断复来,或白带增多夹有血丝,情志抑郁,心烦易怒,两乳及胸胁胀痛,少腹疼痛,口干欲饮,舌边瘀点,苔薄黄,脉弦数。治宜疏肝解郁、清热解毒。

(1) 丹栀逍遥散加减　牡丹皮 10 克、栀子 10 克、柴胡 6 克、当归 12 克、白芍 12 克、白术 12 克、茯苓 12 克、半枝莲 15 克、白花蛇舌草 30 克、夏枯草 15 克、甘草 6 克。[1]

(2) 丹栀逍遥散加减　柴胡 9 克、牡丹皮 12 克、赤芍 10 克、茯苓 10 克、薄荷 3 克、栀子 12 克、生地黄 12 克、益母草 12 克、仙鹤草 15 克、茜草 10 克、紫草根 10 克、三七粉(兑服)3 克、甘草 6 克、白花蛇舌草 30 克。随症加减:发热,带下黄白者,加败酱草 15 克、半枝莲 12 克、金银花 15 克;小腹胀痛者,加延胡索 9 克、乌药 10 克、青木香 6 克;纳差,乏力者,炒麦芽 30 克、黄芪 15 克。[2]

3. 血热妄行型　症见阴道大量下血或淋漓不尽,烦躁不宁,口干渴饮,舌质红,苔黄,脉数。治宜清热凉血止血。

谷铭三经验方 1:白花蛇舌草 40 克、薏苡仁 40 克、贯众 30 克、蜈蚣 1 条、冬虫夏草(单包)5 克、三七粉 20 克、墨旱莲 30 克、藕节炭 30 克、地榆炭 30 克、小蓟 30 克、血余炭 20 克。[3]

4. 瘀血内阻型　症见面色晦暗,少腹疼痛,并牵掣腰背,小腹肿块,时崩时止,淋漓不净,或突然量多,夹有瘀块,少腹疼痛拒按。舌质暗紫或有瘀斑、瘀点,脉涩或弦细。治宜活血化瘀、消癥止痛。

(1) 血府逐瘀汤加减　桃仁 6 克、红花 6 克、当归 6 克、生地黄 6 克、川芎 6 克、赤芍 6 克、柴胡 9 克、延胡 9 克、没药 6 克、甘草 3 克。〔见 860 页 11. 任天贵分 4 型(3)〕

(2) 少腹逐瘀汤加减　当归 15 克、赤芍 15 克、小茴香 15 克、干姜 9 克、延胡索 9 克、没药 12 克、川芎 9 克、肉桂 6 克、五灵脂 12 克、蒲黄 9 克、炒九香虫 1.5 克、甘草 6 克。[4]

(3) 少腹逐瘀汤加减　桃仁 10 克、红花 6 克、当归 10 克、赤芍 15 克、川芎 9 克、延胡索 9 克、生蒲黄(包煎)10 克、生地黄 12 克、夏枯草 15 克、炮山甲 10 克、没药 6 克、甘草 6 克。〔见 861 页 14. 张蓓等分 6 型(3)〕

(4) 子宫内膜癌方 1　水牛角(先煎)30 克、生地黄 30 克、牡丹皮 20 克、墨旱莲 30 克、藕节炭 30 克、白茅根 30 克、仙鹤草 20 克、侧柏炭 20 克、小蓟草 30 克、地榆炭 20 克、血余炭 20 克、三七粉 20 克、延胡索 20 克。[5]

(5) 少腹逐瘀汤加减　肉桂 6 克、当归 9 克、川芎 6 克、赤芍 9 克、五灵脂(炒)9 克、制乳香 9 克、制没药 9 克、三棱 15 克、莪术 15 克。〔见 861 页 15. 余朋千分 5 型(2)〕

5. 湿热下注型　症见带下黄赤,或紫或无色带,量较多,臭秽异常,脐腹疼痛,阴户肿痛,胸闷纳呆,腰腿酸痛,小便黄或短赤,大便干燥,舌苔黄腻,脉弦滑。治宜清热利湿、活血解毒。

(1) 黄连解毒汤合三妙散加减　黄连 9 克、黄柏 9 克、苍术 12 克、牛膝 12 克、土茯苓 30 克、败酱草 30 克、刘寄奴 30 克、白花蛇舌草 30 克、车前草 30 克、苦参 15 克、墓回头 15 克、仙鹤草 30 克、紫珠草 30 克、甘草 6 克。[6]

(2) 黄连解毒汤加减　黄连 6 克、黄柏 10 克、栀子 9 克、土茯苓 30 克、焦三仙各 10 克、苍术 12 克、牛膝 15 克、白花蛇舌草 30 克、生薏苡仁 30 克、仙鹤草 30 克、败酱草 15 克、甘草 6 克。〔见 861 页 14. 张蓓等分 6 型(1)〕

(3) 黄连解毒汤加减　黄连 5 克、黄柏 9 克、栀子 9 克、薏苡仁 30 克、土茯苓 30 克、当归 9 克、

① 王惟恒,等. 中医抗癌 300 问[M]. 合肥:安徽科学技术出版社,2007:182.
② 李佩文,等. 中医肿瘤临床手册[M]. 上海:上海科学技术出版社,2006:255.
③ 谷言芳. 谷铭三治疗肿瘤经验集[M]. 上海:上海科学技术出版社,2002:158.
④ 李佩文,等. 中医肿瘤临床手册[M]. 上海:上海科学技术出版社,2006:255.
⑤ 谷言芳. 谷铭三治疗肿瘤经验集[M]. 上海:上海科学技术出版社,2002:158 - 159.
⑥ 李佩文,等. 中医肿瘤临床手册[M]. 上海:上海科学技术出版社,2006:255.

黄芩 6 克、白花蛇舌草 15 克、蛇莓 10 克、生地黄 10 克、陈皮 6 克、苍术 9 克、茯苓 9 克、甘草 6 克、半边莲 10 克。随症加减：纳差、乏力、腹胀等脾虚者，加党参 9 克、白术 10 克、黄芪 10 克；腰痛、膝软乏力明显者，加熟地黄 12 克、杜仲 10 克。①

（4）清化煎加味　土茯苓 15 克、夏枯草 15 克、知母 15 克、生地黄 12 克、黄芩 12 克、黄柏 10 克、当归 10 克、续断 10 克、白及 10 克、白术 10 克、薏苡仁 20 克、木馒头 3 克。随症加减：瘀血重者，加用愈黄丹内服，并加白花蛇舌草、半枝莲等抗癌药。②

6. 湿毒瘀结型　症见阴道流血色紫黑质稠，带下不断且量多，色黄如脓或赤白相混并伴有恶臭，胸闷腹痛，腰膝疼痛，口咽干苦，烘热纳少，便秘或溏泄，小便短赤或涩痛不利，舌质红苔黄腻，脉滑数或弦数。治宜利湿解毒、化瘀散结。

（1）银甲丸加减　金银花 15 克、鳖甲 15 克、连翘 20 克、蒲公英 15 克、紫花地丁 12 克、生蒲黄 9 克、椿根皮 9 克、茵陈 12 克、半枝莲 15 克、白花蛇舌草 15 克、土茯苓 15 克、甘草 6 克。上药煎取药汁，分 2 次冲兑琥珀末、三七粉各 3 克。利湿解毒，化瘀散结；适用于子宫内膜癌属湿热瘀毒型，症见阴道有不规则出血，带下量多，色黄如脓或赤白相杂，秽臭难闻，尿黄、溲赤、口干咽燥，小腹痛并可扪及包块，舌见瘀点，苔黄腻，脉滑数或弦数。③

（2）愈黄丹　水蛭 10 克、虻虫 6 克、乳香 6 克、没药 6 克、黄连 6 克、露蜂房 10 克、黄柏 10 克、牡丹皮 10 克、龙胆草 6 克。上药共研末各取净粉，照方 30 料混合后，用银花 100 克煎汤，水泛为丸。雄黄 10 克为衣（忌高温烘），每日 2 次，每次 5 克，吞服。〔见 861 页 15. 余朋千分 5 型(3)〕

7. 肝肾阴虚型　症见阴道流血，淋漓不净，色红或紫暗，赤白带下伴有臭味，眩晕耳鸣，颧红咽干、五心烦热，腰腿痛，舌质红少苔，脉细数或弦细。治宜滋阴降火、清热解毒。

（1）杞菊地黄丸加减　枸杞子 12 克、菊花 9 克、生地黄 15 克、淮山药 15 克、山茱萸 9 克、茯苓 12 克、泽泻 12 克、牡丹皮 9 克、夏枯草 15 克、半枝莲 15 克、白花蛇舌草 15 克、仙鹤草 15 克、甘草 6 克。④

（2）知柏地黄丸加减　熟地黄 15 克、淮山药 12 克、山茱萸 12 克、牡丹皮 10 克、泽泻 10 克、茯苓 12 克、知母 9 克、黄柏 9 克、菟丝子 12 克、枸杞子 15 克、龟甲胶 12 克、女贞子 9 克、夏枯草 10 克、七叶一枝花 15 克、甘草 6 克。⑤

（3）左归丸加减　熟地黄 18 克、山药 18 克、山茱萸 12 克、枸杞子 15 克、菟丝子 15 克、墨旱莲 15 克、女贞子 15 克、牛膝 15 克、茜草 15 克、鳖甲（先煎）15 克。〔见 861 页 14. 张蓓等分 6 型(5)〕

（4）左归丸加减　熟地黄 15 克、山药 12 克、山茱萸 12 克、枸杞子 12 克、菟丝子 12 克、龟甲 10 克、鳖甲（先煎）12 克、女贞子 10 克、鹿角霜（先煎）30 克、紫草根 15 克、沙参 15 克、莪术 10 克、柴胡 6 克。随症加减：出血多者，加三七粉（冲服）3 克、白茅根 15 克、茜草 9 克；纳差脾虚者，加服六君子 9 克；带下腥臭者，加半枝莲 12 克、败酱草 12 克。⑥

（5）知柏地黄汤加味　生地黄 15 克、牡丹皮 6 克、山茱萸 12 克、山药 15 克、茯苓 15 克、知母 10 克、黄柏 10 克、蒲公英 30 克、白花蛇舌草 30 克、薏苡仁 30 克、白毛藤 15 克。〔见 861 页 15. 余朋千分 5 型(4)〕

（6）知柏地黄汤加味　山药 10 克、山茱萸 10 克、牡丹皮 10 克、茯苓 10 克、知母 10 克、黄柏 10 克、生地黄 15 克、泽泻 15 克、紫草 15 克、蒲黄 15 克、蒲公英 20 克、薏苡仁 20 克、地骨皮 30 克、白

① 潘敏求. 中华肿瘤治疗大成[M]. 石家庄：河北科学技术出版社，1996：722.
② 许德甫. 中西医结合治疗常见肿瘤的良方妙法[M]. 北京：中国医药科技出版社，1986：263－264.
③ 王惟恒，等. 中医抗癌 300 问[M]. 合肥：安徽科学技术出版社，2007：183.
④ 同上.
⑤ 李佩文，等. 中医肿瘤临床手册[M]. 上海：上海科学技术出版社，2006：256.
⑥ 潘敏求. 中华肿瘤治疗大成[M]. 石家庄：河北科学技术出版社出版，1996：722.

花蛇舌草 30 克、白毛藤 30 克。①

8. 脾气亏虚型 症见崩漏下血,或淋漓不尽,色淡质清,神疲乏力,气短懒言,纳少面黄,舌质淡或边有齿印,苔薄白,脉沉无力。治宜健脾益气、固摄止血。

(1) 补中益气汤加减 人参(蒸兑)6 克、白术 10 克、黄芪 15 克、当归 10 克、升麻 6 克、柴胡 6 克、阿胶 9 克、茯苓 9 克、木香 6 克、陈皮 9 克、白毛藤 10 克、茜草 10 克、半枝莲 9 克、七叶一枝花 15 克、甘草 6 克。②

(2) 参苓白术散 太子参 15 克、黄芪 15 克、白术 12 克、当归 10 克、云茯苓 12 克、升麻 6 克、阿胶(烊化)12 克、木香 6 克、山药 15 克、炙甘草 6 克。〔见 861 页 14. 张蓓等分 6 型(4)〕

(3) 谷铭三经验方 2 黄芪 40 克、党参 30 克、焦白术 30 克、茯苓 30 克、龙眼肉 30 克、鹿角胶(烊化)15 克、三七粉 20 克、墨旱莲 30 克。③

(4) 归脾汤或八珍汤加减 人参(蒸兑)6 克、白术 10 克、黄芪 15 克、熟地黄 12 克、当归 10 克、升麻 6 克、柴胡 9 克、阿胶(烊化)9 克、甘草 6 克、茯苓 9 克、木香 6 克、秦皮 9 克、白毛藤 10 克、茜草 10 克、半枝莲 9 克、七叶一枝花 15 克。随症加减:腰痛酸软者,加服六味地黄丸 9 克;带下色白量多者,加薏苡仁 30 克、陈皮 9 克、苍术 9 克;少腹肿块明显者,可加炒甲片 12 克、生牡蛎(先煎)30 克、莪术 10 克。④

9. 脾肾阳虚型 症见面色㿠白,精神萎靡,倦怠困乏,形寒肢冷,月经失常,带多腥臭,舌体胖大质淡,苔薄白或腻,脉沉缓或细涩。治宜温补脾肾。

(1) 右归丸合附子理中汤 制附子 10 克、山茱萸 10 克、补骨脂 10 克、熟地黄 20 克、淮山药 20 克、枸杞子 10 克、菟丝子 10 克、党参 15 克、白术 10 克、干姜 5 克、当归 12 克、益母草 30 克、仙鹤草 15 克、甘草 5 克。⑤

(2) 右归丸加减 党参 12 克、炒白术 12 克、茯苓 12 克、制附子 10 克、仙茅 9 克、淫羊藿 9 克、枸杞子 12 克、淮山药 15 克、山茱萸 10 克、补骨脂 12 克、焦山楂 15 克、益母草 30 克。〔见 861 页 14. 张蓓等分 6 型(6)〕

(3) 肾气丸合人参养荣丸加减 熟地黄 30 克、山药 15 克、山茱萸 12 克、泽泻 12 克、茯苓 10 克、牡丹皮 6 克、肉桂 6 克、制附子 6 克、党参 15 克、白术 10 克、黄芪 30 克、远志 10 克、白芍 30 克。〔见 862 页 15. 余朋千分 5 型(5)〕

10. 王建六分 3 型

(1) 瘀毒壅滞证 症见月经紊乱,淋漓不断,或绝经多年之后又见阴道流血;量时多时少,色暗红,有血块;平时或带下量多,赤白相兼,味秽臭;精神抑郁,或心烦易怒,胸闷不舒,小腹胀痛;舌质黯红,或有瘀点瘀斑,苔薄白,脉弦或细弦。治宜行气化瘀、解毒散结。方用理气化瘀汤:柴胡 10 克、郁金 10 克、水蛭 10 克、紫草 15 克、穿心莲 15 克、八角莲 10 克、石见穿 15 克、王不留行 15 克、急性子 5 克、露蜂房 12 克、夏枯草 30 克、香菇 30 克。随症加减:气郁化火者,加石上柏 30 克、白花蛇舌草 60 克以清热解毒;阴道流血多者,加大小蓟各 30 克以凉血止血。

(2) 湿毒内结证 症见月经紊乱,或崩或漏,日久不止,或绝经数年又阴道下血;量或多或少,色暗红,质黏有血块;平时或带下量多,色白或红白相兼,质稠黏;大便黏腻不爽;舌质暗淡,苔白腻,脉滑。治宜化湿祛瘀、解毒散结。方用豁痰解毒汤:夏枯草 30 克、生牡蛎 30 克、海藻 15 克、白术 15 克、水蛭 10 克、川芎 10 克、穿心莲 30 克、石上柏 30 克、胆南星 10 克、全蝎 1 条、蜈蚣 2 条。随症加减:湿而偏寒者,加皂角刺 10 克、蜀椒 10 克以辛温化湿;偏湿热者,加僵蚕 15 克、苦参 15 克以清热燥湿解毒。

---

① 许德甫. 中西医结合治疗常见肿瘤的良方妙法[M]. 北京:中国医药科技出版社,1986:263.
② 李佩文,等. 中医肿瘤临床手册[M]. 上海:上海科学技术出版社,2006:256.
③ 谷言芳. 谷铭三治疗肿瘤经验集[M]. 上海:上海科学技术出版社,2002:159.
④ 潘敏求. 中华肿瘤治疗大成[M]. 石家庄:河北科学技术出版社,1996:722.
⑤ 李佩文,等. 中医肿瘤临床手册[M]. 上海:上海科学技术出版社,2006:256.

（3）瘀毒走窜证　症见阴道浊血时沥,带下赤白如脓或浑浊味秽臭;形体消瘦,面色苍白,口干舌燥,纳差食少,低热不退,舌红或红紫,苔白少津,或光剥无苔,脉弦细或软无力。治宜补气养阴、祛瘀解毒。方用扶正化瘀解毒汤:人参15克、龟甲15克、鳖甲15克、白术15克、生黄芪15克、枸杞子12克、首乌15克、沙参15克、紫草15克、七叶一枝花30克、石上柏30克、全蝎1条、蜈蚣2条。随症加减:阴道流血多者,加仙鹤草30克、三七粉(冲服)3克以化瘀止血;若带下量多,味臭严重者,加败酱草15克、七叶一枝花15克、半枝莲15克以清热解毒。[1]

11. 任天贵分4型

（1）血热型　症见阴道突然大出血或出血淋漓不断,胸胁胀满,心烦易怒,舌红苔薄黄,脉弦数。治宜平肝清热、佐以止血。方用丹栀逍遥散加减:柴胡6克、白术6克、当归9克、白芍9克、茯苓9克、薄荷3克、牡丹皮6克、栀子6克、益母草9克、血余炭9克、甘草3克。

（2）气虚型　症见暴崩下血或淋漓不净,色淡质清,面色苍白,肢倦神疲,气短懒言,舌质淡或舌边有齿印,苔薄润,脉缓弱无力。治宜益气健脾、固摄止血。方用益元煎加减:人参12克、黄芪15克、炙甘草6克、白术12克、升麻6克、艾叶12克、阿胶9克(烊化)。

（3）血瘀型　症见时崩时止,淋漓不净,或突然量多,夹有瘀块,少腹疼痛拒按。舌质紫黯,或边有瘀点,苔薄,脉沉涩或弦细。〔方药见857页辨证施治4.(1)〕

（4）肾虚型　症见阴道出血,量多少不一,色鲜红,头晕目眩,耳鸣心悸,五心烦热,两颧红赤,腰膝酸软,舌红少苔,脉细数。治宜育阴滋肾、固冲止血。方用左归丸加减:熟地黄20克、淮山药30克、山茱萸15克、菟丝子30克、枸杞子30克、鹿角胶(烊化)15克、女贞子30克、墨旱莲30克、仙鹤草30克、血余炭30克、棕榈炭15克。[2]

12. 王希胜分4型

（1）气虚血瘀型　症见阴道出血,量多色淡,夹有血块,腹痛绵绵,头晕乏力,面色不华,脘腹胀满,大便溏薄,舌淡有瘀斑,苔薄白,脉细弦。治宜益气活血、化瘀止血。方用四君子汤合桂枝茯苓丸加减:黄芪30克、仙鹤草15克、党参15克、丹参15克、茯苓12克、淮山药12克、当归12克、白芍12克、泽兰12克、白术10克、桂枝10克、红花10克、升麻6克、炮姜6克、艾叶6克。

（2）肾虚血瘀型　症见阴道出血,量少色红,或有血块,小腹隐痛,头晕耳鸣,腰酸膝软,低热盗汗,口干心烦,舌红少苔有瘀斑,脉细数。治宜补肾活血、化瘀止血。方用知柏地黄丸合桃红四物汤加减:鹿衔草18克、生地黄15克、炙鳖甲15克、山茱萸12克、淮山药12克、当归12克、白芍12克、续断12克、知母10克、黄柏10克、桃仁10克、红花10克、龟甲10克、牡丹皮10克、炙甘草6克。

（3）气滞血瘀型　症见阴道出血或多或少,腹中包块,痛有定处,精神抑郁,胸胁胀痛或刺痛,舌暗,有瘀点或瘀斑,苔薄白,脉弦。治宜理气活血、化瘀止血。方用膈下逐瘀汤:平地木18克、茜草15克、牡丹皮15克、当归12克、赤芍12克、延胡索12克、五灵脂12克、桃仁10克、红花10克、枳壳10克、炙香附10克、乌药6克、川芎6克。

（4）湿热瘀毒型　症见阴道出血,色暗红,黄赤带下,其气臭秽,小腹疼痛,发热口干,小便赤,大便秘结,舌红有瘀点,苔黄,脉滑数。治宜清热解毒、化瘀止血。方用五味消毒饮合血府逐瘀汤加减:薏苡仁18克、山慈菇18克、天葵子15克、蒲公英15克、白花蛇舌草15克、赤芍12克、当归12克、茯苓12克、桃仁10克、红花10克、五灵脂10克、蒲黄10克、泽泻10克、生甘草6克。[3]

13. 傅永怀分3型

（1）肝郁型　症见阴道不规则出血,色暗红,有血块,量多,带下赤白相间,质黏稠,气味腥臭,小腹胀痛,胸胀痞满,心烦口干,小便短赤,大便秘

① 王建六. 子宫内膜癌[M]. 第2版. 北京:北京大学医学出版社,2017:318.
② 任天贵. 子宫内膜癌的中医治疗[J]. 山西医药杂志,2012,41(7):755-756.
③ 王希胜,等. 肿瘤病中医特色诊疗全书[M]. 北京:化学工业出版社,2011:171.

结,舌质绛,苔黄,脉弦数。治宜疏肝散结、清热解毒。方用丹栀逍遥散加减:丹参15克、牡丹皮15克、栀子10克、柴胡10克、白芍15克、当归10克、车前子(包煎)15克、茯苓10克、泽泻10克、三棱10克、莪术10克、半枝莲15克、龙胆草15克、仙鹤草15克、茜草10克、棕榈炭10克、七叶一枝花10克。

(2)脾虚型 症见阴道不规则出血,色淡质稀,带下赤白相间,黏腻稀薄似淘米泔水,腥臭难闻,伴腰酸神疲、心悸气短,下腹坠痛,食欲不振,多梦,便溏,舌质淡红,舌苔白腻,脉沉细。治宜健脾益气、利湿止带。方用完带汤加减:党参20克、苍术10克、白术15克、白芍30克、山药15克、菟丝子15克、陈皮10克、车前子(包煎)15克、茯苓10克、泽泻10克、荆芥炭10克、血余炭10克、葛根10克、生龙骨10克、生牡蛎30克、白花蛇舌草15克。

(3)肾虚型 症见阴道不规则流血,量时多时少,色鲜红,质黏稠,带下清稀如注,腥臭,伴腰酸腹痛,头晕耳鸣,四肢不温,烦热盗汗,夜尿频,失眠多梦,大便稀薄,舌质红,少苔,脉沉细无力。治宜滋肾养阴、清热止带。方用两地汤加减:生地黄15克、地骨皮10克、玄参10克、麦冬10克、白芍20克、阿胶(烊化)10克、山药10克、山茱萸15克、桑寄生15克、白术10克、海螵蛸10克、炒地榆10克、茯苓12克、金樱子10克、何首乌10克、女贞子15克、墨旱莲15克。[1]

14. 张蓓等分6型

(1)湿热下注型 症见阴道不规则出血,带下色黄,臭秽异常,量较多,少腹疼痛,口苦,纳呆,大便干燥或不畅,小便黄,舌红,苔黄腻,脉滑。〔方药见857页辨证施治5.(2)〕

(2)肝郁血热型 症见阴道不规则出血,淋漓不尽或突然量较多,胸胁胀满,心烦易怒,舌红,苔薄黄,脉弦数。治宜疏肝清热、凉血止血。方用丹栀逍遥散加减:柴胡12克、当归10克、赤芍10克、白芍10克、白术10克、牡丹皮6克、栀子9

克、薄荷6克、生地黄12克、白花蛇舌草30克、紫珠15克、仙鹤草30克、甘草6克。

(3)瘀血内停型 症见阴道出血夹有血块,色紫黯,少腹疼痛拒按或可触及肿块,固定,痛如刀割,入夜甚,舌质暗有瘀斑或瘀点,脉涩或弦细。〔方药见857页辨证施治4.(3)〕

(4)脾气亏虚型 症见阴道出血不止或淋漓不尽,色淡质清,面色萎黄,少气懒言,肢倦乏力,舌质淡或舌边有齿印,脉沉细无力。〔方药见859页辨证施治8.(2)〕

(5)肝肾阴虚型 症见阴道出血,量多少不一,色鲜红,五心烦热,头晕目眩,耳鸣心悸,腰膝酸软,舌红少苔,脉细数。治宜滋养肝肾、清热止血。〔方药见858页辨证施治7.(5)〕

(6)脾肾阳虚型 症见阴道出血不止,带下赤白量多,腰膝冷痛,畏寒肢冷,下肢浮肿,食少便溏,小便清长,舌质淡,苔白,脉沉细无力。〔方药见859页辨证施治9.(2)〕[2]

15. 余朋千分5型

(1)肝郁气滞型 症见情志抑郁,胸闷不适,两乳及胁肋胀痛,心烦易怒,阴道分泌物多,舌苔薄白,脉弦或弦细。治宜疏肝解郁、健脾利湿、疏肝解郁、健脾利湿。(方药见856页辨证施治1)

(2)瘀血内阻型 症见面色晦暗,少腹疼痛,并牵掣腰背,小腹肿块,月经失调,内含紫色血块,舌质暗紫或有瘀斑、瘀点,脉涩或弦细。治宜活血化瘀、消癥止痛。〔方药见857页辨证施治4.(5)〕

(3)湿毒瘀结型 症见阴道流血色紫黑质稠,带下不断且量多,色黄如脓或赤白相混并伴有恶臭,胸闷腹痛,腰膝疼痛,口咽干苦,烘热纳少,便秘或溏泄,小便短赤或涩痛不利,舌质红苔黄腻,脉滑数或弦数。治宜利湿解毒、化瘀散结。〔方药见858页辨证施治6.(2)〕

(4)肝肾阴虚型 症见阴道流血,淋漓不净,色红或紫暗,赤白带下伴有臭味,眩晕耳鸣,颧红咽干,五心烦热,腰腿痛,舌质红少苔,脉细数或弦

① 傅永怀. 治癌防癌中医验方荟萃[M]. 北京:金盾出版社出版,2008:85.
② 张蓓,周志伟. 实用中西医结合肿瘤学[M]. 广州:广东人民出版社,2004:309-310.

细。〔方药见 858 页辨证施治 7.(5)〕

（5）脾肾阳虚型　症见面色㿠白，精神萎靡，倦怠困乏，形寒肢冷，月经失常，带多腥臭，舌体胖大质淡，苔薄白或腻，脉沉缓或细涩。治宜温补脾肾。〔方药见 859 页辨证施治 9.(3)〕[1]

16. 潘明继分 4 型

（1）邪客胞宫，冲任失调型（相当于Ⅰ期或Ⅱ期早）　症见经期紊乱，淋漓不断，或绝经多年，阴道流血，白带增多，或带色污浊，有时心烦倦怠，脉平或少弦，舌质正常或淡红，苔薄或白腻。治宜祛邪安宫、调理冲任。方用潘明继经验方 1：当归 10 克、益母草 20 克、蒲黄 10 克、仙鹤草 15 克、生地黄 10 克、赤芍 10 克、金银花 9 克、莪术 12 克、蛇床子 12 克、茯苓 10 克、柴胡 9 克、白术 12 克、白花蛇舌草 20 克、甘草 3 克。随症加减。

（2）气滞血瘀，毒结子宫型（相当于Ⅱ期～Ⅲ期早，或因放化疗副反应，或手术后感染）　症见经血紊乱，时多时少，血色暗红或混有浊滞；绝经之后又有再来潮，没有周期，淋漓不止，口干口苦，胸闷不舒，小腹胀痛，伴有腰腿酸痛。合并感染，则有发热。有时便干尿赤。妇检子宫增大，或宫旁组织受侵，如有积脓，则有压痛。舌质黯红或红紫，或伴有瘀斑，舌象也可正常，脉弦或细弦。治宜解毒化瘀、安宫散结。方用潘明继经验方 2：紫草根 20 克、金银花 15 克、白花蛇舌草 20 克、太子参 15 克、白术 10 克、牡丹皮 10 克、绞股蓝 15 克、麦冬 10 克、穭豆 30 克、黄芩 9 克、黄柏 10 克、土鳖虫 15 克、郁金 9 克、石斛 10 克、甘草 3 克、仙鹤草 20 克。随症加减。

（3）肝肾阴虚、瘀毒走窜型（相当于Ⅲ～Ⅳ期，癌向腹腔、盆腔转移，或合并感染，或放疗热性反应）　症见腰腿酸痛，小腹闷痛，偶有发热，阴道浊血时沥，带下污浊或呈脓性，形体消瘦，口干舌燥，烦躁难眠，大便干或秘结，尿短赤。妇检子宫固定，宫旁或阴道受累，舌红赤，苔薄或红绛无津、

光剥、无苔，脉弦细或弦数。治宜滋阴补肾、化瘀抑癌。方用潘明继经验方 3：麦冬 12 克、沙参 10 克、茯苓 12 克、茅根 10 克、黄芩 10 克、金银花 9 克、白芍 9 克、紫草根 15 克、莪术 12 克、猪苓 15 克、石斛 10 克、绞股蓝 15 克、枸杞子 10 克、天冬 12 克、白术 10 克、八百光（另炖）6 克。随症加减。

（4）气血两虚，症结蔓延刑（病到晚期，癌向远处转移，出现恶病质）　症见形体消瘦，面色苍白，倦怠乏力，精神不振，行动气促，纳食低下，小腹及腰腿作痛，赤白带下，污秽，味臭，常有低烧，偶有胸闷、咳嗽。妇检子宫增大，边缘不清、固定，宫旁发硬，小腹可触及肿块，舌质淡红或红紫，苔白腻或无苔，脉软无力或细数。治宜双补气血、扶正祛邪。方用子宫内膜癌方 2：麦冬 12 克、沙参 12 克、太子参 15 克、党参 15 克、黄芪 15 克、黄精 12 克、女贞子 12 克、茯苓 12 克、白术 10 克、方用枸杞子 12 克、人参 6 克、金银花 9 克、白花蛇舌草 20 克。随症加减。[2]

经　验　方

一、一般方（未明确是否与其他治疗合用方）

1. 化瘀汤　半枝莲 30 克、半边莲 30 克、白花蛇舌草 15 克、黄药子 15 克、延胡索 10 克、五灵脂 10 克。水煎服。适用于子宫内膜腺癌。[3]

2. 冲任逐瘀汤　桂枝 5 克、茯苓 15 克、赤芍 10 克、牡丹皮 10 克、木香 5 克、枳壳 10 克、川楝子 10 克、三棱 10 克、莪术 10 克、牡蛎 10 克、延胡索 15 克、炒蒲黄 10 克、血余炭 10 克。每日 1 剂，水煎，分 2 次服。疏肝解郁，行气散结，化瘀止血。适用于肝郁气滞，血瘀不行，冲任失调所致之阴道不规则出血。[4]

3. 带脉扶正汤　生地黄 15 克、熟地黄 15 克、麦冬 10 克、茯苓 15 克、薏苡仁 20 克、芡实 10 克、金樱子 10 克、苍术 10 克、白芍 30 克、延胡索 15

① 余朋千，等. 实用中西医肿瘤治疗大全［M］. 重庆：重庆大学出版社，1995：281-283.
② 潘明继. 癌的扶正培本治疗［M］. 福州：福建科学技术出版社，1989：265-266.
③ 王希胜，张亚密. 肿瘤病中医特色诊疗全书［M］. 北京：化学工业出版社，2011：171.
④ 傅永怀. 治癌防癌中医验方荟萃［M］. 北京：金盾出版社，2008：84.

克、牡丹皮 10 克、地骨皮 15 克、青蒿 10 克、赤芍 10 克。每日 1 剂，水煎，分 2 次服。此方滋阴清热，除湿止带，化瘀止痛。适用于肝肾阴虚，瘀毒内结，带脉失约的子宫内膜癌晚期患者，以腹痛、带下量多为主要症状者。①

4. 椿栀棕炭煎　椿根皮 40 克、白术 25 克、炒栀子 25 克、棕榈炭 25 克、地榆炭 25 克、侧柏叶 20 克。每日 1 剂，水煎，分 2 次服。清热，凉血，止血。适用于血热妄行、淋漓有血块者。②

5. 参芪仙鹤饮　黄芪 20 克、党参 15 克、炒白术 10 克、茯苓 10 克、甘草 6 克、木香 6 克、仙鹤草 30 克、地榆炭 30 克、生地黄炭 25 克。每日 1 剂，水煎，分 2 次服。补气塞流，养血活血。适用于虚中夹瘀，淋漓不断者。③

6. 复方血见愁煎剂　黄芪 50 克、党参 25 克、生地榆 20 克、血见愁 20 克、茜草 15 克。每日 1 剂，水煎，分两次服。补气止血。适用于脾气虚弱，冲任不固，骤然出血者。④

7. 子宫内膜癌方 3　七叶一枝花 90 克、赤芍 30 克、当归 30 克、酒大黄 30 克、黄芪 30 克。共研为细末，炼蜜为丸，每丸重 6 克。早晚各服 1 丸，白开水送下。适用于子宫体癌。⑤

8. 滕龙汤　大黄 2 克、芒硝 3 克、牡丹皮 4 克、桃仁 4 克、瓜子仁 4 克、苍术 4 克、薏苡仁 8 克、甘草 1 克。水煎服。适用于子宫体癌初期。⑥

9. 子宫内膜癌方 4　当归 12 克、五灵脂 6 克、连翘 6 克、川芎 6 克、益母草 6 克、乳香 6 克、没药 6 克、泽兰 6 克、丹参 6 克、炮姜 3 克、金银花 6 克、蒲黄炭 9 克、甘草 6 克。每日 1 剂，水煎服。适用于子宫体癌。⑦

10. 加味桂枝茯苓丸　桂枝 10 克、茯苓 10 克、桃仁 10 克、赤芍 10 克、紫石英 10 克、甲片 10 克、制南星 10 克、半夏 10 克、王不留行 10 克、三七 6 克、红花 6 克、吴茱萸 6 克。每日 1 剂，水煎服，30 剂为 1 个疗程。本方具有活血祛瘀、软坚散结之功效。适用于子宫体癌有瘀血内阻者。⑧

11. 养阴汤　墨旱莲 30 克、党参 30 克、北沙参 20 克、石斛 20 克、太子参 20 克、女贞子 20 克、白芍 20 克、金银花 20 克、茯苓 20 克、黑木耳 6 克。随证加减。每日 1 剂，水煎，分 2 次服。具有益气养阴的作用。适用于中晚期子宫内膜癌。⑨

12. 马钱散结丸　炒马钱子、桃仁、干漆、全蝎、蜈蚣、炒川椒、大黄，将上药除大黄外各取等量，大黄量加倍，共研细末，炼蜜为丸，每丸重 6 克，每日 3 次，每次 1 丸。具有活血通络、解毒散结的作用，适用于早期子宫内膜癌体质壮实者。⑩

13. 大黄薏苡仁汤　薏苡仁 20 克、冬瓜子 15 克、牡丹皮 12 克、桃仁 12 克、苍术 12 克、大黄 6 克、芒硝（冲服）6 克、甘草 6 克。随症加减。每日 1 剂，水煎，分 2 次服。泻热祛湿，活血散结。适用于早期子宫内膜癌。⑪

14. 益气活血汤　黄芪 15 克、甲片 12 克、当归 9 克、三棱 9 克、莪术 9 克、桃仁 9 克、鸡内金 9 克、水蛭 4 克。随症加减。每日或隔日 1 剂，水煎服，分 2 次服，连服 10～20 剂，有效可重复。益气活血，消癥散结。适用于子宫内膜癌。⑫

15. 二黄参鳖汤　仙鹤草 20 克、党参 15 克、太子参 15 克、土鳖虫 15 克、黄芪 12 克、猪苓 12 克、炮甲片 10 克、沙参 10 克、生地黄 10 克、茯苓 10 克、鸡冠花 9 克、黄芩 6 克、三七末（冲服）1.5

① 傅永怀. 治癌防癌中医验方荟萃［M］. 北京：金盾出版社，2008：84 - 85.
② 傅永怀. 治癌防癌中医验方荟萃［M］. 北京：金盾出版社，2008：85.
③ 同上.
④ 同上.
⑤ 张蓓，周志伟. 实用中西医结合肿瘤学［M］. 广州：广东人民出版社，2004：311.
⑥ 同上.
⑦ 同上.
⑧ 同上.
⑨ 陈锐深. 现代中医肿瘤学［M］. 北京：人民卫生出版社，2003：545 - 549.
⑩ 同上.
⑪ 同上.
⑫ 同上.

克。随症加减。每日 1 剂,水煎,分 2 次服,连服 20～50 剂,以后改每周 2 剂。健脾活血,清热解毒。适用于子宫内膜癌。①

16. 消瘰祛瘀汤 茜草根 15 克、玄参 12 克、桃仁 9 克、赤芍 9 克、当归尾 9 克、三棱 9 克、莪术 9 克、苏木 9 克、枳实 9 克、蒲公英 9 克、红花 6 克、沉香 0.3 克、公鼠粪 10 粒、桃仁 5 个。随症加减。每日 1 剂,水煎,以白颈蚯蚓 7 条化白糖开水兑服,分 2～3 次服。活血化瘀,清热散结。适用于子宫内膜癌。②

17. 参芦汤 瓦楞子 30 克、石燕 30 克、半枝莲 30 克、漏芦 12 克、党参 10 克、白术 10 克、丹参 10 克、山药 10 克、甘草 3 克。随症加减。每日 1 剂,水煎服,分 2 次服。健脾益气,活血止漏。适用于子宫内膜癌。③

18. 子宫内膜癌方 5 党参 10 克、白术 10 克、丹参 10 克、山药 10 克、漏芦 12 克、瓦楞子 30 克、石燕 30 克、半枝莲 30 克、甘草 3 克。每日 1 剂,上药水煎,分 2 次服。扶正抗癌。适用于子宫内膜癌。④

19. 子宫内膜癌方 6 党参 30 克、白术 10 克、山药 15 克、地榆炭 15 克、棕榈炭 15 克、茜草 15 克、侧柏炭 15 克、丹参 12 克、半枝莲 30 克、瓦楞子 30 克、甘草 6 克。每日 1 剂,上药水煎,分 2 次服。健脾益气,止血抗癌。适用于子宫内膜癌。⑤

20. 子宫内膜癌方 7 海龙 1 条、白花蛇 3 条、水蛭 6 克、虻虫 6 克、人指甲 6 克、黄连 6 克、乳香 6 克、没药 6 克、全蝎 9 克、露蜂房 9 克、黄柏 9 克、牡丹皮 12 克、龙胆草 15 克。上药研粉,用金银花煎水为丸,雄黄为衣。每日 6～9 克,分 2～3 次吞服。破瘀散结,抗癌解毒。适用于子宫内膜癌。⑥

21. 子宫内膜癌方 8 败酱草 20 克、金银花 20 克、蒲公英 30 克、桑寄生 30 克、薏苡仁 15 克、白芍 15 克、萹蓄 12 克、土鳖虫 3 克、海藻 10 克、五加皮 10 克、昆布 10 克、连翘 10 克、小金丹 6 粒随药吞服。每日 1 剂,上药水煎,分两次服用。清热解毒,利湿。适用于子宫内膜癌术后复发。⑦

22. 子宫内膜癌方 9 大黄 2 克、芒硝 3 克、牡丹皮 4 克、桃仁 4 克、冬瓜子 4 克、苍术 4 克、薏苡仁 8 克、甘草 2 克。每日 1 剂,上药水煎,分两次服。清热通腑,化瘀散痰。适用于子宫内膜癌初期。⑧

23. 子宫内膜癌方 10 山药 10 克、山茱萸 10 克、牡丹皮 10 克、茯苓 10 克、知母 10 克、黄柏 10 克、生地黄 15 克、泽泻 15 克、紫草 15 克、蒲黄 15 克、蒲公英 20 克、薏苡仁 20 克、地骨皮 30 克、白花蛇舌草 30 克、白毛藤 30 克。每日 1 剂,上药水煎,分 2 次服用。滋补肝肾,泻火解毒。适用于肝肾阴虚型子宫内膜癌。⑨

24. 子宫内膜癌方 11 土茯苓 15 克、夏枯草 15 克、知母 15 克、生地黄 12 克、黄芩 12 克、黄柏 10 克、当归 10 克、续断 10 克、白及 10 克、白术 10 克、薏苡仁 20 克、木馒头 3 克。每日 1 剂,上药水煎,分两次服用。清热燥湿,解毒化瘀。适用于湿热蕴结型子宫内膜癌。⑩

25. 子宫内膜癌方 12 马钱子 60 克、三七参 60 克、水蛭 60 克、全蝎 30 克、蜈蚣 30 克、马齿苋 90 克、海藻 90 克(其中马钱子另用油炸后去皮)。上药共研细末,每日 3 次,每次口服 1 克。一般服药 1 年,服药期间忌服甘草。患感冒发热或恶心呕吐者应停用,如症状恢复可连续服用。抗癌解毒,活血抗癌。适用于子宫内膜癌。⑪

① 陈锐深. 现代中医肿瘤学[M]. 北京:人民卫生出版社,2003:545－549.
② 同上.
③ 同上.
④ 敏涛,谷东胜. 防癌抗癌验方精编[M]. 北京:中医古籍出版社,2003:430－433.
⑤ 同上.
⑥ 同上.
⑦ 同上.
⑧ 同上.
⑨ 同上.
⑩ 同上.
⑪ 同上.

26. 子宫内膜癌方 13　桂枝 10 克、茯苓 10 克、桃仁 10 克、赤芍 10 克、紫石英 10 克、甲片 10 克、制南星 10 克、半夏 10 克、王不留行 10 克、三七 6 克、红花 6 克、吴茱萸 6 克。每日 1 剂,水煎,分 2 次服用。另急性子、硼砂、牛黄、冰片、麝香各等份,共研细末,每日 3 次,每次 2 克,口服。适用于子宫体癌。①

27. 子宫内膜癌方 14　柴胡 9 克、白术 6 克、牡丹皮 12 克、赤芍 10 克、茯苓 10 克、薄荷 3 克、栀子 12 克、生地黄 12 克、益母草 12 克、仙鹤草 15 克、茜草 10 克、紫草根 10 克、田七粉(冲服)3 克、甘草 6 克、白花蛇舌草 30 克。随症加减:发热,带下色黄者,加败酱草 15 克、半枝莲 12 克、金银花 15 克;小腹胀痛者,加延胡索 9 克、乌药 10 克、木香 6 克;纳差乏力者,加炒麦芽 30 克、黄芪 15 克。每日 1 剂,水煎服,分 2 次服用。适用于子宫体癌,阴道不规则出血,量较多,胸胁胀满,心烦易怒,口干口苦,小便黄赤,舌红苔薄黄,脉弦数。②

28. 子宫内膜癌方 15　桃仁 10 克、红花 10 克、当归 10 克、生地黄 15 克、小茴香 2 克、延胡索 6 克、赤芍 6 克、乌药 10 克、枳壳 10 克、莪术 10 克、三棱 10 克、七叶一枝花 12 克、炮甲片 12 克、白花蛇舌草 12 克。随症加减:出血不止者,加三七粉(冲服)3 克、仙鹤草 30 克;带下黄赤,口干口苦者,加薏苡仁 30 克、土茯苓 30 克。每日 1 剂,水煎服,分 2 次服用。适用于子宫体癌,时崩时止,淋漓不止,色多紫暗,或突然量多,夹有血块,带下腥臭,少腹疼痛拒按,舌质紫黯,或边有瘀斑,脉沉涩。③

29. 子宫内膜癌方 16　当归 50 克、赤芍 30 克、柴胡 40 克、茯苓 50 克、焦白术 30 克、甘草 5 克、薄荷 10 克、艾叶 30 克、木香 20 克、香附 20

克、黄芩 30 克、三棱 15 克、莪术 15 克、生黄芪 50 克、土茯苓 30 克、半枝莲 30 克、泽泻 30 克、大腹皮 25 克、大黄 15 克、牛膝 20 克。随症加减:发烧者,去当归、黄芪、木香,加生石膏 50 克、知母 50 克;大便溏泻者,去大黄;气虚者,加党参 15 克;阴道出血者,加阿胶 15 克、生地榆 15 克;白带增多者,加莲须 10 克、芡实 10 克、椿根皮 10 克。每日 1 剂,水煎服,分 2 次服用。适用于宫体腺癌。④

30. 子宫内膜癌方 17　白术 20 克、川芎 15 克、人参 10 克、白芍 15 克、当归 15 克、肉桂 10 克、茯苓 15 克、金樱子 15 克、赤石脂 15 克、椿根皮 10 克。每日 1 剂,水煎服,分 2 次服用。适用于子宫体癌。⑤

31. 子宫内膜癌方 18　大黄(蒸)10 克、黄芩 10 克、甘草 6 克、桃仁 10 克、杏仁 10 克、虻虫 10 克、蛴螬 10 克、赤芍 10 克、生地黄 10 克、干漆 10 克、水蛭 6 克、土鳖虫 6 克。共研为极细末,炼蜜为丸,每丸重 3 克,每日 3 次,每次 1 丸,内服。适用于子宫体癌。⑥

32. 子宫内膜癌方 19　柴胡 10 克、郁金 10 克、水蛭 10 克、紫草 15 克、穿心莲 15 克、八角莲 10 克、石见穿 15 克、王不留行 15 克、急性子 45 克、露蜂房 12 克、夏枯草 15 克、香菇 30 克。随症加减:腹痛明显者,加延胡索 12 克、血竭粉(冲服)3 克。适用于子宫体癌,阴道不规则出血,量时少时多,色紫暗,有块,小腹胀满疼痛,拒按,腹部包块,胸闷不舒,精神抑郁,或烦躁易怒,舌质紫黯,或有瘀斑,脉弦涩。⑦

33. 余朋千经验方　党参 30 克、丹参 15 克、白术 10 克、山药 15 克、甘草 5 克、半枝莲 30 克、瓦楞子 30 克。随症加减:出血者,加茜草 15 克、地榆炭 12 克、棕榈炭 15 克、侧柏炭 15 克;白带多

① 姜宁,等. 妇科金方[M]. 石家庄:河北科学技术出版社,2001:562.
② 姜宁,等. 妇科金方[M]. 石家庄:河北科学技术出版社,2001:563.
③ 同上.
④ 同上.
⑤ 姜宁,等. 妇科金方[M]. 石家庄:河北科学技术出版社,2001:564.
⑥ 姜宁,等. 妇科金方[M]. 石家庄:河北科学技术出版社,2001:567.
⑦ 姜宁,等. 妇科金方[M]. 石家庄:河北科学技术出版社,2001:569.

者,加山药 15 克、湘莲 10 克;黄带多者,加黄柏 10 克、土茯苓 15 克、苍术 10 克;腹痛者,加乌药 10 克、延胡索 15 克。①

34. **子宫内膜癌方 20**　生地黄 10 克、黄芩 6 克、沙参 10 克、鸡冠花 9 克、仙鹤草 20 克、太子参 15 克、黄芪 12 克、猪苓 12 克、炮甲片 10 克、土鳖虫 15 克、田三七(研冲)1.5 克、党参 15 克、茯苓 10 克。随证加减。每日 1 剂,每剂煎 3 次,连服 20～50 剂,以后改每周服 2 剂,连服半年可巩固疗效,预防复发。②

35. **子宫内膜癌方 21**　黄芪 15 克、当归 9 克、三棱 9 克、莪术 9 克、水蛭 4 克、甲片 12 克、桃仁 9 克、内金 9 克。每日或隔日 1 剂,水煎服,连服 10～20 剂,有效可重复。③

36. **子宫内膜癌方 22**　益母草 20 克、当归 9 克、丹参 15 克、川芎 9 克、茴香 6 克、牡丹皮 9 克、香附 9 克、陈皮 6 克、艾叶 6 克。随症加减:如流血过多者,选加仙鹤草 15 克、贯众炭 15 克、白茅根 15 克;白带增多者,选加白芷 9 克、海螵蛸 15 克、鸡冠花 20 克;腹痛者,选加五灵脂 6 克、蒲黄 6 克、延胡索 6 克;气血虚者,加党参 15 克、黄芪 15 克。每日 1 剂,水煎 2～3 次。④

37. **椿甲丸**　蛇床子 60 克、露蜂房 30 克、鳖甲 60 克、龟甲 60 克、生牡蛎 60 克、椿根皮 60 克、仙鹤草 60 克、炒小茴香 30 克、蛇蜕 30 克、全蝎 30 克。上药共研为细粉,水泛为丸,如绿豆大小。每日 3 次,每次服 6～9 克,黄芪煎水送下,或开水送下。适用于子宫各种癌瘤初起出血之时。本方以露蜂房、全蝎、蛇蜕清热解毒;龟甲、鳖甲、牡蛎滋阴软坚;椿根皮、仙鹤草、炒小茴香、蛇床子,止血活血,强心补虚。综合起来,有清热解毒、活血化瘀、软坚滋阴、补虚止血之效。⑤

38. **三甲榆蜂汤**　生黄芪 60 克、党参 15 克、龟甲 15 克、鳖甲 15 克、牡蛎 15 克、露蜂房 9 克、蛇蜕 9 克、全蝎 9 克、地榆 15 克、荷叶 15 克、仙鹤草 30 克、茜草 15 克。每日 1 剂,水煎服。益气滋阴,软坚散结,清热止血。用于子宫内膜癌、宫颈癌。症见病情进一步发展,白带增多或白带有血丝,或断经后出血,或大量出血时。本方用黄芪、党参,补气扶正;龟甲、鳖甲、牡蛎,滋阴软坚;露蜂房、全蝎、蛇蜕,清热解毒,软坚消炎;地榆、荷叶、仙鹤草、茜草,滋阴止血。诸药综合,能补中益气,滋阴软坚,清热解毒,活血化瘀,止血止疼,扶正祛邪。⑥

39. **仙蕊汤**　黄芪 30 克、当归 15 克、党参 15 克、生牡蛎 18 克、大小蓟各 15 克、龟甲 15 克、鳖甲 15 克、白术 12 克、仙鹤草 30 克、贯众 15 克、山豆根 9 克、花蕊石 15 克、紫石英 15 克。每日 1 剂,水煎服,每日 2 次。方中用黄芪、党参、当归,补气补血;龟甲、鳖甲、牡蛎、花蕊石、紫石英,滋阴软坚;大小蓟、白术、仙鹤草、贯众、山豆根,止血凉血,健脾强心,清热解毒。诸药综合,有健补心脾、软坚攻积、滋阴强壮、止血定痛、利气和血、清热解毒、消炎除秽的功效。⑦

40. **三蛭丸**　鸡内金、水蛭、三七、䗪虫、白矾、三棱、莪术、红丽参、干漆(炒)、蛇床子各等份。共研细末,水泛为丸,如绿豆大小。每日 3 次,每次服 3～6 克。黄芪煎汤送下,或开水送下。此方用水蛭、三棱、莪术、干漆、䗪虫,化瘀活血,消肿定疼;鸡内金、红丽参,健胃强脾,补虚扶止;三七、白矾、蛇床子,止疼止血,消炎解毒。诸药综合,能止血止疼、健胃强脾、活血化瘀、扶正祛邪。晚期患者,发生不同性质的疼痛,或疼得难忍耐时,可服用三蛭丸与仙蕊汤加减。⑧

41. **砂雄丸**　马钱子 0.18 克、雄黄 0.6 克、青黛 0.6 克、乌梅 0.6 克、硼砂 0.6 克、硇砂 0.6 克。

① 余朋千,等. 实用中西医肿瘤治疗大全[M]. 重庆:重庆大学出版社,1995:281-283.
② 潘明继. 癌的扶正培本治疗[M]. 福州:福建科学技术出版社,1989:267.
③ 同上.
④ 同上.
⑤ 贾堃. 癌瘤中医防治研究[M]. 西安:陕西科学技术出版社,1983:80-81.
⑥ 贾堃. 癌瘤中医防治研究[M]. 西安:陕西科学技术出版社,1983:81.
⑦ 贾堃. 癌瘤中医防治研究[M]. 西安:陕西科学技术出版社,1983:81-82.
⑧ 贾堃. 癌瘤中医防治研究[M]. 西安:陕西科学技术出版社,1983:82.

共研细粉,每日2次,每次服1.5克。黄芪煎水送下,或开水送下。此方用马钱子、硇砂,开通经络,攻坚破积,除湿止疼;乌梅、雄黄、青黛,清血解毒,消炎蚀腐;硼砂,消痞除污。诸药配制,有清血解毒、消痞除污、攻坚破积、消炎止疼、通络祛瘀、推陈致新之效。①

42. 青硼散 黄柏15克、紫草15克、硼砂30克、枯矾30克、冰片30克、青黛30克。共研为细粉,撒患处。或用凡士林配膏,搽患处。每日1至2次。本方用青黛、黄柏、紫草,消炎解毒,除湿祛瘀;硼砂、枯矾、冰片,蚀腐杀菌。诸药综合,有祛腐生肌、消炎解毒、杀菌除湿的功能。②

43. 香蓼子酒 蓼子(水红花子)60克、麝香1.5克、阿魏15克、急性子15克、甘遂9克、大黄15克、巴豆10粒、白酒500克。各药捣碎,合在一起,纳入猪膀胱内,外敷疼处。疼止停药。本方用蓼子、阿魏活血化瘀止疼;急性子、甘遂、大黄软坚逐水;巴豆、白酒、麝香散瘀镇痛、通经活络。诸药综合,有通络活血、软坚镇痛、逐瘀开窍之效。晚期子宫各种癌瘤,均可用砂雄丸内服,青硼散外擦,或用香蓼子酒外敷。③

44. 雄参膏 雄黄15克、白矾15克、硇砂1克、黄柏30克、乳香15克、没药15克、麝香2克、蟾酥2克、苦参30克、冰片3克。上药各研为细粉,合在一起,研匀,用蛋黄油调膏。敷患处。每日换药1～2次。本方用雄黄、白矾、黄柏、苦参,清热解毒,燥湿消炎;硇砂,祛腐软坚;没药、乳香、麝香、蟾酥、冰片,止痛消肿,祛瘀生新;蛋黄油,生肌,保护创面。各药综合配伍,有消炎消肿、清热解毒、软坚化瘀、祛腐生肌、活血止痛、燥湿润肤、保护创面之效。蛋黄油炼法:先将鸡蛋煮熟,去蛋白,将蛋黄放铁锅内炒炼至黑色压油,去渣,用纱布过滤即成。适用于癌瘤晚期疼痛剧烈,或局部肿胀,或局部溃烂,除内服药外,并宜用雄黄膏外敷。④

二、手术后,与放、化疗等合用方

1. 疏肝益肾汤 生甘草6克、薄荷6克、牡丹皮9克、栀子12克、柴胡12克、山药12克、山茱萸12克、泽泻12克、茯苓12克、当归15克、川芎15克、生地黄20克、熟地黄20克,白芍25克。每日1剂,以水煎服(注意不能用冷水,要用凉开水),分早晚2次服用,服用的剂量随病情变化适量加减,直至化疗结束不再服用。两组均以治疗1个月为1个疗程,连续治疗6个月。徐巧燕临床观察了疏肝益肾汤对于子宫内膜癌术后的辅助效果,结果发现子宫内膜癌患者术后化疗期服用疏肝益肾汤加减治疗,可以有效提高患者的免疫力,增进治疗效果,对于改善患者生活质量、提高患者生存率、降低复发转移率具有突出效果。⑤

2. 宫康汤剂 黄芪35克、白花蛇舌草17克、夏枯草17克、三棱17克、瓦楞子12克、延胡索12克、青皮14克、砂仁8克、鸡内金22克、麦冬17克、甘草7克、川牛膝12克、天冬17克、生麦芽32克、半夏12克、枳壳14克、斑蝥0.07克、莪术14克、当归14克、山慈菇17克、党参22克。随症加减:大便溏者,加山药22克、白术17克;白细胞计数下降者,加用女贞子17克;阴道出血者,加小蓟12克、仙鹤草22克;失眠者,加夜交藤32克、远志12克;腹痛腹胀者,加木香12克。所有药材分类加工炮制,统一煎煮,每剂煎煮3次并混合均匀,分为3袋,每次1袋服下,每日3次。2组患者均治疗1个月为1个疗程,连续治疗3个疗程。聂伟等观察150例子宫内膜癌术后化疗基础上,服用宫康强化治疗,结果发现与对照组比较,子宫内膜癌术后化疗联合宫康治疗可有效维持免疫功能和耐受力,降低不良反应,减轻疼痛等不适,改善生活质量,提高满意度,延长生存期。⑥

① 贾堃. 癌瘤中医防治研究[M]. 西安:陕西科学技术出版社,1983:83.
② 同上.
③ 贾堃. 癌瘤中医防治研究[M]. 西安:陕西科学技术出版社,1983:83-84.
④ 贾堃. 癌瘤中医防治研究[M]. 西安:陕西科学技术出版社,1983:84.
⑤ 徐巧燕. 疏肝益肾汤加减对子宫内膜癌术后化疗的增效减毒作用探讨[J]. 中国实用医药,2017,12(9):136-137.
⑥ 聂伟,等. 中药汤剂宫康对子宫内膜癌术后化疗增效减毒作用的临床研究[J]. 四川中医,2016,34(6):107-109.

3. 人康煎　黄芪 30 克、党参 15 克、白花蛇舌草 15 克、半枝莲 15 克、夏枯草 20 克、当归 12 克、三棱 15 克、莪术 10 克、三七粉(冲服)3 克、延胡索 12 克、枳壳 12 克、青皮 15 克、半夏 10 克、砂仁 6 克、生麦芽 30 克、鸡内金 15 克、天冬 15 克、麦冬 15 克、牛膝 15 克、甘草 5 克。随症加减：乏力甚者，党参增至 30 克；白细胞降低甚者，加鸡血藤 30 克、制首乌 15 克、女贞子 12 克；大便溏者，加白术 15 克、山药 15 克；失眠者，加远志 10 克、夜交藤 30 克；阴道出血者，加仙鹤草 30 克、小蓟 10 克；腹胀、腹痛者，加木香 6 克。每剂煎煮 3 次，混匀，每日分 3 次服用。徐凤秦等观察了 35 例子宫内膜癌术后患者，在化疗基础上联合中药自拟方人康煎辅助治疗，研究结果表明，子宫内膜癌术后，在化疗的同时仍然有必要服用 1～3 个月的中药来消除肉眼看不到的肿瘤结节或数量不等的癌细胞残留，改善患者的机体和精神症状，提高生存质量和机体的抗病能力，纠正修复病理损害，延长患者的生存期，减轻痛苦。[1]

4. 孙选经验方　黄芪 15 克、白术 12 克、党参 10 克、当归 10 克、川芎 8 克、熟地黄 12 克、桑寄生 15 克、陈皮 10 克、沙参 10 克、茯苓 15 克、炙甘草 6 克、砂仁 6 克、䗪虫 12 克、山慈菇 12 克、制附子 10 克、柴胡 8 克、炙鳖甲 15 克。化疗前 1 周使用，并根据辨证加减，每日 1 剂，水煎取汁 400 毫升，早晚 2 次分服。服药 1 周后，根据各项检查结果正常，停服中药，给予紫杉醇(175 毫克/平方米)、顺铂(75 毫克/平方米)联合化疗，21～28 天为 1 个周期化疗，共 3 个疗程，化疗第 1 天开始给予水化，连续 4 天，第 5 天开始治疗组给予上述中药方剂治疗，并根据情况制成膏方连续服用至下 1 个疗程开始。对照组采用化疗、水化，方案与治疗组相同，化疗第 5 天开始给予多维元素片(善存，惠氏制药有限公司，30 片/盒)，每次 1 片，每日 1 次口服，1 个化疗周期为 1 个疗程，共 3 个疗程。孙

选等运用该方治疗子宫内膜癌 12 例，该方可明显改善化疗后疲倦、恶心呕吐、疼痛、失眠、食欲下降、便秘、腹泻等症状，证明中药可以改善患者的生活质量。[2]

5. 子宫内膜癌方 23　北沙参 10 克、生地黄 15 克、牡丹皮 10 克、赤芍 10 克、枸杞子 10 克、女贞子 12 克、山茱萸 10 克、麦冬 12 克、七叶一枝花 15 克、白芍 10 克、白英 30 克、甘草 6 克。随症加减：腹泻，里急后重者，加黄连 3 克、木香 10 克、当归 10 克、枳实 10 克；大便黏液带血者，加白花蛇舌草 15 克，秦皮 10 克；小便频急者，加木通 10 克、萹蓄 10 克；乏力，口干渴者，加西洋参 6 克、太子参 12 克。每日 1 剂，水煎，分 2 次服用。适用于子宫体癌放疗后。[3]

三、手术后，单独用方

1. 消炎理气汤　蒲公英 30 克、金银花 20 克、大青叶 30 克、败酱草 20 克、厚朴 10 克、陈皮 10 克、木香 6 克、炒莱菔子 10 克、焦三仙各 10 克、生大黄(后下)6 克、甘草 10 克。观察组术后 12 小时开始服用，每日 1 剂，每剂加用 1 000 毫升，浸泡半小时，先用旺火煮沸后温火煎半小时，煎至 500 毫升，分 5 次服用，每次服用 100 毫升，连服 4 天为 1 个疗程。黄丹丹主任通过 70 例病例随机分组，对观察组 38 例术后服用消炎理气汤和对照组 32 例比较，消炎理气汤对术后减轻腹胀、促进早期排气排便及恢复肠鸣音有显著效果。[4]

2. 活血助孕汤　炒当归 10 克、白芍各 10 克、淮山药 15 克、熟地黄 10 克、茯苓 10 克、益母草 12 克、续断 12 克、红花 6 克、川芎 10 克、菟丝子 12 克、女贞子 10 克、墨旱莲 12 克。随症加减：大便易溏者，去当归加丹参 15 克；胸闷烦躁者，加柴胡 12 克、香附 10 克；心悸失眠者，加丹参 15 克、黄连 5 克、夜交藤 30 克；月经过多者，加荆芥炭 10 克、仙鹤草 30 克；少腹痛甚者，加水蛭 6 克、土鳖虫 6 克。内服 3～5 天。术后住院时间为 3～9 天。徐

① 徐凤秦，等. 人康煎对子宫内膜癌术后化疗的增效减毒作用研究[J]. 江苏医药，2012，44(11)：31 - 32.
② 孙选，等. 中药改善妇科恶性肿瘤化疗患者生活质量临床观察[J]. 中国中西医结合杂志，2012，32(11)：1569 - 1570.
③ 姜宁，等. 妇科金方[M]. 石家庄：河北科学技术出版社，2001：568.
④ 黄丹丹. 消炎理气汤对子宫内膜癌术后胃肠功能恢复的临床研究[J]. 疾病监测与控制杂志，2015，9(1)：54 - 55.

凤秦等以此方配合孕激素治疗 3 例保留子宫患者,2 例怀孕足月分娩,产后随访无异常。①

3. 子宫内膜癌方 24 黄芪 15 克、党参 15 克、炙甘草 3 克、白术 10 克、茯苓 15 克、半夏 5 克、陈皮 5 克。每日 1 剂,水煎服。适用于子宫体癌术后出现低中度发热。②

4. 子宫内膜癌方 25 党参 10 克、白术 10 克、茯苓 10 克、当归 10 克、黄芪 15 克、泽兰 10 克、益母草 12 克、山茱萸 10 克、枸杞子 10 克、白花蛇舌草 15 克、白英 15 克、陈皮 10 克、半枝莲 15 克。随症加减:气虚乏力明显者,加人参 6 克;血虚头晕者,加女贞子 10 克、桑椹 10 克、阿胶 10 克;阴道出血不止者,加三七粉 3 克、仙鹤草 30 克;白带多且黄,加蒲公英 30 克、金银花 30 克。每日 1 剂,水煎,分 2 次服用。适用于子宫体癌术后。③

5. 子宫内膜癌方 26 铁树叶 30 克、八月札 30 克、白花蛇舌草 30 克、半枝莲 30 克、露蜂房 9 克、白术 9 克、陈皮 6 克。加水浓煎 500 毫升为一周用量,每日 70~80 毫升,分 2~3 次服。适用于子宫体癌术后。④

四、未手术,与放、化疗等合用方

1. 燥湿方 生薏苡仁 30 克、太子参 15 克、苍术 12 克、金银花 12 克、黄精 10 克、黄芩 9 克。随症加减。每日 1 剂,水煎服,分 2 次服。每日另用一枝黄花 250 克加水 2 000 毫升煎成 1 000 毫升过滤后外洗阴道。内外并用,清热燥湿解毒。适用于子宫内膜癌放射性阴道炎。⑤

2. 二草饮 野麻草、凤尾草各 30 克。每日 1 剂,煎水代茶,分数次饮用。清热解毒。适用于子宫内膜癌放射性直肠反应。⑥

3. 参芪扶正汤 党参 15 克、茯苓 15 克、黄芪 15 克、何首乌 15 克、枸杞子 15 克、鸡血藤 15 克、

黄精 9 克、当归 6 克、白术 6 克、砂仁(后下)6 克、红枣 3 枚。随症加减。每日 1 剂,水煎,分 2 次服用。健脾益气,滋阴养血。适用于化疗期间气血两虚,出现血象降低者。⑦

4. 健脾止呕汤 党参 15 克、茯苓 15 克、代赭石 15 克、神曲 15 克、麦芽 15 克、谷芽 15 克、旋覆花 10 克、木香(后下)6 克、砂仁(后下)6 克、白术 6 克、半夏 6 克、陈皮 6 克。随症加减。每日 1 剂,水煎,分 2~3 次服。健脾和胃,降逆止呕。适用于化疗期间出现消化道反应,伴恶心呕吐,纳呆腹胀,头晕目眩,四肢无力等症者。⑧

5. 知柏地黄煎 生地黄 15 克、枸杞子 15 克、茯苓 15 克、山药 15 克、党参 15 克、石斛 15 克、天花粉 15 克、知母 9 克、黄柏 9 克、山茱萸 9 克、牡丹皮 9 克、泽泻 9 克、玄参 9 克。随症加减。每日 1 剂,水煎,分 2 次服。滋补肝肾,清热泻火。适用于化疗期间肝肾阴虚者。⑨

6. 子宫内膜癌方 27 法半夏 10 克、陈皮 10 克、白术 10 克、茯苓 10 克、砂仁 6 克、白豆蔻 6 克、党参 12 克、枸杞子 12 克、仙茅 10 克、淫羊藿 10 克、半枝莲 10 克、白英 30 克、木香 10 克。随症加减:气虚乏力者,加人参 6 克、黄芪 15 克;腹胀纳差者,加神曲 10 克、炒麦芽 30 克、八月札 10 克;呕吐者,加旋覆花 10 克、姜竹茹 10 克;白细胞减少者,加熟地黄 15 克、女贞子 12 克、紫河车 10 克。每日 1 剂,水煎,分 2 次服用。适用于子宫体癌化疗后。⑩

五、未手术,单独用方

1. 疏肝行气散 半枝莲 30 克、当归 15 克、白芍 12 克、续断 12 克、茯苓 12 克、茜草 12 克、苏子 12 克、香附 12 克、乌药 12 克、柴胡 10 克、牡丹皮 10 克、木香 9 克。随症加减。每日 1 剂,水煎服,

① 徐凤秦,等. 腹腔镜治疗早期子宫内膜癌术后配合中药治疗效果观察[J]. 现代中西医结合杂志,2013,22(8):851-853.
② 张蓓,周志伟. 实用中西医结合肿瘤学. 广州:广东人民出版社,2004:311.
③ 姜宁,等. 妇科金方[M]. 石家庄:河北科学技术出版社,2001:567.
④ 同上.
⑤ 陈锐深. 现代中医肿瘤学[M]. 北京:人民卫生出版社,2003:545-549.
⑥ 同上.
⑦ 同上.
⑧ 同上.
⑨ 同上.
⑩ 姜宁,等. 妇科金方[M]. 石家庄:河北科学技术出版社,2001:568.

分3次服。行气活血,凉血解毒。适用于晚期子宫内膜癌不能手术及放疗者。①

2. **扶正解毒煎** 生龙骨30克、生牡蛎30克、半枝莲30克、党参15克、当归15克、白术12克、茯苓12克、陈皮12克、龙眼肉12克、炒枣仁12克、续断12克、马齿苋12克、黄芪12克、远志10克、阿胶(烊化)10克、木香3克。随症加减。每日1剂,水煎,分2次服。健脾益气,扶正解毒。适用于晚期子宫内膜癌不能手术及放疗者。②

3. **地黄丹参汤** 丹参30克、生地黄30克、黄芪30克、半枝莲30克、当归15克、熟地黄15克、生牡蛎15克、生龙骨15克、白花蛇舌草15克、麦冬12克、金银花12克、山茱萸12克、续断12克、泽泻6克。随症加减。每日1剂,水煎,分3次服用。益气养阴,解毒散结。适用于晚期子宫内膜癌不能手术及放疗者。③

4. **子宫内膜癌方28** 党参15克、当归15克、炒白术12克、茯苓12克、陈皮12克、龙眼肉12克、炒酸枣仁12克、续断12克、马齿苋12克、黄芪12克、远志10克、阿胶(烊化)10克、生龙骨30克、生牡蛎30克、半枝莲30克、木香3克。每日1剂,水煎服,分2次服用。适用于子宫体癌晚期不能手术及放疗者。④

5. **子宫内膜癌方29** 当归15克、白芍12克、续断12克、茯苓12克、茜草12克、栀子12克、醋香附12克、乌药12克、柴胡10克、牡丹皮10克、半枝莲30克、木香3克。每日1剂,水煎,分2次服用。适用于子宫体癌晚期不能手术及放疗者。⑤

6. **子宫内膜癌方30** 丹参30克、生地黄30克、黄芪30克、半枝莲30克、麦冬12克、金银花12克、山茱萸12克、续断12克、当归15克、熟地黄15克、生牡蛎30克、生龙骨15克、白花蛇舌草

15克、泽泻6克。每日1剂,水煎服,分2次服用。适用于子宫体癌晚期不能手术及放疗者。⑥

六、转移后用方(包括与其他方法联合治疗)

1. **子宫内膜癌方31** 铁树叶30克、八月札30克、白花蛇舌草30克、半枝莲30克、露蜂房9克、白术9克、陈皮6克。浓煎为500毫升,1周内用完。解毒抗癌。适用于子宫内膜癌术后复发、转移者。⑦

2. **子宫内膜癌方32** 忍冬藤20克、败酱草20克、蒲公英30克、桑寄生30克、薏苡仁15克、白芍15克、萹蓄12克、土鳖虫3克、海藻10克、五加皮10克、昆布10克、连翘10克。每日1剂,上药水煎,分2次服。清热利湿,散结抗癌。适用于子宫内膜癌术后复发。⑧

3. **解毒方** 蒲公英30克、桑寄生30克、忍冬藤20克、败酱草20克、赤白芍15克、萹蓄12克、海藻10克、五加皮10克、昆布10克、连翘10克、全蝎3克。随症加减。每日1剂,水煎,分2次各用小金丹6粒吞服。清热祛湿,解毒散结。适用于子宫内膜癌术后复发,证属湿热蕴毒者。⑨

4. **子宫内膜癌肠转移方** 金银花20克、蒲公英20克、冬瓜子20克、生黄芪20克、白花蛇舌草15克、槐花15克、当归12克、紫花地丁12克、生地黄12克、制乳香10克、制没药10克、香附炭10克、焦山楂10克、焦六曲10克、人参粉(冲服)2克、血竭粉(冲服)1克、沉香粉(冲服)1克。随症加减。每日1剂,水煎,分2～3次服。清热解毒,祛瘀散结。适用于子宫内膜癌肠转移者。⑩

单　方

1. **三墨救生丹** 组成:黑地榆60克、艾叶炭

① 陈锐深. 现代中医肿瘤学[M]. 北京:人民卫生出版社,2003:545－549.
② 同上.
③ 同上.
④ 姜宁,等. 妇科金方[M]. 石家庄:河北科学技术出版社,2001:565.
⑤ 同上.
⑥ 同上.
⑦ 敏涛,谷东胜. 防癌抗癌验方精编[M]. 北京:中医古籍出版社,2003:430－433.
⑧ 同上.
⑨ 陈锐深. 现代中医肿瘤学[M]. 北京:人民卫生出版社,2003:545－549.
⑩ 同上.

20 克、棕榈炭 30 克。适用于宫体大出血。用法用量：共为细末，分 6 包，上下午各 1 包，黄酒送服。①

2. 子宫内膜癌方 33　组成：紫草根粉 60 克。用法用量：加蒸馏水 500 毫升，浸泡 30 分钟，再用砂锅煮沸过滤。每日 100 毫升，分 4 次服用。②

3. 子宫内膜癌方 34　组成：红苋菜 200 克。用法用量：加水 1 000 毫升，煎至 250 毫升，温服，每日 2～3 次。③

4. 子宫内膜癌方 35　组成：酸石榴 1 个。适用于子宫体癌见阴道出血者。用法用量：将石榴带皮捣汁后顿服。④

5. 子宫内膜癌方 36　组成：马齿苋 30 克、粳米 50 克。适用于子宫体癌见白带增多，伴小腹坠胀者。用法用量：加水煮成粥后食用。⑤

6. 子宫内膜癌方 37　组成：白芷 60 克、红枣 30 克。功效主治：益气扶正，解毒散结；适用于子宫内膜癌。用法用量：上药水煎，分 2 次服用，每日 1 剂。⑥

7. 子宫内膜癌方 38　组成：四叶葎 60～120 克、大枣 60～120 克。适用于子宫内膜癌。用法用量：每日 1 剂，上药水煎，连服数剂。⑦

8. 子宫内膜癌方 39　组成：马钱子、甘草末、糯米粉等量。适用于子宫体癌。制备方法：挑选上好的马钱子，泡入 90℃ 的热水中，恒温保持一天。以后每天换凉水，共泡 10 天。将泡好的马钱子刮去皮，切成小片，每个马钱子可以切成 4～5 片。将片晒干后，放在香油内煎（煎时要用砂锅，切不可用铁锅），约 15 分钟，煎成紫褐色。然后放在草纸上，将油吸干，研碎成粉，再加入甘草细末和 60～120 克糯米粉，制成梧桐子大小的丸。用法用量：每日服 5～6 丸，在临睡前用白开水送下，剂量根据患者情况可以增减，最多吃 10 丸。注意事项：马钱子有毒，若上药服量大时，出现牙关紧闭，身上发搐为中毒症状，应停药或减量。⑧

9. 子宫内膜癌方 40　组成：大蓟根 30 克、白英 30 克、蛇果草 15 克。适用于子宫体癌术后复发。用法用量：水煎服。⑨

中 成 药

1. 养正消积胶囊　组成：女贞子、灵芝、人参、炒白术、黄芪、莪术、绞股蓝、白花蛇舌草、茯苓、半枝莲、土鳖虫、鸡内金、蛇莓、白英、茵陈、徐长卿。功效主治：健脾益肾，化瘀解毒；适用于辅助宫腔镜治疗早期子宫内膜癌。用法用量：每日 3 次，每次 4 粒，连续口服 4 周为 1 个疗程。⑩

2. 平消胶囊　组成：郁金、五灵脂、干漆（制）、枳壳、白矾、硝石、马钱子粉、仙鹤草。功效主治：活血化瘀，止痛散结，清热解毒；适用于子宫内膜癌。用法用量：每日 3 次，每次 4～8 粒。注意事项：① 用药过程中饮食宜清淡，忌食辛辣刺激之品；② 本品含有硝石、马钱子、干漆有毒，应在医生指导下使用，不可过量、久服。⑪

3. 安替可胶囊　组成：干蟾皮、当归。功效主治：软坚散结，解毒止痛，养血活血，可配合放疗增效减毒；适用于子宫内膜癌。用法用量：每日 3 次，每次 2 粒，饭后服用。疗程 5 周，或遵医嘱。注意事项：① 本品含有蟾皮，有毒，应在医生指导下使用，不可过用；② 服用过程中饮食宜清

① 王希胜，张亚密. 肿瘤病中医特色诊疗全书[M]. 北京：化学工业出版社，2011：171.
② 李佩文，李学. 中医肿瘤临床手册[M]. 上海：上海科学技术出版社，2006：256.
③ 同上.
④ 张蓓，周志伟. 实用中西医结合肿瘤学. 广州：广东人民出版社，2004：311.
⑤ 同上.
⑥ 敏涛，谷东胜. 防癌抗癌验方精编[M]. 北京：中医古籍出版社，2003：430 - 433.
⑦ 刘永生. 治癌处方大全[M]. 天津：天津科学技术出版社，1994：264.
⑧ 赵建成. 段凤舞肿瘤积验方[M]. 合肥：安徽科学技术出版社出版，1991：363.
⑨ 同上.
⑩ 余花艳，等. 养正消积胶囊辅助宫腔镜治疗早期子宫内膜癌的疗效研究[J]. 实用癌症杂志，2018，33(2)：340 - 342.
⑪ 王建六. 子宫内膜癌[M]. 第 2 版. 北京：北京大学医学出版社，2017：322.

淡,忌食辛辣刺激之品。①

4. 阿魏化痞膏 组成:阿魏、使君子、蓖麻子、木鳖子、甲片、蜣螂、莪术、三棱、血竭、当归、乳香、没药、生川乌、生草乌、雄黄、樟脑、肉桂、大蒜、白芷、芦荟、胡黄连、大黄、厚朴、香附。功效主治:化痞消积;适用于子宫内膜癌。用法用量:外用。加温软化,贴于患处。注意事项:① 正虚瘀结所致者慎用;② 忌恼怒,避风寒;③ 用药期间,忌食生冷、油腻及不易消化之食物;④ 本方含有川乌、生草乌、雄黄、樟脑等有毒药物,皮肤破溃及皮肤过敏者不宜贴敷。②

5. 桂枝茯苓丸 组成:茯苓、桂枝、赤芍、牡丹皮、桃仁。功效主治:活血,化瘀,消癥;适用于与化疗药联用治疗晚期子宫内膜癌。用法用量:每日2次,每次1粒,连续服用6个月。③

6. 化瘀丸 组成:桃仁、红花、当归、地黄、赤芍、香附、艾叶、三棱、莪术、干漆等。功效主治:活血化瘀,散结止痛;适用于子宫内膜癌属瘀血内阻型。用法用量:每次服用10粒,早晚各1次。④

7. 崩漏丸 组成:棕榈炭、莲房炭、贯众炭、丹片炭、杏仁皮炭、血余炭、茜草炭、香附、木香、当归、栀子等。功效主治:凉血止血,固崩塞漏;适用于子宫内膜癌以出血症状为明显者。用法用量:每次服6克,早晚各1次。⑤

8. 妇科回生丹 组成:人参、白术、当归、川芎、红花、五灵脂、蒲黄、乳香、没药、大黄、地榆炭等。功效主治:益气养血,活血祛瘀;适用于子宫内膜癌术后或放化疗后气血两虚,虚实夹杂者。用法用量:每次1丸,早晚各1次。⑥

9. 大黄䗪虫丸 组成:熟大黄、土鳖虫、水蛭、桃仁、蛴螬、虻虫、干漆、苦杏仁、黄芩、生地黄、白芍、甘草等。适用于子宫体癌偏于瘀血内结者。用法用量:蜜丸,每丸重3克,成人每日服3次,每次1丸。注意事项:本药品力较猛,血虚经闭不可使用;孕妇禁用。⑦

10. 少腹逐瘀丸 组成:当归、川芎、赤芍、蒲黄、五灵脂、没药、小茴香、延胡索、干姜、肉桂等。适用于子宫体癌属气滞血瘀者。用法用量:蜜丸,每丸重6克,每日2次,每次服1丸。注意事项:气虚崩漏者忌服。⑧

---

① 王建六. 子宫内膜癌[M]. 第2版. 北京:北京大学医学出版社,2017:322.
② 同上.
③ 阳桂华. 桂枝茯苓丸配合培美曲塞奈达铂治疗晚期子宫内膜癌近期疗效观察[J]. 陕西中医,2014,35(12):1644-1646.
④ 陈锐深. 现代中医肿瘤学[M]. 北京:人民卫生出版社,2003:545-549.
⑤ 同上.
⑥ 同上.
⑦ 潘敏求. 中华肿瘤治疗大成[M]. 石家庄:河北科学技术出版社,1996:722.
⑧ 同上.

皮 肤 癌

概 述

皮肤癌是生于人体肌肤表面的一种恶性肿瘤。在白色人种中皮肤癌是常见的恶性肿瘤之一,其发病率超过所有其他恶性肿瘤总和。在我国,皮肤癌好发于老年人,50～60岁为发病高峰年龄。其主要发病原因为物理或化学刺激,如阳光、砷、多环碳氢化合物、沥青、紫外线、X线,慢性皮肤疾病,如瘢痕、外伤、寻常狼疮、慢性局限性盘状红斑狼疮、慢性溃疡,甚至银屑病或扁平苔藓、角化病、溃疡等均可导致皮肤癌的发生。[①]

皮肤癌主要包括基底细胞癌、鳞状细胞癌、原位癌,另可见湿疹样癌等。

基底细胞癌又名基底细胞上皮瘤、侵蚀性溃疡等,主要发生在老年人,好发于头皮、面部等暴露部位以及多见于户外工作和浅色皮肤者。其临床表现多见身体的暴露部位,特别是面部,主要在眼眦、鼻部、鼻唇沟和颊部多见,非暴露部位少见。其损害早期为一表面光亮的具有珍珠样隆起边缘的圆形斑片,表皮较薄,常可见少数扩张的毛细血管,仔细观察尚可见雀斑状小黑点;也可表现为淡红色珍珠样苔藓丘疹或斑块,表面稍有角化,或伴有小而浅表的糜烂、结痂或浅表溃病。常见有结节溃疡型、色素型、硬斑病样或纤维化型,另可见瘢痕性基底细胞瘤,临床较为罕见。临床表现及组织病理学检查可明确诊断。早期基底细胞癌需与老年性皮脂腺增生、角化棘皮瘤、鳞癌、寻常疣、传染性软疣鉴别,色素型基底细胞癌需与恶性黑

色素瘤相鉴别,浅表性基底细胞癌需与湿疹、扁平苔藓、Bowen病相鉴别,硬化型基底细胞癌需与局限性硬皮病相鉴别。根据瘤体大小、发病部位等具体情况,可采用放射治疗、外科切除和化疗等不同治疗方法。[②]

鳞状细胞癌又名表皮样癌,系起源于表皮或附属器角质形成细胞的一种恶性肿瘤,癌细胞倾向于不同程度的角化。与其他恶性肿瘤一样,细胞发生恶性病变的原因尚不清楚,但紫外线、化学因素、癌前期皮肤病、瘢痕、外伤和其他慢性皮肤病、免疫抑制均可导致本病。本病主要发生于老年人,50～60岁为发病高峰年龄,40岁以下较少见,男性多于女性,好发于头皮、面、颈和手背等暴露部位,少数为非暴露部位,多继发于上述原有皮疹的基础上,很少发生于正常皮肤。其最早表现是浸润性硬斑,以后可为斑块、结节或疣状损害,质地坚实,损害迅速增大,表面菜花状增生,或中央破溃形成溃疡,基底部浸润,边界不清,触之有坚实感。肿瘤周围组织往往充血,边缘呈污秽暗黄红色。分化较好的肿瘤呈乳头瘤状,早期表现往往有结痂,以后可脱落而形成溃疡,呈火山口样,有宽而高起的边缘,外翻如菜花状,溃疡底面高低不平,易出血,上覆污灰色痂,有腥臭的脓性分泌物和坏死组织,发展较快,向深层组织浸润。鳞癌易于转移,尤其是沿淋巴道转移,故局部淋巴结常肿大,晚期常有全身症状,如发热、消瘦、恶病质。临床表现及组织病理学检查可明确诊断。鳞癌需与角化棘皮瘤相鉴别。较小肿瘤分化良好者首选手术切除,能较彻底地切除癌肿,创面愈合

---

① 陈锐深. 现代中医肿瘤学[M]. 北京:人民卫生出版社,2003:681.
② 赵辩. 中国临床皮肤病学[M]. 第2版. 南京:江苏凤凰科学技术出版社,2017:1706-1708.

快；年老体弱、有手术禁忌证的患者、头面部结缔组织不多特别是分化较差，但尚未侵犯骨骼、软骨或未发生转移者或者肿瘤已侵犯骨骼、软骨或转移到淋巴结的癌肿患者主要采用放射治疗。[①]

原位癌即表皮内癌，主要包括乳房 Paget 病和 Bowen 病。

(1) 乳房 Paget 病又名乳房湿疹样癌，是一种特殊类型的癌性疾病，多发生于女性乳房，也可发生于男性乳房，主要为乳腺癌或顶泌汗腺癌扩展至乳头及其周围表皮的损害。其发病机制目前认为几乎与潜在的乳腺导管癌有关。本病通常发生于中年以上女性，平均 40～60 岁，40 岁以内者少见。仅少数病例可为男性，多发生于应用雌激素治疗前列腺癌之后发病。一般发生于单侧乳头、乳晕及其周围，呈湿疹样外观，表现为境界清楚的红色斑片，表面多有渗出性结痂，呈灰蓝或灰白色角化性脱屑，并可见皲裂、糜烂或肉芽组织，呈鲜红色，常有渗液，有轻度浸润而无明显痒感，皮损逐渐向周围扩大，病程缓慢，经数月或数年后，病变累及乳房及前胸等部位。损害边缘稍隆起，有明显浸润，外周散在点状皮损。晚期可见乳头内陷、脱落或溃疡，并见血性乳头溢液。半数患者伴有乳腺癌而可扪及乳房肿块，晚期局部淋巴结常有转移。临床表现及组织病理学检查可明确诊断。本病应与乳头湿疹、Bowen 病、乳头糜烂性腺瘤病及浅表型恶性黑素瘤鉴别。确诊后应迅速作乳房单纯切除术，如并发乳腺癌时，则应作根治术。

(2) Bowen 病是一种表皮内鳞状细胞癌，故又称为原位鳞状细胞癌，也有的称之为皮肤原位癌、表皮内鳞癌。其发病与接触砷剂、病毒、外界刺激、色痣素、日光及遗传因素有关。本病多见于中年以上的人，30～60 岁之间，平均发病年龄为48 岁。可发生于身体任何部位的皮肤或黏膜，多发于头面部和四肢，也可见于耳、颈、下腹、背、臀、下肢伸侧、手指侧面等，口腔、眼、女阴、龟头、肛门等黏膜处均可受累。早期为淡红或暗红色丘疹和小斑片，一般无自觉症状，表面有少许鳞屑或结痂，逐渐扩大后则常融合成大小不一、形状不规则的斑块，直径可达 10 厘米以上，呈圆形、多环形、匍匐形或不规则形，皮损表面平坦，以角化过度和结痂多见，可见白色和淡黄色鳞屑，或棕色、灰色厚的结痂，强行将痂剥离，则显露湿润的糜烂面，潮红，呈红色颗粒状或肉芽状，高低不平，一般不易出血。损害边缘清楚，稍隆起。触诊时其边缘和底部较硬，边界明显。表面呈扁平或不规则高起，或呈结节状，底部少有浸润。黏膜部位的损害可表现为点状、线状或不规则形，呈白色、红色或棕色斑片，表面粗糙不平，可呈息肉样增厚，若有糜烂和破溃，应注意恶变。本病多为单发，但也有多发，甚至广泛分布者，病程缓慢，出现后可迁延数年至数十年。本病演变成侵袭性鳞状细胞癌的发生率说法不一，绝大多数患者终生保持其原位癌状态，可并发内脏或皮肤肿瘤，临床表现及组织性病理学检查可明确诊断。本病患者的皮损可发生侵袭性生长，且一旦发生后转移率可在 37%，故早期诊断、及时治疗十分重要。如皮损不大，最好作外科手术切除。一般损害可采用冷冻、电灼、激光和光动力学疗法等治疗。用境界线、X 线、镭和钴等放射治疗，则应用肿瘤量。此外，本病并发或以后发生恶性肿瘤的机会较多，故对这类患者确诊后，即应作全身检查，并且需长期随访，观察有无其他肿瘤的可能。[②]

另外，近年来光动力疗法（PDT）被认为是一种攻克癌症的新式武器，光动力疗法（PDT）的治疗比传统的手术、放疗、化疗更有针对性，无明显不良反应，具有良好的美容效果，特别是解剖部位特殊的肿瘤。郭海霞等以盐酸氨基酮戊酸光动力疗法（ALA - PDT）治疗皮肤癌前病变和皮肤癌患者 34 例。其中光线性角化病 17 例，基底细胞癌10 例和 Bowen 病 7 例，随访 6～12 个月，17 例光线性角化病患者皮损获得完全缓解，无复发；10

① 赵辩. 中国临床皮肤病学[M]. 第 2 版. 南京：江苏凤凰科学技术出版社，2017：1710 - 1712.
② 赵辩. 中国临床皮肤病学[M]. 第 2 版. 南京 江苏凤凰科学技术出版社，2017：1702 - 1705.

例基底细胞癌患者的皮损,8 例获完全缓解,1 例获部分缓解,1 例无反应,3 例平均于治疗后 6 个月复发;7 例 Bowen 病患者,6 例获得完全缓解,1 例部分缓解,1 例于治疗后 8 个月复发。但该方法仍有其一定的局限性,如肿瘤的大小、深度、分化程度等为影响预后的因素。[①]

只要早期诊断,治疗方法得当,皮肤癌的治疗均会收到满意的效果。皮肤癌宜早期行手术扩大切除术,并根据不同情况选用不同方法修复创面,可取得较满意的疗效及预后。术后放疗远期疗效优于单纯放疗,基底细胞癌预后好于鳞状细胞癌,临床分期越晚疗效越差。因而复发和转移仍是影响预后得主要因素。[②]

本病属中医的"翻花疮""石疗""恶疮""石疽""失荣""赘瘤"等病症范围。翻花疮病名出自《诸病源候论》:"翻花疮者,初生如饭粒,其头破则血出,便生恶肉,渐大有根,脓汁出,肉反散如花状。"明代《薛己医案选》曰:"翻花疮者,由疮疡溃后,肝火血燥,生风所致;或疮口胬肉突出如菌,大小不同,或出如蛇头,长短不一。"薛己的这些描述,指出了本病通常发生在某些疮疡溃烂日久不愈的基础上,疮面高起,状如菜花翻起,故本病与鳞状细胞癌比较接近。《医宗金鉴》亦记载:"……推之不动,坚硬如石,皮色如常,日渐长大……日久难愈,形气渐衰,肌肉消瘦,愈溃愈硬,色观紫红,腐烂浸淫,渗流血水,疮口开大,胬肉高突,形似翻花瘤证。"中医认为皮肤为人之藩篱,易受外邪侵袭,其病不仅与外感六淫有关,亦与脏腑功能失调相连。肺主气,外合皮毛,火毒外侵,闭阻皮肤经络,气血败坏,以致肺气失调,皮毛不润;肝藏血,调节血量,肝肾阴虚,肝火血燥,皮肤难荣;脾为后天之本,气血生化之源,脾胃虚弱,肌肤失养,进而痰凝血结,形成皮肤癌。外因多责风、湿、热邪侵袭肤腠,内因多由恚怒忧思,肝脾两伤,导致有形之痰浊与无形之气郁相互凝聚,阻滞结块,进而

腐蚀肌肤而浸淫不休。病位在肌肤,与肺、肝、脾、肾等脏关系密切。初期以标实为主,久病本虚标实。[③]

皮肤癌位于肌体表面,易于早期发现,早期诊断,全身转移患者较少,故在中医治疗上多以单方验方为主。术后治疗多为促进创面愈合,预防复发转移,非手术患者以中药外治结合中药内服,均可取得较满意的疗效及预后。

经 验 方

一、内服方

1. 欧阳恒经验方　白芍 15 克、莪术 15 克、当归 12 克、柴胡 10 克、白术 10 克、茯苓 10 克、川楝子 10 克、延胡索 10 克、乳香 10 克、没药 10 克、甘草 6 克、薄荷 6 克。每日 1 剂,水煎服。第 3 次的煎液湿敷患部。疏肝行瘀。欧阳恒以上方治疗乳房湿疹样癌患者 1 例,服药 10 剂后,局部皮损渗出停止,周围干敛,原方续服 20 剂,湿疹样皮疹消失,遗色素沉着之粗糙面,但凹陷之乳头未曾复出,右侧腋下肿大淋巴结尚在。改与菊藻丸缓缓从本治疗。[④]

2. 王沛经验方　① 开郁散加减:柴胡 10 克、当归 10 克、白芍 30 克、茯苓 15 克、香附 10 克、郁金 15 克、天葵草 10 克、全蝎 3 克、白芥子 10 克、海藻 30 克、昆布 30 克。随症加减:合并出血者,加三七粉,白及,外敷云南白药。② 保元汤加减:生炙黄芪各 20 克、太子参 30 克、当归 15 克、肉桂 6 克、猪苓 15 克、茯苓 15 克、何首乌 15 克、川芎 10 克、鸡血藤 30 克、仙鹤草 30 克、水红花子 15 克、赤芍 30 克、半枝莲 15 克、甘草 15 克。随症加减:合并胸腹满闷者,加黄芩、秦皮、苦参。[⑤]

3. 石敢当汤　生石膏 12 克、防风 12 克、藿香 9 克、炒栀子 9 克、甘草 9 克、全蝎 6 克、蜈蚣 2 条。每日 1 剂,水煎,分 2 次服。清热祛风,以毒攻毒。

① 郭海霞,刘刚. 光动力疗法在皮肤肿瘤治疗中的应用[J]. 中国中西医结合皮肤性病学杂志,2008,7(2):122 - 124,246 - 247.
② 宇长青,等. 126 例头面部皮肤癌放射治疗疗效分析. 医学研究杂志,2006,35(7):64 - 65.
③ 陈锐深. 现代中医肿瘤学[M]. 北京:人民卫生出版社,2003:680.
④ 肖国士,王军文. 中医皮肤科临床妙法绝招解析[M]. 长沙:湖南科学技术出版社,2013:724.
⑤ 黎月恒,潘敏求. 中西医临床用药手册肿瘤科分册[M]. 长沙:湖南科学技术出版社,2010:259.

适用于体质较好者,配合放疗、化疗。①

4. 白花天丁汤 白花蛇舌草 30 克、夏枯草 30 克、生黄芪 30 克、七叶一枝花 15 克、甲片 10 克、甘草 10 克、天丁 3 克。每日 1 剂,早晚两次服。清热解毒,活血祛瘀,扶正托毒。适用于晚期皮肤癌淋巴结转移,体虚明显者。②

5. 叶怡庭经验方 没药 12 克、瓜蒌 12 克、丹参 12 克、牡丹皮 12 克、川黄连 5 克、黄芩 12 克、知母 12 克、天花粉 15 克、黄芪 20 克、党参 12 克、茯苓 12 克、赤芍 20 克、白芍 20 克、紫草 10 克、七叶一枝花 10 克、甘草 6 克、夏枯草 12 克、木馒头 12 克。扶正抗邪,清热消肿。叶怡庭以此方治疗左上臂皮肤癌未手术患者 1 例,患者左上臂菜花样肿块,腹泻,形容消瘦,面色苍黄,纳谷不香,脉弦细,苔垢腻,舌质偏红。证属脾虚湿聚,热毒内蕴。患者服药 1 月肿块明显缩小,治疗两年肿块消失。③

6. 赵章忠治皮肤经验方 南沙参 15 克、北沙参 15 克、生地黄 15～24 克、天冬 12 克、麦冬 12 克、玉竹 12 克、川石斛 12 克、龟甲 15 克、鳖甲 15 克、天花粉 12 克、焦栀子 10 克、京玄参 15 克、黄芩 10 克、白菊花 10 克、生石膏 15～30 克、夏枯草 30 克、白花蛇舌草 30 克、半枝莲 30 克、蒲公英 30 克、川贝母 9 克、天竺黄 10 克、海藻 15 克、海蛤壳 15 克、黄药子 15 克、山慈菇 15 克。随症加减:低热持续者,加知母 12 克、青蒿 12 克、桑白皮 10 克;纳呆者,加谷、麦芽各 15 克、炙鸡内金 10 克、神曲 10 克;大便干结者,加生大黄(后下)9～12 克、火麻仁(打)12 克、瓜蒌仁(打)10 克;夜寐多梦者,加夜交藤 30 克、合欢皮 15 克、酸枣仁 10 克、五味子 6 克、莲子心 6 克。赵章忠以此方治疗头面部基底细胞癌术后转移 1 例,治疗 5 年 4

个月,肿块缩小,临床症状基本消失。④

7. 消瘤汤 白花蛇舌草、连翘、山慈菇、皂刺、莪术、白术、甘草。每日 1 剂,水煎服,1 个月为 1 个疗程。岳代荣等以消瘤汤联合[90]锶敷贴治疗老年基底细胞癌未手术患者 8 例效果显著,全部治愈。⑤

8. 归地解毒汤 生地黄 12 克、当归 12 克、赤芍 9 克、丹参 9 克、川牛膝 9 克、僵蚕 9 克、金银花 9 克、蒲公英 30 克、白花蛇舌草 30 克、汉防己 30 克、茯苓皮 30 克、生薏苡仁 30 克、赤小豆 60 克、干蟾皮 6 克、制乳香 4.5 克、没药 4.5 克、甘草 4.5 克。结合外用金黄膏、千金散。适用于皮肤鳞癌。⑥

9. 除湿解毒汤 白鲜皮 20 克、大豆黄卷 15 克、生薏苡仁 30 克、土茯苓 15 克、山豆根 15 克、牡丹皮 15 克、金银花 15 克、连翘 15 克、紫花地丁 15 克、半枝莲 15 克、仙鹤草 20 克、大小蓟各 15 克。该方为赵炳南经验方。⑦

10. 张仁济经验方 白鲜皮、地肤子、忍冬藤、紫花地丁、蒲公英、白花蛇舌草、白英、半枝莲、连翘、川楝子、石打穿、延胡索。随症加减:溃疡面扩大、疼痛加剧者,用忍冬藤、川楝子、延胡索、石打穿、七叶一枝花;不思饮食,体重逐日下降者,加鸡内金、谷芽、麦芽、六神曲、陈皮;血色素较低者,加仙鹤草、鸡血藤、生地黄、熟地黄、当归、地榆、血余、龟甲、白及、阿胶、侧柏叶;高热不退者,加知母、石膏(生)、地骨皮、鳖甲、青蒿;白细胞增高者,重用忍冬藤、金银花、紫花地丁、蒲公英、鸡血藤、连翘、生地黄、栀子。张仁济以此方治疗皮肤癌癌性溃疡伴疼痛患者 1 例,患者未行手术,服两剂药后痛止。共服用 30 剂后精神恢复,检查血象正常。⑧

11. 尹恒生治疗皮肤癌经验方 ① 鳞状上皮

① 傅永怀. 治癌防癌中医验方荟萃[M]. 北京:金盾出版社,2008:138.
② 陈仁寿. 中医肿瘤科处方手册[M]. 北京:科学技术文献出版社,2006:555.
③ 王三虎. 古今专科专病医案肿瘤[M]. 西安:陕西科学技术出版社,2001:337-338.
④ 王三虎. 古今专科专病医案肿瘤[M]. 西安:陕西科学技术出版社,2001:340-341.
⑤ 岳代荣,等.[90]锶敷贴加中药消瘤汤治疗老年基底细胞癌 8 例[J]. 云南中医中药杂志,1999,20(4):18.
⑥ 陈熠. 肿瘤防治康复全书[M]. 上海:上海人民出版社,1996:644.
⑦ 张镜人. 中医治疗疑难杂病秘要(下册)[M]. 上海:文汇出版社,1994:1227.
⑧ 张仁济,张大宁. 中医治癌新路[M]. 北京:科学技术文献出版社,1992:82-83.

癌经验方：山慈菇 20 克、秋水仙 12 克、莪术 12 克、山豆根 12 克、龙葵 12 克、黄药子 12 克、夏枯草 18 克、蒲公英 30 克、鱼腥草 20 克、丹参 20 克、赤芍 12 克、肿节风 9 克。每日 1 剂,水煎 2 次,早晚分服。② 基底细胞癌用药：白花蛇舌草 30 克、七叶一枝花 12 克、薏苡仁 20 克、猪苓 1.2 克、蛇莓 12 克、菝葜 12 克、娃儿藤 12 克、半边莲 18 克、墓回头 9 克。每日 1 剂,水煎 2 次,早晚分服。①

12. 补中益气汤加减　党参 15 克、黄芪 15 克、生地黄 15 克、当归 10 克、炒白术 10 克、陈皮 10 克、甘草 8 克、升麻 8 克、蝉蜕 12 克、全蝎 6 克、柴胡 6 克,另加乌梢蛇、蜈蚣、土鳖虫、蕲蛇,每日 1 次,外敷葵花籽末。王纪民以此方治疗头面部皮肤癌未手术患者 1 例,服药 12 剂,外敷 8 日,痊愈。随访 3 年未复发。②

13. 菊藻丸　金银花 1 500 克、漏芦 1 500 克、马蔺子 1 500 克、山慈菇 1 500 克、菊花 1 000 克、海藻 1 000 克、三棱 1 000 克、马钱子 1 000 克、七叶一枝花 1 000 克、何首乌 2 000 克、蜈蚣 500 克、黄连 500 克。共研末,水泛为丸。每日 3 次,每次 3 克,口服。湖南中医学院第二附属医院肿瘤研究小组以此方联合五虎丹外用治疗皮肤癌未手术患者 10 例,均治愈。③

14. 泻火散加味　生石膏 12 克、藿香 9 克、防风 12 克、甘草 9 克、炒栀子 9 克、全蝎 6 克。本方泻脾经之郁热并佐托里解毒之品。陈贞修以此方加减治疗唇部鳞状上皮癌未手术患者 1 例,治疗 4 个月,肿瘤自行脱落,无明显瘢痕,随访两年无复发。④

二、外用方

1. 祛腐药线方　血竭 30 克、紫草 30 克、水蛭 15 克、甲片 15 克、䗪虫 15 克、松香 120～150 克、麝香 2 克、蓖麻子 20 克。先将紫草用香油炸成紫草油,再将水蛭炒炭及甲片炒焦后,共研细末。血竭、䗪虫、松香亦研成细粉,加入蓖麻子(或用蓖麻油代替)同放锅加热熔化,趁热摊涂于牛皮纸或布面上,用时,贴敷于癌创面,每周换药 2 次。麝香可撒于膏药上使用。破血逐瘀,解毒消肿。适用于皮肤癌早期患者。⑤

2. 张姝经验方　皂角刺 10 克、黄柏 10 克、紫草 10 克、白花蛇舌草 15 克、苦参 15 克、紫花地丁 15 克、大黄 6 克、薄荷 6 克、红花 6 克、冰片 3 克。上药共研细末备用。化腐生肌、清热解毒,可清除残余的肿瘤细胞,加速创面愈合,减少瘢痕增生,达到治疗和美容的效果。张姝等以 CO_2 激光联合此方外敷治疗基底细胞癌 40 例,与单纯激光治疗组相比较,治疗组痊愈 25 例,显效 14 例,有效 1 例,显效率为 97.5％。对照组痊愈 18 例,显效 13 例,有效 5 例,显效率为 86.1％。两组差异有显著性意义,治疗组明显优于对照组。⑥

3. 三虫膏　鲜马陆 20 克、鲜斑蝥 20 克、埋葬虫(又叫锤甲虫)20 克,共捣烂;再取皂角刺 20 克、硫黄 30 克、砒霜 15 克、冰片 15 克、麝香 5 克共研细末,与前述 3 虫混合研匀,备用。每用适量外敷癌肿上,上面敷盖纱布,周围正常组织用胶布紧贴保护。此方为尹恒生经验方。⑦

4. 八湿膏　小檗碱、煅炉甘石、甘松粉、四季青浸膏粉、煅石膏、煅寒水石、煅真珠母、冰片。陈秀娟等以 CO_2 激光联合八湿膏外敷治疗皮肤基底细胞癌患者 30 例,与单纯激光治疗组比较,加用八湿膏组术后伤口愈合时间明显缩短,随访 1～5 年均获根治,且外观满意。实验结果证实八湿膏具有很好的祛腐生肌作用,可以明显缩短伤口愈合时间,因而愈后瘢痕小,提高治愈率。⑧

① 李云祥. 中药治愈癌症良方[M]. 济南：山东大学出版社,1990：117.
② 王纪民. 补中益气汤临床运用举隅[J]. 四川中医,1988(9)：9.
③ 湖南中医学院第二附属医院肿瘤研究小组. 外用五虎丹内服菊藻丸治疗皮肤癌的临床疗效观察[J]. 湖南科技情报·医药卫生,1972(9)：15-17.
④ 陈贞修. 鳞状上皮癌一例治验[J]. 中医杂志,1966(4)：9.
⑤ 周洪进. 肿瘤中医实用疗法[M]. 北京：金盾出版社,2014：226.
⑥ 张姝,等. CO_2 激光联合中药治疗基底细胞癌 40 例疗效观察[J]. 新中医杂志,2010,42(4)：12-13.
⑦ 王惟恒. 皮肤病千家妙方[M]. 北京：人民军医出版社,2010：114.
⑧ 陈秀娟,林启锐. CO_2 激光加用八湿膏治疗鼻翼基底细胞癌[J]. 中国激光医学杂志,2005,14(6)：372-374.

5. **愈疡汤** 白花蛇舌草、半枝莲、七叶一枝花、黄芪、皂角刺各等量。煎煮后取汁，根据皮损部位的不同，或浸泡，或冷湿敷，每日3～4次，每次半小时。陆国兰以此法治疗耳部基底细胞癌未手术患者1例，治疗两个半月肿块消失。①

6. **五虎丹** 水银、牙硝、明矾、青矾与食盐五味药按比例用传统炼丹方法炼制成为白色针状结晶，棕色瓶装备用。肿瘤已溃烂者，用五虎丹糊剂涂布肿瘤表面并外贴神仙膏密封，癌瘤未溃烂者，用五虎丹针插入肿块，外贴神仙膏。五虎丹为肖梓荣经验方。肖毅良以此方治疗鳞癌84例，痊愈60例，显效14例，有效5例，无效5例；基底细胞癌68例，痊愈63例，显效5例；恶性黑色素瘤10例，痊愈3例，显效、有效各2例，无效3例，疗效显著。五虎丹治疗皮肤癌疗效确切，对恶性黑色素瘤疗效差，治愈率低。该药制剂含汞，汞离子对部分皮肤病患者有致敏作用，如反复应用五虎丹，可致汞离子慢性蓄积从而出现慢性汞中毒，表现为皮损周围红斑、丘疹、瘙痒剧烈或口舌生疮、流涎、牙齿松动等症状。此时应立即停止用丹药，并口服生绿豆30克、灯心草10克、生甘草10克、水，以解其毒。②

7. **三品一条枪** 白砒霜、明矾、雄黄、生乳香，比例为1∶2∶0.2∶0.1。先将砒、矾二味，共研细入罐内，加炭火煅红至青烟尽，白烟叠起，上下红彻住火，入后二味共研细粉，即三品粉。若以厚糊搓成条状，阴干即三品锭。红升丹：采用烧杯将汞溶解在硝酸中，得到硝酸汞，硝酸汞缓慢加热分解成红色的氧化汞，即红升丹主要成分。注意稳定性极差的硝酸汞加热易还原成汞，外用易发生汞中毒。视局部情况或用三品粉适量撒于癌灶表面。或用锥切疗法将三品锭放入癌灶内部，外贴黑膏药，每2～4日换药1次。随症加减：局部感染严重或脓液清稀者，或癌灶脱落缓慢者，改用红升丹细末外撒2～3次，坏死组织脱落或液化明显

加快后，再改用三品粉；癌灶周围组织色黯淡，皮肤发凉，脓少质稀者，除应用红升丹外，局部配合艾灸，至局部发热为止，每日1次，一般3～5次可使皮肤变红润发温，之后改用三品；体质弱，癌肿边缘组织僵硬、色黯、脓少者，加服人参养荣汤或香贝养荣汤，除能改善全身症状外，还能明显增强三品粉的祛腐能力。刘申等以此法治疗老年皮肤癌未手术患者19例，全部病例首次治疗均有明显效果，其中1例用药2次，使25年的鳞状上皮癌组织全部脱落；用药少于10次达到痊愈者2例；用药10～20次，疗程在2个月左右痊愈者3例；因其他原因中断治疗者4例；用药20次以上，疗程在3个月以上者9例。19例中接受过红升丹和艾灸治疗者16例，14例配合服中药。皮肤愈合者11例，癌灶明显缩小，而未达愈合者8例，其中4例为中断治疗患者。③

8. **肖氏大成散膏** 煅石膏1 000克、炉甘石250克、滑石250克、赤石脂250克、煅龙骨125克、煅月石125克、白芷125克、大黄60克、黄连60克、黄芩60克、儿茶60克、铅丹60克、琥珀60克、制乳香45克、制没药45克、血竭45克、朱砂18克、梅片18克、麻油2 500毫升（其他可食用的植物油如茶油、花生油、菜油等亦可代替），黄腊冬用150克，夏用210克，制膏外涂。对部分体表恶性肿瘤之溃疡、翻花疮面亦有一定止痛和控制感染的作用，具有提脓祛腐、燥湿解毒、消肿止痛、收敛生肌等作用。④

9. **白砒条一效膏** 方① 白砒条：白砒霜10克、淀粉50克，捻成线条状。方② 一效膏：朱砂50克、炙甘石150克、冰片50克、滑石粉500克、淀粉100克，加麻油调成糊状。此二方系老中医王品三经验方。田素琴等以白砒条刺入肿瘤基底部，一效膏外敷治疗皮肤癌22例，可明显消除肿块，缩短治疗时间，延长患者生存时间，取得良好疗效。⑤

10. **枯矾散** 枯矾30克、黄柏粉10克、煅石

① 陆国兰. 自拟愈疡汤外用治疗基底细胞癌[J]. 中国民族民间医药杂志,2005(74)：143.
② 肖毅良. 五虎丹治疗皮肤癌162例[J]. 中国中西医结合外科杂志,1997,3(3)：208.
③ 刘申,等. 治疗老龄皮肤癌19例临床观察[J]. 中医杂志,1994,35(1)：37.
④ 肖定远. 肖氏大成散膏在外科上的应用[J]. 福建中医药,1988,19(5)：73,92.
⑤ 田素琴. 白砒条一效膏治疗皮肤癌22例[J]. 中医杂志,1986(2)：40-41.

膏 20 克、黄升丹 10 克。共研细末,熟菜油调成糊状外敷,每日 2 次。黄永昌以此方加减治疗皮肤鳞癌未手术患者 1 例,治疗 2 个月,疮面愈合,局部皮肤光整,硬块基本消除。[①]

11. 张雁庭经验方　①五烟丹:胆矾 30 克、白矾 30 克、磁石 30 克、雄黄 30 克、丹砂 30 克,以上各药共煅烧研细末,外涂疮面,每日 1 次。②生肌象皮膏:大象皮 90 克、头发 60 克、全当归 60 克、生地黄 120 克、生龟甲 120 克、生石膏 150 克、煅炉甘石 250 克、黄蜡 180 克、白蜡 180 克、芝麻油 2 500 克制膏。用麻油先炸生地黄、龟甲、象皮,后加入头发、当归,待各药炸枯后捞出,入黄蜡、白蜡,离火调匀,瓷器封存,可加入纱条,制成油纱条备用。先以生肌象皮膏涂抹于肿瘤四周以保护正常皮肤,然后用五烟丹均匀地撒在肿瘤表面,外敷生肌象皮膏纱条并包扎,隔日或 3 日换药一次。肿瘤呈菜花型者,先以 75%酒精将五烟丹调成糊状,然后将其涂抹于肿瘤上,外敷生肌象皮膏纱条并包扎;3 日后改用棉捻蘸药粉插入瘤体内,其深度为距肿瘤基底部 1~0.5 厘米,外敷生肌象皮膏纱条,隔日或 3 日换药一次。一般换药 3 次后,停药观察 1 周左右,如瘤体尚未坏死脱落或全部分离,可按上法继续治疗。胡慧明以此法治疗头部皮肤癌未手术患者 4 例,均获治愈。除 1 例于治愈 2 年后因患"脑溢血"死亡外,余 3 例存活时间最长的已达 4 年,另 2 例也达 3 年。治愈时间最短者 74 天,最长者 113 天,平均 99.7 天。并服中药 2 例,1 例服药 58 剂,另 1 例服药 6 剂。治疗期间有 3 例出现眼睑水肿,2 例于内服药中加入健脾利湿药物后消退,另 1 例于 1 周内消退;1 例治疗中发现手足麻木,不能下床活动,于瘤体脱落愈合后症状自行消失,原因不明。[②]

12. 砒矾散　白砒霜 5 克、明矾 6 克、马钱子 3 克、黄连素 1 克、普鲁卡因 2 克。将白砒霜、明矾一起煅烧后冷却与其他药材共研成粉,外敷癌组织表面。中国人民解放军第三○三医院肿瘤组以此方外用治疗皮肤癌未手术患者 60 例,治愈 40 例,显效及有效 11 例,治愈率 66.66%,总有效率 85%。[③]

13. 化癌散　火硝 500 克、皂矾(煅成液体)30 克、黄丹 60 克、雄黄 9 克、朱砂 3 克,均研成细末放入此液中,最终研成粉末。每 60 克粉末加冰片 3 g 混合研极细,外涂患处。每日换药一次。湖北钟祥县旧口区卫生院以此方治疗面部皮肤鳞癌未手术患者 2 例,均达到临床治愈。[④]

14. 天津市眼科医院治疗皮肤癌经验方　白砒霜(三氧化二砷)25 克、人头发 2.5 克、人指甲 1 克、发酵生白面团 86 克、去核大红枣 10 个。将人头发剪短和指甲及三氧化二砷混合,分成 10 等份,分别装在去核的红枣内,外用生发酵白面团包裹呈球状,用木材火烧之,边烧边翻动,使火烧均匀,烧到冒白烟如烧红的煤球一样,则停火将其夹出放凉,研成细末,用香油调成糊状,备癌瘤表面涂用。该方系民间验方。天津市眼科医院以此方治疗眼睑皮肤癌未手术患者 10 例,均治愈。随访最长 4 年 5 个月,均无复发。[⑤]

15. 复方千足虫膏　千足虫 6 克、陈石灰 6 克、鲜苎麻根 6 克、叶烟粉 1 克、蓖麻仁 2 克。取 95%酒精浸泡千足虫或活千足虫,捣烂,加入蓖麻仁泥(蓖麻子去壳捣烂)、陈石灰、叶烟粉等调匀,最后加入捣烂的苎麻根心调合成膏外涂患处。以双氧水及盐水洗净肿瘤创面后,再涂敷此膏,隔日或每日换敷。疗程一般为 1~2.5 个月。四川医学院附属口腔医院颌面外科以此法治疗皮肤癌未手术患者 35 例,总有效率为 40%。且实验结果显示,尽管敷药范围大大超过癌变区,或痊愈后仍继续敷药一段时间,该法并不引起正常皮肤组织的坏死和妨碍上皮的修复,而是随着肿瘤组织的腐脱尽净,上皮随即向中心生长覆盖创面。表明该方选择性地作用于癌组织,非简单化学腐蚀作用。

①　黄永昌. 枯矾散加减外治皮肤鳞癌验案[J]. 陕西中医杂志,1984(4):17-18.
②　胡慧明. 五烟丹治愈头部皮肤癌 4 例介绍[J]. 中医杂志,1982(10):47-49.
③　中国人民解放军第三○三医院肿瘤组. "砒矾散"治疗皮肤癌 60 例临床分析[J]. 广西中医药杂志,1978(3):18-20.
④　湖北钟祥县旧口区卫生院. 化癌散为主治愈面部皮肤鳞癌 2 例报告[J]. 新医学杂志,1975,6(9):445-446.
⑤　天津市眼科医院. 民间验方治疗眼睑皮肤癌的疗效观察[J]. 天津医药,1975,3(10):488.

在治疗过程中亦未见有全身性的副反应。①

16. 白降丹 水银 36 克、火硝 60 克、明矾 30 克、皂矾 30 克、胆矾 30 克、月石 30 克、青盐 30 克、食盐 30 克。先将水银与矾磨研，以不见水银为度，再将余药加入共研细末，将上药末置入小铁锅中，盖大碗一只，用泥土密糊封闭，文火炼 2～3 小时，待冷却，轻轻除去泥土，将碗取出。碗底附着如霜之白色结晶即是白降丹。用竹制刀片将白降丹铲下研细，贮于瓷瓶中备用。将白降丹直接撒于肿瘤局部，用市售黑油膏药密封，每隔 3 或 5 日更换一次。或将白降丹附着于纸捻上，结扎肿瘤基底部，膏药密封，每隔 3 或 5 日更换一次。另外用生肌散收口。生肌散方（江苏省南通市第三人民医院外科制定）：姜黄 45 克、大海马 30 克、川黄柏 30 克、广丹 30 克、甲片 30 克、甘草 24 克、雄黄 24 克、生大黄 15 克、全蝎 15 克、冰片 4.5 克、麝香 3 克。共研极细末备用。江苏省南通市第三人民医院外科用该法治疗皮肤基底细胞癌及鳞癌未手术患者各 1 例，治疗 1 月，均获治愈。②

17. 皮癌净及 7012 注射液 ① 皮癌净药粉：砒霜 3 克、指甲 1.5 克、头发 1.5 克、大枣（去核）1 枚、碱发白面 30 克。先将砒霜研成细末，再与指甲、头发同放入去核的大枣内，用碱发白面包好，然后放入桑木炭火中，煅烧成炭即成，研细末备用。皮癌净直接撒于瘤体创面或用芝麻油调成 50％糊状涂于瘤体创面，每日或隔日 1 次。② 消瘤膏：血竭 30 克、紫草根 30 克、水蛭 15 克、甲片 15 克、土鳖虫 15 克、松香 120 克、麝香、蓖麻子各适量。先将紫草根用芝麻油炸成紫草油，再将水蛭炒成炭，甲片炒焦，共研细末，血竭、土鳖虫、松香碾碎，然后与蓖麻子一起放入锅内，加热熔化，摊于牛皮纸或布面上即可。用前将麝香少许撒于膏药上。贴于患处，每四日换一次。消瘤膏对皮肤癌淋巴结肿大和转移，有缩小以至消失的作用。③ 7012 抗癌注射液：铁树叶 500 克、白花蛇舌草

500 克、半边莲 500 克、金银花 500 克、川楝子 500 克。先将上药加工成粗粉，再按 1∶4、1∶3、1∶2 的比例加水煎煮 3 次，合并滤液浓缩，加乙醇沉淀两次，经活性炭处理后过滤，加附加剂，分装 2 毫升安瓿中，100℃ 30 分钟灭菌。2 毫升内含生药 1.5 克。每日 2 次，每次 2～4 毫升肌肉注射。7012 抗癌注射液配合皮癌净治疗皮肤癌、乳腺癌、阴茎癌、唇癌以及出现淋巴转移（肿大）和部分内转移，近期疗效比较明显。河南省鹿邑县人民卫生防治院以此三方联合治疗皮肤癌 111 例，近期治愈 71 人，显著好转 18 人，有效率 80.1％。③

18. 皮癌灵 威灵仙 3 克、细辛 1.5 克、石菖蒲 3 克、黄樟根 1.5 克、大罗伞根 6 克、鸡骨香 6 克、两面针 6 克、生南星 6 克、生半夏 6 克、生草乌 6 克、乳香 3 克、没药 3 克、樟脑粉 3 克、朴硝 3 克、陈皮 6 克、金沙牛（研末）20 只、梅片 3 克、蟾酥 3 克。共研末，与白降丹（16. 白降丹）、白及粉混合外敷肿物表面，每 3～5 日 1 次。中山医学院附属肿瘤医院以此民间验方治疗皮肤癌未手术患者 12 例，9 例肿物完全消失，3 例原较大肿块缩小，因未能完全控制症情而做截肢术。上述治疗后肿物完全消失的 9 位患者，经 3～12 个月的短期随访，其中 1 例病理报告为黑色素瘤，病者半年后出现局部复发和区域淋巴结转移，2 例病者伤口仍有少许未愈合，病理未能证实复发。其余 6 例未见局部复发和转移的表现。但因时间尚短，远期疗效有待进一步观察。④

三、内服外用联合用方

1. 陈文伯经验方 方① 内服方：白花蛇舌草 30 克、乳香 10 克、没药 10 克、炒白术 10 克、西洋参 10 克、太子参 10 克。水煎服。方② 外用方：僵蚕 10 克、蜈蚣 5 克、天龙 5 克、金银花 10 克、全蝎 5 克、土鳖虫 10 克、紫花地丁 15 克、蒲公英 10 克、露蜂房 5 克、蟾酥 18 克、卤石 2 克、硼砂 2 克。做成膏状（上药＋蜂蜜）涂纱布上外敷疮上，2 日换 1 次

① 四川医学院附属口腔医院颌面外科. 复方千足虫膏治疗皮肤癌 35 例初步临床观察［J］. 肿瘤防治研究，1975(1)：35－37.
② 江苏省南通市第三人民医院外科. 用白降丹治疗 2 例皮肤癌初步报道［J］. 新医药学杂志，1974(11)：33.
③ 河南省鹿邑县人民卫生防治院. "皮癌净"和"7012"治疗皮肤癌临床疗效［J］. 中国医药工业杂志，1973(3)：19－20.
④ 中山医学院附属肿瘤医院. "皮癌灵"治疗皮肤癌的临床观察［J］. 新医学，1972(12)：20－21.

药。陈文伯以此方治疗左足底皮肤癌未手术患者1例,内服加外敷1个月后疮疡平伏,继用上药坚持3~6个月后肿物全部消失。患者2年后右足又出现类似肿物,依上方继续用药,半年余痊愈。①

2. 五味消毒饮加味合杜记独角膏　①内服方五味消毒饮加味:金银花30克、野菊花30克、紫花地丁30克、冬葵子20克、蒲公英30克、萹草15克、半枝莲30克。每日1剂,水煎服。②外用方杜记独角膏:成分中含有独角莲、全蝎、巴豆霜、蜈蚣、密陀僧、黄连、当归、五倍子、大黄、三棱、厚朴、生川乌、香附、白芷、猪牙皂、红大戟、黄柏、羌活、桃仁、莪术、生地黄、独活、麻黄、木瓜、天花粉、枳实、细辛、苦杏仁、蛇蜕、芫花、生草乌、肉桂、槟榔、玄参、防风、蓖麻子、甘遂、甲片。内服方中药煎第三剂后,用蒸气熏患处,待温度适宜用纱布蘸药汁洗患处,一次洗30分钟,每日1次,一剂洗3天,每次洗前须再烧沸。待疮面干燥,把独角膏用温水泡软敷于疮面。一块独角膏用3日,每次清洗创口时取下,清洗结束后再贴上。李继功以上法治疗皮肤癌未手术患者1例,治疗30天创面愈合,随访7年未复发。②

3. 彭先髦经验方　①内服方:当归12克、白芍12克、丹参12克、茯苓12克、女贞子12克、党参12克、防风9克、僵蚕9克、白芷9克、生薏苡仁30克、土茯苓30克、生黄芪30克、金银花15克、夏枯草15克、半枝莲15克、制首乌15克、茯苓皮15克、干蟾皮10克。随症加减:血热风燥者,治宜养血润燥、疏风解毒;气血双亏者,治宜八珍汤以补气血;脾虚中气不足者,加补中益气之药治疗。每日1剂,水煎服。②外治方:蛇床子30克、龙葵30克、败酱草30克、蒲公英30克、白鲜皮30克、五倍子15克、苦参20克。煎汤浸洗患处,每日2~3次。随症加减:皮肤癌形成浸润型溃疡或外呈菜花样肿瘤、感染流脓、流汁、恶臭者,

可在敷药前,以洗药方煎汤泡洗。③

4. 珍珠拔毒散加味合内服方　①外用方:珍珠拔毒散加味,生石膏90克、炉甘石60克、大象皮15克、龙骨9克、血竭9克、藏硇砂3克、珍珠3克、朱砂9克、冰片9克、轻粉9克、牛黄9克、麝香1克,研末。上为珍珠拔毒散,另加重麝香、珍珠、牛黄三味之药量,混合撒于局部,甘石膏贴盖,每日换1次。②内服方:当归30克、丹参15克、金银花60克、七叶一枝花10克、赤白芍各10克、灵磁石30克、半枝莲30克、炒酸枣仁15克、朱茯神15克、制香附15克、柴胡9克、生地黄30克、牡丹皮12克、陈皮9克、甘草9克。④

5. 郑则敏经验方　①内服方:扶正解毒汤,黄芪12克、山茱萸15克、熟地黄15克、甲片10克、连翘12克、鱼腥草15克、莪术10克、白花蛇舌草15克、当归6克、浙贝母12克、龙胆草12克、甘草3克。②外用方:平胬祛腐散合加味黄连膏。郑则敏以此法内服外用治疗皮肤鳞状细胞癌未手术患者1例。治疗20天,疮口愈合,续服扶正为主之中药调治1个月,随访2年未见复发。⑤

6. 王品三经验方　①内服方:清热解毒汤,生地黄15克、赤芍15克、连翘15克、茯苓15克、泽泻15克、马齿苋30克、蒲公英30克、忍冬藤30克、甘草6克。每日1剂,水煎服。②外用方:白砒条一效膏(方药见878页经验方二、外用方9.)。王品三以上法内服外用治疗面部皮肤癌取得满意疗效。⑥

7. 顾乃强经验方　①内服:当归12克、白芍12克、丹参12克、防风9克、白芷9克、干蟾皮9克、茯苓皮12克、三棱12克、莪术12克、鬼箭羽15克、山慈菇12克、海藻12克、生薏苡仁30克、土茯苓30克、金银花15克、夏枯草15克、半枝莲15克。随症加减:头晕者,加生黄芪30克、女贞

① 陈文伯. 陈文伯临证验案百例[M]. 北京:中国中医药出版社,2015:171.
② 李金萍,等. 李继功老中医医案精选[M]. 济南:山东科学技术出版社,2014:164.
③ 彭先髦. 疑难病中医特色诊治[M]. 北京:人民军医出版社,2013:230.
④ 刘俊红,等. 名老中医临证验案医话[M]. 北京:人民军医出版社,2011:144.
⑤ 杨旭. 郑则敏老中医外科验案[J]. 福建中医药,2003,34(6):22.
⑥ 王三虎. 古今专科专病医案肿瘤[M]. 西安:陕西科学技术出版社,2001:340-341.

子 12 克、制首乌 15 克、党参 12 克;疮面溃烂者,加连翘 15 克、栀子 12 克、白英 30 克、生薏苡仁 30 克;阴伤精少者,加生地黄 30 克、玄参 15 克、石斛 15 克、白茅根、芦根各 30 克、天花粉 12 克;大便燥结者,加全瓜蒌 15 克、枳实 12 克、火麻仁 30 克、玄明粉(冲服)12 克;纳呆者,加谷芽 9 克、砂仁 3 克、白术 10 克、鸡内金 9 克。② 外用方:千金散,制乳香 15 克、制没药 15 克、轻粉 15 克、朱砂 15 克、煅白矾 6 克、赤石脂 15 克、五倍子 15 克、雄黄 15 克、醋制蛇含石 15 克,研末。养血祛风,活血化瘀,利湿解毒。顾乃强以上方内服,联合千金散外涂溃疡面,金黄膏外敷治疗头面部皮肤鳞癌未手术患者 1 例,瘤体消失,疮面平伏愈合,随访 5 年无复发。[①]

8. 黄诗通经验方　① 人参 10 克、白术 10 克、黄芪 15 克、当归 10 克、山药 20 克、薏苡仁 30 克、白花蛇舌草 15 克、夏枯草 15 克、紫草 10 克、牡丹皮 10 克、赤芍 10 克、川芎 12 克、丹参 15 克、莪术 10 克、海藻 12 克、牡蛎 30 克。每日 1 剂,水煎服。黄诗通以此方联合冷冻术,并以生肌散合桃花散、万应膏(5:2)外敷创面,治疗皮肤基底细胞癌患者 1 例,治疗 10 天后,创面坏死脓腐凋亡组织全部脱落净尽,15 天后,肉芽组织填平缺损,3 周后创面完全平复,1 月后痂皮脱落而愈,随访 1 年余未复发。② 黄芪 15 克、当归 12 克、白术 12 克、赤芍 12 克、白芍 12 克、丹参 15 克、夏枯草 15 克、百合 12 克、白花蛇舌草 15 克、猪苓 12 克、土茯苓 10 克、僵蚕 12 克、醋炒延胡索 12 克、乳香 10 克、没药 10 克、生地黄 10 克、昆布 12 克。每日 1 剂,水煎服。并每日吞服西黄醒消丸 1 粒。黄诗通以此方联合冷冻术,并以千金散合桃花散、万应膏敷固治疗皮肤鳞癌患者 1 例。治疗 4 周后,创面肌平皮敛。随访近 1 年未复发。[②]

9. 祛腐生肌方　① 外用方:明矾 30 克、丹砂 30 克、雄黄 30 克、白矾 30 克、磁石 30 克。煅制成

末。② 内服方:黄芪、太子参、白术、白芍、赤芍、当归、陈皮、野菊花、蒲公英、白花蛇舌草、乳香、没药、牡丹皮。水煎服。[③]

10. 谢秋声经验方 1　生地黄 12 克、茯苓皮 12 克、白花蛇舌草 30 克、半枝莲 30 克、紫花地丁 15 克、当归 9 克、赤芍 9 克、大贝母 9 克、僵蚕 9 克、干蟾皮 9 克、三棱 9 克、莪术 9 克、王不留行 9 克、金银花 9 克、泽泻 9 克、甘草 4.5 克。每日 1 剂。谢秋声以此方联合金黄膏、千金散外涂治疗皮肤鳞癌未手术患者 1 例,服药 42 剂,左颊部肿块渐渐脱落,后使用益气养血和胃之剂调理,历时 3 个月,疾病痊愈。[④]

11. 赵延寿经验方　① 内服方:黄芪 15 克、云茯苓 10 克、黄芩 10 克、当归 6 克、乳香 6 克、没药 6 克、金银花 20 克、野菊花 20 克、黄连 3 克、皂角 50 克。每日 1 剂。② 内服方:蜈蚣 70 克、干蟾蜍 50 克、砂仁 30 克。碾粉冲服,每日 3 次,每次 6 克。③ 外用方:乌梅 50 克、熟地黄 10 克、轻粉 3 克,碾粉外涂肿块表面。赵延寿以此法加减用药治疗头部鳞癌未手术患者 1 例,治疗 10 天后肿块开始萎缩,触之无疼痛,食欲渐增,治疗半月,溃疡性癌肿开始脱落,骨质部分暴露,边缘有脓性分泌物,外敷改用三黄散,中用玉红膏,上方改汤剂为蜜丸内服,每日 3 次,每次 10 克。再治两周,疮而腐肉虽脱,新肉未长,骨质暴露,再以胎盘一具(切片烘干碾粉),黄脂、猪油各 50 克,制珍珠 10 克,熬膏敷之,内服原方。另以黄芪 1 000 克加水煎煮,浓缩为 1 000 毫升,兑入蜂蜜 1 000 克,每日服 3 次,每次 20 克。继续治一月后,疮口从 5 厘米缩至 3 厘米,右颈部淋巴结消失,继守前法治疗 3 个月,疮面痊愈,遗留瘢痕组织 5 厘米×6 厘米。3 年后随访,未见复发。[⑤]

12. 陈尚权经验方　① 外用方:狼毒散,雄黄 3 克、轻粉 12 克、狼毒 15 克、乌梅炭 15 克、明矾 10 克、白芷 6 克、芙蓉叶 12 克共研末,水醋调糊状

① 王三虎. 古今专科专病医案肿瘤[M]. 西安:陕西科学技术出版社,2001:343 - 345.
② 黄诗通,黄东明. 冻融祛腐生肌法治疗皮肤原位癌性溃疡验案 2 则[J]. 中医杂志,2001,42(8):468 - 469.
③ 邹红,关玉莲. 中医秘方精选[M]. 汕头:汕头大学出版社,1999:70.
④ 谢惠国. 谢秋声治疗皮肤病验案三则[J]. 上海中医药杂志,1998(3):19 - 20.
⑤ 赵延寿. 头部鳞状上皮细胞癌 1 例治验[J]. 江西中医药杂志,1988(2):36 - 37.

外敷,每日换药一次。上方拔毒后以20%凡士林白降丹软膏,每间日换药一次。②内服方:五毒黑烧料药(化裁于河北省孙庆海老医师治癌方),斑蝥6克、薏苡仁10克(与斑蝥共泡3天炒干,去斑蝥、薏苡仁入用)、全蝎18克、蝉蜕14克、僵蚕14克、炮甲片15克、蛇蜕(焙)12克、白花蛇舌草60克、金银花60克、连翘60克、紫花地丁60克、三七15克、文术(即莪术)15克、昆布15克、夏枯草15克、当归15克、人参10克、黄芪15克、牛膝12克、赤芍12克、红花9克、生地黄12克,共细面蜜丸10克重,每早、晚服一丸。陈尚权以上述方剂内服外用治疗皮肤鳞癌未手术患者3例,均治愈。其中1例左拇趾鳞癌患者,治疗3个月,癌块消失,左腹股沟包块消退,告愈,从而避免了截肢手术。随访2年,老人气血如常,行走无妨,可正常劳作,视其患足疮疤无迹,腹股沟包块亦无增大。①

13.谢秋声经验方2 生地黄12克、当归12克、赤芍9克、丹参9克、川牛膝9克、僵蚕9克、金银花9克、蒲公英30克、白花蛇舌草30克、汉防己30克、茯苓皮30克、赤小豆80克、干蟾皮6克、制乳没4.5克、甘草4.5克。外用金黄膏、千金散。谢秋声以此方加减用药治疗足底鳞状上皮细胞癌淋巴结肿大且未手术患者1例。服药10剂后,左足底溃疡分泌物减少,创口渐清,疮面较前平整,肿胀疼痛均减。用药3周腐肉已净,遂改用益气化瘀、利湿解毒之药继续治疗,玉红膏、桃花散收敛疮面,治疗2月余肿块消失。②

14.谢秋声经验方3 丹参9克、赤芍9克、桃仁9克、当归9克、干蟾皮9克、泽泻9克、僵蚕9克、川芎4.5克、蒲公英30克、茯苓皮12克、甘草4.5克、三七粉(吞)1.5克。谢秋声以此方联合金黄膏、桃花散外敷治疗面部鳞状上皮细胞癌未手术患者1例,治疗2月余肿块消除。活血化瘀,利

湿解毒,佐以散风。金黄膏解毒消炎,桃花散祛腐收涩,内外合治,终使肿块脱落而愈。③

15.梁剑辉经验方 山慈菇12克、漏芦12克、黄芪45克、制川乌12克、制南星12克、当归12克、柴胡9克、升麻4.5克、法半夏12克、郁金9克。每日1剂,另服六神丸30粒。局部用生川乌粉、白醋、蜜糖调敷,每日换一次。梁剑辉以上法,治疗鳞状上皮癌未手术患者1例,治疗14个月肿块消失,随访2年无复发。④

单 方

1.狼毒 组成:狼毒。功效主治:破积聚,治恶疮,消蛊毒;适用于乳房外Paget病。制备方法:狼毒煎煮。用法用量:狼毒洗方浸泡患处。⑤

2.三消散 组成:炉甘石、密陀僧、冰片。功效主治:敛湿生肌,消肿止血;适用于癌性溃疡。制备方法:炉甘石60克、密陀僧60克、冰片1.5克,共研细末,再与猪板油250克捣匀,捶成软膏状。用法用量:制膏涂于膏布,敷于患处。⑥

3.山慈菇 组成:山慈菇。功效主治:消肿,散结,化痰,解毒;适用于乳腺癌皮肤转移灶。制备方法:山慈菇捣烂取汁。用法用量:山慈菇捣烂取汁,再用金黄散外敷。⑦

4.苍耳草 组成:苍耳草、冰片。功效主治:祛风湿,消肿毒,杀虫匿,止心痒,解毒;适用于皮肤癌。制备方法:将苍耳草洗净切细,武火煎至浓,去滓,文火收膏,入适量研细之冰片调匀,消毒密贮。用法用量:将药膏均匀涂布于油纱上,以覆盖溃疡面为度,1~2日换药1次,2个月为1个疗程,视病情轻重,使用1~5个疗程不等。⑧

5.白及 组成:白及。功效主治:收敛止血,消肿生肌;适用于皮肤癌,用于疮疡肿痛、溃疡久

① 陈尚权. 外科急症辨证治疗三例[J]. 内蒙古中医药,1986(3):20-21.
② 谢秋声,等. 左足底鳞状上皮细胞癌1例治验[J]. 上海中医药杂志,1984(1):24.
③ 谢秋声. 治愈右颧面部鳞状上皮细胞癌1例[J]. 上海中医药杂志,1981(7):32.
④ 梁剑辉. 中药治疗鳞状上皮癌一例[J]. 新中医杂志,1972(6):38.
⑤ 冯健清. 中药狼毒在皮肤科的应用研究[J]. 中国民族民间医药,2012(9):34-35.
⑥ 傅永怀. 治癌防癌中医验方荟萃[M]. 北京:金盾出版社,2008:140.
⑦ 潘宇,等. 金黄散合山慈菇汁治疗乳腺癌皮肤转移举隅[J]. 中华实用中西医杂志,2007(15):1339-1340.
⑧ 母则力,等. 苍耳草膏治疗皮肤癌38例临床观察[J]. 甘肃中医学院学报,1999(1):26-27.

不收口。制备方法：白及碾粉。用法用量：白及粉外敷，每日1次。①

6. 信枣散 组成：大枣、信石。功效主治：去腐生肌；适用于皮肤癌。制备方法：取大红枣10枚，去核后将白信石置于大枣内，于恒温箱内烤干，研细混匀（每克信枣散中含砷剂0.2克为宜）密封于瓶中备用。用法用量：信枣散用时与麻油调成糊状外敷。肿瘤直径2厘米以内者一次用药0.2～0.3克，2～5厘米者可酌情分次用药，第一次用0.5克，间隔2～3周（最好待第一次药痂脱落后）再涂0.25～0.3克；5厘米以上第一次用1克，2～3周后再涂0.1～0.5克，如药痂脱落，旁边尚有肿瘤残余，可第三次用药0.1～0.25克。敷药范围应达癌缘外健康组织0.5厘米。②

7. 农吉利 又名山芝麻、灯笼草、老鼠蛋、鼠蛋草，为豆科植物野百合。功效主治：败毒抗癌；适用于治疗宫颈癌、乳腺癌、食道癌、胃癌、肝癌、皮肤癌等。用法用量：取农吉利浸液，局部注射、离子透入或制成药片、糖浆内服。亦可直接用本药捣烂敷患处，每日或隔日，换药1次。③

8. 疾菌灵药丸 组成：七叶一枝花、半边莲、牛黄、浓缩晶。功效主治：清热解毒；适用于皮肤癌。制备方法：七叶一枝花、半边莲、牛黄、浓缩晶以5：5：0.15：4的重量比组成，炼蜜做成黄豆大丸，每1克为5丸。用法用量：口服，每疗程用27～54克，多数患者每月用36克。④

9. 外搽剂 组成：玄明粉、浓缩晶。功效主治：清热解毒；适用于体表肿瘤。制备方法：玄明粉25克、浓缩晶30克，放入500毫升白醋中浸7天，待药粉全部溶解成透明橘黄色药液为度。用法用量：一般每天涂肿瘤局部及周围1～2次。注意事项：外搽剂外涂不可过量，否则可导致瘤体突然脱落而发生大出血。此外，外搽剂涂肿瘤10

天左右时，一般均有痒痛感，无须处理，疼感在瘤体坏死后，可自行缓解。⑤

10. 强杀粉 组成：浓缩晶、枯矾、四虎散（天南星、草乌头、生半夏、狼毒）。功效主治：解毒消瘤；适用于体表肿瘤。制备方法：由浓缩晶、枯矾、四虎散以5：1：1.5重量比组成，共为细末。用法用量：用于肿瘤体积剧增期，每日1次，均匀搽于肿瘤溃疡处，一般用3～7日，待瘤体缩小后，酌情改用外搽剂（方药见884页单方9.）。注意事项：强杀粉用后有剧痛，可服止痛药。⑥

11. 珍珠乌龙散 组成：铅粉、冰片、珍珠粉。功效主治：生肌，止痛，消炎；适用于体表肿瘤，也可用于骨髓炎或其他慢性溃疡。制备方法：将铅粉煅烧与一定量的冰片和珍珠粉混研成80～100筛目的细末，放消毒玻璃瓶中备用。用法用量：上药时需先将坏死组织剪除，用消毒生理盐水清洗溃疡面后，将药末均匀掺在溃疡面上，上覆盖消毒纱布。每日1次，一般1月为一疗程，视溃疡面积每月总药量10～20克。⑦

12. 白梅片 组成：煅人中白、大梅片。功效主治：活血除火，祛痰生肌；适用于乳房外Paget病。制备方法：煅人中白6克、大梅片2克，研细末备用。用法用量：每日以淡盐水局部清创后，将上药粉均匀撒在溃疡面上，并以红毒素软膏纱布覆盖，固定。每日换药1次。⑧

13. 枯息液 组成：山苍子、斑蝥。功效主治：祛腐消瘤；适用于皮肤癌。制备方法：山苍子挥发油100毫升煮沸备用，斑蝥150个加入75%酒精100毫升浸泡7日后过滤得滤液30毫升煮沸备用。应用时用斑蝥浸出液3毫升与20%氢氧化钠7毫升混匀后立即使用。用法用量：根据肿瘤的部位、浸润程度与预后，分别采用不同的药切范围。如瘤基侵犯较深，可采用肿瘤所在部位的

① 赵树森. 外科妙用白及[J]. 中医杂志, 1997, 38(5)：262-263.
② 顾松筠, 等. 中药信枣散治疗选择性颜面皮肤癌远期疗效观察[J]. 苏州医学院学报, 1995, 15(4)：737.
③ 管永昌, 魏菊仙. 中医验方集锦[M]. 北京：中国医药科技出版社, 1993：180.
④ 陶明辉. 中草药治疗体表恶性肿瘤[J]. 辽宁中医杂志, 1987(4)：20-21.
⑤ 同上.
⑥ 同上.
⑦ 同上.
⑧ 章传义. 皮肤鳞状上皮细胞癌证治录[J]. 上海中医药杂志, 1986(12)：23.

肌肉、肌腱、神经、血管（重要血管忌用）等组织的癌基底血管外注射山苍子挥发油巢蚀；若瘤基侵犯较浅，可在肿瘤所在部位的皮肤、脂肪等组织的瘤基血管外注射山苍子挥发油围蚀。其用量、腐程及次数取决于肿瘤的侵犯程度，一般瘤体在 1 厘米×1 厘米×1～15 厘米×15 厘米×3 厘米内可用山苍子挥发油 5 毫升、斑蝥浸出液与氢氧化钠混合液 0.5～30 毫升，腐程 12～270 分钟；待瘤体变黑枯结后，在距正常组织 0.5～0.7 厘米处切除，一次腐尽，进一步消毒，用生肌药换药。注意事项：本方大剂量使用可出现胃肠道症状等反应，孕妇、肺心病、肾衰及严重感染者忌用。[①]

14. 皮癌膏　组成：苦杏仁、蓖麻子仁、5 - UF。功效主治：消肿拔毒；适用于皮肤癌。制备方法：苦杏仁、蓖麻子仁磨碎后加入 5 - FU、乳化剂、诱导剂、缓冲剂、防腐剂，制成含 5 - FU 为 1% 的乳状膏剂。用法用量：每次用药前，先将病灶表面痂皮、脓性分泌物清除干净，再将皮癌膏涂布于病灶上。每日 1～2 次，直至瘤体完全脱落，创面完全愈合为止。[②]

15. 马齿苋　组成：马齿苋。功效主治：解毒，消炎，利尿，消肿；适用于皮肤原位癌。制备方法：新鲜马齿苋捣泥。用法用量：用鲜马齿苋洗净后捣成泥膏状外敷肿瘤表面，1 日 1 次。[③]

16. 蟾酥　组成：蟾酥。功效主治：解毒，消肿，强心，止痛；适用于皮肤癌。制备方法：蟾酥 10 克，粉碎成粉末状，放入 30 毫升生理盐水，浸泡 10～48 小时后，蟾酥成糊状，再加入外用的磺胺软膏拌匀，制成含 10% 或 20% 蟾酥的蟾酥磺胺软膏。用法用量：肿瘤周围以 75% 酒精消毒，再用无菌生理盐水清洁肿瘤表面，去除结痂，把备用的蟾酥磺胺软膏均匀地涂布在肿瘤上，包括肿瘤周围部分正常组织，每日或数日上药 1 次。注意事

项：蟾酥磺胺软膏外用可引起局部疼病。[④]

17. 鸦胆子　组成：鸦胆子。功效主治：消肿，散结，化痰，解毒；适用于皮肤鳞癌。制备方法：生鸦胆子仁，外用将鸦胆子仁捣碎，与凡士林混合，拌匀。用法用量：内服鸦胆子仁。第 1 周每次 9 粒，第 2 周每次 10 粒，第 3 周每次 11 粒，第 4 周每次 12 粒，第 5 周每次 15 粒，均每日服 3 次，用龙眼肉包裹，于饭后吞服。外用鸦胆子仁凡士林膏，外敷患处，每日 1 次。[⑤]

18. 樟乳散　组成：樟丹、乳香。功效主治：活血化瘀，消肿止痛；适用于皮肤鳞癌。制备方法：樟丹、乳香（研面）按 3：1 之比例混合。用法用量：用散剂直接敷于创面。先以信枣散（方药见 884 页单方 6.）外敷枯瘤，再以樟乳散外敷促进创面愈合。[⑥]

中 成 药

1. 蟾酥水溶性总成分注射液　组成：蟾酥。功效主治：抗癌消瘤；适用于皮肤癌。用法用量：用本品 10～20 毫克每日 2 次肌注，1 月为 1 疗程，用药 3～6 个月后停药 0.5～3 个月。[⑦]

2. 五妙水仙膏　组成：五倍子、石碱、生石灰等。功效主治：去腐生肌；适用于抗肿瘤。用法用量：每日以淡盐水局部清创后，将上药粉均匀撒在溃疡面上，并以红霉素软膏纱布覆盖，固定。每日换药 1 次。五妙水仙膏为周达春经验方，沈子伟以此方治疗皮肤癌术后患者 2 例，可破坏肿瘤组织，促进创面愈合，随访半年以上无复发。[⑧]

3. 藤黄软膏　组成：藤黄、瓜子金、蒲公英等。功效主治：镇静消炎，消肿止痛，促进组织新陈代谢，促进创面愈合；适用于肿瘤、放射性皮炎、静脉炎等。用法用量：5% 藤黄软膏外敷癌灶处，每日或隔日换药 1 次。[⑨]

① 粟明. 枯息液治疗浅表恶性肿物的临床观察[J]. 中医杂志,1985(1)：70.
② 柴群立,等. 皮癌膏治疗皮肤癌及其他皮肤肿瘤 21 例[J]. 新医学,1983(12)：628 - 629.
③ 田素琴,孙宜林. 鲍温氏病治验一例[J]. 云南中医杂志,1982,(2)：45.
④ 周仁祥,马玉卿. 蟾酥软膏治疗皮肤癌远期疗效观察[J]. 肿瘤防治研究,1980(2)：57 - 58.
⑤ 龚泽忠. 鳞状上皮癌[J]. 广西中医药杂志,1979(3)：21.
⑥ 沈阳医学院廖屯医院肿瘤科. 中药治疗皮肤癌、唇癌的初步小结(附 30 例报告)[J]. 肿瘤防治研究,1975(1)：32 - 34.
⑦ 许长照,张瑜瑶. 蟾酥水溶性总成分注射液治疗晚期癌症 18 年追踪观察[J]. 中药药理与临床,1991,7(4)：39 - 40.
⑧ 沈子伟. 五妙水仙膏治疗皮肤恶性肿瘤 2 例[J]. 陕西中医,1989,10(10)：458 - 459.
⑨ 中药藤黄软膏(国家发明专利,专利号 zl2006101037155)

恶性黑色素瘤

概　　述

恶性黑色素瘤是一种高度恶性的肿瘤,多发生于皮肤表面,占全部肿瘤的 3%,占皮肤恶性肿瘤的第 3 位(占 6.8%～20%)。近 10 多年来全世界恶性黑色素瘤发病不断增加,美国、澳大利亚为高发区,我国尚无确切统计。据报道我国 1950—1995 年文献统计及中国医学科学院皮肤病研究所的资料,皮肤恶性黑色素瘤总数达 808 例。然而有很多病例并未报道,因此远不止此数。

恶性黑色素瘤的病因迄今尚未完全清楚,一般认为是多方面的,主要和种族与遗传、创伤与刺激、病毒感染、紫外光、免疫等因素有关。其中起疱性晒伤、重度雀斑和皮肤不易晒黑而易晒伤、大量普通痣、巨痣和临床上发育不良的损害、着色性干皮病、烧伤瘢痕、获得性免疫缺陷等因素都能增加黑色素瘤的危险。[①]

近年来,根据恶性黑色素瘤的发病方式、起源、病程与预后的不同,将恶性黑色素瘤分为两大类或两个阶段,即原位性恶性黑色素瘤及侵袭性恶性黑色素瘤。原位性恶性黑色素瘤包括恶性雀斑样痣、浅表扩散性原位黑色素瘤、肢端原位黑色素瘤;侵袭性恶性黑色素瘤包括恶性雀斑样黑色素瘤、浅表扩散性恶性黑色素瘤、肢端黑色素瘤、结节性恶性黑色素瘤。[②]

恶性黑色素瘤临床表现主要为在正常皮肤上出现黑色损害,或原有的黑色素细胞痣于近期内扩大,色素加深。随着恶性黑色素瘤增大,损害隆起呈斑块或结节状,也可呈蕈状或菜花状,表面易破溃、出血。周围可有不规则的色素绿或色素脱失晕。如向皮下组织生长时,则呈皮下结节或肿块。如向周围扩散时,尚可出现卫星状损害。根据临床表现及组织病理学检查即可明确诊断。恶性黑色素瘤临床需与色素痣、色素性基底细胞癌、带蒂的蓝痣、脂溢性角化、皮肤纤维瘤、化脓性肉芽肿等疾病相鉴别。[③]

在治疗上,目前治疗方法仍不理想,尽早局部手术切除仍是争取治愈的最好方法。但大量回顾性研究显示,恶性黑色素瘤的外科治疗趋于保守,扩大切除不能减少复发、转移及改善预后,截肢不能提高生存质量。化疗不很有效,适合于已有转移的晚期患者。不论单独应用或联合治疗,远期效果均令人失望,仅部分患者应用化疗后症状获得缓解,延长存活时间。近年来,恶性黑色素瘤的治疗以联合应用为主,疗效也不理想。灌注化疗用于晚期局限性患者。放疗也不理想,可用于骨或中枢神经转移者。刮除术、电干燥术、冷冻治疗优点是可得到光滑美观的伤口,但病变可能未治疗彻底,因此需慎用。免疫疗法仍处在试验阶段。

绝大多数瘤体薄的恶性黑色素瘤不会转移,只有 1%～2% 发生转移。而瘤体厚的恶性黑色素瘤则经常发生转移。预后指征包括临床参数、形态学表现和测量结果以及对细胞增殖和细胞调控相关标志物的免疫组化检测等。与预后指征相关的临床参数包括年龄、性别和肿瘤原发部位,年长患者比年轻患者预后差,男性患者比女性患者预后差。肿瘤的浸润深度与预后相关,溃疡的形成

---

① James,W.D,et al.安德鲁斯皮肤病学[M]. 北京:科学出版社,2008:737.
② 赵辨. 中国临床皮肤病学[M]. 第 2 版. 南京:江苏凤凰科学技术出版社,2017:1857-1858.
③ 陈锐深. 现代中医肿瘤学[M]. 人民卫生出版社,2003:508.

与肿瘤转移风险的增加相关,溃疡的发生通常提示预后较差,对转移至淋巴结的恶性黑色素瘤进行淋巴细胞浸润程度的评估也具有提示预后的意义。[1]

黑色素瘤属中医学"黑疗"范畴,其他亦包括"翻花""恶疮""厉痈""脱疽""阴疽""失荣"等,其中以"黑疗"最为常见。《内经·痈疽》说:"发于足傍名曰厉痈,其状不大,初如小指发……不治,百日死。发于足指,名脱痈,其状赤黑……急斩之,否则死矣。"《诸病源候论》亦载:"翻花疮者,初生如饭粒,其头破则出血,便生恶肉,渐大有根,浓汁出,肉反散如花状。"其病因分为内因、外因,《医宗金鉴》指出:"积之所成者,正气不足,而后邪气踞之。"说明机体正气不足、阴阳失调情况下,抵御外邪能力低下,外邪乘虚而入造成;另一方面"邪之所凑,其气必虚",也是正气虚衰造成癌邪发生发展的根本,因此气、血、瘀、痰、湿等外邪入侵,邪毒搏于机体,故变生黑疗、恶疮。[2] 本病属实证者多为气滞血瘀,瘀毒炽盛;属虚证者多为气血亏虚,肾气不足。[3]

辨 证 施 治

1. 热毒内蕴型　症见皮肤肿粒或肿块,色乌黑或杂色相间,或红肿溃烂,渗血流脓,或痒或痛,漫肿一片,伴发热心烦口干,便秘尿赤,舌红,苔黄腻,脉细弦、弦数或滑数。治宜清热解毒、凉血消肿。

(1) 青仁绿梨汤　青黛 12 克、绿心豆 30 克、黄芩 10 克、半枝莲 20 克、绞股蓝 15 克、藤梨根 30 克、白茅根 12 克、生大黄 8 克、茯苓 15 克、猪苓 15 克、生薏苡仁 30 克、太子参 15 克、生黄芪 15 克、白术 12 克、甘草 4 克。随症加减。[4]

(2) 五味消毒饮合犀黄丸化裁　金银花 30 克、蒲公英 30 克、紫花地丁 30 克、野菊花 60 克、紫背天葵 20 克、黄连 15 克、栀子 15 克、牛黄 10 克、制乳香 10 克、制没药 10 克、生大黄 10 克、麝香 1 克。随症加减:湿毒偏盛,流污黄水,苔腻者,加薏苡仁 30 克、金钱草 15 克、车前草 15 克;肿块疼痛剧烈、溃烂流血不止者,加云南白药外敷,并于汤剂中酌加白茅根 30 克、墨旱莲 20 克、仙鹤草 20 克、蒲黄 10 克、五灵脂 10 克。另加用复方莪术消瘤胶囊,每日 4 次,每次 5 粒。癥消癀(癥痛康),每日 3 次,每次 1 克。扶正固本胶囊,每日 4 次,每次 5 粒。〔见 891 页 10. 郑伟达分 4 型(2)〕

(3) 五味消毒饮内服外敷方　金银花 20 克、野菊花 20 克、蒲公英 15 克、紫花地丁 15 克、紫背天葵子 10 克。每日 1 剂,水煎服,药渣捣烂加 60°白酒 20 毫升敷于患部。临床观察:周红以五味消毒饮内服,药渣浸酒外敷治疗晚期恶性黑色素瘤患者 3 例,病变完全消失 1 例,肿块缩小 50% 以上 2 例。1 例生存 2 年,另 2 例从治疗至今已存活 1 年。[5]

(4) 潘明继经验方 1　薏苡仁 30 克、青黛 12 克、藤梨根 30 克、绿心豆 30 克、茯苓 15 克、枸杞子 10 克、太子参 15 克、党参 15 克、干瓜蒌 30 克、半枝莲 20 克、绞股蓝 15 克、黄芪 25 克、白术 12 克、甘草 4 克。随症加减。〔见 891 页 11. 潘明继分 3 型(1)〕

(5) 五味解毒饮　金银花 15 克、野菊花 15 克、蒲公英 15 克、紫花地丁 15 克、紫背天葵 10 克。随症加减:有出血、瘀斑、渴不欲饮,舌绛无苔等热毒入血之征者,加牡丹皮、紫草、生地黄等;热盛伤阴者,见唇干齿燥,舌光无津,加生地黄、麦冬、玄参、天花粉、沙参等;伴胸脘痞满,呕恶纳呆,舌苔黄腻者,加白花蛇舌草、半枝莲等。水煎加烧酒一二匙和服,药渣可捣烂敷患处。〔见 891 页 12. 陈锐深分 6 型(1)〕

(6) 钱伯文经验方　天花粉 20 克、蒲公英 30 克、白花蛇舌草 30 克、七叶一枝花 20 克、夏枯草

① 赵辩. 中国临床皮肤病学[M]. 南京:江苏凤凰科学技术出版社,2017:1857-1868.
② 于彬,等,孙桂芝治疗恶性黑色素瘤经验[J]. 北京中医药,2016,35(12):1153-1155.
③ 郁仁存,等. 郁仁存中西医结合肿瘤学[M]. 北京:中国协和医科大学出版社,2008:359.
④ 陈熠. 肿瘤中医证治精要[M]. 上海:上海科学技术出版社,2007:266.
⑤ 周红. 五味消毒饮治疗晚期恶性黑色素瘤[J]. 中国中医急症,2003,12(2):186.

12克、土茯苓30克、苦参片30克、制大黄20克、赤小豆30克、茯苓30克、薏苡仁20克、北沙参20克、地骨皮20克、天龙3条。临床观察：钱伯文以此方治疗恶性黑色素瘤热毒内蕴、瘀毒凝滞患者1例，治疗1个月症状减轻，上方加减服药2年，病情稳定。①

（7）清瘟败毒饮加减　黄芩9克、黄连6克、栀子9克、牡丹皮9克、赤芍9克、半枝莲30克、土茯苓30克、白鲜皮30克、生薏苡仁30克、连翘9克、白芷9克。随症加减：口干者，加生地黄30克、玄参15克、北沙参12克；发热汗出者，加石膏30克；出血者，加生地榆30克、仙鹤草30克。〔见892页14.刘嘉湘分3型（1）〕

2.痰浊内蕴型　症见皮肤肿块或溃疡，患侧肢体胀痛，皮下瘀血，眩晕，头重而昏，周身倦怠，胸闷或时吐痰涎，食少，泛恶，体重减轻，面色无华，舌体胖，苔白或浊腻，脉弦滑。治宜化痰利浊、软坚散结。

（1）张士舜经验方　蛇莓20克、龙葵30克、藤梨根20克、半枝莲50克、白英20克、虎杖15克、白花蛇舌草20克、甲片10克、黄芪50克、灵芝100克、核桃枝100克、延胡索（打）10克、罂粟壳10克、鼠妇10克、甘草5克。临床观察：张士舜以上方治疗恶性黑色素瘤术后化疗患者1例，服药4剂后症状好转，治疗近3周患者患肢肿胀疼痛消退，足底术处伤口愈合，疗效显著，随访7年6个月仍健在。②

（2）鄢荣光经验方　秦当归30克、玄参30克、金银花30克、陈皮30克、紫荆皮30克、牡蛎30克、贝母12克、儿茶15克、夏枯草60克、黑木耳30克、黄药子30克、半枝莲60克。临床观察：鄢荣光以上方加减治疗恶性黑色素瘤患者1例，服药20剂瘤体即缩小，继而调整用方治疗近2月肿块消失。注意：黄药子有毒，须在医生指导下使用。③

3.气血双亏型　症见恶性黑色素瘤外科切除之后，或原发瘤切除而转移灶尚存，或未经手术切除局部无疼痛，肿瘤未溃，倦怠乏力，少气懒言，动则气急汗出，面色苍白或萎黄，头晕眼花，心悸怔忡，失眠，舌质淡嫩，边有齿印，苔薄白，脉细弱或结代。治宜益气养血、佐以解毒化瘀。

（1）八珍益母汤　党参20克、苍术20克、白术20克、茯苓30克、甘草20克、当归20克、赤芍20克、白芍20克、川芎10克、白鲜皮30克、山豆根10克、七叶一枝花10克、白花蛇舌草30克、黄芪30克、黛蛤散20克。④

（2）八珍汤加味　人参10克、白术10克、茯苓10克、白芍10克、当归12克、熟地黄12克、川芎6克、木香6克、炙甘草6克、黄芪30克、紫河车30克、制首乌15克。随症加减：兼瘀毒未尽者，加山豆根15克、山慈菇15克、白花蛇舌草30克、半枝莲30克；兼见腹胀纳少，消瘦，便溏者，加陈皮10克、半夏10克、炒三仙12克、砂仁6克。另加用复方莪术消瘤胶囊，每日4次，每次5粒；扶正固本胶囊，每日4次，每次5粒。〔见891页10.郑伟达分4型（3）〕

（3）八珍汤　当归15克、白芍12克、党参10克、茯苓10克、白术10克、熟地黄10克、川芎6克、甘草5克。随症加减：脾虚者，加黄芪、山药、扁豆、薏苡仁等；血虚甚者，加何首乌、鸡血藤等。〔见892页12.陈锐深分6型（4）〕

（4）八珍汤加减　生黄芪15克、党参12克、当归6克、白芍12克、熟地黄9克、生白术9克、茯苓12克、生薏苡仁30克、广木香6克、陈皮6克、炙鸡内金12克、谷麦芽各15克。随症加减：自汗者，加黄芪30克、糯稻根30克；头晕眼花者，加枸杞子12克、白蒺藜9克、女贞子12克；夜眠欠安者，加酸枣仁12克、合欢皮30克。〔见893页14.刘嘉湘分3型（3）〕

4.气阴两虚型　常见于恶性黑色素瘤术后放

---

① 金文，等．钱伯文用天龙治疗恶性肿瘤的经验［J］．上海中医药杂志，1997（1）：30-31．
② 张士舜，等．张士舜癌症治验录［M］．石家庄：河北科学技术出版社，2015：41．
③ 鄢荣光．黑色素瘤治验［J］．四川中医，1983（5）：42-43．
④ 陈熠．肿瘤中医证治精要［M］．上海：上海科学技术出版社，2007：266．

化疗后患者。症见多见乏力,活动后加重,纳差,口干欲饮,睡眠尚可,小便不畅,淋漓而出,大便调,舌红苔薄黄,脉沉细。治宜健脾益气、滋阴补肾。

(1)六味地黄丸加减 生地黄 10 克、山茱萸 10 克、山药 20 克、茯苓 30 克、天冬 10 克、麦冬 10 克、太子参 15 克、五味子 10 克、何首乌 15 克、天花粉 10 克、苦参 10 克、炮甲片 8 克、桑寄生 15 克、桑螵蛸 10 克、桑椹 30 克、怀牛膝 10 克、山慈菇 10 克、菊花 15 克、石斛 15 克、生蒲黄(包煎)10 克、露蜂房 5 克、灵芝 10 克、代赭石 15 克、鸡内金 30 克、生麦芽 30 克、生甘草 10 克。每 2 日 1 剂,14 剂为 1 个疗程,水煎服。临床观察:孙桂芝以此方治疗恶性黑色素瘤术后化疗患者 1 例,患者服药后口干、乏力症状缓解,纳食增加。患者每 3 月复诊 1 次,随访 4 年证情稳定。①

(2)尤建良化疗患者经验方 1 潞党参 10 克、天冬 10 克、麦冬 10 克、五味子 6 克、黄芪 20 克、猪苓 20 克、女贞子 10 克、炒白术 10 克、砂仁 3 克、薏苡仁 20 克、鸡内金 10 克、炙甘草 3 克。每日 1 剂,2 煎分服。〔见 890 页 8. 尤建良将恶性黑色素瘤化疗患者分 3 型(1)〕

5. 脾肾两虚型 症见黑瘤破溃,流液清稀,神倦乏力,口淡乏味,纳食低下,喜温热食,头晕耳鸣,形寒肢冷,腰膝酸软,便溏溲清,舌胖色淡或淡紫,舌边齿痕,苔白滑腻,脉沉细无力。治宜健脾补肾、化痰散结。

(1)郁存仁经验方 1 太子参 30 克、生黄芪 30 克、生地黄 10 克、山药 10 克、枸杞子 30 克、紫河车 10 克、柴胡 10 克、土茯苓 15 克、川楝子 10 克、瞿麦 15 克、鸡血藤 30 克、陈皮 10 克、半夏 10 克、牡丹皮 10 克、山茱萸 10 克、泽泻 10 克、白花蛇舌草 30 克、炒酸枣仁 20 克、焦三仙各 30 克、鸡内金 10 克、砂仁 10 克。每日 1 剂,水煎服,每日 2 次。临床观察:郁存仁以上方加减治疗外阴恶性

黑色素瘤未手术放化疗患者 1 例,治疗 2 月余,外阴烧灼感消失,随访 3 年仍健在。②

(2)郁存仁经验方 2 太子参 30 克、党参 15 克、生黄芪 30 克、茯苓 10 克、炒白术 10 克、夏枯草 15 克、浙贝母 10 克、海藻 30 克、露蜂房 10 克、仙鹤草 30 克、土茯苓 15 克、土贝母 15 克、焦三仙各 30 克、鸡内金 10 克、砂仁 10 克、冬凌草 15 克、白英 30 克、龙葵 20 克、蛇莓 15 克。每日 1 剂,水煎服,每日 2 次。临床观察:郁存仁以上方加减治疗足趾黑色素瘤术后多发转移患者 1 例,治疗 1 月腹股沟肿块渐缩小,咳嗽咯血症状改善,随访两年以上仍健在。③

(3)黄山六君汤 党参 15 克、白术 12 克、茯苓 12 克、甘草 3 克、砂仁 6 克、木香 6 克、黄芪 20 克、熟地黄 15 克、淮山药 15 克、枸杞子 12 克、大枣 6 枚、补骨脂 9 克、芡实 15 克。每日 1 剂,水煎服。④

(4)仙萸四君汤 党参 15 克、白术 10 克、茯苓 15 克、甘草 6 克、淫羊藿 10 克、山茱萸 15 克、巴戟天 10 克、红花 10 克、黄芪 10 克、补骨脂 10 克。⑤

6. 脾肾阳虚型 症多见皮肤黑斑,口淡乏味,纳差便溏,神倦乏力,形寒肢冷,腰膝酸软,下痢清谷,舌体胖,齿痕,苔白滑,脉沉细无力或沉迟。

(1)潘明继经验方 2 党参 15 克、白术 12 克、茯苓 12 克、甘草 3 克、山药 15 克、枸杞子 12 克、熟地黄 15 克、黄芪 20 克、砂仁 6 克、木香 6 克、大枣 6 枚、补骨脂 9 克、芡实 15 克。随证加减。〔见 891 页 11. 潘明继分 3 型(2)〕

(2)理中汤合肾气汤加减 党参 12 克、白术 12 克、山药 12 克、干姜 10 克、制附子(先煎)10 克、山茱萸 10 克、泽泻 10 克、茯苓 10 克、甘草 6 克、肉桂 5 克。随症加减:病灶溃烂,腐肉难脱,或术后伤口久不愈合者加黄芪、当归。〔见 892 页 12. 陈锐深分 6 型(6)〕⑥

① 何莉莎,李杰. 孙桂芝从肾论治肿瘤经验[J]. 北京中医药,2013,32(6):437-438.
② 程培育,张青,等. 郁仁存治疗恶性黑色素瘤经验[J]. 北京中医药,2013,32(7):515-517.
③ 同上.
④ 陈熠. 肿瘤中医证治精要[M]. 上海:上海科学技术出版社,2007:266.
⑤ 同上.
⑥ 陈锐深. 现代中医肿瘤学[M]. 北京:人民卫生出版社,2003:702-703.

（3）肾气丸合四物汤加减　党参 15 克、白术 10 克、茯苓 15 克、黄芪 10 克、补骨脂 10 克、淫羊藿 10 克、山茱萸 15 克、巴戟天 10 克、红花 10 克、黑小豆 30 克、生薏苡仁 30 克、甘草 6 克。〔见 892 页 13. 郑玉玲分 7 型(7)〕

7. 肝肾阴虚证　症多见头晕，耳鸣，目眩，五心烦热，腰膝酸软，口咽干燥，渴不喜饮，足跟疼痛，便干尿赤，夜尿频数，舌质红绛，或舌淡红，苔薄白或少苔，脉沉细、细弱或细数。

（1）地黄黑首汤　熟地黄 15～30 克、山茱萸 15 克、枸杞子 15～30 克、黄精 30 克、茯苓 15 克、牡丹皮 15 克、黑芝麻 30 克、黑豆 30 克、制首乌 30 克。每日 1 剂，水煎服。[1]

（2）潘明继经验方 3　牡丹皮 10 克、山茱萸 9 克、山药 12 克、茯苓 12 克、泽泻 9 克、生地黄 9 克、麦冬 12 克、北沙参 10 克、鳖甲 15 克、天冬 12 克、黄精 12 克、枸杞子 12 克、太子参 18 克、白术 12 克、甘草 3 克、绞股蓝 15 克、西洋参（另炖）6 克。随证加减。〔见 891 页 11. 潘明继分 3 型(3)〕

（3）六味地黄汤　熟地黄 15 克、山药 10 克、山茱萸 10 克、茯苓 9 克、泽泻 9 克、牡丹皮 9 克。随症加减：阴虚火旺者，加知母、黄柏、地骨皮等；视物不清，眼涩痛者，加枸杞子、菊花、白芍等；肺肾两虚，咳嗽气喘者，加五味子、菟丝子、麦冬、贝母。〔见 892 页 12. 陈锐深分 6 型(5)〕

8. 尤建良将恶性黑色素瘤化疗患者分 3 型

（1）气阴两虚型　症见乏力，活动后加重，纳差，口干欲饮，睡眠尚可，小便不畅，淋漓而出，大便调，舌红苔薄黄，脉沉细。治宜益气养阴。〔方药见 889 页辨证施治 4.(2)〕

（2）脾胃不调型　症见面目无华，肢体倦怠，神疲乏力，少气懒言，形体消瘦，腹胀纳少，嗳气，呕吐，大便溏稀，舌苔淡白或白滑，脉细。治宜降逆和胃、醒脾调中。方用尤建良化疗患者经验方 2：橘皮 10 克、竹茹 10 克、旋覆花 10 克、代赭石（先煎）30 克、丁香 6 克、干姜 3 克、姜半夏 12 克、

枳壳 10 克、茯苓 10 克、炒谷芽 15 克、炒麦芽 15 克。每剂浓煎 2 次，分 4 次服。

（3）肾虚血瘀型　症见面色黧黑，肌肤甲错，疼痛如针刺、固定、拒按、夜间加重，腰膝酸软，头晕耳鸣，舌淡或紫暗，脉沉涩。治宜补气生血、温肾化瘀。方用尤建良化疗患者经验方 3：肉桂（捣）1.5 克、熟地黄 10 克、黄芪 30 克、黄精 30 克、当归 6 克、川芎 10 克、赤芍 10 克、白芍 10 克、女贞子 10 克、枸杞子 10 克、菟丝子 10 克、补骨脂 10 克、鸡血藤 30 克、炒谷芽 15 克、炒麦芽 15 克。每日 1 剂，2 煎分服。[2]

9. 尤建良分 2 型

（1）脾虚型　症见皮肤破溃，表面不热，不红，局部溃疡，疮面白色脓性分泌物，伴黑色分泌物，腐臭，伴痒痛，慢性病容，形体消瘦，神疲倦怠，畏寒肢冷，舌苔厚白腻，舌体胖嫩，脉沉迟。方用恶性黑色素瘤方：党参 10 克、炒白术 10 克、茯苓 10 克、茯神 10 克、枇杷叶 10 克、制半夏 10 克、苏梗 10 克、薏苡仁 10 克、莱菔子 10 克、焦谷芽 30 克、焦麦芽 30 克、焦山楂 40 克、神曲 20 克、木香 20 克。

（2）肾阳虚型　症见局部漫肿，皮肤色黑，肿块，溃疡，畏寒，低热，消瘦，厌食，舌淡紫，苔薄白腻，脉细。治宜温阳补血、散寒通滞。方用阳和汤加减：附子、鹿角胶、姜炭、肉桂、麻黄、白芥子、熟地黄、甘草。

服药同时以生大黄、龙胆草、苦参、苍术、五倍子、枯矾、蛇床子、白鲜皮外用杀毒收湿敛疮止痒。[3]

10. 郑伟达分 4 型

（1）血瘀气滞型　症见肿块乌黑，甚或疼痛，伴有郁闷不舒，或有胀痛、窜痛，或有肌肤甲错。舌质黯红，舌苔薄白；或舌边尖有瘀斑瘀点，舌下静脉怒张；或伸舌初为淡红，但 4～5 秒钟内即转紫暗。脉细涩，或弦细。治宜活血行气、化瘀通络。方用桃红四物汤加味：当归 10 克、赤芍 10 克、川芎 10 克、三七 10 克、甲片 10 克、威灵仙 10

① 陈熠. 肿瘤中医证治精要［M］. 上海：上海科学技术出版社，2007：266.
② 尤建良. 恶性黑色素瘤验案三则［J］. 四川中医，2006，24(1)：69－71.
③ 尤建良. 中医治疗恶性黑色素瘤之我见［J］. 辽宁中医杂志，2005，32(11)：1130－1132.

克、丹参 30 克、桃仁 6 克、红花 6 克、水蛭 6 克、蛀虫 6 克、生地黄 12 克、香附 12 克、陈皮 12 克。随症加减：郁闷，胀痛甚者，加柴胡 6 克、郁金 12 克、延胡索 10 克、枳壳 10 克；若肿块乌黑，定痛不移明显者，加三棱 10 克、莪术 10 克、麝香 1 克、蒲黄 12 克。另加用慈丹胶囊，每日 4 次，每次 5 粒。症消癀（症痛康），每日 3 次，每次 1 克。扶正固本胶囊，每日 4 次，每次 5 粒。

（2）瘀毒炽盛型　症见肿块乌黑，或掀红，或溃烂流脓血汁，或散漫一片，流污黄水，疼痛，伴心烦难寐，口干口苦，大便干结，小便黄赤，舌质红，甚或红绛，舌苔黄干，脉弦滑数。治宜清热解毒、活血祛瘀。方用五味消毒饮合犀黄丸化裁。〔方药见 887 页辨证施治 1.(2)〕

（3）气血双亏型　症见倦怠乏力，少气懒言，动则汗出，面色苍白或萎黄，头晕眼花，心悸失眠。或于肿瘤行手术切除、化疗、放疗之后，体虚正亏，精神萎顿，舌质淡嫩，苔薄白，脉细软。治宜益气养血、扶正培本。方用八珍汤加味。〔方药见 888 页辨证施治 3.(2)〕

（4）肾气亏损型　症多见于老年体虚或孕期患者，腰膝酸软，小便频数，夜尿尤频，或余沥不尽，或伴头晕耳鸣，或滑遗早泄，或带下清冷，或孕妇膝胫酸软，腰眼空痛，舌质嫩红，舌苔薄白，脉软，尺弱。治宜益气补肾、壮腰强身。方用六味地黄丸加味：熟地黄 15 克、山药 15 克、山茱萸 15 克、桑螵蛸 15 克、覆盆子 15 克、枸杞子 15 克、茯苓 10 克、泽泻 10 克、牡丹皮 6 克、杜仲 12 克、续断 12 克、桑椹 30 克。随症加减：若形寒肢冷，头晕耳鸣，阳痿或不孕，即偏肾阳虚者，加制附子 6 克、肉桂 3 克、淫羊藿 12 克、冬虫夏草 15 克；若头昏健忘，五心烦热，心烦不寐，口干咽燥，或遗精，或崩漏，即偏肾阴虚者，加用麦冬 12 克、玉竹 12 克、沙参 20 克、女贞子 20 克。另加用复方莪术消瘤胶囊，每日 4 次，每次 5 粒；参灵胶囊，每日 3 次，每次 5 粒。①

11. 潘明继分 3 型

（1）热毒内蕴型　症见肿瘤破溃，合并感染，区域转移，全身播散，发热烦躁，身痛肢酸，口干舌燥，大便秘结，尿短而赤，舌红，苔黄腻，脉细弦或细数。治宜清热解毒、扶正祛邪。〔方药见 887 页辨证施治 1.(4)〕

（2）脾肾阳虚型　症见瘤邪入里，伤及脾肾，肾阳虚衰，脾阳不振，纳食低下，口淡无味，喜温热食，食凉胃胀，神疲乏力，形寒肢冷。舌胖色淡，或淡紫，苔白且腻，脉细弱，或细沉，治宜补肾健脾、扶正抑癌。〔方药见 889 页辨证施治 6.(1)〕

（3）肝肾阴虚型　症见瘤毒作祟，消耗阴液，五心烦热，头晕目眩，腰膝酸软，口咽干燥，渴不喜饮，便干尿赤，舌质红绛，或见瘀斑，或是淡红，苔薄白，脉细弱或细数。治宜滋阴补肾、养阴抑瘤。〔方药见 890 页辨证施治 7.(2)〕②

12. 陈锐深分 6 型

（1）热毒炽盛型　症见病灶周围瘙痒红肿，灼热疼痛，糜烂渗液，甚或肉腐溢脓，可伴身热口渴，便秘溲黄，舌质红，舌苔黄，脉数。治宜清热解毒。方用五味解毒饮。〔方药见 887 页辨证施治 1.(5)〕

（2）痰湿蕴结型　症见病灶呈结节隆起，质地较硬，不红不肿，按之略痛，或可有少量破溃渗液，可伴有恶心纳差，肢体困倦，胸闷咳喘等，舌淡，舌体胖，苔厚腻，脉缓。治宜化痰散结。方用二陈汤合消瘰丸加减：生牡蛎 20 克、茯苓 15 克、夏枯草 15 克、半夏 10 克、陈皮 10 克、玄参 10 克、贝母 10 克、山慈菇 10 克、甘草 5 克。随症加减：痰之为病，多因脾虚，加党参、黄芪、山药、白术等；肝郁者，加郁金、柴胡、青皮等；血瘀者，加人丹参、赤芍、桃红、三七、三棱等。水煎服。

（3）气滞血瘀型　症见肿块坚硬，凹凸不平，或呈橘皮样，疼痛明显，日轻夜重，舌青紫，舌体、边及舌下有青紫斑点，或舌下青筋怒张，咏象沉细而涩或弦细等。治宜活血化瘀、兼理气止痛。方

① 郑东海. 郑伟达中医肿瘤治疗学［M］. 北京：中医古籍出版社，2004：504－506.
② 潘明继. 癌症扶正培本治疗学［M］. 上海：复旦大学出版社，2003：444－445.

用身痛逐瘀汤：桃仁 10 克、红花 10 克、当归 10 克、牛膝 10 克、秦艽 6 克、五灵脂(炒)6 克、地龙 6 克、甘草 6 克、川芎 5 克、羌活 5 克、香附 5 克。随症加减：兼气滞者，加香附、延胡索等；兼气虚者，加党参、黄芪、太子参；兼血虚者，加当归、川芎、赤芍、熟地黄、何首乌、阿胶等。水煎服。由于瘀血多在气虚的基础上产生，故活血化瘀的应用又与补气或养血之剂同时应用。

(4)气血两虚型　症多见于疾病晚期，气血亏损，腐肉难脱，面色无华，头晕心悸，少气懒言，口淡无味，食欲不振，大便稀薄，小便清长，舌淡，边缘有齿印，苔白，脉细弱无力。治宜补益气血。方用八珍汤。〔方药见 888 页辨证施治 3.(3)〕

(5)肝肾阴虚型　症见头晕耳鸣，腰膝酸软，足跟疼痛，夜尿频数，舌红少苔，脉沉细。治宜滋补肝肾。方用六味地黄汤。〔方药见 890 页辨证施治 7.(3)〕

(6)脾肾阳虚型　症见神疲倦怠，畏寒肤冷，下利清谷，舌体胖嫩，脉沉迟。治宜温补脾肾。方用理中汤合肾气汤加减。〔方药见 889 页辨证施治 6.(2)〕①

13. 郑玉玲分 7 型

(1)血热壅盛型　症多见皮肤黑斑，发热，烦急，口干唇燥，衄血或见便血，舌质红绛，苔黄腻，脉滑数。治宜凉血解毒。方用犀角地黄汤加减：犀角(水牛角代)3 克、生地黄 15 克、牡丹皮 10 克、赤芍 6 克、黄连 6 克、黄柏 6 克、栀子 10 克、蒲公英 20 克、绿豆皮 10 克。

(2)湿热蕴结型　症多见皮肤黑斑，四肢无力，关节酸楚，胸闷纳呆，头重如裹，苔黄腻，脉滑数。治宜清热利湿。方用龙胆泻肝汤加减：龙胆草 6 克、黄芩 9 克、栀子 6 克、泽泻 10 克、木通 6 克、车前子 6 克、当归 10 克、生地黄 10 克、柴胡 5 克、萆薢 10 克、茵陈 15 克、滑石 10 克、甘草 6 克。

(3)血虚风燥型　症多见皮肤干皱粗糙、肥厚，毛发枯槁脱落，皮肤黑斑、溃烂，舌质淡，苔白，

脉多沉细或沉缓。治宜养血润肤。方用养血润肤饮：当归 15 克、黄芪 15 克、黄芩 9 克、生地黄 15 克、熟地黄 9 克、天冬 10 克、麦冬 10 克、天花粉 9 克、红花 6 克、桃仁 6 克、川芎 10 克、白芍 15 克、何首乌 20 克、甘草 6 克。

(4)阴虚内热型　症多见皮肤黑斑，黏膜溃烂，五心烦热，骨蒸潮热，虚烦不眠，咽干唇燥，舌红少苔，脉细数。治宜滋阴降火。方用大补阴丸加减：熟地黄 10 克、龟甲 15 克、黄柏 10 克、知母 12 克、山药 10 克、山茱萸 9 克、牡丹皮 10 克、枸杞子 10 克、石斛 15 克、炙甘草 6 克。

(5)脾虚湿盛型　症多见皮肤黑斑，糜烂，胸闷纳呆，脘腹胀满，大便溏软，小便不畅，皮肤黑斑，舌质淡胖，苔白腻，脉滑。治宜健脾化湿。方用除湿胃苓汤加减：炒苍术 10 克、厚朴 6 克、陈皮 10 克、猪苓 10 克、泽泻 10 克、白术 10 克、滑石 6 克、木通 6 克、肉桂 3 克、灯心草 2.5 克、茵陈 9 克、生甘草 6 克。

(6)肝肾两虚型　症多见皮肤黑斑，头痛，眩晕，耳鸣，五心烦热，腰膝酸软，遗精早泄，小便短赤，大便干结，舌质红，苔薄白或无苔，脉细数。治宜滋补肝肾。方用六味地黄丸加减：熟地黄 15～30 克、枸杞子 15～30 克、山茱萸 15 克、何首乌 30 克、黄精 30 克、茯苓 15 克、黑芝麻 30 克、黑豆 30 克、牡丹皮 15 克、白蒺 30 克、木贼 30 克。

(7)脾肾阳虚型　症多见皮肤黑斑，口淡乏味，纳差便溏，神倦乏力，形寒肢冷，腰膝酸软，舌体胖，齿痕，苔白滑，脉沉细无力。治宜温补脾肾。方用肾气丸合四物汤加减。〔方药见 890 页辨证施治 6.(3)〕②

14. 刘嘉湘分 3 型

(1)热毒内蕴型　治宜清热解毒、凉血消肿。方用清瘟败毒饮加减。〔方药见 888 页辨证施治 1.(7)〕

(2)瘀毒内结型　治宜清热解毒、化瘀消肿。方用下瘀血汤合黄连解毒汤加减：桃仁 9 克、土鳖

① 陈锐深. 现代中医肿瘤学[M]. 北京：人民卫生出版社，2003：702－703.
② 郑玉玲，等. 中西医肿瘤诊疗大全[M]. 北京：中国中医药出版社，1996：754－755.

虫 6 克、半枝莲 30 克、土茯苓 30 克、拳参 30 克、黄芩 9 克、栀子 9 克、连翘 12 克、炮甲片 9 克、生甘草 9 克。随症加减：周围淋巴结转移者，加夏枯草 15 克、生牡蛎 30 克、山慈菇 15 克；局部刺痛明显者，加延胡索 30 克、乳香 9 克、没药 9 克；大便干结或便秘者，加生大黄（后下）6 克。

（3）气血两虚型　治宜益气养血。方用药八珍汤加减。〔方药见 888 页辨证施治 3.(4)〕①

经 验 方

一、一般方（未明确是否与其他治疗合用方）

1. 清肠消瘤液　丹参、赤芍、蟾皮、全蝎、木香、红藤、白花蛇舌草、菝葜、苦参、生薏苡仁、䗪虫、乌梅肉、瓜蒌仁、半枝莲。上药经加工制成灌肠剂，每瓶 150 毫升，将药液注入肠内，保留 30 分钟，每日 1 次，半月为 1 个疗程。活血化瘀，解毒。适用于肛肠部位的恶性黑色素瘤。注意在肛门插灌肠管时要轻，不能损伤肿瘤，否则易造成出血，加速病情恶化。②

2. 七鳖虫丸　土鳖虫 100 克、金银花 100 克、猪苦胆汁 75 毫升、马钱子 50 克、桃仁 50 克、红枣 50 克、冰片 18 克。上药研细末混合为丸，每丸重 6 克。每日早、晚各服 1 丸，连服 8 周为 1 个疗程。③

3. 消核浸膏片　夏枯草 50 克、白花蛇舌草 25 克、玄参 15 克、浙贝母 12.5 克、丹参 12.5 克、海藻 12.5 克、昆布 12.5 克、甘草 3 克。浓煎，浸膏制片。每日 3 次，每次 4～6 片，可长期服用。④

4. 三品饼　明矾 60 克、白砒霜 45 克、雄黄 7.2 克、没药 3.6 克。将白砒霜、明矾煅后，加雄黄、没药共研成细粉，消毒装瓶备用。肿瘤病灶局部洗净后上药粉 0.3～0.6 克，用凡士林纱布覆盖，每

日换药 1 次，3～5 天上药 1 次，一般上药 3～5 次后，癌组织全部坏死脱落，即改用四环素软膏涂布，使肉芽组织形成。⑤

5. 牡丹皮石鳖汤　鳖甲 15 克、绞股蓝 15 克、淮山药 12 克、茯苓 12 克、麦冬 12 克、黄精 12 克、枸杞子 12 克、太子参 12 克、白术 12 克、牡丹皮 10 克、沙参 10 克、石斛 10 克、天冬 10 克、山茱萸 9 克、泽泻 9 克、生地黄 9 克、八百光（另炖）6 克、甘草 3 克。每日 1 剂，水煎，分两次服。⑥

6. 黄药半枝莲汤　半枝莲 60 克、夏枯草 60 克、黄药子 30 克、当归 30 克、玄参 30 克、金银花 30 克、陈皮 30 克、牡蛎 30 克、黑木耳 30 克、紫荆皮 20 克、儿茶 15 克、贝母 12 克。每日 1 剂，水煎服，分两次服。⑦

7. 双参鹿牛汤　鹿角胶（烊）20 克、田七 15 克、玄参 15 克、水牛角（先煎）15 克、生地黄 15 克、麦冬 15 克、红参 10 克。每日 1 剂，水煎，分 3 次饭前服。⑧

8. 加减金黄散　大黄、姜黄、黄柏、皮硝、芙蓉叶、冰片、生南星、乳香、没药、雄黄、天花粉、七叶一枝花、猫爪草、白头翁、野菊花。上药研成极细末，和匀，加水调成厚糊状，摊于纸上，厚约 5 毫米，周径略大于肿瘤，敷贴于恶性黑色素瘤上。⑨

9. 化瘀丹　马钱子、五灵脂、明矾、莪术、广郁金、干漆、皮硝、枳壳、仙鹤草、公丁香、土鳖虫、蜘蛛。上方共为细末，密闭保存。每日 2 次，每次 3 克，温开水送下。⑩

10. 消斑膏　独角莲 500 克、天南星 100 克、生半夏 100 克、马钱子 50 克、白芥子 50 克、急性子 50 克、大蓟 50 克、芫花 50 克、甘遂 50 克、蜈蚣 100 克、乳香 100 克、没药 100 克、藤黄 50 克。另将黄丹 1 950 克研粉过筛，加麻油 5 750 毫升制成

① 刘嘉湘，等. 实用中医肿瘤手册[M]. 上海：上海科技教育出版社，1996：188－189.
② 李家庚，等. 肿瘤病奇难顽症特效疗法[M]. 北京：科学技术文献出版社，2004：367.
③ 陈锐深. 现代中医肿瘤学[M]. 北京：人民卫生出版社，2003：704.
④ 同上.
⑤ 陈锐深. 现代中医肿瘤学[M]. 北京：人民卫生出版社，2003：706.
⑥ 蒋玉洁，李一明. 中国肿瘤秘方全书[M]. 北京：科学技术文献出版社，2001：323.
⑦ 蒋玉洁，李一明. 中国肿瘤秘方全书[M]. 北京：科学技术文献出版社，2001：324.
⑧ 同上.
⑨ 郑玉玲. 中西医肿瘤诊疗大全[M]. 北京：中国中医药出版社，1996：756.
⑩ 同上.

药膏。用时取药膏微火化开,搅拌均匀,按病位大小滩涂于膏药纸或特制膏布上,并撒少许冰片粉备用。消斑膏一般按病变部位贴敷,亦可取邻近穴位贴敷。膏药贴敷时略加热烘烤即融化变软,趁热贴之。贴敷本膏药10日为1个疗程。若贴膏药局部出现丘疹、瘙痒,可暂停贴敷,3~5日疹痒可自行消失,仍可继续使用,若出现全身性瘙痒,须即停用。[1]

11. 五虎丹 水银50克、明矾50克、青矾50克、牙硝50克、食盐25克。癌灶深度大于5毫米,用本品钉剂垂直插入直至癌灶底端;深度小于5毫米或钉难以插进者外敷糊剂约2毫米厚,再以万应膏密封盖贴。第3日换药清除已坏死、变性脱落的癌组织,至坏死组织脱尽,按一般溃疡用药。肉芽组织生长良好,活检连续3次正常者,用生肌散及凡士林油纱条收口。同时于前臂内侧皮肤,两侧交替进行BCG(卡介苗)划痕。用无菌针头划纵横各5厘米长的10道痕组成方块,其上置75毫克卡介苗,第1月每4日1次,以后每周1次,共3个月;以后每3个月1次。2个月为1个疗程。祝伯芳以五虎丹联合卡介苗划痕治疗皮肤恶性黑色素瘤患者9例,痊愈7例,有效1例,无效1例。生存质量较治疗前有明显改善(P<0.05)。[2]

12. 紫元丹合六神丸合补阳还五汤加减 方①:牛黄6克、七叶一枝花根60克、菊叶三七根60克、薏苡仁60克、赤芍60克、当归60克、红花30克、昆布30克、海藻30克、制马钱子25克、珍珠粉20克、麝香3克、雄黄3克、蟾酥400毫克。上为末蜜丸,制400粒,每日2次,每次1粒。方②:生炙黄芪各9克、太子参12克、薏苡仁30克、茯苓9克、丹参9克、甲片6克、蒲公英30克。每日1剂,水煎,随症加减,时服时停。段桂卿以上方加减治疗恶性黑色素瘤患者3例,其中2例治

愈,1例症情得到控制,随访3年,病情基本稳定。[3]

13. 菊藻丸 菊花100克、海藻100克、三棱100克、莪术100克、党参100克、黄芪100克、金银花100克、山豆根100克、山慈菇100克、漏芦100克、黄连100克、七叶一枝花75克、马蔺子75克、制马钱子50克、制蜈蚣50克、紫草25克、熟大黄15克。共研细末,用紫石英1 000克,煅红置于2 000毫升黄醋水中,冷却后将其过滤,以此醋为丸,如梧桐子大,每日2~3次,每次25~30粒,饭后1小时温开水送服,禁食刺激性食物。肖梓荣以此方内服,联合五虎丹、红升丹外用治疗恶性黑色素瘤6例,均获治愈。[4]

二、手术后,与放、化疗等合用方

1. 四君子汤加味 人参5克、白术12克、茯苓12克、炙草5克、鹿角片30克、当归12克、山茱萸12克、姜半夏12克、炒三仙各12克。陈友芝以上方加减治疗恶性黑色素瘤术后化疗患者1例,患者服药调理2年,体健如昔,恢复全天工作。[5]

2. 紫黄鸡汤 鸡血藤30克、干地黄30克、黄芪15克、紫丹参15克、全当归12克、乌药9克、黄芩9克、炙甘草5克。益气养血,滋阴清热。适用于治疗因放疗引起的白细胞下降者。[6]

3. 软坚散 生黄芪120克、甲片30克、川芎90克、当归60克、皂角刺45克。研为细面,装入胶囊,每粒含生药0.2克,每次5粒,饭后开水和黄酒各半冲服,每日3次。平阳霉素注射液封闭瘤体。聂轩以上方联合氮烯咪胺、卡氮芥及长春新碱治疗黑色素瘤术后患者25例,与用氮烯咪胺、卡氮芥及长春新碱的对照组相比较,治疗组完全缓解4例(16%)、部分缓解12例(48%)、好转7例(28%)、无效2例(8%),有效率为92%;对照组完全缓解1例(4%)、部分缓解6例(24%)、好转8例(32%)、无效10例(40%),有效率为60%。两

① 郑玉玲. 中西医肿瘤诊疗大全[M]. 北京:中国中医药出版社,1996:758.
② 祝柏芳. 五虎丹外敷加BCG前臂划痕治疗皮肤恶性黑色素瘤9例[J]. 辽宁中医杂志,1992,19(2):32-33.
③ 段桂卿. 中医治疗恶性黑色素瘤三例[J]. 南京中医学院学报,1986(4):22-23.
④ 肖国士,等. 肖梓荣治疗恶性黑色素瘤的经验[J]. 湖北中医杂志,1982(4):13-15.
⑤ 陈友芝,何晓. 陈友芝中医治癌百例[M]. 杭州:浙江人民出版社,2007:307.
⑥ 陈锐深. 现代中医肿瘤学[M]. 北京:人民卫生出版社,2003:705.

组比较有显著差异(P<0.01)。①

4. 抑黑汤　黄芪 50 克、人参 4 克(据病情常选用红参、西洋参、生晒参、太子参、党参)、炒白术 15 克、茯苓 15 克、当归 10 克、白芍 30 克、生地黄 20 克、石斛 10 克、藤梨根 30 克、猫爪草 30 克、白花蛇舌草 30 克、夏枯草 10 克、七叶一枝花 20 克、石见穿 10 克、鳖甲 10 克、薏苡仁 30 克。陆临渊等以上方随症加减治疗恶性黑色素瘤手术、放疗并免疫治疗后患者,治疗后随访 1～2 年均未复发。②

三、手术后,单独用方

补阳还五汤合托里消毒散:黄芪、五指毛桃、大枣、熟地黄、赤芍、川芎、当归、川红花、桃仁、牛膝、皂角、毛冬青、薏苡仁、白芷、益母草、桂枝、艾叶、防己、通草、路路通、桑寄生、白芍、陈皮、茯苓。陶双友等以上方加减治疗足踝部黑色素瘤扩大切除术后创口难愈患者 1 例,治疗 4 月创面愈合。在全程治疗中,另始终嘱患者以黄芪 250 克、大枣 150 克,煎茶代水饮用,全程治疗未见明显不良反应。③

四、未手术,单独用方

1. 柳克尊经验方　生草乌 10 克、七叶一枝花 30 克,用童便浸泡 72 小时,晒干研末。每次 2～5 克,饭后温开水送服。同时予红参 10 克、田七 15 克、水牛角(先煎)15 克、生地黄 15 克、玄参 15 克、麦冬 15 克、鹿角胶(烊化)20 克。每日 1 剂,水煎分 3 次饭前服。外用鱼眼草、石韦、骨碎补各 10 克,浸泡于 75% 酒精 100 毫升中,3 日后用棉签蘸药外擦局部,次数不限。柳克尊以上方治疗恶性黑色素瘤患者 1 例,治疗 5 日后,瘤体及溃疡面均缩小 1/4,周围结节减少。守方续治半月,瘤体及周围结节全消,溃疡愈合,余症消失。嘱每日临睡前用六神丸 1 支合适量冰糖含服,晨起服鹿茸口服液 2 支以善后。随访 2 年余,症情稳定。④

2. 梁秀清经验方　① 内服方:当归 20 克、红花 10 克、苍耳子 6 克、白蒺藜 15 克、川芎 10 克、丹参 20 克、苍术 12 克、白芍 20 克、熟地黄 12 克。每日 1 剂,每剂煎 2 次,早晚各服 1 次。② 外用方:雄黄 30 克、斑蝥 10 个、麝香 5 克、三棱 20 克、莪术 20 克、云母 10 克、白芷 20 克。以上 7 味药共碾为细末,放入密封的瓷器内保存。每次取 2 克,用凉水调浓涂于瘤体上。然后,用一块布盖上,再用胶布包毕,每日一换。梁秀清以此方治疗恶性黑色素瘤未行手术患者 1 例,治疗 50 天,肿瘤完全消失。⑤

3. 茯苓拔毒散　茯苓、雄黄、矾石各等份,共研细粉,过 7 号筛,混合均匀备用。使用时患处常规消毒后外敷此粉即可,每日换药 1～2 次。随症加减:患处出血较多者,可撒少许三七粉。若用上述散剂外敷感到干痛时,也可制成软膏,用熟麻油调敷。内治配合用连翘、银花各 50 克,浓煎代茶饮,每日 1 剂。疗程长短不限。张永祥等以此方共治疗恶性黑色素瘤患者 10 例,有 5 例保守治疗 5 个月～1 年后,到外院做手术切除,均未发现转移,随访 2 年未复发。另 5 例一直采用保守治疗,生存 5 年者 2 例,生存 3 年、2 年及 1 年者各 1 例。⑥

五、转移后用方

1. 孙桂芝经验方　橘皮 15 克、竹茹 15 克、清半夏 9 克、枸杞子 10 克、菊花 10 克、熟地黄 10 克、山茱萸 10 克、山药 30 克、土茯苓 30 克、牡丹皮 10 克、补骨脂 10 克、骨碎补 10 克、鹿衔草 15 克、太子参 15 克、麦冬 15 克、五味子 5 克、炮甲片(冲服)6 克、醋鳖甲 10 克、生麦芽 30 克、鸡内金 30 克、代赭石 15 克、郁金 15 克、玫瑰花 15 克、灵磁石 30 克、生白术 40 克、升麻 3 克、白薇 10 克、龙眼肉 10 克、浮萍 15 克、山慈菇 10 克、白花蛇舌草 30 克、七叶一枝花 15 克、生甘草 10 克。14 剂

① 聂轩,李新德. 中西医结合治疗体表恶性黑色素瘤 25 例[J]. 河南中医,2003,23(9):59-60.
② 陆临渊,等. 中西医结合治疗恶性黑色素瘤临证体会[J]. 中医函授通讯,1996(3):28.
③ 陶双友,等. 足踝部黑色素瘤扩大切除术后创口难愈辨治验案 1 则[J]. 新中医,2014,46(5):235-236.
④ 柳克尊. 治疗晚期恶性黑色素瘤一例[J]. 浙江中医杂志,1991,26(11):498.
⑤ 梁秀清. 中医治愈肿瘤五十例[M]. 哈尔滨:哈尔滨出版社,1990:76.
⑥ 张永祥,梁喜爱. 茯苓拔毒散等治疗溃疡性黑色素瘤 10 例报告[J]. 中国中西医结合杂志,1986(11):697.

为1个疗程,水煎服,每2日1剂,每日2次,同时服用金龙胶囊治疗。孙桂芝教授以上方治疗恶性黑色素瘤术后复发转移行化疗治疗患者1例,服药后纳差、眩晕、便秘等诸症减轻。该方可明显提高患者免疫,减轻化疗不良反应。[1]

2.地黄白蛇汤　女贞子30克、黄精30克、丹参30克、生地黄20克、土茯苓20克、猪苓20克、当归20克、白英20克、蛇莓20克、龙葵20克、山茱萸10克、秦艽10克、紫河车10克、淫羊藿10克。每日1剂,水煎服,分2次服。该方主治黑色素瘤术后复发。[2]

3.棱术逐瘀汤　三棱9克、莪术9克、五灵脂9克、焦山楂9克、归尾9克、赤芍6克、青皮6克、炒荆芥6克、乌药5克、六神丸30粒。汤剂水煎服,早晚2次服。治疗转移性黑色素瘤患者1例,治疗7月,患者肿胀疼痛大减,食欲与睡眠明显改善,复查未见瘤体。[3]

4.张仁济经验方　海藻、昆布、白花蛇舌草、半枝莲、豨莶草、水红花子、半边莲、虎杖、仙鹤草、延胡索、仙鹤草、生地黄、熟地黄、当归、七叶一枝花。张仁济以上方加减治疗恶性黑色素瘤腹股沟淋巴结转移患者1例。患者治疗1个月腹股沟肿块缩小,服药近一年恢复上班工作。[4]

单　方

1.鱼眼韦骨酊　组成:鱼眼草、石韦、骨碎补。功效主治:清热消肿;适用于恶性黑色素瘤。制备方法:鱼眼草、石韦、骨碎补各10克,浸泡于75%酒精100毫升内3天可用。用法用量:酊剂搽擦癌瘤局部,日擦次数不拘。[5]

2.乌金散　组成:巴豆、红升丹。功效主治:

温寒散积,收敛生肌;适用于溃疡型恶性黑色素瘤。制备方法:巴豆炒黑7份、红升丹3份,共研细末,混合均匀。用法用量:粉剂涂敷于恶性黑色素瘤之溃疡面上,每日换药1次。[6]

3.金花散　组成:熟石膏、红升丹。功效主治:提脓拔毒,收敛生肌;适用于恶性黑色素瘤。制备方法:熟石膏9份、红升丹1份,研细混匀。用法用量:粉剂敷于患处,每日或隔日1次。[7]

4.蛭黄黛膏　组成:水蛭、大黄、青黛。功效主治:清热解毒,破血逐瘀;适用于恶性黑色素瘤。制备方法:水蛭30克、大黄10克、青黛5克,共研细末,以香油60毫升、黄蜡15克熬膏。用法用量:膏药外贴肿瘤灶上,每日换药1次。[8]

5.草乌七叶一枝花散　组成:七叶一枝花、生草乌。功效主治:清热解毒,活血止痛;适用于恶性黑色素瘤。制备方法:七叶一枝花30克、生草乌10克,上2味用童便浸泡72小时,晒干研末。用法用量:每次服2~5克,饭后温开水送服。[9]

6.冬凌草浸膏　组成:冬凌草。功效:清热解毒,活血止痛。制备方法:冬凌草浸膏,即由3斤冬凌草水煎后浓缩而成。用法用量:局部敷用,每日1次,连续一个月。[10]

中成药

1.莪术制剂　组成:莪术。功效主治:破血祛瘀,行气止痛;适用于治疗恶性黑色素瘤。用法用量:①莪术注射液:每支2毫升,静脉滴注或推注或肿瘤局部注射,一般1~3个月为1疗程。②莪术油注射液:肿瘤局部注射,每次10毫升,每日1次。③复方莪术注射液:肌肉注射,每次2

① 于彬,孙桂芝,等.孙桂芝治疗恶性黑色素瘤经验[J].北京中医药2016,35(12):1153-1155.
② 陈锐深.现代中医肿瘤学[M].北京:人民卫生出版社,2003:705.
③ 孟琳升,等.中医治癌大成[M].北京:北京科学技术出版社,1995:1315.
④ 张仁济,张大宁.中医治癌新路[M].北京:科学技术文献出版社,1992:87-88.
⑤ 陈锐深.现代中医肿瘤学[M].北京:人民卫生出版社,2003:706.
⑥ 同上.
⑦ 同上.
⑧ 同上.
⑨ 陈熠.肿瘤单验方大全[M].北京:中国中医药出版社,1998:842.
⑩ 葛铭.冬凌草治愈恶性黑色素瘤一例报告[J].郑州大学学报(医学版),1981(2):432.

毫升,每日 2 次,静脉注射每次 100～300 毫升,每日 1 次。①

2. 毛茛草注射液　组成:毛茛草。功效主治:解毒杀虫,消肿止痛;适用于治疗恶性黑色素瘤、肺部鳞癌等。用法用量:每支 2 毫升,肌肉注射,每日 1～2 次,每次 4 毫升。②

3. 木芙蓉制剂　组成:木芙蓉。功效主治:清热解毒,清肿排脓,凉血止血;适用于治疗恶性黑色素瘤。用法用量:木芙蓉粉外用,撒敷于癌肿创面,每日 1～2 次,或用麻油、酒、醋、浓茶,调制成贴敷用。木芙蓉软膏外用,外搽于癌肿创面,每日 1～2 次。③

4. 喜树渗滤液　组成:喜树渗滤液。用法用量:局部注射治疗。凡是肿块直径小于 1.5 厘米的注射剂量在 20 毫升左右;肿块直径大于 3.0 厘米的注射剂量在 30～40 毫升。剂量的控制一般掌握在整个肿块的颜色由原来的黑色转变成灰白色为限。临床应用:一般在 3 天后开始坏死,2～3 周后坏死组织开始结痂并逐渐脱落,长出新鲜的肉芽组织和皮肤。单个肿块一般在 4 周左右整个注射区恢复正常组织。在治疗过程中,除局部注射时适当止痛外,患者均无任何痛苦和其他不良反应。凡是直径小于 1.5 厘米的肿块,基底部没有与其他转移灶融合的单个肿块均为一次注射成功。而一些转移灶密集,肿瘤组织的基底已经融合的部分,只要及时发现遗漏的部分及时补充注射治疗,也能取得同样的疗效。所有患者体质均

有不同程度的好转,自身的免疫能力有不同程度的提高。④

5. 10% 鸦胆子油乳注射液及鸦乳口服液　组成:鸦胆子。适用于肿瘤。用法用量:鸦乳治疗方法:① 静脉滴注:以 10% 鸦乳注射液 30～40 毫升/次,加入 0.9% 生理盐水 250 毫升中,每日 1 次,连续 30 天为 1 疗程,间隔 7～10 天重复。② 口服:鸦乳口服液 20 毫升/次,每日 3 次,6～8 瓶(250 毫升/瓶)为 1 个疗程。③ 腔内注射:癌性胸腹水将胸腹水抽出后随即腔内注入 10% 鸦乳注射液 40～60 毫升,每隔 10 天 1 次。临床应用:刘少翔等以 10% 鸦胆子油乳注射液及鸦胆子乳口服液治疗肿瘤患者 74 例,其中恶性黑色素瘤患者 1 例。结果表明鸦乳加中药与单纯化疗组比较,前者总有效率明显高于后者,经统计学处理有显著性差异($P<0.01$)。鸦乳加中药组的白细胞下降与消化道反应明显比鸦乳加化疗组为小。鸦乳对心、肝、肾功能及血象未见明显损伤。这对晚期恶性肿瘤患者减轻了痛苦,延长了生存时间,保证了治疗。⑤

6. 复方生脉注射液　组成:复方生脉注射液。功效:补气固表,利水退肿,托毒排脓,生肌。用法用量:每次 6 毫升,加入 25% 葡萄糖注射液 60 毫升,隔日静脉注射,每周 3 次,连续 4 周为 1 个疗程。临床应用:病灶周围略红肿,涂抹少许四环素软膏。治疗 1 年多未见局部复发和远处转移。⑥

① 陈锐深. 现代中医肿瘤学[M]. 北京:人民卫生出版社,2003:704.
② 同上.
③ 陈锐深. 现代中医肿瘤学[M]. 北京:人民卫生出版社,2003:706.
④ 谢至中,刘丹. 喜树渗滤液局部注射治疗晚期皮下转移恶性黑色素瘤 33 例[J]. 浙江中西医结合杂志,1998,8(4):207-208.
⑤ 刘少翔,等. 鸦乳为主综合治疗晚期恶性肿瘤疗效观察[J]. 河北中医,1991,13(6):4-5.
⑥ 汤铭新. 复方生脉注射液治疗恶性黑色素瘤一例[J]. 癌症杂志,1984(4):266-267.

骨　肿　瘤

概　述

骨肿瘤是指发生于骨及骨的附属组织的肿瘤。本病的确切病因至今未明，以往认为损伤均可引起骨肿瘤，特别是慢性轻微损伤、慢性感染，但近来部分实验研究表明，放射性物质如镭、锶等或病毒亦可引发本病。本病按组织学分类可分为骨形成肿瘤、软骨形成肿瘤、巨细胞瘤、造血组织肿瘤、血管源性肿瘤、纤维组织细胞性肿瘤、脂肪源性肿瘤、纤维源性肿瘤、平滑肌源性肿瘤、脊索源性肿瘤、其他肿瘤、神经源性肿瘤、其他病损及关节病。本病有良恶之分，包括原发性骨肿瘤和转移性骨肿瘤。本书探讨的骨肿瘤以恶性为主，主要包括骨肉瘤、软骨肉瘤、脊索瘤、恶性骨巨细胞瘤、恶性纤维组织细胞瘤、滑膜肉瘤、Ewing肉瘤、骨纤维肉瘤、转移性骨肿瘤等。

骨肉瘤是原发恶性骨肿瘤中最常见的肿瘤，占原发性骨肿瘤的16.79%，占原发恶性骨肿瘤的40.51%，年发病率为1/100万～3/100万。75%的患者在10～30岁发病，是严重影响青壮年身心健康的恶性肿瘤。相对好发于男性，男女性发病之比为1.5∶1～2∶1。肿瘤的好发部位是股骨远端和胫骨近端；其次是肱骨近端，约3/4的骨肉瘤发生在膝部和肩部；再次是股骨近端、股骨干和骨盆；其他部位如腓骨近端、胫骨骨干和远端、脊柱、锁骨、肱骨远端等也有发生，但是前臂和跗骨不常见。四肢长骨的好发部位是干骺端和骨干旁，生长软骨的长期存在可起到推迟肿瘤入侵骨骺的作用，成人骨肉瘤易累及骺部。

滑膜肉瘤发生率也相对较高，占软组织肉瘤的第2位。好发于青壮年，1～35岁为发病高峰，中青年病例约占滑膜肉瘤的80%，很少在10岁以下和50岁以上发病。发病患者中男性多于女性。发病部位多发生在肢体，以下肢多见，多在大关节周围生长，最常见于膝部和大腿远端，其次为足和踝部，再次可发生在上肢、头颈、躯干和腹壁。

骨巨细胞瘤是一种较少见的良性肿瘤，约占成人原发性骨肿瘤的5%，在中国骨肿瘤中占13%～15%，高于日本和欧美国家。骨巨细胞瘤可以恶变为肉瘤（纤维肉瘤、骨肉瘤或恶性纤维组织细胞瘤），其恶变率小于5%。骨巨细胞瘤好发于青壮年，多见于20～40岁，罕见于骨骺未闭合之前，年龄大于50岁也很少发病，女性略多于男性。90%的骨巨细胞瘤发生在干骺端的骨骺端并可侵及骨骺。肿瘤常累及的两个部位是股骨远端和胫骨近端，约60%的病变发生在膝关节周围，依次是桡骨远端、胫骨远端、股骨近端和腓骨近端，极少病例发生在长骨骨干。在扁骨中，骨巨细胞瘤好发部位依次是骶骨、椎体和骨盆，少数为多中心起源。

脊索瘤是除浆细胞瘤外，脊柱最常见的原发性肿瘤，可发生在原始脊索管的任何部位，但是通常发生在头端和尾端（枕骨基底和骶尾部）。其发病率较低，占原发恶性骨肿瘤的1%～4%，但是在骶骨，超过半数的原发性骨肿瘤是脊索瘤。可发生于任何年龄，多见于40～50岁的中老年人，偶见于儿童和青年。

骨转移癌好发于中老年，以40～60岁者居多。好发部位是脊柱、骨盆和长骨的干骺端，躯干骨多于四肢骨，下肢转移多于上肢。常见的骨转移癌有乳腺癌、肺癌、前列腺癌、甲状腺癌、肾癌，也可来自胃肠道肿瘤，如胃癌、肝癌。儿童的骨转移较少见，可来自神经母细胞瘤。女性生殖系统，如宫颈癌、卵巢癌，也可发生骨转移，但较少见。原发性恶性骨肿瘤有时也会出现骨转移。骨转移癌的发生部位往往与原发癌有关。

疼痛是本病的主要症状，开始较轻微，呈间歇性，以后逐渐加重，呈持续性疼痛，尤以夜间为甚。病变部位出现肿胀或肿块，在浅表部位肿胀可出现较早，如果部位较深则肿胀不明显。良性肿块如果迅速增大，应注意有无恶变可能。肿瘤相应部位皮肤变苍白或紫绀发亮，皮温升高，皮肤与深部组织发生粘连，或有功能障碍，靠近关节的肿瘤或瘤样病损可限制关节活动。可伴有失眠烦躁，精神萎靡，食欲不振，面色苍白，进行性消瘦，或有口咽干燥，五心烦热等全身症状。晚期疼痛加剧，可出现病理性骨折，如病变在脊椎，因压迫和破坏可导致截瘫。如已转移到其他脏器，则能引起相应症状。

骨肿瘤诊断需根据临床表现、放射学检查，结合病理学检查的各项资料进行综合分析，其中病理诊断是最重要的部分，X 线检查是其最主要的诊断方法，其他常规检查手段包括酸性磷酸酶、碱性磷酸酶（ALP）、乳酸脱氢酶（LDH）、钙、磷、蛋白电泳及免疫球蛋白等测定，CT、MRI 及放射性核素检查（99Te），活组织检查。

恶性骨肿瘤临床上需与良性骨肿瘤、骨结核、骨髓炎、疲劳骨折以及恶性骨肿瘤之间相鉴别。

在治疗上，手术切除是最有效和最常采用的方法，对于恶性肿瘤，目前普遍主张采取以手术为主要治疗手段，配合多种辅助治疗的综合疗法。骨肉瘤目前广为接受和应用的治疗方法是以手术为主的综合治疗方法，包括手术（截肢或保肢）、化疗（新辅助化疗）、放疗，以及免疫治疗和其他辅助治疗。滑膜肉瘤宜选用广泛切除术和根治性手术，术前介入化疗常能使肿瘤及周围反应区缩小，利于手术切除，术后原则上坚持全程化疗。术后辅助放疗可减低肿瘤局部复发率。无瘤边界的外科"整块"切除术是治疗脊索瘤的最佳选择，对放疗不敏感，但是对于手术不能切除或手术切除不

彻底，以及术后复发广泛播散的患者还是可以进行放疗治疗的。骨转移癌的治疗取决于原发肿瘤的恶性程度，也取决于放化疗等辅助治疗的有效性，多数情况下是姑息性治疗，目的主要是缓解疼痛、改善功能和提高患者的生存质量。其治疗以化疗为主，可选择对原发肿瘤有效的化疗药物，原发肿瘤不明者可选用常规化疗药物。在个别情况下，骨转移癌需要行手术治疗。

良性骨肿瘤一般预后良好，恶性骨肿瘤大多预后较差。其中骨肉瘤的预后与转移病灶、肿瘤的部位和大小、对新辅助化疗的反应以及外科手术的切除边界有关，成纤维细胞型化疗反应最好，软骨母细胞型对化疗反应最差；对于没有转移的患者，约 70% 可以长期生存；其余患者易复发，复发平均时间 1.6 年，约 95% 患者在第 1 个 5 年内复发，复发后的平均生存期＜1 年。滑膜肉瘤不论组织形态如何均为高恶性肿瘤，预后不良，术后复发率 38%～45%，10 年生存率为 15%～30%；肿瘤体积大、分化差、有丝分裂数量多等是预后不利的因素，如果肿瘤内有钙化和骨化则是预后有利的征象。骨巨细胞瘤可多年保持良性，偶尔巨细胞瘤可发生恶性变，这种病变可以是巨细胞瘤自发恶变的高度恶性肉瘤（PMGCT），也可源自以前诊断为巨细胞瘤的部位经过或未经过手术和放疗（SMGCT）；PMGCT 和 SMGCT 的患者预后较差，尤其是那些接受过放疗的 SMGCT 患者。骶骨脊索瘤行完整切除联合辅助性放疗可以获得较好的结果，无瘤生存期可＞5 年，脊索瘤预后与肿瘤的组织学表现、肿瘤的大小和部位、病变的近端累及程度、患者的年龄等有关。骨转移癌的长期存活率很低，其预后与肿瘤的性质、大小、发生部位、恶性程度以及患者的全身情况等有密切关系。肾癌、甲状腺癌及其骨转移发展较慢，积极治疗后病理性骨折能自愈，而肝癌、肺癌及其骨转移发展较快；分化较好的肿瘤预后较好，分化差的肿瘤预后亦差。[①]

骨肿瘤在中医学方面早有记载，如殷墟甲骨

① 汤钊猷. 现代肿瘤学[M]. 第三版. 上海：复旦大学出版社，2011：1685 - 1720.

文就有"瘤"之病名。春秋战国时期的典籍《灵枢·刺节真邪》曰:"有所结,气归之,津液留之,邪气中之,凝结日以易甚,连以聚居,为昔瘤,以手按之坚。有所结,深中骨,气因于骨,骨与气并,日以益大,则为骨疽。"隋·巢元方《诸病源候论》称骨肿瘤为"石痈""石疽",该书石痈候载:"石痈者,亦是寒气客于肌肉,折于血气,结聚而成。其肿结确实,至牢有根,核皮相亲,不甚热,微痛,热时自歇。此寒多热少,坚如石,故谓之石痈也。"石疽候载:"此由寒气客于经络,与血气相搏,血涩结而成疽也。其寒毒偏多,则气结聚而皮厚,状如痤疖,坚如石,故谓之石疽也。"描述了骨肿瘤的发生、发展、性质和局部症状。唐代孙思邈《千金要方》记述了七种肿瘤,骨肿瘤为七种之一。明代薛己《外科枢要·卷三》说:"若伤肾气,不能荣骨而为肿者,其自骨肿起,按之坚硬,名曰骨瘤。"对肾虚主张用地黄丸同补中益气汤治疗。清代吴谦《医宗金鉴·外科心法要诀·瘿瘤》曰:"瘤者,随气留住,故有是名也。多外因六邪,荣卫气血凝郁,内因七情,忧恚怒气,湿痰瘀滞,山岚水汽而成,皆不痛痒……形色紫黑,坚硬如石,疙瘩叠起,推之不移,昂昂坚贴于骨者,名骨瘤……骨瘤尤宜补肾散坚,行瘀利窍,调元肾气丸主之。"对于恶性肿瘤认为:"皆为逆证,不吭轻用刀针决破,以致出血不止,立见危殆。"以上论述说明,中医学对骨肿瘤的认识有其发展过程,且有许多宝贵经验。其病因病机为,素体亏虚,邪气乘虚而入,或情志内伤,而致气机运行阻滞,气血逆乱,升降失调,经络受阻,导致气滞血瘀,蕴结日久,凝结成块而发为肿瘤;或痰湿凝聚,阻于经络筋骨则四肢麻木肿痛,阻于脏腑则成痞块。[1]

还有一点要特别加以说明的是,在骨肿瘤中除了部分原发性骨肿瘤之外,还有相当一部分是由其他部分的癌症转移至骨的肿瘤,治疗这部分骨肿瘤的方剂除了辨证施治中有所体现

的外,其他大量的集中到"经验方"内的"转移后用方"中。

辨 证 施 治

1. 瘀血阻络　症见肢体肿痛,胸胁刺痛,腕腹胀痛,痛有定处,肿块坚硬,大便干,小便涩,舌紫有瘀斑,脉象沉弦。治宜活血化瘀、攻下软坚。

(1) 身痛逐瘀汤加味　秦艽 10 克、川芎 10 克、桃仁 10 克、红花 5 克、甘草 5 克、羌活 10 克、没药 10 克、当归 12 克、五灵脂 10 克、香附 10 克、牛膝 10 克、地龙 6 克、赤芍 10 克、全蝎(研末分次兑服)6 克、蜈蚣 2 条。随症加减:疼痛甚时配合氨酚羟考酮片(商品名:泰勒宁片,美国马林克罗制药公司生产,国药准字 J20040123,规格 330 毫克/片),每 6 小时口服 1 片。临床观察:张红等用此方结合氨酚羟考酮片治疗骨转移癌痛 30 例,镇痛作用持续时间长,止痛效果好,且能减少氨酚羟考酮片的使用量。[2]

(2) 加味身痛逐瘀汤　秦艽 12 克、川芎 12 克、桃仁 12 克、红花 9 克、羌活 9 克、没药 9 克、香附 9 克、五灵脂 9 克、地龙 9 克、当归 15 克、怀牛膝 15 克、补骨脂 15 克、骨碎补 15 克、透骨草 15 克、桑寄生 15 克、蜈蚣 2 条、全蝎 10 克。配合唑来磷酸注射液(江苏恒瑞医药股份有限公司生产,剂量:4 毫克/瓶),将其加入生理盐水 100 毫升中,15 分钟静脉滴入,每 4 周重复 1 次,至少连续 2 次。临床观察:陈晓东以此方配合唑来磷酸治疗 35 例恶性肿瘤骨转移患者,能改善唑来磷酸的止痛起效、维持时间,降低其不良反应的发生,有助于提高患者的生活质量。[3]

(3) 身痛逐瘀汤加减　当归 15 克、怀牛膝 15 克、没药 12 克、羌活 12 克、甘草 6 克、秦艽 12 克、地龙 12 克、香附 10 克、五灵脂 12 克、桃仁 12 克、红花 9 克、川芎 12 克、党参 30 克、白花蛇舌草 30

① 张俐,何伟. 中医骨病学[M]. 上海:上海科学技术出版社,2012:139-142
② 张红,等. 身痛逐瘀汤加味联合氨酚羟考酮片治疗骨转移癌痛疗效分析[J]. 中国中医药信息杂志,2010,17(9):74-75.
③ 陈晓东. 加味身痛逐瘀汤结合唑来膦酸治疗恶性肿瘤骨转移近期疗效和安全性观察[J]. 新中医,2009,41(12):19-20.

克、蜈蚣 2 条。配合唑来膦酸注射液 4 毫克/次，用 100 毫升生理盐水或 5％葡萄糖注射液稀释后静脉滴注，滴注时间不少于 15 分钟，每 28 天给药 1 次，连续治疗 3 次。临床观察：付烊等以此方联合唑来膦酸治疗骨转移癌痛 23 例，显效 6 例，有效 13 例，无效 4 例，总有效率 82.6％。止痛效果明显，还可降低唑来膦酸的不良反应，明显改善患者的生活能力，提高生活质量。[1]

（4）加味身痛逐瘀汤　当归 15 克、川芎 12 克、桃仁 12 克、红花 9 克、秦艽 12 克、怀牛膝 15 克、地龙 12 克、没药 12 克、五灵脂 12 克、香附 10 克、党参 30 克、白术 15 克、茯苓 15 克、白英 30 克、蜈蚣 3 克、甘草 6 克。配合博宁（帕米磷酸钠）90 毫克，用注射用水溶解后稀释于 0.9％氯化钠注射液 500 毫升中缓慢静滴 6 小时，1 个月给药 1 次。临床观察：徐娅以此方联合博宁治疗恶性肿瘤骨转移 23 例，对晚期恶性肿瘤骨转移引起的疼痛疗效显著，且不良反应小，可明显改善患者的生活能力，提高生活质量。[2]

（5）身痛逐瘀汤加味　当归 12 克、五灵脂 10 克、桃仁 10 克、红花 6 克、川芎 10 克、没药 10 克、羌活 10 克、秦艽 12 克、牛膝 10 克、甘草 5 克、黄芪 30 克、全蝎（研末分次兑服）6 克、蜈蚣 2 条。临床观察：张红等运用此方与放疗联合治疗骨转移癌痛 48 例，能加速疼痛的缓解，改善生活质量。[3]

（6）身痛逐瘀汤加减　川芎 12 克、桃仁 6 克、延胡索 10 克、红花 10 克、当归 20 克、牛膝 15 克、五灵脂 30 克、丹参 20 克、牡丹皮 20 克、枳壳 15 克、厚朴 12 克、乳香 6 克、没药 6 克。〔见 906 页 9. 李大鹏分 4 型（4）〕

（7）身痛逐瘀汤加味　秦艽 9 克、红花 9 克、没药 9 克、牛膝 9 克、川芎 10 克、五灵脂 10 克、延胡索 10 克、枳壳 10 克、香附 6 克、地龙 6 克、甘草 6 克、羌活 6 克、香附 6 克。临床观察：谭晓云等以此方治疗骨转移癌疼痛 28 例，显效 7 例，有效

18 例，无效 3 例，总有效率 89％。[4]

（8）骨肿瘤方 1　当归 12 克、黄芪 24 克、桃仁 12 克、川芎 12 克、莪术 9 克、土鳖虫 9 克、桂枝 6 克、五灵脂 12 克、制乳没各 6 克、三七粉 3 克。每日 1 剂，水煎服。〔见 907 页 12. 孙宛峰等分 3 型（2）〕

2. 毒热炽盛　症见发热身痛，口干舌燥，头痛，大便干结，小便黄赤，局部红肿，灼热压痛，舌苔黄，脉弦数。治宜清热解毒。

（1）清毒化瘀汤加减　金银花 30 克、蒲公英 30 克、龙葵 30 克、黄芩 15 克、黄柏 15 克、当归 10 克、天花粉 20 克、赤芍 12 克、威灵仙 30 克、徐长卿 20 克、刘寄奴 15 克、肿节风 30 克、透骨草 30 克、土鳖虫 10 克、乳香 5 克、没药 5 克、生甘草 6 克。〔见 906 页 9. 李大鹏分 4 型（2）〕

（2）骨肿瘤方 2　蛇莓 30 克、白英 30 克、龙葵 30 克、木馒头 30 克、半枝莲 30 克、忍冬藤（各）15 克、山慈菇 15 克、土茯苓 30 克、制苍术 15 克、厚朴 6 克、制南星 12 克、薏苡仁 15 克、炒薏苡仁 15 克。〔见 909 页 19. 龚志康等分 3 型（1）〕

3. 肝肾亏虚　症见头晕目眩，耳鸣，腰脊酸软，肢体无力，步履艰难，遗精、阳痿或月经不调，舌红少苔，脉细数。治宜补益肝肾。

（1）独活桑寄生汤　独活 15 克、桑寄生 9 克、杜仲 9 克、牛膝 9 克、细辛 6 克、秦艽 9 克、茯苓 9 克、肉桂 9 克、防风 9 克、川芎 9 克、党参 9 克、甘草 9 克、当归 9 克、芍药 9 克、干地黄 9 克。随症加减：便秘者，加麻仁；呕吐恶心者，加半夏；头晕多汗者，加黄芪；排尿困难者，加沉香、乌药；皮肤瘙痒者，加地骨皮。临床观察：郭维等运用此方辅助治疗 38 例骨转移癌痛，完全缓解 4 例，部分缓解 8 例，轻度缓解 23 例，无效 4 例，总有效率 89.74％。[5]

（2）独活桑寄生汤加减　人参 20 克、茯苓 15 克、地黄 15 克、芍药 15 克、当归 15 克、川芎 10 克、独活 15 克、细辛 4 克、防风 15 克、桑寄生 15

①　付烊,等. 身痛逐瘀汤结合唑来膦酸治疗骨转移癌痛疗效观察[J]. 光明中医,2008,23(1)：48 - 49.
②　徐娅. 加味身痛逐瘀汤联合博宁治疗恶性肿瘤骨转移癌痛疗效分析[J]. 中国中医急症,2007,16(4)：406 - 407.
③　张红,等. 身痛逐瘀汤加味联合放射疗法治疗骨转移性癌痛疗效观察[J]. 中国中医药信息杂志,2006,13(9)：67 - 68.
④　谭晓云,等. 身痛逐瘀汤加味治疗骨转移癌疼痛 28 例[J]. 陕西中医,1998,19(11)：486.
⑤　郭维,等. 独活桑寄生汤辅助治疗阿片镇痛不全骨转移癌痛的疗效[J]. 广东医学,2012,33(21)：3332 - 3334.

克、杜仲15克、七叶一枝花20克、寻骨风20克、
鳖甲15克。随症加减：偏热者，重用秦艽、地黄、
生地黄；偏寒者，可加附子、桂枝；脾虚者，去地黄
加苍术。配合止痛治疗：硫酸吗啡缓释片口服，必
要时消炎痛肛塞。临床观察：吴秀玲以此方治疗
恶性肿瘤骨转移患者50例，能改善患者的临床症
状，消除疼痛，提高生活质量，使患者能长期带瘤
生存。①

（3）养髓汤　山药30克、生地黄15克、山茱
萸30克、杜仲10克、桑寄生15克、黄芪30克、党
参15克、当归10克、赤白芍各15克、延胡索10
克、甲片15克、补骨脂10克、狗脊10克、黄精30
克、龟甲30克、鳖甲15克。〔见906页8.翟玉珍
等分2型（2）〕

（4）独活桑寄生汤加味　独活12克、桑寄生
12克、杜仲12克、牛膝12克、细辛9克、秦艽12
克、茯苓12克、肉桂3克、防风12克、川芎12克、
当归12克、白芍12克、熟地黄24克、鹿角霜18
克、甲片5克、延胡索12克、骨碎补12克、黄药子
6克。临床观察：王三虎教授以此方治疗1例甲
状腺癌骨转移，有效地减轻了患者的痛苦。②

4. 气血不足　症见久病体虚，精气耗伤，心慌
气短，腰酸腿软，面色苍白，头晕目眩，舌淡少苔，
脉沉细。治宜补益气血。

（1）养血补心枣仁汤　酸枣仁30克、白芍药
10克、全当归10克、川芎15克、生地黄30克、远
志10克、女贞子10克、墨旱莲10克、黄芪30克、
白术10克、沙参10克、何首乌10克、五味子10
克、煅龙骨30克、牡蛎30克、苦参15克、威灵仙
15克。〔见906页8.翟玉珍等分2型（1）〕

（2）参苓白术散方合四物汤加味　蜈蚣5克、
全蝎5克、白术10克、党参10克、当归10克、白
芍10克、川芎10克、熟地黄10克、陈皮10克、茯
苓10克、山药10克、薏苡仁10克、黄芪40克、甘
草6克。随症加减：阴虚者，加龟甲20克、知母

10克、石斛10克；阳虚者，加制附子10克、杜仲
10克、怀牛膝10克。每日1剂，水煎服。30天为
1疗程，共治疗2疗程。临床观察：丰哲副教授在
三阶梯止痛方法基础上加服中药治疗，对骨转移
癌有较好的疗效，尤其对疼痛疗效显著。③

（3）八珍汤加减　太子参15克、生白术15
克、生黄芪15克、云茯苓12克、女贞子15克、墨
旱莲15克、枸杞子12克、鸡血藤15克、当归10
克、白芍药12克。同时加入强筋壮骨之药，如：续
断12克、杜仲12克、补骨脂9克；解毒抗癌中药
如：白花蛇舌草15克、龙葵15克。随症加减：疼
痛明显者，加炒延胡9克、徐长卿15克、全蝎10
克、蜈蚣3条；睡眠差者，加夜交藤24克、合欢皮
24克；纳差、恶心者，加竹茹9克、制半夏12克、炙
鸡内金9克。〔见906页10.丁言琳等分2型（2）〕

5. 寒痰瘀滞　症见疼痛多昼轻夜重，阴雨天
加重，肿块皮色无异，漫肿无头，舌多淡紫或有瘀
斑瘀点。治宜温阳养血、散寒祛痰。

（1）阳和汤加味　熟地黄30克、肉桂9克、麻
黄9克、鹿角胶10克、姜炭9克、白芥子10克、生
甘草6克、补骨脂20克、骨碎补15克、全蝎9克、
蜈蚣2条、细辛6克。随症加减：颈椎转移痛者，
加葛根9克；脊柱转移痛者，加金毛狗脊15克、杜
仲15克；肋骨转移痛者，加柴胡12克；上肢转移
痛者，加桂枝9克；下肢转移痛者，加怀牛膝12
克。配合唑来膦酸4毫克加入生理盐水50毫升
静脉滴注，滴注时间应不少于15分钟，每月给药1
次。临床观察：蔡亚丽以此方配合唑来膦酸治疗
骨转移癌性疼痛40例，完全缓解21例，部分缓解
17，无效2例，总有效率95%。④

（2）骨肿瘤方3　制南星20克、法半夏15
克、补骨脂15克、淫羊藿20克、全蝎8克、地龙30
克、炒延胡索30克、生姜10克、川芎20克、当归
尾20克。补肾散寒，祛痰通络止痛。配合艾本针
剂3毫克加入生理盐水500毫升缓慢静滴3小时

①　吴秀玲. 独活桑寄生汤治疗肿瘤骨转移［J］. 现代中西医结合杂志，2008，17（8）：1164－1165.
②　张若楠，等. 王三虎应用《千金方》治疗癌症经验［J］. 中医杂志，2004，45（3）：176－177.
③　丰哲，等. 中医药治疗转移性骨肿瘤疼痛30例疗效观察［J］. 新中医，2006，38（1）：36－37.
④　蔡亚丽. 中西医结合治疗骨转移癌性疼痛80例［J］. 山东中医杂志，2010，29（8）：555－556.

以上,连用 3 个月为 1 个疗程。临床观察:治疗肺癌骨转移患者 30 例,能增强止痛效果,并能延长见效时间。①

(3)阳和汤加味 熟地黄 30 克、黄芪 30 克、鹿角胶(烊化)15 克、续断 15 克、炮姜 12 克、桂枝 12 克、肉桂 6 克、制乳香 6 克、大黄(后下)6 克、制没药 6 克、麻黄 5 克、白芥子 2 克、蜈蚣 3 条、全蝎 9 克、狗脊 20 克、骨碎补 20 克。配合云克静滴液干品 100 毫升+250 毫升或 500 毫升生理盐水,静脉缓慢滴注 3～4 小时。临床观察:王云启以此方配合云克治疗骨转移癌 30 例,显效 13 例,有效 14 例,无效 3 例,总有效率 90.0％。②

(4)阳和汤加减 熟地黄 30 克、山慈菇 30 克、麻黄 1.5 克、白芥子 6 克、肉桂 3 克、生甘草 3 克、炮姜 1.5 克、鹿角胶 10 克、补骨脂 20 克、路路通 10 克、威灵仙 30 克、透骨草 15 克、草乌 2 克。〔见 906 页 9. 李大鹏分 4 型(1)〕

(5)化岩胶囊 黄芪、白术、补骨脂、淫羊藿、当归、白芍、大黄、南星、莪术、郁金。经现代中药提取制成胶囊,1 粒相当于 12 克生药,每粒 0.5 克,每日 2 次,每次 5 粒。(河南省洛阳正骨医院院内制剂)配合化疗治疗,适当时机行瘤体切除术或截肢术。临床观察:古建立等以此方治疗骨肉瘤 27 例,可缓解疼痛,对提高生活质量、患者生存率有显著作用。③

(6)阳和汤加减 熟地黄 30 克、白芥子 12 克、蜈蚣(研冲)2 条、生黄芪 20 克、全蝎 5 克、炙甘草 5 克、露蜂房 15 克、白花蛇舌草 15 克、半枝莲 15 克、桂枝 10 克、茯苓 10 克、当归 10 克、细辛 3 克。临床观察:彭江宁治疗骨癌疼痛,只要无热象,均用阳和汤剂,多有效验。④

(7)加减阳和汤 熟地黄 30 克、白芥子 12 克、鹿角胶(冲服)15 克、白花蛇舌草 40 克、半枝莲

30 克、骨碎补 15 克、补骨脂 20 克、白芍 20 克、半夏 9 克、川贝母 9 克、当归 12 克、桂枝 6 克、细辛 60 克、全蝎(冲服)9 克、蜈蚣(研冲)2 条、甘草 6 克。随症加减:痛者,加鳖甲 12 克、红花 10 克,以增强破瘀活血之效。临床观察:顾振东以此方加减治疗 1 例肺癌骨转移患者,服用数 10 剂后,疼痛已基本好转,活动不受限,诸症好转,未服用镇痛剂。⑤

(8)阳和汤加减 熟地黄 30 克、鹿角胶 10 克、白芥子 10 克、桂枝 10 克、麻黄 6 克、补骨脂 24 克、骨碎补 24 克、白花蛇舌草 30 克、半枝莲 30 克、细辛 6 克、杭白芍 25 克、威灵仙 15 克、全蝎 6 克、蜈蚣(研末冲服)2 条、甘草 5 克。随症加减:患处微温者,去麻黄,加薏苡仁 30 克。临床观察:郑翠娥等以此方治疗骨肿瘤 40 例,疼痛消失 26 例,症状明显减轻 10 例,无效 4 例,总有效率为 90％。病灶未见扩大及转移 23 例。⑥

(9)阳和汤加味 熟地黄 30 克、山慈菇 30 克、鹿角胶(烊化)10 克、白芥子 10 克、桂枝 10 克、乳香 10 克、没药 10 克、炮干姜 6 克、麻黄 6 克、全蝎 6 克、甘草 6 克。临床观察:黄立中等运用此方治疗骨转移癌疼痛 63 例,7 天总有效率达 84.1％。⑦

(10)骨肿瘤方 4 制附子 6 克、干姜 9 克、白术 12 克、苍术 12 克、茯苓 15 克、猪苓 15 克、薏苡仁 30 克、补骨脂 12 克、淫羊藿 12 克、三七粉 3 克。每日 1 剂,水煎服。〔见 907 页 12. 孙宛峰等分 3 型(3)〕

(11)阳和汤、八味丸、二陈汤加减 熟地黄 15 克、附子 15～30 克、茯苓 20 克、泽泻 20 克、鹿角胶(化冲)15 克、生南星 15 克、赤芍 20 克、白花草蛇舌 10 克、黄芪 30 克、半夏 15 克、猪苓 15 克。随症加减:腰痛者,去附子、南星,加重滋养肝肾补气血之品。水煎服。〔见 908 页 17. 于庆元分 3 型(2)〕

① 郑剑霄,等. 骨痛方配合艾本治疗肺癌骨转移的疗效观察[J]. 辽宁中医杂志,2008,35(2):219－220.
② 王云启. 阳和汤加味合云克治疗骨转移癌 30 例临床观察:附单用云克治疗 30 例对照[J]. 浙江中医杂志,2005,40(1):16－17.
③ 古建立,等. 化岩胶囊治疗骨肉瘤 27 例[J]. 陕西中医,2002,23(12):1081－1082.
④ 彭江宁. 阳和汤临床运用举隅[J]. 湖北中医杂志,2002,24(10):37.
⑤ 周晓园,等. 顾振东治疗肿瘤的经验(续)[J]. 中医杂志,1999,40(11):660－662.
⑥ 郑翠娥,等. 阳和汤加减治疗骨肿瘤[J]. 山东中医杂志,1998,17(2):62.
⑦ 黄立中,等. 阳和汤加味治疗骨转移癌疼痛 63 例[J]. 湖南中医学院学报,1997,17(1):20－21.

（12）阳和汤加味方 熟地黄 30 克、白芥子（炒研）5 克、鹿角胶 9 克、炮姜 1.5 克、麻黄 1.5 克、肉桂 3 克、生甘草 3 克、酒炒当归 12 克、炮甲片 9 克、陈皮 6 克、醋炒延胡索 12 克。临床观察：庄芝华以此方合用小金丹配合灸疗治疗 1 例右髂骨溶骨肉瘤患者，经治疗后疼痛逐渐缓解，每年摄片复查肿瘤向好转化，随访进 9 年，患者健康状况良好。①

（13）阳和汤加减 忍冬藤 60 克、熟地黄 30 克、麻黄 0.5 克、炮姜 0.5 克、鹿角胶 6 克、白芥子 6 克、桂心 3 克。水煎服。同时服用犀黄丸，每服 3 克，早晚 2 次。另外敷回阳散（方药见五、未手术单独用方 9）。临床观察：邹蔺生用内服联合外敷治疗 1 例右肱骨上端骨肉瘤，治疗 1 周后疼痛减轻，1 月后肿块及疼痛均完全消失，活动如常，复查证明已痊愈。②

6. 肾虚瘀毒 症见骨痛，腰膝酸软疼痛，精神欠佳，表情痛苦，消瘦乏力，胸闷气短，不欲饮食，脉沉细弦，舌质暗苔白腻。治宜补肾壮骨、活血化瘀，解毒止痛。

（1）骨肿瘤方 5 太子参 20 克、麦冬 20 克、黄精 20 克、薏苡仁 20 克、七叶一枝花 20 克、补骨脂 15 克、骨碎补 15 克、杜仲 15 克、仙茅 15 克、桃仁 10 克、甲片 10 克、延胡索 12 克、白花蛇舌草 25 克、黄芪 30 克、甘草 5 克。配合唑来膦酸 4 毫克加入生理盐水 100 毫升中缓慢静脉滴注，滴注时间大于 15 分钟，连续用药 2 天，以后每 4 周重复用药 1 次。临床观察：童林萍等运用此方结合唑来膦酸治疗肺癌晚期骨转移性疼痛 36 例，完全缓解 10 例，部分缓解 21 例，无效 5 例，总有效率 86.11%。③

（2）贺建华经验方 黄芪 30 克、熟地黄 20 克、补骨脂 10 克、透骨草 15 克、桃仁 10 克、甘草 9 克、骨碎补 15 克、鸡血藤 15 克、川牛膝 12 克、土鳖虫 10 克、延胡索 12 克、白花蛇舌草 25 克、薏苡仁 20 克、淫羊藿 10 克、白芍 15 克、杜仲 12 克。随症加减：颈椎转移者，加葛根 15 克，脊椎转移者，加狗脊 20 克，肋骨转移者，加柴胡 10 克，上肢骨转移者，加桂枝 15 克，下肢骨转移者，加怀牛膝 15 克。配合唑来膦酸 4 毫克加入生理盐水 100 毫升中缓慢静脉滴注，连续用药 2～3 天，以后每 4 周重复用药 1 次。临床观察：贺建华以此方联合唑来膦酸治疗恶性肿瘤骨转移性疼痛 28 例，完全缓解 20 例，部分缓解 6 例，无效 2 例，总有效率 92.9%。④

（3）贺冬林经验方 黄芪 30 克、补骨脂 30 克、熟地黄 20 克、山药 20 克、薏苡仁 20 克、当归 15 克、白芍 15 克、海藻 15 克、昆布 15 克、鸡血藤 15 克、川芎 12 克、桃仁 12 克、红花 12 克、牛膝 12 克、延胡索 12 克、甘草 9 克。同时予以唑来膦酸 4 毫克加入生理盐水 100 毫升静滴，时间大于 15 分钟，以后每个月 1 次。临床观察：贺冬林以此方联合唑来膦酸治疗恶性肿瘤骨转移 20 例，完全缓解 6 例，部分缓解 7 例，轻度缓解 2 例，无效 5 例，总有效率 75%。⑤

（4）骨肿瘤方 6 怀牛膝 15 克、熟地黄 30 克、杜仲 15 克、续断 15 克、桑寄生 15 克、白芍 40 克、片姜黄 15 克、三七粉（冲服）6 克、白芥子 15 克、生牡蛎 30 克、浙贝母 15 克、皂角刺 15 克、寻骨风 10 克、透骨草 10 克。随症加减：阳虚症者，加鹿角胶、补骨脂养血助阳，生精补髓；大便干者，加全瓜蒌、枳壳润肠理气通便；大便稀者，加炒山药、炒薏苡仁健脾止泻；纳差者，加炒神曲、炒山楂健脾消食化积；乏力、倦怠者，加太子参、茯苓、黄芪益气补虚；饮食正常者，加山慈菇等加强散结抗癌作用。临床观察：王祥麒以此方治疗恶性肿瘤骨转移 35 例，止痛作用见效快，疼痛缓解程度高，能明显改善恶性肿瘤骨转移患者的生活质量，能明显控制骨转移进展，并促进骨转移灶恢复。⑥

① 庄芝华. 辨证治疗骨肿瘤一例[J]. 上海中医药杂志,1985(4)：23.
② 王永安,等. 中医治疗肱骨上端骨肉瘤一例报告[J]. 山东医刊,1960(10)：19.
③ 童林萍,等. 中西医结合治疗肺癌晚期转移性疼痛 36 例疗效观察[J]. 浙江中医杂志,2013,48(6)：418.
④ 贺建华. 中西医结合治疗恶性肿瘤骨转移性疼痛 28 例[J]. 中国中医药现代远程教育,2012,10(9)：47-48.
⑤ 贺冬林. 中西医结合治疗恶性肿瘤骨转移临床疗效观察[J]. 北方药学,2012,9(7)：93.
⑥ 王祥麒,等. 益肾化痰法治疗恶性肿瘤骨转移 35 例临床研究[J]. 中医药信息,2011,28(4)：105-107.

（5）壮骨止痛散　补骨脂 15 克、骨碎补 15 克、甲片 5 克、桑寄生 15 克、威灵仙 30 克、当归 10 克、熟地黄 15 克、酒白芍 15 克、延胡索 15 克、三七粉（冲服）6 克、黄芪 15 克、党参 15 克、白术 10 克、制南星 10 克、蜈蚣 2 条、制地龙 15 克、全蝎 5 克、陈皮 10 克。同时按 WHO 推荐的三阶梯止痛药物使用方法：Ⅰ级口服阿司匹林，每日 4 次，每次 0.3 克；Ⅱ级口服曲马多胶囊，每日 4 次，每次 50 毫克；Ⅲ级口服哌替啶片，每日 4 次，每次 50 毫克。临床观察：柳景红等用此方能加强西药的止痛效果，并减轻其不良反应，因而显示出较好的临床疗效。[1]

（6）壮骨止痛散　当归 12 克、熟地黄 15 克、桑寄生 15 克、甲片 15 克、补骨脂 15 克、骨碎补 15 克、酒白芍 15 克、延胡索 15 克、三七粉（冲服）6 克、莪术 10 克、制南星 10 克、蜈蚣 2 条、制地龙 15 克、全蝎 5 克、陈皮 10 克。补肾生髓，强筋壮骨，通筋活血，散结通络。配合 WHO 推荐的三阶梯止痛药物。临床观察：曹建雄等运用壮骨止痛散治疗骨转移性癌痛 41 例，完全缓解 19 例，部分缓解 13 例，轻度缓解 8 例，无效 1 例，总有效率 97.56％。能加强西药的止痛效果，并减轻其副作用。[2]

（7）四骨一铜汤　骨碎补 15 克、寻骨风 15 克、透骨草 15 克、自然铜 15 克、补骨脂 10 克、熟地黄 10 克、炙鳖甲 10 克、干蟾皮 10 克、生黄芪 30 克、绞股蓝 30 克、白花蛇舌草 30 克、石见穿 30 克、甲片 6 克、蜈蚣 3 条。随症加减：脾气虚弱（或消化道肿瘤转移）者，加太子参 15 克、炒白术 15 克、茯苓 30 克；肺肾阴虚（或呼吸、生殖系统肿瘤转移）者，加北沙参 15 克、女贞子 15 克、墨旱莲 15 克；邪毒炽盛者，加半枝莲 30 克、七叶一枝花 30 克。临床观察：方秀兰以此方治疗转移性骨肿瘤 56 例，显效 12 例，有效 27 例，无效 17 例，总有效率 69.6％。[3]

（8）骨肿瘤方 7　生黄芪 15 克、太子参 10

克、骨碎补 15 克、补骨脂 10 克、淫羊藿 10 克、杜仲 12 克、续断 15 克、制附子（先煎）5 克、焦三仙 10 克、茯苓 12 克、山茱萸 10 克、土鳖虫 10 克、乳香 10 克、没药 10 克、延胡索 12 克、白花蛇舌草 10 克、伸筋草 18 克、透骨草 15 克、炙甘草 3 克。每日 1 剂，水煎服，连用 30 天。配合博宁治疗：首次剂量 60 毫克，缓慢滴注 5～8 小时。视止痛效果，半月后追加 30 毫克或不追加。1 个月后可视情况重复使用。一般总用量为 90～180 毫克。临床观察：洪永贵等以此方结合博宁治疗恶性肿瘤骨转移 17 例，止痛显效率为 52.9％，总有效率为 94.1％；活动能力改善显效率为 41.2％，总有效率为 94.1％；骨转移灶有效率为 29.4％。[4]

（9）骨肿瘤方 8　补骨脂 30 克、何首乌 30 克、瓦楞子 30 克、鹿角霜 30 克、郁金 30 克、土贝母 30 克、露蜂房 30 克、蜈蚣 2 条、没药 10 克、山慈菇 15 克、莪术 10 克、甘草 3 克。同时服用平消片 8 片，每日 3 次。临床观察：吴一纯以此方加减治疗 1 例骨巨细胞瘤术后肺转移患者，连服 5 个月后胸痛消失，咯痰减少。继服平消片为主治疗 6 年余，复诊症状消失，胸片示：右肺原肿瘤阴影基本消散。[5]

7. 邱幸凡分 2 型

（1）肾阳虚衰，气血两亏　症见面色㿠白，形体羸弱，大肉䐃破，下肢不能活动，足趾亦不能屈伸；二便癃闭；纳少，骨疼痛，下肢厥冷、麻木；舌紫暗，苔黄厚，脉细。治宜补肾温阳，益气养血，兼化瘀通络、清热解毒（以补为主）。方用骨肿瘤方 9：熟地黄 20 克、山茱萸 15 克、制附子 15 克、肉桂 10 克、当归 15 克、生晒参 15 克、知母 15 克、黄柏 13 克、土鳖虫 10 克、蜈蚣 2 条、龙葵 30 克、白花蛇舌草 30 克。

（2）瘀血热毒痹阻络脉　治宜化瘀通络、攻毒消瘤，兼以益气养血，攻补兼施（以攻为主）。方用抵挡汤化裁：生晒参 10 克、黄芪 30 克、当归 15

① 柳景红,等. 补肾健脾、祛瘀化痰法治疗恶性肿瘤骨转移癌痛 52 例临床观察[J]. 中国中医药信息杂志,2007,14(8)：75-76.
② 曹建雄,等. 壮骨止痛散治疗骨转移癌痛疗效观察[J]. 中国中医急症,2005,14(5)：425-426.
③ 方秀兰. 四骨一铜汤治疗转移性骨肿瘤 56 例[J]. 浙江中医杂志,2004,39(6)：249.
④ 洪永贵,等. 中药结合博宁治疗恶性肿瘤骨转移 17 例[J]. 河南中医药学刊,2000,15(1)：59-60.
⑤ 汤云龙,等. 吴一纯教授治愈肿瘤验案举隅[J]. 实用中医内科杂志,1992,6(4)：1-2.

克、桃仁16克、水蛭10克、土鳖虫10克、甲片10克、制莪术30克、鳖甲20克、枳实20克、龙葵30克、三七粉(分冲)6克、生大黄6克。[1]

8.翟玉珍等分2型

(1)气血不足　症见因疼痛而夜卧不安、睡眠差、不思饮食、心气浮躁。治宜益气养血、宁心安神。方用养血补心枣仁汤〔方药见902页辨证施治4.(1)〕。服用10剂,第10剂后第11天输入博宁90毫克,以5%葡萄糖注射液500毫升稀释,静脉滴注,滴注时间2～4小时。

(2)肝肾不足　症见神疲乏力、体虚多汗、骨软筋疲。治宜培肾添精、生血养髓。方用养髓汤。〔方药见902页辨证施治3.(3)〕服用10剂。21天为一周期。[2]

9.李大鹏分4型

(1)阴寒凝滞　症见酸楚轻痛,局部可有肿块,皮色不变,遇寒加重,压痛不著,甚至不痛,病程较长,舌淡,脉细沉迟。治宜温阳开凝、通络化滞。方用阳和汤加减〔方药见903页辨证施治5.(4)〕。肿瘤局部可外敷阳和解凝膏、鲜商陆、麝香回阳膏等,尚可配合小金丹、犀黄丸内服。

(2)毒热蕴结　症见疼痛加重,刺痛灼痛,皮色紫暗,肢体活动障碍,有时伴有发热,大便干,舌黯红有瘀点,脉细数或弦数。治宜清热解毒、化瘀散结。方用清毒化瘀汤加减。〔方药见901页辨证施治2.(1)〕

(3)肾虚火郁　症见局部肿块肿胀疼痛,皮色暗红,疼痛难忍,朝轻暮重,身热口干,咳嗽,贫血消瘦,行走不便,全身衰弱,舌暗唇淡,苔少或干黑,脉沉弦。治宜滋肾填髓、降火解毒。方用骨肿瘤方10:生地黄20克、女贞子30克、黄柏10克、知母10克、当归15克、山茱萸15克、牡丹皮10克、骨碎补15克、补骨脂15克、透骨草15克、续断15克、肿节风30克、寻骨风15克。

(4)气滞血瘀　症见情志不舒,喜叹息,局部

刺痛或痛处游走不定,可有口干,舌暗苔白或黄,脉弦涩。治宜疏肝理气、祛瘀通络。方用身痛逐瘀汤加减。〔方药见901页辨证施治1.(6)〕[3]

10.丁言琳等分2型

(1)肝肾阴虚证　治宜滋补肝肾。方用六味地黄汤加减:生地黄12克、淮山药12克、山茱萸10克、牡丹皮9克、云茯苓12克、泽泻12克、女贞子15克、墨旱莲15克、枸杞子12克。同时加入强筋壮骨之药,如:续断12克、杜仲12克、补骨脂9克;解毒抗癌中药,如:白花蛇舌草15克、龙葵15克。随症加减:疼痛明显者,加炒延胡9克、徐长卿15克、全蝎10克、蜈蚣3条;睡眠差者,加夜交藤24克、合欢皮24克;纳差、恶心者,加竹茹9克、制半夏12克、炙鸡内金9克。

(2)气血两虚证　治宜补气生血。方用八珍汤。〔方药见902页辨证施治4.(3)〕[4]

11.易凡等分3型

(1)肝郁脾虚血瘀型　症见身体某一部位骨组织持续性疼痛或压痛,常见有胸背掣痛或下肢骨钝痛,情志不畅,头目眩晕,口燥咽干,神疲食少,舌淡红,苔薄白,脉弦缓。治宜疏肝活血健脾、理气止痛。方用逍遥散加减:当归15克、白芍15克、柴胡15克、茯苓10克、白术10克、莪术10克、石斛10克、三七(研冲)10克、黄芪20克、炙甘草6克。随症加减:郁热者,加牡丹皮10克、栀子10克;白细胞减少者,加熟地黄30克;痛较甚者,去白术,加制香附10克、延胡索10克、藏红花(另煎兑)0.3克。每日1剂,水煎服。

(2)气滞痰凝血瘀型　症见颈部缺盆处复发包块,锁骨或肩胛骨等骨组织有疼痛或压痛,胸闷呕恶,咳嗽咯痰黏稠,舌质黯,边有齿印,苔腻,脉弦滑。治宜祛瘀散结、理气化瘀止痛。方用骨肿瘤方11:法半夏10克、青皮10克、浙贝母10克、夏枯草10克、干蟾皮3克、白术10克、莪术10克、郁金10克、三七(研冲)10克、甘草5克。随症

[1]　邱幸凡.前列腺癌多发骨转移并下肢瘫痪治验1则[J].上海中医药杂志,2008,42(9):14-15.
[2]　翟玉珍,等.中西医结合治疗恶性肿瘤骨转移的临床观察[J].白求恩军医学院学报,2007,5(4):238-239.
[3]　陶岚,李大鹏.癌性骨痛辨治体会[J].山东中医杂志,2004,23(9):536-537.
[4]　丁言琳,等.中药配合放射性核素治疗转移性骨肿瘤疗效观察[J].上海中医药杂志,2004,38(5):8-9.

加减:脾虚纳少者,加薏苡仁20克、谷芽10克;疼痛较甚者,加制香附10克、延胡索10克,麝香(兑服)0.2克。每日1剂,水煎服。另服用湖南中医肿瘤医院研制的癌定片(由斑蝥、马钱子、水蛭、蟾酥、鳖甲、黄芪、人参等药组成,具有扶正抗癌、活血止痛的功效)。每日3次,每次3片。

(3)肝肾不足血瘀型 症见腰椎骨及全身多处骨部位疼痛或压痛,头目晕眩,耳鸣,形体消瘦。口舌干燥,舌质黯红、苔少,脉细数。治宜补益肝肾、活血止痛。方用六味地黄汤加减:熟地黄15克、淮山药15克、山茱萸15克、枸杞子15克、杜仲15克、牛膝15克、菟丝子10克、莪术10克、三七(研冲)10克、延胡索10克、干蟾皮3克。随症加减:疼痛较剧者加蜈蚣2条、全蝎4.5克、藏红花(另煎兑)0.3克。每日1剂,水煎服。另服用湖南中医肿瘤医院研制的癌定片(由斑蝥、马钱子、水蛭、蟾酥、鳖甲、黄芪、人参等药组成,具有扶正抗癌、活血止痛的功效)。每日3次,每次3片。[1]

12. 孙宛峰等分3型

(1)阳虚型 症见局部疼痛,时轻时重,入夜尤甚,全身羸瘦,恶寒喜暖,四肢不温,舌质淡黯,脉沉细无力。治宜温肾助阳、通瘀止痛。方用骨肿瘤方12:制附子9克、细辛9克、补骨脂12克、淫羊藿12克、黄芪24克、当归12克、川芎12克、怀牛膝15克、制乳没各6克、甘草6克、三七粉3克。每日1剂,水煎服。同时外敷消瘤止痛膏(方药见920页经验方六、转移后用方42)。

(2)血瘀型 症见局部疼痛如针刺刀割,按之痛甚,皮肤紫暗,舌质瘀黯或有瘀斑,脉细涩。治宜益气养血、化瘀通络止痛。〔方药见901页辨证施治1.(8)〕同时外敷消瘤止痛膏(方药见920页经验方六、转移后用方42.)。

(3)痰湿型 症见疼痛日久,绵绵不止,四肢肿胀或伴有胸腹水,舌质淡,苔白厚腻,脉濡细。治宜温阳除湿、化痰通络止痛。〔方药见903页辨证施治5.(10)〕同时外敷消瘤止痛膏(方药见920

页经验方六、转移后用方42.)。[2]

13. 刘家祺等分2型

(1)止呕开胃、升血保肝方 橘皮10克、竹茹10克、姜半夏10克、白豆蔻10克、生黄芪30克、太子参30克、女贞子15克、枸杞子15克、菟丝子15克、茵陈15克。随症加减:呕吐特别重者,加沉香粉(分冲)3克。每日1剂,水煎,早晚分2次口服。临床观察:在顺铂化疗时使用,治疗因顺铂引起的剧烈呕吐,同时有明显的保肝疗效。

(2)清热凉血、升血保肝方 生石膏30~60克、知母15克、玄参15克、生地黄15克、麦冬15克、赤芍15克、牡丹皮15克、生黄芪3克、太子参30克、枸杞子15克、女贞子15克、墨旱莲15~30克、清半夏10克、茵陈15克。随症加减:皮疹特别重者,加水牛角粉(分冲)15~30克。每日1剂,水煎,早晚分2次口服。在甲氨蝶呤、长春新碱化疗时使用,治疗因甲氨蝶呤引发的皮疹、发热、口腔溃疡、咽干痛、鼻衄等内热、血热反应,同时有明显的保肝疗效。[3]

14. 戴求义分3型

(1)热毒瘀结 症见患者处于瘫痪状态,疼痛难忍,面色苍白,形体消瘦,精神萎靡不振。骨肿块隆起,皮肤灼热,脉沉细数,舌红苔黄。治宜清热解毒、软坚散瘀。方用骨肿瘤方13:喜树菌10克、猪殃殃12克、骨碎补15克、地骨皮12克、半枝莲15克、夏枯草12克、甲片10克、虎骨3克、青蒿10克、续断10克、川芎10克、桂枝6克、木瓜10克、伸筋10克、银柴胡10克、甘草10克、当归10克、白花蛇舌草15克、秦艽10克、天丁10克。外敷药膏(方药见912页经验方五、未手术,单独用方2)。随症加减:肿块由硬变软,瘫痪状态消除者,加大血藤、杜仲各12克,并狗后腿骨一具,干燥研粉米酒冲服。

(2)正虚邪毒犯骨 症见体温正常,患肢行走较前方便,瘤体逐渐缩小,已萎缩的肢体肌肉出现生机,脉沉缓,舌质淡红苔薄。治宜扶正祛邪、

① 易凡,等. 辨证治疗鼻咽癌放疗后骨转移76例临床观察[J]. 湖南中医杂志,1996,12(2):11-12.
② 孙宛峰,等. 辨证治疗癌症骨转移疼痛21例报告[J]. 中国正骨,1993,5(4):23-24.
③ 刘家祺,等. 中药配合化疗治疗32例术后成骨肉瘤的临床观察[J]. 中国中西医结合杂志,1993,13(3):150-152.

表里皆治。方用骨肿瘤方14：寻骨风10克、地骨皮12克、虎骨3克、甘草10克、牛膝10克、柴胡10克、伸筋10克、续断10克、杜仲12克、当归12克、骨碎补15克、三七3克、太子参10克、甲片10克、川芎12克、青蒿10克、木瓜10克、银柴胡10克、秦艽10克、白花蛇舌草15克。外敷药膏（方药见912页经验方五、未手术，单独用方2）。

（3）气血亏虚，余毒残留　症见瘤体基本消失，患肢活动感到轻快，精神有时疲乏。治宜清除余毒、调和气血、强身壮骨。方用骨肿瘤方15：白芍12克、黄芪12克、党参10克、枸杞子12克、三七3克、大血藤12克、杜仲12克、茯苓15克、熟地黄15克、续断10克、当归10克、桑枝12克、白英10克、龙葵12克、夏枯草12克、生地黄12克。①

15. 刘和强分2型

（1）阴虚夹湿热，癌毒入络至骨　胃癌术后骨转移，症见腰臀、双侧大腿、右膝关节红肿热痛，口干苦，午后低热，纳差，舌红剥苔，脉细弱。方用骨肿瘤方16：海桐皮15克、川木瓜15克、黄芪15克、土地骨30克、怀牛膝30克、穿破石30克、薏苡仁30克、黄柏10克、苍术10克、蕲蛇10克、白芍45克、田三七末（冲服）3克。随症加减：酌加防己、知母、秦艽、宽筋藤；加用药散（方药见920页经验方六、转移后用方44）。

（2）肾虚癌毒入络　症见体温恢复正常，腰臀部疼痛消失，右膝关节热红消失。治宜养血益肾解毒通络。方用骨肿瘤方17：半枝莲30克、穿破石30克、鸡血藤30克、薏苡仁30克、桑寄生20克、黄芪15克、七叶一枝花15克、七叶莲15克、骨碎补15克、白芍15克、蕲蛇10克。隔天1剂。加用药散（方药见920页经验方六、转移后用方44）。②

16. 贺清义等分2型

（1）寒湿瘀阻　症见营养差，恶液质，呈痛苦面容，肢体伸直呈被动体位，臀部及下肢肌肉萎缩，局部肿胀，皮肤紧张发亮，舌淡、苔白腻，脉细

涩略数。治宜益气温经、行瘀利窍。方用酒煎汤加味：黄芪（盐水拌炒）10克、当归10克、生地黄10克、土鳖虫10克、血竭10克、连翘6克、木瓜6克、牛蒡子6克、柴胡3克、羌活3克、肉桂3克、黄柏3克、升麻3克、甘草3克。白酒为引，每日1剂。外用荞面、葱白各半，捣粘敷患处。

（2）肾虚瘀阻　症见治疗后疼痛消失，右下肢可轻微活动，肿瘤缩小不明显。治宜滋补肾阴、活血散坚。方用调元肾气丸：鹿角胶120克、酒熟地黄120克、山萸60克、山药60克、牡丹皮60克、茯苓60克、泽泻30克、麦冬30克、人参30克、当归30克、龙骨30克、地骨皮30克、知母（童便炒）30克、海藻30克、土鳖虫30克、血竭30克、砂仁10克、木香10克、猪苓40克、黄柏（盐水炒）15克。共研细末，蜜丸重12克，早晚各1丸。外用太乙紫金锭。（方药见912页经验方五、未手术，单独用方3)③

17. 于庆元分3型

（1）瘀热蕴结型实证　症见局部见硬性肿物，针刺样疼痛，频作难忍，皮温热手，静脉怒张，足背浮肿，指压凹陷，舌质红绛，舌边尖有瘀点，苔黄燥，脉弦数。治宜清泄热毒、通散瘀结、软坚抗癌，佐以滋养肝肾之品。方用六味地黄丸加解毒活血汤：生地黄20克、牡丹皮30克、白花蛇舌草100克、白芍40克、金银花30克、连翘20克、猪苓20克、土茯苓20克、苦参20克、川牛膝20克、黄芪30克、鳖甲15克。水煎服。随症加减：症势加剧，局部肿胀增大，皮表灼手，疼痛更剧如刀割样，另加服抗癌一号散（方药见913页经验方五、未手术，单独用方4.）。

（2）寒痰内凝型阳虚证　症见面色苍白，畏寒懒言，呻吟，无力，胸背痛，气短，咳嗽无痰。颈双侧淋巴结肿大如鸟卵大小，溲清便溏，脉沉细，舌质淡红，苔薄白。治宜温补肾阳化痰解毒。方用阳和汤、八味丸、二陈汤加减〔方药见903页辨证施治5.(11)〕，另加抗癌一号散（方药见913页

①　戴求义. 骨巨细胞瘤[J]. 湖南中医杂志,1993,9(2)：38.
②　刘和强. 中药治疗晚期胃癌一例报告[J]. 新中医,1992,24(3)：43.
③　贺清义,等. 溶骨肉瘤治验[J]. 陕西中医,1992,13(2)：74－75.

经验方五、未手术，单独用方4.）。

（3）肝肾气阴亏损型邪实证　症见身体瘦弱、营养欠佳，局部肢瘤体部位疼痛难忍，头晕、乏力，唯颧骨赤色，腰酸多汗，手足心热，纳少、口干，舌质绛红，苔薄，脉沉涩，局部见肿大淋巴结，质地坚硬，不活动，瘤体局部针刺样疼痛，皮温灼手。治宜益气养阴、滋补肝肾、化瘀通络、软坚解毒。方用六味地黄丸加二陈汤化裁：生地黄 20 克、熟地黄 20 克、鳖甲 16 克、茯苓 20 克、泽泻 20 克、牡丹皮 30 克、白芍 50 克、沙参 30 克、山茱萸 15 克、生南星 20 克、半夏 15 克、太子参 15 克、白花蛇舌草 80 克、陈皮 15 克。水煎服，另加服抗癌一号散（方药见 913 页经验方五、未手术，单独用方4.）。注意事项：生南星有毒，须在医生指导下使用。[1]

18. 朱湘洲分 2 型

（1）毒热蕴结，气滞血瘀　症见重病容，面色黑黄，体质差，头不能转动，只能躺卧，局部有一儿头大肿块，质硬，表面为灰紫色，局部温度比其他处略高，触之有乒乓球感，瘤体静脉充盈，有压痛，伴口苦，纳差，尿黄，大便干，脉弦数，舌质略带紫红、苔黄薄。治宜清热解毒、活血化瘀。方用骨肿瘤方18：赤芍 30 克、乳香、没药各 10 克、土鳖虫 5 克、当归 30 克、牛膝 15 克、三棱 10 克、莪术 10 克、天花粉 30 克、紫草 30 个、七叶一枝花 15 克、知母 10 克、肿节风 60 克、女贞子 60 克、黄芪 30 克。另由病家自采鲜药煎水当茶喝：龙葵 100 克、半枝莲 100 克、野葡萄藤 100 克、凤尾草 100 克、喜树根或子 50 克。另外以薏苡仁 50 克、红枣 5 个、核桃仁 5 个、竹叶一把、红糖 30 克，煮熟当点心吃。

（2）肾精亏虚　症见服上药后病情明显好转，肿瘤已控制不再增长，精神食欲均转佳，能下床活动。治宜滋肾填髓。方用骨肿瘤方19：女贞子 60 克、山茱萸 15 克、生地黄 30 克、山药 30 克、茯苓 15 克、知母 10 克、黄柏 10 克、肿节风 60 克、

七叶一枝花 15 克、黄芪 30 克、骨碎补 30 克、续断 30 克。另以鹿角 10 克、制马钱子 60 克、三七 10 克、乳香 15 克、没药 15 克、血竭 15 克、白药 2 瓶。将各药研粉和匀，瓶装服用，每日 3 次，每次 1 克口服。[2]

19. 龚志康等分 3 型

（1）痰热瘀滞　症见左膝红肿，疼痛较甚，不能入眠，壮热口渴，溲赤纳差，舌苔薄黄腻，质红，脉细数。治宜清热攻毒、豁痰消肿。〔方药见 901 页辨证施治 2.(2)〕

（2）胃气上逆　症见脘腹胀闷，呕吐频作，舌苔薄黄腻，脉细数。方用温胆汤加减：川连 3 克、姜半夏 9 克、厚朴 4.5 克、干姜 3 克、栀子 9 克、竹茹 6 克、炒薏苡仁 24 克、茯苓 12 克、黄芩 9 克。

（3）正虚癌毒　常见于截肢术、化疗后。治宜扶正祛邪。方用骨肿瘤方20：黄芪 15 克、南北沙参各 15 克、鹿衔草 30 克、白英 30 克、龙葵 12 克、土茯苓 30 克、露蜂房 15 克、木馒头 30 克、铁树叶 15 克、白花蛇舌草 30 克、凤尾草 30 克、小金丹 4 粒（分吞）。[3]

经 验 方

一、一般方（未明确是否与其他治疗合用方）

1. 参麦汤加减　人参 9 克、麦冬（带心）12 克、山药 18 克、半夏 6 克、牛蒡子（炒、捣）9 克、紫苏子（炒、捣）6 克、白芍 9 克、甘草 4.5 克。随症加减：食少、纳差、嗳气明显者，辅以健脾益气、和胃降逆法，加黄芪、白术、茯苓、当归等；腹泻者，可配合使用参苓白术散，同时静滴复方苦参注射液 12 毫升／日，以凉血解毒，散结止痛，缓解疼痛。肖健等以此方加减治疗经放疗、化疗、局部瘤体切除术，因疼痛、血液毒性反应明显等原因而进一步治疗的恶性骨肿瘤患者 11 例。可明显改善机体内环境，提高抗肿瘤能力，有效减轻放、化疗的不良

① 于庆元. 分型治疗恶性骨肿瘤经验[J]. 河北中医,1989,11(4)：27 - 28.
② 朱湘洲. 运用清热解毒法为主治疗肿瘤的体会[J]. 湖南中医学院学报,1988,8(4)：25 - 26.
③ 龚志康,等. 中药配合截肢术治愈骨肉瘤1例[J]. 上海中医药杂志,1982(11)：24.

反应,缓解疼痛,提高患者的生存质量,同时对肿瘤细胞的繁殖也有一定的抑制作用。①

2. 抗癌镇痛合剂　灵芝、白术、苏木、三棱、莪术、五加皮每方必用,根据癌痛轻重选全蝎、蜈蚣、地龙、僵蚕、牡蛎、酸枣仁中的2至6味,用量需根据患者体质及病情调整,1剂/天,分3次温服。郭振军运用此方治疗骨肿瘤疼痛67例,对癌痛有明显缓解作用,可改善患者生活质量,且对心肝肾无不良反应。②

3. 沙参麦冬汤加减　沙参30克、麦冬30克、玉竹20克、生甘草15克、天花粉15克、冬桑叶15克、扁豆15克。随症加减:气虚者,加黄芪、党参、白术;血瘀者,加丹参、芍药;睡眠欠佳者,加远志、合欢皮。施立奇等用此方配合泰勒宁(泰勒宁片美国马林克罗制药公司生产,进口药品号:BH20040079,分包装批准文号:国药准字J20040123)治疗恶性骨肿瘤20例,每次1片,口服,每天3次;若疼痛甚者,加量至每次2片,或每天4次;若疼痛减轻者则酌情减量。结果:镇痛效果明显,能够显著延长镇痛时间,减少泰勒宁用量,而使不良反应减少。③

4. 右归丸合桃红四物汤加减　制附子15克、肉桂(后下)1.5克、杜仲15克、菟丝子15克、枸杞子15克、鹿角霜15克、山茱萸15克、淮山药15克、熟地黄15克、当归12克、桃仁15克、红花6克。随症加减:疼痛剧烈者,加乳香、没药;胃纳差者,加白术、茯苓;并截瘫者,加地龙、全蝎。许少健等以此方治疗恶性骨肿瘤47例,完全缓解5例,部分缓解33例,轻度缓解6例,无效3例,总有效率80.8%。④

5. 抗癌镇痛膏　雄黄60克、明矾60克、青黛60克、皮硝60克、乳香60克、没药60克、冰片10克、血竭30克、蟾蜍30克。雄黄水飞,余药共研细末过100目筛,与雄黄混匀,用凡士林调和成膏

装瓶备用,避光保存,药与凡士林的调和比例为1∶1.5,夏季天热,药膏容易变稀,可适当加大药量。取棉布、塑料薄膜各1块,用缝纫机缝在一起制成敷料。用时剪取大于肿块面积周边2厘米的敷料将药膏摊于敷料上,药膏面积大于肿块面积周边1厘米,厚度约0.1~0.2厘米,敷于患处,周围用2厘米宽的胶布将敷料与皮肤贴合封闭。春秋冬季可使用3天,揭去膏药,用肥皂温水洗净残余药膏,休息12~24小时再贴第2贴,也可连续贴敷。夏季皮肤出汗较多,应适当减少敷贴时间,每贴可贴1~2天。汪慧珠、任汉阳等运用此方外敷治疗骨肿瘤疼痛24例。此药外敷,具有活血止痛、软坚消肿之功,无不良反应,不影响消化道功能,可以配合其他方法同时进行治疗。⑤

6. 仙鹤六味汤　仙鹤草、槟榔、制半夏、寻骨风、龙葵、甘草(偏于虚寒可用炙甘草,偏于实热须用生甘草,水肿严重者可用大枣取代)。其中仙鹤草用量在50~80克,单独煎煮,煎煮液再与其他5味药的常规煎煮液合并,温服,每日1剂,可酌加20毫升左右上等蜂蜜拌和饮服,一般30剂为1个疗程。然后可隔日1剂长期应用。极个别病例可酌情加味,但所加药物一定要少而精,一般不应超过3味,以免破坏本方的结构和功效。常敏毅以此方治疗骨肿瘤9例,疼痛减轻8例,瘤体缩小2例。对骨肿瘤所致的疼痛疗效最好,有效率达88.89%。⑥

7. 五毒黑烧散　蜈蚣36克、斑蝥48克、全蝎36克、僵蚕36克、蛇蜕48克、血竭108克、桦树白皮250克、鲜鸡子28枚、香油1 000克、白酒5 000克。穿筋透骨,攻毒散结,通经活络,去腐生新,行瘀定痛。制法:将铁锅置木柴火上烧热,先将香油倒入锅内,待沸腾时,将五毒蜈蚣、斑蝥、全蝎、僵蚕、蛇蜕,依以上次序投入;加热约10分钟后,再将14枚去壳鸡子及14枚带壳鸡子投入,再加

① 肖健,等. 参麦汤加减对恶性骨肿瘤的作用[J]. 长春中医药大学学报,2014,30(6):1113-1114.
② 李云宁,等. 自制抗癌镇痛合剂治疗骨肿瘤疼痛67例疗效观察[J]. 国际中医中药杂志,2012,34(9):825-826.
③ 施立奇,等. 沙参麦冬汤合泰勒宁治疗恶性骨肿瘤中晚期疼痛的临床观察[J]. 湖北中医杂志,2010,32(12):11-12.
④ 许少健,等. 温肾活血法治疗恶性骨肿瘤47例临床观察[J]. 湖南中医杂志,2000,16(6):9.
⑤ 汪慧珠,等. 自制抗癌镇痛膏治疗骨肿瘤疼痛24例疗效观察[J]. 中医正骨,1998,10(4):45-46.
⑥ 常敏毅. 仙鹤六味汤治疗癌性疼痛155例临床观察[J]. 国医论坛,1993(2):31-33.

热约 10 分钟后,将桦树白皮撕碎投入;烧成焦褐色时,投入血竭,同时用槐枝一根不断搅匀,待烧至黑烟隆起时,以明火点燃;燃至火苗将尽未尽时,加入白酒,待然至火尽后,将锅离火待凉,取药研末收藏备用。成人每日服两次,每次 2～3 克,黄酒冲服;小孩按年龄酌量服用,服法如成人。戚学文以此方治疗骨肿瘤 4 例,肿瘤未转移、扩散,全身症状明显减轻,肢体功能得到一定程度的恢复。①

二、手术后,与放、化疗等合用方

1. 参麦汤　生晒参 15 克、麦冬 15 克、五味子 10 克、黄芪 6 克、白术 8 克。均经手术治疗(包括保肢和截肢术)后 21 日开始化疗,术后给予阿霉素、顺铂、大剂量甲氨蝶呤、异环磷酰胺等综合化疗 1 个疗程,疗程 5 天。自化疗开始日起连续口服参麦汤至疗程结束后 10 天止,每日 2 次,每次 200 毫升。熊进等以此方治疗恶性骨肿瘤 32 例,既可起到帮助化疗药物的增效作用,减少化疗药物的不良反应,又可以提高免疫力,保护骨髓造血功能。②

2. 竹叶石膏汤化裁　竹叶心、生石膏、麦冬、人参、姜半夏、甘草、粳米。人参可用党参或太子参代,阴伤明显者用西洋参。粳米不入药煎,煮粥当茶饮。随症加减:呕恶严重者,加旋覆花、代赭石、淡竹茹;胃热亢盛、口舌生疮者,可重用生石膏 30～60 克,加知母、玄参、天花粉等,同时口腔内搽锡类散等外用中成药;身发斑丘红疹瘙痒难忍者,加鲜生地黄、赤白芍、牡丹皮;气虚多汗心悸怔忡者,可加黄芪、当归、五味子、煅龙牡和灵磁石,或加服生脉饮口服液;腹痛腹泻者,可合木香、枳壳、白芍等,或加服黄连素片。徐荣禧以此方治疗恶性骨肿瘤化疗后的不良反应,如发热、烦躁、恶心呕吐、胸闷气促、心悸怔忡、口感咽痛、口腔溃疡、身发丘疹、瘙痒难忍、腹痛腹泻、尿少尿闭,甚则大

片脱发等症状。③

三、手术后,单独用方

1. 黄连上清丸　黄连、黄芩、黄柏、栀子、石膏、麻黄、淡豆豉、生姜、大枣、细茶。每日 3 次,每次 4.5 克,口服。潘青海以此方治疗 1 例骨肉瘤离断术后重症幻觉痛,服药 3 日后疼痛消除,随访 5 年无恙。④

2. 骨肿瘤方 21　生黄芪 30～60 克、白术 15 克、当归 15 克、肉苁蓉 15 克、淫羊藿 10～15 克、枳实 10 克、大黄 5～10 克。随症加减:尿失禁者,加乌药、山茱萸、五味子、桑螵蛸、益智仁等固涩止尿之品;排尿困难者,加茯苓、猪苓、泽泻、桂枝、川牛膝等通利之品;大便干燥、不能自排者,加火麻仁、厚朴。刘家祺以此方加减治疗 2 例骶骨肿瘤术后二便失调的患者,经治疗后二便均恢复正常。⑤

3. 蔺崇经验方　党参 10～12 克、黄芪 15～30 克、丹参 9～20 克、赤芍 12 克、金银花 12 克、连翘 12 克、茯苓 12 克、夏枯草 12～30 克、王不留行 12～14 克、昆布 9 克、海藻 9 克、金毛狗脊 15 克、乳香 9 克、没药 9 克、甘草 3～4 克、延胡索(或川楝子)9 克。随症加减:脾虚便溏者,加炒白术、山药、薏苡仁;胃不适、饮食欠佳者,加木香、陈皮、生姜;腰腿及关节痛者,加羌活、独活、姜黄、炒杜仲、续断;局部肿胀疼痛明显者,加白花蛇舌草、生龙牡、乌药、香附、桃仁、红花。蔺崇以此方治疗 1 例溶骨性肉瘤术后局部皮下转移,经近 11 个月治疗,创口肿硬及疼痛消失,随访近 4 年一般情况良好,已恢复一般日常工作。⑥

四、未手术,与放、化疗等合用方

1. 骨肿瘤方 22　炙北黄芪 60 克、太子参 30 克、大枣 30 克、熟地黄 20 克、当归 15 克、白术 15 克、补骨脂 15 克、郁金 15 克、丹参 15 克、鹿角胶(烊化)10 克、炙甘草 10 克。随症加减:胃纳差,舌淡苔白浊,脉沉细者,加鸡内金 15 克、薏苡仁 15

①　戚学文. 五毒黑烧散治疗骨科疾患 120 例疗效观察[J]. 甘肃中医学院学报,1993,10(1):55.
②　熊进,等. 参麦汤治疗恶性骨肿瘤 32 例[J]. 南京中医药大学学报(自然科学版),2001,17(5):325.
③　徐荣禧. 竹叶石膏汤防治 18 例恶性骨肿瘤化疗不良反应[J]. 中西医结合杂志,1988(12):725.
④　潘庆海. 黄连上清丸治疗骨肉瘤离断术后重症幻觉痛一例[J]. 中国中医杂志,1990,15(9):56-57.
⑤　刘家祺. 中医药治疗骶骨肿瘤术后二便失调 2 例报告[J]. 中西医结合杂志,1990,10(10):624.
⑥　蔺崇. 股骨上端溶骨性肉瘤术后局部皮下转移一例中医药治验[J]. 中西医结合杂志,1983,5(3):287.

克、神曲 15 克、麦芽 30 克消食化积、健脾渗湿之品;面色无华、少气乏力,舌淡边有齿痕明显,脉沉者,去太子参,加制附子(先煎)10 克、阿胶(烊化)15 克、红参(另炖)5 克;烦躁,夜寐差者,加黄连 10 克、连翘 10 克。张葆青等以此方治疗骨肉瘤术后化疗后白细胞减少症 17 例,总有效率达 88.23%。同时如果化疗前和化疗结束后服用此方,可减轻骨髓抑制的程度。①

2. 骨肿瘤方 23 生黄芪 30 克、太子参 20 克、党参 20 克、麦冬 10 克、沙参 20 克、玉竹 10 克、女贞子 10 克、墨旱莲 10 克、何首乌 10 克、枸杞子 10 克、山茱萸 10 克、黄精 10 克。随症加减:呕吐明显者加竹茹 10 克、藿香 10 克、旋覆花 10 克、柿蒂 10 克、清半夏 10 克;呕吐重者,化疗中可行胃复安 2 毫升、安定 10 毫克于双内关穴位注射;贫血白细胞低者,加当归 10 克、白芍 10 克、生地黄 10 克、熟地黄 10 克、阿胶 10 克、大枣 5 枚、赤芍 10 克、紫河车 10 克、桑椹 10 克;食欲低纳差者,加香橼 10 克、佛手 10 克、玫瑰花 10 克、代代花 10 克,也可同时行足三里穴位注射维生素 B_1 100 毫克和维生素 B_{12} 500 微克治疗;食欲好,无呕吐,血象正常,一般情况尚好者,加虎杖 10 克、七叶一枝花 10 克、石见穿 10 克、半枝莲 10 克、山慈菇 10 克、白花蛇舌草 10 克。李鼎锋等用此方配合动脉介入化疗治疗恶性骨与软组织肿瘤 87 例,随访时间 17 个月至 4 年 3 个月,平均 27 个月,完全缓解 29 例,部分缓解 37 例,恶化死亡者 21 例,总有效率为 76%。②

3. 养人汤 黄芪 30 克、党参 18 克、丹参 18 克、熟地黄 15 克、白扁豆 15 克、砂仁(后下)15 克、当归 15 克、莪术 15 克、淫羊藿 15 克、肉苁蓉 15 克、石菖蒲 15 克、生姜 3 片。随症加减:呕吐甚者,少量分次服。方坚以此方治疗恶性骨肿瘤化疗后出现的不同程度的恶心、呕吐、上腹疼痛、腹

胀嗳气、纳呆等胃肠道反应 32 例,临床治愈 23 例,好转 7 例,无效 2 例,总有效率为 93.7%。③

4. 甘露 I 号汤剂 黄芪 15 克、党参 15 克、白术 10 克、茯苓 10 克、甘草 10 克、木香 10 克、砂仁 10 克、枳实 10 克、仙鹤草 15 克、杜仲 12 克、续断 10 克、菟丝子 10 克、补骨脂 10 克。董德全等用此方与放、化疗协同,可杀灭成骨肉瘤细胞或促使其凋亡,并避免或减少化、放疗对骨髓的抑制和对消化道、肝、肾功能的损害。④

五、未手术,单独用方

1. 骨肿瘤方 24 生地黄 15 克、玄参 15 克、牡丹皮 15 克、透骨草 30 克、地骨皮 15 克、鹿衔草 15 克、枸杞子 15 克、女贞子 15 克、知母 15 克、徐长卿 15 克、秦艽 15 克、生鳖甲 30 克、生牡蛎 30 克、白花蛇舌草 30 克、半枝莲 20 克、干蟾皮 9 克、生甘草 6 克。每日 1 剂,水煎 2 次分服。张新等以此方治疗 1 例骨肉瘤发热患者。服用 5 剂后,发热心烦明显减轻,疼痛能忍。7 天后体温降至正常。半月后减去清热凉血之品,加补肾壮骨、化瘀抗瘤之品,3 个月后复查,病情稳定,能下床行走,从事一般家务劳动。⑤

2. 戴求义外用方 搜山虎 5 000 克、见肿消 2 000 克、透骨消 2 000 克、夏枯草 2 000 克、蜈蚣草 5 000 克、王不留行 2 000 克、骨碎补 2 000 克,以上草药熬成药膏加麝香、牛黄各 10 克、熊胆 15 克、冰片 20 克。外敷用,每日或隔日换药 1 次。戴求义以此方外敷配合汤药〔方药见 907 页 14. 戴求义分 3 型(1)〕辨证分型治疗 1 例右胫骨上段巨细胞瘤,经 2 年治疗,肿块消失,能参加正常体育活动。随访 7 年无异常反应。⑥

3. 太乙紫金锭 雄黄 10 克、朱砂 10 克、麝香 10 克、五倍子 60 克、山慈菇 60 克、大戟 45 克、千金子(去油)40 克。共碾细面,加糯米汁,调和,软硬适中,用面杖或清洁木棒捣千余下,极至光润为

① 张葆青,等. 健脾补肾法治疗骨肉瘤化疗后白细胞减少症 17 例[J]. 陕西中医,2007,28(7):841 - 843.
② 李鼎锋,等. 中医辅助动脉介入化疗治疗恶性骨与软组织肿瘤[J]. 中医正骨,2006,18(5):39,41.
③ 方坚. 养人汤治疗恶性骨肿瘤化疗所致胃肠道反应疗效观察[J]. 新中医,1999,31(8):18 - 19.
④ 董德全,等. 甘露 I 号配合大剂量放、化疗治疗成骨肉瘤 2 例[J]. 中国中西医结合杂志,1998,18(9):572.
⑤ 张新,等. 癌证发热中医辨证治疗[J]. 实用中医内科杂志,1998,12(4):33 - 34.
⑥ 戴求义. 骨巨细胞瘤[J]. 湖南中医杂志,1993,9(2):38.

度,每锭 3 克,阴干装瓶备用,用时水泡调成糊状敷患处,每日 1 次。贺清义等以此方外敷配合调元肾气丸〔方药见 908 页 16. 贺清义等分 2 型(2)〕治疗 1 例溶骨肉瘤,取得不错的疗效。①

4. 抗癌一号散 甲片 30 克、三七 40 克、人参 20 克、麝香 3 克、全蝎 20 克、蜈蚣 20 条。上药研成细面共分成 60 等份,每日 2 次,每次 1 份。于庆元以此方结合中药汤剂辨证施治治疗 3 例恶性骨肿瘤患者,能缓解疼痛,使肿胀缩小,均取得不错的疗效。〔方药见 908 页 17. 于庆元分 3 型(1)〕②

5. 张先河经验方 黄芪 24 克、桂枝 9 克、丹参 24 克、生乳没各 9 克、半夏 12 克、天花粉 18 克、茯苓 9 克、当归 12 克、陈皮 9 克、生牡蛎 30 克、白花蛇舌草 24 克、琥珀粉(冲服)1 克、象牙(现禁用)屑(冲服)1 克、甘草 6 克。随证加减:补骨脂 12 克、菟丝子 24 克、熟地黄 12 克、怀牛膝 15 克、鹿角胶(烊化)3 克、骨碎补 12 克。张先河以此方治疗 1 例骨巨细胞瘤患者,经 4 个月余治疗患肢活动自如,复查 X 线较前病变区有好转,达到临床治愈。③

6. 枯瘤散 九月青枣 7 个、信石粉适量、珍珠 0.3 克、麝香 0.3 克。先将九月青枣去核加满信石粉,捆紧用麦秆火烧透,凉后研细再加珍珠、麝香,研细粉,上瘤顶少许,每天一次。贾作霖以此方外用治疗 1 例颅顶骨良性肿瘤,经治疗后肿瘤日渐缩小,经年余而愈,随访无复发。④

7. 三胶丸 熟地黄 240 克、山药 120 克、山茱萸 120 克、茯苓 90 克、牡丹皮 90 克、泽泻 90 克、鹿角胶 30 克、鳖甲胶 30 克、龟甲胶 30 克。共为细末,蜜丸 7 克重,早晚各服 1 丸。治宜填补肾精。段凤午运用此方合大龟丸内服,同时外敷金黄膏、千捶膏治愈 1 例骨纤维瘤患者。⑤

8. 大龟丸 乌龟 1 个(500 克左右)、雄黄 15 克、胡椒 9 克、甲片 9 克。上三药共为细末,将药末放入龟腹内,盐泥严封,火煅存性后去泥,研细末,水丸梧桐子大。每日 2 次,每次 3 ～5 丸。治宜填补肾精。段凤午运用此方合三胶丸内服,同时外敷金黄膏、千捶膏治愈 1 例骨纤维瘤患者。经治疗 3 年复查 X 线:"局限性骨质隆起已明显消退,局部边缘光滑,骨纹理清楚。"⑥

9. 回阳散 麝香 6 克、轻粉 9 克、丁香 3 克、牙皂 9 克、樟冰 12 克、腰黄 9 克、良姜 6 克、肉桂 3 克、川乌 9 克、甲片 9 克、白胡椒 3 克、乳没各 6 克、阿魏 6 克,熬膏外敷。邹蔺生以此方外敷配合内服犀黄丸、阳和汤加减治疗 1 例右肱骨上端骨肉瘤,治疗 1 周后疼痛减轻,1 月后肿块及疼痛均完全消失,活动如常,复查证明已痊愈。⑦

六、转移后用方

1. 周仲瑛经验方 太子参 12 克、生黄芪 12 克、南北沙参各 12 克、天冬 10 克、泽漆 12 克、漏芦 10 克、炮甲片(先煎)10 克、土鳖虫 6 克、露蜂房 10 克、炙蜈蚣 3 条、炙僵蚕 10 克、续断 15 克、制南星 10 克、威灵仙 15 克、炙全蝎 5 克、骨碎补 10 克、炙鸡内金 10 克、砂仁(后下)3 克。随症加减:咳嗽痰多者,加白芥子 6 克、半夏 10 克、山慈菇 15 克。每日 1 剂,每剂煎 2 次,饭后 20 分钟服用。另服复方马钱子胶囊,每日 2 次,每次 0.25 毫克。周仲瑛以此方治疗 1 例转移性骨肿瘤疼痛,经治疗后疼痛逐渐缓解。⑧

2. 乌头汤 川乌、麻黄、芍药、黄芪、甘草。周红等以此方治疗转移性骨癌疼痛 48 例,镇痛有效率 79.1%,KPS 评分提高率 47.9%,体重提高率 20.8%。本方治疗转移性骨癌疼痛疗效同曲马多相近,能改善癌痛患者生活质量,止痛同时能增加

① 贺清义,等. 溶骨肉瘤治验[J]. 陕西中医,1992,13(2):74 - 75.
② 于庆元. 分型治疗恶性骨肿瘤经验[J]. 河北中医,1989,11(4):27 - 28.
③ 张先河. 骨巨细胞瘤[J]. 山东中医杂志,1987(5):43.
④ 贾作霖,等. 医案二则[J]. 河北中医,1983(4):40.
⑤ 段凤午. 大龟丸合三胶丸治愈骨纤维瘤 1 例介绍[J]. 中医杂志,1981(9):47.
⑥ 同上.
⑦ 王永安,等. 中医治疗肱骨上端骨肉瘤一例报告[J]. 山东医刊,1960(10):19.
⑧ 郑黎明,等. 周仲瑛治疗转移性骨肿瘤疼痛验案赏析[J]. 中医药临床杂志,2014,26(7):671.

体重。①

3. 益肾化浊汤　怀牛膝15克、杜仲15克、熟地黄30克、续断15克、桑寄生15克、白芍40克、片姜黄15克、三七粉(冲服)6克、山慈菇15克、白芥子15克、浙贝母15克、皂角刺10克、生牡蛎30克、寻骨风10克、透骨草10克、炒山药30克、炒薏苡仁30克、神曲15克、炒山楂15克。同时给予美施康定,起始20毫克,每12小时口服1次,每2天调整剂量,每次调整剂量为10毫克,递增或递减。王向春以此方配合止痛药治疗骨转移癌痛38例,对骨转移疼痛有较好的治疗作用,同时改善患者癌症症状,减少病理性骨折的发生,提高患者的生存质量,减少了吗啡类止痛药物的用量,并减轻了吗啡类的不良反应。②

4. 白术附子汤　制附子10克、白术6克、生姜4.5克、大枣6枚、甘草3克。随症加减:胃脘作胀者,加厚朴9克、陈皮9克、九香虫9克;夜寐不安者,加酸枣仁12克、磁石12克、珍珠母12克;骨痛明显者,加延胡索9克、五灵脂9克、僵蚕9克;心烦易怒者,加当归12克、知母12克、黄柏12克。白术附子汤在改善乳腺癌骨转移患者疼痛、提高生活质量及安全性等方面具有优势。③

5. 孟晋经验方　炙黄芪30克、川楝子10克、半夏10克、桔梗30克、浙贝母15克、瓜蒌30克、炒莱菔子20克、麦冬15克、人参10克、补骨脂15克、桑寄生15克、炙甘草10克、全蝎6克、地龙15克。配合唑来膦酸(商品名:天晴依泰,由江苏正大天晴药业股份有限公司生产)4毫克/次,加入生理盐水100毫升,静脉滴注15分钟。孟晋运用此方治疗肺癌骨转移疼痛21例,止痛效果明显,同时可提高机体免疫力,提高生存质量。④

6. 扶正消积汤　黄芪30克、白花蛇舌草30克、百合30克、昆布30克、生晒参8克、党参20

克、杜仲20克、炙鳖甲20克、白术15克、骨碎补15克、制南星15克、半夏10克、青皮10克、天冬10克、麦冬10克、甘草5克。随证加减:疼痛剧烈者,加全蝎4克、蜈蚣2条,共研细末送服;腰腿酸软者,加淫羊藿15克、补骨脂10克;两腿不宁者,加熟地黄20克、白芍20克;转移病灶肿块明显者,加土鳖虫10克、地龙10克,重用半夏、天南星各30克。配合NP方案:盖诺40毫克,第1、8天静脉推注;顺铂30毫克,第1～3天静脉点滴;以21天为1疗程。叶平胜等以此方联合化疗治疗晚期肺部恶性肿瘤骨转移36例,能缓解患者的临床症状,明显提高止痛效果,而且能够改善患者体质,控制癌症发展,提高生活质量,延长患者带癌生存时间。⑤

7. 温肾散结方　制附子、补骨脂、巴戟天、黄芪、生地黄、三棱、莪术、鳖甲、水蛭、猫爪草、急性子、延胡索。配合TP方案化疗:紫杉醇175毫克/平方米＋顺铂75毫克/平方米,21天为1疗程。高启龙等以此方联合化疗治疗乳腺癌骨转移痛患者16例,可减轻疼痛,明显减轻化疗的不良反应,提高患者接受化疗的耐受性,从而提高患者的生存质量,延长生存时间。⑥

8. 桂丹三籽散　桂枝30克、白芥子30克、吴茱萸30克、菟丝子30克、丹参30克。桂枝、丹参均切成小块状,大小约3毫米×5毫米×3毫米;白芥子、吴茱萸、菟丝子为原型。微波炉加热后热熨骨转移疼痛部位,可根据病情需要,反复多次使用中药热熨疗法。邬晓东以此法配合放疗、热疗治疗骨转移癌疼痛31例,能增加止痛的疗效,减轻患者的症状,改善生活质量。⑦

9. 止痛散　乳香10克、没药10克、血竭8克、七叶一枝花20克、半枝莲30克、山慈菇10克、全蝎10克、蜈蚣3条、天龙10克、生附子10

① 周红,等.乌头汤治疗转移性骨癌疼痛48例疗效观察[J].四川中医,2013,31(5):92-93.
② 王向春,等.益肾化浊汤治疗骨转移癌痛临床研究[J].中医学报,2012,27(5):532-533.
③ 程旭锋.白术附子汤加味治疗乳腺癌骨转移临床研究[J].中医学报,2012,27(3):270-272.
④ 孟晋.中药汤剂联合唑来膦酸治疗肺癌骨转移疼痛的临床观察[J].现代中医药,2012,32(2):39-40.
⑤ 叶平胜.扶正消积汤联合化疗对肺癌骨转移患者细胞因子的影响[J].浙江中医杂志,2011,46(6):402-403.
⑥ 高启龙,等.温肾散结法联合西药治疗乳腺癌骨转移疼痛临床研究[J].中医学报,2011,26(10):1158-1159.
⑦ 邬晓东,等.桂丹三籽散热熨联合热疗、放疗对癌症骨转移疼痛止痛作用的临床观察[J].新中医,2011,43(2):102-103.

克、马钱子 3 克、蟾酥 20 克、透骨草 15 克、白芥子 10 克、冰片 10 克、麝香 1 克。和适量高度白酒调和后外敷于骨转移处及按照原发灶加选特定外敷部位，如肺癌选肺俞与乳根穴，乳腺癌选期门与乳房肿块处，鼻咽癌选肺俞，前列腺癌选膀胱俞，肾癌选肾俞，甲状腺癌选肝俞等。黄聪超以此方外敷治疗骨转移癌疼痛 40 例，完全缓解 13 例，部分缓解 25 例，无效 2 例，总有效率 95.0%。止痛散治疗癌症骨转移性疼痛疗效显著且无副作用，能够提高患者生存质量。[①]

10. 补肾填精壮骨　生地黄 50 克、熟地黄 50 克、桑寄生 50 克、续断 20 克、杜仲 20 克、骨碎补 20 克、自然铜 20 克、川乌 6 克、草乌 6 克、水蛭 10 克、怀牛膝 20 克、龙葵 30 克、山慈菇 30 克。随症加减：肺癌者，加石上柏 50 克、干蟾皮 15 克；乳腺癌者，加露蜂房 20 克、蒲公英 50 克；肾癌、前列腺癌者，加七叶一枝花 20 克、漏芦 15 克；脊柱转移者，加金毛狗脊 20 克、透骨草 50 克；肋骨转移者，加柴胡 15 克、延胡索 50 克；下肢及髂骨转移者，加威灵仙 20 克、独活 15 克；伴有头晕、乏力者，加制首乌 20 克、刺蒺藜 15 克、当归 30 克、黄芪 30 克；伴有纳差者，加半夏 15 克、焦山楂 15 克；伴有四肢浮肿，加车前子 20 克、连皮茯苓 20 克等；中度以上疼痛者，加用新广片一日 3 次，每次 4 片。侯恩仁次此方治疗恶性肿瘤骨转移 21 例，总有效率为 90%。不但对骨转移有一定疗效，同时还可减轻晚期癌症患者的全身症状，提高患者自身免疫功能，同时也提高患者的生活质量。[②]

11. 骨肿瘤方 25　金银花 15 克、连翘 15 克、前胡 12 克、冬桑叶 15 克、野菊花 12 克、淡竹叶 15 克、薄荷 6 克、桔梗 6 克、鲜芦根 15 克、七叶一枝花 15 克、炒黄芩 15 克、生甘草 6 克。配合帕米膦酸二钠 45～60 毫克溶于 5% 葡萄糖或生理盐水 500 毫升中静脉点滴，滴注时间 4 小时以上，连续

2 天，每次静脉滴注帕米膦酸二钠前一天开始予中药汤剂口服，连续 1 周。4 周重复应用上述治疗。杨维泓等以此方来预防帕米膦酸二钠治疗后出现发热及感冒样反应，共治疗 58 例骨转移患者，止痛有效率为 81.03%，止痛起效时间最快 1 天，一般在 2～5 天，维持时间 1 个月左右，活动能力提高有效率为 74.51%。[③]

12. 外用药　当归尾 10 克、赤芍 10 克、血竭 10 克、冰片 3 克，按比例加 75% 酒精浸泡 1 周（酒精用量以没过中药为度），过滤后备用。以棉球或纱布蘸取药液擦于痛处皮肤，用药面积大于疼痛部位周边 2～3 厘米；擦拭时用力均匀、稍重，使局部皮肤感觉微微发热，以促进药物吸收，但避免用力过度，以免擦破皮肤。每日 3～5 次，必要时可增加用药次数，见效后可连续应用，无剂量限制，连用 5 次无效者可停止使用。高红芳等运用此方外用联合硫酸吗啡缓释片（美施康定）治疗转移性骨肿瘤癌痛 20 例，止痛有效率明显上升，减少了美施康定的用量，而且起效快、疗效好、不良反应少、使用方便。注意事项：避免皮肤破溃处外用，以免引起疼痛；避免在肿瘤可能破溃处用药，以防止发生癌性溃疡；一旦发生皮肤过敏，出现红肿、皮肤痒疹、水疱等，立即停药，并做对症处理。[④]

13. 张肖晗经验方　熟地黄 15 克、寻骨风 15 克、补骨脂 10 克、骨碎补 15 克、肉苁蓉 10 克、党参 12 克、黄精 12 克、丹参 15 克、当归 15 克、延胡索 15 克、白芍 15 克、甘草 10 克。每日 1 剂，水泡后浓煎至 250 毫升，分 2 次口服。配合帕米膦酸二钠（奥托康）60 毫克＋生理盐水 500 毫升缓慢静滴 4 小时以上，每半月用药一次。张肖晗运用此方治疗恶性肿瘤骨转移疼痛疗效显著，对患者生存质量亦有明显改善，安全方便，副作用小，总有效率达 88.9%。[⑤]

14. 《证治准绳》清骨散　银柴胡 5 克、胡黄连 3 克、秦艽 3 克、鳖甲醋炙 3 克、地骨皮 3 克、青蒿

① 黄聪超. 止痛散治疗骨转移癌疼痛的临床观察[J]. 山西中医学院学报,2010,11(4):45-46.
② 侯恩仁. 补肾填精壮骨方治疗恶性肿瘤骨转移 21 例[J]. 中国民族民间医药,2010,19(2A):91.
③ 杨维泓,等. 中西医结合治疗转移性骨肿瘤 58 例[J]. 江西中医药,2008,39(9):42-43.
④ 高红芳,等. 中药外用联合硫酸吗啡缓释片治疗转移性骨肿瘤癌痛疗效观察[J]. 上海中医药杂志,2008,42(10):27-29.
⑤ 张肖晗. 中药合并帕米膦酸二钠治疗恶性肿瘤骨转移的临床观察[J]. 光明中医,2007,22(2):36-37.

3 克、知母 3 克、甘草 2 克。随症加减：盗汗者，去青蒿，加牡蛎；汗多者，加浮小麦、麻黄根；气虚乏力者，加太子参、黄芪；高热者，加柴胡、牛黄、犀角（水牛角代）等；疼痛明显者，加赤芍、延胡索等。上药每日 1 剂，水煎服，共 20 天为 1 疗程。患者有午后或夜间发热，骨蒸，盗汗，口干，咽干，五心烦热，大便干，小便黄，舌质红，少苔或无苔，或剥脱苔，脉细数。清虚热，退骨蒸。姜洪华等以此方治疗骨转移放疗后出现骨蒸、潮热患者 46 例，治疗骨蒸的有效率为 76%，潮热的有效率达 87%。①

15. 徐振晔经验方　生黄芪 30 克、北沙参 30 克、白术 9 克、黄精 30 克、女贞子 15 克、山茱萸 15 克、川牛膝 30 克、骨碎补 15 克、地龙 15 克、蜈蚣 2 条、透骨草 30 克、鸡血藤 30 克、七叶一枝花 15 克。每日 1 剂，水煎服。徐振晔教授以此方治疗 1 例肺癌骨转移患者，连服 14 剂后，疼痛乏力症状明显好转。②

16. 扶正减毒颗粒　生黄芪、生地黄、生地榆、黄芩、天花粉、当归。饭前温水冲服，每日 3 次，每次 1 袋，若患者一般状况差，药量提高至每日 3 次，每次 2 袋。黄辉等以此方配合放疗治疗肺癌骨转移 23 例，疼痛完全缓解 13 例，部分缓解 8 例，总有效率 91.3%，且血液毒性反应低。③

17. 中药酊剂　血竭 150 克、乳香 100 克、没药 100 克、冰片 9 克，加入 75% 乙醇 500 毫升浸泡，冬季 40 天，夏季 20 天，取上清液备用。涂搽患处，每次 3～5 遍，使药液干燥成薄膜，于放疗休息时清洗干净，下次放疗再涂搽。刘召苓等用此外用酊剂配合放疗治疗癌性骨转移患者 20 例，有效率 90%，可以提高放疗止痛效果，同时保护局部皮肤。④

18. 消瘤止痛膏　乳香、没药、阿魏、马钱子、三七、雄黄、山慈菇、三棱、莪术、冰片、大黄各等份，麝香分量为各药量的 1/30。由福建省建瓯市中西医结合医院制剂室将上述药物制成黑膏药，摊于牛皮纸上冷却后密封贮存。用时将膏药烊化后敷于局部，夏季每张膏药可用 2～3 天，冬季可用 5～6 天。用药期间可用热水袋置膏药外以促其渗透。治疗Ⅰ、Ⅱ级疼痛单用消瘤止痛膏外敷，Ⅲ级疼痛在外敷的同时加服吗啡控释片，每日 2 次，每次 30 毫克。杨上望以此方外敷治疗骨转移癌疼痛 31 例，用药 3 天有效率为 87.1%，14 天有效率达 90.3%。该制剂不但在骨转移性肿瘤疼痛中有良效，对其他较表浅肿瘤引起的局限性疼痛亦能产生较好的效果。⑤

19. 补阳还五汤加减　黄芪 60 克、当归尾 20 克、川芎 10 克、赤芍 10 克、地龙 10 克、桃仁 10 克、红花 5 克、全蝎 6 克、蜈蚣 2 条。刘华等以此方联合放疗治疗骨转移癌 35 例，疼痛缓解有效率 97.14%，活动能力改善有效率 94.29%。不仅可提高疼痛缓解率，更可使受损的神经功能得到部分或完全恢复。⑥

20. 中药膏　罂粟壳 10 克、延胡索 10 克、赤芍 15 克、白芍 15 克、红花 10 克、莪术 12 克、薏苡仁 30 克。水煎煮，文火煎约 2 小时，去渣后浓缩药液至约 20 毫升，加冰片适量，制成膏状。不烫时涂在无皮损区，上覆压筋纸，每周 1 次。和劲光以此药膏外敷配合放射治疗癌性骨转移疼痛 33 例，治疗 1 周有效率为 51.52%，治疗 4 周后有效率达 84.85%。⑦

21. 仙龙定痛饮组成　制南星 20 克、补骨脂 15 克、骨碎补 15 克、淫羊藿 10 克、地龙 20 克、全蝎 9 克。加水 600 毫升猛火煮开，文火煎成 200 毫升，滤出后再同法二煎出 200 毫升。两次药汁混合后分两次上下午服用，共服 15 天。朱良春教授认为，骨转移癌其病位在经筋骨骼，以肾虚为

① 姜洪华，等. 清骨散加减对骨转移放疗后骨蒸/潮热的疗效观察[J]. 中医药学报，2007，35(2)：64-65.
② 郑展. 徐振晔治疗肺癌骨转移经验[J]. 中医杂志，2007，48(1)：24-25.
③ 黄辉，等. 中药配合放疗治疗肺癌骨转移疗效观察[J]. 现代肿瘤医学，2006，14(10)：1275-1277.
④ 刘召苓，等. 中药涂搽配合放射治疗癌性骨转移疼痛疗效观察[J]. 中国中医急症，2006，15(2)：142.
⑤ 杨上望. 消瘤止痛膏在骨转移癌疼痛治疗中的应用[J]. 黑龙江中医药，2006(6)：6-7.
⑥ 刘华，等. 补阳还五汤加减联合放疗治疗骨转移癌临床观察[J]. 中国中医药信息杂志，2006，13(9)：71.
⑦ 和劲光. 中药膏配合放射治疗癌性骨转移疼痛 33 例疗效观察[J]. 中国中西医结合杂志，2005，25(5)：466-467.

本,标实应抓住"痰""瘀"两端,治疗上宜化痰散结,温阳通络,四法合用,方可使筋骨得荣,痰瘀得化,血络得通而症消痛止。罗海英等运用朱老此方治疗骨转移癌痛患者32例,第15天时总有效率84.38%,止痛作用稳定,疗效较好而未见任何不良反应,而且患者易于接受。[1]

22. 化岩液　大黄180克、薏苡仁150克、补骨脂120克、延胡索120克、白芥子80克、莪术80克、胆南星80克、急性子4克。用水、酒精提取,提取液合并后加氮酮制成每1毫升含生药1克的药液。应用南京炮兵学院电子技术研究所制造的Npo～4AS型离子透入治疗仪,将药液10毫升注入特制的6厘米×6厘米棉布上,极板放于棉布上用棉布包扎,置于疼痛部位,离子透入30分钟。每日2次,7天为1个疗程,连用3个疗程。古建立以此法治疗骨转移癌患者疼痛30例,无效2例,部分缓解4例,明显缓解10例,完全缓解14例,总有效率93.3%。[2]

23. 泉安方　熟地黄12克、鹿角霜9克、玄参9克、牡蛎9克、象贝母9克、甲片9克、半枝莲15克、白花蛇舌草15克、白英15克、附子6克、肉桂10克、炮姜4.5克、麻黄6克、白芥子9克。彭煜等运用此方治疗前列腺癌骨转移18例,能明显改善生活质量,缓解骨转移痛症状。[3]

24. 焦中华经验方　全瓜蒌、浙贝母、清半夏、白花蛇舌草、七叶一枝花、生黄芪、炒白术、茯苓、太子参、砂仁、炒三仙、蜈蚣、地龙、陈皮、甘草。随症加减:阴虚明显者,可酌加麦冬、沙参、石斛、玉竹、天花粉、五味子以益气养阴;气虚甚者,重用黄芪、茯苓,改用人参以大补元气,补肺健脾;久病损及肾中阴阳,偏阳虚者,酌加杜仲、淫羊藿、补骨脂、菟丝子、桑寄生、肉桂、桂枝、续断以温肾壮阳,强筋健骨;偏阴虚者,酌加黄精、女贞子、枸杞子、生地黄、何首乌以滋补肝肾,养血生髓;放、化疗后

白细胞减少者,可选枸杞子、菟丝子、补骨脂、鸡血藤、阿胶以平补肝肾,养血生髓;兼有胸水,憋喘明显者,酌加炒葶苈子、桑白皮、泽泻、猪苓、薏苡仁以泻肺平喘,健脾利水;兼发热者,加鱼腥草、板蓝根以清热解毒,化痰排脓;兼咳血者,酌加仙鹤草、白茅根、侧柏叶、三七粉以凉血止血;骨痛剧烈,难以忍受者,用全蝎、蜈蚣、僵蚕等虫类药物,以搜剔穿透,直达病所,使毒去痰消,酌配活血通络药,如川牛膝、延胡索、威灵仙、桂枝、鸡血藤等,则可瘀积得化,经络畅通,疼痛缓解。焦中华教授以此方治疗肺癌骨转移患者,可明显改善全身状况,大大减轻骨痛,提高生存质量,明显延长生存期。[4]

25. 骨肿瘤方26　黄柏10克、薏苡仁30克、丹参20克、杜仲10克、牛膝15克、桑寄生20克、知母10克、生地黄20克、鹿角霜20克、桂枝6克、女贞子15克、墨旱莲15克。每日1剂,水煎,口服,连服1月。刘枫等运用此方联合^{89}Sr配合^{89}SrCl$_2$(由上海科兴药业公司提供),根据体重148～222 M Bq/千克静脉注射,可增加止痛疗效,提高患者的生存质量,而不增加血液毒性反应,是一种疗效较好的联合治疗方法。[5]

26. 消微镇痛散　蜈蚣、麝香、全蝎、斑蝥、明矾、天南星、蟾酥、东丹、砒霜、乳香、没药、醋鳖甲、肉桂。共研细末过120目筛。将上药末适量摊于烤软的狗皮膏(北京同仁堂产)上,循经贴穴,48小时加药末一次,96小时更换膏药。选取足太阳膀胱为主经。主穴:肺俞、肝俞、阳陵泉、肾俞、委中、承山。配穴:肝郁脾虚血瘀型配三阴交、血海、章门;气滞痰凝血瘀型配膏肓、大杼、俞府;肝肾不足血瘀型配三阴交、涌泉、足三里。苏寅等运用此法治疗骨转移癌引起的骨痛92例,止痛效果明显,总有效率达71.71%,且使用较为便捷,易于被患者接受。[6]

27. 三骨三藤汤　补骨脂10～20克、骨碎补

①　罗海英,等.朱良春教授治疗骨转移癌痛32例分析[J].中医药学刊,2004,22(6):975,989.
②　古建立.化岩液离子透入治疗骨转移癌疼痛30例[J].陕西中医,2004,25(6):525-526.
③　彭煜,等.泉安方治疗晚期前列腺癌骨转移痛初探(附18例报告)[J].中国男科学杂志,2004,18(4):46-48.
④　刘朝霞,等.焦中华治疗肺癌骨转移的经验[J].辽宁中医杂志,2003,30(11):872.
⑤　刘枫,等.89锶联合中药骨瘤方治疗乳腺癌多发性骨转移痛的临床观察[J].中国中西医结合杂志,2003,23(4):265-267.
⑥　苏寅,等.辨证穴贴治疗骨转移癌疼痛临床观察[J].中国中医骨伤科主治,2003,11(5):46-47.

15～20克、透骨草10～20克、夜交藤15克、鸡血藤15克、雷公藤15～20克、生黄芪15～30克；佐以虫类搜剔之品，如全蝎、蜈蚣、天龙、地龙等，以软坚散结，活络止痛。随症加减：肾虚气滞血瘀者，可加白花蛇舌草15克、半边莲15克、延胡索15克、三七粉（冲服）3克；肾虚髓伤、骨骼瘀毒者，可加生熟地黄各20克、枸杞子15克、菟丝子15克。配合金龙胶囊，每日3次，每次3粒（方药见923页中成药7.）。武迎梅等以此法治疗骨转移瘤，可明显提高临床疗效，改善患者的生存质量，延长生存时间。[1]

28. ① 骨痛散　生川乌20克、生草乌20克、细辛20克、生南星20克、生半夏20克、生马钱子20克、生乳香20克、生没药20克、延胡索20克、桃仁20克、红花20克、苏木20克、生大黄20克、铁树叶20克、白花蛇舌草20克、姜黄30克、五灵脂30克、山慈菇30克、黄药子30克、天仙子30克、地龙30克、甲片30克、威灵仙30克、怀牛膝30克、补骨脂30克。共研细面，装瓶备用。② 骨痛酊：硼砂20克、枯矾30克、冰片90克、樟脑30克、安息香10克，泡入95%酒精500毫升内，2周后即可使用。取骨痛散30克，骨痛酊10毫升，加入适量香油和凡士林油，调成糊状，摊于10厘米×13厘米大小之无纺布上，贴于疼痛部位，外用软塑料纸覆盖，四周用胶布固定。重度疼痛者1天换1次，轻、中度疼痛者2～3天换1次。如对胶布过敏者，可在每次敷药前1小时用温水洗后再敷药或隔日敷药1次。侯爱萍用此法外敷治疗癌症骨转移性疼痛33例，显效9例，有效21例，无效3例，总有效率91%。[2]

29. 益肾壮骨基本方　生熟地黄各30克、桑寄生30克、蛇六谷30克、续断15克、杜仲15克、骨碎补15克、自然铜15克、川草乌各5克、青风藤30克、水蛭5克、怀牛膝15克、菝葜15克、八月札30克。随症加减：肺癌者，加石上柏30克、

干蟾皮10克；乳腺癌者，加露蜂房15克、蒲公英30克、藤梨根30克；肾癌、前列腺癌者，加龙葵30克、漏芦10克、七叶一枝花15克；脊柱转移者，加狗脊15克、透骨草30克；肋骨转移者，加柴胡10克、延胡30克；下肢及髂骨转移者，加威灵仙15克、独活10克；伴有头晕、乏力者，加制首乌、蒺藜、当归；伴有纳差者，加半夏、枸橘李；伴有四肢浮肿者，加车前子、猪苓等；中度以上疼痛者，加用新广片每日3次，每次3～4片。李涌健以此方治疗恶性肿瘤骨转移32例，在一定程度上控制疼痛，尤其对一些轻、中度疼痛患者疗效较好，不但对骨转移有一定疗效，同时还可减轻晚期癌症患者的全身症状，提高患者自免疫功能，提高生活质量。考虑到中药起效慢，在治疗中对中度疼痛患者初期可加用新广片，从而较快控制疼痛。[3]

30. 骨肿瘤方27　续断15克、透骨草15克、苏木9克、当归9克、补骨脂15克、骨碎补15克、鸡血藤15克。随症加减：疼痛以刺痛为主，痛处固定，舌质暗有瘀斑者，加用三七9克、乳香6克、没药6克；疼痛以闷痛为主，兼见气短乏力，头晕，面色㿠白等症者，加用黄精15克、山茱萸10克、何首乌15克、黄芪30克；疼痛以酸痛为主，兼见腰膝酸软，手足心热，盗汗，口干等症者，加用生地黄15克、牡丹皮9克、女贞子15克、白芍15克、麦冬15克。配合帕米膦酸二钠（博宁）30毫克静滴，每日1次，连用3天，4周重复1次。陈云莺等以此方联合博宁治疗骨转移癌疼痛30例，完全缓解13例，部分缓解10例，轻度缓解3例，无效4例，总有效率达86.6%，同时还可降低血清碱性磷酸酶与Ca^{2+}浓度。[4]

31. 扶正抑癌汤加减　人参10～15克、三七12克、黄芪30克、莪术30克、丹参25克、苦荞头50克、七叶一枝花20～25克、泽漆20～25克、自然铜30克、补骨脂30克、桑寄生30克、枸杞子20克。水煎3次，沸后文火煎30分钟，3次取汁成

① 武迎梅，等. 三骨三藤汤配合金龙胶囊治疗骨转移瘤临床举隅[J]. 北京中医，2003，22(6)：38－39.
② 侯爱萍. 中药外敷治疗癌症骨转移性疼痛33例疗效观察[J]. 云南中医中药杂志，2003，24(1)：18.
③ 李涌健. 自拟益肾壮骨方治疗恶性肿瘤骨转移32例[J]. 中医研究，2001，14(3)：34－35.
④ 陈云莺，等. 中西医结合治疗骨转移癌疼痛30例[J]. 福建中医药，2001，32(5)：12.

900毫升左右,每次服150毫升,每日3次(即2日1剂)。另配服中成药,主要用强尔胶囊(人参、虫草、三七、山慈菇、白英等),放化疗期间用Ⅰ号,间歇期用Ⅱ号,特别重症者用Ⅲ号;另辅以灵芝胶囊、施普瑞,均为每次2粒,每日3次,最好以汤剂饭前1小时送服。刘煜炜运用此方治疗恶性肿瘤骨转移,达到了标本兼治的目的,取得了较满意的疗效。[①]

32. 陆德铭经验方 乳宁Ⅱ号方(生黄芪、南沙参、淫羊藿、莪术、露蜂房等)加减,生黄芪60克、党参30克、白术9克、茯苓12克、南沙参15克、枸杞子15克、玄参12克、淫羊藿15克、山茱萸9克、肉苁蓉12克、补骨脂12克、菟丝子12克、鳖甲(先煎)15克、生薏苡仁12克、蛇六谷30克、藤梨根30克、露蜂房12克、石见穿30克、莪术30克。陆德铭以此方治疗1例乳腺癌术后骨转移患者,治疗近4年,复查ECT,肩锁关节转移灶消失,第3腰椎亦有减轻。[②]

33. 骨转移癌协定方(河南省肿瘤医院) 寻骨风15克、威灵仙12克、地龙12克、汉防己10克、续断12克、䗪虫10克。随症加减:气血亏虚型,加生黄芪20克、生白术12克、枸杞子15克;气滞湿阻型,加八月札12克、制半夏10克;瘀血阻滞型,加莪术、甲片各10克。每日1剂,分2次服,2个月为1疗程。配合NVB+DDP方案化疗:去甲长春花碱(NVB)30毫克/平方米,第1、8天,静脉注射;顺铂(DDP)40毫克/平方米,第1~3天,静脉滴注。第22天重复,2个周期为1个疗程。王红岩等用此方治疗乳腺癌骨转移性疼痛53例疗效显著,配合化疗可以减轻治疗过程中的不良反应,改善患者整体状况,提高生存质量。[③]

34. 骨肿瘤方28 全蝎、蜈蚣、僵蚕、土鳖虫各等份,研面,每日服2次,每次2.5克。胡志敏等以补气养血汤剂(方药见921页单方3.)送服本

方,配合外用膏(方药见921页单方2.),治疗Ⅲ期、Ⅳ期乳癌34例中骨转移13例,能减轻局部疼痛,改善症状,增加食欲。[④]

35. 甲骨汤 炙龟甲10克、炙鳖甲10克、甲片10克、煅牡蛎(先煎)10克、骨碎补10克、补骨脂10克、地骨皮15克、寻骨风30克、杜仲10克、山茱萸10克、五加皮10克、薜荔果15克。随症加减:瘀血内阻型,治宜活血化瘀消肿散结,加桃仁、红花、丹参、当归等;痰湿内凝型,治宜健脾利湿、化痰散结,加制半夏、制南星、山慈菇、猪茯苓等;热毒内聚型,治宜清热凉血、解毒散结,加牡丹皮、赤芍、黄柏、苦参、大黄等;肾虚髓伤型,治宜益肾填髓、扶正散结,加金毛狗脊、桑寄生、淫羊藿、灵芝、制黄精等;剧痛者,加延胡索、徐长卿、罂粟壳等。每日1剂,分3次水煎服。配合消瘤丸(南京中医药大学附属医院协定方)口服,每日3次,每次6克。沈建平以此方治疗骨转移癌100例,完全缓解6例,部分缓解58例,总有效率64%。[⑤]

36. 陆德铭经验方 生黄芪30克、党参12克、白术9克、茯苓12克、天花粉12克、女贞子15克、南沙参15克、枸杞子12克、淫羊藿30克、肉苁蓉12克、山茱萸9克、莪术30克、山慈菇15克、海藻30克、白花蛇舌草30克、蛇莓30克、蛇六谷(先下)30克、石见穿30克、露蜂房12克、龙葵30克、石上柏30克、半枝莲30克。陆德铭以此方治疗1例乳腺癌术后骨转移患者,治疗月余后,再次同位素扫描复查,原放射性异常浓聚灶的放射分布基本同于对侧,右锁骨肿胀、压痛亦基本消失。服药半年来,病情稳定。[⑥]

37. 华佗麻沸散加减 羊踯躅15克、茉莉花根5克、当归50克、菖蒲5克、麻黄15克。水酒各半煎取250毫升,每次服50毫升,如1小时后疼痛不缓解再服50毫升。山广志等以此方治疗

① 刘煜炜. 恶性肿瘤骨转移治验3例[J]. 实用中医药杂志,2000,16(1):41.
② 吴雪卿,等. 陆德铭教授治疗乳腺癌远处转移37例[J]. 上海中医药大学学报,2000,14(1):24-26.
③ 王红岩,王迎红. 中药配合化疗治疗晚期乳腺癌骨转移疼痛53例[J]. 河南中医药学刊,2000,15(5):53-55.
④ 胡志敏,等. 中药治疗Ⅲ期Ⅳ期乳癌临床观察34例[J]. 现代中西医结合杂志,2000,9(18):1815-1816.
⑤ 沈建平. 甲骨汤合消瘤丸辨证治疗骨转移癌100例[J]. 南京中医药大学学报,1997,13(4):239-240.
⑥ 刘胜. 陆德铭治疗晚期转移性乳腺癌经验[J]. 中医杂志,1996,37(1):18-19.

恶性肿瘤骨转移 12 例,有效 5 例,缓解 4 例,无效 3 例。①

38. 癌痛汤 黄芪 30 克、熟地黄 12 克、补骨脂 20 克、全蝎 3 条、白花蛇舌草 15 克、制马钱子 6 克、制川乌 10 克、生南星 10 克、白藏 10 克、蟾酥 6 克、蝮蛇粉 6 克、莪术 15 克、九香虫 10 克、生姜 10 克。配合经穴康复仪(原名气功激发仪,中科院北京信安公司产)穴位治疗。郭仁旭等以此法治疗肿瘤骨转移疼痛 286 例,中度疼痛者,疼痛缓解率 83.6%;重度疼痛者,疼痛缓解率 68.6%。②

39. 骨痛丸(汤) 全蝎 10 克、蜈蚣 3 条、地龙 10 克、露蜂房 10 克、䗪虫 10 克、蕲蛇 10 克、生姜 10 克、故子 10 克、延胡索 10 克、乳香 10 克、甲片 10 克、没药 10 克。丸剂,每日 3 次,口服,每次 10 克,汤剂每日 1 剂,分 3 次口服。配合自制止痛膏二号(由生川乌、蟾酥等 100 种草药组成)外用。王福田以此方治疗 8 例骨转移癌疼痛,取得较好疗效。③

40. 骨肿瘤方 29 麻黄 30 克、川芎 30 克、当归 30 克、甘草 30 克。浓煎 200 毫升,加白酒 200 毫升烧。先将 200 毫升白酒倒在碗内点燃后再将浓煎后的药液慢慢向正在燃烧的酒中倒,边倒边用筷子搅拌,以便让酒充分燃烧,待酒全部燃烧完后,分 2 次冷服,可连服 2 剂。郑应馨等用此方治疗肿瘤骨转移疼痛 12 例,有效 3 例,缓解 5 例,无效 4 例,止痛效果良好。④

41. 骨肿瘤方 30 黄芪、党参、枸杞子、女贞子、淫羊藿、金毛狗脊、续断、杜仲、七叶一枝花、山慈菇、半枝莲、白英。每日 1 剂,水煎服。牛景月等以此方治疗乳腺癌多处骨转移转移 1 例,经治疗后转移处疼痛明显缓解,X 线复查,骨转移灶恢复正常。⑤

42. 消瘤止痛膏 生马钱子 10 克、细辛 10 克、制乳没各 6 克、三七 5 克、血竭 5 克、川芎 10 克、冰片 10 克。共为细末,以白酒、米醋各半,调成糊状装入纱布袋中,敷患处,外盖塑料薄膜,胶布固定。3 天换药 1 次。(方药见 907 页 12. 孙宛峰等分 3 型)⑥

43. 蟾雄膏组成 蟾酥 30 克、雄黄 30 克、冰片 30 克、铅丹 30 克、皮硝 30 克、乳香 50 克、没药 50 克、血竭 50 克、硇砂 10 克、麝香 1 克、大黄 100 克。共研细末,用米醋或温开水(如有猪胆汁更好)调成糊状,摊在油纸上,或将粉末撒在芙蓉膏药面上,贴敷患处,每日 1 换。如果贴敷局部出现过敏性皮疹,可暂停使用,待皮疹消退后仍可继续外敷。王庆才等以此方外敷治疗转移性骨癌 13 例,总有效率 91.26%,对癌痛有较好的止痛作用。⑦

44. 刘和强经验方 淮山药 30 克、全蝎 10 克、天龙 10 克、僵蚕 10 克。研成细末,分 3 次,饭后服。刘和强以散剂配合汤药(方药见 908 页 15. 刘和强分 2 型)辨证治疗 1 例晚期胃癌骨转移患者,经一年余治疗后复查 X 线,骨转移癌病灶已修复正常。⑧

45. 张纾难经验方 生熟地黄各 15 克、山药 15 克、山茱萸 10 克、制附子 6 克、桂枝 10 克、当归 10 克、芡实 10 克、菟丝子 10 克、覆盆子 10 克、杏仁 10 克、炙甘草 6 克、陈皮 10 克。随症加减:咳嗽、咯痰不明显者,夜尿仍频,去杏仁、炙甘草、陈皮,加炒杜仲 10 克、五味子 10 克、金樱子 10 克。张纾难以此方治疗 1 例左肾癌切除术后广泛转移患者,经治疗后转移灶均缩小、消失,予金匮肾气丸巩固疗效。⑨

46. 赵茂初经验方 土鳖虫 10 克、蕲蛇 10 克、当归 10 克、徐长卿 10 克、露蜂房 6 克、炙甘草 6 克、蜈蚣 3 克、党参 12 克、黄芪 12 克、熟地黄 15

① 山广志,等. 加味麻沸散治疗肿瘤骨转移疼痛的观察[J]. 黑龙江中医药,1995(5):35.
② 郭仁旭,等. 癌痛汤及经穴康复仪治疗肿瘤骨转移疼痛 286 例[J]. 江西中医药,1995,26(6):29-30.
③ 王福田. 骨转移癌疼痛的中医药治疗[J]. 实用中医内科杂志,1994,8(2):38-39.
④ 郑应馨,等. 中药治疗肿瘤骨转移疼痛[J]. 实用中医内科杂志,1994,8(4):24.
⑤ 牛景月,等. 中西医结合治疗乳腺癌术后广泛骨转移 2 例报告[J]. 河北中医,1994,16(2):34-35.
⑥ 孙宛峰,等. 辨证治疗癌症骨转移疼痛 21 例报告[J]. 中国正骨,1993,5(4):23-24.
⑦ 王庆才,等. 蟾雄膏外敷治疗癌性疼痛 103 例[J]. 陕西中医,1993,14(5):195.
⑧ 刘和强. 中药治疗晚期胃癌一例报告[J]. 新中医,1992,24(3):43.
⑨ 张纾难. 辨证治疗肾癌术后广泛转移 1 例[J]. 上海中医药杂志,1992(12):12.

克、鸡血藤 15 克、乳香 9 克、没药 9 克。赵茂初以此方治疗肿瘤骨转移疼痛 3 例,经治疗后疼痛均获得缓解。①

47. **朱紫珍经验方** 焦白术 10 克、党参 10 克、滑石(包煎)10 克、杏仁(打)10 克、紫菀 10 克、龙葵 10 克、大腹皮 10 克、茯苓 10 克、薏苡仁 30 克、厚朴 3 克、车前草 12 克、泽泻 6 克、猪苓 6 克、半枝莲 15 克、甘草 5 克。随症加减:咳嗽已平,浮肿又甚,饮食渐进者,原方去紫菀、龙葵、车前草、甘草,加生黄芪 15 克、青皮 5 克、陈皮 5 克、炙鸡内金 30 克、制附子(先煎)3 克;肿势渐退者,加白花蛇舌草 15 克。朱紫珍以此方治疗肺及胸骨癌伴全身水肿一例,患者坚持服药 150 余剂后,病情一直平稳。全身浮肿皆退,每天能料理一般家务,复查胸部肿瘤稍有缩小,自觉症状与浮肿全消,胃纳转佳。尔后每月坚持服药数剂,经肿瘤医院复查,癌肿病情一直稳定。②

48. **王瑞中经验方** 山药 30 克、黄芪 30 克、半枝莲 30 克、白花蛇舌草 30 克、石见穿 30 克、焦三仙各 30 克、女贞子 12 克、墨旱莲 12 克、丹参 12 克、土鳖虫 12 克、鸡内金 12 克、全蝎 9 克。随症加减:背痛者,加狗脊 9 克、续断 9 克;转移癌继发病理性骨折者,加乳香 10 克、没药 10 克、黄瓜子 9 克、血竭 3 克;冬季加附子 9 克、肉桂 9 克。王瑞中以此方结合化疗治疗 1 例 3 处转移性骨肿瘤患者(第 3、4 胸椎、第 8 胸椎、左肱骨上段),治疗 6 年余患者恢复工作,并能骑车上下班。③

单 方

1. **山慈菇贴** 组成:山慈菇粉剂 15 克。功效主治:清热解毒、消痈散结;适用于痈肿疔毒、瘰疬痰核、淋巴结结核、蛇虫咬伤等,亦可用于抗肿瘤治疗。制备方法:山慈菇用中药粉碎机将其

打碎,每次取 15 克,用黄酒和蜂蜜调匀(中国中医科学院望京医院研制)。用法用量:1 贴外敷于疼痛最强处,48 小时换药 1 次。临床应用:配合口服盐酸羟考酮控释片(奥施康定),采用三阶梯止痛疗法,根据患者疼痛情况滴定奥施康定剂量,达到爆发痛次数≤3 次/天,12 小时 1 次。治疗骨转移癌疼痛 21 例,能明显提升止痛有效率,大大减少奥施康定的用量。④

2. **外用膏** 组成:独角莲、山慈菇、露蜂房、樟丹、香油。功效:清热解毒。制备方法:独角莲、山慈菇、露蜂房熬成糊状,加樟丹、香油调成膏状。用法用量:外敷于癌肿所在部位。临床应用:配合补气养血方(方药见 921 页单方 3)送服散剂(方药见 919 页经验方六、转移后用方 34)。3 个月为 1 疗程。治疗Ⅲ期Ⅳ期乳癌 34 例中骨转移 13 例。⑤

3. **骨肿瘤方 31** 组成:黄芪 50 克、甘草 10 克、大枣 5 枚。功效:补气养血。用法用量:每日 2 次,水煎,每服 100 毫升,口服。临床应用:送服散剂(方药见 919 页经验方六、转移后用方 34)。配合外用膏(方药见 921 页单方 2)。3 个月为 1 个疗程。治疗Ⅲ期、Ⅳ期乳癌 34 例中骨转移 13 例。⑥

4. **鳖胆汁方** 组成:鳖胆汁。功效主治:止痛;适用于骨肿瘤疼痛。制备方法:将活鳖洗净(雌雄均可),放入砂锅或铝锅沸水中(水应淹没鳖)煮 5～10 分钟后取出胆囊,挤出胆汁备用。用法用量:鳖在 500 克以下,胆汁为 1 次量;500 克以上鳖,胆汁为 2 次量。每日 1 次,空腹内服。临床应用:治疗 1 例 68 岁女性转移性骨肿瘤患者。该患 1981 年 12 月经江苏省淮阴地区人民医院诊断为肺癌(骨转移),发生癌肿压迫神经,臀部出现电击样疼痛。曾用杜冷丁肌注 20 余支,但患者还疼痛呻吟不止,彻夜不眠。经上方治疗 10 天后疼

① 赵茂初. 虫蚁搜剔合扶正治疗肿瘤骨转移疼痛 3 例[J]. 浙江中医杂志,1988,23(8):366.
② 朱紫珍. 中医治疗肺及胸骨癌全身水肿一例报告[J]. 新中医,1984(5):42.
③ 王瑞中. 三处骨转移癌现生存六年一例报告[J]. 河北中医,1980(2):34.
④ 高音,等. 山慈菇外敷治疗骨转移癌疼痛的临床观察[J]. 世界中西医结合杂志,2011,6(7):574-576.
⑤ 胡志敏,等. 中药治疗Ⅲ期Ⅳ期乳癌临床观察 34 例[J]. 现代中西医结合杂志,2000,9(18):1815-1816.
⑥ 同上.

痛明显减轻,停用杜冷丁治疗。①

5. 皂荚 组成:大皂角1条。功效主治:抗癌消炎;适用于骨癌。制备方法:用大皂角1条火炮煎水200~250毫升。用法用量:每日1~2次口服。临床应用:另用红参15克、白术30克、半夏10克,煎水兑入少量蜂蜜,分3次服,连服1周。②

6. 抗痨蛋方 组成:天麻9克、鸭蛋1只。功效主治:填精补髓,养阴益气,除"蛊毒恶风";适用于淋巴结核、肋骨肉瘤。制备方法:将天麻压极细末,鸭蛋放入盐水浸泡7日后,开一小孔,倒出适量(相当9克天麻面的容积)蛋清,放器皿内,再把天麻面装入鸭蛋内(如鸭蛋不充盈,可把倒出的蛋清重新装入蛋内,至充盈为度),用麦面和饼将鸭蛋封固包裹,置火炭中煨熟,备用。用法用量:晨服抗痨蛋1个,开水送服。临床应用:晚服四君子汤(党参9克、白术9克、云茯苓9克、甘草9克,水煎服)。治疗肋骨肉瘤1例。治疗7天后,纳谷增加,精神亦振,胸疼减轻。35天后,疮口平复,诸症悉平。为巩固疗效,停用四君子汤,继续口服抗痨蛋2个月。随访21年未复发。③

中 成 药

1. 参麦注射液 组成:红参、麦冬。功效:益气固脱,养阴生津,生脉;能提高肿瘤患者的免疫功能,与化疗药物合用时,有一定的增效作用,并能减少化疗药物所引起的不良反应。用法用量:50毫升稀释后静滴,第1~7天。临床应用:第2天唑来膦酸4毫克稀释后静滴,28天为1个周期。部分患者给予相应的静脉化疗。治疗骨转移癌30例,完全缓解8例,部分缓解15例,轻度缓解6例,无效1例。④

2. 丹参(冻干粉针) 组成:丹参。功效:活

血化瘀,祛瘀生新,安神除烦,凉血消痈,通络止痛。用法用量:治疗前2天丹参(冻干粉针,哈药集团中药二厂产,国药准字 Z10970093,批号:090424,400毫克/支)400毫克(临用前先用适量注射用水或氯化钠溶液充分溶解)加入5%葡萄糖注射液500毫升中静脉滴注,40滴/分钟,每日1次,7天为1疗程。临床应用:配合唑来膦酸注射液(商品名为天晴依泰,江苏正大天晴药业有限公司产,国药准字 H20041346,批号 0911061,4毫克/支)4毫克加入生理盐水50毫升中静脉滴注,15分钟内滴完。3~4周为1疗程。辅助治疗恶性肿瘤骨转移疼痛,能改善临床症状,减少不良反应,提高生活质量。⑤

3. 鸦胆子油乳注射液 组成:精制鸦胆子油、精制豆磷脂、甘油。用法用量:10%鸦胆子油乳注射液(浙江九旭药业有限公司生产)30毫升+生理盐水250毫升静脉滴注,每天1次,21天为1个疗程,休息7天后继续第2个疗程至放疗结束后1周。临床应用:辅助放疗治疗骨转移癌30例,显效19例,有效10例,总有效率96.7%。可以提高放疗疗效,同时减轻放疗不良反应,1年生存率高且骨髓抑制轻。⑥

4. 复方苦参注射液 组成:苦参、白土苓(山西振东制药有限公司,国药准字 Z14021230)。功效主治:清热利湿,凉血解毒,散结止痛;适用于癌肿疼痛、出血。用法用量:20毫升+生理盐水250毫升静滴。临床应用:联合唑来膦酸4毫克溶于100毫升生理盐水,静注15分钟。以28天为1个周期,治疗2个周期。治疗癌症骨转移疼痛30例,显效14例,有效11例,总有效率达83.33%。⑦

5. 榄香烯乳注射液 组成:β-榄香烯,并有少量的α、γ-榄香烯(中药温莪术中提取)。功效:对多种肿瘤细胞有杀伤作用,参与免疫调节,能诱

① 陈熠,丛众. 肿瘤单验方大全[M]. 北京:中国中医药出版社,1998:848.
② 李智. 皂荚临床新用[J]. 陕西中医学院学报,1995,18(4):25.
③ 曹洪亮."抗痨蛋"治愈肋骨肉瘤一例[J]. 山东中医学院学报,1985,9(2):66.
④ 周海荣,等. 参麦注射液联合唑来膦酸治疗骨转移癌疗效观察[J]. 中医药临床杂志,2012,24(4):317-318.
⑤ 黄智芬,等. 丹参(冻干粉针)结合唑来膦酸治疗恶性肿瘤骨转移临床研究[J]. 中医学报,2011,26(7):772-774.
⑥ 吴鹤,等. 鸦胆子油乳注射液结合放疗治疗骨转移癌30例[J]. 江西中医药,2010,41(2):42-43.
⑦ 吴涛,等. 复方苦参注射液联合双膦酸盐治疗癌症骨转移疼痛30例疗效观察[J]. 山东医药,2009,49(41):102-103.

导细胞凋亡,阻滞细胞周期,无明显骨髓抑制及肝肾功能损害,同时对化疗引起的白细胞减少有一定的保护作用。用法用量:300毫克(大连金港制药厂生产)加入生理盐水250毫升中静脉滴注,1~14天,14天为1个周期。临床应用:辅助放疗治疗骨转移癌30例,疼痛改善明显,总有效率达96.7%。可作为一种新的放射增敏剂用于提高骨转移癌的疗效。[1]

6. 康艾注射液 组成:黄芪、人参、苦参素(长白山制药股份有限公司生产)。功效:益气扶正,增强机体免疫功能。用法用量:20毫升加入5%葡萄糖液250毫升中静滴,滴注时间不少于2小时,每日1次,放疗前10天开始,连用20天。临床应用:配合锶-89 40~60毫居里/千克一次性静脉用药。治疗骨转移癌痛36例,显效11例,有效23例,总有效率94%。[2]

7. 金龙胶囊 组成:天龙、鲜金钱白花蛇、鲜蕲蛇。功效:扶正荡邪,补肾培土,活血化瘀,软坚散结,解毒消肿,解郁通络,理气止痛,具有增强免疫,促进新陈代谢,改善微循环,调节神经、内分泌紊乱状态的作用,被认为是一种生物反应调解剂,对癌症的复发转移有抑制作用。用法用量:每次2~4粒,每日3次,饭前服金龙胶囊(批准文号为(98),药准字Z070号,证书编号为(98),卫药证字Z067号)。临床应用:配合三骨三藤汤(方药见917页经验方六、转移后用方27)辨证加减,辅助治疗骨转移瘤。[3]

8. 华蟾素 组成:干蟾皮提取物。功效主治:解毒,消肿,止痛;适用于中、晚期肿瘤,慢性乙肝等。用法用量:30毫升+0.9%氯化钠注射液250毫升静滴,每日1次,20天1个疗程。临床应用:治疗骨转移癌疼痛32例,完全缓解7例,部分缓解13例,总有效率62.5%。止痛时间最早4小时,最晚8天,一般2~4天出现骨痛缓解,停药后可维持15~30天不痛。[4]

9. 康莱特注射液 组成:注射用薏苡仁油。功效主治:益气养阴,消癥散结;适用于骨癌肝转移,癌症晚期已无手术、化疗条件的患者。用法用量:100毫升静脉滴注,每日1次,连用40天,休息1周,作为1个疗程,共用3个疗程。[5]

① 邹华伟,等. 榄香烯乳注射液联合放疗治疗30例骨转移癌的临床观察[J]. 中国肿瘤临床,2007,34(13):747-749.
② 朱其勇. 康艾注射液联合锶-89治疗骨转移癌痛疗效观察[J]. 现代中西医结合杂志,2006,20(15):2788.
③ 武迎梅,等. 三骨三藤汤配合金龙胶囊治疗骨转移瘤临床举隅[J]. 北京中医,2003,22(6):38-39.
④ 卢文娜,等. 华蟾素治疗骨转移癌疼痛32例疗效分析[J]. 贵阳中医学院学报,2001,23(1):17.
⑤ 苏励. 康莱特治疗转移性肝癌1例[J]. 中西医结合肝病杂志,1997,7(3):181.

外 阴 癌

概　述

外阴癌为女性外阴部的恶性肿瘤,占女性恶性肿瘤的3%～5%,外阴癌源于外阴部皮肤、黏膜及其附属器官和前庭大腺等,常常在绝经后妇女中发生,最常见于65岁至75岁的妇女[1]。然而近十年,由于病因研究学发现人类乳头状瘤病毒的感染,外阴癌的发病趋势逐渐年轻化(35～64岁)[2]。

外阴癌治疗是一种以手术治疗为主的肿瘤,早期外阴癌治愈率非常高,淋巴结转移约占手术患者的30%,其中腹股沟淋巴结是最常见的转移部位,其次是盆腔淋巴结。阴蒂和会阴部位肿瘤双侧腹股沟淋巴结转移比较多见,前半部位小阴唇外阴癌也常常发生双侧腹股沟淋巴结转移,而其余部位外阴癌通常发生单侧腹股沟淋巴结转移。无淋巴结转移的外阴癌患者5年生存率达90%,而有淋巴结转移者下降至35%～60%。局部直接蔓延也是外阴癌主要的转移方式,累及邻近结构如阴道、尿道或肛门血行播散比较少见。[3]

其病因未完全明确。人乳头瘤病毒、单纯疱疹病毒Ⅱ型、免疫缺陷病毒等病毒感染,和吸烟、酗酒、肥胖、高血压、糖尿病、性生活早等均有可能导致外阴癌。

外阴癌生长部位以大阴唇较常见,其次是小阴唇、阴蒂、会阴、尿道口及肛周等,临床常见症状为久治不愈的外阴瘙痒和肿块形态各异,如菜花状、结节状、肿块疼痛出血及溃疡、晚期侵犯尿道时出现排尿困难等症状。

除了鳞癌外,外阴癌组织类型包括:外阴Paget病、基底细胞癌、疣状癌、肉瘤、组织细胞增多症和恶性黑色素瘤。

绝大多数外阴癌是鳞状上皮癌,约占外阴恶性肿瘤的95%,平均发病年龄为50～60岁,40岁以前也可能发病,腺癌较少。有时外阴癌局限于上皮内,在上皮内蔓延称原位癌,亦称外阴上皮癌,上皮癌有两种:① 鳞状上皮原位癌(又称波文病);② 湿疹样上皮内癌(又称派杰氏病)。此外尚有基底细胞癌及恶性黑色素瘤。

其诊断方法除病史及体格检查之外,主要依据临床症状及活体组织病理切片检查,对外阴的病变应作详细的观察,如发现经久不愈的溃疡,丘疹样疣,或白色病变经治疗效果不明显时,应采取活体组织检查,除极早期类似良性病变而难以确诊外,一般诊断均无困难。活检为唯一可靠的鉴别方法,在甲苯胺蓝染色后的不脱色区处取活检,可获得较准确的诊断结果,必要时还需多次,多处活检方能最后确诊。

本病应与增生型营养不良、基底细胞癌、派杰氏病、外阴白斑、乳头状瘤、溃疡、结核、外阴糖尿病及肉芽肿性病变等进行鉴别。

外阴癌以手术治疗为主。根据分期、浸润范围、肿瘤大小以及手术情况行同步放化疗,重视手术、放化疗综合治疗。外阴癌是治愈率较高的一种肿瘤,复旦大学附属肿瘤医院外阴癌的5年生存率为85.4%,10年生存率为60.6%,其中淋巴结阴性患者5年生存率为96%,有淋巴结转移时下降至70.8%;国外同期资料的5年生存率为61.0%,10年

① Landis SH,et al. Cancer statistics 1998[J]. CA Cancer J Clin,1998,48(1):6-29.
② Del PM,et al.Pathways of vulvar intraepithelial neoplasia add squamous cell carcinoma[J]. Histopathology,2013,62(1):161-175.
③ 汤钊猷. 现代肿瘤学[M]. 第三版. 复旦大学出版社,2011:1587.

生存率为 60.6%，而未分化癌一旦明确诊断，绝大多数在 1 年内死亡。影响其预后 96.4%，有无淋巴结转移差异非常显著，分别为 91.3% 和 47.6%。[1]影响其预后的主要因素是肿瘤组织学分级、临床分期、肿瘤病理类型、腹股沟淋巴结转移。

外阴癌属中医的"阴蚀疮""阴菌""癌疮"等范畴。中医典籍中无外阴癌的病名，但有类似症状的描述，外阴癌与中医学"肾岩翻花""阴菌"相似，发病原因多由七情郁火，损伤肝脾，湿热下注，积于阴部所致。如《医宗金鉴》曰："若更有脏腐败气，且时下不止而多者，是危证也，其命必倾矣。"外阴癌即属于"癌疮""阴疡""带下""阴痒"等范畴。《外科正宗·阴疡论第三十九》记载："阴器外生疮疡，内生细虫作痒不可忍者，此虫食入脏腑即死；令人多发寒热，与痨疾相似……因循日久，面黄肌瘦，身每发寒热，咳嗽多痰，往往不治者多矣……邪火久注，多致阴中作痒生虫，此虫食入内脏，阴中腐烂，攻刺疼痛，臭水淋漓，口干发热，形削不食，有此者非药能愈，终归于死。"这些论述甚似现代医学所指之外阴癌。外阴癌的病因病机是由于精神情志活动的太过，损及肝脾两脏，导致气机郁滞或虚弱；加之局部为风、湿、热毒、虫浊的侵袭，使湿、热相互交凝，气血凝滞肌肤，浸渍日久而形成硬结或溃疡。故外阴癌属本虚标实之证，病变在局部，病变早期以实邪为主；晚期属虚证。在治疗上主要分辨虚实，病变早期属实者以祛邪为主；晚期则五脏俱虚，正气衰败以扶正为主。

辨 证 施 治

1. 湿热下注型　症见外阴瘙痒，甚或疼痛，不时出水，头晕目眩，咽干口苦，心烦少寐，食减便秘，小便黄赤，淋漓不爽，苔黄腻，脉弦滑数。治宜清利湿热、解毒泄热。

（1）外阴癌方 1　生地黄 15 克、白芍 9 克、当归 9 克、柴胡 9 克、黄芩 9 克、栀子 9 克、天花粉 9 克、虎杖 15 克、白花蛇舌草 30 克、薏苡仁 30 克、防风 6 克、牛蒡子 6 克、川芎 6 克。[2]

（2）外阴癌方 2　黄连 10 克、栀子 12 克、黄芩 10 克、连翘 12 克、槟榔 10 克、粉草薢 12 克、黄柏 12 克、牡丹皮 10 克、薏苡仁 12 克、赤芍 10 克、川芎 10 克、丹参 10 克。随症加减：湿重者，加土茯苓 12 克、墓头回 10 克；带下增多者，加芡实 12 克、椿根皮 9 克；抗肿瘤者，加白花蛇舌草 12 克、龙葵 12 克、蛇莓 10 克；便秘重者，加生大黄 12 克、芒硝 6 克。〔见 928 页 11. 佘明德分 2 型（2）〕

（3）外阴癌方 3　龙胆草 15 克、栀子 10 克、黄芩 10 克、泽泻 10 克、生地黄 15 克、车前子 10 克、柴胡 10 克、当归 12 克、木通 10 克、草薢 15 克、黄柏 12 克、白术 10 克、牡丹皮 10 克。〔见 928 页 12. 王明忠分 5 型（1）〕

（4）龙胆泻肝汤加减　龙胆草 15 克、栀子 10 克、黄芩 10 克、车前子（布包）15 克、泽泻 10 克、土茯苓 25 克、当归 10 克、生地黄 12 克、木通 10 克、野菊花 15 克、寻骨风 30 克、苦参 10 克、蛇床子 10 克。随症加减：流水较多，或白带较多，而热象不显者，去苦参、黄芩、龙胆草，加薏苡仁 30 克、茯苓 12 克；大便秘结者，加火麻仁 15 克、大黄 10 克；疼痛者，加乳香、没药各 6 克；外阴瘙痒者，加白鲜皮 12 克、地肤子 10 克；灼热者，加黄柏 10 克。〔见 929 页 13. 潘敏求分 3 型（1）〕

（5）加减龙胆泻肝汤　龙胆草 6 克、栀子 9 克、黄芩 9 克、柴胡 6 克、当归 6 克、生地黄 15 克、车前仁 9 克、山豆根 12 克、寻骨风 30 克。〔见 929 页 15. 王祚久等分 3 型（1）〕

（6）加减柴胡清肝散　生地黄 12 克、白芍 9 克、虎杖 15 克、当归 9 克、柴胡 9 克、黄芩 9 克、白花蛇舌草 30 克、防风 6 克、栀子 9 克、连翘 9 克、天花粉 9 克、薏苡仁 30 克、牛蒡子 6 克、川芎 6 克。〔见 929 页 15. 王祚久等分 3 型（1）〕

2. 肝经郁热型　症见外阴疼痛较重，不时出水，甚或溃烂，精神抑郁，易怒头眩，或有潮热翻

① 汤钊猷. 现代肿瘤学[M]. 第三版. 上海：复旦大学出版社，2011：1370－1383.
② 姜宁，等. 妇科金方[M]. 河北科学技术出版社，2001：537.

越,心烦失眠,胸闷食减,大便干结,溲黄不爽,舌质红,苔薄黄,脉细数或弦数。治宜泄肝降火、抗癌消瘤。

(1)柴胡丹芍汤 薏苡仁30克、半枝莲30克、何首乌24克、土茯苓18克、生地黄15克、白芍12克、茯苓12克、牡丹皮9克、白术9克、栀子9克、柴胡6克。①

(2)柴胡石菱汤 金银花24克、全瓜蒌24克、石见穿24克、黄芩9克、栀子9克、木通9克、天花粉9克、柴胡9克、泽泻9克、川芎6克、当归6克、龙胆草6克。②

(3)外阴癌方4 川芎10克、当归10克、龙胆草10克、黄芩10克、栀子10克、木通10克、天花粉10克、柴胡10克、泽泻10克、金银花20克、全瓜蒌20克、石见穿20克、白芍12克、生地黄15克。③

(4)加减丹栀逍遥散 牡丹皮9克、白芍12克、白术9克、柴胡6克、茯苓12克、土茯苓18克、薏苡仁30克、栀子9克、生地黄15克、何首乌24克、半枝莲30克、金银花24克。〔见929页15.王祚久等分3型(2)〕

(5)加减清肝渗湿汤 黄芩9克、栀子9克、金银花24克、木通9克、白芍12克、天花粉9克、柴胡9克、泽泻9克、全瓜蒌24克、石见穿24克、川芎6克、生地黄15克、当归6克、龙胆草6克。〔见929页15.王祚久等分3型(2)〕

3.肝经湿热型 症见外阴疼痛,瘙痒,不时出水,甚或溃烂,时下赤黄带,精神抑郁,易怒头眩,或有潮热,心烦失眠,胸闷食减,大便干结,溲黄不爽,舌质红,苔薄黄或黄腻,脉弦数。治宜泄肝降火、抗癌消瘤。

(1)龙胆泻肝汤(《医方集解》)加减 龙胆草9克、黄芩12克、栀子12克、泽泻15克木通12克、车前子12克、当归6克、生地黄12克、柴胡9克、生甘草6克。每日1剂,水煎服。〔见928页10.周宜强分4型(1)〕

(2)龙胆泻肝汤或草薢渗湿汤加减 龙胆草

30克、泽泻10克、木通10克、车前子20克、生地黄15克、柴胡10克、栀子15克、黄芩10克、土茯苓30克、野菊花30克、白花蛇舌草30克。〔见929页14.余朋千等分2型(1)〕

4.火毒炽盛型 症见外阴热痛肿胀显著,脓水淋漓,腥臭异常,时有发热,口渴口苦,心烦少寐,小便赤黄不爽,舌质红,苔干腻而黄,脉洪数或弦数。治宜清热解毒、活血化瘀。

(1)黄连解毒汤加减 黄连9克、黄芩9克、黄柏9克、牡丹皮9克、赤芍10克、公英30克、紫花地丁20克、白花蛇舌草15克、栀子10克、鱼腥草30克、木通10克、地肤子10克、当归6克。随症加减:口干舌燥者,加知母10克、石斛12克;失眠烦躁者,加酸枣仁10克、五味子6克。〔见929页13.潘敏求分3型(2)〕

(2)加味黄连解毒汤 黄连9克、黄芩9克、黄柏9克、牡丹皮9克、赤芍9克、栀子9克、蒲公英24克、紫花地丁24克、白花蛇舌草24克。〔见929页15.王祚久等分3型(3)〕

5.肝肾阴虚型 症见外阴为结节型,边界不清,菜花样或溃疡,外阴干涩灼热,有瘙痒感,带下污臭,胸背或周身疼痛,腰酸耳鸣,头昏眼花,手足心热,口干咽燥,夜寐不安,便秘尿赤,或有发热,有时尿血,舌质红,苔光剥或薄苔,脉弦数脉细数或细弦。治宜滋补肝肾、滋阴降火。

(1)知柏地黄丸(《医宗金鉴》) 熟地黄24克、山茱萸12克、干山药12克、泽泻9克、茯苓9克、牡丹皮9克、知母15克、黄柏15克。随症加减:瘙痒甚者,加制首乌15克、白鲜皮15克以养血祛风。〔见928页10.周宜强分4型(4)〕

(2)左归丸(《景岳全书》)合下瘀血汤(《金匮要略》) 山茱萸12克、菟丝子9克、枸杞子12克、怀牛膝15克、鹿角胶9克、龟甲胶9克、熟地黄12克、怀山药15克、大黄(后下)9克、桃仁12克、虻虫(去头足)1.5克。随症加减:出血过多者,加血余炭、藕节;大便出血者,加地榆炭;五心

① 徐丽梅,马建伟.中医防治乳腺妇科及皮肤肿瘤[M].贵阳:贵州科学技术出版社,2005:215.
② 同上.
③ 王明忠.中西医临床性病学[M].北京:中国中医药出版社,1998:375.

烦热,加地骨皮;小腹痛甚者,加延胡索、蒲黄;头昏肢软者,加生黄芪、太子参。[①]

(3) 中国傈僳医经验方 寻骨风 30 克、斑庄根 15 克、女贞子 30 克、枸杞子 30 克、诃子 15 克、刺五加 15 克、黄芪 30 克、补骨脂 30 克。补肝肾,益气血,清热毒,消癌肿。每日 1 剂,水煎服,每日 3 次。服药期间,不宜食生冷、油腻厚腻食品。[②]

6. 气滞血瘀型 症见外阴有结节或肿块,呈乳头状或菜花状,触之硬、痛,固定不移,胸胁胀痛或胸闷,腹胀,面色晦暗无华,形体消瘦,神疲乏力,二便不畅,尿黄便干,舌暗紫或有瘀斑,苔薄白,脉细涩,或弦涩或细弦。治宜行气活血、软坚散结。

(1) 膈下逐瘀汤(《医林改错》)加减 当归 15 克、赤芍 15 克、制香附 15 克、炮山甲(先煎)15 克、炙鳖甲(先煎)15 克、川芎 10 克、桃仁 10 克、红花 10 克、枳壳 10 克、延胡索 10 克、牡丹皮 10 克、乌药 10 克、五灵脂 10 克、皂角刺(后下)10 克。随症加减:外阴皮肤甲错干燥、皲裂疼痛者,加何首乌 15 克、生地黄 15 克、熟地黄 15 克;结节坚硬疼痛固定者,加三棱 10 克、莪术 10 克、水蛭 6 克。[③]

(2) 桃红四物汤(《医宗金鉴》)合菊藻丸(经验方)加减 桃仁 10 克、红花 6 克、生地黄 15 克、赤芍 12 克、当归 15 克、川芎 10 克、野菊花 15 克、海藻 15 克、七叶一枝花 15 克、山慈菇 15 克、三棱 10 克、莪术 10 克、丹参 20 克、生大黄 10 克。〔见 928 页 12. 王明忠分 5 型(3)〕

7. 气血两亏型 症见局部表现为癌疮日久,根盘散大结硬,边界不清,破溃感染,有臭秽之脓血流出,触之疼痛,伴见形体消瘦,气短乏力,纳少便软,自觉夜间疼痛加重等,舌质淡红,脉沉细。治宜益气养血、扶正固本。

(1) 黄芪散 黄芪 30 克、太子参 30 克、薏苡仁 30 克、净红藤 30 克、熟地黄 15 克、当归 15 克、生石膏 15 克、麦冬 15 克、青蒿 15 克、白芍 20 克、

炙甘草 9 克、升麻 6 克。随症加减:溃疡浸润较深而硬者,加小金丹;自觉疼痛较重者,加制乳香、制没药、川芎各 15 克。[④]

(2) 十全大补汤(《太平圣惠和剂局方》)加减 人参 15 克、白术 10 克、茯苓 10 克、当归 15 克、白芍 15 克、川芎 10 克、熟地黄 15 克、黄芪 30 克、炙甘草 6 克、首乌 15 克、肉桂 3 克、生姜 5 片。〔见 929 页 12. 王明忠分 5 型(5)〕

(3) 外阴癌方 5(《慎斋遗书》方) 人参、赤芍、白芷、当归身各等份,甘草减半,蜈蚣 10 条。研为末,用猪肝煮熟蘸药末纳入阴户。适用于妇女外阴肿瘤中晚期,气血已亏,连年作痛,痒不可忍者。[⑤]

8. 气虚挟热型 症见外阴溃烂,瘙痒出血,脓水淋漓,疮久不敛,神疲体倦,心悸而烦,舌淡苔黄腻,脉细软无力。治宜益气养营、清解郁热。

(1) 归脾汤加减 黄芪 20 克、茯苓 10 克、党参 12 克、甘草 6 克、酸枣仁 10 克、当归 10 克、柴胡 10 克、薏苡仁 30 克、木香 10 克、牡丹皮 10 克、栀子 10 克、白鲜皮 10 克、鱼腥草 30 克、半边莲 15 克、白英 15 克。随症加减:外阴肿胀坠痛者,加升麻 6 克、白术 10 克;纳差者,加炒麦芽 30 克、陈皮 9 克;少腹肿块,加甲片 10 克、鳖甲 10 克、莪术 10 克。〔见 929 页 13. 潘敏求分 3 型(3)〕

(2) 归脾汤加减 白术 10 克、黄芪 12 克、茯神 12 克、党参 12 克、木香 3 克、甘草 6 克、远志 6 克、酸枣仁 15 克、龙眼肉 15 克、当归 12 克、柴胡 6 克、牡丹皮 15 克、栀子 15 克。〔见 929 页 14. 余朋千等分 2 型(2)〕

9. 段汝钦分 2 型

(1) 肝经湿热、毒蕴下焦型 症见外阴瘙痒,时下赤黄带,小便黄浊,大便干燥。舌红苔黄腻,脉弦数。治宜清热、利湿、解毒。方用龙胆泻肝汤合四妙汤加减:柴胡 15 克、栀子 15 克、木通 10 克、龙胆草 15 克、当归 15 克、车前子 15 克、黄柏

① 徐丽梅,马建伟. 中医防治乳腺妇科及皮肤肿瘤[M]. 贵阳:贵州科学技术出版社,2005:223.
② 陈熠. 世界传统医学肿瘤学[M]. 科学出版社,1999:212.
③ 徐丽梅,马建伟. 中医防治乳腺妇科及皮肤肿瘤[M]. 贵阳:贵州科学技术出版社,2005:203-204.
④ 徐丽梅,马建伟. 中医防治乳腺妇科及皮肤肿瘤[M]. 贵阳:贵州科学技术出版社,2005:206-207.
⑤ 张民庆. 肿瘤良方大全[M]. 合肥:安徽科学技术出版社,1994:226.

15克、泽泻15克、薏苡仁30克、怀牛膝20克、苍术15克、土茯苓30克、莪术15克、南星15克。随症加减：伴大便干燥者，加大黄15克、芒硝10克；小便黄赤者，加茵陈20克、车前草20克。每日1剂，水煎服。

（2）肝肾阴虚、瘀毒内蕴型　症见外阴硬结，午后烦热，身体消瘦，头晕目眩，两颧红赤，腰膝酸软，白带增多，舌红少苔，脉细数。治宜滋阴清热、解毒化瘀。方用六味地黄汤加味：生熟地黄各20克、山茱萸15克、山药20克、牡丹皮15克、黄柏15克、知母15克、泽泻15克、土茯苓30克、赤白芍各15克、半枝莲30克、龟甲15克、黄芩12克。随症加减：心烦不寐者，加竹叶15克、炒酸枣仁30克；外阴疼痛者，加玄参20克、金银花20克、延胡索20克。每日1剂，水煎服。①

10. 周宜强分4型

（1）肝经湿热型　症见阴部肿物，红肿热痛，甚则溃烂流脓，黏稠臭秽，头晕目眩，口苦咽干，身热心烦，大便干结，舌红，苔黄，脉滑数。治宜泻肝清热、解毒除湿。〔方药见926页辨证施治3.(1)〕

（2）脾虚寒湿型　症见阴部肿物，硬实疼痛，溃后脓水淋漓，神疲倦怠，食少纳呆，舌淡，苔白腻，脉细弱。治宜健脾祛湿、温经透脓。方用托里透脓散（《医宗金鉴》）加减：人参9克、白术9克、甲片9克、白芷9克、升麻6克、甘草节6克、当归18克、生黄芪30克、皂角刺15克、青皮6克。随症加减：寒凝难以成脓者，加白芥子、川芎；脾虚湿盛者，加苍术、薏苡仁；脾肾阳虚者，加制附子1克，肉桂3克。每日1剂，水煎服。病位在下，先服药，后饮煮酒一盅。

（3）痰凝瘀滞型　症见阴部肿块，肿胀疼痛，僵硬色白，甚则久溃不敛，脓水清稀，淋漓不止，或漫肿难溃，隐隐疼痛，面色㿠白，神疲乏力，形寒肢冷，舌质淡胖，苔薄白，脉细软。治宜温经散寒、化瘀除痰。方用阳和汤（《外科全生集》）合小金丹化裁（《外科全生集》）：麻黄（先煎，去沫）6克、熟地

黄30克、白芥子（包煎）6克、鹿角胶（烊化）9克、肉桂（后下）3克、炮姜3克、甘草3克。每日1剂，水煎服。加小金丹（分吞）3克，每日3次。

（4）肝肾阴虚型　症见阴部干涩奇痒难忍，或阴部皮肤变白、增厚或萎缩，皲裂破溃，五心烦热，头晕目眩，时有烘热汗出，腰酸，腿软，舌红，苔少，脉弦细而数。治宜调补肝肾、滋阴降火。〔方药见926页辨证施治5.(1)〕②

11. 佘明德分2型

（1）阴亏血燥型　症见外阴瘙痒，皮肤干燥，甚则疼痛，外阴皮肤有抓痕，抓破或癌肿溃破可出血，头昏神疲、心情烦躁，时有腰酸、耳鸣目花、神疲乏力、面色不华，苔薄质淡红，脉细。治宜养血滋阴、止痒解毒。方用外阴癌方6：当归15克、熟地黄15克、淮山药12克、山茱萸12克、云茯苓12克、枸杞子12克、杜仲12克、菟丝子10克、白蒺藜12克、七叶一枝花10克、生甘草6克。随症加减：头昏者，加桑椹子12克、女贞子12克；腰酸者，加桑寄生15克、金毛狗脊12克、杜仲12克；外阴瘙痒者，加地肤子12克、蝉蜕12克；抗肿瘤者，加蒺藜12克、干蟾蜍皮10克。

（2）湿热下注型　症见外阴瘙痒、灼痛，阴部溃烂，有脓性分泌物，有时有臭味，口苦咽干，渴不多饮，带下增多，胸闷不舒，苔薄黄，脉细数。治宜清热祛湿、消肿解毒。〔方药见925页辨证施治1.(2)〕③

12. 王明忠分5型

（1）湿热下注型　治宜泻肝清心、清热利湿。〔方药见925页辨证施治1.(3)〕

（2）热毒炽盛型　治宜清热解毒。方用五味消毒饮（《医宗金鉴》）加味：金银花20克、蒲公英15克、紫花地丁15克、野菊花10克、紫背天葵15克、甘草6克、白花蛇舌草30克、黄连4克、黄柏12克、栀子10克、牡丹皮12克、半枝莲30克、七叶一枝花15克、生地黄15克。

（3）气滞血瘀型　治宜活血化瘀、软坚散结。

①　段汝钦. 体质肿瘤学[M]. 天津：天津科学技术出版社，2013：169.
②　周宜强. 实用中医肿瘤学[M]. 北京：中医古籍出版社，2006：452-453.
③　佘明德. 家庭自然疗法妇科病[M]. 上海：上海远东出版社，2000：143-144.

〔方药见 927 页辨证施治 6.(2)〕

(4) 气虚下陷型　治宜调补脾胃、升阳益气。方用补中益气汤（《脾胃论》）加减：黄芪 30 克、党参 15 克、白术 10 克、陈皮 6 克、当归 15 克、升麻 10 克、柴胡 10 克、甘草 6 克、栀子 12 克、牡丹皮 12 克。

(5) 气血两亏型　治宜补气养血。〔方药见 927 页辨证施治 7.(2)〕①

13. 潘敏求分 3 型

(1) 湿热下注型　症见外阴瘙痒，甚或疼痛，不时出水，头晕目眩，咽干口苦，心烦少寐，食减便秘，小便黄赤，淋漓不爽，苔黄腻，脉弦滑数。治宜清利湿热、解毒泄热。〔方药见 925 页辨证施治 1.(4)〕

(2) 火毒炽盛型　症见外阴热痛肿胀显著，脓水淋漓，腥臭异常，时有发热，口渴口苦，心烦少寐，小便赤黄不爽，舌红苔干腻而黄，脉洪数或弦数。治宜清热解毒、活血化瘀。〔方药见 926 页辨证施治 4.(1)〕

(3) 气虚挟热型　症见外阴溃烂，瘙痒出血，脓水淋漓，疮久不敛，神疲体倦，心悸而烦，舌淡苔黄腻，脉细软无力。治宜益气养营、清解郁热。〔方药见 927 页辨证施治 8.(1)〕②

14. 余朋千等分 2 型

(1) 肝经湿热型　症见外阴溃烂流水，灼热疼痛，甚或脓水邻里，心烦躁急，口苦咽干，或日晡发热，小便灼痛，赤白带下，舌红苔黄腻，脉弦滑数。治宜清肝泄热、利湿解毒。〔方药见 926 页辨证施治 3.(2)〕

(2) 气虚挟热型　症见外阴溃烂，搔痒出血，脓水淋漓，疮久不敛，神疲体倦，纳谷不香，心悸而樱，舌淡嫩苔黄腻，脉细软无力。治宜益气养营、清解郁热。方用归脾汤加减：白术 10 克、黄芪 12 克、茯神 12 克、党参 12 克、木香 3 克、甘草 6 克、

远志 6 克、酸枣仁 15 克、龙眼肉 15 克、当归 12 克、柴胡 6 克、牡丹皮 15 克、栀子 15 克。〔方药见 927 页辨证施治 8.(2)〕③

15. 王祚久等分 3 型

(1) 湿热下注型　症见外阴瘙痒，甚或疼痛，不时出水，头晕目眩，咽干口苦，心烦少寐，食减便秘，小便黄赤，淋漓不爽，苔黄腻，脉弦滑数。治宜清肝利湿、抗癌消瘤。〔方药见 925 页辨证施治 1.(5)(6)〕

(2) 肝经郁热型　症见外阴疼痛较重，不时出水，甚或溃烂，精神抑郁，易怒头眩，或有潮热翻越，心烦失眠，胸闷食减，大便干结，溲黄不爽，舌质红，苔薄黄，脉细数或弦数。治宜泄肝降火、抗癌消瘤。〔方药见 926 页辨证施治 2.(4)(5)〕

(3) 火毒炽盛型　症见外阴热痛肿胀显著，脓水淋漓，腥臭异常，时有发热，口渴口苦，心烦少寐，小便赤黄不爽，舌质红，苔干腻而黄，脉洪数或弦数。治宜清热解毒、活血化瘀。〔方药见 926 页辨证施治 4.(2)〕④

经　验　方

一、一般方（未明确是否与其他治疗合用方）

1. 万宝消肿散　硼砂 4.5 克、血竭 4.5 克、轻粉 4.5 克、金头蜈蚣 1 条、蟾酥 1.5 克、雄黄 3 克、麝香 1.5 克、冰片 1.5 克、槟榔 0.3 克。共研细末，敷于患处，每日换药 1 次。此方解毒散结，消肿止痛。适用于外阴癌病灶似溃非溃，似腐非腐，根盘收束，触之坚硬者。⑤

2. 天花粉三黄散　天花粉 500 克、黄柏 250 克、大黄 250 克、姜黄 250 克、白芷 250 克、厚朴 100 克、陈皮 100 克、甘草 100 克、苍术 100 克、天南星 100 克。共研为末，用茶水和蜂蜜调敷患处。消肿排脓，清热解毒。适用于外阴癌各期患者。⑥

① 王明忠. 中西医临床性病学[M]. 中国中医药出版社,1998：375.
② 潘敏求. 中华肿瘤治疗大成[M]. 石家庄：河北科学技术出版社,1996：776.
③ 余朋千,睢文发. 实用中西医肿瘤治疗大全[M]. 重庆：重庆大学出版社,1995：301-302.
④ 王祚久,王启明. 中医妇科临床精华[M]. 成都：四川科学技术出版社,1989：131-132.
⑤ 周洪进. 肿瘤中医实用疗法[M]. 北京：金盾出版社,2014：214-215.
⑥ 周洪进. 肿瘤中医实用疗法[M]. 北京：金盾出版社,2014：215.

3. 二半毛藤煎　半枝莲 30 克、半边莲 30 克、白毛藤 30 克、七叶一枝花 12 克、紫背浮萍 12 克、忍冬藤 15 克、紫花地丁 15 克、虎杖 15 克、连翘 9 克、青橘叶 12 克、水红花子 12 克、蒲公英 15 克。每日 1 剂，水煎，分 2 次服。抗癌解毒，活血祛瘀。适用于外阴癌，证属热毒内蕴者。①

4. 八珍加味汤　党参 15 克、白术 15 克、茯苓 15 克、当归 10 克、熟地黄 10 克、川芎 10 克、赤芍 10 克、山药 15 克、黄芪 15 克、山慈菇 15 克、丹参 15 克、金银花 20 克、七叶一枝花 15 克、半枝莲 15 克。每日 1 剂，水煎，分 2 次服。扶正，祛邪，抗癌。适用于外阴癌Ⅱ～Ⅳ期患者。②

5. 一枝花洗剂　七叶一枝花 90 克、土茯苓 60 克、苦参 90 克、黄柏 45 克、大黄 45 克、龙胆草 30 克、紫草 30 克、枯矾 15 克。每日 1 剂，水煎，去渣，洗外阴，早中晚各洗 1 次。清热解毒、利湿抗癌。适用于外阴癌各期患者。③

6. 复方贯众洗剂　木通 6 克、防风 15 克、藁本 15 克、枳壳 15 克、贯众 15 克、白芷 15 克、甘松 15 克、薄荷 15 克。每日 2 次，水煎 2 碗，加朴硝 10 克，洗患处。清热解毒，理气止痛。适用于外阴癌各期患者。④

7. 外阴癌方 7　薏苡仁 30 克、当归 30 克、小茴香 30 克、土茯苓 30 克、人参 15 克、莪术 15 克、半枝莲 20 克、半边莲 20 克、石见穿 20 克。每日 1 剂，加水煎煮。预防外阴癌复发和转移方。⑤

8. 五味消毒饮（《医宗金鉴》）　金银花 15 克、野菊花 10 克、蒲公英 30 克、紫花地丁 30 克、紫背天葵 15 克、黄连 10 克、川牛膝 10 克。水煎外洗或鲜药捣烂敷患处。适用于外阴癌局部肿物溃烂、渗液者。⑥

9. 金黄散（《外科正宗》）　生大黄 10 克、黄柏 10 克、姜黄 10 克、白芷 10 克、南星 4 克、陈皮 4 克、苍术 4 克、厚朴 4 克、甘草 4 克、天花粉 24 克。共研细末掺香油调敷。清热除湿，散瘀解毒，止痛消肿。适用于初肿期属阳证，外阴肿物呈红肿疼痛但未溃烂者。⑦

10. 锡类散（《金匮翼》）　牛黄 1.5 克、冰片 1 克、珍珠 9 克、人指甲 1.5 克、象牙（现禁用）屑 9 克、青黛 18 克、壁钱 20 个。上药共研为末，涂敷患处。适用于外阴肿物溃烂、肿痛者。⑧

11. 渴痒汤（《疡医大全》）　苦参 30 克、仙鹤草 30 克、蛇床子 15 克、当归尾 15 克、威灵仙 10 克、鹤虱 10 克。煎汤熏洗患处。适用于外阴红肿、瘙痒，或皮肤剥脱者。⑨

12. 大温经丸（《女科指掌》）　吴茱萸 30 克、当归 15 克、川芎 15 克、白芍 15 克、熟地黄 60 克、牡丹皮 15 克、石菖蒲 30 克、阿胶 15 克、人参 15 克、艾叶（醋炒）10 克、琥珀（另研）9 克、附子（炮）10 克、朱砂（另研）0.5 克。随症加减：肿块质地坚硬者，加皂角刺、三棱、莪术、水蛭、山慈菇；寒重者，加艾叶、苎麻根、椿根皮。健脾散寒除湿。适用者外阴癌，证属寒湿内盛者，面色㿠白，外阴色白少泽，结节质硬，高低不平，边界不清，外阴溃破后血水淋漓，未闻臭味，不易收敛，白带量多，稀薄如水，形寒肢冷，疼痛头晕目眩，痰多，胸闷，腹胀，纳呆，乏力，便溏，甚至浮肿，小便不利，舌质淡胖，苔薄白或白腻，脉沉细或弦滑。⑩

13. 清肝止淋汤（《傅青主女科》）　白芍（醋炒）30 克、当归（酒洗）30 克、生地黄（酒炒）15 克、阿胶（白面炒）90 克、牡丹皮 9 克、黄柏 6 克、牛膝 6 克、香附（酒炒）3 克、红枣 10 枚、小黑豆 30 克。随症加减：肝胆湿热下注者，加苍术 15 克、芡实 15 克、茯苓 15 克、车前子 15 克、鸡冠花 15 克、白

① 周洪进. 肿瘤中医实用疗法[M]. 北京：金盾出版社，2014：158.
② 同上.
③ 周洪进. 肿瘤中医实用疗法[M]. 北京：金盾出版社，2014：227.
④ 同上.
⑤ 段汝钦. 体质肿瘤学[M]. 天津：天津科学技术出版社，2013：169.
⑥ 周宜强. 实用中医肿瘤学[M]. 北京：中医古籍出版社，2006：453.
⑦ 同上.
⑧ 同上.
⑨ 同上.
⑩ 徐丽梅，马建伟. 中医防治乳腺妇科及皮肤肿瘤[M]. 贵阳：贵州科技出版社，2005：201.

果 10 克、栀子 10 克、醋柴胡 10 克、龙胆草 12 克、山药 12 克、薏苡仁 30 克；阴道灼热较甚者，加紫花地丁 30 克、蒲公英 30 克、炒黄芩 9 克、败酱草 9 克、苦参 9 克；带下赤白，量多如注者，加车前子 9 克、赤白芍 9 克、生甘草 6 克。清肝泻火，利湿止带。适用于外阴癌，证属湿热郁遏者，外阴溃破后血水淋漓，臭秽难闻，赤白带下或赤带，质黏稠，阴道灼热瘙痒，心烦易怒，口苦，溲赤便艰，舌质红，苔薄黄或腻，脉弦数。①

14. 银甲丸（《王渭川妇科经验选》） 金银花 50 克、连翘 50 克、红藤 50 克、蒲公英 50 克、茵陈 50 克、紫花地丁 50 克、大青叶 50 克、椿根皮 50 克、生鳖甲 100 克、琥珀 60 克、生蒲黄 30 克、桔梗 30 克、升麻 30 克。随症加减：伴腹胀及阴道不规则出血者，加川楝子 12 克、车前草 30 克、土茯苓 30 克、鳖甲 30 克、大腹皮 10 克；大便干燥，尿黄灼热，口干，口苦，加半枝莲 30 克、龙葵 30 克、白花蛇舌草 30 克、白英 30 克、瞿麦 15 克、败酱草 30 克。清热解毒，利湿化浊。适用于外阴癌，证属湿毒壅盛者，外阴红肿，溃烂流水，臭秽难闻，湿毒带下，量多色黄绿如脓，或浑浊如泔，甚者脓血夹杂或杂色齐下，量时多时少，臭秽难闻，常伴阴痒，或阴中灼热，小便短赤，大便干结，心烦口渴，少腹胀痛，或身热，苔黄，脉滑数。②

15. 连翘散坚汤（《医宗金鉴》） 连翘 20 克、三棱 15 克、莪术 15 克、土瓜根 15 克、赤芍 15 克、苍术 15 克、龙胆草 15 克、柴胡 9 克、黄芩 9 克、黄连 9 克、生甘草 9 克。随症加减：兼有呕恶者，加竹茹 9 克、枇杷叶 9 克；大便秘结者，加郁李仁 30 克、火麻仁 30 克；热毒炽盛者，加红藤、牡丹皮、赤芍。清热解毒，化瘀软坚。适用于外阴癌，证属瘀毒内阻者，外阴局部结节大小不一，隆起高突，呈圆形或椭圆形，边界不清，色黄褐或灰白而有光泽，伴有低热，口干咽燥，白带浊如米泔或黄浊，气味

异常。③

16. 加味逍遥丸加减 当归 10 克、柴胡 10 克、青陈皮各 10 克、郁金 10 克、白芍 10 克、茯苓 15 克、白术 10 克、川楝子 10 克、黄芩 30 克、半枝莲 30 克、败酱草 20 克、白花蛇舌草 30 克。随症加减：外阴皮肤暗红干燥、瘙痒难忍者，加七叶一枝花 10 克、地肤子 15 克；皮肤有黄色黏液者，加黄柏 15 克、苍术 15 克。疏肝理气，解毒散结。适用于外阴癌，证属肝郁气滞者，外阴轻度糜烂或小菜花样损害，胸胁胀满，情绪郁闷或心烦易怒，少腹觉胀，全身窜痛，口苦咽干，白带稍多，阴道流血夹有瘀块，舌质稍暗或正常，苔薄白或微黄，脉弦。④

17. 止带固本汤（《名医名方录》） 山药 15 克、白芍 20 克、人参 15 克、炙黄芪 20 克、鹿角 30 克、龙骨 30 克、龟甲 15 克、牡蛎 30 克、五倍子 15 克、升麻 3 克。随症加减：腰痛甚者，加枸杞子、女贞子；腰膝冷痛者，加吴茱萸、附子、补骨脂、桑寄生。温肾健脾助阳，益气固带。适用于外阴癌，证属脾肾阳虚者，面色苍白，外阴色白无泽，结节坚硬，高低不平，边界不清，带下量多，色白，清稀如水，有冷感，甚者终日淋漓不断或量多如崩，面色㿠白，大便溏薄，小便清长，夜尿频多，腰酸如折，膝软无力，小腹坠胀，白带清稀而多，或大量阴道流血，大便先干后溏，小腹冷痛下坠，畏寒肢冷，头晕目眩，舌质胖淡，苔白润，脉沉迟或细弱。⑤

18. 补经固真汤（《兰室秘藏》） 白葵花（去萼，研碎）6 克、甘草（炙）15 克、郁李仁（去皮尖，研泥）15 克、柴胡 6 克、干姜（细末）9 克、人参 9 克、生黄芩（细末）9 克、陈皮 6 克。随症加减：偏于脾胃虚者，加黄芪、白术、山药、茯苓；白带清稀量多者，加升麻、生龙牡。健脾益气，升阳举陷，佐以利湿止带。适用于外阴癌，证属中气虚损者，外阴结节坚硬，高低不平，边界不清，外阴及少腹有下坠感，气短懒言，头晕目眩，白带量多，绵绵不断，脉

① 徐丽梅，马建伟. 中医防治乳腺妇科及皮肤肿瘤［M］. 贵阳：贵州科学技术出版社，2005：202.
② 徐丽梅，马建伟. 中医防治乳腺妇科及皮肤肿瘤［M］. 贵阳：贵州科学技术出版社，2005：202－203.
③ 徐丽梅，马建伟. 中医防治乳腺妇科及皮肤肿瘤［M］. 贵阳：贵州科学技术出版社，2005：203.
④ 同上.
⑤ 徐丽梅，马建伟. 中医防治乳腺妇科及皮肤肿瘤［M］. 贵阳：贵州科学技术出版社，2005：204.

细弱。①

19. 滋补肝肾汤（《女科方药指要》） 制首乌15克、桑椹15克、益母草15克、玄参12克、麦冬12克、枸杞子12克、菟丝子12克、女贞子12克、覆盆子12克、牡丹皮10克。随症加减：阴虚重者，加生地黄、女贞子、山茱萸、墨旱莲、山药；热重者，加知母、黄柏、七叶一枝花、大小蓟；纳呆食少者，加焦三仙；外阴癌术后者，加白花蛇舌草、半枝莲、藤梨根。滋补肝肾。适用于外阴癌，证属肝肾不足者，外阴为结节型，边界不清，菜花样或溃疡，外阴干涩灼热，有瘙痒感，腰酸耳鸣，头昏眼花，手足心热，口干咽燥，夜寐不安，便秘尿赤，舌质红，苔少，脉弦数。②

20. 乌鸡煎丸（《袖珍方》） 当归18克、黄芪18克、生地黄120克、香附120克、茯苓90克、人参60克、地骨皮60克、桂枝60克。随症加减：胃脘胀满，时有恶心，面虚浮肿，身倦无力者，加党参15克、白术15克、车前子15克、猪苓15克、厚朴10克；腹部肿块及腹股沟皮下结节样肿物者，加山慈菇、夏枯草、半夏、赤芍、海藻。益气升阳，摄血固带。适用于外阴癌，证属阳虚滑脱者，面色苍白，外阴色白无泽，结节坚硬，高低不平，边界不清，带下清稀如水，赤白混杂，无臭味，终日淋漓不断或量多如崩，面色㿠白，腰膝酸软，气短神疲，少腹空坠或拘急冷痛，四肢不温，酸软无力，大便溏薄，小便不利，夜尿频多，舌质淡，苔薄白，脉虚缓。③

21. 既济丹（《孙氏医案》） 鹿角霜60克、当归60克、茯苓60克、石菖蒲30克、远志30克、龙骨30克、白石脂30克、益智仁15克。随症加减：精神恍惚，腰膝酸软者，加太子参、山茱萸、山药、续断、桑寄生；心烦易怒，失眠健忘者，加女贞子、墨旱莲、栀子、莲子。清心滋肾，交通心肾。适用于外阴癌，证属心肾不交者，外阴糜烂日久不愈，

或呈菜花样改变，久带久淋，白淫或白崩，伴心悸怔忡，失眠多梦，心烦口干，头晕乏力，小便短赤或热痛，舌质红，脉细数。④

22. 苍柏辛芎散（《医学入门》） 南星10克、半夏10克、滑石10克、苍术10克、川芎10克、酒黄芩10克、辛夷10克、牡蛎粉（炒）30克、黄柏皮（炒）6克。随症加减：带下黄赤者，加茵陈、苦参、车前子、泽泻、苦楝皮；脾虚甚者，加党参、炒白术、炒山药、白茯苓、炒薏苡仁。清热利湿，止带止痒。适用于外阴癌，证属脾虚湿盛者，外阴溃破后血水淋漓，臭秽难闻，不易收敛，带下色黄，质稠气臭秽，阴痒灼热，小便黄赤而短，大便溏薄而不爽，口腻而臭，舌质红，苔黄厚腻，脉滑数。⑤

23. 愈带丸（《饲鹤亭集方》） 熟地黄100克、白芍100克、当归100克、川芎100克、黄柏120克、椿根皮120克、高良姜60克。随症加减：带下色黄而稠者，加白花蛇舌草、半枝莲、土茯苓解毒、利湿、抗癌；热重者，加赤芍、仙鹤草、紫草、茜草清热、凉血、止血。滋阴清热，止血止带。适用于外阴癌，证属阴虚血热者，外阴溃烂出血，带下赤白相杂，赤色较鲜，质稠，伴见潮热颧红，五心烦热，口干舌燥，腰膝酸软，舌红少苔，脉细数。⑥

24. 完带汤（《傅青主女科》） 白术（土炒）30克、山药（炒）30克、人参6克、白芍（酒炒）15克、车前子（酒炒）9克、苍术（制）9克、甘草3克、陈皮6克、黑芥穗6克、柴胡6克。随症加减：脾虚甚者，加灶心土、砂仁；带下如水者，加诃子、芡实、桑螵蛸、覆盆子、菟丝子。健脾益气，燥湿止带。适用于外阴癌，证属脾虚湿盛者，外阴虚浮少泽，患处外溢黄水，久不收口，带下量多，色白清稀，淋漓不断，腰酸沉重，面浮肢肿，或形体肥胖而多痰，倦怠乏力，大便溏薄，小便清长，舌质淡胖，苔薄白腻，脉濡无力。⑦

---

① 徐丽梅，马建伟. 中医防治乳腺妇科及皮肤肿瘤[M]. 贵阳：贵州科学技术出版社，2005：204-205.
② 徐丽梅，马建伟. 中医防治乳腺妇科及皮肤肿瘤[M]. 贵阳：贵州科学技术出版社，2005：205.
③ 徐丽梅，马建伟. 中医防治乳腺妇科及皮肤肿瘤[M]. 贵阳：贵州科学技术出版社，2005：205-206.
④ 同上.
⑤ 徐丽梅，马建伟. 中医防治乳腺妇科及皮肤肿瘤[M]. 贵阳：贵州科学技术出版社，2005：207.
⑥ 同上.
⑦ 同上.

25. 祛风定痛汤（《傅青主女科》）　川芎 3 克、茯苓 3 克、当归 9 克、独活 1.5 克、防风 1.5 克、肉桂 1.5 克、荆芥（炒黑）1.5 克、地黄 6 克、大枣 2 枚。随症加减：腰膝及小腹冷痛者，加川楝子、小茴香、橘核；阴道出血，色暗夹杂血块者，加桃仁、莪术、红花，同时伴有腹部包块者，加昆布、土鳖虫。升阳散寒，除湿固带。适用于外阴癌，证属阳虚寒湿者，面色苍白，外阴色白少泽，结节质硬，高低不平，边界不清，带下清稀如水，淋漓不断，伴腰部及下腹部寒冷，乏力倦怠，少气懒言，畏寒肢凉，便溏，舌质淡胖，苔白腻，脉沉缓或滑。①

26. 滋阴扶正汤　生黄芪 30 克、沙参 30 克、肉苁蓉 30 克、当归 10 克、山茱萸 10 克、白术 10 克、怀山药 10 克、茯苓 10 克、生地黄 15 克。适用于外阴癌，证属气阴两虚者。②

27. 解毒祛邪汤　土茯苓 30 克、金银花 30 克、半枝莲 30 克、薏苡仁 30 克、甘草 30 克、蜈蚣 3 条、白僵蚕 10 克、当归 10 克、赤芍 10 克。每日 1 剂，水煎，分 2 次服。适用于湿热蕴结、血热血瘀的外阴癌。③

28. 天花粉补阴丸　知母 15 克、黄柏 15 克、白芍 15 克、莪术 15 克、生地黄 20 克、玄参 20 克、女贞子 20 克、墨旱莲 20 克、丹参 20 克、白英 20 克、龙葵 20 克、藤梨根 20 克、天花粉 30 克、白花蛇舌草 30 克。适用于外阴癌。④

29. 白蛇龙葵丸　白英 30 克、龙葵 30 克、土茯苓 30 克、丹参 30 克、半枝莲 30 克、仙鹤草 30 克、白花蛇舌草 20 克、七叶一枝花 20 克、山豆根 20 克、知母 20 克、黄柏 20 克、当归 10 克、萆薢 10 克、莪术 10 克。适用于外阴癌。⑤

30. 赤豆衍宗丸　菟丝子 30 克、枸杞子 30 克、五味子 30 克、赤小豆 30 克、金樱子 15 克、车前子 15 克。每日 1 剂，水煎，分 2 次服。适用于正虚邪实者，证属肾气亏损、湿热蕴结的外阴癌。⑥

31. 龙胆龙葵泻肝汤　龙胆草 10 克、黄柏 10 克、知母 10 克、柴胡 10 克、栀子 10 克、木通 10 克、半枝莲 10 克、莪术 10 克、马鞭草 10 克、石见穿 10 克、夏枯草 20 克、龙葵 20 克、白英 30 克、紫草 15 克、干蟾皮 15 克。适用于外阴癌，证属热毒蕴结者。⑦

32. 外阴癌方 8　血竭 10 克、白芍 10 克、大象皮 15 克、枯矾 15 克、青黛 15 克。共研细末，装入胶囊。每日 2 次，每次 2 粒。⑧

33. 薏苡仁异功散　党参 10 克、白术 10 克、黄芪 10 克、云茯苓 15 克、陈皮 15 克、薏苡仁 30 克、赤小豆 30 克。适用于外阴癌，证属脾气亏虚，兼湿毒内结者。⑨

34. 加味西黄丸　麝香、人工牛黄、乳香、没药、三七粉、山慈菇。将上药共为细末，每个胶囊含药粉 0.25 克。每次服 2～3 粒，每日服 2～3 次，饭后半小时温开水送服。3～4 个月为 1 个疗程，停 7～10 日继续服下一疗程。清热解毒，攻坚散结，活血止痛。适用于中、晚期外阴癌正虚明显者。⑩

35. 外阴癌方 9　牡丹皮 9 克、栀子 9 克、白术 9 克、白芍 12 克、茯苓 12 克、柴胡 6 克、土茯苓 18 克、薏苡仁 30 克、半枝莲 30 克、生地黄 15 克、金银花 24 克、何首乌 24 克。每日 1 剂，水煎，分 2 次服。⑪

36. 外阴癌方 10　半枝莲 15 克、山豆根 12 克、红藤 15 克、生地黄 15 克、牡丹皮 15 克、鬼箭羽 15 克、三棱 12 克、大青叶 15 克、黄柏 12 克、蜈蚣 3 条、全蝎 10 克、薏苡仁 20 克。每日 1 剂，

① 徐丽梅，马建伟. 中医防治乳腺妇科及皮肤肿瘤[M]. 贵阳：贵州科学技术出版社，2005：207－208.
② 徐丽梅，马建伟. 中医防治乳腺妇科及皮肤肿瘤[M]. 贵阳：贵州科学技术出版社，2005：214.
③ 同上.
④ 同上.
⑤ 同上.
⑥ 同上.
⑦ 徐丽梅，马建伟. 中医防治乳腺妇科及皮肤肿瘤[M]. 贵阳：贵州科学技术出版社，2005：214－215.
⑧ 徐丽梅，马建伟. 中医防治乳腺妇科及皮肤肿瘤[M]. 贵阳：贵州科学技术出版社，2005：215.
⑨ 同上.
⑩ 徐丽梅，马建伟. 中医防治乳腺妇科及皮肤肿瘤[M]. 贵阳：贵州科学技术出版社，2005：217.
⑪ 姚玉霞. 女性病[M]. 石家庄：河北科学技术出版社，2002：134－135.

水煎服。①

37. 外阴癌方11　金银花20克、蒲公英20克、紫花地丁15克、野菊花15克、紫背天葵10克、白芷10克、贝母10克、防风10克、皂角刺10克、甲片10克、天花粉10克、陈皮10克、赤芍15克、当归尾15克、乳香12克、没药12克、甘草10克。清热解毒,化瘀消瘤。适用于外阴癌,证属邪毒壅盛者,表现为外阴肿块,溃腐流脓,或流血水,臭秽,局部疼痛灼热,小便灼痛,舌质黯红,苔黄腻,脉弦数。②

38. 外阴癌方12　白鲜皮20克、仙鹤草20克、薏苡仁30克、土茯苓15克、山豆根15克、牡丹皮15克、金银花15克、连翘15克、紫花地丁15克、半枝莲15克、大蓟15克、小蓟15克、干蟾皮10克。每日1剂,水煎服。适用于外阴癌,外阴瘙痒、红糜,或见结节、肿物,甚则溃烂,可见浊液脓血分泌物,其味恶臭,舌红绛,苔黄腻,脉弦滑。③

39. 外阴癌方13　丹参20克、夏枯草20克、山慈菇20克、半枝莲15克、海藻15克、莪术15克、乌药10克、僵蚕10克、木槿皮10克、水蛭6克。适用于外阴癌,外阴瘙痒日久,或伴有外阴白斑,结节、肿物、渗液,其味恶臭,舌黯苔红,脉滑数。④

40. 外阴癌方14　黄芪20克、茯苓10克、党参12克、当归10克、柴胡10克、薏苡仁30克、木香10克、栀子10克、甘草6克、白鲜皮10克、鱼腥草30克、败酱草30克、半边莲15克、白英15克。随症加减:外阴肿胀坠痛者,加升麻6克、白术10克;纳差者,加炒麦芽30克、陈皮9克;少腹肿块者,加甲片10克、鳖甲10克、莪术10克。每日1剂,水煎服。适用于外阴癌,外阴溃烂,瘙痒出血,脓水淋漓,疮久不敛,神疲体倦,心悸而烦,

舌淡苔黄腻,脉细软无力。⑤

41. 外阴癌方15　肉苁蓉15克、山药15克、远志12克、蛇床子18克、菟丝子18克、五味子21克、山茱萸21克、天雄24克、巴戟天30克。上药共研细末,炼蜜为丸,如梧桐子大,每次服20丸,病重者加至25九,每日2次,温开水送服。适用于外阴癌,外阴湿痒,肿烂。⑥

42. 外阴癌方16　桃仁10克、红花12克、当归12克、生地黄15克、莪术15克、三棱15克、郁金10克、槟榔12克、全蝎10克、赤芍15克、七叶一枝花12克。随症加减:局部疼痛较重者,加没药10克、乳香10克、延胡索10克。每日1剂,水煎服。适用于外阴癌,外阴有结节或肿块,呈乳头状,或菜花状,触之硬痛,固定不移,精神抑郁,或胸胁胀满,舌质暗,苔薄白,脉弦涩。⑦

43. 外阴癌方17　半枝莲15克、山豆根12克、红藤15克、生地黄15克、牡丹皮15克、鬼箭羽15克、三棱12克、大青叶15克、黄柏12克、蜈蚣3条、全蝎10克、生薏苡仁20克。随症加减:病久形体消瘦,周身乏力,纳呆者,加人参10克、生黄芪20克、白术15克、茯苓15克。每日1剂,水煎服。适用于外阴癌,外阴肿块,溃烂溢脓,或流血水,局部疼痛灼热,小便灼痛,舌质黯红,苔黄或腻,脉弦数或滑数。⑧

44. 三虫膏　鲜马陆20克、鲜斑蝥20克、埋葬虫20克、皂角刺20克、威灵仙20克、硫磺30克、砒霜15克、冰片15克、麝香5克。蝥刺注射液:绿刺蛾、蛴螬,由上2味药提取制成,每支2毫升,有效成分15%,主要成分为氨基酸。铜绿注射液:铜绿金龟子、青娘子,由上2味药提取制成,每支2毫升,有效成分15%,主要成分为斑蝥素。三虫膏前3味药捣烂,后6味药共研细末后诸药混

①　姚玉霞. 女性病[M]. 石家庄:河北科学技术出版社,2002:134-135.
②　姚玉霞. 女性病[M]. 石家庄:河北科学技术出版社,2002:134.
③　姜宁,等. 妇科金方[M]. 石家庄:河北科学技术出版社,2001:533.
④　姜宁,等. 妇科金方[M]. 石家庄:河北科学技术出版社,2001:534.
⑤　姜宁,等. 妇科金方[M]. 石家庄:河北科学技术出版社,2001:535.
⑥　同上.
⑦　姜宁,等. 妇科金方[M]. 石家庄:河北科学技术出版社,2001:538-539.
⑧　姜宁,等. 妇科金方[M]. 石家庄:河北科学技术出版社,2001:539.

合调匀，外敷癌肿上，上面覆盖纱布，周围正常组织用胶布紧贴保护。蟾刺注射液和铜绿注射液每12小时交替肌注2毫升。经湖南省洞口县西中医院验证，每获良效。若配合服用山慈菇、莪术、山豆根、龙葵、黄药子、夏枯草、蒲公英、鱼腥草、丹参、赤芍、肿节风等清热解毒中药，效果更佳。本方所用昆虫均为有毒之品，肌注及内服时要注意过敏反应及中毒，局部用药要注意保护正常皮肤组织，以免引起不良后果。①

45. 中国哈尼医经验方　寻骨风根30克、七叶一枝花10克、白丁香花根20克、金丝桃根10克。每日1剂，水煎服，每日3次。本方有活血定痛、软坚散结、祛腐生新之功用。对外阴癌有一定疗效。②

46. 中国回医经验方　臭壳虫30个、土鳖虫15克、九香虫15克。将上药放入瓶中，以50％白酒250毫升浸泡7天即可服用，每日2次，每次10～20毫升。若不能饮酒者可加半茶杯开水稀释后服用。③

47. 中国傣医经验方　白花蛇舌草60克、石莲花60克、半枝莲30克、斑庄根30克。每日1剂，水煎服，日服3次。适用于外阴癌，对早期癌瘤肿块疗效较为满意，中、晚期癌肿则有辅助治疗作用。④

48. 蛇床子散外洗　蛇床子15克、川椒15克、明矾15克、苦参15克、百部15克。煎水，先熏后坐浴。溃疡者可去川椒。⑤

49. 白鲜皮洗剂　白鲜皮15克、地肤子15克、龙葵30克、紫花地丁30克、白花蛇舌草30克、半边莲30克、半枝莲30克、连翘12克、防风15克。先将药浸泡30分钟，水煮沸20分钟，去渣

留水洗患处，每日3～4次。此方清热祛湿，抗癌解毒。适用于外阴癌各期患者。⑥

50. 外阴癌方18　木通、防风、藁本、枳壳、贯众、白芷、甘松、薄荷等份。每日2次，水煎两碗，加朴硝10克，洗患处。⑦

51. 拔毒钉　五虎丹1.2克、斑蝥0.5克、红娘子0.5克、洋金花0.5克。研末，用米饭3克搓成两头尖的棱形，长4厘米的钉剂，平插入瘤体基底部中央，外用万应膏覆盖。隔3～4日换药一次，待癌瘤完全坏死，自行脱落后，经病理活检证实无癌细胞，再上祛腐生肌药生肌收口。适用于外阴癌瘤体较大或呈菜花样。少数对汞过敏者在使用五虎丹时要慎重。⑧

52. 外阴癌方19　肉苁蓉15克、山药15克、远志12克、蛇床子18克、菟丝子18克、五味子21克、山茱萸21克、天雄24克、巴戟天30克。上药共研细末，炼蜜为丸，如梧桐子大，每次服20丸，病重者加至25丸，酒送服，每日2次。适用于外阴癌五脏已虚，阳气不足，外阴湿痒，肿烂。⑨

53. 外阴癌方20　白鲜皮15克、薏苡仁15克、木通9克、大豆黄卷9克、龙胆草9克、山药9克、牡丹皮6克。每日1剂，水煎，分2次温服。适用于女阴癌。⑩

54. 外阴癌方21　黄柏3克、白薇3克、水粉3克、儿茶3克、蚯粪3克、樟脑3克、乳香（净油）3克，轻粉1.5克、冰片1.5克、麝香0.9克。上药共研为细末，外涂患处。适用于外阴肿瘤溃腐者。⑪

55. 外阴癌方22　珍珠母10克、雄黄10克、青黛30克、冰片5克、黄柏20克、儿茶10克。共研极细末，撒溃疡处，每日换药2次。适用于外阴

① 杨柱星. 中华名老中医治癌效方集成[M]. 南宁：广西民族出版社,1999：287.
② 陈熠. 世界传统医学肿瘤学[M]. 北京：科学出版社,1999：212.
③ 同上.
④ 同上.
⑤ 王明忠. 北京：中西医临床性病学[M]. 中国中医药出版社,1998：375.
⑥ 同上.
⑦ 同上.
⑧ 王明忠. 北京：中西医临床性病学[M]. 中国中医药出版社,1998：376.
⑨ 潘敏求. 中华肿瘤治疗大成[M]. 石家庄：河北科学技术出版社,1996：777.
⑩ 同上.
⑪ 潘敏求. 中华肿瘤治疗大成[M]. 石家庄：河北科学技术出版社,1996：778.

癌溃疡者。①

56. 外阴癌方 23　苦参 30 克、狼牙草 30 克、蛇床子 15 克、当归尾 15 克、威灵仙 10 克、鹤虱 10 克。上药共煎汤，局部熏洗。②

57. 外阴癌方 24　马钱子 10 克、蜈蚣 10 克、紫草 10 克、全蝎 10 克。共研细末，调成糊状，敷于肿瘤上，每日 3～4 次。③

58. 外阴癌方 25　五倍子 15 克、乌梅 15 克、黄柏 15 克、枯矾 15 克、生甘草 15 克。上药共研为细末，外撒患处。适用于外阴癌溃疡者。④

59. 外阴癌方 26　蛇床子 30 克、龙葵 30 克、败酱草 30 克、蒲公英 30 克、白鲜皮 30 克、五倍子 15 克、花椒 15 克、苦参 20 克。上药煎汤浸洗患处，早晚各 1 次，每次浸洗 15～20 分。适用于外阴癌。⑤

60. 黄一峰经验方　① 内服方：桑叶 9 克、牡丹皮 9 克、杭菊 9 克、泽泻 9 克、续断 9 克、女贞子 15 克、墨旱莲 15 克、薏苡仁 15 克、枸杞子 12 克、白芍 12 克、椿根皮 12 克、金银花 12 克、茯苓 12 克、牡蛎 30 克、车前子（包）18 克。水煎，每日服 2 次。② 外用方：黄柏 15 克、乌贼骨 15 克、白及 15 克、紫草 15 克、蛇床子 15 克、甘草 15 克、人中白 9 克。共研细末，用时以麻油调匀，适量涂于患处，每日 2 次。⑥

61. 外阴癌方 27（北京市中医院方）　黄芪 15 克、黄精 15 克、太子参 15 克、续断 15 克、桑寄生 30 克、狗脊 9 克、薏苡仁 12 克、陈皮 9 克、升麻 3 克、生龙骨 30 克、生牡蛎 30 克。每日 1 剂，水煎，分 2 次温服。补中益气，适用于宫颈癌，证属中气下陷型。⑦

62. 暗治饮（《外科医镜》）　当归 15 克、白芍 9 克、茯苓 9 克、炒栀子 4.5 克、柴胡 2.4 克、海螵蛸 6 克。每日 1 剂，水煎，分 2 次温服。疏肝活血，泻火燥湿。适用于妇女外阴肿瘤，溃破渗液。⑧

63. 外阴癌方 28（《慎斋遗书》方）　木通、防风、藁本、枳壳、贯众、白芷、甘松、荆芥、薄荷各等份。每日 1 剂，加朴硝 9 克，水煎外洗。祛风燥湿，适用于妇女外阴肿瘤早期痒极欲死者。⑨

64. 外阴癌方 29（《洞天奥旨》方）　猪肝（切长条）1 具、雄黄 6 克、枯矾 1.5 克、轻粉 3 克。将肝入水煮一二滚，取出，蘸药均匀，入阴户内一二时，再换。燥湿解毒。适用于妇女外阴恶性肿瘤，侵犯阴道，溃烂渗液，疼痛作痒。⑩

65. 肖格荣经验方　① 菊藻丸：菊花 100 克、海藻 100 克、三棱 100 克、莪术 100 克、党参 100 克、黄芪 100 克、金银花 100 克、山豆根 100 克、山慈菇 100 克、漏芦 100 克、黄连 100 克、七叶一枝花 80 克、马蔺子 80 克、制蜈蚣 50 克、紫草 30 克、制大黄 15 克。制成丸剂，每丸重 9 克，每次 1 丸，1 日 3 次。② 局部外涂五虎丹，1～3 周即坏死脱落继而涂去腐提脓的红升丹（水银 30 克、白矾 24 克、火硝 12 克）促使疮口愈合。活血化瘀，软坚散结，清热解毒，祛风止痛。⑪

66. 外阴溃烂方　方①：大黄 15 克、黄柏 15 克、生甘草 10 克、白芷 10 克、淡苦参 30 克、贯众 15 克、生苍术 15 克。方②：松天花粉 4 克、土大黄 4 克、黄连 6 克、青黛 4 克、冰片 4 克。方①煎水取汁外洗，在涂药膏之前冲洗外阴及阴道 2 次；方②共研细末，将药末用芝麻油调成糊状，然后将药膏均匀涂在患处，隔日换药 1 次。⑫

67. 外阴癌方 30　薏苡仁 20 克、茵陈 12 克、沙参 10 克、金银花 10 克、猪苓 15 克、茯苓 15 克、

① 潘敏求. 中华肿瘤治疗大成［M］. 石家庄：河北科学技术出版社，1996：778.
② 潘敏求. 中华肿瘤治疗大成［M］. 石家庄：河北科学技术出版社，1996：779.
③ 潘敏求. 中华肿瘤治疗大成［M］. 石家庄：河北科学技术出版社，1996：779.
④ 同上.
⑤ 同上.
⑥ 徐福宁，等. 当代著名老中医秘验单方选［M］. 北京：中国中医药出版社，1993：168.
⑦ 张民庆. 肿瘤良方大全［M］. 合肥：安徽科学技术出版社，1994：223.
⑧ 张民庆. 肿瘤良方大全［M］. 合肥：安徽科学技术出版社，1994：226.
⑨ 同上.
⑩ 同上.
⑪ 肖格荣. 当代名医临证精华［M］. 北京：中医古籍出版社，1992：218.
⑫ 杜怀棠. 中国当代名医验方大全［M］. 石家庄：河北科学技术出版社，1990：630.

白术 10 克、甘草 3 克、党参 12 克、麦冬 12 克、天冬 12 克、赤芍 9 克、泽泻 14 克、枸杞子 12 克、蛇床子 12 克、白花蛇舌草 18 克。随症加减：发热合并感染，口苦，纳少者，加黄芩 10 克、青蒿 10 克、麦芽 18 克；疼痛者，加乳香 6 克、没药 6 克；口干舌燥者，加酸枣仁 10 克、五味子 6 克、珍珠母 30 克；脾胃虚寒者，去天冬、麦冬、金银花、蛇床子，加木香 9 克、大枣 5 枚、砂仁 6 克；气血两虚者，加黄芪 20 克、鸡血藤 20 克、当归 10 克。适用于女外阴癌。[①]

68. 外阴癌方 31　蛇床子 30 克、龙葵 30 克、五倍子 15 克、败酱草 30 克、苦参 20 克、蒲公英 30 克、花椒 15 克、白鲜皮 30 克。上药加水 2 000 毫升，煎至 1 000 毫升，过滤。每次取 500 毫升药液加温水至 1 000 毫升，局部患处浸洗，早晚各 1 次，每次浸洗 20 分钟。[②]

69. 外阴癌方 32　地肤子 30 克、蛇床子 30 克、木芙蓉叶 90 克、苦参 20 克。上药加水 2 000 毫升，煎至 1 000 毫升，过滤。每次取 500 毫升药液加温水至 1 000 毫升，局部患处浸洗，早晚各 1 次，浸洗患处每次 15～20 分，擦净后涂平阳霉素软膏。[③]

70. 外阴癌方 33　薏苡仁 20 克、白花蛇舌草 18 克、猪苓 15 克、茯苓 15 克、泽泻 15 克、枸杞子 12 克、蛇床子 12 克、绵茵陈 12 克、党参 12 克、麦冬 12 克、天冬 12 克、沙参 10 克、金银花 10 克、白术 10 克、赤芍 9 克。随症加减：发热合并感染，口苦，纳少者，加黄芩 10 克、青蒿 9 克、麦芽 18 克；疼痛者，加乳香 6 克、没药 6 克；大便秘结者，加火麻仁 10 克、干瓜蒌 30 克或大黄 9 克；口干舌燥者，加酸枣仁 10 克、五味子 6 克、珍珠母 30 克；脾胃虚寒者，去天冬、麦冬、金银花、蛇床子，加木香 9 克、大枣 5 枚、砂仁 6 克；气血两虚者，加黄芪 20 克、鸡血藤 20 克、当归 10 克。每日 1 剂，水煎，分 2 次服。适用于女外阴癌。[④]

二、手术后，单独用方

1. 外阴癌方 34　土茯苓 30 克、莪术 20 克、七叶一枝花 30 克、芙蓉叶 30 克、天南星 10 克。煎水外洗，并用纱布浸药液敷在患处，每日 1～2 次均可。适用于外阴癌手术后。[⑤]

2. 外阴癌方 35　党参 12 克、白术 10 克、茯苓 10 克、薏苡仁 30 克、土茯苓 15 克、当归 10 克、白英 10 克、淮山药 10 克、山茱萸 10 克、熟地黄 12 克、柴胡 9 克、甲片(先煎)10 克、桃仁 10 克、七叶一枝花 15 克。随症加减：大便秘结者，加大黄(酒炒)10 克、枳实 10 克；腹胀者，加大腹皮 10 克、陈皮 10 克；局部溃烂、流水者，加黄芪 15 克、车前子(布包)12 克、半边莲 15 克。每日 1 剂，水煎，分 2 次服。适用于外阴癌手术后。[⑥]

三、未手术，与放、化疗等合用方

1. 外阴癌方 36　太子参 10 克、山茱萸 12 克、天冬 10 克、女贞子 10 克、麦冬 10 克、青皮 10 克、橘核 10 克、当归 10 克、牡丹皮 10 克克、黄柏 6 克、金银花 15 克、白花蛇舌草 15 克。随症加减：乏力神疲者，加西洋参(蒸兑)6 克、黄芪 15 克；局部皮肤瘙痒干燥者，加白鲜皮 10 克、天花粉 15 克。每日 1 剂，水煎，早晚温服。适用于外阴癌放疗后。[⑦]

2. 外阴癌方 37　① 白花蛇舌草 120 克、薏苡仁 30 克、僵蚕 30 克、生牡蛎 30 克、七叶一枝花 15 克、黄芪 15 克、白术 15 克、没药 9 克、乳香 3 克、香附 12 克、蜈蚣 10 条。② 黄芪 120 克、当归 30 克、白术 30 克、生山药 30 克、生地黄 30 克、七叶一枝花 30 克、乳香 9 克、没药 9 克、香附 12 克、僵蚕 15 克、蜈蚣 3 条。以上各方均每日 1 剂，水煎服。适用于晚期外阴癌放化疗后：① 方用于痰湿内蕴，毒邪炽盛者。② 方用于中土已败，气血大衰阶段。刘越用上两方治疗 1 例晚期鳞癌放疗

① 潘明继. 癌的扶正培本治疗[M]. 福州：福建科学技术出版社,1989：286-287.
② 潘明继. 癌的扶正培本治疗[M]. 福州：福建科学技术出版社,1989：287.
③ 同上.
④ 同上.
⑤ 佘明德. 家庭自然疗法妇科病[M]. 上海：上海远东出版社,2001：144-145.
⑥ 潘敏求. 中华肿瘤治疗大成[M]. 石家庄：河北科学技术出版社,1996：777.
⑦ 同上.

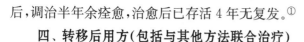

后,调治半年余痊愈,治愈后已存活4年无复发。^①

四、转移后用方(包括与其他方法联合治疗)

苇茎汤合少腹逐瘀汤 鲜芦根20克、薏苡仁15克、冬瓜仁15克、桃仁9克、当归9克、川芎6克、生蒲黄9克、五灵脂9克、延胡索12克、没药6克、赤芍9克。随症加减:肺热毒盛者,酌加鱼腥草、黄芩;心烦失眠者,加麦冬、沙参;口干舌燥者,加天花粉;腰膝酸痛者,加牛膝、杜仲。宣肺抑癌,活血化瘀。适用于外阴癌肺转移,证属癌毒犯肺、血瘀胞宫,症见咳嗽,咳吐脓血,胸痛,气急,消瘦乏力,偶有低热,阴道流血,带下如酱,味臭,舌质淡红或青紫,或见瘀斑,脉细数或小弦。^②

单 方

1. 三味儿茶散 组成:儿茶、海螵蛸、樟木各等份。功效主治:清热敛疮,除湿止痛;适用于外阴癌早期患者。制备方法:研成细末。用法用量:均匀撒敷在创面上,每日1～2次。^③

2. 六方藤汤 组成:六方藤50克。功效主治:祛瘀,通络,止痛,抗癌;适用于外阴癌。用法用量:每日1剂,水煎,分2次服。临床应用:六方藤可单味应用或配合其他方药组成复方应用,也可制成浸膏片、药酒等剂型使用。现代药理研究表明六方藤含的雷藤甲有很好的抗癌活性,可使部分动物长期存活。^④

3. 中国彝医经验方 组成:千年不烂心(白英)全草。功效主治:抗癌消肿,利尿凉血;适用于外阴癌。用法用量:每日1剂,水煎,每日服3次。注意事项:服药期间,不宜食生冷、油腻厚腻食品。^⑤

4. 农吉利散 组成:农吉利全草500克。功效主治:清热解毒抗癌;适用于外阴癌。制备方法:将农吉利晒干碾成粉末,高压消毒备用。用时取适量用生理盐水调成糊状。用法用量:局部外敷,或将药粉撒在创面上,每日2～3次。^⑥

5. 外阴癌方38 组成:蛤粉3克、冰片0.3克。适用于外阴癌。制备方法:上药共为细末。用法用量:将药粉撒于患处,或用香油调药外搽,每日1次。^⑦

6. 面碱-石灰糊剂 组成:40％～50％的面碱溶液100毫升、石灰200克。适用于外阴癌。制备方法:将石灰加入上述面碱溶液中调成糊状。用法用量:涂于癌体表面,20分钟到3小时后,除去坏死溶解组织,再以3％的硼酸溶液清洗创面,每日1～2次。注意事项:① 若使用上述药物时疼痛者,可在局麻下涂药。用上述药物2～8次后,癌体可达基本消失,所留溃疡面再涂以碱性氟脲嘧啶溶液(适量氢氧化钠溶液为煤溶,配成10％氟脲嘧啶溶液),每日7～10次,连续7～10天,亦可采取争光霉素癌体周围注射。经病理检查无肿瘤细胞后,让其结痂愈合。② 若留有浅溃疡经久不愈,可用三黄散(黄芩15克、黄连15克、黄柏15克、紫草15克、大象皮15克、硼砂30克、枯矾30克、冰片9克、青黛12克。共研细末,后加入黄连素3克)撒布患处,一般可很快愈合。③ 为预防癌的播散及杀死已播散的癌细胞及转移病灶,并预防复发,应在局部治疗的同时,给予全身化学治疗或中药治疗。^⑧

7. 外阴癌方39 组成:雄黄30克、矾石30克、麝香2.5克。适用于外阴癌生疮溃烂者。制备方法:上药共研末。用法用量:擦于患处。^⑨

8. 狼牙汤(《金匮要略》) 组成:狼牙三两。适用于外阴癌。制备方法:以水四升,煮取半升。用法用量:以绵缠筋如茧,浸汤沥于阴中,

---

① 刘越. 中医药治愈外阴癌一例[J]. 上海中医药杂志,1982(8):23.
② 徐丽梅,马建伟. 中医防治乳腺妇科及皮肤肿瘤[M]. 贵阳:贵州科技出版社,2005:222-223.
③ 周洪进. 肿瘤中医实用疗法[M]. 金盾出版社,2014:215.
④ 徐丽梅,马建伟. 中医防治乳腺妇科及皮肤肿瘤[M]. 贵州科技出版社,2005:213-214.
⑤ 陈熠. 世界传统医学肿瘤学[M]. 科学出版社,1999:213.
⑥ 杨柱星. 中华名老中医治癌效方集成[M]. 广西民族出版社,1999:287-288.
⑦ 王明忠. 中西医临床性病学[M]. 中国中医药出版社,1998:376.
⑧ 潘敏求. 中华肿瘤治疗大成[M]. 河北科学技术出版社,1996:778.
⑨ 同上.

每日 4 次。①

中 成 药

1. 化瘀丸　组成：水蛭、虻虫、王不留行、土鳖虫、桃仁、郁金、七叶一枝花、生牡蛎、赤芍。功效主治：活血化瘀；适用于外阴癌证属血瘀者。用法用量：每次服 1 粒，早晚各 1 次。②

2. 化瘤丸　组成：党参、熟地黄、紫河车、制马钱子、甘草。功效主治：扶正抗瘤；适用于晚期外阴癌正虚明显者。用法用量：每次服 1 粒，早晚各 1 次。③

3. 清瘤丸　组成：金银花、白芷、大青叶、夏枯草、七叶一枝花、冰片。功效主治：清热解毒；适用于外阴癌热象明显者。用法用量：每次服 1 粒，早晚各 1 次。④

4. 消瘤丸　组成：七叶一枝花、山慈菇等。功效主治：补气养血，清热解毒，活血化瘀，软坚散结；适用于外阴癌患者。用法用量：每次服 1 丸，每日服 3 次。注意事项：本丸药力较猛，体质虚弱者忌用。⑤

5. 平瘤丸　组成：露蜂房、蛇蜕、地龙、血余炭、棕榈炭、木鳖子。功效主治：解毒消肿散结；适用于各类外阴癌正虚明显者。用法用量：每次服 1 粒，早晚各 1 次。⑥

6. 大黄䗪虫丸　组成：熟大黄、土鳖虫、水蛭、蛴螬、干漆、生地黄。功效主治：破血消肿，逐瘀通经；适用于外阴癌瘀血内结者。用法用量：每日服 3 次，每次服 1 粒。注意事项：本丸药力较猛，血虚经闭者忌用。⑦

7. 蓖麻毒蛋白软膏　组成：农吉利。功效主治：解毒消肿；适用于外阴癌。用法用量：外用适量直接涂于癌灶创面，每日 1 次，1～2 个月为 1 个疗程。⑧

8. 农吉利软膏　组成：农吉利。功效主治：解毒消肿散结；适用于外阴癌。用法用量：外用，涂擦于癌灶创面，每日或隔日 1 次。注意事项：本品有一定毒性，必须严格掌握总剂量；出现明显食欲减退时应立即停药。⑨

9. 农吉利注射液　组成：农吉利。功效主治：解毒消肿散结；适用于外阴癌。用法用量：每日用 1～2 次，每次 4 毫升，肌肉注射，1～2 个月为 1 个疗程。注意事项：本品有一定毒性，必须严格掌握总剂量；出现明显食欲减退时应立即停药。⑩

10. 胜癌片　组成：蟾酥皮。功效主治：解毒消肿散结；适用于外阴癌。用法用量：每次 3 片，饭后服。注意事项：禁用于胃溃疡、胃炎、心血管疾病患者。⑪

11. 白降丹　组成：水银、火硝、白矾、皂矾、硼砂、食盐、雄黄、朱砂。功效主治：解毒防腐，燥湿疗疮；适用于外阴鳞状细胞癌溃破后血水淋漓或有恶臭者。制备方法：制成散剂。用法用量：用时按病灶大小，适量应用，用量宜小，不可过量。注意事项：本品有强烈的腐蚀作用，绝不可敷于健康皮肤，更不能内服。应用时在虚腐脱的恶肉表面，薄薄撒一层即可。⑫

12. 蟾酥注射液　组成：蟾酥。功效主治：解毒消肿散结；适用于外阴癌。用法用量：每日 1 次，每次 2～4 毫升。肌肉注射或肿瘤局部注射。注意事项：禁用于胃溃疡、胃炎、心血管疾病患者。⑬

---

① 余朋千,睢文发. 实用中西医肿瘤治疗大全[M]. 重庆大学出版社,1995：302.
② 徐丽梅,马建伟. 中医防治乳腺妇科及皮肤肿瘤[M]. 贵州科学技术出版社,2005：216.
③ 同上.
④ 徐丽梅,马建伟. 中医防治乳腺妇科及皮肤肿瘤[M]. 贵州科学技术出版社,2005：216 - 217.
⑤ 徐丽梅,马建伟. 中医防治乳腺妇科及皮肤肿瘤[M]. 贵州科学技术出版社,2005：217.
⑥ 同上.
⑦ 同上.
⑧ 潘敏求. 中华肿瘤治疗大成[M]. 河北科学技术出版社,1996：777.
⑨ 同上.
⑩ 同上.
⑪ 同上.
⑫ 同上.
⑬ 同上.

图书在版编目(CIP)数据

中医良方大典. 肿瘤卷 / 严世芸总主编；陈熠本卷主编. — 上海：上海科学普及出版社，2020
ISBN 978-7-5427-7796-6

Ⅰ. ①中… Ⅱ. ①严… ②陈… Ⅲ. ①肿瘤-验方-汇编 Ⅳ. ①R289.5

中国版本图书馆 CIP 数据核字(2020)第 125069 号

策划统筹　蒋惠雍
责任编辑　陈星星　俞柳柳
　　　　　柴日奕
特约编辑　王　磊
助理编辑　蔡丽娟
整体设计　姜　明

中医良方大典(肿瘤卷)
总 主 编　严世芸
本卷主编　陈　熠
上海科学普及出版社出版发行
(上海中山北路 832 号　邮政编码 200070)
http://www.pspsh.com

各地新华书店经销　　苏州市越洋印刷有限公司印刷
开本 889×1194　1/16　印张 59.75　字数 1 600 000
2020 年 8 月第 1 版　2020 年 8 月第 1 次印刷

ISBN 978-7-5427-7796-6　定价：298.00 元
本书如有缺页、错装或坏损等严重质量问题
请向工厂联系调换
联系电话：0512-68180628